Terapia Neural

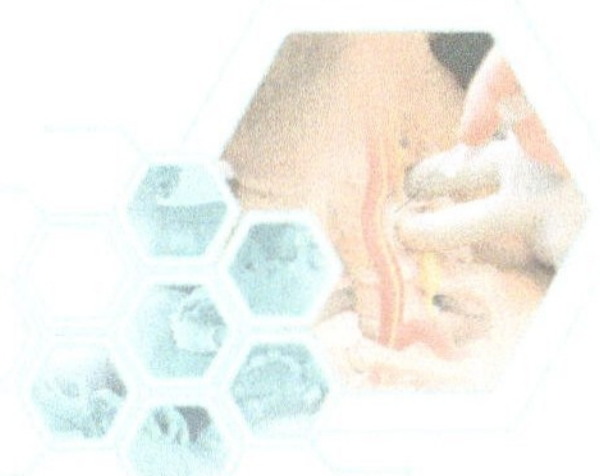

Terapia Neural

Diagnóstico y tratamiento con anestésicos locales

Director

David Vinyes

Director Médico, Institut de Teràpia Neural i Medicina Reguladora, Sabadell, Barcelona.
Director, Máster de Formación Permanente en Terapia Neural Médica y Odontológica,
Instituto de Formación Continua IL3, Universitat de Barcelona.
Presidente, Neural Therapy Research Foundation.
Miembro, Comité Ético, International Federation of Medical Associations of Neural Therapy (IFMANT).
Neuralterapeuta.

Coordinadores

Katia Puente de la Vega Costa

Médica Especialista en Medicina Familiar, Barcelona.
Coordinadora Docente, Instituto de Formación Continua IL3, Universitat de Barcelona.
Neuralterapeuta.

Montserrat Muñoz Sellart

Médica Especialista en Medicina Interna,
Institut de Teràpia Neural i Medicina Reguladora, Sabadell, Barcelona.
Coordinadora, Máster en Formación Permanente en Terapia Neural Médica y Odontológica,
Instituto de Formación Continua IL3, Universitat de Barcelona.
Neuralterapeuta.

Rocío Aragonés Manzanares

Jefa del Servicio de Cuidados Intensivos,
Hospital Vithas Xanit Internacional, Benalmádena, Málaga.
Neuralterapeuta.

Albert Juvany i Blanch

Licenciado en Odontología, Granollers, Barcelona.
Neuralterapeuta.

Avalado por:

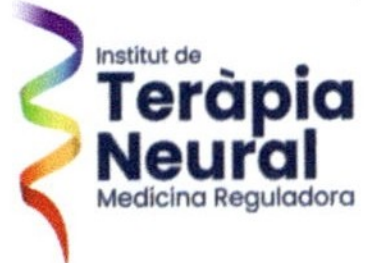

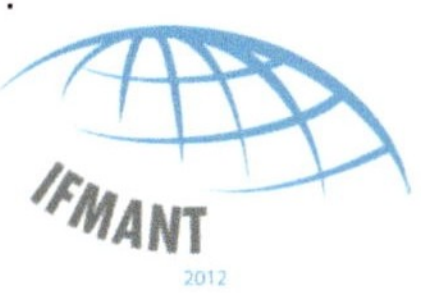

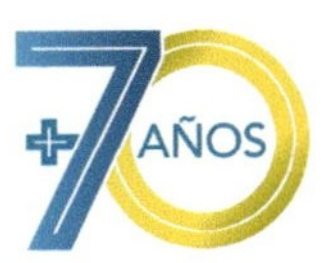

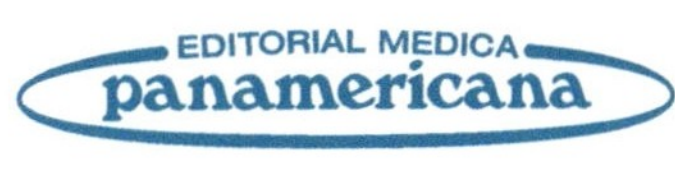

Desde 1953 formando Profesionales de la Salud

Buenos Aires - Bogotá - Madrid - México
www.medicapanamericana.com

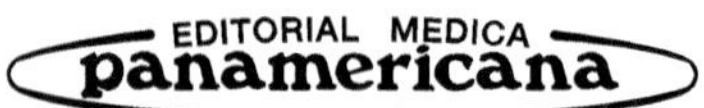

Visite nuestra página web:
http://www.medicapanamericana.com

ARGENTINA
Maipú 1300, Piso 3 (C 1006ACT)
Ciudad Autónoma de Buenos Aires, Argentina
Tel.: (54-11) 5031-6919
e-mail: cinfo@medicapanamericana.com

COLOMBIA
Carrera 7a A. N.º 69-19 - Bogotá DC - Colombia
Tel.: (57-1) 235-4068
e-mail: infomp@medicapanamericana.com.co

ESPAÑA
Sauceda, 10 - 5ª planta - 28050 Madrid, España
Tel.: (34-91) 131-78-00
e-mail: info@medicapanamericana.es

MÉXICO
Av. Miguel de Cervantes Saavedra, n.º 233, piso 8, oficina 801
Col. Granada, Alcaldía Miguel Hidalgo
CP 11520 Ciudad de México, México
Tel.: (52-55) 5250-0664
e-mail: infomp@medicapanamericana.com.mx

ISBN: 978-84-1106-282-4 (Versión impresa + Versión digital)
ISBN: 978-84-1106-283-1 (Versión digital)

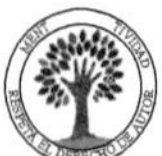

Sauceda, 10 - 5ª planta - 28050 Madrid - España
Depósito legal: M-12159-2025
Impreso en España

Autores

Acanfora, Michele
Licenciado en Medicina, Salerno, Italia.
Profesor, Escuela Italiana de Terapia Neural (NEURALIA).

Aragonés Manzanares, Rocío
Jefa del Servicio de Cuidados Intensivos,
Hospital Vithas Xanit Internacional, Benalmádena, Málaga.
Neuralterapeuta.

Arasa i Galceran, Aina Mar
Licenciada en Odontología, Institut de Teràpia Neural
i Medicina Reguladora, Sabadell, Barcelona.
Profesora, Centre d'Estudis San Claret, Barcelona.
Neuralterapeuta.

Aroca Briones, Emilio
Médico Especialista en Reumatología,
Centro de diagnóstico CEIDAG: Machala-El Oro, Ecuador.
Neuralterapeuta.

Arranz Betegón, Ángela
Jefa de Enfermería, BCNatal, Hospital Clínic de Barcelona.
Profesora Asociada, Facultad de Medicina y Ciencias
de la Salud, Universitat de Barcelona.

Barop, Hans
Médico, Especialista en Cirugía General y Ortopédica,
Hamburgo, Alemania.
Neuralterapeuta.

Bellmunt Fontanet, Angela
Facultativa Especialista de Área,
Área de Otorrinolaringología General,
Hospital Universitari Mollet, Barcelona.
Colaboradora Docente, Departamento de Anatomía
y Cirugía, Facultad de Medicina, Universitat Autònoma
de Barcelona, Bellaterra, Barcelona.
Neuralterapeuta.

Bobatto, Marcela Beatriz
Médica Especialista en Pediatría, Centro SanarNos,
Eldorado, Argentina.
Directora, Programa de Formación de Médicos
y Odontólogos en Terapia Neural, Ministerio de Salud
Pública, Misiones, Argentina, y Diplomatura en Medicina
Neural Terapéutica, Escuela Superior de Medicina,
Universidad Nacional de Mar de Plata, Argentina.
Neuralterapeuta.

Bretones Vallory, Violeta
Médica Especialista en Medicina de Familia, Girona.
Neuralterapeuta.

Casotti Duque de Bárbara, Emmanuel
Médico Especialista en Oftalmología, São Paulo, Brasil.
Neuralterapeuta.

Cedeño Salazar, Rosario
Directora, Neo Clinic, Barcelona. Profesora Asociada,
Departamento de Odontología, Facultad de Odontología,
Universitat Internacional de Catalunya.
Neuralterapeuta.

Cerón Villaquirán, Esperanza
Licenciada en Medicina, Popayán, Colombia.
Colaboradora Docente Departamento de Medicina
Neuralterapéutica, Facultad de Medicina, Universidad
Nacional de Colombia, y Facultad de Ciencias Médicas,
Universidad Nacional de Rosario, Argentina.
Neuralterapeuta.

Claret Arimany, Rosa
Directora Médica, Dinatek Institut de Rehabilitació,
Barcelona. Colaboradora Docente, Instituto de Formación
Continua IL3, Universitat de Barcelona.
Neuralterapeuta.

Claudet Danus, Étienne
Director Médico, Clínica Intersomos, Santiago de Chile.
Neuralterapeuta.

Comelles Esteban, Josep M.
Médico Especialista en Psiquiatría. Catedrático Emérito,
Departamento de Antropología, Filosofía y Trabajo Social,
Universitat Rovira i Virgili, Tarragona.

Coral Loza, Iván
Licenciado en Medicina, Quito y Ambato, Ecuador.
Neuralterapeuta.

Córdoba Llanos, Fernando†
Licenciado en Medicina, Popayán, Colombia.
Profesor, Internado Médico en Terapia Neural, Facultad
de Medicina, Universidad del Cauca, Popayán, Colombia.
Colaborador Docente, Instituto de Formación Continua IL3,
Universitat de Barcelona.
Neuralterapeuta.

Cuspinera Viñas, Judith
Médica Especialista en Medicina de Familia, Institut de Teràpia Neural i Medicina Reguladora, Sabadell, Barcelona. Colaboradora Docente, Instituto de Formación Continua IL3, Universitat de Barcelona.
Neuralterapeuta.

Dalmau Santamaría, Ishar
Licenciado en Medicina, Universitat Autònoma de Barcelona.
Profesor Acreditado Permanente, Escuela Superior de Ciencias de la Salud, Fundación TecnoCampus Mataró-Maresme, Barcelona.

Delgado Lopategui, Francisco Javier
Facultativo Especialista de Área, Servicio de Rehabilitación, Hospital San Eloy, Barakaldo, Bizkaia.
Colaborador Docente, Instituto de Formación Continua IL3, Universitat de Barcelona.
Neuralterapeuta.

Demarchi, Viviane
Médica Especialista en Cirugía Oncológica, Blumenau, Brasil. Directora Médica, Soul Humanare Saúde e Medicina Integrativa, Blumenau, Brasil.
Neuralterapeuta.

Del Río Holgado, María
Jefa del Servicio de Ginecología y Obstetricia, Hospital Universitari General de l'Hospitalet (Consorci Sanitari Integral), L'Hospitalet de Llobregat, Barcelona. Profesora Asociada, Departamento de Ginecología, Facultad de Medicina y Ciencias de la Salud, Universitat de Barcelona.

Donati, Franco
Médico Especialista en Ginecología y Obstetricia, Bologna, Italia.
Profesor Asociado, Departamento de Cirugía, Facultad de Medicina y Cirugía, Università di Verona, Italia.
Neuralterapeuta.

Duque Lizarazo, Marisol
Directora Médica, Wellness Station LLC dba Skin & I.V BAR, Florida, Estados Unidos.
Profesora, Academy for Anti-Aging medicine (A4M), Florida, Estados Unidos.
Neuralterapeuta.

Fischer, Lorenz
Médico Especialista en Medicina Interna, Berna, Suiza.
Profesor Emérito, Universidad de Berna, Suiza.
Neuralterapeuta.

García Caballero, Teresa
Coordinadora Médica, Institut de Teràpia Neural i Medicina Reguladora, Sabadell, Barcelona.
Colaboradora Docente, Instituto de Formación Continua IL3, Universitat de Barcelona.
Neuralterapeuta.

Garzón Fuentes, Edna Cecilia
Licenciada en Medicina, Cali, Colombia.
Colaboradora Docente, Departamento de Medicina Neuralterapéutica, Facultad de Medicina, Universidad Nacional de Colombia, y Facultad de Ciencias Médicas, Universidad Nacional de Rosario, Argentina.
Neuralterapeuta.

Gelfo Flores, Judith
Directora, Centro de Odontología Holística, Madrid.

Gerascoff, Cristina
Licenciada en Odontología, Atlántida, Uruguay.
Codirectora, Instituto Latinoamericano de Odontología Sistémica y Terapia Neural.
Colaboradora Docente, Instituto de Formación Continua IL3, Universitat de Barcelona.
Neuralterapeuta.

González Bermúdez, Nancy
Licenciada en Medicina, Popayán, Colombia.
Neuralterapeuta.

González Esmorís, Isabel
Odontóloga, Clínica Dental RNO, Betanzos, A Coruña.

Gramajo Salomón, Juan Pablo
Licenciado en Odontología, Salta, Argentina.
Colaborador Docente, Facultad de Ciencias Médicas, Universidad Nacional de Rosario; Facultad de Ciencias Agrarias y Veterinarias, Universidad Católica de Salta, Argentina, e Instituto de Formación Continua IL3, Universitat de Barcelona.
Neuralterapeuta.

Gülcin Ural Nazlikul, Fatma
Médica Especialista en Medicina Física y Rehabilitación, Naturel Health Center, Estambul, Turquía.
Profesora Asociada, Departamento de Salud Física y Rehabilitación, Facultad de Medicina, Universidad de Salud y Tecnología, Estambul, Turquía.
Neuralterapeuta.

Jorrín Cuesta, Susana
Matrona, Centro de Salud Amurrio, Araba.
Profesora, Programa de Unidad Docente de Matronas de Osakidetza, Servicio Vasco de Salud.
Neuralterapeuta.

Juvany i Blanch, Albert
Licenciado en Odontología, Granollers, Barcelona.
Neuralterapeuta.

Kaczewer, Jorge
Director Médico, Instituto Argentino de Terapia Neural.
Director, Posgrado de Medicina Neuralterapéutica, Facultad de Ciencias Médicas, Universidad Nacional de Rosario, Argentina.

Koo Gómez, Maylin
Jefa de Sección, Servicio de Anestesiología y Reanimación, Hospital Universitari de Bellvitge, L'Hospitalet de Llobregat, Barcelona. Profesora Asociada, Instituto de Formación Continua IL3, Universitat de Barcelona.

Larena-Avellaneda Mesa, José
Médico Especialista en Estomatología.
Director, Clínica Dental RNO, Las Palmas de Gran Canaria.

Maldonado Acosta, Julisa
Licenciada en Medicina, Cuernavaca, México.
Directora, Diplomada en Terapia Neural, Asociación Mexicana de Terapia Neural y Odontología Neurofocal (ASTENON México).
Neuralterapeuta.

Marín Mesa, Juan Manuel
Facultativo Especialista de Área, Servicio de Ginecología y Obstetricia, Hospital Universitario de Araba.
Profesor Asociado, Departamento de Especialidades Médico-Quirúrgicas, Facultad de Medicina y Enfermería, Universidad del País Vasco, Leioa, Bizkaia.
Colaborador Docente, Instituto de Formación Continua IL3, Universitat de Barcelona.
Neuralterapeuta.

Matamala Cura, Montserrat
Licenciada en Enfermería, Institut de Teràpia Neural i Medicina Reguladora, Sabadell, Barcelona.
Colaboradora Docente, Escuela de Posgrado, Universitat de Manresa, Barcelona, e Instituto de Formación Continua IL3, Universitat de Barcelona.
Neuralterapeuta.

Mazo Ríos, Adriana Eugenia†
Médica Especialista en Psiquiatría, Institut de Teràpia Neural i Medicina Reguladora, Sabadell, Barcelona.
Neuralterapeuta.

Moras, Julieta
Médica Especialista en Ginecología y Obstetricia, Buenos Aires, Argentina.
Colaboradora Docente, Facultad de Ciencias Médicas, Universidad Nacional de Rosario, Argentina.
Neuralterapeuta.

Muñoz Abello, Carlos
Director, Centro Odontológico Neurofocal (CEON), Antofagasta, Chile.
Neuralterapeuta.

Muñoz Sellart, Montserrat
Médica Especialista en Medicina Interna, Institut de Teràpia Neural i Medicina Reguladora, Sabadell, Barcelona.
Coordinadora, Máster en Terapia Neural Médica y Odontológica, Instituto de Formación Continua IL3, Universitat de Barcelona.
Neuralterapeuta.

Nahas, Richard
Director Médico, The Seekers Centre, Ottawa, Canadá.
Presidente, North American Academy of Neural Therapy.
Neuralterapeuta.

Nazlikul, Hüseyin
Director Médico, Naturel Health, Estambul, Turquía.
Profesor, Instituto de Medicina General, Facultad de Medicina, Universidad de Hamburgo, y Departamento de Biofísica Médica, Universidad Aydın Adnan Menderes, Aydın, Turquía.
Neuralterapeuta.

Ortega Sánchez, Marisa
Jefa del Servicio de Patología Forense, Instituto de Medicina Legal y Ciencias Forenses de Cataluña, Barcelona. Profesora Asociada, Departamento de Ciencias Morfológicas, Facultad de Medicina, Universitat Autònoma de Barcelona.

Osorio Díaz, Yoseth
Licenciada en Odontología, Bogotá, Colombia.
Colaboradora Docente, Departamento de Medicina Neuralterapéutica, Facultad de Medicina, Universidad Nacional de Colombia.
Neuralterapeuta.

Payán Gómez, Sandra
Licenciada en Medicina, Popayán, Colombia.
Colaboradora Docente, Sistema Indígena de Salud Propia Intercultural SISPI, Universidad Autónoma Indígena Intercultural UAIIN, Popayán, Colombia, y Facultad de Ciencias Médicas, Universidad Nacional de Rosario, Argentina.
Neuralterapeuta.

Peña Velasco, Verónica
Licenciada en Odontología, Madrid.
Directora, Clínica Dental Velasco, Málaga.
Neuralterapeuta.

Pérez Abendaño, Marcos
Licenciado en Medicina, Carcastillo, Navarra.
Colaborador Docente, Instituto de Formación Continua IL3, Universitat de Barcelona.
Neuralterapeuta.

Petta Victoria, Jorge Humberto
Licenciado en Odontología, Restrepo, Colombia.
Codirector, Instituto Latinoamericano de Odontología Sistémica y Terapia Neural.
Colaborador Docente, Facultad de Ciencias Médicas, Universidad Nacional de Rosario, Argentina, e Instituto de Formación Continua IL3, Universitat de Barcelona.
Neuralterapeuta.

Peyer, Hans C.
Médico Especialista en Medicina de Familia, Grosshöchstetten, Suiza.
Neuralterapeuta.

Piña D'Abreu, Mónica
Profesora Asociada, Escola Universitaria d'Odontologia ADEMA, Universitat Illes Balears, y Departamento de Diagnóstico en Patología y Medicina Oral, Facultad de Odontología, Universidad de la República de Uruguay, e Instituto de Altos Estudios en Estomatología, Perú.
Directora, TRADIT 3D Telediagnóstico por Imágenes.

Puente de la Vega Costa, Katia
Médica Especialista en Medicina de Familia, Barcelona.
Colaboradora Docente, Instituto de Formación Continua IL3, Universitat de Barcelona.
Neuralterapeuta.

Pujol Abella, Josep M.
Licenciado en Enfermería, Institut de Teràpia Neural i Medicina Reguladora, Sabadell, Barcelona.
Colaborador Docente, Instituto de Formación Continua IL3, Universitat de Barcelona.
Neuralterapeuta.

Rey Rodríguez, Isabel
Médica Especialista en Medicina de Familia, Centre d'Atenció Primària CAP-Nord, Sabadell, Barcelona.
Médica, Institut de Teràpia Neural i Medicina Reguladora, Sabadell, Barcelona.
Neuralterapeuta.

Rey Novoa, Modesto
Jefe del Servicio de Ginecología y Obstetricia, Hospital Universitario de Burgos.
Codirector, Máster en Salud Sexual y Reproductiva y Anticoncepción, Facultad de Medicina y Ciencias de la Salud, Universidad de Alcalá, Alcalá de Henares, Madrid.

Rico González, Aurora
Facultativa Especialista de Área, Servicio de Anestesiología y Reanimación, Hospital General Universitario Dr. Balmis, Alicante.
Neuralterapeuta.

Roca Tugas, Maria Josep
Médica Especialista en Medicina Interna, Viladecans, Barcelona.
Colaboradora Docente, Instituto de Formación Continua IL3, Universitat de Barcelona.
Neuralterapeuta.

Rodríguez Baeza, Alfonso
Catedrático, Departamento de Ciencias Morfológicas, Facultad de Medicina, Universitat Autònoma de Barcelona, Bellaterra, Barcelona.

Romani, Giorgio
Médico Especialista en Geriatría, Cerdeña, Italia.
Presidente, Escuela Italiana de Terapia Neural (NEURALIA).
Neuralterapeuta.

Salinas Castro, Juan Carlos
Director, Clínica Integrativa en Alivio del Dolor y Sueño (CIADS), Santiago, Chile. Profesor Asociado, Facultad de Odontología, Universidad de Chile.
Neuralterapeuta.

San Molina, Joan
Médico Especialista en Neurocirugía y Neuropsiquiatría.
Profesor Emérito, Departamento de Ciencias Médicas, Facultad de Medicina, Universitat de Girona.

Sánchez Torres, Alba
Profesora Agregada, Departamento de Odontoestomatología, Facultad de Medicina y Ciencias de la Salud, Universitat de Barcelona.

Schaible, Hans-Georg
Catedrático, Instituto de Fisiología y Neurofisiología, Facultad de Medicina, Universitäts Klinikum Jena, Alemania.

Tutusaus Homs, Ricard
Director, Centro de Osteopatía y Fisioterapia Tutusaus, Sabadell, Barcelona.
Profesor Titular, Escuelas Universitarias Gimbernat, centro adscrito a Universitat Autònoma de Barcelona.
Codirector, Máster en Fisioestética y Dermatofuncional, Universidad de Nebrija, Hoyo de Manzanares, Madrid.

Unyó Sallent, Carme
Jefa de Sección, Servicio de Medicina Física y Rehabilitación, Hospital Clínic de Barcelona.
Neuralterapeuta.

Versyp Ducaju, Teresa
Licenciada en Física, Especialista en Física Cuántica, Biofísica Cuántica y Cosmología, Barcelona.

Vinyes, David
Director Médico, Institut de Teràpia Neural i Medicina Reguladora, Sabadell, Barcelona. Director, Máster en Formación Permanente en Terapia Neural Médica y Odontológica, Instituto de Formación Continua IL3, Universitat de Barcelona. Presidente, Neural Therapy Research Foundation. Miembro, Comité Ético, International Federation of Medical Associations of Neural Therapy (IFMANT).
Neuralterapeuta.

Weinschenk, Stefan
Jefe del Departamento de Dolor Ginecológico, Clínica Universitaria de Heidelberg, Alemania.
Coordinador, Grupo HUNTER (Heidelberg University Neural Therapy Education & Research), Facultad de Medicina, Universidad de Heidelberg, Alemania.
Neuralterapeuta.

Zamora Delmás, Lucía
Matrona, Institut Català de la Salut y Centro Integrativo de Salud, Barcelona.
Neuralterapeuta.

Prólogo

La medicina no adquiere un carácter científico hasta el siglo xix. Es durante este período cuando se descubren las primeras modalidades y vías de información. Entre ellos figuran nombres como sir Stephen Mackenzie, sir Henry Head, Dudley J. Morton y Karl Hansen.

El siglo xx está marcado por el descubrimiento de los mecanismos de regulación. La regulación y las posibles alteraciones que pueden influir en ella –como los campos de interferencia, actualmente denominados desencadenantes neuromoduladores– adquieren un papel central, junto con otros avances de la medicina reguladora, la cual está ganando cada vez mayor reconocimiento. Aquí encontramos nombres como Claude Bernard, Rudolf Ludwig Carl Virchow, Alfred Pischinger, Hartmut Heine, Henri Poincaré, Ilya Prigogine, Benoît Mandelbrot, Francisco Javier Varela García, Humberto Romesín Maturana y Giorgio Parisi.

Se están desarrollando muchos métodos de tratamiento cuyo objetivo es tratar causalmente las dolencias que se producen debido a un déficit de regulación.

La terapia neural es uno de estos métodos de tratamiento. La idea de influir en la propia regulación del organismo mediante inyecciones selectivas de anestésicos locales se originó en esa época. Desde entonces, la terapia neural no ha dejado de desarrollarse. Debe su éxito y su creciente reconocimiento no solo a las numerosas experiencias positivas de los pacientes, sino también al incansable compromiso de los profesionales médicos que investigan y perfeccionan continuamente este método.

A diferencia de la medicina convencional, la visión holística del ser humano desempeña un papel primordial. En lugar de suprimir los síntomas, el objetivo es inactivar temporalmente los factores que los provocan para dar al cuerpo la oportunidad de compensar los déficits de regulación.

Debido a la avalancha general de información, en medicina también ocurre que cada vez se entiende menos de cada vez más cosas. Esto no conduce a un resultado satisfactorio. En la interpretación de los detalles se pierde la visión de conjunto. Se trata de filtrar lo esencial de la avalancha de información y aprovecharlo.

En la terapia neural, importantes hallazgos de médicos y científicos constituyen la base para la comprensión del proceso de la enfermedad. Me gustaría nombrar a algunos de ellos: Gustav Ricker, Alexei Dmitrievich Speranski, Hans Selye, Hans Langer, Ernest Adler, Albrecht Vinzens Siegfried Fleckenstein, Ferdinand y Walter Huneke, Peter Dosch, Otto Bergsmann, Franz Hopfer, Alfonso Roque Albanese, Germán Duque Mejía, Julio César Payán y Robert Kidd son solo algunos nombres fundamentales en este contexto.

El paso del pensamiento unidimensional causa-efecto al análisis de un sistema biocibernético en red representa una cualidad importante en la terapia neural. El sistema de información del cuerpo humano aún está lejos de ser comprendido en su totalidad; solo ahora estamos empezando a entender los mecanismos de la información y el efecto de los anestésicos locales en la terapia neural.

La parte más esencial de la formación en terapia neural es el aprendizaje de un modo de pensar holístico. La ampliación de la anamnesis mediante la inclusión de los antecedentes personales en el procedimiento diagnóstico y el examen exhaustivo teniendo en cuenta la constitución y la situación psicosocial son requisitos previos esenciales para el enfoque terapéutico.

El final del siglo xx y el siglo xxi han sido testigos de notables avances técnicos en medicina. Hoy en día, la medicina de sustitución está en auge porque, por una parte, las posibilidades quirúrgicas han alcanzado un nivel muy elevado y, por otra, los riesgos de las operaciones se han reducido. De acuerdo con el espíritu de la época, muchos pacientes piensan también que el dolor desaparecerá rápidamente con una operación y que podrán funcionar como antes en poco tiempo.

No se cuestionan las grandes posibilidades de la terapia quirúrgica, pero no se puede pasar por alto que actualmente existe un desequilibrio flagrante entre el tratamiento quirúrgico y las aplicaciones conservadoras. Aunque las medidas conservadoras también son necesarias de forma temporal, o incluso permanente tras una intervención quirúrgica, la presencia de las terapias conservadoras en la formación de los jóvenes es cada vez menor. Como suele ocurrir en medicina, es de suponer que llegará un momento en que las terapias conservadoras tengan el estatus que se merecen. Y hasta que eso ocurra, es de gran importancia transmitir los conocimientos de la medicina conservadora para que no se pierdan.

Este libro pretende enseñar los fundamentos de la terapia neural y, al mismo tiempo, proporcionar instrucciones prácticas para el uso de esta terapia. Ya sea para aliviar dolores agudos, tratar dolencias crónicas o activar la capacidad autocurativa del cuerpo, la terapia neural ofrece una gran variedad de posibilidades para fomentar el bienestar y la salud de los pacientes.

Además de mostrar los fundamentos teóricos, este libro también proporciona ejemplos de casos prácticos y consejos de aplicación para facilitar el uso de la terapia neural de forma segura y eficaz en una consulta médica. Le animo a explorar este método y a recopilar y documentar sus propias experiencias para conseguir lo mejor para sus pacientes.

Wolfgang Ortner

Viena, Austria

Médico, terapeuta neural, especialista en ginecología y obstetricia. Presidente Honorario de la Federación Internacional de Asociaciones Médicas de Terapia Neural

Prefacio

El camino hasta la oportunidad de escribir este libro

LA PREGUNTA DE LA PACIENTE

En 1998, cuando llevaba cinco años aplicando terapia neural diariamente a cada paciente en mi consultorio, ser consciente de una experiencia particular marcó mi trayectoria. Una mujer acudió con un dolor lumbar de varios años de evolución que afectaba su vida diaria. Ese dolor, que no había respondido a diversos tratamientos, desapareció inmediatamente después de inyectar procaína en la cicatriz de una cesárea realizada 20 años atrás. Lo que me impactó no fue presenciar una vez más lo que en terapia neural se conoce como *fenómeno en segundos*, sino la pregunta que me hizo: «¿Por qué no me han hecho esto antes?». Le respondí: «Porque no se conoce».

La responsabilidad de un médico no se limita a ofrecer la mejor atención a sus pacientes; también incluye compartir con la comunidad médica cualquier posibilidad diagnóstica u opción terapéutica que pueda ser relevante para el bienestar colectivo. Desde entonces, he compaginado la práctica clínica, la formación de profesionales de la salud y, más recientemente, la investigación, todo ello siempre vinculado a la terapia neural.

LA TERAPIA NEURAL DE JULIO CÉSAR PAYÁN

Tuve la fortuna de conocer la terapia neural un año después de finalizar la carrera de Medicina, gracias a las médicas Isabel Mora y Montserrat Noguera. Pocos meses después, asistí a mi primer curso de terapia neural en Sant Cugat del Vallès, en Barcelona. Era el primer curso que el médico colombiano Julio César Payán impartía en Europa. El diagnóstico mediante la historia de vida singular del paciente, la función reguladora del sistema nervioso autónomo –de la que apenas oí hablar durante mis seis años de carrera– y la rapidez de los efectos, junto con la visión holística del ser humano y el compromiso social de Payán, resonaron con la idea de la medicina que había sentido desde mi infancia, y me cautivaron.

Aprender con Payán en su consultorio de Popayán (Colombia) fue una de las mejores decisiones de mi vida. Desde entonces, he trabajado exclusivamente desde esta perspectiva de la medicina, de la manera más auténtica que he sabido, otorgando a la historia de vida un papel central. He aprendido a palpar para escuchar mejor lo que el paciente expresa a través de su cuerpo, avanzando con cada paciente. Trabajar de este modo, prácticamente sin emplear otras terapias, me ha permitido comprender mejor el acompañamiento que puedo ofrecer a mis pacientes con terapia neural y, sobre todo, transmitir de manera más efectiva mi experiencia con este método al colectivo médico.

LA DOCENCIA Y EL LIBRO DE TERAPIA NEURAL

A lo largo de los veinticinco años que llevo impartiendo cursos y conferencias en múltiples países de los cinco continentes, en lugares como universidades, sociedades científicas, hospitales, centros de atención primaria de servicios públicos de salud y colegios profesionales, con frecuencia me preguntan por un libro de terapia neural en lengua española. Una de esas personas fue Rocío Aragonés, médica intensivista de Málaga, quien, al finalizar el Máster en Terapia Neural que dirijo en la Universidad de Barcelona, me dio el impulso decisivo y medió con la Editorial Médica Panamericana, con la que ella ya había colaborado como autora de varios libros y cursos. Así surgió la oportunidad de escribir este libro en esta prestigiosa editorial médica.

LOS AUTORES DE ESTE LIBRO

A lo largo de tres décadas de organizar y participar como docente en cursos y congresos internacionales, y como miembro del comité científico y ético de la Federación Internacional de Asociaciones Médicas de Terapia Neural (IFMANT) desde 2019, he tenido la fortuna de conocer a grandes expertos en terapia neural.

Este libro cuenta con la colaboración de setenta y dos autores de catorce países, todos ellos especialistas en sus respectivas áreas. Su participación es uno de los principales valores de esta obra. El hecho de que estos coautores provengan de diversas especialidades médicas, muchos de ellos vinculados a universidades y hospitales tanto de Europa como de América, enriquece el contenido al reunir conocimientos y experiencias que se nutren de la diversidad cultural, social y generacional, todo ello con un nexo común: la terapia neural desde una perspectiva holística del ser humano.

Este libro también pretende ser un homenaje a tantos otros profesionales de la terapia neural que, aunque no participan directamente como autores debido a las limitaciones naturales de una obra como esta, han contribuido de manera indirecta con sus enseñanzas a la comunidad neuralterapéutica a través de sus cursos, conferencias y diálogos como compañeros y amigos.

LAS PARTES DEL LIBRO

Este libro está estructurado en cuatro partes que se desarrollan de manera progresiva, cada una compuesta por varias secciones diseñadas para construir sobre las anteriores, creando así un flujo lógico que facilita su comprensión. Los capítulos dedicados a las bases anatómicas, neurofisiológicas y farmacológicas, reunidos en la parte «Fundamentos», se apoyan en la solidez de los conocimientos actuales, no solo proporcionando una base científica para la terapia neural, sino también facilitando la comprensión de su práctica, que se detalla en los capítulos siguientes.

En la parte del libro dedicada a la práctica, titulada «Terapia neural en la práctica», se detalla cómo establecer un consultorio o centro de terapia neural, así como la gestión de la práctica en situaciones especiales, como el embarazo, la atención a niños y la respuesta ante diversas reacciones, incluidas las emocionales. Los capítulos que la componen profundizan en aspectos clave para la práctica de la terapia neural, tales como la relevancia de la historia de vida del paciente, la observación y la palpación, el concepto de campo interferente y las técnicas básicas de inyección.

La parte que se ocupa de las técnicas, que lleva por nombre «Técnicas de inyecciones y sugerencias», se ha organizado por áreas del cuerpo únicamente como un recurso estructural. En cada uno de los capítulos de esta parte se enfatiza la visión holística e integradora de la persona, donde todas las partes del cuerpo están en constante interrelación, incluyendo los aspectos mentales y emocionales. Las explicaciones de las técnicas se fundamentan en la experiencia acumulada, respaldadas tanto por la literatura actual sobre terapia neural como por investigaciones recientes con cadáveres y tomografías, además del extenso conocimiento práctico de los autores.

Finalmente, el libro concluye con capítulos que amplían la perspectiva de la terapia neural como acto médico para retornar a la realidad diaria del destinatario final de este libro, la persona que acude para que la traten y la acompañen en su proceso de salud-enfermedad.

CONSIDERACIONES LINGÜÍSTICAS Y TERMINOLÓGICAS

Aunque más de la mitad de los autores son mujeres, el título de este apartado está en masculino: «los autores de este libro». Esto se debe a que la Real Academia Española establece que el género masculino tiene un uso genérico para referirse a grupos mixtos. En este libro se ha optado por seguir esta normativa gramatical, a pesar de no estar completamente de acuerdo con ella. Sin embargo, se ha decidido no utilizar expresiones como «las autoras y los autores», «la paciente y el paciente» o «el médico y la médica» a lo largo del texto. Cuando ha sido posible, se han empleado términos más inclusivos.

En cuanto al profesional que aplica la terapia neural, se ha preferido utilizar el término «médico», ya que se refiere al profesional de la salud capacitado para aplicar esta terapia en todas las situaciones y emplear todas las técnicas mencionadas en este libro. No obstante, es importante que cada profesional sea consciente de las restricciones y permisos legales que su especialidad y jurisdicción le otorgan para la práctica de estas técnicas.

En lo que respecta al término «paciente», aunque no nos parece el más adecuado debido a su posible connotación de pasividad (siendo «haciente» un término que reflejaría mejor una actitud activa), se ha optado por utilizarlo principalmente para mantener la claridad y facilitar la comprensión del contenido.

EL SIGUIENTE PASO

La evolución histórica de la terapia neural, presentada en los dos primeros capítulos; el creciente cuerpo de evidencia científica, descrito en la primera parte del libro; la práctica basada en una experiencia acumulada durante más de un siglo, detallada en la segunda parte; la evolución hacia técnicas más seguras, explicada en la tercera parte; y la necesidad urgente de su implementación en la salud pública, abordada en la sección final, auguran un futuro prometedor para la terapia neural, por lo que es fundamental continuar elaborando y actualizando su literatura.

Esta obra contiene una amplia variedad de figuras y fotos para facilitar una mejor comprensión de los textos, la práctica y la técnica. Y como novedad en un libro de terapia neural, incluye vídeos que ilustran, principalmente, exploraciones y técnicas de inyección. El objetivo es que este libro sirva, por un lado, como material docente de apoyo para cualquier profesional que desee formarse en terapia neural, incluido el ámbito universitario, y, por otro, como material de consulta y acompañamiento para aquellos que ya practican esta terapia, incluido el entorno hospitalario.

Finalmente, esta obra busca impulsar que más profesionales de la salud se capaciten en esta modalidad médica, y que más universidades y centros de salud públicos incorporen esta práctica, siguiendo las bases conceptuales expuestas en este libro para que no sea interpretada como una simple técnica.

Una técnica sin un concepto se queda en eso,
en una técnica estandarizada.
Una técnica que se acompaña de decisiones para dar atención a los pacientes
se convierte en una práctica médica.
Una técnica aplicada con habilidad, tacto y consciencia,
que se acompaña de decisiones empáticas,
considerando la globalidad y el entorno del paciente,
y adaptando el tratamiento a las necesidades individuales,
se convierte en un arte.

Deseo que os resulte útil y, sobre todo, que disfrutéis del arte médico, siempre en beneficio de las personas y comunidades a las que servís.

DAVID VINYES

Agradecimientos

Este libro es el fruto de años de trabajo intenso, de dedicación y profunda entrega. Ha sido un viaje que he recorrido con ilusión y con la firme convicción de aportar algo valioso a la terapia neural y a la medicina.

Quiero empezar expresando mi agradecimiento a quienes han sido el verdadero motor de este proyecto: los pacientes que, desde hace más de cien años, confían en los médicos y demás profesionales de la salud que ejercemos desde la perspectiva de la terapia neural. Sus historias de vida y, sobre todo, su confianza, son la fuente de inspiración que nos impulsa a seguir comprometidos con la medicina y con la búsqueda constante de nuevas formas de comprender, tratar y sanar.

A mi mentor, Julio César Payán, cuya guía y enseñanzas continúan acompañándome incluso desde que partió hacia Andrómeda. Su legado sigue siendo una luz en este camino.

A quienes me acompañan y apoyan con su amor incondicional y su paciencia: a Teresa, mi amada compañera de vida, con quien compartimos no solo lo personal sino también esta apasionante faceta profesional. A mis hijos, Albert y Eloi, y a mi madre, Amalia, estrellas que iluminan mi existencia. Y a los hijos de Teresa, Berta, Kenai y Alba, que también forman parte de este camino compartido. Con todos ellos, este recorrido se vuelve entrañable.

A los coautores de este libro, por su generosidad al compartir su conocimiento y experiencia. Su aporte ha enriquecido cada página, convirtiendo este proyecto en una obra colectiva que trasciende lo individual y refleja la diversidad y la profundidad de la terapia neural. Asimismo, extiendo mi gratitud a las coordinadoras, con quienes he compartido el trabajo y, sobre todo, la ilusión y el entusiasmo de ver cómo esta obra cobraba forma poco a poco.

A todas las personas que, de una u otra forma, han colaborado en este proyecto, desde la revisión de textos hasta el apoyo logístico. Cada gesto y cada aporte se reflejan en el resultado final de esta obra. Mi agradecimiento especial a David Callejón, por su compromiso que va más allá de la edición de los vídeos que acompañan este libro.

A mis compañeros de camino del Institut de Teràpia Neural i Medicina Reguladora y a todos esos profesionales que, día tras día, en distintos rincones del mundo, atienden a quienes buscan alivio o curación con un enfoque de terapia neural coherente con la medicina holística y reguladora.

A las universidades que, en diferentes países, están abriendo sus puertas a una enseñanza de mayor rigor y excelencia, elevando el prestigio académico de la terapia neural. A la Universidad de Barcelona, donde tengo el honor de dirigir un máster de reconocimiento internacional en terapia neural.

A entidades como la International Federation of Medical Associations of Neural Therapy (IFMANT) y demás sociedades médicas de terapia neural, y en especial a la Neural Therapy Research Foundation, por su dedicación y compromiso en el avance del conocimiento y la investigación científica en terapia neural.

Y, finalmente, a todos aquellos que nos precedieron, que abrieron camino y nos legaron su conocimiento y experiencia, y a quienes vendrán después, que continuarán explorando y ampliando el horizonte de la terapia neural y, con ello, el de la medicina.

Este libro es un homenaje a todas estas personas.

Con gratitud,

David Vinyes

Índice

SECCIÓN VI. INTRODUCCIÓN A LA PRÁCTICA 331

PARTE 3. TÉCNICAS DE INYECCIONES Y SUGERENCIAS 395

SECCIÓN VII. CABEZA 397

SECCIÓN VIII. CUELLO Y TRONCO 461

Fundamentos 1

Fundamentos conceptuales, históricos y científicos de la terapia neural

1

D. Vinyes, J. H. Petta Victoria y S. Payán Gómez

INTRODUCCIÓN

Este primer capítulo tiene como objetivo principal introducir la base conceptual que estará presente a lo largo de todo el libro. Por otro lado, pretende servir como una hoja de ruta para facilitar una mejor experiencia en la navegación por sus contenidos.

En este capítulo se presentarán las bases conceptuales que sustentan la práctica de la terapia neural según la perspectiva de la mayoría de los autores que han contribuido a este libro, muchos de los cuales se formaron directa o indirectamente con Julio César Payán (v. **Cap. 2**). Se analizarán definiciones de términos esenciales que forman los cimientos de la medicina; se detallará el marco teórico-científico actual en el que se basa esta terapia, para comprender cómo puede aplicarse a cualquier condición de salud en cualquier persona, mediante inyecciones de bajas dosis de un único fármaco; se acentuará la importancia de una visión holística en la medicina, proporcionando herramientas para su implementación en la práctica diaria; se expondrán las técnicas para la aplicación segura de esta terapia, y finalmente se volverá al concepto que da mayor sentido al recorrido por estas páginas: el ser humano como un ente que se autorregula y se relaciona con su entorno.

CONTEXTUALIZACIÓN

En los siguientes apartados se tratan la contextualización histórica-científica, la filosófica y cultural, y la social y política de las bases de la terapia neural, así como las líneas hacia una nueva epistemología de la salud.

Histórica-científica

La historia, el contexto y las relaciones entre diferentes descubrimientos científicos son fundamentales para entender la evolución de la terapia neural, y el hallazgo realizado por Ferdinand y Walter Huneke forma parte integral de esa historia. El conocimiento actual sobre conceptos como anestésico local, sistema nervioso, sistema psiconeuroinmunoendocrino (PNIE) y terapia neural ha sido influenciado por una serie de hallazgos clave, que a lo largo de más de un siglo han transformado la comprensión del mundo y de la medicina.

En 1865, Rudolf Clausius introdujo el concepto de entropía, un término de la segunda ley de la termodinámica que describe la tendencia natural de los sistemas hacia el aumento del desorden. A finales del siglo XIX, en 1890, Henri Poincaré identifica comportamientos impredecibles en sistemas dinámicos, así como los términos matemáticos del movimiento caótico, y abrió la puerta a la idea de que los sistemas complejos pueden comportarse de manera impredecible.

Con el inicio del siglo XX, Max Planck, con su trabajo sobre la radiación del cuerpo negro, introdujo la idea de los cuantos de energía, marcando con ello el nacimiento de la física cuántica. La realidad podía describirse como algo lleno de posibilidades más que determinista. Poco tiempo después, Iván P. Pávlov destacó la importancia del sistema nervioso en la regulación de las funciones fisiológicas y su discípulo, A. D. Speransky, exploró aún más el papel del sistema nervioso en la patogénesis.

Werner Heisenberg introdujo el principio de incertidumbre en 1927, que establece límites fundamentales a la precisión con la que se pueden conocer simultáneamente ciertos pares de propiedades físicas, como la posición y el momento. Y menos de dos décadas después, Norman Wiener aplicó estos conceptos al estudio de los sistemas de control y comunicación en máquinas y organismos vivos, desarrollando así la teoría de la biocibernética.

En las décadas de 1940 y 1950, Ludwig von Bertalanffy desarrolló la teoría general de sistemas, que describe los organismos vivos como sistemas abiertos en constante interacción con su entorno, y postuló que sus propiedades no podían comprenderse mediante el análisis de elementos aislados. Más adelante, Ilya Prigogine trabajó en termodinámica de procesos irreversibles y sistemas complejos, destacando cómo los sistemas alejados del equilibrio pueden autoorganizarse en estructuras complejas. Su trabajo contribuyó significativamente a la comprensión de los sistemas dinámicos. Al mismo tiempo, Eduard Lorenz descubrió el efecto mariposa, demostrando cómo pequeñas diferencias en las condiciones iniciales de un sistema pueden llevar a resultados significativamente diferentes, debido a la naturaleza dinámica y en constante intercambio de estos sistemas con su entorno.

Basado en este recorrido intelectual, Edgar Morin desarrolló en 1990 el concepto de pensamiento complejo, criticando la visión reduccionista de la ciencia y proponiendo un enfoque que reconozca la complejidad y la incertidumbre inherente al mundo natural, es decir, más integrado y multidimensional para entender la realidad.

Los descubrimientos de los hermanos Ferdinand y Walter Huneke, quienes en 1923 observaron el rápido efecto terapéutico de un fármaco que contenía procaína sobre la migraña de su hermana, y más tarde, el valor que Ferdinand otorgó al primer fenómeno en segundos tras inyectar una cicatriz antigua de osteomielitis en una paciente, describiendo por primera vez un campo interferente en 1940, deben entenderse en un contexto histórico marcado por un gran interés internacional en el estudio del sistema nervioso y la fisiología. En ese momento, muchos médicos ya llevaban dos décadas experimentando con el uso de la procaína.

En definitiva, cada uno de estos avances científicos ha contribuido a una comprensión más profunda del universo y de los sistemas biológicos, y del mismo modo ha sentado las bases para la práctica y desarrollo de la terapia neural, al proporcionar el contexto necesario para entender cómo pequeñas intervenciones pueden tener efectos significativos en la autorregulación de la medicina, la salud y la sociedad.

Filosófica y cultural

La historia de la humanidad ha estado marcada por períodos de crisis del modelo civilizatorio predominante que han brindado oportunidades de cambio. El período crítico actual permite transitar desde un paradigma antropocéntrico, que coloca al ser humano en el centro del universo, hacia un paradigma biocéntrico, donde la vida es reconocida como el verdadero centro y los seres humanos son vistos como parte integral de la compleja trama de la existencia.

El **antropocentrismo**, basado en la idea de que los seres humanos, más que pertenecer a la naturaleza, se sitúan por encima de ella, fomenta relaciones basadas en la exterioridad, la superioridad y la instrumentalidad, restando valor al conocimiento y poder inherentes a la naturaleza, las personas, las comunidades y los cuerpos. Como resultado, se minimiza la posibilidad de una participación real y equitativa en los procesos vitales.

El **modelo médico hegemónico**, desde la perspectiva de la antropología de la medicina, es un modelo dominante en la atención de la salud que se basa fuertemente en la biomedicina, con un punto de vista reduccionista. Tiende a medicalizar, normalizar, especializar y fragmentar el cuidado de la salud, ejerciendo un control significativo sobre cómo se entienden y manejan la salud y la enfermedad. Al hacerlo, tiende a ver al paciente como un sujeto pasivo, desprovisto de conocimiento y poder para sanar por sí mismo, y a excluir otras formas de conocimiento y prácticas médicas, descontextualizando la enfermedad de sus dimensiones sociales, culturales y psicológicas.

Las inyecciones de anestésicos locales con fines terapéuticos también pueden enmarcarse dentro de este modelo si se aplican sin un concepto holístico y regulador, con el objetivo de tratar diagnósticos o enfermedades, equiparando la salud con la normalización de valores en pruebas diagnósticas.

Siempre han existido modelos médicos diferentes al hegemónico, los cuales son expresión del paradigma biocéntrico, por lo que abarcan una variedad de perspectivas que suelen ser más holísticas, culturalmente contextualizadas, participativas y flexibles, reconociendo la importancia de integrar diferentes saberes, y valorando la experiencia y la autodeterminación del paciente.

Médicos como Hipócrates, Metrodora, Galeno, Avicena, Paracelso, Sydenham y la legendaria Agnodice son ejemplos de figuras históricas que contribuyeron significativamente al avance de la medicina, a la vez que eran también grandes conocedores de otras disciplinas, como la filosofía, las ciencias naturales, las matemáticas, la botánica o la poesía.

En el momento en que las ciencias de la salud se impregnan de otras áreas de conocimiento, adoptan una visión más sistémica y holística, permitiendo una comprensión más profunda del misterio y la complejidad de la vida. Aunque el conocimiento científico ha realizado grandes aportaciones, lo desconocido sigue coexistiendo con lo conocido. Cuanto más abierto y transdisciplinario sea el conocimiento, más preguntas se podrán responder.

De este modo, la terapia neural, ubicada en el ámbito de los modelos médicos emergentes del paradigma biocéntrico, más allá de realizar inyecciones de anestésico local con intención terapéutica, reconoce que la persona posee una capacidad innata de auto-eco-organización, una sabiduría inherente para mantener la salud a través de la autorregulación de las relaciones sistémicas, tanto en su cuerpo como con su entorno. Desde esta perspectiva, los estímulos se aplican mediante inyecciones de anestésico local, considerando la individualidad y singularidad de cada paciente, para conocer su historia de vida única. Dentro de este paradigma, los procesos participativos no solo son posibles, sino esenciales para mantener la salud.

Social y política

En una visión social integradora, las acciones de salud pública no pueden ser aisladas, sino que deben estar interrelacionadas con lo cultural, lo ecológico, lo político y lo social, en el escenario donde las comunidades integran y sintetizan estos elementos: **la vida cotidiana**. Desde esta perspectiva, lo cotidiano adquiere un estatus político.

Así, las acciones de salud pública y comunitarias orientadas a la promoción de una vida digna que consideren las particularidades culturales, sociales e históricas no deben consistir en planes uniformes de salud pública. Esta propuesta plantea un reto más complejo que el encuentro cotidiano con personas enfermas, pero es igualmente gratificante e ineludible, siendo una responsabilidad moral, social, histórica y ética de la medicina.

Tradicionalmente, la medicina ha reflejado la cosmovisión de los pueblos originarios, basada en un profundo sentido de pertenencia a la naturaleza, donde todos los seres emergemos de la organización inherente del tejido vital al que pertenecemos, es decir, **intersomos** y nos **auto-eco-organizamos**.

Por esta razón, la terapia neural se conecta de manera natural con otros ámbitos. En Popayán (Colombia) se dio un impulso histórico en esta dirección, promoviendo escenarios de estos diálogos vitales a través de iniciativas como Los Robles, FUNCOP, los Coloquios de Medicina, Salud y Sociedad, y el Centro de Salud La Nueva Esperanza.

El cambio de paradigma cultural que puede surgir en este momento de crisis requiere la movilización de concepciones, formas de ver y sentir, y prácticas que permitan la construcción de nuevas subjetividades, recuperando el sentimiento de interdependencia y pertenencia a la naturaleza, caracterizadas por el respeto, la solidaridad, la ternura y el cuidado de toda forma de vida. Por ello, es fundamental que la medicina y, por tanto, la terapia neural, desarrollen su práctica y concepción dentro de este cambio de paradigma cultural, que incluye el interser, la auto-eco-organización y una salud pública coherente con políticas biocéntricas para el buen vivir de la humanidad.

Hacia una nueva epistemología de la salud

Detrás de cada actividad humana hay un pensamiento implícito. Las ciencias de la salud construyen y sustentan su conocimiento a través de paradigmas teóricos y concepciones ideológicas que permiten desarrollar una práctica clínica en los niveles físico, emocional y social. La terapia neural, como práctica médica y odontológica, también está impregnada de un pensamiento que no solo considera lo académico, sino que lo vincula con un todo, un contexto integral del cual forma parte.

¿Por qué pensamos como pensamos, hacemos lo que hacemos y somos como somos? Si detrás de cada actividad humana existe un pensamiento, este pensamiento conduce a un tipo de conocimiento. Todos los seres humanos poseen alguna forma de conocimiento y, en consecuencia, todos participan en la epistemología, explorando cómo entienden y conocen el mundo.

Al hablar de construir nuevas formas de pensar la salud, no se busca desconocer o descalificar las concepciones actuales o pasadas, sino enriquecer el pensamiento y el conocimiento en este campo, incorporando elementos que en su momento histórico no se consideraron suficientemente. En el contexto actual, sería inaceptable no tener en cuenta esos elementos, ya que este presente configura un nuevo momento histórico que amplía nuestra capacidad de conocimiento.

Descartes afirmaba: «Dividir cada una de las dificultades a examinar en tantas partes como fuese posible y en cuantas requiriese su mejor solución». Con esta afirmación nació la especialización. Bajo esta perspectiva, las ciencias de la salud se convirtieron en una disciplina cada vez más especializada, pero a medida que profundizan en el desarrollo y comprensión de cada parte, se alejan de la comprensión del fenómeno de la salud como un todo.

Una propuesta epistemológica en salud invita a revisar los modelos y paradigmas actuales, llevando al profesional a desaprender y reaprender nuevas formas de entender la salud, la enfermedad y otros conceptos que interactúan en un proceso cognitivo transdisciplinar que abarca el conocimiento, la colectividad, la cultura y la ecología, entre otros. De hecho, el conocimiento también habita entre las disciplinas y trasciende los límites de cada una.

Es necesaria una evolución constante de la epistemología en la salud hacia un modelo sistémico y complejo capaz de abordar las particularidades de cada tiempo.

DEFINICIONES

En los libros de medicina es poco común encontrar definiciones de conceptos fundamentales como salud, enfermedad o célula, posiblemente porque se asume que sus significados son universalmente conocidos y aceptados. En un libro dedicado a la terapia neural, sería lógico comenzar definiendo qué se entiende por terapia neural, así como otros términos específicos o frecuentemente utilizados en este método. Sin embargo, para una comprensión más profunda de cómo en este libro se explora y explica la terapia neural, y para aprovechar al máximo su contenido, se ha considerado necesario analizar estas definiciones, ya que constituyen la base sobre la que se sustenta la medicina.

Salud

El término *salud* proviene del latín *salus, salutis*, que significa «bienestar, seguridad, salvación». En civilizaciones como la griega y la romana, la salud no se veía simplemente como la ausencia de enfermedad, sino como un equilibrio entre los diferentes aspectos del ser humano, incluyendo lo físico, lo mental y lo espiritual. **Hipócrates**, por ejemplo, entendía la salud como un equilibrio de los cuatro humores (sangre, bilis negra, bilis amarilla y flema) en el cuerpo. Durante la Edad Media, los conceptos de salud y enfermedad estuvieron profundamente influenciados por la religión y la espiritualidad. Con el Renacimiento y el avance de la ciencia, el concepto de salud comenzó a centrarse más en el aspecto físico y en la medicina basada en el cuerpo.

A pesar de que en el siglo XVII, en gran parte debido a la revolución científica y las ideas del filósofo y matemático **René Descartes**, comenzó a prevalecer la visión del ser humano como una máquina y la idea de que las enfermedades podían curarse tratando partes específicas del cuerpo, aún se mantenía una perspectiva holística en la que la salud mental y la emocional tenían un lugar, aunque subordinado al bienestar físico. Finalmente, en 1948 la **Organización Mundial de la Salud** estableció una definición de salud como «un estado de completo bienestar físico, mental y social, y no solamente la ausencia de afecciones o enfermedades».

Hoy en día, la salud se entiende más bien como un estado dinámico de bienestar integral que abarca los aspectos físicos, mentales, emocionales y sociales. Ya no se percibe como un estado estático, sino como un proceso continuo, influenciado por factores individuales, sociales y ambientales, con una dimensión subjetiva reconocida, y es considerada un derecho humano fundamental.

Julio César Payán definió la salud como un «proceso dialéctico, biológico, social, singular e interdependiente dado por las relaciones del ser vital con el cosmos, en un proceso de adaptación en una sociedad con sus relaciones culturales, políticas, económicas, de producción, vitales e históricas propias, que finalmente aparece como una sensación de bienestar en la vida, no definida únicamente por normas o modelos prefijados, masivos o estadísticos». En sus cursos, solía decir que la salud podría sintetizarse como «el proceso vital mediante el cual uno se acepta a sí mismo».

En definitiva, los procesos de salud, enfermedad, vida y muerte no son eventos estáticos y aislados, sino fenómenos naturales profundamente interconectados, en constante transformación.

Enfermedad

La Organización Mundial de la Salud, sin embargo, no ofrece una definición oficial y única de *enfermedad*, aunque en muchos de sus documentos la entiende como un estado que puede provocar la incapacidad de realizar actividades normales para ese individuo o una disfunción en alguna parte del cuerpo o la mente. A pesar de no definir el término enfermedad en general, la Organización Mundial de la Salud emite una **Clasificación Internacional de Enfermedades (CIE)**, un sistema utilizado para clasificar enfermedades y otros problemas de salud, proporcionando descripciones y códigos detallados para miles de enfermedades y afecciones, clasificándolas en categorías que permiten un enfoque sistemático para el diagnóstico y la estadística.

En esta obra, la enfermedad se considera como: «un estado dinámico del ser humano que causa malestar, disfunción o sufrimiento, pudiéndose manifestar a través de signos y síntomas en una o varias partes del cuerpo, así como en los aspectos mentales y sociales. La enfermedad está influenciada por una variedad de factores, incluyendo genéticos, inmunológicos, metabólicos, infecciosos, tóxicos y traumáticos, así como por factores culturales, sociales y subjetivos, lo que hace que la experiencia de la enfermedad sea única para cada individuo» (v. Cap. 23).

En términos generales, una enfermedad se reconoce por la presencia de síntomas o signos clínicos específicos que permiten su diagnóstico, clasificación y tratamiento. Sin embargo, el objetivo de la terapia neural no es diagnosticar ni tratar enfermedades según la CIE; este objetivo forma parte del propio acto médico u odontológico. El diagnóstico neuralterapéutico no interfiere ni es incompatible con la CIE, ya que se realiza desde la perspectiva de la búsqueda de factores causales que han influido en la pérdida del equilibrio funcional del sistema PNIE, dando especial importancia al sistema nervioso autónomo (SNA). Este sistema es considerado tanto una estructura que puede ser origen de la lesión como un transmisor de la información patológica y un agente activo en la capacidad de autorregulación (v. Caps. 6, 10 y 14).

Por lo tanto, en este libro no se hablará de la enfermedad en términos de diagnósticos según la CIE ni se asumirá que una persona pueda padecer distintas enfermedades clasificadas por órganos o sistemas (como hepáticas, tiroideas, odontológicas, inmunológicas o mentales), como si cada una afectara únicamente a un órgano o parte del cuerpo. En su lugar, se considerará que una persona está enferma o no lo está entendiendo la salud y la enfermedad como un proceso dinámico y continuo.

Célula

La célula se define como «la unidad estructural y funcional básica de todos los organismos vivos; es la entidad más pequeña que puede realizar las funciones esenciales de la vida, como el metabolismo, la respuesta a estímulos, el crecimiento y la reproducción».

Sin embargo, ninguna célula puede vivir sin un entorno adecuado. Los estímulos llegan a la célula a través de su entorno, en el que la matriz extracelular juega un papel tan importante como la propia célula para poder mantener la salud y la vida (v. Cap. 7).

Por lo tanto, elementos como la microvascularización, el sistema nervioso simpático, el equilibrio del SNA, los fibroblastos, el sistema fascial, los factores físicos y químicos, las señales moleculares, los nutrientes y los tóxicos forman parte de un concepto más amplio y real de lo que es una célula en su entorno.

Terapia neural

Las primeras observaciones sobre los efectos adicionales de los anestésicos locales surgieron paralelamente al desarrollo de la anestesia local para fines quirúrgicos. A partir de estas observaciones, fue tomando forma un nuevo concepto terapéutico con un campo de aplicación muy amplio. Entre los médicos que utilizaron los anestésicos locales con fines terapéuticos basados en observaciones clínicas individuales destacaron los hermanos Ferdinand y Walter Huneke, quienes desarrollaron y difundieron esta perspectiva como un método terapéutico aplicable a numerosas condiciones.

El término *neural* se empleó para diferenciar el uso terapéutico de los anestésicos locales del uso anestésico en procedimientos quirúrgicos. En aquella época también se utilizaban otros términos como *terapia con procaína*, *terapia con Impletol* (nombre comercial de un producto patentado por los hermanos Huneke, que consistía en una solución de procaína al 2 % combinada con cafeína) y *anestesia curativa*. Sin embargo, dado que se pueden emplear otros anestésicos locales y que la anestesia local no es el objetivo principal de la terapia, sino solo una propiedad parcial del anestésico local, el término *terapia neural* resultó ser más adecuado y amplio.

En 1938, **Von Roques**, médico que trabajaba con terapia neural, acuñó el término *terapia neural según Huneke* mientras traducía del inglés al alemán un libro de principios básicos de Speransky. Este término, que aún se utiliza en algunos ámbitos, no se considera únicamente un homenaje a los primeros impulsores del desarrollo de la terapia neural y al descubridor del campo interferente, sino que indica que la terapia neural incluye tanto la terapia segmentaria como la terapia de campo interferente.

Payán describió la terapia neural como un pensamiento, un sentimiento y una práctica médico-social con una concepción holística. La definió como no hegemónica, empírica e intuitiva, dialéctica y dialógica, y profundamente humanista. Reconoció las potencialidades del ser humano, destacando su capacidad de autocuración y auto-eco-organización, promoviendo así una relación más armónica con su entorno.

Desde una perspectiva técnica y específica, la terapia neural se define como el uso diagnóstico y terapéutico de anestésicos locales en bajas concentraciones sin un propósito anestésico.

Esta definición, aunque concisa, encierra varias connotaciones importantes:

- El **uso diagnóstico** no busca identificar enfermedades según la CIE, sino fundamentalmente encontrar factores causales o desencadenantes de la enfermedad, centrándose en lesiones o afecciones que involucren al SNA, particularmente el simpático (v. **Caps. 9** y **10**).
- El **uso terapéutico** no tiene como objetivo tratar enfermedades de manera directa, sino aplicar estímulos inespecíficos en puntos específicos del sistema nervioso, facilitando así un nuevo equilibrio funcional a través de la activación de los circuitos de autorregulación del sistema PNIE (v. **Caps. 10** y **14**).
- Se utiliza un **anestésico local** en dosis subanestésicas, sin la intención de generar anestesia. Esto significa que no se trata de una terapia del dolor en sí, sino de una intervención para personas que pueden o no estar experimentando dolor (v. **Caps. 10**, **11** y **15**).

Desde sus inicios, la terapia neural se ha considerado aplicable de tres modos complementarios: la terapia local, la terapia segmentaria y la terapia de campo interferente. Sin embargo, el significado y el uso de estos términos han evolucionado junto con los avances en neurofisiología y en el conocimiento de las interacciones del SNA con otros sistemas, como el PNIE. En la actualidad, se considera que la diferenciación entre estas tres partes es incoherente dentro del contexto de la terapia neural moderna.

Terapia local

Consiste en realizar inyecciones terapéuticas de anestésicos locales en puntos de dolor (*loco dolendi*) o inflamación de la piel, puntos gatillo miofasciales, inserciones tendinosas, articulaciones, entre otros, con un objetivo específico: tratar el dolor o la inflamación localizados. Sin embargo, cuando se aplica de esta manera, sin la realización de una historia de vida del paciente desde la perspectiva de la terapia neural, no se considera una técnica de terapia neural propiamente dicha, sino una infiltración local de anestésico local para aliviar un dolor localizado.

En terapia neural también se inyecta en puntos de dolor o inflamación, pero siempre en coherencia con la historia de vida del paciente, como se explicará a lo largo de este libro.

Por lo tanto, en terapia neural no se espera que la inyección de anestésico local en un punto tenga un efecto meramente local, sino un impacto generalizado en el organismo desde ese punto, por lo que es fundamental estar siempre atento a las reacciones del paciente.

Terapia de segmento

Se basa en el uso de anestésicos locales para tratar, mediante las interconexiones reflejas, principalmente a nivel de los segmentos metaméricos de la piel, el sistema musculoesquelético y los órganos internos, así como los reflejos viscerocutáneos de proyección polisegmentaria. Esta técnica incluye también inyecciones perineurales, en los plexos simpáticos periarteriales, así como en la región de los ganglios y plexos del SNA.

Este término se utilizaba en base a la suficiente evidencia científica de los reflejos viscerocutáneos y los efectos terapéuticos a través de la acción sobre los receptores de los reflejos cutiviscerales (así como desde otros tejidos periféricos), tanto desde una perspectiva metamérica y polisegmentaria como ganglionar. El conocimiento actual de la neurofisiología confirma que ni el diagnóstico ni el efecto terapéutico pueden entenderse desde una perspectiva local o segmentaria aisladas.

Por lo tanto, no es posible aplicar únicamente una terapia de segmento, ya que cualquier inyección de anestésico local en un tejido periférico tendrá efectos a través de reflejos metaméricos, así como multisistémicos, incluyendo la dimensión mental y emocional.

Campo interferente

Huneke lo definió como «una inflamación subcrónica, localizada, permanente y patógena que, aunque sea asintomática o presente síntomas mínimos, sobrecarga energéticamente el organismo de manera continua, ejerciendo una influencia patológica a distancia en otros órganos o sistemas del cuerpo». **Barop** amplió esta definición al destacar la importancia de la estimulación patológica crónica a través de la vía aferente simpática desde la zona de lesión, lo que puede iniciar o mantener una enfermedad crónica en otra parte del cuerpo. **Payán** lo sintetizó como «una irritación que permanece en la memoria y que, en determinado momento, uno o varios de estos irritantes pueden causar cambios patológicos en un momento y en un ser dado».

En 2022, **Engel** *et al.*, junto con el Comité Científico de la Federación Internacional de Asociaciones Médicas de Terapia Neural, propusieron el término *desencadenante neuromodulador* como sinónimo de *campo interferente* basándose en los avances de la neurofisiología moderna.

Teniendo en cuenta todas estas aportaciones, en esta obra se ha adoptado la siguiente definición (v. **Caps. 14**, **32** y **33**):

Un **campo interferente** es cualquier área del organismo que se encuentra en un estado sostenido de estructura o función patológica, habitualmente con tensión, inflamación o estrés crónicos, que, aunque sea asintomática o presente síntomas mínimos a nivel local, genera una sobrecarga alostática capaz de desencadenar o mantener manifestaciones patológicas en otra parte del cuerpo, actuando como un **gatillo neuromodulador** que altera la regulación del sistema PNIE, en el cual el SNA juega un papel fundamental en la perpetuación de la disfunción.

Odontología neurofocal

En su libro publicado en 1973, Adler presentó numerosos casos de patología general que mejoraron significativamente o se resolvieron tras la extracción de lo que él denominaba *focos de irritación en la zona bucodental* (área del trigémino). Estos focos, aunque clínicamente asintomáticos, podían ser detectados mediante examen radiológico, bioquímico o microbiológico, y podían comportarse o no como un campo interferente (v. **Caps. 14** y **33**).

Así, la **odontología neurofocal** se presentó como una rama tanto de la odontología como de la terapia neural, enfocada en la interrelación entre la salud bucal y la salud general del organismo, principalmente a través del sistema nervioso. Este punto de vista sostiene que ciertas afecciones dentales, como infecciones crónicas, amalgamas metálicas, cicatrices, focos de inflamación en la cavidad bucal o alteraciones en la oclusión, pueden actuar como «campos interferentes» que afectan a distancia a otros órganos o sistemas del cuerpo, contribuyendo así a la aparición o mantenimiento de enfermedades crónicas en otras partes del organismo.

Sin embargo, la distinción entre odontología y medicina como dos áreas de conocimiento diferentes dentro de las ciencias de la salud, así como su consideración como profesiones distintas, responde más a razones históricas y políticas que a fundamentos científicos. Las afecciones sistémicas se reflejan en la boca de manera similar a como lo hacen en los ojos o en los riñones, y las afecciones orales afectan al resto del organismo. Del mismo modo, una persona con ansiedad puede apretar los dientes, así como sentir palpitaciones y un nudo en el estómago.

Por lo tanto, en este libro no se separará la zona bucodental del resto del organismo; siempre se tendrá en cuenta en la historia de vida y el tratamiento. No se considerará la odontología neurofocal como algo distinto de la terapia neural, del mismo modo que no se consideraría la oftalmología o la ginecología neurofocal como ramas de la terapia neural.

Sin embargo, dado que odontología y medicina son actualmente profesiones diferenciadas, una vez que se haya valorado al paciente desde una perspectiva holística mediante la historia de vida y la exploración, cada profesional debe adaptarse a la normativa legal vigente en su país en la aplicación técnica. Por ello, es recomendable que médicos y odontólogos trabajen en equipo de manera multidisciplinaria.

Medicina holística

La medicina holística es una perspectiva de salud que aborda a la persona en su totalidad, considerando los aspectos físicos, emocionales, mentales, sociales y espirituales. Ve la salud como un estado de equilibrio y armonía entre estos elementos, y adapta cada tratamiento a las necesidades individuales del paciente, teniendo en cuenta su estilo de vida, entorno, emociones y creencias. Además, promueve la participación activa del paciente en su proceso de curación, fomentando su educación y empoderamiento para tomar decisiones informadas sobre su salud (v. **Caps. 23**, **56** y **57**).

> «Aunque en medicina se divida el cuerpo en partes para estudiarlo, ello no significa que este funcione por partes ni que se le deba tratar por partes» (Payán).

Esta frase resume muy bien una de las bases conceptuales que se mantendrán a lo largo de toda esta obra: la visión holística del ser humano.

Terapia reguladora

Terapia reguladora se refiere a un enfoque terapéutico que tiene como objetivo restaurar y mantener el equilibrio natural del organismo a través de la modulación de sus sistemas de autorregulación, especialmente el SNA y el PNIE, del cual forma parte (v. **Caps. 10**, **12**, **13** y **14**).

SOLIDEZ CIENTÍFICA ACTUAL

Un año después de que Einhorn sintetizara la procaína en 1905, Spiess informó de una rápida reducción de la inflamación tras la administración de inyecciones de procaína, atribuyendo este efecto a su acción sobre el sistema nervioso. Desde entonces, la comunidad médica ha continuado investigando, especialmente a nivel experimental, el uso terapéutico de los anestésicos locales dentro y fuera del marco conceptual de la terapia neural.

Tradicionalmente utilizados en el ámbito quirúrgico para proporcionar analgesia a corto plazo, el uso de los anestésicos locales con fines terapéuticos ha ido acumulando evidencia científica, posicionándolos como una opción válida para tratar una amplia variedad de disfunciones y condiciones. Se ha identificado al SNA como un actor clave en la regulación de procesos inflamatorios, inmunológicos, de la microcirculación y, por ende, del dolor y otras afecciones clínicas.

Un aspecto fascinante de esta terapia es el uso de anestésicos locales en bajas dosis y de corta acción, aplicados en áreas específicas como lesiones, zonas inflamadas, nervios, ganglios y puntos de tensión miofasciales.

> El principio fundamental de esta técnica es modular los mecanismos autorregulatorios y las propiedades plásticas del sistema nervioso, en particular del SNA, lo que explica cómo un solo tipo de fármaco puede ser eficaz en tantas condiciones médicas (v. **Cap. 10**).

El SNA juega un papel esencial en la comprensión moderna del dolor y la inflamación, ya que controla cascadas reflejas neuroinmunológicas e inflamatorias.

En noviembre de 2023, con el objetivo de consolidar la evidencia científica actual sobre el uso terapéutico de los anestésicos locales en bajas concentraciones e identificar lagunas en la literatura científica para orientar futuras investigaciones, **Vinyes**, **Muñoz-Sellart** y **Fischer** publicaron una revisión (**Scoping Review**) en el *Journal of Clinical Medicine.*

Para aproximar la revisión lo más posible a las bases de la terapia neural, se centró en estudios que emplean anestésicos locales en bajas dosis y de corta duración, sin aditivos ni combinaciones con otros medicamentos o terapias, y en concentraciones de hasta el 2 %, con fines terapéuticos para cualquier condición médica, sin buscar un efecto anestésico local. Se identificaron 129 estudios que cumplían estos criterios de inclusión, de los cuales 49 (36 %) eran **ensayos clínicos**, tanto aleatorizados como no aleatorizados, 71 (57 %) eran estudios observacionales y 9 (7 %) **revisiones sistemáticas**.

Entre los 71 estudios observacionales, 44 consistían en **reportes o series de casos**. La mayoría de estos reportes estaban relacionados con la aplicación individualizada de la terapia neural basada en la historia de vida del paciente. Si bien los informes de casos se consideran de menor jerarquía en la evidencia científica en comparación con ensayos clínicos aleatorizados o estudios sistemáticos, desempeñan un papel muy importante en las primeras etapas del conocimiento sobre un tema o tratamiento específico, ya que contribuyen significativamente a la acumulación de conocimiento en la **medicina basada en la experiencia**.

Cabe destacar que Turquía fue el país que aportó más estudios (24), seguido por Estados Unidos (19) y Alemania (11). Los primeros artículos incluidos datan de la década de 1980, y el año mediano de publicación fue 2016, con un rango intercuartílico entre 2010 y 2019, lo que indica que más de la mitad de los estudios seleccionados se realizaron entre 2011 y marzo de 2022 (cuando se concluyó la búsqueda de estudios).

Los datos obtenidos reflejan una clara tendencia creciente en la evidencia científica sobre el tratamiento con anestésicos locales siguiendo los criterios técnicos de la terapia neural.

Es importante mencionar que existe abundante literatura médica histórica sobre el uso terapéutico de los anestésicos locales, especialmente en idioma alemán; sin embargo, muchos de estos trabajos no pudieron ser incluidos en esta revisión debido a que no cumplían con los estándares científicos requeridos en su diseño. No obstante, todas esas publicaciones, trabajos y conferencias han contribuido significativamente al avance experimental de la terapia neural, como se explicó en el apartado de contextualización histórico-científica.

La principal indicación para el uso de anestésicos locales en bajas dosis y de corta duración fue el tratamiento del dolor crónico (73 %). Además, se identificaron aplicaciones para el dolor agudo (13 %). Dentro del grupo de dolor crónico, las condiciones más frecuentes fueron el dolor musculoesquelético y/o miofascial, seguido de migrañas o cefaleas. Cabe destacar que en el 14 % de los estudios los anestésicos locales se utilizaron para indicaciones no relacionadas con el dolor.

En prácticamente la mitad de los estudios el anestésico local se aplicó mediante tratamiento segmentario basado en reflejos viscerocutáneos e inyecciones en ganglios (v. **Caps. 30** y **31**). El 18,60 % reportó su uso en aplicaciones locales o infiltración en puntos gatillo (v. **Cap. 30**) y el 21,70 % realizó aplicaciones en ganglios buscando efectos sistémicos (v. **Caps. 37**, **38**, **39**, **44**, **46** y **48**). Alrededor del 10 % documentó una aplicación mixta de anestésico local, combinando la terapia local, segmentaria y el tratamiento del campo interferente o desencadenante neuromodulador (v. **Caps. 14**, **32** y **33**). Estas publicaciones coinciden, en su mayoría, en la aplicación del anestésico local según la historia de vida del paciente, en los reportes o series de casos.

Otro dato muy significativo es que en el 48,06 y 36,43 % de los estudios se reportó un efecto positivo o potencialmente positivo, respectivamente, lo que suma un total del 84,49 %. En solo un pequeño porcentaje de los estudios se indicó que no hubo efecto o que proporcionaron evidencia poco clara o insuficiente.

En definitiva, los resultados de esta revisión ofrecen un firme respaldo al uso terapéutico de los anestésicos locales en una amplia gama de condiciones. Aunque el dolor crónico y el agudo, la ansiedad y la depresión aparecen como preocupaciones principales, su eficacia en la reducción del estrés, tanto agudo como postraumático, está alineada con los principios de la terapia neural, una técnica de neurorregulación que pone énfasis en la función reguladora del SNA. Como se detalla en los mecanismos de acción discutidos en el estudio, la aplicación de anestésicos locales en áreas neurales específicas desencadena un proceso regulador que puede mejorar tanto las dimensiones físicas como las mentales y emocionales.

Es relevante señalar que no se encontraron efectos adversos significativos relacionados con la toxicidad de los anestésicos locales en los estudios revisados, lo que concuerda con la literatura científica existente que destaca la toxicidad dependiente de la dosis. Esto confirma que la administración de anestésico local en dosis bajas es altamente segura. En este contexto, la procaína se presenta como una opción más segura, gracias a su baja toxicidad, su corta vida media y la falta de dependencia del metabolismo hepático, especialmente en aplicaciones terapéuticas sin fines anestésicos.

Aunque en los estudios revisados se demuestra un alto nivel de seguridad, sin reportes de complicaciones, es importante tener presente que cualquier procedimiento que implique el uso de agujas conlleva riesgos inherentes, como los asociados a la punción, y que existe una mínima posibilidad de complicaciones relacionadas con la dosis, aunque estas sean muy poco probables en las concentraciones empleadas en la terapia neural.

La reutilización de medicamentos representa una vía prometedora para estos agentes, debido a sus escasos efectos secundarios, mínimas interacciones farmacológicas, asequibilidad y amplia disponibilidad. Además, los beneficios terapéuticos de los anestésicos locales están siendo cada vez más investigados en relación con otras comorbilidades, como el cáncer.

En conclusión, en esta revisión sistemática se pone de relieve el amplio potencial terapéutico de los anestésicos locales en diferentes contextos clínicos, respaldado por mecanismos de acción bien establecidos. Cuando se administran de manera adecuada, los anestésicos locales han demostrado ser seguros y eficaces en diversas condiciones, sin efectos adversos significativos.

LA TERAPIA NEURAL COMO SÍNTESIS DIALÉCTICA

El concepto de **síntesis dialéctica** en la dialéctica hegeliana describe cómo dos ideas opuestas (tesis y antítesis) se combinan y transforman en una nueva idea más compleja: la síntesis. En los siguientes apartados se presenta la manera en que se desarrolla la terapia neural en este libro, considerándola como el resultado de un proceso en el que diferentes factores se integran y enriquecen, dando lugar a una forma de conocimiento que incluye una técnica específica.

Bases conceptuales y neuroanatómicas

La sección de **bases conceptuales y neuroanatómicas** sigue un recorrido que comienza con la contextualización, las definiciones conceptuales y la evidencia científica actual de la terapia neural (v. Cap. 1), explicado en este capítulo. A partir de ahí, se explora la evolución histórica del uso de los anestésicos locales y del nervismo hasta llegar al impulso dado desde Colombia con la confluencia de saberes (v. Cap. 2).

A continuación, después del estudio anatómico del sistema nervioso (v. Cap. 3), y especialmente del SNA (v. Cap. 4) y el sistema estomatognático (v. Cap. 5), imprescindibles en la terapia neural, se presenta la teoría del metasistema nervioso (v. Cap. 6), la cual, basándose en los conocimientos actuales de la neurociencia, describe el sistema nervioso como un metasistema compuesto por subsistemas neuronales que captan, conducen, procesan y ejecutan información, transformándola en conocimiento, y este, a su vez, en cultura.

En línea con esta idea, el siguiente capítulo aborda el sistema fascial (v. Cap. 7) como un subsistema dentro de lo que se denomina el *metasistema del tejido conjuntivo*. Sus límites, al igual que los del sistema nervioso, se expanden integrando nuevos elementos y otros sistemas en su estructura, incluyendo, en el caso del tejido conectivo, la matriz extracelular como uno de sus componentes clave, así como propiedades fundamentales para la terapia neural, como la mecanotransducción y la piezoelectricidad.

Finalmente, en el capítulo dedicado a la aplicación de la física moderna en la biología (v. Cap. 8) se exploran conceptos como coherencia, interacciones de largo alcance, no linealidad, no localidad y autoorganización, entre otros, para fundamentar desde la biofísica el modelo holístico del ser humano.

Neurofisiología integrativa

La sección de **neurofisiología integrativa** es fundamental para entender el funcionamiento de la terapia neural. Comienza explorando los aspectos funcionales del SNA, destacando tanto las particularidades neurofisiológicas como la engramabilidad y la patología relacional de Ricker, así como también el concepto de alostasis, que contrasta con el de homeostasis, y la teoría polivagal de Porges (v. Cap. 9).

A continuación, se profundiza en los conocimientos actuales de la neurociencia para explicar los mecanismos de acción que permiten a los anestésicos locales generar efectos prolongados en diversas condiciones médicas, involucrados en los procesos de regulación del SNA (v. Cap. 10). Se examina también la patofisiología del dolor (v. Cap. 11) y la interacción entre el SNA y el sistema inmune (v. Cap. 12), temas esenciales en este recorrido neurofisiológico. Un capítulo específico se centra en la interacción entre el SNA, la mente y las emociones (v. Cap. 13), proporcionando información científica necesaria para avanzar en la comprensión holística del ser humano.

Esta sección finaliza con la presentación de uno de los pilares fundamentales de la terapia neural: el histórico concepto de campo interferente, ahora denominado *desencadenante neuromodulador* (v. Cap. 14). En este capítulo se ofrece una explicación de los fundamentos que sustentan el campo interferente, el cual será abordado en capítulos posteriores desde la perspectiva de la experiencia clínica.

Anestésicos locales

La sección dedicada a los anestésicos locales ofrece un repaso sobre su conocimiento farmacológico. Es esencial comprender en profundidad la sustancia utilizada en el estímulo neuralterapéutico: sus mecanismos de acción, propiedades farmacocinéticas y farmacodinámicas, toxicidad, potencial alérgico, precauciones y contraindicaciones (v. Cap. 15). Con esta base, se explicarán las diferencias entre el efecto anestésico y el neuralterapéutico, así como entre la procaína y la lidocaína, desde una perspectiva farmacológica clínica.

A continuación, se presenta la investigación llevada a cabo en la Universidad de Heidelberg (Alemania) sobre la actividad mediada por membrana de los anestésicos locales, la cual podría ser una de las explicaciones de la gran cantidad de nuevos objetivos moleculares que se han descubierto en las últimas décadas para estos compuestos, incluso para una misma molécula (v. Cap. 16). Esta investigación coincide con informes sobre la diversidad de efectos clínicos de los anestésicos locales, como sus actividades antiinflamatorias, antitrombóticas, inmunomoduladoras o incluso antitumorales.

Estos efectos terapéuticos alternativos de los anestésicos locales se abordarán en mayor profundidad en el tercer capítulo de esta sección (v. Cap. 17), basándose en múltiples estudios de gran impacto.

Particularidades prácticas

Una vez establecidas las bases históricas, conceptuales y académicas de la terapia neural, la siguiente sección está orientada a guiar al profesional en sus primeros pasos en la práctica de esta terapia. Se incluyen recomendaciones para la implementación de un consultorio (v. Cap. 18) y la gestión de los aspectos emocionales que pueden surgir durante la atención al paciente (v. Cap. 20), los cuales forman parte de las diversas reacciones que pueden presentarse durante los tratamientos de terapia neural. A estas reacciones se les dedica un capítulo específico (v. Cap. 19), que abarca también las posibles complicaciones.

Además, se abordan particularidades relevantes, como el acompañamiento a la mujer a lo largo de su ciclo vital, desde el embarazo, el parto y la lactancia, hasta el ciclo menstrual y el climaterio (v. Cap. 21), así como la atención a pacientes pediátricos y adolescentes (v. Cap. 22).

Historia de vida

La historia de vida es la herramienta fundamental en la terapia neural (v. Cap. 23). Por más amplio que sea el conocimiento y más precisa la técnica, el tratamiento no será óptimo si el estímulo no se aplica en el punto o área específicos. Para ello, es esencial llevar a cabo una historia de vida desde la conceptualización de la terapia neural, escuchando y observando los signos y síntomas a través de la perspectiva del SNA (v. Cap. 24), interesándose no solo por las manifestaciones actuales, sino también por los acontecimientos que pueden haber añadido cargas al sistema PNIE a lo largo de la vida. La palpación debe hacerse considerando la psicosomatización, y cada reacción del paciente debe ser valorada de manera individual y única.

Durante la exploración, se da especial importancia a la evaluación de la zona bucodental, tanto desde la observación y funcionalidad (v. Cap. 25) como de la oclusión (v. Cap. 26), clínica como radiológicamente (v. Cap. 27), debido a la relevancia del área del trigémino, otros pares craneales y el sistema nervioso simpático cervical y parasimpático craneal. Por este motivo, se dedicará un capítulo específico a las repercusiones que los tratamientos odontológicos pueden tener en la persona (v. Cap. 28), considerando su impacto desde esta zona.

Conscientes de la profundidad que cada uno de estos temas puede alcanzar, se ha decidido enfocarlos desde la perspectiva de la terapia neural.

Aplicación práctica

Una vez realizada la historia de vida, que incluye el diálogo, la observación y la palpación, la terapia neural requiere la aplicación de un estímulo en puntos específicos mediante la inyección de bajas dosis de anestésicos locales. En esta sección se detallan las consideraciones prácticas que deben tenerse en cuenta (v. Cap. 29), así como las inyecciones básicas (v. Cap. 30). Ambos capítulos son fundamentales para todas las técnicas que se explicarán posteriormente.

Entre las inyecciones básicas, se destaca la importancia del segmento, motivo por el cual se dedica un capítulo específico a comprenderlo en profundidad, tanto desde una perspectiva neuroanatómica y neurofisiológica, como desde un enfoque clínico y terapéutico (v. Cap. 31). Asimismo, se presta especial atención a la identificación y tratamiento de posibles campos interferentes (v. Cap. 32), con un capítulo dedicado específicamente al área bucodental (v. Cap. 33).

Técnica

Finalmente, el recorrido por este libro llega a la extensa parte dedicada a la aplicación de las técnicas de inyección, la cual se divide en secciones para las áreas de la cabeza (v. Caps. 34, 35, 36, 37 y 38), cuello y tronco (v. Caps. 39, 40, 41, 42, 43 y 44), pelvis (v. Caps. 45, 46, 47 y 48) y extremidades (v. Caps. 49, 50, 51 y 52). Esta división en secciones tiene como objetivo agrupar las distintas técnicas según la zona del cuerpo donde se realiza la intervención con la aguja, pero no implica que se busque un efecto terapéutico limitado a partes específicas del cuerpo o patologías concretas.

Cada capítulo ofrece una sólida base anatómica, considerada esencial no solo para una correcta aplicación de la técnica, sino también para comprender la relación entre los síntomas en esa área y su conexión con otras regiones del cuerpo. Esto se explica a través del sistema nervioso, ya sea autónomo o somático, de la vascularización, y de los espacios y comunicaciones anatómicas. Además, se proporcionan sugerencias específicas para la aplicación en cada área, así como las particularidades técnicas de la inyección.

Cada técnica se describe asumiendo que se tienen en cuenta las consideraciones previas y las inyecciones básicas. Se especificará el material necesario, la posición recomendada del paciente y las referencias anatómicas para identificar el punto de inserción de la aguja, su inclinación y profundidad. Cada técnica incluye un apartado sobre contraindicaciones, precauciones y peculiaridades, y otro sobre las posibles complicaciones, aunque sean remotas, transitorias o sin repercusión clínica.

Aunque la información aportada tiene una base en la literatura científica previa sobre terapia neural, la experiencia acumulada por los autores, junto con la investigación realizada en algunas técnicas mediante estudios en salas de disección y tomografías, ha permitido una actualización destinada a minimizar los riesgos y aumentar la seguridad en su aplicación.

Las sugerencias para cada técnica no pretenden ofrecer indicaciones específicas para tratar enfermedades o diagnósticos concretos, sino que se presentan como recomendaciones a considerar cuando la persona manifiesta síntomas en determinadas áreas del cuerpo que puedan estar asociadas a diagnósticos precisos. Así, las sugerencias se orientan a realizar las intervenciones en las zonas que la historia de vida del paciente señala como más relevantes para el tratamiento.

Por último, las técnicas se complementan con historias de vida reales, acercando la teoría a la práctica clínica en terapia neural. Estas historias están basadas en pacientes que acudieron a un consultorio de terapia neural con uno o varios motivos de consulta, en fases crónicas o agudas, lo que dio lugar a un proceso de diálogo, exploración y aplicación de estímulos neuralterapéuticos mediante anestésicos locales. Las respuestas observadas forman parte de la evolución del tratamiento, que se complementa con un diálogo continuo con la persona y su sistema neurovegetativo, y que continúa en cada sesión.

Otras aplicaciones

Esta sección se presenta por separado de las demás aplicaciones debido a la particularidad de su vía de administración, ya sea sistémica (intraarterial o intravenosa [v. Cap. 53]) o tópica (v. Cap. 54), lo que en algunos casos puede implicar mecanismos de acción diferentes a los de las inyecciones que buscan actuar más directamente sobre las fibras nerviosas mediante inyecciones en la dermis, a nivel perineural o cerca de los ganglios vegetativos. Dado que también se busca un efecto terapéutico mediante la aplicación de anestésico local en baja concentración, estas aplicaciones pueden considerarse parte de la terapia neural, generalmente complementando las demás técnicas.

Sociología médica

La parte final de este libro regresa a su inicio, cerrando así un ciclo. Se destaca que la terapia neural debe contribuir al desarrollo de las ciencias sociosanitarias, la salud pública, la autoatención, la atención primaria y la promoción de la salud. En este sentido, la antropología médica aporta el reconocimiento de la necesidad de fomentar la participación ciudadana, reconociendo la sociedad como un interlocutor activo, y no como un agente pasivo (v. **Cap. 55**).

Como contribución a una salud pública inclusiva, la terapia neural debe integrarse en las políticas públicas de salud y en la promoción de la salud como una estrategia social, impulsando procesos auto-eco-organizativos en las comunidades, bajo un enfoque sistémico-complejo de la salud, que incorpora de manera continua procesos emergentes para la construcción de territorios saludables (v. **Cap. 56**).

El capítulo sobre la desobediencia vital y la práctica neuralterapéutica (v. **Cap. 57**) parte del concepto de Julio César Payán, que describe cómo la vida sigue su propio curso, incluso ante las mejores explicaciones científicas. Tras cada extinción masiva, la vida ha resurgido con mayor complejidad, reinventándose y superando condiciones adversas, desafiando así el equilibrio termodinámico. El capítulo regresa de nuevo al diálogo entre saberes e ignorancias.

Finalmente, se concluirá con un capítulo que explora el papel de la conciencia en la práctica terapéutica (v. **Cap. 58**), mostrando cómo actúa y cómo se puede cultivar la actitud de presencia del profesional durante el diálogo en la historia de vida. Esto busca promover el uso de la conciencia como una herramienta terapéutica que favorezca la autorregulación consciente.

PUNTOS CLAVE

- La terapia neural nace de un contexto histórico-científico, sociocultural y filosófico-político en el que diversas personas desempeñaron un papel relevante.
- Salud y enfermedad conforman un mismo proceso dinámico en cada ser humano, influenciado por factores biológicos, culturales, sociales y subjetivos, lo que hace que cada experiencia sea única para cada individuo.
- La diferencia entre las inyecciones terapéuticas de anestésicos locales y la terapia neural reside en los fundamentos conceptuales.
- La terapia neural aplica las inyecciones de anestésico local de un modo individualizado, en función de la historia de vida del paciente y manteniendo una visión holística e integradora entre sus partes y con su entorno. Su objetivo es facilitar los mecanismos de autorregulación propios del ser humano o del animal.

BIBLIOGRAFÍA

Declaración Colombia. Documento generado en el Encuentro Mundial de Terapia Neural y Odontología Neurofocal [Internet]. Bogotá, agosto de 2003. Disponible en: https://terapianeural.com/articulos/14-del-concepto/146-declaracion-colombia.

Payán JC. Desobediencia vital. 1ª ed. Sabadell: Instituto de Terapia Neural; 2004.

Vinyes D, Muñoz-Sellart M, Fischer L. Therapeutic Use of Low-Dose Local Anesthetics in Pain, Inflammation, and Other Clinical Conditions: A Systematic Scoping Review. J Clin Med. 2023;12(23):7221.

Historia de la terapia neural

2

J. Kaczewer y E. Cerón Villaquirán

INTRODUCCIÓN

La historia es un incesante volver a empezar.
Tucídides

El único deber que tenemos con la historia es reescribirla.
Oscar Wilde

En este capítulo se presenta un ensayo histórico sobre la terapia neural, en el que se entrelazan la evolución de sus conceptos científicos, las principales contribuciones de sus autores clásicos y los contextos culturales y biopolíticos que los rodearon. Además, se exploran las historias de las disciplinas científicas cuyas interacciones e intraacciones y sinergias hicieron posible la emergencia de la terapia neural y continúan participando en su desarrollo, aún en curso, como un sistema médico complejo.

DE LA ANESTESIA LOCAL QUIRÚRGICA A LA *HEILANÄSTHESIE* (ANESTESIA CURATIVA)

En los siguientes apartados se explica cómo se ha pasado a lo largo de la historia de la anestesia general quirúrgica a la anestesia curativa, pasando por la anestesia local quirúrgica y la terapéutica.

Anestesia general quirúrgica

El dolor que supera lo soportable ha sido un desafío para la humanidad; en su devenir, los antiguos cirujanos, observando la naturaleza y otras especies, ensayaron diversas soluciones para conseguir anestesia general. Sucesivamente, desde hace 2.600 años, **Susruta** en India, **Hua Tuo (145-208 d.C.)**, en China y **Avicena (980-1037 d.C.)** en Persia usaron mezclas de opio, cannabis, mandrágora, adormidera, beleño, belladona y semillas de lechuga.

Recién en el siglo XIX, la cirugía odontológica estadounidense incorpora los primeros anestésicos generales de laboratorio: en 1844, **Horace Wells (1815-1848)** usa el óxido nitroso y, en 1846, **William Morton (1819-1868)**, el éter. Ambas sustancias resultaron ser efectivos anestésicos, pero presentaron graves complicaciones postoperatorias.

Anestesia local quirúrgica

La anestesia local llegaría desde América. Los pueblos originarios del altiplano sudamericano utilizaban el arbusto andino *Erythroxylon coca* con fines medicinales, nutricionales y rituales desde hacía al menos 10.000 años: el masticado de sus hojas liberaba sustancias vigorizantes y nutritivas. La saliva impregnada de alcaloides brindaba anestesia local tanto para dolores de muelas, garganta y encías como para las trepanaciones con que trataban fracturas craneales, cefaleas y afecciones psíquicas. Pulverizadas o en emplasto, estas hojas curaban heridas y úlceras, y en infusión, mejoraban los trastornos gastrointestinales.

El químico alemán **Friedrich Gaedcke (1828-1890)** aisló el principio activo de las hojas de coca en 1855. **Albert Niemann (1834-1861)** perfeccionó el método, ratificó sus propiedades anestésicas y lo denominó cocaína en 1859. A partir de ese momento, la comunidad médica mundial contó con el primer anestésico local. El cirujano peruano **Tomás Moreno y Maíz (1766-1850)** también informó el mismo efecto. En 1880, el fisiólogo ruso **Vassily von Anrep (1852-1927)** observó iguales resultados mediante autoexperimentación, pero su sugerencia de uso quirúrgico fue ignorada. En 1884, el cirujano oftalmólogo austríaco **Carl Koller (1857-1944)** reportó la utilización de cocaína en cirugía de cataratas, con repercusión mundial. En un año se publicaron unos 800 trabajos científicos sobre su uso y sus efectos. La medicina había encontrado una alternativa capaz de superar las graves complicaciones postoperatorias de la narcosis.

Los cirujanos estadounidenses **William Halsted (1852-1922)** y **Richard Hall (1850-1897)** realizaron la primera anestesia por bloqueo del nervio mandibular. Poco después, el fisiólogo francés **Charles François-Franck (1849-1921)** informó sobre la posibilidad de paralizar temporalmente los ganglios autónomos con cocaína y en 1892 concibió el término *bloqueo nervioso*. El cirujano alemán **Carl Schleich (1859-1922)** y el francés **Paul Reclus (1847-1914)** sentaron las bases de la anestesia local en cirugía de tejidos blandos durante la década de 1890.

Anestesia local terapéutica

Los orígenes de la anestesia local muestran una bifurcación del uso de la cocaína tanto para usos quirúrgicos como terapéuticos. Al respecto de este último, son famosos los reportes de **Sigmund Freud (1856-1939)** en pacientes con agotamiento nervioso, depresión, neuralgia del trigémino y en adicción a morfina. Similares efectos fueron reportados por **Von Anrep** en Rusia, **Leonard Corning (1855-1923)** en Estados Unidos, **Jean Sicard (1872-1929)** en Francia y **Schleich**, quien además del uso quirúrgico reportó alivio de dolores reumáticos en pacientes con lumbalgia.

Schleich, en 1898, fue el primero en comunicar la persistencia del efecto analgésico y antiinflamatorio durante un lapso mucho mayor que el de su efecto anestésico. Sus constataciones de remisión definitiva en algunos casos y de recurrencia atenuada en otros pueden caracterizarse como precursoras de la terapia neural.

Por otra parte, en 1902 describió por primera vez la técnica de la **inyección intracutánea** en forma de **pápula** o roncha, una de las técnicas de inyección más antiguas de la terapia neural.

De la cocainoterapia a la novocainoterapia (procainoterapia)

Ante los efectos indeseables de la cocaína, continuó la búsqueda de otras alternativas, que concluyó cuando **Alfred Einhorn (1856-1917)**, químico del laboratorio alemán Hoechst, patentó 18 derivados paraaminobenzoicos de la benzoilmetilecgonina. El segundo anestésico local que sintetizó fue la **procaína**, a la que denominó *novocaína* (de *novus*, nueva cocaína). Las propiedades analgésicas, anestésicas y antiinflamatorias de la novocaína la convirtieron en el estándar de oro en cirugías y otras intervenciones hasta la década de 1940 (y en Rusia hasta la década de 1960), y actualmente continúa siendo el neuralterapéutico de elección.

El otorrinolaringólogo alemán **Gustav Spiess (1862-1934)** publicó en 1906 *El efecto curativo de los anestésicos*, exploración pionera de su influencia sobre procesos patológicos como inflamación aguda, inflamación crónica y neoplasias. En 1905, el cirujano alemán **Heinrich Braun (1862-1934)** fue el primero en utilizar la procaína en pacientes. El término *novocaína* apareció por primera vez en un artículo suyo. Los ginecólogos alemanes **Hugo Sellheim (1871-1936)** y **Arthur Läwen (1876-1958)** introdujeron la anestesia paravertebral en 1909, y posteriormente ellos mismos y otros más le dieron un uso diagnóstico y terapéutico. **Guido Fischer (1877-1959)** difundió la anestesia local en la odontología. El laboratorio alemán **Hoechst** publicó en 1922 el que puede considerarse el primer libro de texto de terapia neural: *Novocaína para anestesia y terapia*. En 1923, el médico húngaro-austríaco **Jakob Pál (1863-1936)** utilizó la *Paravertebrale Anästhesie* en asma bronquial, y el cirujano austríaco **Félix Mandl (1892-1957)**, en anginas de pecho y taquicardias paroxísticas en 1924.

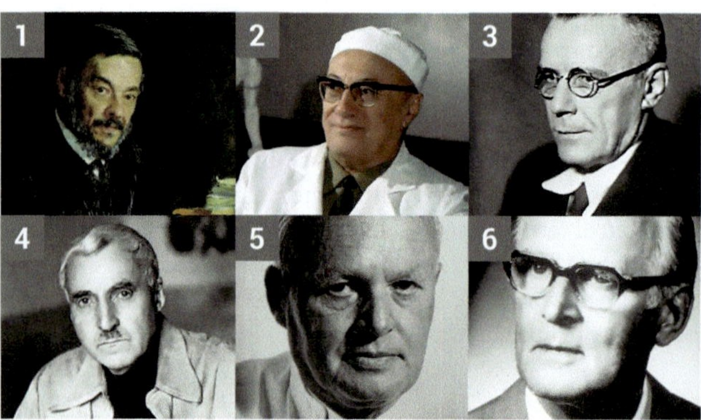

Figura 2-1. Personajes históricos de los orígenes de la terapia neural. **1)** Iván Séchenov. **2)** Aleksandr V. Vishnevsky. **3)** Alexey Speransky. **4)** Konstantin Bykov. **5)** Ferdinand Huneke. **6)** Walter Huneke.

En 1924, el célebre cirujano francés **René Leriche (1879-1955)**, pionero de la cirugía del sistema nervioso simpático, observó que la infiltración de novocaína de un nervio o un ganglio autónomos (bloqueo de novocaína) en ocasiones hacía innecesaria la intervención quirúrgica. En 1925, la inyectó en el ganglio estrellado por vía lateral con fines terapéuticos.

Düsseldorf, 1928: *Heilanästhesie* (anestesia curativa)

A finales de la década de 1920, en Alemania un selecto grupo de profesores universitarios lideraba mundialmente la tarea de dar un sello científico a la medicina de una sociedad industrial moderna, basándose en preceptos generados desde hospitales, anfiteatros anatómicos y laboratorios. Médicos y químicos se aliaron para crear un arsenal de fármacos puros, científicamente dosificados para el tratamiento específico de cada diagnóstico.

En este marco, los hermanos **Ferdinand (1891-1966)** y **Walter Huneke (1897-1974)** (Fig. 2-1) publican en 1928 su artículo «Desconocidos efectos remotos de los anestésicos locales», una sinopsis de sus últimos 3 años de experiencia clínica. En 1925, **Ferdinand** vio desaparecer la migraña de su hermana mayor con la inyección intravenosa de un analgésico de uso intramuscular que contenía novocaína como solvente indoloro. La fórmula intravenosa no tuvo efecto en una recaída. Una nueva inyección intravenosa de procaína pura lo sorprendió con su instantáneo resultado. Los Huneke pensaron que habían encontrado una nueva forma de curar la migraña. Al ver que cefaleas de diversas etiologías respondían a la terapia, ampliaron poco a poco el espectro de indicaciones. **Ferdinand** obtuvo el mismo veloz resultado de su hermana al tratar a una monja de la Cruz Roja por su dolor cefálico crónico y con venas tan «malas» que solo pudo inyectar la novocaína perivenosamente. Y **Walter** constató durante el siguiente par de años la misma rapidez curativa de inyecciones intramusculares en el deltoides en pacientes con mareos, hipoacusia, insomnio y epilepsia.

El informe desafió la concepción vigente de enfermedad y tratamiento: los efectos terapéuticos duraban más que el efecto anestésico y se extendían a zonas alejadas del sitio de inyección. Al principio, los Huneke atribuyeron estas anomalías al efecto farmacológico de la procaína, llamando a su método *anestesia curativa*. Pero al observar la velocidad de aparición del efecto también tras la inyección paravenosa, concluyeron que el proceso curativo sucedía a través del sistema simpático y de la distribución segmentaria de conexiones reflejas cutáneo-viscerales, descritas en 1898 por el neurólogo inglés **Henry Head (1861-1940)**. Además, observaron que, a igual diagnóstico y tratamiento, los resultados podían diferir. Dedujeron como posible factor la condición previa del organismo de cada paciente. Dicha publicación de 1928 se considera el inicio de la formulación teórica de la terapia neural.

DE LA *HEILANÄSTHESIE* A LA TERAPIA NEURAL SEGÚN HUNEKE

La historia de la terapia neural resulta del desarrollo en la comprensión del sistema nervioso, impulsado por la interacción de múltiples subdisciplinas médicas y científicas. Desde la neurofisiología hasta la farmacología, este campo se fue construyendo a través de la contribución de numerosos investigadores de diversas nacionalidades y corrientes de pensamiento, cada uno aportando desde su perspectiva al estudio de la relación entre el sistema nervioso y la patología. Las circunstancias políticas y sociales de la Europa de principios del siglo XX, marcadas por guerras y tensiones ideológicas, dificultaron la colaboración y el intercambio de ideas entre estos pioneros, lo que demoró la articulación de sus descubrimientos en un corpus sistémico y orgánico.

De la fisiología analítica a la sintética: el nervismo ruso

A continuación se explica el nacimiento de la hegemonía del paradigma analítico, los principios del nervismo y la nueva concepción del sistema nervioso (ni autónomo ni vegetativo).

La hegemonía del paradigma analítico

Durante la primera mitad del siglo XIX, el paradigma científico dominante fue un positivismo analítico profundamente influenciado por el racionalismo cartesiano. La Escuela de Berlín, liderada por fisiólogos alemanes como **Emil Du Bois-Reymond (1818-1896)**, **Ernst Brücke (1819-1892)**, **Hermann von Helmholtz (1821-1894)** y **Carl Ludwig (1816-1895)**, representaba la corriente más ortodoxa de este enfoque en el ámbito de la biología y la medicina europeas. Su programa estaba orientado hacia la bioquímica y la biofísica, y proponía una reducción de los procesos biológicos a la interacción entre átomos y moléculas, constatable a través de métodos experimentales rigurosos, como el análisis químico y los experimentos fisiológicos agudos en laboratorio.

En este contexto, la **patología celular** de **Rudolf Virchow (1821-1902)** conceptualizaba la enfermedad como el resultado destructivo de influencias fisicoquímicas del entorno, manifestadas a través de alteraciones estructurales en las células, tejidos y órganos. Esta perspectiva analítica y reduccionista de la fisiología limitaba su campo de estudio al comportamiento de órganos y funciones aislados, sin tener en cuenta las interacciones dinámicas y complejas dentro de la totalidad del organismo. Así, el reduccionismo epistémico característico de la época fragmentaba la comprensión del cuerpo humano, relegando el estudio de las relaciones entre las partes y su influencia mutua a un segundo plano.

Fisiología sintética: los principios del nervismo

A partir de la segunda mitad del siglo XIX, los fundamentos de la medicina experimentaron una revisión crítica impulsada por nuevos paradigmas provenientes de la biología, como la teoría de la evolución del naturalista inglés **Charles Darwin (1809-1882)** y el concepto de constancia del medio interno del biólogo y médico francés **Claude Bernard (1813-1878)**, discípulo de **François Magendie (1783-1855)**. Considerado el padre de la fisiología experimental francesa, Magendie fue pionero en demostrar experimentalmente, en 1824, la influencia del sistema nervioso sobre el trofismo tisular.

Tanto Bernard, con su concepto de *milieu intérieur* (medio interno), como Magendie, con el de trofismo nervioso, anticiparon la idea de una totalidad organizadora de las funciones y órganos de los seres vivos. Ambos previeron el cuerpo como un sistema procesal abierto y equilibrado, que mantiene su estabilidad mediante mecanismos de autorregulación en respuesta a las interacciones con el entorno. Esta concepción holística sugería que la enfermedad no era simplemente una alteración de partes aisladas, sino una respuesta compleja del organismo en su totalidad ante cambios ambientales.

Las ideas de Darwin, Magendie y Bernard influyeron en el desarrollo del nervismo ruso, una corriente que enfatizó la interdependencia entre las funciones nerviosas y mentales del organismo y su entorno. Desde esta perspectiva, se investigaban organismos vivos completos para comprender las relaciones entre las partes y el todo. Para los nervistas, el sistema nervioso era el coordinador central de todos los procesos y funciones del organismo. Esta línea de investigación superó el mecanicismo del reflejo propuesto por Descartes, abriendo paso a conceptos más complejos, como el modelo psicofisiológico de **Iván Séchenov (1829-1905)** y el reflejo condicionado de **Iván Pávlov (1849-1936)** (v. Fig. 2-1).

Séchenov, considerado el padre de la fisiología rusa, buscó explicar la dimensión psíquica a través del estudio del movimiento corporal. Basó su concepción psicofisiológica en cuatro puntos básicos:

- Una nueva teoría refleja, que postulaba en su ensayo *Reflejos del cerebro* (1863), donde sugería que todas las actividades nerviosas, incluidas las psíquicas, conscientes o inconscientes, eran de naturaleza refleja, ya fueran innatas o adquiridas.
- El descubrimiento de la inhibición central, según el cual un estímulo externo no siempre genera una respuesta inmediata, ya que el sistema nervioso central (SNC) puede inhibirla.
- Un ambientalismo radical que afirmaba que «ningún organismo puede concebirse sin su entorno externo».
- Un planteo crítico hacia los fundamentos del pensamiento científico de la época, en el que Séchenov sostenía que la elección de una ontología científica debía adaptarse al problema a investigar, ya que esta determina la interpretación de los resultados.

Inspirado por Séchenov, Pávlov investigó experimentalmente los mecanismos reflejos que sustentan la actividad psíquica. Concibió el organismo como una totalidad integral, en la que todas sus partes y funciones fisiológicas están interrelacionadas por el sistema nervioso. A través de su trabajo sobre los reflejos condicionados, Pávlov demostró que el sistema nervioso establece conexiones temporales entre reflejos innatos (incondicionados) y estímulos adquiridos (condicionados), lo que le permitió redefinir la enfermedad como una respuesta general del organismo a estímulos patógenos. Esta respuesta no era vista como una simple disfunción de órganos, sino como una expresión de los mecanismos de compensación y defensa regulados por el sistema nervioso.

El concepto de trofismo (del griego *trofo*, «alimento») hace referencia a los procesos nutricionales celulares y tisulares. El **trofismo nervioso**, por su parte, describe la capacidad del sistema nervioso para mantener la integridad estructural y funcional de las células, tejidos y órganos mediante procesos energéticos y plásticos, permitiendo así su resistencia a influencias dañinas y facilitando su restauración tras una alteración, como en el caso de una distrofia (del griego *dys*, malo, y *trophe*, nutrición). En su obra *Sobre la inervación trófica* (1922), Pávlov formuló los principios básicos de los procesos nerviosos tróficos y sugirió el concepto de los **reflejos tróficos**, los cuales participan en el origen, desarrollo y resolución de los efectos distróficos.

Para nada autónomo, ni vegetativo

A partir de 1889, el histólogo español **Santiago Ramón y Cajal** describió la **neurona** como el principal elemento funcional del SNC. Mientras tanto, Iván Séchenov había observado la existencia de mecanismos de regulación automática en las funciones vegetativas, que actuaban como protectores de la integridad material del organismo. En su monografía *Fisiología de los centros nerviosos* (1891), Séchenov llegó a la conclusión de que todos los dispositivos nerviosos, en general, funcionaban como reguladores automáticos.

La coordinación que permitía a los organismos vivos mantener su integridad y cierta constancia frente a un entorno fluctuante fue investigada en Occidente por el fisiólogo inglés **Charles Sherrington (1857-1952)**. En su obra *La acción integrativa del sistema nervioso* (1906), Sherrington clasificó los receptores sensoriales en exteroceptores, interoceptores y propioceptores, según el tipo de información que captaban. Su maestro, **John Langley (1852-1925)**, fisiólogo y farmacólogo, definió en 1898 el sistema nervioso autónomo (SNA), y en su libro *The Autonomic Nervous System* (1921) lo dividió en tres componentes: simpático, parasimpático y entérico.

Posteriormente, el fisiólogo estadounidense **Walter Cannon (1871-1945)** introdujo el concepto de homeostasis en un artículo de 1929, estableciéndolo como un principio rector de la medicina occidental. Los organismos se entendieron como sistemas abiertos capaces de mantener estados estables a través de la integración compleja de órganos y sistemas fisiológicos. Dentro de esta concepción, el sistema parasimpático fue visto como restaurador de las funciones celulares a través de procesos anabólicos, mientras que el sistema simpático se asoció con la preparación del organismo para maximizar su rendimiento, especialmente en situaciones de emergencia.

Hasta hoy, esta visión del sistema nervioso ha experimentado pocas variaciones.

Teorías segmentarias

En 1898, **Henry Head** publicó su investigación sobre zonas cutáneas hipersensibles asociadas a enfermedades viscerales. Más tarde, en 1917, el cardiólogo escocés **James Mackenzie (1853-1925)** amplió estos hallazgos al identificar la presencia de estas áreas en el tejido celular subcutáneo y la musculatura esquelética. Posteriormente, numerosos investigadores en Europa profundizaron en las interconexiones reflejas segmentarias entre la piel, el sistema musculoesquelético y los órganos internos, contribuyendo así a enriquecer la semiología médica.

En este contexto, se denominó *terapia segmentaria* al tratamiento basado en la administración de inyecciones de procaína en zonas hiperalgésicas de la piel, el tejido subcutáneo, los nervios, las arterias periféricas y su plexo simpático periarterial, así como en ganglios autonómicos y articulaciones. El tratamiento busca inducir un efecto terapéutico que, a través de las vías reflejas, actúe de manera inversa, contribuyendo a la mejoría de la función segmentaria comprometida.

Bloqueos novocaínicos

El cirujano ruso **Aleksandr Vasilievich Vishnevsky (1874-1948)** percibió el efecto antiinflamatorio de la novocaína ya en 1906, tras utilizarla en cirugía y en la clínica rural, y posteriormente durante la primera guerra mundial en pacientes con úlceras tróficas y gangrenas de extremidades, entre otros padecimientos. Vishnevsky observó que los efectos del anestésico local podían prolongarse durante años. Junto a su hijo, **Aleksandr Aleksandrovich Vishnevsky (1906-1975)** (v. Fig. 2-1), desarrolló el método de los **bloqueos novocaínicos** a partir de 1926.

Aleksandr Vasilievich identificó un doble mecanismo de acción en los bloqueos con novocaína:

- La interrupción de la transmisión de estímulos excesivamente intensos hacia el SNC, lo que evitaba el agotamiento de su función normal.
- La sustitución de estas fuertes irritaciones por estímulos de intensidad más débil mejoraba la influencia trófica de los centros nerviosos periféricos, especialmente en la zona inflamatoria.

En 1948, los Vishnevsky publicaron un estudio sobre el uso de la novocaína para mejorar el trofismo tisular y su aplicación en procesos inflamatorios, sentando las bases para la neuralterapia moderna. Según Aleksandr Aleksandrovich, el efecto terapéutico de la novocaína era inversamente proporcional a la duración del efecto de otros anestésicos más potentes.

Paralelamente, el neurocirujano ruso **Alexey Speransky (1888-1961)** (v. Fig. 2-1), discípulo de Iván Pávlov, reportó hallazgos similares. En su obra *El trofismo nervioso en la teoría y la práctica de la medicina* (1934), Speransky recopiló informes de colegas que documentaban la eficacia significativa de los bloqueos novocaínicos en el tratamiento de diversas enfermedades, incluyendo muchas que habían sido refractarias a otros tratamientos. Estos estudios reforzaron el papel de la novocaína como herramienta terapéutica en la medicina del siglo XX.

Patología relacional

En Alemania, el patólogo **Gustav Ricker (1870-1948)**, director del Instituto de Patología de Magdeburgo, publicó en 1924 *Patología como ciencia natural - Patología relacional*, un aporte insoslayable en la conformación del corpus teórico-práctico de la terapia neural. En su obra, Ricker asignaba al SNA un papel central en los procesos fisiológicos relacionales y en los mecanismos previos que desembocan en los hallazgos patológicos.

Según Ricker, el SNA transmite la respuesta a estímulos externos al tejido efector de manera indirecta, ejerciendo una función trófica a través de su división simpática, que regula el sistema vascular y la matriz extracelular (MEC). Sus experimentos con animales revelaron que una de las propiedades más importantes del SNA es su capacidad de «engramabilidad», es decir, su habilidad para registrar y almacenar patrones de respuesta, lo que acentúa su papel en la adaptación fisiológica y patológica.

El campo interferente y el fenómeno en segundos: Dusseldorf, 1940

También en Alemania, en 1940 **Ferdinand Huneke** presenció un fenómeno inesperado mientras trataba a una paciente con artritis capsular en el hombro derecho desde hacía medio año. Padecía de dolores tan intensos y resistentes a todo tratamiento que ya habían motivado la extracción quirúrgica de sus amígdalas y algunos dientes, debido a que dentistas y médicos sospechaban una etiología infecciosa focal, llegando a atribuir el origen de la siembra bacteriana a una antigua cicatriz quirúrgica de una osteomielitis en su pierna izquierda, incluso contemplando la posibilidad de amputarla.

Inicialmente, Ferdinand inyectó procaína alrededor de la articulación del hombro y en el ganglio estrellado, sin obtener ningún resultado. Semanas después, la paciente regresó a la consulta debido a una inflamación aguda y dolorosa en la cicatriz fibular, la cual le había causado molestias recurrentes durante los últimos 5 años. Al inyectar procaína en la cicatriz no solo desapareció el dolor local en cuestión de segundos, sino también el dolor persistente en el hombro, que previamente no había respondido a la terapia local ni a la segmentaria.

Ferdinand presenció así su primer **fenómeno en segundos** o reacción relámpago (v. **Caps. 14, 32** y **33**), deduciendo de ello la existencia de un campo de alteración que interfería en la respuesta de la terapia local y la segmentaria. Así surgió el concepto de **campo interferente**, término acuñado por su hermano Walter en su libro *Impletolterapia y otros procedimientos neuralterapéuticos.*

Aunque otros investigadores, como René Leriche, ya habían reportado fenómenos similares –en 1932 Leriche observó la desaparición en un abrir y cerrar de ojos de dolores distantes al inyectar procaína en una cicatriz–, ninguna de estas experiencias condujo a un desarrollo tan amplio de la investigación y la práctica clínica como las generadas por los hermanos Huneke.

Modelos explicativos del campo interferente

La capacidad de un tejido corporal disfuncional para proyectar su irritación a distancia ha sido reconocida desde diversas teorías y disciplinas. Este consenso teórico ha dado lugar a una variedad de modelos que explican la naturaleza y fisiopatología del campo interferente, permitiendo una mayor comprensión del mismo y destacando su papel en la aparición de síntomas y trastornos en lugares distantes del cuerpo.

Los efectos remotos del campo interferente no solo pueden desencadenar enfermedades crónicas, sino que también pueden actuar como cofactores que agravan patologías incipientes o preexistentes, impidiendo su resolución.

Nervismo pospavloviano: el segundo golpe de Speransky

Speransky, nominado al Premio Nobel en 8 ocasiones por sus investigaciones sobre el papel del sistema nervioso en las funciones tróficas y los procesos patológicos, expandió los fundamentos y aplicaciones médicas del nervismo pavloviano. Demostró experimentalmente la importancia de la irritación nerviosa como un factor etiológico en la enfermedad, un fenómeno que los Huneke observaron en la clínica y que denominaron *campo interferente.*

Para Speransky, el sistema nervioso en todos sus niveles –central, periférico y autónomo– es inseparable y funciona como una red unitaria, múltiples veces interconectada, que ejerce su influencia trófica a través de cada uno de sus nervios. Esta red coordina todos los sistemas del cuerpo y reacciona como una entidad completa.

Coincidiendo con la idea de engramabilidad propuesta por Gustav Ricker, Speransky descubrió que el rastro de una irritación patógena previa, el llamado *primer golpe*, puede permanecer latente en la memoria del sistema durante años o incluso décadas. Esta predisposición individual a un proceso distrófico puede manifestarse en un sitio remoto en respuesta a una irritación subsecuente, conocida como *segundo golpe*. La irritación crónica subclínica del primer golpe debilita la capacidad homeostática del organismo. Cuando el segundo golpe actúa sobre este terreno debilitado, o *locus minoris resistentiae*, se desencadena el cuadro clínico conocido como *neurodistrofia*. Estos primeros golpes o campos interferentes pueden mostrar efectos tanto en el SNC como el periférico, y manifestarse de manera segmentaria o distante del sitio de la irritación original, dependiendo de los subsistemas previamente sobrecargados. De ahí la importancia de conocer la historia del sistema para lograr un tratamiento verdaderamente causal.

Según Speransky, la etiología de la distrofia neurogénica no depende tanto de factores traumáticos, tóxicos o infecciosos, ya que ni los microorganismos ni las sustancias tóxicas actúan como causas directas, sino como iniciadores o catalizadores. Su acción patogénica se debe a la irritación del sistema nervioso. Asimismo, Speransky reportó que irritaciones autónomas generadas en focos dentales no infecciosos podían provocar distrofia neurogénica en órganos distantes de la cavidad bucal.

Para Speransky, la enfermedad no es lo opuesto a la salud, sino un proceso natural inherente a todos los organismos inervados, no una anormalidad; forma parte de un proceso continuo de reconfiguración de los patrones reflejos vegetativos. Concedió una importancia extraordinaria a la irritación tanto en la etiología como en el tratamiento de las enfermedades. Cualquier reflejo puede volverse patológico si produce un cambio persistente en alguna parte de su arco, provocado por un estímulo patógeno.

Otra teoría sobre la irritación como agente etiopatogénico centraba su explicación en los mecanismos hormonales como organizadores de la respuesta corporal. Esta perspectiva fue propuesta por el fisiólogo húngaro-canadiense **Hans Selye (1907-1982)**, quien introdujo en 1936 el concepto de **síndrome general de adaptación** (v. Cap. 13) en su artículo *Un síndrome producido por diversos agentes nocivos*. Este síndrome describe la reacción siempre inespecífica del organismo ante diversos estímulos nocivos y daños físicos. Al igual que Speransky, Selye cuestionaba la teoría de la etiología específica, un principio central en la medicina biomédica (v. Cap. 1); sin embargo, el síndrome general de adaptación tuvo un mayor impacto.

Al finalizar la segunda guerra mundial, Selye adoptó el término *estrés* para describir el síndrome general de adaptación, inspirado por el concepto de estrés de combate, ampliamente estudiado en la investigación neuropsiquiátrica militar. Esto difundió la idea de que el estrés psicológico también podría representar un riesgo potencial para la salud física. Aunque Selye no profundizó en este aspecto ni dejó un legado claro en ese sentido, aprovechó la legitimación del concepto para obtener difusión y financiamiento para su trabajo, que se centraba en el estrés somático.

El sistema básico de Pischinger: regulación biológica y matriz extracelular

Antiguamente, la **MEC**, el espacio que rodea todas las células, se consideraba simplemente un tejido acelular de relleno, y el **tejido conectivo**, un sistema de sostén y conectividad con funciones estructurales. Sin embargo, hoy en día se sabe que la MEC y el tejido conectivo desempeñan funciones nutritivas, regenerativas y mediadoras de influencias circulatorias y nerviosas (v. Cap. 7). El histólogo y embriólogo vienés **Alfred Pischinger (1899-1983)** propuso la **tríada capilar-MEC-célula** como la unidad biológica básica, reemplazando así el concepto de la célula como único elemento central.

El concepto del sistema básico regulador de Pischinger incluye capilares, terminaciones nerviosas del SNA, vasos linfáticos, la sustancia fundamental de la MEC y las células parenquimatosas. Este sistema constituye una unidad funcional que interconecta todo el organismo, siendo esencial para la nutrición, la defensa y el correcto funcionamiento de cada célula. Además, es la base de todas las respuestas inmunitarias inespecíficas, específicas y sistémicas (v. Cap. 7), y puede considerarse como el nivel más periférico del SNA. La disfunción multicausal de este sistema básico constituye un factor en el origen de enfermedades crónicas.

En relación con el campo interferente, Pischinger proporcionó en 1961 evidencia objetiva del fenómeno en segundos mediante el análisis de frotis sanguíneos de pacientes en el consultorio de Ferdinand Huneke, tanto antes como después de la reacción instantánea. Posteriormente, logró objetivar aún más este fenómeno utilizando la técnica de yodometría sérica.

Condicionamiento visceral y corticalización patológicos

Otro discípulo de Pávlov, el neurofisiólogo **Konstantin Bykov (1886-1959)** (v. Fig. 2-1), realizó en 1926 el primer estudio sobre el condicionamiento interoceptivo visceral. Este tipo de condicionamiento implica la alteración de la fisiología de un órgano o sistema orgánico, donde tanto el estímulo condicionado como el incondicionado pueden ser de naturaleza interoceptiva o exteroceptiva. A lo largo de décadas de investigación experimental, Bykov concluyó que los síntomas de una enfermedad pueden combinarse con estímulos aleatorios del entorno, los cuales más tarde pueden desencadenar los mismos síntomas.

En su libro *Corteza cerebral y órganos internos* (1954), Bykov documentó sus observaciones neuropatológicas, que abarcaban los cambios autonómicos y orgánicos inducidos por la psique a través de las emociones, incursionando así en el campo de la medicina psicosomática.

Hoy en día se sabe que el sistema nervioso simpático es el mediador principal de las respuestas defensivas del organismo y que su actividad desregulada, junto con la activación emocional y el estrés psíquico, juega un papel destacado en la génesis de muchas patologías. Esta comprensión explica por qué la modulación de la hiperactividad simpática en la terapia neural es clínicamente efectiva para una amplia gama de condiciones.

Otras explicaciones

La evolución de la terapia neural ha sido un proceso continuo en el que diversas disciplinas de las ciencias de la salud y la filosofía de la ciencia han enriquecido su concepto, teoría y práctica, impulsándola más allá de ser simplemente una técnica terapéutica (v. Cap. 1). Entre las disciplinas que han contribuido a este desarrollo se incluyen la física de partículas, la biocibernética, la fisiología fractal, la termodinámica de los sistemas abiertos, el pensamiento complejo, el evolucionismo posneodarwiniano, la biosemiótica y el estudio de la interacción entre organismo, ambiente, sociedad y cultura. Estas corrientes han ampliado y profundizado el marco conceptual de la terapia neural, lo que ha llevado a que en algunos países se la conozca como *medicina neuralterapéutica.*

Un grupo clave en la evolución de estas teorías fue el austríaco, compuesto por médicos neuralterapeutas como **Gottfried Kellner (1924-1983)**, **Alois Stacher (1925-2013)**, **Franz Hopfer (1917-1996)**, **Otto Bergsmann (1922-2004)** y **Félix Perger (1921-1993)**. Este grupo amplió las definiciones del campo interferente, enfocándose en sus aspectos histológicos, clínicos y cibernéticos.

Actualmente, los conceptos más difundidos sobre el campo interferente tienden a centrarse en aspectos funcionales y biofísicos, basados en la neurofisiología, como se explica detalladamente en el capítulo dedicado a ello (v. **Cap. 14**).

Odontología neurofocal

En 1951, el odontólogo alemán **Ernest Adler (1906-1996)** confirmó las observaciones previamente adelantadas por la escuela de Speransky y los hermanos Huneke. Su informe sobre las interferencias patológicas de origen odontogénico ofreció una nueva opción frente a la teoría predominante del foco bacteriano, atribuyendo al sistema neurovegetativo la conexión entre procesos no inflamatorios y abacterianos y las manifestaciones de proyección metasegmentaria. Posteriormente, se describieron otras tres vías de conexión entre la boca y el cuerpo; **Reinhold Voll (1909-1989)** y **Fritz Kramer (1920-2001)** las mapearon basándose en los meridianos de acupuntura, mientras que Pischinger propuso que estos fenómenos eran mediados por el sistema básico regulador. Por último, una serie de investigaciones recientes han atribuido la mediación del impacto remoto de los síndromes de disfunción craneomandibular y oclusopostural a las cadenas miofasciales (v. **Cap. 33**).

Terapia neural veterinaria

La introducción de la terapia neural en la medicina veterinaria siguió un desarrollo similar al de su evolución en la medicina humana. A principios del siglo XX, el uso de cocaína se popularizó en la cirugía veterinaria, tanto para anestesia local como regional. Posteriormente, el uso terapéutico de la anestesia local con procaína como método patogénico para tratar enfermedades en animales fue adoptado en Rusia y Alemania, inspirado en los bloqueos novocaínicos de A. V. Vishnevsky durante las décadas de 1940-1960.

A partir de 1960, veterinarios austríacos y alemanes comenzaron a desarrollar la concepción de la terapia local, segmentaria y de campo interferente basándose en los mismos fundamentos fisiopatológicos y técnicos que la terapia neural en humanos. Hoy en día, la terapia neural veterinaria ha dado lugar a escuelas también en México, Argentina y Brasil.

EVOLUCIÓN Y EXPANSIÓN DE LA TERAPIA NEURAL

Numerosos médicos, odontólogos y profesionales de distintas nacionalidades y especialidades han sido fundamentales para el avance de la investigación básica y la difusión de la terapia neural. A lo largo de las últimas décadas, manuales y atlas de terapia neural escritos por autores como Badtke, Mudra, Dosch, Adler, Barop, Fischer, Weinschenk y Nazlikul, entre otros, han desempeñado un papel fundamental en la formación y expansión de esta disciplina. La reciente reedición de las obras de los cuatro últimos autores señala el creciente interés y proyección de la terapia neural hacia el futuro.

Sin duda, estos esfuerzos se vieron fortalecidos en su momento con la creación, en 1958, de la **Sociedad Médica Internacional de Terapia Neural según Huneke**, con sede en Freudenstadt (Alemania). A partir de ese momento, tanto la terapia neural como la odontología neurofocal –nombre acuñado por Adler ese mismo año– se desarrollaron como prácticas interdisciplinarias.

Desde entonces, se han creado sociedades médicas de terapia neural en diferentes países europeos y americanos, formando parte la mayoría de ellas de la **Federación Internacional de Asociaciones Médicas de Terapia Neural**, creada en 2012, con sede en Meiringen (Suiza).

En el siglo XXI, internet y las redes sociales digitales han facilitado enormemente la difusión de la terapia neural. En este ámbito es de destacar la creación en el año 2000 del portal www.terapianeural.com. Esta plataforma ofrece de forma gratuita artículos sobre terapia neural, además de información sobre congresos en distintos países y enlaces a las diversas sociedades médicas de terapia neural.

Expansión de la terapia neural en Latinoamérica

A comienzos de la década de 1970 florecía en Latinoamérica un movimiento intelectual, social y político que cuestionaba la creciente medicalización y mercantilización de los servicios de salud, así como la inequidad en su acceso. Este movimiento también criticaba la biologización de la enfermedad y el papel de la medicina en la perpetuación de las estructuras de poder y jerarquía, destacando en particular las diferencias de poder entre médicos y pacientes. Lo inspiraban las ideas biopolíticas del filósofo francés **Michel Foucault (1926-1984)** difundidas por el sacerdote austríaco radicado en México **Iván Ilich (1926-2002)** en su libro *Némesis médica.* Uno de sus principales pioneros, el pediatra y sociólogo argentino **Juan César García (1932-1984)**, director de la División de Investigaciones de la Organización Panamericana de la Salud, creó el Programa de Ciencias Sociales y Salud en América Latina, y promovió la incorporación del análisis social en la salud pública, reforma de la pedagogía en la formación médica continental. El médico peruano **David Tejada de Riveros (1929-2018)**, ex subdirector general de la Organización Mundial de la Salud, promotor y coordinador general de la Conferencia Internacional de Alma-Ata en 1978, desde una perspectiva multicultural de la salud pública basada en la valoración de formas indígenas de conocimiento médico, formuló una

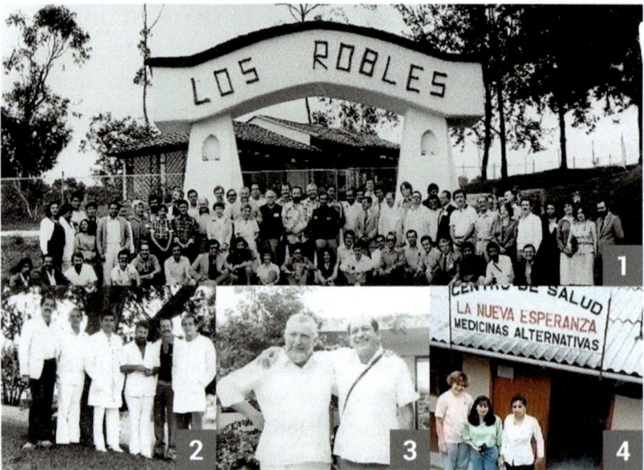

Figura 2-2. La expansión de la terapia neural en Latinoamérica y el impulso colombiano. **1)** Primer congreso internacional de terapia neural celebrado en América, en la hacienda Los Robles, Popayán, Colombia, en 1982. **2)** De izquierda a derecha: un médico y odontólogo estadounidense, miembro del equipo médico olímpico de su país; Ignacio Moya Menéndez, médico venezolano; Germán Duque y su hermano Jorge; y, finalmente, Julio César Payán. **3)** Peter Dosch con Julio César Payán. **4)** El Centro de Salud La Nueva Esperanza, en Popayán, junto a Cecilia Chantre, promotora del centro, y dos médicas en pasantía, una colombiana y otra venezolana.

definición simple y consistente de la medicina social: «el cuidado integral de la salud para todos y por todos».

En este contexto, la terapia neural cruzó el océano Atlántico y llegó a Colombia de la mano del médico ginecoobstetra colombiano **Germán Duque (1933-1991)**, formado en Alemania con **Peter Dosch (1914-2005)**, discípulo directo de los Huneke que potenció la formación de otros médicos con su libro *Enseñanza de la terapia neural según Huneke* (1963).

Con su concepción de la medicina en pleno viraje, Duque regresó en 1971 a su consultorio en Cali. Para ampliar su fundamentación teórica, tradujo del alemán al español múltiples textos con la ayuda de su hermano, **Jorge Duque (1940-)**. Ese mismo año cerró su consultorio y, en una finca familiar cercana a Popayán, al sur del país, fundó la Clínica-Escuela Los Robles. Allí emprendió la formación de médicos y odontólogos, con una robusta práctica clínica con pacientes de toda clase social. Uno de sus primeros discípulos fue el ginecoobstetra de Popayán **Julio César Payán de la Roche (1942-2020)** (Fig. 2-2), quien se incorporó en calidad de residente casi permanente a partir de 1973, como compañero de ruta de Duque. Durante los siguientes 10 años formaron a más de 1.500 médicos y odontólogos. Entre los docentes europeos que visitaron Los Robles se encuentran Peter Dosch y sus tres hijos médicos neuralterapeutas Mathias, Michael y Tobías, Ernest Adler, Franz Hopfer y Reinhold Voll.

La concurrencia de tantos profesionales de la salud a Los Robles ciertamente obedeció a influencias de Illich, Foucault y García, pero sobre todo a la asimétrica realidad social latinoamericana; sin embargo, la experiencia de Los Robles solo fue posible gracias a la enorme afluencia de cientos de pacientes, que diariamente acudían en busca de una alternativa frente a la falta de respuesta de los tratamientos ofrecidos por el modelo médico convencional.

El impulso desde Colombia

El terremoto de 1983 en Popayán interrumpió la experiencia de Los Robles, pero Payán retomó sus actividades de atención y formación en un nuevo consultorio en su ciudad natal. En 1987 comenzó a coordinar y dirigir el **Centro de Salud La Nueva Esperanza** (v. Fig. 2-2), el primer puesto sanitario en América especializado en terapia neural. Después de realizar las pasantías tradicionales en el consultorio con Payán, los neuralterapeutas consolidaron su formación a través de la práctica clínica, combinada con actividades de salud comunitaria en los barrios. Esta concepción de los dispositivos de salud iba más allá de la mera medicalización: implicaba un encuentro comunitario y un diálogo de saberes dirigido al bienestar y desarrollo tanto individual como colectivo.

Estas experiencias comunitarias se replicaron en Colombia, con la terapia neural en el Sistema Indígena de Salud Propio Intercultural del Cauca, y en Argentina, con el Programa de Salud Comunitaria del Ministerio de Salud de Formosa y la formación de médicos generalistas. La labor docente del Julio César Payán se extendió prácticamente a toda Iberoamérica, y entre 1997 y 2014 compartió la enseñanza didáctica y clínica con la odontóloga **Yosette Osorio**, pionera de la odontología neurofocal en Colombia.

La escuela sistémica compleja de Popayán realizó aportes significativos a la formulación teórico-práctica de la terapia neural. En los últimos años ha emergido un proceso de síntesis entre el pensamiento científico occidental y la multiculturalidad criolla, sin asimetrías ni dogmas, incorporando elementos epistémicos del ecologismo, la seguridad alimentaria y la investigación acción participante, creando un diálogo de saberes. Se propone un modelo de prestación de servicios de salud adaptado a las concepciones de salud de cada comunidad.

En América Latina, la terapia neural tiene más de 50 años de expansión. La formación de más de 3.000 neuralterapeutas, así como de la mayoría del cuerpo docente en la Escuela de Popayán, ha permitido su difusión a través de cursos, seminarios, jornadas y conferencias, una labor que sigue en marcha hasta el día de hoy. Entre ellos destacó Luis Fernando Córdoba Llanos (1997-2025), docente de la Universidad del Cauca y del máster en terapia neural de la Universidad de Barcelona, quien llevó a cabo una activa labor docente en diversos países de América Latina y Europa, además de contribuir al perfeccionamiento de las técnicas mediante estudios en cadáveres y el uso de resonancia magnética.

La terapia neural en la comunidad científica actual

En las últimas décadas, gracias a la labor de varios médicos neuralterapeutas, la terapia neural se ha incorporado en diversos programas de formación universitaria. En el ámbito de pregrado, se ha integrado en universidades como la de Heidelberg (Alemania, Stefan Weinschenk), Berna (Suiza, Lorenz Fischer) y Rosario (Argentina, Jorge Kaczewer). A nivel de posgrado, se imparte en universidades de España

(Barcelona, David Vinyes), Colombia (Bogotá, Eduardo H. Beltrán), Argentina (Rosario, Jorge Kaczewer, y Mar del Plata, Marcela Bobatto), Venezuela (Caracas, Ali Gil), así como en México, en los estados de Morelos (Armin Reimers), Michoacán (Julisa Maldonado) y Tabasco (Rolando Sosa), y en Guatemala (Universidad Mesoamericana). Además, en Salta (Argentina) se ofrece un posgrado universitario en terapia neural veterinaria (Ricardo Aíta).

La revisión de estudios sobre el uso terapéutico de anestésicos locales a bajas dosis, publicada en 2023 en el *Journal of Clinical Medicine* por Vinyes, Muñoz-Sellart y Fischer, titulada *Therapeutic Use of Low-Dose Local Anesthetics in Pain, Inflammation, and Other Clinical Conditions: A Systematic Scoping Review*, tuvo como objetivo compilar investigaciones publicadas en revistas médicas. Se analizaron 129 estudios que respondían a la pregunta: «En pacientes con diversas afecciones médicas, ¿qué revela la literatura científica sobre la aplicación terapéutica de anestésicos locales en dosis bajas, con concentraciones inferiores al 2 %?». En esta revisión, disponible gratuitamente en inglés y español en www.neuraltherapyrf.org, también se explican los mecanismos de acción de la terapia neural, detallados igualmente en el capítulo 10 de este libro.

Un dato relevante es que el 50 % de los estudios analizados se han publicado en los últimos 10 años, lo que indica que, aunque la investigación en terapia neural comenzó hace un siglo, actualmente está en plena expansión, con un futuro prometedor. Turquía ha sido el país con mayor número de publicaciones, destacando el trabajo de Hüseyin Nazlikul en la asociación turca en las últimas décadas. Otros autores clave en este campo son Lorenz Fischer –con estudios desde la Universidad de Berna (Suiza)–, Stefan Weinschenk –de la Universidad de Heidelberg (Alemania)– y Laura Pinilla –de la Universidad Nacional de Colombia–.

Ante la dificultad para obtener recursos destinados a la investigación, se han creado dos fundaciones dedicadas a la investigación en terapia neural: la Therapie mit Lokalanästhetika (TLA) Foundation, con sede en Karlsruhe (Alemania), y la Neural Therapy Research Foundation, en Barcelona. Ambas organizaciones facilitan que, mediante sus aportaciones, cualquier persona o empresa pueda colaborar y contribuir al desarrollo de la investigación en terapia neural.

PUNTOS CLAVE

- La evolución de la terapia neural comenzó con la inyección terapéutica de anestésicos locales y ha avanzado hasta convertirse en un diálogo de saberes entre el sistema cuerpo-mente-entorno del paciente y el terapeuta.
- Al relatar la historia de manera narrativa, como se hace en este capítulo, se evidencia que a lo largo de los años el conocimiento ha sido transmitido de generación en generación, entre mentes curiosas y valientes que han desafiado los límites de lo conocido y lo aceptado como verdad absoluta.
- Esta evolución ha sido posible gracias a la investigación, intuiciones y esfuerzo de cientos de profesionales de la salud, muchos de los cuales no han sido mencionados en este capítulo, pero cuya memoria se honra igualmente.
- La conclusión se convierte en una inconclusión, ya que el camino del aprendizaje, la investigación y el cambio de paradigma es interminable, vasto y tortuoso, guiado por la hermosa incertidumbre de que no existen verdades definitivas, porque el conocimiento, como la vida misma, es dinámico y está en constante cambio.

BIBLIOGRAFÍA

Adler DE. Enfermedades generales causadas por campos de irritación del sistema neurovegetativo producidas por problemas dentales y amigdalares (ámbito del trigémino). Diagnóstico y terapia [Internet]. Disponible en: http://www.terapianeural.com/libro_dr_adler.

Badtke G, Mudra J. Neuraltherapie - Lehrbuch und Atlas. Berlín: Ullstein-Mosby; 1994.

Barop H. Lehrbuch und Atlas der Neuraltherapie nach Huneke. Stuttgart: Hippokrates Verlag; 2005.

Dosch P. Libro de enseñanza de la terapia neural según Huneke. Duque Mejía J, traductor. Colombia: Ediciones Los Robles; 1975.

Echandía FJ. Análisis de la articulación de la medicina neuralterapéutica con la atención primaria en salud en el centro de salud alternativo la Nueva Esperanza en Popayán, Cauca, de 1987 a 2005. Tesis Maestría en Medicina Alternativa, Universidad Nacional de Colombia; 2024.

Fischer L. Neuraltherapie. Neurophysiologie, Injektiontechnik, Therapievorschläge. 5ª ed. Stuttgart: Thieme; 2019.

Huneke F. The lightning reaction. A Physician's testament. Stuttgart: Haug; 1961.

Nazlikul H. Nöralterapi: Baska Bir Tedavi Mümkün (Terapia neural: otro tratamiento es posible). Destek Yayinlari; 2020.

Payán JC. Lánzate al vacío, se extenderán tus alas. Santa Fe de Bogotá: McGraw-Hill Interamericana S.A.; 2000.

Payán JC. Desobediencia vital. 1ª ed. Sabadell: Instituto de Terapia Neural; 2004.

Payán JC. Terapia neural y políticas de salud comunitaria [Internet]. Alta alegremia, 2012. Disponible en: https://www.altaalegremia.com.ar/contenidos/terapia_neural_y_politicas_de_salud_comunitaria.html.

Payán S. Vivencias en las que la educación popular se reinventa. En: Curso Experto universitario en educación sociocomunitaria. Buenos Aires: Universidad Tecnológica Nacional, Facultad Regional; 2012.

Speransky AD. Bases para una nueva teoría de la medicina. Buenos Aires: Editorial Psique; 1954.

Vischñevsky AV, Vischñevsky AA. El bloqueo novocaínico y los antisépticos óleo balsámicos como una forma de terapéutica patogénica. Buenos Aires: Cartago; 1958.

Weinschenk, S. Handbuch Neuraltherapie. Therapie mit Lokalanästhetika. 2ª ed. Stuttgart: Thieme; 2020.

Sistema nervioso

3

A. Rodríguez Baeza y M. Ortega Sánchez

INTRODUCCIÓN

En anatomía se entiende por sistema una agrupación de órganos relacionados entre sí, tanto morfológica como funcionalmente. Según esta definición, es apropiado denominar *sistema nervioso*, y no aparato nervioso, a esta parte constituyente de nuestro organismo.

Desde una perspectiva didáctica, el sistema nervioso se divide en central, periférico y autónomo (o visceral).

El componente visceral es una subdivisión funcional, ya que sus componentes están incluidos tanto en la parte central como en la periférica.

Anatómicamente se considera que el sistema nervioso central (SNC) es la parte del sistema nervioso localizada en la línea media corporal, quedando protegido por estructuras óseas y por membranas (las meninges) e inmerso en un fluido, el líquido cefalorraquídeo (LCR). De acuerdo con esta definición, el encéfalo es la parte del SNC que se localiza en el neurocráneo, mientras que la médula espinal lo hace en el conducto raquídeo de la columna vertebral.

EMBRIOLOGÍA

Embriológicamente, el encéfalo y la médula espinal proceden del desarrollo de la **lámina ectodérmica**.

Encéfalo

El desarrollo del encéfalo se realiza a partir del **tubo neural cefálico**, que pasa por una primera fase de tres vesículas primarias (prosencéfalo, mesencéfalo y rombencéfalo) y dos curvaturas (cefálica y cervical). Posteriormente, estas vesículas se transforman en **cinco vesículas secundarias** (telencéfalo, diencéfalo, mesencéfalo, metencéfalo y mielencéfalo) y tres curvaturas (cefálica, pontina y cervical). Estas vesículas secundarias serán las responsables de formar el **cerebro**, el **tronco del encéfalo** y el **cerebelo**.

El **encéfalo** ocupa 9/10 partes de la cavidad craneal (el 97,5 % desde el nacimiento hasta aproximadamente los 6 años de vida y el 92,5 % en los adultos). Su peso varía según la edad, el género, la constitución o la raza, entre otros, representando aproximadamente el 2 % del peso corporal en una persona adulta y sana, con un peso medio de 1.350 g en los hombres (rango de 1.120 a 1.780 g) y 1.200 g en las mujeres (rango de 1.070 a 1.550 g). Este porcentaje es muy superior en el recién nacido, donde representa el 10 % del peso corporal, con un peso de entre 300 y 400 g al nacer. Cabe destacar que a los 5 años de vida el encéfalo ha alcanzado el 90 % de su peso adulto, y el 95 % a los 10 años.

Si se tiene en cuenta que el proceso de neurogénesis se realiza fundamentalmente en el período prenatal y los primeros años de vida, salvo excepciones demostradas recientemente (hipocampo y bulbo olfatorio), este crecimiento ponderal se debe a los procesos de mielinización de las fibras, gliogénesis y sinaptogénesis.

Médula espinal

La **médula espinal** procede del desarrollo del tubo neural del tronco, mediante un proceso de neurulación primaria, y de la eminencia caudal, por un proceso de neurulación secundaria. En el adulto ocupa los dos tercios craneales del conducto raquídeo, desde el agujero occipital hasta la primera vértebra lumbar o el disco intervertebral L1-L2 (con variaciones que pueden extenderse a T12 y L2-L3) (**Fig. 3-1**). La longitud media de la médula espinal en la población europea adulta es de 42-45 cm, con un peso de 30-35 g. En neonatos, la parte

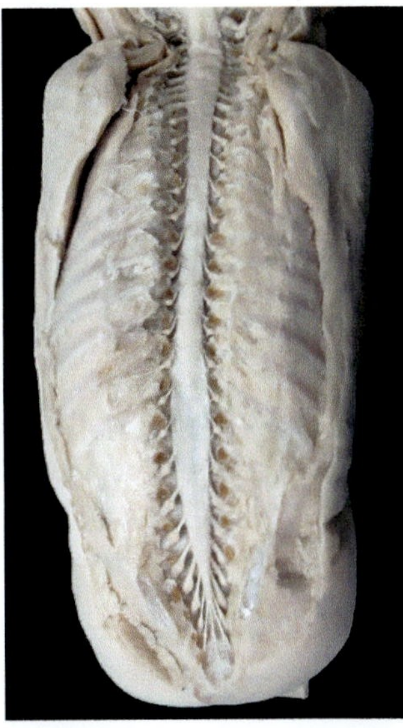

Figura 3-1. Disección mediante laminectomía del raquis de un feto de 30 cm de longitud CV (cráneo-vertex). Se muestra la duramadre que envuelve y protege la médula espinal, se visualiza el final del cono medular, dentro del saco dural, así como los nervios raquídeos y sus ganglios.

terminal de la médula espinal, el cono medular, se encuentra a nivel de L3 y se extiende desde la segunda o tercera vértebra sacra hasta su inserción en la cara posterior del cuerpo de la segunda vértebra coccígea.

Esta diferente posición esquelotópica de la terminación de la médula espinal se debe al diferente ritmo de desarrollo del sistema nervioso respecto al desarrollo somático del tronco, que es más tardío (algunos autores clásicos lo denominaban el **ascenso aparente de la médula espinal**).

El cono medular, que es el centro de reflejos pelviperineales, continúa con el **filo terminal**, una estructura de tejido conectivo (actualmente se han descrito neuroblastos en ella) de unos 20 cm de longitud. Los tres cuartos superiores corresponden al filo terminal interno (*pars pialis*), envuelto en duramadre y conservando el espacio subaracnoideo, mientras que el cuarto caudal, el filo terminal externo (o ligamento coccígeo), se extiende desde la segunda o tercera vértebra sacra hasta su inserción en la cara posterior del cuerpo de la segunda vértebra coccígea, dentro del conducto raquídeo.

Neurogénesis

Para su correcto funcionamiento, el SNC consume el 20 % del oxígeno y el 25 % de la glucosa (principal fuente energética) circulante; es decir, que, proporcionalmente a su masa, sus necesidades energéticas son muy elevadas. El flujo sanguíneo cerebral es de 750 mL/min, equivalente al 15 % del gasto cardíaco en el adulto.

Desde una perspectiva evolutiva, en los organismos pluricelulares más primitivos algunas células epiteliales especializadas de origen ectodérmico poseen la capacidad de ser excitadas por estímulos específicos. Estas células epiteliales son precursoras de los neuroblastos, unas células capaces de propagar potenciales de acción, lo que representa los primeros pasos en la evolución del sistema nervioso.

Se considera que la mayoría de las especies cordadas desarrollan algún tipo de sistema nervioso. Evolutivamente, las primeras células nerviosas forman un sistema plexiforme o reticular, como se observa en las medusas. Sin embargo, en especies más evolucionadas que han alargado su cuerpo mediante metámeras, cada una de estas estructuras presenta un ganglio, lo que da origen a una **cadena ganglionar**. En esta cadena, los ganglios más cefálicos constituyen un «cerebro primitivo». En los vertebrados, este «cerebro» evoluciona progresivamente para asumir el control del cuerpo a través de un proceso de **encefalización**. Este desarrollo está estrechamente vinculado a la evolución de los órganos de los sentidos, en particular del olfato, como se observa en los grandes mamíferos.

En la evolución de la especie humana, el desarrollo de las vesículas encefálicas, cuyo crecimiento sigue diferentes ritmos, se ha correlacionado con el incremento de la capacidad craneal. Así, en los *Australopitecos*, la capacidad craneal era de aproximadamente 450 mL; en el *Homo habilis*, de unos 600 mL; en el *Homo ergaster*, de unos 800 mL; en el *Homo erectus*, de unos 1.000 mL; en el *Homo neanderthalensis*, de unos 1.500 mL, y en el *Homo sapiens*, de alrededor de 1.250 mL. Esto indica que el volumen craneal de los neandertales era mayor que el del ser humano actual.

Durante el desarrollo prenatal, que abarca el **período embrionario** (desde la fecundación hasta el final de la 8ª semana) y el **período fetal**, el primer indicio morfológico de la formación del sistema nervioso se observa alrededor del día 18 posfecundación, con el engrosamiento del ectodermo, conocido como la *placa neural*. La **neurogénesis** comienza durante la 3ª semana del período embrionario, tras lo cual el sistema nervioso adquiere sus componentes estructurales (neuronas, células gliales, vasos sanguíneos, etc.), alcanzando al nacer un peso aproximado de 350-400 g (alrededor del 2 % del peso corporal), con un perímetro craneal medio de 33-36 cm.

El proceso de **neurogénesis** se ha descrito clásicamente en cuatro etapas: proliferación, migración, diferenciación y maduración.

A partir del nacimiento, durante el 1er año de vida, el peso encefálico se duplica, siendo los primeros 3 años posnatales cruciales para su desarrollo y maduración, en estrecha relación con la adquisición de la capacidad de deambulación (las especies que no deambulan no desarrollan plenamente ciertas áreas cerebrales). En este período, el perímetro craneal alcanza aproximadamente los 50 cm y se estima que el cerebro ya ha formado alrededor de 100.000 millones de neuronas. Sin embargo, según Suzana Herculano-Houzel este número se acercaría más a 86.000 millones de neuronas, con una célula de neuroglía por cada neurona, alcanzándose esta cifra durante el período fetal.

Entre los 3 y 10 años, el crecimiento cerebral se ralentiza, reflejado en un aumento modesto del perímetro craneal, que llega a unos 53 cm a los 10 años. A pesar de este enlentecimiento, este período es muy importante para el desarrollo del lenguaje como herramienta de comunicación. Hacia los 8-9 años, el cerebro alcanza aproximadamente el peso medio que tendrá de adulto.

Entre los 10 y 20 años se producen importantes cambios hormonales, a partir del hipotálamo, que desencadenan transformaciones trascendentales para definir la personalidad durante la adolescencia. Algunos autores sugieren que estos cambios hormonales, vinculados a la maduración sexual, podrían contribuir a un deterioro progresivo en ciertas funciones cerebrales. Durante este período, el perímetro craneal aumenta solo unos pocos centímetros más, completando el crecimiento del cerebro.

A partir de los 40 años, el peso del cerebro tiende a disminuir de manera lenta y progresiva, como parte del proceso natural de envejecimiento. A los 80 años, se estima que el cerebro ha perdido aproximadamente un 15 % de su peso original. Este deterioro, a menudo llamado **atrofia cerebral**, no se observa en otras especies, como los chimpancés, lo que se ha vinculado con el mayor tamaño del cerebro humano (tres veces mayor que el de los chimpancés) y su mayor esperanza de vida. En 2023, la esperanza de vida promedio, considerando ambos sexos, era de 84 años.

Desde el punto de vista embriológico, el desarrollo del SNC comienza alrededor del día 18 posfecundación, cuando la notocorda induce el ectodermo suprayacente a través de señales moleculares, en particular la **proteína morfogené-**

tica ósea (BMP) 4. El ectodermo que recibe esta señal se denomina *neuroectodermo*, en contraste con el ectodermo de superficie, que no la recibe (epiblasto). El neuroectodermo inicia el proceso de **neurulación primaria**, que comprende tres fases: la formación de la **placa neural**, el **canal neural** y, finalmente, el **tubo neural**. Este proceso culmina al final de la 4ª semana del desarrollo embrionario con la formación del tubo neural, que se extiende por el tronco y la región cefálica del embrión. El proceso por el cual se pasa de canal a tubo, conocido como *cierre del tubo neural*, comienza alrededor del día 21 y se completa aproximadamente el día 27 posfecundación (correspondiente al estadio 10 de Carnegie).

Los puntos de cierre del tubo neural actualmente descritos son los siguientes:

- **Primer punto**: ubicado en la futura región nucal, desde donde se cierra en dirección craneal (hasta el punto 4) y caudal (hasta la vértebra L2).
- **Segundo punto**: localizado en la región cefálica, también cierra en sentido craneal y caudal las vesículas del mesencéfalo y del diencéfalo.
- **Tercer punto**: localizado también en la región cefálica, cierra en sentido caudal el telencéfalo.
- **Cuarto punto**: situado en la curvatura cervical, craneal al primer punto, cierra en sentido craneal el rombencéfalo.
- **Quinto punto**: localizado en la futura región sacra, cierra el tubo neural en sentido ascendente, desde la vértebra S2 hasta la L2.

La región sacrococcígea sigue un proceso diferente llamado *neurulación secundaria*, que consiste en la tunelización directa de un conjunto de células originadas en la eminencia caudal (ectomesénquima adyacente a la membrana de la cloaca). Este proceso de neurulación secundaria ocurre entre los días 26 y 42 posfecundación.

Si la neurulación no se lleva a cabo correctamente y quedan regiones donde el canal neural no se cierra adecuadamente (conocidas como *neuroporos*), esas áreas del SNC quedan expuestas a la cavidad amniótica y en continuidad con el ectodermo de superficie.

El ectodermo de superficie, por su parte, se desarrolla para formar la **epidermis** (así como las faneras, entre otras estructuras), que es la capa que nos relaciona con el entorno.

Los **defectos de cierre del tubo neural** ocurren a lo largo de la línea media (*chisis*). Cuando el defecto afecta al **neuróporo cefálico** (anterior), se produce **anencefalia**. Si el cierre fallido ocurre en el **neuróporo caudal** (posterior), se origina una **espina bífida abierta**, también conocida como *raquisquisis* o *mielomeningocele*.

Para asegurar el correcto cierre del tubo neural, es necesario mantener niveles óptimos de ácido fólico (vitamina B_9), motivo por el cual se recomienda de manera preventiva un suplemento de 0,4 mg diarios de ácido fólico, comenzando 1 mes antes del embarazo y continuando durante el primer trimestre. Está demostrado que esta medida reduce en un 70 % el riesgo de malformaciones del SNC.

En la región de transición entre la placa neural y el ectodermo de superficie, las células se caracterizan por ser más grandes, más pálidas, pluripotentes (o multipotentes) y con una gran capacidad de migración. Estas células de origen ectodérmico, descritas por primera vez por Wilhelm His en 1868, se conocen como *células de la cresta neural*. Algunos autores incluso las han considerado una «cuarta hoja embrionaria» debido a su importancia. Estas células experimentan cambios en su citoesqueleto y adhesión celular, lo que les permite perder sus características epiteliales y transformarse en células mesenquimales, en un proceso conocido como *transición epitelio-mesenquimal*.

La especificación de estas células está inducida por la presencia de diversas proteínas, como **BMP-4**, **BMP-7**, **FGF** y **Wnt6** en el ectodermo adyacente, y **Fgf8** en el mesodermo. Estos factores inducen la expresión de genes como *Msx-1* y *Pax3*. La diferenciación de esta región depende de las concentraciones de BMP: niveles altos inducen la formación de epidermis; niveles intermedios, la formación de células de la cresta neural, y niveles bajos, la formación de la placa neural (neuroectodermo). La expresión de BMP-4 es parcialmente inhibida por la **notocorda**.

La pérdida de uniones intercelulares y, con ello, la disminución de moléculas de adhesión propias del tubo neural, como la **N-CAM**, la **E-cadherina** y la **N-cadherina**, junto con la expresión de nuevas moléculas de adhesión, facilita que las células de la cresta neural se desprendan y migren, adquiriendo características de células mesenquimales.

El mecanismo de migración de las células de la cresta neural ocurre antes del cierre del tubo neural y está regulado por un proceso de **haptotaxis** (Carter, 1967) en el que las células responden a los sustratos de la matriz extracelular. Este proceso es mediado por moléculas atrayentes, como la **laminina**, la **fibronectina** y el **colágeno tipo IV**, así como por proteínas inhibidoras como la **efrina** y el **sulfato de condroitina**. Además, se ha propuesto que los **proteoglicanos** favorecen la proliferación celular en sus lugares de destino.

Para una mayor comprensión de la regionalización de las células de la cresta neural, se han propuesto tres dominios con funciones específicas según las señales inductoras:

- **Cresta neural craneal o cefálica**: las células migran para formar el **ectomesénquima craneofacial**, que da lugar a estructuras como el cartílago, huesos, neuronas de los ganglios craneales, células gliales, melanocitos y tejido conectivo facial. Las que ingresan en los **arcos faríngeos** participan en la formación del timo, odontoblastos, huesecillos del oído medio y mandíbula. Las células que emigran a los **rombómeros** 1 y 2 contribuyen al primer arco faríngeo, formando los maxilares, la mandíbula, el yunque, el martillo y el proceso frontonasal. Las del **rombómero 4** migran al segundo arco, dando origen al cartílago hioideo y al estribo, mientras que las del **rombómero 6** contribuyen al tercer arco, y las de los **rombómeros 7 y 8** migran hacia los arcos 4 y 6.
- **Cresta neural troncal**: se extiende desde el **somita 6** hasta los más caudales. Las células de esta región siguen distintas rutas migratorias:
  - **Ruta ventrolateral**: contribuye a la formación de neuronas sensoriales de los ganglios raquídeos, las células cromafines de la médula suprarrenal y los ganglios de la cadena simpática.
  - **Ruta dorsolateral**: da lugar a los melanocitos.

La expresión de **BMP-2** desde la aorta dorsal induce la diferenciación de neuronas simpáticas, mientras que los glucocorticoides en la corteza suprarrenal promueven la diferenciación de las células cromafines de la médula. El **factor de crecimiento glial** induce la diferenciación de estas células.

- **Cresta neural circunfaríngea en la región romboencefálica y faríngea**: estas células migran por dos rutas principales:
  - **Ruta entérica (cresta neural vagal)**: las células se originan en los somitas 1-7 y migran hacia el intestino, donde se diferencian en los ganglios parasimpáticos entéricos.
  - **Ruta cardíaca**: estas células, situadas entre la cresta neural craneal y troncal, formando el endotelio de las arterias del arco aórtico, migran hacia los arcos 4 y 6 durante la 5ª semana de desarrollo y forman el **tabique troncoconal** (septo espiraloide de Kramer), que participa en la formación del corazón. Además, contribuyen a la formación de melanocitos, neuronas, cartílago y tejido conectivo y muscular en las paredes de las arterias del corazón.

ORGANIZACIÓN DEL SISTEMA NERVIOSO

A continuación, se describen al detalle el sistema nervioso periférico y el sistema nervioso central.

Sistema nervioso periférico

El **sistema nervioso periférico** incluye todas las vías de conducción periféricas y su límite anatómico es la superficie del encéfalo y de la médula espinal. Está formado por:

- **12 pares de nervios craneales** o nervios encefálicos, cuyo origen aparente está en la superficie del encéfalo y que se distribuyen principalmente por la cabeza y el cuello.
- **31-33 pares de nervios espinales o raquídeos**, que se conectan con la superficie de la médula espinal. Estos incluyen 8 pares de nervios cervicales, 12 pares de nervios torácicos, 5 pares de nervios lumbares, 5 pares de nervios sacros y de 1 a 3 nervios coccígeos.

Cada nervio espinal está compuesto por dos raíces:

- **Raíz anterior**: contiene fibras eferentes somáticas y neurovegetativas.
- **Raíz posterior**: contiene fibras aferentes somáticas y neurovegetativas, y es donde se encuentra el ganglio espinal (aferente), originado a partir de las células de la cresta neural.

Una vez que estas raíces se unen para formar el nervio raquídeo, constituido ya por fibras aferentes y eferentes, este se divide a su vez en dos ramas, ambas portadoras de fibras aferentes y eferentes (Fig. 3-2):

- **Ramo anterior (ventral)**: habitualmente contiene más fibras y en algunas regiones se agrupa para formar plexos nerviosos.
- **Ramo posterior (dorsal)**: con fibras motoras para los músculos profundos del dorso y fibras sensitivas procedentes de la piel de la región dorsal (del cuello hasta la región lumbar).

Sistema nervioso central

El **sistema nervioso central** está compuesto por dos tipos principales de sustancia:

- **Sustancia gris**: se localiza en las cortezas, núcleos y ganglios, y está formada principalmente por somas neuronales, fibras nerviosas amielínicas, vasos sanguíneos y células gliales, como astrocitos y microglía.
- **Sustancia blanca**: constituida por fibras nerviosas mielinizadas por oligodendrocitos, las cuales se agrupan en fascículos, cordones o tractos nerviosos que facilitan la comunicación entre diferentes partes del SNC.

Médula espinal

La **médula espinal** se extiende como continuación de la médula oblongada y su origen se puede determinar por varias referencias: la emergencia de las fibras del primer

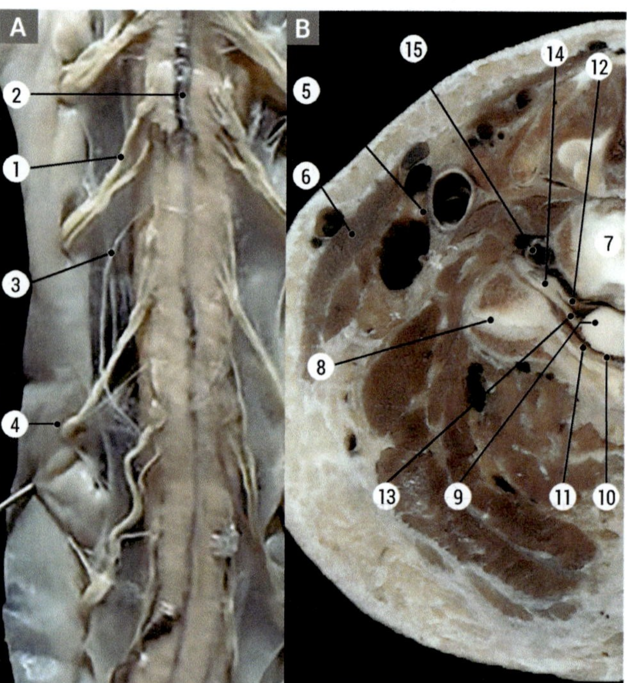

Figura 3-2. **A)** Médula espinal en visión anterior, previa abertura de la duramadre y aracnoides de la región torácica superior. Se observa la inclinación de las raíces nerviosas (1), los vasos espinales anteriores (2), el ligamento dentado (3) y la salida de las raíces del espacio subaracnoideo (4). **B)** Corte transversal de la región cervical baja. Se identifica el paquete vasculonervioso del cuello (5), el músculo esternocleidomastoideo (6), un disco intervertebral (7), una articulación cigapofisaria (8), la médula espinal (9), el espacio epidural (10), el ligamento amarillo (11), la raíz anterior (12) y la posterior (13) de un nervio raquídeo, así como el ganglio raquídeo (14) en el agujero intervertebral (de conjunción) y su relación con la arteria vertebral (15).

nervio raquídeo cervical, la decusación de las pirámides o el foramen magno del hueso occipital. Se extiende hasta el filo terminal, que generalmente se encuentra en relación con la primera o segunda vértebra lumbar en los adultos, ocupando aproximadamente los dos tercios superiores del conducto raquídeo.

Externamente, la médula espinal presenta una forma cilíndrica en sus extremos craneal (región cervical superior) y caudal (región lumbar), mientras que en los segmentos cervical inferior y torácico tiene una forma más ovoide. En aproximadamente el 80 % de las personas la médula espinal es asimétrica, siendo el lado derecho ligeramente más voluminoso que el izquierdo. Su calibre no es uniforme, ya que en algunas regiones presenta engrosamientos asociados al desarrollo de los miembros:

- El **engrosamiento cervical** está relacionado con el desarrollo del plexo braquial (anastomosis de las ramas anteriores de los nervios raquídeos de C5 a T1).
- El **engrosamiento lumbar** está asociado con el desarrollo del plexo lumbosacro (anastomosis de los nervios raquídeos de L1 a S3).

La médula espinal se divide en **segmentos medulares**, que se determinan por la localización de las raíces de los nervios raquídeos. Aunque el concepto de segmento no implica que la médula espinal tenga una función puramente segmentaria, se describen tantos segmentos medulares como pares de nervios raquídeos existen: 8 cervicales, 12 torácicos, 5 lumbares, 5 sacros y entre 1 y 3 coccígeos. Debido a la desproporción entre el crecimiento del sistema nervioso (contenido) y el tronco (continente), los segmentos medulares no coinciden directamente con los cuerpos vertebrales, lo que se conoce como *topografía vertebromedular*.

En una persona adulta, la correlación entre vértebras y segmentos medulares es aproximadamente la siguiente:

- Vértebras C1-C3: segmentos medulares de C1 a C3.
- Vértebras C4-C7: segmentos medulares de C5 a T1 (más una vértebra).
- Vértebras T1-T6: segmentos medulares de T3 a T8 (más dos vértebras).
- Vértebras T7-T9: segmentos medulares de T10 a T12 (más tres vértebras).
- Vértebras T10-T12: segmentos medulares de L1 a L5.
- Vértebras L1-L2: segmentos medulares sacrococcígeos, es decir, el cono medular.

Un aspecto clínico importante es la localización de los nervios raquídeos en los **forámenes intervertebrales** (agujeros de conjunción). En la región cervical, los nervios raquídeos se encuentran **por encima** de su vértebra correspondiente (por ejemplo, entre las vértebras C6 y C7 se localiza el nervio raquídeo C7). En el resto de la columna, los nervios raquídeos se encuentran **por debajo** de su vértebra (por ejemplo, entre las vértebras L5 y S1 se localiza el nervio raquídeo L5) (Fig. 3-3).

La anatomía de superficie de la médula espinal presenta varios surcos que permiten delimitar los **cordones medulares** de sustancia blanca. Entre la **fisura media anterior** y el **surco anterolateral** se encuentra la superficie del **cordón anterior**. Entre el **surco anterolateral** (marcado por la salida de las fibras de las raíces anteriores de un nervio raquídeo) y el **surco posterolateral** (por donde ingresan las fibras de las raíces posteriores) se halla la superficie del **cordón lateral**. Finalmente, entre el **surco dorsolateral** y el **surco medio posterior** se localiza la superficie del **cordón posterior**. En este último, se forma progresivamente un **surco intermedio posterior** (de caudal a craneal) que permite diferenciar los **fascículos grácil (de Goll)** y **cuneiforme (de Burdach)**.

Las fibras nerviosas que conforman la **sustancia blanca de la médula espinal** se organizan en **cordones** y se clasifican en:

- **Fibras de interconexión**: propias de la médula espinal y que conectan diferentes segmentos dentro de la médula.
- **Fibras de proyección o fascículos (tractos)**: se dividen en fascículos ascendentes (sensitivos o aferentes) y descendentes (motores o eferentes), ambos con funciones somáticas y viscerales.

De manera simplificada, los principales **fascículos descendentes** incluyen:

- En el **cordón lateral**: el **corticoespinal** o **piramidal lateral**, el **rubroespinal de Von Monakow** y el **reticuloespinal**.

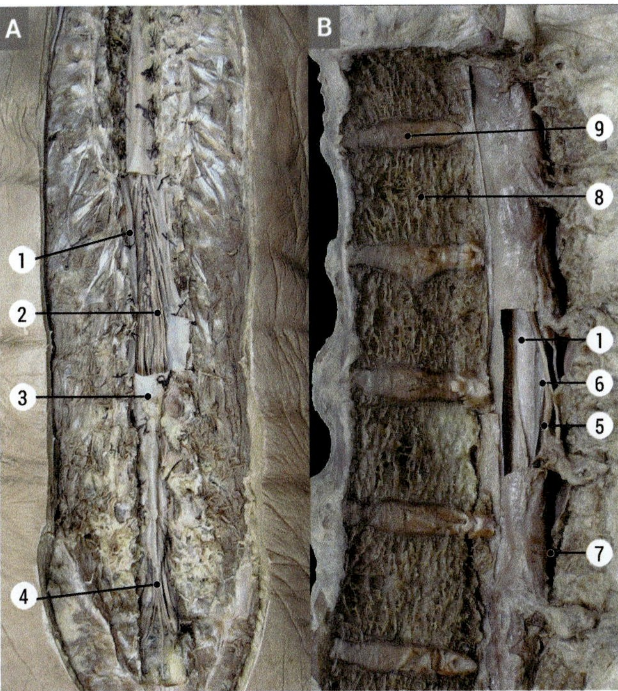

Figura 3-3. Se muestra el conducto raquídeo después de realizar una laminectomía **(A)** o una hemicorporectomía **(B)** de las regiones toracolumbar. En ambas preparaciones se ha realizado una abertura de la duramadre para observa la médula espinal (1) y las raíces nerviosas (2). En **A** se observa el saco dural (3) y el filum terminal externo (4); en **B** se observan las raíces nerviosas (5) de los nervios raquídeos separados por el ligamento dentado (6), el espacio epidural (7), así como los cuerpos (8) y discos intervertebrales (9).

- En el **cordón anterior**: el **corticoespinal anterior** o **piramidal directo de Türck**, el **reticuloespinal**, el **tectoespinal**, el **olivoespinal** y el **vestibuloespinal**.

Los **fascículos ascendentes** se distribuyen en los tres cordones:

- En el **cordón posterior**: los fascículos grácil (de Goll) y cuneiforme (de Burdach).
- En el **cordón lateral**: los **fascículos espinocerebelosos dorsal** (directo o de Flechsig) y **ventral** (indirecto o de Gower), así como el **espinotalámico lateral**.
- En el **cordón anterior**: los **fascículos espinotalámico anterior** y **espinoolivar**.

La **sustancia gris de la médula espinal** tiene una organización en **columnas** que, en un corte transversal, se describen clásicamente como **astas** o **cuernos.** Cada columna contiene grupos neuronales cuya función se relaciona con el desarrollo de los neuroblastos de la pared del tubo neural. Las **neuronas en el asta posterior** son de significación **sensitiva** (aferentes), las del **asta anterior** son de significado **motor** (eferentes) y las del **asta intermediolateral** son de significado **autonómico** (visceral). La conexión entre ambos lados de la médula se realiza a través de la **sustancia gris periependimaria** (Fig. 3-4).

Los principales núcleos en la **columna gris anterior**, cuyas neuronas constituyen la **motoneurona inferior**, se organizan en:

- Grupo medial: incluye los núcleos ventromedial y dorsomedial.
- Grupo lateral: comprende los núcleos ventrolateral y retrodorsolateral.

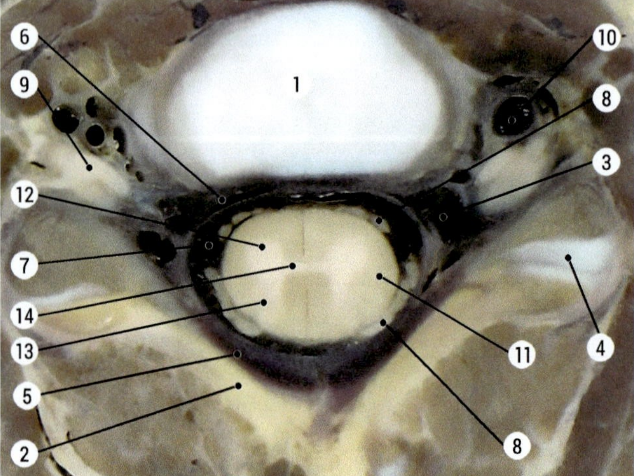

Figura 3-4. Corte transversal de región cervical que muestra un disco intervertebral (1), el arco vertebral (2) y el agujero vertebral (3), las articulaciones cigapofisarias (4), el ligamento amarillo (5), el espacio epidural (6), el espacio subaracnoideo (7), las raíces de los nervios raquídeos (8), los ganglios raquídeos en los agujeros intervertebrales (9) y las arterias vertebrales (10). En la sección transversal de la médula espinal se distingue claramente la sustancia blanca, formando los cordones medulares (11), y la sustancia gris, con las columnas anterior (12) y posterior (13), y la sustancia gris periependimaria (14).

En la columna intermedia se encuentran:

- El núcleo intermediolateral (neurona central simpática).
- El núcleo intermediomedial de Cajal.
- El núcleo de la columna torácica de Stilling-Clarke.

En la columna posterior destacan:

- La zona marginal de Waldeyer.
- El núcleo de la sustancia gelatinosa de Rolando.
- El núcleo propio.
- El núcleo basal-lateral de Bechterew.

Además, los núcleos del nervio accesorio, del nervio frénico y el núcleo pudendo de Onuff (*Onufrowiks*) se localizan en ciertas regiones de la columna gris anterior.

A partir de los estudios de citoarquitectura realizados por Bror Anders Rexed en médulas espinales de gatos, se ha propuesto una sistematización laminar de la sustancia gris de la médula espinal. En los mamíferos, las X láminas establecidas se organizan de la siguiente manera:

- Las láminas I-VI se encuentran en el asta posterior, desde el vértice hasta la base. Las láminas I-IV son de entrada de información tegumentaria (sensorial cutánea), mientras que las láminas V y VI reciben aferencias propioceptivas.
- La lámina VII circunda el asta intermedia.
- La lámina X rodea el conducto ependimario.
- Las láminas VIII y IX están en el asta anterior y contienen las neuronas eferentes que forman parte de la motoneurona inferior.

Encéfalo

El encéfalo, protegido por las estructuras del neurocráneo (mientras que el viscerocráneo protege y aloja los órganos de los sentidos), se compone de tres partes principales (Fig. 3-5):

- El cerebro o prosencéfalo.
- El tronco del encéfalo, que incluye tanto el rombencéfalo como el mesencéfalo.
- El cerebelo.

Cerebro

Dentro del neurocráneo, el encéfalo se localiza en diferentes compartimentos delimitados por tabiques de duramadre. El **cerebro** se localiza en el **espacio supratentorial** y los dos hemisferios cerebrales están parcialmente separados por un tabique sagital, conocido como *hoz del cerebro.* Por otro lado, el **rombencéfalo** y el **cerebelo** se sitúan en el **espacio subtentorial** o **fosa posterior**, que corresponde a la parte posterior de la base interna del cráneo, caudalmente al tabique de duramadre llamado **tienda del cerebelo** (o **tentorio**). Ambos compartimentos, el supratentorial y el subtentorial, se comunican a través de la **incisura del tentorio** (o agujero oval de Paccioni), por donde pasa el **mesencéfalo.** En la parte

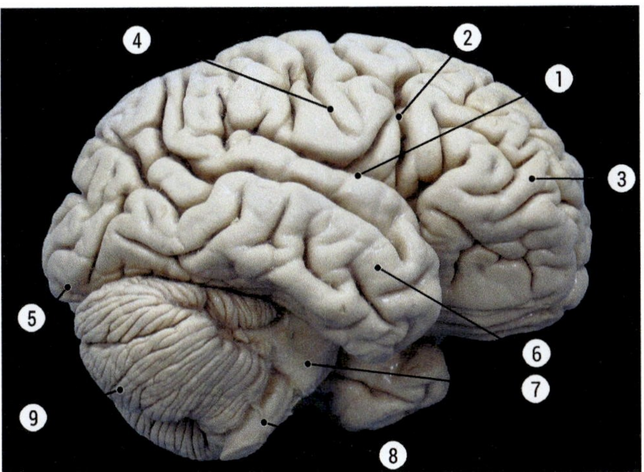

Figura 3-5. Encéfalo en visión lateralizada del lado derecho. En el cerebro se observan los surcos lateral (Sylvio) (1) y central (Rolando) (2), que permiten identificar los lóbulos cerebrales frontal (3), parietal (4), occipital (5) y temporal (6), que en superficie la corteza cerebral se ha plegado formando surcos y circunvoluciones (girencefalia). En el tronco del encéfalo se distingue la protuberancia (puente de Varolio) (7), la médula oblongada (bulbo raquídeo) (8) y por detrás de estos, el cerebelo (9), con múltiples surcos a nivel de su corteza.

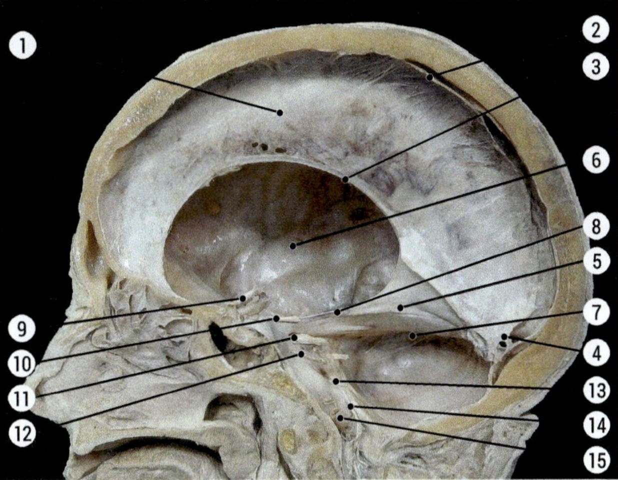

Figura 3-6. Se muestra un corte sagital de la cavidad craneal, previa extracción del encéfalo, con el objetivo de poner de manifiesto los tabiques de duramadre, que compartimentan la cavidad. Se observa la hoz del cerebro (1) con el seno longitudinal superior (2), el seno longitudinal inferior (3) y la confluencia de los senos o prensa de Herófilo (4), la tienda del cerebelo (5) y una pequeña parte de la hoz del cerebelo. Con estos tabiques se separan parcialmente los compartimentos supra (6) e infratentoriales (7), que comunican por la escotadura de la tienda (orificio oval de Paccioni). Se identifican también: arteria carótida interna (9), nervio oculomotor (10), nervio trigémino (11), nervio abducens (12), agujero yugular (13), nervio hipogloso (14) y arteria vertebral (15).

posterior de la fosa posterior, un pequeño tabique sagital, la **hoz del cerebelo**, separa parcialmente los dos hemisferios cerebelosos. Cabe destacar que la ubicación anatómica precisa de las diferentes partes del encéfalo dentro de estos compartimentos craneales tiene una gran importancia clínica (Fig. 3-6).

Cada región del encéfalo se compone de **paredes parenquimatosas**, formadas por **sustancia gris** y **sustancia blanca**, y presenta **cavidades** que contienen, y por ellas circula, LCR.

Las paredes del encéfalo forman el **parénquima**, compuesto por células, fibras y vasos sanguíneos. Las células son las **neuronas** y las **células de la glía** o **neuroglía**. Se estima que el encéfalo contiene aproximadamente 100.000 millones de neuronas, que incluyen:

- **Neuronas aferentes** (seudomonopolares o bipolares).
- **Interneuronas.**
- **Neuronas eferentes** (multipolares, Golgi tipo I y Golgi tipo II).

Las células de la glía, que superan en número a las neuronas en una proporción de **1 neurona** por cada 5-10 células gliales, incluyen:

- **Células ependimarias (ependimocitos).**
- **Astrocitos** (y células de la glía radial).
- **Células de la microglía.**
- **Oligodendrocitos** (que forman la mielina en el SNC; en el sistema nervioso periférico, esta función la realizan las **células de Schwann**).

La **sustancia gris** está compuesta principalmente por cuerpos neuronales, una densa red de vasos sanguíneos y una relativamente baja cantidad de axones mielinizados. En contraposición, la **sustancia blanca** está constituida por fibras nerviosas recubiertas de mielina y presenta una menor densidad vascular.

Sustancia gris

En el parénquima (paredes) cerebral, la **sustancia gris** se encuentra en la **corteza cerebral** y en los **ganglios basales.**

La **corteza cerebral** (*pallium*) presenta **surcos** y **circunvoluciones** (*gyrus*), que surgen por procesos de **operculización** y **girencefalia.** Los surcos primarios delimitan los **lóbulos cerebrales** (frontal, parietal, temporal y occipital), y en cada uno de ellos los surcos secundarios delimitan las circunvoluciones. Los **surcos terciarios** en cada circunvolución dan lugar a los **pliegues de paso** (descritos por Gratiolet), de modo que entre un 70 y 75 % de la corteza cerebral no es visible en la superficie. El grosor de la corteza varía según la región, oscilando entre **1,5** (área pericalcarina) y **4,5 mm** (área precentral), y su superficie total se estima en unos **2.500 cm^2** (Fig. 3-7).

La **estructura laminar** de la corteza cerebral refleja su desarrollo y función. Se distinguen tres tipos de corteza:

- **Alocórtex**: formado por tres láminas, representa 1/12 (8,33 %) de la corteza y corresponde al **hipocampo** (arquicórtex) y las áreas olfatorias primarias (paleocórtex).
- **Mesocórtex**: constituido por 3-5 láminas, forma principalmente el **lóbulo límbico** (de Broca).

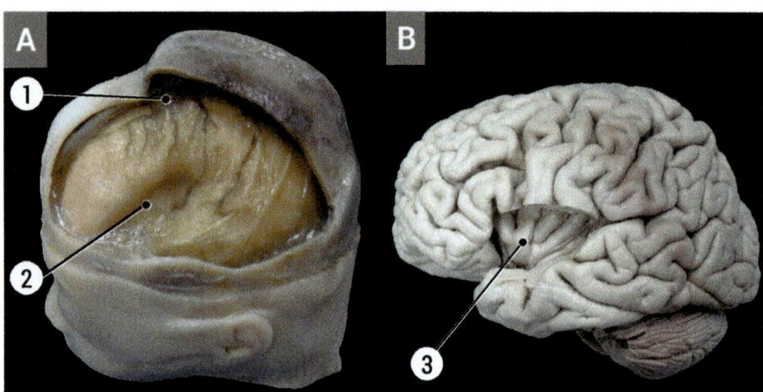

Figura 3-7. Visión de la cara convexa del cerebro. En **A** se observa el cerebro de un feto donde se aprecian vasos sanguíneos (1) y el inicio del proceso de operculización (futura ínsula) (2). En **B**, la superficie de la cara convexa de un cerebro adulto, donde se han seccionado los opérculos para visualizar los surcos y circunvoluciones de la corteza del lóbulo insular (ínsula de Reil) (3). Estas preparaciones permiten comprobar el proceso de plegamiento de la corteza cerebral, mediante un proceso de operculización y de un proceso de girencefalia, que permite aumentar considerablemente la superficie de corteza cerebral en un volumen craneal determinado.

- **Isocórtex** (o neocórtex): con 6 láminas, constituye 11/12 (91,67 %) de la corteza cerebral y alberga las áreas **motoras**, **sensitivas** y de **asociación**. Estas capas son:
  - Lámina I: molecular.
  - Lámina II: granular externa.
  - Lámina III: piramidal externa.
  - Lámina IV: granular interna.
  - Lámina V: piramidal interna.
  - Lámina VI: multiforme.

La **distribución de las neuronas** en estas láminas ha permitido clasificar el isocórtex en cinco tipos estructurales (según Von Economo y Koskinas): **agranular o piramidal**, **frontal**, **parietal**, **polar** y **granular o koniocórtex**. Las **células ganglionares** predominan en las láminas II y IV, dando un significado sensitivo a la corteza de esa zona (corteza de tipo granular), mientras que la mayor proporción de **células piramidales** en las láminas III y V le dan un significado motor (corteza de tipo agranular o piramidal). Las áreas con un equilibrio entre estos dos tipos de células (como las cortezas frontal, parietal y polar) determinan un significado funcional **asociativo**, que es el más abundante en la corteza cerebral humana.

El interés por correlacionar la morfología cerebral con aspectos funcionales llevó al desarrollo de teorías como la **frenología** o doctrina del cerebro (Franz Joseph Gall), aunque hoy carece de suficiente base científica. Otros investigadores, como **Campbell** (1905), **Vogt** (1919) y **Von Economo** (1925), propusieron correlacionar áreas corticales con funciones superiores. Sin embargo, el trabajo con mayor trascendencia histórica ha sido el de **Korbinian Brodmann** (1909), quien describió **52 áreas** corticales basándose en la **citoarquitectura neuronal** utilizando el método de tinción de Nissl. Estas áreas se designan con las siglas B, Br o A y el número asignado por el autor. Algunas áreas tienen funciones bien definidas, como el **área B4** (área motora primaria, de tipo agranular o piramidal) o el **área B17** (área visual primaria, de tipo granular o koniocórtex). Otras áreas son de significado **asociativo** y por lo tanto resultan multifuncionales, como las áreas prefrontales **B9**, **B10** y **B11** (Fig. 3-8).

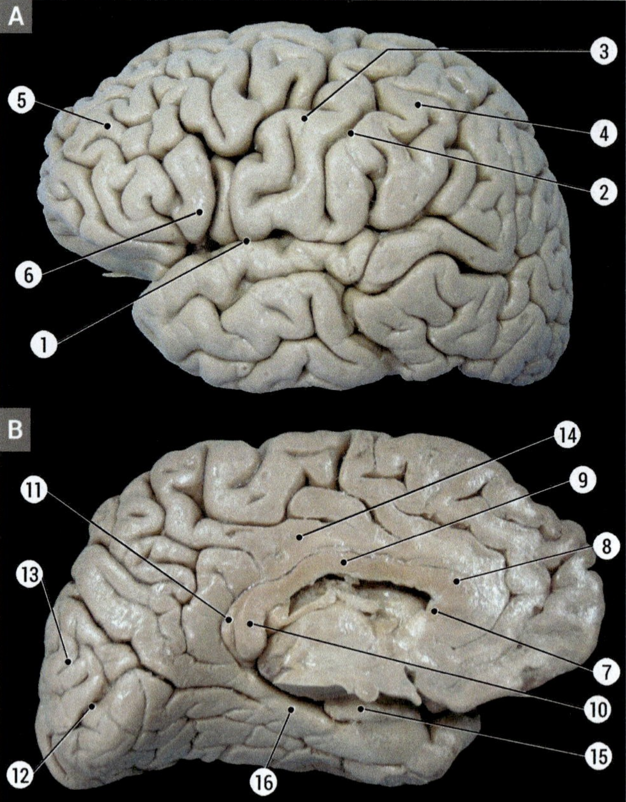

Figura 3-8. Cara convexa **(A)** y cara medial **(B)** del cerebro para identificar los surcos (primarios, secundarios y terciarios) así como los lóbulos, las circunvoluciones y los pliegues de paso en la superficie de la corteza cerebral. Destacamos en **A** el surco lateral (Sylvio) (1), el surco central (Rolando) (2), la circunvolución precentral (área 4) (3) y postcentral (áreas 3, 1, 2) (4), el área prefrontal (áreas 9, 10, 11) (5), el área de Broca (áreas 44, 45) (6). En **B**, el cuerpo calloso con pico (7), rodilla (8), cuerpo (9) y rodete (10), el gyrus fasciolar (11), el surco calcarino (12), la circunvolución del cuneus (13), la circunvolución del cíngulo (14) y el uncus (15), y el gyrus parahipocampal (16), entre otras estructuras.

Con el avance en las tecnologías de diagnóstico por imagen, en 2016 se propuso un nuevo mapa que identifica **180 áreas** en cada hemisferio cerebral (Matthew F. Glasser).

En cuanto a los **grupos neuronales subcorticales**, originados en la **vesícula prosencefálica** (telencéfalo y diencéfalo), se destacan:

- El **cuerpo estriado**, que incluye el **neoestriado** (núcleo *accumbens*, caudado y putamen), el **paleoestriado** (globo pálido) y los **núcleos subtalámico de Luys** y la **sustancia negra**.
- El **tálamo** y el **hipotálamo** (Fig. 3-9).

Respecto a los grupos neuronales subcorticales originados en la vesícula prosencefálica (telencéfalo y diencéfalo), se pueden identificar las siguientes estructuras principales (v. Fig. 3-9):

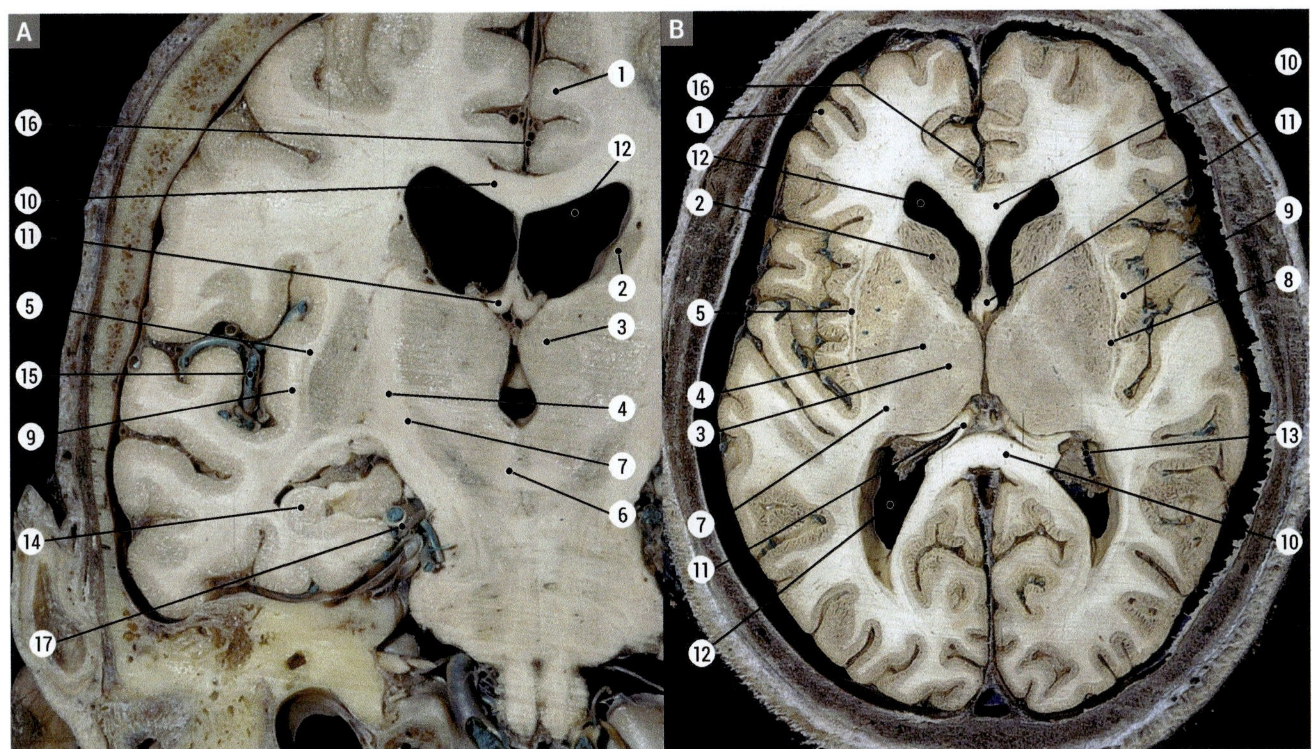

Figura 3-9. Corte coronal **(A)** y axial **(B)** del cerebro en la cavidad craneal, en especímenes en los que previamente se había realizado inyección vascular de látex natural coloreado (en verde). En ambas preparaciones se observa la sustancia gris de la corteza cerebral (1) y la sustancia gris de los núcleos subcorticales: núcleo caudado (2), tálamo (3), globo pálido (4), antemuro (5), subtalámico (6). Respecto a la sustancia blanca, se observa la cápsula interna (7), cápsula externa (8), cápsula extrema (9), cuerpo calloso (10), y el fórnix (11). También se observan los ventrículos laterales (12) (con prolongaciones frontal, temporal y occipital) con plexos coroideos (13). En la prolongación temporal, y en la cara medial del lóbulo temporal, se aprecia en **A** la formación del hipocampo (14). Las ramas de la arteria cerebral media (Sylviana) (15) se localizan en relación con el lóbulo de la ínsula; las de la arteria cerebral anterior (16), en el surco interhemisférico, y las de la arteria cerebral posterior (17), en relación con la circunvolución parahipocampal.

- **Cuerpo estriado**, que se subdivide en:
  - **Neoestriado**: compuesto por el **núcleo *accumbens***, el **caudado** y el **putamen**.
  - **Lenticular**: formado por el **putamen** y el **globo pálido** (o **paleoestriado**).
- **Núcleo subtalámico de Luys.**
- **Sustancia negra de Söemmering**: una estructura proyectada desde el diencéfalo.
- **Tálamo.**
- **Hipotálamo.**

Sustancia blanca

La **sustancia blanca** del cerebro, que representa aproximadamente el 50 % del parénquima cerebral, está formada por:

- **Fibras de asociación** (conectan áreas dentro de un mismo hemisferio).
- **Fibras comisurales** (conectan ambos hemisferios).
- **Fibras de proyección** (conexiones corticosubcorticales, ascendentes y descendentes).

Las fibras de la **sustancia blanca** se dividen en tres tipos principales (v. Fig. 3-9):

- **Fibras de asociación**: conectan áreas dentro del mismo hemisferio cerebral y pueden ser:
  - **Cortas**: como las **fibras en U** o **arcuatas**, que conectan giros cercanos.
  - **Largas**: como el **fascículo del cíngulo** o el **fascículo longitudinal superior**, que conectan regiones más distantes dentro del mismo hemisferio.
- **Fibras de proyección**: conectan la corteza cerebral con otras áreas del SNC y se clasifican en **ascendentes** o **descendentes**. Forman las denominadas *cápsulas interna*, *externa* y *extrema*.

Estas cápsulas se interponen entre los **núcleos subcorticales**, como el **núcleo lenticular**, el **núcleo caudado**, el **antemuro**, el **tálamo**, el **hipotálamo** y el **subtálamo** (incluyendo el núcleo subtalámico y la **zona incerta**). La descripción anatómica de estas estructuras se realiza principalmente a través de **cortes axiales** y **cortes coronales**.

- **Fibras comisurales**: conectan ambos hemisferios cerebrales. Los principales ejemplos son:
  - **Cuerpo calloso**: que conecta la mayoría de las áreas corticales de un hemisferio con las correspondientes en el otro. En visión sagital, el cuerpo calloso muestra cuatro partes: **pico**, **rodilla**, **cuerpo** y **rodete**. En corte axial, sus fibras forman el **fórceps mayor** y el **fórceps menor**.

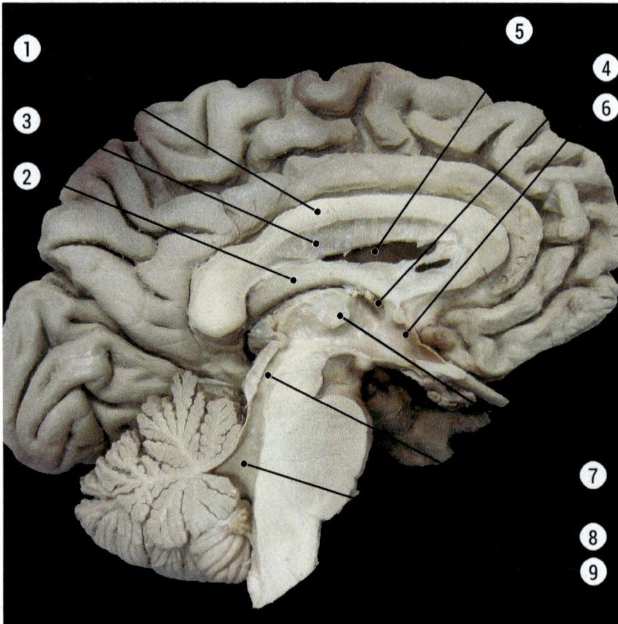

Figura 3-10. Visión sagital de las cavidades ventriculares del encéfalo. Se observa la cara medial del encéfalo, con el cuerpo calloso como referencia. Entre el cuerpo calloso (1) y el cuerpo del fórnix (2) se localiza el *septum pellucidum* (3), que separa la parte parietal de los ventrículos laterales I y II. En relación con las columnas del fórnix se observa el agujero interventricular (Monro) (4), que comunica el ventrículo lateral (5) con el III ventrículo (diencefálico) (6). En el III ventrículo observamos la adhesión intertalámica (7). El III ventrículo se continúa con el acueducto cerebral (Sylvio o mesencefálico) (8), situado por delante de la lámina cuadrigémina, y este se abre en el IV ventrículo (9), limitado dorsalmente por los velos medulares (en la tela coroidea del velo inferior se localizan los orificios de Luschka y de Magendie, que permiten el paso del líquido cefalorraquídeo, de la cavidad ventricular al espacio subaracnoideo).

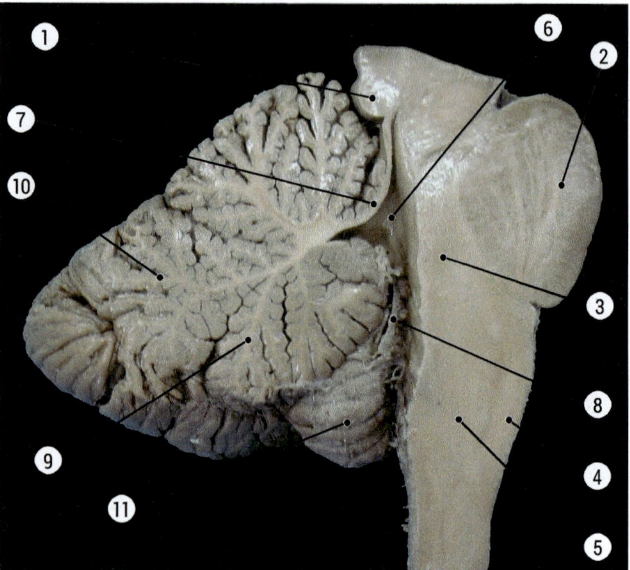

Figura 3-11. Corte sagital del tronco del encéfalo y del cerebelo. A nivel del mesencéfalo se observa el colículo inferior (1); a nivel de la protuberancia se observa la porción basilar (2) (con fibras y núcleos), y dorsalmente, la porción del tegmento o calota (3) a nivel de la médula oblongada (bulbo raquídeo) con sustancia blanca (4) y sustancia gris (5). El IV ventrículo tiene una pared anterior, protuberancial y bulbar, denominada suelo del IV ventrículo (6), y un techo, separado del cerebelo, por el velo medular superior (7) (íntimamente relacionado con la língula del cerebelo) y una lámina inferior (tela coroidea del IV ventrículo) (8). En el corte sagital del cerebelo, que afecta al vermis, se observa la sustancia blanca («árbol de la vida») (9) y el plegamiento de la corteza cerebelosa, dando lugar a múltiples surcos (10). En la cara inferior del cerebelo, por detrás de la médula oblongada, se aprecia la amígdala cerebelosa (11).

- **Comisura anterior**: localizada en la lámina terminal, conecta las áreas olfatorias y la parte basal del lóbulo temporal.
- **Fórnix**: con un cuerpo que se une al cuerpo calloso a través del *septum lucidum*, sus columnas rodean el agujero interventricular de Monro y terminan en los **cuerpos mamilares** del hipotálamo posterior. Los pilares del fórnix se conectan con el hipocampo, continuando con las fibras de las **fimbrias**.
- **Comisura posterior** y **comisura interhabenular**: localizadas en el **epitálamo**, están relacionadas estrechamente con la **glándula pineal** (epífisis).

Cavidades

Las principales cavidades del cerebro son (Figs. 3-10 y 3-11; v. Fig. 3-9):

- En los **hemisferios cerebrales** se encuentran los **ventrículos laterales** (I y II).
- En el **diencéfalo** se localiza el **III ventrículo**, que se comunica con los ventrículos laterales a través de los **agujeros interventriculares de Monro**.
- En el **mesencéfalo** está el **acueducto cerebral de Silvio**.
- En el **rombencéfalo** se encuentra el **IV ventrículo**.

El **IV ventrículo**, en su porción bulbar, está cubierto por una lámina denominada *velo medular inferior*. Esta lámina presenta orificios que permiten la comunicación entre la cavidad ventricular y el **espacio subaracnoideo**, facilitando el flujo de LCR. Estos orificios, formados por apoptosis durante el desarrollo embrionario, son el **orificio lateral de Luschka**, situado en el receso lateral, y el **orificio medio de Magendie**, localizado por encima del óbex (Fig. 3-12; v. Fig. 3-11).

Líquido cefalorraquídeo

El **LCR** se produce en el interior de las cavidades del encéfalo, en los **plexos** coroideos, que se localizan en los ventrículos laterales, los agujeros de Monro, el III ventrículo y el IV ventrículo. Impulsado por movimientos asociados con la respiración y la frecuencia cardíaca, el LCR fluye hacia los orificios del velo medular inferior para salir al espacio subaracnoideo. La absorción del LCR se realiza a través de las **granulaciones aracnoideas**, que se introducen principalmente en los **senos venosos**, como el **seno sagital superior** y el **seno transverso**, así como hacia las **venas del díploe**. Se ha demostrado que una pequeña parte del LCR se absorbe hacia los **canales lin-**

fáticos de la mucosa nasal a través de la **lámina cribosa** del hueso etmoides. El desarrollo máximo de las granulaciones aracnoideas ocurre alrededor de los 10 años de vida.

Recientemente se ha postulado la existencia de un sistema de drenaje adicional conocido como *sistema glinfático*, que es bidireccional y actúa en el espacio periarterial de las arterias de la piamadre. Este sistema permite el flujo del LCR a través de los **pies de los astrocitos**, mediado por **acuaporinas.**

El equilibrio entre la producción y absorción del LCR permite mantener un volumen estable, que varía entre **90 y 150 mL** en adultos, y entre **10 y 60 mL** en recién nacidos.

Tronco del encéfalo

La distribución de la sustancia gris y blanca encefálica varía según cada una de las regiones. En el **tronco del encéfalo**, la sustancia gris se organiza en **agrupaciones nucleares**, que incluyen:

- **Núcleos de nervios craneales.**
- **Núcleos propios de cada región.**
- **Núcleos de la formación reticular.**

Entre estos núcleos discurren fibras de sustancia blanca, que forman tractos o fascículos, los cuales pueden ser de interconexión o de proyección, con funciones aferentes o eferentes (v. Fig. 3-11).

La **formación reticular** está formada por células y fibras de asociación distribuidas principalmente en el tronco del encéfalo, con proyecciones hacia la médula espinal cervical. Morfológicamente, la formación reticular se organiza en tres bandas o grupos:

- **Banda o grupo reticular mediano** (o **núcleos del rafe**): conecta principalmente con la corteza cerebral y el sistema límbico.
- **Banda o grupo reticular medial** (o **magnocelular**): conecta principalmente con el tálamo, la corteza cerebral (a través del sistema activador reticular ascendente), los núcleos de nervios craneales y la médula espinal.
- **Grupo reticular lateral** (o **parvocelular**): se conecta principalmente con los núcleos de los nervios craneales y la médula espinal.

Los **núcleos de los nervios craneales** se clasifican según su desarrollo embriológico y función en:

- **Núcleos motores (eferentes)**: se dividen en somáticos, faríngeos (anteriormente llamados branquiales) y viscerales.
- **Núcleos sensoriales (aferentes)**: incluyen núcleos viscerales, somáticos y especiales.

La disposición de estos núcleos sigue una secuencia de **medial a lateral** en el tronco del encéfalo. Por ejemplo, la **columna somatomotora**, que se encuentra más próxima a la línea media, incluye los núcleos motores de los nervios craneales **III**, **IV**, **VI** y **XII**, que se extienden desde el mesencéfalo hasta la médula oblongada. Por otro lado, la **columna sensorial especial** está formada por los núcleos del **VIII nervio craneal**, ubicados en la protuberancia y la médula oblongada (v. Fig. 3-12).

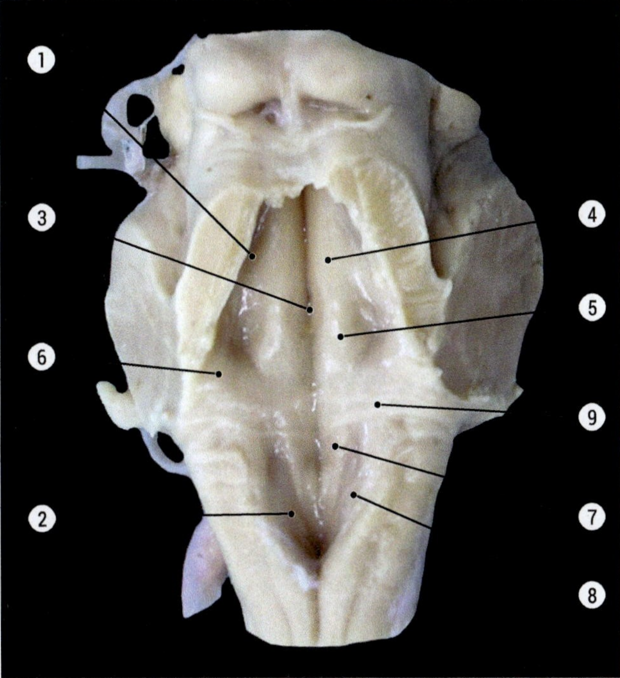

Figura 3-12. Suelo del IV ventrículo previa extracción del cerebelo mediante la sección de los pedúnculos cerebelosos. Se observan los triángulos protuberancial (1) y bulbar (2), así como el surco medio (3). En la superficie de esta región se marcan accidentes que dejan los núcleos y fibras de nervios craneales: eminencia media (4), colículo facial (5), área vestibular (6), trígono hipogloso (7), trígono vagal (8), estrías medulares (9).

Entre los núcleos macroscópicamente visibles en el tronco del encéfalo se encuentran:

- En el mesencéfalo: los núcleos de los colículos (el colículo inferior –relacionado con las vías auditivas– y el colículo superior –relacionado con las vías visuales–), el núcleo de la sustancia negra de Söemmering (con una zona compacta y una zona reticular) y el núcleo rojo de Stilling (dividido en una zona parvocelular o neoruber, y una zona magnocelular o paleoruber).
- En la protuberancia (puente de Varolio): los núcleos pontinos, que están relacionados con el neocerebelo.
- En la médula oblongada: los núcleos grácil o de Goll y cuneiforme o de Burdach, que están implicados en la sensibilidad táctil y propioceptiva, además del complejo olivar inferior, relacionado con el cerebelo y la médula espinal.

Cerebelo

El **cerebelo**, cuyo nombre significa 'pequeño cerebro' en latín (presuntamente propuesto por Leonardo Da Vinci, aunque su papel en las funciones cognitivas fue reconocido posteriormente gracias a los trabajos de la doctora Henrietta C. Leiner), está compuesto por **sustancia gris** y **sustancia blanca**.

La sustancia gris se encuentra en la **corteza cerebelosa** y los **núcleos profundos** (dentado u oliva; interpuesto, o globoso y emboliforme; y fastigio o del techo). La sustancia blanca, compuesta por fibras nerviosas, se localiza entre la corteza y los núcleos profundos.

La **corteza cerebelosa** se organiza en tres capas o láminas:

- Capa molecular, que contiene neuronas en cesto de Cajal y neuronas estrelladas.
- Capa media o de Purkinje, que contiene las grandes células de Purkinje.
- Capa granular, es la capa más interna, compuesta por neuronas granulares y neuronas de Golgi.

Durante el desarrollo, el plegamiento de la corteza cerebelosa genera numerosos surcos. Entre ellos, la **fisura prima** y el **surco dorsolateral** son los más destacados, ya que dividen el cerebelo en tres lóbulos:

- El **lóbulo anterior** (paleocerebelo).
- El **lóbulo posterior** (neocerebelo).
- El **lóbulo floculonodular** (archicerebelo).

A su vez, en la anatomía descriptiva del cerebelo se hace referencia a una parte central, el **vermis**, y dos partes laterales, los **hemisferios cerebelosos**. Las fibras extrínsecas de sustancia blanca permiten conectar el cerebelo con el tronco del encéfalo a través de los **pedúnculos cerebelosos:**

- **Pedúnculo superior**: conecta con el mesencéfalo.
- **Pedúnculo medio**: conecta con la protuberancia.
- **Pedúnculo inferior**: conecta con la médula oblongada.

La disposición ramificada de la sustancia blanca, en contraste con la sustancia gris, da lugar a la estructura conocida como *árbol de la vida* (*arbor vitae*) (v. **Fig. 3-11**).

PUNTOS CLAVE

- El desarrollo temprano del sistema nervioso, alrededor del día 18 posfecundación, indica que juega un papel en la organización y diferenciación de otros tejidos y órganos, y en el control de funciones esenciales, durante la embriogénesis.
- Durante la embriogénesis, el sistema nervioso interconecta tejidos y órganos en desarrollo, creando una red de comunicación entre ellos y permitiendo que se ajusten y coordinen en respuesta a señales tanto internas como externas.
- Cada nervio espinal está compuesto por una raíz anterior que contiene fibras eferentes somáticas y neurovegetativas y una raíz posterior que contiene fibras aferentes somáticas y neurovegetativas, y una vez constituido, se divide en dos ramos, ambas portadoras de fibras aferentes y eferentes. El ramo anterior en algunas regiones se agrupa para formar plexos nerviosos.
- El sistema nervioso central contiene estructuras de interconexión para asegurar una integración funcional como los fascículos ascendentes y descendentes de la sustancia blanca y la sustancia gris periependimaria en la médula, y las fibras de asociación, comisurales y de proyección de la sustancia blanca, y las interneuronas de la sustancia gris del cerebro y la médula.

BIBLIOGRAFÍA

Carlson BM. Embriología humana y biología del desarrollo. 6ª ed. España: Ed. Elsevier; 2019.

Carter SB. Haptotaxis and the Mechanism of Cell Motility. Nature. 1967;213:256-60.

Crossman AR, Neary D. Neuroanatomía. Texto y atlas en color. 6ª ed. Barcelona: Elsevier; 2019.

Drenckhan D, Waschke J. Benninghoff y Dreckhahn. Compendio de anatomía. 1ª ed. España: Editorial Médica Panamericana; 2010.

Feneis DW. Nomenclatura anatómica ilustrada. 11ª ed. España: Ed. Elsevier; 2021.

Glasser M, Coalson T, Robinson E et al. A multi-modal parcellation of human cerebral cortex. Nature. 2016;536:171-8.

Herculano-Houzel S. Isotropic Fractionator: A simple, rapid method for the quantification of total cell and neuron number in the brain. J Neurosci. 2005;25(10):2518-21.

Ojeda JL, Icardo JM. Neuroanatomía humana. Aspectos funcionales y clínicos. 1ª ed. Barcelona: Masson; 2009.

Orts Llorca F. Anatomía humana. Tomo II. 6ª ed. Barcelona: Ed. Científico-Médica; 1985.

Puelles L, Martínez S, Martínez M. Neuroanatomía. 1ª ed. Madrid: Editorial Médica Panamericana; 2019.

Rosales-Reynoso MA, Juárez-Vázquez CI, Barros-Núñez P. Evolución y genómica del cerebro humano. Neurología. 2018;33(4):254-65.

Sadler TW. Langman. Embriología médica. 15ª ed. Madrid: Ed. Wolters Kluwer; 2023.

Schoenwolf GC, Bleyl SB, Brauer PR et al. Larsen. Embriología humana. 6ª ed. España: Ed. Edra - Grupo Asís Biomedia S. L.; 2022.

Standring S. Gray's Anatomy: the anatomical basis of clinical practice. 42ª ed. Edimburgo: Ed. Elsevier; 2020.

Zilles K. Brodmann: a pioneer of human brain mapping – his impact on concepts of cortical organization. Brain. 2018;141:32652-78.

Sistema nervioso autónomo

4

A. Rodríguez Baeza y M. Ortega Sánchez

INTRODUCCIÓN

Un buen conocimiento de la anatomía y la fisiología del sistema nervioso autónomo (SNA) es esencial en terapia neural, tanto para el diagnóstico, al interpretar los síntomas y las interrelaciones entre ellos, como para la aplicación adecuada de las técnicas terapéuticas.

El SNA (neurovegetativo, visceral) es el responsable de la inervación y regulación de estructuras del cuerpo como vísceras, glándulas, vasos sanguíneos y linfáticos, músculo liso y miocardio.

Está constituido principalmente por fibras eferentes, aunque tiene un componente aferente que procede de nociceptores, mecanorreceptores, así como de receptores especializados, como los barorreceptores y los quimiorreceptores.

Clásicamente se propone su división en un SNA toracolumbar –o simpático– y otro craneosacral –o parasimpático–, aunque no hay que obviar en esta clasificación un componente neuroentérico.

Como concepto anatómico general, el sistema nervioso simpático (SNS) y el sistema nervioso parasimpático (SNPS) tienen en común la presencia de una primera neurona localizada en el sistema nervioso central, la cual emite fibras mielinizadas que harán conexión sináptica en una segunda neurona periférica, cuyos somas forman ganglios periféricos y emiten fibras posganglionares amielínicas que son las que alcanzan los órganos diana.

A partir de este esquema, se pueden contemplar las siguientes diferencias:

- Las fibras preganglionares son cortas en el SNS y largas en el SNPS, mientras que las fibras posganglionares son largas en el SNS y cortas en el SNPS.
- En el SNS, los ganglios se localizan en situación anterolaterovertebral (ganglios paravertebrales) respecto a la columna vertebral y también en torno a la arteria aorta abdominal (ganglios prevertebrales), mientras que en el SNPS los ganglios se localizan en la propia pared (intramurales) o en la proximidad de los órganos efectores.
- Funcionalmente, el SNS nos alerta de un peligro, nos prepara para una acción e incrementa la energía (*fight or flight*), mientras que el SNPS es un sistema de relajación y reposo (*rest and digest*).
- Neuroquímicamente, las fibras preganglionares de ambos sistemas y las posganglionares del SNPS utilizan acetilcolina como neurotransmisor, mientras que las fibras posganglionares del SNS emplean noradrenalina (con la excepción de las glándulas sudoríparas y de algunos vasos sanguíneos).

SISTEMA NERVIOSO SIMPÁTICO

En el SNS, las neuronas centrales (neurona preganglionar) se localizan en el núcleo intermediolateral de la columna intermedia (o lateral) de la médula espinal, lámina VII de Rexed, de los segmentos medulares C8 a L2-L3 (**Fig. 4-1**).

Estas neuronas emiten sus axones (fibras preganglionares mielinizadas), que se incorporan en la raíz ventral, junto con los axones de las motoneuronas inferiores, para participar en la formación de los **nervios raquídeos** C8 a L2-L3. De estos nervios se desprenden los **ramos comunicantes blancos** que se incorporan en la cadena simpática paravertebral (v. **Fig. 31-2**).

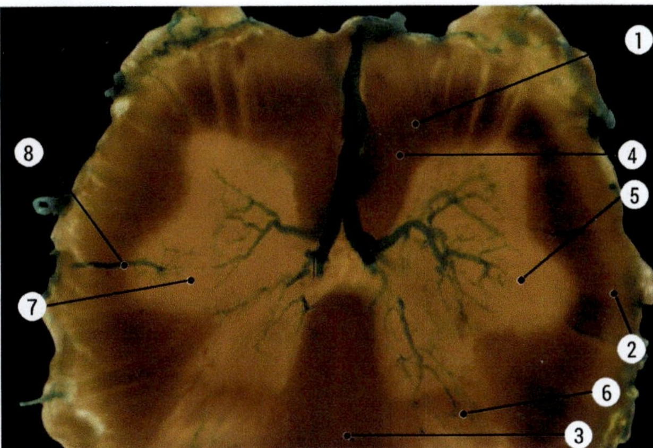

Figura 4-1. Sección transversal de médula espinal previa inyección vascular de látex natural coloreado (en verde) y posterior técnica de transparentación (método de Spalteholz). En esta preparación se distingue claramente la sustancia blanca (cordones medulares anterior [1], lateral [2] y posterior [3]) y la sustancia gris (columnas anterior [4], intermedia [5] y posterior [6]). La columna intermedia (cuerno lateral) en las regiones torácicas (de C8 a L2) es donde se localizan las neuronas simpáticas que forman el núcleo intermediolateral en la lámina VII de Rexed (7). Se observa también una arteria que irriga directamente esta área (8).

Algunas de estas fibras harán sinapsis en las neuronas de los ganglios de la cadena simpática, ya sea del mismo nivel o de otros niveles, con lo que se forma la cadena interganglionar; otras fibras preganglionares atraviesan la cadena simpática y se desprenden para ir a buscar ganglios prevertebrales (celíaco, mesentéricos), como nervios esplácnicos, donde hacen sinapsis (v. **Fig. 10-1**).

La médula de la glándula suprarrenal tiene un origen embriológico en la cresta neural troncal, y en ella se conjuntan células cromafines, neuronas ganglionares simpáticas y senos venosos, con lo que forman parte del SNS (**Fig. 4-2**).

Las fibras posganglionares procedentes de las neuronas de los ganglios de la cadena simpática forman los **ramos comunicantes grises** (amielínicos), por lo que solo están presentes en los nervios raquídeos C8 a L2-L3, que se incorporan en estos nervios y/o a través de **plexos periarteriales**; estas fibras alcanzan los órganos a inervar (músculo erector del pelo, glándulas sudoríparas, vasoconstricción, etc.).

Las fibras posganglionares de los ganglios prevertebrales forman plexos que alcanzan los órganos efectores (frénico o diafragmático inferior, renal, hepático, cístico, gástrico, esplénico, mesentérico superior e inferior, gonadal).

Cadena simpática cervical

La **cadena simpática cervical** (v. **Cap. 39**) contiene de dos a cuatro ganglios a cada lado. Discurre en relación con la lámina prevertebral de la fascia cervical profunda, por delante de las apófisis transversas de las vértebras cervicales y de los músculos prevertebrales, y por detrás de la vaina carotídea.

El **ganglio cervical superior** es fusiforme y se localiza en el espacio retroestileo (Sebileau), inmediatamente por delante de las apófisis transversas de las vértebras cervicales C2 y C3, en relación con la vaina carotídea, y entre el vientre posterior del músculo digástrico y el músculo largo de la cabeza. Las aferencias proceden de las neuronas de los núcleos intermediolateral de la médula espinal torácica superior; las fibras

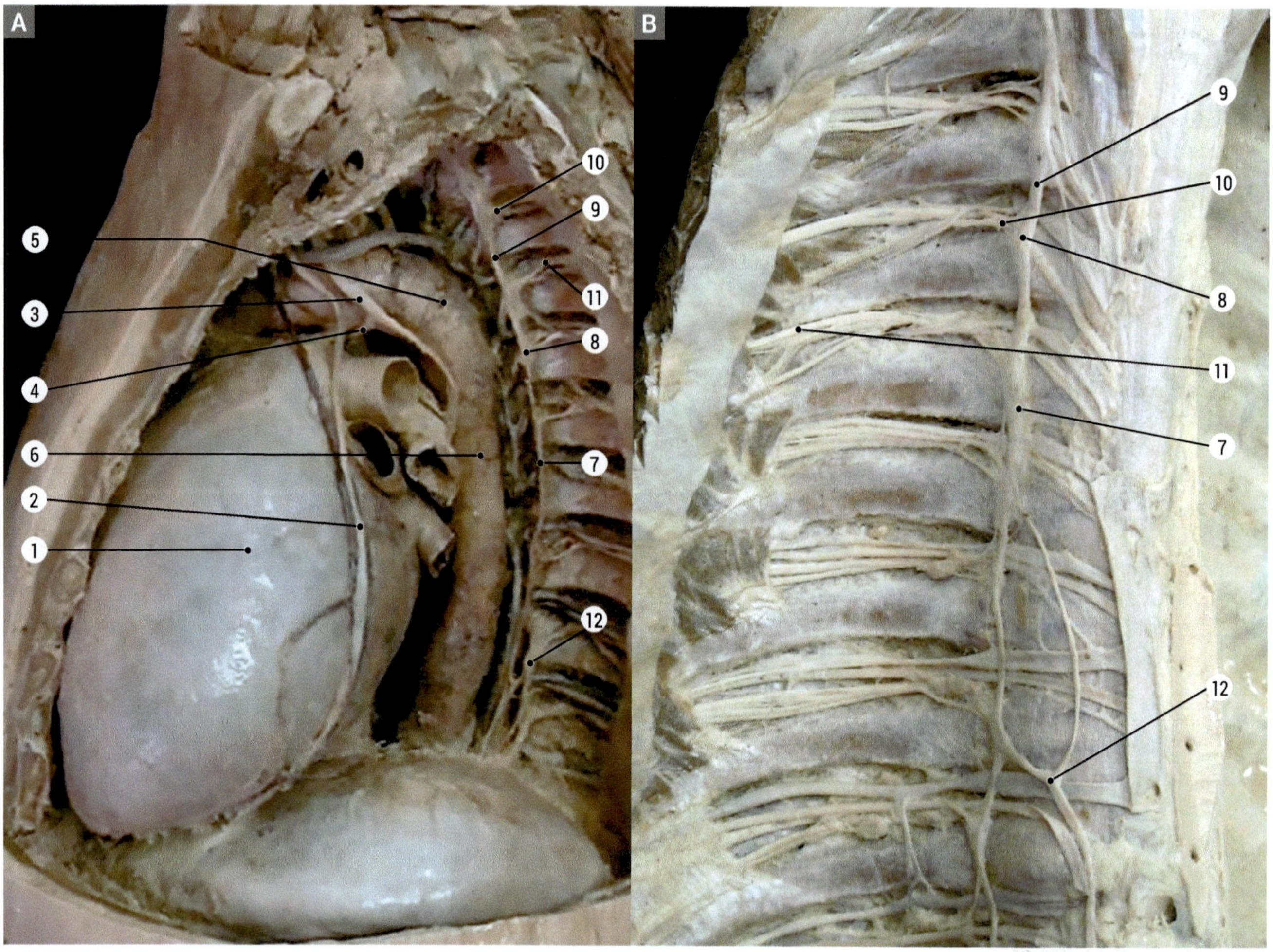

Figura 4-2. Disección de mediastino lateral, lado izquierdo **(A)** y disección de cadena simpática torácica, lado derecho **(B)**. En **A** se observa el pericardio fibroso (1), el nervio frénico izquierdo (2), el nervio vago izquierdo (3) que da lugar al nervio recurrente (laríngeo inferior) izquierdo (4) (relacionado con el ligamento arterioso de Botal y el arco aórtico [5]) y la aorta descendente torácica (6). Tanto en **A** como en **B** se observa en la cadena simpática (7), los ganglios (8), las fibras interganglionares (9), los ramos comunicantes (blancos y grises) (10), los nervios raquídeos torácicos (11) y los nervios esplácnicos torácicos (mayor y menor) (12).

posganglionares alcanzan sus órganos efectores mediante plexos perivasculares, a saber:

- **Nervio carotídeo interno**: en la adventicia de la arteria carótida interna, lleva sus fibras al ganglio pterigopalatino (esfenopalatino de Meckel), al plexo timpánico (de Jacobson), al ganglio ciliar (oftálmico de Willis) y a nervios oculomotores, y alcanza la glándula pineal (nervio pineal).
- **Nervio carotídeo externo**: sigue a la arteria carótida externa y sus fibras alcanzan el ganglio ótico (de Arnold) y el ganglio submandibular.
- **Nervio yugular**: acompañando a la vena yugular interna, sus fibras alcanzan el ganglio inferior del nervio glosofaríngeo (ganglio de Andersch) y el ganglio superior del nervio vago (ganglio yugular), así como el glomo yugular.
- **Nervios laringofaríngeos**: cuyas fibras se incorporan en los nervios craneales glosofaríngeo (IX) y vago (X).
- **Nervios cardíacos superiores**: descienden al mediastino, siguiendo la vaina carotídea, para participar en la inervación simpática del corazón.
- **Ramos comunicantes**: se incorporan en los nervios raquídeos que forman el **plexo cervical** (C1 a C4) (Fig. 4-3).

El **ganglio cervical medio** (o tiroideo) es inconstante. Se localiza entre los músculos escaleno anterior y largo del cuello, a nivel de la apófisis transversa de C6 (tubérculo carotídeo de Chassaignac) y en relación con la arteria tiroidea inferior (rama de la arteria subclavia), donde puede desdoblarse para formar un asa (asa de Drobnik). Sus fibras posganglionares son:

- **Nervios tiroideos y paratiroideos** (en plexo periarterial).
- **Nervios cardíacos medios.**
- **Ramos comunicantes** para los nervios raquídeos C5 y C6.

El **ganglio cervical inferior** (estrellado de Neubauer) frecuentemente está unido al primer ganglio torácico, formando el denominado *ganglio cervicotorácico*. Su localización es en el triángulo vertebral (trígono de Waldeyer), cuyos límites son el músculo escaleno anterior, el músculo largo del cuello y la cúpula pleural, y más concretamente en la fosita suprarretropleural (de Sebileau), por detrás de la arteria subclavia y del origen de la arteria vertebral. El ganglio estrellado está inmerso en un tejido celuloadiposo suprapleural. En relación con el origen de la arteria vertebral, se puede observar otra formación ganglionar, denominada *ganglio vertebral* o intermedio (de Jonesco). Las fibras posganglionares son:

- **Nervio vertebral**: acompaña a dicha arteria formando un plexo periarterial (de Frank).
- **Nervios cardíacos inferiores.**
- **Ramos comunicantes** a los nervios raquídeos del **plexo braquial** (C6, C7, C8, T1) para gran parte de la inervación simpática de dicho miembro (Fig. 4-4).

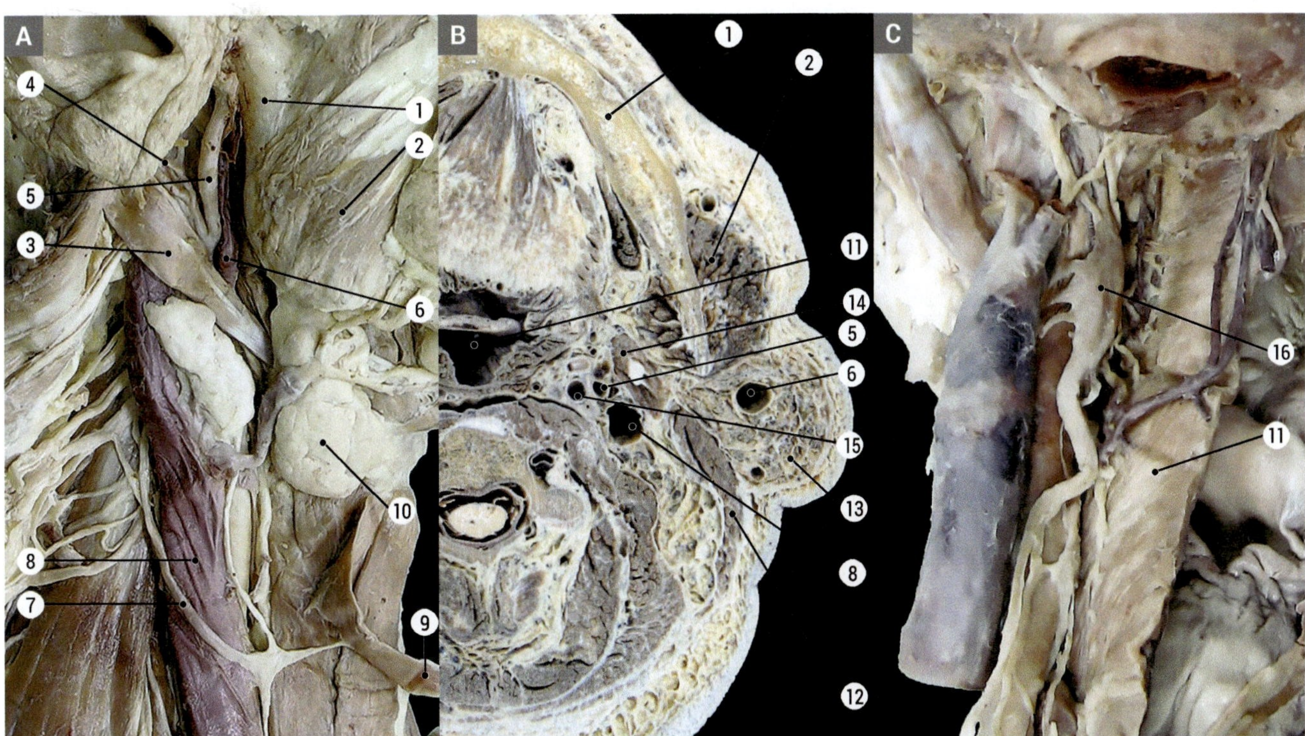

Figura 4-3. Espacio retroestíleo y ganglio cervical superior. **A)** Disección de la región, donde se observa la mandíbula (1), el músculo masetero (2), el vientre posterior del músculo digástrico (3), el nervio facial (4), la arteria carótida externa (5), la vena retromandibular (6), el asa cervical (7), la vena yugular interna (8), el músculo omohioideo (9) y la glándula submandibular (10). **B)** En dicho espacio, en un corte axial, se identifica la mandíbula (1), la faringe (11), el músculo masetero (2), el músculo esternocleidomastoideo (12), la glándula parótida (13) con la vena retromandibular (6) en su interior, los músculos estíleos (14) y, posteriormente, la vena yugular interna (8) y las arterias carótidas interna (15) y externa (5). **C)** Se ha retirado la columna vertebral cervical, visualizándose la pared posterior de la faringe (11) y el ganglio cervical superior (16) de la cadena simpática cervical.

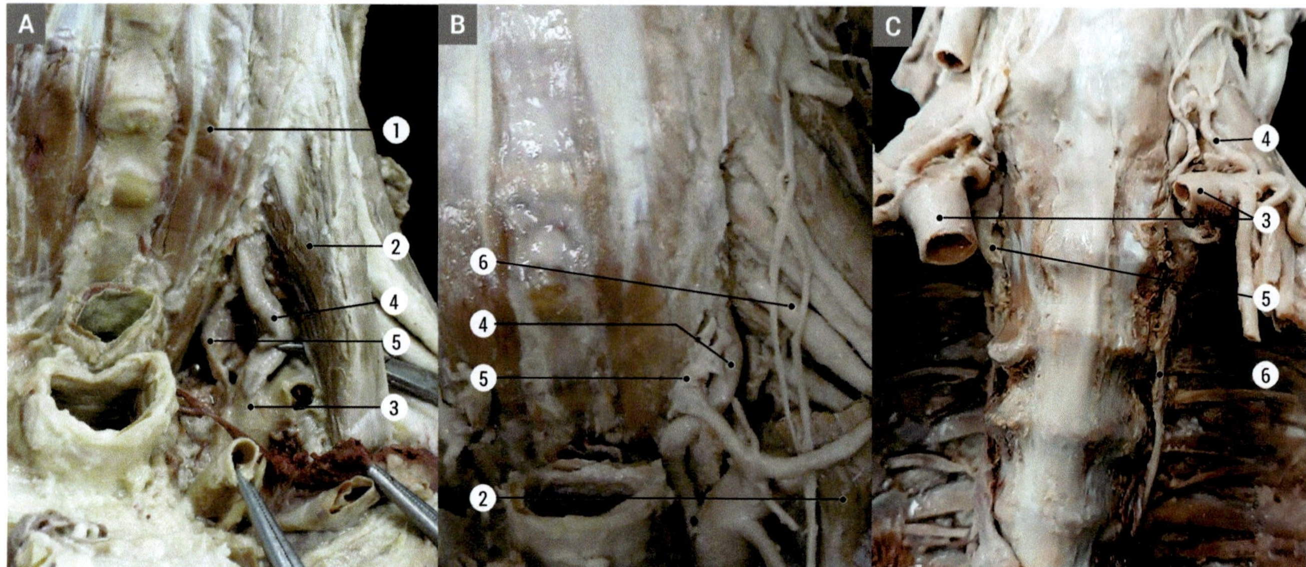

Figura 4-4. Disecciones del triángulo vertebral (trígono de Waldeyer) para la visualización del ganglio cervicotorácico. **A)** Se observan los músculos que limitan dicho espacio, el músculo largo del cuello (1) medialmente, y el músculo escaleno anterior (2) lateralmente. En la imagen se observa la arteria subclavia (3) y la arteria vertebral (4) que, una vez apartada, permite visualizar el ganglio estrellado (5). **B)** Se ha seccionado el músculo escaleno anterior (2), dejando visible la formación del plexo braquial (6). Se observa el ganglio estrellado (5) una vez reclinada la arteria vertebral (4). **C)** Se observan las arterias subclavias (3), el tronco tirocervical (4), los ganglios estrellados (5) a cada lado, y su continuidad con la cadena simpática torácica (6).

Cadena simpática torácica

La **cadena simpática torácica** (v. Cap. 39) está integrada por 10-13 ganglios a cada lado. Esta cadena se localiza tanto en el mediastino superior como en el posterior, en situación anterolateral a los cuerpos vertebrales torácicos, a nivel de las articulaciones de la cabeza de las costillas. La cadena cruza ventralmente los vasos intercostales y queda inmersa en el tejido conectivo de la fascia endotorácica.

Las fibras posganglionares son:

- Nervios cardíacos torácicos.
- Nervios para el plexo pulmonar.
- Nervios para el esófago.
- Nervios para el conducto torácico.

Los **nervios esplácnicos** procedentes de la cadena simpática torácica llevan fibras tanto preganglionares como posganglionares y alcanzan el abdomen después de atravesar el diafragma, entre los pilares principal y accesorio de este músculo.

- El **nervio esplácnico mayor** se forma de fibras procedentes de los ganglios de la cadena torácica 5 a 9/10. Estas fibras convergen a nivel del cuerpo vertebral de T9 o T10, y en su trayecto suele observarse un ganglio (ganglio torácico esplácnico o de Lobstein). Una vez atraviesan el diafragma, se unen al cuerno lateral del ganglio celíaco del lado correspondiente.
- El **nervio esplácnico menor** procede de fibras de los ganglios 9-11 y, paralelamente al nervio esplácnico mayor, ingresa en el abdomen para formar parte del plexo celíaco, uniéndose a los ganglios celíacos y aortorrenales.
- El **nervio esplácnico inferior o imo**, variable, procede del ganglio 12 de la cadena simpática torácica. Una vez atraviesa el diafragma, participa en la formación del **plexo renal**.

Cadena simpática lumbar

La **cadena simpática lumbar** (v. Cap. 39) está formada por 3-5 ganglios a cada lado. Esta cadena se localiza en el retroperitoneo y con relación al borde medial del origen vertebral lumbar del músculo psoas mayor. De esta cadena salen **nervios esplácnicos lumbares**, con fibras preganglionares y posganglionares, que por **plexos preaórticos** descienden a la pelvis (plexo hipogástrico superior) y otras lo hacen a **ganglios prevertebrales**, para así alcanzar los ganglios celíacos, aortorrenales, mesentéricos superior e inferior. Otras fibras se incorporan a la adventicia de las arterias lumbares, aorta e ilíacas (**plexos periarteriales**) y finalmente, por ramos comunicantes grises, fibras simpáticas acompañan las ramas del **plexo lumbar** (fibras de L1 a L4). El **plexo hipogástrico superior** es continuación del plexo preaórtico situándose por delante del cuerpo de la L5, para así ingresar en la cavidad pélvica. Debido a su morfología ha sido denominado clásicamente como *nervio presacro* (Latarjet) o *nervio bifurcado* (Mattuschka) por presentar un cordón derecho y uno izquierdo. En la pelvis, a cada lado, participa en la formación del plexo hipogástrico inferior (Fig. 4-5).

Cadena simpática sacra

La **cadena simpática sacra** está integrada por cuatro ganglios a cada lado y por un ganglio en la línea media, **ganglio impar**

(v. Cap. 48). Se extiende desde el promontorio del sacro hasta el cóccix, situándose medialmente a los agujeros sacros anteriores, en relación con el origen sacro del músculo piriforme. Las fibras posganglionares se incorporan a la adventicia de las arterias sacras (media, laterales), y como ramos comunicantes grises, a los nervios que conforman el plexo sacro (especialmente al nervio ciático). De esta cadena también salen dos o tres nervios esplácnicos sacros, que se unen al plexo hipogástrico inferior. El **ganglio impar** (Walter) se localiza en el retroperitoneo, por delante de la articulación sacrococcígea y por detrás del recto, en la fascia pélvica parietal. Las fibras posganglionares del ganglio impar dan inervación a la región perineal, parte distal del recto, ano y uretra terminal, así como a la vulva y la parte distal de la vagina.

SISTEMA NERVIOSO PARASIMPÁTICO

El **SNPS** se ha descrito clásicamente en dos componentes: el componente craneal y el componente sacro, de ahí el nombre de sistema cráneo-sacral; sin embargo, recientemente se ha reconsiderado si realmente el componente sacro del parasimpático tiene esta significación o es de significado funcional simpático.

El **componente craneal** del SNPS tiene sus neuronas centrales en el tronco encefálico, como parte de los núcleos de los nervios craneales oculomotor (III), facial (VII), glosofaríngeo (IX) y vago (X).

Núcleo parasimpático del nervio oculomotor

En **núcleo parasimpático del nervio oculomotor** (núcleo de Edinger-Wetphal del III nervio craneal) está localizado en los dos tercios superiores del mesencéfalo, por delante del acueducto del mesencéfalo (Sylvio) y dorsomedial al núcleo somatomotor de dicho nervio. Las fibras preganglionares de este núcleo se dirigen hacia delante, atravesando el núcleo rojo y parte de la sustancia negra, para tener su origen aparente en la fosa interpeduncular. Las fibras discurren junto a las fibras somatomotoras del nervio oculomotor para así alcanzar el **ganglio ciliar** (oftálmico de Willis), donde hacen sinapsis. Este ganglio se localiza en la cara lateral del tercio posterior del nervio óptico (II nervio craneal), en el tejido adiposo de la órbita (v. Cap. 37). Las fibras posganglionares se denominan *nervios ciliares cortos*, ingresan en la esclera, alrededor de la papila óptica, para inervar a los músculos iridoconstrictor (miosis) y ciliar (acomodación). Por el ganglio ciliar discurren otras fibras que no realizan sinapsis, como las fibras simpáticas (del ganglio cervical superior para la midriasis) y somatosensitivas (del nervio nasociliar del oftálmico del trigémino).

Núcleos del nervio facial

El **núcleo lagrimal** (Yagita) y el **núcleo salivatorio superior** pertenecen a los **núcleos del nervio facial** (VII nervio craneal), medialmente a la línea media de la base del triángulo protuberancial del suelo del IV ventrículo; las fibras discurren por el nervio intermedio (Wrisberg).

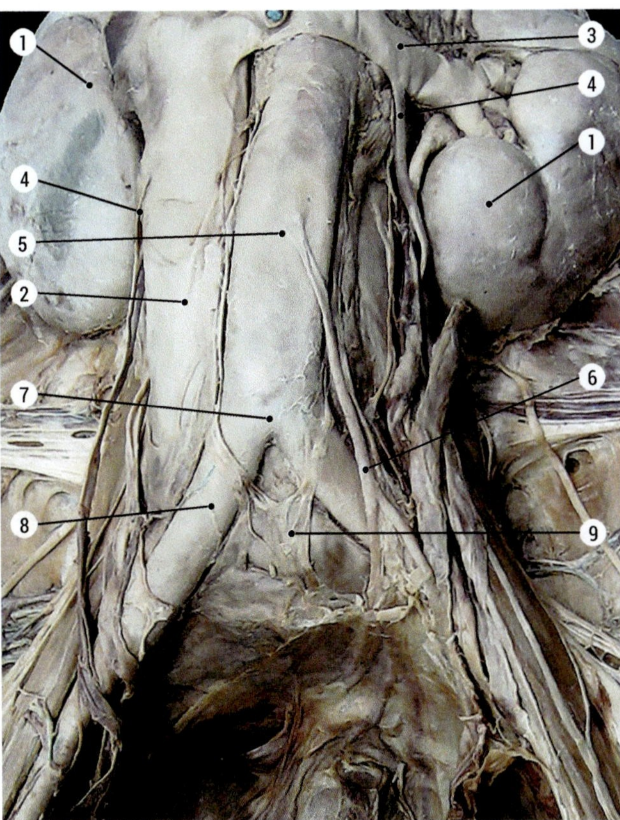

Figura 4-5. Disección de retroperitoneo. Se observan los riñones (1), la vena cava inferior (2), la vena renal izquierda (3) y las venas gonadales (4), así como la aorta abdominal (5), la arteria mesentérica inferior (6) y la bifurcación (7), que da lugar a las arterias ilíacas comunes (8). A cada lado de la aorta (5) aparecen fibras nerviosas que se unen caudalmente a la bifurcación, formándose así el nervio bifurcado, o plexo hipogástrico superior (9).

Las fibras procedentes del **núcleo lagrimal**, en la porción laberíntica (primera porción) del acueducto del nervio facial (Falopio), y más exactamente a nivel del **ganglio geniculado**, se desprenden y dan lugar al **nervio petroso mayor**. Este nervio discurre por la cara anterosuperior de la porción petrosa del hueso temporal, por un surco óseo, para así alcanzar el **agujero rasgado**. Estas fibras forman el componente parasimpático del **nervio vidiano** (nervio del conducto pterigoideo) que alcanzan el **ganglio pterigopalatino** (esfenopalatino, Meckel), donde hacen sinapsis. Unas fibras posganglionares tienen trayecto ascendente para unirse al **nervio maxilar** (rama Vb del nervio trigémino), y mediante su rama cigomática alcanzan la glándula lagrimal; otras salen del ganglio pterigopalatino, como **nervios nasales posteriores y palatinos**, para inervar a glándulas y la mucosa de estas regiones anatómicas. Así, se puede comprobar que los procesos alérgicos lagrimopalatonasales están muy relacionados con la inervación eferente del componente parasimpático procedente de este ganglio. La localización del ganglio pterigopalatino (esfenopalatino de Meckel) es en la base de la **fosa pterigopalatina**, la cual se encuentra en la pared medial de la fosa cigomática (infratempo-

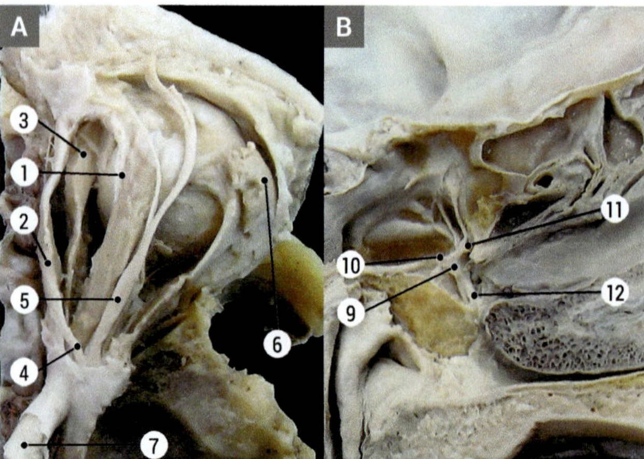

Figura 4-6. **A)** En la disección de la órbita, desde la fosa craneal anterior, se observa el músculo elevador del párpado superior (1), el músculo oblicuo superior (2) con su polea, el músculo recto medial (3), así como los nervios troclear (4), frontal (5) (rama del oftálmico del trigémino), la glándula lagrimal (6) y el nervio óptico (7). **B)** Se ha realizado la disección desde la pared lateral de la fosa nasal izquierda, justo detrás del polo posterior del cornete medio, para la visualización del ganglio pterigopalatino (9), con el nervio del canal pterigoideo (10), las ramas del nervio maxilar (11), y los nervios palatinos mayores (12).

ral), entre la tuberosidad del maxilar, la lámina perpendicular del hueso palatino y la apófisis pterigoides del hueso esfenoides (Fig. 4-6) (v. Cap. 37).

Las fibras procedentes del **núcleo salivatorio superior** acompañan al **nervio intermedio** (de Wrisberg) en el acueducto del nervio facial (Falopio) y se desprenden en la porción mastoidea (tercera porción) de dicho acueducto como **nervio cuerda del tímpano**. Dicho nervio entra en la caja del tímpano, discurre por los pliegues maleolares, en relación con el cuello del martillo, para salir de la caja del tímpano por la fisura petrotimpánica (de Glaser), alcanzando la **fosa cigomática (infratemporal)** (v. Cap. 38), donde se une a las fibras del nervio lingual. Estas fibras hacen sinapsis en el **ganglio submandibular**, localizado por encima de la glándula, y las fibras posganglionares dan inervación secretomotora a las glándulas salivares submandibular y sublingual (Fig. 4-7).

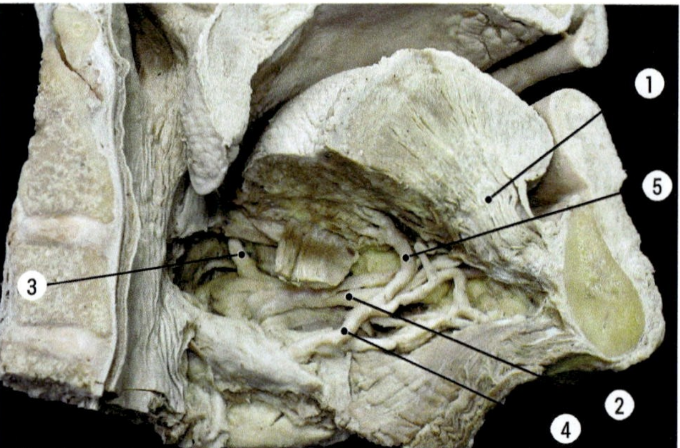

Figura 4-7. Disección de la región suprahioidea desde la línea media de la fosa sublingual. Se ha seccionado parcialmente la lengua (músculo geniogloso) (1), observándose el ganglio submandibular (2), el nervio lingual (3), la arteria lingual (4) y su rama profunda de la lengua (5).

Núcleo salivatorio inferior

El **núcleo salivatorio inferior** se localiza por debajo del salivatorio superior, medialmente a la línea media del triángulo de la médula oblongada (bulbo) del suelo del IV ventrículo, justo por encima del trígono del nervio hipogloso (ala blanca interna). Las fibras procedentes de este núcleo se incorporan a las fibras del **nervio glosofaríngeo** (IX nervio craneal) (v. Cap. 40), salen del cráneo por el **foramen yugular** (queda separado de las otras estructuras que salen por dicho orificio por un pequeño tabique de duramadre) y atraviesa los ganglios superior (Andersch) e inferior (Ehrenritter) del nervio glosofaríngeo, sin hacer sinapsis en ellos. A nivel del ganglio inferior se desprende el **nervio timpánico** (de Jacobson), el cual ingresa en la caja timpánica por un conductillo timpánico (de Jacobson) que se encuentra entre la fosa yugular, el orificio externo del conducto carotídeo y la base de la apófisis estiloides, en la cara inferior de la porción petrosa del hueso temporal. Dentro de la caja del tímpano, este nervio se distribuye por la mucosa que recubre el promontorio, donde se pueden encontrar algunas células ganglionares. Se forma un plexo en la superficie del promontorio, **plexo timpánico**, de donde sale el **nervio petroso menor**, el cual abandona la caja del tímpano por su pared anterior. Por el hiato de dicho nervio, situado en la cara anterior de la porción petrosa del hueso temporal, sale de la fosa craneal media, a través de la fisura esfenopetrosa, para alcanzar el **ganglio ótico** (de Arnold), situado en la cara medial del nervio mandibular del trigémino, justo en su salida del **agujero oval**. Las fibras posganglionares discurren junto a las fibras del **nervio auriculotemporal**, alcanzando así la glándula parótida después de relacionarse muy estrechamente con las arterias meníngea media (el nervio puede estar desdoblado en esta relación) y maxilar, así como con el ligamento esfenomandibular en el ojal retrocondíleo (de Juvara). Esta inervación es secretomotora para la glándula parótida (Fig. 4-8).

Núcleo dorsal del nervio vago

El **núcleo dorsal (núcleo posterior) del nervio vago** se localiza en la médula oblongada, lateralmente al núcleo del nervio hipogloso, formando el trígono del **nervio vago** (ala gris de la nomenclatura clásica) del suelo de la fosa romboidal (IV ventrículo). Las fibras de estas neuronas tienen significado visceromotor parasimpático y discurren por la médula oblongada para buscar su origen aparente en el surco colateral dorsal (retroolivar), quedando este origen entre las fibras del nervio glosofaríngeo (IX nervio craneal) y las del nervio accesorio (XI nervio craneal).

El nervio vago sale del cráneo por el **agujero yugular** (v. Cap. 40), junto con las fibras del nervio accesorio, quedando separado de la salida del nervio glosofaríngeo por un tabique de duramadre (ligamento yugular).

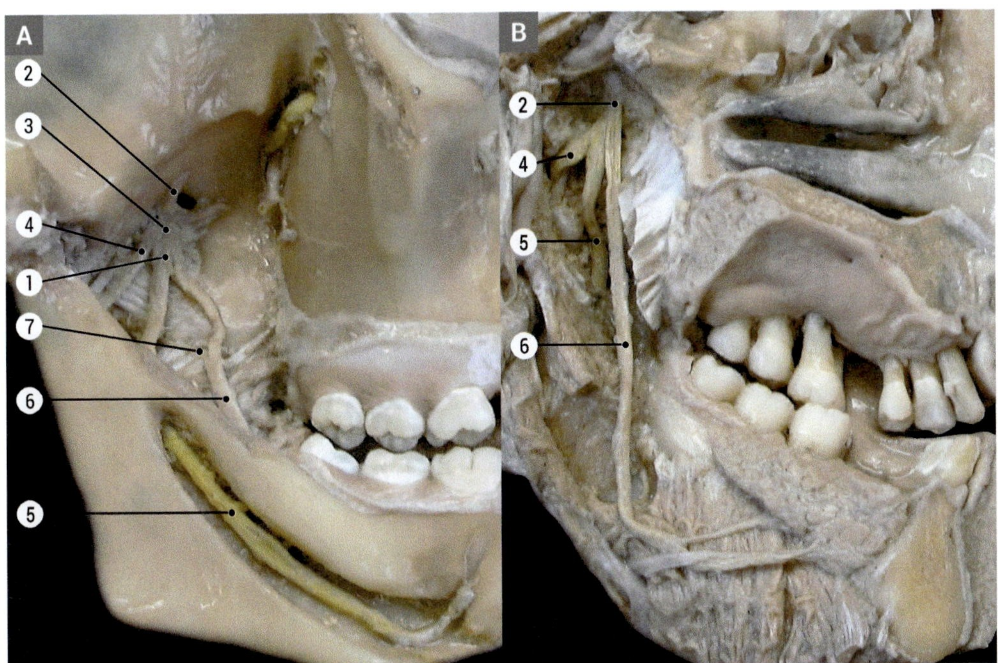

Figura 4-8. Disección del nervio mandibular del nervio trigémino. En **A** se observa la cara lateral, desde la fosa infratemporal (cigomática), y en **B** se aprecia la cara medial, previa sección del músculo pterigoideo medial. En ambas preparaciones se observa el nervio mandibular (1) saliendo por el agujero oval (2), donde se localiza el ganglio ótico (de Arnold) (3), así como sus ramas auriculotemporal (4), alveolar inferior (5) y lingual (6). En **A** se puede observar el nervio cuerda del tímpano (7) uniéndose al nervio lingual (6).

En el propio agujero yugular o inmediatamente después de la salida, presenta dos engrosamientos en su trayecto: el ganglio superior (o yugular) y el ganglio inferior (o nodoso). El **ganglio superior** está conectado a la raíz craneal del nervio accesorio (fibras del núcleo ambiguo para la inervación de los músculos palato-faringo-laríngeos que siguen al nervio vago), al ganglio inferior del nervio glosofaríngeo y a una rama del ganglio cervical superior de la cadena simpática. El **ganglio inferior**, de mayor volumen, está conectado al nervio hipogloso (XII nervio craneal), a la primera asa del plexo cervical y al ganglio cervical superior de la cadena simpática. Fibras del nervio accesorio se unen al nervio vago y participan en la inervación de la faringe y la laringe a través de los **nervios recurrentes** (esta conexión entre ambos nervios ha dado lugar a que algunos autores denominen al nervio accesorio como *fonodeglutorio*). Los nervios vagos, en su trayecto extracraneal, se sitúan en el espacio laterofaríngeo, concretamente en el espacio retroestíleo (Sebileau), formando parte desde su inicio del paquete vasculonervioso del cuello (arteria carótida interna, o común más caudalmente, vena yugular interna y nervio vago, situado en el ángulo diedro posterior entre arteria y vena), que está envuelto por la **vaina carotídea**, una expansión de la lámina pretraqueal de la fascia cervical profunda. A nivel cervical, el paquete vasculonervioso del cuello se relaciona estrechamente con el músculo esternocleidomastoideo (considerado su músculo satélite) y queda cruzado por el músculo omohioideo (su tendón intermedio conecta con la vaina carotídea y, por lo tanto, con la vena yugular interna). Este paquete está contenido en el triángulo carotídeo, lugar de división de la arteria carótida común en las arterias carótidas interna y externa, así como de los triángulos de Farabeuf y Guyon (limitados por la vena yugular interna, la desembocadura de la vena tirolinguofaringofacial y el nervio hipogloso o el vientre posterior del músculo digástrico, según uno u otro de estos autores clásicos). El triángulo carotídeo tiene como límites a los músculos esternocleidomastoideo, el vientre posterior del músculo digástrico y el vientre superior del músculo omohioideo, lugar donde se localizan el **seno carotídeo** (un barorreceptor) y el **cuerpo** (*glomus*) **carotídeo** (un quimiorreceptor).

Los nervios vagos ingresan en el mediastino, primero en el superior y luego en el posterior, siendo su trayecto diferente en el lado derecho respecto al izquierdo (v. **Caps. 40** y **42**). En el mediastino superior, el nervio vago derecho cruza por delante la arteria subclavia, quedando lateralmente al tronco braquiocefálico y al arco de la vena ácigos, mientras que en el lado izquierdo sigue la arteria carótida común para luego cruzar lateralmente el arco (cayado) aórtico. Tanto en un lado como en el otro los nervios vagos descienden posteriormente al pedículo pulmonar (los nervios frénicos descienden por delante de dichos pedículos) alcanzando la adventicia que recubre el esófago, donde forman un plexo nervioso. De este plexo se desprende un **tronco vagal anterior** (izquierdo) y un **tronco vagal posterior** (derecho). Estos troncos vagales, junto al esófago, ingresan en la región supramesocólica del abdomen por el hiato esofágico del diafragma, alcanzando así el estómago. El nervio vago derecho se localiza en la cara posterior del cardias dividiéndose en 4-5 ramas que alcanzan el plexo celíaco, y el nervio vago izquierdo se localiza en la cara anterior del cardias y continúa por la curvatura menor del estómago, dando ramos gástricos y hepáticos.

Durante su trayecto, los nervios vagos emiten una serie de ramas. A saber:

- **Ramo meníngeo** (desde el ganglio superior hacia la duramadre de la fosa craneal posterior).
- **Ramo auricular** (desde el ganglio superior, ramo comunicante con el nervio glosofaríngeo, para inervar la parte posterior de la oreja y del conducto auditivo externo).
- **Ramos para el plexo faríngeo** (procedentes del núcleo craneal del nervio accesorio, para formar el plexo faríngeo).

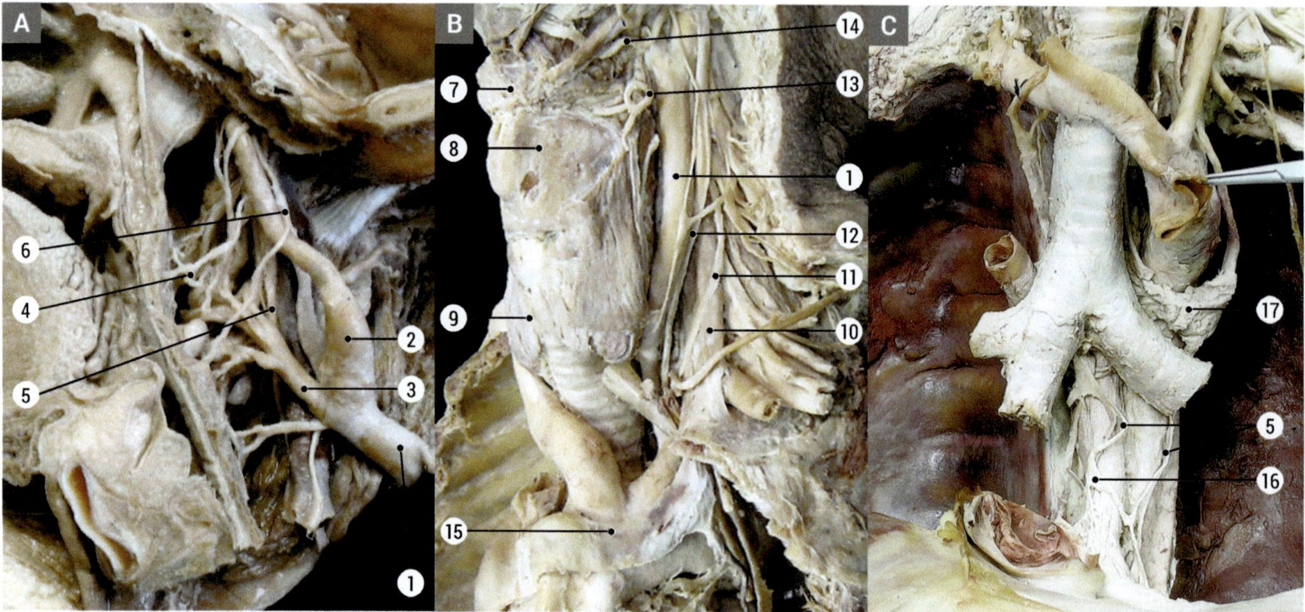

Figura 4-9. Trayecto del nervio vago a nivel cervical y torácico. **A)** Se ha diseccionado el espacio laterofaríngeo previa extracción del raquis cervical. Se observa la arteria carótida común (1) y su división en arterias carótidas interna (2) y externa (3). En la pared posterior de la faringe se ven las ramas del plexo faríngeo (4), constituido por ramas simpáticas y parasimpáticas (de los nervios vagos [5] y glosofaríngeos [6]). **B)** Disección del cuello del lado izquierdo. Se observa la región suprahioidea, el hioides (7), la laringe (8) y la glándula tiroides (9). Lateralmente, la arteria carótida común (1), el músculo escaleno anterior (10) (por detrás de él, el plexo braquial) con el nervio frénico (11), el asa cervical (12), el nervio laríngeo superior (13), el nervio hipogloso (14) y el arco aórtico (15), en el mediastino lateral. **C)** Disección del mediastino posterior donde se observa el plexo periesofágico (16) que forman los nervios vagos (5) (hay una tumoración en el nervio vago izquierdo [17], a nivel del arco aórtico).

- **Ramo carotídeo** (antiguamente nervio depresor de Hering, juntamente con el nervio glosofaríngeo y fibras simpáticas para inervar el seno y el cuerpo carotídeos).
- **Nervio laríngeo superior** (del ganglio inferior, para inervar a los músculos constrictor inferior de la faringe y cricotiroideo, así como a la mucosa de la región supraglótica de la laringe).
- **Ramos cardíacos cervicales superiores e inferiores.**
- **Nervio laríngeo inferior o recurrente**, que en el lado derecho hace su recurrencia en torno a la arteria subclavia derecha, mientras que en el lado izquierdo hace su recurrencia en el arco –cayado– aórtico. Inerva a la mayoría de los músculos intrínsecos de la laringe, así como la mucosa infraglótica (Fig. 4-9).

Componente sacro

El **componente sacro** del SNA ha sido clásicamente atribuido a una función parasimpática, procedente de neuronas centrales localizadas en la lámina VII de Rexed (sustancia intermedia lateral) de la médula espinal de los segmentos medulares S2, S3 y S4 (núcleos parasimpáticos sacros). Sin embargo, en el año 2016, Espinosa-Medina *et al.* publicaron un trabajo en *Science* en el que demostraban que el significado de este componente era simpático, no parasimpático.

Este cambio de paradigma ha sido también estudiado y discutido por otros autores (Neuhuber *et al.*, 2017; Jänig *et al.*, 2018; Alkatout *et al.*, 2021). Ya sea su significado simpático o parasimpático, las fibras preganglionares mediante nervios sacros y nervios esplácnicos pélvicos (erectores de Eckard) alcanzan el **plexo hipogástrico inferior**, donde hacen sinapsis. Las fibras posganglionares de este plexo inervan a los órganos pélvicos, aunque algunas hacen sinapsis directamente en ganglios intramurales de dichos órganos (v. Figs. 45-3 y 46-1).

PLEXOS NERVIOSOS AUTONÓMICOS

Por el interés que tiene para la terapia neural, a continuación se describe brevemente la localización de algunos de los plexos nerviosos autonómicos.

Los plexos nerviosos autonómicos son redes nerviosas formadas por fibras simpáticas y parasimpáticas, así como con grupos neuronales, que se encuentran en diferentes regiones corporales desempeñando un papel esencial en la regulación y coordinación de las funciones viscerales.

Estos plexos serán desarrollados más extensamente en sus capítulos correspondientes.

A nivel torácico

En los siguientes apartados se explican el plexo cardíaco y el plexo pulmonar.

Plexo cardíaco

El **plexo cardíaco** (v. Cap. 42) está constituido por fibras simpáticas posganglionares procedentes de la cadena simpática cervical y torácica superior (nervios cardíacos) y por fibras preganglionares de los nervios vagos (ramas cardíacas). El plexo se sitúa en relación con el arco (cayado) aórtico y el tronco pulmonar, así como en la base del corazón. En estos plexos existen ganglios: unos arteriales (destaca el ganglio arterial de Wrisberg) en relación con la aorta y otros, los ganglios de Perman, en la cara posterior del atrio izquierdo.

Plexo pulmonar

El **plexo pulmonar** (v. Cap. 42) está formado por fibras parasimpáticas de los nervios vagos y fibras posganglionares procedentes de los ganglios de la cadena simpática cervical y primeros ganglios torácicos. Este plexo se localiza alrededor del pedículo pulmonar. Los plexos de ambos lados están conectados entre sí, así como con el plexo cardíaco.

A nivel abdominal

A nivel abdominal se describe el **plexo aórtico abdominal**, que, con fibras simpáticas y parasimpáticas, se sitúa por delante y lateralmente a la aorta abdominal, hasta la bifurcación de dicha arteria. Incluye los plexos celíaco, aórtico-renal, mesentérico superior, mesentérico inferior, hipogástrico superior e hipogástrico inferior.

Plexo celíaco

El **plexo celíaco** (v. Cap. 44), antiguamente denominado *plexo solar*, es un plexo nervioso localizado alrededor del tronco celíaco, rama de la arteria aorta abdominal. La relación esquelotópica de este plexo corresponde a las vértebras T12-L1. Se encuentra en el retroperitoneo, rodeado por tejido conjuntivo (región celíaca de Luschka). Este plexo comunica con el plexo mesentérico superior y el plexo aórtico-renal. Las fibras simpáticas proceden de los nervios esplácnicos (mayor, menor e imo), y las fibras parasimpáticas, de los nervios vagos y frénicos (especialmente el derecho). Las fibras parasimpáticas hacen sinapsis en los ganglios celíacos (semilunares), de tal forma que los nervios vagos alcanzan los ganglios. En el ganglio del lado derecho se forma la denominada *asa memorable* (Wrisberg), y en el lado izquierdo, el asa de Laignel-Lavastine, entre los nervios vagos y esplácnicos mayores a cada lado, y el nervio frénico derecho (la participación del nervio frénico izquierdo es inconstante). De este plexo salen fibras para alcanzar el hígado (plexo hepático), el bazo (plexo esplénico), el estómago (plexo gástrico), el páncreas (plexo pancreático) y suprarrenales (plexo suprarrenal) (Fig. 4-10).

Plexo aórtico-renal

El **plexo aórtico-renal** (v. Cap. 44) se localiza en el origen de las arterias renales de la aorta. Este plexo recibe fibras del plexo y ganglios celíacos, y en él se encuentran algunos ganglios de donde salen fibras posganglionares. Este plexo está relacionado funcionalmente con la inervación vasomotora renal, así como con los glomérulos y túbulos renales.

Plexo mesentérico superior

El **plexo mesentérico superior** (v. Cap. 44) se forma alrededor del origen y trayecto de la arteria mesentérica superior, rama de la aorta abdominal. Está constituido por fibras simpáticas procedentes del plexo celíaco y fibras parasimpáticas procedentes de los nervios vagos. En este plexo también se

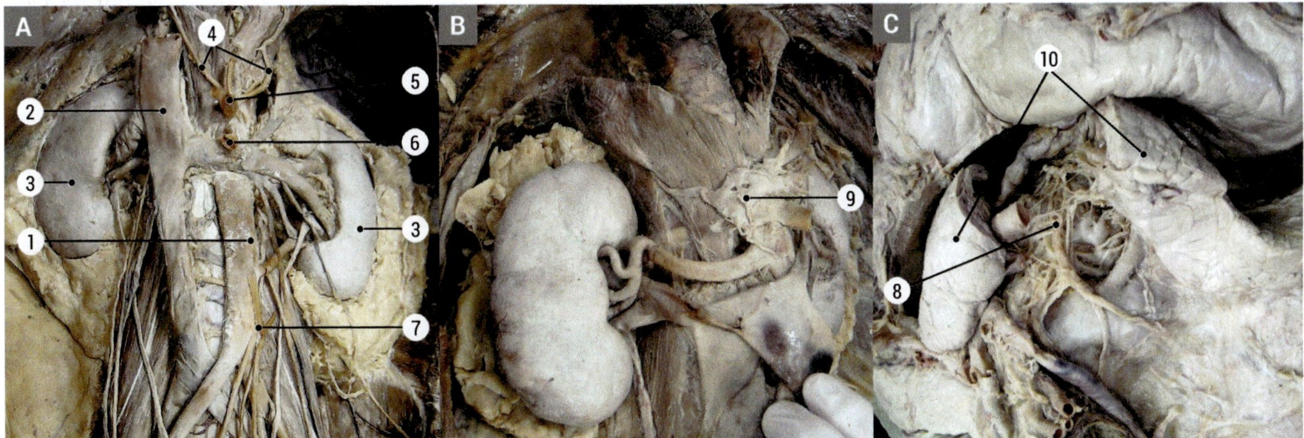

Figura 4-10. Disección del retroperitoneo. **A)** La disección muestra la aorta abdominal (1), la vena cava inferior (2) y los riñones (3) en la celda renal. De la aorta se observan las arterias frénicas inferiores (4), el tronco celíaco (5), la arteria mesentérica superior (6) y la arteria mesentérica inferior (7). En relación con el tronco celíaco, se localizan los ganglios del plexo celíaco. **B)** Se visualiza el ganglio semilunar derecho (9) del plexo celíaco, previa separación de la vena cava inferior, en la región celíaca (de Luschka). **C)** Se observan las fibras y uno de los ganglios (8) del plexo celíaco, a través de una sección del páncreas (10).

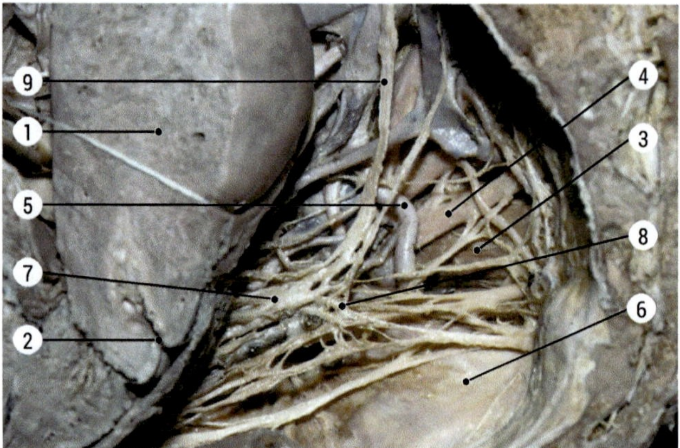

Figura 4-11. Disección del plexo hipogástrico inferior (pélvico) del lado derecho en una hemipelvis femenina (el útero está afecto de una tumoración) (1). En la disección se visualiza el cuello del útero (2), el músculo piriforme (3), ramas del plexo sacro (4), la arteria glútea inferior (5), el músculo coccígeo (6), así como el plexo hipogástrico inferior de forma plexiforme (7), con la llegada de los nervios erectores de Eckart (procedentes de S2, S3, S4) (8), así como de las fibras del plexo hipogástrico superior (9).

encuentran formaciones ganglionares, de donde salen fibras posganglionares parasimpáticas. Las fibras neurovegetativas se distribuyen en los territorios de irrigación de la arteria mesentérica superior, es decir, páncreas, duodeno, yeyuno, íleon, apéndice vermiforme, ciego, colon derecho, ángulo hepático del colon y colon transverso (hasta el punto de Canon-Bohm).

Plexo mesentérico inferior

El **plexo mesentérico inferior** acompaña a la arteria mesentérica inferior y sus ramas, formando un plexo cólico izquierdo y un plexo rectal superior.

Plexo hipogástrico superior

El **plexo hipogástrico superior** (nervio presacro de Latarjet) (v. Cap. 44) se localiza por delante del cuerpo de L5, siendo una conexión entre el plexo mesentérico inferior y el plexo hipogástrico inferior, con participación también de ramas procedentes de los ganglios de la cadena simpática lumbar. De este plexo se desprenden los nervios hipogástricos, derecho e izquierdo (nervios bifurcados de Mattuschka), que descienden a la cavidad pélvica para unirse al plexo hipogástrico inferior.

Plexo hipogástrico inferior

El **plexo hipogástrico inferior (pélvico)** (v. Cap. 46) está localizado en el espesor de la fascia pélvica, lateralmente al recto, y cuello uterino en el caso de las mujeres, en una región conocida como *espacio pelvirrectal* (de Delbert) o *lámina portadora de vasos y nervios* (de Pernkoff). La morfología de este plexo es variable, presentándose en algunas ocasiones como una verdadera lámina nerviosa y en otras es plexiforme. En este plexo se conjuntan fibras del componente simpático, procedentes de los nervios hipogástricos y esplácnicos sacros, y del componente parasimpático, procedente de los nervios esplácnicos pélvicos (nervios erectores de Eckart, de S2, S3, S4). De este plexo salen fibras para la vejiga urinaria (plexo vesical), útero y vagina (plexo uterovaginal, localizado en parametrio, donde se describe el ganglio de Lee-Frankenhäuser) y próstata (plexo prostático), así como para el recto (plexos rectales medio e inferior) (Fig. 4-11).

SISTEMA NERVIOSO ENTÉRICO (NEUROENTÉRICO)

Este sistema se extiende desde el esófago distal hasta el canal anal, localizándose en la pared del tubo digestivo, dando lugar al conocido como *plexo intramural*. Está constituido por aproximadamente 100 millones de neuronas, células gliales entéricas y células intersticiales de Cajal. En la pared del tracto digestivo se describen un **plexo mientérico** (de Auerbach) –localizado entre la capa longitudinal y la circular de la pared intestinal– y un **plexo submucoso** (de Meissner). El primero controla el peristaltismo (motilidad), mientras que el segundo controla la mucosa y las vellosidades (secreción). Bajo la serosa que recubre la pared intestinal también se describe un fino plexo, el **plexo subseroso.**

Este sistema no tiene componente en el sistema nervioso central, y mediante reflejo regula la contracción de la musculatura lisa y las glándulas. Actualmente se incluye dentro del SNA y algunos autores lo han denominado *cerebro del intestino*, teniendo su origen embriológico en la cresta neural (vagal y sacra).

SISTEMA ENDOCRINO DIFUSO

Las células del denominado sistema endocrino difuso, y más concretamente del **sistema cromafín**, derivan del neuroectodermo, están inervadas por fibras preganglionares **simpáticas** y sintetizan catecolaminas. Debido a su capacidad para producir hormonas peptídicas y aminas biógenas, se ha descrito con las siglas **APUD** (*Amine Precursors Uptake and Decarboxylation*). En este sistema cromafín, con su máximo desarrollo en el período fetal y la niñez, se integran:

- La médula de la glándula suprarrenal.
- Los cuerpos paraaórticos (como el órgano de Zuckerkandl).
- Los paraganglios.
- Las células de Merkel de la piel.
- Las células C de la glándula tiroides.

Las fibras preganglionares **parasimpáticas** terminan en paraganglios no cromafines, que son más numerosos en el cuello, relacionados con los nervios glosofaríngeo (IX) y vago (X), siendo también destacable el de la bifurcación carotídea (cuerpo carotídeo), el de la vena yugular interna (cuerpo yugular) y en la región yugulotimpánica.

PUNTOS CLAVE

- El SNA es responsable de la inervación y regulación de estructuras del cuerpo como vísceras, glándulas, vasos sanguíneos y linfáticos, músculo liso y miocardio.
- Está constituido principalmente por fibras eferentes, aunque tiene un componente aferente que procede de nociceptores, mecanorreceptores y receptores especializados, como los barorreceptores y los quimiorreceptores.
- Las fibras preganglionares del SNS son de distribución toracolumbar, y las del SNPS, craneosacral.
- Las fibras posganglionares del SNS son noradrenérgicas, y las del SNPS, colinérgicas.

BIBLIOGRAFÍA

Anastasi G, Gaudio E, Tacchetti C. Anatomía humana – atlas. 2ª ed. Rodríguez Baeza A, editor de la edición en español. Zaragoza: Grupo Asís; 2022.

Crossman AR, Neary D. Neuroanatomía. Texto y atlas en color. 6ª ed. España: Ed. Elsevier; 2019.

Dauber W. Feneis. Nomenclatura anatómica ilustrada. 11ª ed. España: Ed. Elsevier; 2021.

Delmas J, Laux G. Anatomie médico-chirurgicale du système nerveux végétatif sympathique et parasympathique. París: Ed. Masson et Cie.; 1933.

Drenckhann D, Waschke J. Benninghoff y Dreckhahn. Compendio de anatomía. 1ª ed. Madrid: Editorial Médica Panamericana; 2010.

Espinosa-Medina I, Saha O, Boismoreau F et al. The sacral autonomic outflow is sympathetic. Science. 2016;354(6314):893-7.

Hovelaque A. Anatomie des nerfs craniens et rachidiens et du système grand sympatique chez l'homme. París: Ed. Gaston Doin et Cie.; 1927.

Lazorthes G. Le système nerveux périphérique. Description, systématisation, exploration. París: Ed. Masson et Cie.; 1971.

Mancall EL. Gray's Clinical Neuroanatomy. The anatomic basis for clinical neuroscience. 1ª ed. Filadelfia: Ed. Elsevier; 2011.

Orts Llorca F. Anatomía humana. Tomo II. 6ª ed. España: Ed. Científico-Médica; 1985.

Paturet G. Traité d'anatomie humaine. Tome IV sistème nerveux. París: Ed. Masson et Cie.; 1964.

Rouvière H, Delmas A. Anatomía humana. Descriptiva, topográfica y funcional. 11ª ed. Barcelona: Ed. Elsevier; 2010.

Standring S. Gray's Anatomy: the anatomical basis of clinical practice. 42ª ed. Edimburgo: Ed. Elsevier; 2020.

Anatomía funcional del sistema estomatognático 5

A. Sánchez Torres y J. C. Salinas Castro

INTRODUCCIÓN

La anatomía funcional del sistema estomatognático constituye una de las áreas más complejas y fascinantes del cuerpo humano. Situado en la región craneofacial, este sistema está delimitado anatómicamente por los rebordes infraorbitarios en la parte superior, las apófisis mastoides hacia atrás y el hueso hioides en su extremo inferior, abarcando la cavidad oral y la orofaringe.

Comprende estructuras como dientes, encías, labios, lengua, paladar, glándulas salivales, amígdalas, músculos masticatorios, mejillas y articulación temporomandibular (ATM). Estas estructuras, conjuntamente, facilitan una diversidad de funciones vitales, desde masticar y hablar hasta respirar y deglutir, junto con acciones tan íntimas como besar, sonreír y expresar emociones faciales.

A pesar de que a menudo se le limita a un papel localizado, la importancia del sistema estomatognático trasciende estas funciones primarias. Posee extensas interconexiones tanto anatómicas como funcionales con el resto del cuerpo. Una conexión destacada es con el sistema nervioso, manteniendo una relación estrecha con el sistema nervioso autónomo y los pares craneales. Este sistema alberga ganglios parasimpáticos como el esfenopalatino, el ótico y el submandibular, e influye directamente sobre el ganglio ciliar y el nervio vago. También contiene una densa red de fibras simpáticas originadas en el ganglio cervical superior, nervios espinales cervicales, pares craneales y el extenso complejo arterial de la región. El nervio trigémino es de especial relevancia, inervando la mayoría de las estructuras orales y maxilofaciales, y ejerciendo un papel esencial en la mediación de reflejos y respuestas en diversas áreas corporales.

Además, la relación entre el sistema estomatognático y el sistema musculoesquelético y fascial es profunda. Como ejemplo, la posición y función de la mandíbula pueden influenciar directamente en la postura cervical, así como en la alineación general del cuerpo, y viceversa.

Finalmente, el sistema estomatognático puede actuar como un auténtico epicentro de focos irritativos. En los siguientes capítulos se abordará cómo las infecciones dentales, las cicatrices quirúrgicas, las anomalías en la mucosa oral o las alteraciones funcionales, entre otras, pueden repercutir en áreas distantes del cuerpo a través de respuestas reflejas y neurofisiológicas.

EMBRIOLOGÍA

Hacia los días 15 o 16 de gestación tiene lugar la gastrulación, un proceso que da origen a las tres capas germinales: ectodermo, mesodermo y endodermo, de las cuales se desarrollarán todos los tejidos y órganos del embrión:

- Del **ectodermo** derivan el sistema nervioso; el epitelio sensorial del ojo, oído y nariz; la epidermis, cabello y uñas; las glándulas mamarias y cutáneas; el epitelio de los senos paranasales, cavidades nasal y bucal; las glándulas bucales, y el esmalte dental.
- Del **mesodermo** derivan los músculos y tejidos conectivos, como huesos, cartílago, fascias, sangre, dentina, pulpa dental, cemento y ligamento periodontal.
- Del **endodermo** provienen los epitelios del tracto gastrointestinal y sus glándulas asociadas.

Durante la 4ª semana de gestación, las células de la cresta neural migran hacia el mesodermo, contribuyendo a la formación del sistema sensitivo de los ganglios de las raíces posteriores de los nervios craneales y espinales, además de intervenir en la creación de los tejidos faciales, incluyendo los huesos, cartílagos, músculos, dientes, tendones y ligamentos.

En esta misma semana, el embrión humano, que inicialmente es un disco plano, comienza a plegarse ventralmente en su extremo anterior, mientras el encéfalo suprayacente, originado del tubo neural, se expande y empuja el corazón en dirección caudoventral al encéfalo. Entre el encéfalo y el corazón se forma una fosa que se convertirá en la **boca primitiva** o **estomodeo**. Caudal a esta fosa se desarrolla el primer arco faríngeo, conocido como *arco mandibular*, del cual emergen los procesos maxilares y mandibulares, que originarán los dientes y demás tejidos orales.

Entre la 4ª y 7ª semanas de gestación, caudalmente al arco mandibular, se forman otros tres arcos faríngeos para el desarrollo de la cara y el cuello.

Cada uno de los arcos faríngeos contiene vasos sanguíneos, músculos, elementos esqueléticos y nervios, los cuales estarán íntimamente relacionados anatómica y fisiológicamente en el adulto.

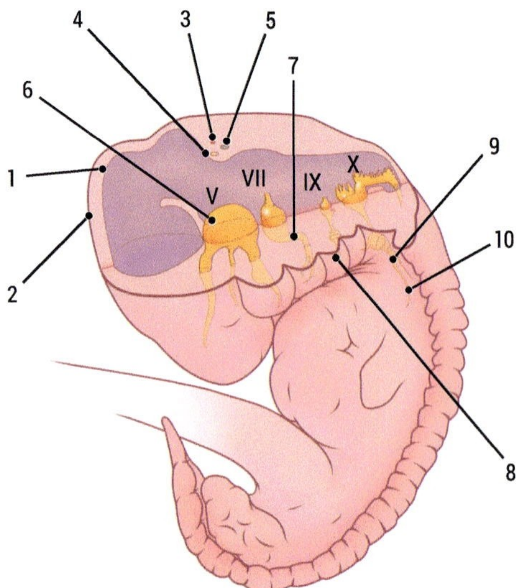

Figura 5-1. Organización de los arcos faríngeos y su inervación. Cada arco faríngeo está compuesto por endodermo (1), ectodermo (2) y una estructura mesodérmica intermedia. Además, cada arco contiene una arteria del arco aórtico (3), su propio nervio craneal (4), que inerva sus derivados, y elementos esqueléticos (5) que darán origen a estructuras óseas y cartilaginosas. El nervio trigémino (6) inerva el 1er arco con sus tres ramas, el nervio facial (7) inerva el 2° arco, el nervio glosofaríngeo (8) el tercero, la rama laríngea superior del nervio vago (9) inerva la musculatura del cuarto arco, y la rama recurrente del nervio vago (10), la del sexto arco.

Cada arco faríngeo está inervado por un nervio craneal específico (**Fig. 5-1**):

- El primer arco faríngeo se asocia al nervio trigémino.
- El segundo arco faríngeo se asocia al nervio facial.
- El tercer arco faríngeo se asocia al nervio glosofaríngeo.
- El cuarto y el sexto arcos faríngeos se asocian al nervio vago.

Estos nervios mantienen una relación anatómica y fisiopatológica en el adulto a través de sus conexiones en el núcleo espinal del nervio trigémino.

Los nervios y la musculatura de cada arco se desarrollan conjuntamente y siguen trayectorias definidas hasta alcanzar sus posiciones funcionales, todo ello regulado por mecanismos genéticos durante el desarrollo. Factores ambientales pueden provocar defectos faciales o en los arcos faríngeos si afectan a estos tejidos antes de la 4ª semana de vida. Este es un período en el que se debe tener especial cuidado con la exposición a radiación, y con factores químicos, hormonales, dietéticos o de estrés materno.

La cara se desarrolla a partir de los tejidos circundantes al estomodeo. Por encima del estomodeo se encuentra el **proceso frontonasal**, que da origen a la frente, el apéndice nasal y la premaxila. Lateralmente, los **procesos maxilares** (derecho e izquierdo), formados a partir del primer arco faríngeo, dan lugar a las mejillas, maxilares y labios superiores hasta el límite con el **filtro labial**, que se desarrolla a partir del **proceso nasal medio**. Inferior al estomodeo, se halla el arco mandibular, e inferior a este se encuentra el segundo arco faríngeo, o **arco hioideo**, cuyos músculos se extienden lateralmente hacia la cara, formando parte del oído externo y medio, así como del pabellón auricular en conjunto con el arco mandibular. Entre los procesos frontal y maxilar se forman las **placodas ópticas**, que son áreas engrosadas de células ectodérmicas. Hacia la 7ª semana, el crecimiento lateral del encéfalo provoca la expansión facial, desplazando los ojos hacia una posición anterior en la cara y reduciendo la extensión de la nariz en comparación con la 4ª semana (**Figs. 5-2** y **5-3**).

OSTEOLOGÍA

El cráneo humano se divide en dos partes principales: el neurocráneo –que envuelve y protege el encéfalo– y el viscerocráneo –que proporciona una base para los órganos responsables de funciones como la masticación y la respiración, y aloja la mayoría de los órganos sensoriales.

Los huesos que componen el cráneo se dividen en:

- **Huesos craneales o del neurocráneo**: occipital, parietal, frontal, temporal, esfenoides y etmoides.
- **Huesos faciales o del viscerocráneo**: maxilar, mandíbula, palatino, nasal, cornete nasal inferior, cigomático, lagrimal y vómer.
- Huesos asociados: hioides y huesos del oído.

El interior de la base del cráneo se organiza en tres fosas para contener las estructuras del encéfalo. (v. **Cap. 34**) (v. **Fig. 35-3**).

La superficie externa del cráneo sirve como punto de inserción para varios músculos que están involucrados en los movimientos oculares, mandibulares y de la cabeza.

Los huesos del cráneo se unen a través de articulaciones fijas conocidas como *suturas* (v. **Cap. 34**).

Dentro de la estructura ósea craneofacial se encuentran los **senos paranasales**, próximos a la cavidad nasal y revestidos de membrana mucosa. Entre sus funciones están la de disminuir el peso del cráneo, proteger las estructuras intracraneales, calentar y humedecer el aire inspirado, equilibrar diferencias de presión, participar en la ampliación del olfato, dar resonancia a la voz y proteger el oído. Los huesos que contienen senos paranasales son el frontal, el etmoides, el maxilar y el esfenoides.

Los huesos frontal y occipital se detallan en el capítulo dedicado a la cabeza y zona suboccipital (v. **Cap. 34**).

Hueso temporal

El hueso temporal, bilateral y simétrico, se posiciona en las regiones laterales e inferiores del cráneo (**Fig. 5-4**). Se articula con los huesos cigomático, parietal, occipital, esfenoides y la mandíbula. Se diferencian tres partes:

- **Porción escamosa**: representa la superficie lateral del hueso y contiene la **apófisis cigomática** –que en su extremo anterior se une con la apófisis temporal del hueso cigomático– y la **fosa mandibular** –que sirve como punto de articulación con el cóndilo de la mandíbula–, dando lugar a la **ATM**.

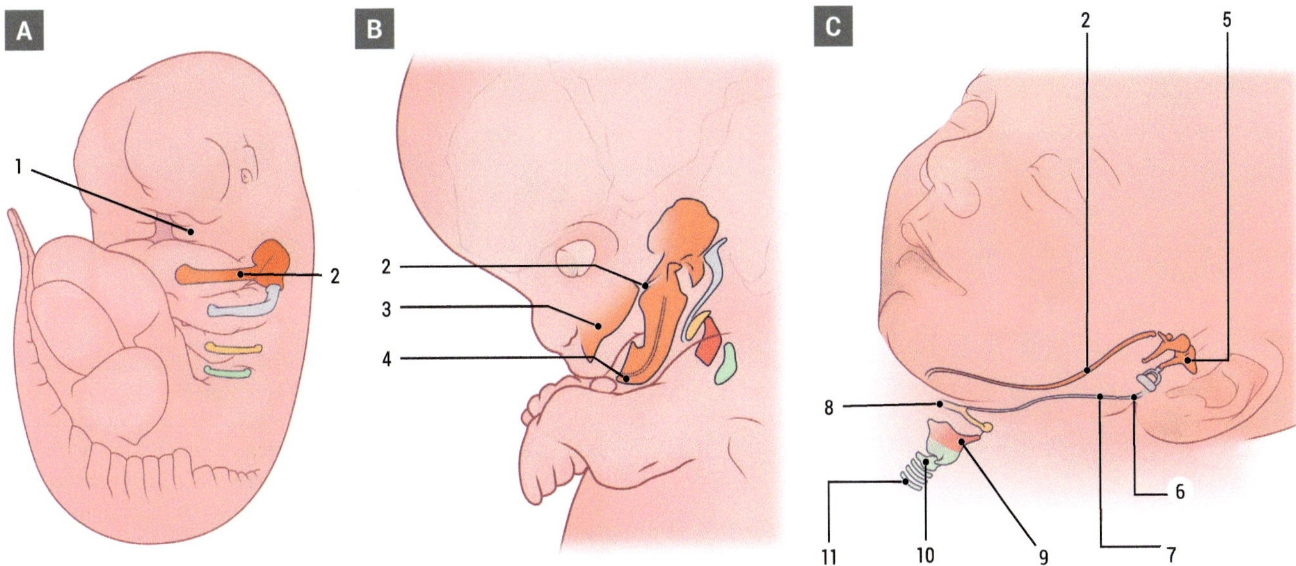

Figura 5-2. Vista lateral de los arcos faríngeos. **A)** Se muestran los cartílagos de los arcos faríngeos de la región de la cabeza y el cuello que participan en la formación de los huesos de la cara y el cuello. **B)** En una etapa posterior del desarrollo, algunos componentes de los arcos faríngeos se osifican, mientras que otros desaparecen o se convierten en ligamentos. El proceso maxilar (1) y el cartílago de Meckel (2) son reemplazados, mediante osificación membranosa, por el hueso maxilar (3) y la mandíbula (4), respectivamente. **C)** Estructuras definitivas formadas por los componentes cartilaginosos de los arcos faríngeos: huesos del oído (5), apófisis estiloides (6), ligamento estilohioideo (7), hioides (8), cartílago tiroides (9), cartílago cricoides (10) y anillos traqueales (11).

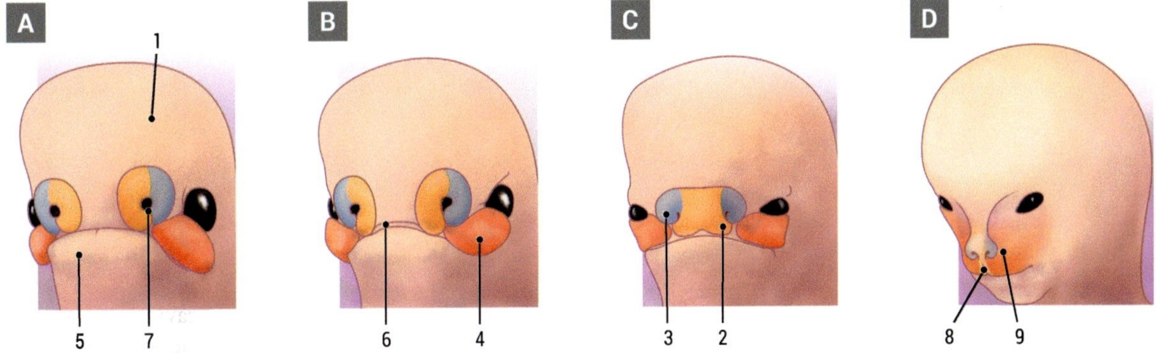

Figura 5-3. Vista frontal de la formación de la cara. **A)** Embrión de 5 semanas. **B)** Embrión de 6 semanas. Las prominencias nasales se separan gradualmente de la maxilar por surcos profundos. **C)** Embrión de 7 semanas. Las prominencias maxilares se han fusionado con las prominencias nasales mediales. **D)** Embrión de 10 semanas. Prominencia frontonasal (1), nasal media (2), nasal lateral (3), maxilar (4), mandibular (5), estomodeo (6), fosa nasal (7), filtro labial (8) y surco nasogeniano (9).

- **Porción timpánica**: incorpora el conducto auditivo externo, que finaliza en el tímpano.
- **Porción petrosa**: protege las estructuras del oído interno. Contiene la **apófisis mastoides**, por detrás y debajo del conducto auditivo externo, y la **apófisis estiloides**, que se proyecta hacia abajo sirviendo como punto de inserción para varios ligamentos que interactúan con los músculos de la lengua y la faringe.

Hueso parietal

Este hueso par se sitúa en la región lateral y superior del cráneo formando gran parte de la bóveda craneal. En su superficie externa se inserta el músculo temporal (v. **Fig. 5-4**).

Hueso esfenoides

El esfenoides se caracteriza por un cuerpo central, unas alas laterales (mayores y menores) y las apófisis pterigoides. Este hueso establece conexiones con todos los demás huesos del cráneo y se despliega a ambos lados desde la base craneal. En su cuerpo central se halla la **silla turca** –que aloja la hipófisis– y los **senos esfenoidales** –que drenan en el receso esfenoetmoidal del meato nasal superior–.

Las **alas mayores** se proyectan hacia los lados y hacia el frente, y poseen tres orificios clave –el **agujero redondo**, el **agujero oval** y el **agujero espinoso**–, que facilitan el paso de estructuras vasculares y nerviosas hacia la cara. Las **apófisis pterigoides** surgen de la parte inferior del cuerpo, bifurcándose en dos láminas –medial y lateral–, que sirven como

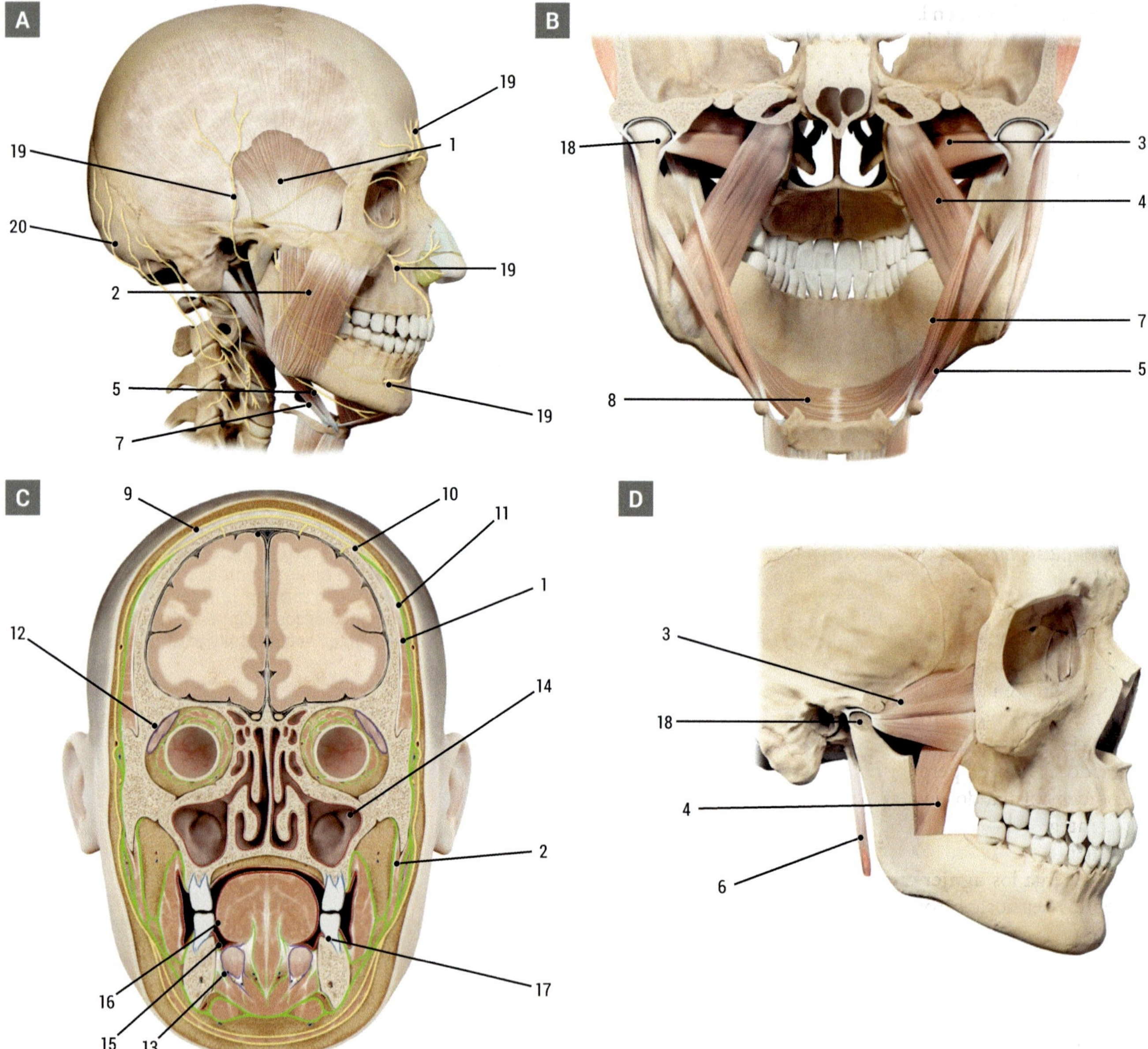

Figura 5-4. Músculos masticatorios y sus relaciones anatómicas. **A)** Vista lateral. **B)** Vista posterior. **C)** Sección coronal. **D)** Sección sagital. La imagen muestra la disposición de los músculos masticatorios, incluyendo el temporal (1), masetero (2), pterigoideo lateral (3) y pterigoideo medial (4), junto con otros músculos relacionados, como el estilohioideo (5), estilofaríngeo (6), digástrico (7) y milohioideo (8). También se destacan diversas estructuras fasciales, como la fascia superficial (9), la fascia epicraneal (10) y las fascias profundas de distintos músculos de la cabeza, entre ellas, la fascia del músculo temporal (11). Se observan además las fascias glandulares, como la fascia lacrimal (12) y la fascia sublingual (13). En relación con las estructuras, se identifican las mucosas sinusal (14), bucal (15) y lingual (16), el periodonto (17) y la articulación temporomandibular (ATM) (18). En **A** se muestra también la relación con las ramas del nervio trigémino (19) y los nervios occipitales (20).

puntos de inserción para músculos que son esenciales en los movimientos mandibulares y la funcionalidad del paladar blando.

Hueso etmoides

Se encuentra en el centro de la cara y participa activamente en la estructuración de las órbitas, las cavidades y el tabique nasales. Presenta una lámina perpendicular que forma parte del tabique nasal, juntamente con el vómer. La **lámina cribosa** está perforada por numerosos orificios que permiten el paso del nervio olfatorio. Internamente, contiene las **celdillas** o **senos paranasales etmoidales**, que drenan en el meato medio de la cavidad nasal.

Hueso maxilar

Es un hueso par que se articula con múltiples estructuras como los huesos frontal, esfenoides, nasal, etmoides, vómer y cigomático (v. Figs. 5-4 y 35-1).

La apófisis alveolar en la parte inferior del maxilar da lugar al **proceso alveolar**, el sitio donde se encuentran los dientes superiores. En el interior del cuerpo de este hueso se ubica el **seno maxilar**, el más amplio de los senos paranasales y que se comunica con la cavidad nasal mediante el *ostium*, situado por encima del cornete y el meato nasal inferior.

En su superficie externa presenta el **conducto y agujero infraorbitarios**, por donde se extiende el nervio infraorbitario, ramo terminal y sensitivo de la segunda rama del nervio trigémino. Lateralmente, su apófisis cigomática se prolonga hasta articularse con la apófisis maxilar del hueso cigomático. La apófisis frontal se articula con los huesos nasal y frontal. La apófisis palatina conforma la parte superior de la boca, denominada paladar duro. En la región anterior del paladar se identifican el **conducto nasopalatino** y el **agujero incisivo**, de los cuales emerge el nervio nasopalatino acompañado de su sistema arteriovenoso, situados detrás de los incisivos centrales superiores.

Huesos palatinos

Los huesos palatinos poseen una estructura en forma de «L». Su lámina horizontal configura la sección posterior del paladar duro, en la cual se localiza el **agujero palatino mayor**, a través del cual emergen los nervios y vasos palatinos mayores. En esta misma lámina se observa un surco palatino que resulta de la unión entre el hueso palatino y el maxilar. Por otro lado, la lámina perpendicular se articula con el hueso esfenoides, formando el **agujero esfenopalatino**, siendo así parte integrante de la **fosa pterigopalatina** (v. Cap. 37). Finalmente, en su zona posterior e inferior la apófisis piramidal alberga los **agujeros palatinos menores**, por donde surgen los nervios y vasos palatinos menores.

Mandíbula

La mandíbula es un hueso único compuesto por dos partes distintas: el cuerpo y la rama ascendente.

El **cuerpo** alberga en su parte superior el **proceso alveolar**, donde se sitúan los dientes inferiores. Lateralmente en la zona de los premolares, se halla bilateralmente el **agujero** o **foramen mentoniano**, por donde emerge el nervio mentoniano, ramo terminal y sensitivo de la tercera rama del nervio trigémino. Medialmente, la línea milohioidea delinea el punto de inserción del músculo milohioideo, que sostiene el suelo bucal y la lengua. Bajo esta línea se ubica la **fosa submandibular**, donde se alberga la glándula submandibular, una glándula salival mayor.

En la zona medial de la línea emergen las **espinas mentonianas** o **apófisis *geni***, puntos de inserción de los músculos genihioideo y geniogloso. Estos son músculos propulsores de la lengua.

La **rama mandibular** se conecta al cuerpo mediante el ángulo mandibular. Internamente destaca el **agujero mandibular**, origen del **conducto alveolar inferior**, que recorre el cuerpo de la mandíbula hasta llegar al foramen mentoniano. En la zona superior de la rama se sitúan las **apófisis condíleas**, con un cuello que culmina en un cóndilo. Estas se articulan con la fosa mandibular del hueso temporal. Asimismo, en la parte más elevada y anterior de la rama se localizan las **apófisis coronoides**, las cuales se conectan con los cóndilos mediante la **escotadura sigmoidea** o **mandibular**. En estas apófisis se inserta el tendón del músculo temporal, fundamental para elevar la mandíbula y con una gran implicación en la función masticatoria (v. Fig. 5-4).

Hueso cigomático

El hueso cigomático configura la prominencia de la mejilla y define el borde lateral e inferior de la órbita. Se une al hueso temporal mediante su apófisis temporal, conformando el arco cigomático. Hacia la parte anterior, se conecta con el hueso maxilar por la apófisis maxilar, y en su zona superior, se vincula con el hueso frontal a través de su apófisis frontal, colaborando en la estructura de la órbita. Además, el hueso cigomático proporciona inserción al músculo masetero.

Hueso hioides

Se encuentra situado por debajo de la mandíbula y sirve como punto de inserción de ligamentos y músculos que intervienen en los movimientos de la lengua, la faringe y la laringe, y, por tanto, contribuyen a los mecanismos de la respiración, la deglución, la fonación, la masticación y la postura craneocervical. Este hueso se detalla en el capítulo 41 (v. Figs. 5-2 y 5-4).

ARTICULACIÓN TEMPOROMANDIBULAR Y DINÁMICA MANDIBULAR

A continuación se detallan la anatomía de la ATM (Vídeo 5-1), la dinámica del movimiento mandibular, la musculatura masticatoria y la lengua.

Anatomía de la articulación temporomandibular

La ATM establece una conexión constante entre el cráneo y la mandíbula, que como hueso único forma una articulación a cada uno de sus lados. Se compone del cóndilo o cabeza mandibular y la fosa glenoidea del hueso temporal, junto con su eminencia, creando una articulación recubierta por fibrocartílago. Entre ellos se encuentra el **disco articular**, un elemento fibroso que las separa completamente y facilita su función gracias a su forma bicóncava. La ATM se considera una articulación compuesta debido a que el disco articular actúa como un tercer elemento óseo sin serlo, formado por tejido conjuntivo fibroso denso de haces entrecruzados y fibrocartílago en su zona media más delgada, que mide 1,6 mm de grosor y es avascular y aneural, por lo que resulta ideal para soportar cargas. El disco tiene un polo anterior de 2,4 mm y uno posterior de 3,3 mm que absorbe la carga vertical durante la mordida. La forma del disco articular ayuda a mantener su estabilidad posicional, tanto en reposo como en función.

La nutrición y lubricación de las superficies articulares avasculares, esenciales para tener un movimiento fluido y silencioso, son proporcionadas por el **líquido sinovial** generado por las membranas sinoviales, un dializado del plasma sanguíneo proveniente de las arteriolas de la cápsula articular, enriquecido con ácido hialurónico por células secretoras especializadas en estas membranas. Toda esta estructura está encapsulada por un tejido conjuntivo fibroso que conforma la **cápsula articular** o **ligamento temporomandibular**, ricamente inervado por fibras somatosensitivas y propioceptivas.

Dinámica del movimiento mandibular

La mantención trófica de la ATM se produce gracias a la lubricación del líquido sinovial, llamada **lubricación elastohidrodinámica**, la cual se divide en dos fases:

- **Fase estática**: también conocida como *instilación* o *efecto de lágrima*, debido a que el fibrocartílago de las superficies articulares absorbe líquido sinovial en reposo y lo libera al espacio articular cuando aumenta la carga articular al apretar los dientes, similar a una esponja.
- **Fase dinámica**: denominada «de inundación», ya que el líquido libre en el espacio articular se distribuye y baña las superficies articulares al realizar los movimientos de apertura y cierre, lateralidades y protrusiva.

La arteria temporal superficial, rama de la arteria maxilar interna, es la fuente principal del aporte sanguíneo a las estructuras de la ATM. Esta arteria ingresa a la articulación formando el plexo retrodiscal, que funciona como una bomba hidráulica con cada apertura bucal. A medida que el cóndilo mandibular y el disco articular se desplazan hacia delante, se genera un espacio en la fosa glenoidea que facilita el ingreso de sangre y su posterior vaciamiento cuando el cóndilo regresa a dicho espacio durante el cierre. Por ello, cualquier limitación del movimiento mandibular o en el bloqueo del desplazamiento condilar favorece el desarrollo de la enfermedad degenerativa articular.

La inervación principal de la ATM proviene de los nervios auriculotemporal, maseterino y temporal profundo, todos ellos ramas del nervio mandibular, tercera rama del nervio trigémino (v. Caps. 35 y 38).

Musculatura masticatoria y lengua

Los músculos involucrados en el movimiento mandibular desempeñan un papel fundamental para efectuar la masticación del bolo alimentario. Todos tienen su origen en el cráneo y se insertan en la mandíbula (v. Fig. 5-4). A continuación, se describen los principales músculos masticatorios.

Músculo masetero

Es el más potente entre los músculos masticatorios y consta de dos segmentos: el superficial, que emerge del borde inferior del arco cigomático y se conecta al ángulo y la parte baja de la rama mandibular; y el profundo, que, aunque más reducido, también nace del arco cigomático y se une a la parte alta de la rama y la apófisis coronoides. Su acción primordial es elevar la mandíbula.

Músculo temporal

Se origina en la línea temporal inferior del hueso temporal para cubrir toda la fosa temporal hasta insertarse en la apófisis coronoides y extenderse hasta el borde anterior de la rama mandibular, también llamado **cresta temporal**, pudiendo llegar incluso a la zona del tercer molar o cordales. Se compone de tres segmentos: anterior, medio y posterior. Su función principal es elevar la mandíbula, y con su porción posterior permite la retracción. La porción anterior contribuye a la propulsión, y la contracción alterna de las porciones anterior y posterior del lado contrario facilita los movimientos de lateralidad.

Músculo pterigoideo interno o medial

Está constituido por una cabeza profunda que se origina en la apófisis pterigoides y otra superficial que emerge de la tuberosidad del maxilar y de la apófisis piramidal del hueso palatino. Ambas porciones se insertan en la cara medial de la rama y el ángulo de la mandíbula. Actúa elevando, protruyendo y generando movimientos laterales en la mandíbula.

Músculo pterigoideo externo o lateral

Está compuesto por una cabeza superior que une el ala mayor del esfenoides con la cápsula y el disco de la ATM, y una cabeza inferior que parte de la lámina externa de la apófisis pterigoides y se inserta en el cuello del cóndilo. Provoca el descenso de la mandíbula y participa en la protrusión y movimientos laterales.

Lengua

Resulta esencial para manipular y deglutir los alimentos. Posee **músculos intrínsecos** –que permiten movimientos precisos, como los del habla– y extrínsecos –que aportan potencia y movimiento durante la masticación– (v. Fig. 5-4). Los **músculos extrínsecos** de la lengua son:

- **Músculo geniogloso**: emerge de las apófisis *geni*, que se encuentra en la línea media de la cara lingual de la mandíbula y se inserta inferiormente en la lengua y el hioides, ayudando a deprimir y protruir la lengua.
- **Músculo estilogloso**: parte de la apófisis estiloides del temporal y se inserta en la parte inferior y lateral de la lengua, contribuyendo a elevarla y retraerla.
- **Músculo hiogloso**: nace en el hasta mayor y el cuerpo del hioides, y se inserta al borde de la lengua, permitiendo su depresión.

- **Músculo palatogloso**: se origina en la superficie anterior del paladar blando y llega hasta el lateral de la lengua, elevando su porción posterior y deprime el paladar sobre ella.

ANATOMÍA NERVIOSA Y VASCULAR

En los siguientes apartados se detallan los nervios craneales, la irrigación arterial y el drenaje venoso.

Nervios craneales

Tal como se expone en los capítulos 3, 4 y 6, el sistema nervioso periférico está estructurado por nervios craneales y espinales, y a su vez, se segmenta en el sistema nervioso somático y el autónomo o vegetativo. De los 12 pares craneales existentes, este capítulo se centra en aquellos que desempeñan un papel primordial en las funciones del sistema estomatognático.

Nervio trigémino

Originado en la cara anterior de la protuberancia, el **nervio trigémino**, o V par craneal, es de carácter mixto. Posee una raíz delgada y lateral, de función motora, que se integra en el nervio dentario inferior, y otra raíz más robusta y medial, de naturaleza sensitiva, que muestra un engrosamiento conocido como *ganglio del nervio trigémino*, también llamado ganglio de Gasser, que se aloja sobre la impresión trigeminal, o impresión de Gruber, localizada en la cara anterior de la porción petrosa del hueso temporal, albergada en una cavidad de la duramadre denominada *cavum* trigeminal. Es en este lugar donde convergen los tres ramos terminales del nervio trigémino: el oftálmico (V_1), el maxilar (V_2) y el mandibular (V_3). Estas ramas salen de la base del cráneo por medio de la hendidura esfenoidal (V_1), destinándose a la órbita, el agujero redondo mayor (V_2), conduciéndose a la fosa pterigopalatina, y el agujero oval (V_3), dirigido hacia la fosa infratemporal, respectivamente. Las ramas de relevancia en la cavidad oral son la maxilar y la mandibular (**Fig. 5-5**; v. **Fig. 35-1**).

La **raíz motora** inerva los músculos masticatorios, incluyendo el masetero, temporal y ambos pterigoideos (medial y lateral). En menor medida inerva el músculo milohioideo, el vientre anterior del digástrico y los músculos tensores del velo del paladar y del tímpano. Por otro lado, la **raíz sensitiva** transmite la sensibilidad de las mucosas conjuntival, el saco lagrimal, los senos paranasales, la fosa nasal, la boca y los dientes. También transmiten la sensibilidad propioceptiva de los músculos cutáneos de la cara y la masticación, de la ATM y de los músculos de la órbita (v. **Figs. 5-5**, **35-2** y **34-4**). Esta raíz lleva información de sensaciones como dolor, temperatura, tacto, discriminación táctil, presión y propiocepción. Específicamente, las fibras sensitivas responsables de la propiocepción inervan los músculos masticatorios y regulan el reflejo maseterino y la fuerza al masticar. Las ramas del nervio trigémino se detallan en los capítulos 35, 36, 37 y 38.

Nervio facial

El **nervio facial** o VII par craneal es de carácter mixto: motor, sensitivo-sensorial y parasimpático.

Sus **fibras motoras** impulsan la contracción de los músculos de la cara, que rigen la expresión facial, así como aquellos en el cuero cabelludo, el músculo del estribo en el oído medio, el músculo estilohioideo y el vientre posterior del digástrico. Sus **neuronas sensitivas** se encargan del sentido del gusto en los dos tercios anteriores de la lengua y de la propiocepción de los músculos faciales. Las fibras posganglionares provenientes del **ganglio esfenopalatino** inervan la glándula lagrimal, así como algunas glándulas nasales y faríngeas. Paralelamente, las fibras emergentes del **ganglio submandibular** se encargan de inervar las glándulas salivares sublinguales y submandibulares (v. **Fig. 38-3**). Este nervio se detalla en el capítulo 38.

Nervio glosofaríngeo

El **nervio glosofaríngeo** o IX par craneal es mixto, con predominio en su función sensitiva, y se distribuye fundamentalmente en la región de la lengua y en la faringe adyacente (v. **Fig. 40-2**). Este nervio se detalla en el capítulo 40.

Nervio hipogloso

El **nervio hipogloso** o XII par craneal es un nervio craneal únicamente **motor** que se origina en el bulbo raquídeo e inerva los músculos de la lengua. Se abre paso por el cráneo a través del conducto hipogloso en el hueso occipital, que atraviesa para ingresar en el **espacio retroestíleo**, donde circula medial a la vena yugular interna, rodea el nervio vago y la arteria carótida interna, e ingresa en el trígono submandibular para pasar al suelo de la boca y terminar en la punta de la lengua. Este nervio es responsable de inervar los músculos geniogloso, hiogloso, estilogloso y los músculos intrínsecos de la lengua, que incluyen el longitudinal superior, transverso, vertical y longitudinal inferior. Además, posee **fibras sensitivas** localizadas en los propioceptores de dichos músculos linguales (v. **Fig. 5-6**).

Irrigación arterial

La cavidad bucal recibe su irrigación arterial principalmente de las ramas faciales de la **arteria carótida externa**.

En el triángulo carotídeo del cuello, la arteria carótida externa se bifurca en la arteria facial y la arteria maxilar. La **arteria facial** (v. **Fig. 38-9**) transcurre hacia la glándula submandibular transformándose en la arteria submentoniana. A medida que asciende y se desplaza hacia la zona anterior, pasa por delante del músculo masetero y da origen a las arterias labiales superior e inferior. Más adelante, en su tra-

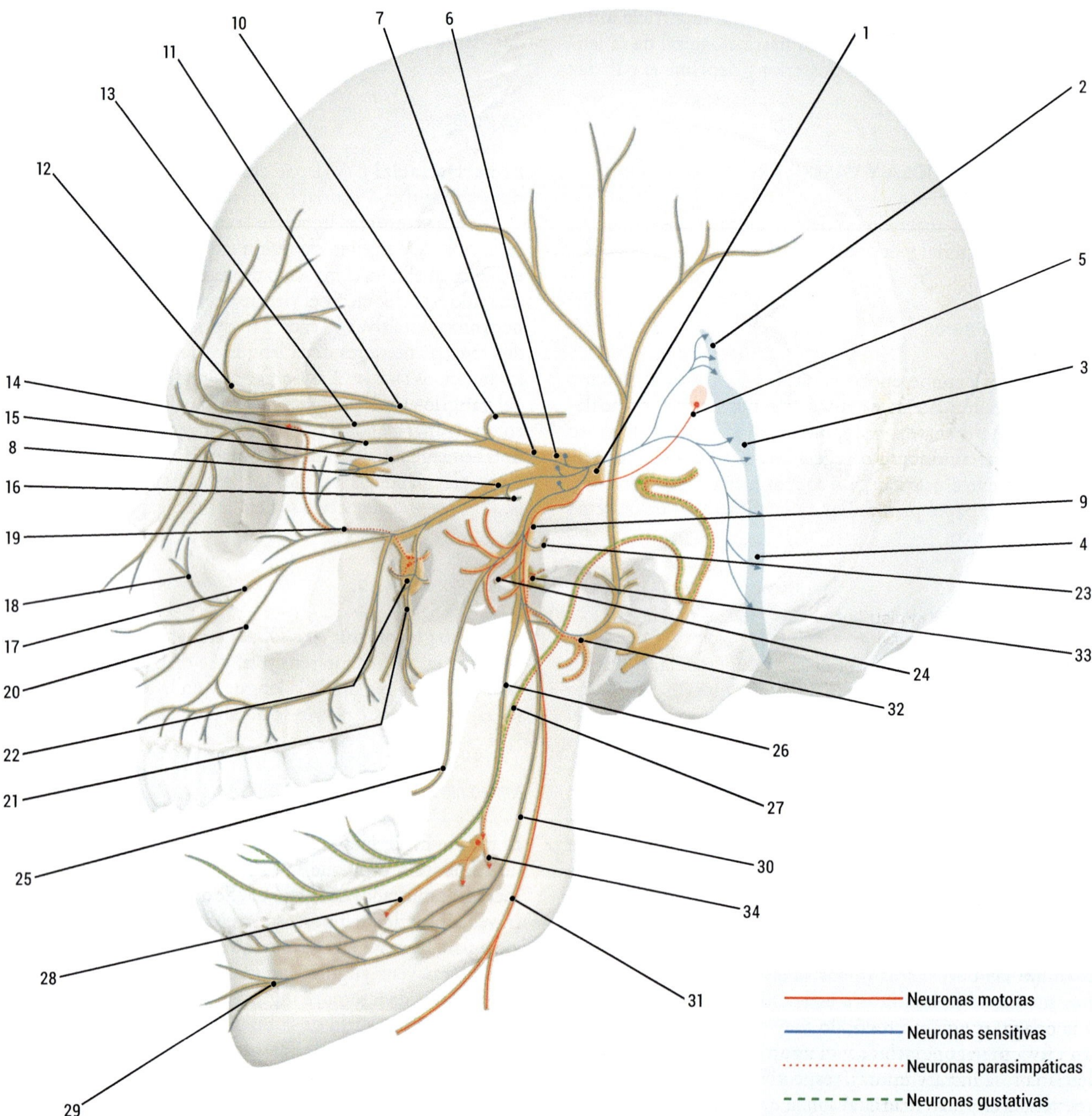

Figura 5-5. Anatomía del nervio trigémino. El nervio trigémino está formado por una raíz sensitiva (1), más gruesa, con las fibras que alcanzan los núcleos sensitivos en el mesencéfalo (2), puente (3), bulbo raquídeo y médula cervical (4), y una raíz motora, más delgada, con las fibras procedentes de los núcleos motores (5). La raíz sensitiva presenta el ganglio del trigémino (6), del que nacen los nervios oftálmico (7), maxilar (8) y mandibular (9), formados todos ellos por neuronas sensitivas. El nervio oftálmico recoge la sensibilidad somática mediante sus ramos meníngeo (10), frontal (11), con ramos como el supraorbitario (12), lacrimal (13) y nasociliar (14), con su ramo para ganglio ciliar (15). El nervio maxilar recoge la sensibilidad somática mediante sus ramos meníngeo (16), orbitarios, como el infraorbitario (17), nasales (18), nasopalatino, faríngeo, cigomático (19), alveolares superiores (20) y palatinos (21). También emite ramos para el ganglio esfenopalatino (22). El nervio mandibular recoge la sensibilidad somática mediante sus ramos meníngeo (23), ramos para los músculos masticatorios (24), bucal (25), lingual (26), cuerda del tímpano (27), sublingual (28), mentoniano (29), alveolar inferior (30), milohioideo (31) y auriculotemporal (32). También emite ramos para los ganglios ótico (33) y submandibular (34).

yecto hacia la región frontal, origina la arteria nasal lateral y la arteria angular, ubicada medialmente a ambas órbitas (v. **Cap. 38**, *Arteria facial*).

Por otro lado, la **arteria maxilar** se descompone en múltiples ramificaciones que irrigan áreas específicas (v. **Figs. 37-3** y **38-1**): las arterias esfenopalatina y palatinas mayor y menor nutren el paladar; las arterias alveolares superior anterior, media y posterior se encargan de la arcada maxilar, y la arteria alveolar inferior suministra sangre a la arcada mandibular (v. **Cap. 38**, *Arteria maxilar*).

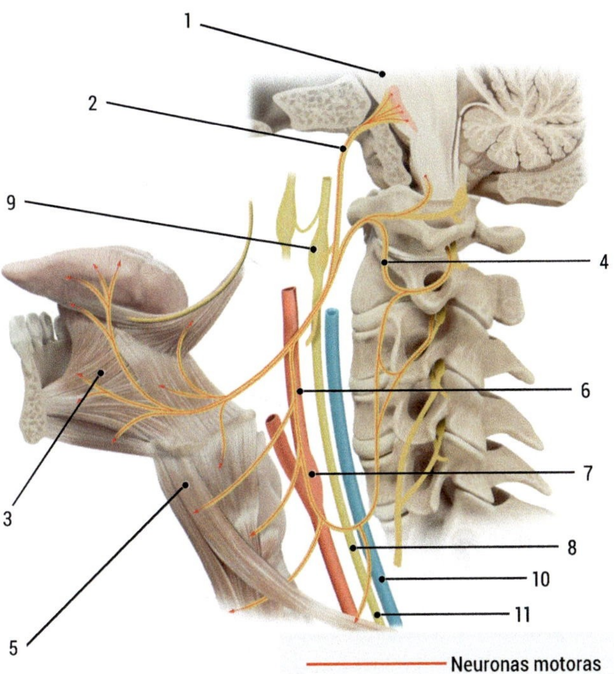

Figura 5-6. Anatomía y distribución del nervio hipogloso y su relación con estructuras cervicales. Tras emerger del bulbo raquídeo (1), el nervio hipogloso (2) desciende hacia la región cervical, donde inerva los músculos de la lengua (3). También recibe fibras motoras del plexo cervical (4) que contribuyen a la inervación de los músculos infrahiodeos (5). Se destaca su relación con la arteria carótida interna (6) y el glomus carotídeo (7). Se aprecia su relación con el nervio vago (8), así como la conexión de este con el ganglio cervical superior (9). Vena yugular interna (10); nervio frénico (11).

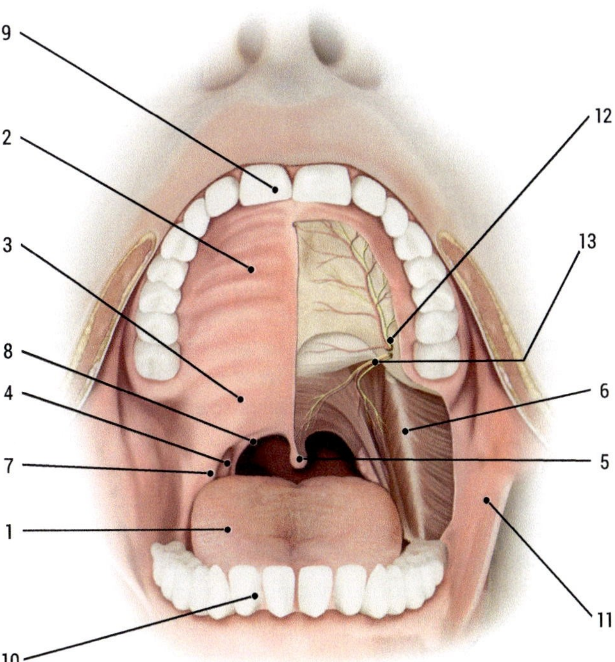

Figura 5-7. Vista anterior de la cavidad oral. Se observan las estructuras principales de la boca: lengua (1), paladar duro (2), paladar blando (3), amígdala palatina (4), úvula palatina (5), rafe pterigomandibular (6), arco palatogloso (anterior) (7), arco palatofaríngeo (posterior) (8), arco dental superior (9), arco dental inferior (10), y vestíbulo bucal (11). A la derecha de la figura se ha levantado el paladar duro y blando para exponer las arterias y nervios palatinos mayores (12) y menores (13).

Complementariamente, la **arteria lingual** irriga el suelo bucal junto con la arteria facial y sus colaterales, la rama palatina ascendente y la submentoniana.

Drenaje venoso

La **vena yugular interna** da lugar a la **vena facial**, que sigue un trayecto paralelo a las arterias, abasteciendo zonas como los labios, la nariz y las órbitas. En la fosa infratemporal se encuentra el **plexo pterigoideo**, una intrincada red venosa que acompaña a la arteria maxilar y que también se conoce como plexo pterigoalveolar.

El drenaje venoso de la cavidad oral se lleva a cabo principalmente de la vena palatina menor y mayor y la vena esfenopalatina, todas interconectadas con el plexo pterigoideo. Además, la vena lingual y la submentoniana participan en este drenaje. El drenaje de los dientes se encuentra a cargo de las venas alveolar superior anterior, media y posterior, así como de la vena alveolar inferior. Estas venas, finalmente, desembocan en el mencionado plexo venoso pterigoideo.

CAVIDAD BUCAL

La cavidad bucal (Fig. 5-7), conocida como *boca*, está delimitada por las mejillas y se conecta con la faringe. En su parte superior alberga tanto el paladar duro como el blando. En la zona inferior se localizan la lengua y el suelo de la boca, mientras que su límite posterior corresponde a la orofaringe. Además, dentro de esta cavidad se encuentran los dientes, encajados en el proceso alveolar de las estructuras óseas del maxilar y la mandíbula.

Labios y mejillas

La parte externa de la boca está delineada por las mejillas, que conforman sus paredes laterales. La superficie interna de estas mejillas, denominada *mucosa yugal*, está compuesta por un tejido epitelial estratificado no queratinizado. Cerca de la ubicación de la corona del segundo molar superior se encuentra el orificio del conducto de Stensen o Stenon, que facilita el drenaje de la glándula parótida. En algunos individuos, la mucosa yugal presenta una línea blanca o fibrosa, llamada *línea alba*, que suele aparecer en relación con la superficie masticatoria de los dientes, especialmente en casos de hiperactividad muscular asociada a bruxismo, hipertrofia de la bola de Bichat, obesidad o malos hábitos.

Situado entre la mucosa yugal y la piel exterior de las mejillas se halla el músculo buccinador, junto con tejido conectivo. Los labios, por su parte, enmarcan la abertura de la boca y albergan el músculo orbicular de los labios. Durante acciones como la masticación y el habla, los músculos buccinador y orbicular ayudan a retener los alimentos dentro de la boca y a efectuar determinados fonemas, entre otras funciones.

Los labios y las mejillas reciben **inervación motora** a través de ramos del **nervio facial** e inervación **sensitiva** a través de los **nervios infraorbitario** y **mentoniano**.

Vestíbulo bucal

Dentro de la boca, la mucosa labial se pliega para formar el **fondo de vestíbulo**, que está compuesto por una extensión de la **mucosa alveolar**, la cual se une a la mucosa del proceso alveolar. A lo largo de esta área vestibular en los procesos alveolares superiores e inferiores se encuentra una línea demarcatoria conocida como *línea mucogingival*. Esta línea distingue entre la mucosa alveolar, que es más roja, delgada y móvil, y la **encía** queratinizada, que es firme, rodea e inserta en los dientes, y presenta una apariencia de piel de naranja con un tono pálido rosado. Al extraer un diente, la mucosa gingival se vuelve a formar y tapiza el alvéolo dentario. Las encías reciben su **inervación** a través de los **ramos gingivales superiores e inferiores**.

En el espacio bucal, se pueden identificar tres **frenillos**, estructuras compuestas principalmente por tejido conectivo fibroso y/o muscular, todos situados en la línea media:

- **Frenillo labial superior**: se halla en la cara vestibular del maxilar y está asociado con el músculo elevador del labio superior, el músculo nasal, el depresor septal y el elevador del ángulo de la boca.
- **Frenillo labial inferior**: se ubica en la cara vestibular de la mandíbula y está vinculado al músculo borla del mentón y al depresor del labio inferior.
- **Frenillo lingual**: une la lengua al suelo de la boca e involucra los músculos geniogloso y genihioideo (v. **Fig. 25-4**).

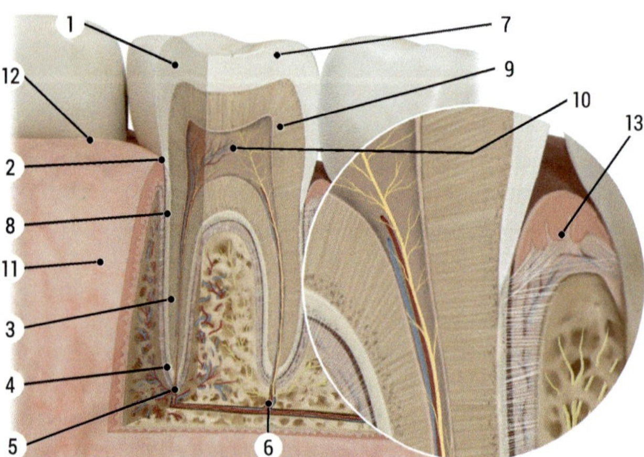

Figura 5-8. Anatomía interna de un diente molar. El diente se divide en corona (1), cuello (2) y raíz (3), y termina en el ápice radicular (4) y el foramen apical (5), a través del cual ingresan la inervación y la vascularización dental (6). Su estructura está compuesta por esmalte (7), cemento (8) y dentina (9), que rodean la cavidad pulpar, la cual alberga el tejido pulpar dental (10). En la encía (11) se identifican el margen gingival (12), la papila interdental (13) y el surco gingival. El periodonto conecta el diente con su entorno y asegura su estabilidad en el hueso alveolar.

Sin embargo, existen frenillos laterales que se observan al traccionar la mucosa de labios y mejillas, ubicados bilateralmente en la zona de premolares superiores e inferiores.

Anatomía dentaria y proceso dentoalveolar

El diente se desarrolla a partir de dos capas germinales: la capa superior, el esmalte dental, es de origen ectodérmico; y el cemento dental, la dentina y la pulpa surgen del mesodermo. Los seres humanos tienen dos etapas distintas de dentición: la temporal y la permanente.

La **dentición temporal**, comúnmente llamada dientes de leche o deciduos, está formada por un total de 20 dientes: 8 incisivos, 4 caninos y 8 molares, incluyendo incisivos centrales, incisivos laterales, caninos, así como primeros y segundos molares. Con el tiempo, las raíces de estos dientes se reabsorben a medida que los dientes permanentes comienzan a erupcionar, llevando a la pérdida natural de los dientes temporales debido a la falta de soporte radicular.

El proceso de dentición empieza alrededor del sexto mes de vida y suele completarse hacia el final del 2° año. Alrededor de los 6 años surge el primer molar permanente, lo que significa que durante este período un niño puede tener hasta 24 dientes en su boca. La erupción de los dientes permanentes sigue un patrón que va desde la parte frontal hacia la posterior, apareciendo primero en la mandíbula antes que en el maxilar. Además, este proceso tiende a ocurrir más temprano en las niñas que en los niños.

La **dentición permanente** comprende 32 dientes en total: 8 incisivos, 4 caninos, 8 premolares y 12 molares. Esta incluye incisivos centrales, incisivos laterales, caninos, primeros y segundos premolares, y primeros, segundos y terceros molares. Estos últimos, conocidos también como *muelas del juicio* o *cordales*, suelen erupcionar entre los 17 y 25 años (v. **Fig. 25-1**). Es común que estos dientes enfrenten problemas de espacio en la arcada dental y queden impactados, ya sea contra el segundo molar vecino o la rama mandibular, encontrándose a veces semierupcionados o completamente incluidos. En el capítulo 25 se explica la importancia de este suceso para la terapia neural.

Desde una perspectiva macroscópica, los dientes presentan dos regiones distintas: la corona y la raíz. La **corona**, la parte visible del diente, está revestida por el **esmalte dentario**, el tejido más resistente del cuerpo humano (**Fig. 5-8**). Esta capa no solo actúa como protección, sino que también facilita la masticación. Es la matriz extracelular secretada por células embrionarias del órgano dental derivadas del ectoderma llamadas *ameloblastos*, las cuales sufren apoptosis, dejando solo su matriz mineralizada compuesta principalmente por cristales de hidroxiapatita, con un espesor de entre 2 y 2,5 mm. A pesar de ello, soporta un gran estrés mecánico y sirve de aislante térmico, aunque como cristal tendría un papel en la transmisión eléctrica y electromagnética, además del galvanismo dependiente del pH salival.

Directamente bajo el esmalte se halla la **dentina**, que presenta un tono más amarillo (v. **Fig. 5-8**). Es considerablemente más porosa que el esmalte, está conformada por **odontoblastos** y se prolonga hasta el extremo de la raíz del diente.

Por otro lado, la **raíz**, que articula el diente en el hueso alveolar a través del ligamento periodontal, está revestida por un material poroso denominado *cemento* (v. Fig. 5-8). El punto de encuentro entre la corona y la raíz es la **línea amelocementaria**, también llamada cuello del diente, donde el esmalte es notablemente más delgado (v. Fig. 5-8). En el centro del diente se encuentra la **pulpa**, compuesta de tejido conectivo, vasos (arterial, venoso y linfático) y nervios (sensitivos y autónomos), que acceden al diente a través del **agujero apical** (v. Fig. 5-8), y son responsables de la circulación y sensibilidad del diente. En la zona coronal se encuentra la cámara pulpar, que se extiende hacia los conductos radiculares en la raíz. Los cuerpos de los odontoblastos revisten la cavidad pulpar y están conectados con los túbulos dentinarios a través de las prolongaciones odontoblásticas, las cuales conectan la pulpa a la dentina hasta alcanzar el borde del esmalte y el cemento.

La **inervación sensitiva** del diente procede de los nervios alveolares o dentarios superior e inferior, ramas del nervio trigémino (segunda y tercera rama, respectivamente). La irrigación arterial proviene de las arterias maxilar y mandibular. Por otro lado, la **inervación simpática** se lleva a cabo a través del plexo perivascular de las mismas arterias, que emerge del ganglio cervical superior.

La **morfología de la corona** de cada diente está relacionada con su función específica en la masticación. Así, los incisivos poseen un borde afilado que facilita el corte de los alimentos; los caninos, con una cúspide prominente, sirven para desgarrar, mientras que los premolares –bicúspides y dotados de una fisura central– y los molares –con múltiples cúspides y surcos– se encargan de triturar la comida.

La **forma y el número de las raíces** varían según el tipo de diente. Los incisivos, caninos y segundos premolares suelen tener una sola raíz; en cambio, los primeros premolares superiores y los primeros y segundos molares suelen tener de dos a cuatro raíces. Los terceros molares, especialmente los superiores, presentan una variedad en su anatomía, tanto en la forma –curva, bulbosa o cónica– como en la cantidad de raíces.

Algunos dientes se encuentran anatómicamente próximos a estructuras nobles. Por ejemplo, las raíces del tercer molar inferior a menudo están cerca del conducto dentario inferior, mientras que el foramen mentoniano se ubica en la región apical entre los premolares inferiores. Los molares superiores, en ciertos individuos, pueden tener sus raíces en proximidad o incluso penetrando en el seno maxilar, siendo conocidos como *dientes antrales*.

Los dientes se asientan en alvéolos o cavidades alveolares situados en los procesos dentoalveolares del maxilar y la mandíbula, siendo sostenidos por el **periodonto**. Este tejido circundante proporciona soporte y se compone de encía, ligamento periodontal, cemento radicular y hueso alveolar. El **ligamento periodontal**, en particular, está formado por tejido conectivo, además de capilares, nervios y vasos linfáticos, responsables de la circulación y el suministro sensorial del periodonto (v. Fig. 5-8). Este ligamento, además de tener un papel esencial como amortiguador ante el impacto de la masticación, representa un poderoso vínculo de tejido conectivo entre la dentina y el hueso alveolar.

Los **procesos dentoalveolares** constan de un hueso cortical externo y un hueso trabecular en su interior. El proceso alveolar maxilar es generalmente más blando y poroso que el de la mandíbula, especialmente hacia la región posterior y las tuberosidades maxilares, presentando trabéculas óseas de mayor tamaño. En contraste, el proceso alveolar mandibular es más denso y tiene una cortical más gruesa que el del maxilar, alcanzando una gran densidad cerca de la línea media, donde también presenta una menor vascularización.

Desde un punto de vista fisiológico, la unión elástica de los dientes al hueso alveolar facilita que la presión ejercida durante la masticación se dirija hacia el esmalte, la capa más resistente del diente. Las capas inferiores son progresivamente más blandas y elásticas, encargadas de absorber dicha presión. Las fibras que vinculan el diente con su alvéolo generan tensión en el hueso alveolar al ser sometidas a carga, lo que permite distribuir la fuerza e incentiva al hueso al reaccionar ante esta presión mediante la formación de nuevo tejido óseo. Por el contrario, un implante está unido rígidamente al hueso circundante, por lo que se pierden las propiedades de amortiguación elástica del diente natural.

Paladar duro y blando

El **paladar duro** forma el techo de la cavidad oral y actúa como barrera entre la boca y la cavidad nasal. Está formado por los huesos maxilar y palatino, y recubierto por la **fibromucosa palatina**, que tiene un epitelio queratinizado y muestra **arrugas palatinas** en su parte anterior. Recibe su **inervación sensitiva** y **motora** de los **nervios palatino mayor** y **nasopalatino**.

Posteriormente, se fusiona con el **paladar blando**, que está cubierto de mucosa y alberga una extensión pendular central llamada ***úvula***, compuesta de tejido conectivo, músculos, glándulas serosas y mucosas, vasos sanguíneos y nervios, que tiene una función en la deglución y el habla.

El paladar blando sirve como una división muscular entre la orofaringe y nasofaringe. Durante la deglución, tanto el paladar blando como la úvula se elevan, bloqueando la nasofaringe y previniendo que los alimentos ingresen a la nariz. Está formado por los músculos elevador del velo del paladar, tensor del velo del paladar, de la úvula, palatogloso y palatofaríngeo, todos ellos inervados por el nervio vago a través del **plexo faríngeo**, que recibe también fibras del nervio accesorio, excepto el músculo tensor del velo del paladar, que está inervado por el nervio mandibular.

A ambos lados se despliegan dos pliegues musculares desde la úvula: el **arco palatogloso**, que se extiende hacia la base de la lengua, y el **arco palatofaríngeo**, que se dirige hacia la faringe. Entre estos arcos se encuentran las **amígdalas palatinas**.

Lengua

La lengua se segmenta en dos partes: la **anterior o bucal**, que es móvil y abarca dos tercios de su longitud, y la **posterior o faríngea**, que es fija y comprende el último tercio. Un tabique fibroso situado en la línea media divide la lengua en hemisferios derecho e izquierdo. La lengua se compone de:

- **Músculos intrínsecos**: incluyen el longitudinal superior, el longitudinal inferior y el transverso para controlar la forma y el tamaño de la lengua.
- **Músculos extrínsecos**: como el hiogloso, geniogloso, estilogloso y palatogloso, que se anclan a estructuras como el proceso estiloides del hueso temporal, el hueso hioides y el suelo de la boca.

Estos músculos facilitan la ubicación y movilidad de la lengua, necesarios para la manipulación y deglución de alimentos. Los músculos intrínsecos, más diminutos, se encargan de movimientos precisos, como en la articulación del habla.

La **superficie dorsal** de la lengua presenta **papilas**, proyecciones de la lámina propia revestidas por epitelio queratinizado. Se distinguen varios tipos: filiformes –que son abundantes–, fungiformes, foliadas y caliciformes. Las tres últimas tienen botones gustativos. Las papilas caliciformes delinean una formación en «V» cerca del tercio posterior, demarcando la división entre el cuerpo y la base de la lengua. Además, la zona dorsal cuenta con glándulas mucosas y serosas.

La **superficie ventral** de la lengua posee un epitelio más liso y no queratinizado. El **frenillo lingual** une la lengua al suelo de la boca, constituido por mucosa, mucosa y fascia, o por mucosa, fascia y músculo (milohioideo). Su forma y elasticidad son determinantes para la movilidad de la lengua.

La **inervación sensitiva** (sensación general) de los dos tercios anteriores de la lengua depende del nervio lingual (ramo del nervio mandibular), mientras que la **sensorial** (gusto) proviene de la cuerda del tímpano (ramo del nervio facial). En el tercio posterior, ambos tipos de inervación proceden de los ramos linguales del nervio glosofaríngeo. La inervación de los pliegues glosoepiglóticos, valéculas epiglóticas y epiglotis, del nervio laríngeo superior, ramo del nervio vago. La **inervación motora** proviene principalmente del nervio hipogloso (v. Fig. 5-6) salvo el músculo palatogloso, que es inervado por el **plexo faríngeo**, procedente del nervio vago.

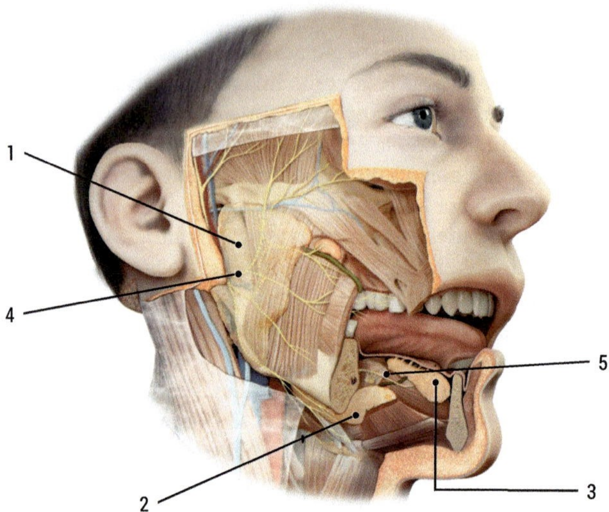

Figura 5-9. Anatomía topográfica de la celda parotídea y las glándulas salivares. Se destacan las glándulas parótida (1), submandibular (2) y sublingual (3), junto con sus respectivos conductos excretores. Se observa su relación anatómica con los músculos de la masticación, el plexo parotídeo derivado del nervio facial (4) y las ramas del nervio mandibular (5). Además, se ilustra la conexión anatómica entre la cavidad oral, la cabeza y el cuello, mediante estructuras neurovasculares, musculares y fasciales.

Orofaringe

Ubicada en la región posterior de la cavidad bucal, participa en las funciones respiratoria y digestiva. Se sitúa entre la nasofaringe, con la que conecta superiormente, y el tercio posterior de la lengua en su parte inferior. Los músculos constrictores superior y medio de la laringe forman las superficies laterales y posteriores de la orofaringe. En el capítulo de la técnica de inyección en la zona faringoamigdalar (v. Cap. 36) se explica más detalladamente la faringe.

GLÁNDULAS SALIVALES

La saliva desempeña un papel fundamental en la promoción de una salud bucal adecuada y en el inicio del proceso digestivo, el cual comienza con la masticación. Su función se extiende a la lubricación, limpieza (al favorecer la autoclisis), neutralización de ácidos, digestión y protección. Alrededor del 99 % de la composición de la saliva es agua, mientras que el 1 % restante consiste en una variedad de solutos, como iones, glicoproteínas (como la mucina, que lubrica), lisozima (una enzima con propiedades bactericidas) y amilasa salival (una enzima digestiva que actúa sobre el almidón), entre otros.

Las glándulas salivales son las responsables de producir y secretar la saliva (Fig. 5-9). De estas, las **glándulas salivales mayores** generan aproximadamente el 95 % del volumen total de saliva. Estas incluyen tres pares principales:

- Parótida: es serosa y produce cerca del 45 % de la saliva.
- Submandibulares: de naturaleza mixta (serosa y mucosa) y aportan otro 45 %.
- Sublinguales: de tipo mucoso y contribuyen con un 5 %.

Por otro lado, las **glándulas salivales menores** se distribuyen a lo largo de la mucosa de la cavidad oral, excepto en las encías y la parte frontal del paladar duro, y generan principalmente saliva mucosa, aportando el 5 % restante del total.

La producción salival es regulada por el sistema nervioso autónomo, con un volumen diario estimado entre 1.000 y 1.500 mL. Al ingerir alimentos, se desencadena un reflejo salival que, impulsado por la inervación parasimpática, origina una copiosa secreción de saliva, en su mayoría acuosa. Esta respuesta puede ser estimulada por receptores del nervio trigémino o por fibras de los nervios facial y glosofaríngeo. Por otro lado, la inervación simpática reduce la producción salival, generando una saliva más viscosa y una sensación de boca seca.

Anatómicamente, una glándula salival se compone de una cápsula fibrosa que alberga **acinos**, pequeños sacos encargados de producir la saliva. Estos acinos pueden ser mucosos o serosos, según su estructura celular. La saliva, luego de ser producida, es liberada en la cavidad oral mediante un conducto excretor que atraviesa la cápsula.

La **glándula parótida** es la mayor de las glándulas salivares, con un peso cercano a los 20 g. Se sitúa dentro de la celda parotídea y está formada por cinco extensiones o procesos. Generalmente, la glándula se encuentra sobre el músculo masetero; sin embargo, en un 25 % de las personas puede ubicarse en la **fosa retromandibular** (v. Fig. 38-3), detrás de la rama mandibular (v. Cap. 38). Genera una saliva serosa rica en amilasa salival. El nervio facial entra por la parte posterior de la glándula y se desplaza oblicuamente hacia delante, dividiéndose en sus ramos terminales dentro de la glándula, formando el plexo intraparotídeo. Este nervio divide la glándula en sus lóbulos superficial –por encima de los ramos del nervio facial– y profundo –situado por debajo–. Por su parte, el nervio auriculotemporal, ramo del mandibular, se ubica más profundo que el nervio facial y sigue un trayecto ascendente posterior, junto a los vasos temporales superficiales.

El **conducto parotídeo**, también conocido como *conducto de Stensen*, nace en el lóbulo profundo, se dirige hacia delante por encima del músculo masetero y atraviesa el músculo buccinador, desembocando en la mucosa yugal cerca del segundo molar superior.

La inervación autónoma de la glándula parótida no es proporcionada por el nervio facial. Su inervación proviene de:

- **Inervación parasimpática**: se origina en el nervio glosofaríngeo. Este, mediante su rama timpánica, forma el nervio petroso menor, el cual, al llegar al ganglio ótico, establece sinapsis con fibras que se unen al nervio auriculotemporal. Es este último el que finalmente brinda las fibras secretoras nerviosas a la glándula.
- **Inervación simpática**: se deriva de las fibras simpáticas asociadas a la arteria carótida externa, especialmente la arteria temporal superficial.
- **Inervación sensitiva**: proviene del nervio auricular mayor, que se origina del segundo y tercer nervio del plexo cervical.

En cuanto a la **irrigación**, la arteria carótida externa, dentro de su recorrido por la glándula, emite ramas colaterales glandulares y la arteria auricular posterior, contribuyendo a la irrigación de la glándula, al igual que la arteria auricular anterior. La arteria carótida externa se divide en sus ramas terminales dentro de la glándula, incluyendo la arteria maxilar y la arteria temporal superficial.

Además, la glándula parótida tiene relaciones importantes con los **nodos linfáticos** intraglandulares y parotídeos, tanto profundos como superficiales. La linfa de diversas áreas de la cabeza, como el orificio auditivo externo, la cavidad timpánica, la región frontotemporal, la raíz de la nariz, los párpados y, a veces, la nasofaringe y la cara inferior de las fosas nasales, drenan hacia los nodos linfáticos parotídeos profundos. Estos nodos, a su vez, drenan hacia los nodos cervicales profundos.

La **glándula submandibular** produce una saliva más viscosa debido a su mayor contenido de mucina, aunque también contiene amilasa. Se ubica en el suelo bucal, junto a la cara medial de la mandíbula, por debajo del surco milohioideo (v. Fig. 38-2). Sus conductos de drenaje, conocidos como *conductos de Wharton*, desembocan en el suelo de la boca a ambos lados del frenillo lingual, formando dos orificios llamados carúnculas.

Por su parte, la **glándula sublingual**, predominantemente compuesta por células mucosas, genera una saliva densa con una mínima concentración de amilasa salival. Se encuentra debajo de la mucosa del suelo bucal y libera la saliva a través de varios conductos sublinguales, o de Rivinus, distribuidos bilateralmente en el frenillo lingual.

La inervación de las glándulas submandibular y sublingual proviene del nervio lingual, que emite numerosos ramos que se concentran en el ganglio submandibular. Las fibras preganglionares se originan en el nervio de la cuerda del tímpano, que comunica los nervios facial y lingual.

SISTEMA LINFÁTICO Y PRINCIPALES CADENAS GANGLIONARES

El sistema linfático es una red integral de órganos, células y vasos que intervienen en los procesos de defensa e inmunidad del cuerpo. Está formado por **vasos linfáticos** que transportan la linfa –un líquido compuesto por líquido intersticial, linfocitos y macrófagos– desde los tejidos periféricos hacia el sistema venoso. Además, cuenta con órganos linfáticos y médula ósea.

Los órganos linfoides se clasifican en primarios y secundarios. Los primarios, como el timo y la médula ósea, son sitios donde maduran las células inmunológicas. Los secundarios, que incluyen los ganglios linfáticos, amígdalas, bazo y tejido linfoide asociado al tubo digestivo, actúan como puntos de activación y proliferación celular.

El sistema linfático tiene múltiples funciones: drena el exceso de líquido intersticial de los tejidos hacia la sangre, transporta lípidos y vitaminas liposolubles (A, D, E, K) desde el intestino hacia la circulación y desencadena respuestas inmunitarias específicas contra patógenos y células anómalas.

Los **ganglios linfáticos** pueden ubicarse de forma aislada o bien formar grupos ganglionares en lugares específicos. En la confluencia de la cavidad oral, orofaringe, cavidad nasal y nasofaringe, hay siete **amígdalas** que constituyen el **anillo linfático de Waldeyer**:

- Una faríngea en la pared posterior de la nasofaringe, llamada **adenoides**.
- Dos tubáricas o de Gerlach en la base de la porción cartilaginosa de los meatos acústicos.
- Dos palatinas entre los pilares amigdalinos de la cavidad oral.
- Dos linguales en la base de la lengua.

Estas amígdalas están estratégicamente posicionadas para iniciar respuestas inmunológicas contra patógenos que entran por ingestión o inhalación.

Los ganglios linfáticos cervicales (v. Fig. 41-2) se encargan de filtrar y dirigir la linfa de la cabeza y cuello, y comprenden ganglios superficiales (como los fácilmente palpables submandibulares), ganglios profundos del cuello y yuxtaviscerales, que suelen localizarse cerca de estructuras como la tráquea o el esófago.

El **anillo linfático pericervical**, ubicado superficialmente, está formado por seis grupos ganglionares: occipital, mastoideo, parotídeo, facial o geniano, submandibular y submentoniano.

Las **cadenas ganglionares laterocervicales profundas** se ubican por encima de la aponeurosis del músculo esternocleidomastoideo. En la parte superior, se extienden hacia los ganglios retrofaríngeos laterales, y en la inferior, conectan con los ganglios mediastínicos y la fosa supraclavicular. En esta área se encuentra el triángulo de Rouvière, compuesto por:

- **Cadena yugular interna**: paralela al eje vascular yugulocarotídeo.
- **Cadena espinal**: acompaña al nervio espinal.
- **Cadena cervical transversa**: une las dos cadenas anteriores en la parte inferior, siguiendo el trayecto de los vasos cervicales transversos. Esta cadena traslada la linfa desde la cadena espinal hacia la cadena yugular interna.

Las **cadenas yuxtaviscerales profundas**, de tamaño reducido, se localizan cerca de las vísceras del cuello y se organizan en cuatro grupos:

- **Grupo retrofaríngeo.**
- **Grupo prelaríngeo**, conocido también como *ganglio de Poirier.*
- **Grupo pretraqueal.**
- **Cadena recurrencial**, que sigue al nervio laríngeo inferior.

En cuanto al drenaje, estas cadenas tienen direcciones específicas dependiendo de su ubicación. En el lado derecho dirigen la linfa hacia la **gran vena linfática o conducto linfático derecho**, mientras que en el izquierdo se drenan hacia el **conducto torácico.**

PUNTOS CLAVE

- El sistema estomatognático, además de facilitar funciones como masticar, hablar, respirar y deglutir, tiene extensas interconexiones anatómicas y funcionales con el resto del cuerpo, especialmente a través del sistema nervioso autónomo y los pares craneales.
- Los huesos craneales, además de servir como puntos de inserción para las miofascias oculares, masticatorias y de la cabeza, contienen ganglios parasimpáticos como el ciliar, esfenopalatino, ótico y submandibular.
- Los dientes están articulados en el proceso alveolar a través del periodonto, que incluye la encía, el ligamento periodontal y el cemento radicular, y están conectados con la red neurovascular y linfática del cuerpo mediante los vasos y nervios que atraviesan el agujero apical.
- Los órganos del sistema estomatognático se influyen mutuamente tanto en su desarrollo como en su funcionamiento, formando un sistema interdependiente.

BIBLIOGRAFÍA

Beltrán-Cuevas J, Dimas-Mojarro JJ, Guzmán-Hernández RG et al. Carga eléctrica bucal desde una nueva perspectiva en estudiantes odontólogos de tres universidades: UANL, UV y Uagro. Ciencia en la Frontera: Revista de Ciencia y Tecnología de la Universidad Autónoma de Ciudad Juárez; 2021.

Berini Aytes L, Gay Escoda C. Anestesia odontológica. 1ª ed. Madrid: Ediciones Avances Medico-Dentales; 1997.

Espinoza Santander I, Salinas Castro J. Evaluación odontológica en el adulto mayor. En:

Martini FH, Timmons MJ, Tallitsch RB. Anatomía humana. 6ª ed. Madrid: Pearson Educación; 2009.

Norton NS. Netter. Anatomía de cabeza y cuello para odontólogos. 1ª ed. Barcelona: Elsevier; 2007.

Okeson JP. Tratamiento de oclusión y afecciones temporomandibulares. 7ª ed. Barcelona: Elsevier; 2013.

Tortora GJ, Derrickson B. Principios de anatomía y fisiología. 13ª ed. Buenos Aires: Editorial Médica Panamericana; 2013.

Teoría del metasistema nervioso

6

J. San Molina

INTRODUCCIÓN

A continuación, se detallan la teoría del metasistema nervioso, los diferentes tipos de dinámica funcional, la dinámica segmentaria y la actividad suprasegmentaria.

Teoría del metasistema nervioso

El sistema nervioso central (SNC) comprende diversos subsistemas neuronales que captan, conducen, ejecutan y procesan la información, transformándola en conocimiento, y este, a su vez, en cultura.

Esta información procede tanto del medio externo que rodea al individuo, que cambia respecto a su ubicación, como del medio interno. Esta transformación en conocimiento es un proceso neural basado en la comprensión de la dinámica funcional por sistemas. En este sentido, **A. R. Luria**, en su tratado *Las funciones corticales superiores del hombre*, de 1962, definía el sistema nervioso encefálico como un **sistema funcional complejo** caracterizado por:

- Un sistema de activación/inhibición troncoencefálico.
- Un sistema de recepción sensitiva parietooccipitotemporal.
- Un sistema de procesamiento y ejecución frontal.

Estos tres sistemas actúan simultáneamente, pero para su comprensión deben estudiarse por separado. En este sentido, **J. P. Changeux**, en su libro *L'homme neuronal*, destaca la teoría de sistemas de **Von Bertalanffy** (1973), que define un sistema como un conjunto de elementos con diversidad funcional y estructural, y sus relaciones en el espacio y el tiempo, así como las reglas de su interacción.

El **conocimiento** es la comprensión de los diversos procesos neurales implicados en su construcción, que incluyen la ciencia, la creencia y la experiencia.

En este capítulo se considera al sujeto humano, desde la perspectiva científica, como un ser global, fruto de la relación con el medio externo que lo rodea y de la dinámica funcional de su medio interno, representado por toda la organografía (medio interno) y responsable de su correcto funcionamiento. Ambos medios están naturalmente estrechamente ligados.

Asimismo, se puede observar y concluir que la población neuronal, aproximadamente 100 billones de neuronas conectadas sinápticamente cada una de ellas con unas 10.000, puede reducirse a un múltiplo de tres para comprender los diferentes tipos de neuronas y sus interacciones.

Si se considera un conjunto de neuronas como **activadoras** («sí») y otro conjunto como **inhibidoras** («no»), aplicando la teoría de la intersección de conjuntos y sus propiedades asociativas y conmutativas, la intersección de A con B da lugar a un tercer tipo neuronal: las neuronas **moduladoras** («no sé»). Estas neuronas pueden tanto activar como inhibir la transmisión y procesamiento del estímulo, dependiendo de la conservación de la supervivencia.

Tipos de dinámica funcional

La actividad del SNC tiene como objetivo evolutivo, imperativo y obligatorio, la supervivencia. Esta está garantizada por el conjunto de neuronas que actúan siguiendo patrones de dinámica lineal –entendidas como vías rápidas y vías lentas– y no lineal –propias del caos–, ambas trabajando de forma sincrónica para lograr la eficiencia y la eficacia propias de los sistemas o redes neuronales.

Las **vías rápidas** son aquellas redes neuronales biológicas, monosápticas o polisápticas, que utilizan la menor cantidad posible de neuronas (por ejemplo, la vía corticoespinal motora o espinobulbar) permitiendo un procesamiento y ejecución a gran velocidad. En el ámbito de la inteligencia artificial (IA), estas se denominan **redes neuronales artificiales monocapa o multicapa**.

Las **vías lentas** siguen los patrones de la teoría del caos de E. N. Lorenz en su tratado *The Essence of Chaos* (1996), donde señala, entre otras consideraciones, que los efectos reacondicionan las causas, estableciéndose nuevas redes neuronales bidireccionales muy complejas, comparables al proceso mental de reflexión.

Anatómicamente, el SNC presenta dos espacios bien diferenciados y separados por el ligamento tentorio: el espacio supratentorial y el infratentorial. El **espacio infratentorial** (desde el cono medular hasta el tálamo) muestra un comportamiento segmentario, caracterizado por una relación de proporcionalidad moduladora entre causa y efecto, mientras que el **espacio supratentorial** (la corteza emocional, visceral y cognitiva) añade el fenómeno de la duda.

En el campo de la IA, estas vías corresponden a las **redes neuronales artificiales recurrentes**.

Segmentaria

La dinámica funcional del SNC se fundamenta en el concepto morfológico del segmento medular, constituido por un fragmento medular que presenta, en ambos lados, las correspondientes raíces posteriores y anteriores que forman un par raquídeo.

En este sentido, se denomina *dinámica segmentaria* a la que se observa desde la médula espinal, pasando por el tronco encefálico, hasta el tálamo. Esta dinámica se define por la relación directa estímulo-respuesta, caracterizada por una modulación binaria, «sí o no», sin presentar el fenómeno neural de la duda.

La relación directa estímulo-respuesta del segmento medular está representada, anatómica y fisiológicamente, por el **arco reflejo medular (segmentario)**, que recibe las **señales aferentes** del medio externo y del medio interno, las cuales discurren por las raíces posteriores. A este conjunto de fibras se le denomina *sistemas de captación* (sensorial y visceral).

Estas señales aferentes o de entrada, que discurren por la raíz posterior, se pueden considerar desde la IA como **variables independientes**, capaces de influir en la variable dependiente, señal de salida o eferente.

Por otro lado, las **señales eferentes** o **variables dependientes** (en el ámbito de la IA) salen por las raíces anteriores. Estas señales pueden ser somáticas –destinadas al aparato osteoarticular– o viscerales –destinadas a la totalidad de los aparatos y sistemas del cuerpo humano–, en relación o no con los estímulos, y que se denominan *sistemas de ejecución* (motor somático y motor visceral).

Es importante tener en cuenta que las señales eferentes viscerales pueden ser de dos tipos: simpáticas y parasimpáticas. Las **simpáticas** discurren por el interior de los nervios raquídeos, mientras que las **parasimpáticas** disponen de nervios propios.

Ambos sistemas son la base del **arco reflejo miotático** y del **arco reflejo visceral** (responsable de la percepción del dolor referido).

La IA también aborda este aspecto desde la perspectiva de los modelos de regresión en el ámbito de la neurocomputación, los cuales han demostrado una alta capacidad predictiva.

Por lo tanto, la comprensión del comportamiento de las redes neuronales biológicas (el arco reflejo medular) es equiparable a la que presentan los modelos de regresión neurocomputacionales aplicados a las redes neuronales artificiales (redes de datos).

Suprasegmentaria

La actividad que se observa a nivel cortical, correspondiente anatómicamente al espacio supratentorial, es **suprasegmentaria**. Esto se debe a que, además de la modulación segmentaria, se añade evolutivamente la capacidad de la duda y, por tanto, del error. Esta capacidad cognitiva representada por las neuronas del «no sé» en este espacio gestionan el pensamiento crítico, garantizando la progresión del individuo y la especie.

El pensamiento crítico está ligado a la relación entre la corteza emocional, que determina los estados emocionales y construye la experiencia individual y colectiva o social, y la corteza cognitiva, que se encarga del razonamiento lógico. De esta interacción surge la duda.

La duda es, en esencia, el debate entre las dos cortezas: la emocional y la cognitiva. Considerando que disponemos de dos hemisferios, podríamos plantearnos la siguiente pregunta: ¿existe una duda derecha y una duda izquierda?

DESARROLLO EMBRIONARIO Y FILOGENIA

En los siguientes apartados se detallan el derivado ectoblástico y la filogenia.

Derivado ectoblástico

A continuación se explican al detalle las crestas neurales y el tubo neural.

Crestas neurales

El embrión humano, en la fase de blastocisto, presenta dos capas en el disco embrionario: el epiblasto y el endoblasto o hipoblasto. El **epiblasto** se diferenciará en **ectodermo** y **mesodermo** a través de diferentes procesos de gastrulación, neurulación y migración, dando lugar al desarrollo del sistema nervioso, que incluye los derivados de las crestas neurales, antes del cierre del canal neural, y del tubo neural.

Desde la perspectiva embrionaria, la relación de parentesco genético entre los derivados mencionados con los derivados de las crestas y del tubo neural es incuestionable, así como la relación temporal, dado que la inervación (simpática) del tubo digestivo, sistema nervioso digestivo, se desarrolla antes que el SNC.

Por lo tanto, cualquier acción que implique a los derivados epiblásticos, como la superficie cutánea, o a los derivados mesodérmicos, como los somitas, los arcos branquiales y los derivados hipoblásticos, como el tubo digestivo, tendrá una repercusión neural inmediata debido a la relación de parentesco evolutivo y filogenético.

La relación entre el tubo digestivo y las estructuras anexas se inicia en la fase de desarrollo de los ganglios raquídeos y simpáticos, es decir, antes de que se cierre el tubo neural.

Tubo neural

En el tubo neural se producen dos tipos de cambios: de la luz y de la pared.

Cambios de la luz

La luz del tubo neural no cambia a nivel medular, dando lugar al **epéndimo**; sin embargo, a nivel encefálico se observa el desarrollo vesicular que dará lugar al **sistema ventricular**. Estas dos porciones se comportan de manera diferente si se consideran a nivel medular o encefálico, y están separadas embrionariamente por la curvatura nucal.

Cambios de la pared

La pared del tubo neural sigue el desarrollo en **placas alares** –de significación sensitiva– y **placas basales** –de significación motora–, adoptando una forma de «H» a nivel medular.

Filogenia

Filogenéticamente, el somita se corresponde con el concepto de metámera, que significa desarrollo segmentario, presente en los anélidos, los artrópodos y la especie humana. El desarrollo segmentario es el fundamento de la dinámica segmentaria expuesta previamente.

ESTRUCTURA HISTOLÓGICA

El SNC está constituido por neuronas y células de la glía, astrocitos y oligodendrocitos derivados del ectoblasto, en una proporción de 1:10-50, así como por la matriz extracelular (MEC).

Neuronas y células de la glía

Las neuronas presentan un cuerpo neuronal y dos tipos de prolongaciones: largas o axones y cortas o dendritas. Estructuralmente, la unión de cuerpos neuronales da lugar a la sustancia gris, que forma núcleos o cortezas cerebelosas o cerebrales. La reunión de las prolongaciones axónicas dará lugar a fascículos o vías, responsables de interconectar las diferentes partes del SNC.

Se pueden distinguir diversos tipos funcionales de **neuronas**, como las motoras, granulares o sensitivas, así como diferentes tipos morfológicos. Esta tipología celular neural se completa con las neuronas seudounipolares ganglionares raquídeas o las bipolares sensoriales de las vías olfativas, ópticas, acústicas y vestibulares. Cabe destacar la presencia de la única neurona seudounipolar situada en el tronco del encéfalo, que constituye el núcleo mesencefálico del nervio trigémino.

Las **células de la glía** se entienden como un conjunto celular responsable de formar la trama o red que, junto con la MEC, sustenta a las neuronas y no tiene actividad sináptica. Este concepto es académico, demasiado restrictivo y está cambiando cada vez más. Actualmente, se ha demostrado que los **astrocitos a nivel cortical** son responsables de:

- Drenaje linfático o sistema glinfático, exclusivo del SNC.
- La regulación de la transmisión sináptica, captando glutamato sináptico y transformándolo en glucosa.
- Bomba de potasio.
- Sinaptogénesis.
- Migración neuronal.
- Modulación de la barrera hematoencefálica (BHE).
- Modulación del flujo sanguíneo cerebral hacia las áreas activas, es decir, activación de determinadas zonas corticales en detrimento de otras que en ese momento no son esenciales para la acción que está en curso.

Matriz extracelular

La cantidad y función de la MEC son altamente dependientes del estado evolutivo del organismo. Durante el desarrollo embrionario, sus moléculas se expresan en grandes cantidades y modulan funciones celulares como la migración, proliferación, diferenciación y adhesión a través de los receptores de la membrana celular (Fig. 6-1).

A nivel del sistema nervioso, la MEC es una red tridimensional que rodea las células cerebrales, proporcionando soporte mecánico y protección al tejido cerebral, además de modular las propiedades bioquímicas y biofísicas del microambiente cerebral.

La MEC participa en diversas funciones, como la modulación de la sinapsis, la plasticidad, la facilitación de la migración celular y la adhesión, el mantenimiento de la BHE y la regulación del flujo sanguíneo cerebral.

Además, se ha demostrado que la MEC está implicada en la patogénesis de diversos trastornos neurológicos, como enfermedad de Alzheimer, enfermedad de Parkinson y epilepsia.

La **MEC cerebral** constituye aproximadamente el 20 % del volumen cerebral, y sus componentes principales son el ácido hialurónico y los proteoglicanos de sulfato de condroitina, lectinas y tenascinas. Estos elementos proteicos están sintetizados por las neuronas, las células de la glía y las células ependimarias.

Tejido cerebral

La tipología neuronal de la corteza cerebral, atendiendo al desarrollo embrionario, puede clasificarse en:

- **Alocórtex**:
  - Archiocórtex: forma parte de la corteza del sistema límbico, hipocampo e *indusium griseum*.
  - Paleocórtex: corteza olfatoria, prepiriforme y entorrinal.
- **Isocórtex**:
  - Neocórtex:
    - Homotípico: presenta las seis capas, distribuidas de forma diversa, tal como estudió y describió Broadman en sus estudios de citoarquitectura cerebral, determinando las diferentes zonas con sus respectivos nombres, localización y número. Algunas de estas

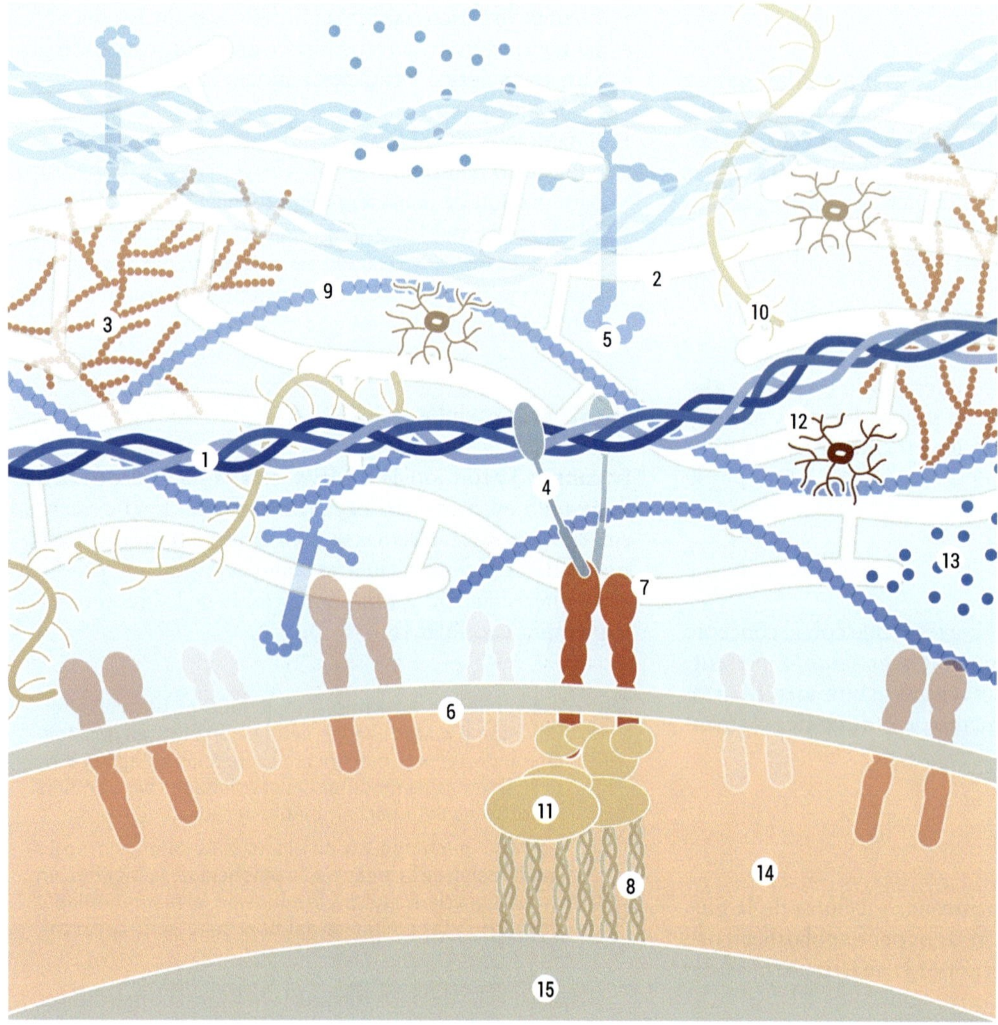

Figura 6-1. Esquema de la composición de la MEC. En la MEC, las proteínas como las fibras de colágeno (1) y la elastina (2) junto con las glucoproteínas (3), como la fibronectina (4) y la laminina (5), no solo proporcionan soporte estructural, sino que también crean el microambiente para las interacciones entre las células. Entre dichas interacciones se encuentran las mediadas por moléculas de adhesión celular que conectan moléculas de la MEC, como es el caso de la fibronectina, con receptores localizados en las membranas celulares (6), como son las integrinas (7), verdaderos enlaces transmembrana entre la MEC y el citoesqueleto (8) de las células. Otros elementos que se observan son: ácido hialurónico (9), proteoglicanos (10), proteínas de adaptación (11), células (12), mediadores químicos de comunicación intercelular (13), citoplasma (14) y núcleo (15).

áreas, como la 4, presentan un tipo celular particular, las piramidales gigantes de Betz en su 5ª capa, relacionadas con la vía motora corticoespinal.

- Heterotípico: inicialmente presenta las seis capas, pero debido a su funcionalidad ha ido perdiendo capas motoras o granulares, constituyendo las cortezas polares frontal (asociativa motora) y occipital (asociativa visual).

A la citoarquitectura de la corteza cerebral se debe añadir la MEC, ya que constituye la estructura viva y proteica que da soporte a las neuronas y células de la glía, participando en diversas funciones, no solo mecánicas.

Vascularización

La vascularización cerebral presenta características completamente distintas a las que se pueden observar en el resto de los tejidos del cuerpo humano, relacionadas con la BHE, el acoplamiento metabólico del flujo sanguíneo cerebral y la circulación linfática. A continuación, se destacan cada una de ellas:

- **BHE**: estructura funcional única, constituida por capilares endoteliales no fenestrados, unidos por las uniones estrechas (*tight junctions*), recubiertas por pericitos y los terminales vasculares de los astrocitos. Su permeabilidad, al paso de diversas sustancias, está relacionada con diversos mecanismos de transporte activo o pasivo, ya sea a través de la membrana endotelial (difusión o transportadores activos) o a través de las uniones estrechas por acción de los pericitos que abren el canal de acuaporinas. La dinámica funcional de la BHE es singular, permitiendo que ciertas sustancias, como el alcohol, la atraviesen fácilmente, mientras que otras, como las células tumorales cerebrales, no pueden hacerlo, salvo en el caso del meduloblastoma que metastatiza a través del líquido cefalorraquídeo (LCR). Este fenómeno excepcional se debe a la existencia de zonas específicas en la BHE, conocidas como órganos *circunventriculares*, donde la barrera no está presente. Los órganos circunventriculares son estructuras compuestas por neuronas capaces de transportar sustancias a través de capilares fenestrados, como en el resto del organismo, y se encuentran en lugares conocidos del perímetro ventricular.
- **Acoplamiento metabólico funcional**: se refiere a la distribución del flujo sanguíneo cerebral hacia las áreas sinápticamente más activas, en detrimento de aquellas menos

activas. El **astrocito**, en contacto con la sinapsis y el endotelio vascular de la BHE, detecta el consumo de glucosa y metabolismo de las zonas activas, y absorbe el potasio para devolverlo al torrente sanguíneo, generando una vasodilatación y un aumento consecuente del aporte sanguíneo. Por otra parte, absorbe el glutamato generado en la sinapsis para transformarlo en glutamina y devolverla a la neurona para su reutilización. Este proceso de captación del glutamato sináptico es el fundamento del seguimiento radiológico de la actividad cerebral.

- **Sistema gliolinfático**: hasta hace pocos años se consideraba que la circulación linfática cerebral no existía. Sin embargo, en 2014 **Maiken Nedergaard** demostró que el LCR puede difundirse por el intersticio cerebral, ser captado por los astrocitos y finalmente retornar a la circulación venosa. Este proceso ocurre principalmente por la noche y puede verse afectado por los anestésicos.

Líquido cefalorraquídeo

El LCR se origina por filtración de la sangre a nivel de los plexos coroideos del sistema ventricular, en los ventrículos cerebrales y en el IV ventrículo en un 80 %, mientras que el 20 % restante proviene del tejido subependimario y el propio tejido cerebral. Circula por el interior del encéfalo y de la médula espinal a través del epéndimo, y por el exterior del SNC a través del espacio subaracnoideo (v. Cap. 3).

Ambos espacios se comunican por los orificios presentes en la lámina tectórica del IV ventrículo. Además, el LCR es reabsorbido a nivel del espacio subaracnoideo encefálico y las vellosidades aracnoidales (granulaciones de Paccioni) que drenan en los senos durales, devolviéndolo a la circulación general a través de la vía venosa (v. Cap. 3).

Un hecho significativo en este filtrado es que se desconocen los factores que regulan su producción y el mantenimiento de la presión hidrostática intraventricular. Funcionalmente, al LCR se le atribuye una función mecánica aún por demostrar, relacionada con la constitución de un espacio líquido alrededor y dentro del SNC, amortiguando las fuerzas de aceleración y desaceleración que actuarían sobre la superficie del tejido nervioso en contacto directo con las estructuras óseas craneales y las estructuras que constituyen el canal vertebral. Además, mantiene el equilibrio electrolítico, transporta hormonas, neuromoduladores y neurotransmisores, permite la circulación de nutrientes y contribuye a la eliminación de productos de desecho del tejido cerebral, comportándose como un sistema linfático del organismo, probablemente en colaboración con los astrocitos, formando parte del sistema exclusivo cerebral, denominado *gliolinfático*.

Finalmente, el LCR es un elemento fundamental para mantener la estabilidad de la presión intracraneal.

SISTEMATIZACIÓN DEL SISTEMA NERVIOSO CENTRAL

La sistematización del SNC puede dividirse en sistemas de captación-conducción, sistemas de conducción, sistemas de ejecución y sistemas de procesamiento.

Sistemas de captación-conducción

Las **neuronas seudounipolares** que constituyen los ganglios raquídeos y los de los pares craneales branquiales son responsables de captar y transportar las sensibilidades somática exteroceptiva, propioceptiva e interoceptiva o sensibilidad visceral a la sustancia gris de la médula espinal o del tronco encefálico.

Somática

A nivel de la médula espinal, el dolor, el tacto burdo y la temperatura (sensibilidad exteroceptiva) son transportados por el **cordón anterolateral** hasta el tálamo. El control del tono muscular (sensibilidad propioceptiva inconsciente) de las extremidades es llevado al cerebelo por los **fascículos espinocerebelosos.** Cabe destacar que la percepción espacial y el dolor discriminativo (sensibilidad propioceptiva consciente) discurren por los **fascículos espinobulbares** y, por tanto, no hacen escala en la médula espinal, sino a nivel del bulbo raquídeo, hasta llegar al tálamo.

A nivel del tronco encefálico, por debajo de la extremidad cefálica, la percepción espacial y el tacto discriminativo del cuerpo (propioceptiva consciente) son transportados por los fascículos espinobulbares hasta el tálamo. A nivel de la extremidad cefálica, el dolor, el tacto burdo y discriminativo, la temperatura, la percepción espacial, la sensibilidad corneal y profunda inconsciente de los músculos masticadores son transportados por el **nervio trigémino**. Por otra parte, la sensibilidad profunda inconsciente de los músculos faciales (tono muscular) es transportada desde el **nervio facial** al cerebelo. Además, el cerebelo se proyecta a los núcleos del tronco encefálico relacionados con el control motor, constituidos por el núcleo rojo, núcleos vestibulares y núcleos de la formación reticular.

Visceral-medio interno

Las aferencias interoceptivas o viscerales se comprenden como integradas por dos sistemas, simpático y parasimpático, cada uno con características singulares y diferenciales tanto morfológicas como estructurales y fisiológicas (neurotransmisores diferentes en los terminales, aunque no en los ganglios).

Mientras que las señales simpáticas son transportadas por los nervios raquídeos y, por tanto, son exclusivamente medulares, las señales parasimpáticas son transportadas por los pares craneales y, por tanto, ingresan a nivel del tronco encefálico. Es importante destacar que ambos tipos de inervación hacen escala en el mismo núcleo del tronco encefálico, el núcleo del tracto solitario (NTS), y ambas son transportadas al hipotálamo sin una distinción clara entre las dos.

Nivel medular

A nivel de la médula espinal, las aferencias viscerales de carácter simpático ingresan por las raíces posteriores y hacen escala en el asta intermedia o lateral, constituyendo la **columna aferente visceral general**. Desde ahí, descienden formando parte del cordón anterolateral, para hacer escala en el NTS, hasta llegar al hipotálamo.

Nivel troncoencefálico

A nivel del tronco encefálico, las aferencias viscerales son parasimpáticas e ingresan por:

- La raíz única de los **pares craneales de origen branquial**, representados por el nervio vago, así como el nervio glosofaríngeo:
  - El **nervio vago** (X par craneal) transporta todas las señales aferentes (interoceptivas) parasimpáticas de los aparatos respiratorio, digestivo y urogenital.
  - El **nervio glosofaríngeo** (IX par craneal) capta las señales de tensión arterial y frecuencia cardíaca, gusto, e inerva la parótida.
  - El **nervio facial** (VII par craneal) se encarga de las lágrimas, la salivación y el gusto.

  Todas estas señales harán escala en el NTS, para finalizar en el hipotálamo.
- **El nervio motor ocular común (III par craneal)**, un par craneal somítico que es una excepción al grupo anterior:
  - Es responsable de la miosis, acomodación y convergencia, todas haciendo escala en la **columna aferente visceral especial**, que es la continuidad de la columna aferente visceral general medular y que en el tronco encefálico está unificada en una sola columna aferente visceral.
  - La midriasis hace escala en los colículos superiores, descendiendo hasta el asta intermedia lateral de C5 a C7, de donde saldrán las aferencias preganglionares hacia los ganglios simpáticos.

  Hasta este nivel, toda la especie humana es idéntica. Todos disponemos de los mismos receptores y vías de conducción que constituyen las sensaciones.
- **Las aferencias propias de los pares craneales especiales**, representadas por las vías:
  - **Olfatorias (I par craneal)** (conscientes e inconscientes), que hacen escala **secundariamente** en el tálamo, ya que tienen conectividad directa con la corteza olfatoria temporal a través de la estría lateral olfatoria.
  - **Ópticas (II par craneal)**, cuyas señales conscientes hacen escala en el tálamo (núcleo geniculado lateral) y las inconscientes o reflejas también lo hacen en los colículos superiores homolaterales.
  - **Vestibulares y cocleares**, que se procesan directamente desde los receptores o a través del cerebelo, haciendo escala en los colículos inferiores y posteriormente en el núcleo geniculado medial.
- Finalmente, deben añadirse las aferencias propias de los núcleos del tronco encefálico, incluyendo los núcleos de la formación reticular, la sustancia negra, el núcleo rojo, núcleos del puente, olivas bulbares, núcleos vestibulococleares y núcleos de Goll y Burdach, que recibirán las señales propioceptivas conscientes de origen medular.

Nivel cortical

Las **sensaciones** se transforman en **percepciones** cuando las señales de entrada, provenientes del hipotálamo, hacen escala primero en el tálamo (**circuito de Papez**) para luego sinaptar en la corteza emocional y visceral, y finalmente en la corteza cognitiva.

A nivel del córtex emocional y visceral, las sensaciones son vividas por el sujeto como respuestas al procesamiento individual de las señales recibidas desde el hipotálamo y el tálamo, constituyendo el sustrato de las emociones o, mejor dicho, de los **estados emocionales**, ya que deben ser expresados.

A nivel del córtex cognitivo, los estados emocionales se transforman en sentimientos. Los **sentimientos** son el resultado de la interpretación de la expresión implícita y explícita de los estados emocionales, mientras que las emociones son los estados que dependen de las sensaciones recibidas y procesadas en el hipotálamo.

Cabe señalar que, una vez procesados a nivel cortical, estos estados son estrictamente individuales, únicos e irrepetibles para cada individuo.

Todas las señales segmentarias (médula espinal, tronco encefálico, hipotálamo y tálamo) hacen escala en un solo lado, sin que se pueda distinguir una lateralidad diferenciada; sin embargo, cuando llegan a la corteza cerebral, se distribuyen en tres tipos corticales a lo largo de los dos hemisferios, cada uno con una funcionalidad diferente.

Sistemas de conducción

A continuación se detallan las vías ascendentes y las vías descendentes.

Vías ascendentes

En los siguientes apartados se analizan las vías ascendentes a nivel medular y troncoencefálico, la formación reticular, y los núcleos grises diencefálicos, hipotálamo y tálamo.

Nivel medular

Las vías ascendentes a nivel medular están constituidas por los siguientes fascículos o cordones:

- **Anterolateral**: transportan la sensibilidad exteroceptiva, dolor, tacto burdo (no discriminativo), térmica, vibratoria y posicional, y la interoceptiva simpática.
- **Espinocerebelosos**: transportan la sensibilidad propioceptiva inconsciente, incluyendo señales del tono muscular.
- **Espinobulbares**: transportan la sensibilidad propioceptiva consciente, el tacto discriminativo y la posición del individuo en el espacio.
- **Espinorreticulares**: forman parte del cordón anterolateral, sinaptan a nivel de la formación reticular del tronco encefálico, del tálamo y finalmente en la corteza cerebral.

Nivel troncoencefálico

A nivel del tronco encefálico, se pueden distinguir las vías ascendentes según sus funciones y orígenes:

- **Motora somática voluntaria y control de tono**: la sustancia negra, con significación activadora de los ganglios basales.
- **Motora somática involuntaria y control de tono**: desde el núcleo rojo hacia el complejo ventral anterior y ventral lateral del tálamo.
- **Sensibilidad exteroceptiva de la extremidad cefálica**: a través del fascículo trigémino-talámico, uniéndose al cordón anterolateral de la médula espinal.
- **Sensibilidad propioceptiva consciente (segunda neurona)**: desde los núcleos de Goll y Burdach hasta el tálamo.
- **Sensibilidad interoceptiva o visceral**: desde el NTS hacia el hipotálamo.
- **Sensibilidad vestibulococlear**: a través del fascículo longitudinal posterior.
- **Sensibilidad acústica**: desde los núcleos cocleares hacia los colículos inferiores, y luego hacia los núcleos geniculados mediales del tálamo.

Formación reticular

La formación reticular está constituida por diversas formaciones nucleares distribuidas por todo el tronco encefálico, las cuales se pueden clasificar en tres agrupaciones: núcleos del rafe, núcleos de la formación medial (pontina) y la formación lateral (bulbar). Todos ellos reciben sinapsis de las vías ascendentes o descendentes que atraviesan el tronco encefálico, lo que les permite procesar las señales recibidas y proyectarlas tanto hacia el cerebro como hacia la médula espinal.

- **Proyecciones craneales**: las proyecciones de la formación reticular hacia el cerebro son responsables del **sistema de activación encefálica** y están implicadas en los procesos del sueño.
- **Proyecciones caudales**: los fascículos retículo-espinal lateral y medial se dirigen hacia las neuronas gamma del asta anterior de la médula espinal, participando en la **regulación del tono muscular**.
- **A nivel bulbar**: la formación reticular contribuye a la **modulación de los grandes centros vitales**, incluyendo los centros cardiovascular, respiratorio y del vómito.

Núcleos grises diencefálicos, hipotálamo y tálamo

El hipotálamo y el tálamo están completamente interconectados por el **fascículo mamilotalámico**, constituyendo una unidad funcional que vincula el procesamiento visceral con el procesamiento talámico, que incluye, según sus territorios, el procesamiento motor (interconectado con los ganglios basales y el cerebelo), sensitivo consciente, reticular, emocional-límbico, visual y óptico.

La vía ascendente del complejo funcional tálamo-hipotalámico está formada por los **pedículos talámicos cortos y largos**, que conectan con la corteza emocional y, finalmente, con la corteza cognitiva.

En definitiva, se podría considerar que, analógicamente:

- El hipotálamo se correspondería con el asta lateral medular.
- El tálamo se correspondería con el asta posterior medular.
- El tálamo junto con los ganglios basales (complejo del estriado) se correspondería con el asta anterior de la médula espinal.

La constitución de complejos funcionales que relacionan las áreas septales, el estriado ventral, el tálamo y sus proyecciones ascendentes corticales y descendentes motoras, hormonales y viscerales son la base del procesamiento de las formaciones nucleares subcorticales más craneales. Estos estados emocionales, al ser percibidos por la corteza emocional, se corresponden con lo que llamamos **sentimientos**.

Vías descendentes

El origen de las vías descendentes puede ser cortical, subcortical o medular.

Origen cortical

Las neuronas piramidales de las capas III y V de la corteza cerebral, destacando las gigantes de Betz de la capa V del área 4 frontal, son el origen de los paquetes de fibras dirigidas al tronco encefálico (núcleos de los pares craneales y núcleos motores propios del tronco encefálico) y a la médula espinal.

Vías somáticas voluntarias (piramidales, corticoespinales)

Las órdenes motoras voluntarias son transmitidas al asta anterior medular, a través de la vía corticoespinal, y a los núcleos motores somáticos de los pares craneales somíticos (III, IV, VI y XII) y branquiales (V, VII, IX, X y XI).

La vía corticoespinal se origina en la primera neurona del área 4, en las zonas correspondientes del homúnculo de Penfield, extendiéndose hasta sinaptar con la segunda neurona ubicada en el asta anterior medular y cruzando la línea media en el bulbo inferior, para dividirse en un paquete de fibras, el 80 % contralateral y el 20 % ipsilateral (Dalamagkas, 2020).

La vía corticonuclear finaliza en el tronco encefálico a nivel de los núcleos motores de los pares craneales III, IV, VI y XII.

La vía corticobulbar finaliza en el tronco encefálico a nivel de los núcleos motores de los pares craneales V, VII, IX, X y XI.

Todas estas vías son homolaterales y heterolaterales, excepto el núcleo facial (puente) y el núcleo hipogloso (bulbo raquídeo).

Vías somáticas involuntarias (extrapiramidales)

Diversas áreas de la corteza cerebral forman otros paquetes de fibras descendentes:

- **Corticoestriatales**: se dirigen a los núcleos caudado y putamen. La cabeza del caudado recibe proyecciones del lóbulo frontal (premotoras y prefrontales), mientras que el resto de la corteza motora se proyecta sobre el núcleo putamen. Todas estas conexiones están relacionadas con las funciones de los ganglios basales.
- **Corticosubcorticoespinales**: hacen escala primero en otros núcleos motores del tronco encefálico (núcleo rojo, vestibulares, reticulares, olivares), desde donde se proyectan sobre el asta anterior medular, constituyendo la vía corticosubcorticoespinal o **vía extrapiramidal**, responsable del control y modulación del tono muscular.
- **Corticopontinas**: toda la información procesada en la corteza cerebral se envía a los núcleos pontinos para que posteriormente se dirija al neocerebelo o cerebro-cerebelo, fundamentalmente relacionado con la coordinación motora cerebelosa.

Todos los paquetes motores descendentes involuntarios están relacionados con el control del tono muscular, la ejecución de los movimientos y su coordinación, interconectando las cortezas motoras con el tronco encefálico, la médula espinal y el cerebelo.

Corticoamigdalinos

Las cortezas viscerales, emocionales y cognitivas envían fibras directas aferentes al núcleo amigdalino, responsable de la modulación de los estados emocionales, ya que determina la percepción y procesamiento del miedo, relacionado con las diversas percepciones corticales.

Es importante tener en cuenta que el núcleo amigdalino se proyecta sobre el núcleo *accumbens* (estriado ventral o límbico), las áreas septales y los núcleos del suelo diencefálico.

Corteza cingulada-hipocampo-hipotalámicas

Las mismas superficies corticales proyectan paquetes de fibras, llamadas **vías perforantes**, que son indirectas y que, haciendo escala en las áreas olfativas, llegan al subículo del hipocampo, formando parte de la corteza del sistema límbico (circuito de Papez) o corteza emocional. En este sentido, mediante el fórnix, estas conexiones alcanzan los cuerpos mamilares del hipotálamo.

En síntesis:

- Las vías corticoamigdalinas determinan que toda la actividad cortical sea procesada a nivel amigdalino, añadiéndole el componente del miedo y la conducta correspondiente.
- Las vías corticoemocionales-hipocampo-hipotalámicas forman la parte cortical del sistema límbico y, por tanto, el sustrato neuronal de las expresiones emocionales, es decir, los estados emocionales.

Origen subcortical

En el origen subcortical de las vías descendentes destacan las vías motoras somáticas involuntarias, las vías motoras viscerales-hipotálamo, la formación reticular y las vías inhibidoras del dolor.

Vías somáticas involuntarias (subcorticoespinales)

Estas vías se originan en los núcleos grises propios del tronco encefálico, constituyendo los fascículos:

- Tectoespinales.
- Rubroespinales.
- Reticuloespinales.
- Vestibuloespinales.
- Olivoespinales.

Estos mismos grupos nucleares están bajo control de la corteza cerebral y cerebelosa, formando parte de las aferencias de la segunda motoneurona, y contribuyen al mantenimiento de la estabilidad, postura y control del tono muscular.

Motores viscerales-hipotálamo (núcleos grises de la base)

El hipotálamo se proyecta a:

- La hipófisis, tanto anterior como posterior.
- Núcleos motores viscerales parasimpáticos de los pares craneales branquiales o formaciones nucleares de la columna motora visceral (eferente visceral especial) de los pares craneales VII (responsable del gusto, lagrimeo, glándulas salivales y mucosa nasal), IX (responsable del gusto e inervación de la parótida) y X, que transporta y recoge la inervación parasimpática destinada a las estructuras que forman los aparatos y sistemas de las cavidades y/o espacios corporales por debajo de la extremidad cefálica, es decir, a nivel cervical, torácico, abdominal, subperitoneal y retroperitoneal (aparato urogenital).
- Núcleos de la formación reticular del tronco encefálico.
- Neuronas motoras simpáticas preganglionares del asta lateral de la médula espinal, correspondientes a la columna eferente visceral general.

Formación reticular del tronco encefálico

Los núcleos de la formación reticular del tronco encefálico se proyectan hacia la sustancia gris de la médula espinal a través de los fascículos reticuloespinales medial (mesencefálico y pontino) –que son excitadores de las motoneuronas extensoras para mantener la bipedestación– y lateral (bulbar) –que son inhibidores de las anteriores pero excitadores de las motoneuronas flexoras–.

Por lo tanto, los núcleos de la formación reticular que actúan sobre el asta anterior pueden ser activadores o inhibidores del mantenimiento de la bipedestación.

Vías inhibidoras del dolor

Las formaciones neuronales de la sustancia gris periacueductal del mesencéfalo se proyectan sobre las poblaciones neuronales del asta posterior, liberando opioides que inhiben la percepción del dolor (Fig. 6-2).

Origen medular

Todos los segmentos medulares están interconectados, tanto descendentes como ascendentes, por haces axonales que constituyen los fascículos dorsal y lateral propios. Ambos son bilaterales.

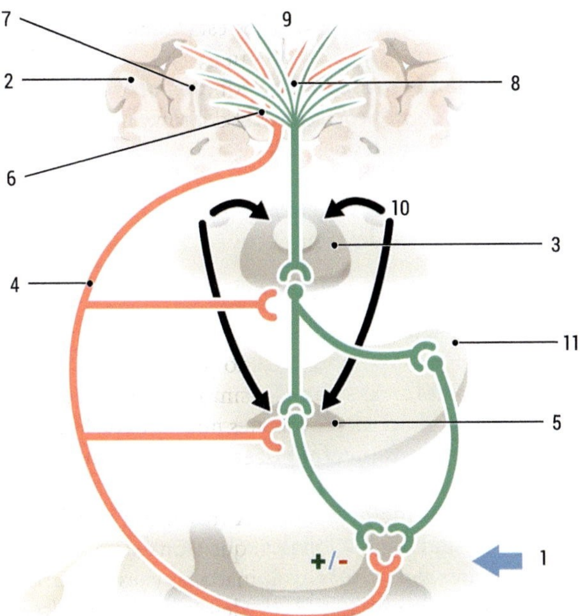

Figura 6-2. Sistema modulador descendente del dolor. +/- indica influencia pro o antinociceptiva, respectivamente. Cuando una señal de dolor (1) proveniente de la vía ascendente (color rojo) llega a la corteza somatosensorial (2), se activa el sistema modulador descendente del dolor (color verde) con el objetivo de reducir la señal del dolor mediante la inhibición neuronal, lo que se conoce como modulación del dolor «de arriba hacia abajo». El proceso comienza en la sustancia gris periacueductal (PAG) (3), que participa en una vía descendente de control del dolor (color negro). La PAG recibe información dolorosa a través del tracto espinomesencefálico (4), procesa dicha información nociceptiva y la envía a la médula rostral ventral (RVM) (5). A su vez, las neuronas de la RVM envían señales hacia la médula espinal, activando el sistema opioide endógeno, lo que ayuda a suprimir la percepción del dolor. Amígdala (6), ínsula (7), hipotálamo (8), córtex cingulado anterior (9), núcleo cuneiforme (10) y tegmento pontino dorsolateral (11).

Vías heterolaterales

La mayoría de las vías ascendentes que transportan la información de la superficie cutánea (exteroceptivas), de la profundidad osteoarticular (propioceptivas conscientes o inconscientes) y visceroceptivas cruzan la línea media. Todas estas informaciones harán escala precortical en el tálamo de forma directa, excepto la vía olfativa.

La mayoría de ellas son homolaterales, excepto las vías vestibulococleares, que son tanto ascendentes como descendentes, y pueden ser homolaterales y heterolaterales.

Sistemas de ejecución

A continuación se detallan el motor somático y control del tono y la postura, y el motor visceral.

Motor somático y control de tono y postura

En los siguientes apartados se analiza el motor somático y control del tono y la postura a nivel medular, troncoencefálico y cortical.

Nivel medular

A nivel medular, se pueden distinguir las siguientes poblaciones neuronales:

- **Asta anterior**: responsable de la contracción muscular estriada a través de las motoneuronas inferiores alfa y del mantenimiento del tono muscular por parte de las neuronas gamma (circuito gamma) (Brenner, 2014) (Fig. 6-3).

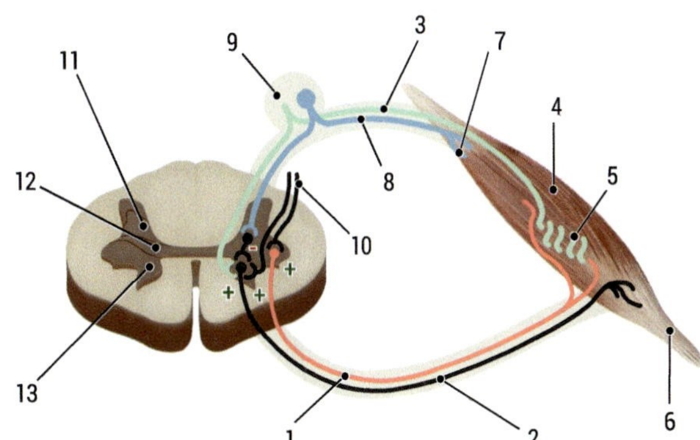

Figura 6-3. Representación esquemática del circuito gamma, mecanismo que interviene en el mantenimiento de los reflejos miotáticos y el tono muscular. La activación supraespinal de las motoneuronas gamma (1) provoca la contracción de las fibras musculares intrafusales, lo que, a su vez, estimula a las motoneuronas alfa (2) para generar una contracción de las fibras musculares extrafusales. Este circuito incluye también las fibras aferentes primarias Ia (3). Músculo esquelético (4), huso muscular (5), tendón (6), órgano tendinoso de Golgi (7), fibras aferentes Ib (8), ganglio raquídeo dorsal (9), fibras descendentes (10), asta posterior (11), zona intermedia (12), asta anterior (13).

- **Interneuronas**: encargadas de la interconexión con las motoneuronas del asta anterior, pueden ser activadoras o inhibidoras. Reciben conexiones de las vías supraespinales del tronco encefálico y la corteza cerebral. Destacan las neuronas de Renshaw, un tipo especial de neuronas inhibidoras de la motoneurona alfa.

Nivel troncoencefálico

Los núcleos grises del tronco encefálico que forman parte de los sistemas de ejecución incluyen:

- **Núcleos de los pares craneales**: relacionados con la motilidad ocular voluntaria y los reflejos a la luz y los objetos, la motilidad de la lengua y la musculatura cervical, y la motilidad y expresión facial, músculos masticadores, faríngeos y laríngeos.
- **Núcleos de la formación reticular**: se distinguen distalmente, en la médula espinal, para el mantenimiento de la postura, y cranealmente, como activadores o inhibidores de la actividad cerebral.
- **Núcleos vestibulares**: control y mantenimiento del equilibrio, conectando craneal y distalmente, de forma homolateral y heterolateral mediante el fascículo longitudinal medial.
- **Núcleos cocleares**: vinculados con las vías acústicas.
- **Núcleos propios del tronco encefálico**:
  - **Sustancia negra**: dinámica funcional de los ganglios basales, es decir, control de movimientos automáticos y aprendidos, y tono muscular.
  - **Núcleo rojo**: relacionado con la coordinación motora, por su conectividad con el tálamo, y con el control de tono sobre el circuito gamma.
  - **Núcleos del puente**: parte del circuito cerebro-cerebelo, esencial para la coordinación motora cerebelosa.
  - **Olivas bulbares**: origen de las vías musgosas activadoras de las células de Purkinje del cerebelo.
  - **Núcleos de Goll y Burdach**: segunda neurona de los fascículos responsables de la sensibilidad profunda consciente.

En síntesis, el tronco encefálico es un centro de coordinación de funciones activadoras e inhibidoras, tanto de la actividad cortical como del mantenimiento de la postura. Además, gestiona funciones viscerales, vestibulares y auditivas, y transforma en movimiento toda la información cortical que le llega por los fascículos corticobulbares. La conectividad del NTS indica cómo el tronco encefálico, a través de la formación reticular, controla y modula la inervación de todos los aparatos y sistemas de nuestro organismo, por debajo del hipotálamo.

Nivel cortical

Las áreas motoras, motoras suplementarias, premotoras frontales, así como el resto de la corteza cerebral donde se encuentran neuronas piramidales, contribuyen a formar las vías motoras voluntarias o corticoespinales, corticonucleares, bulbares y corticosubcorticoespinales.

Motor visceral

A continuación se detalla el motor visceral de los sistemas de ejecución a nivel medular, troncoencefálico, hipotalámico y cortical visceral.

Nivel medular

Las poblaciones neuronales del asta intermedia lateral situadas en la región más anterior, o neuronas preganglionares, son todas de significación simpática. Discurren por el interior de la raíz anterior de los nervios raquídeos hasta llegar a la cadena ganglionar simpática paravertebral y prevertebral abdominal, finalizando en la inervación de todos los órganos, aparatos y sistemas del cuerpo humano.

Nivel troncoencefálico

Los núcleos grises del tronco encefálico que forman parte de los sistemas de ejecución viscerales son:

- **Núcleos de los pares craneales**: inervación visceral parasimpática, contracción de la pupila, inervación de la mucosa nasal y las glándulas lagrimales y salivales, y de todos los aparatos y órganos.
- **Núcleos de la formación reticular**: a nivel del bulbo, contribuyendo al procesamiento, interrelación y modulación de los grandes centros vitales.
- **Núcleos propios del tronco encefálico**: NTS, proyectando las aferencias viscerales y gustativas al hipotálamo y el núcleo dorsal del vago.

Nivel hipotalámico

El hipotálamo, las áreas septales, el núcleo *accumbens* y el área tegmental ventral del mesencéfalo están interconectados por el **fascículo del prosencéfalo basal**, formando una unidad funcional de procesamiento de conductas de refuerzo que incluye conductas motoras límbicas, reacciones hormonales y viscerales, y estados emocionales subcorticales. Estas formaciones nucleares son las más evolucionadas y procesadoras del llamado cerebro reptiliano. Así como la proyección craneal del hipotálamo va dirigida al tálamo, distalmente el hipotálamo llega a los núcleos de la formación reticular y los núcleos viscerales parasimpáticos del tronco encefálico y simpático de la médula espinal, por los fascículos longitudinal dorsal de Schutz y mamilotegmental de Gudden.

Por otra parte, forma el complejo anatómico y funcional hipotálamo-hipofisario, regulador de todo el entorno hormonal del sujeto humano.

Nivel cortical visceral

Hasta la fecha no se han descrito conectividades neuronales específicas que justifiquen la actividad de las cortezas viscerales, salvo la relación directa, de proximidad y estrecha, entre la corteza emocional y la visceral.

Sistemas de procesamiento

Los **sistemas de procesamiento del sistema nervioso** constituyen **unidades funcionales** que podrían considerarse sistemas horizontales, desarrollados evolutiva y filogenéticamente. Además, todas estas unidades están interconectadas por sistemas (vías) verticales. De esta manera, se pueden identificar los siguientes sistemas de procesamiento horizontales:

- **1ª unidad funcional**: constituida por el sistema nervioso digestivo, que no se aborda en este capítulo.
- **2ª unidad funcional**: el sistema nervioso ganglionar, que tampoco es objeto de estudio en este capítulo.
- **3ª unidad funcional**: medular y representada por el arco reflejo miotático monosináptico y el polisináptico.
- **4ª unidad funcional**: el tronco encefálico.
- **5ª unidad funcional**: constituida por los núcleos de la base diencefálicos y prosencefálicos, es decir, áreas septales, núcleo *accumbens*, núcleo de Meynert, hipotálamo-hipófisis y los núcleos de la formación reticular periacueductales mesencefálicos.
- **6ª unidad funcional**: la corteza cerebral, que incluye las áreas límbica-emocional, hipocampal, visceral y cognitiva.

Como ya se ha señalado, todas las unidades funcionales disponen de sistemas de captación, de ejecución y de procesamiento.

Medular

Los sistemas de procesamiento **segmentarios** medulares forman la 3ª **unidad funcional** del sistema nervioso. La 1ª **unidad funcional** del sistema nervioso, aunque no del SNC, la constituye el sistema nervioso digestivo. Esta unidad funcional está representada por el **arco reflejo miotático** o de primer orden, formando un circuito constituido por las neuronas del ganglio raquídeo, que transportan las informaciones de entrada (**aferentes**) y se conectan con las neuronas **eferentes**, responsables de emitir la respuesta. Esta respuesta puede depender o no del estímulo. Las **señales aferentes** procedentes de los medios externo e interno, captadas por las neuronas del ganglio raquídeo, se transmiten a:

- El asta posterior: para señales exteroceptivas y propioceptivas inconscientes del medio externo e interno.
- El asta intermedia lateral: para señales visceroceptivas simpáticas del medio interno.
- Los núcleos bulbares de Goll y Burdach: para señales propioceptivas conscientes del medio interno.

La conectividad de este circuito puede ser:

- **Monosináptica**: muy rápida, automática, involuntaria y dependiente del estímulo de entrada.
- **Polisináptica**, con la interposición de:
  - **Interneurona**: entre las señales aferentes y eferentes, que puede transmitir o no la señal. Por tanto, puede ser tanto activadora como inhibidora, es decir, con capacidad de procesar la señal.
  - **Célula de Renshaw**: solo inhibidora de la motoneurona eferente del asta anterior.

Es importante recordar que la dinámica segmentaria tiene como objetivo la supervivencia del individuo y, por tanto, dispone de vías de respuesta rápidas monosinápticas y vías lentas con capacidad de procesamiento independiente de la señal de entrada, tanto desde el aspecto motor somático como visceral.

La conectividad neuronal medular garantiza los sistemas de ejecución tanto motores somáticos como viscerales, de significación simpática. Ambas están bajo la influencia, modulación y control del tronco encefálico y de la corteza cerebral.

Tronco encefálico

Estructuralmente, el tronco encefálico está constituido por sustancia gris y sustancia blanca. La sustancia gris está organizada en diversas formaciones nucleares en columnas, sin continuidad cráneo-caudal, a diferencia de la sustancia gris medular. Estas formaciones incluyen los núcleos de los pares craneales, los núcleos propios del tronco encefálico y los núcleos de la formación reticular. La sustancia blanca está formada tanto por los paquetes fasciculares ascendentes y descendentes que:

- Proceden caudalmente de la médula espinal y posteriormente del cerebelo, como cranealmente del complejo hipotálamo-hipofisario, del estriado ventral y dorsal, de la amígdala y de las cortezas cerebrales.
- Se originan en los núcleos de la formación reticular (ascendentes y descendentes), en los núcleos de los pares craneales y de los núcleos propios del tronco encefálico.

El tronco encefálico sigue el patrón de los sistemas segmentarios medulares, pero su conectividad es polisináptica, tanto transversal como verticalmente, gracias a la presencia de la formación reticular, haciendo evidente su evolución hacia un sistema con capacidad integrativa de diversos tipos de información. Aunque está dividido en tres partes –bulbo, puente y mesencéfalo–, su conectividad demuestra que actúa como una unidad funcional participando en la modulación y control de numerosas funciones:

- **Control del ritmo vigilia/sueño** y, por tanto, de los **estados de conciencia.**
- **Motoras**: control postural, control del movimiento ocular, reflejos del tronco encefálico (miosis/mesencefálico, corneal/puente, masticador, vómito/bulbar y estornudo) y praxis o coordinación motora cerebro-cerebelo.
- **Sensitivos**: vinculación del núcleo sensitivo general trigeminal y sus tres partes con el resto de estructuras del

tronco encefálico, lo que podría indicar una relación entre los estados emocionales y los dientes, y modulación de la percepción del dolor, vía que se inicia en la sustancia gris periacueductal hasta la zona de Lissauer o periferia de las zonas I-II y II de Rexed.

- **Viscerales**: control del centro respiratorio y el centro cardiovascular.
- **Emocionales**: desde el área límbica mesencefálica (sustancia gris periacueductal), se regulan los estados de ánimo y sus manifestaciones conductuales. Es importante señalar que esta área forma parte de la formación reticular mesencefálica, que está conectada por el fascículo basal del prosencéfalo con las áreas septales, hipotálamo y estriado ventral, participando en la somatización subcortical.

En síntesis, se podría decir que el tronco encefálico es la unidad funcional que, con su interconectividad polisináptica, contribuye a la modulación del medio interno como circuito intermediario subcortical que se podría llamar *circuito solitario-hipotálamo-formación reticular-núcleo dorsal del vago-simpático medular*. Las señales ascendentes simpáticas, conducidas por el fascículo anterolateral (medulares), y las parasimpáticas, conducidas por el nervio vago, hacen escala en el NTS. Desde allí, son transmitidas al hipotálamo y retornadas por los fascículos descendentes de Gudden y Schultz al núcleo dorsal del vago (parasimpáticas) y, vía formación reticular, al asta lateral medular T1-L2, de significación simpática.

Además, se determina que la totalidad de las estructuras y conexiones del tronco encefálico se activan en primera instancia, generando estados emocionales sin participación cortical y formando parte de los núcleos subcorticales del sistema límbico.

En este sentido, el núcleo sensitivo del nervio trigémino es la continuidad del asta posterior medular en el tronco encefálico y se extiende desde el bulbo (núcleo espinal, transportando sensibilidad exteroceptiva y propioceptiva de la cara y dientes hacia el tálamo, vía fascículo ventral trigeminal) hasta el puente (núcleo principal, originando fibras propioceptivas inconscientes procedentes de los masticadores, vía fascículo trigémino-talámico hacia el cerebelo) y finalmente el núcleo mesencefálico, que está formado por las únicas neuronas seudounipolares situadas en el interior del SNC.

Es evidente que el nervio trigémino está altamente interconectado con numerosas vías del tronco encefálico, incluida la modulación de los estados emocionales, lo que sugiere una posible relación primitiva entre los estados mentales y los dientes. A pesar de la enorme experiencia clínica que apunta en esta dirección, aún no existe suficiente evidencia que lo demuestre.

Hipotalámico-hipofisario (visceral y hormonal)

Los territorios hipotalámicos, derivados de las placas basales del diencéfalo, son los centros procesadores de la sensibilidad visceral e interoceptiva de origen medular y del tronco encefálico, que han hecho escala previamente en el NTS y podrían considerarse equivalentes a las astas laterales medulares. Además, reciben y procesan las señales provenientes de estructuras neocorticales como el núcleo amigdalino y el hipocampo.

Estos núcleos están interconectados:

- **Transversalmente**: por el fascículo prosencefálico medial con las áreas septales, el núcleo *accumbens*, el núcleo basal de Meynert, la sustancia innominada y los núcleos del mesencéfalo.
- **Inferiormente**: con la hipófisis anterior, originada del techo de la boca primitiva, y la hipófisis posterior, de origen y continuidad del suelo del III ventrículo.
- **Superiormente**: desde los cuerpos mamilares con el tálamo, la amígdala (vía estría *terminalis*) y el hipocampo (vía fórnix).

El procesamiento de esta unidad funcional, situada cranealmente a la médula espinal y el tronco encefálico, y constituida por los diversos elementos mencionados, es responsable de generar, a través de las vías dirigidas a los núcleos del tronco encefálico y la médula espinal, los estados emocionales, que son la experiencia de nuestro mundo interno en formato de dolor.

Los estados emocionales son el conjunto de manifestaciones motoras límbicas o conductas motoras emocionales (origen *accumbens*-estriado ventral), hormonales y viscerales, (parasimpáticas y simpáticas), y deben ser expresadas (v. Cap. 13).

Nivel talámico

Los núcleos que componen los diferentes territorios talámicos, derivados de las placas alares del diencéfalo, pueden considerarse como equivalentes de las astas posteriores, aunque con funcionalidades mucho más complejas.

En referencia al procesamiento de las señales aferentes, interviene como:

- **Filtro de la sensibilidad somática**: todas las sensaciones (excepto la olfatoria, que es indirecta) hacen escala en el tálamo. Funcionalmente, filtran el componente protopático (burdo, no discriminativo) reenviando las señales por los pedúnculos talámicos a la corteza emocional y cognitiva, permitiendo el paso del componente epicrítico (discriminativo).
- **Control y modulación motora**: el tálamo es el único que recibe las señales de salida de los ganglios basales, inhibiendo la actividad motora de las áreas motoras corticales, además de recibir la información procedente del neocerebelo, responsable de la coordinación motora. Por tanto, el tálamo participa en el control de los movimientos, el tono muscular y la coordinación motora.
- **Relevo de las vías ópticas y acústicas.**
- **Parte del circuito de Papez (territorio anterior)**: como parte del sistema límbico, interconecta el hipotálamo (cuerpos mamilares) con la corteza emocional (giro del cíngulo). Asimismo, los núcleos del territorio medial tam-

bién están interconectados con la corteza y los núcleos subcorticales límbicos.

- **Territorio reticular**: manteniendo conectividad con el resto de los territorios reticulares.

En síntesis, el tálamo es un núcleo gris de origen diencefálico y de gran tamaño, situado inmediatamente antes de la superficie cortical, interconectado con las vías sensitivas somáticas del cuerpo y la cabeza, las vías sensoriales visuales y acústicas, las vías motoras, la sensibilidad visceral, el sistema límbico y la formación reticular.

Es el gran centro de procesamiento y filtro de casi todas las señales que captamos, antes de entrar a la superficie cortical emocional.

En estudios recientes se presenta el tálamo como un núcleo que, una vez enviada toda la información procesada a las cortezas cerebrales, recibiría nuevamente el procesamiento cortical de la información para procesarla por segunda vez, constituyendo así el fenómeno de la conciencia.

Podría decirse, pero sin poder demostrarlo, que muy posiblemente el fenómeno intuitivo es de procedencia talámica, ya que se nutre de toda la información sensitiva, sensorial, visceral y motora que procesa sin haber pasado por el procesamiento cortical.

Probablemente, todos los sujetos humanos somos exactamente iguales hasta que las señales que transportan la información no son procesadas corticalmente, hecho que caracteriza la individualidad de cada individuo humano, haciéndolo irrepetible, ya que depende de sus experiencias (procesamiento de las señales a nivel cortical y guardadas en formato de memoria episódica hipocampal).

Ganglios basales-cerebelo

Los ganglios basales están formados por el complejo del estriado, que incluye los núcleos caudado y putamen, y por el pálido, externo e interno. Es importante destacar que estos núcleos subcorticales tienen un doble origen embrionario: el núcleo caudado y el putamen son de origen telencefálico, mientras que el núcleo pálido es de origen diencefálico. Además, el pálido y el putamen forman una unidad morfológica conocida como *núcleo lenticular*, y la confluencia de la parte más anterior de este núcleo con la cabeza del núcleo caudado constituye el núcleo *accumbens* (v. **Cap. 3**).

Desde un punto de vista funcional, se puede distinguir un estriado ventral –representado por el núcleo *accumbens* y vinculado a las conductas motoras emocionales– y un estriado dorsal –relacionado con la superficie cortical cognitiva motora–.

En este segundo aspecto, el complejo del estriado y el pálido son responsables del aprendizaje de los movimientos y del tono muscular, totalmente dependientes de la dopamina procedente de la sustancia negra mesencefálica, lo que da lugar a las denominadas *vías directa e indirecta de los ganglios basales*.

Uno de los hechos más significativos es que las señales motoras procesadas por los ganglios basales, que tienen su origen en la superficie cortical cognitiva (frontal y otras), regresan a las superficies coordinadoras motoras a través del tálamo.

En síntesis, los ganglios basales dependen de las superficies corticales emocionales y cognitivas, y transforman en movimientos los procesamientos corticales, ya que están conectados con las superficies cerebrales y cerebelosas coordinadoras motoras.

Probablemente se pueden considerar responsables de la singularidad e individualidad del movimiento humano, tanto en lo que respecta a los movimientos aprendidos como a los automáticos. Todos ellos señalan claramente que son fruto de nuestras experiencias, procesadas corticalmente, almacenadas en el hipocampo y moduladas durante toda nuestra vida.

En definitiva, los humanos somos movimiento.

Cortical

El encéfalo humano está compuesto por dos hemisferios cerebrales interconectados por dos paquetes de fibras principales: el cuerpo calloso y el fórnix (v. **Cap. 3**). Cada hemisferio posee funciones diversas y a menudo contrapuestas, lo que implica que la actividad mental es el resultado de una colaboración constante, aunque en disputa, entre ambos hemisferios. Mientras que los lóbulos frontal, parietal y occipital están conectados por el cuerpo calloso, el fórnix conecta los dos lóbulos temporales y las estructuras que forman el sistema límbico.

La comisura blanca anterior interrelaciona los dos núcleos amigdalinos, de origen neocortical, y los lóbulos temporales de forma bilateral. Si se considera la amígdala como el núcleo procesador del miedo y la prudencia, se podría distinguir entre un miedo derecho y otro izquierdo.

El fascículo uncinado es un fascículo de asociación intracortical que conecta la base del lóbulo frontal con el polo temporal. También existen otros paquetes de fibras de sustancia blanca que interconectan los lóbulos receptores (parietal, occipital y temporal) con el lóbulo programador, el frontal. El fascículo arcuato explica los fundamentos de la comprensión de la palabra escuchada y hablada.

El hemisferio derecho es responsable del tono del lenguaje (prosodia), mientras que el hemisferio izquierdo se encarga de la producción del lenguaje.

Como se señaló al inicio de esta propuesta funcional y estructural del estudio del sistema nervioso, la dinámica funcional sigue el modelo propuesto por Luria y Von Bertalanffy en referencia al funcionamiento por bloques o sistemas. Así, se puede observar un bloque activador-inhibidor en el tronco encefálico, un bloque receptor parietotemporooccipital y un bloque programador, todos ellos interconectados por paquetes de fibras de sustancia blanca, ya sean fascículos de asociación cortos y largos, comisurales o fibras de proyección caudales.

La superficie neocortical presenta áreas de asociación multimodales sensitivas somáticas y sensoriales ubicadas en la confluencia de los lóbulos receptores, en la llamada **circunvolución angular**. Además, existe un área de asociación multimodal motora, ubicada en la parte inferior del área 8 y por encima del área 44 (Broca), con la presencia de las células espejo, y finalmente un área de asociación multimodal visceral, ubicada en la superficie del lóbulo de la ínsula.

Una vez más, se puede distinguir la interrelación sensitiva-sensorial, motora y visceral, similar a la sustancia gris medular pero altamente evolucionada evolutiva y filogenéticamente.

Es importante insistir en que la población neuronal cortical, especialmente la neocortical, es la más evolucionada, con la capacidad de activar o inhibir, similar a las interneuronas medulares, y que evidencia que la actividad mental está sujeta a la duda, es decir, al aprendizaje por error.

Los estados emocionales, procesados en el mesocórtex límbico y necesariamente expresados como conductas motoras, cambios hormonales y viscerales, se transforman en sentimientos, definidos como las percepciones implícitas y explícitas de los estados mencionados.

Los sentimientos deben ser contemplados como la expresión más clara de los mecanismos de supervivencia.

Emocional-visceral

El giro del cíngulo, una corteza transicional, recibe todas las señales procedentes del tálamo a través de los pedículos talámicos, las procesa y las transmite a la superficie neocortical. No se ha descrito ninguna conexión directa con la neocorteza, excepto la olfativa, que no hace escala directa en el tálamo, sino que es indirecta a través de los núcleos de la habénula.

Las fibras de proyección neocortical, vía corticonuclear, corticobulbar, extrapiramidal o corticosubcorticoespinal y corticopontinas, hacen sinapsis previamente en la corteza emocional antes de llegar a las estructuras diana.

Por otro lado, la mitad anterior del giro del cíngulo, así como sus inicios en la región subcallosa, llamados **giro paraterminal** y **subcalloso**, son las superficies corticales plenamente relacionadas con el procesamiento emocional, mientras que la mitad posterior del giro del cíngulo está relacionada con el modo por defecto.

La continuación del giro del cíngulo, constituida por los giros fornical, fasciolar y dentado, está en relación con las formaciones hipocampales. Particularmente, los giros fornical y fasciolar forman parte de las estructuras intralímbicas, vinculadas a la agresividad y altamente representadas en especies como el *Bos taurus*.

Cognitivo

El aspecto más relevante del córtex cognitivo corresponde a su dinámica funcional, determinada por el aprendizaje basado en la duda y, por tanto, en el error. Las interneuronas de la médula espinal y del tronco encefálico se han multiplicado en la superficie del córtex cognitivo, organizándose en seis capas de neuronas polimorfas, motoras y sensitivas, constituyendo una distribución diversa o citoarquitectura cerebral.

En este sentido, y en correlación con su citoarquitectura, se pueden distinguir superficies vinculadas a aspectos motores, sensitivos, sensoriales o de asociación, conocidas como áreas de Brodmann y ubicadas en los diferentes lóbulos cerebrales.

Por otro lado, la coordinación de las diferentes áreas de los lóbulos cerebrales y sus funciones, así como la coordinación de los dos hemisferios cerebrales, determinarán la expresión de la actividad mental y la conducta motora. Ambos hemisferios cerebrales presentan aspectos funcionales diferentes pero complementarios, y la manifestación de su actividad conjunta es fruto de su acuerdo, basado en el mantenimiento de la supervivencia del individuo.

Las superficies corticales (áreas de Brodmann) presentan expresiones funcionales y citoarquitectónicas altamente diferenciadas, repartidas por los cuatro lóbulos cerebrales, pero en ningún caso deben considerarse exclusivas localmente (v. Cap. 3). Todas están interrelacionadas por fascículos de asociación intracorticales y subcorticales, de manera que su coordinación es fundamental para la dinámica hemisférica unilateral, mientras que la dinámica bilateral (la coordinación interhemisférica) está garantizada por las comisuras, como el cuerpo calloso, el fórnix, la comisura blanca anterior y la comisura blanca posterior.

Además, se pueden distinguir los lóbulos parietal, occipital y temporal, con las áreas primarias receptoras de información sensorial, secundarias interpretativas unimodales y áreas multimodales, como la situada en la superficie del giro supramarginal y angular, donde confluyen los tres lóbulos receptores parietooccipitotemporales, procesando y coordinando las señales sensitivas y sensoriales.

El lóbulo frontal presenta una doble característica: por un lado, la gestión de las órdenes motoras, la coordinación motora, la expresión del lenguaje (área de Broca), la puesta en marcha de los patrones motores heredados y la coordinación ocular, y, por otro lado, la más relevante, las funciones ejecutivas prefrontales. El lóbulo frontal también presenta una superficie cerebral de asociación motora multimodal, situada en la confluencia entre las áreas motoras, premotoras coordinadoras, campo ocular frontal, área de Broca y superficie dorsolateral de la zona prefrontal, poblada por las neuronas espejo.

Considerando la teoría de sistemas funcionales complejos, el lóbulo frontal es el bloque programador, recibiendo y procesando toda la información proveniente del bloque receptor y transformándola en las llamadas funciones ejecutivas y su expresión como conductas motoras y lenguaje.

Neurológicamente, queda claro el vínculo entre las funciones ejecutivas y las conductas motoras, lo que permite afirmar que las personas somos movimiento y lenguaje, dos características que determinan la vida en sociedad y la supervivencia formando parte de un grupo, pero manteniendo nuestra individualidad.

La individualidad del sujeto humano está determinada por sus experiencias, que son las informaciones recibidas e interpretadas en el bloque receptor, transportadas por fascículos de asociación al lóbulo programador frontal y transformadas en funciones ejecutivas y conductas motoras.

De los dos hemisferios cerebrales, el derecho es el más desconocido, y existen dos cortezas emocionales, dos cortezas viscerales y dos cognitivas bilaterales. Todas ellas activas y coordinadas en la misma unidad de tiempo, conectadas con los dos núcleos amigdalinos, derecho e izquierdo, que reciben toda la actividad cortical y gestionan el sentimiento de la prudencia y el miedo, fundamentales para identificar cualquier elemento que ponga en riesgo la supervivencia del individuo. En este sentido, se puede plantear si hay un miedo derecho y un miedo izquierdo, dado que los dos hemisferios se comportan funcionalmente de manera diferente.

PROPUESTA DE APROXIMACIÓN TEÓRICA A LOS FUNDAMENTOS DE LA TERAPIA NEURAL

La MEC y el sistema gliolinfático astrocítico forman parte de los fundamentos de la terapia neural.

Matriz extracelular

El dolor neuropático es otra condición cerebral en la cual parece que la regulación de la MEC juega un papel importante. Dado que la lesión nerviosa y la inflamación del sistema nervioso pueden provocar alteraciones en la expresión génica en el tejido neuronal, se cree que estos cambios de larga duración en la expresión génica pueden contribuir al desarrollo del dolor neuropático.

En el análisis de la vía de genes alterados en dos modelos de dolor en ratones (lesión nerviosa y dolor inducido por inflamación) se identificó la organización de la MEC como la vía más comúnmente regulada en los tejidos probados.

Las vías alteradas contienen genes esenciales para los procesos biológicos que regulan el ensamblaje, mantenimiento y desmantelamiento de la MEC, incluidos los genes que codifican diferentes colágenos (Col5a3, Col1a1), la metaloproteinasa de matriz 13 (Mmp13) y otras proteínas relacionadas con la MEC (Comp, Ctss, Sparc, Vwf y Thbs1). La proteína de la matriz oligomérica del cartílago (Comp) estaba regulada a la baja en ambos modelos de ratón (específicamente se encuentra en los ganglios de la raíz dorsal y en muestras de tejido de la médula espinal).

Comp es una glicoproteína grande que interactúa con múltiples proteínas de la MEC en el cartílago y otros tejidos. La regulación alterada de Comp contribuye a la patología en muchos trastornos como la fibrosis, la miocardiopatía y la artritis.

Dado que la desregulación de los genes dentro de la vía de organización de la MEC se conservó entre dos modelos de dolor, la desregulación de la MEC podría ser un tema común que contribuye al desarrollo del dolor crónico.

Sistema gliolinfático

También se puede considerar el sistema gliolinfático como otro mecanismo de la efectividad de la terapia neural. La circulación linfática cerebral representa un nuevo paradigma en la comprensión de la singularidad encefálica. Hasta hace pocos años se pensaba que no existía, pero en 2014 **Maiken Nedergaard** demostró que el LCR puede difundirse por el intersticio cerebral, ser captado por los astrocitos y, finalmente, ser devuelto a la circulación venosa. Este proceso ocurre principalmente durante la noche y puede verse afectado por los anestésicos.

PUNTOS CLAVE

- Los derivados neurales son de origen epiblástico, del tubo neural y de las crestas neurales, lo que explica claramente las relaciones genéticas entre la piel y el tejido nervioso, considerando que la primera neurona apareció hace 500 millones de años.
- La primera disposición y constitución neural se da alrededor del tubo digestivo, razón por la cual se debe considerar como la primera estructura con funciones neurales al llamado **cerebro digestivo**. A lo largo del desarrollo evolutivo y filogenético, este se completará con el sistema ganglionar y finalmente con el SNC. Las bacterias están presentes en el tubo digestivo desde los inicios de la evolución y actualmente también en el SNC hemisférico.
- El tejido nervioso está compuesto por neuronas, células de la glía (en una proporción de 1:50 con las neuronas), células ependimarias neurocrinas y MEC.
- El SNC segmentario está compuesto por unidades funcionales horizontales, dispuestas en sentido caudocraneal, comenzando en la médula espinal, siguiendo por el tronco encefálico, el complejo tálamo-hipotálamo-hipofisario y finalmente el complejo funcional de los ganglios basales y el cerebelo. A su vez, está interconectado por vías ascendentes y descendentes, cruzando la línea media y siendo homolaterales o heterolaterales, y definido por un comportamiento de modulación/control de la sensibilidad somática, motora y visceral: simpática a nivel de la médula espinal, parasimpática a nivel del tronco encefálico y hormonal a nivel del eje hipotálamo-hipofisario.
- El SNC suprasegmentario está constituido por las superficies corticales emocionales, viscerales y cognitivas, y definido por un comportamiento basado en la duda y su resolución, lo que conlleva el error o el acierto, que en definitiva es el aprendizaje.

BIBLIOGRAFÍA

Barros CS, Franco SJ, Müller U. Extracellular matrix: functions in the nervous system. Cold Spring Harb Perspect Biol. 2011 Jan 1;3(1): a005108.

Brenner-Wilczek S, editor. Heine-Jahrbuch 2014:53. Jahrgang. Sttutgart: Springer-Verlag; 2014. DOI: 10.1007/978-3-476-01375-0.

Casanellas Escribano U. Estudio del caos en las ecuaciones macroscópicas de una población de neuronas forzadas paramétricamente [tesis]. Santander: Universidad de Cantabria; 2023 [consultado el 4 de dic de 2024]. Disponible en: https://hdl.handle.net/10902/30228.

Crespo-Santiago D. La matriz extracelular del sistema nervioso central: los proteoglicanos del tipo condroitinsulfato y la reparación neural [The extracellular matrix of the central nervous system: chondroitin sulphate type proteoglycans and neural repair]. Rev Neurol. 2004 May 1-15;38(9):843-51.

Dalamagkas K, Tsintou M, Rathi Y, O'Donnell LJ, Pasternak O, Gong X, Zhu A, Savadjiev P, Papadimitriou GM, Kubicki M, Yeterian EH, Makris N. Individual variations of the human corticospinal tract and its hand-related motor fibers using diffusion MRI tractography. Brain Imaging Behav. 2020 Jun;14(3):696-714.

García-Amado Sancho M. El complejo amigdalino humano: arquitectura celular e inervación dopaminérgica [tesis]. Madrid: Universidad Autónoma de Madrid; 2014 [consultado el 4 de dic de 2024]. Disponible en: https://dialnet.unirioja.es/servlet/tesis?codigo=4199.

Ge X, Xu X, Cai Q, Xiong H, Xie C, Hong Y, Gao X, Yao Y, Bachoo R, Qin Z. Live Mapping of the Brain Extracellular Matrix and Remodeling in Neurological Disorders. Small Methods. 2024 Jan;8(1): e2301117.

Gomez-Cruz C, Fernandez-de la Torre M, Lachowski D, Prados-de-Haro M, Del Río Hernández AE, Perea G, Muñoz-Barrutia A, Garcia-Gonzalez D. Mechanical and Functional Responses in Astrocytes under Alternating Deformation Modes Using Magneto-Active Substrates. Adv Mater. 2024 Jun;36(26):e2312497.

Martín de los Reyes LM, Rivera Izquierdo M, Lardelli Claret P. Causalidad en epidemiología (I): Los modelos clásicos. Hig Sanid Ambient. 2020;20(2):1853-1857.

Naba A, Clauser KR, Hoersch S, Liu H, Carr SA, Hynes RO. The matrisome: in silico definition and in vivo characterization by proteomics of normal and tumor extracellular matrices. Mol Cell Proteomics. 2012 Apr;11(4):M111.014647.

Peña-Casanova J, Sánchez-Benavides G, Sigg-Alonso J. Luria's legacy in the era of cognitive neuroscience: Updating functional brain units: Insights far beyond Luria [reseña]. Cortex. 2024;169:1-10. Disponible en: https://doi.org/10.1016/j.cortex.2024.02.004.

Tajerian M, Hung V, Nguyen H, Lee G, Joubert LM, Malkovskiy AV, Zou B, Xie S, Huang TT, Clark JD. The hippocampal extracellular matrix regulates pain and memory after injury. Mol Psychiatry. 2018 Dec;23(12): 2302-2313.

Tilley DM, Vallejo R, Vetri F, Platt DC, Cedeño DL. Regulation of Expression of Extracellular Matrix Proteins by Differential Target Multiplexed Spinal Cord Stimulation (SCS) and Traditional Low-Rate SCS in a Rat Nerve Injury Model. Biology (Basel). 2023 Mar 31;12(4):537.

Von Bertalanffy L. General System Theory: Foundations, Development, Applications. New York: George Braziller; 1968. Disponible en: https://fad.unsa.edu.pe/bancayseguros/wp-content/uploads/sites/4/2019/03/Teoria-General-de-los-Sistemas.pdf.

Xie L, Kang H, Xu Q, Chen MJ, Liao Y, Thiyagarajan M, O'Donnell J, Christensen DJ, Nicholson C, Iliff JJ, Takano T, Deane R, Nedergaard M. Sleep drives metabolite clearance from the adult brain. Science. 2013 Oct 18;342(6156):373-7.

Yılmaz E. The Determination of the Efficacy of Neural Therapy in Conservative Treatment-resistant Patients with Chronic Low Back Pain. Spine (Phila Pa 1976). 2021 Jul 15;46(14): E752-E759.

Sistema fascial y matriz extracelular 7

R. Tutusaus Homs e I. Dalmau Santamaría

INTRODUCCIÓN

El universo, incluyendo la materia, el espacio y el tiempo, se originó después de una gran explosión, conocida como *Big Bang*. De acuerdo con el modelo estándar, este punto de partida potencial, caracterizado por una condición de extrema densidad y temperatura, fue el inicio de todas las cosas, con masa y volumen. La explosión desencadenó una expansión y un enfriamiento gradual de la potencialidad, de la energía, generando el ambiente adecuado para la aparición de las primeras partículas elementales. Estas partículas elementales, clasificadas en fermiones y bosones, son los pilares básicos de la materia, esenciales para la formación de la Tierra y todo lo que existe en ella. Se estima que la Tierra se formó hace aproximadamente 4.600 millones de años. Los **fermiones**, que incluyen las familias de los **leptones** y los **quarks**, son partículas que componen toda la materia de la naturaleza. Por otro lado, los **bosones** se constituyen en otras dos familias: los **bosones de campo** o bosones de gauge, que son las partículas portadoras de las cuatro **interacciones fundamentales de la naturaleza** (**fuerza nuclear fuerte**, **electromagnética**, **nuclear débil** y **gravitatoria**), y el **bosón de Higgs**, conocida también como la *partícula de Dios*, el cual es responsable de transferir la masa a los fermiones.

Uno de los grandes retos de la física moderna es la búsqueda de una **teoría del todo**, también conocida como *teoría M* o *teoría madre*. Esta teoría aspira a unificar las cuatro interacciones fundamentales de la naturaleza en una única fuerza o interacción como la antecesora, sobre la cual se habría estructurado y organizado toda la materia.

Sin embargo, este objetivo sigue siendo elusivo y la ciencia sigue estando lejos de alcanzar dicha comprensión unificada. Ahora bien, lo que es común en las cuatro interacciones es su capacidad para relacionar los distintos fermiones según el tipo de fuerza en juego, facilitando así la aparición de la materia en todas sus formas tras la manifestación de la potencialidad a partir de la Gran Explosión.

En otras palabras, la materia –derivada de las partículas elementales– tal como se conoce es el resultado de la interacción entre estas partículas dentro de un **campo de fuerza** específico (nuclear fuerte, electromagnética, nuclear débil y gravitatoria). Es precisamente esta interacción, la propia relación entre los fermiones mediada por los bosones de campo, la que actuaría como una ley universal. La teoría del todo podría considerarse la propia interacción entre las partículas y las fuerzas del universo, ya que sin estas la existencia misma sería inconcebible.

Un paralelismo ilustrativo de esta idea se encuentra en el **sistema nervioso autónomo** (SNA) de los seres vivos. El SNA es un componente esencial del sistema nervioso responsable de regular las funciones viscerales del cuerpo y mantener el equilibrio funcional del organismo. La transmisión de señales entre el sistema nervioso central y las vísceras se realiza a través de dos sistemas funcionalmente antagónicos y opuestos (**simpático** y **parasimpático**), pero que interactúan eficientemente de un modo sinérgico, interdependiente y preciso, para que el SNA que forman entre ambos lleve a cabo su propósito del modo óptimo. Ambos sistemas son indispensables y ninguno prevalece sobre el otro; su valor radica en su relación mutua y en cómo esta interacción facilita la función global del SNA.

Así pues, la existencia de la **materia** en nuestro universo, independientemente de cuál sea su naturaleza, deriva de su capacidad inherente para relacionarse e interactuar. Esta interacción sigue una ley universal que se manifiesta a través de todos los niveles de organización de la materia, desde el más fundamental –el subatómico–, avanzando a través del atómico, molecular, celular, tisular, orgánico y sistémico, hasta alcanzar la complejidad del organismo entero. Esta progresión se extiende desde el organismo al individuo y en su interacción con otros, principio fundamental para la formación de la sociedad.

Cada uno de estos niveles de organización, aunque distintos, forma parte de un todo interconectado que se encuentra en constante movimiento y transformación, sin que nada se crea ni se destruya, sino que todo se transforma manteniendo un equilibrio. Este **movimiento** es observable incluso en el nivel más elemental, donde las subpartículas están en vibración constante. La **transformación** se produce por la interacción con su entorno, y cada sistema debe adaptarse para mantener un equilibrio y preservarse. La **adaptación**, fundamental para la supervivencia de sistemas abiertos como los seres vivos, requiere una transformación continua, un cambio sostenido que refleja un equilibrio dinámico. En este proceso, la existencia del movimiento se justifica por la presencia de opuestos complementarios que, aunque parecen distintos, son manifestaciones de una misma realidad desde perspectivas diferentes.

La **electricidad**, derivada de la palabra griega ἤλεκτρον (électron), que significa «ámbar», se define como el conjunto de fenómenos físicos asociados con la presencia y el flujo de cargas eléctricas, de electrones, a través de un conductor. Este flujo, que implica movimiento, requiere la existencia de dos polos interconectados: convencionalmente, se dice que los electrones viajan del cátodo (polo negativo) al ánodo (polo positivo). En el sentido real, sin embargo, la corriente eléctrica desplaza los electrones de polo negativo a positivo. Esta dualidad de polos opuestos pero interrelacionados es esencial para la generación de electricidad; sin uno de ellos, el fenómeno eléctrico no se produce. Así, la electricidad emerge de la interacción entre dos polos contrapuestos que, a pesar de su oposición, son complementarios y dependientes el uno del otro. Esta relación dinámica es el fundamento de lo que se conoce como electricidad; sin embargo, lo imprescindible para que se genere electricidad es la interacción entre los dos polos opuestos, un proceso caracterizado por el movimiento y la transformación constante, en un proceso vital de equilibrio dinámico.

La conexión entre el **sistema fascial**, la **matriz extracelular** (MEC) y la existencia de una ley universal que organiza y da sentido a la realidad del organismo reside en la función integradora y estructural del **tejido conjuntivo**. Este tejido, fundamental en el sistema fascial, es el único capaz de conectar los otros tres tejidos básicos del organismo –epitelial, muscular y nervioso–, desempeñando un papel esencial en muchos órganos y estructuras corporales.

El tejido conjuntivo, estructurado como un verdadero sistema –el sistema conjuntivo–, actúa con la complejidad y diversidad de un **metasistema**.

Esta transformación de un sistema a metasistema ocurre cuando los límites de un sistema se expanden, integrando nuevos elementos y otros sistemas en su estructura. Esta expansión aumenta la complejidad del sistema original, sumando más partes y relaciones entre ellas, lo que redefine la organización como un metasistema. Dentro de este marco, los sistemas incluidos se denominan *subsistemas*, los cuales llevan a cabo procesos determinados con la finalidad de colaborar con el objetivo del metasistema.

En este contexto, el sistema fascial se configura como un subsistema dentro del metasistema del tejido conjuntivo, que incluye a la MEC como uno de dos sus componentes clave.

La MEC, presente también en los otros tres tejidos básicos, funciona como un elemento organizador y comunicador dentro de este metasistema, al facilitar la transmisión de información a través del organismo por medio de dos mecanismos fundamentales: la mecanotransducción y el bioelectromagnetismo.

GENERALIDADES DEL SISTEMA FASCIAL

En el ámbito de la salud, un creciente número de disciplinas están basando el abordaje diagnóstico y terapéutico de los pacientes en una visión global, holística e integradora del cuerpo.

Dentro de la visión global del organismo, el tejido conjuntivo emerge como un elemento tisular capaz de establecer vínculos entre las distintas regiones anatómicas y facilitando la comunicación entre ellas.

Entre las diversas formas de tejido conjuntivo, la fascia destaca como una estructura coloidal compuesta por partículas sólidas inmersas en una base líquida, extendiéndose a través del cuerpo para envolver y compartimentar estructuras musculoesqueléticas, rodear vísceras y relacionarlas entre ellas y con las paredes de las cavidades corporales a las que pertenecen.

La **fascia superficial**, situada justo debajo de la piel, se extiende de la cabeza a los pies, adaptando sus propiedades específicas según las funciones que debe desempeñar. Por lo tanto, este tejido especializado no es estático, sino que varía en composición y estructura para satisfacer las necesidades dinámicas del organismo.

El sistema fascial se origina del mesodermo y está formado por un tejido denso o laxo, dependiendo directamente de las funciones que desempeña. Esta red de tejido conjuntivo se distribuye formando envoltorios multidireccionales, que además están relacionados entre sí de superficial a profundo, existiendo una continuidad tisular importante a través de las distintas regiones corporales.

En las diversas áreas de la salud predomina aún una tendencia a estudiar el cuerpo de forma segmentada y analítica, lo que ha permitido alcanzar un alto grado de especialización en diagnósticos y tratamientos específicos para cada patología o región anatómica; sin embargo, el estudio del tejido fascial permite entender las múltiples relaciones y conexiones que se establecen entre estructuras viscerales, neuroendocrinas y musculoesqueléticas, destacando la interdependencia funcional entre diferentes partes del cuerpo. Este conocimiento acentúa la limitación de una perspectiva puramente fragmentada para apreciar la totalidad de los procesos orgánicos.

Investigaciones detalladas han enriquecido la comprensión de esta estructura tisular esencial, revelando las interrelaciones anatómicas mediadas por las fascias entre sistemas musculoesqueléticos y viscerales. En estos estudios se destaca la importante función de la fascia en la coordinación y contracción muscular, la facilitación del movimiento, así como la irrigación e inervación visceral. Además, se ha reconocido su papel en la creación de vías de paso para la transmisión de elementos vasculonerviosos hacia la estructura anatómica que deben irrigar o inervar.

Frente a una visión tradicional regional y analítica del cuerpo, surge la necesidad de adoptar una perspectiva más holística que considere el cuerpo como un sistema interconectado, donde tejidos como las fascias juegan un papel clave en esta integración. Para la terapia neural en particular, el sistema fascial adquiere una relevancia especial, tanto por su papel intrínseco como por su capacidad de adaptación ante situaciones de estrés prolongado, cuyas alteraciones pueden tener un efecto profundo en la salud general del organismo.

DEFINICIÓN DE FASCIA

Desde una perspectiva anatómica, la **fascia** se define como una estructura constituida por diversos tipos de fibras que envuelve, separa y compartimenta diferentes áreas del sistema musculoesquelético, visceral y vasculonervioso, estableciendo vínculos estructurales entre todos ellos.

ANATOMÍA MICROSCÓPICA DE LA FASCIA

El término *fascia* significa, esencialmente, una acumulación de tejido conjuntivo bastante grande como para poder verse a simple vista. Este tipo de tejido, también conocido como «de sostén», constituye uno de los cuatro tejidos fundamentales del cuerpo, representando el continuo estroma de soporte y conexión para los demás tejidos (epitelial, muscular y nervioso), y, por ende, para todos los órganos.

Originario del mesodermo, con excepción de la mayoría de la región cefálica, que procede de la cresta neural, el tejido conjuntivo está formado por células y una MEC. Esta matriz se compone de una **sustancia fundamental**, a menudo llamada matriz amorfa, y fibras proteicas fibrilares, inmersas en ella. La variabilidad en la composición y densidad de la MEC y en los **tipos celulares** presentes da lugar a diversas clasificaciones del tejido conjuntivo:

- **Tejido conjuntivo embrionario**, que incluye el mesenquimático y el mucoso o gelatinoso.
- **Tejido conjuntivo propiamente dicho**, que puede ser laxo o areolar, reticular, denso irregular (no modelado), denso modelado (regular) y elástico.
- **Tejido adiposo**, clasificado en blanco o unilocular y pardo o multilocular.
- **Tejido conjuntivo especializado**, que abarca el cartílago (hialino, elástico y fibrocartílago), el hueso (esponjoso y compacto) y la sangre, junto con el tejido hematopoyético.

A modo general, la **vascularización** del tejido conjuntivo se caracteriza por la presencia de vasos sanguíneos específicamente destinados a su irrigación, en contraste con su abundante red de vasos linfáticos. En cuanto a la **inervación**, el tejido conjuntivo alberga una diversidad de terminaciones que detectan tensiones mecánicas, estímulos dolorosos y cambios térmicos.

La **histología** de las fascias revela una gran variabilidad entre sus diferentes tipos, aunque un rasgo común es la presencia dominante de **fibras de colágeno** de la MEC (Fig. 7-1; v. Fig. 6-1), especialmente de **tipo I**, que tienden a estar entrelazadas formando una malla, más que a alinearse de manera compacta y paralela, como ocurre en estructuras más especializadas como las aponeurosis, tendones y ligamentos. Según el tipo específico de fascia, la composición y la proporción de las fibras varían significativamente.

La **fascia superficial**, compuesta por tejido conjuntivo de densidad variable, desde laxo hasta moderadamente denso, se extiende bajo la dermis integrándose con ella.

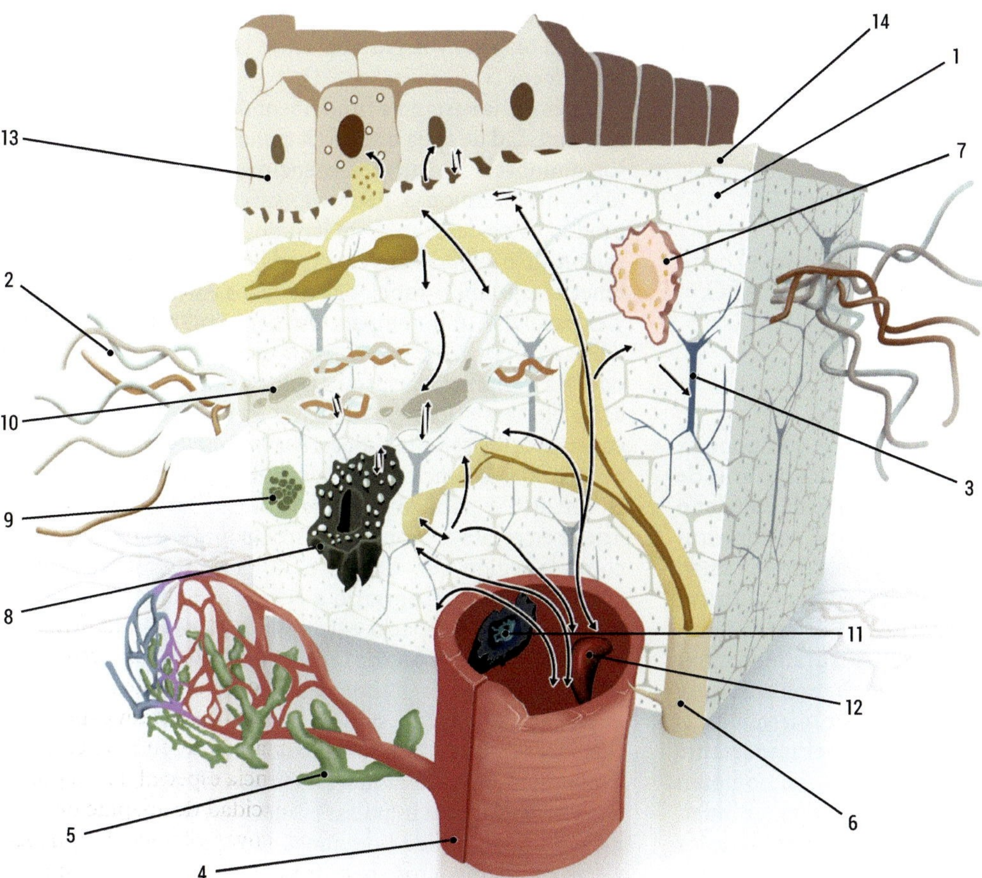

Figura 7-1. Componentes de la matriz extracelular (MEC): sustancia fundamental y proteínas fibrilares. La sustancia fundamental (1) se caracteriza por ser una estructura compleja conformada por glucosaminoglicanos, proteoglicanos y glucoproteínas, además del líquido intersticial, mientras que las proteínas fibrilares están formadas por fibras de colágeno (2) y de elastina (3). La importancia de la MEC radica en su papel vital para el correcto funcionamiento de los tejidos y de los órganos, motivo por el cual, las alteraciones de alguno de sus componentes pueden conllevar desórdenes importantes como el cáncer. Junto con la sustancia fundamental y las proteínas fibrilares, en la MEC encontramos también capilares sanguíneos (4) y linfáticos (5), y fibras nerviosas, de las cuales destacan las correspondientes al sistema nervioso simpático. Axón terminal autonómico (6), macrófago (7), mastocito (8), linfocito (9), fibroblasto (10), leucocito (11), eritrocito (12), parénquima (13) y membrana (14).

Esta capa también es conocida como *hipodermis* o *tejido subcutáneo*.

Por otro lado, la **fascia profunda** consiste en un tejido conjuntivo denso con abundancia de fibras de colágeno organizadas de manera compacta, con una distribución tan regular que puede ser indistinguible del tejido aponeurótico.

Células del tejido fascial

Las células del tejido conjuntivo se clasifican en dos categorías principales: **células fijas**, como los fibroblastos y fibrocitos, y **células móviles o migratorias**, entre las que se encuentran los monocitos, macrófagos, células dendríticas, células plasmáticas, neutrófilos, eosinófilos y mastocitos. Los fibroblastos y los fibrocitos son los responsables de la síntesis y el mantenimiento, respectivamente, de la mayoría de los componentes de la MEC. Por su parte, las células móviles desempeñan funciones en la respuesta inmunitaria del organismo.

Dentro de esta diversidad celular destaca una subpoblación de **fibroblastos**, conocida como *miofibroblastos*, con un fenotipo parecido al que presentan las células musculares lisas, y la capacidad de cambiar y contraerse, si bien a un ritmo más lento que las células musculares lisas. Estas características morfológicas y funcionales, bajo condiciones adecuadas, permite a los miofibroblastos facilitar la contracción de la fascia. Estas contracciones, de naturaleza tónica, tendrían una influencia pasiva sobre el tono muscular, confiriendo al tejido propiedades biomecánicas específicas como la fluidez, la relajación y la histéresis, aspectos fundamentales para el mantenimiento de la funcionalidad y la respuesta adaptativa del tejido ante diferentes estímulos y condiciones.

Matriz extracelular

A continuación se detallan el componente fibroso, el componente acuoso y el sistema básico relacional de la MEC.

Componente fibroso

El componente fibroso del tejido conjuntivo se compone de proteínas fibrilares y se clasifica en dos categorías: **fibras de colágeno**, que incluyen las **fibras reticulares** (o de **colágeno tipo III**), y **fibras elásticas**. Las fibras de colágeno constituyen las proteínas más prevalentes en el cuerpo, representando entre el 60 y 70 % de la masa total del tejido conjuntivo y el 25 % de la masa total de proteínas en los mamíferos. Las fibras elásticas están constituidas estructuralmente por dos componentes: un núcleo central de microfibrillas de **elastina** y una región periférica formada por microfibrillas de **fibrilina**. La elastina desempeña un papel importante en la estabilidad y elasticidad de los tejidos, así como en su firmeza, al sostener las fibras de colágeno en su lugar, asegurando de este modo el correcto funcionamiento de los tejidos (v. **Figs. 6-1** y **7-1**).

Componente acuoso: sustancia fundamental

La **sustancia fundamental** es un material homogéneo y bioquímicamente complejo, con una viscosidad que varía desde líquida hasta semilíquida, similar a un gel, y una alta hidratación. Esta diversidad en la viscosidad permite a la sustancia fundamental retener agua, modular la actividad metabólica celular y prevenir la diseminación de infecciones. La sustancia fundamental es el escenario donde se desarrollan las funciones del tejido conjuntivo (v. **Fig. 7-1**).

Además, esta matriz gelatinosa forma una red hidratada que rodea las proteínas fibrilares, asegurando su lubricación, permitiendo la absorción de impactos y proporcionando resistencia a la compresión. Entre las principales macromoléculas presentes en la sustancia fundamental se encuentran los glucosaminoglicanos (no sulfatados, como el ácido hialurónico, y sulfatados, como el heparán sulfato y el queratán sulfato), proteoglucanos y glicoproteínas estructurales de adhesión celular, receptores de la familia de integrinas, receptores de la superfamilia de inmunoglobulinas, receptores de la familia de las selectinas y receptores de la familia de las cadherinas. En el contexto de las glicoproteínas, dos moléculas destacan por su importancia: la fibronectina y la laminina. La fibronectina conecta a células, colágeno y glucosaminoglicanos, facilitando así la adhesión y el soporte estructural dentro de los tejidos. La laminina, asociada a otras proteínas, ancla las células epiteliales y musculares a la lámina basal, una capa especializada de la MEC que las separa del tejido conjuntivo subyacente. Estas macromoléculas, al interactuar entre sí, forman una especie de tamiz molecular que facilita el intercambio de nutrientes esenciales para el metabolismo celular, como el oxígeno y la glucosa, entre las células y los capilares sanguíneos (v. **Figs. 6-1** y **7-1**).

Además, la sustancia fundamental contiene una significativa cantidad de agua que actúa como vehículo de ácidos grasos, aminoácidos, azúcares, coenzimas, sustancias mensajeras (citocinas, hormonas, neurotransmisores), sales minerales y productos de desecho. Este líquido, conocido como *líquido intersticial* o *extracelular*, es el medio indispensable para mantener el equilibrio funcional entre los entornos intracelular y extracelular. A la temperatura corporal, cerca de la mitad del agua en la MEC se encuentra en forma de cristales líquidos. En conjunto, la sustancia fundamental mantiene una carga electrostática neta negativa, esencial para preservar las constantes de isoionía, isoosmía e isotonía, asegurando así el equilibrio y la funcionalidad óptima del tejido conjuntivo.

En 2018 se publicó un estudio liderado por el Dr. Neil D. Theise en el que se propone el espacio intersticial o intersticio como la región que alberga el líquido intersticial ubicado entre las células. Contrario a la concepción anterior de ser simplemente un espacio entre células, este trabajo propone el intersticio como un órgano en sí mismo, y no uno menor; sería el órgano más grande del cuerpo, superando incluso a la piel en tamaño. Se sugiere que el intersticio desempeña funciones como la de amortiguador que protege a los órganos y músculos. En palabras del Dr. Theise: «Este descubrimiento tiene potencial para impulsar grandes avances en la medicina, incluida la posibilidad de que el líquido intersticial se convierta en una poderosa herramienta de diagnóstico».

Sistema básico relacional

La relevancia del tejido conjuntivo y, particularmente, de la MEC fue propuesta inicialmente por **Heinrich Schade** (1876-1935), considerado uno de los pioneros de la patología molecular y de la investigación biomédica moderna. Schade reconoció la función de órgano del tejido conjuntivo y elucidó el papel de la MEC como un sistema fisiológico activo y autónomo. Contrariando la perspectiva de Rudolf Virchow, quien veía el tejido conjuntivo meramente como una estructura de soporte y conexión, Schade argumentó en favor de su significancia funcional y su papel crítico en la enfermedad. Su enfoque innovador sobre el tejido conjuntivo estableció las bases para posteriores trabajos en la comprensión de la patología desde una perspectiva relacional, inspirando a investigadores como Gustav Ricker, quien exploró la patología relacional, así como a Hans Eppinger Jr., Heinrich Thiele, Werner H. Hauss, Alfred Pischinger, Otto Bergsmann y Hartmut Heine.

De entre estas investigaciones, cabe destacar la de **Alfred Pischinger**, reconocido por su trabajo pionero sobre la sustancia básica de la MEC y la histoquímica. Pischinger amplió la visión de Schade al nombrar a la compleja estructura que rodea a la célula como el **tercer sistema**, también conocido como *sistema básico* o de *regulación basal*, o *sistema básico relacional*.

Fibras nerviosas de la fascia y concepto de fasciotoma

El sistema fascial se distingue por su densa inervación. Se estima que la red fascial contiene alrededor de 250 millones de terminaciones nerviosas.

La mayor parte de la inervación fascial se realiza a través de terminaciones nerviosas sensoriales, específicamente mediante **fibras tipo C** (según Erlanger y Gasser, o **tipo IV** de acuerdo con Lloyd y Hunt) y **fibras tipo Aδ** (según Erlanger y Gasser, o **tipo III** según Lloyd y Hunt).

Dentro de la rica diversidad de receptores sensoriales, muchos de estos son mecanorreceptores, como los receptores de Ruffini y los corpúsculos de Pacini, así como los receptores de Golgi en tendones y ligamentos, y relacionados con la propiocepción. Sin embargo, la mayoría de estas terminaciones son **polimodales**, capaces de responder a una amplia gama de estímulos, incluida la nocicepción, o percepción del dolor.

Además, se han identificado terminaciones nerviosas simpáticas asociadas con funciones vasomotoras, evidenciando una rica interacción entre la fascia y el SNA.

En investigaciones recientes se sugiere la posibilidad de una inervación segmentaria en el sistema fascial, lo que apoya la teoría de la existencia de **fasciotomas**, áreas fasciales con una distribución anatómica similar a la de los dermatomas, aunque con una delimitación menos precisa y uniforme.

Sistemas circulatorios sanguíneo y linfático

En cuanto a la relación entre el sistema fascial y los sistemas circulatorio sanguíneo y linfático, es fundamental destacar el papel de la red fascial en el soporte y protección de ambos sistemas. La arquitectura de la red fascial sirve como una guía estructural por la cual se distribuyen tanto el sistema circulatorio, originándose en el corazón, como el sistema linfático, que comienza a nivel celular.

Una función importante de las fascias reside en la regulación del flujo sanguíneo y linfático. Por consiguiente, cualquier alteración en la estructura o la organización del sistema fascial puede tener implicaciones significativas para la recuperación tisular y la eficacia del sistema inmunológico, al influir en la circulación sanguínea y linfática.

ANATOMÍA MACROSCÓPICA DE LA FASCIA

A continuación, se detallan la fascia superficial, la miofascia, las serosas viscerales, el papel de las fascias en la biomecánica visceral y la importancia del diafragma en el sistema fascial.

Fascia superficial

La fascia superficial, ubicada inmediatamente bajo la piel, recubre el cuerpo en su totalidad, proporcionando soporte y protección a los tejidos subyacentes. Esta capa de tejido conjuntivo se encuentra adherida a la piel, atrapando de esa forma la grasa subcutánea, que varía en grosor dependiendo de la región anatómica. La interacción entre la fascia superficial y la piel facilita el deslizamiento cutáneo durante los movimientos corporales, contribuyendo también a la regulación de los flujos sanguíneo y linfático. La movilidad de la piel está intrínsecamente ligada al nivel de adherencia con la fascia superficial, influyendo directamente en su capacidad de desplazamiento.

Existe una variación en la densidad de la fascia superficial, así como en el grado de adherencia con la piel, que dependen en gran medida de la capacidad de movimiento de esta última. Esta fascia es más densa en las extremidades comparada con las áreas del tronco y cabeza. Y en regiones donde se requiere limitar la movilidad de la piel, como en la palma de las manos o la planta de los pies, la fascia superficial se adhiere a planos aponeuróticos más profundos, facilitando funciones específicas como la prensión firme o el soporte para una postura bípeda estable.

Esta capa fascial no solo mantiene una relación estrecha con estructuras fasciales más profundas, sino que también actúa como un mediador en la transmisión de información a través de la MEC. Este hecho sugiere que alteraciones, tensiones o lesiones en capas fasciales más internas pueden repercutir en la fascia superficial, y viceversa (**Figs. 7-2** y **7-3**).

Miofascia (estructuras miofasciales superficiales y profundas)

El término *miofascia* hace referencia al conjunto que forma el músculo y las diversas capas de tejido conjuntivo que lo rodea y compartimenta. Esta estructura organizativa otorgada por la fascia permite que el músculo mantenga su forma óptima, funcionalidad y capacidad para generar una fuerza

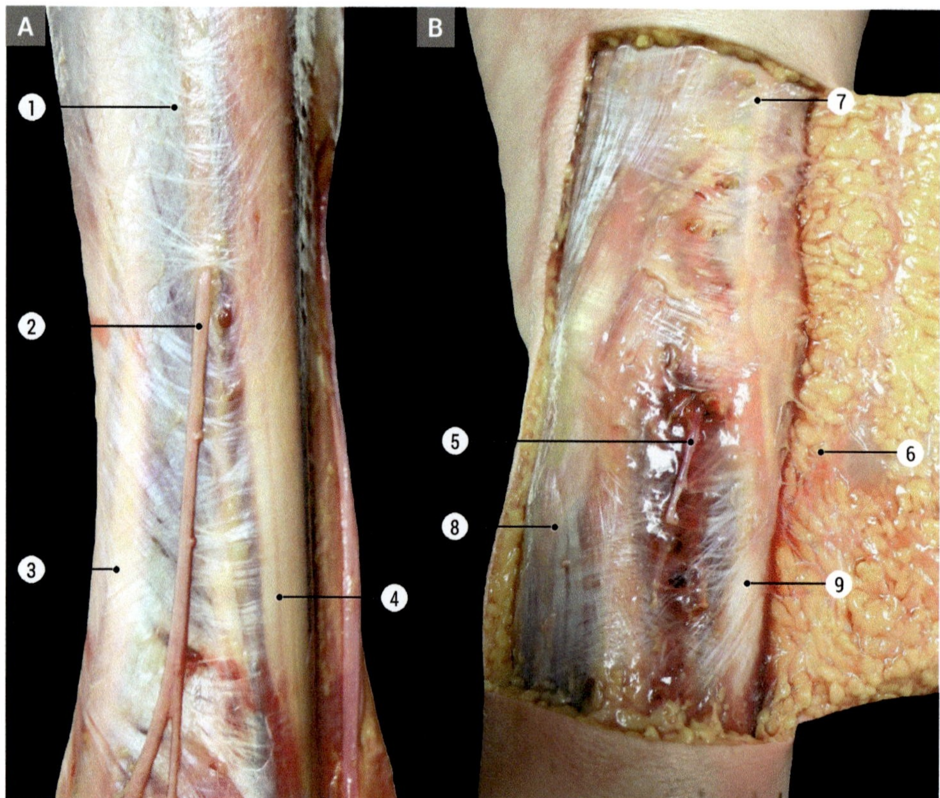

Figura 7-2. Fascia superficial de la pierna. **A)** La disección superficial de la región distal y lateral de la pierna muestra la fascia superficial de la pierna (1) y su relación estrecha con el nervio peroneo superficial (2) y demás estructuras de la zona, como la tibia (3) y el tendón calcáneo (4). **B)** La disección superficial de la región poplítea muestra la estrecha relación de la fascia superficial de la pierna con la vena safena menor (5), el tejido subcutáneo (6) y los músculos ilíaco (7) y gastrocnemios medial (8) y lateral (9).

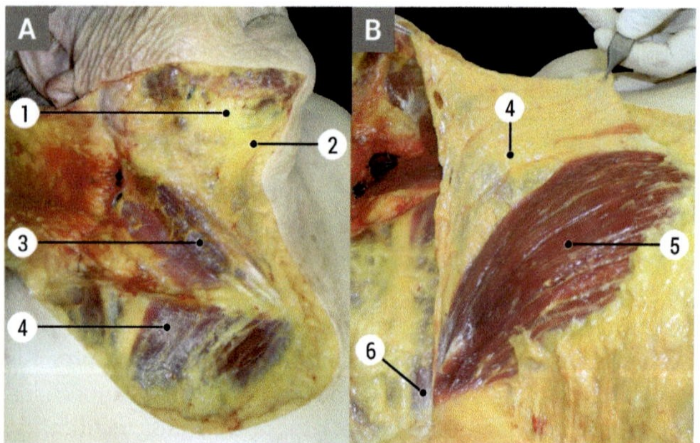

Figura 7-3. A) Lámina superficial de la fascia cervical tras la remoción del músculo platisma. La lámina superficial de la fascia cervical (1) se encuentra entre el panículo adiposo de la piel (2) y el músculo cutáneo del cuello (platisma), formando una envoltura con puntos de inserción superiores en las líneas nucales del hueso occipital, la apófisis mastoides, los conductos auditivos externos, las fascias masetéricas y el borde inferior de la mandíbula. Inferiormente, se inserta en la escotadura yugular del esternón, las clavículas y las espinas de las escápulas. En la parte anterior reviste las regiones infra y suprahioideas, relacionándose con la vena yugular anterior, la glándula submandibular y los músculos digástrico, milohioideo e hiogloso. Lateralmente, envuelve el músculo esternocleidomastoideo (3), la vena yugular externa y los nervios occipital menor, auricular mayor y transverso del cuello. También tapiza la zona supraclavicular, incluyendo sus nervios, y el músculo trapecio. **B)** Hoja anterior de la fascia pectoral. La fascia del músculo pectoral mayor (4) contiene numerosas expansiones que se confunden con el epimisio que rodea los fascículos de este músculo (5). La fascia axilar (6) se desglosa del borde inferior de la fascia pectoral, situándose debajo de la piel y extendiéndose por detrás con la fascia del músculo dorsal ancho.

de contracción efectiva sobre las palancas óseas en las que se inserta. Cada músculo está cubierto en su totalidad por una capa de tejido conjuntivo conocida como *epimisio*. Adicionalmente, los numerosos fascículos musculares, o haces de fibras musculares, que componen el cuerpo del músculo están envueltos en su propio tejido conjuntivo, el **perimisio.** Asimismo, cada fibra muscular individual dispone de otra capa de tejido conjuntivo, el **endomisio**. Por lo tanto, dentro de la estructura de un músculo, además de las fibras musculares propiamente dichas, hay varias capas de tejido conjuntivo que lo compartimentan y organizan. En el extremo distal, los tabiques intramusculares convergen en grandes estructuras tendinosas o aponeuróticas, mostrando una vez más la continuidad del tejido conjuntivo (Fig. 7-4).

Serosas viscerales. Estructuras viscerofasciales

El estudio de las distintas **serosas viscerales** resulta indispensable para comprender las múltiples interacciones existentes entre los distintos elementos viscerales y el sistema musculoesquelético. Cuando se abordan el cuerpo y la salud desde una perspectiva holística, debe tenerse en cuenta cómo las disfunciones en las estructuras viscerales pueden influir en problemas articulares y miofasciales, y viceversa. Las serosas viscerales, incluyendo estructuras derivadas como los ligamentos, o los mesos y las fascias de coalescencia en la región abdominal, relacionan directamente las vísceras con la pared ósea o miofascial de la cavidad que las alberga. A través del mecanismo de **mecanotransducción**, estas estructuras son capaces de transmitir señales a lo largo del tejido conjuntivo,

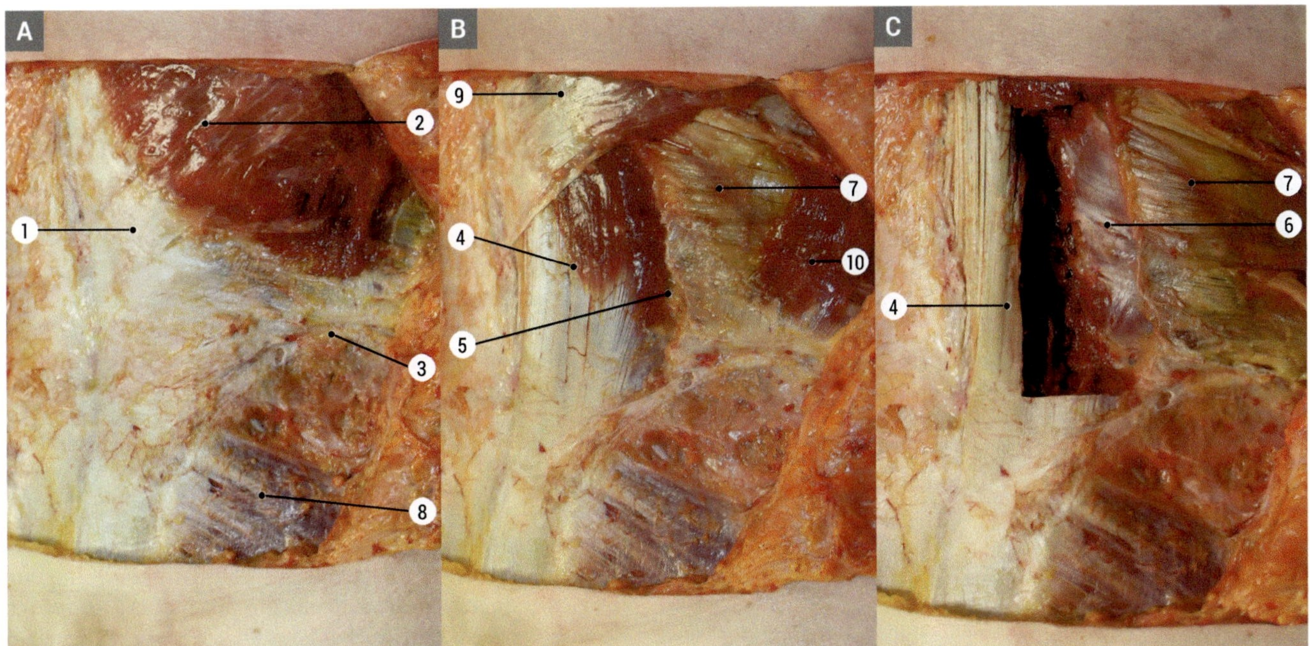

Figura 7-4. Fascia toracolumbar. Corresponde a la fascia del músculo erector de la columna. **A)** Está formada por una hoja profunda y por una hoja superficial (1), la cual forma el tendón de origen del músculo dorsal ancho (2) y se inserta medialmente en las apófisis espinosas de T7 a L5 y en la cresta ilíaca (3). **(B y C)** Una vez tapizado dorsalmente el músculo erector de la columna (4), la hoja superficial de la fascia toracolumbar se fusiona (5) lateralmente con la hoja profunda (6), la cual se inserta en el vértice de las apófisis costales lumbares, en el borde inferior de la duodécima costilla y en la porción posterior de la cresta ilíaca, situándose entre los músculos cuadrado lumbar y erector de la columna, formando parte del tendón de origen del músculo transverso del abdomen (ligamento lumbocostal) (7). Hoja superficial de la fascia glútea (8), músculo serrato posteroinferior (9) y músculo oblicuo interno (10).

afectando tanto positiva como negativamente la función corporal, dependiendo de la presencia de disfunciones viscerales o alteraciones musculoesqueléticas.

Además, la influencia del sistema nervioso en la etiología de diversas lesiones somáticas y viscerales no puede ser subestimada. Los reflejos viscerosomáticos, somatoviscerales, visceroviscerales, somatosomáticos, viscerosimpáticos y somatosimpáticos resultan importantes en los desequilibrios que se producen en los distintos sistemas del cuerpo (Fig. 7-5).

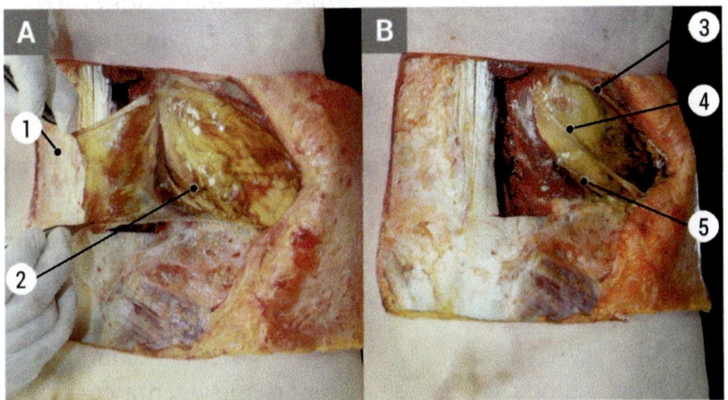

Figura 7-5. Fascia renal. Es una fascia retroperitoneal que rodea los riñones y se expande en otras fascias, como la inter-suprarrenorrenal, hacia las glándulas suprarrenales. Contiene varios lóbulos adiposos separados por trabéculas de tejido conjuntivo que conectan con la cápsula fibrosa del riñón. **A)** Dorsalmente, la fascia renal se une a la región posterior del diafragma y se relaciona con la fascia toracolumbar (1) a través de un espacio adiposo (2), **B)** por el que pasan los nervios subcostal (3), iliohipogástrico (4) e ilioinguinal (5).

Papel de las fascias en la biomecánica visceral. Concepto de articulación visceral

El continuo movimiento visceral es una característica intrínseca y necesaria para el correcto funcionamiento de todos los órganos del cuerpo. El desplazamiento de un órgano respecto a las paredes de su cavidad o a órganos adyacentes se logra gracias a las superficies de deslizamiento formadas por las serosas viscerales y su adecuada lubricación. Este sistema de **articulaciones viscerales** permite a los órganos moverse de manera eficiente, en muchos casos impulsados por la actividad del diafragma, siguiendo trayectorias y ejes específicos, de manera comparable a las articulaciones musculoesqueléticas.

La existencia de una **hendidura capilar** rellena de líquido lubricante entre la **serosa parietal** y la **serosa visceral** facilita este movimiento orgánico, aunque este mecanismo puede verse comprometido por factores como el envejecimiento natural y la deshidratación, que afectarían negativamente en la movilidad y funcionalidad de estas vísceras.

El diafragma y su importancia en el sistema fascial

Al explorar la dinámica del movimiento visceral, se destaca el diafragma torácico como el principal músculo visceromotor. Este músculo experimenta aproximadamente 24.000 contracciones diarias, impulsando los órganos dentro de la cavidad abdominal en sentido caudal con cada inhalación, lo que incrementa considerablemente la presión intraabdominal. A su vez, el diafragma facilita la expansión torácica

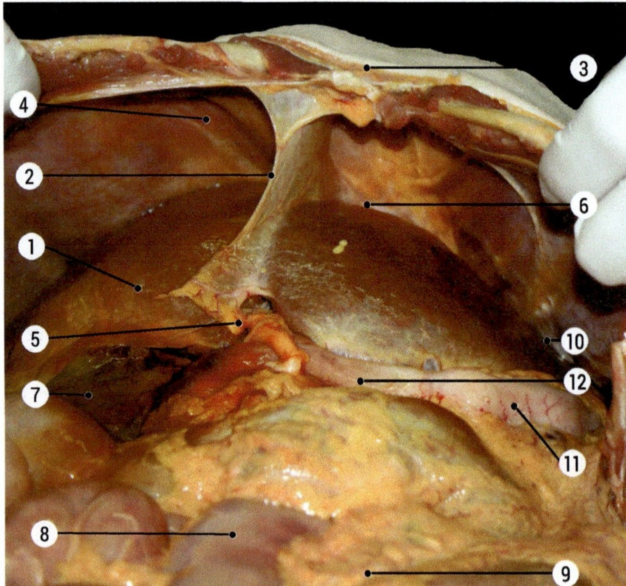

Figura 7-6. El peritoneo parietal se continúa por la cara inferior del diafragma para envolver el hígado (1). El ligamento falciforme (2) conecta el hígado a la pared anterior del abdomen (3) y al diafragma (4), contribuye a la separación del hígado en los lóbulos derecho e izquierdo, contiene el ligamento redondo (5), que es el remanente fibroso de la vena umbilical, y actúa como una vía de acceso para los vasos sanguíneos y nervios que entran y salen del hígado. El ligamento coronario (6) fija la región posterior del hígado con la región posterior del diafragma y suele emitir el ligamento hepatorrenal que se adhiere al riñón derecho. Vesícula biliar (7), asas intestinales (8), omento mayor (9), ligamento triangular izquierdo del hígado (10), cuerpo del estómago (11), estómago-antro pilórico (12).

y pulmonar, contribuyendo al movimiento de las estructuras mediastínicas. En cada espiración, estos movimientos y efectos se invierten.

La influencia del diafragma en la actividad visceral se evidencia a través de sus numerosas conexiones con estructuras viscerales adyacentes. Por ejemplo, interactúa directamente con el hígado mediante los ligamentos coronario, triangulares y falciforme; con el estómago a través del ligamento gastrofrénico; con el ángulo esplénico del colon mediante el ligamento frenocólico izquierdo, y con los riñones a través de la fascia renal. Además, el peritoneo parietal lo cubre por su cara inferior, mientras que la pleura parietal lo hace por la superior, vinculándolo con estructuras pleurales y pulmonares. En el mediastino se destaca su relación con el pericardio a través del ligamento frenopericárdico, y el esófago mediante el ligamento frenoesofágico. Esta red de interacciones muestra cómo la actividad del diafragma influye directamente en el funcionamiento de una diversidad de órganos (**Figs. 7-6** y 7-7).

FUNCIONES Y PROPIEDADES DE LA FASCIA

En los siguientes apartados se detallan las funciones generales de la fascia (recubrimiento, conexión, suspensión y anclaje, adaptación a las fuerzas mecánicas, integridad postural, transmisión de movimiento, compartimentación anatómica y optimización de la vascularización e inervación), la mecanoestimulación y el bioelectromagnetismo.

Funciones generales

El tejido fascial ejerce una función importante y diversa en el organismo, más allá de su papel como envoltorio de estructuras musculares y viscerales. Este tejido no solo garantiza la óptima función visceral y la coordinación neuromuscular, sino que también cumple con una serie de funciones esenciales para el mantenimiento de la salud y la integridad estructural del cuerpo.

Recubrimiento

A nivel muscular, las capas de epimisio, perimisio y endomisio no solo facilitan una eficiente contractilidad, sino que también confieren al músculo una forma definida y uniforme. En ambos extremos del vientre muscular, estas capas de tejido conjuntivo se unen para formar tendones o aponeurosis que se insertan en los huesos, transformándose en **periostio**. Existe una continuidad tisular entre la miofascia, los tendones y el periostio, con variaciones en la densidad del tejido y la orientación de las fibras de colágeno.

A nivel visceral, las membranas serosas como el peritoneo, las pleuras y el pericardio recubren los órganos de la cavidad donde se hallan, proporcionando una lubricación que facilita su movilidad dentro de las cavidades. Este sistema de membranas serosas, organizado en capas viscerales y parietales, permite el desplazamiento óptimo de los órganos en relación con sus vecinos y las paredes de las cavidades que los contienen.

Conexión

La fascia desempeña un papel fundamental en la creación de conexiones anatómicas, estableciendo enlaces entre estructuras viscerales, planos miofasciales superficiales con otros más profundos y entre elementos viscerales con estructuras musculoesqueléticas cercanas. El conocimiento de estas conexiones es importante para un enfoque terapéutico holístico e integrativo.

Suspensión y anclaje

Las estructuras de anclaje desempeñan un papel clave en la organización visceral, donde las serosas de cada cavidad corporal se distribuyen estratégicamente no solo para envolver a los órganos de esa región, sino para asegurar su posición en el espacio. El peritoneo, por ejemplo, forma expansiones como los mesos, que relacionan determinadas partes del tubo digestivo a la pared lumbar, y ligamentos que conectan estos órganos al diafragma, asegurando su posición y estabilidad frente a la fuerza de la gravedad. La elasticidad inherente a estas expansiones serosas permite, sin embargo, una movilidad orgánica adecuada.

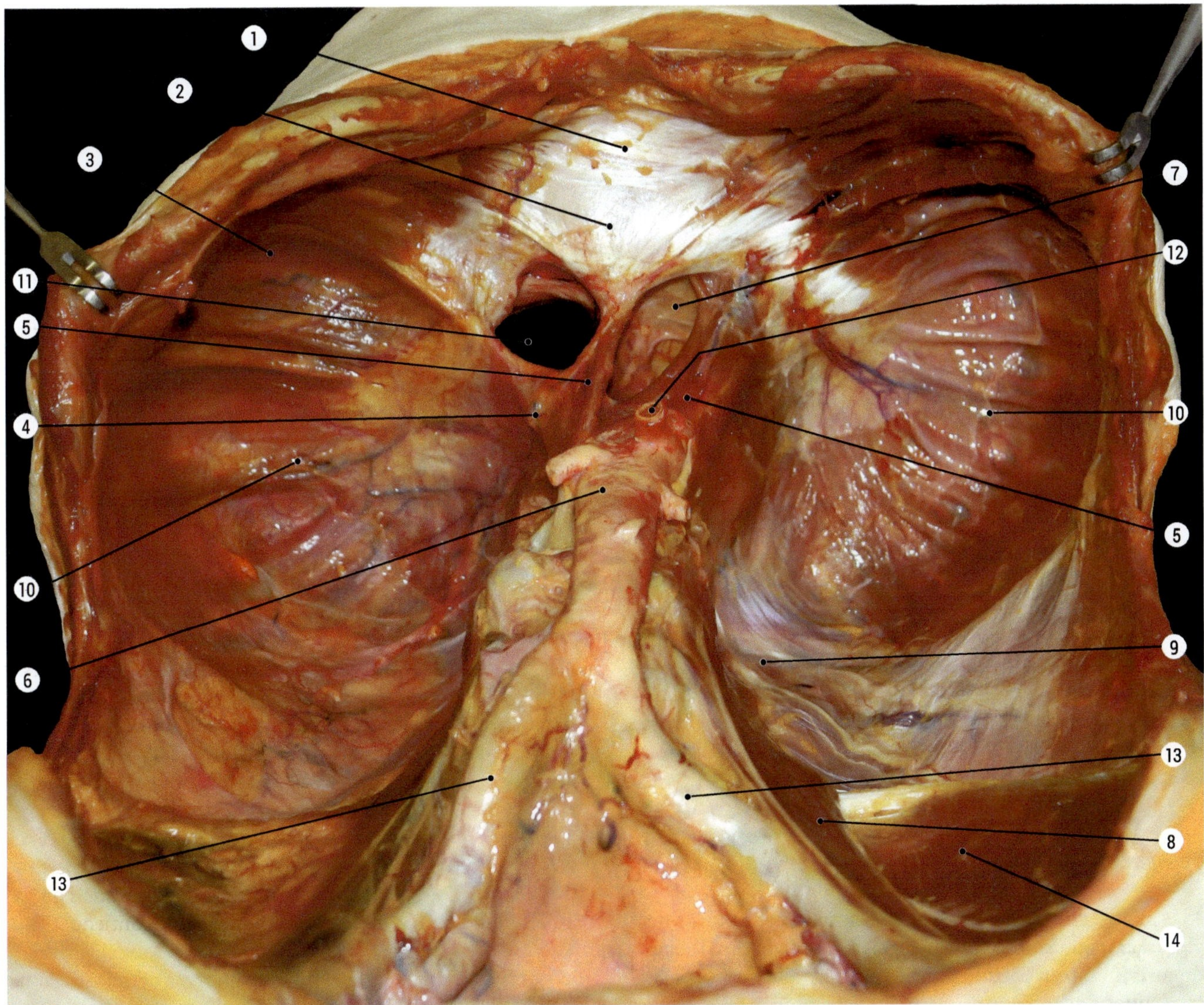

Figura 7-7. Cara inferior del diafragma. La porción muscular del diafragma consta de tres partes: esternal, costal y lumbar. La parte esternal (1) está formada por fibras que conectan la para posterior de la apófisis xifoides con el margen anterior centro tendinoso del diafragma (2). La parte costal (3) es la más extensa y sus fibras musculares se insertan en la cara interna de las seis últimas costillas, conectando con las del músculo transverso del abdomen. Medialmente se unen al margen lateral del centro tendinoso. La parte lumbar (4) es la más voluminosa y contiene los pilares del diafragma (5), que son atravesados por los nervios esplácnicos mayores. Los pilares se insertan en la cara anterior de L1 a L3 y los discos intervertebrales correspondientes, delimitando el hiato aórtico, por el que pasa la aorta (6) y el conducto torácico. El hiato esofágico (7), por el que pasan el esófago y los nervios vagos, se encuentra cerca del centro tendinoso. La porción lateral de la parte lumbar contiene los ligamentos arqueados, que conectan el psoas (8) con la apófisis transversa de L1, el músculo cuadrado lumbar (9), la última costilla y el centro tendinoso. El hiato, que se encuentra entre las partes costal y lumbar, comunica la región renal con la subpleural. Por los intersticios que se encuentran entre los pilares y la porción lateral de la parte lumbar del diafragma discurren los troncos simpáticos y los nervios esplácnicos menores. Cúpula diafragmática (10), hiato de la vena cava (11), arteria mesentérica superior (12), arteria ilíaca (13) y músculo ilíaco (14).

Adaptación a las fuerzas mecánicas

La fascia se somete a importantes tensiones mecánicas, respondiendo a un estrés prolongado con un incremento de su densidad tisular. Este fenómeno, resultado de la estimulación continua para la producción de fibras de colágeno, puede influir en su elasticidad y funcionalidad. La orientación de las fibras de colágeno, junto con las fibras elásticas y, en menor medida, las fibras reticulares, se adapta en respuesta a la dirección de las fuerzas mecánicas aplicadas, evidenciando la capacidad de la fascia para remodelarse y adaptarse a las demandas del entorno.

Integridad postural

La postura humana requiere de un importante esfuerzo y equilibrio neuromusculoesquelético. Depende de una base de apoyo relativamente pequeña –los pies– sobre la cual se equilibra una compleja estructura de huesos, articulaciones, músculos y órganos. Este equilibrio dinámico bípedo requiere un constante intercambio de estímulos entre las estructuras musculoesqueléticas y viscerales y el sistema nervioso central. En investigaciones realizadas con microscopia electrónica se ha revelado la abundancia de terminaciones neurosensoriales mielinizadas en la fascia, lo que subraya su importancia en la propiocepción y la percepción del dolor. Así, la fascia se convierte en un componente fundamental en el mantenimiento de la postura y la integración sensorial.

Transmisión de movimiento

Movimientos tan importantes como la contracción cardíaca y la respiración diafragmática se transmiten a través del cuerpo como impulsos dinámicos por el tejido conjuntivo. Este fenómeno subraya la capacidad del tejido fascial para actuar como un mediador en la transmisión de fuerzas y movimientos esenciales, asegurando una sincronía funcional entre distintas regiones corporales.

Compartimentación anatómica

El tejido fascial juega un papel importante en la definición de los planos anatómicos mediante la compartimentación de las estructuras corporales. Esta organización estructurada facilita la especialización y funcionalidad de los grupos musculares, adaptándose a las necesidades mecánicas específicas mediante la variación en la densidad y organización de las fibras de colágeno. La inserción muscular en estos tabiques fasciales destaca la importancia de su consistencia y resistencia para soportar las fuerzas generadas durante la actividad muscular.

Optimización de la vascularización e inervación

Más allá de envolver los vasos sanguíneos y estructuras nerviosas, el tejido conjuntivo asegura la adecuada distribución organizándose en patrones que recuerdan las capas de envoltura muscular (epineuro, perineuro y endoneuro). De este modo, los elementos vasculares y nerviosos discurren entre planos fasciales que facilitan su llegada a sus destinos finales. La presencia de áreas fibróticas dentro de estos planos fasciales puede comprometer tanto la vascularización como la inervación de las estructuras objetivo y afectar a su funcionalidad.

Mecanoestimulación

El mecanismo mediante el cual las células del tejido conjuntivo reaccionan a la manipulación física externa se denomina *mecanotransducción*.

La mecanotransducción implica la conversión de **estímulos mecánicos** –como la compresión, la tensión y el cizallamiento o tangencial– en **señales bioquímicas** y **cambios genéticos** mediante la distorsión de su membrana celular.

De alguna manera se podría decir que las células «sienten» y responden a las fuerzas mecánicas de su entorno. La mecanotransducción es un proceso biológico asociado al desarrollo, la fisiología y la patología, marcando una conexión directa entre el ambiente mecánico y la biología celular. Las **integrinas**, una superfamilia de glicoproteínas, son mediadoras del contacto físico e informacional entre el interior celular y la MEC, especialmente con las fibras de colágeno (v. **Figs. 6-1** y 7-1).

La sustancia fundamental del tejido conjuntivo, por otro lado, exhibe propiedades dinámicas, como el flujo y la emisión de oscilaciones que pueden ser perceptibles al tacto. Esta sustancia se caracteriza por ser un fluido no newtoniano, lo que significa que su viscosidad puede variar en respuesta a diferentes tipos de energía aplicada, incluidas la temperatura y las fuerzas mecánicas. Según el principio de Pascal, cualquier presión aplicada a un fluido incompresible y contenido en un recipiente de paredes más o menos indeformables, como sería el caso de la sustancia fundamental dentro del cuerpo humano, se distribuye uniformemente en todas direcciones y en todos los puntos del fluido. Así, el movimiento de la sustancia fundamental no solo es resultado de la aplicación de fuerzas externas, sino que también puede ser un estímulo físico capaz de activar respuestas celulares a través del mecanismo de mecanotransducción.

Asociado al concepto de mecanotransducción surge el término de *biotensegridad*, que hace referencia al equilibrio entre las propiedades biomecánicas de la célula que le confieren una integridad tensional para mantener su forma y función. Este término fue propuesto por el Dr. Donald E. Ingber en 1993, quien extrapoló el principio arquitectónico de tensegridad al contexto biológico intracelular.

Bioelectromagnetismo: transmisión de señales eléctricas/electrónicas a través de la fascia

La **corriente eléctrica**, ya sea continua o alterna, se define como el flujo de cargas eléctricas por unidad de tiempo a través de un material (sólido, líquido o gaseoso) en un circuito cerrado, desplazándose desde el polo negativo hacia el polo positivo. Este movimiento de cargas eléctricas no solo genera un **campo eléctrico** asociado, sino que también induce la creación de un **campo magnético**, estableciendo una **interacción (fuerza, campo) electromagnética**. Desde la perspectiva del modelo estándar de la física de partículas, la carga eléctrica representa la capacidad de una partícula para intercambiar fotones, o en términos más sencillos, para interactuar con la luz.

Los materiales por los cuales pueden fluir estas cargas eléctricas se clasifican en conductores, aislantes o semiconductores, dependiendo de su capacidad para permitir o restringir el paso de corriente. Los **semiconductores**, en particular, son materiales cuyo comportamiento como conductores o aislantes puede variar según condiciones externas, como cambios de presión, temperatura, pH, concentración de iones inorgánicos, grado de hidratación del ambiente o exposición a ciertas formas de radiación. Estos materiales requieren de una estructura cristalina altamente ordenada y regular que facilite el desplazamiento de electrones entre átomos. Los cristales, tanto sólidos como líquidos, tienen esta estructura ordenada. No obstante, a diferencia de los cristales sólidos, los **cristales líquidos** son flexibles y maleables, presentando la capacidad de adaptarse a las variaciones en su entorno.

En el cuerpo humano, numerosas estructuras muestran propiedades cristalinas, entre ellas los huesos, diversas proteínas –incluyendo aquellas que forman parte del citoesqueleto, las proteínas musculares y del tejido conjuntivo como el colágeno y los proteoglucanos–, así como el ácido desoxirribonucleico. Estas estructuras se asemejan más a los cristales líquidos por su capacidad para adaptarse y reaccionar a cambios en su entorno. Autores como la Dra. Mae-Wan Ho y el Dr. Joseph Needham, han sugerido que los sistemas biológicos, incluido el cuerpo humano, podrían considerarse como cristales líquidos.

Una de las propiedades más interesantes de los cristales es la **piezoelectricidad**, definida como la generación de electricidad en respuesta a la aplicación de un estrés mecánico sobre materiales piezoeléctricos. Al ejercer una fuerza mecánica a un cristal, se induce una alteración en su estructura molecular que resulta en una polarización eléctrica en su masa, generando así una diferencia de potencial eléctrico y, consecuentemente, electricidad en su superficie. Este fenómeno es bidireccional y típicamente reversible. El término *piezoelectricidad* proviene del griego *piezo* o *piezein* (πιέζειν), que significa «apretar» o «presionar», y *eléctrica* o *electrónica* (ἤλεκτρον), aludiendo al ámbar, un material conocido desde la antigüedad por su capacidad para acumular carga eléctrica. Este fenómeno fue descubierto en 1880 por los hermanos Curie, quienes observaron la generación de electricidad en cuarzo al someterlo a deformaciones mecánicas.

En resumen, es plausible considerar que la aplicación de estímulos mecánicos sobre las fascias podría inducir respuestas celulares, facilitando la comunicación celular a través de los mecanismos de mecanotransducción y piezoelectricidad anteriormente descritos (v. **Fig. 14-1**).

Este estímulo mecánico tiene el potencial de provocar cambios bioquímicos y genéticos en las células, así como de generar y transmitir bioinformación electromagnética. La investigación actual respalda ampliamente la existencia de comunicación celular mediada por radiaciones electromagnéticas, a través de la emisión de biofotones, emisiones electromagnéticas (luz) de muy baja intensidad emitidas por las células a ritmos constantes específicos. Estos **biofotones** actuarían como importantes portadores de información biológica en todos los seres vivos.

Además, se sugiere que estos estímulos mecánicos pueden transmitir señales celulares a los otros tejidos básicos del organismo (epitelial, muscular y nervioso), dado que el tejido conjuntivo actúa como un ente interconector entre ellos. Por otro lado, se postula que el tejido conjuntivo fascial podría formar un *continuum* con las células del propio parénquima de órganos y vísceras a través de dos tipos fundamentales de relaciones estructurales:

- Desde la fascia (sistema fascial) a través de cápsulas, trabéculas o septos hacia el estroma y finalmente a la célula del parénquima.
- Desde la fascia (sistema fascial) pasando por la adventicia (o serosa en caso de relación con cavidades como el peritoneo, la pleura o el pericardio) hacia el estroma y luego a la célula del parénquima.

En física, el concepto de *continuum* se refiere a una entidad física entendida como un campo o medio continuo. Este *continuum* fascial guarda una sorprendente similitud con el sistema de canales o meridianos descritos por la medicina tradicional china.

SENSIBILIZACIÓN PERIFÉRICA Y CENTRAL EN DOLOR MIOFASCIAL

En investigaciones recientes se ha identificado la coexistencia de un componente autónomo y otro de sensibilización central en el desarrollo del dolor miofascial. La lesión tisular desencadena la liberación de neuropéptidos, los cuales activan las fibras nerviosas sensitivas y simpáticas, dando lugar a una respuesta inflamatoria. Las sustancias neuroactivas y vasoactivas liberadas en el área afectada provocan fenómenos isquémicos y aumentan la sensibilidad de los receptores nociceptivos, un fenómeno conocido como *sensibilización periférica*.

Este estado inicial de hipersensibilidad puede evolucionar hacia una **sensibilización central** si la situación persiste; es decir, los impulsos dolorosos sostenidos desde el tejido muscular provocan cambios en la función de los circuitos neuronales del sistema nervioso central.

DOLOR MIOFASCIAL Y PUNTOS GATILLO MIOFASCIALES

El dolor miofascial musculoesquelético representa una de las causas más importantes de discapacidad y dolor crónico, manifestándose con una intensidad variable y, en ocasiones, se irradia a diferentes partes del cuerpo. Esta condición frecuentemente se asocia a la presencia de **puntos gatillo miofasciales** (PGM).

Los individuos con dolor miofascial a menudo presentan una o varias bandas tensas en el tejido miofascial afectado, dentro de las cuales se identifican los PGM. Estos puntos se caracterizan por su hipersensibilidad y provocan un dolor agudo al aplicar presión directa sobre ellos. El dolor originado por los PGM puede manifestarse tanto en el mismo sitio del punto gatillo como en forma de dolor referido en áreas más o menos cercanas del punto de origen.

Los PGM se clasifican en dos categorías principales: activos y latentes. Los **PGM activos** son aquellos que provocan dolor de forma espontánea, manifestando dolor localizado de intensidad variable y dolor referido sin la necesidad de aplicar presión sobre ellos. Por otro lado, los **PGM latentes** no causan dolor ni disfunciones a menos que sean manipulados directamente. Cabe recordar que los efectos de los PGM se extienden más allá del dolor; en muchos casos, los pacientes experimentan una reducción en la elasticidad del tejido, así como alteraciones en la contractilidad y fuerza muscular.

La identificación precisa y la palpación correcta de estos PGM son fundamentales para aplicar técnicas terapéuticas, ya sean manuales o con aguja, con el objetivo de desactivarlos eficientemente. La formación de bandas tensas y los correspondientes PGM suelen estar asociadas con factores de estrés, tanto mecánicos como psicoemocionales. Entre las causas mecánicas destacan los microtraumatismos repetitivos y el estrés postural, que inciden de manera constante en diversas áreas del sistema musculoesquelético, llevando a lesiones articulares, restricciones en la movilidad, hipertonía muscular y la aparición de PGM, caracterizados por su hiperirritabilidad y dolor.

Además, factores frecuentemente subestimados como la nutrición, alteraciones de la microbiota, deficiencias vitamínicas y minerales, así como ciertas disfunciones endocrinas, pueden afectar al estado del tejido miofascial, influyendo de este modo en la evolución del paciente.

PUNTOS CLAVE

- El tejido conectivo, específicamente el fascial, permite entender las múltiples relaciones y conexiones que se establecen entre estructuras viscerales, neuroendocrinas y musculoesqueléticas.
- La MEC es una estructura viva, en constante cambio desde las etapas embrionarias, lo que facilita la migración celular, la plasticidad neuronal y la difusión de sustancias de desecho y nutrientes generadas a nivel celular.
- El sistema fascial se distingue por su densa inervación. Se estima que contiene alrededor de 250 millones de terminaciones nerviosas, evidenciándose una clara interacción entre la fascia y el SNA.
- Las serosas viscerales aseguran la correcta movilidad de los distintos órganos de nuestro cuerpo, lo que nos permite acuñar el concepto de articulación visceral. El diafragma es el motor principal de dicho movimiento.

BIBLIOGRAFÍA

Álvaro Naranjo T, Noguera-Salvá R, Fariñas Guerrero F. La matriz extracelular: morfología, función y biotensigridad. Rev Esp Patol. 2009;42(2):249-61.

Benias PC, Wells RG, Sackey-Aboagye B et al. Structure and distribution of an unrecognized interstitium in human tissues. Sci Rep. 2018;27;8(1):4947.

Dalmau Santamaria I. Biofotones: una interpretación moderna del concepto tradicional "Qi". RIA. 2013;7(2):56-64.

Dalmau Santamaria I. Bases científicas de la transmisión de señales celulares a través del tejido conjuntivo. En: Tutusaus Homs R, Potau Ginés JM. Sistema fascial. Anatomía, valoración y tratamiento. 1ª ed. Madrid: Editorial Médica Panamericana; 2015.

Langevin HM. Connective tissue: a body-wide signaling network? Med Hypotheses. 2006;66(6):1074-7.

Sacristán MCG, Gutiérrez Sacristán P. Avances conceptuales del tejido conjuntivo y su repercusión en la clínica. RIA. 2013;7(3):78-84.

Tutusaus Homs R, Potau Ginés JM. Sistema fascial. Anatomía, valoración y tratamiento. 1ª ed. Madrid: Editorial Médica Panamericana; 2015.

Física moderna en biología

8

T. Versyp Ducaju

INTRODUCCIÓN

La reciente disciplina de la biología cuántica está descubriendo fenómenos cuánticos no triviales en la biología vegetal y animal. Dichos mecanismos, bajo el paraguas de un estado muy particular llamado *coherencia cuántica*, cambian radicalmente el concepto que tenemos de la vida. Ejemplos de una serie de fenómenos que cada vez más se van ampliando son la acción enzimática, la magnetorrecepción, el sentido del olfato, la fotosíntesis, la herencia genética e incluso el origen de la vida. ¿Cómo surgió la vida a partir de la diversidad de reacciones químicas en la «sopa primordial»? El origen de la vida y del propio universo sigue siendo un tema escurridizo para la ciencia actual.

En el año 1944, el físico cuántico Erwin Schrödinger publicó su libro *What is Life*, en el que ya afirmaba que el fenómeno de la vida es un estado altamente organizado y eficiente. La coherencia biológica es un fenómeno esencial que orquesta dicha organización con una sincronización implícita. Un creciente número de evidencias científicas apuntan a que los seres humanos, animales y plantas son sistemas vivos complejos con partes interactivas, interrelacionadas e interconectadas formando una totalidad no divisible. En los organismos vivos existe un sistema complejo de cooperación, reflejo de un comportamiento colectivo, indicador de la existencia de una red de interconexión de largo alcance. Esta red de largo alcance está en consonancia con los principios cuánticos que se irán desarrollando en los apartados siguientes. La biología cuántica muestra los comportamientos excéntricos del mundo cuántico, estar en dos o más lugares a la vez o experimentar conexiones instantáneas independientemente de la distancia.

Los efectos no triviales de la cuántica, principio de superposición, entrelazamiento y no localidad, nos ayudan a trazar un concepto totalmente holístico/integral y no fragmentado del ser humano, en el que este deja de ser exclusivamente un organismo tipo máquina según una visión mecanicista-newtoniana, y más que sustituir dicha visión mecanicista, sería complementarla con una visión de campo o conjunto de campos en perfecta integración e intercomunicación a modo de una red compleja informativa. Igual que la transmisión por partículas subatómicas, atómicas, moleculares o macromoleculares, la energía es un factor imprescindible como canal de información en los sistemas biológicos. Además, la integración armónica de estos campos informativos es esencial en la preservación de la salud del ser humano.

PRINCIPIOS BÁSICOS DE LA TEORÍA CUÁNTICA

Los principios básicos de la teoría cuántica son la dualidad onda-partícula, el principio de incertidumbre, el principio de superposición, y la no localidad y entrelazamiento.

Dualidad onda-partícula. La materia como vibración

Antes de formular este principio, conviene explicar brevemente qué es la física cuántica y qué aplicaciones tiene. La física cuántica estudia los fenómenos que ocurren en el mundo atómico y subatómico, es decir, en el dominio de los átomos, sus núcleos y las partículas elementales, considerados los ladrillos fundamentales de la materia. Sin embargo, un hecho fundamental es que la física cuántica no solo involucra a los fenómenos que ocurren en el mundo microscópico; hace relativamente poco tiempo que se está observando un comportamiento coherente cuántico en los organismos vivos, lo cual indica que en el mundo macroscópico también se observan efectos cuánticos. Como se verá más adelante, el estado de coherencia es un estado en que todas las partículas involucradas se comportan como una totalidad, en vibración conjunta, presentando propiedades como la superposición, el entrelazamiento o la potestad de atravesar barreras aparentemente impenetrables. En el ámbito tecnológico, algunos ejemplos de estados cuánticos coherentes son la tecnología láser, la superconductividad, la superfluidez, los condensados de Bose-Einstein, y la moderna computación y criptografía cuánticas, entre otros.

Para que las características propias del mundo cuántico puedan manifestarse hay que tener en cuenta las propiedades ondulatorias de la materia. Louis de Broglie (1892-1987), físico y matemático francés, formuló la revolucionaria propuesta de que la materia posee un carácter ondulatorio, con posterioridad al establecimiento de la dualidad onda-partícula para la luz. La luz presenta un doble carácter: corpuscular cuando interactúa con la materia y ondulatorio en su movimiento de propagación, pudiéndose dar fenómenos de interferencia de onda (superposición de onda) y de difracción. En la imagen correspondiente al experimento de Young se aprecia dicho carácter ondulatorio (**Fig. 8-1**).

Louis de Broglie pensaba que, si la luz tiene una doble naturaleza, también las partículas materiales, por simetría, habrían de tener un doble carácter.

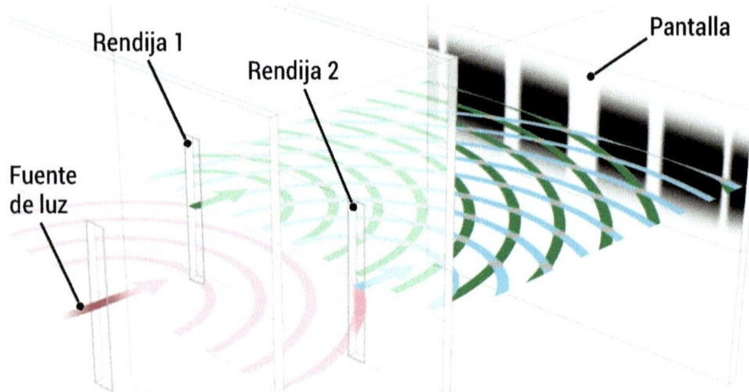

Figura 8-1. Experimento de Young de la doble rendija: en la pantalla se aprecia una franja central brillante y unas franjas brillantes y oscuras paralelas. En las zonas brillantes tiene lugar una interferencia constructiva, mientras que en las oscuras tendríamos interferencia destructiva.

Gracias a la fórmula expuesta por De Broglie se puede asociar a cada partícula en movimiento una frecuencia y una longitud de onda. A nivel práctico, por ejemplo, los electrones en ciertas condiciones se comportan como una onda deslocalizada, pudiendo estar aquí y allá al mismo tiempo y atravesar barreras aparentemente impenetrables. Cuando se habla de barrera, se puede considerar una barrera de potencial energético, una resistencia muy elevada, por ejemplo, o una repulsión creada por un campo eléctrico. El electrón puede atravesar con cierta probabilidad dicha barrera comportándose como una onda. Por este motivo, a esta habilidad tan especial se le denomina *tunelamiento*, como si se excavara un túnel a través de un obstáculo para aparecer al otro lado. El efecto *tunneling* o tunelamiento fue descrito por primera vez en 1928 por George Gamow. De este modo, los electrones pueden ser transferidos a lo largo de cadenas de moléculas de proteínas separadas unas de otras por barreras energéticas. El mecanismo *tunneling* posibilita el tránsito de estos electrones en grupos donantes-receptores de dichas proteínas separadas por distancias del orden del nanómetro.

Principio de incertidumbre

Otro principio clave de la teoría cuántica es el principio de incertidumbre de Heisenberg. En forma matemática indica que en un experimento no se puede conocer simultáneamente la cantidad de movimiento de una partícula y el valor exacto de su posición, como tampoco se puede conocer con precisión la energía de un sistema en un instante determinado. Si nos interesa calcular con exactitud la cantidad de movimiento (este valor resulta ser el producto entre su masa y la velocidad que presenta), la indeterminación en la posición crece, y viceversa. El principio de incertidumbre solo tiene interés práctico cuando se aplica a cuerpos de dimensiones muy pequeñas, como sería el caso de átomos y moléculas; cuando se sobrepasan los órdenes de magnitud implicadas en estos cuerpos, este principio queda oculto, pudiéndose aplicar la mecánica clásica. Según los principios de la física newtoniana, se puede determinar de manera prácticamente exacta el movimiento de los cuerpos, con trayectorias perfectamente definidas.

Una consecuencia crucial de este principio es que siempre existe una interrelación indeterminada entre el observador y el sistema observado, un margen de incertidumbre, una información que se nos escapa.

Principio de superposición

Según este principio, antes de cualquier medición u observación resulta que una partícula puede estar en varios estados a la vez. Así pues, antes de cualquier observación se despliegan toda una serie de posibilidades que hay que tener en cuenta. Pero para que tenga lugar este singular comportamiento, el sistema tiene que estar totalmente aislado del exterior. Aunque este principio pasó a la historia como el famoso experimento del gato ideado por el físico Erwin Schrödinger, en la práctica goza de un enorme prestigio gracias a los ordenadores cuánticos, que están revolucionando completamente la tecnología de la computación y la información. En los ordenadores cuánticos, los bits de información –llamados *qubits*– pueden estar en combinaciones simultáneas, lo que confiere a dichos dispositivos una enorme ventaja sobre los ordenadores convencionales actuales. En relación con la biología, dicho principio jugará un papel importante, el cual se verá cuando se hable de la biología cuántica.

No localidad y entrelazamiento

Otro principio clave que opera en el mundo cuántico es el entrelazamiento en correlación con el principio de no localidad. Cuando las partículas en un sistema mecánico-cuántico están entrelazadas, una medición sobre una parte del sistema puede afectar instantáneamente a los resultados del mismo tipo de medida sobre la otra parte. Por ejemplo, al medir alguna propiedad de una partícula, inmediatamente se revela el estado de la otra, independientemente de la distancia que las separa. En el fondo, el entrelazamiento designa una inseparabilidad de los estados cuánticos y la no localidad como la conexión instantánea entre las partes.

Los primeros experimentos al respecto se llevaron a cabo con pares de fotones y de electrones. Alain Aspect, nobel en física en 2022, realizó un experimento en 1982 en su laboratorio de París en el que demostró el entrelazamiento entre los estados de polarización de dos fotones. Cualquier modificación que registraba uno de los fotones acababa alterando instantáneamente al otro, independientemente del espacio que los separaba. Posteriormente se realizaron estudios con otras partículas subatómicas como electrones, y también se evidenció esta relación de conexión instantánea. Sin embargo, recientemente se han comprobado efectos no locales entre compuestos materiales más complejos. Por ejemplo, en 2020 el Instituto de Niels Bohr (Universidad de Copenhague) anunció su experimento de entrelazamiento entre dos objetos bien distintos, en ese caso, entre un oscilador mecánico de unos nanómetros de grosor, una membrana dieléctrica vibrante y una nube de átomos.

Los principios anteriormente descritos nos llevan a concebir un mundo cuántico donde todo está interconectado, a modo de red «enmarañada» de relaciones.

La física cuántica defiende la existencia de un indeterminismo inherente y de un universo subjetivo en el que la realidad no se puede separar del observador. La realidad, antes de ser observada y medida, presenta un espectro de múltiples posibilidades.

Las partículas subatómicas no son pequeños objetos sólidos tipo bolas de billar, sino paquetes de energía vibrantes e indeterminados que no pueden ser medidos con total precisión. La física cuántica y la física de partículas elementales nos adentran en un mundo donde lo sólido es una apariencia, donde las partículas son condensaciones de pura energía. La realidad es profundamente energética si además se tiene en cuenta la fórmula de equivalencia entre materia y energía formulada por Albert Einstein ($E = mc^2$).

El principio de superposición y la no localidad cuántica nos conducen a una nueva, ingeniosa e increíble forma de ver la realidad que recuerda a una concepción holográfica de la misma.

BIOLOGÍA CUÁNTICA

A continuación se detalla la coherencia cuántica en los sistemas biológicos y la transición hacia una nueva base conceptual.

Coherencia cuántica en los sistemas biológicos

Una de las primeras instituciones en presentar la biología cuántica fue la Universidad de Surrey (Reino Unido), a través de su programa doctoral en biología cuántica (*Leverhulme Quantum Biology Doctoral Training Centre*) a partir del año 2018.

La biología cuántica está surgiendo con fuerza y ya se están ampliando los propios pilares básicos del entendimiento de la vida, como ya se ha venido investigando las últimas décadas. Esta nueva ciencia interdisciplinar requiere expertos de varios campos, desde la biología y bioquímica hasta la física, las matemáticas y la ciencia de la computación. Es indiscutible que las leyes de la física cuántica son las que controlan los movimientos moleculares que posibilitan la vida como, por ejemplo, las propiedades cuánticas de la materia que influyen en el curso de las reacciones bioquímicas.

Existe un mundo cuántico detrás de la señalización celular y el comportamiento de las proteínas. Los eventos cuánticos que tienen lugar dentro de biomoléculas individuales pueden tener consecuencias para el organismo entero. Hay que reconocer la enorme complejidad de la intercomunicación existente entre las partes materiales y los campos de energía que conforman el todo.

El término *coherencia* en el mundo cuántico designa un comportamiento colectivo y coordinado de partículas, a modo de movimiento sincronizado al unísono, y consecuentemente requiere una relación armónica entre sus partes. Un estado cuántico coherente se refiere a que manifiesta las características típicas no triviales presentadas en el apartado anterior, esto es, comportarse como onda, estar en dos sitios a la vez (principio de superposición), experimentar una acción «fantasmal» a distancia (entrelazamiento) o penetrar barreras aparentemente infranqueables (efecto *tunneling*). La idea principal es que conduce a un concepto de una totalidad no fragmentada y según la cual la atención no está fijada en objetos aislados, sino más bien en relaciones, intercambios, interconexiones profundamente intrincadas.

En un estado coherente, las partículas involucradas vibran al unísono y mantienen su fase por cierto tiempo. La fase es un parámetro físico que entra en juego en relación con las propiedades ondulatorias y se refiere al punto exacto donde se encuentra la onda asociada a la partícula en su movimiento de propagación. Por ejemplo, para que se manifieste la condición de coherencia, la diferencia de fase entre las ondas correspondientes tiene que ser una constante para cada punto del espacio, independientemente del tiempo.

La coherencia cuántica es el ingrediente principal de muchos fenómenos físicos en óptica cuántica, información óptica y física del estado sólido.

En un principio se pensaba que la coherencia cuántica solo se limitaba a objetos pequeños como electrones, átomos o fotones, pero en los últimos años, paralelamente a estos avances, se ha ido constatando la presencia de coherencia cuántica aplicable a objetos cada vez mayores y también en los sistemas biológicos.

La creencia principal que imperaba hasta hace poco en el mundo científico es que los estados cuánticos no podían sobrevivir en los entornos cálidos, húmedos y turbulentos impregnados de ruido molecular, como sucede en los organismos vivos. Cuando se habla de ruido molecular se hace referencia a las vibraciones térmicas de los átomos y las moléculas circundantes. Esta creencia a raíz de recientes investigaciones está cambiando radicalmente, ya que ahora se sabe que la coherencia cuántica en los seres vivos se puede mantener el tiempo suficiente para que tenga repercusiones biológicas. A nivel de complejos moleculares y proteínas, muchos procesos biológicos exhiben efectos cuánticos significativos si la escala temporal es suficientemente corta, de tal forma que el entorno no tiene la posibilidad de destruir las características cuánticas. Existen manifestaciones cuánticas macroscópicas de elevada trascendencia. Por otro lado, también se pensaba hasta hace relativamente poco que la coherencia cuántica solo podía ocurrir a temperaturas muy bajas, cercanas al cero absoluto, pero recientemente se ha descubierto que la coherencia cuántica ocurre incluso a temperatura de 0 °C, a temperatura ambiental e incluso a temperaturas mayores como la fisiológica.

En los sistemas biológicos, algunos factores esenciales que preservan el estado de coherencia podrían ser ciertas geometrías moleculares que apantallan partes del sistema protegiéndolas de las interacciones con el entorno. Sería el caso de la presencia de agua en contacto con superficies hidrofílicas, o incluso pueden presentarse ciertas condiciones según las cuales las propias vibraciones de las moléculas circundantes pueden ayudar al mantenimiento del estado de coherencia. Sin embargo, a medida que las moléculas se van haciendo mayores y más complejas, la coherencia cuántica es más difícil de mantener. Precisamente es la decoherencia, el proceso por el cual las ondas cuánticas dejan de estar sincronizadas, la que rompe el estado de coherencia. A mayor temperatura, más desorden y bailoteo de las moléculas. Contrariamente a lo que se solía pensar referente al ruido molecular, parece ser que la interacción con el entorno incluso puede mejorar la eficiencia del transporte energético. El grado de coherencia cuántica es precisamente tal para que se acabe traduciendo en la eficiencia más adecuada. Ahora se sabe que la coherencia cuántica juega un papel crucial en muchos procesos biológicos, y esto ayuda a construir un modelo más completo de la materia viva.

La biología cuántica funciona a escalas de tiempo muy pequeñas, en el rango comprendido entre el orden del femtosegundo (10^{-15} s) y el orden del microsegundo (10^{-6} s). De hecho, un ser vivo es un compendio de diferentes rangos temporales, y la complejidad de este yace precisamente en la sincronicidad de dichas temporalidades. Se está avanzando mucho en este terreno gracias a la utilización de pulsos de láser extremadamente rápidos del orden de femtosegundo, que permiten seguir en detalle los procesos de transferencia energéticos, los fenómenos ondulatorios de interferencia y de los electrones en los sistemas biológicos.

Hay que subrayar también que la nueva biofísica se basa en la termodinámica de no equilibrio, ya que los seres vivos son termodinámicamente sistemas abiertos y en un estado de no equilibrio. Son capaces de intercambiar energía y materia con el entorno y de crear un estado autoorganizativo a modo de sistema disipativo, principio expuesto por Ylia Prigogine. Prigogine, premio nobel en 1977, demostró que para sistemas disipativos (con presencia de un flujo energético a través del sistema) y lejos del equilibrio térmico, estos evolucionan desde un estado turbulento caótico a un estado de autoorganización –fluctuaciones microscópicas devienen fluctuaciones macroscópicas coherentes–. Los organismos vivos, que son sistemas abiertos y lejos del equilibrio, cumplen estas condiciones.

Como se ha apuntado anteriormente, algunos fenómenos biológicos estudiados dentro de la biología cuántica son la fotosíntesis, la acción enzimática, la herencia genética, la orientación de las aves a lo largo del campo magnético terrestre, el sentido del olfato, la transmisión neuronal e incluso el origen de la vida. Uno de los primeros estudios realizados fue referente a la fotosíntesis, ya que la comunidad científica se preguntaba cómo se explica el extraordinario rendimiento de la captación de la energía solar por parte de las plantas, cerca del 100 %, hito que parece estar todavía muy lejos para nuestra tecnología fotovoltaica actual. Este proceso de transferencia de la energía por parte de los pigmentos fotosintéticos es extremadamente eficiente, y precisamente un proceso mecánico-cuántico basado en una transferencia energética coherente ondulatoria puede explicar esta enorme eficacia. La coherencia cuántica es la que permitiría precisamente que el fotón vía el excitón pueda escoger el camino más eficiente después de recorrer simultáneamente varias alternativas posibles. El electrón excitado transferido a través del **laberinto clorofílico** lo haría a través de múltiples rutas simultáneamente, en concordancia con el principio de superposición, para luego ser conducido al centro de reacción por tunelamiento cuántico.

Otros temas de análisis interesantes en relación con los sistemas coherentes en biología son el estudio del agua en los sistemas biológicos, la neurología cuántica, es decir, la investigación de la interacción entre los eventos neuronales y la conciencia, y la emisión biofotónica celular. A continuación se citan algunos modelos interesantes al respecto.

Existen estudios muy relevantes llevados a cabo por el equipo de Gerald Pollack, profesor de la Universidad de Washington (Seattle). Según este bioingeniero, el agua en el cuerpo (el agua en contacto con superficies hidrofílicas) está organizada en una estructura pura, densa y cargada eléctricamente, una estructura que le llevaría a considerar una cuarta fase para el agua. Esta estructura organizada puede tener un grosor de varios centenares de micras, en la cual estarían excluidos los solutos, motivo por el cual el espacio correspondiente recibe el nombre de *zona de exclusión*. Las moléculas de soluto son incapaces de penetrar estos dominios de coherencia (pequeñas microparcelas en las cuales las moléculas de agua estarían en un estado de coherencia, pudiéndose conectar instantáneamente entre sí) debido al empaquetamiento fuerte de las moléculas coherentes dentro de la fracción no coherente. Estaríamos hablando de agua con un alto grado de viscosidad y con cierto potencial eléctrico negativo (entre 100 y 200 mV) respecto al agua libre. La existencia de un gradiente de campo en la interfase de los dominios de coherencia en relación con la fracción no coherente implica la aparición de una diferencia de potencial eléctrico entre ambas zonas. Y podría ser que, teniendo en cuenta este hecho, la membrana de la célula fuera la consecuencia de este potencial, y no a la inversa, tal como apunta este equipo de investigación. Una pérdida de coherencia se traduciría en una disminución del potencial transmembrana. Por lo tanto, en la coherencia biológica jugaría un papel primordial el agua, la cual es capaz de formar unas estructuras microscópicas estables capaces de almacenar información y asimismo poder transportar frecuencias que resultan cruciales en el intrincado sistema biológico de información.

Trasladándonos al campo de la neurología cuántica, merecen una atención muy especial la unidad y las manifestaciones no locales de la conciencia. La extraordinaria orquestación de las neuronas a nivel cuántico podría ser explicada en términos de la coherencia cuántica y correlaciones a larga distancia. Es de destacar el modelo de Roger Penrose –nobel en 2020 por sus estudios en el marco de la física teórica– y Stuart Hameroff –médico anestesista y profesor de la Universidad de Arizona–. La propuesta de estos investigadores gira en torno a los microtúbulos de las neuronas, a modo de pequeños dispositivos computacionales a nivel cuántico.

En dicha sincronización el campo electromagnético cerebral parece ejercer un papel esencial. El propio campo electromagnético podría explicar la percepción unificada, incluso sincronizaría los canales iónicos en regiones distanciadas del cerebro. Asimismo, la propia actividad eléctrica conjunta en relación con estos canales daría lugar a este campo electromagnético. En dicha sincronización, el agua estructurada en el interior de los microtúbulos y sobre la superficie de las tubulinas (proteínas propias de los microtúbulos) aislaría suficientemente el microtúbulo de las interacciones del entorno y, por lo tanto, protegería el estado de coherencia (**Figs. 8-2** y **8-3**).

Un estudio interesante se realizó en 2012, cuando G. Bernroider, de la Universidad de Salzburg, y J. Summhammer,

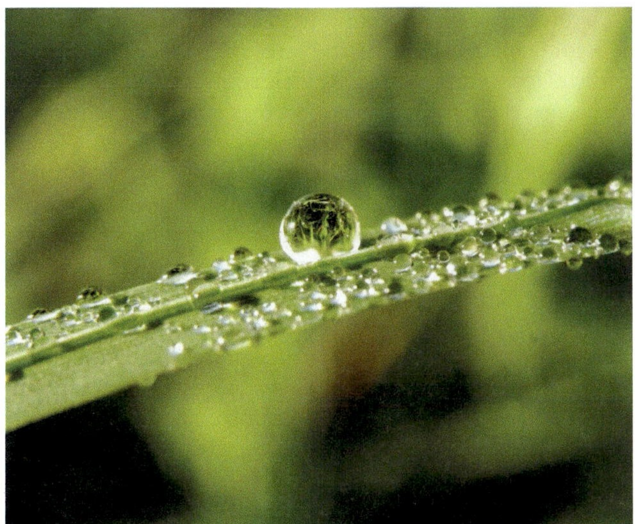

Figura 8-2. Detalle de gotas de agua sobre una hoja. El agua es capaz de estructurarse de forma coherente, elemento esencial en el metabolismo de las plantas.

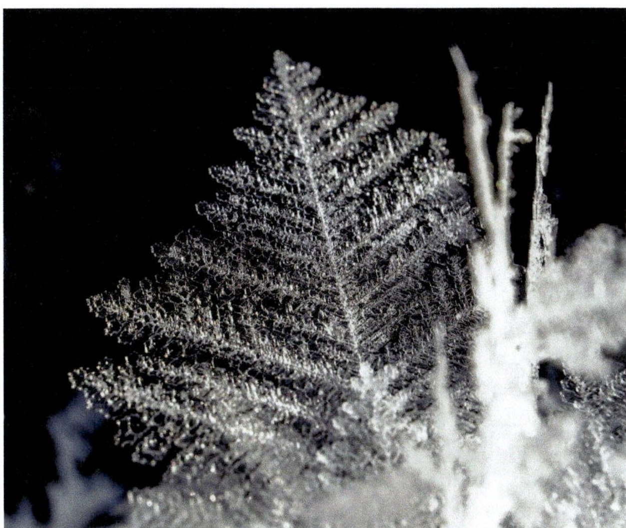

Figura 8-3. Detalle de un copo de nieve. Cuando la temperatura disminuye bajo el punto de congelación, trillones de moléculas de agua se estructuran espontáneamente en un cristal de hielo.

del Instituto Atómico de Tecnología de la Universidad de Viena, llevaron a cabo una simulación mecánico-cuántica de un ion viajando a través de un canal. Estos investigadores comprobaron que los iones se desplazaban como una onda coherente, por lo tanto, deslocalizada. Además, esta onda asociada al ion oscilaba a muy altas frecuencias, transfiriendo energía a las proteínas circundantes mediante un proceso de resonancia. Cabe recordar que los canales iónicos en las membranas de las neuronas son extremadamente eficientes, rápidos y selectivos, y podría muy bien ser que la coherencia cuántica jugara un papel indispensable en todo este proceso.

Otro tema no menos interesante es el de la emisión biofotónica celular. Esta fue analizada especialmente por el biofísico Fritz-Albert Popp a partir de la década de 1980, aunque el precursor en esta área de investigación fue el ruso Alexander Gurwitsch a principios del siglo xx. En 1996, Popp fundó el Instituto Internacional de Biofísica (Neuss), un centro multidisciplinar de estudio de sistemas coherentes en biología. A través de un elevado número de experimentos, se constató que de las células vivas se desprende una radiación sutil en forma de fotones coherentes, pero la intensidad de dicha radiación, como ya había predicho Gurwitsch, era extremadamente débil. Se observó que esta radiación ultradébil tiene un papel importante en la regulación de la célula y está relacionada especialmente con la molécula de ácido desoxirribonucleico, fuente principal y fundamental en los procesos de reparación y reproducción celular.

Tal como sugirió el equipo de Popp, la radiación en forma de biofotones tiene un papel destacado en la comunicación celular, en la mitosis y sobre todo en la regulación y coordinación de los procesos bioquímicos y morfogenéticos. Por ejemplo, según Rahmana, los biofotones a lo largo de las fibras neuronales jugarían un papel central en la sincronización de la actividad cerebral. Recientemente se ha constatado que las emisiones biofotónicas están relacionadas con la intensidad de emisión de las ondas alfa cerebrales, con el flujo sanguíneo cerebral y con los estados conformacionales de los microtúbulos.

Hacia una nueva base conceptual

Esta elección de investigaciones anteriormente descrita conduce hacia una perspectiva totalmente diferente del organismo biológico, hacia una visión integral en la que cabe incluir la transferencia energética, que supera la distancia intermolecular y nos abre hacia una visión unitaria de la complejidad humana.

Hay pruebas que indican que la velocidad de la señal en procesos biológicos puede exceder la velocidad de la transmisión molecular. Existe una interacción de largo alcance y que depende de la frecuencia. Un tipo de comunicación importante es la propia de la señal electromagnética mediada por los fotones que intercambian las partículas y que está sujeta a la velocidad de la luz en el medio correspondiente. La cuántica en su modalidad ondulatoria ofrece una vía complementaria con el objetivo de explicar la enorme eficacia de encuentro entre las moléculas mensajeras y sus receptores. Un reconocimiento de largo alcance sería posible a través de la resonancia electromagnética, que explicaría una interacción selectiva entre parejas de moléculas, más allá de las interacciones químicas. Las moléculas y las macromoléculas (por ejemplo, las proteínas) de nuestro cuerpo pueden comportarse como antenas resonantes, irradiando y absorbiendo campos electromagnéticos.

Irena Cosic, biofísica y profesora emérita de la RMIT University (Melbourne, Australia), en su modelo de reconocimiento por resonancia (*Resonant Recognition Model of Macromolecular Interactions*), propuso en la década de 1990 que las moléculas se comunican entre sí por frecuencias resonantes. Esta característica también la afirmó hace años y en múltiples publicaciones Bruce H. Lipton, biólogo celular mundialmente reconocido por subrayar la importancia crucial de la conciencia (pensamientos, creencias, situaciones de estrés, etc.) en la salud y el bienestar.

Aparte de los procesos de transmisión energéticos descritos, surge otro canal de transmisión entre los componentes de los pequeños dominios de coherencia del agua en que la interacción puede superar con creces la velocidad de la señal electromagnética, ya que no representaría ninguna transferencia de energía en ese caso, aunque sí de información. Esto estaría en consonancia con el principio de no localidad cuántico, según el cual puede haber interacciones instantáneas entre partes de un mismo sistema. Este hecho nos da un potencial enorme a la hora de entender cómo funcionan los mecanismos de transmisión de información a lo largo del organismo.

Incluso se podría hablar de naturaleza fractal para el organismo biológico, ya que cabe la posibilidad de la existencia de un conjunto «anidado» de diferentes dominios coherentes a escalas diferentes, desde el nivel atómico, pasando por el celular, hasta abarcar la totalidad del organismo. Todos los seres vivos constan de un complejo biocampo, fruto de todas estas interrelaciones.

VISIÓN HOLÍSTICA DEL SER HUMANO

A continuación, se muestra el ser humano como un conjunto coherente de campos (red de interconexión), y las implicaciones en la salud y el bienestar.

Conjunto coherente de campos. Red de interconexión

Si bien se sabe que los canales de información existen a muchos niveles y que involucran la interacción química y eléctrica entre los diferentes componentes de un sistema biológico, se ha de añadir que estamos constituidos por campos energéticos resonantes.

A nivel molecular estos campos serían los generados por el **bailoteo** de las moléculas que emiten ondas electromagnéticas; por ejemplo, por los movimientos de los electrones de las capas internas y externas de los átomos constituyentes, las vibraciones y flexiones de los enlaces moleculares generando radiación infrarroja y las rotaciones de los propios enlaces que producen frecuencia microonda. A estos vaivenes a escala nanométrica habría que añadir emisiones a mayor escala, como la biofotónica celular, la radiación infrarroja a causa de la temperatura corporal o la actividad electromagnética cerebral, por ejemplo.

La suma de radiación electromagnética de todos estos procesos en el ser humano se traduce en un campo electromagnético resultante. Por ello, el organismo es una entidad electromagnética que responde ante cualquier señal eléctrica y/o magnética del entorno, como la luz solar, los ritmos cósmicos, el campo geomagnético, la resonancia Schumann (factores naturales) o factores antropogénicos, como los campos electromagnéticos de origen artificial.

Aparte de este cuadro electromagnético muy resumido, existe otro campo más global y holístico que podría bautizarse como *campo energético holográfico*, y que establece sus raíces en las investigaciones anteriormente descritas de no localidad e interacción a distancia.

Uno de los primeros científicos que habló de este campo holográfico fue el gran físico David Bohm, profundamente influenciado por Einstein y Krishnamurti en el transcurso de la década de 1950, quien elaboró un concepto de universo según el cual este consistiría en la interconexión de todas las cosas, y propuso una visión de totalidad no fragmentada del cosmos. Según Bohm, el orden del universo se encontraría en un nivel subyacente a la materia, más allá de los quanta y más allá del espacio y el tiempo; a este orden o nivel más profundo y esencial lo llamó *orden implicado*. El orden implicado contendría la información de la totalidad, análogo a un holograma en el que cada una de las partes contiene el todo. Este orden implicado o nivel más profundo sería como un plano dimensional que actuaría como un inmenso banco de datos con una cantidad ingente de información, donde no rige la ley de causa y efecto. Habría simultaneidad y sincronicidad; por tanto, ni el espacio ni el tiempo serían factores dominantes para determinar las relaciones entre los diferentes elementos. Esta idea de Bohm concuerda totalmente con el principio de no localidad cuántico, donde emerge una visión de conjunto totalmente inseparable. Existiría una conectividad tremenda entre todas las partes del universo holográfico a modo de sistema dinámico en movimiento que se va remodelando continuamente. Incluso pequeños cambios o perturbaciones iniciales podrían conllevar efectos considerables, hecho comúnmente denominado con el nombre de *efecto mariposa*.

Otro científico a destacar en relación con el campo energético holográfico es el neurocientífico Karl Pribram, quien propuso bases computacionales, teóricas y fisiológicas del funcionamiento y comportamiento del cerebro. Según Pribram, nuestro cerebro utilizaría un sistema de interferencia de ondas para almacenar nuestros recuerdos a modo de modelo holográfico. Nuestro cerebro tendría la capacidad extraordinaria de captar y almacenar ondas con cantidades ingentes de información a modo de patrones de interferencia, resultado de la superposición de ondas coherentes. De este modo, Pribram propone un modelo holográfico del cerebro según el cual el almacenamiento de la memoria y el procesamiento de las percepciones están asociados a procesos característicos de las técnicas ópticas holográficas.

Por lo tanto, una primera aproximación a la visión holística del ser humano es la de un modelo de red de campos interconectados. Estamos conformados por una matriz energética que coordina los procesos fisiológicos. Somos un conjunto de campos cuánticos interrelacionados cooperando entre sí, lo que nos confiere una visión de totalidad, unidad que no puede ser fragmentada en sus partes constituyentes, ya que el todo es mayor que la suma de las partes (no linealidad).

Termodinámicamente hablando, somos sistemas cuánticos abiertos y en estado de no equilibrio. Somos un complejo neguentrópico: como todo ser vivo disminuimos nuestra entropía interna frente al aumento entrópico del exterior. Poseemos capacidad de autorregulación y autoorganización, y gozamos de propiedades como la coherencia cuántica, indicadores de un comportamiento colectivo extraordinario.

Implicaciones en la salud y el bienestar

Si se tienen en cuenta las posibles implicaciones en la salud y el bienestar desde el punto de vista contemplado en este capítulo, es fundamental apelar a un estado de coherencia óptimo para que la información que circule por el organismo sea la adecuada. Este estado de coherencia no solamente incluiría un estado biológico óptimo para que el sistema se vea informado al instante, sino también cómo un estado psicológico adecuado pudiera influir en esta «correa de transmisión». Un organismo en un estado óptimo de salud es un conjunto en el que todos los sistemas y subsistemas fisiológicos, así como los psicológicos, estarían sincronizados de manera idónea participando de una coherencia holística global.

Los mecanismos de interacción entre los campos electromagnéticos (fotones) y la materia son esenciales. Se sabe que los fotones juegan un papel central en la señalización biológica y en la regulación de procesos metabólicos, y si se incluye el estado de la conciencia, es fácil intuir que un estado de conciencia coherente, por ejemplo, una mente enfocada y coherente alineada con sentimientos de bienestar, es capaz de estructurar el campo de luz para que en ciertos microlapsos de tiempo se genere una vibración al unísono y de manera no local, interconectando eventos en el organismo de elevada trascendencia biológica.

Por ejemplo, en numerosos estudios experimentales, como los de Dotta *et al.*, se ha demostrado que las interacciones distantes entre humanos o entre cultivos celulares *in vitro* están precisamente relacionadas con cambios en las emisiones biofotónicas.

Un equipo relevante de investigación en el campo de la neurociencia es el de la Laurentian University (Ontario, Canadá), liderado por Blake Dotta, aunque anteriormente dirigido por Michael Persinger. Investigando el efecto instantáneo a distancia, este equipo detectó, entre otros muchos fenómenos, un aumento de la emisión biofotónica entre dos muestras de cultivos de células cuando una de ellas era estimulada por flashes de luz, siempre y cuando hubiera un campo magnético común. Asimismo, se pudo registrar un aumento importante en la intensidad biofotónica en la proximidad del hemisferio derecho cerebral cuando una persona visualizaba luz blanca, constituyendo al proceso de visualización mental un ingrediente importante.

Cabe preguntar por qué medio se producirían los mecanismos de interacción entre mente y cuerpo, un tema muy amplio del cual aquí se sugiere tan solo algún aspecto importante. Una posibilidad (Fritz-Albert Popp, Marco Bischof) sería por el efecto de Aharonov-Bohm, según el cual los potenciales cuánticos en su cualidad de campos informativos pueden afectar a la fase (el estado de vibración en un momento determinado) de los campos de luz. Al cambiar la fase, inciden de forma directa en la coherencia de los campos bioelectromagnéticos.

A modo de hipótesis, a su vez el potencial cuántico podría estar íntimamente conectado con el estado de la conciencia mediante un campo cuántico invisible, el llamado **vacío cuántico**, un posible puente de unión entre el organismo físico y la conciencia. Nuestro organismo, desde los niveles subatómicos hasta los niveles estructurales mayores, interactúa con este campo invisible a su alrededor mediante el intercambio de unas partículas denominadas *partículas virtuales*, responsables de las llamadas *fluctuaciones cuánticas*. Un efecto muy conocido de la presencia de estas fluctuaciones a nivel cuántico es el efecto Casimir: entre dos placas metálicas neutras aparece una fuerza de atracción, considerable cuando la distancia entre las placas es inferior al micrómetro. Por ejemplo, a través de cada componente de la célula se estaría transfiriendo energía del vacío. Como se ha indicado anteriormente, según el nobel en física Roger Penrose y su colaborador Stuart Hameroff, en los microtúbulos del citoesqueleto de las neuronas tiene lugar un fenómeno cuántico coherente que regula la función neuronal y que está directamente relacionado con la conciencia. La fuerza de Casimir sobre dichos microtúbulos, cuyo diámetro es del orden de la decena de nanómetro, sería muy considerable.

Por lo tanto, estos niveles primarios, sutiles, del vacío cuántico podrían tener repercusiones considerables sobre la dinámica física-energética de todo el organismo, donde la conciencia ejercería un papel capital.

PUNTOS CLAVE

- La biofísica de los sistemas coherentes abre nuevos horizontes en la concepción de la materia viva, donde emerge un sistema complejo de cooperación, reflejo de un comportamiento colectivo, constituyendo una red de interconexión de largo alcance.
- Este sistema de coordinación eficiente se caracteriza por un estado cuántico muy particular, denominado *coherencia cuántica*. En este estado surge una dinámica de vibraciones altamente sincronizadas y donde la parte ondulatoria de la materia toma el protagonismo. Todas las partículas involucradas (subatómicas, atómicas, moleculares y macromoleculares) se comportan como una totalidad, en vibración conjunta, presentando propiedades como la superposición, el entrelazamiento y el tunelamiento cuánticos. Ello permite que se sincronicen partes alejadas de manera coordinada y efectiva.
- Investigaciones dentro de los sistemas coherentes en biología, como la fotosíntesis, la magnetorrecepción, la acción enzimática, la herencia genética, el campo biofotónico o la transmisión neuronal, apuntan hacia una perspectiva totalmente diferente del organismo biológico, hacia una visión integral en la que cabe incluir la transferencia energética, que supera la distancia intermolecular y nos abre hacia una visión unitaria de la complejidad humana. Por ejemplo, la extraordinaria orquestación de las neuronas a nivel cuántico o la existencia de una red en forma de biofotones serían cruciales en el intrincado sistema biológico de información.
- Por consiguiente, una visión holística del ser humano es la de un modelo de red de campos interconectados. Estamos conformados por una matriz energética que coordina los procesos fisiológicos. Somos un conjunto de campos cuánticos cooperando entre sí, un conjunto coherente donde son esenciales los campos electromagnéticos, así como campos cuánticos que incorporan energías sutiles (propias del fenómeno de la conciencia), los cuales pueden tener un efecto directo sobre la coherencia de dichos campos bioelectromagnéticos. La coordinación de esta red informativa es esencial en el estado de bienestar y salud.

BIBLIOGRAFÍA

Ballester-Rodés M, Carreras-Costa F, Versyp-Ducaju T, Metha D. Field Dynamics in Atrioventricular Activation. Clinical Evidence of a Specific Field to-Protein Interaction. Med. Hypotheses. 2019;124:56-9.

Bischof M, Del Giudice E. Communication and the Emergence of Collective Behavior in Living Organisms: A Quantum Approach. Mol Biol Int. 2013;2013:987549.

Cosic I. The Resonant Recognition Model of Macromolecular Bioactivity: Theory and Applications. Basel, Suiza: Birkhäuser; 1997.

Dotta BT, Saroka KS, Persinger MA. Increased Photon Emission from the Head while Imagining Light in the Dark is Correlated with Changes in Electroencephalographic Power: Support for Bókkon's Biophoton Hypothesis. Neurosci Lett. 2012;513:151-4.

Hameroff S, Penrose R. Orchestrated Reduction of Quantum Coherence in Brain Microtubules: A Model for Consciousness. Mathematics and Computers in Simulation. 1996;40:453-80.

Pollack G. The Fourth Phase of Water. Seattle: Ebner&Sons Publishers; 2013.

Popp FA, Beloussov L. Integrative Biophysics. Dordrecht: Springer-Science; 2003.

Rahmana M, Tuszynski JA, Bókkon I, Cifra M, Sardar P, Salari V. Emission of Mitochondrial Biophotons and Their Effect on Electrical Activity of Membrane via Microtubules. J Integr Neurosci. 2011;10:65-88.

Scholkmann F, Fels D, Cifra M. Non-Chemical and Non-Contact Cell-to-Cell Communication: A Short Review. Am J Transl Res. 2013;5(6):586-93.

Versyp T. La dimensión cuántica, de la física cuántica a la conciencia. 4ª ed. Barcelona: Teresa Versyp Ducaju; 2017.

Versyp T. Coherencia cuántica y vida, de la biología cuántica al universo multidimensional. 1ª ed. Barcelona: Teresa Versyp Ducaju; 2022.

Aspectos funcionales del sistema nervioso autónomo

9

H. Barop, F. J. Delgado Lopategui y T. García Caballero

INTRODUCCIÓN

En el presente capítulo se exponen algunos principios fundamentales de la terapia neural basados en una comprensión funcional del sistema nervioso autónomo (SNA), respaldada por estudios clínicos y experimentales.

Se profundiza en conceptos clave como la **patología relacional de Ricker** para entender la interacción dinámica entre los tejidos y el sistema simpático perivascular, y cómo esta relación puede desencadenar respuestas patológicas ante estímulos irritativos crónicos.

Se abordarán conceptos más recientes, como la **alostasis**, el papel predictivo del cerebro en la regulación fisiológica frente a cambios del entorno, y la **teoría polivagal**, integrando estas ideas para una mejor comprensión del efecto regulador de la terapia neural.

Este enfoque holístico permitirá, además, comprender cómo la modulación del SNA puede influir en la salud y el bienestar general del paciente.

ASPECTOS FUNCIONALES DEL SISTEMA NERVIOSO AUTÓNOMO

En la complejidad de las conexiones entre los sistemas nerviosos somático y autónomo, la retroalimentación aferente y eferente constituye la base teórica para la generación de dolor (especialmente crónico), la progresión de la inflamación, la aparición de enfermedades degenerativas y la manifestación de alergias. Dependiendo del tejido involucrado pueden surgir diferentes enfermedades con distintos síntomas subjetivos (como el dolor) y objetivos (espasmos musculares, inflamación, degeneración, metaplasia, hiperplasia). La característica común de estas enfermedades es la alteración secundaria de la microcirculación como resultado de una estimulación patológica del SNA.

Jänig demostró el complejo efecto de la estimulación patológica del sistema nervioso simpático, especialmente en la fisiología del dolor. Fenómenos como la memoria del dolor, los cambios en la neuroplasticidad que alteran la conducción de los estímulos y las vías neuronales, así como el almacenamiento funcional de estímulos repetitivos a través de la formación flexible de sinapsis, junto con los perfiles alterados de neurotransmisores de diferentes neuronas, son una extensión de las observaciones locales de Ricker. Estos cambios también se reflejan en la patogénesis de enfermedades inflamatorias o degenerativas.

Particularidades neurofisiológicas del sistema nervioso autónomo

A continuación, se exponen algunas particularidades neurofisiológicas del SNA, como la excitabilidad periférica, la engramabilidad, las respuestas autónomas para un equilibrio dinámico, y la función y reacción del sistema nervioso simpático.

Excitabilidad periférica

Una característica especial del SNA es el aumento de la excitabilidad de las fibras vegetativas de forma central a periférica. El mismo estímulo tiene un efecto más fuerte en la periferia que en el centro, con todas las consecuencias en los vasos sanguíneos, el flujo sanguíneo, el intersticio y el parénquima.

Engramabilidad

El concepto de engrama fue propuesto por Richard Semon, un zoólogo y biólogo evolutivo alemán del cambio de siglo XIX al XX. Su trabajo más destacado en este campo es el libro *Die Mneme als erhaltendes Prinzip im Wechsel des organischen Geschehens* (El mneme como principio conservador en el cambio de los procesos orgánicos), publicado en 1904. En él, Semon presentó los **engramas** como unidades de memoria.

Semon también propuso el concepto de **paralelismo psicofisiológico**, sugiriendo una correlación directa entre los estados psicológicos y los cambios en el sistema nervioso. Este concepto sentó las bases para comprender la interconexión entre procesos psicológicos y fisiológicos. Sus contribuciones en este ámbito se consolidaron a principios del siglo XX.

Otro aspecto clave de sus investigaciones fue el término *mneme*, inspirado en Mnemea, la musa griega de la memoria. Semon describió los mnemes como el proceso de internalizar recuerdos, pasando de experiencias externas a huellas internas, y definió la huella mnémica o engrama como una impresión reactivada por estímulos similares a los del evento original. Según el principio mnémico de Semon, estos estímulos crean un registro permanente en el material celular predispuesto a tal inscripción.

El término *engrama* fue investigado posteriormente por el científico conductista Anton Pavlov y ha desempeñado un papel fundamental en el entendimiento del aprendizaje y la memoria.

Los **engramas**, según Semon, son impresiones o huellas mnémicas formadas en el tejido cerebral en respuesta a experiencias, consideradas como las unidades fundamentales de la memoria, responsables del almacenamiento y recuperación de información.

En este contexto, Semon se centró en los engramas como las unidades básicas de memoria, mientras que investigadores como Ricker expandieron esta idea al SNA, sugiriendo que este sistema también tiene la capacidad para retener y recordar información.

Transmisión y modulación de la señalización nerviosa

El papel fundamental que juega el SNA en la regulación y el control de las funciones sistémicas y viscerales se basa en la transmisión de señales, tanto desde el sistema nervioso central (SNC) hacia los órganos y tejidos, como en sentido inverso. La forma en que estas señales son transmitidas y moduladas es esencial para entender el papel regulador del SNA.

Transmisión de señales

La transmisión de señales en el SNA se inicia con la generación de potenciales de acción en las neuronas preganglionares a partir de un estímulo recibido. Estos impulsos eléctricos recorren el axón neuronal hasta las terminales sinápticas, donde se liberan neurotransmisores, los cuales se unen a los receptores de la neurona posganglionar o del órgano objetivo, provocando una respuesta que puede ser activadora o inhibidora según el neurotransmisor y receptor involucrados.

Modulación de señales

La modulación de la señalización nerviosa ocurre a través de varios mecanismos. Los más importantes son la facilitación y la inhibición. La **facilitación** aumenta la probabilidad de que una neurona genere un potencial de acción, mientras que la **inhibición** la disminuye. Estos procesos pueden ser mediados por neurotransmisores, como en el caso de la noradrenalina y la acetilcolina, pero también pueden ser afectados por otros mediadores de la información, como las hormonas.

Plasticidad sináptica

La plasticidad sináptica (v. Cap. 10) es otro mecanismo fundamental para la modulación de las señales nerviosas y aporta mayor capacidad al SNA para adaptarse a cambios a largo plazo en el entorno interno y externo del cuerpo.

La señalización que se produce a través del SNA desde el SNC hacia los órganos y otros sistemas, así como también desde los órganos hacia el SNC, permite una comunicación multidireccional y una regulación más precisa y adaptativa de las funciones del individuo a las constantes variaciones en su entorno interno y externo.

Respuestas autónomas para un equilibrio dinámico

El SNA puede generar respuestas autónomas para una rápida adaptación a las variaciones del entorno interno y externo, y poder mantener el equilibrio dinámico del individuo. Estas respuestas autónomas abarcan una amplia gama de funciones corporales, que incluyen, entre otras:

- La regulación de la frecuencia cardíaca y la presión arterial. Por ejemplo, cuando una persona está en una situación de estrés, la activación simpática aumenta la frecuencia cardíaca y la presión arterial para preparar al cuerpo para una respuesta de lucha o huida. Por otro lado, cuando el individuo está en reposo o durmiendo, el aumento del tono vagal reduce la frecuencia cardíaca y la presión arterial.
- El control de la temperatura corporal. Cuando la temperatura corporal sube, el SNA induce la vasodilatación y la sudoración para disipar el calor, y cuando la temperatura corporal baja, el SNA causa vasoconstricción y escalofríos para generar y conservar calor.
- La regulación de la digestión y la respiración. Entre otras funciones, el SNA modula el tránsito intestinal y la secreción de jugos gástricos, así como la tasa y la profundidad de la respiración en respuesta a los niveles de dióxido de carbono y oxígeno en la sangre.

Estas respuestas autónomas ocurren a menudo fuera de nuestra conciencia; sin embargo, pueden ser influenciados por pensamientos y emociones, debido a la influencia de la mente en la señalización del SNA (v. Cap. 13).

Función y reacción del sistema nervioso simpático

El sistema nervioso simpático se activa de un modo rápido y autónomo, y lo hace principalmente durante situaciones de estrés, ya sea desde una perspectiva global (situación de lucha o huida del individuo) o local (estrés del tejido). Su función principal es preparar el organismo para reaccionar ante amenazas, daños o desafíos. Las respuestas biológicas al estrés moduladas por el sistema nervioso simpático incluyen (v. Caps. 10, 12 y 13):

- **Aumento de la frecuencia y la fuerza cardíaca y de la presión arterial.** Esta respuesta asegura que la sangre y el oxígeno se distribuyan rápidamente a las áreas del cuerpo que más lo necesitan, como los músculos.
- **Liberación de glucosa en el torrente sanguíneo**, almacenada en el hígado, proporcionando una fuente inmediata de energía para el cuerpo.

- **Dilatación de las vías respiratorias**, permitiendo una mayor oxigenación de la sangre.
- **Redistribución del flujo sanguíneo** desde las áreas menos cruciales en esa situación de amenaza, como el sistema digestivo, y hacia áreas más críticas, como los músculos, el corazón y el cerebro.
- **Estimulación de la respuesta inmunológica y de la inflamación**, movilizando las células del sistema inmune como los leucocitos a la sangre y los tejidos donde puedan ser más necesarios, y generando inflamación mediante el edema, la leucodiapedesis y la eritrodiapedesis, causados a través de la estimulación gradual del sistema nervioso simpático perivascular.
- **Inhibición de funciones no esenciales** para la respuesta inmediata al estrés, como la digestión y la reproducción.

Si bien la activación a corto plazo del sistema nervioso simpático y su respuesta al estrés son vitales para la adaptación del individuo, su activación excesiva o prolongada puede desequilibrar los procesos regulados y dar lugar a condiciones como la hipertensión y otras enfermedades cardiovasculares, alteraciones inmunitarias, inflamación crónica, ansiedad y un largo etcétera. Es fundamental detectar los signos y síntomas que surgen de esta pérdida de equilibrio durante la recopilación de la historia clínica del paciente (v. Caps. 13 y 23).

Patología relacional de Ricker

En los siguientes apartados se explica ampliamente el concepto de patología relacional de Ricker.

Contexto histórico

El concepto de patología relacional fue introducido por Gustav Ricker (1870-1948), quien desde 1906 hasta 1933 lideró el Instituto Patológico de Magdeburg (Alemania). Con su teoría, Ricker consiguió un avance significativo en la sistematización de la etiología de diversas enfermedades, identificando que la causa subyacente común a todas ellas era una irritación patológica del sistema nervioso simpático perivascular.

Desafiando la **teoría de la patología celular** de Virchow (*Die Cellularpathologie*, 1858), la cual postulaba que cada enfermedad tiene su origen en la célula misma, Ricker identificó las limitaciones del concepto estático de la célula como unidad básica del organismo. En su lugar propuso un **concepto dinámico de función celular**, que reconocía la interdependencia funcional de las células en procesos tanto fisiológicos como patológicos.

Concepto de patología relacional

Ricker conceptualiza la patología como la «ciencia que se enfoca en las enfermedades, estudiando en particular su origen y los cambios anatómicos resultantes». Su teoría de la **patología relacional** establece las «conexiones causales entre los procesos celulares y tisulares, y el sistema sanguíneo y nervioso, destacando los procesos neurales como los primeros en el desarrollo temporal de cambios macroscópicos y microscópicos» (Ricker, 1924).

Según Ricker, la célula es el terreno donde se reflejan los cambios inducidos por la estimulación del SNA y sus efectos subsecuentes en el intersticio y el sistema vascular. La función primordial del sistema de conducción de estímulos es garantizar que el estímulo alcance aquellas áreas donde pueda ser transformado por el parénquima del órgano en funciones celulares específicas. La interrelación (de ahí el término *patología relacional*) entre el estímulo, el sistema vegetativo, el sistema vascular, la sangre, el intersticio y el parénquima del órgano es el aporte significativo de Ricker respecto a la **patología celular** (Fig. 9-1).

La metodología experimental de Ricker se basó en la observación microscópica, incluso a lo largo de días, de los vasos sanguíneos, especialmente los capilares, el intersticio y las células parenquimatosas, que repetían de manera reproducible reacciones comparables. Esto le permitió establecer las etapas de este proceso. Con sus experimentos, Ricker pudo rastrear y validar el camino desde el estímulo hasta el resultado tisular, demostrando que el estímulo patológico no actúa directamente sobre la célula del órgano, sino indirectamente a través del SNA, el sistema vascular y el intersticio (v. Cap. 7).

En contraposición a Virchow, quien se centraba en los hallazgos celulares para determinar la etiología de la enfermedad, Ricker identificaba un estadio anterior a los hallazgos patológicos en el proceso de desarrollo de la enfermedad.

La patología relacional de Ricker demanda un enfoque holístico, funcional y cibernético, permitiendo una sistematización de los distintos procesos de enfermedad individuales. Gracias a este marco científico se puede identificar la etiología funcional y causal común en diversas enfermedades.

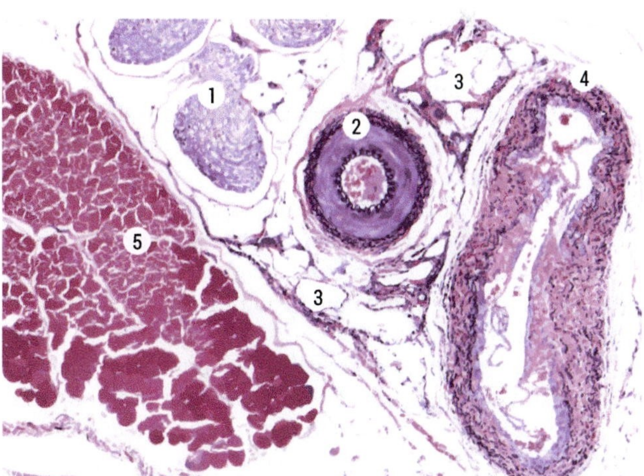

Figura 9-1. Corte histológico que muestra estructuras fundamentales del tejido conectivo. La estructura organizada del tejido facilita la conducción nerviosa, el flujo sanguíneo y el drenaje linfático, fundamentales para que las células del órgano puedan llevar a cabo sus funciones específicas. La interrelación entre el estímulo, el sistema nervioso vegetativo, el sistema vascular, los espacios linfáticos, los vasos sanguíneos, el intersticio y el parénquima del órgano es el aporte significativo de Ricker respecto a la patología celular. Paquete de fibras nerviosas (1), arteria (2), vasos linfáticos (3), vena (4) y músculo esquelético (5).

Experimentos de Ricker

La excepcional aportación de Ricker al ámbito de la patología radica en sus meticulosos análisis microscópicos realizados en animales vivos. Ricker sostenía que únicamente a través de la observación de secuencias funcionales se podría dilucidar la etiología de las enfermedades. Sus experimentos proporcionaron resultados reproducibles en cuanto al estímulo patológico, su transmisión a través del sistema simpático perivascular hacia las arteriolas y capilares, los cambios en el intersticio y la consiguiente reacción patológica celular.

Ricker diseñó sus experimentos con el objetivo de ilustrar las respuestas vasculares del sistema capilar en el intersticio, lugar donde la perfusión sanguínea ocurre y se eliminan los agregados celulares que desempeñan funciones específicas una vez realizada su función. En este punto de transición, fue posible investigar las reacciones del sistema vascular al estímulo del sistema nervioso simpático, la conducta del flujo sanguíneo en los capilares, las alteraciones en el intersticio y la respuesta del agregado celular que está siendo suministrado. La relevancia de la imagen microscópica radica en su capacidad para revelar interacciones funcionales únicas que no pueden ser observadas a simple vista ni en preparaciones histológicas bajo el microscopio.

Observación de las respuestas del sistema simpático perivascular a los estímulos

En relación con el estímulo aplicado, en sus investigaciones Ricker confirmó:

- El estímulo experimental que conduce a la irritación del sistema nervioso simpático perivascular puede ser **físico** (mecánico, térmico, eléctrico) o **químico** (neurotransmisores, citocinas, toxinas, hormonas, virus, bacterias o sus toxinas). En este contexto, se considera estímulo cualquier influencia que genere la estimulación del sistema simpático.
- La estimulación implica una **elevación o reducción** de la emisión de impulsos desde los axones (fibras nerviosas) estimulados.
- Independientemente de la cualidad del estímulo (físico, químico o ambos), **el sistema simpático responde cuantitativamente**, ya sea en la frecuencia (cuántos impulsos se envían por segundo) como en la fuerza variable de los impulsos.
- El estímulo se considera **transitorio** si puede ser reducido, eliminado del organismo o si se interrumpe su suministro.
- El estímulo se torna **crónico** si no se puede reducir o eliminar, o si su fuente sigue presente y activa. En este caso pude provocar una activación constante y prolongada del sistema nervioso simpático.
- La respuesta del sistema nervioso simpático perivascular frente a un estímulo se manifiesta como **vasodilatación** con estímulos leves, como **vasoconstricción** con estímulos intensos o como una alteración global y desorganización de las respuestas de vasodilatación o vasoconstricción con estímulos extremadamente fuertes. En esta última situación, deviene una **sensibilización** del sistema nervioso simpático que afecta al umbral de respuesta al estímulo, al engrama y a la neuroplasticidad, provocando una **hiperexcitabilidad permanente**.

Las tres etapas de Ricker

A continuación, se exponen los procesos dinámicos que se desarrollan en el segmento capilar del sistema vascular, tomando como referencia la **ley escalonada** propuesta por Gustav Ricker. Cabe mencionar que en su obra *Relationspathologie* Ricker aludía únicamente a la existencia de vasodilatadores y vasoconstrictores, desconociendo en aquel entonces el plexo nervioso perivascular formado por fibras simpáticas y parasimpáticas (para más detalles, véase la bibliografía correspondiente).

Con el bagaje científico actual, se puede sostener que tanto el sistema nervioso simpático como el parasimpático están eferentemente conectados a través de los vasos (vasomotores), operando predominantemente en modos opuestos para regular la dilatación y constricción vascular. Por otro lado, desde la periferia hasta el SNC, el sistema sensorial de los vasos sigue un trayecto ascendente a través de los ganglios espinales y las astas dorsales hacia el tálamo (mediante el tracto espinotalámico). Además, el arco reflejo horizontal se efectúa a través del mismo sistema de la médula espinal, partiendo desde el asta dorsal, pasando por el asta lateral y hasta llegar al tronco nervioso.

Primera etapa: fluxión

Los estímulos débiles dirigidos al plexo nervioso perivascular (tanto simpático como parasimpático) desencadenan, mediante la activación de las fibras vasodilatadoras (parasimpáticas), una dilatación del sistema vascular terminal (que comprende arteriolas, capilares y vénulas), lo cual a su vez incrementa la velocidad del flujo sanguíneo y potencia así la microcirculación. La consecuente intensificación del metabolismo juega un papel fundamental en la regeneración, el procedimiento antiinflamatorio y la mitigación del dolor. Esta situación, correspondiente a la primera etapa de Ricker, puede alcanzarse, por ejemplo, mediante la inyección de procaína en el tejido. Parece que la obtención de este débil estímulo se logra por medio del producto de descomposición de la procaína, el dietilaminoetanol. Este tipo de estímulo débil no se presenta, por ejemplo, con la lidocaína, un anestésico local de tipo amida. Este proceso es fácilmente observable en los cambios inflamatorios de la piel bajo el efecto de la procaína, los cuales se normalizan rápidamente.

Segunda etapa: isquemia

Los estímulos de mayor intensidad desencadenan la activación de fibras vasoconstrictoras (pertenecientes al sistema simpático) que provocan el estrechamiento de arteriolas y capilares pequeños, lo que a su vez genera una disminución en la velocidad del flujo sanguíneo capilar y una reducción de la microcirculación. Como resultado se produce una hipoxia en el área que recibe la irrigación de los vasos afectados, la cual induce una alteración funcional del tejido implicado. Si la hipoxia se prolonga, puede llevar a una degeneración del tejido. No obstante, cuando el estímulo se retira, la dinámica vascular se normaliza y se produce una restitución a la integridad a través de la primera etapa.

Tercera etapa: estasis

En presencia de un estímulo perivasal aún más intenso, se produce un estrechamiento progresivo de las arteriolas y arterias hacia el centro mientras los capilares experimentan dilatación. Este fenómeno conduce a una reducción drástica de la microcirculación, pudiendo incluso llegar a un punto de estancamiento completo (estasis) de la velocidad del flujo sanguíneo.

Si esta condición se mantiene en el tiempo, puede originar una necrosis del tejido como resultado de la interrupción del metabolismo celular.

En el caso de que se suspenda el estímulo (por ejemplo, mediante el uso de procaína) o una vez que ha concluido el estímulo intenso, el flujo sanguíneo se reanuda, con los capilares aún en estado de dilatación. En estas circunstancias tiene lugar la extravasación de plasma, leucocitos y eritrocitos desde los capilares (inflamación tisular), que puede evolucionar hacia la formación de pus o supuración.

Si el estímulo no ha sido eliminado por completo o si se presentan cambios neuroplásticos que el organismo no puede neutralizar en su totalidad, podría persistir una alteración en la microcirculación durante meses. Clínicamente, esto se manifiesta como un cuadro inflamatorio crónico en un tejido, órgano o sistema (como puede ser el caso de las colagenosis, sinusitis crónica, hepatitis crónica, entre otros).

Importancia en la terapia neural

A través de sus investigaciones, Ricker llega a la conclusión de que, tras una exposición a estímulos intensos, la excitabilidad del simpático perivascular no se restablece por completo tras la finalización del estímulo. Esta elevación sostenida en la excitabilidad (caracterizada por un umbral de estímulo reducido, engramabilidad y efecto en la neuroplasticidad) puede conducir a respuestas patológicas con implicación en el sistema vascular, el intersticio y los tejidos inervados, incluso ante estímulos fisiológicos de intensidad estándar.

Ricker observó que una estimulación previa del sistema simpático, incluso si ocurrió mucho tiempo antes, puede quedar almacenada y provocar una reacción desproporcionada ante una nueva estimulación. Esta característica, que no se conoce en el sistema nervioso somático, recuerda al segundo golpe descrito por Speransky. Este hallazgo aporta una perspectiva teórica valiosa para el concepto de campo interferente (v. **Cap. 14**). Adicionalmente, sugiere que la misma intensidad de estímulo puede desencadenar respuestas diferentes en distintos individuos.

En la práctica clínica, las tres etapas descritas por Ricker pueden manifestarse en diversos grados de intensidad. Sus hallazgos en experimentos con animales representan sencillamente las diferentes etapas de progresión de alteraciones en la microcirculación que pueden desencadenar y sostener distintas enfermedades. Lo esencial es que estas tres etapas pueden ser moduladas por una misma terapia: la terapia neural.

Su efecto terapéutico reside principalmente en la primera etapa, que implica una mayor microcirculación con un metabolismo intensificado y la eliminación de edemas, es decir, una inducción terapéutica de la regeneración. La interrupción del estímulo a través de la simpaticólisis y la parasimpaticólisis (lo que implica la supresión de las aferencias sensoriales irritativas), sumado a la mejora de la microcirculación gracias al dietilaminoetanol, constituye una explicación del proceso que desencadena el efecto curativo observado, y que luego es sostenido por la autorregulación del organismo, mucho más allá de la duración de la acción del anestésico local.

La utilización multidisciplinaria de anestésico local tanto para diagnóstico como para tratamiento se fundamenta en el entendimiento terapéutico de las propiedades y funciones del SNA, y tiene sus raíces en la patología relacional. Esto proporciona una base de conocimientos experimentalmente comprobada en la fisiopatología intersticial, que luego fue esclarecida por Pischinger en su descripción del sistema de regulación intersticial, aproximadamente 30 años más tarde.

Aunque la patología relacional, el sistema de regulación intersticial y la terapia neural surgieron de manera aparentemente independiente y en diferentes lugares, aunque cercanos, existe una gran sinergia entre ellos. La patología relacional y el sistema de regulación intersticial brindan un soporte científico a la terapia neural, mientras que esta valida clínicamente y confirma la aplicabilidad de los descubrimientos experimentales de los dos primeros.

ALOSTASIS

A continuación se detallan algunos puntos importantes para comprender el proceso de alostasis, como el contexto histórico en el que se descubrió, sus principios fundamentales, las bases neurológicas, etc.

Contexto histórico

La fisiología ha subrayado siempre la importancia de mantener la estabilidad en el medio interno de un organismo para asegurar su supervivencia. Este principio, que Claude Bernard denominó *homeostasis*, aboga por la constancia a través de la regulación fisiológica, incluso en un entorno cambiante.

Todos los mecanismos vitales tienen un solo objetivo: preservar constantes las condiciones del medio interno (Claude Bernard).

En caso de cualquier desviación, el organismo debe aplicar estrategias para retornar al valor preestablecido. Es decir, la regulación fisiológica busca mantener un valor constante de todos los parámetros internos que describen la situación fisiológica del organismo, y cualquier desviación se consideraría un error. Este modelo fue descrito por Walter B. Cannon en 1929.

Posteriormente, en 1936, Hans Seyle introdujo el síndrome general de adaptación, que describe cómo el organismo responde fisiológicamente a una agresión de cualquier naturaleza. Esta respuesta de adaptación al estrés se manifiesta en tres etapas:

- La señal de alarma y la preparación para la huida o la lucha.
- La resistencia, en caso de insistencia del estresor. En esta etapa aparecen reacciones adaptativas de alto consumo de energía.
- El agotamiento por sostenimiento de la respuesta, en caso de mayor persistencia del estresor.

En el modelo homeostático, la respuesta ante estresores de Seyle busca mantener una estabilidad interna dentro de un margen de variabilidad limitado, sin importar el desafío al que se enfrente.

Sin embargo, la homeostasis, a pesar de su desarrollo teórico de casi un siglo, no logra explicar satisfactoriamente las respuestas adaptativas a las variadas situaciones o desafíos cotidianos en todos los niveles: fisiológicos, neurológicos, inmunológicos, emocionales y conductuales. Por ejemplo, no explica suficientemente las fluctuaciones diarias en la presión arterial en registros continuos que se observan en cualquier persona a lo largo del día sin que esto suponga el desarrollo de una hipertensión arterial.

Este modelo tampoco puede explicar la capacidad de adaptación física ante cambios ambientales, ni cuadros clínicos de prevalencia incrementada en los últimos años, como la hipertensión esencial, la diabetes tipo 2 o el síndrome metabólico.

Además, este modelo organocéntrico choca con la visión psicológica del estrés, considerado una respuesta cognitiva al desequilibrio entre demandas y recursos. Por tanto, tampoco puede explicar el desarrollo de enfermedades crónicas de adulto por estrés o maltrato sufrido en la infancia.

Para abordar estas limitaciones, P. Sterling y J. Eyer propusieron en 1989, y posteriormente McEwen en 2001, el modelo de la alostasis. Este enfoque busca explicar las estrategias de supervivencia y adaptación en humanos frente a variaciones físicas y emocionales constantes, proporcionando una visión más completa de la respuesta y adaptación del organismo a su entorno cambiante.

Concepto de alostasis

La *alostasis* se define como la estabilidad del organismo lograda a través del cambio, contraponiéndose al objetivo de la *homeostasis*, que es la constancia de los valores internos. En la alostasis la meta es preservar la vida mediante la adaptabilidad del organismo, manteniendo en ocasiones valores de parámetros que se alejan de la homeostasis, pero que favorecen la adaptación y supervivencia en un nuevo entorno.

A diferencia de la homeostasis, que aspira a mantener la estabilidad y constancia del sistema mediante la retroalimentación, la alostasis propone que el medio interno se adapta dinámicamente a variaciones ambientales, incluyendo factores físicos, químicos, emocionales e incluso sociales. Esta adaptación no necesariamente implica mantener un valor específico para uno o varios parámetros que definen el estado orgánico, sino que estos parámetros podrían ajustarse para facilitar una adaptación adecuada a un entorno en constante cambio o frente a una agresión.

Sterling y McEwen desarrollaron la teoría de la alostasis a través de la observación de condiciones como la hipertensión esencial o la diabetes mellitus tipo 2, que son más prevalentes en poblaciones con menor poder adquisitivo o nivel educativo. Estos trastornos se comprenden mejor como un **fenómeno de adaptación** a un entorno hostil, más que como una desregulación del sistema.

Sterling proporcionó observaciones importantes sobre aspectos sociales vinculados con el desarrollo de patologías como el síndrome metabólico, las cuales desbordan la fisiopatología y, en particular, el concepto de homeostasis, adentrándose en una visión de fisiopatología social. Así, el estrés social provocaría una adaptación del organismo a través de la alostasis, que, cuando se sobrecarga, puede desembocar en enfermedad.

La regulación alostática como fenómeno predictivo. Control central global

La alostasis no solo representa una adaptación dinámica, sino que también predice demandas futuras para evitar errores y minimizar costos. Este proceso ajusta los parámetros fisiológicos de acuerdo con la demanda anticipada, incluso antes de su aparición, creando una forma de estabilidad predictiva.

Este fenómeno predictivo surge del análisis de dos fuentes de información:

- La experiencia fisiológica previa del organismo.
- Los gradientes de cambio continuamente detectados para cada parámetro fisiológico.

Utilizando estos datos, el organismo autorregula sus respuestas de forma continua.

Este complejo proceso requiere de una visión global para su control eficaz, dado que no puede ser llevado a cabo solo por microsistemas locales. Se requiere una coordinación conjunta de todos los mecanismos que constituyen el ser humano, desde los moleculares hasta los cognitivos, incluyendo los celulares, fisiológicos, vegetativos, inmunológicos, emocionales, psicológicos y racionales.

La eficiencia de un organismo depende de intercambios recíprocos entre diferentes áreas, incluso del sistema nervioso, compartiendo y cediendo recursos según las necesidades globales. Algunos de estos recursos son limitados y tienen una capacidad de almacenamiento mínima o nula, como es el caso del oxígeno.

Esta reciprocidad demanda un sistema de control central que coordine los intercambios de recursos en cada situación y entre las distintas áreas. Una correcta eficiencia requiere, además, la predicción de las necesidades futuras para adaptarse a la demanda anticipándola, lo que subraya aún más la importancia de la alostasis en el mantenimiento de la estabilidad y la supervivencia del organismo.

Variaciones de sensibilidad y eficacia en efectores y sensores

Un componente clave de la alostasis es la adaptabilidad tanto de los sensores como de los efectores del organismo. Los sensores, responsables de percibir los cambios, ajustan su rango de percepción en función de las expectativas o predicciones, permitiendo una respuesta adecuada a las variaciones del entorno. De manera similar, los efectores, que ejecutan la respuesta, modulan su actividad en función de los rangos previstos.

Esta regulación predictiva y recíproca requiere una coordinación central, llevada a cabo por el sistema nervioso, que exhibe un comportamiento complejo y adaptable. Este sistema de control central ajusta y equilibra continuamente los intercambios y la sensibilidad de los sensores y efectores, permitiendo así que el organismo responda de manera eficiente a las demandas cambiantes del entorno.

La alostasis como fenómeno orgánico global

La alostasis refuerza la concepción de que las respuestas adaptativas del organismo basado en un modelo predictivo son un fenómeno integral y unificado.

En este sentido, los cambios observados en el organismo, tanto a micro como a macro escala, son el reflejo de un control centralizado, predominante en el SNC. De este modo, las transformaciones que suceden en el organismo son un reflejo directo de la actividad cerebral.

Principios de la alostasis

Básicamente, los principios de la alostasis son:

- Los organismos están intrínsecamente diseñados para funcionar de manera eficiente.
- Esta eficiencia se basa en la reciprocidad e intercambio de recursos limitados, garantizando el balance y la optimización de su uso.
- La eficiencia también radica en la habilidad del organismo de predecir sus necesidades futuras, lo que permite una preparación y adaptación proactiva.
- Este proceso predictivo precisa una hipervigilancia a múltiples niveles del organismo, abarcando desde lo fisiológico hasta lo emocional y cognitivo.
- En función de la eficiencia, cada sensor se adapta, modulando su sensibilidad al rango de entrada esperado, para optimizar la percepción y respuesta a los estímulos.
- De igual forma, cada efector ajusta su producción de acuerdo con el rango anticipado de demanda, permitiendo una respuesta eficaz ante variaciones del entorno.
- Finalmente, la regulación predictiva se apoya en comportamientos adaptativos cuyos mecanismos neurales también se ajustan en respuesta a los cambios en el entorno y a las experiencias previas, evidenciando la capacidad adaptativa del organismo a nivel centralizado.

Bases neurológicas de la alostasis. Dopamina y sistemas de recompensa

La alostasis implica varias regiones del sistema nervioso en diversos niveles. No solo se ven involucradas las respuestas a nivel del SNA y hormonal (mediado a su vez en el hipotálamo), sino también áreas que generan respuestas cognitivas o comportamientos. Se incluyen las áreas primarias de la neocorteza de cada sistema sensorial y estructuras del sistema límbico (relacionadas con experiencias previas y la tonalidad emocional), las cuales envían proyecciones hacia la corteza prefrontal.

Un componente clave es el área tegmental ventral mesencefálica, que establece conexiones entre la corteza prefrontal y el núcleo *accumbens*, compuesto principalmente por neuronas dopaminérgicas (70 %) y algunas neuronas gabaérgicas que regulan a las primeras.

El complejo *accumbens*-área tegmental ventral forma el eje del **sistema de recompensa**, generando una sensación de satisfacción y alivio de la ansiedad a través de la liberación de dopamina cuando se alcanza un objetivo fisiológico. Este sistema permite establecer y mantener comportamientos dirigidos a restaurar necesidades (como agua, azúcar, grasa, sexo, etc.), configurando estrategias cognitivas para obtenerlas, y siendo guiadas por experiencias previas que liberaron dopamina y generaron sensación de satisfacción. Estas son las áreas donde más influyen las drogas de abuso.

Esta dinámica se aplica a cualquier actividad o comportamiento que libere dopamina, incluyendo actos de solidaridad, apoyo mutuo en un grupo y el cuidado de los hijos. La liberación de dopamina, implicada en el refuerzo de conductas, produce una satisfacción transitoria; sin embargo, ante la persistencia de un estímulo concreto, una necesidad (ya sea fisiológica o emocional) no resuelta puede generar comportamientos en busca de un «choque» de dopamina, incluso mediante estrategias que no solucionan el problema. Esto puede explicar fenómenos como la adicción, que no solo se limita al alcohol y otras drogas, sino también a situaciones como la ansiedad o la ingesta innecesaria de calorías.

Por tanto, la alostasis va más allá de un simple control fisiológico del medio, adaptándolo a los cambios del entorno. También influye en los comportamientos y conductas del ser humano, encaminadas a adaptar este medio interno al cambio.

Fases del control alostático a la enfermedad

Destacan principalmente el estado y la carga alostáticos.

Estado alostático

Un estado alostático se produciría cuando los sistemas fisiológicos que responden a un estresor se mantienen elevados

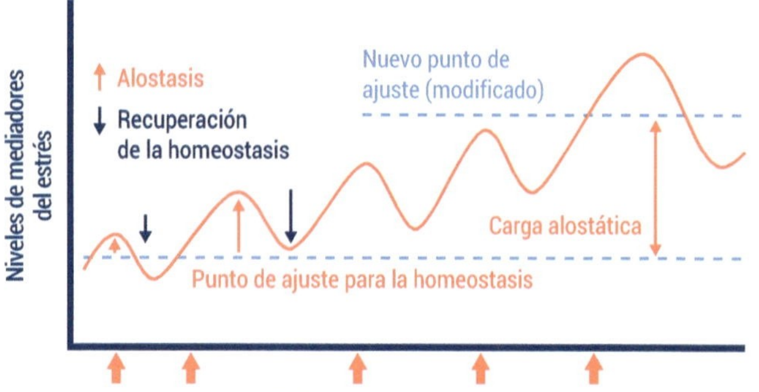

Figura 9-2. Alostasis y estado alostático. En condiciones normales, los niveles de mediadores del estrés fluctúan alrededor de un punto de ajuste para la homeostasis. Ante un estímulo estresante se produce una respuesta fisiológica transitoria (alostasis), seguida de un retorno a la homeostasis. Cuando los estímulos estresantes se repiten crónicamente, la capacidad de recuperación disminuye, lo que provoca un nuevo punto de ajuste modificado. Esta adaptación conlleva un incremento en la carga alostática, lo que puede resultar en disfunciones fisiológicas y enfermedades asociadas al estrés crónico.

de forma significativa y prolongada. Con la desaparición de la demanda, el sistema regresa a su autorregulación, normalizando dichos sistemas (**Fig. 9-2**).

Carga alostática: el inicio de la enfermedad

Cuando la alostasis resulta ser ineficaz o inadecuada, o si el factor que la desencadena se mantiene a lo largo del tiempo, la adaptación no se logra. En su lugar se produce una activación desmedida o insuficiente, dando lugar a lo que se conoce como *carga alostática*. Este fenómeno refleja el desgaste o agotamiento de los sistemas alostáticos y puede ser la causa de patologías tanto orgánicas como psicológicas a largo plazo.

El agotamiento o desgaste se origina como resultado de la hiperactividad crónica de los sistemas fisiológicos, hiperactividad sostenida a causa de las predicciones en las que se basan las respuestas adaptativas.

Es importante tener en cuenta que a lo largo de nuestra vida podemos acumular carga alostática; sin embargo, existen determinados factores individuales que nos predisponen a acumularla en mayor medida. Entre estos factores individuales se incluyen los de índole emocional y social.

Las emociones están implicadas en las respuestas globales del organismo y, por lo tanto, los estresores emocionales que a menudo están estrechamente vinculados con factores sociales pueden desencadenar patologías y somatizaciones relacionadas con el estrés (**Fig. 9-3**).

El entorno social como elemento patogénico

Tanto McEwen como Sterling observaron cómo factores sociales y emocionales influyen en el desarrollo de procesos patológicos que no se pueden explicar desde el modelo homeostático. Por ejemplo, en entornos adversos a nivel social y emocional, la necesidad de una hipervigilancia y de una respuesta adaptativa al estrés ambiental conduce a la adaptación de los efectores para mantener tasas más elevadas de tensión arterial en niñas y niños al comienzo de su escolarización en Estados Unidos, como consta en un informe de los Institutos Nacionales de Salud de 1997, observación que refleja la respuesta adaptativa al estrés al que se ven sometidos.

El cerebro predictivo. Diseño para la adaptación y la supervivencia

Durante muchos años, los neurocientíficos concibieron el cerebro bajo un **modelo de estímulo-respuesta**, en el que las neuronas individuales permanecen inactivas hasta recibir un estímulo que desencadena su activación. En este modelo, el aprendizaje y la experiencia simplemente modularían la actividad neuronal impulsada por sucesos sensoriales externos.

Sin embargo, esta visión ha evolucionado, y ahora se considera que el cerebro funciona de manera constante, procesando información de forma continua. No solo integra y analiza información del pasado y el presente, sino que también

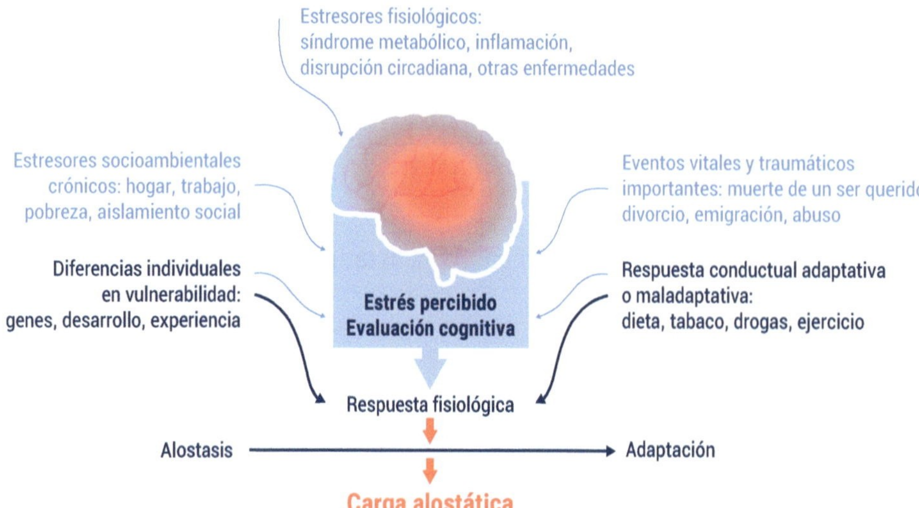

Figura 9-3. Efecto de los diferentes factores productores de estrés sobre la alostasis; cuando falla la adaptación se produce el fenómeno conocido como carga alostática.

genera estados virtuales que proyectan futuros potenciales tanto del cuerpo como del entorno.

Por ende, el sistema nervioso despliega una actividad predictiva. No permanece pasivo hasta que llega un estímulo a través de los sensores externos (sentidos) e internos (nociceptores), sino que anticipa estos *inputs* basándose en su experiencia previa y los implementa como predicciones con un funcionamiento probabilístico similar a los **sistemas bayesianos de probabilidad**.

Además, las expectativas permiten «construir» una representación estable y coherente del entorno, una tarea que sería difícil de realizar solo con la información aferente disponible, que suele presentar interferencias, y llegar con retraso. Esta anticipación también permite dirigir la atención de arriba abajo (**análisis *top-down***), mejorando la búsqueda de información y la toma de decisiones posteriores, ajustando incluso la sensibilidad de los receptores y la eficiencia de los efectores.

Todas las manifestaciones del sistema nervioso se rigen por este código común de funcionamiento: la predicción. De hecho, se considera que toda actividad orgánica es reflejo de esta actividad del sistema nervioso.

El enfoque predictivo presenta claras ventajas evolutivas y proporciona una mejor explicación de la realidad del sistema nervioso en comparación con los modelos del cerebro reactivo, ya que permite un ahorro de recursos y una mejor adaptación a los entornos cambiantes.

Este fenómeno se desarrolla en un ciclo constante: la respuesta a los desafíos ambientales, la incorporación de nueva información a la experiencia previa y la redefinición del ser humano, todo lo cual sirve como base para diseñar futuras respuestas adaptativas al entorno. En este contexto, el ser humano se encuentra en un estado de cambio orgánico constante, impulsado por la adaptación, conducido por su sistema nervioso, que también se encuentra en un estado de constante evolución.

TEORÍA POLIVAGAL

Y para finalizar este capítulo, en los siguientes apartados se detalla la teoría polivagal.

Generalidades

La teoría polivagal de Stephen Porges representa una extensión y enriquecimiento de los conceptos de alostasis y cerebro predictivo. Ofrece una perspectiva innovadora sobre cómo la evolución ha moldeado el SNA de los mamíferos, enfatizando la sociabilidad y la sensación de seguridad como unos elementos clave para la regulación y optimización de su estado fisiológico y los procesos homeostáticos-alostáticos. Esta teoría destaca el valor del cambio evolutivo desde los reptiles hasta los mamíferos, un período en el cual el SNA fue adaptado, introduciendo un tercer tipo de respuesta nerviosa destinada a favorecer la sociabilidad, en lugar de las respuestas defensivas de ataque-huida o parálisis, clásicamente atribuidas al antagonismo simpático-parasimpático.

Esta transición evolutiva dio origen a un SNA singularmente equipado para autorregularse, facilitar la interacción social espontánea y atenuar las reacciones ante amenazas, tanto en uno mismo como en los demás, a través de señales sociales. En este contexto, el comportamiento social no es solo una expresión de necesidades biológicas, sino que también se entrelaza con procesos neurobiológicos específicos, los cuales apoyan funciones homeostáticas-alostáticas esenciales para una salud óptima, el crecimiento y la recuperación.

La integración de la teoría polivagal en la práctica clínica permite a los terapeutas neurales considerar de manera personalizada el estado vegetativo del paciente y su evolución durante cada sesión de terapia y a lo largo del tratamiento, como un elemento más en la valoración de su estado de salud.

Contexto histórico y bases

El conocimiento sobre el nervio vago se origina en la antigüedad con el médico griego **Claudio Galeno** (130-200), pionero en el estudio del SNA. En las primeras conceptualizaciones del nervio vago en los mamíferos, se le consideraba principalmente como una vía eferente (motora) indiferenciada encargada de modular el tono de varios órganos diana de manera simultánea. Se prestaba escasa atención a la rama aferente (sensorial) del nervio vago, que es fundamental para proporcionar retroalimentación dinámica a las estructuras cerebrales responsables de regular el flujo eferente. Consecuentemente, no se establecía una distinción funcional clara entre los circuitos neurales que regulan las áreas supradiafragmáticas y las subdiafragmáticas. La interpretación de la inervación simpática y parasimpática de los órganos diana se basaba en un modelo de antagonismo pareado. Esta perspectiva llevó a la aceptación y uso de conceptos generales como el equilibrio autónomo, la excitación simpática o el **tono vagal** sin una documentación precisa de las vías neuronales específicas y los circuitos de retroalimentación implicados en la regulación dinámica del SNA.

Este enfoque omitía una comprensión detallada de cómo distintas áreas del cerebro se comunican y regulan los órganos viscerales terminales del SNA. Por lo tanto, faltaba una visión integral de la complejidad y la especificidad de los mecanismos de comunicación y regulación entre el cerebro y el SNA.

Stephen W. Porges, psiquiatra y neurocientífico, profesor en la Universidad de Carolina del Norte y director del Instituto Kinsey de la Universidad de Indiana, introdujo en 1995 la **teoría polivagal** con la publicación del artículo *Orienting in a Defensive World: Mammalian Modifications of Our Evolutionary Heritage. A Polyvagal Theory*, en el que propone una jerarquización del SNA basada en la filogenia de los mamíferos y ofrece nuevas perspectivas sobre la interacción entre las respuestas autonómicas y las emociones. En relación con el origen de sus fibras, Porges identificó que el nervio vago consta de dos ramas distintas –la ventral y la dorsal–, cada una con características y funciones específicas. Esta diferenciación, que da origen al término *polivagal*, destaca que la rama ventral es exclusiva de los mamíferos.

Inicialmente el concepto de **tono vagal** utilizado en la literatura científica se refería principalmente al control parasimpático del corazón, con la idea de que un tono vagal alto estaba asociado con bradicardia, interpretándose como un modelo de regulación parasimpática. También se había descrito la **arritmia sinusal respiratoria** como un indicador directamente relacionado con el tono vagal, resultado de la influencia del nervio vago sobre la variabilidad de la frecuencia cardíaca en sincronía con la respiración.

En las décadas de 1980 y 1990, Porges estudió el efecto del SNA en la frecuencia cardíaca de neonatos, refinando el concepto de tono vagal y ampliándolo más allá del simple control parasimpático del corazón. Observó que, aunque la bradicardia puede estar asociada con relajación, como se había entendido anteriormente, en el caso de los neonatos la **bradicardia sinusal** podía ocurrir en respuesta a estímulos estresantes, como la hipoxia, siendo expresión de una disfunción autonómica o una respuesta al estrés. Estimó que, a diferencia de la bradicardia, que podía obedecer a múltiples causas y no siempre reflejar un estado saludable, la **arritmia sinusal respiratoria** era un parámetro fiable como indicador de la salud y flexibilidad del SNA.

A raíz de sus observaciones, definió la **paradoja vagal** como lo que parecía una contradicción en los efectos del nervio vago: ¿cómo podía el mismo nervio ser la causa de la arritmia sinusal respiratoria, fuente de bienestar en contextos seguros, y ser también fuente de riesgo a través de la bradicardia en contextos de estrés extremo? Esto le llevó a concluir que el control vagal del corazón parecía depender de dos vías parasimpáticas con respuestas diferenciadas, lo que finalmente lo condujo a la descripción de las dos ramas del nervio vago (dorsal y ventral) y la formulación de la teoría polivagal, con la descripción de dos sistemas vagales que han evolucionado para mediar en diferentes respuestas adaptativas, desde la inmovilización hasta la interacción social.

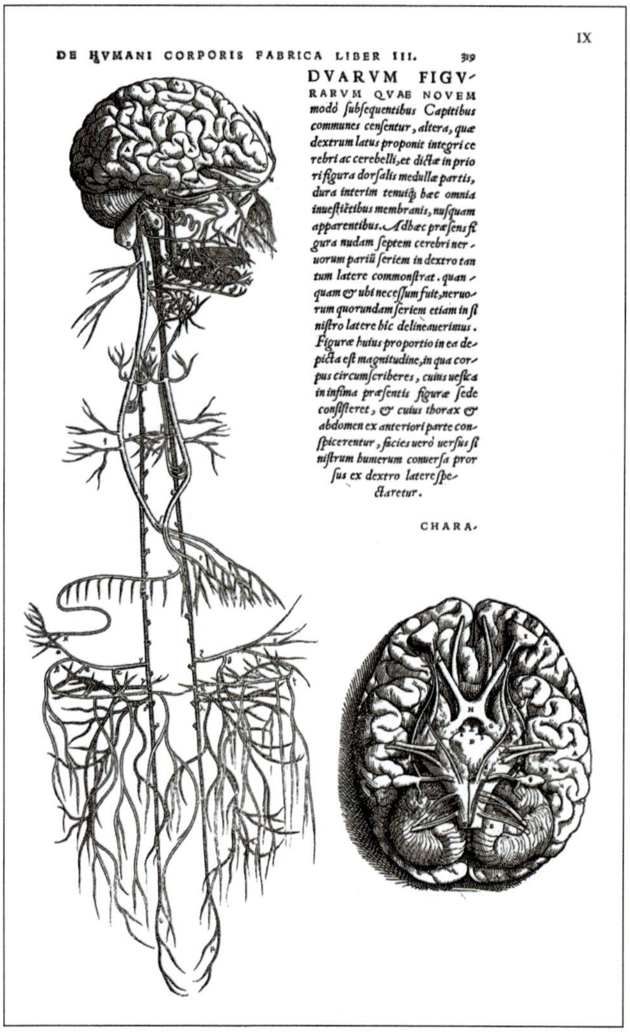

Figura 9-4. El cerebro, de perfil derecho con los nervios glosofaríngeo y vago y, a la derecha, una vista de la base del cerebro. Fotolitografía, 1940, a partir de una xilografía de la obra *De Humani Corporis Fabrica* de Andreas Vesalius, publicada en 1543.

Claves de la teoría polivagal

A continuación, se detallan el nervio vago y sus ramas, la neurocepción, la jerarquía en el funcionamiento del SNA y sus fases de respuesta, y la corregulación.

El nervio vago y sus ramas

El nervio vago es uno de los nervios craneales más largos y juega un papel esencial en el SNA, interactuando con diversos órganos y formando parte de plexos neurovegetativos en su trayecto desde el tronco del encéfalo hasta el abdomen. Este nervio es fundamental para funciones como la regulación del ritmo cardíaco, la digestión y la respuesta respiratoria. Además, el nervio vago tiene un papel significativo en la mediación de respuestas emocionales y sociales.

Sus fibras se originan en los núcleos ambiguo y dorsal del vago del tronco del encéfalo, cuyas raíces se reúnen para formar los nervios vago derecho e izquierdo que saldrán del tronco encefálico, cada uno compuesto de una mezcla de las fibras provenientes de ambos núcleos. En su trayecto hasta el abdomen forman parte de diferentes plexos neurovegetativos, participando de manera activa en la inervación autónoma de múltiples órganos. Los plexos más importantes en su recorrido son el **plexo cardíaco**, el **plexo pulmonar**, el **plexo esofágico** y finalmente, ya en el abdomen, los **plexos celíaco** y **mesentérico superior**. En su recorrido a través de los diferentes plexos, los nervios vago derecho e izquierdo intercambian fibras, pero es en el plexo esofágico, justo antes de alcanzar el diafragma, cuando ambos nervios forman un complejo entramado de fibras alrededor del esófago, entremezclándose, para finalmente conformar el **tronco vagal anterior**, formado mayoritariamente por las fibras provenientes del nervio vago izquierdo (que en su descenso se había ido posicionando anterior al esófago), y el **tronco vagal posterior**, formado en su mayor parte por las fibras provenientes del nervio vago derecho (que en su descenso se había ido situando hacia posterior) (Fig. 9-4).

Cuando Porges, en su teoría polivagal, habla de las ramas del nervio vago, ventral y dorsal, se refiere al origen de las fibras nerviosas en el tronco encefálico (en los núcleos ambiguo y dorsal del vago, respectivamente), y no a ramas nerviosas propiamente dichas, sino a fibras diferenciadas pero integradas dentro del propio nervio vago en sus diferentes divisiones, conexiones y recorrido.

Complejo vagal dorsal o rama antigua

El complejo vagal dorsal o rama motora dorsal del nervio vago representa la vertiente filogenéticamente más antigua del nervio, presente en todas las clases de vertebrados. Estas fibras se originan en el núcleo dorsal del vago, el mayor núcleo parasimpático, que emite aproximadamente el 80 % de las neuronas parasimpáticas preganglionares. Este núcleo se sitúa en la sustancia gris central de la parte dorsomedial inferior del bulbo raquídeo, cercano al suelo del cuarto ventrículo.

El tronco vagal posterior es amielínico y su inervación se extiende principalmente en los órganos subdiafragmáticos. Funcionalmente está asociado con respuestas de inmovilización y conservación de energía en situaciones de amenaza extrema o peligro inminente, como el miedo extremo o el shock. Estas respuestas son características de los mecanismos de defensa más primitivos como la congelación o el colapso, que se activan cuando la percepción de seguridad es muy baja y la supervivencia se ve amenazada. En contextos seguros, la activación de esta rama dorsal puede contribuir a la conservación y restauración de energía. De esta manera, la rama dorsal desempeña un papel clave en los aspectos más primitivos de la regulación autónoma, activándose en situaciones de estrés agudo para facilitar mecanismos de supervivencia.

Complejo vagal ventral o rama nueva

La rama ventral del nervio vago representa un desarrollo evolutivo más reciente, exclusivo de los mamíferos y ausente en otras clases de vertebrados. El origen de sus fibras se encuentra en el lado ventral del núcleo ambiguo, situado en el bulbo raquídeo. Esta rama está interconectada de manera bilateral con los fascículos corticonucleares y varios centros del tronco encefálico, destacándose las conexiones con los nervios trigémino, facial, glosofaríngeo y accesorio. Las neuronas motoras de esta rama, mielinizadas para una transmisión más rápida de la información, inervan principalmente zonas supradiafragmáticas: el paladar blando, la faringe, la laringe, el oído medio, el esófago, los bronquios y el corazón.

Su papel es esencial en la regulación de funciones corporales en estados de calma y seguridad, favoreciendo estados de relajación y recuperación, promoviendo la interacción social, así como la comunicación facial y vocal, y la formación de vínculos sociales.

Desde el punto de vista funcional, los mamíferos poseen características neuronales que operan eficientemente mediante fibras cardioinhibitorias de respuesta rápida, como las vías vagales ventrales, que tienen la capacidad de calmar el organismo para facilitar la comunicación social. Estas vías también coordinan y reutilizan circuitos que inicialmente evolucionaron para funciones defensivas, redirigiéndolos hacia procesos socialmente relevantes, como el juego y la intimidad. En estos contextos, las influencias vagales ventrales moderan la reactividad simpática y restringen la actividad de la rama vagal dorsal.

Interacción entre las ramas del nervio vago

El modelo polivagal destaca la evolución desde los reptiles extintos hasta los mamíferos y humanos modernos, enfatizando una adaptación funcional del SNA que fomenta la interacción social y la corregulación fisiológica a través de la sociabilidad. Esta teoría resalta las crecientes demandas metabólicas de los mamíferos en comparación con los reptiles y la importancia de las interacciones sociales en la regulación del SNA humano. Se subraya la singularidad del SNA de los mamíferos, especialmente la integración de estructuras en el tronco encefálico, como el complejo vagal ventral, para coordinar la regulación del núcleo vagal ventral (el núcleo ambiguo) con vías eferentes viscerales especiales que emergen de los nervios craneales V, VII, IX, X y XI para formar un circuito de vocalización y de succión-deglución-respiración relacionado con la supervivencia en la etapa temprana del desarrollo.

Sugiere que existe un vínculo entre la actividad vagal y los comportamientos sociales, que puede observarse a través del tono vagal cardíaco, sirviendo como índice diagnóstico y pronóstico. La teoría polivagal vincula la salud mental y física y el bienestar con la del estado autonómico mediante el comportamiento social, desviándose de los modelos tradicionales de ataque-huida.

Un aspecto fundamental es el papel predominante del nervio vago. Aproximadamente el 80 % de sus fibras son aferentes, muchas de las cuales convergen en el núcleo del tracto solitario del tronco encefálico. El núcleo motor dorsal del vago y el núcleo ambiguo establecen conexiones directas con el núcleo del tracto solitario, la amígdala y el hipotálamo, aunque no parece haber una comunicación directa entre ambos núcleos. Esto sugiere que ambos núcleos del nervio vago son componentes evolutivamente distintos del sistema nervioso parasimpático. Todas estas conexiones refuerzan la importancia en la regulación autonómica y la respuesta adaptativa a los estímulos.

Neurocepción

El concepto de **neurocepción** propone que la evaluación neuronal del riesgo y la seguridad desencadena de forma refleja cambios en el estado autónomo sin necesidad de conciencia. Este proceso neural, distinto de la percepción común, permite identificar y diferenciar entre estímulos ambientales y viscerales que pueden ser seguros, peligrosos o potencialmente mortales.

Esta capacidad, que es inherente a todos los organismos vivos, hace que no solo reaccionen instantáneamente a las amenazas, sino también a las señales de seguridad, permitiendo regular a la baja las respuestas defensivas y fomentar la sociabilidad. Este mecanismo adaptativo ayuda a amortiguar la activación simpática y a proteger el cerebro, especialmente la corteza cerebral, de respuestas metabólicamente conservadoras que podrían comprometer su función.

La neurocepción implica procesos tanto ascendentes (interocepción) como descendentes (interpretación cortical de amenazas y seguridad). El proceso comienza con las **vías descendentes** que involucran áreas corticales que interpretan instintivamente señales de amenaza y seguridad. Estas regiones corticales son especialmente sensibles a la intención detrás de movimientos biológicos como voces, expresiones faciales, gestos y movimientos de manos. Así, la neurocepción no solo decodifica, sino que también interpreta el propósito implícito en los movimientos y sonidos tanto de objetos inanimados como de seres vivos. De este modo, la neurocepción de personas conocidas o de aquellas con voces y expresiones faciales cálidas y expresivas suele conducir a una actitud socialmente positiva.

Las respuestas autonómicas transmiten información sensorial sobre sensaciones corporales al cerebro (**vías ascendentes**), donde estas sensaciones se interpretan y experimentan de manera consciente. Así, aunque no siempre seamos conscientes de los estímulos que activan distintas respuestas neuroceptivas, usualmente sí somos conscientes de las reacciones físicas de nuestro cuerpo, como los sentimientos viscerales. Estas reacciones forman parte de otros patrones autonómicos que fundamentan comportamientos adaptativos como la interacción social, las respuestas de lucha o huida y la inmovilización.

Jerarquía en el funcionamiento del sistema nervioso autónomo y sus fases de respuesta

La teoría polivagal adopta el modelo de **disolución jacksoniana** para explicar la jerarquía en el funcionamiento del SNA. **John H. Jackson**, neurólogo del siglo XIX, observó que, cuando existe daño o lesión cerebral en estructuras filogenéticamente más recientes, y por lo tanto estas dejan de funcionar, se activan secuencialmente las estructuras filogenéticamente más antiguas en un orden de más reciente a más antigua. Fruto de esta observación, sugirió que las estructuras nerviosas filogenéticamente más recientes inhiben o controlan a las más antiguas.

Fase social o respuesta vagal ventral

En condiciones de seguridad y relajación, y en equilibrio del propio SNA, la rama ventral del nervio vago es la primera línea de actuación, y facilita la interacción social y la comunicación, asociadas con comportamientos calmantes y sociales. Estas cualidades son la base de sentimientos como la empatía o la compasión, tan importantes en las relaciones humanas en general, y en la relación terapéutica médico-paciente en particular.

Las características clave incluyen:

- Las fibras B rápidas mielinizadas al corazón y los pulmones disminuyen la frecuencia cardíaca y calman la respiración.
- Las fibras eferentes a la laringe, faringe, paladar blando y esófago facilitan el comportamiento no defensivo como la comunicación facial y vocal.
- El **freno vagal** expresa la inhibición de las vías vagales en el corazón, reduciendo la frecuencia intrínseca del marcapasos. Es preciso distinguir este freno vagal, que es fundamental para promover el bienestar y la recuperación física, y un comportamiento social efectivo, y es mediado por la rama ventral vagal, de la bradicardia clínica en prematuros o en situaciones de riesgo extremo, mediada por el vago dorsal (paradoja vagal).

Fase de movilización o respuesta simpática

Sin embargo, cuando el individuo se enfrenta a situaciones de estrés o peligro que la rama ventral no puede manejar por la vía social, se activa una función más primitiva del SNA a través del sistema nervioso simpático, preparando al cuerpo para una respuesta de movilización del tipo lucha o huida.

Esta fase se caracteriza, entre otros aspectos, por:

- Aumento de la frecuencia cardíaca y presión arterial.
- Redistribución del flujo sanguíneo, aportando mayor flujo a los músculos, preparando el cuerpo para la acción y disminuyéndolo de órganos no vitales para la acción como el sistema digestivo.
- Alerta mental elevada y agudización de los sentidos.
- Inhibición temporal de las funciones digestivas y del sistema inmune.
- Liberación de glucosa desde el hígado a la sangre como fuente rápida de energía.

Fase de inmovilización o respuesta vagal dorsal

En circunstancias de peligro extremo, donde ni la respuesta social ni la de movilización son efectivas, se activa la fase de inmovilización o parálisis como una forma de defensa última, mediante la rama dorsal del nervio vago, que se caracteriza por una reducción extrema de la actividad fisiológica con el objetivo de proteger al organismo cuando la inmovilización se presenta como la única opción. Se manifiesta a través de:

- Bradicardia mediada por la rama dorsal vagal.
- Hipotensión y reducción del flujo sanguíneo.
- Disminución de la capacidad para responder física o emocionalmente, con sensaciones de inmovilización, congelación, desconexión emocional y disociación.

La comprensión de este proceso jerárquico y secuencial tiene importantes implicaciones en el ámbito clínico y terapéutico, ya que permite a los profesionales de la salud identificar qué parte del SNA está activa en un paciente, lo que puede ser fundamental para adaptar las intervenciones terapéuticas, especialmente en el tratamiento del trauma y el estrés. Por ejemplo, entender cómo se activan las diferentes partes del SNA puede ayudar a promover técnicas que faciliten el retorno a un estado de calma y seguridad (**Tabla 9-1**).

Corregulación

La corregulación, en el contexto de la teoría polivagal, se refiere a un proceso mediante el cual los individuos regulan su estado fisiológico y emocional en respuesta a, o en conexión con, el estado fisiológico y emocional de otra persona. Los seres humanos y otros mamíferos poseen una tendencia innata a buscar conexiones con otros como una forma de regular su propio estado autonómico, especialmente en situaciones de estrés o peligro.

Es importante tener en cuenta que este proceso de corregulación sucede de manera espontánea e inconsciente a través de la acción de la rama vagal ventral. Las interacciones sociales, como la comunicación no verbal, el contacto visual, el tono de voz y la expresión facial, pueden influir en el sistema nervioso de otra persona. Por ejemplo, un tono de voz calmado y una actitud compasiva pueden ayudar a otra persona a sentirse más relajada y segura, facilitando un estado de mayor calma y reduciendo el estrés o la ansiedad. Este concepto es especialmente relevante en el contexto de las relaciones cercanas, como entre familia, parejas y amigos.

En el ámbito terapéutico, la corregulación se utiliza para ayudar a los individuos a regular sus emociones y respuestas fisiológicas a través de una conexión segura y receptiva con el terapeuta.

Relevancia en la salud

En los siguientes apartados se analiza el efecto del estado vegetativo en diferentes sistemas corporales y la influencia en la percepción del dolor.

Efecto del estado vegetativo en diferentes sistemas corporales

El nervio vago juega un papel fundamental en la regulación de diversas funciones del **sistema gastrointestinal**, incluyendo la motilidad, la secreción de enzimas y ácido gástrico, así como la absorción de nutrientes. Este nervio se destaca como un canal de comunicación bidireccional entre el cerebro y el intestino, esencial para la regulación del apetito, la sensación de saciedad y la interacción entre las emociones, el estrés y la función gastrointestinal. Esta interacción tiene un efecto directo en el estado de ánimo y el bienestar emocional, y se relaciona con trastornos gastrointestinales como el síndrome del intestino irritable, gastritis, úlceras y gastroparesia.

Además, existe una comunicación bidireccional entre el SNA y el **sistema inmunológico**. El nervio vago tiene un papel importante en la inmunomodulación, con un efecto antiinflamatorio que puede inhibir la producción de citocinas proinflamatorias y afectar a la función de las células inmunitarias. Por otro lado, el sistema nervioso simpático, a través de neurotransmisores como la noradrenalina, puede activar o suprimir respuestas inmunitarias, y el estrés crónico puede desequilibrar la función inmune, incrementando la vulnerabilidad a enfermedades y exacerbando condiciones autoinmunes.

En el ámbito de la regulación de los **sistemas cardiovascular y respiratorio**, la activación de la rama ventral del nervio vago reduce la frecuencia cardíaca y promueve una respiración más lenta y profunda, induciendo estados de calma y relajación. La variabilidad de la frecuencia cardíaca, medida como la arritmia sinusal respiratoria, se considera un indicador clave de la salud cardiovascular y la capacidad de regulación emocional. Por el contrario, el estrés activa el sistema nervioso simpático, aumentando la frecuencia cardíaca y la presión arterial, y causando una respiración rápida y superficial, lo que puede conducir a una disfunción por estrés crónico.

Se debe tener en cuenta que algunas fibras amielínicas del vago dorsal se emiten hacia el corazón y los bronquios, pudiendo causar paro cardíaco y broncoespasmo (en una situación de congelación, el broncoespasmo reduciría la perfusión de oxígeno, lo cual está bien para los reptiles con tasas metabólicas mucho más bajas).

Respecto a la **regulación emocional**, la teoría polivagal sugiere que un tono vagal alto facilita la capacidad para regular las emociones, la conducta social y mantener un estado de calma. En trastornos como la ansiedad y la depresión, a menudo se observa un tono vagal reducido.

Las técnicas de respiración consciente y controlada pueden estimular la rama ventral del nervio vago, y la respiración sincronizada puede jugar un papel en la corregulación emocional durante las interacciones sociales. Comprender estas dinámicas forma parte de un enfoque holístico de la medicina y la terapia neural.

Influencia en la percepción del dolor

El dolor es una experiencia compleja influenciada por el SNA que va más allá de ser una simple señal de daño físico.

Tabla 9-1. Teoría polivagal: etapas filogenéticas del control neuronal

Etapa	Componente del SNA	Función conductual	Motoneuronas inferiores
III	Vago mielínico	Comunicación social, serenidad y calma, inhibición de las influencias simpático-adrenales	Núcleo ambiguo
II	Sistema simpático-adrenal	Movilización (evitación activa)	Médula espinal
I	Vago amielínico	Paralización (muerte aparente, evitación pasiva)	Núcleo motor dorsal del vago

SNA: sistema nervioso autónomo.

La teoría polivagal sugiere que el estado del sistema nervioso es clave en la percepción y procesamiento del dolor, destacando que el dolor es tanto una experiencia sensorial como emocional y social, donde elementos como el estrés, la ansiedad y la soledad pueden afectar significativamente a cómo se vive y maneja el dolor.

En la **fase social** el umbral del dolor puede aumentar y facilitar la recuperación de lesiones o enfermedades. En la **fase de movilización**, el estrés o ansiedad por activación simpática puede alterar la percepción del dolor; mientras que en algunos casos el dolor se intensifica, en otros, como en situaciones de lucha o huida, puede disminuir temporalmente. Y finalmente en la **fase de inmovilización** puede producirse una disociación o una sensación alterada del dolor; en casos extremos, esto puede conducir a la analgesia o exacerbación del dolor crónico.

Implicaciones y relevancia en la terapia neural

La teoría polivagal aporta una mayor comprensión en la terapia neural sobre cómo los patrones de disfunción autonómica afectan a los pacientes. Esta teoría permite reconocer desde otra perspectiva que los desequilibrios en el sistema nervioso pueden interpretarse como una sobreactivación o una incapacidad para navegar adecuadamente entre las fases de respuesta social, movilización e inmovilización. Ejemplos de estos desequilibrios son la hipersensibilidad a estímulos –que está relacionada con una activación simpática crónica–, problemas en la conexión social –que sugieren un déficit en la activación de la rama ventral del nervio vago– y estados de disociación o parálisis emocional, indicativos de una dominancia de la inmovilización vagal.

Estos patrones pueden manifestarse de diversas maneras, como trastornos del sueño, problemas digestivos, ansiedad, depresión, migraña, hipertensión o dolor crónico, reflejando un sistema nervioso desregulado. La terapia neural implica no solo observar los síntomas físicos, sino también comprender las respuestas emocionales y sociales del paciente, utilizando herramientas como la historia de vida detallada y la observación del comportamiento.

En la búsqueda del restablecimiento del equilibrio del SNA, la terapia neural se puede complementar con técnicas para incrementar la actividad de la rama ventral del nervio vago, como la respiración profunda diafragmática, y estrategias para reducir la activación simpática y mejorar la respuesta fisiológica al estrés, como técnicas de relajación y manejo del estrés o el entrenamiento en coherencia cardíaca. Además, se puede mitigar la inmovilización vagal fomentando la reintegración física y emocional.

Evaluación del estado autonómico del paciente

En el ámbito clínico, la evaluación del estado autónomo del paciente según la teoría polivagal incluye la observación del lenguaje corporal, las expresiones faciales, el tono y volumen de la voz, y las respuestas emocionales. La evaluación fisiológica puede realizarse mediante pruebas de variabilidad de la frecuencia cardíaca, función respiratoria y medición de la presión arterial y frecuencia cardíaca en reposo. El uso de cuestionarios y escalas estandarizadas puede proporcionar una medición cuantitativa de los aspectos emocionales y psicológicos que influyen en el SNA, y de los cambios percibidos por el paciente durante el tratamiento.

Importancia de la evaluación del estado autonómico del paciente en el diagnóstico y el pronóstico

Ser consciente del estado autonómico del paciente desde la perspectiva de la teoría polivagal puede ayudar al médico a establecer un pronóstico y valorar la evolución del caso en particular, mediante la observación del patrón de SNA que está manifestándose, tanto en la sintomatología física como psicoemocional de la persona. Se valoraría positivamente no solo la mejoría o remisión de dolencias, sino también que un paciente anclado en una actitud vagal dorsal de parálisis comience a poner límites a su entorno y a expresarse asertivamente. O que otro paciente en un estado de alerta e irritabilidad frecuente se muestre más empático y sociable con su familia y amigos.

Otro parámetro de mejoría es la flexibilidad para moverse de un nivel a otro de expresión del SNA de manera coherente con la situación en la que se encuentra la persona.

Una historia de vida: de la ansiedad y la culpa a la compasión

Una mujer de 59 años acudió a consulta, remitida por su psicóloga, para el acompañamiento de síntomas físicos y un cuadro ansioso-depresivo. Al llegar a la sala de espera con su marido, expresaron a la recepcionista la necesidad de entrar inmediatamente, ya que la espera le resultaba insoportable y aumentaba su ansiedad, al punto de considerar irse. Aunque su marido la acompañó durante la entrevista, esperó fuera durante la aplicación de las inyecciones a petición de la paciente.

El motivo de la consulta era la tristeza y la ansiedad que le dificultaban su vida cotidiana y afectaban a sus relaciones familiares. La ansiedad se agravaba en cualquier contexto médico, especialmente ante la idea de tumbarse en una camilla de exploración, un temor que se había desarrollado tras una interrupción voluntaria de un embarazo 7 años atrás, a la que se sintió presionada por su marido en el contexto de una crisis de relación que los llevó a separarse temporalmente. La paciente tenía una hija de una relación anterior y un hijo de 8 años con su actual marido. Tras retomar la convivencia, la paciente comenzó a manifestar una ansiedad y tristeza crecientes, síntomas que se hicieron más intensos en los últimos meses, coincidiendo con su terapia de pareja y la expresión de sus emociones reprimidas.

Durante la consulta, la paciente evitaba el contacto visual y se mostraba reacia a realizar la terapia debido a su temor a tumbarse en la camilla; sin embargo, acudió por la confianza depositada en su psicóloga. Mostraba una actitud distante y molesta hacia su marido, y expresaba sentimientos de culpa por haber llevado a cabo el aborto, así como rencor hacia su esposo por haberla impulsado a tomar esa decisión. Entre los síntomas también presentaba insomnio, pérdida progresiva de peso desde el aborto, molestias digestivas de larga duración, migraña y una hernia discal lumbar intervenida.

Desde la primera entrevista, se estableció una relación de confianza y seguridad, lo que permitió aplicar el tratamiento según su historia de vida y con su consentimiento antes de cada inyección.

En la revisión al mes siguiente, la paciente seguía sintiendo tristeza y ansiedad, sin notar una mejora emocional significativa, aunque reportó que, a pesar de las dificultades para conciliar el sueño, lograba dormir toda la noche. Durante esta visita, se mostró más cómoda con la sesión de tratamiento y, en algún momento mientras su marido estaba fuera de la consulta, sonrió. No obstante, continuó mostrando distancia cuando él estuvo presente.

En la siguiente revisión, un mes después, la paciente expresó una franca mejoría de los síntomas. Se sentía más serena y se mostró amable tanto con la médica como con su marido. Dormía mejor y las molestias digestivas habían remitido. A pesar de esto, aún sentía tensión antes de acudir a la visita. A diferencia de la visita anterior, en esta ocasión permitió la inyección en la zona del ombligo, que le fue propuesta en la anterior visita pero declinó por ser una zona muy sensible para ella. En esta ocasión fue ella misma quien expresó sentirse preparada para recibir esa inyección.

Dos meses después volvió a consulta acompañada por su marido. Esta vez se mostró relajada, expresó sentirse bien y pidió que se atendiera a su esposo en lugar de a ella, comentando que «él también necesitaba ayuda». En las sesiones siguientes continuó acompañando a su marido, manifestando sentirse bien y con la fuerza necesaria para afrontar su día a día, mientras seguía con su tratamiento psicológico.

Algunos aspectos que comentar respecto a este caso son:

- La paciente ha transitado un camino a través de su SNA, comenzando en un estado de activación del **vagal dorsal**, caracterizado por parálisis y una dificultad para tomar decisiones por sí misma. Esto la llevó a realizar un aborto que en el fondo no deseaba, desencadenando sentimientos de culpa y rencor hacia su marido. Cuando comenzó a expresar sus emociones, se movió de un estado vagal dorsal (depresión) hacia una **simpaticotonía** (ansiedad), acompañada de un deseo de huir de situaciones que le generaban angustia, como las visitas médicas o su relación de pareja. Se puede observar cómo la paciente progresa hacia un **estado vagal ventral** no solo por la mejoría de sus síntomas, sino también por la reaparición de su capacidad de empatizar con su marido, al punto de solicitar una consulta para él. La decisión de continuar o no con su relación de pareja es suya, pero su capacidad de empatía refleja el nuevo estado de su SNA desde el cual toma sus decisiones.
- En una paciente que llega en un estado tan vulnerable, es fundamental establecer una relación de confianza y aceptación durante la entrevista, así como adaptar las técnicas de terapia neural a lo que la paciente y su SNA pueden gestionar en ese momento.

Consideraciones en la actuación del médico durante la visita en relación con el estado autonómico del paciente

Tener en cuenta el estado autonómico del paciente puede ayudar al médico a comprender mejor las actitudes y signos asociados a cada estado del SNA, permitiéndole actuar de manera más adecuada a cada caso para ayudar finalmente a favorecer su salud más efectivamente.

Un paciente puede llegar a consulta en un estado vagal dorsal debido a experiencias previas en su vida, a la propia enfermedad que motiva la consulta (por su gravedad o la incapacidad que le provoca) o incluso debido a una sumisión aprendida ante la figura del médico, lo que puede llevarle a no expresar sus inquietudes o emociones, e incluso a reprimirlas. Cuando un paciente se encuentra en este estado, es posible que, si experimenta sensaciones incómodas durante la sesión, no las exprese debido a su congelación o parálisis, conectando con sentimientos de indefensión ante las inyecciones (o el acto médico en general). Esto puede empeorar su estado emocional o incluso generar rechazo hacia futuras sesiones.

Para evitarlo es preciso identificar durante la historia de vida los signos que indican este estado, y durante la aplicación de las inyecciones de terapia neural, prestar atención a las reacciones sutiles del paciente, como los síntomas vagales (sudoración, temblor), expresión facial y las emociones emergentes, para ser consciente de si es necesario detener la sesión en ese punto, aunque, por la historia del paciente, parezca conveniente realizar alguna inyección más. Es importante contrastar verbalmente y de manera empática cualquier duda sobre sus sensaciones no expresadas.

Cuando un paciente se presenta en un estado de simpaticotonía, puede mostrarse inseguro respecto al tratamiento (huida) o cuestionarlo constantemente (lucha) durante la entrevista o elaboración de la historia de vida, o incluso puede mostrarse hostil. En estos casos, es preferible intentar resolver sus inquietudes durante la entrevista y facilitar, en la medida de lo posible, que el paciente entre en un estado vagal ventral y de confianza.

Después de la entrevista, comenzar el tratamiento con la palpación y liberación de puntos de tensión miofascial puede ayudar al paciente a experimentar un estado vagal ventral a través de su propia experiencia. Al hacerlo, a menudo el paciente comienza a respirar más profundamente, a suspirar, a relajarse y a mostrarse más abierto y colaborador a medida que experimenta la terapia neural y un SNA más equilibrado.

Cuando un paciente acude en un estado vagal ventral, debe mantenerse esa relación de confianza mediante la profesionalidad y la empatía.

El médico como corregulador del estado vegetativo del paciente

Un paciente que está experimentando dolor intenso, enfrenta una enfermedad grave o tiene un dolor incapacitante sin un diagnóstico claro se encuentra en un estado de vulnerabilidad que puede hacerle oscilar entre la simpaticotonía y el estado vagal dorsal. Es un ser humano que no encuentra sensación de seguridad en su propio cuerpo y que puede abordar la visita médica con miedo, desesperanza o expectativas poco razonables. Es probable que el deseo de luchar o huir, o la impotencia que siente en su interior, le acompañe durante la consulta médica.

En estas situaciones, se vuelve especialmente importante observar el estado de nuestro propio SNA como médicos. ¿Qué estado está predominando en nosotros? ¿Podemos mantenernos en un estado vagal ventral para generar un ambiente de empatía, seguridad y confianza para la persona que acude a nuestra consulta? El proceso de corregulación descrito en la teoría polivagal nos muestra cómo podemos sintonizar con el SNA del paciente y ayudarle a pasar de un estado de pánico o lucha-huida a un estado de seguridad. Sin embargo, este proceso es automático e inconsciente, y responde a señales captadas e interpretadas por los mecanismos de neurocepción, que evalúan la seguridad del entorno y de las relaciones a partir de elementos como la modulación y el tono de la voz, el tipo de respiración, la expresión facial o los gestos.

Ser conscientes de este proceso puede facilitar la visita médica y, en última instancia, repercutir positivamente en el tratamiento y el bienestar del paciente.

Relevancia en la manera de aplicar la terapia neural: el sentido del tacto

En diversos estudios se ha demostrado la relación entre el sentido del tacto y el contacto físico con la regulación del SNA, evidenciada por la reducción de los niveles de cortisol y el incremento en la liberación de oxitocina.

En la aplicación de la terapia neural, comenzar con la palpación y la liberación de puntos miofasciales al inicio de las inyecciones facilita la autorregulación del SNA y ayuda a reducir los estados de hipersimpaticotonía, que son tan comunes en las consultas. De esta manera, y gracias al efecto que un estado vagal más hacia ventral imprime en la percepción del dolor, la propia sesión de terapia neural puede resultar menos incómoda. En la práctica, se puede observar que la palpación y el tacto, al acompañar el estímulo de la aguja, disminuyen la percepción del dolor durante los pinchazos.

PUNTOS CLAVE

- El SNA juega un papel central en la regulación de la microcirculación y la aparición de patologías, en el equilibrio del organismo y en su relación con el entorno.
- El SNA integra conceptos como la alostasis, la neuroplasticidad, la patología relacional o la teoría polivagal.
- El SNA es un medio autónomo de comunicación y respuesta, una red integradora programada de manera dinámica para la supervivencia y la adaptación al entorno, modulable hasta cierto punto por el pensamiento y las emociones.
- La terapia neural se presenta como una opción terapéutica capaz de influir positivamente en la respuesta regulada de esta red e indirectamente en todos los aspectos en los que esta regulación se ve reflejada.

BIBLIOGRAFÍA

Amiya E, Watanabe M, Komuro I. The Relationship between Vascular Function and the Autonomic Nervous System. Ann Vasc Dis. 2014;7(2):109-19.

Barop H. Textbook and atlas of neural therapy: diagnosis and therapy with local anesthetics. 1ª ed. Stuttgart: Thieme; 2017.

Ernsberger U, Rohrer H. Development of the cholinergic neurotransmitter phenotype in postganglionic sympathetic neurons. Cell Tissue Res. 1999;297(3):339-61.

Fischer L. Neuraltherapie. Neurophysiologie, Injektiontechnik, Therapievorschläge. 5ª ed. Stuttgart: Thieme; 2019.

Holzapfel W. LA contribución de Richard Semon a la psicología de la memoria. Revista de Historia de la Psicología. 1998;19(2-3):363-8.

Jänig W. The Integrative Action of the Autonomic Nervous System. Cambridge: Cambridge University Press; 2006.

Porges SW. The polyvagal theory: new insights into adaptive reactions of the autonomic nervous system. Cleve Clin J Med. 2009;76 Suppl 2(Suppl 2):S86-90.

Porges SW. Polyvagal Theory: A biobehavioral journey to sociality. Compr Psychoneuroendocrinol. 2021;7:100069.

Porges SW. Teoría polivagal. El poder transformador de sentirse seguro. Barcelona: Ed. Eleftheria; 2021.

Porges SW. Polyvagal Theory: A Science of Safety. Front Integr Neurosci. 2022;16:871227.

Ricker C. Pathologie als Naturwissenschaft – Relationspathologie. Berlín: Springer; 1924.

Sheng Y, Zhu L. The crosstalk between autonomic nervous system and blood vessel. Int J Physiol Pathophysiol Pharmacol. 2018;10(1):17-28.

Speransky AD. Grundlage einer Theorie der Medizin. Berlín: Sänger; 1950.

Mecanismos de acción de la terapia neural 10

L. Fischer

INTRODUCCIÓN

La terapia neural, con sus aplicaciones diagnósticas y terapéuticas, representa un avance significativo en el campo médico. Diagnósticamente, esta técnica se utiliza para desconectar estructuras específicas y evaluar su efecto momentáneo en el bienestar del paciente, lo cual a menudo reduce la necesidad de pruebas adicionales y, por ende, los costos. Terapéuticamente, se ha observado un mayor uso de los anestésicos locales en los últimos años debido a un mayor conocimiento de sus mecanismos de acción en condiciones como el dolor agudo o crónico, inflamación e incluso en procesos oncológicos.

Desde una perspectiva neurofisiológica, en particular con respecto al sistema nervioso autónomo (SNA), ha habido avances significativos en la comprensión de cómo actúan los anestésicos locales. Además de su función anestésica, los anestésicos locales presentan una gama de efectos adicionales como antiinflamatorios, antiinfecciosos o antitumorales, entre muchos otros. Esta diversidad de acciones contribuye a explicar cómo el impacto terapéutico de los anestésicos locales se extiende más allá de su período de acción farmacológica directa.

Por otro lado, la terapia neural aprovecha las capacidades reguladoras y adaptativas del sistema nervioso, especialmente en su componente autónomo. Mediante la aplicación de estímulos específicos, logrados a través de la inyección, y la eliminación simultánea y temporal de engramas mediante el uso de anestésicos locales, se efectúa un *reset* del sistema. Esta intervención influye en la reorganización tanto del sistema nervioso como de la microcirculación, facilitando así procesos terapéuticos y de recuperación.

Este capítulo se enfocará en describir estos complejos mecanismos que abordan simultáneamente múltiples procesos. Se proporcionará una breve descripción de la neurofisiología, poniendo especial énfasis en el SNA y la implicación del sistema simpático en todos los procesos fisiológicos y patológicos, ilustrando por qué su regulación a través de los anestésicos locales es fundamental en la terapia neural.

MECANISMOS DE ACCIÓN DE LOS ANESTÉSICOS LOCALES

Los anestésicos locales afectan principalmente a los canales de sodio regulados por voltaje en los nervios periféricos, donde se unen a sitios específicos en el segmento intracelular de estos canales (v. **Caps. 15** y **16**). Estos canales de sodio, estructuralmente similares a otros canales iónicos, son esenciales para la conducción nerviosa y varían en su distribución y expresión genética a lo largo del cuerpo. La unión de los anestésicos locales a estos canales generalmente resulta en una disminución de la corriente máxima de sodio, lo que afecta a la conducción nerviosa.

Más allá de su interacción con los canales de sodio, los anestésicos locales tienen otros efectos: poseen propiedades antiinflamatorias, modulando respuestas inflamatorias excesivas sin alterar significativamente la función inmunológica basal; inhiben el transporte axonal y afectan a la producción de prostaglandina E_2 en la médula espinal, lo que es relevante para la modulación del dolor, y además actúan sobre las vías de las proteína-cinasas activadas por mitógenos y los receptores acoplados a proteínas G, que son fundamentales en la transmisión del SNA, inhibiendo su actividad. Finalmente, los anestésicos locales también inciden sobre los receptores NMDA, implicados en el dolor y la hiperalgesia.

Estos diversos mecanismos subrayan la complejidad de la acción de los anestésicos locales y su amplia gama de efectos terapéuticos más allá de la simple anestesia local.

Como se detallará en los siguientes apartados, para conseguir una interrupción eficaz y específica de la estimulación simpática patológica, actuando como un *reset* que promueva la restauración de la generación de impulsos fisiológicos por el sistema nervioso simpático y, en consecuencia, facilitar la recuperación del equilibrio funcional del SNA, la concentración o cantidad de anestésico local utilizada no es tan importante como la precisión en el sitio de aplicación. En otras palabras, no es la duración del bloqueo anestésico lo que importa, sino la exactitud en la localización del impulso neuralterapéutico (v. **Cap. 16**).

EFECTOS ADICIONALES AL EFECTO PROPIAMENTE ANESTÉSICO

Más allá de su función primaria como bloqueador anestésico y del dolor, los anestésicos locales tienen una serie de efectos adicionales y mecanismos de acción, que se describen en detalle en los capítulos 15, 16 y 17. En la **tabla 15-2** se presentan las propiedades farmacológicas y los efectos de la procaína, muchos de los cuales son compartidos por otros anestésicos locales. Para una mejor comprensión de este capítulo y de la versatilidad de

Tabla 10-1. Efectos farmacológicos de la procaína

- Anestésico local
- Antiinflamatorio
- Estabilizador de las membranas
- Antihistamínico
- Simpaticolítico (parasimpaticomimético)
- Antirreumático
- Antiarrítmico
- Inhibición de la HMG-CoA reductasa
- Aumento de la perfusión coronaria
- Inotropo negativo
- Desmetilación del ADN
- Antitumoral y antimetastásico
- Cronotropo negativo
- Reducción de los efectos secundarios de la radioterapia y la quimioterapia
- Vasodilatador
- Inmunomodulador
- Oclusión capilar
- Antioxidante
- Relajante muscular
- Anticonvulsivante
- Broncoespasmolítico
- Psicoanaléptico
- Espasmolítico del esfínter de Oddi e intestinal
- Modulador de impulsos en el sistema límbico
- Antidepresivo
- Ansiolítico
- Equilibrio emocional
- Virostático
- Bacteriostático
- Antimicótico

ADN: ácido desoxirribonucleico; HMG-CoA: hidroximetilglutaril CoA

los anestésicos locales en diversas aplicaciones terapéuticas, los efectos adicionales de la procaína se destacan en la **tabla 10-1**.

EFECTO NEURALTERAPÉUTICO DE LARGA DURACIÓN: AUTOORGANIZACIÓN

En este apartado se proporciona una perspectiva general aplicable a diversos mecanismos de acción de la terapia neural, que serán explorados en detalle más adelante. La esencia de la terapia neural reside en su enfoque en la regulación y autoorganización, y no en el bloqueo o la supresión. Una cantidad significativa de estos mecanismos, al igual que varios principios biológicos fundamentales, encuentran explicación en la **teoría matemática del caos** (Lorenz, 1972; Mandelbrot, 1967).

Un aspecto clave de la teoría del caos es el concepto de **retroalimentación positiva**, la cual es fundamental para entender cómo la terapia neural, a través de la punción y el *reset* con el anestésico local, puede inducir efectos terapéuticos prolongados. El organismo y sus sistemas exhiben la capacidad de autoorganizarse después de estos procedimientos (Fischer, 2019). Esta autoorganización, que lleva a la formación de nuevos estados de orden, se realiza a través de retroalimentaciones positivas. Y estas iteraciones, en términos matemáticos, consisten en la multiplicación repetida de ciertos términos de una ecuación y son fundamentales tanto en el desarrollo de estados patológicos como en la restauración de estados fisiológicos saludables tras una intervención terapéutica (Fischer, 2019).

Para profundizar en la comprensión de la terapia neural, es esencial diferenciar entre linealidad y no linealidad. La **linealidad**, uno de los principios de la física newtoniana, postula que una causa específica conduce a un efecto predecible y replicable, un enfoque conocido como *reduccionismo*. Este principio confiere estabilidad al sistema, pero también implica una rigidez inherente.

En contraste, la **no linealidad**, uno de los principios en la teoría del caos, se aleja de esta simplicidad causal y se enfoca en sistemas donde las interacciones y las reacciones no siguen una relación directa y proporcional. Esta **complejidad** caracteriza a los sistemas biológicos (Fischer *et al.*, 2022), donde las respuestas a los estímulos pueden variar ampliamente, llevando a patrones de comportamiento y reacción menos predecibles y más dinámicos, siendo la retroalimentación positiva (Kluge & Neugebauer, 1994) un aspecto clave. Esta retroalimentación conduce a una inestabilidad inherente, permitiendo a estos sistemas alcanzar **nuevos estados de orden**, ya sean patológicos o fisiológicos. La interdependencia de estos bucles de retroalimentación positiva implica que los sistemas no pueden ser analizados de manera aislada, sino que más bien deben ser entendidos como entidades integrales y holísticas. Por lo tanto, tras la administración de un estímulo, como el *reset* inducido por anestésicos locales, la dirección exacta en la que se organizará el sistema no siempre es predecible, fenómeno conocido como *indeterminismo*. Este comportamiento puede ser evidente en la terapia neural en lo que en la literatura científica se ha denominado como *fenómenos de Hopfer* (v. **Cap. 19**) en la anamnesis del paciente después de la intervención terapéutica.

Las retroalimentaciones positivas tienen la capacidad de amplificar incluso los más mínimos cambios en el sistema (Lorenz, 1972; Mandelbrot, 1967). Esta amplificación se debe a la extrema sensibilidad de los sistemas abiertos y conectados a estímulos diminutos en los **puntos críticos de bifurcación**. En estos puntos, el sistema enfrenta transiciones de fase hacia distintos atractores o puntos de atracción (Kluge & Neugebauer, 1994). Y aquí se abre un abanico de posibilidades hacia nuevos estados de orden en los que el sistema puede reorganizarse. Incluso un estímulo externo menor, como una punción neuralterapéutica precisamente ubicada en uno de estos puntos de bifurcación, puede desviar el sistema hacia un camino diferente, impulsándolo a autoorganizarse hacia un nuevo estado de equilibrio o estado de orden.

Para el resultado terapéutico, las condiciones iniciales específicas del organismo y sus sistemas son fundamentales. Factores como los campos interferentes (que actúan como desencadenantes neuromoduladores) (Engel *et al.*, 2022; Fischer *et al.*, 2022) o el estrés psicológico pueden influir significativamente. En el contexto de la terapia neural, esto implica que una misma intervención terapéutica puede producir resultados distintos en diferentes pacientes. Incluso en una misma persona, los resultados pueden variar con el tiempo debido a cambios en su estado fisiológico y emocional.

Estas consideraciones subrayan que incluso una intervención aparentemente menor en la terapia neural puede tener un impacto profundo y significativo, algo que ha sido repetidamente observado en la práctica clínica.

INFLUENCIA EN LA MATRIZ EXTRACELULAR Y EL SISTEMA BÁSICO DE REGULACIÓN

El sistema básico, también conocido como *sistema básico de regulación* o *matriz*, se explica en el capítulo 7, por lo que este apartado se centra en aspectos relevantes de este sistema para esclarecer cómo actúa la terapia neural en sus mecanismos de acción (v. *Influencia en los procesos de sensibilización y neuroplasticidad*). La capacidad del cuerpo para autorregularse tras una intervención neuralterapéutica, en línea con el principio de autoorganización previamente descrito, depende esencialmente del funcionamiento eficiente del sistema básico de regulación (Heine, 2014). Este sistema se considera como la extensión más periférica del SNA.

La matriz extracelular (v. Cap. 7), también conocida como *sustancia básica*, forma parte del sistema básico de regulación. Esta matriz se compone de una compleja red que incluye proteoglicanos y glicoproteínas, tanto estructurales como adhesivas. En esta matriz, el agua se organiza en una disposición espacial específica, formando lo que se conoce como *cristales líquidos* y coexistiendo con iones, mediadores y otros elementos. Según la definición, la sustancia básica, junto con los componentes celulares, humorales y nerviosos, constituyen el **sistema básico de regulación** (Benias *et al.*, 2018; Heine, 2014). Este sistema posee una capacidad intrínseca de transmitir y almacenar información no solo en la matriz con sus cristales líquidos, sino también en una base físico-cuántica, como sugirió **Popp** en 1978.

Pischinger conceptualizó el sistema básico de regulación como una **sinapsis ubicua**. **Van der Zypen**, en 1967, amplió esta visión al describir cómo el SNA se integra de manera periférica en el sistema básico de regulación, formando una red interconectada. En esta red, la transmisión de un estímulo puede ocurrir en cualquier punto. Debido a la ubicuidad tanto del sistema básico como del sistema simpático, un estímulo puede alcanzar cualquier área del organismo, trascendiendo los límites de cualquier segmentación ordenada. Así, el sistema responde de manera integral, aunque la reacción no sea uniforme en todas sus partes. Esta visión subraya la complejidad y la interconexión profunda de los sistemas biológicos en el cuerpo.

En 1979, **Prigogine** introdujo el concepto de **estructuras disipativas**, un término que encuentra relevancia en el contexto del sistema básico de regulación. Según Prigogine, la energía que induce un cambio hacia un nuevo estado de orden se propaga instantáneamente a través del sistema, conectando todas las partes en un todo. Este fenómeno es un ejemplo clásico de autoorganización, tal como se describió anteriormente.

El neurofisiólogo **Speransky** contribuyó a esta teoría con su concepto del **primer golpe**, refiriéndose a las cargas acumuladas en el sistema básico, como campos interferentes, electromagnetismo, emociones, estrés, metales pesados, etc. Estas cargas pueden llevar a un incremento en la desregulación del sistema («llenando el barril» en el contexto de las condiciones previas mencionadas). Cuando la carga alcanza su punto crítico, ocurre el **segundo golpe** según Speransky, provocando que el sistema, ya al borde de su capacidad, se desborde. En este punto crítico, una alteración en la capacidad de autoorganización del sistema se transforma en una enfermedad manifiesta. Esto puede manifestarse de diversas maneras, incluyendo trastornos funcionales, dolor crónico, enfermedades autoinmunes, etc.

Esta visión se alinea con las teorías sobre campos interferentes propuestas por los hermanos **Huneke** y los experimentos realizados por Speransky en 1950 (v. Cap. 2). Por tanto, las intervenciones de terapia neural, particularmente en casos de enfermedades crónicas y dolor, tienen como objetivo aliviar la carga sobre el sistema básico de regulación, simbólicamente equivalentes a «vaciar el barril». Resulta especialmente relevante la terapia de campos interferentes (o desencadenantes neuromoduladores) para disminuir los impulsos patológicos continuos hacia los sistemas nociceptivo y sistema simpático.

La terapia neural, a través de la aplicación de anestésicos locales, interrumpe los bucles de retroalimentación positiva, es decir, corta círculos viciosos en el sistema. Desde una perspectiva cibernética, esto otorga al sistema básico de regulación la posibilidad de reorganizarse (autoorganizarse) hacia un estado de equilibrio funcional y eficiencia.

En la práctica, tras tratar los campos interferentes, los pacientes a menudo reportan un incremento en su energía y rendimiento general, así como mejoras en el estado de ánimo, que son indicativos de una equilibrio funcional y economía mejorados en el organismo en su conjunto.

INFLUENCIA EN EL SISTEMA NERVIOSO AUTÓNOMO (GENERALIDADES)

El SNA está adquiriendo una importancia creciente en el ámbito de la neurofisiología moderna. Este sistema, en especial su ubicua división simpática, juega un papel fundamental tanto en la fisiología como en la fisiopatología, interviniendo de manera directa o indirecta en todos los procesos del organismo.

El SNA resulta fundamental para mantener un ambiente interno equilibrado, siguiendo los principios cibernéticos de balance funcional y economía. Este sistema responde dinámicamente a una variedad de factores tanto internos como externos. Actúa de manera ubicua, coordinando las funciones de los órganos en colaboración con los sistemas inmunológico, endocrino y vascular. De esta forma, el SNA juega un papel esencial en el control de procesos inflamatorios e inmunológicos, así como en la regulación de la microcirculación y el drenaje linfático. Específicamente, las fibras simpáticas posganglionares forman una extensa red en el sistema básico, sin terminaciones, cubriendo y conectando múltiples áreas, como se detalla en el capítulo 12.

Teniendo en cuenta que el sistema básico puede considerarse como la extensión más periférica del SNA, es esencial evaluar las condiciones previas o factores predisponentes que afectan a ambos SNA, como el estrés psicológico o los campos interferentes (desencadenantes neuromoduladores). Estos factores pueden hacer que el sistema responda de manera alterada, a menudo de forma exagerada, ante estímulos tanto externos como internos. El enfoque terapéutico debe centrarse en la reducción de estas cargas, por ejemplo, mediante la terapia de campos interferentes, con el fin de restablecer el equilibrio entre los sistemas simpático y parasimpático.

La participación del SNA resulta también indispensable para la mayoría de los procesos de retroalimentación mencionados, tanto patológicos como terapéuticos, y por lo tanto es fundamental para la autoorganización. La efectividad de la terapia neural, que se lleva a cabo principalmente a través de las estructuras del SNA, y las respuestas subsiguientes que se activan por estas estructuras son clave para entender su aplicabilidad en una amplia gama de condiciones clínicas. Además, esta comprensión proporciona una base para muchos de los mecanismos de acción detallados en los siguientes apartados.

INFLUENCIA EN LOS PROCESOS DE SENSIBILIZACIÓN Y NEUROPLASTICIDAD

La fisiopatología del dolor y la inflamación, así como la interacción neuroinmune, son temas ampliamente abordados en los capítulos 11 y 12, respectivamente. Los siguientes apartados se centrarán en aspectos relevantes que resaltan la importancia del SNA para comprender los mecanismos de acción de la terapia neural, con especial atención a la interrupción de la retroalimentación positiva con anestésicos locales.

Procesos de sensibilización

Los nociceptores y las fibras nociceptivas, incluyendo las fibras sensoriales del tronco simpático y del nervio vago, pueden ser activados por estímulos intensos como traumatismos, patógenos o toxinas, así como por estímulos débiles pero persistentes, como los campos interferentes (desencadenantes neuromoduladores) (Engel *et al.*, 2022).

Esta activación no solo puede generar dolor, sino también desencadenar una cascada inflamatoria. Las fibras nerviosas activadas pueden liberar neuropéptidos proinflamatorios, como la sustancia P, y secretar citocinas (Jänig, 2022; Jänig & Baron, 2011). Además, un sistema simpático sobreactivado puede causar una disfunción vascular, alterando la microcirculación (Ricker, 1924) y potenciando la sensibilización nociceptiva. Este fenómeno resulta en una inflamación neurogénica caracterizada por la extravasación plasmática (Jänig, 2022; Jänig & Baron, 2011).

Las sustancias proinflamatorias liberadas por las fibras nerviosas también pueden inducir la producción de citocinas en las células inmunitarias (Ansel *et al.*, 1993), y, paralelamente, las neuronas expresan receptores para mediadores inflamatorios (Ji *et al.*, 2016; Schaible, 2014). Estos procesos son ejemplos de bucles de retroalimentación positiva, en los que el SNA juega un papel fundamental contribuyendo a la perpetuación y amplificación de los estados inflamatorios y dolorosos.

Las consecuencias de la inflamación incluyen la reducción del umbral para la activación de los nociceptores, lo que lleva a una mayor generación de potenciales de acción en respuesta a estímulos subsiguientes e incluso puede dar lugar a actividad espontánea en las neuronas afectadas (Rosenquist & Vrooman, 2013). Como resultado, el dolor y la inflamación pueden persistir incluso en ausencia de un estímulo externo adicional. Además, los nociceptores silenciosos (inactivos) en áreas cercanas pueden ser reclutados en este proceso (Jänig & Baron, 2011), contribuyendo a la sensibilización periférica. Si este estado se mantiene, puede evolucionar hacia una sensibilización central (Jänig & Baron, 2011).

La sensibilización de los nociceptores es solo una parte del proceso. Las influencias sinápticas inhibitorias y excitatorias de las interneuronas y neuronas descendentes también pueden exacerbar este ciclo vicioso de retroalimentación positiva. Los mediadores inflamatorios como las prostaglandinas, las citocinas, los neuropéptidos, los factores neurotróficos, las células gliales y las moléculas señalizadoras del sistema inmunitario desempeñan un papel fundamental en este proceso.

Con el tiempo, estos factores provocan cambios en el procesamiento de la información en la médula espinal, el tronco encefálico y la corteza cerebral. Además, pueden surgir cambios estructurales, conocidos como *neuroplasticidad*, que incluyen fenómenos como la memoria del dolor. Estos cambios neuroplásticos y sus consecuencias clínicas pueden intensificarse por factores adicionales, como los desencadenantes neuromoduladores (campos interferentes) o las emociones negativas.

En la terapia neural, el objetivo principal es mitigar los procesos de sensibilización que pueden conducir a la formación de una memoria del dolor y a la inflamación crónica. Una técnica simple pero eficaz en la terapia neural involucra la interrupción repetida de las neuronas aferentes nociceptivas sensibilizadas. Esta aplicación puede reducir significativamente tanto la sensibilización periférica como la central, modulando así los cambios plásticos en los centros neuronales responsables de la memoria del dolor (Jänig & Baron, 2011). La interrupción neuralterapéutica de los bucles de retroalimentación positiva también puede disminuir las concentraciones de citocinas proinflamatorias, como se ha demostrado en estudios que examinan los efectos de la inyección en la zona del ganglio estrellado con anestésicos locales (más información y referencias en Fischer *et al.*, 2022). Además, estas intervenciones afectan al sistema nervioso simpático desregulado, mejorando así la microcirculación, lo que a su vez contrarresta la sensibilización periférica.

Los bucles de retroalimentación positiva descritos anteriormente, que forman un círculo vicioso, se ven exacerbados por una serie de procesos interrelacionados.

Wind up

El fenómeno conocido como *wind up* se considera un tipo de memoria del dolor en la cual las neuronas multirreceptivas del asta posterior, denominadas *neuronas de rango dinámico amplio*, intensifican su respuesta a la estimulación repetida, generando un número creciente de potenciales de acción. Incluso pueden llegar a producir impulsos espontáneamente sin una estimulación adicional. Además, con una estimulación más intensa se pueden reclutar progresivamente más neuronas de rango dinámico amplio, lo que puede derivar en una sensibilización central (Jänig & Baron, 2011). El sistema nervioso simpático juega un papel importante en la activación de estas neuronas (Roberts & Foglesong, 1988).

La relevancia de este fenómeno en la terapia neural reside en que la actividad espontánea de las neuronas estimuladas por el sistema nervioso simpático puede ser atenuada mediante el uso de anestésicos locales. En el ámbito de la terapia neural, esto se logra, por ejemplo, a través de la aplicación de inyecciones cutáneas o mediante inyecciones en los ganglios simpáticos.

Potenciación a largo término

La potenciación a largo plazo (*long term potentiation*) en el sistema nervioso simpático es un mecanismo clave en la comprensión del dolor, la inflamación y trastornos funcionales. Este fenómeno se refiere a un tipo de plasticidad que puede desarrollarse en los ganglios simpáticos como resultado de una estimulación nociceptiva y simpática continuada (Alkadhi *et al.*, 2005). En este contexto, la transmisión fisiológica de estímulos presinápticos puede transformarse en una transmisión postsináptica excesiva y patológica. Esencialmente, la potenciación a largo plazo actúa como una forma de memoria del dolor y la inflamación que, con el tiempo, puede adquirir autonomía.

La terapia neural, a través de la aplicación de dosis bajas de anestésicos locales en los ganglios simpáticos, puede atenuar, al menos de manera indirecta, la potenciación a largo plazo, y, de esta manera, se aborda una de las vías de la memoria del dolor y la inflamación (Tan *et al.*, 2020).

Procesos de acoplamiento

Los procesos de acoplamiento pueden intensificar los bucles de retroalimentación positiva vinculados al sistema nervioso simpático. Habitualmente, el sistema nervioso simpático no interactúa directamente con las fibras nociceptivas; sin embargo, en situaciones patológicas puede ocurrir un fenómeno conocido como **acoplamiento aferente simpático** (*sympathetic afferent coupling*), el cual hace referencia a un tipo de conexión anormal, similar a un cortocircuito (Jänig & Baron, 2011), entre las eferencias simpáticas y las aferencias nociceptivas. En este contexto, las aferencias nociceptivas empiezan a expresar receptores adrenérgicos (Baron & Raja, 2002), permitiendo la influencia directa del sistema simpático sobre ellas.

Un fenómeno relacionado es el de **brotación simpática** (*sympathetic sprouting*), donde en condiciones inflamatorias las eferencias simpáticas pueden formar plexos alrededor de las células ganglionares de las raíces dorsales de las aferencias nociceptivas. Esto conduce a una situación en la que el sistema nervioso simpático puede no solo mantener el dolor, sino también inducirlo. Por lo tanto, cualquier estímulo, incluidos los de naturaleza emocional, que active el sistema nervioso simpático puede resultar en experiencia de dolor.

Los anestésicos locales, ya sean administrados de forma sistémica, inyectados en aferencias nociceptivas o en los ganglios simpáticos, demuestran ser eficaces en mitigar fenómenos como el acoplamiento aferente simpático y la brotación simpática (Takatori *et al.*, 2006; Zhang *et al.*, 2004).

Estas acciones subrayan la relevancia del SNA, en particular la división simpática, en la neurofisiología del dolor y la inflamación, especialmente cuando los sistemas simpático y parasimpático dejan de estar en equilibrio dinámico (Fischer *et al.*, 2022; Puente de la Vega *et al.*, 2016). Por ello, una vez más destaca la importancia de interrumpir los estímulos crónicos que perpetúan este desequilibrio, como los desencadenantes neuromoduladores (campos interferentes), los arcos reflejos espinales periféricos previamente cargados y los factores emocionales disruptivos.

INTERRUPCIÓN TRANSITORIA (REGULACIÓN) DE MÚLTIPLES ARCOS REFLEJOS MEDIANTE ANESTÉSICOS LOCALES

Dentro del ámbito de la médula espinal, se forman diversos arcos reflejos horizontales a nivel de cada segmento espinal (periférico-espinal) (v. **Caps. 6** y **31**). Estos arcos no solo se confinan a este nivel, sino que también establecen conexiones verticales ascendentes hacia el tronco encefálico y el cerebro (**Fig. 10-1**).

El SNA desempeña un papel anatómico y fisiológico fundamental en la configuración y funcionamiento de estos arcos reflejos y, en consecuencia, en la manifestación de funciones patológicas asociadas a dichos arcos. Por lo tanto, la terapia neural, mediante el uso de anestésicos locales, se enfoca principalmente en este sistema, buscando modular su actividad y, a través de ella, influir en los procesos patológicos subyacentes.

Un segmento medular puede conceptualizarse como una «sección» de la médula espinal que incluye la sustancia gris asociada y las raíces nerviosas que confluyen para formar un par de nervios espinales. Estos nervios, compuestos por diferentes tipos de fibras, inervan regiones corporales específicas, conocidas como *segmentos periféricos*: dermatomas (piel), fascias, miotomas (músculos), esclerotomas (huesos) y viscerotomas (órganos internos) (v. **Caps. 6** y **31**).

Existe una interconexión refleja entre la piel, el sistema musculoesquelético y los órganos internos, tanto a nivel aferente (sensorial) como eferente (motor), a través de arcos reflejos. Por ejemplo, se manifiestan reflejos cutiviscerales, viscerosomatomotores y viscerocutáneos (**zonas de Head**). Además, las neuronas que ascienden y descienden desde y hacia el cerebro ejercen una influencia significativa en esta interacción horizontal, estableciendo una conexión vertical. Este mecanismo explica la integración de emociones en los reflejos periférico-espinales, afectando a la tensión muscular y la percepción del dolor.

Estos arcos reflejos, tanto horizontales como verticales, pueden originar bucles de retroalimentación positiva (iteraciones) y pueden llevar a un agravamiento rápido de una enfermedad.

La estrategia terapéutica en estos casos consiste en interrumpir dichos bucles de retroalimentación positiva mediante el uso de anestésicos locales. El objetivo es permitir que los arcos reflejos se reorganicen hacia un estado de equilibrio que se asemeje lo más posible a condiciones fisiológicas saludables. Esta interrupción o *reset* puede efectuarse en diversas estructuras del cuerpo, como se muestra en la **figura 10-1**.

En la dinámica de estos arcos reflejos, el SNA juega un papel esencial. La convergencia de aferencias en el asta dorsal y la divergencia en la transmisión de impulsos facilitan la simultaneidad de varios bucles de retroalimentación positiva. Estos bucles pueden ser interrumpidos en diversos puntos, de

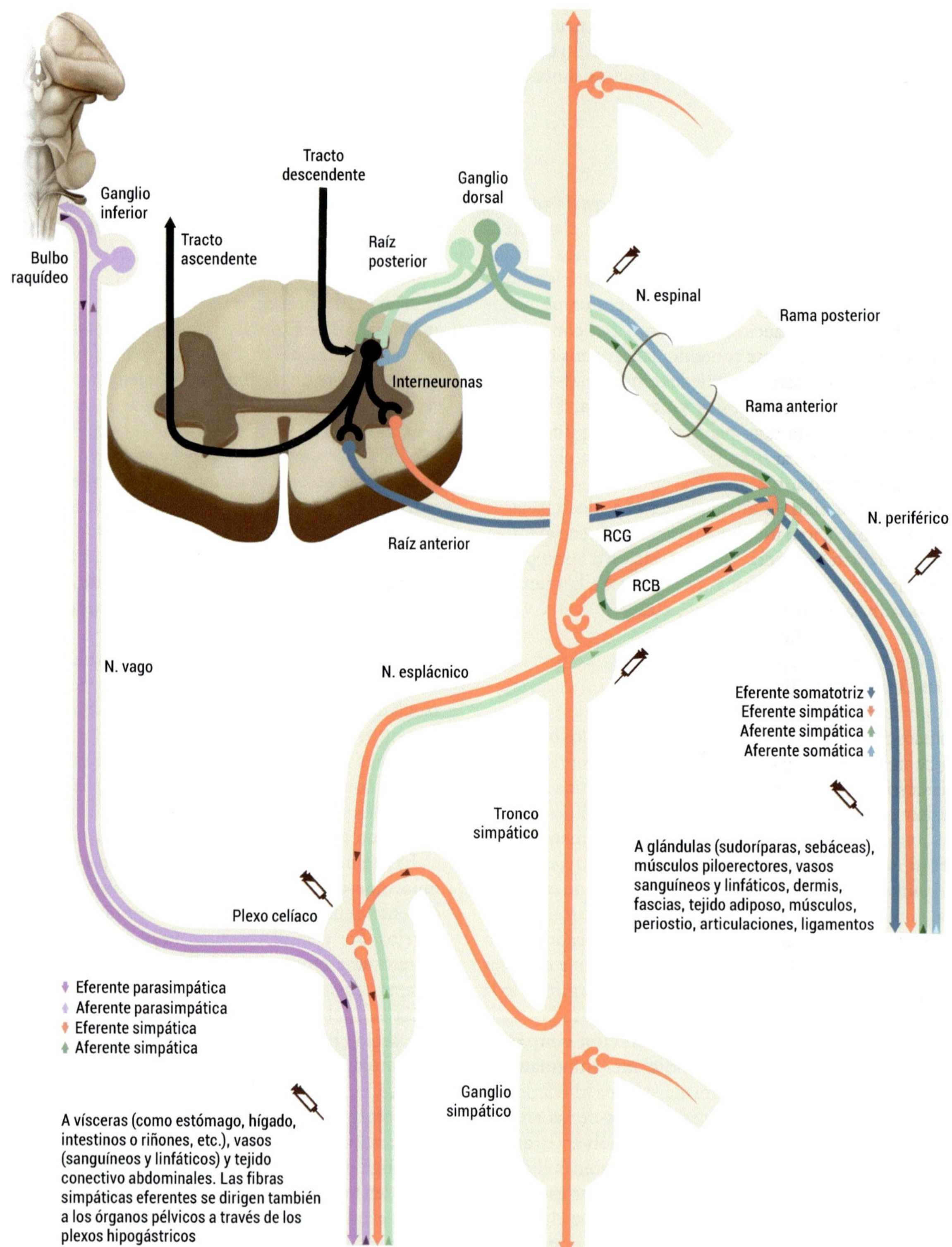

Figura 10-1. Conexión refleja entre la piel, la musculatura y los órganos internos. Representación simplificada. Ante estímulos nociceptivos, pueden formarse múltiples arcos reflejos con retroalimentación positiva debido a estos reflejos periférico-espinales y sus conexiones hacia y desde el tronco encefálico y la corteza. Esto puede dar lugar a síntomas proyectados, como dolor, disfunción de las fascias, aumento del tono muscular y de la turgencia cutánea, acompañados de alteraciones en la microcirculación. En estos arcos reflejos, el sistema nervioso autónomo juega un papel clave. La convergencia de las aferencias en el asta posterior de la médula y la divergencia en la transmisión de los impulsos permiten que varios arcos reflejos con retroalimentación positiva ocurran simultáneamente. Estas retroalimentaciones positivas pueden interrumpirse en distintos puntos (de forma aislada o combinada) mediante el uso de anestésicos locales. Para ello, se pueden emplear técnicas como la inyección en pápulas cutáneas, la infiltración en fascias, músculos (puntos gatillo miofasciales), la aplicación en la zona de articulaciones, nervios espinales y ganglios vegetativos, entre otros. Tras esta intervención, el sistema tiene la oportunidad de reorganizarse.

Modificada de: Fischer, 2019.

forma individual o combinada, utilizando anestésicos locales. Las opciones incluyen inyecciones cutáneas (pápulas epidérmicas o dermis), inyecciones en fascias y músculos (puntos gatillo miofasciales), articulaciones, nervios raquídeos y ganglios vegetativos, entre otros. Tras estas intervenciones, se brinda al sistema la posibilidad de reorganizarse hacia un estado más equilibrado y fisiológico (Fischer, 2019).

INFLUENCIA EN EL CONTROL DE ENTRADA EN EL ASTA DORSAL

Uno de los mecanismos de acción de los anestésicos locales es el modelo de **control de entrada** propuesto por Melzack y Wall (1965). Este modelo describe cómo las fibras aferentes, con sus diversos tipos de fibras nerviosas, se conectan a las células de transmisión en el asta dorsal de la médula espinal. Estas fibras aferentes se ramifican en colaterales hacia las células de la **sustancia gelatinosa**, que se ubica sobre el asta dorsal y es responsable de la modulación de los potenciales de acción entrantes. Funciona como una especie de «puerta», reforzando (**puerta abierta**) o debilitando (**puerta cerrada**) los potenciales de acción entrantes. Los pinchazos con agujas y la aplicación de anestésicos locales en zonas periféricas (como inyecciones cutáneas, en puntos gatillo miofasciales o fascias) pueden desencadenar una inhibición presináptica mediante determinados mecanismos de acción. Bajo ciertas condiciones, esto puede interrumpir ciclos viciosos de dolor e inflamación (retroalimentaciones positivas), contrarrestando así el procesamiento patológico del dolor. Este efecto actúa en paralelo con otros mecanismos de acción de los anestésicos locales.

INFLUENCIA EN LA CIRCULACIÓN SANGUÍNEA (MICROCIRCULACIÓN)

Los reveladores experimentos de Ricker (1924) han sido reevaluados y actualizados en su interpretación (v. Cap. 9). Asimismo, el capítulo sobre interacción neuroinmune profundiza en la alteración de la microcirculación (v. Cap. 12). De acuerdo con los hallazgos de Ricker, cualquier perturbación en el sistema simpático, independientemente de su origen, puede desencadenar, entre otros efectos, trastornos en la microcirculación. Este fenómeno, fundamental para entender la sensibilización periférica, puede exacerbar la retroalimentación positiva involucrada en los procesos de dolor e inflamación, ya que ambos están estrechamente vinculados con el funcionamiento del SNA, especialmente la rama simpática. Todas las intervenciones con anestésicos locales que se han descrito que apuntan a interrumpir los procesos de sensibilización, inflamación y cascadas del dolor tienen el potencial de mejorar significativamente la microcirculación.

INFLUENCIA DE LA TERAPIA NEURAL EN EL SISTEMA INMUNE Y LA INFLAMACIÓN NEUROGÉNICA

La interacción entre el SNA y el sistema inmunitario es inseparable y se denomina *sistema neuroinmune*. El papel del sistema nervioso simpático es especialmente significativo en este contexto, ya que tiene la capacidad de inducir reacciones desproporcionadas en el sistema inmunitario. Un ejemplo de esto es la «tormenta» de citocinas, donde una respuesta inmunitaria excesiva puede causar daño tisular grave en pulmones y otros órganos (v. Cap. 12 para más información de esta interacción).

La retroalimentación positiva entre el SNA y el sistema inmunitario no solo ocurre a nivel periférico y central, sino también entre estos dos niveles (Fischer *et al.*, 2022), contribuyendo a una posible autoorganización tras un *reset* inducido por anestésicos locales. Esta interacción bidireccional entre los sistemas nervioso e inmunitario es un pilar fundamental para comprender cómo las intervenciones terapéuticas, como la terapia neural, pueden influir en el equilibrio y la homeostasis del organismo.

Las precargas en el sistema neuroinmune, como los desencadenantes neuromoduladores en el contexto de la terapia neural (conceptos de primer y segundo golpe, según Speransky, y precarga, según Tracey, explicados en el capítulo 12), pueden conducir a una desregulación en dicho sistema, a menudo como una hiperactivación simpática que conduce a respuestas excesivas del sistema inmunitario. Un ejemplo claro de esta sobrerreacción es la hiperinflamación, que puede ser un factor contribuyente en el desarrollo de enfermedades autoinmunes y otras patologías similares (Fischer *et al.*, 2022).

Por lo tanto, resulta esencial emplear la terapia neural enfocada en campos interferentes junto con otras técnicas neuralterapéuticas individualizadas y otras medidas. Esta aproximación terapéutica tiene el potencial de reequilibrar la interacción entre los sistemas nerviosos simpático y parasimpático, llevando a una disminución del dolor y la inflamación, como se ha descrito anteriormente. Generalmente, un sistema nervioso simpático hiperactivo tiende a potenciar procesos inflamatorios, mientras que la activación de las fibras del nervio vago suele ejercer una acción antiinflamatoria. Restablecer un equilibrio fisiológico más adecuado puede, por consiguiente, optimizar la respuesta inmunitaria y atenuar la inflamación excesiva.

Además de la terapia focalizada en campos interferentes, la inyección en el ganglio estrellado cobra importancia en el manejo de trastornos del sistema inmunitario asociados con una hiperactividad del sistema nervioso simpático (v. Cap. 12). La inyección al ganglio estrellado no solo influye en el sistema nervioso simpático, sino que también afecta a las fibras del nervio vago, tanto por difusión directa como a través de ramos comunicantes (Puente de la Vega *et al.*, 2016). Este procedimiento regula las funciones esenciales del sistema neuroinmune en casos de inflamación exacerbada (más información y referencias en Fischer *et al.*, 2022), con efectos como la disminución de la actividad de las células *natural killers* y la reducción de citocinas proinflamatorias como interleucina (IL) 1, IL-4, IL-6, IL-8 y factor de necrosis tumoral alfa. Asimismo, promueve el incremento de citocinas antiinflamatorias como IL-10 y CGRP. Además, la inyección al ganglio estrellado modula la disfunción endotelial, la coagulopatía y la microcirculación, además de contribuir a la reducción del edema pulmonar neurogénico y la hipertensión arterial pulmonar.

BASES FISIOLÓGICAS DE LOS DIFERENTES TIPOS DE INYECCIÓN

En este apartado se resumen los fundamentos fisiológicos que hay detrás de diversos tipos de inyecciones utilizadas en la terapia neural, como las pápulas cutáneas, los puntos gatillo miofasciales y las inyecciones en la cercanía de nervios y ganglios. En el capítulo 30 puede encontrarse más información sobre los diferentes tipos de inyección. Fundamentalmente son:

- Las inyecciones **cutáneas** pueden contribuir en la desensibilización de los nociceptores y en la modulación del procesamiento del dolor a nivel de la médula espinal, según el concepto de la «puerta» de control del dolor (Melzack & Wall, 1965). Esto puede influir positivamente en la percepción y el manejo del dolor.
- Las **fascias** son ricas en fibras nerviosas simpáticas y sensoriales (Klingler & Richarz, 2020), lo que las conecta con los reflejos de segmento y, por lo tanto, con el procesamiento del dolor y la sensación corporal en el sistema nervioso central (v. **Caps. 7** y **31**). La terapia neural ofrece diversas técnicas de inyección que pueden tener un efecto regulador en las fascias y producir una respuesta duradera.
- Los **puntos gatillo miofasciales** (v. **Cap. 30**) están a menudo asociados con la acidosis y trastornos microcirculatorios, y pueden beneficiarse del pinchazo directo y del efecto farmacológico de la procaína, haciéndola más efectiva que la punción seca.
- Las **inyecciones en la cercanía de nervios y ganglios** y sus influencias subsiguientes en diversos sistemas, incluyendo el proceso de aprendizaje en el contexto de la inflamación neurogénica, se exploran en el capítulo 12 y específicamente en los capítulos correspondientes a cada técnica.

PUNTOS CLAVE

- La terapia neural tiene una finalidad diagnóstica y terapéutica.
- La diversidad de acciones de los anestésicos locales contribuye a explicar cómo su abanico terapéutico es tan variado y se extiende más allá de su período de acción farmacológica directa.
- La terapia neural aprovecha las capacidades reguladoras y adaptativas del sistema nervioso, especialmente en su componente autónomo.
- Mediante la aplicación de estímulos específicos, logrados a través de la inyección, y la eliminación simultánea y temporal de engramas mediante el uso de anestésicos locales, se efectúa un *reset* del sistema que influye en la reorganización tanto del sistema nervioso como de la microcirculación, facilitando así procesos terapéuticos y de recuperación.

BIBLIOGRAFÍA

Alkadhi KA, Alzoubi KH, Aleisa AM. Plasticity of synaptic transmission in autonomic ganglia. Prog Neurobiol. 2005;75(2):83-108.

Ansel JC, Brown JR, Payan DG, Brown MA. Substance P selectively activates TNF-alpha gene expression in murine mast cells. J Immunol. 1993;150(10):4478-85.

Baron R, Raja SN. Role of adrenergic transmitters and receptors in nerve and tissue injury related pain. En: Malmberg AB, Chaplan SR, editores. Mechanisms and Mediators of Neuropathic Pain. Basel: Birkhäuser; 2002. p. 174.

Benias PC, Wells RG, Sackey-Aboagye B et al. Structure and distribution of an unrecognized interstitium in human tissues. Sci Rep. 2018;8(1):4947.

Cassuto J, Sinclair R, Bonderovic M. Anti-inflammatory properties of local anesthetics and their present and potential clinical implications. Acta Anaesthesiol Scand. 2006;50:265-82.

Engel R, Barop H, Giebel J, Ludin SM, Fischer L. The Influence of Modern Neurophysiology on the Previous Definitions of "Segment" and "Interference Field" in Neural Therapy. Complement Med Res. 2022;29(3):257-67.

Fischer L. Neuraltherapie: Neurophysiologie, Injektionstechnik und Therapievorschläge. Stuttgart: Thieme. 1ª ed., 1998; 5ª ed., 2019.

Fischer L, Barop H, Ludin SM, Schaible HG. Regulation of acute reflectory hyperinflammation in viral and other diseases by means of tellate ganglion block. A conceptual view with a focus on Covid-19. Auton Neurosci. 2022;237:102903.

Gradinaru D, Ungurianu A, Margina D, Villanueva MM, Bürkle A. Procaine-The Controversial Geroprotector Candidate: New Insights Regarding its Molecular and Cellular Effects. Oxid Med Cell Longev. 2021;2021:3617042.

Heine H. Lehrbuch der biologischen Medizin. 4ª ed. Stuttgart: Haug; 2014.

Hofer HO, Dejung B. Myofasziale Triggerpunkte. En: Fischer L, Peuker ET. Lehrbuch Integrative Schmerztherapie. Stuttgart: Thieme; 2011.

Jänig W. The Integrative Action of the Autonomic Nervous System. 2ª ed. Cambridge: Cambridge University Press; 2022.

Jänig W, Baron R. Pathophysiologie des Schmerzes. En: Fischer L, Peuker ET, editores. Lehrbuch der Integrativen Schmerztherapie. Stuttgart: Haug; 2011.

Ji RR, Chamessian A, Zhang YQ. Pain regulation by non-neuronal cells and inflammation. Science. 2016;354(6312):572-7.

Klingler W, Richarz H-U. Faszien und Neuraltherapie. En: Weinschenk S., editor. Handbuch Neuraltherapie. 2ª ed. Stuttgart: Thieme; 2020.

Kluge G, Neugebauer G. Grundlagen der Thermodynamik. Spektrum. Heidelberg, Berlín: Oxford; 1994.

Lorenz EN. Predictability: does the flap of a butterfly's wings in Brazil set off a tornado in Texas? En: American Association for the Advancement of Science, 139th Meeting, 1972.

Mandelbrot B. How long is the coast of Britain? Science. 1967;156:636.

Melzack R, Wall PD. Pain mechanisms. A new theory. Science. 1965;150:971-9.

Puente de la Vega K, Gómez M, Roqueta C, Fischer L. Effects on hemodynamic variables and echocardiographic parameters after stellate ganglion block in 15 healthy volunteers. Auton Neurosci. 2016;197:46-55.

Ricker G. Pathologie als Naturwissenschaft - Relationspathologie. Berlín: Springer; 1924.

Roberts WJ, Foglesong ME. Spinal recordings suggest that wide-dynamic-range neurons mediate sympathetically maintained pain. Pain. 1988;34(3):289-304.

Rosenquist RW, Vrooman BM. Chronic Pain Management. En: Butterworth JF, Mackey DC, Wasnick JD, editores. Morgan & Mikhail's Clinical Anesthesiology. 5ª ed. Nueva York: McGraw-Hill Medical; 2013.

Schaible HG. Nociceptive neurons detect cytokines in arthritis. Arthritis Res Ther. 2014;16(5):470.

Takatori M, Kuroda Y, Hirose M. Local anesthetics suppress nerve growth factor-mediated neurite outgrowth by inhibition of tyrosine kinase activity of TrkA. Anesth Analg. 2006;102:462-7.

Tan T, Khoo B, Mills EG. Association between high serum total cortisol concentrations and mortality from COVID-19. Lancet Diabetes Endocrinol. 2020;8(8):659-60.

Zhang JM, Li H, Munir MA. Decreasing sympathetic sprouting in pathologic sensory ganglia: a new mechanism for treating neuropathic pain using lidocaine. Pain. 2004;109(1-2):143-9.

Fisiopatología del dolor

11

H.-G. Schaible

ASPECTOS CLAVE

El dolor es un síntoma importante de una enfermedad; sin embargo, el dolor crónico puede convertirse en una enfermedad por sí mismo.

Según la etiología y los mecanismos involucrados, el dolor se puede describir como nociceptivo, neuropático o nociplástico.

La **nocicepción** describe la activación del sistema nociceptivo por estímulos nocivos (dañinos). El **dolor** es la experiencia subjetiva de la nocicepción. En el caso del **dolor crónico**, el dolor puede no ser exclusivamente resultado de la nocicepción, por lo que se deben tener en cuenta factores psicológicos y sociales.

El **dolor nociceptivo** puede ser desencadenado en el tejido normal como señal de alarma, provocando así dolor nociceptivo fisiológico. El dolor nociceptivo clínicamente relevante es causado por inflamación o lesión del tejido, lo que resulta en dolor nociceptivo patológico. El dolor nociceptivo patológico se caracteriza por la hiperexcitabilidad de las vías del dolor periféricas y centrales (sensibilización).

El **dolor neuropático** es causado por daño en las propias vías del dolor. Se caracteriza por una actividad neuronal anormal y un fenotipo de dolor aberrante que no está estrictamente relacionado con la nocicepción.

El término *dolor nociplástico* describe la hipersensibilidad al dolor que no puede explicarse adecuadamente ni por mecanismos nociceptivos ni por mecanismos neuropáticos.

La experiencia del dolor se genera en una red neural que incluye áreas involucradas en los aspectos sensorial-discriminativos del dolor (corteza somatosensorial) y áreas involucradas en los aspectos afectivo-emocionales del dolor (ínsula, cíngulo anterior, corteza prefrontal [CPF], amígdala).

Los enfoques terapéuticos para tratar el dolor incluyen abordar la hiperexcitabilidad, controlar la actividad neural anormal, fortalecer los mecanismos inhibitorios del dolor y desarrollar estrategias para afrontar la ansiedad.

INTRODUCCIÓN

El dolor es un síntoma común de enfermedad. Por lo general, el dolor indica la presencia de un trastorno o enfermedad y, por lo tanto, es una señal de alarma importante. Si una enfermedad no causa dolor, como muchas formas tempranas de cáncer, el paciente puede no ser consciente de la enfermedad. A menudo, el dolor relacionado con la enfermedad desaparece con la recuperación; sin embargo, muchas enfermedades son crónicas y pueden caracterizarse por un dolor persistente. Incluso si la enfermedad desaparece, el dolor no siempre se va. El dolor crónico en particular es un problema médico importante que es difícil de tratar. Se ha postulado que el dolor puede convertirse en una enfermedad en sí mismo. Dado este amplio espectro, es importante comprender los mecanismos neurales del dolor y su impacto en el paciente.

Nocicepción y dolor

Es importante distinguir entre nocicepción y dolor. La nocicepción es la activación del sistema nociceptivo por estímulos nocivos. El **sistema nociceptivo** está compuesto por neuronas que codifican estímulos nocivos en los sistemas nerviosos periférico y central. Los estímulos nocivos son estímulos de alta intensidad que tienen el potencial de dañar los tejidos. La nocicepción se puede medir objetivamente, por ejemplo, registrando la actividad de las neuronas. Describe cómo se activan las neuronas nociceptivas por los estímulos nocivos. El dolor es una experiencia subjetiva y no se puede medir de manera objetiva. En circunstancias normales, los estímulos que causan nocicepción también causan dolor; sin embargo, en situaciones clínicas, especialmente en el dolor crónico, el dolor subjetivo experimentado puede ya no estar directamente relacionado (solamente) con la nocicepción. Y a la inversa, la anestesia o el sueño profundo eliminan el dolor, pero no la nocicepción.

El dolor es una experiencia compleja que consta de un componente sensorial-discriminativo y un componente afectivo-emocional. El **sensorial-discriminativo** significa que el dolor se puede localizar en una parte del cuerpo y se puede describir el inicio, la intensidad y el final del dolor. El componente **afectivo-emocional** describe el sufrimiento causado por el dolor. Estos componentes se producen en diferentes partes del cerebro.

Otros términos describen con mayor precisión los síntomas del dolor. El dolor puede ser constante o espontáneo, lo que significa que ocurre sin estimulación deliberada. A menudo, sin embargo, el dolor solo ocurre durante la estimulación.

El término *hiperalgesia* se utiliza cuando un estímulo nocivo causa más dolor de lo habitual. Y el término *alodinia* se emplea cuando el dolor es desencadenado por estímulos que normalmente no son dolorosos. Dependiendo del tipo de estimulación, se definen la hiperalgesia y la alodinia mecánicas y térmicas (Fritzsch *et al.*, 2020; McMahon *et al.*, 2013).

Etiología y patogénesis del dolor. Tipos de dolor

A continuación se detallan el dolor nociceptivo, el dolor neuropático, el dolor nociplástico y el dolor crónico.

Dolor nociceptivo

El **dolor nociceptivo** se define como el dolor provocado por una estimulación nociva o por procesos tisulares patológicos. Las neuronas nociceptivas están estructural y funcionalmente intactas. El dolor nociceptivo fisiológico es causado por una estimulación nociva (de alta intensidad) del tejido sano. La generación de dolor en el tejido normal es esencial para la protección del cuerpo. El dolor nociceptivo patológico describe el dolor nociceptivo provocado por lesiones tisulares e inflamación. Esto se manifiesta como hiperalgesia, alodinia (a menudo dependiente de la carga) o dolor espontáneo. Estos síntomas indican una mayor sensibilidad al dolor (**sensibilización**) de las vías del dolor (Fritzsch *et al.*, 2020; McMahon *et al.*, 2013).

Dolor neuropático

El **dolor neuropático** se produce cuando las propias neuronas son dañadas por un proceso de enfermedad. Características típicas del dolor neuropático son las sensaciones anormales de dolor (por ejemplo, dolor ardiente, dolor eléctrico, dolor irradiante, etc.), a menudo no relacionadas con una estimulación nociva. El dolor puede ser persistente o episódico. Existen muchas causas de dolor neuropático, incluyendo lesiones mecánicas en los nervios, neuropatías diabéticas y metabólicas, enfermedades virales, toxinas, etc. (Fritzsch *et al.*, 2020; McMahon *et al.*, 2013).

Dolor nociplástico

Recientemente se ha introducido el término *dolor nociplástico*, que describe una sensibilidad aumentada al dolor que no puede explicarse por lesiones o inflamación en el tejido (dolor nociceptivo), ni por procesos neuropáticos. Se cree que el dolor nociplástico es una hipersensibilidad neuronal generada dentro del sistema nervioso. La fibromialgia se considera un tipo de dolor nociplástico (Kosek *et al.*, 2021).

Dolor crónico

Si el dolor dura o se repite durante más de 6 meses, se denomina *crónico*. Esta definición no es rígida, ya que también se considera importante la naturaleza del dolor. Aunque el dolor crónico puede ser consecuencia de enfermedades crónicas, ha perdido su valor como señal de alarma.

Modelo biopsicosocial en el dolor

La **experiencia del dolor** no depende únicamente de factores biológicos, sino que también **está fuertemente influenciada por factores psicológicos y sociales.**

Entre los **factores psicológicos** más importantes se encuentran la ansiedad y la depresión. El dolor puede causar miedo y, a su vez, el miedo y la ansiedad tienen una fuerte influencia en cómo se percibe el dolor y cómo la persona logra afrontarlo. Los mecanismos de aprendizaje son muy importantes en este contexto. El dolor crónico suele ir asociado a la depresión. Se ha demostrado que los factores sociales también influyen en el dolor. Las **circunstancias sociales** problemáticas pueden reducir la capacidad para hacer frente al dolor. Las influencias de los factores psicológicos y sociales sugieren que los circuitos cerebrales que procesan el dolor están relacionados con los circuitos cerebrales que procesan otros contextos individuales (Kuner & Kuner, 2021).

SISTEMA NOCICEPTIVO

Las neuronas que codifican estímulos nocivos constituyen el sistema nociceptivo. La activación del sistema nociceptivo produce una sensación de dolor. En la **figura 11-1** se muestra un diagrama del sistema nociceptivo.

Nociceptores periféricos

Los **nociceptores periféricos** son las neuronas del sistema nervioso periférico que inervan los órganos y tejidos periféricos y codifican estímulos nocivos (v. **Fig. 11-1A**). Casi todos los órganos y tejidos están inervados por nociceptores. Las excepciones son el cerebro y el parénquima hepático.

Estructura de los nociceptores

Los **cuerpos celulares** de los nociceptores están situados en los ganglios de la raíz dorsal (GRD) (v. **Fig. 11-1A**). Desde allí, las ramas periféricas se proyectan hacia los órganos y tejidos donde las fibras forman terminaciones nerviosas libres, las **terminaciones sensoriales**, las cuales contienen canales iónicos y receptores que convierten los estímulos nocivos en potenciales eléctricos. Las ramas centrales de las neuronas del ganglio de la raíz dorsal se proyectan hacia la médula espinal a través de la raíz dorsal, donde forman sinapsis con neuronas de la médula espinal en el asta dorsal. Los axones de los nociceptores pueden estar finamente mielinizados (**fibras Aδ**, que conducen a 2,5-30 m/s) o desmielinizados (**fibras C**, que conducen a aproximadamente 1 m/s). Aproximadamente, la mitad de los nociceptores sintetizan **neuropéptidos**, como la sustancia P y el péptido relacionado con

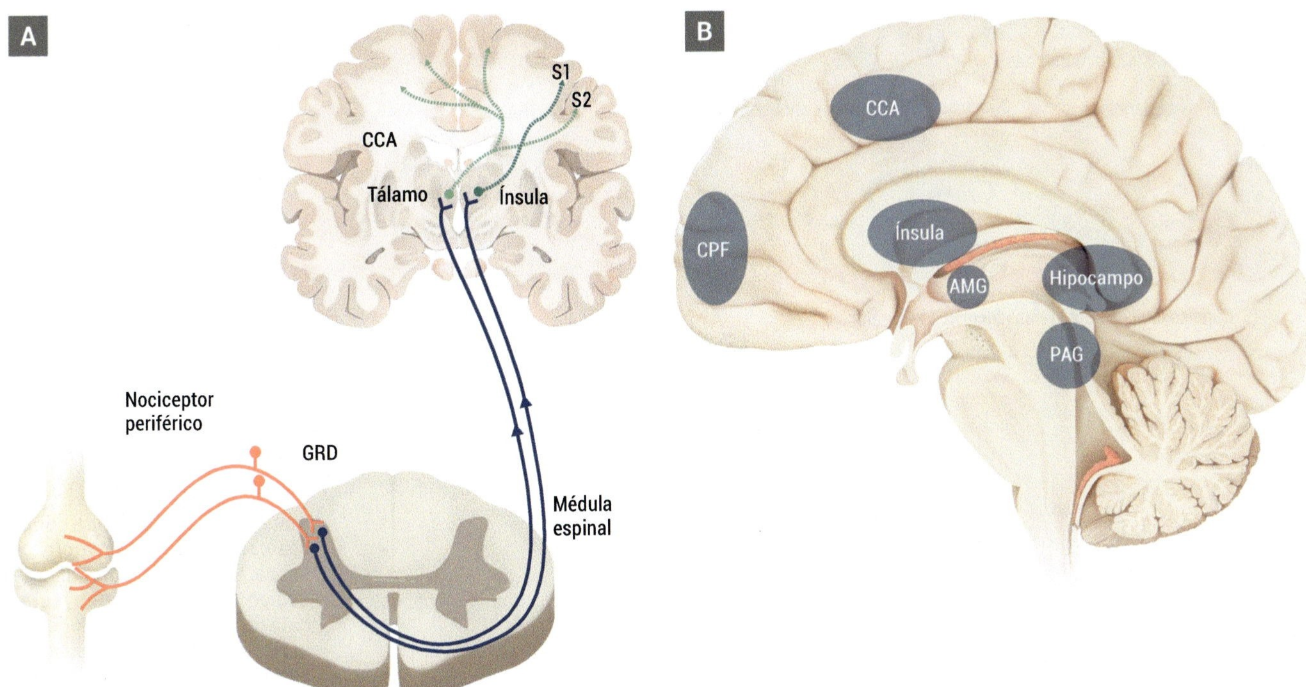

Figura 11-1. El sistema nociceptivo y los circuitos cerebrales implicados en el dolor. **A)** El sistema nociceptivo desde la periferia al cerebro. **B)** Áreas cerebrales implicadas en la generación de dolor. AMG: amígdala; CCA: corteza cingulada anterior, ínsula, corteza insular; CPF: corteza prefrontal; PAG: gris periacueductal; S1: corteza somatosensorial S1; S2: corteza somatosensorial S2.

el gen de la calcitonina (*CGRP*). Cuando se estimulan, los nociceptores liberan estos neuropéptidos, los cuales, y como se verá más adelante, pueden inducir lo que se conoce como **inflamación neurogénica** en el tejido.

Función sensorial de los nociceptores

En la terminación sensorial tiene lugar la transducción de los estímulos nocivos. En general, estos estímulos abren **canales iónicos especializados** e inducen corrientes hacia el interior a través de la membrana (generalmente corrientes de Ca^{2+} o Na^{+}) que despolarizan las terminaciones sensoriales (**Fig. 11-2A**). Este proceso se conoce como *transducción*. Cuando la despolarización local en la terminación sensorial alcanza una amplitud crítica, se abren canales de sodio dependientes de voltaje que generan potenciales de acción (v. **Fig. 11-2A**). A esto se le llama *transformación*. Los potenciales de acción son conducidos a lo largo de los axones hasta la médula espinal (v. **Fig. 11-1A**).

Se han identificado varios **canales iónicos de transducción**. El **canal iónico TRPV1** (receptor de potencial transitorio vaniloide 1) es un canal de transducción que se abre con el calor nocivo. También se abre con la capsaicina, que causa dolor ardiente al consumir guindillas. El **canal iónico TRPV4** (receptor de potencial transitorio, subfamilia V, miembro 4) y el **canal Piezo** se abren ante estímulos mecánicos nocivos. Otros canales iónicos de transducción son el **canal TRPM8** (miembro 8 de la subfamilia M de canales de receptor potencial transitorio) –que se abre ante el frío inocuo y nocivo–, el **canal iónico P2X** (purinérgico 2X) –que se abre ante el trifosfato de adenosina (ATP)– y los **canales iónicos ASIC** (canales iónicos de detección de ácido) –que se abren ante protones–. Los antagonistas de estos canales pueden bloquear selectivamente la nocicepción específica de una modalidad. En el tejido sano, se requiere una estimulación de alta intensidad para abrir estos canales iónicos; sin embargo, como se verá a continuación, la sensibilidad de estos canales puede aumentar debido a compuestos que activan ciertas moléculas en los dominios intracelulares del receptor o a través de segundos mensajeros.

Sensibilización de los nociceptores

Durante la inflamación, el umbral se reduce al rango inocuo (por ejemplo, estímulos cálidos en lugar de calientes pueden ser suficientes para abrir TRPV1) y los estímulos nocivos provocan respuestas más intensas.

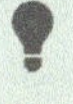

> Aunque los nociceptores tienen un umbral alto en tejido sano, se vuelven más sensibles cuando el tejido está inflamado o lesionado (**Fig. 11-2B**).

Este proceso se llama *sensibilización* (desarrollo de hiperexcitabilidad) y es un componente periférico de la alodinia y la hiperalgesia mecánica y térmica.

La sensibilización es un proceso complejo. Además de los canales iónicos, las terminaciones sensoriales expresan numerosos receptores para mediadores, como receptores EP (*E-Prostagladin*) para la prostaglandina E_2, receptores para la bradiquinina (estos receptores están acoplados a proteínas G), receptores para neurotrofinas como el factor de crecimiento nervioso (*nerve growth factor*), receptores para citocinas como

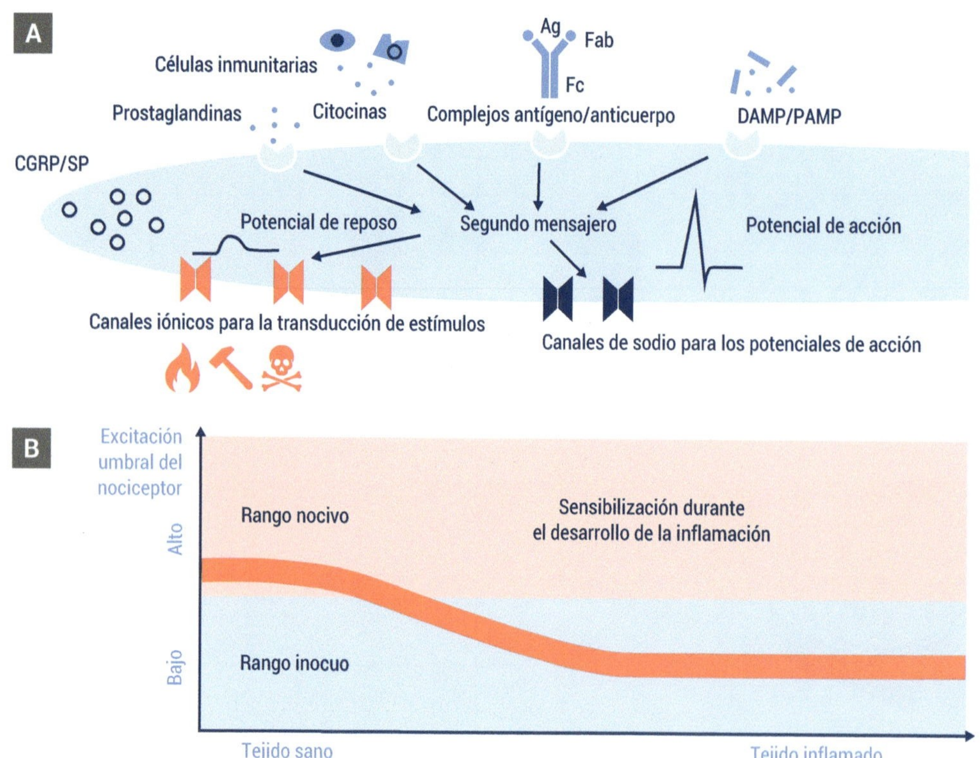

Figura 11-2. Terminación sensorial de un nociceptor periférico y sensibilización del nociceptor por inflamación. **A)** Modelo de una terminación sensorial de un nociceptor con canales iónicos (abajo) y receptores (arriba). CGRP: péptido relacionado con el gen de la calcitonina; DAMPS: patrones moleculares asociados a daños (*damage-associated molecular patterns*); PA: potencial de acción; PAMP: patrones moleculares asociados a patógenos (*pathogen-associated molecular patterns*); PR: potencial receptor; SP: sustancia P. **B)** Sensibilización de un nociceptor durante la inflamación.

la interleucina (IL) 1β, IL-6, IL-17, factor de necrosis tumoral (*tumor necrosis factor*) (estos receptores activan tirosina-cinasas) y otros (v. **Fig. 11-2A**). Estos mediadores se liberan de células inmunitarias y otras células. La unión de estos mediadores a sus receptores en la membrana del nociceptor activa cascadas de señalización intracelular que involucran segundos mensajeros como el monofosfato de adenosina cíclico (AMPc). Esto activa la proteína-cinasa A, que puede fosforilar canales iónicos de transducción y canales de sodio dependientes del voltaje. Otras cascadas de señalización involucran la proteína-cinasa C y las proteínas activadas por mitógeno (MAP cinasas) como Erk1/2. Básicamente, la fosforilación de los canales iónicos altera su sensibilidad a la apertura, lo que hace que las neuronas sean hiperexcitables (v. **Fig. 11-2B**).

Desensibilización de los nociceptores

Los nociceptores también pueden ser desensibilizados, por ejemplo, mediante la activación de receptores opioides y somatostatina expresados en estas neuronas. Además, algunos mediadores, como la prostaglandina E_2, activan no solo receptores pronociceptivos (receptores EP1, EP2 y EP4), sino también receptores EP3, que son antinociceptivos. Dichos receptores pueden proporcionar un límite endógeno a la sensibilización.

Existen dos formas de tratar el dolor con medicamentos que actúan en los nociceptores periféricos: o bien reducen los niveles de mediadores pronociceptivos como las prostaglandinas (los medicamentos antiinflamatorios no esteroideos bloquean las ciclooxigenasas que sintetizan prostaglandinas) o bien activan receptores inhibidores (por ejemplo, receptores opioides en la membrana del nociceptor).

Dado que los estímulos nocivos en última instancia activan los canales de sodio dependientes del voltaje, los anestésicos locales como la lidocaína y la procaína, que bloquean estos canales de sodio, eliminan el dolor después de la inyección.

Inflamación neurogénica

Como se ha mencionado anteriormente, algunos nociceptores son peptidérgicos y liberan neuropéptidos como la sustancia P y el CGRP desde sus terminaciones en el tejido. Estos péptidos pueden activar receptores de sustancia P y CGRP en vasos sanguíneos y diversas células del sistema inmunológico. A través de estas acciones, los nociceptores pueden causar vasodilatación, extravasación plasmática, estimulación de células del sistema inmunitario e inflamación estéril en los órganos y tejidos inervados. Tales efectos también son importantes para el **proceso de cicatrización**.

Mecanismos nociceptivos de la médula espinal

La médula espinal recibe y procesa la información sensorial procedente de los nociceptores. La médula espinal tiene varias funciones importantes: la integración de información sensorial, la transmisión de información al tronco encefálico y al cerebro a través de tractos ascendentes, y la generación de reflejos motores y vegetativos espinales mediante la activación de interneuronas segmentarias. Además, el procesamiento nociceptivo puede ser potenciado por la sensibilización central, y la médula espinal también es el objetivo de tractos inhibitorios que descienden desde el tronco encefálico.

Organización estructural

Los nociceptores ingresan a la médula espinal a través de las raíces dorsales (v. **Fig. 11-1A**). Las fibras Aδ se proyectan hacia el asta dorsal superficial (lámina I) y hacia el asta dorsal profunda (láminas IV y V). Las fibras C se proyectan principalmente al asta dorsal superficial (principalmente lámina II). En cambio, las fibras no nociceptivas (fibras Aβ, por ejemplo, receptores táctiles) se proyectan hacia la lámina III del asta dorsal. Las fibras sensoriales muestran una rica divergencia y convergencia en el asta dorsal. Las neuronas nociceptivas de la médula espinal se encuentran tanto en el asta dorsal superficial como en el asta dorsal profunda, y en cierta medida en el asta ventral. Además de las neuronas excitatorias que se activan con estímulos nocivos, también existen interneuronas inhibitorias. Por lo tanto, el procesamiento en la médula espinal involucra toda una red de neuronas. Los tractos ascendentes de las neuronas nociceptivas se proyectan hacia el tronco encefálico o el cerebro (tractos espinotalámicos, espinorreticulares y espinohipotalámicos), o se proyectan hacia otras neuronas de la médula espinal para formar arcos reflejos espinales.

Propiedades de respuesta de las neuronas nociceptivas de la médula espinal

Funcionalmente, existen dos tipos de neuronas en la médula espinal que responden a estímulos nocivos: las **neuronas de amplio rango dinámico** –que muestran respuestas débiles a estímulos inocuos y respuestas fuertes a estímulos nocivos– y las **neuronas nociceptivas específicas** –que son excitadas solo por estímulos nocivos–. Las neuronas de amplio rango dinámico reciben cierta entrada de fibras no nociceptivas (por ejemplo, receptores táctiles), lo que explica sus respuestas a estímulos inocuos. Sin embargo, reciben la mayor parte de su entrada de fibras sensoriales nociceptivas y responden mucho más intensamente a estímulos nocivos. Disparan a bajas frecuencias ante estímulos inocuos y codifican estímulos nocivos con frecuencias de disparo más altas. Por el contrario, las neuronas nociceptivas específicas no responden a estímulos inocuos, sino que solo disparan en respuesta a estímulos nocivos. Las neuronas de amplio rango dinámico son mucho más comunes que las neuronas nociceptivas específicas.

En general, las neuronas espinales nociceptivas integran entradas de diferentes sitios. Esto se debe a la convergencia de muchas neuronas sensoriales en una sola neurona espinal. La entrada puede provenir de diferentes tejidos (por ejemplo, piel y músculo, o piel, músculo y vísceras), lo cual puede dar lugar a una falta de precisión en la localización del estímulo nocivo.

> Como resultado de la convergencia de muchas neuronas sensoriales en una sola neurona espinal, el dolor puede experimentarse en un lugar distante del lugar de estimulación periférica de los nociceptores (por ejemplo, dolor en el brazo izquierdo con hipoxia cardíaca).

Sensibilización espinal

El procesamiento sináptico en la médula espinal puede ser significativamente mejorado por el proceso de **sensibilización espinal**. Cuando se desarrolla inflamación en un órgano, la mayor entrada desde la periferia a través de los nociceptores sensibilizados desencadena la sensibilización espinal (**Fig. 11-3**). Tanto las neuronas de amplio rango dinámico como las neuronas nociceptivas específicas muestran respuestas mejoradas a estímulos nocivos e inocuos, y el campo receptivo de las neuronas espinales puede expandirse. Como resultado, la intensidad del dolor se incrementa y a menudo se siente no solo en la zona afectada (el sitio de hiperalgesia primaria), sino también en áreas adyacentes e incluso distantes (sitios de hiperalgesia secundaria) (Fritzsch *et al.*, 2020; McMahon *et al.*, 2013).

> La sensibilización espinal se basa en un mayor procesamiento sináptico de la entrada sensorial en las neuronas del asta dorsal.

Las neuronas sensoriales no nociceptivas y nociceptivas tienen como principal neurotransmisor el **glutamato**, que se libera desde el terminal central (terminal presináptico) de las neuronas sensoriales cuando los potenciales de acción alcanzan las sinapsis en la médula espinal. El glutamato activa los receptores de glutamato en la membrana postsináptica de la neurona de la médula espinal. Los **receptores AMPA** (ácido alfa-amino-3-hidroxi-5-metil-4-isoxazolpropiónico) y **NMDA** (N-metil-D-aspartato) en la membrana postsináptica son importantes para la transmisión sináptica mediada por glutamato.

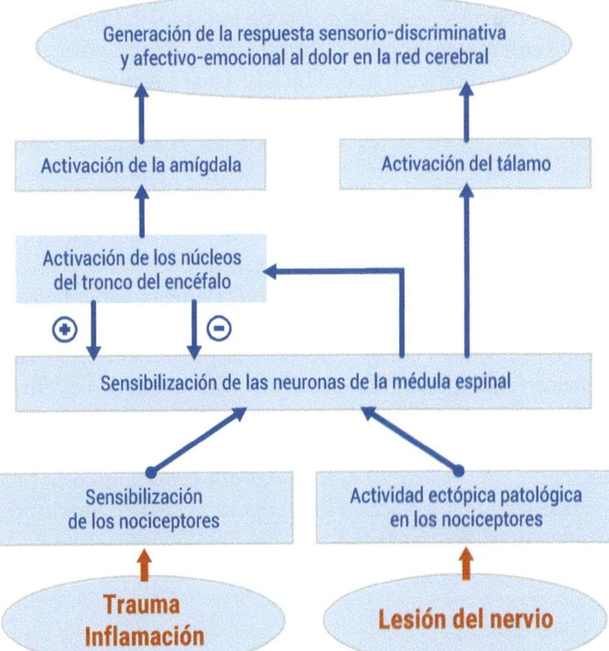

Figura 11-3. Procesos en el sistema nociceptivo en dolor inflamatorio y neuropático.

Los AMPA y NMDA son canales iónicos que se unen al glutamato y luego se abren para permitir la entrada de cationes, lo que despolariza la neurona postsináptica.

La liberación de glutamato abre principalmente los receptores AMPA, permitiendo la despolarización de la neurona postsináptica mediante la entrada de Na^+. Los receptores NMDA permanecen cerrados por una molécula de Mg^{2+} ubicada en el poro del canal iónico cuando la activación sináptica es débil. Solo cuando las neuronas postsinápticas se despolarizan intensamente se elimina el bloqueo de Mg^{2+}. Esto permite la entrada de Ca^{2+} en las neuronas postsinápticas, lo que, a través de procesos bioquímicos, conduce a una mayor sensibilidad de la transmisión sináptica a través de los receptores AMPA. Cuando se aplican estímulos inocuos y solo se activan neuronas sensoriales no nociceptivas, la liberación de glutamato es demasiado débil para inducir una despolarización suficiente para eliminar el bloqueo de Mg^{2+}; sin embargo, cuando se activan las neuronas sensoriales nociceptivas, la liberación de glutamato es suficiente para eliminar el bloqueo de Mg^{2+} y permitir una fuerte entrada de Ca^{2+}. Esto resulta en un aumento de la sensibilidad de las neuronas postsinápticas.

Esta **neuroplasticidad sináptica** se ve reforzada, además, por la liberación espinal de sustancia P y CGRP desde los terminales sinápticos de los nociceptores peptidérgicos. La sustancia P y el CGRP causan una despolarización débil pero de larga duración. Además, las **células microgliales** (células inmunológicas del sistema nervioso) y los **astrocitos** en la médula espinal se activan y trabajan en conjunto. Cuando las células microgliales se activan, liberan citocinas en el sistema nervioso.

Tractos ascendentes

Una proporción de las neuronas de la médula espinal forma **tractos ascendentes** que transmiten información nociceptiva al tronco encefálico y al cerebro. El **tracto espinotalámico** (una importante vía del dolor que cruza la médula espinal hacia el lado contralateral) asciende por la sustancia blanca anterolateral y se proyecta hacia el tálamo del lado contralateral (v. Fig. 11-1A), y envía fibras colaterales a varios núcleos del tronco encefálico. Otro tracto ascendente es el **tracto espinorreticular**, que se proyecta hacia áreas en el tronco encefálico como el núcleo parabraquial, que se proyecta directamente hacia la amígdala (v. Fig. 11-1B), un área cerebral clave para la generación de emociones como el miedo. Las proyecciones espinales al tronco encefálico también activan núcleos que son el origen de los tractos descendentes. Los **tractos descendentes** hacia la médula espinal pueden inhibir o potenciar el procesamiento espinal (v. Fig. 11-3). El **tracto espinohipotalámico** se proyecta directamente hacia el hipotálamo, el centro superior del sistema nervioso autónomo.

Reflejos espinales

El asta ventral de la médula espinal contiene motoneuronas, el asta dorsal lateral contiene los cuerpos celulares de las fibras simpáticas preganglionares, y tanto los axones de las motoneuronas como las fibras preganglionares salen de la médula espinal a través de las raíces ventrales. Tanto las motoneuronas como las neuronas simpáticas preganglionares son activadas por neuronas sensoriales espinales locales que reciben información de los nociceptores. Esta es la base estructural de los **reflejos**. Un reflejo motor típico es la respuesta de retirada provocada por la estimulación nociva del tejido. El objetivo es alejar la extremidad de la fuente de dolor. La estimulación nociva también activa el sistema nervioso simpático. Los **reflejos simpáticos** afectan al flujo sanguíneo en los vasos y a muchas funciones celulares que regulan funciones normales y funciones patológicas, como los procesos inmunológicos y la inflamación (Jänig, 2022).

Procesamiento nociceptivo supraespinal

Uno de los principales destinos de la información ascendente es el tálamo. El **tálamo** se proyecta hacia varias áreas corticales y es, por tanto, una importante puerta de entrada al cerebro (v. Fig. 11-1A) (Kuner & Kuner, 2021).

Para evocar sensaciones de dolor conscientes, el tálamo debe estar en modo de vigilia. En el modo de sueño, el tálamo impide una activación adecuada de la corteza.

Sin embargo, el tálamo no es la única puerta de entrada al cerebro. Existen otras dianas para la información ascendente en el tronco encefálico que transmiten la actividad nociceptiva a áreas cerebrales sin pasar por el tálamo (v. más adelante).

La sensación de dolor no se produce en una sola región del cerebro. Las imágenes de la actividad cerebral han demostrado que muchas áreas del cerebro se activan durante estímulos nocivos y estados clínicos de dolor (v. Fig. 11-1B). Como se ha comentado anteriormente, la experiencia del dolor es compleja y consta de componentes sensoriales-discriminativos, afectivo-emocionales y cognitivos. Además, la sensación de dolor está influida por factores como la atención, las expectativas y los factores emocionales. Finalmente, la sensación de dolor desencadena respuestas a estímulos dolorosos (por ejemplo, respuestas motoras y respuestas vegetativas). Este complejo procesamiento de estímulos nocivos requiere la interacción de muchas áreas corticales y subcorticales.

Tálamo

El tálamo contiene un gran número de núcleos con diferentes funciones. Como se mencionó anteriormente, las funciones talámicas son críticas para el estado del procesamiento cortical. Algunos de los núcleos talámicos forman parte del **sistema reticular activador ascendente**, que recibe información de las áreas del tronco encefálico que controlan la vigilia. Algunos núcleos participan en la programación del movimiento. Aquí solo se consideran los núcleos que son núcleos de relevo para las sensaciones de dolor.

Núcleos talámicos implicados en la nocicepción

El tracto espinotalámico activa tres complejos de núcleos talámicos: los núcleos laterales, los núcleos medios y los núcleos posteriores (Kuner & Kuner, 2021). Los núcleos laterales se proyectan hacia las áreas corticales primarias S1 y S2 (v. Fig. 11-1A). Este sistema talamocortical (el **sistema lateral**) es responsable del aspecto sensorial-discriminativo del dolor. Las neuronas de relevo en esta parte del tálamo están organizadas somatotópicamente y tienen campos receptivos restringidos que proporcionan a la corteza información precisa sobre la localización de un estímulo.

La mayor parte de la entrada espinotalámica la reciben los núcleos posteriores (Kuner & Kuner, 2021). Como se verá más adelante, estos núcleos tienen proyecciones corticales extensas, y una diana cortical particularmente importante es la corteza insular posterior (v. Fig. 11-1). Se cree que este sistema talamocortical es importante para la percepción del dolor con su naturaleza aversiva y/o para la intensidad del dolor. Los núcleos medios se proyectan hacia la parte motora de la corteza cingulada anterior (CCA) y la corteza prefrontal (CPF) (v. Fig. 11-1). Se cree que el **sistema medial** está implicado en los aspectos motores del dolor, el enfoque atencional y la cualidad emocional y aversiva de la percepción del dolor.

Áreas corticales implicadas en la generación del dolor

A continuación, se detallan las cortezas somatosensoriales S1 y S2, la ínsula, la CCA y la CPF.

Cortezas somatosensoriales S1 y S2

Los núcleos basolaterales del tálamo se proyectan hacia las áreas corticales S1 y S2, la corteza somatosensorial primaria (v. Fig. 11-1A). Estas áreas corticales están organizadas somatotópicamente y procesan información de sistemas somatosensoriales, incluida la información del sistema nociceptivo. Se activan durante las sensaciones de tacto, movimiento y dolor. Se cree que la activación de las áreas corticales S1 y S2 media en el componente sensorial-discriminativo del dolor, es decir, la localización, la duración, etc.. La estimulación nociva de una región corporal activa el área S1 contralateral, pero las áreas S2 bilateralmente (Fritzsch *et al.*, 2020; McMahon *et al.*, 2013).

Ínsula, corteza cingulada anterior, corteza prefrontal

El dolor siempre tiene un componente de sufrimiento llamado ***componente afectivo-emocional***.

Este componente aversivo nos urge a evitar el dolor y/o a actuar de maneras que reduzcan el dolor. Se produce en una red de áreas corticales que también están involucradas en otras funciones sensoriales, emocionales, cognitivas, motoras y autónomas, así como en estructuras del sistema límbico (v. Fig. 11-1B). La **ínsula** está asociada al sistema límbico y actúa como una representación central del estado interno del cuerpo, desempeñando diversas funciones en los sistemas nerviosos somatosensorial, vestibular, gustativo y autónomo. La estimulación eléctrica directa de la ínsula es dolorosa con un fuerte componente afectivo, lo que sugiere que la ínsula es un área importante involucrada en la generación de la sensación desagradable del dolor. La región posterior de la ínsula recibe la entrada espinotalámica-talamicocortical más fuerte, está organizada somatotópicamente y codifica el estímulo nocivo. La actividad en **la región anterior de la ínsula está fuertemente relacionada con la experiencia subjetiva del dolor**. La ínsula también está involucrada en el control del sistema nervioso autónomo (Jänig, 2022).

La **CCA** (v. Fig. 11-1) forma parte del sistema límbico, recibe entrada de los núcleos talámicos mediales y se activa en respuesta a la estimulación nociva. Se cree que la actividad de la CCA está asociada con la selección de respuestas y las funciones eferentes motoras (la corteza cingulada media), y relacionada con las emociones y las funciones eferentes autonómicas (la CCA propiamente dicha).

La **CPF** (v. Fig. 11-1B) se encuentra en el centro de las redes neurales con funciones importantes, y, por lo tanto, integra múltiples dimensiones de la actividad cerebral. Se cree que la CPF ventromedial (CPFvm) genera el yo en contexto, el yo emocional. Es fundamental en la representación del valor afectivo y la generación de emociones tanto positivas como negativas. La CPF está conectada con la CCA y también es influenciada por la ínsula y la amígdala. Registra el valor y la sensación placentera o no placentera de estímulos en diferentes modalidades, incluyendo dinero, comida y recompensas sociales. Es un área clave para la toma de decisiones cognitivas. Las interacciones sociales activan la CPFvm, por lo que es crucial para mantener relaciones sociales. El daño en la CPFvm afecta a la perspectiva afectiva y la empatía, así como a la capacidad de preocuparse por el posible daño futuro a otros y a uno mismo. La CPFvm tiene proyecciones eferentes al hipotálamo y media en las influencias psicológicas sobre el comportamiento y los órganos corporales. Tiene una capacidad particular para movilizar sistemas fisiológicos (autonómicos, endocrinos o metabólicos). Moldea respuestas autonómicas y neuroendocrinas, e influye en procesos inflamatorios e inmunológicos. La CPFvm forma parte del sistema de recompensa mesolímbico. Se activa durante la recuperación de memorias episódicas (especialmente autobiográficas) y semánticas, y es crucial para la prospección. La CPFvm también puede influir en las vías de control del dolor endógeno (Koban *et al.*, 2021).

Sistema límbico

El **sistema límbico** está compuesto por la amígdala, el hipocampo, el cuerpo estriado ventral y la corteza cingulada (v. Fig. 11-1B) (Kuner & Kuner, 2021). Está situado en la parte interna del cerebro y participa en funciones de importancia general para todas las funciones cerebrales. Es una red clave en la regulación de las **emociones**. En particular, la amígdala desempeña un papel importante en la generación de emociones como el miedo. El sistema límbico también es un área clave para la motivación, como el sistema de recompensa y el núcleo *accumbens*. Por último, el sistema límbico, en particular el hipocampo, es fundamental para la formación del contenido de la memoria explícita y el aprendizaje de hechos.

Amígdala

La **amígdala** ha recibido mucha atención en la investigación sobre el dolor (Neugebauer, 2015). La amígdala regula las emociones, especialmente el miedo, y se activa mediante estímulos dolorosos. Una emoción es una respuesta cerebral que evalúa el significado de un estímulo. La amígdala recibe entrada directa de la médula espinal a través del núcleo parabraquial del tronco cerebral, evitando el tálamo (por lo que se activa antes de que la entrada nociva produzca una sensación consciente). Además, la amígdala recibe información del tálamo y amplias áreas de la corteza, incluida la ínsula, lo que permite que la corteza modifique las respuestas.

Una emoción consta de una respuesta motora (por ejemplo, fruncir el ceño ante un estímulo nocivo), una respuesta vegetativa (por ejemplo, aumento de la frecuencia cardíaca y la presión arterial) y una respuesta neuroendocrina (por ejemplo, liberación de hormonas de respuesta al estrés), y puede llevar a una sensación consciente, como el miedo.

Todas estas respuestas son producidas por conexiones entre los núcleos de salida de la amígdala y los centros del sistema nervioso autónomo, algunas áreas motoras y áreas corticales, incluida la CPF (Jänig, 2022).

La amígdala desempeña un papel importante en el **modelo de miedo-evitación del dolor** (Vlaeyen & Linton, 2012). En pacientes con tendencia a la catastrofización, una experiencia dolorosa desencadena un fuerte miedo relacionado con el dolor, y este miedo impide que estos pacientes realicen movimientos activos porque esperan experimentar nuevo dolor. Por lo tanto, evitan el movimiento debido a la anticipación del dolor. Esto puede promover la inmovilidad y prolongar el dolor.

Sistema de recompensa

El **área tegmental ventral** en el mesencéfalo y su proyección hacia el **núcleo *accumbens*** son las estructuras clave del denominado *sistema de recompensa*. El núcleo *accumbens* forma parte de la región ventral del núcleo estriado. Recibe una densa proyección dopaminérgica del área tegmental ventral y aferencias de la amígdala, el hipocampo y la CPF (Kuner & Kuner, 2021). La liberación sináptica de **dopamina** en el núcleo *accumbens* por parte de las fibras del área tegmental ventral se asocia con sentimientos positivos y motivación. Buscamos comportamientos que desencadenen la liberación de dopamina en el núcleo *accumbens*. La activación exagerada del núcleo *accumbens* por la dopamina es característica de la adicción. Esto se puede lograr mediante el uso de drogas que aumentan la liberación de dopamina de las fibras dopaminérgicas o imitan los efectos de la dopamina en el núcleo *accumbens*, como la nicotina, la cocaína, etc. Por lo tanto, este sistema de recompensa está involucrado en la adicción a las drogas.

Interesantemente, este sistema también se activa ante dolor crónico. Por lo tanto, la fuerza de la conexión entre el núcleo *accumbens* y la CPF precede y predice la transición del dolor lumbar agudo al dolor crónico. Las neuronas dopaminérgicas del mesencéfalo se reclutan durante la predicción y la expectativa de recompensa, así como por señales que producen dolor. Diferentes circuitos dentro del sistema área tegmental ventral-núcleo *accumbens* parecen mediar la aversión y la recompensa. El papel preciso del área tegmental ventral-núcleo *accumbens* en el dolor sigue siendo objeto de investigación (Kuner & Kuner, 2021).

Hipocampo

El **hipocampo** es necesario para la formación de la **memoria contextual** y la **memoria a corto plazo**. Un déficit bilateral del hipocampo resulta en la incapacidad de formar nuevos recuerdos. Los pacientes con dolor crónico, en particular, pueden experimentar alteraciones y déficits de memoria (Higgins *et al.*, 2018), aunque esto no se ha demostrado de manera consistente (Moriarty *et al.*, 2011). El volumen del hipocampo puede verse reducido en casos de dolor crónico. Un mecanismo de aprendizaje en el hipocampo es la **potenciación a largo plazo** del procesamiento sináptico. Se ha observado una reducción en los procesos de potenciación a largo plazo en modelos de neuropatía.

Inhibición y excitación descendentes

La médula espinal está bajo la influencia de un **sistema de control descendente** que puede inhibir o facilitar el procesamiento nociceptivo espinal (v. **Fig. 11-3**). El cerebro puede influir en la experiencia del dolor en dos direcciones. El cerebro puede suprimir temporalmente el dolor, por ejemplo, en situaciones en las que el dolor impediría que una persona escapara. Dado que los sistemas descendentes están conectados a regiones cerebrales implicadas en el procesamiento del dolor, el sistema descendente media en la atenuación del dolor observada en situaciones que reducen el dolor (por ejemplo, la respuesta placebo). Por otro lado, el sistema descendente también puede facilitar el procesamiento nociceptivo y contribuir al dolor intenso (Fritzsch *et al.*, 2020; McMahon *et al.*, 2013).

Sistema sustancia gris periacueductal-médula rostral ventromedial

El sistema neural descendente más importante es el **sistema sustancia gris periacueductal (PAG)-médula rostral ventromedial (RVM)-médula espinal**. La PAG se encuentra en el mesencéfalo (v. **Fig. 11-1B**). Sus fibras descendentes se proyectan a la RVM en la médula oblongada, y desde allí las fibras nerviosas descienden al cuadrante dorsolateral de la médula espinal; es decir, el RVM actúa como una estación de relevo desde la PAG hasta la médula espinal. Existen otros sistemas que contribuyen a la inhibición y facilitación descendente, pero el origen PAG-RVM parece ser particularmente importante.

La estimulación eléctrica selectiva de la PAG puede producir analgesia, lo que demuestra el papel inhibidor de la PAG en el dolor. Esta parte del sistema descendente también es reclutada por los opioides. Por otro lado, la PAG también puede activarse en estados de dolor y, por lo tanto, está implicada en la producción de hiperalgesia en condiciones inflamatorias y neuropáticas. Estas diferentes partes del sistema PAG-RVM parecen actuar en paralelo.

La PAG recibe aferencias de la CCA, la corteza insular, la amígdala, el tálamo y otros núcleos del tronco cerebral, así como de la médula espinal a través de tractos ascendentes como el tracto espinomesencefálico y espinorreticular. Por lo tanto, es la diana de estructuras cerebrales superiores (principalmente áreas involucradas en los aspectos cognitivos y emocionales del dolor) y de la médula espinal, que recibe la información nociceptiva desde la periferia. Se ha propuesto la PAG como una estructura que integra *inputs* tanto *top-down* (de arriba hacia abajo) como *bottom-up* (de abajo hacia arriba).

La RVM, que actúa como estación de relevo hacia la médula espinal (principalmente en las láminas I, II y V), recibe su principal entrada de la PAG, pero también del núcleo cuneiforme adyacente. Sus fibras descendentes son en parte **serotoninérgicas** y en parte **noradrenérgicas**. La RVM contiene tres tipos de neuronas que se consideran importantes en el procesamiento del dolor: las **neuronas *off*** –que dejan de disparar impulsos justo antes de que un estímulo nocivo provoque una respuesta de retirada. Se cree que producen antinocicepción y son activadas por los opioides–, las **neuronas *on*** –que disparan impulsos antes de la retirada y se cree que potencian la nocicepción. Son inhibidas por los opioides– y las **neuronas neutrales** –cuya función aún no está clara–.

Existen evidencias de que la facilitación descendente puede estar aumentada en estados de dolor crónico, mientras que la inhibición descendente está reducida. Por lo tanto, el dolor crónico puede caracterizarse por un desequilibrio alterado entre la facilitación y la inhibición.

Modulación condicionada del dolor

Una forma especial de inhibición descendente es la **modulación condicionada del dolor** (*conditioned pain modulation*), anteriormente conocida como *control inhibitorio nocivo difuso*. La aplicación de un estímulo nocivo de forma localizada en una parte del cuerpo puede aumentar el umbral nociceptivo de todas las otras partes del cuerpo.

Es decir, la reducción de la percepción del dolor en una región específica del cuerpo podría ser influenciada mediante la aplicación de un estímulo doloroso localizado, lo que resultaría en un efecto analgésico generalizado.

Podría tratarse de un mecanismo de contrairritación. Esta forma de inhibición es probablemente independiente del sistema PAG-RVM, porque no se elimina mediante la destrucción de la PAG.

La modulación condicionada del dolor puede evaluarse en seres humanos. En estudios se ha demostrado que la modulación condicionada del dolor puede reducirse o incluso perderse en estados de dolor crónico, como la osteoartritis crónica. La modulación condicionada del dolor puede restablecerse después de una artroplastia.

DOLOR NOCICEPTIVO INFLAMATORIO

El **dolor inflamatorio** es uno de los tipos de dolor más frecuentes. Enfermedades musculoesqueléticas como la artritis reumatoide y enfermedades relacionadas, la osteoartritis, la gota, lesiones, enfermedades viscerales y algunas enfermedades infecciosas son solo algunos ejemplos. Además, algunas enfermedades pueden tener un componente de dolor neuropático.

Mecanismos neuronales (neuroplasticidad)

Tal y como se ha mencionado anteriormente, los síntomas típicos son la hiperalgesia, la alodinia (dependiente de la carga) o el dolor espontáneo. Estos síntomas indican una sensibilidad aumentada al dolor. Los mecanismos importantes son la sensibilización periférica y la sensibilización espinal (v. Fig. 11-3). En las etapas agudas, la inhibición descendente puede aumentar, pero la inflamación crónica a menudo se caracteriza por una reducción o pérdida de la inhibición descendente (v. Fig. 11-3). Al menos en enfermedades inflamatorias crónicas, el procesamiento supraespinal puede mostrar cambios significativos.

Además de los mecanismos neuronales de sensibilización (plasticidad neuronal), también deben considerarse otros niveles, como los factores locales del tejido, el papel del sistema inmunológico y los factores sistémicos.

Factores locales en el sistema musculoesquelético

El sistema musculoesquelético está compuesto por diferentes tejidos, incluyendo músculos, tendones, ligamentos, cápsulas articulares, fascias, huesos y cartílagos. Por ejemplo, una patología articular puede mostrar cambios en los tejidos blandos, así como en el hueso y el cartílago. La artritis reumatoide se caracteriza por la inflamación del tejido sinovial y la destrucción del hueso, mientras que la osteoartritis se caracteriza por la destrucción del cartílago, el aumento de la densidad ósea y la formación de osteofitos, además de la inflamación de los tejidos blandos. Por lo tanto, puede plantearse la pregunta: ¿qué cambios en los tejidos contribuyen (más) al dolor musculoesquelético? He aquí algunos datos:

- En la **articulación**, todos los tejidos, excepto el cartílago, están inervados por nociceptores; sin embargo, el cartílago puede contribuir al dolor al liberar mediadores inflamatorios que difunden hacia los tejidos inervados, como la sinovial (Eitner *et al.*, 2017).
- En las etapas preclínicas y preinflamatorias de la artritis reumatoide, la actividad de los osteoclastos puede causar dolor óseo. Sin embargo, la artritis reumatoide clínicamente manifiesta se caracteriza tanto por una inflamación grave como por la destrucción del hueso. Los datos expe-

rimentales han demostrado que la hiperalgesia mecánica se debe principalmente a la inflamación, mientras que la destrucción ósea aumenta principalmente la hiperalgesia térmica (Ebbinghaus *et al.*, 2019).

- El dolor en la osteoartritis está fuertemente correlacionado con cambios inflamatorios en la articulación (por ejemplo, sinovitis), mientras que la relación entre los cambios estructurales del cartílago y el hueso y el dolor es relativamente débil. Por lo tanto, el diagnóstico por imagen de la articulación es una mejor manera de identificar la causa del dolor que las radiografías (Eitner *et al.*, 2017).
- El dolor en el **músculo** puede deberse a la activación de nociceptores en el vientre muscular, pero la **fascia** densamente inervada que recubre el músculo puede contribuir significativamente al dolor.

Papel del sistema inmunitario

El sistema inmunitario está fuertemente involucrado en la sensibilización de las vías nociceptivas periféricas y centrales. Las interacciones ocurren a nivel tisular, donde los **mediadores inmunológicos** tienen acceso a terminales sensoriales que expresan receptores de citocinas. Las citocinas proinflamatorias y otros mediadores pronociceptivos, liberados por las células del sistema inmunológico, sensibilizan los nociceptores. Los complejos antígeno-anticuerpo también pueden sensibilizar los nociceptores después de la unión del fragmento Fc de los anticuerpos a los receptores Fc en las neuronas sensoriales (v. Fig. 11-2A). Los DAMP (patrones moleculares asociados al daño, moléculas liberadas por células dañadas) y los PAMP (patrones moleculares asociados a patógenos, moléculas bacterianas) también pueden tener efectos en las terminales sensoriales (Schaible, 2022). Dado que los macrófagos pueden invadir las raíces dorsales, los mediadores liberados por los macrófagos también pueden afectar a los cuerpos celulares de los nociceptores. En la médula espinal, las células de la microglía contribuyen a la sensibilización espinal. Las células de la microglía liberan citocinas y receptores solubles de IL-6 requeridos para la señalización de la IL-6. Los astrocitos también están implicados. Dado que la microglía también se encuentra en el cerebro, procesos similares también pueden ocurrir en el cerebro (Schaible *et al.*, 2023).

Factores sistémicos/generales

Muchos **factores sistémicos** pueden tener un impacto en el dolor. Ya se han comentado los factores psicológicos y sociales, pero los factores genéticos también pueden contribuir al dolor. Recientemente se ha descubierto que las comorbilidades influyen en el procesamiento del dolor. Muchos pacientes con artrosis padecen hipertensión, obesidad y enfermedades metabólicas como la diabetes mellitus. En varios estudios se ha demostrado que la diabetes mellitus puede exacerbar procesos de enfermedades como la artrosis. Los pacientes con diabetes mellitus pueden tener una inflamación sistémica de bajo grado. En la artrosis, se ha observado que la diabetes es un factor de riesgo independiente de aumento del dolor. Además, la diabetes mellitus puede causar dolor neuropático con parestesias (Eitner *et al.*, 2017).

DOLOR NEUROPÁTICO

En los siguientes apartados se profundiza en el dolor neuropático.

Aparición de dolor neuropático

Por definición, el dolor neuropático aparece cuando se dañan las propias células nerviosas. Como se ha mencionado anteriormente, existen muchas causas de dolor neuropático. Es importante destacar que el dolor es solo una manifestación del daño neuronal. Algunas neuropatías, como la diabetes mellitus, pueden cursar con o sin dolor, y puede haber otras alteraciones sensoriales como el adormecimiento, parestesias. Además, las neuronas motoras pueden verse afectadas, lo que origina síntomas motores, y las fibras nerviosas simpáticas pueden causar anomalías en los tejidos como hinchazón, cambios tróficos y otros. A menudo existen una serie de síntomas positivos y negativos. El dolor también puede sentirse como dolor irradiado y proyectarse hacia órganos periféricos, es decir, el dolor puede no sentirse en el lugar de origen (por ejemplo, dolor en la pierna o el pie después de la compresión de las fibras nerviosas por una hernia discal en la columna vertebral) (Fritzsch *et al.*, 2020; McMahon *et al.*, 2013).

El dolor neuropático también puede ocurrir después de lesiones del sistema nervioso central. Por ejemplo, una minoría de pacientes experimenta dolor después de un accidente cerebrovascular. Las lesiones en el tálamo pueden causar un síndrome talámico con dolor agudo; sin embargo, muchas enfermedades cerebrales no están asociadas con el dolor. Las enfermedades inflamatorias también pueden tener un componente neuropático. Por ejemplo, tanto la artritis reumatoide como la artrosis pueden presentar características de dolor neuropático en algunos pacientes. Por lo tanto, el dolor crónico puede ser un dolor mixto con componentes inflamatorios y neuropáticos (Eitner *et al.*, 2017).

Mecanismos periféricos de dolor neuropático

Son muchos los mecanismos que contribuyen al dolor neuropático (Finnerup *et al.*, 2020), aunque uno de los más importantes es la aparición de **descargas ectópicas** (v. Fig. 11-3). Mientras que en las neuronas sensoriales intactas los potenciales de acción se generan en el terminal sensorial, las neuronas sensoriales dañadas o lesionadas suelen generar potenciales de acción en distintos lugares. Los potenciales de acción pueden generarse en el lugar de la lesión del axón. Curiosamente, los potenciales de acción también pueden generarse en los cuerpos celulares de las neuronas lesionadas. Estos potenciales de acción pueden producirse espontáneamente, sin estimulación, lo que provoca ataques de dolor sin estimulación nociva.

Las descargas ectópicas pueden ser causadas por cambios en los canales de iones (por ejemplo, canales de sodio) en la membrana de las neuronas lesionadas y también pueden ser inducidas por efectos locales de mediadores inflamatorios, incluyendo citocinas. El sistema nervioso simpático también puede desempeñar un papel. Después de una lesión nerviosa, los **receptores adrenérgicos** pueden aumentar en las fibras sensoriales, lo que resulta en una mayor sensibilidad a los mediadores adrenérgicos.

Se han descrito interacciones entre el sistema nervioso simpático y las neuronas sensoriales periféricas en terminaciones nerviosas tisulares y en los ganglios de la raíz dorsal, donde pueden brotar neuronas simpáticas después de una lesión nerviosa (Fritzsch *et al.*, 2020; McMahon *et al.*, 2013).

Mecanismos centrales del dolor neuropático

Muchas características son similares a las del dolor inflamatorio, como la sensibilización espinal, que aumenta el procesamiento del dolor en las vías del dolor; sin embargo, algunos cambios son típicos de las condiciones neuropáticas causadas por lesiones nerviosas con pérdida de nervios. Después de la amputación y la interrupción de los nervios, pueden ocurrir **procesos de reorganización** tanto en la médula espinal como en el cerebro. Por ejemplo, las áreas privadas de la entrada sensorial pueden someterse a un proceso de reorganización. Las neuronas en estas áreas pueden comenzar a responder a la estimulación de tejidos adyacentes que están intactamente inervados. Así, los mapas somatotópicos pueden alterarse significativamente. Esto puede contribuir a la sensación de miembro fantasma y al dolor de miembro fantasma. Los mecanismos responsables pueden incluir el desenmascaramiento de conexiones neuronales y la formación de procesos neuronales (Fritzsch *et al.*, 2020).

DOLOR NOCIPLÁSTICO

Como se ha mencionado anteriormente, el término *dolor nociplástico* fue introducido en 2016 y describe un fenotipo del dolor caracterizado por una sensibilidad aumentada al dolor combinada con otros signos de una hiperrespuesta cerebral aumentada, por ejemplo, a estímulos inocuos como estímulos luminosos o acústicos. Los pacientes presentan alodinia mecánica estática o dinámica, alodinia al calor y al frío, y aumento de la sensibilidad dolorosa. A menudo también sufren de trastornos del sueño y fatiga, y pueden tener problemas cognitivos como deterioro de la memoria. Es importante señalar que, cuando existen pruebas de dolor nociceptivo inflamatorio o dolor neuropático, el dolor no es nociplástico, sino nociceptivo o neuropático; sin embargo, algunos autores se refieren al aumento persistente del dolor después de la remisión de la enfermedad como dolor nociplástico. Se ha llamado *dolor nociplástico* al dolor crónico en múltiples áreas del cuerpo, dolor crónico de espalda o pecho, dolor temporomandibular, dolor crónico en el colon, la vejiga (Kosek *et al.*, 2021).

Se ha sugerido la sensibilización central persistente como un mecanismo, pero hasta la fecha no se ha descrito ningún mecanismo neuronal que sea único para el dolor nociplástico. Por lo tanto, se necesitan más estudios para definir mejor el dolor nociplástico.

PLASTICIDAD CORTICAL EN EL DOLOR CRÓNICO

Como se ha descrito anteriormente, las funciones cerebrales pueden experimentar cambios significativos en el dolor crónico. Si tales cambios son causas o consecuencias del dolor crónico es motivo de debate. Los cambios neurales pueden incluir alteraciones en la importancia relativa de las regiones cerebrales y la conectividad entre áreas cerebrales, así como cambios estructurales dentro de las regiones cerebrales.

En el dolor crónico, las vías que participan en los aspectos emocionales del dolor pueden fortalecerse con un cambio de las áreas sensoriales a las áreas emocionales del cerebro. Esto puede implicar procesos de aprendizaje en el circuito del sistema límbico. Puede haber una notable superposición entre los mecanismos de la adicción (una forma de aprendizaje) y el dolor crónico, a saber, un aumento en la conectividad funcional entre el núcleo *accumbens* y la CPF (McMahon *et al.*, 2013).

También se han descrito cambios estructurales en la corteza cerebral de pacientes con dolor crónico. En estudios de imagen se ha observado una reducción en el volumen de sustancia gris de las áreas S1 y S2, así como en la ínsula. El volumen del hipocampo también puede estar reducido (McMahon *et al.*, 2013).

Estos cambios pueden explicar las alteraciones cognitivas que experimentan los pacientes con dolor crónico significativo. La atención puede estar alterada, el aprendizaje y la memoria pueden estar deteriorados, la velocidad de procesamiento de la información puede estar reducida, las habilidades psicomotoras pueden estar afectadas, y las funciones ejecutivas (planificación, organización, comportamiento dirigido a objetivos, etc.) pueden verse afectadas (Higgins *et al.*, 2018; Moriarty *et al.*, 2011).

IMPLICACIONES TERAPÉUTICAS

Dada la complejidad de la generación del dolor, la terapia del dolor puede utilizar diferentes estrategias para combatirlo. Los principales objetivos y dianas son:

- Dado que la hiperexcitabilidad de las vías del dolor caracteriza muchos trastornos de dolor, esta debe tratarse. Esto se puede lograr mediante terapias que reduzcan la excitación y sensibilización de las neuronas.
- Las terapias que activan los mecanismos inhibidores endógenos son útiles para apoyar la terapia del dolor.
- La actividad anormal que a menudo caracteriza al dolor neuropático puede reducirse interfiriendo en la actividad de los canales iónicos.
- Dado que la generación del dolor en el cerebro está asociada con la activación de muchos circuitos conductuales, incluidos aquellos involucrados en la generación de ansiedad, la terapia del dolor debe incluir estrategias de afrontamiento y manejo del estrés.
- Deben considerarse las comorbilidades.

PUNTOS CLAVE

- El dolor es un síntoma importante de enfermedad; sin embargo, el dolor crónico puede convertirse en una enfermedad por sí mismo.
- El dolor nociceptivo puede desencadenarse en el tejido normal como señal de alarma, provocando así dolor nociceptivo fisiológico. El dolor nociceptivo clínicamente relevante es causado por inflamación o lesión del tejido, lo que resulta en dolor nociceptivo patológico, que se caracteriza por la hiperexcitabilidad de las vías del dolor periféricas y centrales (sensibilización).
- La experiencia del dolor se genera en una red neural que incluye áreas involucradas en los aspectos sensorial-discriminativos del dolor (corteza somatosensorial) y áreas involucradas en los aspectos afectivo-emocionales del dolor (ínsula, cíngulo anterior, CPF, amígdala).
- Los enfoques terapéuticos para tratar el dolor incluyen abordar la hiperexcitabilidad, controlar la actividad neural anormal, fortalecer los mecanismos inhibitorios del dolor y desarrollar estrategias para afrontar la ansiedad.

BIBLIOGRAFÍA

Ebbinghaus M, Müller S, Segond von Banchet G et al. The contribution of inflammation and bone destruction to pain in arthritis - a study in murine glucose-6-phosphate isomerase (G6PI)-induced arthritis. Arthritis Rheumatol. 2019;71:2016-26.

Eitner A, Hofmann GO, Schaible H-G. Mechanisms of osteoarthritic pain. Studies in humans and experimental models. Front Mol Neurosci. 2017;10:349.

Finnerup NB, Kuner R, Jensen TS. Neuropathic pain: from mechanisms to treatment. Physiological Rev. 2020;101:259-301.

Fritzsch B (editor), Pogatzki-Zahn E, Schaible H-G (editores del volumen). The Senses: A Comprehensive Reference, vol. 5. Amsterdam: Elsevier, Academic Press; 2020.

Higgins DM, Martin AM, Baker DG, Vasterling JJ, Risbrough V. The relationship between chronic pain and neuro-cognitive function: A systemic review. Clin J Pain. 2018;34:262-75.

Jänig W. The Integrative action of the Autonomic Nervous System. 2ª ed. Cambridge: Cambridge University Press; 2022.

Koban L, Gianaros PJ, Kober H, Wager TD. The self in context: brain systems linking mental and physical health. Nature Rev Neurosci. 2021;22:309-22.

Kosek E, Clauw D, Jo N et al. Chronic nociplastic pain affecting the musculoskeletal system: clinical criteria and grading system. Pain. 2021;162: 2629-34.

Kuner R, Kuner T. Cellular circuits in the brain and their modulation an acute and chronic pain. Physiol Rev. 2021;101:213-58.

McMahon SB, Tracey I, Koltzenburg M, Turk DC, editores. Wall and Melzac's Textbook of Pain. 6ª ed. Philadelphia, PA: Elsevier Saunders; 2013.

Moriarty O, McGuire BE, Finn DP. The effect of pain on cognitive function: A review of clinical and preclinical research. Progress Neurobiol. 2011;93: 385-404.

Neugebauer V. Amygdala Pain Mechanisms. En: Schaible H-G, editor. Pain Control, Handbook of Experimental Pharmacology 227. Berlín, Heidelberg: Springer-Verlag; 2015. p. 261-84.

Schaible H-G. Immunsystem und Schmerz. Periphere und zentrale Sensibilisierung durch das Immunsystem. Schmerz. Therapie. 2022;5:18-24.

Schaible H-G, König C, Ebersberger A. Spinal processing in arthritis: neuron and glia (inter)actions. J Neurochemistry. 2023. En prensa.

Vlaeyen JW, Linton SJ. Fear-avoidance model of chronic musculoskeletal pain: 12 years on. Pain. 2012;153:1144-7.

Interacción neuroinmune

12

L. Fischer

INTRODUCCIÓN

Anteriormente, se concebía al sistema nervioso autónomo (SNA) y al sistema inmunitario como dos sistemas separados.

La revelación científica de la regulación de los procesos inmunológicos e inflamatorios, tanto en contextos fisiológicos como patológicos, por parte del SNA, ha puesto de manifiesto la relación intrínseca entre ambos sistemas, dando lugar al concepto de **sistema neuroinmune**.

En el desarrollo de este capítulo se ha optado por mantener ciertos términos en inglés o latín, dado su uso estandarizado en la comunidad científica internacional; no obstante, se proporcionan sus respectivas traducciones y contextualizaciones a lo largo del texto.

ELEMENTOS ANATÓMICOS IMPORTANTES DEL SISTEMA NERVIOSO AUTÓNOMO PARA LA COMUNICACIÓN NEUROINMUNE

Aunque el SNA se describe en otro capítulo de este libro (v. **Cap. 4**), es esencial abordar aquí ciertos aspectos clave para comprender la interacción con el sistema inmunitario. El SNA, que engloba las ramas simpática y parasimpática, consta de componentes centrales (cerebro y médula espinal) y periféricos. Mantiene el medio interno del organismo, cuando es posible, siguiendo los principios cibernéticos de homeostasis y economía.

Para ello, el SNA responde a factores internos y externos en coordinación con el sistema inmunitario, el sistema endocrino y el sistema vascular, modulando las funciones orgánicas según sea necesario, actuando como un sistema ubicuo.

En este contexto, el SNA desempeña un papel fundamental en el control de los procesos inflamatorios e inmunológicos, y en la regulación de la (micro)circulación.

El sistema nervioso simpático surge de centros cerebrales como el hipotálamo y la médula ventrolateral rostral. Estas fibras eferentes fluyen a través del núcleo intermedio lateral en la médula espinal hacia los ganglios paravertebrales y prevertebrales (**Fig. 12-1**).

Las fibras posganglionares se dirigen al intersticio (sistema básico) y a todos los órganos internos parenquimatosos. Así, ejercen influencia sobre los mastocitos, macrófagos, fibrocitos, leucocitos, células madre hematopoyéticas de la médula ósea, timocitos, linfocitos de los órganos con mucosa (intestinos, bronquios, amígdalas, etc.), de los ganglios linfáticos y del bazo. El principal transmisor segregado por las fibras simpáticas es la norepinefrina, pero también segrega trifosfato de adenosina, neuropéptido Y y óxido nítrico. Todos los neurotransmisores influyen en las células inmunitarias, lo que significa que el sistema nervioso simpático también puede influir en la función de las células T, así como en las células B y, por tanto, en la producción de anticuerpos.

En paralelo, el eje hipotálamo-hipofisario-adrenal actúa sobre la corteza suprarrenal, y el sistema simpatoadrenal influye en la médula suprarrenal.

Las fibras sensoriales del sistema simpático se extienden desde la periferia, incluyendo el intersticio, hacia la médula espinal a través de los ganglios prevertebrales y paravertebrales, y a continuación hacia centros cerebrales específicos ya mencionados. Existe también una vía simpática adicional hacia el cerebro que recorre los ganglios cervicales y plexos perivasculares.

Por otro lado, las fibras eferentes parasimpáticas emergen del cerebro, con origen en el **núcleo ambiguo** y el **núcleo dorsal del nervio vago**. Estas fibras forman diversos plexos en colaboración con el sistema simpático, como los plexos pulmonar, cardíaco, celíaco y pélvico, y desde allí las fibras parasimpáticas se dirigen hacia la periferia, haciendo sinapsis cerca de los órganos. Las fibras sensoriales del nervio vago convergen en el **núcleo del tracto solitario** del tronco del encéfalo, donde establecen conexiones con las áreas eferentes parasimpáticas (vagales) y simpáticas mencionadas. El circuito de retroalimentación se completa (v. **Fig. 12-1**). Adicionalmente, el núcleo del tracto solitario se comunica con otros centros de integración, como el hipotálamo (**Fig. 12-2**; v. **Fig. 12-1**). Estos centros, a su vez, interaccionan con otras zonas cerebrales como la ínsula y el sistema límbico, evidenciando cómo el estrés y las emociones pueden influir en las dinámicas neuroinmunitarias.

COMUNICACIÓN ENTRE EL SISTEMA NERVIOSO Y EL SISTEMA INMUNITARIO

En los últimos años, los mecanismos subyacentes a las interacciones entre el sistema nervioso y el sistema inmunitario, incluidas las cascadas inflamatorias, se han elucidado con

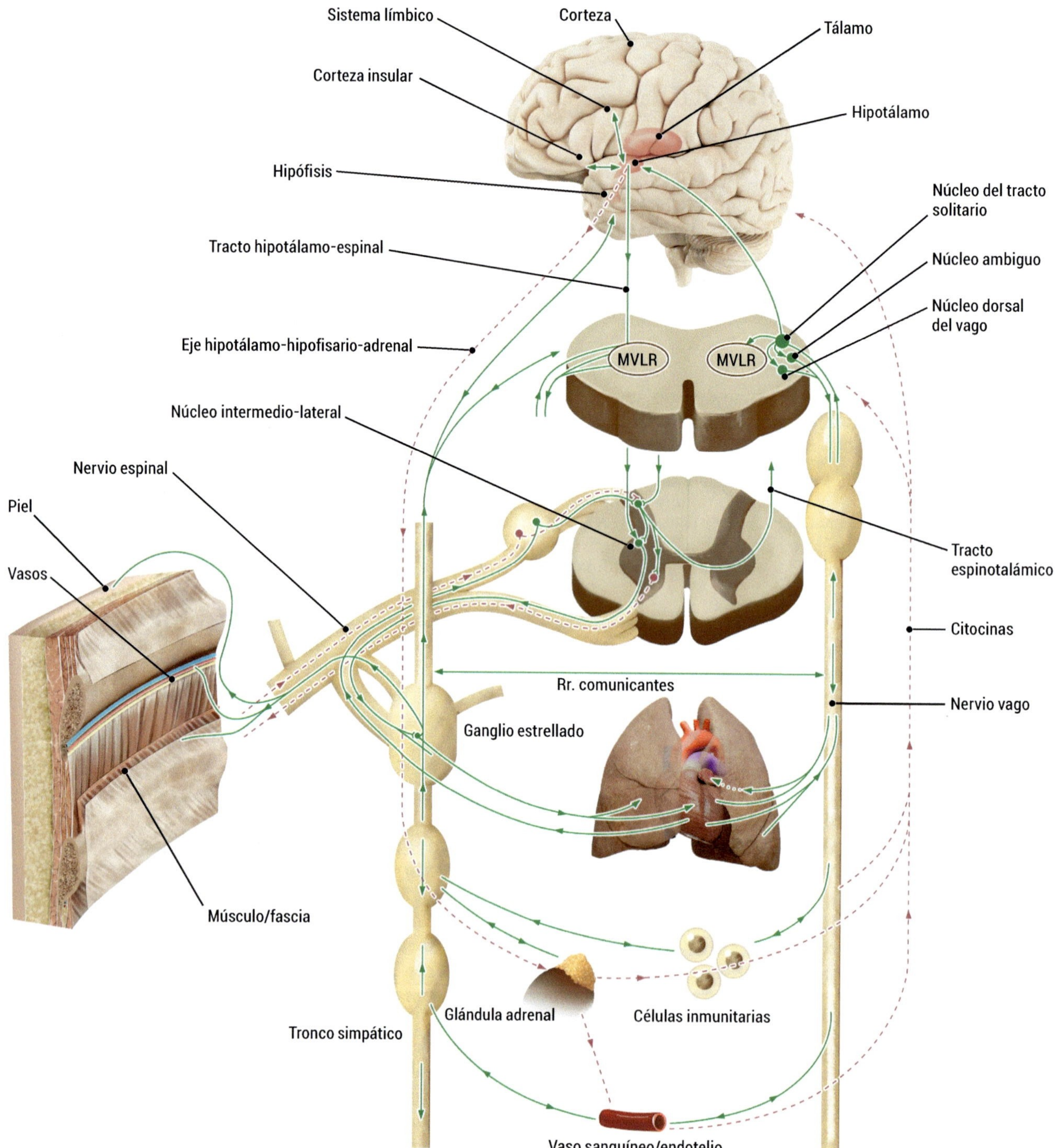

Figura 12-1. Interacciones del sistema nervioso autónomo con el sistema inmunitario y el organismo. Para una visualización más clara, el sistema simpático y el vago se representan en lados separados. La figura muestra las interacciones entre el sistema simpático, el nervio vago y el sistema inmunitario, destacando su papel en la regulación central y periférica del organismo, por lo que cada «parte» está intrínsecamente ligada al funcionamiento global del sistema. El flujo de información entre la periferia y el cerebro, en relación con el sistema inmunitario, también ocurre a través de fibras sensoriales del tronco simpático y el nervio vago, junto con aferencias nociceptivas y citocinas. Tras su procesamiento en los centros vagales y simpáticos, esta información genera una retroalimentación hacia la periferia mediante las eferencias simpáticas y vagales. Un ejemplo de este circuito de retroalimentación refleja es la convergencia de las neuronas aferentes de la piel, el sistema musculoesquelético y los órganos internos en una misma célula de la médula espinal, desde donde la información se distribuye de forma divergente: hacia la periferia (retornando a los órganos y tejidos, incluidas las células inmunitarias) y hacia el cerebro a través del tracto espinotalámico. Posteriormente, estos impulsos son procesados en el tronco encefálico y enviados de vuelta a la médula espinal, activando respuestas del sistema nervioso simpático y del nervio vago, que modulan la actividad periférica. Finalmente, la figura destaca el papel de las emociones en la modulación de estos circuitos de retroalimentación, lo que sugiere su influencia en los procesos inmunológicos e inflamatorios.

MVLR: médula ventrolateral rostral. Modificada de: Fischer *et al.*, 2022.

mayor claridad (Elenkov *et al.*, 2000; Jänig, 2022; Marvar & Harrison, 2012; Tracey, 2002).

La mente, el sistema somático, el SNA y el sistema inmunitario están interconectados de manera iterativa a través de complejas redes de retroalimentación refleja (Fischer *et al.*, 2022), evidenciando su naturaleza inseparable.

En este entramado, el SNA desempeña el papel de mediador principal en la coordinación y regulación de los procesos inmunológicos.

Las redes centrales del SNA captan información sobre la inflamación periférica y el estado de los elementos del sistema inmunitario en la periferia, principalmente a través de fibras nerviosas sensoriales, que comprenden neuronas nociceptivas, fibras en la cadena simpática y en el nervio vago. Paralelamente a este flujo de información neural desde la periferia al cerebro, también se establece un canal de comunicación humoral.

Entre los agentes mediadores en este proceso destacan las citocinas, moléculas de señalización producidas por diversas células que facilitan la comunicación entre células inmunitarias y neuronas, jugando un papel clave en la modulación de respuestas inflamatorias. Estas citocinas son liberadas desde áreas inflamadas y órganos linfoides. De esta manera, tanto la información humoral como la neural dirigida al cerebro influyen profundamente en la respuesta eferente que, después de ser procesada en los núcleos autónomos cerebrales, se origina en el nervio vago y el sistema nervioso simpático, retornando a la periferia (Fischer *et al.*, 2022; Kenney & Ganta, 2014).

A través de esta retroalimentación sensorial, el SNA no solo regula respuestas inflamatorias e inmunológicas de carácter general, sino que también modula procesos específicos en tejidos dañados. En esencia, la homeostasis inmunológica es un fenómeno homeodinámico orquestado por el SNA que tiene la capacidad de potenciar o atenuar la actividad del tejido efector, influenciando simultáneamente la microcirculación y las células inmunitarias.

Ante situaciones como traumas somáticos, psicológicos e infecciones, entre otros, el organismo desencadena una respuesta inmunológica. En este contexto, el cerebro y el sistema inmunitario entablan un «diálogo» dinámico, actualizándose mutuamente sobre su estado a través de vías aferentes y eferentes, como se ilustra en las **figuras 12-1** y **12-2**.

Las células inmunitarias expresan receptores adrenérgicos (Bellinger & Lorton, 2014), mientras que las neuronas sensoriales detectan variaciones en las concentraciones locales de mediadores inflamatorios e inmunológicos, como citocinas y quimiocinas, transmitiendo esta información al cerebro.

De este modo, los centros del SNA en el cerebro pueden identificar con precisión zonas de inflamación o daño tisular en la periferia, una localización que no sería viable solo a través de la vía sanguínea. En este sentido, mediadores inflamatorios como citocinas y quimiocinas pueden describirse como neuromoduladores (Ji *et al.*, 2016; Schaible, 2014).

En contextos de neuroinflamación local también se activan las células gliales de regiones como los ganglios espinales, la médula espinal y el cerebro.

Es importante destacar que, además de las células inmunitarias como macrófagos, monocitos y linfocitos, las neuronas del sistema nervioso –tanto central como periférico–, la microglía, astrocitos y células endoteliales vasculares (Galic *et al.*, 2012) también producen citocinas.

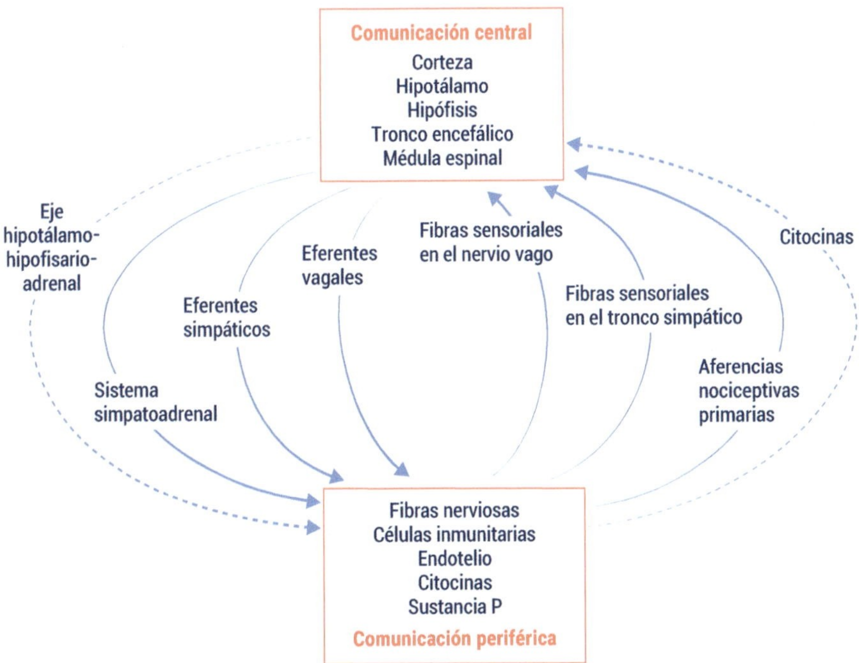

Figura 12-2. Comunicación entre el sistema nervioso autónomo y el sistema inmunológico: conexiones centrales y periféricas. Se establecen ciclos de retroalimentación positiva (iteraciones) tanto dentro como entre las comunicaciones centrales y periféricas. Por ejemplo, los elementos de la comunicación periférica se sensibilizan recíprocamente: las células inmunitarias y las fibras nerviosas liberan citocinas y sustancia P, que simultáneamente impulsan tanto a las células inmunitarias como a las nerviosas a generar más citocinas y sustancia P. Esto resulta en un ciclo de retroalimentación positiva. El cerebro recibe información sobre la concentración de citocinas y sustancia P en la periferia mediante fibras nerviosas aferentes. También se le «informa» al cerebro sobre la localización e intensidad de la inflamación o el daño tisular. Esta información se procesa a nivel central y, posteriormente, el resultado de este procesamiento se transmite a la periferia a través de fibras eferentes, facilitando la comunicación bidireccional entre el centro y la periferia.
Modificada de: Fischer *et al.*, 2022.

Esta capacidad de producción integrada facilita la interacción sinérgica de múltiples sistemas, retroalimentándose de forma coherente y simultánea (Fischer *et al.*, 2022), lo que subraya la importancia en la comunicación neuroinmune y la integridad de este sistema complejo.

Una evidencia de esta estrecha relación es que algunos nervios periféricos comparten mecanismos de reconocimiento molecular como los receptores tipo Toll (*Toll-like receptors*) con las células inmunitarias (Chiu *et al.*, 2013), permitiendo así una comunicación directa y rápida.

Frente a estímulos nocivos –ya sean infecciones, traumas o toxinas–, las fibras nerviosas liberan neuropéptidos proinflamatorios, como la sustancia P y los péptidos relacionados con el gen de la calcitonina (CGRP). Sin embargo, estos neuropéptidos también son producidos por células inmunitarias, como los macrófagos, los linfocitos y los mastocitos, resultando finalmente en una inflamación neurogénica con extravasación plasmática y edema. Los neuropéptidos secretados por las fibras nerviosas pueden inducir la producción de citocinas en las células inmunitarias (Ansel *et al.*, 1993), estableciendo un ciclo de retroalimentación (Fischer *et al.*, 2022). Esto refuerza la interconexión y rapidez entre el sistema nervioso y el inmunitario. Fenómenos similares de inflamación neurogénica ocurren, por ejemplo, durante infecciones respiratorias víricas, donde las infecciones pueden activar los receptores tipo Toll en los nociceptores, llevando a una modulación neural del dolor y una neuroinflamación local.

La gravedad de una afección inflamatoria tiene relación directa con la actividad de las neuronas sensoriales que expresan *transient receptor potential channel* (TRPV1), también conocido anteriormente como receptor de vaniloide 1 o receptor de capsaicina, localizadas en el tronco simpático y el nervio vago. Además, está asociada con la actividad de las eferencias simpáticas y vagales en los pulmones, las cuales modulan tanto la inflamación como el sistema inmunológico. Estas neuronas mantienen una interacción con el sistema inmunológico (Chavan *et al.*, 2017; Nahama *et al.*, 2020) y, al ser activadas, pueden liberar sustancias proinflamatorias en mayor medida, incluyendo sustancia P y citocinas.

Por naturaleza, una respuesta de estrés adecuada por parte del sistema neuroinmune, que conlleva a una inflamación fisiológica, es de carácter protector. Es interesante destacar que los mecanismos neuroinmunológicos de respuesta, en su estado basal, son esencialmente idénticos tanto en una reacción fisiológica como en una respuesta patológicamente excesiva. Así, esta reacción inflamatoria del sistema neuroinmune sigue esencialmente el mismo patrón, independientemente de si es provocada por un trauma, una toxina, un agente patógeno como un virus o bacteria, o incluso por estrés psicológico.

A continuación, se explorará la razón por la cual la respuesta del sistema neuroinmune no siempre resulta en una inflamación fisiológica beneficiosa, sino que en ciertas ocasiones puede intensificarse de forma desmedida, generando una hiperinflamación y el subsiguiente daño en los tejidos. Se verá cómo un desequilibrio o factores predisponentes en el SNA, descrito como el segundo golpe por Speransky (1950) y detallado en el capítulo respectivo, desempeñan un papel importante en este proceso.

DESEQUILIBRIO EN EL SISTEMA NERVIOSO AUTÓNOMO: IMPLICACIONES EN LA COMUNICACIÓN NEUROINMUNE

A continuación se detallan la hiperinflamación neurogénica, la comunicación neuroinmune y disfunción endotelial, y su impacto en la microcirculación y coagulopatía.

Hiperinflamación neurogénica

Los mecanismos básicos de la comunicación neuroinmune descritos anteriormente actúan como una respuesta estándar del cuerpo, sin importar la naturaleza del estímulo desencadenante. La manifestación clínica, es decir, la enfermedad resultante, emerge al concluir estas cascadas y es determinada por el órgano o sistema más afectado. Aquí se presentarán mecanismos adicionales inespecíficos y cómo pueden ser influidos, particularmente por un desequilibrio previo en el SNA, sobre todo cuando el sistema nervioso simpático es predominante.

En términos generales (con algunas excepciones), un sistema nervioso simpático hiperactivo tiene un efecto proinflamatorio, mientras que las fibras activadas en el nervio vago tienen un efecto antiinflamatorio.

En muchas situaciones, el daño tisular no es causado exclusivamente por un agente concreto, como un virus, sino por una respuesta inmunológica exacerbada, llevando a una inflamación descontrolada, a menudo referida como *«tormenta» de citocinas* o hiperinflamación. Se postula que estas respuestas excesivas son el resultado de un desequilibrio en el SNA con predominio del simpático.

Speransky, discípulo de Pávlov, evidenció en experimentos animales que una sobrecarga previa del sistema nervioso simpático, como podría ser la irritación del hipotálamo o la hipófisis, a lo que él nombró *primer golpe*, podría inducir inflamaciones excesivas tras una posterior activación, lo que denominó *segundo golpe* (Speransky, 1950). Por lo tanto, estas respuestas surgen de una reacción desproporcionada en un sistema nervioso simpático ya saturado. En investigaciones posteriores, como las realizadas por Piedimonte, se reforzó el papel predominante del SNA, especialmente del simpático, en respuestas inmunológicas e inflamatorias exageradas, validando de este modo las observaciones de los experimentos de Speransky. Tracey también argumentó en esta línea (Tracey, 2009), considerando los procesos inmunológicos e inflamatorios como fruto de un arco reflejo neuronal con integración del SNA. Posteriormente propuso diferentes valores de referencia (*set points*) del SNA para una respuesta inmunológica, donde un valor normal conduce a una respuesta protectora, mientras que valores altos o bajos pueden llevar a inflamación excesiva con destrucción tisular o inmunosupresión, respectivamente.

En principio, las publicaciones de estos autores se alinean con la teoría de Speransky y el concepto de campo interferente propuesto por Huneke, recientemente denominado *desencadenante neuromodulador* (*trigger neuromodulator*) (Engel *et al.*, 2022). Así, un objetivo terapéutico primordial debería ser reequilibrar un sistema simpático hiperactivo y el nervio vago (Liu *et al.*, 2017). Esto puede conseguirse, por ejemplo, a través de inyecciones neuralterapéuticas en el ganglio estrellado (v. **Cap. 39**) o el nervio vago (v. **Cap. 40**), por un lado, y mediante el tratamiento del campo interferente por otro (v. **Caps. 32** y **33**).

Pueden obtenerse resultados fisiopatológicos similares en el caso de hiperactividad de TRPV1 (receptor estructuralmente similar a otros canales iónicos dependientes de voltaje, con la capacidad de detectar estímulos mecánicos, químicos y térmicos), como se mencionó anteriormente, mediante bloqueos periganglionares o ablación de TRPV1, como se demostró en las investigaciones de Baral (Baral *et al.*, 2018) y otros grupos. Estos hallazgos subrayan la importante interacción del sistema nervioso en episodios de inflamación excesiva. Por ejemplo, una respuesta inmunológica intensificada por un virus, denominada *«tormenta» de citocinas*, puede interpretarse como un producto de mecanismos reflejos neurales exacerbados. Esta «tormenta» resulta en hiperinflamación, causando daño tisular significativo, como se observa en los pulmones en condiciones como el síndrome de dificultad respiratoria aguda.

Se puede conceptualizar la «tormenta» de citocinas como la manifestación de una «tormenta» simpática, es decir, una actividad desbordada del sistema nervioso simpático.

Este patrón de respuesta basal, incluso en su versión extrema, es independiente de si el desencadenante inicial es un virus, trauma emocional o lesión física grave (Fischer *et al.*, 2022).

Durante la etapa inicial de estas reacciones tienen lugar los mismos procesos básicos en la comunicación entre el SNA y el inmunitario. Esta constante se presenta en el curso grave de la covid-19 o la gripe. En situaciones de trauma, también se observan complicaciones como disfunción endotelial, perturbación de la microcirculación y coagulopatía, como parte de esta respuesta neuroinmune básica e inespecífica (Fischer *et al.*, 2022).

La relevancia del SNA se evidencia en los resultados clínicos y de laboratorio tras inyecciones en el ganglio estrellado con anestésicos locales (Fischer *et al.*, 2022). Estas inyecciones influyen en la comunicación neuroinmune cerebral, como se pudo demostrar en un estudio conceptual. Por lo tanto, en nuestra opinión, es importante regular estos mecanismos reflejos neurales en el sistema neuroinmune (a través de anestésicos locales o terapia neural, entre otros) para restablecer el equilibrio entre el sistema nervioso simpático y el nervio vago. Al hacerlo, se puede reducir la presencia de citocinas y, por ende, el daño tisular.

Es plausible considerar que, en circunstancias en las que un ganglio estrellado se ve alterado neuroplásticamente (Alkadhi *et al.*, 2005) debido a estímulos constantes de diversas causas, los impulsos preganglionares fisiológicos se transmitan de manera patológica (excesiva). Esto podría llevar al ganglio a generar inflamación neurogénica en órganos como el corazón y los pulmones a través de sus fibras posganglionares.

La hiperinflamación derivada de una comunicación neuroinmune defectuosa conlleva también cambios funcionales y estructurales en el endotelio, además de trastornos en la microcirculación y la coagulación sanguínea (coagulopatías).

En los siguientes apartados se detallan estos fenómenos.

Comunicación neuroinmune y disfunción endotelial

Los vasos sanguíneos reciben inervación principalmente de fibras nerviosas simpáticas, y solo en ciertas regiones del cuerpo, de fibras nerviosas parasimpáticas. La hiperactividad patológica del sistema nervioso simpático conduce a la disfunción endotelial y la inflamación (Sheng & Zhu, 2018). A su vez, el endotelio también puede influir en la actividad simpática a través de la secreción de sustancias vasoactivas, como la endotelina, que potencia la inflamación. Esta inflamación compromete aún más la función endotelial. Cabe destacar que factores emocionales como la ansiedad pueden precipitar una disfunción endotelial al potenciar la actividad del sistema nervioso simpático.

Desde nuestra perspectiva, las interacciones entre el SNA, el sistema inmunológico, el sistema inflamatorio y el endotelio constituyen circuitos de retroalimentación positiva que refuerzan mutuamente sus acciones.

La endotelina, secretada por las células endoteliales, juega un papel central en el mantenimiento de procesos inflamatorios, tanto a nivel local como sistémico. Esta sustancia tiene la capacidad de estimular tanto el sistema nervioso simpático periférico como el central. Además, puede ser liberada por neuronas simpáticas posganglionares, modulando la liberación de catecolaminas y el tono vascular. Junto con el sistema nervioso simpático y el sistema inmunológico, la endotelina desempeña un papel fisiopatológico en afecciones como la hipertensión arterial, la ateroesclerosis, la inflamación vascular con fibrosis y la fibrosis pulmonar.

Chen *et al.* (2012) evidenciaron la importancia de la comunicación entre el sistema nervioso simpático y el sistema neuroinmune en relación con la disfunción endotelial. En su estudio observaron una reducción en los niveles de endotelina y una mejora en la hipertensión después de aplicar infiltraciones con anestésicos locales en el ganglio estrellado (Fischer *et al.*, 2022).

Comunicación neuroinmune: impacto en la microcirculación y coagulopatía

La gravedad de las infecciones, enfermedades autoinmunes o lesiones físicas, no se limita únicamente al daño tisular o inflamación, que puede ser exacerbada en algunos casos, sino que es fundamental considerar también las perturbaciones en la microcirculación con una tendencia a la hipercoagulabilidad.

La inflamación también puede visualizarse como una respuesta vascular, guiada por el sistema nervioso simpático en conjunto con el sistema inmunitario, frente a diversas agresiones. Esta reacción se manifiesta mediante vasodilatación, cambios en el flujo sanguíneo, incremento en la permeabilidad vascular, generación de citocinas y quimiocinas, y movilización de células del sistema inmunológico. A través de mecanismos de retroalimentación, el cerebro modula la intensidad de la inflamación basándose en datos provenientes de fibras nerviosas sensoriales sobre el estado del tejido afectado (v. **Figs. 12-1** y **12-2**).

Desde nuestra perspectiva, los trastornos en la microcirculación y las coagulopatías, junto con las inflamaciones asociadas (neurogénicas), no son eventos específicos, sino más bien manifestaciones básicas y universales del organismo. Estas pueden verse exacerbadas por estímulos intensos o por la sobreactivación previa de ciertos sistemas, especialmente del sistema nervioso simpático.

La cooperación entre un sistema nervioso simpático hiperactivo y el sistema inmunológico origina inflamación, alteraciones en la microcirculación y coagulopatías (Von Känel & Dimsdale, 2000).

Estas manifestaciones, en nuestra opinión, reflejan un desequilibrio inespecífico con múltiples etiologías posibles. Se ha documentado la presencia de estas alteraciones en condiciones graves de gripe y covid-19, así como en traumatismos mecánicos (Fischer *et al.*, 2022). Además, la hiperactividad simpática, con altos niveles de citocinas, puede favorecer la formación de microtrombos pulmonares (Ur & Verma, 2020). En una revisión (Fischer *et al.*, 2022) se evidenció que el bloqueo del ganglio estrellado con anestésico local influye en los mecanismos fundamentales de las interacciones neuroinmunes. Así, esta intervención se presenta como una estrategia razonable para abordar trastornos en la microcirculación y coagulopatías, validando la influencia predominante del SNA, en particular del sistema nervioso simpático, en estos trastornos neuroinmunes.

SISTEMA NEUROINMUNE: COMPLEJO Y NO LINEAL

Con el fin de detallar aún más el sistema inmune, en los siguientes apartados se explica el significado de complejidad y no linealidad, las implicaciones de la complejidad para la terapia neural, y la relevancia del ganglio estrellado en el sistema neuroinmune.

Significado de complejidad y no linealidad

En el sistema neuroinmune, más allá de las conocidas retroalimentaciones negativas, se han descrito múltiples retroalimentaciones positivas que están interconectadas (Fischer *et al.*, 2022). Esta interconexión confiere un alto grado de complejidad al sistema. Dichas retroalimentaciones, o iteraciones, se basan en la teoría matemática del caos no lineal, propuesta por figuras como Mandelbrot y Lorenz (Lorenz, 1972). Estos sistemas son sumamente adaptables a estímulos, ya sean externos o internos; no obstante, carecen de estabilidad, y ciertos estímulos, incluso mínimos, pueden desencadenar reacciones significativas, como la «tormenta» de citocinas en el ámbito neuroinmune.

Cuando el sistema neuroinmune se encuentra en un estado de sobrecarga, su respuesta puede ser desproporcionada, resultando en inflamación aguda y daño tisular consecuente.

Factores preexistentes, como hipertensión, obesidad, estrés, comorbilidades, múltiples medicaciones, síndrome metabólico, diabetes, enfermedades intestinales, autoinmunes, así como *triggers* neuromoduladores, pueden predisponer a una hiperactividad del sistema nervioso simpático, identificado como el primer golpe en la teoría de Speransky. Esta predisposición incrementa la susceptibilidad a que un estímulo posterior, o segundo golpe, desestabilice el sistema neuroinmune, llevando a una inflamación excesiva.

Los sistemas complejos y no lineales requieren un enfoque integral para su comprensión, dado que cada componente interactúa y se influye mutuamente. Estos sistemas tienen la habilidad intrínseca de reorganizarse tras ciertos estímulos o una breve interrupción en determinados puntos, como el *reset* realizado con anestésicos locales. Esta autoorganización es individualizada y su resultado es impredecible.

El estado anterior del sistema, o las sobrecargas que ha enfrentado, moldea cómo se lleva a cabo esta reorganización. Se cree que esta autoorganización es un proceso fisiológico constante en el sistema neuroinmune, adaptándose dinámicamente a influencias externas o internas; sin embargo, esta autoorganización también puede funcionar patológicamente, incluso manifestarse como una hiperreactividad, en especial si el sistema ya se encuentra en un estado de sobrecarga previa.

Implicaciones de la complejidad para la terapia neural

En sistemas retroalimentados complejos, se sostiene que la estrategia terapéutica ideal no debería centrarse en el bloqueo prolongado de componentes del sistema, debido a que se correría el riesgo de inhibir aspectos fisiológicamente importantes, sino que debería orientarse hacia la regulación. El bloqueo a largo plazo puede desencadenar graves efectos secundarios, situación que no se presenta al regular mediante anestésicos locales en la terapia neural

Después de aplicar un anestésico local, lo que se denomina *reset*, el organismo tiene la oportunidad de reorganizarse (Fischer *et al.*, 2022). Esta autoorganización es esencial para comprender los efectos prolongados de la terapia neural (v. **Cap. 10**).

Si bien no se puede prever con certeza cómo se manifestará esta autoorganización a nivel clínico, en muchas ocasiones se ha observado que es posible mitigar la inflamación (particularmente si es excesiva) a través de la regulación del sistema nervioso. Además, al regular o eliminar condiciones preexistentes, se observa que el sistema neuroinmune aumenta su capacidad de autoorganización.

Relevancia del ganglio estrellado en el sistema neuroinmune

Aunque la técnica de inyección al ganglio estrellado con anestésico local se detalla en otro capítulo de este libro, es pertinente hacer una breve mención aquí debido a su relevancia. Esta inyección no solo actúa como una intervención universal ante hallazgos patológicos en la interacción entre el sistema nervioso y el sistema inmunitario, sino que también es una herramienta terapéutica importante en desequilibrios del sistema neuroinmune, incluso en situaciones de riesgo como infecciones víricas o traumatismos graves.

Esta técnica propicia un equilibrio entre el sistema nervioso simpático, que suele estar hiperactivo, y el vago. En 2016 se evidenció que la inyección al ganglio estrellado afecta no solo al sistema nervioso simpático, sino también a las fibras vagales, y esto se debe a la difusión y a los ramos comunicantes (Puente de la Vega *et al.*, 2016). Con un equilibrio simpatovagal optimizado, el sistema inmunitario, que se encuentra patológicamente hiperactivo, se regula, atenuando las subsiguientes cascadas inflamatorias. Como se ha visto anteriormente, estos efectos pueden ser cuantificados, por ejemplo, mediante indicadores como citocinas y la sustancia P, entre otros.

PUNTOS CLAVE

- El SNA y el inmunitario están intrínsecamente vinculados, actuando como un sistema neuroinmune, regulador integral del organismo, que responde a cualquier variación interna o externa, ya sea de origen somático o psicológico.
- La inflamación es una respuesta neuroinmune fisiológica que puede convertirse en hiperinflamación (patológica) cuando existe un desequilibrio en el SNA, como en casos de hipertensión, estrés psicológico, por los desencadenantes neuromoduladores, entre otros.
- En la terapia neural, la acción del anestésico local sobre el sistema nervioso puede lograr un «reinicio» o efecto *reset* (v. **Cap. 10**), brindando al sistema neuroinmune la posibilidad de autoorganización mediante sus sistemas propios de retroalimentación, lo que puede traducirse en beneficios duraderos frente a diversas condiciones inflamatorias, funcionales y dolorosas.
- La interconexión de cada componente del sistema neuroinmune, su interacción con el organismo en su globalidad, y su vínculo intrínseco con la mente y las emociones, consolidan un enfoque integral y holístico desde una perspectiva neurofisiológica moderna.

BIBLIOGRAFÍA

Alkadhi KA, Alzoubi KH, Aleisa AM. Plasticity of synaptic transmission in autonomic ganglia. Prog Neurobiol. 2005;75(2):83-108.

Ansel JC, Brown JR, Payan DG, Brown MA. Substance P selectively activates TNF-alpha gene expression in murine mast cells. J. Immunol. 1993;150(10):4478-85.

Baral P, Umans BD, Li L, et al. Nociceptor sensory neurons suppress neutrophil and γδ T cell responses in bacterial lung infections and lethal pneumonia. Nat Med. 2018;24(4):417-26.

Bellinger DL, Lorton D. Autonomic regulation of cellular immune function. Auton Neurosci. 2014;182:15-41.

Chavan SS, Pavlov VA, Tracey KJ. Mechanisms and therapeutic relevance of neuro-immune communication. Immunity. 2017;46(6):927-42.

Chiu IM, Heesters BA, Ghasemlou N, et al. Bacteria activate sensory neurons that modulate pain and inflammation. Nature. 2013;501(7465):52-7.

Elenkov IJ, Wilder RL, Chrousos GP, Vizi ES. The sympathetic nerve–an integrative interface between two super systems: the brain and the immune system. Pharmacol Rev. 2000;52(4):595-638.

Engel R, Barop H, Giebel J, Ludin SM, Fischer L. The influence of Modern Neurophysiology on the previous definitions of "Segment" and "Interference Field" in Neural Therapy. Complement Med Res. 2022;29(3): 257-67.

Fischer L, Barop H, Ludin SM, Schaible HG. Regulation of acute reflectory hyperinflammation in viral and other diseases by means of stellate ganglion block. A conceptual view with a focus on Covid-19. Auton Neurosci. 2022;237:102903.

Galic MA, Riazi K, Pittman QJ. Cytokines and brain excitability. Front Neuroendocrinol. 2012;33(1):116-25.

Jänig W. The integrative action of the Autonomic Nervous System. 2ª ed. Cambridge: Cambridge University Press; 2022.

Ji RR, Chamessian A, Zhang YQ. Pain regulation by non-neuronal cells and inflammation. Science. 2016;354(6312):572-7.

Kenney MJ, Ganta CK. Autonomic nervous system and immune system interactions. Compr Physiol. 2014;4(3):1177-200.

Liu Y, Tao T, Li W, Bo Y. Regulating autonomic nervous system homeostasis improves pulmonary function in rabbits with acute lung injury. BMC Pulm Med. 2017;17(1):98.

Lorenz EN. Predictability: does the flap of a butterfly's wings in Brazil set off a tornado in Texas?. En: American Association for the Advancement of Science, 139th Meeting, 1972.

Marvar PJ, Harrison DG. Inflammation, immunity and the autonomic nervous system. En: Robertson D, Biaggioni I, Burnstock G, Low PA, Paton JFR, editores. Primer on the Autonomic Nervous System. 3ª ed. San Diego: Academic Press; 2012. p. 325-9.

Nahama A, Ramachandran R, Cisternas AF, Ji H. The role of the afferent pulmonary innervation in poor prognosis of acute respiratory distress syndrome in COVID-19 patients and proposed use of resiniferaxotin. Med Drug Discov. 2020;5:100033.

Puente de la Vega Costa K, Gomez M, Roqueta C, Fischer L. Effects on hemodynamic variables and echocardiographic parameters after stellate ganglion block in 15 healthy volunteers. Auton Neurosci. 2016;197:46-55.

Schaible HG. Nociceptive neurons detect cytokines in arthritis. Arthritis Res Ther. 2014;16(5):470.

Sheng Y, Zhu L. The crosstalk between autonomic nervous system and blood vessels. Int J Physiol Pathophysiol Pharmacol. 2018;19(1):17-28.

Speransky AD. Grundlage einer Theorie der Medizin. Ins Deutsche übertragen von K.R. Roques. Berlín: Sänger; 1950.

Tracey KJ. The inflammatory reflex. Nature. 2002;420(6917):853-9.

Tracey KJ. Reflex control of immunity. Nat Rev Immunol. 2009;9(6):418-28.

Ur A. Verma K. Pulmonary edema in COVID19-a neural hypothesis. ACS Chem. Neurosci. 2020;11(14):2048-50.

Von Känel R, Dimsdale JE. Effects of sympathetic activation by adrenergic infusions on hemostasis in vivo. Eur J Haematol. 2000;65(6):357-69.

Interacción neuroemocional

13

A. E. Mazo Ríos, D. Vinyes, K. Puente de la Vega Costa y M. Muñoz Sellart*

INTRODUCCIÓN

A lo largo de la historia, el estudio de las emociones ha sido un tema de gran interés. Abordado inicialmente desde el campo de las humanidades, a partir de finales del siglo XIX, con el desarrollo de la psicología científica, las **emociones** comenzaron a ser investigadas como una disciplina propia dentro de las ciencias. En las últimas décadas, gracias al avance en la investigación en **neurociencias**, se ha logrado una comprensión mucho más profunda de las emociones y los procesos de la conciencia. Esta evolución ha reducido la distancia entre las teorías psicológicas y las biofisiológicas, destacando el **sistema nervioso autónomo** (SNA) como el punto de conexión entre ambas.

Se ha comprobado que la inadecuada gestión de los estresores vitales puede desencadenar o exacerbar síntomas clínicos y somatizaciones que, a menudo, resultan difíciles de explicar desde una perspectiva puramente clínica.

En neurociencias, al hablar de emoción, todos los caminos llevan implícita o explícitamente al SNA, tanto en la generación como en la expresión, experiencia y reconocimiento de las emociones. Existe una interacción entre el SNA, el sistema endocrino, el sistema inmunológico y el comportamiento que repercute en la salud física, aunque las vías de su influencia no siempre son claras ni completamente comprendidas.

La alostasis se refiere a la capacidad del organismo para mantener la estabilidad a través de la adaptación dinámica a las demandas del entorno, abarcando no solo factores físicos y químicos, sino también emocionales y sociales. A diferencia de la homeostasis, que busca mantener constantes ciertos parámetros biológicos, la alostasis permite que estos varíen según las circunstancias ambientales. Los sistemas alostáticos funcionan mediante mecanismos de retroalimentación y anticipación que integran tanto procesos centrales como periféricos, ajustándose a las necesidades fisiológicas (v. **Fig. 9-3**). Estas respuestas generan ajustes metabólicos, cardiovasculares o conductuales que buscan preservar el equilibrio del organismo. El SNA es un elemento clave en este proceso, ya que regula los órganos efectores periféricos como el corazón, los vasos sanguíneos, el sistema digestivo y las glándulas sudoríparas para garantizar una adaptación adecuada.

En este contexto, en 1936 Hans Seyle introdujo el concepto de síndrome general de adaptación, surgiendo una nueva disciplina transdisciplinaria que posteriormente evolucionó hacia la **psiconeuroinmunoendocrinología (PNIE)**. Selye observó que los pacientes con diferentes enfermedades manifestaban síntomas similares, lo que le llevó a relacionar estas respuestas con la secreción corticoadrenal y el papel protector de los extractos adrenales ante el estrés. Posteriormente se ha acumulado evidencia que demuestra cómo los pensamientos, las emociones y los comportamientos influyen y modulan tanto las funciones endocrinas como las inmunitarias. La PNIE integra estas conexiones y propone que los estados emocionales y mentales son fundamentales para entender cómo el cuerpo mantiene su equilibrio funcional (véanse los conceptos de homeostasis y alostasis en el capítulo 9), y cómo la disrupción en estos factores puede contribuir al desarrollo de enfermedades o afectar al bienestar general.

La **somatización**, por tanto, se manifiesta como una expresión física de malestares con origen psicológico. Esto sugiere que, al abordar la expresión física de estos síntomas a través del SNA, es posible influir positivamente en el estado mental y emocional de la persona (v. **Caps. 19**, **20** y **24**). Además, se ha demostrado que el bienestar actúa como un amortiguador frente a los efectos nocivos del estrés, generando un impacto favorable en la salud global.

A continuación, se ofrece una breve descripción de la relación entre las emociones y la función autónoma. Esta conexión se debe a que el SNA actúa como un vínculo entre el cerebro y el cuerpo, lo que facilita la desregulación autónoma en trastornos psíquicos. Esta desregulación genera los síntomas psicológicos secundarios comunes en disautonomías, que son disfunciones del sistema autónomo caracterizadas por una sobreexcitación del SNA.

ANTECEDENTES EN EL ESTUDIO DE LA EMOCIÓN Y SISTEMA NERVIOSO AUTÓNOMO

En los siguientes apartados se resumen los principales antecedentes referentes al estudio de la emoción y el SNA, prin-

---

*A la memoria de Adriana Mazo, estimada amiga y compañera, fallecida en julio de 2022. Un profundo agradecimiento a su compromiso y dedicación en el acompañamiento emocional y espiritual. Su legado permanece y sigue siendo fuente de inspiración para nosotros. El presente capítulo está basado en su trabajo. Los autores que han contribuido a su desarrollo final desean preservar un fragmento de la dedicatoria escrita por Adriana en su trabajo original:

A cada uno de los seres que he encontrado en mi camino,
porque a través de su presencia e interacción
he ido construyendo una visión del mundo y de mí misma.
Al nacer y al morir, porque en medio de los dos,
solo sé que en este instante está todo lo que necesito.
A la Vida que nos conecta dentro nuestro y con la totalidad,
que nos enseña que somos continuamente creados y ya hacemos parte del «Uno».

cipalmente los antecedentes desde las corrientes humanistas, y desde las ciencias y la biología.

Antecedentes desde las corrientes humanistas

Las concepciones sobre la relación mente-cuerpo se remontan a la filosofía griega. Platón veía las emociones como subordinadas a la razón, mientras que Aristóteles reconocía elementos racionales en las emociones, prefigurando teorías cognitivas modernas. Hipócrates y Galeno sostenían que mente y cuerpo se influían mutuamente, entendiendo la salud como un equilibrio entre ambos y con el entorno, reconociendo así el impacto de las emociones en la salud (v. **Cap. 1**). En el siglo XVII, René Descartes propuso una separación entre lo físico y lo espiritual, lo que consolidó el modelo biomédico. El paradigma cartesiano concebía el ser humano como una máquina, donde las enfermedades eran vistas como fallos mecánicos en el cuerpo. La salud se entendía desde una perspectiva exclusivamente biomédica y el tratamiento se centraba en las partes físicas afectadas. Desde esta perspectiva, los aspectos psicológicos y espirituales quedaban relegados a un segundo plano, sin ser considerados en la evaluación o tratamiento de la enfermedad, estableciendo una separación entre cuerpo y mente que excluía la influencia de los factores emocionales y espirituales en la salud. Entre los siglos XVII y XVIII, el empirismo inglés y escocés, con John Locke y David Hume, introdujo el asociacionismo y el hedonismo, considerando las emociones en términos de búsqueda de placer y evitación del dolor, y relacionándolas con la respuesta a estímulos externos.

Ya en 1977, George Engel desarrolla el **modelo biopsicosocial**, fomentando una visión integral de la salud que empodera al individuo en el cuidado de su bienestar. Este modelo reconoce que los factores biológicos, psicológicos y sociales interactúan en un continuo entre la salud y la enfermedad. Además de reconocer que las enfermedades pueden generar efectos psicológicos, el modelo también resalta que los factores emocionales y mentales pueden influir en su aparición, desarrollo y mantenimiento. Esto amplía el enfoque del tratamiento, que no solo aborda los síntomas físicos, sino también los factores psicológicos y sociales, promoviendo una atención más integral y personalizada del paciente.

Antecedentes desde las ciencias y la biología

A continuación, se detallan los principales antecedentes referentes al estudio de la emoción y el SNA desde las ciencias y la biología.

Darwin

Charles Darwin fue pionero en estudiar las emociones desde una perspectiva evolucionista, sugiriendo que las expresiones emocionales tienen una función adaptativa y de supervivencia. En su obra *La expresión de las emociones en el hombre y los animales* propuso que las emociones básicas son universales e innatas, y que los patrones de respuesta emocional son genéticamente determinados. Darwin destacó la relación entre la emoción y la acción directa del sistema nervioso en la expresión emocional, lo cual influyó en teorías modernas sobre programas innatos para la expresión de emociones básicas.

James y la relación entre emoción e interocepción

William James y Carl Lange propusieron que la emoción es consecuencia de cambios somatoviscerales. Según la teoría de James-Lange, las respuestas fisiológicas específicas preceden a la experiencia consciente de la emoción. James argumentó que las emociones surgen de la interpretación de estas respuestas físicas. Aunque esta teoría tiene limitaciones, especialmente en cuanto a la duración y rapidez de las emociones, sentó las bases para debates actuales sobre la relación entre la emoción, la interocepción y la activación fisiológica.

Cannon y la homeostasis

Walter Bradford Cannon profundizó en el concepto de homeostasis, descrito en su libro *The Wisdom of the Body* (1939) como la capacidad del organismo para mantener un equilibrio interno frente a cambios externos e internos.

Inicialmente investigó la teoría local de la activación, pero experimentos posteriores le llevaron a centrarse en mecanismos centrales de regulación. Criticó la teoría de James-Lange, proponiendo que las emociones anteceden a las conductas, y desarrolló la teoría emergentista de las emociones, sugiriendo que los cambios corporales preparan al organismo para situaciones de emergencia mediante la acción del sistema nervioso simpático (SNS) y el parasimpático (SNPS).

Propuso la teoría Cannon-Bard, según la cual la activación emocional depende de una cadena de eventos iniciada por un estímulo ambiental, con el tálamo central en la experiencia emocional y la preparación para la acción. Cannon sugirió que la experiencia física y la psicológica de la emoción ocurren simultáneamente. En estudios recientes se apoya su idea sobre la no especificidad de las respuestas autonómicas en las emociones.

Finalmente, Cannon y Hans Selye contribuyeron significativamente al estudio del estrés. Selye describió el síndrome general de adaptación, con fases de alarma, resistencia y agotamiento, señalando la coordinación entre sistemas nerviosos y endocrinos en la respuesta al estrés. El estrés activa el SNS y moviliza recursos psicológicos y fisiológicos para enfrentar situaciones amenazantes, afectando la formación y el procesamiento de recuerdos emocionales.

Hebb y la relación entre psicología y neurociencias

Donald Olding Hebb fue un pionero en neuropsicología. En su libro *The Organization of Behaviour: A Neuropsychological Theory* (1949) introdujo conceptos tan importantes como la sinapsis de Hebb y el conjunto de células de Hebb. Su teoría relaciona el comportamiento con la organización sináptica a través del desarrollo de redes neuronales, siendo fundamental para entender procesos de aprendizaje y memoria, incluyendo la memoria emocional.

El principio de Hebb establece que «las neuronas que se activan juntas refuerzan su conexión», lo que se ha demostrado en la potenciación a largo plazo, confirmando su teoría. Este principio es muy importante para la comprensión actual de la relación entre psicología y neurociencias, proporcionando un marco para relacionar la conducta y las emociones con las redes neuronales y los procesos de aprendizaje.

Circuito de Papez. Cerebro y emoción

James Papez describió una vía neuronal que controla las emociones a través de la corteza cerebral, conocida como *circuito de Papez*. Propuso que la información sensorial que llega al tálamo se dirige hacia la corteza cerebral y el hipotálamo, con respuestas emocionales controladas por el hipotálamo y sentimientos emocionales originados en la corteza.

Su teoría diferenciaba dos aspectos fundamentales en la emoción: el canal del pensamiento –que convierte sensaciones en percepciones y recuerdos– y el canal del sentimiento –que dota a los estímulos de propiedades afectivas–. El circuito de Papez integra estas vías facilitando la comunicación entre el hipotálamo, la corteza cingulada y otras estructuras cerebrales.

MacLean y el sistema límbico

Paul D. MacLean propuso la teoría del cerebro triuno, sugiriendo que el cerebro humano se compone de tres partes: el reptiliano, el sistema límbico y la neocorteza. Amplió la teoría de Papez y denominó *sistema límbico* a una red de estructuras cerebrales, incluyendo el hipocampo, los núcleos amigdalinos, el septo y la corteza prefrontal, integrando sensaciones externas y viscerales.

El sistema límbico, según MacLean, evolucionó para gestionar funciones viscerales y emocionales, siendo crucial para la supervivencia. Aunque su hipótesis específica sobre la integración de información visceral y sensorial no es ampliamente aceptada en la actualidad, el concepto general del sistema límbico sigue siendo relevante.

Más recientemente, en una revisión del modelo del sistema límbico realizada por Catani *et al.* (2013) se propusieron tres redes distintas pero superpuestas: la red hipocampal-diencefálica para memoria y orientación espacial, la red temporo-amígdala-orbitofrontal para la integración de emoción y comportamiento, y la red en modo predeterminado para memorias autobiográficas y pensamiento introspectivo. Este modelo actualizado concilia hallazgos de imágenes funcionales recientes con descripciones anatómicas de patologías límbicas.

La amígdala y el condicionamiento de la respuesta de miedo

La amígdala juega un papel central en el procesamiento emocional, especialmente en el condicionamiento del miedo y el control de las respuestas de defensa. Lesiones en la amígdala bloquean las respuestas de miedo tanto en el tono como en el contexto, mientras que lesiones en el hipocampo solo afectan a la respuesta contextual. Esto explica la base del aprendizaje asociativo en las respuestas de miedo y su relación con patologías como el trastorno de estrés postraumático.

En estudios de neuroimágenes funcionales se confirma la participación de la amígdala en la adquisición del miedo condicionado. Incluso cuando el estímulo condicionado se presenta subliminalmente, la amígdala se activa, lo que apoya la existencia de una vía subcortical para detectar estímulos emocionales.

En estudios en pacientes con lesiones cerebrales se ha mostrado que la amígdala es responsable de la memoria emocional implícita (inconsciente), mientras que el hipocampo se encarga de la memoria explícita o declarativa (que puede ser conscientemente recordada y descrita). Ambos tipos de recuerdos interactúan para formar la experiencia emocional consciente, modulando la actividad de la amígdala y facilitando o deteriorando la formación de recuerdos declarativos por el hipocampo.

Teorías de la activación

Elizabeth Duffy introdujo el término *activación* para describir los cambios fisiológicos periféricos que reflejan el nivel de energía movilizada en el organismo, pudiéndose medir por indicadores somáticos, autonómicos y corticales, y variando en un continuo desde el sueño hasta la excitación extrema. Propuso que la emoción es la movilización de energía para adaptarse a un entorno cambiante, y que los términos *impulsos* o *emociones* se distinguen solo por el grado de activación.

La teoría de Duffy consideraba una activación general inespecífica del organismo; sin embargo, otros investigadores propusieron modelos multidimensionales. Hans J. Eysenck diferenció un sistema de activación emocional (autonómico) y otro cortical (relacionado con el sistema activador reticular). Jeffrey Gray propuso tres sistemas de activación: de aproximación conductual (activado por estímulos de refuerzo y cese de castigo), de inhibición conductual (activado por estímulos asociados al castigo y novedades), y de lucha-huida. Lindsley y Hebb, destacaron la relación entre activación y rendimiento, y cómo la activación cortical está modulada por la formación reticular. Avances en neuropsicología y técnicas de neuroimagen funcional han permitido un entendimiento más detallado de los circuitos neuronales implicados en la activación, validando y ampliando estas teorías.

Kandel: sinapsis y experiencia, emociones y aprendizaje

Las investigaciones de Erik Kandel, premio nobel de Medicina en 2000, destacan cómo las experiencias modifican las sinapsis y cómo estos cambios afectan a las emociones y el aprendizaje. Plantea que todos los procesos mentales, incluso los más complejos, son funciones cerebrales, y que muchos trastornos psiquiátricos se deben a alteraciones en la función cerebral.

Kandel identifica cinco principios clave:

- **Procesos mentales y cerebrales**: todos los procesos mentales son procesos cerebrales, y los trastornos psiquiátricos reflejan alteraciones en la función cerebral.

- **Genes y comportamiento**: los genes determinan las conexiones neuronales y el comportamiento, pero la expresión genética es modulada por factores sociales y ambientales.
- **Retroalimentación cerebral**: la conducta y los factores sociales pueden modificar la expresión de genes en el cerebro.
- **Aprendizaje y conexiones neuronales**: el aprendizaje altera la expresión genética y los patrones de conexiones neuronales, afectando a la conducta.
- **Psicoterapia y neuroplasticidad**: la psicoterapia puede inducir cambios duraderos en el comportamiento mediante mecanismos de aprendizaje que modifican la expresión genética y las conexiones sinápticas.

Kandel estudió cómo la experiencia y el aprendizaje modifican la memoria emocional. Sus investigaciones con modelos animales y humanos mostraron que la amígdala coordina la experiencia consciente de los sentimientos y la expresión corporal de las emociones, particularmente el miedo. Identificó que la memoria emocional implícita se almacena en la amígdala, mientras que la memoria explícita requiere el hipocampo.

También investigó el estrés postraumático, demostrando que la amígdala puede conservar recuerdos de amenazas durante toda la vida. Sus estudios sobre la sensación de seguridad aprendida sugieren la existencia de un sistema cerebral que se ocupa de las emociones positivas y que inhibe la amígdala, ofreciendo perspectivas terapéuticas para tratar la ansiedad incrementando la actividad de estos circuitos neuronales.

Damasio y la relación entre homeostasis y emociones

Antonio Damasio ha modificado la teoría de James-Lange sobre la emoción, proponiendo que la experiencia emocional es una representación duradera de las reacciones corporales. Define la homeostasis como el equilibrio entre la estructura y los procesos internos del organismo y su interacción con el entorno, abarcando tanto los mecanismos clásicos de regulación fisiológica (como temperatura y presión arterial) como la regulación mental, donde se asigna valor biológico a las respuestas sistémicas.

Sugiere que el sistema nervioso central (SNC), a través de circuitos innatos y adquiridos, regula la homeostasis induciendo comportamientos y activando circuitos fisiológicos específicos, y que las emociones son esenciales para que el cerebro evalúe y responda de manera adaptativa al ambiente interno y externo.

Las observaciones de Damasio indican que la racionalidad humana está profundamente ligada a la regulación biológica, con áreas neocorticales dependiendo de las subcorticales. Según su teoría, la racionalidad humana y los mecanismos regulatorios vitales evolucionaron conjuntamente, optimizando la homeostasis mediante la representación del entorno.

Además, introduce el concepto de *conato*, diferenciando las contribuciones de las emociones en la regulación homeostática y la conciencia. La conciencia, como una evolución tardía, se desarrolló cerca de los sistemas responsables de la emoción, la atención y la regulación corporal, mostrando cómo las emociones conectan la homeostasis con la supervivencia y la experiencia.

TEORÍAS COGNITIVAS DE LA EMOCIÓN

En las teorías cognitivas de la emoción destacan los trabajos de Schachter y Singer (1962), quienes propusieron que un mismo patrón de activación fisiológica puede generar distintas emociones dependiendo de las señales situacionales. Según su teoría de la emoción de dos factores, la excitación fisiológica ocurre primero, y luego la persona debe interpretar cognitivamente la razón de esa excitación para etiquetarla como una emoción específica.

Lazarus (1966) introdujo el concepto de valoración cognitiva, sugiriendo que la interpretación subjetiva de un evento determina la respuesta emocional, particularmente en situaciones de estrés. Su modelo da importancia a los procesos cognitivos en la susceptibilidad al estrés.

En el ámbito de las neurociencias afectivas, la teoría de la emoción construida de Lisa Feldman Barrett propone que las emociones no son categorías fijas, sino dimensiones que emergen de procesos cognitivos y contextuales.

El campo de las emociones sigue en expansión, ofreciendo avances tanto en la comprensión teórica como en el desarrollo de terapias para tratar trastornos del estado de ánimo y la disregulación emocional.

Aportes desde las neurociencias cognitivas y afectivas

Uno de los grupos de investigación que más ha aportado a la comprensión de las emociones desde las neurociencias cognitivas y afectivas es el de Levenson, Ekman y Friesen, quienes en 1983 ya publicaron un estudio sobre la especificidad de las emociones y las respuestas del SNA. Aunque el rostro humano ha sido considerado una herramienta clave para evaluar las emociones, los estudios sobre la expresión facial realizados con electromiografía facial registraron variaciones a nivel interindividual.

En estudios recientes se sugiere que las emociones no siempre se reflejan claramente en el rostro, lo que ha llevado a propuestas constructivistas que afirman que la expresión facial no siempre indica de manera precisa el estado emocional de una persona. Una de las ideas más influyentes es la hipótesis del *feedback* facial, según la cual adoptar una expresión facial particular puede inducir una emoción. Incluso se ha observado que cambios fisiológicos en el SNA al realizar ciertas expresiones faciales como, por ejemplo, fruncir el ceño, pueden aumentar la frecuencia cardíaca o la temperatura de la piel.

En una revisión sistemática sobre los modelos de funcionamiento autonómico en la emoción, Kreibig (2010) analizó 134 estudios sobre la relación entre las emociones y las respuestas fisiológicas periféricas. Encontró evidencia de que las emociones diferentes están asociadas con patrones variados de respuesta del SNA; sin embargo, también descubrió que ninguna emoción básica es completamente única en términos de las medidas de actividad del SNA, lo que indica una falta de especificidad en los patrones detectados.

Otras investigaciones han mostrado en la última década (como Levenson en 2014 o Stephens en 2010) que las respuestas del SNA a las emociones no son totalmente específicas para cada emoción, pero sí pueden distinguir entre emociones agradables y desagradables, y en algunos casos diferenciar entre emociones negativas, como el miedo y la ira; sin embargo, los hallazgos indican que las respuestas emocionales también son moldeadas por factores individuales, como la biología, la historia personal y las capacidades adaptativas, lo que explica por qué cada persona puede experimentar y expresar emociones de manera única.

Otras aproximaciones actuales que integran la emoción y el sistema nervioso autónomo

Otras aproximaciones actuales que integran la emoción y el SNA son la disregulación emocional y las patologías mentales, la alostasis y la teoría polivagal de Porges.

Disregulación emocional y patologías mentales

La disregulación emocional es un tema ampliamente investigado en relación con las patologías mentales. Se ha identificado que muchas de las afecciones tratadas en los servicios de salud mental presentan algún tipo de déficit en la regulación emocional. Este concepto se refiere a los procesos que permiten a las personas influir sobre sus emociones, incluyendo cuándo las experimentan y cómo las expresan.

Existen tres vías principales en las que se manifiesta la disregulación emocional en el campo clínico:

- **Déficit por falta de activación**. En este caso, las personas no activan estrategias para regular sus emociones, lo que es común en la depresión, donde el individuo no toma acciones para contrarrestar su estado de ánimo negativo.
- **Déficit por uso de estrategias ineficaces**. Aunque se activen estrategias para manejar las emociones, estas no siempre logran regularlas eficazmente, sobre todo cuando no se ha procesado adecuadamente la experiencia emocional.
- **Uso de estrategias disfuncionales**. Algunas personas intentan corregir sus emociones negativas, pero utilizan mecanismos contraproducentes como la evitación o la supresión emocional, lo que puede intensificar las reacciones emocionales.

La actividad del SNA es esencial en la autorregulación de contextos emocionales y conductuales, lo cual es fundamental en el reconocimiento y regulación de las emociones. Este proceso implica tanto factores cognitivos como fisiológicos, sin quedar claro qué precede a qué en este ciclo de regulación emocional.

La alostasis como mecanismo de regulación dinámico y la emoción

Este tema se desarrolla en el capítulo 9, *Alostasis*.

Teoría polivagal de Porges

Este tema se desarrolla en el capítulo 9, *Teoría polivagal*.

CONCEPTOS RELACIONADOS CON LA EMOCIÓN

«Las emociones proporcionan un medio natural para que el cerebro y la mente evalúen el ambiente interior y el que rodea al organismo, para que respondan en consecuencia y de manera adaptativa» (Antonio Damasio, 2010).

El término *emoción* tiene sus raíces en la palabra latina *emovere*, que significa «mover» o «excitar». Esta etimología refleja la naturaleza dinámica e impactante de las emociones, ya que a menudo provocan movimiento o acción en los individuos. Las emociones pueden motivar el comportamiento, influir en la toma de decisiones y generar cambios en nuestros pensamientos, acciones y relaciones.

Las emociones son procesos psicológicos asociados a respuestas somatoviscerales mediante patrones coordinados de actividad en el sistema nervioso (central, autonómico y periférico), a menudo acompañados de actividad neuroinmune-endocrina, que preparan al individuo a adaptarse y responder al entorno. Las emociones reflejan la forma en que un individuo percibe su interacción particular con el entorno y se adapta a él.

Para los humanos, la emoción surge en contextos sociales más que en los no sociales. Por lo tanto, la forma en que las emociones dan forma al comportamiento social, y viceversa, es de suma importancia para el estudio de la emoción y los aspectos relacionados con su regulación.

Las motivaciones y emociones de la persona están directamente relacionadas con la capacidad de predecir y adaptarse al entorno a través del aprendizaje y la alostasis (v. Cap. 9). La mayoría de las necesidades básicas están reguladas a través de sistemas complejos y muy variables que se desarrollan con funciones desarrolladas para promover la supervivencia, adaptación, logro de objetivos y metas.

Paul Ekman expuso su teoría sobre las **seis emociones básicas** a finales de la década de 1960. En su investigación a finales de esa década, Ekman identificó seis emociones universales (básicas) que son reconocidas y se expresan de manera similar en todas las culturas (**alegría**, **tristeza**, **miedo**, **ira**, **sorpresa** y **asco**), sugiriendo que son innatas y no adquiridas a través del aprendizaje cultural. Posteriormente, se añadió el desprecio (v. Fig. 20-1) (v. Caps. 9 y 20).

Sin embargo, una perspectiva constructivista ofrece otra visión alternativa que cuestiona la idea de respuestas fisiológicas específicas para cada emoción básica, basándose en que la investigación no ha revelado huellas dactilares fisiológicas únicas para cada categoría emocional.

En esa línea, la **teoría de la emoción** construida por **Lisa Feldman** (2018) se distancia de los supuestos de la visión clásica de las emociones básicas destacando tres componentes principales:

- **Construcción social**: reconoce la influencia de la cultura y los conceptos en la formación de las emociones.
- **Construcción psicológica**: pone énfasis en el mundo interno, proponiendo que las percepciones, sentimientos y pensamientos se construyen a partir de procesos más fundamentales.

- **Neuroconstrucción**: explica cómo la plasticidad neuronal permite que la experiencia «cablee» el cerebro de manera única e individual en cada persona, mostrando que el cerebro no responde de manera fija, sino que se adapta constantemente.

La **importancia evolutiva** de las emociones radica, entonces, en su valor adaptativo para la supervivencia y la reproducción. Las emociones han sido moldeadas por la selección natural a lo largo de la historia evolutiva para ayudar a los organismos a responder de manera efectiva a los desafíos ambientales, navegar las interacciones sociales y satisfacer las necesidades básicas.

El **sentimiento** es una representación mental o valoración que surge de estados fisiológicos corporales, procesos internos (como los psicológicos) y externos al SNC, así como de circunstancias ambientales. Los sentimientos pueden ser muy diversos y derivar de emociones, niveles de excitación, acciones, sensaciones de placer o dolor y cogniciones, incluidas las percepciones y valoraciones de uno mismo, las interacciones con los demás y las anticipaciones o reflexiones sobre el futuro.

Generalmente se considera que los sentimientos son de naturaleza más suave que las emociones. Aunque tienden a durar más que una emoción, su intensidad suele ser menor y a veces pueden resultar difíciles de reconocer y verbalizar. También están influidos por factores culturales.

Por su parte, el **estado de ánimo** es un estado afectivo difuso y duradero que no está relacionado directamente con una causa específica. A diferencia de las emociones, que tienen funciones motivacionales claras, los estados de ánimo son más informativos y no influyen directamente en el comportamiento, pero sí afectan al esfuerzo invertido en tareas posteriores. Aunque los estados de ánimo afectan al sentimiento subjetivo y la expresión facial, las respuestas autonómicas suelen estar ausentes. Tiene mayor duración que las emociones y los sentimientos, pero también es el menos intenso, por lo que es importante distinguir entre estado de ánimo y emoción para identificar cuándo esperar efectos autonómicos.

El **afecto**, por otro lado, está vinculado a la conciencia que se tiene sobre el valor de una experiencia o situación, e implica una inclinación emocional hacia algo o alguien, basándose en el conocimiento consciente de la situación y sus implicaciones.

FUNCIONES DE LA EMOCIÓN

Ante una situación nueva, problema o la necesidad de generar ideas, las emociones juegan un papel importante al activar los recursos mentales. La primera interpretación de una situación suele centrarse en las emociones, los sentimientos y las actitudes, lo que prepara el terreno para el pensamiento posterior. Las emociones guían el procesamiento de la información, evocando recuerdos específicos y patrones de percepción que ayudan a interpretar la situación de manera funcional. Incluso las emociones desagradables cumplen funciones importantes para la adaptación social y el bienestar personal, pues permiten ajustar las acciones del individuo según las circunstancias.

Las funciones evolutivas de las emociones en la supervivencia y adaptación son:

- **Respuestas de supervivencia**: emociones como el miedo, la ira y el asco sirven como respuestas de supervivencia ante posibles amenazas o peligros en el entorno.
- **Unión social y cooperación**: las emociones desempeñan un papel importante en la unión social, la cooperación y la comunicación dentro de los grupos sociales. Los lazos emocionales promueven el apoyo mutuo, el cuidado y los esfuerzos colaborativos, mejorando la cohesión del grupo y la supervivencia colectiva.
- **Éxito reproductivo**: las emociones también contribuyen al éxito reproductivo al influir en la selección de pareja, el comportamiento sexual y la crianza.
- **Toma de decisiones y evaluación de riesgos**: por ejemplo, emociones como la anticipación, el interés, la confianza y la curiosidad motivan el comportamiento exploratorio y la búsqueda de oportunidades novedosas. Emociones como la ansiedad, el arrepentimiento y la decepción ayudan a anticipar y evitar pérdidas potenciales o resultados negativos.
- **Flexibilidad adaptativa**: las emociones proporcionan flexibilidad adaptativa al permitir que los individuos respondan dinámicamente a condiciones ambientales cambiantes y contextos sociales, en función de las demandas situacionales y las experiencias individuales.

REDES AUTÓNOMAS

Las redes autónomas son el SNA, el SNS, el sistema nervioso entérico, las vías aferentes viscerales, los reflejos autónomos y la red autónoma central (*central autonomic network*, CAN).

Sistema nervioso autónomo

El **SNA** regula el ambiente interno del cuerpo a través de la inervación de glándulas secretoras, músculos cardíacos y lisos (v. Cap. 4). Aunque sus funciones se integran estrechamente con el sistema nervioso somático, el SNA tiene tres divisiones principales –simpático, parasimpático y entérico–, que trabajan en conjunto para coordinar las funciones viscerales y alostáticas. Las neuronas eferentes viscerales incluyen sinapsis periféricas que conectan el SNC con los órganos efectores mediante neuronas preganglionares y posganglionares.

Sistema nervioso simpático

El **SNS** se compone de dos troncos nerviosos ganglionados que recorren ambos lados de la columna vertebral, desde la base del cráneo hasta el cóccix. Estos troncos están conectados a los nervios espinales a través de los ramos comunicantes blancos, que contienen fibras mielinizadas con los axones preganglionares provenientes de las neuronas situadas en la médula espinal. Los ramos comunicantes grises, por otro lado, contienen axones posganglionares que, después de hacer sinapsis en los ganglios simpáticos, se dirigen a los órganos diana a través de fibras largas y no mielinizadas.

El SNS (v. Caps. 6, 9, 12 y 39) prepara el cuerpo para situaciones de estrés, movilizando reservas de energía, promueve la vasoconstricción, la aceleración cardíaca, el aumento de la presión arterial, la dilatación bronquial, la contracción de esfínteres y la inhibición de la motilidad gastrointestinal. El SNS tiene una distribución mucho más amplia que el parasimpático, a través de la mayoría de nervios periféricos y los plexos perivasculares, inervando todas las glándulas sudoríparas, los músculos erectores del pelo, las paredes musculares de muchos vasos sanguíneos, el corazón, los pulmones, el árbol respiratorio, las vísceras abdominopélvicas, el esófago, los músculos del iris, el músculo liso no estriado del tracto urogenital y los párpados, entre otros. El principal neurotransmisor de las neuronas posganglionares simpáticas es la noradrenalina, mientras que las neuronas preganglionares liberan acetilcolina.

Sistema nervioso parasimpático

El **SNPS** se encarga de la conservación de energía, disminuyendo la frecuencia cardíaca y aumentando las actividades digestivas. Se compone de neuronas preganglionares cuyos cuerpos celulares están ubicados en núcleos de nervios craneales, el tronco encefálico y la sustancia gris de los segmentos sacros de la médula espinal. Las fibras eferentes emergen a través de los nervios craneales III, VII, IX y X, y de los nervios espinales sacros. Tanto las neuronas preganglionares (largas y mielínicas) como las posganglionares (cortas y amielínicas) son colinérgicas, liberando acetilcolina como neurotransmisor.

Los ganglios parasimpáticos craneales ciliar, pterigopalatino, submandibular y ótico son exclusivamente eferentes parasimpáticos, a diferencia de los ganglios trigeminal, facial, glosofaríngeo y vago, que están exclusivamente relacionados con impulsos aferentes y contienen los cuerpos celulares de las neuronas sensoriales.

El SNS y el SNPS no son funcionalmente antagónicos como se había pensado, sino que forman un sistema integrado para regular de manera coordinada las funciones del cuerpo. Además, la neurotransmisión autonómica no solo involucra la acetilcolina y la noradrenalina, sino también otras sustancias como trifosfato de adenosina (ATP), neuropéptidos y óxido nítrico.

Sistema nervioso entérico

El **sistema nervioso entérico** regula las funciones gastrointestinales, como la motilidad del tracto digestivo, la secreción de ácido gástrico, el transporte de agua y electrólitos, y el flujo sanguíneo en la mucosa, de manera independiente al SNC, manteniendo una actividad refleja autónoma. Aunque opera de forma autónoma, se relaciona con el SNS y el SNPS. Está compuesto por neuronas derivadas de la cresta neural durante el desarrollo embrionario, que son distintas de las neuronas clásicas del SNS y del SNPS. El sistema incluye millones de neuronas y células gliales, organizadas en plexos como el mientérico y el submucoso, que se extienden a lo largo del tracto gastrointestinal, desde el esófago hasta el esfínter anal.

Vías aferentes viscerales

Las **vías aferentes viscerales** generales transportan señales desde las vísceras y vasos sanguíneos al SNC, acompañando a las fibras eferentes correspondientes. Sus cuerpos celulares se encuentran en ganglios de nervios craneales y raíces dorsales, y sus fibras están presentes en nervios como el vago, glosofaríngeo, así como en los nervios espinales sacros, torácicos y lumbares superiores, junto a la inervación simpática eferente de las vísceras y los vasos sanguíneos (v. Caps. 6 y 31). Estas fibras aferentes se encargan de mediar reflejos viscerales y sensaciones, como el hambre y la náusea, a través de conexiones con el SNC (Fig. 13-1).

Las **fibras aferentes vagales** se distribuyen por órganos como el corazón, los pulmones, la tiroides, el tracto digestivo, los cuerpos aórticos y los receptores de presión (v. Caps. 6 y 40), interviniendo en los reflejos de deglución y de Hering-Breuer que mantienen la mecánica respiratoria. Las fibras del glosofaríngeo están involucradas en los reflejos circulatorios y respiratorios, al inervar estructuras como el seno y cuerpo carotídeo. Las aferentes pélvicas, que incluyen fibras fuertemente mielinizadas (receptores de estiramiento) y de dolor, inervan las vísceras pélvicas y la parte distal del colon, transmitiendo señales sobre distensión o contracción (v. Caps. 45 y 46) (v. Fig. 13-1).

Los impulsos nociceptivos de la faringe, esófago, estómago, intestinos, riñones, uréter, vesícula y conductos biliares parecen ser transportados por vías simpáticas. Los impulsos nociceptivos cardíacos ingresan a la médula espinal a través de los nervios espinales torácicos del primero al quinto. Las fibras aferentes cardíacas llevadas por las ramas cardíacas del vago están relacionadas con la depresión refleja de la actividad cardíaca. Las fibras aferentes del testículo y el ovario pasan a través de los plexos correspondientes hacia los ganglios de la raíz dorsal torácica décima y undécima (v. Fig. 13-1).

Algunas fibras nerviosas aferentes tienen también una función motora (nervios sensoriales-motores), liberando sustancias como la sustancia P, el el péptido relacionado con el gen de la calcitonina (CGRP) o el ATP, que provocan respuestas biológicas como la vasodilatación, aumento de la permeabilidad venular, cambios en la contractilidad del músculo liso, desgranulación de mastocitos y diversos efectos sobre los leucocitos y fibroblastos, un proceso conocido como *inflamación neurogénica* (Fig. 13-2). La liberación local de estas sustancias puede desempeñar un papel trófico en el mantenimiento de la integridad de los tejidos y en la reparación en respuesta a lesiones.

Reflejos autónomos

Los arcos reflejos autónomos son complejos debido a la activación rápida y coordinada del SNS y el SNPS, tanto a través de vías neuronales centrales como periféricas (v. Fig. 13-1). Un ejemplo de esta complejidad es el **control de la presión**

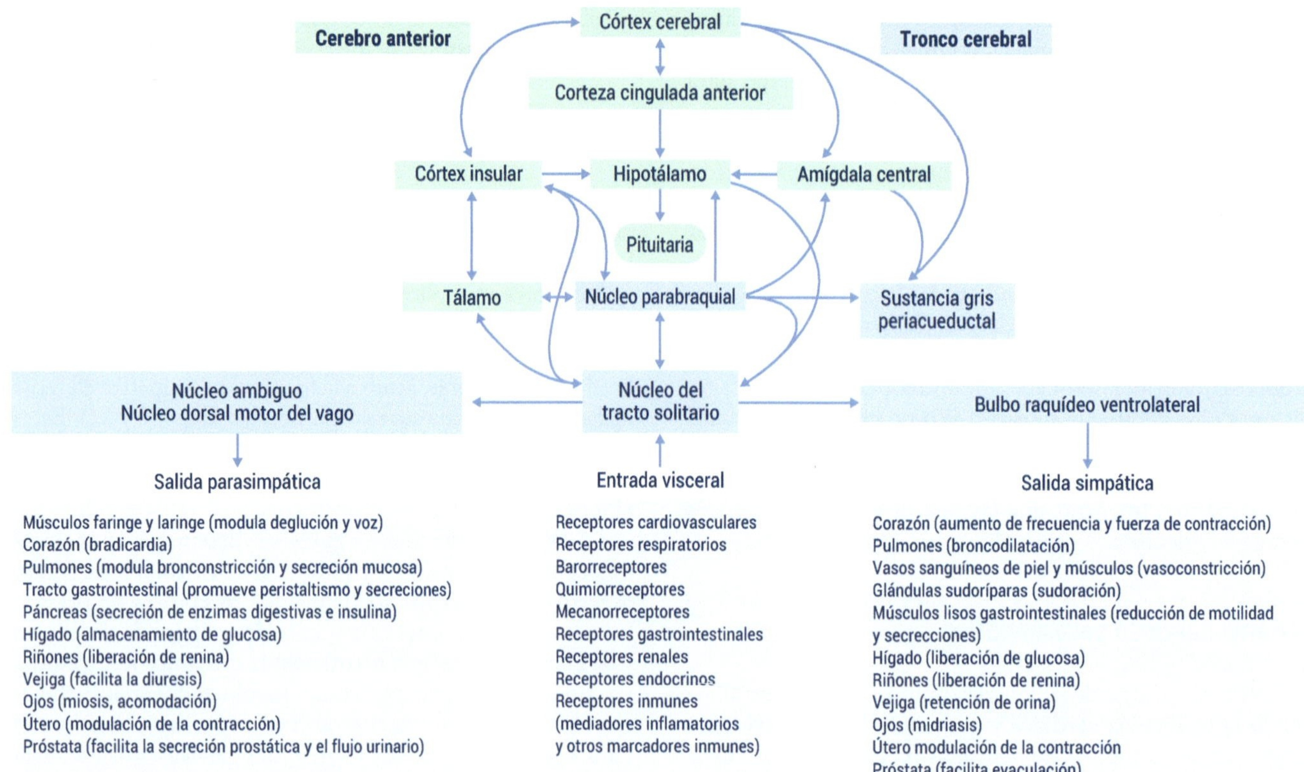

Figura 13-1. Diagrama de la red autonómica central. El núcleo del tracto solitario actúa como un «centro integrador» que transmite información desde las vísceras hacia áreas del cerebro anterior, como el hipotálamo, la amígdala, el tálamo y la corteza insular, pasando a través del núcleo parabraquial. Estas conexiones recíprocas entre los centros superiores desencadenan respuestas parasimpáticas y simpáticas hacia las vísceras. Este mecanismo explica, por ejemplo, la relación entre una disbiosis intestinal (inflamación intestinal) y alteraciones en el estado de ánimo, como el trastorno depresivo (neuroinflamación), o entre trastornos psiquiátricos, como la ansiedad o la depresión, y problemas gastrointestinales funcionales, como estreñimiento, diarrea o alternancia entre ambos.

arterial, donde el reflejo barorreceptor facilita y modula los aumentos dependientes del comportamiento. Durante los primeros 10-15 segundos de estar de pie (ortostasis), la gravedad provoca el estancamiento venoso, acumulando aproximadamente 750 mL de sangre en las venas de las piernas, la pelvis y el abdomen. Para evitar una caída en la perfusión cerebral, los mecanorreceptores cardiopulmonares y los barorreceptores arteriales localizados en el arco aórtico y el seno carotídeo detectan estos cambios vasculares y envían señales al tronco cerebral. Esto activa el SNS, incrementando la resistencia vascular periférica, el tono venoso y la frecuencia cardíaca, lo que asegura una perfusión cerebral adecuada.

La **perfusión cerebral** está controlada por la inervación simpática, parasimpática y sensorial del sistema vascular cerebral.

Para que las reacciones bioquímicas del cuerpo funcionen de manera óptima, la temperatura interna ideal es de aproximadamente 37 °C. El cuerpo utiliza mecanismos de **termorregulación** periféricos, centrales y conductuales para mantener esta temperatura, aunque factores neuropsicológicos como el sueño, el estrés y los traumas también pueden influir en su regulación. La percepción de la temperatura en la piel (**termocepción**) se transmite a través de las neuronas sensoriales, que envían señales desde los ganglios de la raíz dorsal hacia neuronas de segundo y tercer orden en regiones específicas del cerebro, como el núcleo parabraquial lateral, encargadas de procesar la información térmica (v. **Fig. 13-1**).

Cuando se percibe incomodidad por la temperatura, el cuerpo puede activar respuestas de **termorregulación conductual**, como buscar frío o calor, para ajustar su temperatura interna, evitando así la necesidad de activar los mecanismos autónomos de regulación térmica. Estos ajustes conductuales pueden darse tanto en reposo como durante actividades físicas, y suelen ocurrir antes de que los sistemas endocrinos y autónomos entren en acción para regular la temperatura corporal (v. **Fig. 13-1**).

Red autónoma central

En los siguientes apartados se detalla la estructura, las entradas, las salidas y las funciones de la CAN.

Estructura de la red autónoma central

La CAN forma parte integral del sistema de regulación interna del cuerpo, a través del cual el cerebro controla respuestas visceromotoras, neuroendocrinas y el procesamiento del dolor, además de las respuestas conductuales necesarias para la adaptación y la supervivencia, coordinando y regulando las funciones autonómicas del cuerpo, como la regulación cardiovascular, digestiva y la respuesta al estrés.

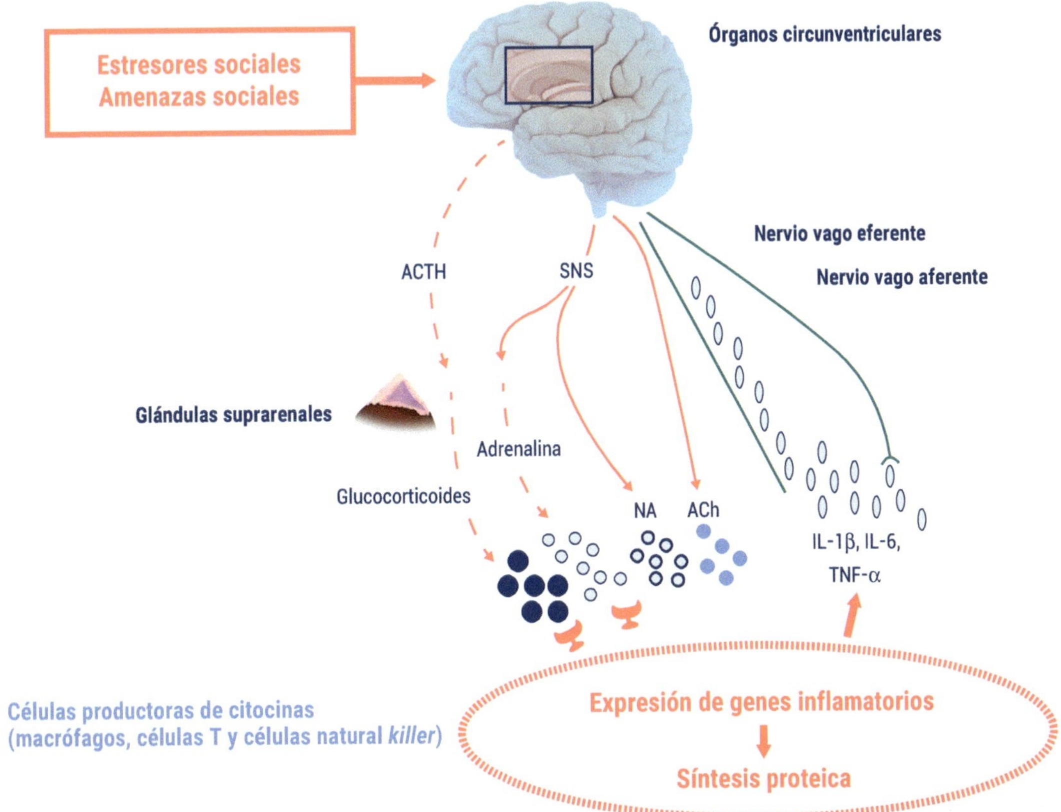

Figura 13-2. Teoría de la Transducción de Señales Sociales de la Depresión (Slavich, 2020). La Teoría de la Transducción de Señales Sociales de la Depresión describe los mecanismos que convierten, o transducen, las experiencias del entorno social externo en el entorno biológico interno de la patogénesis de la depresión. Las experiencias sociales y ambientales que indican una posible amenaza social o adversidad se representan a nivel neural, especialmente en sistemas cerebrales que procesan el dolor social y físico. Los nodos clave en esta red neural incluyen la ínsula anterior y la corteza cingulada anterior dorsal (CCAd). Estas regiones proyectan a áreas cerebrales de nivel inferior (como el hipotálamo y los núcleos de control autonómico del tronco encefálico) que tienen la capacidad de iniciar y modular la actividad inflamatoria a través de tres vías que implican el eje hipotalámico-pituitario-adrenal, el sistema nervioso simpático y el nervio vago eferente. La activación de estas vías conduce a la producción de glucocorticoides, epinefrina, norepinefrina y acetilcolina, que interactúan con receptores en las células productoras de citocinas. Mientras que los glucocorticoides y la acetilcolina tienen efectos antiinflamatorios, la epinefrina y la norepinefrina activan factores de transcripción intracelulares para aumentar la expresión de genes inflamatorios que luego se traducen en proteínas. El cambio resultante en la función celular conduce a la producción de citocinas proinflamatorias (como interleucina-1β, interleucina-6 y el factor de necrosis tumoral-α), que envían señales al cerebro para inducir alteraciones cognitivas, emocionales y conductuales que incluyen varios síntomas característicos de la depresión (como el estado de ánimo triste, anhedonia, fatiga o enlentecimiento psicomotor, entre otros).

Para llevar a cabo estos procesos y poder influir en el control autónomo simpático y parasimpático de los estados internos, la CAN incluye varias estructuras cerebrales interconectadas (v. **Fig. 13-1**) (v. **Cap. 6**):

- **Córtex cingulado anterior**: involucrado en la regulación de respuestas emocionales y autónomas, como la percepción del dolor y el control de la atención.
- **Corteza insular**: procesa la información visceral, especialmente cardiovascular, y tiene un papel importante en la interocepción.
- **Amígdala**: la amígdala juega un papel clave en el procesamiento de las emociones. Junto con otras estructuras del sistema límbico, envía señales eferentes descendentes al hipotálamo y al tronco encefálico, lo que permite la generación de respuestas autónomas que se alinean con el comportamiento emocional.
- **Tálamo**: funciona como un centro de relevo sensorial y autónomo, enviando información visceral a otras áreas del cerebro para su procesamiento.
- **Hipotálamo**: coordina respuestas autonómicas, endocrinas y conductuales, necesario para el mantenimiento del equilibrio funcional y la respuesta al estrés.
- ***Locus coeruleus***: regula el SNS y participa en la respuesta al estrés, la vigilancia y el control del ciclo sueño-vigilia.
- **Sustancia gris periacueductal**: situada en el mesencéfalo, está involucrada en la modulación del dolor y la respuesta autonómica a situaciones de emergencia.
- **Región ventrolateral de la formación reticular**: participa en funciones autónomas como el control cardiovascular, respiratorio y reflejos viscerales. En particular, su área rostral es responsable de la regulación del tono simpático, enviando señales a la médula espinal para mantener la presión arterial y controlar las respuestas simpáticas periféricas.

El **hipotálamo** está organizado en diferentes regiones interconectadas que están involucradas, en distinto grado, en el inicio o la expresión de todas las respuestas homeostáticas. Concretamente se divide en tres zonas longitudinales: la periventricular, la medial y la lateral, cada una con funciones distintas:

- La **zona periventricular** es una región visceromotora involucrada en la generación de ritmos biológicos, el control neuroendocrino y las respuestas autónomas integradas.
- La **zona medial** contiene varios núcleos que tienen fuertes conexiones con el sistema límbico y que inician respuestas autónomas y motoras integradas relacionadas con la homeostasis y la reproducción.
- La **zona lateral** está implicada en la excitación, el comportamiento motivado y la activación autónoma relacionada con funciones como la alimentación y la reproducción.

Varias regiones del hipotálamo inervan centros autónomos en el tronco encefálico y la médula espinal, con neuronas simpáticas y parasimpáticas intercaladas. Estas vías autonómicas hipotalámicas pueden seleccionar poblaciones específicas de neuronas preganglionares para controlar diversas funciones autonómicas. El **núcleo paraventricular del hipotálamo** es considerado el principal regulador del SNA, ya que distribuye inervación especializada a múltiples centros de control autónomo, influyendo en órganos periféricos como las glándulas suprarrenales a través de la vía paraventrículo-espinal.

El control central del SNA depende del estado fisiológico y conductual de cada persona, lo que significa que factores como la respiración, el ciclo sueño-vigilia, el estado emocional y la atención, entre otros, influyen en su regulación.

Entradas a la red autónoma central

Las entradas a la CAN son múltiples, incluidas las **entradas viscerosensoriales** –transmitidas en el núcleo del tracto solitario– y las **entradas humorales** –transmitidas a través de los órganos circunventriculares– (v. **Fig. 13-1**).

Los **aferentes espinales** transmiten tanto información nociceptiva como de otros tipos a la CAN. Siguen los troncos simpáticos y terminan en las neuronas viscerosomáticas de la médula espinal torácica, que pueden tener dos opciones:

- Proyectarse rostralmente a través de los tractos espinotalámico, espinosolitario y espinomesencefálico.
- Participar en los reflejos autónomos espinales segmentarios.

Las **entradas humorales** a la CAN pueden ser directas o a través de estructuras receptoras especializadas denominadas órganos circunventriculares, proporcionadas por los esteroides circulantes (sexuales, suprarrenales y calcitriol), que actúan a través de receptores distribuidos por toda la CAN. Los órganos circunventriculares, ubicados en la interfaz sangre-cerebro en la pared de los ventrículos cerebrales, carecen de una barrera hematoencefálica normal debido a la presencia de un endotelio fenestrado en sus abundantes capilares. Por lo tanto, las sustancias hidrofílicas circulantes, como los péptidos, pueden acceder directamente a los receptores neurales dentro de estas estructuras. El órgano subfornical en la pared anterior del tercer ventrículo y el área postrema en las paredes del cuarto ventrículo son sitios en el SNC donde actúan la angiotensina II circulante, el péptido natriurético auricular, la vasopresina y la endotelina, para influir así en las respuestas autonómicas, neuroendocrinas y conductuales.

La CAN recibe **información exteroceptiva** unimodal a través de canales sensoriales específicos y altamente procesada.

Salidas de la red autónoma central

La CAN controla las motoneuronas tanto simpáticas como parasimpáticas, además de controlar **funciones neuroendocrinas, respiratorias y relacionadas con los esfínteres**.

La CAN controla y coordina las salidas preganglionares, neurosecretoras y respiratorias. La salida principal de la CAN, hacia la periferia, está mediada por las neuronas simpáticas y parasimpáticas preganglionares (v. **Caps. 4**, **9**, **39** y **40**) (v. **Fig. 13-1**).

Además de las neuronas preganglionares del SNS y SNPS, la CAN controla también los efectores neuroendocrinos hipotalámicos, como las neuronas magnocelulares, que sintetizan vasopresina y oxitocina, y parvocelulares, que producen hormona liberadora de corticotropina y tirotropina. Otros efectos importantes de la CAN están en el control de las neuronas somatomotoras espinales específicas, incluidos el núcleo respiratorio frénico e intercostal, que inervan la musculatura respiratoria.

La CAN se caracteriza por interconexiones recíprocas, organización paralela, actividad dependiente del estado y complejidad neuroquímica, y recibe e integra información viscerosensorial, humoral y exteroceptiva que interviene en todos los procesos de interocepción y equilibrio funcional.

Funciones de la red autónoma central

Son funciones de la CAN:

- Excitación tónica de fondo para las motoneuronas autónomas y respiratorias.
- Coordinación de unidades preganglionares espinales.
- Ajustes reflejos de respuestas cardiovasculares y otras respuestas autónomas.
- Respuestas autónomas, neuroendocrinas y conductuales integradas para el equilibrio funcional del organismo, la expresión emocional y las respuestas al estrés.

Estas funciones dependen de características importantes de la CAN, incluidas las interconexiones recíprocas, la organización paralela, la actividad dependiente del estado y la complejidad neuroquímica.

Las interconexiones recíprocas entre todos los componentes de la CAN permiten interacciones continuas de retroalimentación e integración de respuestas autónomas (v. Fig. 13-1). Sus vías recíprocas consisten en pequeños axones mielinizados o no mielinizados organizados en dos sistemas de fibra funcional y neuroquímicamente complejos: el haz mediano del prosencéfalo y el fascículo longitudinal dorsal.

Los circuitos autónomos centrales tienen una organización paralela. El control autónomo central depende de la actividad de varias vías paralelas, más que de centros autónomos específicos, como se ha descrito clásicamente.

Además, las respuestas cardiovasculares y otras respuestas autónomas asociadas con estados emocionales pueden involucrar vías desde la amígdala y el gris periacueductal.

Desde estas perspectivas, en que se consideran los aspectos actuales de la organización anatómica, neuroquímica y funcional de los circuitos autónomos centrales, se puede comenzar a comprender, a través de la expresión clínica de síntomas del SNA en personas con alteraciones neurológicas o síntomas emocionales o mentales, la relación de esta red central y su correlación con las manifestaciones sistémicas.

RELACIÓN ENTRE EL SISTEMA NERVIOSO AUTÓNOMO Y LA EMOCIÓN

Destacan principalmente la interocepción en las emociones, el estilo de apego, el trauma y la excitación simpática, las experiencias adversas en la infancia, y la disociación e inhibición simpática.

El papel de la interocepción en las emociones

Emoción e interocepción están profundamente interrelacionadas. La interocepción se refiere a la percepción interna de las señales fisiológicas del cuerpo, como el tracto digestivo y genitourinario, así como los aparatos cardiovascular y respiratorio, que informa cómo el SNA regula los órganos y mantiene el equilibrio funcional, además de contribuir en las emociones y los procesos cognitivos, en distintos niveles de conciencia y complejidad. Por ejemplo, los barorreceptores (de bajo orden) ajustan las respuestas del corazón a las fluctuaciones de la presión arterial, mientras que acciones como quitarse una prenda de vestir (de alto orden) pueden ser respuestas conscientes para regular la temperatura corporal.

La interocepción también se ocupa de detectar señales de presión, temperatura, solutos químicos y dolor a través de nociceptores ubicados en tejidos profundos, como músculos y articulaciones, así como en la superficie de la piel. Recientemente se ha sugerido que la interocepción desempeña un papel relevante en la conciencia de los estados emocionales corporales, contribuyendo así a la comprensión de las emociones.

Las diferencias individuales en la sensibilidad interoceptiva son importantes, ya que una mayor precisión en la detección de señales internas, como los latidos del corazón, puede intensificar la experiencia emocional, particularmente en personas más propensas a la ansiedad.

Las vías parasimpáticas y espinotalámicas son responsables de transmitir esta información corporal hacia la corteza insular, donde se procesa e integra para generar una percepción consciente del estado interno del organismo (v. Fig. 13-1).

Las regiones cerebrales involucradas en los procesos interoceptivos incluyen, en primer lugar, el tronco encefálico y el tálamo, y seguidamente el córtex cingulado anterior, el córtex insular anterior y el córtex orbitofrontal.

En individuos sanos se ha observado que la activación del córtex insular, especialmente en el hemisferio derecho, se asocia con una mayor precisión en la percepción de señales internas del cuerpo, lo que indica que la ínsula derecha tiene un papel clave en la representación consciente de los estados corporales. El córtex insular anterior, junto con el córtex cingulado anterior, el córtex somatomotor y el insular medial, muestran una activación significativa cuando se presta atención a sensaciones interoceptivas. Además, la actividad insular y de la amígdala parecen predecir un aumento en la relevancia emocional atribuida a estímulos ambiguos cuando hay una falta de coincidencia entre la activación corporal real y la percibida, lo que refleja un error de predicción.

En estudios de Damasio donde habla de procesos de interocepción, menciona que las lesiones en los centros cerebrales interoceptivos como la corteza prefrontal ventromedial pueden alterar el comportamiento social y emocional, lo que refuerza las teorías de que el cerebro es sensible a las respuestas corporales y que esta conexión influye en la intensidad de las emociones. Durante esta transmisión sináptica, la información interoceptiva aferente original se integra con la información autobiográfica, ayudando a interpretar las experiencias emocionales.

Estilo de apego

El estilo de apego en la infancia se refiere a los patrones emocionales que un niño desarrolla en relación con sus cuidadores, generalmente los padres. Un apego seguro es aquel en el que el niño se siente protegido y confiado en la disponibilidad de sus cuidadores, lo que promueve un desarrollo emocional sano. Un apego inseguro, resultante de experiencias como la negligencia, el abuso o la inconsistencia en el cuidado, puede generar un estado de estrés crónico en el niño, activando constantemente su SNS. Este estado de alerta prolongada genera, por un lado, una respuesta de hipervigilancia ante estímulos que no necesariamente son amenazantes, y, por otro, sensibiliza el sistema nervioso, siendo un factor asociado a patologías de diferente índole, y en concreto aumenta la vulnerabilidad a sufrir dolor crónico en la adultez. Este estado afecta a la capacidad del SNPS de promover la relajación, lo que dificulta la inhibición natural del dolor y puede amplificar la percepción de este.

Trauma y excitación simpática

Cuando sucede un trauma físico o emocional, el cerebro aumenta la actividad del SNS para una respuesta defensiva inmediata. Si esta respuesta no consigue restablecer el equili-

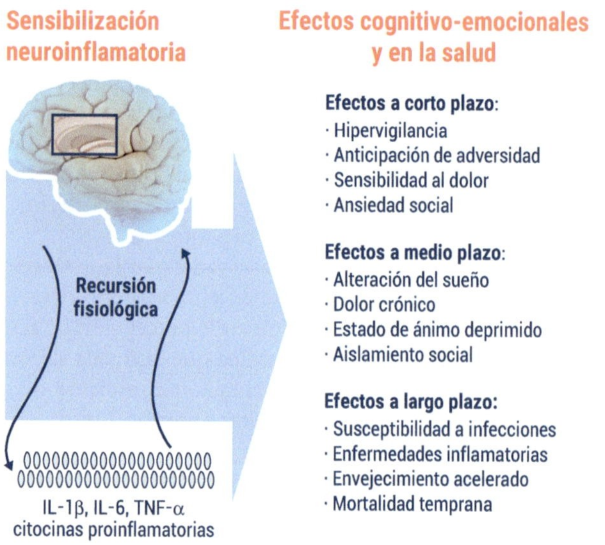

Figura 13-3. Sensibilización inflamatoria en respuesta a la adversidad. La comunicación bidireccional entre el sistema nervioso central y la periferia permite que el cerebro module la respuesta inflamatoria y, a su vez, que la inflamación influya en los circuitos neuronales. Esta interacción se ve modulada por experiencias adversas en la infancia o adversidades crónicas, que generan una predisposición proinflamatoria en el transcriptoma basal de los leucocitos. Dicho sesgo amplifica la actividad de los circuitos neurales relacionados con el dolor y la detección de amenazas, reforzando la percepción subjetiva de peligro. Las principales estructuras cerebrales involucradas en este proceso incluyen la ínsula anterior (IA) y la corteza cingulada anterior dorsal (CCAd), áreas clave en la integración de señales viscerales y emocionales. Como consecuencia de esta dinámica de retroalimentación, la exposición a condiciones adversas prolonga la sensación de amenaza, incluso después de que el evento estresante haya desaparecido. Esto favorece estados de hipervigilancia, una predisposición a anticipar amenazas, una mayor sensibilidad al dolor y la aparición de síntomas de ansiedad social. Cuando estos mecanismos se activan de manera sostenida, pueden contribuir al desarrollo de síntomas depresivos con manifestaciones tanto somáticas como afectivas. A largo plazo, la participación crónica en estas respuestas aumenta el riesgo de enfermedades inflamatorias, infecciones recurrentes, envejecimiento biológico acelerado y una reducción en la expectativa de vida.
IL-1β: interleucina-1β; IL-6: interleucina-6; TNF-α: factor de necrosis tumoral α.

brio adecuado en el organismo, la exposición prolongada a la amenaza percibida o la vinculación de ciertos estímulos con el trauma puede desencadenar trastornos emocionales. Estos trastornos tienden a alterar el equilibrio funcional del cuerpo, generando un estado disfuncional en el que las respuestas a estímulos, ya sean reales o imaginados, se vuelven inadecuadas o excesivas. Esta desregulación del sistema nervioso provoca una mayor sensibilidad a los factores estresantes, tanto emocionales como físicos, que pueden llevar a conductas como las autolesiones o el abuso de sustancias, en un intento de controlar un SNA que ha quedado alterado y sensibilizado debido al trauma inicial.

Se ha visto que el trastorno de estrés postraumático afecta a los umbrales fisiológicos, lo que causa que sistemas controlados por el SNA, como el cardiovascular, el sueño y el sistema respiratorio, estén dominados por la hiperactividad simpática. Los individuos con este tipo de estrés experimentan un mayor malestar ante síntomas físicos impredecibles y relacionados con la ansiedad. Entre estos síntomas se incluyen niveles elevados de noradrenalina, que se relacionan con una disminución de la sensibilidad en los receptores α_2 del hipotálamo. Además, se ha sugerido que este desajuste podría estar vinculado a una disfunción en las fibras colinérgicas del tronco encefálico, lo que explicaría algunos de los síntomas fisiológicos asociados al trastorno (Fig. 13-3; v. Fig. 13-2).

Experiencias adversas en la infancia

En las últimas décadas, ha crecido la comprensión sobre el impacto a largo plazo de las experiencias adversas en la infancia en la salud y el bienestar. Se ha demostrado que los traumas en la niñez influyen de manera significativa en la salud en la adultez, siendo el desarrollo de dolor crónico una de las manifestaciones más comunes (v. Figs. 13-2 y 13-3).

Las experiencias adversas en la infancia se definen como eventos traumáticos sufridos antes de los 18 años, ya sea de forma directa, como el abuso físico, emocional, psicológico y/o sexual, o la negligencia por parte de un cuidador; o de manera indirecta, como la exposición a problemas de salud mental en los cuidadores, violencia doméstica hacia una tercera persona (habitualmente la madre), abuso de sustancias o la pérdida temprana de los padres debido al divorcio o encarcelamiento. Estas experiencias impactan en el desarrollo cerebral y la regulación del estrés, alterando el SNA, lo que predispone a una mayor activación simpática y sensibilización nerviosa, incrementando el riesgo de dolor crónico.

Los estudios muestran que un 84 % de los adultos con dolor crónico refieren al menos una experiencia adversa en la infancia, en comparación con el 61,6 % en la población general. La exposición a estas experiencias aumenta la probabilidad de desarrollar discapacidad y dolor persistente en la adultez.

El modelo biopsicosocial de Nelson *et al.* destaca factores biológicos, psicológicos y sociales que influyen en estos resultados. La investigación también sugiere que el estrés tóxico asociado a las experiencias adversas en la infancia puede provocar cambios epigenéticos, hormonales e inmunológicos, como la sensibilización central y la activación del eje hipotálamo-hipófiso-adrenal (HPA), aumentando el riesgo de desarrollar dolor crónico. Por ejemplo, se ha encontrado que las personas con antecedentes de adversidad infantil presentan una mayor sensibilización central y modificaciones en la expresión de genes vinculados al dolor. Factores como la alteración del sueño y síntomas de estrés postraumático pueden mediar esta relación.

Disociación e inhibición simpática

En casos de disociación, a pesar de la ansiedad intensa y la angustia, la actividad del SNS tiende a disminuir, lo que contrasta con los trastornos de ansiedad, en los que suele estar elevada. El trastorno de despersonalización se caracteriza por sensaciones de desconexión de la realidad, entumecimiento emocional y dificultades de memoria. Este trastorno actúa como una defensa ante situaciones amenazantes extremas. Además, se ha observado que los niveles de noradrenalina están inversamente relacionados con la gravedad de los síntomas en este trastorno, y las respuestas fisiológicas, como las sudorales, son rápidas pero atenuadas, lo que sugiere un estado inicial de hiperalerta seguido de una inhibición rápida de la respuesta simpática.

En estudios recientes se ha revelado que tanto el SNS como el SNPS están implicados en el trastorno de despersonalización, mostrando respuestas simpáticas más débiles en comparación con personas sanas, aunque se registran aumentos exagerados en la frecuencia cardíaca ante estímulos fríos. La disociación peritraumática, que comparte síntomas con el trastorno de despersonalización, ocurre en situaciones de amenaza extrema y se ha asociado con respuestas fisiológicas reducidas, como menor conductancia de la piel y frecuencia cardíaca.

EVIDENCIA EMPÍRICA DE LOS EFECTOS EMOCIONALES

En la revisión publicada por Kreibig (2010) se observaron diferencias notables entre diversas emociones en cuanto a las respuestas autonómicas del cuerpo, especialmente en la frecuencia cardíaca y la variabilidad de la frecuencia cardíaca (VFC):

- **Incremento de la frecuencia cardíaca**: se registró un aumento en la frecuencia cardíaca tanto en emociones negativas –ira, ansiedad, disgusto por contaminación, vergüenza, miedo y tristeza con llanto– como en emociones positivas –felicidad, alegría y placer anticipado–. La sorpresa también provocó este aumento, lo que sugiere una activación del SNS en estas emociones, relacionadas con una mayor preparación para la acción.
- **Reducción de la frecuencia cardíaca**: en emociones como el disgusto asociado a la mutilación, miedo ante una amenaza inminente, tristeza sin llanto, tristeza profunda, afecto, satisfacción y placer anticipado visual, se observó una disminución de la frecuencia cardíaca. Estas emociones, que incluyen un componente de pasividad, parecen estar mediadas por una mayor influencia del SNPS, lo que sugiere un papel vagal en la regulación de estas respuestas.
- **VFC en emociones negativas**: el disgusto relacionado con la contaminación fue la única emoción negativa que mostró un aumento claro en la VFC, lo que indica una mayor influencia del SNPS. La tristeza profunda también podría involucrar un aumento en la participación vagal.
- **VFC en emociones positivas**: en las emociones positivas se observó un aumento en la VFC durante la diversión y la alegría, mientras que en la felicidad y el placer anticipado visual disminuyó. Esto respalda la idea de que el SNPS no solo modula emociones desagradables, sino que también juega un papel en la regulación de emociones agradables.

CAMBIOS AUTONÓMICOS SIN CAMBIOS CONCOMITANTES EN EL SENTIMIENTO

Los cambios en la actividad autónoma durante las emociones no dependen exclusivamente de la emoción en sí, sino también de factores adicionales que influyen en la activación fisiológica. El SNA no actúa únicamente en respuesta a emociones, sino que reacciona también a estímulos físicos, conductuales y psicológicos no emocionales, que influyen en la actividad del organismo antes, durante y después de una emoción, generando una combinación compleja de efectos fisiológicos.

Por lo general, se asume que las emociones impactan en el SNA durante un período breve, que puede oscilar entre segundos y minutos; sin embargo, una vez comienza una reacción conductual, la actividad fisiológica pasa a estar más asociada con ese comportamiento que con la emoción original que lo desencadenó.

Para distinguir los efectos emocionales de otros factores que también afectan a la activación fisiológica, en la revisión de Kreibig se identifican tres componentes principales que regulan la respuesta del SNA:

- **Factores no emocionales**: incluyen elementos como la postura, la temperatura ambiente, los movimientos corporales o las exigencias cognitivas no relacionadas con la emoción. Estos factores reducen el efecto directo que una emoción podría tener sobre la activación fisiológica.
- **Factores emocionales contextuales**: se refieren a las demandas físicas, conductuales y mentales necesarias para expresar una emoción. Estas demandas están influenciadas por el entorno inmediato y pueden variar según las circunstancias, afectando así a la respuesta fisiológica.
- **Efectos exclusivamente emocionales**: estos efectos, considerados como la «firma emocional», son adaptaciones fisiológicas específicas que tienen la función de proteger el organismo a través de reflejos autónomos, preparando al cuerpo para la acción. Estos efectos deberían ser constantes independientemente del contexto, ya que son propios de la emoción.

DESACOPLAMIENTO DE SUBSISTEMAS EN LA EMOCIÓN

Para diferenciar las emociones de otras influencias físicas y psicológicas que también afectan al SNA, se ha sugerido que la sincronización entre los diferentes subsistemas corporales es una característica clave de las emociones. Sin embargo, se ha visto que puede haber una falta de coherencia entre los distintos sistemas de respuesta emocional, lo que significa que la disociación entre la expresión facial, la activación fisiológica o la conducta no necesariamente indica un mal funcionamiento, sino que puede ser una parte normal del proceso emocional.

La regulación emocional es un factor fundamental en esta falta de coherencia, ya que influye en cómo se alinean o desacoplan estos subsistemas. El grado de conciencia que una persona tenga sobre sus propias emociones puede modificar la coherencia entre estos sistemas.

Las emociones pueden ser desencadenadas por estímulos subliminales, aquellos que no llegan a la conciencia, lo que puede hacer que una persona no sea consciente de estar experimentando una emoción a pesar de que su cuerpo muestre signos de activación.

INTERACCIÓN ENTRE EL SISTEMA NERVIOSO CENTRAL Y EL DOLOR CRÓNICO

La hiperactividad crónica del SNS puede inducir una neuroplasticidad anómala en los ganglios de la raíz dorsal, estableciendo conexiones indebidas con el sistema nociceptivo. Este proceso incluye el crecimiento de nuevas fibras simpáticas hacia las neuronas sensoriales, conocido como *sprouting simpático*, así como el acoplamiento entre el sistema simpático y las vías aferentes, lo que perpetúa la liberación de neuropéptidos proinflamatorios (v. **Caps. 10** y **14**). Este mecanismo puede desencadenar un síndrome de dolor neuropático mantenido por la hiperactividad simpática, como se observa en pacientes con fibromialgia y síndrome de dolor miofascial, quienes frecuentemente presentan hiperactividad simpática y rigidez fascial (v. **Figs. 13-2** y **13-3**) (v. **Cap. 11**).

En estas condiciones, la activación del SNS está estrechamente vinculada con la hipersensibilidad y el dolor, probablemente a través de la contracción excesiva del tejido conectivo. Además, el estrés crónico y el trauma pueden afectar a estructuras del SNC como la amígdala, el hipocampo, el hipotálamo, la corteza prefrontal y el sistema de recompensa. Frente a un evento estresante, la amígdala envía señales al hipotálamo, que a su vez activa el SNS y las glándulas suprarrenales, preparando al cuerpo para una respuesta de lucha o huida. Sin embargo, cuando no es posible llevar a cabo esta respuesta, se desencadena un estado de bloqueo, parálisis o «congelación». Según Bessel van der Kolk, este estado prolongado de inmovilización puede ser la base de numerosos traumas, manteniendo al cuerpo en un estado de activación simpática continua, lo que contribuye al desarrollo de trastornos como el estrés postraumático y otras afecciones físicas y mentales.

INTERACCIÓN ENTRE LA ACTIVACIÓN DEL SISTEMA NERVIOSO CENTRAL Y LA FASCIA

Las propiedades neurofisiológicas y mecánicas de la fascia, junto con la presencia de fibras simpáticas en el tejido fascial (v. **Cap. 7**), permiten una conexión directa entre el estrés, la activación simpática y la tensión en la fascia.

Además, la liberación de catecolaminas afecta a los fibroblastos de las siguientes maneras:

- **Proliferación y migración de fibroblastos**: la activación de los receptores adrenérgicos, tanto α como β, puede aumentar o disminuir la proliferación de fibroblastos, según el contexto fisiológico o patológico. También promueve su migración, esencial para la reparación tisular.
- **Liberación de citocinas proinflamatorias**: las catecolaminas inducen la liberación de citocinas como el **factor de necrosis tumoral** α e **interleucina 6**, lo que transforma los fibroblastos en miofibroblastos, aumentando la contracción del tejido conectivo.
- **Inhibición de la apoptosis**: las catecolaminas pueden prolongar la vida útil de los fibroblastos al inhibir su apoptosis.

Estudios de **Bhowmick** indican que la estimulación simpática desencadena la liberación de **TGF-β1** que, además de desencadenar una respuesta del sistema inmunológico, también es el estímulo fisiológico más fuerte para la contracción de los miofibroblastos.

Estos efectos son relevantes en la remodelación de la matriz extracelular, la cicatrización de heridas y la remodelación de tejidos. Una activación sostenida del SNS por estrés crónico mediante estas vías puede inducir cambios en la rigidez y contractilidad del tejido conectivo fascial y contribuir a cicatrices anómalas o fibrosis.

PSICONEUROINMUNOENDOCRINOLOGÍA. EL SISTEMA PNIE

La PNIE surge como una ciencia transdisciplinaria destinada a comprender y explicar la interacción entre los sistemas de regulación del organismo. Se centra en investigar cómo el cerebro, entendido en sus funciones cognitiva y emocional, interactúa con los mecanismos responsables de mantener la homeostasis, como los sistemas endocrino, inmune y nervioso (central y autónomo). Estas interacciones son fundamentales en la respuesta que el sujeto da a una totalidad social, psicológico-emocional, neuroendocrinoinmunológica y medioambiental, y su desequilibrio puede tener repercusiones clínicas significativas.

El término fue introducido por Robert Ader en la década de 1970 para explicar cómo las emociones influyen en el sistema inmunológico a través de sus efectos en el SNA y los neurotransmisores. Esto afecta directamente a la capacidad del cuerpo para resistir y recuperarse de las enfermedades.

El estrés, las emociones negativas y una carga alostática elevada reducen la capacidad del organismo para resistir enfermedades o recuperarse de ellas cuando ya han afectado al individuo.

En 1987, Weigent y Blalock identificaron una interacción bidireccional entre el SNC y el sistema inmunológico, mostrando que los linfocitos también producen moléculas como receptores y neuropéptidos, que anteriormente se pensaba que eran exclusivos del cerebro y la hipófisis. Además, ciertos estímulos antigénicos pueden modular niveles hormonales y neuropéptidos, especialmente aquellos vinculados a la respuesta al estrés.

La comunicación entre estos sistemas se articula a través de un lenguaje molecular común, mediado por citocinas, hormonas y neurotransmisores, que regulan órganos como la médula ósea, el bazo, los nódulos linfáticos y el timo, bajo la influencia del SNS. Asimismo, la presencia de macrófagos en la corteza adrenal, donde se producen los glucocorticoides, sugiere una interacción directa entre el sistema inmune y el endocrino.

El sistema PNIE está compuesto por varios subsistemas interconectados que tienen funciones y bases anatómicas propias (v. **Figs. 13-1**, **13-2** y **13-3**):

- **Sistema inmunológico**: al igual que el sistema nervioso, el sistema inmunológico tiene la capacidad de aprender, recordar y regularse a través de procesos como la maduración y la apoptosis. Ambos sistemas se comunican mediante citocinas, entre ellas las interleucinas y linfocinas, que actúan como mensajeros químicos y permiten la interacción entre ambos sistemas y otros.

- **Sistema neurológico**: el sistema nervioso, que incluye tanto el sistema central como el periférico, actúa principalmente a través de neurotransmisores y neurorreguladores, como los péptidos hipotalámicos, las enterohormonas y las citocinas. Además, las células gliales tienen un papel importante en el crecimiento neuronal, la neuroplasticidad y la transmisión de señales. Los neurotransmisores como la dopamina, serotonina, noradrenalina, glutamato, acetilcolina y ácido γ-aminobutírico son esenciales para entender los procesos psicológicos y psiquiátricos.
- **Sistema endocrino**: el hipotálamo es la principal estructura neuroendocrina que conecta los sistemas nervioso, inmune y endocrino. Regula la liberación de hormonas hipofisarias, que, a su vez, controlan las hormonas periféricas, manteniendo la homeostasis del organismo. Además, es responsable de regular las conductas endocrinas en respuesta a estímulos emocionales y viscerales, siendo clave en el eje córtico-límbico-hipotálamo-hipófiso-periférico, cuya alteración puede contribuir a varias enfermedades psiquiátricas.
- **Componente psicológico**: este nivel se expresa principalmente a través de los circuitos límbico y paralímbico, así como de la glándula pineal, que influyen en la expresión conductual y emocional. Estas estructuras son esenciales para procesar y responder a las emociones, regulando cómo los individuos reaccionan ante diversos estímulos.

Cada uno de estos subsistemas trabaja de manera integrada, creando una red funcional que regula tanto la fisiología del cuerpo como el comportamiento emocional.

PUNTOS CLAVE

- El SNA regula las respuestas emocionales mediante mecanismos que pueden acelerar (simpático) o disminuir (parasimpático) la actividad fisiológica, según la naturaleza de la emoción, lo cual es medible mediante indicadores como la VFC.
- Un trauma emocional o físico puede provocar una desregulación del SNA, llevando a una hiperactividad o hipersensibilidad a estímulos relacionados con el trauma, generando respuestas desadaptativas. Un ejemplo sería el dolor crónico en el adulto vinculado a experiencias adversas en la infancia.
- Además de las emociones, otros factores como la postura, la temperatura y las demandas cognitivas también influyen en la activación fisiológica del SNA, creando una compleja interacción de influencias en las respuestas emocionales y fisiológicas que las convierten no solo en individuales, sino también en únicas, dependiendo del contexto y el entorno.
- Las citocinas, hormonas, neurotransmisores y neuropéptidos se unen a receptores específicos en diversos tejidos del cuerpo, lo que evidencia una profunda interrelación entre los sistemas psicológico, neurológico, endocrino e inmunológico. Esta interconexión fortalece el concepto del sistema PNIE, que es fundamental para regular las respuestas adaptativas e integradoras del organismo ante los cambios y desafíos del entorno.

BIBLIOGRAFÍA

Craig AD. How do you feel—now? The anterior insula and human awareness. Nat Rev Neurosci. 2009;10:59-70.

Damasio A. El error de Descartes: la emoción, la razón y el cerebro humano. Barcelona: Crítica; 2003.

Damasio A. En busca de Spinoza. Neurobiología de la emoción y de los sentimientos. Barcelona: Harcourt Crítica; 2005.

Delgado Gómez MS. Psiconeuroinmunoendocrinología. Inteligencia emocional y salud en estudiantes universitarios [Tesis doctoral]. Universidad Católica de Murcia, Programa de Doctorado en Ciencias de la Salud; 2017.

Jänig W. The autonomic nervous system and its coordination by the brain. En: Davidson RJ, Scherer KR, Goldsmith HH, editores. Series in affective science. Handbook of affective sciences. Oxford: Oxford University Press; 2003. p. 135-86.

Kreibig SD. Autonomic nervous system activity in emotion: a review. Biol Psychol. 2010;84(3):394-421.

Levenson RW. The autonomic nervous system and emotion. Emotion Review. 2014;6(2):100-12.

Mo J, Huang L, Peng J, et al. Autonomic Disturbances in Acute Cerebrovascular Disease. Neurosci Bull. 2019;35(1):133-44.

Nelson SM, Cunningham NR, Kashikar-Zuck S. A conceptual framework for understanding the role of adverse childhood experiences in pediatric chronic pain. Clin J Pain. 2017;33:264-70.

Owens A, Low D, Iodice V, Mathias C, Critchley H. Emotion and the Autonomic Nervous System—A Two-Way Street: Insights From Affective, Autonomic and Dissociative Disorders. En: Reference Module in Neuroscience and Biobehavioral Psychology. Elsevier; 2017. Disponible es: https://www.sciencedirect.com/science/article/pii/B9780128093245017995.

Pullar CE, Isseroff RR. The beta 2-adrenergic receptor activates pro-migratory and pro-proliferative pathways in dermal fibroblasts via divergent mechanisms. J Cell Sci. 2006;119(Pt 3):592-602.

Slavich GM. Psychoneuroimmunology of Stress and Mental Health. En: The Oxford Handbook of Stress and Mental Health. Oxford: Oxford University Press; 2020.

Slavich GM, Irwin MR. From stress to inflammation and major depressive disorder: A social signal transduction theory of depression. Psychol Bull. 2014;140:774-815.

Vinyes D, Muñoz-Sellart M, Albareda Colilles G, Gurevich MI. Procaine injections in myofascial tension points in the treatment of anxiety disorders: a case series. Int J Clin Case Rep Rev. 2025;22(1). Doi: 10.31579/2690-4861/643.

El campo interferente o desencadenante neuromodulador

14

R. Nahas y D. Vinyes

INTRODUCCIÓN

Ferdinand Huneke describió el fenómeno del campo de interferencia (*Störfeld*), tal como se conoce en la terapia neural, por primera vez en 1940. Este término ha sido traducido como «campo de interferencia» porque se presume que es un área en la que se genera ruido eléctrico por neuronas sensibilizadas, cuyo umbral para desencadenar la respuesta al estrés ha sido reducido por una lesión o enfermedad previa. Sin embargo, el efecto patógeno de los focos clínicamente silenciosos se conocía mucho antes, como se describe en el apartado siguiente.

La importancia de estas lesiones es ampliamente reconocida por miles de terapeutas neurales en todo el mundo, cuyos pacientes han reportado claras mejoras generales, a menudo inmediatas, después de inyectarles con procaína u otros anestésicos locales. Si esta hipótesis es correcta, representaría un descubrimiento médico de importancia histórica.

En este capítulo se definirá el campo de interferencia desde una perspectiva multisistémica. Basándose en el papel único e importante que desempeña el sistema nervioso autónomo (SNA) en la fisiopatología de esta lesión, se le situará en un contexto más amplio, considerando su impacto en el sistema regulador del organismo en su conjunto. Los recientes avances destacan las complejas interacciones entre el sistema nervioso y el tejido conectivo, las hormonas, las células inmunes y las citocinas, los pensamientos, las emociones y los comportamientos, como una única red unificada que regula la tensión, el estrés y la inflamación en la salud y la enfermedad.

Se espera que la conexión de estas interacciones proporcione una descripción más completa y precisa del campo de interferencia y su posible papel como causa raíz y factor contribuyente en enfermedades crónicas. En espera de la aparición de unos estudios que demuestren de manera concluyente la existencia de estos desencadenantes neuromoduladores, el avance de las hipótesis para explicar su existencia representa un avance disruptivo e histórico en la medicina, un cambio de paradigma en el que tratar los campos de interferencia se considera un tratamiento racional de primera línea para cualquier síntoma o enfermedad persistente. Esto tiene el potencial de restablecer la cura a largo plazo como el objetivo principal de la atención médica, un enfoque personalizado para restaurar la salud mediante la restauración de los procesos fisiológicos. Sus efectos sobre el sistema regulador del cuerpo sugieren que estas lesiones probablemente contribuyen a la morbilidad y mortalidad de cualquier enfermedad crónica.

En este capítulo se intentará describir los campos de interferencia en términos de anatomía, fisiología y fisiopatología modernos, y situarlos dentro del contexto de un enfoque general para su evaluación y tratamiento con el objetivo de proporcionar una descripción clara, racional y científica de estos bloqueos a la curación desde una perspectiva integradora y centrada en la persona, que será útil para quienes los tratan y para apoyar esfuerzos adicionales para comprenderlos mejor.

Aunque el estímulo utilizado en la terapia neural se realiza por definición con anestésicos locales, el concepto de campo de interferencia es aplicable a otros tipos de tratamientos médicos que emplean inyecciones de glucosa o dextrosa, dispositivos de estimulación eléctrica, magnética o fotónica, así como terapia manual, estiramientos y punciones, entre otros. Este enfoque de atención, basado en la identificación y tratamiento de bloqueos, se centra en la lesión subyacente, en lugar de en la intervención específica, promoviendo un cambio de paradigma que resulta más holístico, regulador y personalizado, con el potencial de mejorar significativamente los resultados terapéuticos.

Este capítulo se complementa con los capítulos dedicados a los mecanismos de acción de la terapia neural (v. Cap. 10) y de los anestésicos locales (v. Caps. 15, 16 y 17), así como con los capítulos centrados en el diagnóstico y tratamiento de los campos interferentes (v. Caps. 32 y 33).

HISTORIA Y ANTECEDENTES

Este apartado puede complementarse con el capítulo de la historia de la terapia neural (v. Cap. 2).

A pesar de todo el conocimiento histórico sobre enfermedades de origen focal, la terapia neural es una de las pocas intervenciones médicas que se dirige específicamente a los campos de interferencia.

La historia del campo interferente en la terapia neural tiene sus raíces en la importancia tradicional de tratar áreas del cuerpo afectadas por cicatrices, heridas y otros tipos de daño tisular.

Desde la antigüedad se ha reconocido la conexión entre lesiones dentales y enfermedades inflamatorias. En papiros del antiguo Egipto y tablillas cuneiformes asirias de alrededor del 1400 a. C. se menciona esta relación, y en la antigua Roma se consideraba que tanto los dientes como las amígdalas podían ser focos de enfermedades generalizadas.

Si bien el punto de partida para dar importancia terapéutica al campo interferente ocurrió en 1940, cuando **Ferdinand Huneke** observó un fenómeno instantáneo tras inyectar procaína en una cicatriz de osteomielitis en la pierna de una mujer con un trastorno funcional doloroso del hombro, la hipótesis de que las lesiones en el sistema nervioso pueden alterar la fisiología de manera compleja ya se debatía desde el siglo XIX. En 1824, **Magendie** observó queratitis y otras lesiones corneales en conejos tras lesionar partes intracraneales de sus nervios trigéminos. En 1869, **Simon Samuel** investigó las funciones tróficas del sistema nervioso y expuso su teoría en *Die Trophischen Nerven*. En 1864, **Mitchell, Morehouse** y **Keen** publicaron *Gunshot Wounds, and Other Injuries of nerves*, donde describieron el dolor ardiente y los trastornos cutáneos tras una lesión nerviosa, lo que posteriormente se conoció como *síndrome de dolor regional complejo*. En 1936, **Leriche** ya documentó el cese inmediato del dolor generalizado tras infiltrar procaína en una cicatriz quirúrgica no irritada, pero la diferencia con los hermanos Huneke es que ellos sacaron conclusiones terapéuticas a partir de su observación.

El estudio de los focos sépticos dentarios y sus repercusiones fue iniciado por **Pässler** en 1909 y divulgado por **Hunter**, entre otros, en las décadas de 1920 y 1930; sin embargo, la práctica de exodoncias radicales a la que se llegó desacreditó temporalmente esta línea de investigación.

Hacia el año 1924, **Gustav Ricker** desarrolló un concepto novedoso de enfermedad basado en la patología relacional. Sin conocer la terapia neural y, por lo tanto, sin estar influenciado por ella, realizó experimentos con animales que demostraron cambios persistentes en la fisiología mucho después de una lesión inicial, destacando el papel clave del sistema nervioso simpático en esta memoria tisular y su capacidad de engramación (v. Cap. 9).

Estas ideas fueron continuadas por investigadores como **Pischinger**, **Kellner**, **Stacher**, **Siegen** y **Bergman**, hacia mediados del siglo XX, quienes proporcionaron hallazgos histológicos, fisiológicos y clínicamente objetivables sobre el campo de interferencia y su efecto.

Otra fuente de evidencia significativa entre los años 1935 y 1950 proviene de **A. D. Speransky**, quien en su obra *Bases para una nueva teoría de la medicina* (v. Cap. 2) presentó diversos modelos de lesión nerviosa en animales para estudiar enfermedades neurodegenerativas e infecciosas. Según Speransky, la irritación del sistema nervioso es un mecanismo general de enfermedad. A través de sus experimentos con animales, observó que la agresión local en un punto del sistema nervioso afectaba a la totalidad del SNA, cambiando su biotono vegetativo y alterando la capacidad de reacción del individuo ante nuevos estímulos.

Speransky aplicó estímulos irritantes en diferentes zonas del sistema nervioso, como el hipotálamo o un nervio dentario, y observó que se producían reacciones neurodistróficas a distancia en cuestión de horas o días (irritación central), o meses o años (irritación periférica). Destacó que la modalidad del impulso (mecánico, térmico, químico o biológico) no era significativa; lo importante era su intensidad. Estableció que el sistema nervioso no podía ser alterado solo localmente y que los estímulos locales afectaban a toda la red nerviosa.

Speransky observó que el sistema nervioso podía permanecer quiescente durante meses o años tras haber sufrido una irritación, y luego activar mecanismos de información. Un nuevo estímulo, que Speransky denominó *segundo golpe*, actuando sobre la sensibilización latente, podía ser el detonante de una nueva patología.

Concluyó que irritaciones pequeñas pero sostenidas eran más interferentes que los grandes traumatismos.

En la década de 1990, el concepto de *enfermedad focal dentaria* resurgió en el mundo angloparlante como neuralgia inductora de osteonecrosis cavitacional y posteriormente como osteonecrosis degenerativa grasa de la mandíbula, aunque entendido nuevamente desde una perspectiva bacteriana-tóxica (v. Cap. 33).

A lo largo de los años, los principios y la práctica de la terapia neural han evolucionado con la publicación de numerosos casos clínicos que vinculan la resolución de síntomas con inyecciones de anestésicos locales en ganglios simpáticos, cicatrices cutáneas, infecciones residuales y focos dentarios. Esta evolución ha consolidado la importancia del campo de interferencia en la terapia neural, destacando su importancia en el tratamiento de diversas condiciones patológicas.

DEFINICIONES Y CONCEPTO

Huneke definió el campo interferente como «una inflamación subcrónica, localizada, permanente y patógena que, aunque sea asintomática o presente síntomas mínimos, sobrecarga energéticamente el organismo de manera continua, ejerciendo una influencia patológica a distancia en otros órganos o sistemas del cuerpo».

Los estudios histológicos contemporáneos de **Kellner** hacia 1965 mostraron que dicha inflamación subcrónica se producía alrededor de sustancias no degradables, tanto exógenas como endógenas desnaturalizadas, y se componía de infiltrados linfocíticos, células plasmáticas y disgregación de la sustancia fundamental.

Más recientemente, en 1995, **Barop** lo define como «cualquier área con inervación simpática en la que la parte aferente del tejido se halla en un estado de estimulación patológico crónico, e inicia o mantiene una enfermedad, generalmente crónica, en otro lugar vía el sistema de distribución del sistema nervioso simpático».

Payán añade otra dimensión al concepto de campo de interferencia, definiéndolo como «una irritación que permanece en la memoria y que, en determinado momento, uno o varios de ellos pueden causar cambios patológicos en un momento y en un ser dado».

Engel, **Barop**, **Giebel**, **Ludin** y **Fischer** publicaron en 2022 un artículo en el que replanteaban las definiciones de segmento y campo de interferencia en terapia neural, teniendo en cuenta que campo de interferencia se relacionaba con expresiones que estaban por fuera de los límites segmentarios. Debido a que la neurofisiología moderna ya no reconoce los límites segmentarios y considera la aparición de procesos de sensibilización cruzada entre segmentos, cambios neuroplásticos, procesos inmunológicos e inflamación neurogénica, la antigua definición del efecto del campo interferente, para expresiones clínicas o sintomáticas fuera de cualquier orden segmentario, se considera obsoleta. Los autores del artículo, de acuerdo con el Consejo Asesor Científico de la Federación Internacional de Asociaciones Médicas de Terapia Neural, proponen el término *desencadenante neuromodulador* como sinónimo de campo de interferencia, considerando los conocimientos actuales y teniendo en cuenta que pueden actuar en cualquier lugar, tanto localmente como a una distancia considerable, e incluso sistémicamente.

El **campo interferente** podría definirse como cualquier área del organismo que se encuentra en un estado sostenido de estructura o función patológica, habitualmente con tensión, inflamación o estrés crónicos, que, aunque sea asintomática o presente síntomas mínimos a nivel local, genera una sobrecarga alostática capaz de desencadenar o mantener manifestaciones patológicas en otra parte del cuerpo, actuando como un **desencadenante neuromodulador** que altera la regulación del sistema psiconeuroinmunoendocrino (PNIE), en el cual el SNA juega un papel fundamental en la perpetuación de la disfunción.

SISTEMA PSICONEUROINMUNOENDOCRINO

Se recomienda ver los capítulos 10, 11, 12 y 13 para entender mejor este apartado.

Generalidades

El cuerpo humano es un **sistema cibernético** porque utiliza mecanismos de control y comunicación para mantener su funcionamiento y adaptarse a los cambios.

La correlación entre los sistemas nervioso, endocrino e inmune es la base del control cibernético del cuerpo humano, que involucra actores como citocinas, hormonas, receptores y neurotransmisores.

La **neuroplasticidad** permite al sistema nervioso reorganizarse y adaptarse, mejorando con la experiencia su procesamiento de la información y la coordinación de las respuestas a los estímulos. La **retroalimentación** es una propiedad de los sistemas cibernéticos que permite ajustar funciones corporales para mantener el equilibrio funcional, siendo especialmente importantes los bucles de retroalimentación positiva o autorregulación (v. Cap. 10).

El sistema inmunológico se conecta con los sistemas endocrino y neural a través de vías que integran las funciones del hipotálamo, glándulas pituitarias, suprarrenales, tiroides, gónadas y SNA.

El estrés, la ansiedad y la depresión no solo afectan a la función protectora del sistema inmunológico, sino que también alteran su función reguladora, lo que puede llevar a una amplia gama de patologías. Las implicaciones clínicas de estas interacciones forman la base de la PNIE.

El origen de la PNIE podría situarse en **Hans Selye**, endocrinólogo húngaro-canadiense que en 1936 introdujo el concepto de *síndrome general de adaptación* y sus fases de alarma, resistencia y agotamiento en respuesta a una agresión, al observar que pacientes con diferentes enfermedades manifestaban síntomas similares. Estos síntomas podían atribuirse a los esfuerzos del organismo para responder al estrés de la propia enfermedad, lo cual Selye relacionó con la secreción corticoadrenal y los efectos protectores de los extractos adrenales frente al estrés.

La evidencia acumulada en las décadas posteriores ha establecido claramente el mecanismo por el cual los pensamientos, emociones y comportamientos modulan y median las funciones endocrinas e inmunitarias.

Considerar el cuerpo desde la perspectiva del eje PNIE es más preciso y clínicamente más útil que limitarse al SNA. La hipótesis de este capítulo es que los campos de interferencia deben considerarse como lesiones que conducen a múltiples respuestas debido a su efecto desadaptativo sobre las funciones regulatorias del sistema PNIE.

Carga alostática

La **alostasis** es la capacidad de mantener un entorno interno estable a pesar de la influencia de elementos externos, es decir, la adaptación (v. Cap. 9). La **carga alostática** surge cuando la alostasis es ineficaz o se mantiene activa por mucho tiempo, resultando en una activación excesiva o insuficiente de los sistemas fisiológicos. El incremento de la carga alostática, convierten un mecanismo protector, diseñado para mantener el equilibrio funcional frente a una agresión, en un mecanismo patogénico con efectos prolongados. A lo largo de la vida, la carga alostática se acumula, influida por factores individuales físicos, emocionales y sociales.

Estrés

La respuesta al estrés psicológico es de naturaleza sistémica, involucrando componentes emocionales, conductuales y fisiológicos controlados fundamentalmente por la corticotropina. La intensidad y la duración de la reacción del **eje hipotálamo-pituitario-adrenal** son moduladas por la liberación de glucocorticoides desde la corteza suprarrenal, con la participación del hipocampo en su regulación. Simultáneamente, citocinas y glucocorticoides regulan la interacción neuroinmune.

Por otro lado, el **eje simpático-adrenal-medular** se activa a través de la hormona liberadora de corticotropina, que desciende desde el hipotálamo y activa núcleos en la cadena simpática de C8 a L2. Desde allí, los estímulos se transmiten hacia la periferia acompañando a las ramas del trigémino, nervios espinales y arterias. Además, incluye una conexión con la médula suprarrenal, que libera adrenalina al torrente sanguíneo.

La persistencia de este proceso de interacciones multidireccionales entre el lóbulo frontal del cerebro (que percibe el estrés), el SNA y los sistemas endocrino e inmunológico lleva a una inflamación crónica, estrés crónico, problemas de memoria y aprendizaje por alteraciones en las neuronas del hipocampo y fatiga adrenal, sentando las bases para el desarrollo de enfermedades cardiovasculares, metabólicas, inmunológicas, alérgicas, oncológicas y psiquiátricas.

Según los mecanismos fisiopatológicos descritos, el eje PNIE se ha relacionado con diversas enfermedades, incluyendo trastornos psíquicos como la depresión y la esquizofrenia, síndrome metabólico, enfermedades reumatológicas y autoinmunes, síndrome del intestino irritable, enfermedades periodontales y enfermedades neoplásicas.

Sistema nervioso

Desde la perspectiva cibernética, el campo de interferencia se puede considerar un circuito perturbado.

En términos del sistema nervioso, ese circuito alterado comienza con los receptores en el extremo terminal de las neuronas sensoriales aferentes, incluyendo los nociceptores, que pueden ser **sensibilizados** por estresores en su entorno.

Cuando los niveles de estrés superan los **niveles umbral**, estas neuronas utilizan canales iónicos dependientes de voltaje para entregar entradas a otras neuronas en el circuito como potenciales de acción. Estas entradas se transmiten a lo largo del sistema nervioso central, donde son procesadas e interpretadas por reglas y algoritmos que reflejan la integración compleja de reflejos, instintos, rasgos, memorias y comportamientos aprendidos que son únicos para cada individuo. La respuesta del organismo se ejecuta no solo por el sistema motor, sino también por el SNA a través de adrenorreceptores en la piel, vasos sanguíneos, músculos y vísceras, lo que lleva a cambios sudomotores, pilomotores y vasomotores como parte de la respuesta al estrés (v. Fig. 30-1).

La respuesta al estrés es modulada por otras vías ascendentes y descendentes, incluyendo interneuronas espinales, controles corticales prefrontales, sistema límbico, SNA y eje hipotálamo-pituitario-adrenal. Estas entradas se entregan a las fibras simpáticas preganglionares, cuyos cuerpos celulares residen en la columna vertebral, y estas a su vez sinaptan con las fibras posganglionares que viajan a los tejidos periféricos. Estas tienen su soma en los ganglios del tronco simpático o cerca de las vísceras controladas por ese circuito.

Concretamente, el SNA ha jugado un papel central en el modelo utilizado para explicar la fisiopatología de las enfermedades relacionadas con los campos de interferencia, debido a que la inyección del anestésico local en una lesión específica puede provocar un efecto extremadamente rápido, a distancia y global en el cuerpo. Estas respuestas también pueden observarse tras inyectar anestésicos locales en la cercanía de ganglios vegetativos.

Neuronas sensitivas

La hipótesis de que los campos de interferencia actúan como irritantes crónicos o circuitos perturbados en el sistema PNIE se ha descrito más comúnmente en términos del sistema nervioso simpático. Es importante recordar que las fibras simpáticas C son neuronas posganglionares eferentes, lo que significa que estos circuitos perturbados también deben involucrar neuronas aferentes, que proporcionan entrada a las redes que posteriormente desencadenan la respuesta al estrés.

Los **nociceptores periféricos** son terminales sensoriales especializados de las neuronas del sistema nervioso periférico que inervan órganos y tejidos, y están encargados de detectar y codificar estímulos nocivos. Casi todos los órganos y tejidos están inervados por nociceptores, a excepción del cerebro y el parénquima hepático. En el capítulo de la fisiopatología del dolor (v. Cap. 11) se explica su estructura, función, sensibilización y desensibilización.

Erlanger y **Gasser** compartieron el Premio Nobel de Fisiología en 1944 por su trabajo en la descripción de las propiedades eléctricas de las fibras nerviosas. Clasificaron las neuronas somatosensoriales como fibras Aα, Aβ o Aδ, B o C, basándose en el diámetro de sus axones y su velocidad de conducción (Tabla 14-1).

Si bien las fibras Aδ y C son los nociceptores más conocidos, es notable que, en estudios con animales, del 18 al 65 % de la entrada nociceptiva proviene de fibras Aα y/o Aβ, mielínicas y de conducción rápida, lo que permite una respuesta a las sensaciones más matizada, con componentes rápidos y lentos que resultan en respuestas más complejas y específicas al estímulo, y que, en el caso del dolor, potencialmente contribuyen a una experiencia altamente variable.

Este solapamiento en la función entre las poblaciones de fibras nerviosas también es evidente en el otro extremo del espectro, debido a que las fibras C constituyen una proporción significativa de las fibras aferentes no mielínicas en los nervios periféricos. La microneurografía, que registra el tráfico neuronal de los nervios en humanos despiertos, ha permitido el estudio de aferentes individuales de fibras C, identificando subclases discretas que codifican sensaciones de estímulos que incluyen dolor mecánico, térmico y químico, temperatura y aspectos afectivos positivos del tacto (Tabla 14-2). Un

Tabla 14-1. Clasificación de las fibras nerviosas

Tipo de fibra	Tamaño de la fibra (μm)	Función
Aα	12-20	Somatomotora, propiocepción
Aβ	5-12	Tacto, presión
Aγ	3-6	Husos musculares
Aδ	2-5	Dolor y temperatura
B	< 3	Autonómica preganglionar
C	0,4-1,2 (no mielinizada)	Autonómica posganglionar, dolor, temperatura

Tabla 14-2. Principales clasificaciones de las aferentes de fibra C

Clasificación	Tipo de aferente, nomenclatura	Subpoblaciones	Estímulo preferido
Nociceptor	Nociceptor C mecanosensible, tipo 1A, polimodal	Nociceptores C mecanocalor, Nociceptores C mecanocalor-frío	Toque nocivo; las subclases también responden a temperatura nociva
Nociceptor	Nociceptor C mecanosensible, tipo 1B	Nociceptores C mecanoinsensibles-calor-insensibles (CMiHi) Nociceptores C mecanosensibles positivos a histamina [CMi(His+)], C-pruríticos, C-comezón	Calor nocivo, poca sensibilidad mecánica dentro de los límites medibles. Los CMiHi tienen poca sensibilidad térmica. Los CMi(His+) son pruriceptores y sensibles a la histamina
Termorreceptor	Aferente de frío C, tipo 2	Sin subpoblaciones definidas	Enfriamiento, sin sensibilidad al toque; puede mostrar actividad a temperatura típica de la piel y disparar hasta los 0 °C. Pueden mostrar respuestas paradójicas al calentamiento
Termorreceptor	Aferente de calor C	Receptores de calor de bajo umbral Receptores de calor de alto umbral	Calentamiento, sin sensibilidad al toque
Mecanorreceptor	Aferente táctil C (mecanorreceptor C de umbral bajo), tipo 3	Sin subpoblaciones definidas	Responde preferentemente a un toque lento y suave, acariciando a temperatura de la piel

Esta tabla describe las principales clasificaciones de las aferentes de fibra C, incluyendo nociceptores, termorreceptores y mecanorreceptores, junto con sus subpoblaciones y estímulos preferidos.

Tomada de Ackerley et al., 2018.

subgrupo, los llamados *nociceptores silenciosos* son, de hecho, insensibles mecánicamente hasta que son sensibilizados.

Las **neuronas mecanosensoriales**, que transforman fuerzas mecánicas y el tacto en señales eléctricas (v. Cap. 7, *Mecanoestimulación*), están distribuidas por todo el cuerpo en la piel vellosa, mucocutánea y glabra, utilizan **mecanorreceptores de bajo umbral** para el sentido del tacto ligero y la vibración. Los corpúsculos de Meissner y las terminaciones de Ruffini, que se adaptan rápidamente, y los corpúsculos de Pacini y los discos de Merkel, que se adaptan lentamente, son diferentes subtipos de mecanorreceptores de bajo umbral.

Cada uno de estos subtipos de órganos terminales es distinto en su estructura y función, respondiendo a estímulos algo diferentes de maneras únicas. Los subtipos individuales de mecanorreceptores de bajo umbral están dispuestos en capas a diferentes profundidades del tejido dérmico, en una disposición espacialmente mosaica y en gran parte no superpuesta. La integración central de los impulsos de esta malla en capas de órganos terminales y receptores crea la vasta riqueza del sentido del tacto.

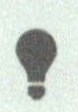

Como resultado de la convergencia de muchas neuronas sensoriales en una sola neurona espinal, el dolor puede experimentarse en un punto distante del lugar de estimulación periférica de los nociceptores.

Receptores

En los humanos y otros mamíferos han evolucionado una serie de órganos terminales altamente especializados que permiten a los receptores transmitir entradas somatosensoriales complejas al sistema nervioso. Estos incluyen los bastones y conos en la retina, así como las células ciliadas auditivas en la cóclea del oído, que transforman ondas de luz y ondas sonoras, respectivamente, en impulsos eléctricos. Recientes investigaciones de Reese *et al.* sugieren que la olfacción también puede estar codificada en las vibraciones moleculares de los odorantes. Las **ondas vibratorias** llevan una enorme cantidad de información, actuando como la entrada fundamental que se percibe como sensación y tacto.

David Julius y **Ardem Patapoutian** recibieron el Premio Nobel de Medicina en 2021 por descubrir las moléculas específicas localizadas en neuronas especializadas que se encuentran en la piel, músculos, tendones, huesos y vísceras, y que son capaces de detectar y convertir energías mecánicas y térmicas en señales eléctricas. Patapoutian informó, en un estudio publicado en 2010, que un canal iónico activado por estiramiento llamado *piezo2*, medía el tacto ligero, el sentido de la vibración y la propiocepción en los humanos. Los receptores **piezo** parecen ser un mecanismo fundamental por el cual los organismos vivos perciben y responden a las fuerzas mecánicas y vibraciones en su entorno físico. Su estructura proteica está altamente conservada y es única en la naturaleza.

En contraste con el piezo2, que es más prevalente en las neuronas propioceptivas más grandes, el **piezo1** se ha identificado en los nociceptores que expresan receptores de potencial transitorio vaniloide (TRPV) 1 en los ganglios de la raíz dorsal y los ganglios del trigémino. El piezo1 también se expresa abundantemente en las células endoteliales linfáticas, los linfáticos iniciales que conectan el intersticio con los vasos linfáticos de paredes más gruesas con válvulas para regular el flujo. Aquí, el piezo1 sensible al estiramiento se activa por los flujos de líquido para desencadenar el brote linfático en respuesta al edema tisular. Yoda1, un pequeño agonista del piezo1, disminuye el umbral mecánico del canal para la activación.

Estudios recientes de **Yang *et al.*** proporcionan una comprensión de cómo los canales piezo responden con una elevada mecanosensibilidad a fuerzas en la escala de piconewtons para mediar procesos críticos y una activación variable basada en la curvatura en las membranas lipídicas, estructuras que son ubicuas pero únicas en la biología.

Las células deben reconocer y responder a muchos estímulos externos diferentes para sobrevivir y prosperar, por lo que la visión simplista de la nocicepción como un sistema binario que responde a estímulos como nocivos o no nocivos no es adecuada, sino que implica un procesamiento complejo de múltiples tipos de estímulos para distinguir entre nocivos y no nocivos, relacionados con diversas características del entorno extracelular. La **ubicuidad de los receptores piezo** proporciona una base no solo para entender cómo las fuerzas mecánicas pueden desencadenar respuestas celulares, sino que también podría explicar la existencia de **patrones complejos de vibración** como un eficiente medio de comunicación en los organismos multicelulares complejos.

Los **receptores de potencial transitorio** parecen desempeñar un papel significativo en la iniciación de la sensibilización del sistema nervioso. Estos receptores polimodales tienen muchos motivos estructurales intracelulares y responden a muchos estímulos nocivos diferentes, entre los que se encuentran la temperatura del tejido (> 43 °C) y el pH (< 5,9), el estrés osmótico, las toxinas bacterianas, el ácido araquidónico y otros ácidos grasos, los endocannabinoides y las especies reactivas de oxígeno (Benítez-Angeles *et al.*). Aunque los canales de receptores de potencial transitorio en sí mismos no responden directamente a los campos eléctricos, los cambios en el potencial de membrana pueden modular su actividad indirectamente al alterar su sensibilidad a otros estímulos.

Los **canales TRPV** fueron nombrados por su activación por la capsaicina, una molécula similar al vaniloide. El **TRPV1** ha sido ampliamente estudiado por su papel en las neuronas sensoriales, particularmente en las terminaciones nerviosas libres terminales de las fibras C nociceptivas. Sin embargo, también se expresa en mastocitos, células dendríticas, linfocitos T y células endoteliales, lo que según **Gouin** sugiere su papel en la inflamación neurogénica y crónica. También se ha identificado en una amplia gama de líneas celulares de cáncer, incluyendo el cáncer de mama, próstata, tiroides y vejiga. **Bujak** encontró que la capsacepina, un antagonista de TRPV1, disminuye interleucina (IL) 1, IL-6 y ciclooxigenasa 2 en macrófagos, relacionándolo con la artritis reumatoide, la osteoartritis y el síndrome de dolor regional complejo.

La activación de TRPV1 resulta en un influjo de calcio. La señalización intracelular de Ca^{2+} conduce a la activación de la proteína-cinasa C (a través de la vía del IP3) y la proteína-cinasa A (a través de la vía del AMPc). Esto resulta en la fosforilación del canal TRPV1, lo que lleva a una mejora selectiva de su actividad a niveles de estimulación moderados, lo cual sensibiliza la neurona no solo al estímulo nocivo que activó TRPV1, sino a cualquier estímulo nocivo.

Además de este mecanismo, los canales TRPV1 son sensibilizados por varios mediadores, incluyendo la bradicinina de la degranulación de mastocitos que se une a los receptores B_1 y B_2, el ATP extracelular de las células dañadas que se une a los receptores P2X y P2Y, o las prostaglandinas que aumentan el AMPc como parte de la cascada inflamatoria.

Interacción nociceptivo-simpática

Los fenómenos neuroplásticos (v. Cap. 10, *Influencia en los procesos de sensibilización y neuroplasticidad*) permiten comprender la importancia de la interacción entre las vías sensitivas y el sistema nervioso simpático en la sensibilización, el establecimiento de bucles de retroalimentación o círculos viciosos, la memoria del dolor, la potenciación de los estímulos nocivos y su cronificación.

Entre estos fenómenos neuroplásticos se incluyen:

- La **potenciación a largo término** que puede desarrollarse en los ganglios simpáticos como resultado de una estimulación nociceptiva y simpática continuada.
- El **acoplamiento entre las eferencias simpáticas y las aferencias nociceptivas** que pueden intensificar los bucles de retroalimentación positiva similar a un cortocircuito.
- La **brotación simpática** alrededor de las células ganglionares de las raíces dorsales de las aferencias nociceptivas.
- El fenómeno ***wind up***, en el cual las **neuronas de rango dinámico amplio** del asta posterior intensifican su respuesta a la estimulación repetida, generando un número creciente de potenciales de acción. Incluso pueden llegar a producir impulsos espontáneamente sin una estimulación adicional. Con una estimulación más intensa, se reclutan progresivamente más neuronas de rango dinámico amplio, lo que puede derivar en una sensibilización central.
- La aparición de **descargas ectópicas**, donde los potenciales de acción se generan espontáneamente en neuronas sensoriales lesionadas, incluyendo cuerpos celulares y sitios de lesión del axón. Estas descargas pueden ser inducidas por alteraciones en los canales de iones y mediadores inflamatorios locales, como citocinas. El sistema nervioso simpático puede aumentar la sensibilidad a mediadores adrenérgicos en fibras sensoriales lesionadas.

Además, la convergencia de muchas neuronas sensoriales en una sola neurona espinal, por un lado, provoca que el estímulo nocivo puede tener una mayor repercusión, y por otro, que el dolor puede experimentarse en un lugar distante del lugar de estimulación periférica de los nociceptores.

Otras ramas del sistema psiconeuroinmunoendocrino

Además de la respuesta del sistema nervioso, especialmente del SNA al estrés, se considera una amplia variedad de interacciones. Estas involucran glándulas endocrinas, macrófagos, fibroblastos, tejido conectivo, vasos sanguíneos, vasos linfáticos e incluso los recientemente descubiertos canales epineurales que proveen a los nervios periféricos. Además, se incluyen células inmunes y sus citocinas, hormonas y otros elementos químicos. Las alteraciones en la fisiología derivadas de estas interacciones pueden resultar en dolor, fatiga y otros síntomas desagradables que afectan a la función y movilidad, el estado de ánimo y el sueño, el comportamiento y las relaciones interpersonales a través de complejos mecanismos que influyen en pensamientos y emociones.

El papel de la fascia

Según investigaciones que vinculan la tensión, la inflamación y el estrés, se puede suponer que **la red miofascial es otro componente clave del sistema PNIE**.

Si bien el papel preciso de las fibras de colágeno en este sistema regulador aún no se ha determinado con precisión, su importancia es indudable. Como se ha explicado en el capítulo 7, el **colágeno** es de naturaleza **piezoeléctrica**, lo que significa que puede generar una corriente eléctrica cuando se deforma mecánicamente. Como se sabe, las fibras de colágeno son la base de la matriz extracelular, conectando cada célula con todas las demás, también a través de su piezoelectricidad. Esta propiedad permite al colágeno transducir el electromagnetismo en señales eléctricas, lo que puede convertir los impulsos eléctricos del sistema nervioso en vibraciones palpables y transmitidas como ondas mecánicas en los tejidos llenos de líquido. Los patrones de frecuencia de estas ondas mecánicas podrían llevar información analógica que se comunica a cada célula.

Esto, junto con la capacidad de transformar los impulsos eléctricos en señales mecánicas y combinado con nuevos conocimientos sobre la rica inervación de la fascia, sugiere que su papel puede ir más allá de un sistema de tensegridad que soporta la estructura y permite el movimiento (**Fig. 14-1**).

> El colágeno probablemente transmite información, y su piezoelectricidad sugiere una interacción compleja entre la fascia y el sistema nervioso, convirtiendo a ambos en una parte integral del otro, vinculando el dolor y el estrés con la tensión y la inflamación.

En cadáveres animales y humanos se han hallado vías espirales de torsión de las largas cadenas miofasciales, creadas por líneas de tensión que conectan no solo huesos y músculos, ligamentos y tendones, sino que también envuelven y soportan glándulas y órganos, influyendo tanto en la biomecánica como en la bioquímica.

Es lógico suponer que la fascia juega un papel clínicamente relevante en la fisiopatología de los campos de interferencia. Además de la desorganización de las fibras de colágeno en el tejido cicatricial, también se reconoce el papel de los miofibroblastos en la cicatrización de heridas, de la matriz extracelular en el equilibrio funcional celular y la regulación de la tensión muscular, el dolor y el estrés por el tejido conectivo.

Si bien es útil considerar las cadenas miofasciales como unidades funcionales, en realidad son parte de un sistema de tensegridad de todo el cuerpo, en el cual la tensión y la compresión gobiernan el movimiento y el flujo de fluidos, y la electricidad y la vibración actúan tanto como entrada y salida, vinculadas inextricablemente al sistema nervioso y otros elementos del sistema PNIE. Esta perspectiva puede ser utilizada por los terapeutas neurales para comprender síntomas y síndromes complejos, y para proporcionar un tratamiento más específico y efectivo utilizando técnicas de palpación específicas para identificar una respuesta de estrés cutáneo o miofascial en los campos de interferencia.

Estos planos de tejido conectivo pueden considerarse como hojas de fascia que se arquean bilateralmente, ancladas entre sí en la línea media, a niveles coronales específicos de la columna vertebral. Es lógico suponer que las glándulas y los órganos pueden ser influenciados por la tensión en estas hojas miofasciales, ya que literalmente los envuelven y se entrelazan con ellos. Estas fuerzas de rotación viajan hacia arriba y hacia abajo por la columna, creando líneas espirales de tensión en estos canales, de anterior a posterior, de medial a lateral y de derecha a izquierda, anclando brazos y piernas a medida que se mueven juntos. Esto sugiere que las líneas de tensión pueden viajar desde las extremidades hasta sus uniones en las

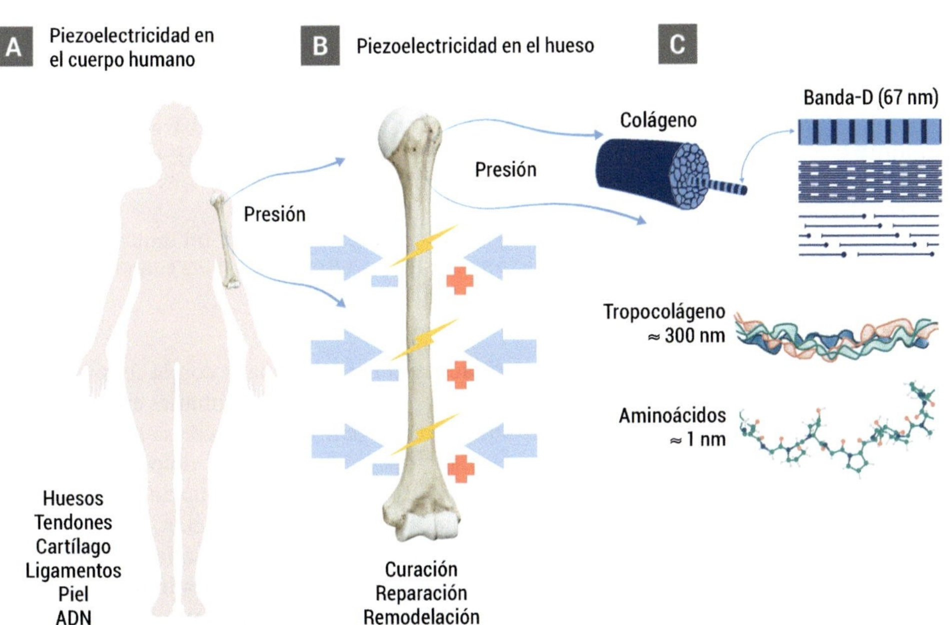

Figura 14-1. Efecto piezoeléctrico de los materiales biológicos y su estructura jerárquica. La estructura de repetición regular de las fibras de colágeno es responsable de sus propiedades piezoeléctricas. Descritos por primera vez en los huesos, los polímeros cristalinos que confieren piezoelectricidad están presentes en nervios, músculos, tendones, piel y otros tejidos **(A)**. La aplicación de presión genera corrientes eléctricas que promueven la remodelación ósea **(B)**. La precisión en la geometría lineal apilada de la fibra de colágeno le confiere a esta una banda D visible distintiva de 67 nanómetros. Estructura jerárquica del hueso piezoeléctrico compuesto de colágeno piezoeléctrico, péptidos y aminoácidos **(C)**.

tres proyecciones esqueléticas de la columna vertebral: el sacro y su pelvis, el esternón y su tórax, y el occipucio y su cráneo.

Componente afectivo-emocional

Como se ha mencionado en los capítulos 11 y 13, la **activación crónica del eje hipotálamo-hipófisis-adrenal**, desencadenada en respuesta al estrés, puede llevar a disfunciones que contribuyen a trastornos emocionales como la depresión y la ansiedad. De manera similar, la **activación sostenida del sistema simpático** puede provocar una liberación prolongada de catecolaminas, lo que afecta al estado de ánimo y la reactividad emocional.

Los **neurotransmisores** como la serotonina, dopamina y norepinefrina son fundamentales en la regulación del estado de ánimo, la motivación y la respuesta emocional. Las **citocinas proinflamatorias** pueden influir en el cerebro y alterar la neurotransmisión, contribuyendo a síntomas depresivos y ansiosos. La **inflamación crónica** se ha relacionado con trastornos del estado de ánimo, y se observado que las **enfermedades crónicas inflamatorias** presentan componentes afectivos-emocionales significativos.

Además, las **conexiones entre estructuras del sistema nervioso central**, como la amígdala, la ínsula, la corteza cingulada anterior, la corteza prefrontal y el hipotálamo, son esenciales para la generación y regulación de las emociones, así como para la formación del contenido de la memoria explícita y el aprendizaje. Estas estructuras permiten movilizar sistemas fisiológicos (autonómicos, endocrinos o metabólicos) y modular sus respuestas en procesos inflamatorios e inmunológicos.

La enfermedad, especialmente si cursa con dolor, siempre tiene un **componente afectivo-emocional**.

FISIOPATOLOGÍA DE LOS CAMPOS DE INTERFERENCIA

A continuación se explica al detalle la fisiopatología de los campos de interferencia.

¿Las lesiones se curan completamente?

La definición clásica del campo de interferencia como una lesión en el tejido que produce un estímulo patológico en el sistema nervioso, especialmente a través del SNA, es consistente con los resultados exitosos y habitualmente rápidos observados tras las inyecciones de anestésico local dirigido en áreas afectadas por lesiones, infecciones o traumas previos. Una persona puede experimentar varios de estos eventos a lo largo de su vida, sin embargo, suele olvidarse cuando los síntomas desaparecen y las lesiones de los tejidos se resuelven de forma satisfactoria para el individuo.

Aunque muchas heridas pueden sanar recuperando la función y apariencia casi normales, la piel y otros tejidos rara vez vuelven exactamente a su estado original. La mayoría de las heridas dejan algún tipo de cicatriz o alteración en la estructura del tejido. Las heridas curadas suelen tener menos resistencia a la tracción que el tejido nativo, y varios factores de riesgo pueden inhibir una curación óptima de la herida, como la gravedad de la lesión, el diagnóstico tardío, la infección del tejido, los procedimientos invasivos, la rehabilitación prolongada y las heridas emocionalmente traumáticas o que ocurren en un contexto de mayor estrés psicosocial.

Un enfoque pragmático desde una perspectiva terapéutica puede ser reconocer que cada lesión previa deja una marca. Aunque algunas son más significativas que otras y los resultados clínicos dependen de tratar las que más afectan, estos puntos anatómica y fisiológicamente debilitados y sensibilizados son objetivos lógicos para la curación.

Curación de las heridas

La curación de heridas, particularmente después de una lesión física, cirugía u otro trauma tisular, se ha descrito en cuatro etapas, detalladas en el capítulo 30.

El sistema nervioso desempeña un papel importante en la curación de las heridas a través de varios mecanismos. En primer lugar, la sensación de dolor actúa como una protección natural, incitando a los individuos a cuidar la herida y evitar más daños. Además, las neuronas sensoriales responden a las citocinas inflamatorias, como las prostaglandinas y otras citocinas, que son liberadas en el sitio de la herida. El SNA también regula las células implicadas en la curación de heridas mediante efectos directos sobre diversos tipos de células, como los leucocitos, neutrófilos, macrófagos, queratinocitos y fibroblastos. Ivanov *et al.* encontraron que estos efectos son mediados por la unión de la epinefrina y norepinefrina a los receptores adrenérgicos β_2 y otros tipos de receptores en las células involucradas.

Sensibilización, neuroinflamación y dolor

Durante la inflamación, el umbral se reduce al rango inocuo (por ejemplo, estímulos cálidos en lugar de calientes pueden ser suficientes para abrir TRPV1) y los estímulos nocivos provocan respuestas más intensas. Este proceso de sensibilización (v. Cap. 11) se considera un factor clave en la fisiopatología de los campos de interferencia; sin embargo, es relevante considerarla en términos del sistema PNIE más amplio.

Aunque los nociceptores tienen un umbral alto en tejido sano, se vuelven más sensibles cuando el tejido está inflamado o lesionado.

La plasticidad neuronal relacionada con la sensibilización periférica de las neuronas sensoriales primarias en los ganglios de la raíz dorsal y del trigémino, junto con la sensibilización central de las neuronas que procesan el dolor en la médula espinal y el cerebro, es ampliamente reconocida. Este proceso está estrechamente vinculado a la inflamación, donde los nociceptores interactúan con células inmunitarias para producir citocinas, quimiocinas y otros mediadores inflamatorios. La inflamación periférica y la entrada persistente de señales desde nociceptores hiperexcitables resultan en sensibilización central, un proceso que involucra la activación de receptores NMDA y AMPA. Estos eventos están asociados con signos distintivos de neuroinflamación, como cambios vasculares, activación de células gliales, infiltración de células inmunitarias, y la producción y liberación de mediadores inmunitarios y gliales.

Este proceso de sensibilización se ha vinculado a enfermedades como el Alzheimer, el Parkinson, los trastornos depresivos y el deterioro cognitivo, entre otras patologías, demostrando la amplia influencia de la neuroinflamación y la plasticidad neuronal en diversas condiciones de salud.

Actualmente, se reconoce que los síndromes clínicos son manifestaciones de la fisiopatología de la sensibilización, los cuales pueden manifestarse como cambios locales, regionales o sistémicos que son simplemente efectos secundarios de un sistema PNIE desregulado por el estrés. Estos síndromes pueden considerarse como consecuencias de la activación simpática crónica y la disfunción neuroinmune, e incluyen autoinmunidad, inflamación crónica, síndromes de hipersensibilidad y cáncer.

Es ampliamente aceptado que el sistema nervioso puede ser sensibilizado por lesiones, daño tisular o estrés. También se reconoce el potencial de efectos secundarios en las neuronas de segundo orden en la médula espinal y el cerebro. Sin embargo, se ha pasado por alto el potencial de efectos secundarios de la sensibilización en el SNA.

Es más probable que esta sensibilización afecte a las neuronas simpáticas que forman el arco reflejo eferente del circuito lesionado, pero también puede alterar el SNA en su conjunto. La mejora inesperada de diversos síntomas después de una sesión de terapia neural sugiere que la sensibilización de estas redes complejas, que vinculan los miembros somáticos y viscerales de los circuitos reflejos, es un mecanismo importante de enfermedad.

Los receptores polimodales TRPV1 y piezo1 son en gran medida responsables de la sensibilización y responden a una amplia gama de estímulos, todos los cuales comparten un propósito común: alertar al cuerpo sobre posibles amenazas y otros cambios en su entorno. Este mecanismo receptor, primitivo pero complejo, con su capacidad para percibir ondas vibratorias, tiene el potencial de interpretar patrones complejos de vibración asociados con estímulos ambientales relevantes, incluidos nutrientes o químicos nocivos, depredadores (amenaza) o presas (fuente de nutrientes). Un sistema nervioso sensibilizado puede resultar en hipersensibilidad, con respuestas exageradas a uno o más estímulos, lo que puede considerarse otro síndrome de sensibilización.

Un análisis comparativo de la nocicepción a través de las especies sugiere que puede ser necesario considerar un papel más fundamental para estos receptores. En todas las especies, la sensibilización se manifiesta como una reducción en el umbral del estímulo y se observa durante la inflamación. En el entorno acuático más estable, los nociceptores tienen umbrales más bajos para el ácido, la temperatura y la presión.

Benítez-Álvarez *et al.* observaron en un estudio animal que más del 90 % de las neuronas sensoriales que expresaban piezo1 también expresan TRPV1, y piezo1 se activaba por la sensibilización de TRPV1. Como se describió anteriormente, TRPV1 es responsable de la sensibilización periférica que ocurre en las terminaciones nerviosas libres y otros nociceptores asociados con la respuesta al dolor.

Sensibilización y sistema psiconeuroinmunoendocrino

El panorama que está surgiendo actualmente es el de una red reguladora multisistémica en la que interactúan el SNA, el sistema inmune y el sistema endocrino bajo la influencia de las emociones, es decir, el campo de estudio de la PNIE. Por ejemplo, se ha demostrado cómo una citocina como la IL-6 puede inducir fiebre y comportamiento de enfermedad actuando en el cerebro.

Neuronas, células inmunes y células endocrinas comparten mediadores de información y ligandos, lo que les permite actuar conjuntamente en funciones comunes, demostrando una interacción multidireccional más que bidireccional, formando en su conjunto un sistema regulador complejo.

Las **neuronas** utilizan neurotransmisores como dopamina, serotonina y norepinefrina para comunicarse, y estas moléculas también tienen efectos en las células inmunes y endocrinas. La serotonina, por ejemplo, modula la actividad de linfocitos y macrófagos, y regula la secreción de hormonas.

Las **células inmunes** producen y responden a citocinas y quimiocinas, que son moléculas de señalización que pueden influir en la función neuronal y endocrina, como la IL-1 y el factor de necrosis tumoral α.

Las **células endocrinas** secretan hormonas como el cortisol, la adrenalina y la hormona tiroidea, que pueden modular la actividad de neurotransmisores y citocinas. El cortisol es una hormona secretada por las glándulas suprarrenales en respuesta al estrés que influye en la función inmune –modulando la respuesta inflamatoria– y afecta a las neuronas –alterando el estado de alerta y la memoria–. La adrenalina y la noradrenalina son hormonas y neurotransmisores liberados por la médula suprarrenal y neuronas simpáticas que modulan la movilización de células inmunes y la producción de citocinas. Los nervios simpáticos que inervan la glándula tiroides, principalmente desde el ganglio cervical medio, estimulan la secreción de tirotropina, mientras que la dopamina y la serotonina tienen efectos moduladores sobre la tirotropina y los tirocitos. La depresión puede inhibir la actividad de la deiodinasa tipo 2. El estrés puede causar una desregulación tiroidea mediante la modificación de la actividad de las citocinas, reduciendo la producción de tirotropina y la conversión de tiroxina a su forma activa triyodotironina, aumentando en su lugar la producción de triyodotironina reversa inactiva. Además, el estrés emocional está fuertemente vinculado a enfermedades tiroideas autoinmunes y los glucocorticoides disminuyen la globulina fijadora de tiroxina.

El eje hipotálamo-hipofisario-adrenal-tiroideo es un claro ejemplo de esta interacción funcional.

Con todo lo visto, es lógico suponer que la sensibilización de un nociceptor no repercutirá exclusivamente en su circuito neural individual, sino que su activación ante estímulos menores a los que requiere en condiciones normales (sanas) repercutirá también en la red reguladora multisistémica de la que forma parte, contribuyendo a una activación simpática crónica, una respuesta sistémica maladaptativa implicada en la gran mayoría de las enfermedades crónicas.

Esta perspectiva tiene un gran impacto en el enfoque del tratamiento en terapia neural, convirtiendo los circuitos sensibilizados en objetivos terapéuticos racionales.

Memoria, engrama y aferentes aberrantes

El término *engrama* fue acuñado por el investigador de la memoria **Richard Semon**, haciendo referencia al sustrato físico de la memoria en el organismo. Semon propuso que las experiencias dejan rastros físicos o químicos en el cerebro, constituyendo la base de la memoria.

Un engrama es la representación biológica de una memoria almacenada, formada por cambios físicos y químicos en las neuronas que permiten la codificación, almacenamiento y recuperación de la información. Se caracteriza por:

- **Cambios sinápticos**: los engramas se forman mediante cambios en la fuerza de las sinapsis entre neuronas, un fenómeno conocido como *plasticidad sináptica*. Esto incluye la potenciación a largo plazo y la depresión a largo plazo, que fortalecen o debilitan las conexiones sinápticas, respectivamente.
- **Activación neuronal**: los engramas implican la activación de grupos específicos de neuronas tanto durante la formación de la memoria como en su recuperación posterior. Estas neuronas activadas forman una red que representa la memoria.
- **Red neuronal**: los engramas pueden involucrar múltiples regiones del cerebro, siendo el hipocampo, la corteza prefrontal y la amígdala particularmente importantes para la formación y almacenamiento de los recuerdos.
- **Estudios experimentales**: Liu y Tonegawa publicaron en *Nature* (2020) un estudio en el que utilizaron técnicas como la optogenética para identificar y manipular engramas específicos en el cerebro de animales, demostrando que la activación de estos engramas puede evocar recuerdos específicos.

A pesar de que la localización de la memoria ha demostrado ser esquiva, el consenso entre los neurocientíficos es que debe encontrarse en algún lugar del cerebro. Las investigaciones actuales señalan el hipocampo, la corteza prefrontal y las sinapsis neuronales como claves en su almacenamiento.

No obstante, en una estructura de tensegridad hecha de fibras de colágeno piezoeléctrico, que está en constante comunicación con neuronas sensibilizadas, fibroblastos, células inmunes y mesenquimales, suspendida en un andamio de matriz cristalina de proteoglicanos, la caracterización y localización precisas del engrama deben incluir estas estructuras como posibles candidatos como sustrato de la memoria.

En terapia neural se ha discutido que diferentes componentes del circuito pueden verse afectados por lesiones previas, creando campos interferentes, desde las fibras C y las terminaciones nerviosas libres hasta los ganglios de la raíz dorsal, las vías espinales ascendentes a la formación reticular, el sistema límbico, las estructuras corticales y las vías descendentes, incluidas las neuronas motoras y simpáticas. Esta teoría sugiere que las lesiones pueden crear circuitos hipersensibles que responden exageradamente a estímulos.

Además, pueden ocurrir cambios secundarios en otras vías regulatorias, incluyendo el eje HHA, el músculo liso vascular y los vasos linfáticos, las células neuroendocrinas y hormonas, las células inmunes y citocinas, los fibroblastos y la fascia. Por lo tanto, el proceso por el cual una lesión previa resulta en un circuito hipersensible en el sistema nervioso debe describirse en términos funcionales.

Estas diversas estructuras están involucradas en traducir y transmitir los estímulos de entrada y en generar la respuesta de salida, pero el lugar y el mecanismo del procesamiento de la información siguen siendo un misterio. La memoria se define como la codificación, el almacenamiento y la recuperación de información, con énfasis en lo más relevante; por lo tanto, es plausible considerar los patrones de frecuencia como el lenguaje de la información en biología.

Los proteoglicanos de la matriz extracelular se unen a cadenas de glicosaminoglicanos que retienen agua y permiten la formación de una red gelatinosa que puede influir en la señalización celular.

En un estudio publicado en *Science* (2009) por **Richard Hynes**, se sugiere que la matriz extracelular puede influir en la señalización celular, afectando a la función celular y el comportamiento, potencialmente actuando como una forma de almacenamiento de información mecánica y bioquímica. En este paradigma, la memoria podría ser almacenada y recuperada a través de resonancias vibratorias en la matriz extracelular.

Esta hipótesis, aunque más allá del alcance de este texto, ayuda a explicar cómo los campos de interferencia podrían causar enfermedades mediante su umbral reducido para desencadenar la respuesta al estrés. Esto podría ser desencadenado inapropiadamente no solo por estímulos no amenazantes en general, sino también por estímulos específicos, particularmente aquellos vinculados a recuerdos de lesiones previas y otras experiencias traumáticas.

Activación persistente de los miofibroblastos

Los **miofibroblastos** fueron descritos por primera vez por Gabbiani en la década de 1970 mediante microscopia electrónica, que reveló prominentes haces de microfilamentos citoplasmáticos y adhesiones focales periféricas en las células fibroblásticas del tejido de granulación.

Posteriormente se confirmó que estos microfilamentos contienen **actina de músculo liso** α, una isoforma de actina comúnmente encontrada en el tejido vascular. A diferencia de las células musculares lisas, que se contraen rápidamente y por períodos cortos, los miofibroblastos generan una fuerza de contracción que es duradera, resultando en una retracción permanente del tejido. Esta propiedad es esencial para su función en la contracción de heridas y la remodelación del tejido extracelular, lo que conduce a una matriz extracelular más tensionada y contraída.

Durante la cicatrización normal de heridas, los fibroblastos locales migran desde la dermis y el tejido subcutáneo cercanos hacia el centro de la herida. Al migrar, estos fibroblastos comienzan a expresar microfilamentos en su citoplasma; en este punto se denominan *protomiofibroblastos*. Estos microfilamentos incluyen la actina de músculo liso α, que eventualmente atraviesa la membrana celular y se vinculan al citoesqueleto de la célula a la matriz extracelular circundante a través de adhesiones focales que contienen integrinas transmembrana especializadas. En circunstancias normales, después de que la herida ha cerrado, los miofibroblastos desaparecen mediante apoptosis.

La presencia prolongada de miofibroblastos en heridas cerradas es un marcador histopatológico que se ha asociado con cicatrices hipertróficas, especialmente en casos de quemaduras. En estudios recientes se ha confirmado la presencia de miofibroblastos en diversos procesos fibróticos y enfermedades de inflamación crónica que afectan a órganos como el hígado, riñón, pulmón y corazón.

Los mecanismos de formación de miofibroblastos incluyen el estrés mecánico y las citocinas inflamatorias, siendo el mediador clave el **factor de crecimiento transformante β1**. La fibronectina en la matriz extracelular facilita la unión del factor de crecimiento transformante β1 a las integrinas.

Una vez que el factor de crecimiento transformante β1 se une a sus receptores en la superficie celular, activa una cascada de señalización que incluye los factores de transcripción SMAD. Esta activación lleva a un aumento en la síntesis de componentes de la matriz extracelular como colágeno, fibronectina y prostaglandinas, esenciales para la remodelación del tejido. Los miofibroblastos también regulan la actividad de las **metaloproteinasas**, unas enzimas responsables de la degradación de la matriz extracelular, y de los **inhibidores tisulares de las metaloproteinasas**, que contrarrestan esta degradación, asegurando que la matriz extracelular se mantenga en equilibrio en el sitio de la herida o en el tejido inflamado.

En estudios en animales también se sugiere que los miofibroblastos y sus células progenitoras están bajo el control del SNA y otros factores neuroendocrinos. Los miofibroblastos y sus células progenitoras expresan receptores adrenérgicos y colinérgicos, así como receptores para angiotensina, melatonina, péptido relacionado con el gen de la calcitonina, sustancia P, neuropéptido Y, histamina y otros mecanismos efectores del sistema PNIE. Estos receptores les permiten reaccionar a neurotransmisores como la adrenalina y la acetilcolina.

Se ha demostrado que existe un mecanismo que vincula el estrés mecánico con la inflamación, la fibrosis y la cicatrización en diversos tejidos, mostrando un proceso fisiopatológico uniforme que ocurre independientemente de la causa de la lesión tisular, ya sea por trauma, infección aguda, toxicidad o inflamación crónica.

El mediador principal de este proceso parece ser la actividad persistente e incontrolada de los miofibroblastos. Esto refuerza la idea de que la fascia forma parte integral del sistema regulador PNIE, y conecta la biomecánica y la bioquímica en una respuesta compleja pero unificada y maladaptativa que probablemente contribuye al desarrollo de campos de interferencia.

EL CAMPO INTERFERENTE EN LA PRÁCTICA

Este tema se desarrolla más extensamente en los capítulos dedicados al diagnóstico y tratamiento de los campos interferentes (v. Caps. 32 y 33).

Diagnóstico del campo interferente

Con todo lo explicado hasta ahora, queda claro que el diagnóstico de un campo interferente es de gran relevancia no solo en terapia neural, sino en cualquier acto médico.

El primer punto a considerar es que todavía queda mucho camino por avanzar en el conocimiento del campo interferente. No obstante, la experiencia acumulada por miles de terapeutas neurales a lo largo de un siglo permite extraer conclusiones útiles para sospechar cuándo una lesión puede estar actuando como un gatillo neuromodulador.

Sin embargo, hasta el momento no se ha encontrado una manera precisa de diagnosticar que una zona lesionada del cuerpo se comporta como un campo interferente antes de inyectarla con un anestésico local. Solo la mejoría clara, evidente y general posterior a la inyección del anestésico local en una zona de lesión puede confirmar el diagnóstico de que esa área efectivamente se estaba comportando como un detonante neuromodulador. Por lo tanto, la expresión «voy a inyectar en un campo interferente» no es correcta.

La herramienta principal para identificar posibles campos interferentes es la **historia de vida** del paciente.

Como se explica en el capítulo dedicado a la historia de vida (v. Cap. 23), es esencial recolectar una **anamnesis** detallada que incluya lesiones previas, cirugías, infecciones y enfermedades crónicas, así como eventos emocionales impactantes. Este enfoque es necesario para decidir dónde inyectar el anestésico local y cuándo sospechar que una lesión puede estar actuando como un gatillo neuromodulador.

Es importante prestar especial atención a la **cronología** de los eventos, especialmente si coinciden con el inicio de los síntomas, así como la relación entre los síntomas y la distribución anatómica del SNA, y el contexto emocional relacionado. Sin embargo, debe considerarse que la formación de un campo interferente no sigue ninguna linealidad, tampoco la del tiempo.

La segunda parte de la historia de vida, que se basa en la **inspección** y **palpación**, puede aumentar la sospecha de la presencia de un campo interferente. Sin embargo, es importante tener en cuenta que, aunque cambios observables como variaciones en el color de la piel, temperatura, textura, edema, tensión y sensibilidad pueden sugerir que una zona se está comportando como un detonante neuromodulador, estos hallazgos nunca son completamente determinantes. Por ejemplo, grandes cicatrices queloides, pruriginosas y sensibles a los cambios climáticos pueden no ser campos interferentes, mientras que una cicatriz asintomática y casi invisible podría estar actuando como un potente desencadenante neuromodulador.

La **medición de parámetros fisiológicos específicos** es un paso esencial para confirmar la existencia de campos de interferencia. Al documentar los cambios en estos parámetros, con valores anormales antes del tratamiento que se normalizan después de este, se puede establecer de manera más firme la base científica del gatillo neuromodulador y su mecanismo de acción. Aunque hasta ahora ha sido difícil realizar esta medición objetiva, las tecnologías emergentes presentan nuevas oportunidades para que los investigadores clínicos validen la hipótesis de que los campos de interferencia son lesiones en el cuerpo humano que actúan como detonantes neuromoduladores, desestabilizando el sistema PNIE, y que su tratamiento permite la recuperación del equilibrio funcional del sistema.

Pruebas manuales como la kinesiología aplicada, el test de cambio en la intensidad del pulso o la respuesta autonómica cutánea (cambios en las características de la piel como respuesta simpática después de aplicar un toque ligero o una presión leve en posibles campos interferentes) son técnicas que pueden aplicarse para obtener mayor seguridad ante la sospecha.

Equipos tecnológicos como el de electromedición de Voll, técnicas de ultrasonido como la elastografía por ondas de corte, que pueden evaluar las propiedades mecánicas de los tejidos identificando fibrosis o atrapamiento nervioso, y la fotopletismografía, que mide cambios en el volumen sanguíneo en el lecho microvascular del tejido, pueden ofrecer parámetros medibles más objetivos; sin embargo, estas tecnologías no son completamente determinantes ni seguras para confirmar antes del tratamiento que una lesión es un campo interferente.

Tratamiento del campo interferente. Efecto de los anestésicos locales en los campos interferentes

Inicialmente se intentaba explicar el efecto de los anestésicos locales mediante los conocimientos aportados por los trabajos de **Fleckenstein** entre las décadas de 1950 y 1970 sobre los canales de calcio. Estos estudios permitieron dilucidar varios efectos importantes de los anestésicos locales: su capacidad para unirse a los canales de sodio regulados por voltaje, lo que produce un efecto anestésico; su efecto en la excitabilidad y contractilidad de las células musculares y cardíacas (efecto antiarrítmico); su papel estabilizador en las membranas celulares, y su influencia en la excitabilidad neuronal y la vasodilatación.

Como se explica en los capítulos 10, 15, 16 y 17, posteriormente se descubrieron otros efectos farmacológicos de los anestésicos locales que pueden explicar sus efectos duraderos más allá del simple bloqueo anestésico. Estos efectos incluyen:

- La modulación de la respuesta inflamatoria excesiva.
- La inhibición del transporte axonal, lo que afecta a la producción de prostaglandina E_2 en la médula espinal y, por ende, modula el dolor.
- La acción sobre las vías de las proteína-cinasas activadas por mitógenos y los receptores acoplados a proteínas de membrana Gq alfa, fundamentales en la transmisión del SNA, inhibiendo la expresión de mediadores inflamatorios.
- La incidencia sobre los receptores NMDA, implicados en el dolor y la hiperalgesia, así como en los receptores muscarínicos de acetilcolina M1, que afectan a la memoria y el aprendizaje, y modulan el tono vagal, y sobre los receptores de serotonina 5-HT3, desempeñando un papel en la modulación del dolor, la ansiedad y el estado de ánimo.
- La interrupción de círculos viciosos de dolor e inflamación mediante la inhibición presináptica en el modelo de control de entrada.
- La reducción significativa tanto de la sensibilización periférica como de la central.
- La influencia positiva sobre la microcirculación.
- La acción sobre los puntos de tensión miofascial.
- La reducción de la inflamación neurogénica.
- La disminución de la actividad espontánea de las neuronas de rango dinámico amplio estimuladas por el sistema nervioso simpático y del fenómeno *wind up*.
- La atenuación de la potenciación a largo término, del acoplamiento aferente simpático y de la brotación simpática.

Por otro lado, como se explica en el capítulo 16, hay evidencia creciente de que sus efectos pueden estar mediados en parte por interacciones con la bicapa lipídica en sí, incluyendo la disolución de dominios sólidos similares a acumulaciones, influyendo en la presión de la membrana y las temperaturas de transición de fase de lípidos.

En la terapia neural, el objetivo principal es mitigar los procesos de sensibilización que pueden llevar a la formación de una memoria del dolor y a la inflamación crónica. La interrupción repetida de las neuronas aferentes nociceptivas sensibilizadas puede reducir significativamente la sensibilización periférica y central, modulando así los cambios plásticos en los centros neuronales responsables de la memoria del dolor (v. Cap. 10, *Procesos de sensibilización*).

Los motivos por los que la procaína es el anestésico local de primera elección se explican también en los capítulos 10, 15, 16 y 17.

La literatura médica actual sugiere que los anestésicos locales pueden interrumpir eficazmente la estimulación simpática patológica, actuando como un *reset* que promueve la restauración de la generación de impulsos fisiológicos en el sistema nervioso simpático mediante la autoorganización. Este proceso permite la formación de nuevos estados de orden a través de retroalimentaciones positivas, facilitando así la recuperación del equilibrio funcional del SNA con la participación del sistema básico de regulación.

La terapia neural, al aplicar anestésicos locales, interrumpe los bucles de retroalimentación positiva, cortando los círculos viciosos en el sistema. Esto otorga al sistema básico de regulación y al sistema PNIE la posibilidad de autoorganizarse hacia un estado de mayor equilibrio alostático. Es importante destacar que la concentración o cantidad de anestésico local utilizada no es tan determinante como la precisión en el sitio de aplicación. En lo que respecta al tratamiento del campo interferente, lo esencial es inyectar el anestésico local lo más cerca posible del gatillo neuromodulador.

En la práctica, tras tratar los campos interferentes, los pacientes suelen reportar un aumento en su energía y rendimiento general, así como mejoras en el estado de ánimo, lo que indica una mejora en el equilibrio funcional del organismo en su conjunto.

En los capítulos 32 y 33 se explica cómo tratar diferentes posibles campos interferentes mediante inyecciones de anestésicos locales y otros tratamientos.

PUNTOS CLAVE

- Los campos de interferencia han sido históricamente definidos como focos de estrés que afectan al tejido local y alteran el sistema regulador del organismo en su conjunto, mayoritariamente a través de su repercusión sobre el sistema nervioso simpático. Sin embargo, los actuales conocimientos en fisiología sugieren que puede ser más útil describir estas lesiones de manera que vayan más allá del SNA, incluyendo el tejido conectivo y la fascia, así como el complejo sistema PNIE, fundamental en el equilibrio funcional del cuerpo.
- Si se entiende que la curación es el proceso por el cual el cuerpo restaura su equilibrio funcional, entonces el sistema PNIE forma parte de este proceso. Por lo tanto, dirigir el tratamiento a los campos de interferencia es una estrategia que facilita la capacidad del cuerpo para curarse a sí mismo.
- Aunque aún no se ha demostrado la existencia de los campos de interferencia bajo parámetros medibles y objetivos, los beneficios clínicos observados y descritos por múltiples autores al dirigir el tratamiento con anestésicos locales a estas áreas representan un cuerpo de evidencia significativo, aunque inconcluso, que sustenta esta idea.
- Todo profesional de la salud, independientemente de su especialidad y modalidad de tratamiento, debería considerar la importancia de los campos de interferencia y su tratamiento, especialmente para abordar la complejidad de las enfermedades crónicas y mejorar la calidad de vida de los pacientes.

BIBLIOGRAFÍA

Ackerley R, Watkins RH. Microneurography as a tool to study the function of individual C-fiber afferents in humans: responses from nociceptors, thermoreceptors, and mechanoreceptors. J Neurophysiol. 2018;120(6):2834-46.

Barop H. Textbook and atlas of neural therapy: diagnosis and therapy with local anesthetics. Stuttgart, Stuttgart: Thieme; 2017.

Benítez-Angeles M, Morales-Lázaro SL, Juárez-González E, Rosenbaum T. TRPV1: Structure, Endogenous Agonists, and Mechanisms. Int J Mol Sci. 2020;21(10).

Bujak JK, Kosmala D, Szopa IM, Majchrzak K, Bednarczyk P. Inflammation, Cancer and Immunity-Implication of TRPV1 Channel. Front Oncol. 2019;9:1087.

Chang KV, Wu WT, Özçakar L. Ultrasound imaging and guidance in peripheral nerve entrapment: hydrodissection highlighted. Pain Manag. 2020;10(2):97-106.

Coste B, Mathur J, Schmidt M et al. Piezo1 and Piezo2 are essential components of distinct mechanically activated cation channels. Science. 2010; 330(6000):55-60.

Fukada E, Yasuda I, Fukada E, Yasuda I. Piezoelectric Effects in Collagen. Jpn J Appl Phys. 1964;3(2):117.

Gouin O, L'Herondelle K, Lebonvallet N et al. TRPV1 and TRPA1 in cutaneous neurogenic and chronic inflammation: pro-inflammatory response induced by their activation and their sensitization. Protein Cell. 2017;8(9):644.

Hackett GS. Referred pain and sciatica in diagnosis of low back disability. J Am Med Assoc. 1957;163(3):183-5.

Huneke F. Fenómeno en segundos. Terapia neural según Huneke. 1ª ed. Caracas: Fundación SITA; 1997.

Huneke W. [Neural therapy with and without impletol]. Hippokrates. 1951; 22(24):659-64.

Ji RR, Nackley A, Huh Y, Terrando N, Maixner W. Neuroinflammation and Central Sensitization in Chronic and Widespread Pain. Anesthesiology. 2018;129(2):343-66.

Klingberg F, Hinz B, White ES. The myofibroblast matrix: implications for tissue repair and fibrosis. J Pathol. 2013;229(2):298-309.

Körner J, Albani S, Sudha Bhagavath Eswaran V, Roehl AB, Rossetti G, Lampert A. Sodium Channels and Local Anesthetics-Old Friends With New Perspectives. Front Pharmacol. 2022;13:837088.

Liu X, Ramirez S, Pang PT et al. Optogenetic stimulation of a hippocampal engram activates fear memory recall. Nature. 2012;484(7394):381-5.

Park J, Seok HS, Kim SS, Shin H. Photoplethysmogram Analysis and Applications: An Integrative Review. Front Physiol. 2022;12:808451.

Payán, JC. Desobediencia vital. Barcelona: Ed. Instituto de Terapia Neural; 2004.

Reese A, List NH, Kongsted J, Solov'yov IA. How Far Does a Receptor Influence Vibrational Properties of an Odorant? PLoS One. 2016;11(3): e0152345.

Saha FJ, Wander R. Das Störfeld als neuromodulativer Trigger auf allen Ebenen. Dtsch Z Akupunkt. 2014;57:6-9.

Sarvazyan AP, Rudenko OV, Swanson SD, Fowlkes JB, Emelianov SY. Shear wave elasticity imaging: a new ultrasonic technology of medical diagnostics. Ultrasound Med Biol. 1998;24(9):1419-35.

Speransky AD. Bases para una nueva teoría de la medicina. Buenos Aires: Ed. Psique; 1954.

Suarez-Rodriguez V, Fede C, Pirri C et al. Fascial Innervation: A Systematic Review of the Literature. Int J Mol Sci. 2022;23(10):5674.

Ulrich-Lai YM, Herman JP. Neural regulation of endocrine and autonomic stress responses. Nat Rev Neurosci. 2009;10(6):397-409.

Vinyes D, Muñoz-Sellart M, Fischer L. Therapeutic Use of Low-Dose Local Anesthetics in Pain, Inflammation, and Other Clinical Conditions: A Systematic Scoping Review. J Clin Med. 2023;12(23):7221.

Weinschenk S. Neural therapy—A review of the therapeutic use of local anesthetics. Acupuncture and Related Therapies. 2012;1(1):5-9.

Weinschenk S, Weiss C, Benrath J, von Baehr V, Strowitzki T, Feißt M. Anti-Inflammatory Characteristics of Local Anesthetics: Inhibition of TNF-α Secretion of Lipopolysaccharide-Stimulated Leucocytes in Human Blood Samples. Int J Mol Sci. 2022;23:3283.

Farmacología de los anestésicos locales 15

M. A. Rico González y M. Koo Gómez

INTRODUCCIÓN

El inicio de la anestesia local y regional se remonta al año 1884, cuando Köller y Gartner documentaron sus exitosos experimentos con la anestesia tópica inducida por cocaína en ojos de diversas especies, incluyendo ranas, conejos, perros y humanos. La trascendencia de este descubrimiento residía en el alivio del dolor, propiciando un horizonte amplio para intervenciones médicas y quirúrgicas más seguras y compasivas. Desde entonces, el uso de la anestesia local se extendió globalmente y se estimuló la síntesis de un arsenal de moléculas anestésicas, categorizadas predominantemente como anestésico local. La evolución química de estos agentes se bifurca principalmente en dos ramas:

- Los ésteres, inicialmente sintetizados por químicos alemanes.
- Las amidas, una innovación posterior de científicos suecos.

La cocaína se distingue como el único anestésico local de origen natural y como el éster prototipo, mientras que la procaína y la lidocaína marcaron hitos subsecuentes como el primer anestésico local sintético (Einhorn, 1904) y el primer anestésico local amida (Löfgren y Lundqvist, 1943). Para una exploración más detallada de la historia de los anestésicos locales, consultar el capítulo 2.

Si bien en la actualidad los anestésicos locales siguen siendo pilares esenciales en el manejo del dolor y en procedimientos quirúrgicos –al proporcionar un alivio inmediato y focalizado, y minimizar el estrés y el dolor del paciente–, en el contexto de la terapia neural estos agentes tienen una presencia y aplicación que trasciende el simple alivio del dolor, influenciando positivamente los circuitos neuronales y patrones de conducción nerviosa.

La terapia neural se distingue por emplear anestésicos locales no con el propósito farmacológico convencional de alcanzar una concentración sistemática para efectos terapéuticos, sino más bien para lograr un efecto terapéutico a través de una interrupción breve y dirigida de la estimulación simpática patológica que posibilite el restablecimiento de la normalidad en la transmisión de los impulsos nerviosos simpáticos.

En consecuencia, se prefiere el uso de un anestésico local que ofrezca un tiempo de acción mínimo y el más bajo perfil de toxicidad.

Así, la elección y el uso de anestésicos locales en terapia neural difieren sustancialmente de su aplicación en el manejo del dolor o la anestesiología. Esta diferencia se refleja en la selección del tipo de fármaco, su concentración, la dosis administrada, el sitio de inyección, la duración del efecto farmacológico y el objetivo terapéutico.

Definición de anestésico local

Los anestésicos locales son agentes que bloquean la conducción de impulsos en tejidos eléctricamente excitables y se utilizan para interrumpir de manera reversible la conducción nerviosa en cualquier parte del sistema nervioso.

Clasificación de los anestésicos locales

Actualmente, los anestésicos locales de utilidad clínica se categorizan en dos grupos fundamentales: aminoésteres y aminoamidas, clasificación que deriva de su estructura química intrínseca. Una molécula típica de anestésico local contiene una amina terciaria vinculada a un anillo aromático de benceno; es la naturaleza del enlace entre estos dos componentes –ya sea un enlace tipo éster o amida– la que determina su pertenencia a uno de los dos grupos y la que influye en su metabolización. Ambos grupos muestran semejanzas en sus propiedades fisicoquímicas. Las variaciones entre los diferentes anestésicos locales se deben a su constante de disociación, composición lipofílica y organización espacial de la molécula (Fig. 15-1). En cuanto a sus distintas propiedades como agentes neuralterapéuticos, estas se abordarán en los siguientes apartados.

MECANISMOS DE ACCIÓN DE LOS ANESTÉSICOS LOCALES

A continuación se detallan los principales mecanismos de acción de los anestésicos locales.

Anatomía de los nervios

Los nervios, que contienen fibras aferentes y eferentes agrupadas en fascículos y organizadas dentro de diversas capas de tejidos, se clasifican según la presencia o ausencia de la vaina de mielina. Por un lado están las **fibras mielínicas**, tipo A,

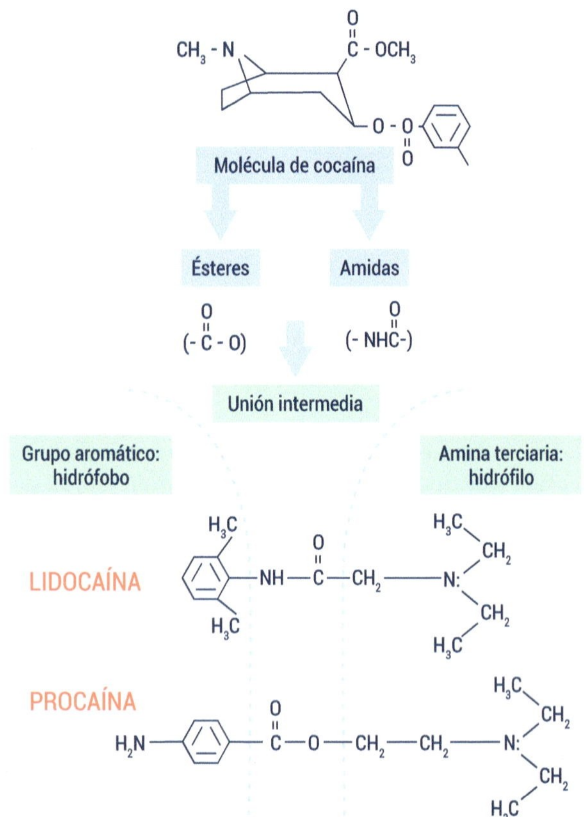

Figura 15-1. Estructura química comparativa de los anestésicos locales. La molécula de cocaína, que sirvió de base para el desarrollo de anestésicos locales, presenta una estructura con enlaces de ésteres. A partir de esta estructura, se desarrollaron anestésicos locales diferenciados por su tipo de enlace intermedio: los ésteres, como la procaína, y las amidas, como la lidocaína. En la figura se observan sus partes clave: un grupo aromático hidrófobo y una amina terciaria hidrófila, responsables de sus propiedades fisicoquímicas y farmacológicas.

con función sensitiva y motora, y de transmisión rápida. Están envueltas por múltiples capas de mielina, esencialmente constituidas por membranas plasmáticas de células especializadas: las células de Schwann en el sistema nervioso periférico y los oligodendrocitos en el sistema nervioso central (SNC). Estas capas se enrollan alrededor del axón y están interrumpidas a intervalos regulares por regiones conocidas como *nódulos de Ranvier*, donde los potenciales de acción se regeneran gracias a la alta concentración de canales de sodio (Na^+), facilitando la propagación del impulso nervioso. De este modo, la mielina mejora el aislamiento eléctrico de la fibra y permite una transmisión de impulsos más veloz.

Y por otro lado están las **fibras amielínicas** (no mielinizadas), como las fibras C y las fibras eferentes posganglionares autónomas, las cuales albergan numerosos axones recubiertos por una única capa de células de Schwann, exhiben un diámetro menor y una velocidad de conducción más reducida, y generalmente transmiten información sensitiva, como dolor, temperatura y funciones autonómicas.

Un nervio periférico típico posee uno o varios fascículos. Cada fibra nerviosa dentro de un fascículo está protegida por su propia membrana celular, denominada *endoneuro*. A su vez, cada fascículo axónico está circundado por una capa de tejido conjuntivo, el **perineuro**, y todo el nervio está envuelto por una capa externa, el **epineuro**. Por lo tanto, la molécula del anestésico local debe penetrar este complejo conjunto de tejidos conjuntivos lipídicos para alcanzar el axón del nervio.

Electrofisiología de la conducción nerviosa

La transmisión del impulso eléctrico a través de la membrana celular se fundamenta en la transducción de señales a lo largo de las fibras nerviosas, por propagación del potencial eléctrico derivada de desequilibrios iónicos a ambos lados de la membrana celular. En estado de reposo, la membrana neural mantiene una diferencia de voltaje de – 40 a – 90 mV entre el medio intracelular y el exterior celular (0 mV), atribuible a las diferencias entre las concentraciones intracelulares y extracelulares de iones de sodio (Na^+) y potasio (K^+). En este estado, las neuronas exhiben mayor permeabilidad a los iones de K^+ que a los de Na^+ debido a la existencia de canales por los que sale el K^+. Así, el **potencial de membrana** se alinea más con el potencial de equilibrio de K^+ (E_k – 80 mV) que con el de Na^+ (E_{Na} + 60 mV). Para preservar el gradiente iónico, principalmente mediante un proceso activo que consume trifosfato de adenosina (ATP) como fuente energética, la bomba Na^+/K^+ intercambia dos iones de K^+ hacia el interior por tres de Na^+ hacia el exterior. Más allá de esta, otras bombas proteicas, cotransportadores y canales colaboran en la regeneración y establecimiento del gradiente iónico.

Los **impulsos eléctricos** (Fig. 15-2) son transmitidos por las fibras nerviosas en forma de **potenciales de acción**, que son breves descargas o picos de cargas positivas, **despolarizaciones** de la membrana celular, que alteran transitoriamente su permeabilidad, pasando de una predominancia del K^+ al Na^+. Este cambio conlleva una rápida penetración de iones de sodio hacia el interior de la membrana a favor de su gradiente electroquímico, cambiando el potencial de membrana de negativo a positivo. Sin embargo, para desencadenar un potencial de acción debe alcanzarse un umbral de carga predeterminado. Si este no se alcanza, no se produce despolarización, según el principio conocido como la *ley del todo o nada*. Este umbral puede variar entre diferentes regiones de la célula y con el tiempo, generalmente aceptándose un umbral máximo de aproximadamente + 50 mV. Posterior a este cambio de potencial, la entrada de sodio es reemplazada por la salida de potasio, revirtiendo de este modo el potencial de membrana en un proceso conocido como *repolarización*. Cada potencial de acción es seguido por un breve **período refractario** que impide su propagación retrógrada. La difusión pasiva de la despolarización de la membrana desencadena potenciales de acción adicionales, ya sea en membranas adyacentes en fibras amielínicas o en los nódulos de Ranvier vecinos, resultando en una onda de potencial de acción que se propaga a lo largo del nervio.

Entre los canales y bombas que regulan el flujo iónico para generar el potencial de acción, los más importantes son los **canales de sodio regulados por voltaje**, esenciales para permitir una entrada rápida de Na^+ durante la despolarización. Cada uno de estos canales está conformado por una subunidad alfa (α), que es la principal, y una o varias subunidades beta (β), que actúan como auxiliares. La

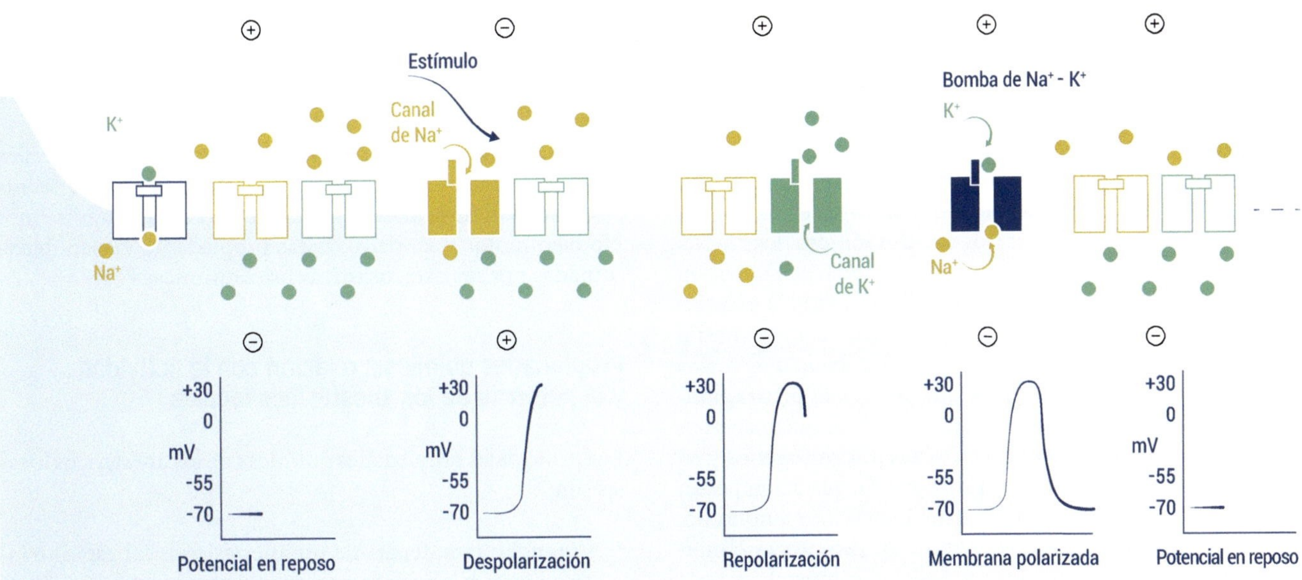

Figura 15-2. Propagación del potencial de acción de membrana. En la primera fase de despolarización, los canales de Na^+ se abren, permitiendo la entrada de Na^+, lo que invierte el potencial de membrana. Durante la repolarización, los canales de K^+ se abren para permitir la salida de K^+, restaurando el potencial de membrana. El transporte activo, mediante la bomba de Na^+-K^+, restablece las concentraciones iónicas, devolviendo la membrana a su estado de reposo. El gráfico de la derecha muestra el cambio en el potencial eléctrico durante el proceso.

subunidad α es una proteína transmembrana que alberga la mayoría de los componentes clave para la función del canal, y está compuesta por cuatro proteínas homólogas con seis dominios transmembrana que conforman el poro del canal y controlan la selectividad iónica en él. Por otro lado, la o las subunidades β –cadenas polipeptídicas cortas– se unen a la subunidad α. Sin ser esenciales para la actividad del canal, parecen ser relevantes para la modulación de la expresión del canal, así como para su localización y función.

En ausencia de estímulo, los canales de sodio regulados por voltaje se mantienen en un estado de reposo o cerrados. La despolarización de la membrana, mediante cargas positivas, induce un cambio conformacional en estos canales, transformándolos a un estado abierto y permitiendo así el paso de iones de sodio a través del poro. Durante la despolarización de la membrana, tanto los canales de Na^+ como los de K^+ son activados hacia la conformación abierta. No obstante, los canales de Na^+ se abren con mayor rapidez, permitiendo que los iones de sodio entren en el nervio y provoquen una mayor despolarización. Esto, a su vez, origina la apertura de más canales e incrementa la corriente interna, hasta que algunos de estos canales se inactivan y se abren suficientes canales de K^+ para alterar nuevamente el balance de la corriente y producir la repolarización. Los iones de Na^+ y K^+ que entran y salen de la célula, respectivamente, son restituidos por la bomba Na^+/K^+.

Mecanismos moleculares de los anestésicos locales

En términos generales, los estudios sobre el mecanismo de acción de los anestésicos locales en los nervios periféricos se centran en sus interacciones con los canales de sodio regulados por voltaje. Estos canales poseen un sitio específico de unión para los anestésicos locales en su segmento intracelular que impide la generación y transmisión del impulso nervioso (**Fig. 15-3**). Estructuralmente comparten características con otros canales iónicos activados por voltajes, como los canales de Ca y K. En humanos, específicamente, se han identificado nueve genes activos de la subunidad α del canal de Na^+ distribuidos en cuatro cromosomas. Estos genes tienen expresiones y localizaciones celulares específicas, proporcionando canales de Na^+ distintivos para axones no mielinizados, nódulos de Ranvier en axones motores y pequeños nociceptores de los ganglios de la raíz dorsal; sin embargo, todas las subunidades α de los canales de Na^+ se vinculan de manera similar a

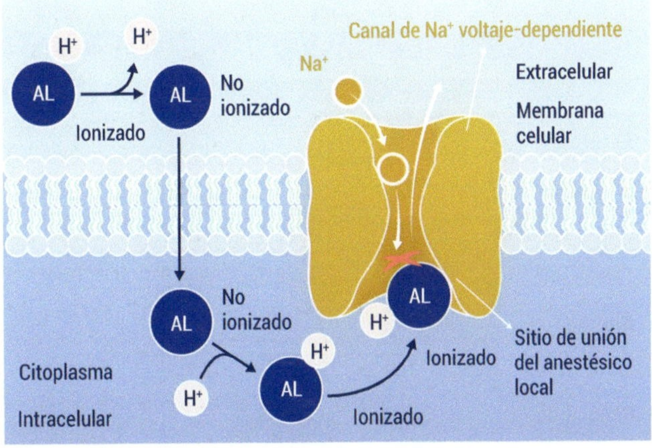

Figura 15-3. Mecanismo de acción de los anestésicos locales (AL) en el canal de Na^+ dependiente del voltaje. La forma no ionizada del AL atraviesa la membrana celular y, una vez en el interior de la célula, se ioniza al interactuar con los protones (H^+). Esta forma ionizada del AL se une a su sitio específico dentro del canal de sodio, bloqueando la entrada de iones de Na^+ y, de esta manera, impidiendo la generación y propagación del potencial de acción en las fibras nerviosas, lo que resulta en el efecto anestésico.

los anestésicos locales, debido a la presencia de sitios específicos en el canal que facilitan el reconocimiento del fármaco. En general, la aplicación de un anestésico local conduce a una disminución en la corriente máxima de Na^+. Para lograr este efecto, la molécula del anestésico local debe alcanzar la membrana nerviosa, y su eficacia dependerá de la localización específica de la membrana con la que se vincule.

Además de su acción sobre los **canales iónicos**, los anestésicos locales afectan a diversos procesos celulares. Poseen un **efecto antiinflamatorio intrínseco**, modulando la excesiva respuesta inflamatoria sin perturbar el sistema inmunitario basal. Estos anestésicos también actúan inhibiendo de forma reversible el transporte axonal y afectando a la **prostaglandina E_2** en el asta posterior de la médula espinal. Intervienen en la vía de las **proteína-cinasas activadas por mitógenos** y en los **receptores acoplados a las proteínas G**, que desempeñan un papel en la transmisión del sistema nervioso autónomo, inhibiéndolos. Además, influyen sobre los **receptores N-metil-D-aspartato**, relacionados con el dolor, la hiperalgesia y la alodinia, inhibiendo su acción. Por último, los anestésicos locales también tienen un efecto en las **mitocondrias**, alterando el metabolismo energético al desacoplar la fosforilación oxidativa, lo que podría ser un mecanismo subyacente de miotoxicidad.

FARMACOLOGÍA Y FARMACODINÁMICA DE LOS ANESTÉSICOS LOCALES

La estructura de los anestésicos locales se compone de un núcleo aromático que confiere a la molécula su naturaleza hidrofóbica, mientras que la amina terciaria actúa como el segmento hidrofílico. Esta amina terciaria contribuye a un equilibrio óptimo entre las formas ionizadas y no ionizadas de la molécula al aceptar un protón de baja afinidad, lo que clasifica a los anestésicos locales como bases débiles. El pKa de estos anestésicos oscila entre 7,6 y 8,9, mientras que el pH plasmático es de 7,4.

Desde una perspectiva clínica, las características esenciales de los anestésicos locales incluyen: potencia, rapidez de inicio, duración de la anestesia y capacidad de distinguir entre bloqueo motor y sensitivo. Estas propiedades vienen determinadas por sus características fisicoquímicas (**Tabla 15-1**).

Propiedades químicas: relación con la actividad y la potencia de los anestésicos locales

Las principales propiedades químicas de los anestésicos locales son:

- **Potencia**: la potencia de un anestésico local está intrínsecamente relacionada con su carácter hidrófobo y liposoluble. Esto es esencial para que el anestésico atraviese la membrana nerviosa. Una mayor liposolubilidad permite un tránsito más fluido a través de la membrana lipídica y, posteriormente, facilita la unión al sitio parcialmente hidrófobo del canal de Na^+. Sin embargo, la potencia no se determina únicamente por esta característica; la carga del anestésico y las propiedades vasoconstrictoras o vasodilatadoras intrínsecas también son factores determinantes.
- **Rapidez del inicio de acción**: la rapidez con la que un anestésico local comienza a actuar está vinculada a su concentración, además de a otras propiedades específicas. Los fármacos menos diluidos actuarán más rápidamente, mientras que los menos tóxicos podrán ser utilizados en concentraciones más elevadas.

Tabla 15-1. Características generales los anestésicos locales

	Propiedades fisicoquímicas					Parámetros farmacocinéticos			Duración de acción media (h)
	Peso molecular	pKa	Coeficiente de partición	Porcentaje del fármaco ionizado (pH 7,4)	Fijación a proteínas	Volumen de distribución (L/kg)	Eliminación del organismo (L/kg/h)	Semivida de eliminación (L)	
Ésteres									
Procaína	236	8,9	0,02	97	6 %	0,93	5,62	0,14	0,5-1
Cloroprocaína	271	8,7	0,14	95	¿?	0,5	2,96	0,11	0,5-1
Tetracaína	264	8,5	4,1	93	94 %				2-6
Amidas									
Lidocaína	234	7,9	2,9	76	65 %	1,3	0,85	1,6	1-4
Prilocaína	220	7,9	0,9	76	55 %	2,73	2,03	1,6	1-2
Mepivacaína	246	7,6	0,8	61	75 %	1,2	0,67	1,9	1-4
Bupivacaína	288	8,1	27,5	83	95 %	1,02	0,41	3,5	2-8
Levobupivacaína	288	8,1	27,5	83	95 %	0,78	0,32	2,6	4-8
Etidocaína	276	7,7	141	66	95 %	1,9	1,05	2,6	2-8
Ropivacaína	274	8,1	6,1	83	94 %	0,84	0,63	1,9	2-8

- **Duración de acción**: si bien es variable, generalmente los anestésicos más liposolubles son también menos solubles en agua, lo que implica una mayor ligazón a las proteínas sanguíneas y, por lo tanto, una eliminación más lenta del sistema. Por ejemplo, la procaína y cloroprocaína tienen efectos cortos; la lidocaína, mepivacaína y prilocaína son de duración intermedia, y la bupivacaína, ropivacaína, levobupivaína, tetracaína y etidocaína tienen una duración más prolongada. La durabilidad de los anestésicos locales está influenciada significativamente por sus efectos vasculares periféricos, manifestándose en un efecto bifásico sobre el músculo liso vascular.
- **Bloqueo diferencial motor y sensitivo**: se refiere a la capacidad de inhibir selectivamente la actividad motora y sensitiva; sin embargo, obtener una anestesia sensorial adecuada para una incisión sin repercutir en la función motora es muy difícil. Los axones de pequeño diámetro, como las fibras C, son más susceptibles a los anestésicos locales que las fibras de mayor diámetro. Las fibras no mielinizadas suelen ser más resistentes a los anestésicos locales en comparación con las fibras A mielinizadas.

  El bloqueo diferencial es especialmente evidente en anestesias espinales o epidurales, aunque también se manifiesta en nervios periféricos. Esta característica se distingue por una separación entre el bloqueo motor, el sensitivo y el vegetativo, correlacionado con el bloqueo de las fibras Aα, Aβ, Aδ y las fibras C, respectivamente. Durante el postoperatorio, cuando se administra de manera prolongada, se busca y se observa una disociación entre el bloqueo sensitivo y el motor, siendo lo óptimo bloquear las sensaciones dolorosas sin afectar a la motricidad. Soluciones menos concentradas, que generan un gradiente de concentración longitudinal más adecuado, favorecen que el bloqueo diferencial se manifieste por todo el cuerpo. Una auténtica anestesia diferencial podría ser alcanzable cuando estén disponibles antagonistas selectivos para las isoformas de los canales de Na^+ dependientes del voltaje.
- **Factores adicionales que influyen en la actividad anestésica local**: la eficacia de un anestésico local determinado está influenciada por la dosis, el sitio de administración, los aditivos, la temperatura y los cambios en la susceptibilidad neural, como ocurre en el embarazo:
  - **Dosis**: puede ser modulada a través de un mayor volumen o concentración. El volumen determina la extensión de la anestesia, mientras que la concentración influye en la rapidez de inicio, la efectividad de la analgesia y la duración.
  - **Lugar de inyección**: las variaciones en el tiempo de inicio y la duración de los efectos analgésicos y anestésicos se relacionan con las características anatómicas del lugar de aplicación. Estas influyen en la velocidad de difusión y la absorción por el sistema vascular, determinando así la cantidad necesaria del anestésico local a utilizar.
  - **Aditivos**: la epinefrina (adrenalina) se incorpora a los anestésicos locales para inducir vasoconstricción, reduciendo así la absorción vascular. Esto facilita que una mayor cantidad de moléculas anestésicas lleguen a la membrana nerviosa. Aunque existen otros agonistas de los receptores α_1, como la noradrenalina y la fenilefrina, no ofrecen ventajas adicionales. Por otro lado, se añade bicarbonato sódico para acelerar el inicio de acción del anestésico y reducir la concentración requerida para bloquear la conducción. Al aumentar el pH de la solución anestésica, se incrementa la proporción del medicamento en su forma básica no ionizada, lo que optimiza su difusión a través de la vaina y de la membrana nerviosa.

FARMACOCINÉTICA DE LOS ANESTÉSICOS LOCALES

La concentración de un anestésico local en el torrente sanguíneo es el resultado de varios factores: la cantidad administrada, la absorción desde el sitio de inyección, su distribución en los tejidos y, finalmente, su biotransformación y eliminación (v. Tabla 15-1).

Absorción sistémica

La velocidad y el grado de absorción sistémica del fármaco varían según:

- **Lugar de administración**: la absorción aumenta conforme se incrementa la perfusión tisular y disminuye en zonas con mayor presencia de tejido graso. En orden decreciente de niveles plasmáticos tras una dosis única, los sitios son: intravenoso, traqueal, intrapleural, bloqueo intercostal, paravertebral, caudal, epidural, plexo braquial y lumbar, seguido por inyecciones en otros plexos, y finalmente, la administración subcutánea.
- **Dosis neta del fármaco**: se ve influida por la concentración y el volumen inyectado. A un volumen constante, una mayor concentración resultará en una dosis más alta.
- **Adición de un agente vasoconstrictor**: la incorporación de un vasoconstrictor reduce la absorción del anestésico.
- **Características farmacológicas intrínsecas del anestésico local**: factores como el pH y el grado de ionización, propios de cada anestésico, afectarán a la velocidad de absorción.

Distribución

Una vez en el torrente sanguíneo, los anestésicos locales se unen parcialmente a proteínas plasmáticas, siendo la glicoproteína ácida α1 la principal y, en menor medida, la albúmina.

La afinidad de los anestésicos locales hacia la glicoproteína ácida α1 está relacionada con su hidrofobicidad y disminuye con la protonación (acidez). Aunque esta proteína tiene una alta especificidad hacia los anestésicos, su capacidad de unión es limitada y es menos prevalente que la albúmina en el plasma. Se reconoce que la glicoproteína ácida α1 es una proteína de respuesta al estrés y sus niveles se elevan en situaciones como enfermedades neoplásicas, dolor crónico, traumatismos, procesos inflamatorios, uremia, postoperatorios, entre otros. Por el contrario, sus niveles disminuyen en neonatos y durante el embarazo. Cuando hay un aumento en sus niveles, la proporción libre del anestésico local en sangre se reduce, así como su potencial toxicidad.

Por su parte, la albúmina, aunque es una proteína plasmática más abundante, muestra una afinidad relativamente baja hacia los anestésicos locales. En presencia de ambos, los anestésicos se unen preferentemente a la glicoproteína ácida α1 y, posteriormente, a la albúmina. Si bien la hipoalbuminemia podría potenciar la toxicidad de los anestésicos locales, esta condición a menudo se acompaña de un incremento en la glicoproteína ácida α1, equilibrando el efecto.

Tras su entrada al sistema circulatorio, las moléculas del anestésico local se dispersan por todo el cuerpo: inicialmente se dirigen hacia los pulmones, siendo este el primer tejido objetivo tras entrar al sistema venoso; posteriormente alcanzan el cerebro, seguido del corazón, y finalmente se distribuyen al resto de los órganos.

Eliminación

La eliminación de los anestésicos locales está influenciada por sus enlaces químicos. Los aminoésteres son descompuestos por las colinesterasas presentes en el plasma, mientras que las aminoamidas son metabolizadas en el hígado por las carboxilesterasas y enzimas del sistema citocromo P450.

Por lo general, los anestésicos locales son excretados a través de los riñones, mayormente como metabolitos inactivos y solubles en agua, aunque una pequeña fracción puede ser excretada sin cambios. La eficiencia con la que cada anestésico local es eliminado por el riñón depende de su capacidad de unión a proteínas y del pH del ambiente urinario.

Farmacocinética clínica

La predicción de la farmacocinética de los anestésicos locales en situaciones específicas es compleja debido a que factores físicos y fisiopatológicos individuales pueden influir en cómo se procesa el fármaco en el organismo. Sin embargo, hay ciertas consideraciones clínicas respaldadas por evidencia que se deben considerar:

- En individuos muy jóvenes y en ancianos se observa un incremento en los niveles plasmáticos de anestésico local, lo cual se debe a una reducción en su eliminación y un aumento en su absorción.
- Aunque la relación entre la dosis y el peso puede variar, es común que en muchas publicaciones las dosis tóxicas se determinen en función del peso corporal.
- En cuanto al género, no se reportan diferencias significativas en sensibilidad; sin embargo, durante el embarazo hay factores que sugieren la necesidad de reducir las dosis: la capacidad de eliminación del medicamento disminuye y se observa una vascularización aumentada en ciertas áreas. En general, todos los anestésicos locales son seguros para su uso en obstetricia. Los anestésicos de tipo éster tienen una rápida hidrólisis plasmática, lo que limita su transferencia a través de la placenta. No obstante, su metabolito, el ácido paraaminobenzoico (PABA), puede cruzar la barrera placentaria, aunque no se espera que tenga efectos adversos en el feto. Los anestésicos tipo amida, por otro lado, atraviesan la placenta con mayor facilidad debido a que en gran medida se encuentran en forma no ionizada (pKa bajo, hidrofobia acusada, etc.). Específicamente, la lidocaína cruza la barrera placentaria en mayor medida que la bupivacaína, y esta transferencia puede aumentar en situaciones de acidosis fetal.
- Las enfermedades cardíacas y hepáticas pueden modificar la farmacocinética esperada de estos anestésicos. Por lo general, en estos pacientes se recomienda administrar dosis más reducidas.

DIFERENCIAS ENTRE PROCAÍNA Y LIDOCAÍNA

El debate sobre la preferencia de la lidocaína frente a la procaína como agente neuralterapéutico ha persistido desde que la primera apareció en el panorama médico, cuatro décadas después de la introducción de la procaína. Aunque existen diferencias significativas entre ambos fármacos que serán detalladas más adelante, la efectividad de la terapia neural depende en gran medida del sitio preciso de administración del anestésico local, más que de la elección específica entre estos dos agentes.

Propiedades de la procaína en terapia neural

La procaína, históricamente utilizada como anestésico local por su baja toxicidad y excelente compatibilidad tisular, perdió relevancia en la cirugía con la aparición de anestésico local tipo amida. No obstante, ya en 1930 el Dr. R. Leriche reconoció su potencial más allá de la anestesia quirúrgica, observando beneficios significativos en pacientes ancianos y postulando que podría revertir daños en el sistema nervioso causados por factores ambientales.

La procaína se compone de dos nutrientes vitamínicos: PABA y dietilaminoetanol (DEAE). Como anestésico local puede ser administrado de diversas maneras (local y sistémica) y es rápidamente hidrolizado por colinesterasas en PABA y DEAE:

- **DEAE**: puede ser metilado dentro del cuerpo (dimetilaminoetanol) y actuar como precursor de la colina, la cual es transportada dentro de las neuronas colinérgicas, donde se combina con acetilcoenzima A para formar el neurotransmisor acetilcolina. El DEAE también puede modular la captación de colina por las células y regular la síntesis y liberación de acetilcolina. Tanto el DEAE como el dimetilaminoetanol contribuyen a mejorar la circulación tisular y estimulan la producción de fosfatidilcolina, lo que influye en la fluidez de las membranas celulares. La degradación de estas membranas se considera una de las causas primarias del envejecimiento. En particular, el DEAE es conocido por su **efecto antidepresivo**, generando una ligera estimulación mental y sensación de bienestar. Entre sus efectos destacan su **capacidad antiinflamatoria**, la mejora del trofismo en capilares venosos y linfáticos, su **acción vasodilatadora** a nivel endotelial, la retención de ácidos grasos insaturados de cadena larga y el incremento en los niveles de cannabinoides endógenos.

- **PABA**: integrante de la familia de la vitamina B, contribuye significativamente al desarrollo de células sanguíneas y a la síntesis de proteínas esenciales para el **metabolismo**. Además, participa en la regeneración y mantenimiento de la piel, cabello, glándulas y la salud intestinal. Este compuesto estimula la flora bacteriana del intestino para producir diversas **vitaminas B**, como el ácido fólico, ácido pantoténico, biotina y vitamina K. Si bien el PABA se metaboliza rápidamente en el hígado, su eficacia se potencia al formar parte de la estructura de la procaína. Entre sus efectos más notables se encuentran su **capacidad antiedematosa**, la prevención de la eritrodiapedesis y leucodiapedesis, **propiedades antimitóticas** e **inhibición del crecimiento de ciertas células cancerosas**. Además, potencia la eficacia de la quimioterapia y activa el metabolismo celular del ácido fólico.

Su **vida media corta y rápida degradación** en el sitio de inyección por la colinesterasa tisular permite una acción neurológica breve, facilitando la rápida autorregulación del organismo.

La procaína se caracteriza por su **baja potencialidad alergénica**. Anteriormente se creía que poseía un riesgo alergénico significativo, pero esta idea ha sido desmentida. El enrojecimiento de la piel observado tras su inyección, antes interpretado como una reacción alérgica, se debe en realidad a su efecto vasodilatador intrínseco. A diferencia de la lidocaína, que inicialmente produce vasodilatación seguida de vasoconstricción, la procaína mantiene un efecto vasodilatador constante tras su aplicación intradérmica (Fig. 15-4).

Esta diferencia es muy importante para entender las ventajas de la procaína sobre la lidocaína. Spiess notó que las heridas cicatrizan más rápidamente cuando se utiliza procaína, debido a una **mejoría en la microcirculación en el sitio de la inyección**. Esto favorece la eliminación de la hipoxia asociada con la inflamación y alteraciones del pH, acelerando así el proceso de regeneración y la respuesta inmunológica. Este beneficio es especialmente relevante, ya que los anestésicos locales aplicados en tejidos infectados han sido tradicionalmente criticados por su potencial para difundir la contaminación y deteriorar el trofismo tisular local a través de la vasoconstricción que producen los anestésicos locales de estructura amida, lo que deteriora la perfusión tisular. Por el contrario, los anestésicos locales de estructura éster, como la procaína, provocan vasodilatación y mejoran la perfusión tisular gracias a su metabolito dimetilaminoetanol.

Esta característica de la procaína es probablemente un factor clave en la **rara incidencia de infecciones en el sitio de inyección**. Además, hace de la procaína un anestésico local ideal para aplicar alrededor de cicatrices posquirúrgicas o en tejidos infectados, favoreciendo así una evolución favorable de la curación.

Un beneficio adicional del uso de la procaína es su capacidad para **mejorar la perfusión de oxígeno en condiciones inflamatorias y degenerativas**, interrumpiendo o mitigando

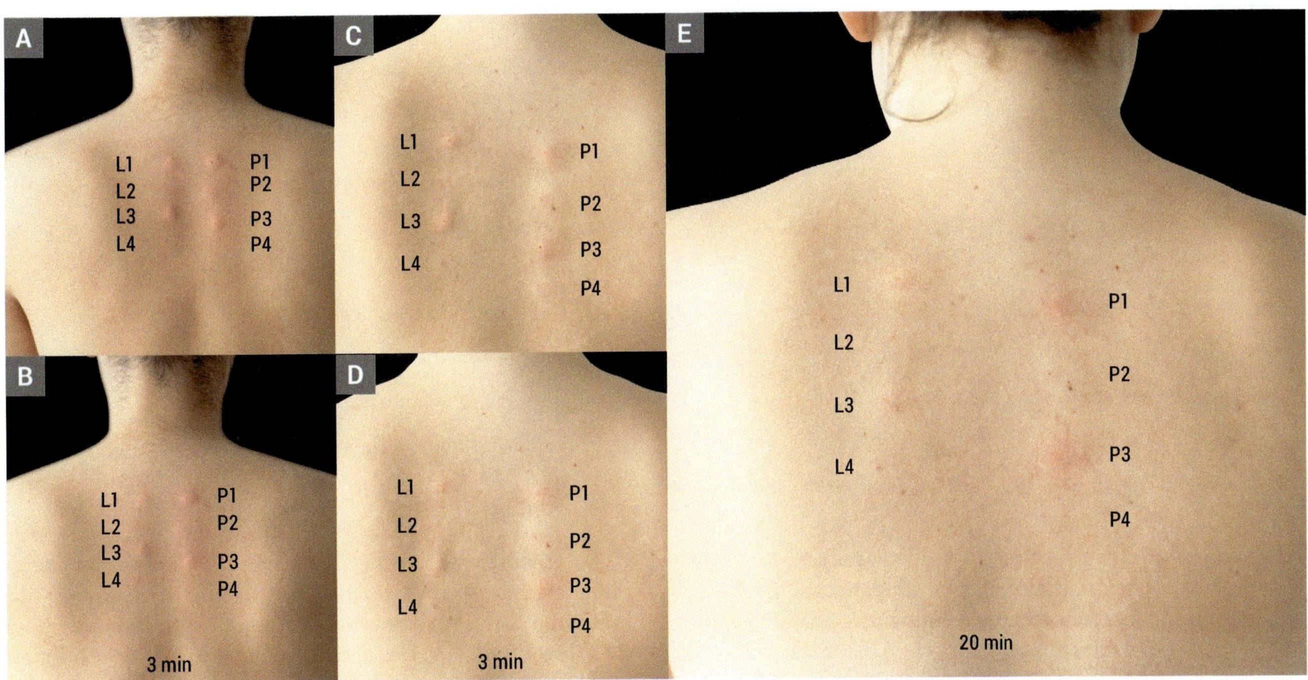

Figura 15-4. Inyecciones cutáneas de lidocaína y procaína realizadas en un hombre **(A y B)** y en una mujer **(C, D y E)**. En las figuras **A** y **C** se observa que las inyecciones intraepidérmicas (pápulas) generan mayor hiperemia epidérmica que las subcutáneas. Además, las inyecciones de procaína inducen una hiperemia más pronunciada que las de lidocaína. El mismo efecto se observa a los 3 minutos de la inyección **(B y D)**. Las inyecciones de procaína al 0,5 % provocan un nivel de hiperemia comparable al de las inyecciones al 1 % **(A, B, C y D)**. La mayor diferencia entre ambos anestésicos locales se observa en la imagen tomada a los 20 minutos **(E)**.

L1: Pápula con lidocaína 0,5 %
L2: Subcutánea con lidocaína 0,5 %
L3: Pápula con lidocaína 1 %
L4: Subcutánea con lidocaína 1 %

P1: Pápula con procaína 0,5 %
P2: Subcutánea con procaína 0,5 %
P3: Pápula con procaína 1 %
P4: Subcutánea con procaína 1 %

Tabla 15-2. Visión integral de las múltiples propiedades farmacológicas de la procaína

Propiedad farmacológica	Efecto
Anestesia local	Bloquea la transmisión de impulsos nerviosos en la zona aplicada
Endoanestésico (según Zipf)	Anestesia dentro de los tejidos
Estabilizador de las membranas	Conserva tejidos para trasplantes Antienvejecimiento
Simpaticolítico (parasimpaticomimético)	Disminuye la actividad simpática y aumenta la parasimpática
Antiarrítmico	Estabiliza la actividad eléctrica del corazón
Aumento de la perfusión coronaria	Mejora el flujo sanguíneo coronario
Inotropo negativo	Disminuye la fuerza de contracción miocárdica
Cronotropo negativo	Reduce la frecuencia cardíaca
Vasodilatador	Mejora el flujo sanguíneo
Oclusión capilar	Provoca la oclusión temporal de pequeños vasos
Relajante muscular	Alivia la tensión muscular y disminuye los espasmos
Broncoespasmolítico	Alivia el broncoespasmo
Espasmolítico del esfínter de Oddi e intestinal	Reduce los espasmos del esfínter de Oddi e intestino
Antiinflamatorio	Reduce los niveles de proteína C-reactiva y la inflamación
Antihistamínico	Contrarresta los efectos de la histamina
Antirreumático	Alivia los síntomas reumáticos y protege las articulaciones
Inhibición de la HMG-CoA reductasa	Disminuye los niveles de colesterol
Desmetilación del ADN	Influye en la expresión génica alterando las marcas epigenéticas
Antitumoral y antimetastásico	Inhibe el crecimiento tumoral y la formación de metástasis
Reducción de los efectos secundarios de la radioterapia y la quimioterapia	Mitiga los efectos secundarios de tratamientos oncológicos
Inmunomodulador	Modula la respuesta inmunológica
Antioxidante	Reduce el estrés oxidativo
Anticonvulsivante	Previene o reduce la gravedad de las convulsiones
Psicoanaléptico	Estimula el sistema nervioso central
Modulador de impulsos en el sistema límbico	Aumenta la actividad neuronal en el sistema límbico
Antidepresivo, ansiolítico, equilibrio emocional	Mejora el estado de ánimo en distimia, ansiedad y depresión
Virostático, bacteriostático y antimicótico	Tiene propiedades antimicrobianas

ADN: ácido desoxirribonucleico; HMG-CoA: 3-hidroxi-3-metilglutaril-coenzima A.

la hipoxia celular. Este efecto se logra mediante una combinación de vasodilatación, impulsada por simpaticólisis y DEAE, y la estabilización capilar facilitada tanto por la procaína como por su producto de descomposición, el PABA. Esta acción no solo mejora la circulación, sino que también **estabiliza las membranas celulares** en todo el cuerpo, manteniendo el equilibrio electrolítico fisiológico entre el interior y el exterior celular. La lidocaína carece de este efecto combinado.

Los anestésicos locales de estructura amida tienden a ser más tóxicos, tanto en el sitio de aplicación como a nivel sistémico. En contraste, la procaína, que es un éster, se distingue por su breve vida media, lo que la convierte en un agente de menor toxicidad local y sistémica.

Entre los anestésicos locales, la procaína se destaca por su potente efecto antiinflamatorio intrínseco, superado solo por la cloroprocaína y la tetracaína, y presenta una **tasa muy baja de miotoxicidad y toxicidad sistémica**, lo que resulta en un amplio margen terapéutico. Se le atribuyen **propiedades inmunomoduladoras** y la capacidad de reducir los niveles de glucocorticoides, además de un **efecto neuroprotector**. Un aspecto notable de la procaína es su **efecto desmetilador del ácido desoxirribonucleico**, lo que sugiere un potencial protector antitumoral, como se ha podido comprobar en varios estudios recientes, ya que la metilación del **ácido desoxirribonucleico** puede inactivar genes supresores de tumores, un aspecto crítico en el desarrollo del cáncer (v. Cap. 17) (Tabla 15-2).

Debido a su perfil farmacocinético, **la procaína es el anestésico local de elección durante el embarazo**, destacando por su limitada difusión y rápida degradación. En el período de lactancia, también se considera seguro, ya que su baja biodisponibilidad oral y su metabolismo rápido minimizan la probabilidad de transferencia a la leche materna (proceso que generalmente tarda entre 2 y 8 horas en los fármacos) (v. **Cap. 21** para más información).

Farmacodinámicamente, la procaína se caracteriza por una **baja dispersión en tejidos sanos**, lo que implica que su administración debe realizarse lo más cercana posible al área deseada de efecto, lo cual puede representar una limitación en ciertos contextos.

A nivel sistémico, la procaína posee propiedades anestésicas locales, psicoanalépticas y de estimulación de la circulación sanguínea tras su administración intravenosa. Sus efectos en el tronco encefálico y el SNC pueden atribuirse a la **inhibición de la recaptación de neurotransmisores** como la dopamina, serotonina y noradrenalina, así como a la inhibición de la monoaminooxidasa. Estos efectos en el SNC no son alcanzables con la lidocaína. La procaína generalmente **equilibra las funciones celulares**, normalizándolas a través de la estabilización de las membranas celulares, lo cual la hace útil tanto para tratar condiciones de hiperactividad como de deficiencia en órganos y sistemas orgánicos.

El uso de **infusión de procaína** ha ganado popularidad en los últimos años debido a su capacidad de influir de manera no específica en la inflamación, el dolor y en trastornos degenerativos y mentales, como la depresión. Al igual que en la terapia neural, este método de reinicio sistémico se basa en los efectos de la procaína y sus productos de descomposición, aunque no se considera un efecto neuralterapéutico en sí, pero sí complementario (v. **Cap. 53**).

Propiedades de la lidocaína en terapia neural

La lidocaína, el primer anestésico local tipo amida sintetizado, se utiliza comúnmente en concentraciones del 1, 2, 4, 5 o 10 % para anestesia local. Además, posee otras aplicaciones clínicas que se abordarán en apartados posteriores. En el contexto de la terapia neural, se emplea en concentraciones más bajas (0,5 o 0,25 %) en suero salino, lo suficientemente diluidas para no producir anestesia, sino más bien para estimular la autoorganización del organismo. A estas concentraciones reducidas, la lidocaína actúa de manera diferente, minimizando significativamente los efectos secundarios y la toxicidad.

Como amida, la lidocaína se metaboliza principalmente en el hígado, y uno de sus metabolitos principales, la 2,6-xilidina, es ligeramente tóxico. A concentraciones elevadas, puede tener efectos adversos sobre los músculos estriados, incluyendo miotoxicidad y posee potencial neurotóxico, como se verá más adelante.

Una ventaja distintiva de la lidocaína sobre la procaína es su rápida propagación en los tejidos sanos, lo que la hace adecuada para infiltrar áreas extensas y zonas de baja difusión, como el tejido óseo.

En terapia neural, donde las finas fibras C, que son poco o nada mielinizadas y tienen aislamiento deficiente, suelen ser el objetivo principal, las propiedades de difusión reducida de la procaína son generalmente suficientes; sin embargo, debido a su menor capacidad de difusión, la procaína requiere una aplicación más precisa en comparación con la lidocaína para alcanzar efectivamente las estructuras nerviosas autónomas afectadas.

Tabla 15-3. Resumen de las diferencias y los efectos de la procaína y la lidocaína

Propiedad	Procaína	Lidocaína
Presentación farmacéutica	**Clorhidrato de procaína** 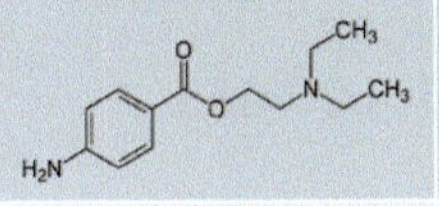	**Clorhidrato de lidocaína** 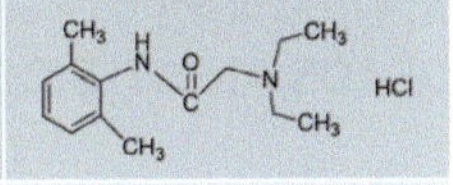
Estructura química	Éster	Amida
Metabolización	Colinesterasas	Hepática
Tiempo de acción	20-30 min	60-120 min
Vida media	10 min	96 min
Capacidad de difusión	+	++
Metabolización	En casi todos los tejidos mediante seudocolinesterasas inespecíficas	Hepática
Efecto terapéutico de los metabolitos	+	–
Toxicidad	1	2
Vasodilatación simpaticolítica	+	+
Vasodilatación *per se* en microcirculación local	+	–
Ahorro de O_2 y sellado capilar	++	+
Efecto antiinflamatorio y antiinfeccioso	++	+
Efecto estabilizador de la membrana	++	+
Dosis máxima por sesión	10 mg/kg	4 mg/kg
Dosis tóxica	14 mg/kg	7 mg/kg
Dolor inyección intradérmica	++	+
Penetración en mucosas	–	++
Neuroprotección	+	–
Mitotoxicidad	–	+

Adaptada de Fischer, 2019.

Como el resto de las amidas, atraviesa la barrera placentaria, por lo que su empleo en embarazadas tiene contraindicaciones. La aplicación local o regional es preferida durante el embarazo, evitando la administración sistémica (Tabla 15-3).

APLICACIONES CLÍNICAS DE LOS ANESTÉSICOS LOCALES

En los siguientes apartados se detallan las principales aplicaciones clínicas de los anestésicos locales.

Uso general de los anestésicos locales

Los anestésicos locales se emplean extensamente para aliviar o bloquear el dolor y otros estímulos nocivos, aunque la lidocaína y la procaína se utilizan para otras aplicaciones clínicas, ya sean regionales como sistémicas. Esta vía sistémica presenta una elevada toxicidad, especialmente para otros anestésicos locales más potentes como la bupivacaína, por su elevada cardiotoxicidad.

La aplicación de los anestésicos locales varía en función de la zona anatómica de administración:

- **Uso tópico**: se aplica en la piel o mucosas. La lidocaína y otros agentes similares se usan en aerosol para anestesiar la tráquea y las mucosas orofaríngeas durante procedimientos como la intubación o la fibrobroncoscopia. También se utilizan en emulsiones, cremas o aerosoles para proporcionar anestesia cutánea suficiente para la inserción percutánea de agujas (v. Cap. 54).
- **Infiltración local**: se puede usar cualquiera de los anestésicos locales en administración subcutánea o intradérmica, la cual suele ser dolorosa, debido a la naturaleza ácida de los anestésicos locales. La acción anestésica es rápida, pero la duración varía según las propiedades fisicoquímicas del anestésico. La dosificación y volumen dependen del área a anestesiar, la duración deseada del efecto y las características específicas del anestésico y su concentración.
- **Infiltración regional intravenosa**: consiste en la inyección del anestésico local en una extremidad, permitiendo que se disemine desde los vasos periféricos hacia estructuras no vasculares, como los axones y terminaciones nerviosas, para producir un efecto localizado. Cuando se busca un efecto anestésico, la efectividad y seguridad de esta técnica dependen de una oclusión sanguínea adecuada en la extremidad (mediante un torniquete) y una liberación gradual de este para evitar la toxicidad sistémica. Sin embargo, en el contexto de la terapia neural se utilizan dosis mucho menores con un objetivo terapéutico, no anestésico, lo que prácticamente elimina estos riesgos. Los anestésicos locales tipo aminoésteres son preferidos en esta aplicación debido a su rápida hidrólisis en el plasma, lo que incrementa su perfil de seguridad (v. Cap. 53).
- **Bloqueo nervioso periférico**: consiste en la interrupción temporal de la conducción de las fibras nerviosas periféricas. Este método aborda desde bloqueos unitarios de nervios como el radial hasta infiltraciones perineurales de plexos nerviosos, como el plexo cervical o el lumbar. También incluye técnicas de infiltración a nivel interfascial, principalmente para nervios sensoriales. La duración y el volumen del anestésico aplicado varían según la metodología empleada –que puede incluir orientación por ultrasonido, uso de estimuladores neuronales o puntos de referencia anatómicos–, el efecto terapéutico deseado –ya sea anestésico o analgésico–, la duración requerida de dicho efecto y las características específicas del anestésico seleccionado.
- **Bloqueo nervioso central**: incluye anestesia subaracnoidea y peridural. La técnica requiere un conocimiento detallado de la anatomía del neuroeje y debe ser realizada por personal especializado. La administración de anestésicos locales en este nivel puede resultar en una anestesia completa o analgesia dependiendo de la dosis y la ubicación a lo largo del neuroeje. Los efectos incluyen bloqueos motores, sensitivos, termoalgésicos y vegetativos, con potenciales cambios hemodinámicos significativos, por lo que el umbral terapéutico es más estrecho.

La administración sistémica directa se reserva para anestésicos con menor toxicidad, como la lidocaína y la procaína, utilizados para tratar condiciones como arritmias, broncoespasmo, prurito por ictericia, efectos anticonvulsivos y alivio del dolor agudo o crónico. La vía de administración (intravenosa o intraarterial) y el régimen (bolo o infusión continua) dependerán del efecto deseado y las características individuales del paciente. Este tema se desarrolla en el capítulo 53.

Diferencias entre los efectos anestésico, terapéutico y neuralterapéutico de los anestésicos locales

A continuación se explican al detalle tales diferencias.

Efecto anestésico

Es la capacidad de inhibir temporalmente la transmisión de señales nerviosas en cualquier parte del sistema nervioso, lo que resulta en la pérdida temporal de la sensibilidad y la función motora, si bien la función nerviosa se restaura por completo una vez que su efecto cesa.

Efecto terapéutico

Junto con su capacidad para interrumpir la conducción de señales nerviosas, los anestésicos locales exhiben otras propiedades que contribuyen a explicar su efecto prolongado más allá de su acción farmacológica, lo cual se desarrolla en los capítulos 10 y 17:

- De forma indirecta reducen la potenciación a largo plazo al bloquear la actividad de la proteína-cinasa, la cual responde a señales extracelulares.
- Reducen la brotación simpática.
- Disminuyen la actividad de las neuronas (de rango dinámico amplio), que está influenciada por el sistema simpático.

- Con la inyección de anestésicos locales se logra una interrupción temporal de los circuitos de retroalimentación neuronal positiva, lo que equivale a un *reset* en el sistema, seguida de una reorganización de los sistemas relacionados.
- Los anestésicos locales exhiben propiedades antiinflamatorias y tienen la capacidad de regular la respuesta inflamatoria de origen nervioso mediada por el sistema simpático.
- Los anestésicos locales influyen sobre las células del sistema inmunitario, como las células cebadas, los neutrófilos y los monocitos, y tienen un impacto en la generación de citocinas, lo que les otorga propiedades antibacterianas y antivirales.
- Tienen la capacidad de modular una respuesta inflamatoria excesiva que, en lugar de proteger, daña el tejido. Son capaces de reducir la inflamación en la neuroglía, contribuyendo así a un entorno más favorable para la recuperación.
- Tienen la capacidad de mejorar la cicatrización de heridas.

Efecto neuralterapéutico

El objetivo regulador del sistema nervioso autónomo se logra a través de una breve y precisa interrupción de la estimulación simpática patológica, actuando como un *reset* que lleva al restablecimiento de la generación de impulsos fisiológicos por parte del sistema nervioso simpático (v. **Cap. 10**). Este efecto no depende tanto de la concentración de la cantidad de anestésico local empleado, sino más bien de la especificidad del sitio de aplicación del impulso.

Efectos de la punción seca frente a la inyección de anestésico local

A lo largo de milenios, la humanidad ha recurrido a terapias invasivas. Es común encontrar registros antiguos de punciones con agujas e incluso prácticas de incisiones en la piel. Al introducir una aguja en la dermis, se produce un estímulo inicial no específico similar a las sensaciones inducidas por masajes o terapias térmicas, ya sea mediante calor o frío. Estos estímulos desencadenan respuestas reflejas segmentarias que involucran tanto al sistema nervioso sensoriomotor como al autónomo. Estas respuestas activan vías aferentes y eferentes del sistema nervioso sensitivo –encargado de transmitir información a gran velocidad–, y también del sistema nervioso simpático –que regula la inervación cutánea–. La inyección de una sustancia puede intensificar dicho estímulo, provocando una respuesta más pronunciada; sin embargo, una mayor intensidad en la respuesta no asegura *per se* un beneficio terapéutico ampliado.

En la terapia neural, el mecanismo de acción trasciende el estímulo producido por la punción tisular; involucra además el efecto estabilizador de membrana y la eliminación de un estímulo nocivo mediante la infiltración de un anestésico local. El anestésico interrumpe la conducción del arco reflejo simpático, produciendo un «reseteo» y la recuperación de las funciones del sistema nervioso simpático, que es indispensable para neutralizar el campo perturbador.

Se requieren estudios comparativos y controlados de mayor envergadura para discernir entre el efecto específico de los anestésicos locales y el efecto inespecífico de una simple punción. Además, se debe determinar si el efecto no específico de la aguja actúa solo como un placebo o si tiene un beneficio terapéutico inherente, y comparar las diferencias entre los resultados terapéuticos derivados de una punción seca, una inyección de solución salina o una de anestésico local. Esta tarea se complica al considerar las particularidades y condiciones individuales de cada paciente.

El efecto terapéutico mediante la punción está más vinculado al segmento reflejo, mientras que el efecto neuralterapéutico mediante la inyección de un anestésico local está relacionado con los procesos de autorregulación inducidos por la eliminación de desencadenantes neuromoduladores (v. **Cap. 14**) y recuperación de la función del sistema nervioso autónomo, más allá del segmento espinal sintomático.

EFECTOS TÓXICOS DE LOS ANESTÉSICOS LOCALES Y TRATAMIENTO

Los anestésicos locales presentan un perfil de seguridad destacado, especialmente en comparación con medicamentos de uso común como los corticoesteroides, antiinflamatorios no esteroideos y antibióticos. Su amplio margen terapéutico permite un manejo efectivo y controlable de sus efectos secundarios con un uso apropiado.

Con más de 100 años de uso clínico, no se han identificado efectos secundarios de larga duración relacionados con los anestésicos locales, aunque sus efectos inmediatos y las reacciones adversas a corto plazo son bien conocidos. Es extremadamente raro que las dosis clínicamente recomendadas provoquen toxicidad sistémica. Anestésicos como la procaína y la lidocaína, los anestésicos más frecuentemente empleados en terapia neural, pueden ser administrados incluso en infusión para lograr efectos a nivel sistémico.

La procaína se distingue por su baja toxicidad y una vida media sumamente corta, lo que disminuye aún más el riesgo de toxicidad. Además, es el único anestésico local cuyos metabolitos, el dimetilaminoetanol y el PABA, ejercen efectos beneficiosos en los tejidos.

La acción tóxica de los anestésicos locales está en relación al bloqueo de los canales de sodio activados por voltaje en las células nerviosas y del músculo cardíaco, y la alteración de la conducción nerviosa al interactuar con los canales de calcio. Un efecto secundario significativo es su capacidad para desacoplar la cadena respiratoria en las mitocondrias de todas las células somáticas. Esta disfunción mitocondrial conduce a una producción de energía celular deficiente, provocando una condición conocida como *acidosis generalizada*. Dicho estado ácido reduce la habilidad de las proteínas en el plasma sanguíneo para unirse a los anestésicos locales, resultando en una mayor concentración del fármaco libre en la sangre. Esta mayor disponibilidad del anestésico intensifica el bloqueo de los canales iónicos.

Adicionalmente, la acidosis puede aumentar la cantidad de sangre que llega al cerebro, fenómeno conocido como *centra-*

lización, facilitando de esta manera la acumulación del anestésico local en el SNC, lo que puede aumentar la toxicidad.

Más allá de estos efectos, los anestésicos locales interactúan también con una diversidad de otros blancos farmacológicos. Incluyen canales de potasio ATP-sensibles, diversas enzimas y receptores como los de N-metil-D-aspartato, β-adrenérgicos, y los canales de potasio y calcio que son regulados por proteínas G, así como los receptores nicotínicos de acetilcolina, que son vitales para la transmisión de señales nerviosas. La unión de los anestésicos locales a estos múltiples sitios puede sumar los efectos tóxicos y adversos experimentados por el paciente.

Toxicidad sistémica

La toxicidad sistémica de los anestésicos locales suele ser consecuencia de una administración intravascular accidental de dosis elevadas. Menos comúnmente puede deberse a una sobredosis en áreas periféricas. Es vital monitorear y controlar cualquier signo de toxicidad verbalmente reportado por el paciente:

- **Sobre el SNC**: los anestésicos locales pueden atravesar la barrera hematoencefálica, causando diversos efectos dependiendo de su concentración en la sangre. Con dosis bajas pueden aparecer síntomas sensoriales leves, como hormigueo, cefaleas, gusto metálico, ansiedad, mareo, vértigos, logorrea, alucinaciones visuales y auditivas, zumbidos de oídos, trastornos de la voz, nistagmo, fasciculaciones en los labios o la lengua. Aumentando la concentración, pueden surgir síntomas de excitación del SNC, llegando a convulsiones. Una concentración alta y rápida puede provocar coma, depresión respiratoria y paro cardíaco. Los mecanismos implicados incluyen el bloqueo de vías inhibitorias cerebrales y la liberación de neurotransmisores excitatorios como el glutamato. Factores como la acidosis y la hipercapnia pueden aumentar la toxicidad por retrasar la eliminación del anestésico o incrementar su concentración activa.

  Sobre el **manejo de la toxicidad sobre SNC**, es esencial evitar la hipercapnia, la acidosis y la hipoxia, proporcionando asistencia ventilatoria y soporte circulatorio. Para las convulsiones se recomienda el uso de benzodiacepinas y otros agentes hipnóticos como el tiopental o el propofol.
- **Efectos cardiovasculares**: los anestésicos locales pueden tener efectos directos sobre el corazón y la circulación sanguínea, afectando la electrofisiología cardíaca, disminuyendo la tasa de despolarización y alterando el período refractario. Las altas concentraciones pueden suprimir la función del nodo sinusal y llevar a un paro cardíaco. Tienen un efecto inotrópico negativo dependiente de dosis en el músculo cardíaco, siendo la bupivacaína y la tetracaína los más depresores.

  En los vasos sanguíneos, los anestésicos locales tienen un efecto bifásico: a altas concentraciones pueden causar vasoconstricción, mientras que a dosis aún mayores pueden producir vasodilatación.

  Sobre el **manejo del colapso circulatorio por toxicidad**, además de las maniobras estándar de reanimación cardiopulmonar, se debe considerar el uso de una emulsión lipídica intravenosa. Esta emulsión puede acelerar la recuperación de la función cardíaca normal al reducir la concentración de anestésico local circulante y actuar como fuente de energía para las mitocondrias.

Toxicidad local: efectos neurotóxico y miotóxico

En investigaciones recientes se sugiere que la procaína presenta una menor incidencia de toxicidad sistémica y efectos miotóxicos y neurotóxicos, tanto *in vitro* como en neuronas cultivadas, en comparación con otros anestésicos locales.

En cuanto a la **neurotoxicidad**, histopatológicamente los daños ocasionados por los anestésicos locales en los nervios periféricos incluyen desmielinización, degeneración walleriana, alteraciones del transporte axonal, compromiso de la barrera hematonerviosa, reducción del flujo sanguíneo en los *vasa nervorum* y deterioro de la integridad de las membranas celulares. Estos efectos adversos se asocian con la localización intraneural del anestésico, su concentración y la duración de exposición, y la vía de administración, como la anestesia subaracnoidea o, en menor medida, la epidural.

Por lo que respecta a la **miotoxicidad**, se han identificado cambios histopatológicos en el músculo, como hipercontracción, degeneración lítica y mionecrosis difusa, especialmente causados por agentes anestésicos potentes y en concentraciones clínicamente relevantes. Investigaciones indican que las altas concentraciones de anestésico local tipo amida pueden ser nocivas para los músculos estriados, aunque clínicamente insignificantes. No obstante, la miotoxicidad puede ser relevante en inyecciones dentro de músculos pequeños, como en procedimientos retrobulbares y peribulbares. La bupivacaína induce daño muscular más grave que la lidocaína o la tetracaína, aunque generalmente es reversible.

Se desaconseja el uso de grandes cantidades de anestésicos tipo amida en inyecciones de puntos gatillo. Travell y Simons, en su libro de texto sobre la terapia de los puntos gatillo, ya recomendaban la procaína al 0,5 % por su menor miotoxicidad.

El daño tisular se origina por la activación del receptor de rianodina y la inhibición de la Ca^{2+}-ATPasa del retículo sarcoplásmico, lo que eleva los niveles de Ca^{2+} citoplasmático e inicia una cascada enzimática culminando en mionecrosis. Además, se afecta la síntesis de ATP mitocondrial, generando especies reactivas de oxígeno. La bupivacaína también puede desencadenar apoptosis mitocondrial, aunque menos significativa.

El uso de anestésico local en baja concentración y cantidad, con menor toxicidad y breve tiempo de acción, combinado con técnicas perineurales y periganglionares (evitando la administración intraneural), proporciona a la terapia neural un alto nivel de seguridad en términos de toxicidad.

Metahemoglobinemia

El uso de prilocaína y lidocaína en dosis elevadas puede provocar metahemoglobinemia, una rara pero potencial complicación sistémica. Los individuos con predisposición pueden acumular un metabolito conocido como *ortotoluidina* que tiene la capacidad de inhibir la enzima metahemoglobina reductasa. Esta enzima se encuentra en niveles inferiores en lactantes en comparación con los adultos. Los signos clínicos de la metahemoglobinemia, como la cianosis, se hacen evidentes cuando el porcentaje de metahemoglobina excede el 20-30 % del total de hemoglobina. En etapas avanzadas, el paciente puede experimentar disnea, taquicardia, dolor de cabeza, mareos e hipoxia. Aunque es raro, puede llegar a ser letal si la concentración de metahemoglobina supera el 70 %.

Se trata con azul de metileno, que facilita la conversión de la metahemoglobina en hemoglobina funcional. Entre los factores que pueden predisponer a esta condición se incluyen la presencia de hemoglobinopatías, el déficit de la enzima glucosa-6-fosfato deshidrogenasa, la exposición a anilina y otros agentes oxidantes, la prematuridad y el tratamiento con ciertas sulfamidas, como el trimetoprim-sulfametoxazol.

Cabe destacar que la crema Emla®, que combina prilocaína y lidocaína, generalmente no presenta riesgos de metahemoglobinemia cuando se utiliza en cantidades recomendadas.

REEVALUACIÓN DE LA ALERGENICIDAD DE LOS ANESTÉSICOS LOCALES, CON ÉNFASIS EN LA PROCAÍNA

Todos los medicamentos poseen el potencial de inducir reacciones alérgicas, incluyendo anafilaxia, y los anestésicos locales no están exentos de este riesgo. A pesar de la preocupación histórica respecto a la alergia al grupo para, descrita por primera vez por R. L. Mayer en 1954, en investigaciones actuales se ha encontrado que las reacciones alérgicas a la procaína son extraordinariamente raras. Con frecuencia, los reportes de alergia a este anestésico se han malinterpretado, sin tener en cuenta su efecto vasodilatador. Por ejemplo, en el estudio de Aldrete y Johnson (1970), en el que se identificaron reacciones alérgicas en función de la respuesta dérmica postinyección, se confundió erróneamente el enrojecimiento causado por la vasodilatación con una alergia. Este enrojecimiento, una respuesta común y reconocida en terapia neural, fue malinterpretado como alérgico debido al desconocimiento del efecto hiperémico de la procaína.

La frecuencia de alergias a la procaína es significativamente más baja en comparación con otros fármacos como antibióticos y antiinflamatorios, según estudios realizados por Hahn-Godeffroy *et al.* No existe una diferencia estadísticamente significativa en la incidencia de alergias entre la procaína y la lidocaína que justifique preferir uno sobre el otro. Además, la amplia experiencia clínica con la procaína, acumulada durante un siglo, ha refutado su supuesta alta alergenicidad.

La literatura de medicamentos, que ha perpetuado advertencias de alergias y efectos secundarios desactualizados para la procaína, no refleja la realidad actual y requiere una revisión. En el estudio de Weinschenk *et al.* (2017), un ensayo controlado y a doble ciego, se concluye que no hay un riesgo incrementado de alergia con el uso de anestésicos locales del grupo éster en comparación con otros anestésicos locales, y que el riesgo previamente sospechado de alergenicidad del éster es mucho menor de lo previsto.

En la práctica clínica se deben diferenciar claramente las reacciones vegetativas tras un tratamiento neuralterapéutico de las verdaderas reacciones alérgicas. Para esto, una **prueba dérmica** sencilla puede descartar la presencia de alergias inmediatas antes de proceder con la administración de dosis mayores de anestésico.

Dadas estas consideraciones, es prudente actualizar la información y las advertencias sobre los anestésicos locales, en particular de la procaína, para reflejar con precisión su perfil de seguridad y alergenicidad basado en evidencia científica reciente y experiencia clínica prolongada.

CONTRAINDICACIONES

Véanse los capítulos 19 y 29 para más información sobre las contraindicaciones de los anestésicos locales.

Reacción alérgica

El antecedente de una reacción alérgica a un anestésico local sería una contraindicación para su utilización, incluyendo aquellos con la misma clasificación química (éster o amida). La administración local de un anestésico de clasificación química diferente podría ser segura. En situaciones electivas se recomienda realizar un estudio por parte de un alergólogo que identifique de manera concreta la sustancia que pueda provocar la alergia (anestésico o derivados).

Sepsis local y coagulopatía

La presencia de estas alteraciones es una contraindicación relativa para realizar infiltraciones musculoesqueléticas, por el riesgo de aparición de complicaciones sépticas y de hematomas.

Miastenia grave en fase aguda

La miastenia grave es una enfermedad autoinmune que compromete la transmisión neuromuscular. En esta condición, el sistema inmunológico genera anticuerpos que atacan los receptores de acetilcolina en la unión neuromuscular, esenciales para la contracción muscular, y como resultado se produce una debilidad muscular característica.

Los anestésicos locales bloquean los canales de sodio en las células, impidiendo la transmisión del impulso nervioso y, por ende, la liberación de acetilcolina.

Dada la ya comprometida transmisión neuromuscular en pacientes con miastenia grave, la introducción de factores adicionales, como la administración de anestésico local, puede intensificar la debilidad muscular y aumentar el riesgo de crisis miasténica. Sin embargo, la respuesta a los anestésicos locales puede variar entre los pacientes, y algunos pueden tolerarlos sin problemas. En cada caso debe evaluarse cuidadosamente el riesgo y el beneficio, especialmente durante un brote agudo, y si se considera necesario el uso de un anestésico local, se debe monitorizar estrechamente al paciente para detectar cualquier signo de exacerbación de los síntomas.

En el caso de la procaína, la contraindicación en esta situación es mayor, ya que se metaboliza en el plasma para producir PABA, que inhibe la acetilcolinesterasa, enzima encargada de descomponer la acetilcolina.

Específicamente, la procaína puede agravar los síntomas al interferir con la liberación y descomposición de la acetilcolina. Por ello, su uso en la fase aguda de la miastenia grave es peligroso, ya que puede desencadenar una crisis miasténica, una complicación grave de la enfermedad.

PUNTOS CLAVE

- Mientras que la anestesia local para la analgesia profiláctica se dirige principalmente hacia el sistema somatosensorial mediante el bloqueo del canal de Na+ regulado por voltaje, la terapia neural se aplica tanto diagnóstica como terapéuticamente en la función alterada del sistema nervioso autónomo, especialmente el simpático.
- Existen dos grandes familias de anestésicos locales: los aminoésteres y los aminoamidas. Las propiedades fisicoquímicas y las diferencias entre los diversos anestésicos locales dependen de factores como la constante de disociación, la composición lipofílica y la disposición espacial de la molécula.
- Se elige la procaína como agente neuralterapéutico de elección por su corta vida media, baja toxicidad, mínimos efectos secundarios y amplio espectro de acción, incluyendo propiedades simpaticolíticas, antiinflamatorias, vasodilatadoras, antitrombóticas, antimicrobianas y anticancerígenas, entre otras.
- La principal preocupación es la toxicidad sistémica, particularmente el riesgo de colapso cardiovascular, que puede requerir maniobras de reanimación complejas; sin embargo, en el contexto de la terapia neural la preocupación por esta toxicidad es considerablemente menor. Esto se debe al uso de concentraciones bajas, cantidades reducidas y la breve duración de acción de los anestésicos empleados.

BIBLIOGRAFÍA

Barop H. Local Anesthesia as a Neural Therapeutic Agent. En: Barop H. Textbook and Atlas of Neural Therapy: Diagnosis and Therapy with Local Anesthetics. Stuttgart: Thieme; 2017; p. 36-42.

Beloeil H, Mazoit J-X. Pharmacologie des anesthésiques locaux. Ann Fr Anesth Reanim. 2009;28:231-7.

Berde CB, Stricharth GR. Anestésicos locales. En: Miller RD. Miller's Anestesia. 8ª ed. Barcelona: Elsevier; 2021. p. 1128-53.

Cassuto J, Sinclair R, Bonderovic M. Anti-inflammatory properties of local anesthetics and their present and potential clinical implications. Acta Anaesthesiol Scand. 2006;50(3):265-82.

Fischer L. Neuraltherapie. Neurophysiologie, Injektionstechnik, Therapievorschläge. Stuttgart: Thieme; 2019.

Lin Y, Liu SS. Anestésicos locales. En: Barash PG, Cullen BF, Stoelting RK et al. Clinical Anesthesia. 8ª ed. Filadelfia: Lippincott, Williams & Wilkins, a Wolkers Kluwer business; 2018. p. 564-83.

Picardi S, Hollmann M. Efectos antiinflamatorios de los anestésicos locales. En: Weinschenk S. Handbuch Neuraltherapie: Therapie mit Lokalanästhetika. 2ª ed. Stuttgart: Thieme; 2020.

Reuter UR, Oettmeier R, Nazlikul H. Procaine and Procaine-Base-Infusion: A Review of the Safety and Fields of Application after Twenty Years of Use. Clin Res Open Access. 2017;4(1).

Šimurina T, Mraović B, Župčić M, Graf Župčić S, Vulin M. Local anesthetics and steroids: contraindications and complications - clinical update. Acta Clin Croat. 2019;58(suppl 1):53-61.

Strichartz GR, Sanchez V, Arthur GR et al. Fundamental properties of local anesthetics. II. Measured octanol: buffer partition coefficients and pKa values of clinically used drugs. Anesth Analg. 1990;71:158-70.

Vinyes D, Muñoz-Sellart M, Fischer L. Therapeutic Use of Low-Dose Local Anesthetics in Pain, Inflammation, and Other Clinical Conditions: A Systematic Scoping Review. J Clin Med. 2023;12(23):7221.

Weinschenk S. Anestésicos locales. En: Weinschenk S. Handbuch Neuraltherapie: Therapie mit Lokalanästhetika. 2ª ed. Stuttgart: Thiem; 2020.

Weinschenk S. Handbuch Neuraltherapie. Therapie mit Lokalanästhetika. 2ª ed. Stuttgart: Thieme; 2020.

Actividad de los anestésicos locales mediada por la membrana

16

S. Weinschenk

DIVERSIDAD DE OBJETIVOS MOLECULARES DE LOS ANESTÉSICOS LOCALES

Como se ha explicado en el capítulo anterior, el efecto anestésico de los anestésicos locales se basa en la inhibición de los canales iónicos regulados por voltaje, especialmente de los canales de sodio. Después de atravesar la membrana celular, se cree que los anestésicos locales interactúan con un sitio de unión específico dentro del lumen, al cual llegan a través de una entrada del canal citosólico. De esta manera inducen un cambio conformacional, haciendo que el poro sea impermeable a los iones de sodio. La despolarización causada por este bloqueo impide la propagación del impulso en células excitables, como las células nerviosas y musculares.

Desde el año 2000 se han reportado multitud de nuevos objetivos moleculares para los anestésicos locales, incluso para una misma molécula de anestésico local. La mayoría de los objetivos son proteínas integrales de membrana, algunas están presentes en la superficie de la membrana, otras son proteínas no canaliculares e incluso las proteínas solubles intracelulares pueden ser influidas por los anestésicos locales (**Tabla 16-1**).

Estos nuevos hallazgos coincidieron con otros informes sobre una variedad de diferentes efectos clínicos de los anestésicos locales, como actividades antiinflamatorias, antitrombóticas o inmunomoduladoras. Inicialmente estas características de los anestésicos locales se referían como efectos alternativos. Los anestésicos locales poseen un espectro mucho más amplio de propiedades clínicamente importantes que van mucho más allá de su acción anestésica. Por lo tanto, se reconoce que los anestésicos locales juegan un papel cada vez más importante como agentes terapéuticos. Estos efectos pleomórficos de los anestésicos locales pueden ser útiles en el tratamiento del dolor crónico, la inflamación crónica, los trastornos funcionales crónicos e incluso en la prevención de la recurrencia del cáncer. En el capítulo 17 se desarrolla esta información.

¿DIVERSIDAD DE SITIOS DE UNIÓN ESPECÍFICOS?

Dos observaciones notables son inconsistentes con el modelo convencional de unión específica:

- La multitud de proteínas objetivo para una misma molécula (v. **Tabla 16-1**).
- La diversidad estructural de los anestésicos locales en sí mismos, que, no obstante, pueden actuar sobre la misma proteína objetivo.

Considerando esta diversidad y pleiotropía, ya no es plausible asumir que existen tantas interacciones receptor-ligando específicas diferentes y conectar los distintos tipos de anestésicos locales con varios objetivos específicos. Cada anestésico local tendría que coincidir con los sitios de unión en muchas proteínas objetivo, y cada objetivo tendría que poseer sitios de unión específicos para una amplia gama de anestésicos

Tabla 16-1. Ejemplos de proteínas objetivo de los anestésicos locales

Canales	• Canal de Na^+_V regulado por voltaje, canal de K^+, canal de Ca^2 • TRP 1-7 (Leffler *et al.*, 2008)
Receptores	• Proteínas $G_{\alpha q}$/GPCR (Hollmann *et al.*, 2001c) • NMDA (Hahnenkamp *et al.*, 2006) • Receptor muscarínico m3 AChR (Hollmann *et al.*, 2001b) • Receptor adrenérgico β_2 (Butterworth *et al.*, 1997) • Receptor de GABA, receptor de glicina (Hara & Sata, 2007)
Enzimas	• Fosfolipasa (Hollman *et al.*, 2001a), Na/K ATPasa adenilato ciclasa
Moléculas estructurales	• Cinesina basada en microtúbulos (Miyamoto *et al.*, 2000)
Otros objetivos	• Desmetilación del ADN (v. **Cap. 17**)

ADN: ácido desoxirribonucleico; ATPasa: trifosfato de adenosina; GABA: ácido γ-aminobutírico; GPCR: receptores acoplados a proteínas G; NMDA: receptor N-Metil-D-Aspartato; TRP: receptores de potencial transitorio.

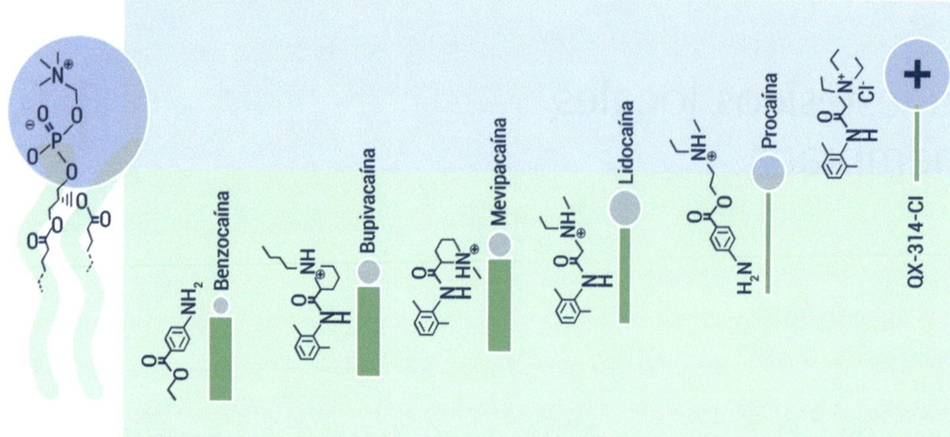

Figura 16-1. Estructuras anfifílicas de algunos anestésicos locales (AL) representativos y sus posiciones predichas dentro de la membrana. Los AL típicamente consisten en un grupo aromático hidrofóbico más un segmento polar protonable, enlazados ya sea por una amida (bupivacaína, mepivacaína, lidocaína, QX-314) o éster (benzocaína, procaína). Se caracterizan por diferentes valores de pKa y coeficientes de partición octanol-agua (ambas propiedades disminuyen de izquierda a derecha), lo que lleva a diferentes grados de partición en la membrana en un orden no trivial.

locales. En este capítulo se discute la hipótesis de que una actividad indirecta, mediada por la membrana, proporciona una mejor explicación del amplio espectro de acción de los anestésicos locales.

Todos los anestésicos locales poseen una estructura distintamente **anfifílica**, lo que les permite posicionarse dentro de la región anfifílica de una bicapa lipídica.

El término *anfifílico* describe una molécula que tiene tanto una región hidrofílica como una región hidrofóbica, pudiendo interactuar con el agua y con sustancias no polares, lo que les permite formar estructuras como bicapas lipídicas en membranas celulares. Un ejemplo común de molécula anfifílica es un fosfolípido, que constituye la base de las membranas celulares.

Los anestésicos locales consisten en un grupo aromático hidrofóbico y un segmento amínico polar y protonable, los cuales están enlazados ya sea por un puente amida o éster (**Fig. 16-1**). Esta anfifilicidad y solubilidad en la membrana es esencial para su acción, así como para su farmacocinética: dependiendo del valor de pKa, una fracción considerable de los anestésicos locales posee una amina no protonada y, por lo tanto, puede insertarse profundamente en la interfaz polar/apolar de una bicapa lipídica. La profundidad de inserción en la bicapa depende no solo del pKa, sino también del tamaño relativo de los segmentos hidrofóbicos e hidrofílicos. Estas propiedades intrínsecas tienen implicaciones fundamentales para la actividad de los anestésicos locales incluso en el modelo clásico.

Según la imagen clásica de la actividad de los anestésicos locales, las moléculas poseen un cierto nivel de hidrofobicidad que les permite atravesar la membrana para llegar al lumen del canal iónico a través del lado citosólico.

La cuestión es si realmente los anestésicos locales necesitan atravesar la membrana para alcanzar su objetivo, o podrían más bien dirigirse a la propia bicapa lipídica y actuar lateralmente mientras residen dentro de la membrana.

En este capítulo se argumentan dos formas alternativas de explicar la actividad de los anestésicos locales mediante mecanismos mediados por la membrana, que se describen en detalle más adelante:

- **Acumulaciones lipídicas**: las acumulaciones son microdominios lipídicos locales con una composición lipídica definida que existen en lo que se conoce como *fase líquida ordenada*. Pueden reclutar y agrupar proteínas de membrana específicas como parte de su ciclo funcional debido al aumento del grosor de la bicapa y la reducción de la dinámica lipídica. Los anestésicos locales pueden dispersar estos dominios, afectando así a la actividad de las proteínas asociadas a las acumulaciones (**Fig. 16-2**).

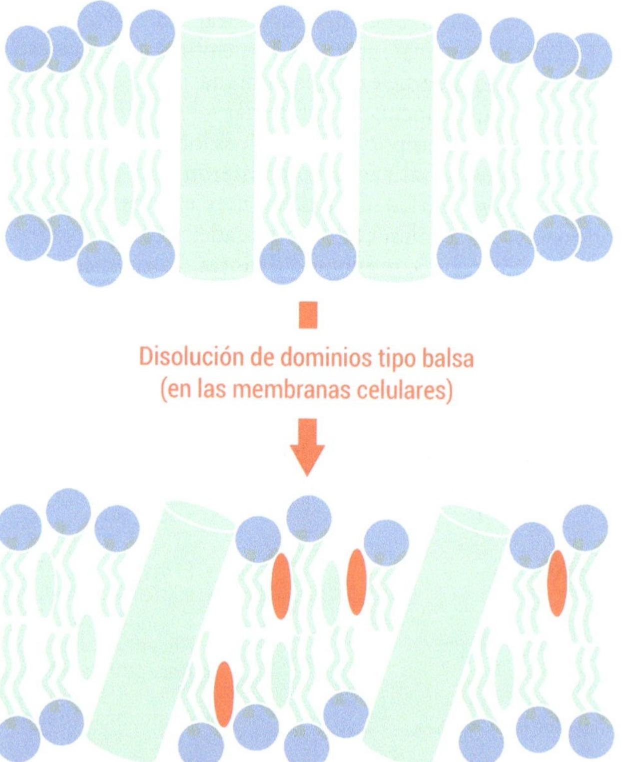

Figura 16-2. Actividad mediada por la membrana de los anestésicos locales (AL) a través de las acumulaciones lipídicas. Los AL dispersan los dominios lipídicos tipo acumulación altamente ordenados y liberan las proteínas de membrana segregadas.

- **Perfil de presión lateral** (PPL): es bien sabido que la función de las proteínas de membrana puede ser influenciada por el PPL en la bicapa lipídica (Marsh, 2007). Aquí se propone que la presencia de anestésico local en la membrana modula el PPL y, por lo tanto, afecta a las funciones de numerosos tipos de proteínas de membrana (**Fig. 16-3**).

EFECTOS DE LOS ANESTÉSICOS LOCALES EN LA MEMBRANA

En la década de 1980 se demostró la influencia de los anestésicos locales en las propiedades físicas de las bicapas lipídicas mediante polarización de fluorescencia y RMN en estado sólido. Los anestésicos locales se unen a las membranas de manera dependiente del pH: cuando están protonados a pH bajo (es decir, en su forma cargada), se localizan cerca de la región del grupo cabeza de una bicapa lipídica, mientras que sin carga penetran más profundamente en la membrana. La región del grupo cabeza es la parte externa de la bicapa lipídica donde los grupos de fosfato (y otros componentes polares) de los fosfolípidos están expuestos al ambiente acuoso.

Los anestésicos locales también disminuyen el grosor de la bicapa e incrementan la fluidez en el núcleo hidrofóbico de la membrana mientras la reducen en la región del grupo cabeza. La localización de los anestésicos locales en o justo debajo de la región del grupo cabeza se determinó mediante ^{2}H-RMN en estado sólido, basada en los cambios en el parámetro de orden y la movilidad de segmentos individuales de lípidos. Cuando se sumergen en la región del grupo cabeza, los anestésicos locales requieren espacio adicional y aumentan el volumen lateral de la bicapa en esa área. Estos cambios en las propiedades elásticas y estructurales van acompañados de una modulación de las propiedades electrostáticas, ya que se ha encontrado que los anestésicos locales alteran el dipolo eléctrico y la carga superficial.

Se han encontrado efectos fisicoquímicos de los anestésicos locales en la membrana en concentraciones de aproximadamente 0,1 moléculas de anestésico local por molécula de lípido. ¿Son estas concentraciones comparables a las utilizadas en aplicaciones clínicas? Una dosis clínica típica de anestésico local es de aproximadamente 50-100 mg, que en un volumen de tejido de aproximadamente 50 mL resultaría en una concentración local de aproximadamente 10 mM. Hay pocos estudios cuantitativos sobre el coeficiente de partición de los anestésicos locales en membranas lipídicas, donde se han encontrado valores entre unos 10 y 103 M^{-1} (mol de anestésico local por mol de lípido por anestésico local en agua en M^{-1}), dependiendo fuertemente del pH, la fuerza iónica y el tipo de lípido. Asumiendo una concentración de anestésico local de aproximadamente 10 mM, estos coeficientes de partición resultarían en 0,1-10 moléculas de anestésico local por molécula de lípido. Se ha estimado 0,1 moléculas por lípido para la partición de anestésicos generales. Por lo tanto, las concentraciones *in vitro* son comparables a las utilizadas en aplicaciones clínicas *in vivo*.

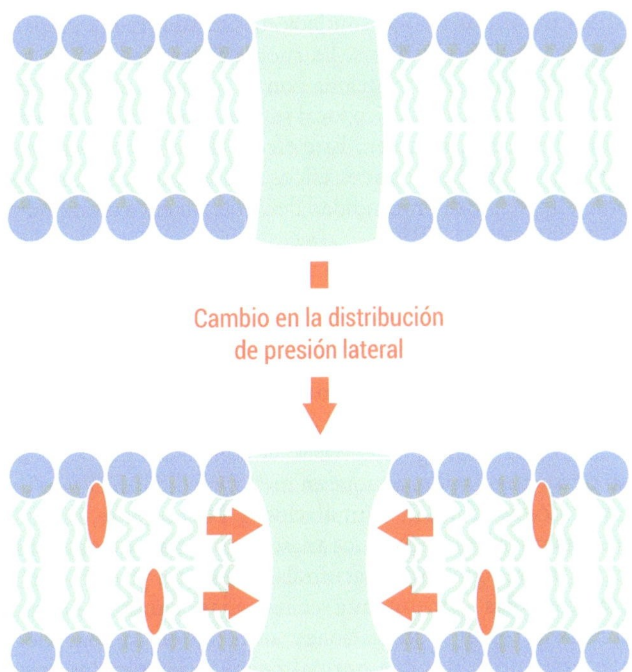

Figura 16-3. Actividad mediada por la membrana de los anestésicos locales mediante la modulación de la presión lateral. El perfil de presión dentro de la bicapa modula la conformación y función de las proteínas de membrana.

MECANISMOS DE LA ACTIVIDAD MEDIADA POR LA MEMBRANA DE LOS ANESTÉSICOS LOCALES

El entorno lipídico local juega un papel crítico en la función de las proteínas de membrana. Dado que la presencia de anestésico local afecta a las propiedades fisicoquímicas de las bicapas lipídicas, surge la pregunta de cómo esta modulación puede traducirse en un cambio en la función de las proteínas de membrana.

Los anestésicos locales dispersan las acumulaciones lipídicas

Los microdominios lipídicos, o acumulaciones, representan áreas en las membranas celulares que reclutan receptores y otras proteínas para formar parches ricos en proteínas de importancia funcional. Estos dominios consisten principalmente en esfingolípidos y colesterol, que se segregan del resto de los lípidos. Debido a su empaquetamiento compacto, la mezcla de esfingolípidos/colesterol forma una fase ordenada líquida más viscosa con propiedades de solubilidad diferentes al resto de la bicapa lipídica. Las pequeñas moléculas huésped en la membrana, así como las proteínas de membrana, muestran preferencia por el dominio de la acumulación lipídica o por la membrana fluida circundante. Receptores como NMDA, el receptor de ácido γ-aminobutírico y los canales iónicos involucrados en la propagación del impulso nervioso pueden acumularse en las acumulaciones lipídicas, lo cual puede ser fundamental para su actividad.

Los anestésicos locales interactúan con estos microdominios. Disminuyen el orden lipídico y aumentan la fluidez en los dominios tipo acumulación, eventualmente dispersándolos y disolviéndolos. La fuerza de este efecto en las acumulaciones se correlaciona con la profundidad a la que las moléculas de anestésico local se insertan en la membrana y depende de su volumen. Este efecto físico se correlaciona con la capacidad de los anestésicos locales para disminuir el orden lipídico y su profundidad de inserción en la membrana (Kinoshita *et al.*, 2019).

No está claro si hay una interacción preferencial de los anestésicos locales con las acumulaciones lipídicas en comparación con otras mezclas lipídicas, por lo que la relevancia de su interacción con los dominios tipo acumulación sigue siendo incierta. Se encontró una fuerte correlación entre el desorden lipídico causado por los anestésicos locales y su actividad farmacológica en el caso de composiciones lipídicas no tipo acumulación, aunque en menor medida en el caso de los lípidos que forman acumulaciones. No obstante, incluso si el desorden causado por los anestésicos locales es más débil en los lípidos que forman acumulaciones, aún puede afectar a las proteínas de membrana secuestradas cuando se liberan al dispersarse las acumulaciones, al menos en comparación con otras proteínas que normalmente residen en las fases lipídicas fluidas habituales.

Se ha demostrado que un debilitamiento o disolución de los dominios tipo acumulación por los anestésicos locales influye en la concentración y actividad de los receptores o canales iónicos enriquecidos en estos dominios. Por ejemplo, los anestésicos locales reducen la concentración de los receptores NMDA y ácido γ-aminobutírico en dominios tipo acumulación en lípidos cerebrales. La interferencia con las acumulaciones también juega un papel en la inhibición de la infección por malaria mediante lidocaína. La lidocaína, aplicada a eritrocitos, previene eficazmente la invasión del parásito al inhibir la transducción de señales mediada por $G_s\alpha$ que involucra a los GPCR asociados con microdominios tipo acumulación. Se ha discutido una acumulación en dominios tipo acumulación para una amplia gama de receptores y canales iónicos. La idea de que los anestésicos locales actúan indirectamente al influir en estos dominios podría explicar su amplio espectro de actividades.

¿Está este mecanismo en concordancia con los hechos establecidos sobre la acción de los anestésicos locales? ¿Explica esto los efectos de los anestésicos locales en los canales de sodio regulados por voltaje involucrados en la propagación del impulso nervioso y la amplia gama de efectos alternativos que involucran muchos receptores o canales de proteínas de membrana? Los datos preliminares muestran que los canales de sodio regulados por voltaje pueden estar asociados con acumulaciones, y además su función podría verse impedida cuando se destruye este entorno lipídico tipo acumulación. Una acción relacionada con acumulaciones de los anestésicos locales podría, por lo tanto, tener un impacto en los canales de sodio relevantes. Dado que la formación de microdominios juega un papel importante en la función de otras proteínas de membrana, un mecanismo que involucre acumulaciones también podría explicar el amplio espectro de actividades de los anestésicos locales. Sin embargo, es cuestionable si todos esos efectos alternativos atribuidos a los anestésicos locales involucran proteínas de membrana que están segregadas en acumulaciones, o si otro modelo de actividad mediada por la membrana impondría menos restricciones.

Los anestésicos locales modulan el perfil de presión lateral

Debido a que los anestésicos locales son moléculas anfifílicas, se incrustan en la bicapa lipídica y modulan las propiedades físicas de la membrana. Los canales iónicos y otras proteínas de membrana podrían adaptarse a estos cambios en el entorno, resultando en un efecto indirecto mediado por la membrana de los anestésicos locales.

Se ha demostrado que el PPL es una propiedad física importante de las bicapas que puede modular la estructura y función de las proteínas de membrana (Marsh, 2007). La tensión superficial surge cuando los lípidos forman una bicapa que se encuentra en la interfase entre agua. Esta tensión se equilibra con fuerzas repulsivas que actúan lateralmente dentro del plano de la bicapa, la llamada *presión lateral*. Esta presión no se distribuye uniformemente a través de la membrana, sino que sigue un perfil distintivo (Fig. 16-4): las presiones en la bicapa pueden alcanzar valores notablemente altos. Una tensión superficial típica es de unos 50 mN/m. Dado que esta tensión actúa en un grosor de menos de 5 nm de la membrana, la presión resultante puede alcanzar hasta los 1.000 atm.

El modelo del PPL puede verse como una generalización de la idea de curvatura espontánea de las membranas (Marsh, 2007). La geometría más favorable de una monocapa de la membrana puede desviarse de una losa plana al estar curvada, debido a las demandas diferenciales de sección transversal de las regiones del grupo cabeza y la cadena acilo de las moléculas lipídicas. A pesar de esta curvatura intrínseca, la monocapa se ve forzada a formar una losa plana cuando la bicapa se ensambla a partir de las dos monocapas opuestas. Por lo tanto, surge una frustración de curvatura que resulta en fuerzas laterales, como describe el modelo PPL. Se sabe que el PPL influye en las proteínas y péptidos de membrana. Por ejemplo, pueden tener diferentes propensiones a insertarse en una bicapa lipídica dependiendo de cuán bien su perfil de forma transversal se adapte al PPL. La inserción de mem-

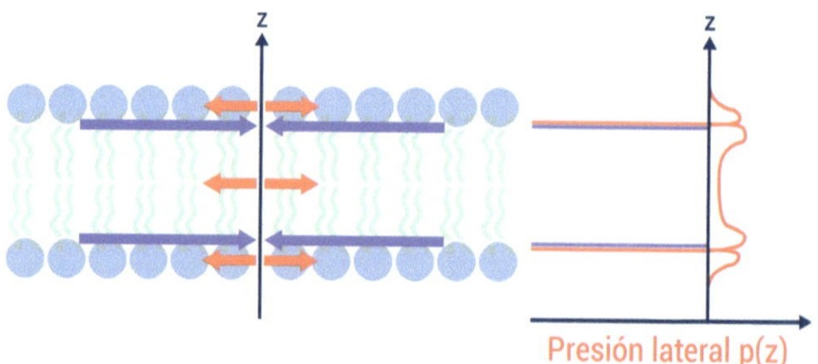

Figura 16-4. Perfil de presión lateral de una membrana lipídica. La fuerza atractiva debido a la tensión superficial de la interfaz agua-lípido (flechas azules) se equilibra con la presión lateral repulsiva en las regiones del grupo cabeza y el núcleo de la membrana (flechas rojas). Como resultado, la presión lateral p(z) varía en función de la profundidad de la membrana z (derecha, perfil de presión esquemático).

brana de varios péptidos depende de la curvatura espontánea del lípido (Marsh, 2007).

El estado conformacional de una proteína que sea energéticamente favorecido dependerá de cuán bien la forma real de la proteína coincida con el PPL. Los canales mecanosensitivos bacterianos, así como los canales eucariotas como TREK-1, TREK-2, TRAAK, canales TRP o Piezo, son activados por una fuerza de los lípidos (Ridone *et al.*, 2018). Las proteínas de los canales mecanosensitivos bacterianos MscL y MscS pertenecen a un sistema proteico que regula la presión osmótica y el hinchamiento de la célula.

Estos canales mecanosensitivos se abren cuando la tensión mecánica en la bicapa lipídica supera un valor umbral particular (Martinac *et al.*, 1990). Los cambios en el PPL y el grosor de la membrana sirven como desencadenantes para abrirlos (Ridone *et al.*, 2018).

Un cambio en el PPL puede surgir de la variación en la composición lipídica y el cambio en la curvatura espontánea de los componentes. En los canales mecanosensitivos bacterianos, el aumento de la desaturación de las cadenas lipídicas puede redistribuir la presión lateral dentro de la bicapa hacia el centro de la membrana, lo que desencadena cambios en la actividad de las proteínas de membrana (Ridone *et al.*, 2018). Incluso moléculas distintas de los lípidos, que se asocian con las membranas, pueden ejercer una fuerza lateral a una cierta profundidad, donde se acomodan en la membrana. En consecuencia, su inmersión podría alterar la conformación y función de las proteínas de membrana, como ya se propuso en la década de 1950 con la llamada ***teoría del volumen crítico***. Según esta teoría, los fármacos que actúan de manera no específica se vuelven tóxicos cuando su fracción de volumen en la bicapa lipídica supera un valor crítico, lo que va acompañado de hinchazón de la membrana.

Los anestésicos locales suelen administrarse en concentraciones locales tan altas que es muy probable que también ejerzan una fuerza lateral cuando se unen a la bicapa lipídica. Justo en el nivel de su localización alterarán el PPL e influirán en la conformación de las proteínas de membrana circundantes. Se han observado efectos mediados por la membrana en los canales mecanosensitivos bacterianos (Martinac *et al.*, 1990).

La procaína y la tetracaína, entre otros anfifílicos, reducen el umbral de apertura de los canales mecanosensitivos bacterianos cuando se añaden de manera asimétrica a una de las dos monocapas de una bicapa lipídica (Martinac *et al.*, 1990).

¿Puede este modelo, que atribuye la actividad de los anestésicos locales a cambios en el PPL, explicar las propiedades importantes de la acción de los anestésicos locales? ¿Explica la interacción conocida de los anestésicos locales con los canales de sodio, y podría también racionalizar los efectos alternativos de los anestésicos locales? En cuanto al papel de una acción mediada por el PPL de los anestésicos locales en los canales de sodio regulados por voltaje, no se sabe si estas proteínas están influenciadas por la presión lateral en la membrana o no. No obstante, ciertamente son susceptibles al entorno de la membrana, como se muestra por su asociación con dominios tipo acumulación. La sensibilidad de los canales de sodio al entorno lipídico también se ha deducido de la influencia de los ácidos grasos libres en el comportamiento de apertura y la unión de toxinas a los canales de sodio regulados por voltaje. La mayor inhibición de la unión de toxinas o la modulación de la actividad del canal se ha logrado con ácidos grasos poliinsaturados. En la revisión publicada en 2021 por Grage *et al.*, los autores interpretaron este hallazgo como una unión específica de los ácidos grasos a la proteína del canal; sin embargo, esta observación concuerda igualmente bien con una modulación indirecta a través del PPL, que se ha descrito para los lípidos poliinsaturados (Ridone *et al.*, 2018).

Por lo tanto, parece plausible que los canales iónicos relacionados con la propagación del impulso nervioso sean sensibles al PPL.

Una modulación del PPL por los anestésicos locales también puede explicar la enorme gama de efectos alternativos de los anestésicos locales.

Dado que la presión lateral varía a través de la membrana, y diferentes anestésicos locales afectan al PPL de diferentes maneras dependiendo de su afinidad y profundidad de penetración en la membrana, se puede esperar una amplia gama de respuestas mediadas por la membrana de las proteínas de membrana a los anestésicos locales. Por lo tanto, debería surgir un espectro diverso de actividades ampliamente variables de los anestésicos locales a partir de un mecanismo mediado por el PPL, lo que permite que el modelo PPL explique los diversos efectos alternativos de los anestésicos locales.

ANESTÉSICOS LOCALES: ¿ACCIÓN MEDIADA POR LA MEMBRANA O SITIO DE UNIÓN ESPECÍFICO?

Este concepto general debe compararse con la imagen clásica de los sitios de unión específicos para los anestésicos locales en los canales de sodio regulados por voltaje.

Un argumento en contra de la acción mediada por la membrana de los anestésicos locales es que las concentraciones necesarias para modular las propiedades de la membrana superan las utilizadas en aplicaciones clínicas. Cuando finalmente se observó el adelgazamiento de la membrana inducido por los anestésicos locales a partir de los parámetros de orden de ^{2}H-RMN, se requirieron fracciones molares altas, significativamente por encima de 0,1, es decir, muy por encima del uso clínico. No obstante, puede ser prematuro descartar un efecto mediado por la membrana únicamente basado en el grosor de la membrana. Pequeños cambios en los parámetros físicos detectados pueden indicar cambios mayores en otras propiedades físicas relevantes para la interacción con las proteínas de membrana. Por ejemplo, una modulación del PPL puede ir acompañada de solo un ajuste menor del grosor total de la membrana.

La observación de un límite de corte en el efecto anestésico de los n-alcanos se ha utilizado para argumentar a favor de interacciones específicas con proteínas de membrana. Los n-alcanos muestran pérdida de actividad si la longitud de la cadena se extiende más allá de una longitud umbral. Este efecto de corte se ha atribuido al tamaño finito de las acumulaciones de unión específicas, asumiendo una interacción específica del anestésico local con las proteínas de membrana. Sin embargo, un mecanismo mediado por la membrana es igualmente compatible con dicho corte, ya que el cambio en la presión lateral dependerá fundamentalmente de la profundidad de inserción y, por lo tanto, de la longitud del n-alcano.

Además, para los varios anestésicos locales que existen en dos formas quirales, los dos enantiómeros a menudo exhiben diferentes potencias anestésicas, como se esperaría para una interacción específica con un sitio de unión en una proteína (Tsuchiya & Mizogami, 2013). Sin embargo, la diferencia nunca es de todo o nada, y las actividades a menudo varían solo en unos pocos porcentajes. Esta moderada estereoespecificidad puede explicarse mejor por la quiralidad inherente de otros componentes de la membrana. A saber, el colesterol es quiral, abundante en la mayoría de las membranas eucariotas, particularmente en los dominios tipo acumulación, y podría llevar a diferentes interacciones de los anestésicos locales estereoisoméricos con la bicapa lipídica.

Estos datos no descartan la posibilidad de que los anestésicos locales sean capaces de actuar de ambas maneras:

- A través de la interacción directa con el canal iónico.
- Mediante un mecanismo mediado por la membrana.

Es interesante notar que hay dos sitios de unión ubicados dentro de los canales de sodio: un sitio, cerca de las fenestraciones, puede alcanzarse desde el entorno lipídico y está relacionado con el bloqueo tónico del canal, y el otro, ubicado cerca de la puerta de activación, puede alcanzarse a través de la entrada del canal citosólico y está relacionado con el bloqueo dependiente del uso.

Se obtiene una visión más amplia al comparar los anestésicos locales con los anestésicos generales, que pueden considerarse prototipos de la acción mediada por la membrana, así como con las toxinas, que son prototipos de interacciones de alta afinidad en sitios de unión específicos. Dada su porción hidrofóbica, los anestésicos locales poseen las características estructurales típicas de los anestésicos generales, responsables de una actividad mediada por la membrana. Al mismo tiempo, los anestésicos locales también poseen propiedades estructurales adicionales (variabilidad estérica, polaridad, enlaces de hidrógeno, carga) que les otorgan suficiente diversidad estructural para discriminar entre sitios de unión en proteínas.

Los anestésicos locales poseen una estructura anfifílica compuesta por dos partes:

- Un segmento hidrofóbico, que impulsa su unión a la bicapa lipídica y, por lo tanto, facilita una acción mediada por la membrana.
- Un segmento polar que aporta a la molécula una característica bipolar, permitiendo la unión a superficies de proteínas en parches que coinciden con este patrón anfifílico.

No es sorprendente que los anestésicos locales sean capaces de unirse a algunas proteínas estructurales y enzimas solubles en agua, como las enumeradas en la **tabla 16-1**, si tienen un parche anfifílico adecuado en su superficie. En términos de acción de masas y concentración local, sin embargo, el efecto sobre las proteínas de membrana dominará con creces.

La interacción de los anestésicos locales con los canales iónicos puede considerarse bastante indiscriminada cuando se compara la afinidad a parches de características anfifílicas similares con los mecanismos clásicos de reconocimiento de llave-cerradura conocidos para las toxinas. De hecho, para los sitios de unión hipotéticos en el núcleo del canal, responsables del bloqueo en reposo o intermitente, solo se han reportado afinidades bajas en el rango mM y unión a través de interacciones hidrofóbicas. Aún no se comprende completamente si la unión de alta afinidad reportada para el bloqueo dependiente del uso está asociada con una unión de acumulación altamente específica.

La cocaína es el único anestésico local conocido con una alta toxicidad. Sigue siendo un anestésico local tipo caína, que bloquea el canal de sodio regulado por voltaje; sin embargo, debido a su estructura molecular bastante compleja (forma estérica), también puede unirse a un sitio específico en el transportador de dopamina, así como a otras proteínas receptoras. Como molécula anfifílica, encaja bien en el PPL de la membrana y, por lo tanto, ocupa una posición intermedia entre los anestésicos locales no tóxicos con sus efectos mediado por la membrana más pronunciados y las toxinas puras con sus interacciones específicas en sitios de unión de ligandos. Aunque no todos los efectos propuestos están comprobados, en el futuro más información podría proporcionar nuevas ideas sobre el papel de la presión lateral en la acción de los anestésicos locales.

IMPLICACIONES Y PERSPECTIVAS FARMACOLÓGICAS Y CLÍNICAS

Esta nueva interpretación de la acción de los anestésicos locales combina su acumulación espontánea en la bicapa lipídica y su mecanismo mediado por la membrana con la capacidad de dirigirse a proteínas de membrana específicas con una afinidad moderada. La inclusión de un mecanismo mediado por la membrana en el modelo funcional podría aclarar varios fenómenos concernientes a la acción de los anestésicos locales que hasta la fecha han permanecido sin explicación. Si se proporcionaran más datos experimentales, los siguientes efectos podrían explicarse mediante la hipótesis del PPL, que se considera el modo más probable de acción mediada por la membrana:

- **Objetivos y pleiotropía**. El modelo PPL puede explicar por qué los anestésicos locales afectan a tantas proteínas objetivo diferentes. Este modelo predice que existen numerosas proteínas de membrana y no membrana que pueden ser influidas por la misma molécula de anestésico local. También explica por qué la misma proteína de membrana puede ser afectada por varios tipos diferentes de anestésico local.

- **Duración e intensidad.** La diferente duración e intensidad de la acción analgésica de los anestésicos locales puede atribuirse en gran medida a sus propiedades de inmersión en la membrana.
- **Relevancia terapéutica.** Actualmente, los efectos terapéuticos de los anestésicos locales se distribuyen en cinco grupos:
  - Analgesia.
  - Antiinflamación.
  - Mejora de la perfusión.
  - Efectos antitrombóticos.
  - Protección contra la recurrencia del cáncer.

  Esta variedad de efectos terapéuticos podría explicarse mejor por el modelo PPL que por las interacciones clásicas proteína-ligando.
- **Independencia de la estructura.** Debería ser posible predecir los efectos anestésicos de nuevos anestésicos locales a partir de sus características específicas de inmersión en la membrana celular, independientemente de si son caínas o no.
- **Barreras hematoencefálicas.** El modelo PPL podría explicar la diferente capacidad de los anestésicos locales para cruzar la barrera hematoencefálica debido a su inmersión en la membrana.
- **Investigación sobre adicción.** El modelo PPL podría explicar por qué la cocaína tiene efectos adictivos centrales que no están presentes en otras caínas.
- **Toxicidad.** Algunos anestésicos locales son más tóxicos que otros. El modelo PPL puede atribuir el rango terapéutico a su distinta afinidad por la membrana, profundidad de inmersión y complejidad estructural.
- **Antídotos para anestésicos locales.** El modelo PPL puede explicar la capacidad de las suspensiones lipídicas altamente concentradas para actuar como antídoto contra concentraciones tóxicas de anestésico local.
- **Nuevos efectos.** Se pueden predecir nuevos efectos terapéuticos extrapolando la influencia de los anestésicos locales a otras proteínas de membrana, basándose en sus características fisicoquímicas definidas por el modelo PPL.
- **Nuevas moléculas.** Se podrían diseñar nuevos anestésicos locales con características ajustadas finamente en cuanto a su afinidad y localización en la bicapa lipídica. El modelo PPL puede ofrecer nuevas oportunidades para el descubrimiento de fármacos dentro o fuera del grupo farmacológico de las caínas, y permitir a los científicos diseñar nuevos fármacos con características farmacológicas similares.
- **Universalidad.** Más allá de los anestésicos locales y generales, el modelo PPL puede representar un mecanismo de acción general para muchos fármacos de pequeñas moléculas (que a menudo obedecen a la regla de cinco de Lipinski). Según su inmersión universal y transversal en las membranas celulares, algunos efectos aún no explicados podrían entenderse, especialmente si las moléculas son anfifílicas y se administran a alta concentración.

CONCLUSIONES

El modelo de PPL presentado aquí, basado en la anfifilicidad de los anestésicos locales unidos a la membrana, ofrece una nueva perspectiva para explicar los efectos moleculares bastante diferentes de los anestésicos locales. Coloca a los anestésicos locales en un continuo entre los anestésicos generales y las toxinas. Esta hipótesis debería ser explorada más a fondo mediante ensayos experimentales específicos.

El modelo PPL puede proporcionar una multitud de nuevas posibilidades en el amplio uso clínico de los anestésicos locales en terapia y analgesia.

PUNTOS CLAVE

- Además de la inhibición de los canales iónicos regulados por voltaje, se han reportado una multitud de nuevos objetivos moleculares para los anestésicos locales, incluso para una misma molécula de anestésico local. La mayoría de estos objetivos son proteínas integrales de membrana, tanto de la superficie de la membrana como no canaliculares, e incluso intracelulares.
- Debido a que los anestésicos locales son moléculas anfifílicas, se incrustan en la bicapa lipídica y modulan las propiedades físicas de la membrana. Los canales iónicos y otras proteínas de membrana podrían adaptarse a estos cambios en el entorno, resultando en un efecto indirecto mediado por la membrana de los anestésicos locales.
- El modelo PPL presentado aquí, basado en la anfifilicidad de los anestésicos locales unidos a la membrana, ofrece una nueva perspectiva para explicar los efectos moleculares bastante diferentes de los anestésicos locales.
- El modelo PPL puede proporcionar una multitud de nuevas posibilidades en el amplio uso clínico de los anestésicos locales en terapia y analgesia.

BIBLIOGRAFÍA

Butterworth J, James RL, Grimes J. Structure-affinity relationships and stereospecificity of several homologous series of local anesthetics for the beta2-adrenergic receptor. Anesth Analg. 1997;85(2):336-42.

Hahnenkamp K, Durieux ME, Hahnenkamp A et al. Local anaesthetics inhibit signalling of human NMDA receptors recombinantly expressed in Xenopus laevis oocytes: role of protein kinase C. Br J Anaesth. 2006;96(1):77-87.

Hara K, Sata T. The effects of the local anesthetics lidocaine and procaine on glycine and gamma-aminobutyric acid receptors expressed in Xenopus oocytes. Anesth Analg. 2007;104(6):1434-9.

Hollmann MW, Gross A, Jelacin N, Durieux ME. Local anesthetic effects on priming and activation of human neutrophils. Anesthesiology. 2001a;95(1):113-22.

Hollmann MW, Ritter CH, Henle P, de Klaver M, Kamatchi GL, Durieux ME. Inhibition of m3 muscarinic acetylcholine receptors by local anaesthetics. Br J Pharmacol. 2001b;133(1):207-16.

Hollmann MW, Wieczorek KS, Berger A, Durieux ME. Local anesthetic inhibition of G protein-coupled receptor signaling by interference with Galpha(q) protein function. Mol Pharmacol. 2001c;59(2):294-301.

Kinoshita M, Chitose T, Matsumori N. Mechanism of local anesthetic-induced disruption of raft-like ordered membrane domains. Biochim Biophys Acta Gen Subj. 2019;1863(9):1381-9.

Leffler A, Fischer MJ, Rehner D, et al. The vanilloid receptor TRPV1 is activated and sensitized by local anesthetics in rodent sensory neurons. J Clin Invest. 2008;118(2):763-76.

Marsh D. Lateral pressure profile, spontaneous curvature frustration, and the incorporation and conformation of proteins in membranes. Biophys J. 2007;93(11):3884-99.

Martinac B, Adler J, Kung C. Mechanosensitive ion channels of E. coli activated by amphipaths. Nature. 1990;348(6298):261-3.

Miyamoto Y, Muto E, Mashimo T, Iwane AH, Yoshiya I, Yanagida T. Direct inhibition of microtubule-based kinesin motility by local anesthetics. Biophys J. 2000;78(2):940-9.

Ridone P, Grage SL, Patkunarajah A, Battle AR, Ulrich AS, Martinac B. "Force-from-lipids" gating of mechanosensitive channels modulated by PUFAs. J Mech Behav Biomed Mater. 2018;79:158-67.

Tsuchiya H, Mizogami M. Interaction of local anesthetics with biomembranes consisting of phospholipids and cholesterol: mechanistic and clinical implications for anesthetic and cardiotoxic effects. Anesthesiol Res Pract. 2013;2013:297141.

Efectos terapéuticos de los anestésicos locales

17

M. Acanfora y V. Demarchi

INTRODUCCIÓN. ¿UN ANESTÉSICO LOCAL PUEDE CURAR?

Los medicamentos suelen clasificarse en categorías terapéuticas específicas con indicaciones limitadas, como los antibióticos para tratar infecciones bacterianas, sin esperar efectos en otros ámbitos, como la ansiedad o broncodilatación. Del mismo modo, no se espera que un antiespasmódico, antihipertensivo o analgésico exhiba un efecto antitumoral. Sin embargo, los anestésicos locales presentan una situación única, caracterizándose por una amplia variedad de efectos terapéuticos multisistémicos.

Históricamente, el centro de atención de los anestésicos locales ha sido el efecto anestésico, lo cual ha limitado la percepción de su gama farmacológica. A pesar de evidencias clínicas de sus múltiples indicaciones y efectos en diversas patologías, la definición y uso de los anestésicos locales se han mantenido restringidos a un campo clínico estrecho. Estos fármacos actúan a través de múltiples mecanismos en distintos objetivos moleculares y son eficaces en tratar la disregulación neural, lo que explica su amplio rango de acción. Para apreciar plenamente los anestésicos locales, es necesario superar el enfoque reduccionista de una molécula es igual a un efecto, aceptando que pueden tener múltiples efectos.

La falta de reconocimiento y entendimiento global de la terapia neural en algunos círculos académicos puede deberse, en parte, a una dificultad en la comprensión y aceptación de que un mismo medicamento pueda tener múltiples efectos. Investigaciones como el *scoping review* (análisis de alcance) realizado por Vinyes *et al.*, publicado en el *Journal of Clinical Medicine* en 2023, que explora los efectos terapéuticos de los anestésicos locales en dosis bajas para el tratamiento del dolor, la inflamación y otras condiciones, están ayudando a superar estas barreras de comunicación y a redefinir la visión tradicional de la terapia neural. Este capítulo se basa en las actuales evidencias científicas para ofrecer una panorámica de las diversas aplicaciones terapéuticas y la amplia gama de actividades farmacológicas de los anestésicos locales.

> Es importante adoptar un enfoque interdisciplinario en la medicina para aprovechar al máximo el potencial terapéutico de los anestésicos locales.

Es importante destacar que, aunque los anestésicos locales de tipo amida, especialmente la **lidocaína**, dominan la literatura científica, no se debe subestimar la relevancia de los anestésicos locales de tipo éster, y en particular de la **procaína**. Esta última, por motivos no siempre fundamentados, pasó de ser el gran referente de los anestésicos locales a una posición más discreta; sin embargo, como se verá en este capítulo, la investigación médica contemporánea la está redescubriendo, atribuyéndole nuevas y sorprendentes propiedades, como su efecto antitumoral.

Los autores esperan que, al concluir este capítulo, se pueda responder a esta pregunta: ¿Son los anestésicos locales solo anestésicos locales?

EFECTO ANESTÉSICO Y EFECTOS TERAPÉUTICOS. ¿POR QUÉ ESTA DISTINCIÓN?

Los anestésicos locales se han definido como fármacos que causan una pérdida temporal de sensación en una zona específica del cuerpo, bloqueando la transmisión de impulsos nerviosos dolorosos, usados con fines anestésicos sin inducir pérdida de conciencia (v. **Cap. 15**). Esta definición, tradicionalmente limitada al campo de la anestesiología, no abarca otros efectos beneficiosos de estos fármacos, los cuales trascienden estos límites y entran en el ámbito terapéutico. Por ejemplo, el uso de anestésicos locales en condiciones de dolor patológico a menudo resulta en una remisión del dolor más prolongada de lo esperado para un efecto anestésico puro, implicando la activación de mecanismos adicionales más allá del bloqueo nervioso temporal. Además, su éxito terapéutico en enfermedades inflamatorias, crónicas o degenerativas no puede explicarse solo por su capacidad de bloqueo anestésico, señalando la necesidad de considerar otros aspectos previamente desatendidos.

Comprender los mecanismos de disregulación neural en enfermedades muestra que la suspensión temporal de la conducción nerviosa (el bloqueo) por anestésicos locales puede interrumpir ciclos viciosos neurales autoperpetuantes, favoreciendo la restauración del equilibrio fisiológico (v. **Cap. 10**). Esto contribuye a los efectos terapéuticos observados, aunque solo parcialmente. La diferenciación entre el efecto anestésico y los efectos terapéuticos involucra múltiples factores, incluyendo la dosificación, duración de la acción, mecanismos de acción y vías de administración.

EFECTOS NO ANESTÉSICOS DIRECTOS E INDIRECTOS

Los anestésicos locales actúan terapéuticamente de manera directa e indirecta: directamente influyen en células disfuncionales a través de mecanismos tanto mediados como no mediados por receptores, alterando canales de iones y funciones celulares, mostrando efectos antiinflamatorios; e indirectamente restauran la regulación autonómica, afectando a órganos o sistemas disfuncionales y ejerciendo efectos a través de sus metabolitos.

De un modo **directo**, a nivel celular, los anestésicos locales modifican canales de iones como los de calcio y potasio, y canales de receptores NMDA, cambiando gradientes electroquímicos y señalización intracelular, lo que afecta a la fluidez y permeabilidad de la membrana y la fisiología celular. Su acción antiinflamatoria incluye supresión de la activación de leucocitos e inhibición de citocinas proinflamatorias, además de relajar las células del músculo liso, promoviendo vasodilatación y broncodilatación, y protegiendo las células en situaciones de hipoxia o isquemia en dosis bajas.

De manera **indirecta**, los anestésicos locales modulan las ramas simpática y parasimpática del sistema nervioso autónomo. Actúan sobre las vías de control del sistema nervioso autónomo, fundamentales en el manejo de afecciones como enfermedades autoinmunes, estrés crónico, trastornos nerviosos y cardiopatías. Los anestésicos locales reducen la hiperactividad simpática y potencian la actividad parasimpática, restableciendo así un equilibrio funcional en el sistema nervioso autónomo. Además, inciden en la conectividad neurológica entre las fibras aferentes somatosensoriales y autonómicas. Esta acción se extiende a estructuras importantes del sistema nervioso central, como el núcleo del tracto solitario y el núcleo motor dorsal del vago, interviniendo en rutas colinérgicas antiinflamatorias. Este mecanismo contribuye a disminuir la inflamación tanto sistémica como gastrointestinal, y a normalizar la motilidad y la integridad de la función intestinal.

El bloqueo terapéutico realizado con anestésico local consiste en el bloqueo específico de los canales de sodio, afectando a las redes neuronales autonómicas y restableciendo el equilibrio funcional. Este proceso previene la propagación de potenciales de acción, interrumpiendo ciclos patológicos de señalización nociceptiva e inflamación desregulada (v. **Cap. 10**).

El bloqueo del ganglio estrellado es una técnica anestésica que tiene efectos terapéuticos al interrumpir el flujo simpático a nivel del ganglio, beneficiando afecciones como la migraña, el síndrome de dolor regional complejo, la enfermedad de Raynaud, el herpes zóster y el trastorno del estrés postraumático, entre otras (Vinyes, 2023).

Efectos indirectos a través de metabolitos

Los anestésicos locales también proporcionan beneficios terapéuticos indirectamente a través de los efectos de sus metabolitos. Los anestésicos locales tipo amida se descomponen en compuestos como la N-etilglicina, que bloquea el transportador de glicina 1 y contribuye al alivio del dolor. Por otro lado, los anestésicos tipo éster se metabolizan en sustancias biológicamente activas como el PABA y el DEAE, cada uno con farmacodinamia distinta.

El PABA posee propiedades antioxidantes, antiinflamatorias y antimicrobianas, captura radicales libres, contrarresta el estrés oxidativo celular y protege contra el daño al ácido desoxirribonucleico (ADN) por radiación ultravioleta y radicales libres (Hu, 1995), además de influir la síntesis de tromboxano y la agregación plaquetaria. El DEAE tiene efectos simpaticolíticos y vasodilatadores, mejorando la acción inhibidora simpática de la procaína y poseyendo actividad antiarrítmica. Se ha visto que el DEAE tiene su propia actividad anestésica y puede potenciar los efectos centrales de la procaína. Además, tanto el PABA como el DEAE inhiben la peroxidación lipídica mitocondrial inducida por cisplatino, extendiendo los efectos terapéuticos de la procaína.

Los mecanismos moleculares de los anestésicos locales incluyen interacciones con una variedad de canales iónicos y receptores, como los canales de sodio dependientes de voltaje (CSDV), canales de potasio y de calcio, canales de potencial de receptor transitorio subtipo vaniloide 1 y varios tipos de receptores: acoplados a proteína G, opioides, dopamina, acetilcolina y NMDA, entre otros (Hollmann, 2000).

Los efectos antitumorales de los anestésicos locales se explican en el apartado *Anestésicos locales en oncología*, de este mismo capítulo.

Mecanismos involucrados

Los anestésicos locales interactúan con una diversidad de canales iónicos y vías metabólicas, generando efectos terapéuticos a nivel celular, subcelular, regional y sistémico. Su acción abarca la modulación de mecanismos de receptores y efectos independientes de estos.

Entre los mecanismos de receptores se incluyen:

- La inhibición de **CSDV** por los anestésicos locales, ofreciendo efectos antinociceptivos y antiarrítmicos, clave en el tratamiento del dolor neuropático y crónico postraumático, ofreciendo alivio incluso en dosis bajas.
- La modulación de **receptores acoplados a proteínas G**, incluyendo receptores muscarínicos, adrenérgicos, dopaminérgicos, serotoninérgicos, cannabinoides y opioides, contribuyendo a efectos neuroprotectores y antiinflamatorios (Hollmann, 2004).
- La inhibición de **receptores NMDA**, reduciendo el dolor neuropático y la sensibilización central (Lin *et al.*, 2013).
- La influencia en el **sistema dopaminérgico**, modulando el dolor a través de la inhibición de la captación de dopamina y un efecto bifásico en la liberación de dopamina (Adinoff *et al.*, 2009).
- La potenciación de **receptores de glicina** por anestésicos locales como la lidocaína y la procaína en bajas concentraciones, generando efectos analgésicos centrales (Hara, 2007).

Los efectos no mediados por receptores incluyen:

- La alteración de las propiedades de las **biomembranas** (Tsuchiya, 2013).

- La influencia en la **desmetilación del ADN**, especialmente la procaína, reactivando genes supresores de tumores y mostrando efectos antitumorales.

ASPECTOS TERAPÉUTICOS

A continuación, se detallen los diferentes aspectos terapéuticos de los anestésicos locales.

Acción antiinflamatoria

Los anestésicos locales son conocidos por sus propiedades antiinflamatorias, esenciales en el tratamiento de diversas afecciones agudas y crónicas. Estas propiedades van más allá de la simple inhibición de los canales de sodio, incluyendo la regulación epigenética negativa de mediadores inflamatorios, lo que los diferencia de los fármacos antiinflamatorios convencionales.

Los estudios han demostrado que los anestésicos locales inhiben citocinas proinflamatorias, como factor de necrosis tumoral α e interleucinas 8 y 10, suprimen receptores tipo Toll y reducen la producción de prostaglandinas (Cassuto *et al.*, 2006). La lidocaína, específicamente, inhibe el crecimiento y los niveles de citocinas en células T humanas mediante la supresión de la expresión de ácido ribonucleico mensajero, mediada por el factor nuclear κB. También disminuye la secreción de factores proinflamatorios por macrófagos de manera dependiente de la concentración (Gray *et al.*, 2016).

Se ha observado que el gel de lidocaína reduce la expresión de factor de necrosis tumoral α en la mucosa oral (Hamed, 2023) y que la lidocaína intravenosa en cirugías electivas disminuye varios marcadores proinflamatorios postoperatorios, mostrándose efectiva en estrategias antiinflamatorias (Castro *et al.*, 2023). En casos de covid-19, la combinación de lidocaína con dexametasona ha demostrado modular las respuestas inflamatorias celulares, afectando a quimiocinas, factor nuclear κB y receptor de interferón gamma (Elizagaray *et al.*, 2023).

Aunque la lidocaína es el anestésico local más estudiado, se cree que otros anestésicos locales, como la procaína, podrían tener efectos similares. Sus acciones antiinflamatorias son multifactoriales e incluyen la inhibición dependiente de la dosis de células y mediadores inflamatorios, prevención de edema, reducción de la liberación de histamina y disminución de marcadores inflamatorios en contextos perioperatorios y postoperatorios. Los anestésicos locales no solo alivian los síntomas, sino que también contribuyen a la restauración de la regulación neural adecuada en tejidos u órganos, abordando la desregulación del control neural presente en muchas patologías.

Acciones antitraumáticas y antialérgicas

Los anestésicos locales como la procaína y la lidocaína actúan en la regulación neural provocada por traumas, que puede desencadenar procesos inflamatorios. En casos de esguinces agudos, anestésicos como la procaína intervienen para romper el círculo vicioso de alteraciones vasomotoras, favoreciendo la pronta restauración del equilibrio vasomotor (Vinyes, 2023). La lidocaína, por su parte, previene el desarrollo de neuromas dolorosos y atenúa la desmielinización y proliferación de colágeno tras un trauma nervioso (Ji, 2023).

En estudios históricos se mostró la procaína como un agente antialérgico (Dreisbach & Chu, 1948). La procaína intravenosa trató efectivamente la urticaria aguda grave en un niño (Schrum, 1949), y la procaína intramuscular también se utilizó para la urticaria crónica (Goetzki & May, 1967). Por su parte, la lidocaína inhibe la liberación de histamina de mastocitos y basófilos (Yanagi *et al.*, 1996). La lidocaína inhalada reduce la broncoconstricción inducida por histamina (Burburan, 2007), y nebulizada, muestra actividad antiasmática (Da Costa *et al.*, 2007).

Acción antimicrobiana

Los anestésicos locales tienen propiedades antimicrobianas contra una amplia gama de microorganismos, incluyendo bacterias gramnegativas y *Mycobacterium tuberculosis*, así como algunos hongos y virus. Son menos potentes que los antimicrobianos especializados, pero reducen los riesgos de infección en entornos médicos (Razavi & Fazly, 2019). Su eficacia depende de factores como la composición, la concentración y el tipo de microorganismo.

Las aplicaciones antimicrobianas de la lidocaína se extienden a la prevención de infecciones oculares tras inyecciones y la reducción de complicaciones en heridas quirúrgicas. Su uso antes de pruebas basadas en cultivos puede llevar a falsos negativos. La lidocaína también inhibe organismos del tracto respiratorio, como *Streptococcus pneumoniae*, lo que puede afectar a la precisión diagnóstica en el lavado broncoalveolar.

Los anestésicos locales inhiben la fusión celular inducida por virus, y en estudios recientes (Altınbilek *et al.*, 2021) se ha confirmado su efectividad contra el virus del herpes simple, sugiriendo su posible uso en el tratamiento de etapas tempranas del resfriado común.

Acción sobre el dolor crónico y problemas posquirúrgicos

Los anestésicos locales tienen una influencia significativa en el tratamiento del dolor crónico y problemas posquirúrgicos más allá de su uso anestésico. Sus mecanismos de acción incluyen:

1. **Efecto antihiperalgésico** al influir en el sistema nervioso central, reduciendo la necesidad de analgésicos centrales y mitigando condiciones hiperálgicas (Yang *et al.*, 2020). La procaína modula el dolor neuropático a través de la inhibición de la señalización JAK2/STAT3 (Li *et al.*, 2016) y muestra propiedades antihiperalgésicas, mientras que la lidocaína intravenosa se ha mostrado efectiva para dolores de cabeza refractarios y varias condiciones de dolor crónico (Vinyes, 2023). El uso sistémico de anestésicos

locales previene la hiperalgia primaria y la secundaria (Kawamata, 2002).
2. **Bloqueos** como el del ganglio estrellado y otros son efectivos en migraña, cefalea en racimos, cefalea cervical, cefalea tensional refractaria y otros síndromes de dolor (Moon, 2020).
3. **Reducen el dolor posquirúrgico** al inhibir señales nerviosas, suprimir la inflamación y reducir la respuesta de la médula espinal (Strichartz, 2008). La lidocaína intravenosa reduce el dolor postoperatorio y el consumo de opioides (Sholin *et al.*, 2018). Por otro lado, la aplicación sistémica de anestésicos locales es efectiva para el manejo del dolor y la reducción de la dependencia a opioides (Li *et al.*, 2023).
4. Facilitan la **cicatrización de heridas** (Sams, 2012) y parece que **reducen el íleo posquirúrgico** (Grady *et al.*, 2012).

Acción en el sistema miofascial, sistema inmune y sistema gastroentérico

Las principales acciones de los anestésicos locales en los sistemas miofascial, inmune i gastroentérico son:

- **Sistema miofascial**: los anestésicos locales son altamente efectivos en el tratamiento del síndrome de dolor miofascial por su efecto sinérgico con otros tratamientos (Liu *et al.*, 2021). Los anestésicos locales han mostrado eficacia en el dolor miofascial agudo, el dolor crónico de cuello, el dolor lumbar, el dolor pélvico crónico y el dolor de cabeza (Ashkenazi *et al.*, 2010; Hamzoian & Zograbyan, 2023).
- **Sistema inmune**: la inyección de anestésico local en el ganglio estrellado tiene efectos reguladores sobre la respuesta inmune y se utiliza en el tratamiento de condiciones como colitis ulcerativa crónica y lesión pulmonar aguda inducida por sepsis (Vinyes, 2023).
- **Sistema gastroentérico**: los anestésicos locales protegen contra las lesiones de la mucosa gástrica y se utilizan para trastornos gastrointestinales. Son efectivos en la colitis ulcerativa (Björck, 1992) y tienen efectos terapéuticos modulando citocinas y quimiocinas en el intestino (Lang, 2010). El bloqueo del ganglio estrellado ha resultado ser beneficioso para la disfunción de la barrera intestinal y la colitis ulcerativa. Además, históricamente se ha utilizado la procaína en el tratamiento de úlceras gástricas.
- **Hígado y páncreas**: la lidocaína protege contra la lesión por isquemia-reperfusión en cirugía hepática. Por otro lado, la procaína y la lidocaína impactan en el dolor pancreático y la secreción de insulina, siendo la procaína más efectiva (Layer *et al.*, 2011).

Acción en el sistema cardiovascular

Los anestésicos locales desempeñan un papel importante en la salud cardiovascular, especialmente en la estabilización del ritmo cardíaco. Actúan principalmente bloqueando los canales de sodio en las células cardíacas, lo que inhibe la rápida despolarización y, por lo tanto, estabiliza la actividad eléctrica. La lidocaína, específicamente, es un antiarrítmico de clase 1b que trata las arritmias ventriculares al acortar la duración del potencial de acción y modificar los períodos refractarios de las células cardíacas, lo que reduce los riesgos de arritmia.

En casos de infarto de miocardio, la lidocaína ha demostrado disminuir la incidencia de fibrilación ventricular y se administra por vía intravenosa durante o después del infarto. Además, ofrece protección en lesiones miocárdicas isquémicas, en parte por su capacidad para eliminar especies reactivas de oxígeno. A pesar de la disponibilidad de medicamentos más recientes, la lidocaína sigue siendo un antiarrítmico de elección.

La procaína y la lidocaína, usadas en soluciones cardioplégicas, inducen la quiescencia eléctrica en el corazón durante la cirugía. Estabilizan las membranas celulares, protegen contra la isquemia, minimizan la fibrilación ventricular postisquémica, reducen el metabolismo celular y la producción de especies reactivas de oxígeno, disminuyen la inflamación postoperatoria, reducen la disfunción cognitiva poscirugía (Ghafari *et al.*, 2012) y previenen la fibrilación ventricular de reperfusión.

En los trasplantes de órganos, anestésicos locales como la procaína mejoran la protección de los órganos al estabilizar las membranas celulares durante la isquemia, lo que reduce el daño celular y aumenta la resistencia del órgano al daño por reperfusión (Tan *et al.*, 2007). Además, ofrecen beneficios adicionales gracias a sus propiedades antiinflamatorias y la reducción de la lesión por reperfusión.

En situaciones de choque hemorrágico, el pretratamiento con lidocaína ha demostrado mejorar los resultados hemodinámicos y reducir el daño al músculo cardíaco (Keith, 1986). En cuanto a la insuficiencia venosa, las inyecciones subcutáneas de lidocaína son efectivas (Dernek *et al.*, 2018), y su administración intravenosa ayuda a prevenir la trombosis venosa profunda postoperatoria (Cooke *et al.*, 1977).

Acción en el sistema respiratorio

El pretratamiento con lidocaína intravenosa mitiga la lesión pulmonar en la pancreatitis aguda grave en modelos animales, como la lesión pulmonar inducida por endotoxinas en conejos. También protege contra complicaciones pulmonares postoperatorias en pacientes de cirugía abdominal mayor (Wang *et al.*, 2022) y reduce la lesión por isquemia-reperfusión en la cirugía de resección pulmonar (Romera *et al.*, 2021). La lidocaína disminuye los niveles de factor de necrosis tumoral α, reduciendo citocinas proinflamatorias y la apoptosis, como se evidenció en el tratamiento de un paciente con covid-19 grave (Rylova *et al.*, 2021). Por otro lado, la ropivacaína muestra efectos antiinflamatorios potentes en lesiones pulmonares causadas por endotoxinas. Reduce la expresión de ICAM-1 en células endoteliales y epiteliales, limitando la adhesión y actividad de células inflamatorias, y disminuye la permeabilidad alveolocapilar. Estos efectos se observan tanto en aplicaciones intravenosas como intratraqueales de ropivacaína en dosis clínicamente relevantes.

Acción en los sistemas reproductivo y urinario

La endometriosis, dismenorrea e infertilidad están vinculadas a la contractilidad uterina anormal. Los anestésicos locales como la lidocaína y la ropivacaína reducen esta contractilidad, tratando potencialmente trastornos que implican una actividad uterina elevada (Weinschenk *et al.*, 2018). Estos anestésicos locales podrían prevenir o tratar el parto prematuro (Fauza *et al.*, 2003), aunque parece ser que la mepivacaína aumenta la contractilidad uterina (Arici *et al.*, 2004).

La procaína mitiga la nefrotoxicidad inducida por cisplatino y preserva la energía celular renal (Fenoglio *et al.*, 2002). También mejora la eficiencia de la diálisis peritoneal, posiblemente aumentando la microcirculación peritoneal y la permeabilidad mesotelial (Breborowicz & Knapowski, 1984). Los derivados de tiazol-pirazol de procaína muestran resultados prometedores en el tratamiento de la nefropatía diabética al inhibir las enzimas DPP-4 y la transcripción de factor nuclear κB (Song & Chen, 2023).

Los anestésicos locales como la tetracaína, bupivacaína, lidocaína y ropivacaína inhiben las contracciones de la vejiga humana (Oh *et al.*, 2005), ofreciendo tratamientos potenciales para la vejiga hiperactiva. La lidocaína intravesical puede diferenciar el dolor de vejiga de otros dolores pélvicos y romper los ciclos neuroinflamatorios en la cistitis intersticial/síndrome de vejiga dolorosa (Taneja, 2010). El dolor y la urgencia en la cistitis intersticial se ven aliviados más allá del efecto anestésico por la aplicación intravesical de la heparina y la lidocaína alcalinizada (Nomiya *et al.*, 2013), y por la inyección de anestésicos locales en puntos gatillo y fibras nerviosas (Patil *et al.*, 2022). Este enfoque, alineado con la terapia neural, aborda diversas etiologías de la cistitis intersticial, incluyendo disfunción neuromuscular y mecanismos neuroplásticos. La aplicación periférica de lidocaína beneficia a pacientes con esclerosis múltiple que padecen de hiperactividad detrusora neurogénica (Tamam *et al.*, 2017).

Acción en el sistema auditivo

La lidocaína suprime transitoriamente el *tinnitus*, tanto en aplicaciones transdérmicas (O'Brien *et al.*, 2019) como intravenosas (Kleinjung & Langguth, 2021). La lidocaína intravenosa es efectiva incluso después de la sección quirúrgica del nervio coclear, indicando una acción central en el tronco encefálico y el oído interno (Baguley *et al.*, 2005). La lidocaína actúa sobre múltiples receptores en el sistema auditivo, incluyendo canales de iones y receptores como Na^+, K^+, Ca^{2+}, glutamato, ácido γ-aminobutírico, glicina y vaniloide, todos potencialmente relacionados con el *tinnitus* (Trellakis *et al.*, 2007). También puede afectar a la micromecánica coclear, influyendo en las emisiones otoacústicas evocadas (Haginomori *et al.*, 1995). La infusión transtimpánica de lidocaína es efectiva para el *tinnitus* coclear (Sakata *et al.*, 2001). La mejora de la terapia oral con gabapentina mediante la aplicación intradérmica de lidocaína muestra beneficios (Ciodaro *et al.*, 2015). Un tratamiento de infusiones de dextrano/procaína y lidocaína intravenosa ofreció alivio para casos de *tinnitus* agudo (95,3 %) y crónico (26,7 %) (Wilhelm *et al.*, 2001).

Acción en el sistema nervioso central

El uso sistémico de anestésicos locales en cirugías cardíacas ha demostrado mitigar o prevenir deterioros neurológicos a largo plazo. La administración intraoperatoria de lidocaína en cirugías de *bypass* de arteria coronaria redujo la disfunción cognitiva postoperatoria temprana, probablemente debido a sus propiedades antiinflamatorias, citoprotectoras y antioxidantes (Wang, 2002).

El pretratamiento con lidocaína reduce la activación microglial en el hipocampo y la expresión de citocinas proinflamatorias, protegiendo contra la neuroinflamación inducida por ácido kaínico (Chiu, 2016). También protege a las neuronas de la isquemia al suprimir la despolarización anóxica (Liu *et al.*, 1997). Tanto la lidocaína como la procaína protegen la materia blanca del sistema nervioso central de lesiones anóxicas, mejorando la recuperación postanóxica (Stys *et al.*, 1992).

Los anestésicos locales como la lidocaína y la bupivacaína inhiben la liberación de glutamato desde la corteza cerebral, reduciendo la excitotoxicidad (Lin *et al.*, 2013). La procaína contrarresta la neurotoxicidad inducida por beta-amiloide en la enfermedad de Alzheimer, reduciendo el impacto neurotóxico del glutamato en células PC12 (Lecanu *et al.*, 2005). La lidocaína mejora la memoria y ejerce efectos neuroprotectores en modelos de Alzheimer inducidos por estreptozotocina, potencialmente a través de mecanismos que promueven la supervivencia neuronal (Tamam *et al.*, 2023).

En emergencias neurológicas agudas, los efectos indirectos de los anestésicos locales a través de bloqueos terapéuticos son notables. El bloqueo del ganglio estrellado reduce el espasmo vascular en la trombosis cerebral y embolia sin perjudicar la autorregulación cerebral (Leriche & Fontaine 1936; Mahajan, 2006; Samagh *et al.*, 2022; Shi *et al.*, 2023). En estudios con animales se ha visto que disminuye la lesión cerebral por isquemia-reperfusión, reduciendo la infartación y mejorando las funciones neurológicas (Zhou *et al.*, 2023).

Acción en el nivel mental

Los anestésicos locales, particularmente en la terapia neural, afectan a la esfera psicoemocional, induciendo la liberación emocional, la emergencia de recuerdos, la reestructuración cognitiva, la reducción de la ansiedad, la mejora del estado de ánimo, el aumento de la conciencia corporal y la mejora de las facultades de memoria y cognición.

Se ha descrito que la procaína (GH3) tomada oralmente mejora la salud mental, la función cognitiva y la calidad de vida en adultos mayores, mostrando efectos antiansiedad y de mejoría del estado de ánimo (Xu *et al.*, 2016). Inhibe la monoaminooxidasa en la esquizofrenia (Bucci, 1973), reduce la oxidación de la serotonina (Fuller & Roush, 1977) e inhibe competitivamente los receptores 5-HT3, impactando en el estado de ánimo y los procesos mediados por la serotonina.

El bloqueo del ganglio estrellado muestra efectos similares a los antidepresivos en modelos animales y mejora significativamente la ansiedad crónica en el trastorno por estrés postraumático, principalmente reduciendo el tono simpático (Olmsted *et al.*, 2020; Vinyes, 2023; Vinyes 2025).

La procaína activa estructuras límbicas y paralímbicas, induciendo experiencias emocionales y sensoriales, vinculadas a su afinidad muscarínica (Benson *et al.*, 2004), y se ha utilizado para investigar la disfunción del sistema límbico en trastornos neuropsiquiátricos (Adamec & Stark-Adamec, 1987; Adinoff *et al.*, 2002). La infusión intravenosa de procaína influye en el sistema límbico, fundamental para el procesamiento de respuestas al estrés (Hahn-Godeffroy & Diederich, 2011).

La lidocaína afecta al flujo sanguíneo cerebral regional, pero induce menos cambios de humor y sensoriales que la procaína (Adinoff *et al.*, 2009). Las infusiones de lidocaína mejoran la ansiedad, la depresión, la vitalidad y la salud mental en general.

Acción antioxidante

En estudios recientes se ha indicado que los anestésicos locales funcionan como cazadores de radicales libres. Los anestésicos locales tipo amida, como la mepivacaína, lidocaína, bupivacaína y dibucaína, neutralizan los radicales hidroxilo de manera efectiva y dependiente de la dosis (Sato *et al.*, 2023). La lidocaína se destaca por su eficacia en combatir la disfunción endotelial inducida por el estrés oxidativo, reduciendo las especies reactivas de oxígeno, la expresión de proteínas asociadas con la actividad oxidasa y la captación de radicales hidroxilo y oxígeno singulete. Además, la lidocaína protege contra el estrés oxidativo en el contexto de traumas graves por quemaduras como parte de la terapia de resucitación con fluido ALM (combinación de adenosina, lidocaína y magnesio), y mejora la función cardíaca y la condición intestinal, mientras aumenta la adiponectina en plasma (Davenport *et al.*, 2023).

Por otro lado, la procaína también exhibe fuertes capacidades antioxidantes, particularmente contra la citotoxicidad inducida por cisplatino y la peroxidación lipídica (Zhang *et al.*, 1992). Tanto la lidocaína como la procaína son efectivas en contrarrestar la disfunción endotelial provocada por las especies reactivas de oxígeno.

Además, el bloqueo del ganglio estrellado actúa como un mecanismo antioxidante indirecto de los anestésicos locales, disminuyendo significativamente el estrés oxidativo y aumentando los niveles de enzimas antioxidantes. Interesantemente, se ha observado que, cuando se realiza este bloqueo en el lado derecho, es más eficaz que en el izquierdo en reducir los niveles de óxido nítrico y malondialdehído, y en mejorar la actividad de diversas enzimas antioxidantes (Wei *et al.*, 2017).

Acción antitrombótica

Desde 1967 se han reconocido los beneficios antitrombóticos de la procaína, especialmente en la prevención del arterioespasmo y la trombosis tras la arteriografía (Howland *et al.*, 1967). La lidocaína, conocida por inhibir la agregación plaquetaria, sugiere posibles efectos antitrombóticos. Además, ha demostrado ser efectiva en prevenir la formación de trombos en lesiones microvasculares inducidas por láser y afecta a todas las fases de la hemostasia, mejorando la lisis del coágulo (Scarlatescu, 2021).

Tanto la lidocaína como la bupivacaína inhiben la coagulación sanguínea y su uso está asociado con una reducción de complicaciones tromboembólicas y una disminución en la coagulabilidad perioperatoria (Kim *et al.*, 2011).

En la terapia de fluidos ALM, la lidocaína contribuye a mejorar la agregación plaquetaria y los trastornos de la coagulación después de hemorragias graves (Letson & Dobson, 2017).

Síndromes crónicos emergentes

Síndromes crónicos emergentes como la fibromialgia, el síndrome de fatiga crónica y el *long*-covid, caracterizados por neuroinflamación y desequilibrio autonómico, se reconocen cada vez más. A pesar de ser resistentes a muchos tratamientos, estas condiciones podrían ser receptivas a los anestésicos locales.

En pacientes con fibromialgia, la lidocaína intravenosa ha demostrado ser eficaz (De Carvalho *et al.*, 2022), mientras que en inyecciones intramusculares han sido efectivas para mejorar la fatiga y el dolor, potencialmente al bloquear metaborreceptores involucrados en el síndrome de fatiga crónica (Staud, 2017).

En un caso de tratamiento de *long*-covid se observó que las inyecciones de procaína en puntos clínicamente relevantes pueden resultar en una rápida mejora de los síntomas (Vinyes *et al.*, 2022). El bloqueo del ganglio estrellado ha mostrado ser prometedor en la reducción de los síntomas asociados al *long*-covid (Liu *et al.*, 2022). Todo ello sugiere, entre la amplia gama de aplicaciones terapéuticas de los anestésicos locales, las condiciones neuropáticas y las relacionadas con secuelas de enfermedades virales.

Anestésicos locales en oncología

La hipótesis de la acción terapéutica de los anestésicos locales en oncología surgió de estudios retrospectivos que indicaron una reducción de la recurrencia tumoral y una mejoría en la supervivencia general en pacientes de cirugías oncológicas, en pacientes sometidos a bloqueos regionales en combinación con anestesia general (Biki *et al.*, 2008).

Se sugieren varios mecanismos para estos efectos, como la atenuación indirecta de los efectos negativos de los opioides y anestésicos volátiles usados en la anestesia general en la progresión de la enfermedad, o la reducción de dosis de anestesia general cuando se combina con bloqueos regionales.

Los anestésicos locales también se estudian en relación con la respuesta neuroendocrina al estrés y la inmunosupresión quirúrgica, con efectos potencialmente positivos en la reducción de la recurrencia y las metástasis, y en la mejora de la supervivencia libre de enfermedad. Además, se investigan los efectos directos de los anestésicos locales en la biología del tumor, tanto desde su absorción en la circulación sanguínea como por infusión intravenosa (Zhang *et al.*, 2021).

Su aplicabilidad se ha descrito para diferentes tipos de tumores con acciones como la inhibición del crecimiento celular, la inducción de apoptosis, la reducción de la recurrencia y la metástasis, la sensibilización a la quimioterapia, la terapia hormonal y la hipertermia, la reducción de efectos secundarios, aumentando la supervivencia libre de enfermedad y la supervivencia global. Además, actúan en el microentorno y la mecanobiología tumoral (Chang *et al.*, 2014; Chuang, 2022; Zhang *et al.*, 2021).

Se ha descubierto que diferentes tipos de anestésico local pueden tener distintos mecanismos de acción en el tratamiento del cáncer, lo que significa que los efectos de un anestésico local específico no necesariamente se aplican a otros, incluso dentro del mismo grupo.

Acción citolítica y citotóxica directa

Existe evidencia de que los anestésicos locales pueden suprimir el crecimiento de células malignas mediante un efecto citotóxico directo y efectos inmunomediados indirectos (Chuang, 2022).

Este efecto se atribuye a la capacidad de los anestésicos locales de inducir disfunción mitocondrial en las células tumorales, inhibiendo la cadena respiratoria, la producción de trifosfato de adenosina y la glucólisis. Esto conduce a un aumento en la permeabilidad de la membrana mitocondrial que lleva a la despolarización, liberación de citocromo C y activación de caspasas, resultando en daño celular mediado por especies reactivas de oxígeno (Zhang *et al.*, 2021).

Otro efecto citotóxico de los anestésicos locales se produce al afectar a la estructura del citoesqueleto al provocar un influjo de Ca^{2+} extracelular. Los anestésicos locales estimulan las células asesinas naturales (*natural killers*), fundamentales en la respuesta inmune antitumoral, y aumentan la expresión de receptores activadores y la liberación de gránulos líticos, potenciando su efecto citotóxico. Se ha sugerido que su uso perioperatorio puede minimizar el impacto inmunosupresor de la cirugía y preservar la función de las células asesinas naturales. Además de su impacto citolítico directo, se reconoce que las respuestas inmunitarias e inflamatorias desempeñan papeles fundamentales en diversas etapas del desarrollo tumoral, incluyendo la iniciación, progresión, transformación maligna, invasión y metástasis (Cata *et al.*, 2017).

Los efectos citotóxicos de los anestésicos locales son dependientes del tiempo de exposición y la dosis, y varían según el tipo de tumor. Se ha observado que concentraciones letales para células tumorales no afectan a células sanas. Además, se han explorado combinaciones de anestésicos locales con agentes de tratamiento convencionales, mostrando una acción citotóxica sinérgica potencial y reduciendo la viabilidad de las células tumorales sin causar toxicidad en las células sanas (Kang *et al.*, 2016). En estudios como el de Chen *et al.* (2022) se ha demostrado la citotoxicidad de diferentes anestésicos locales en líneas celulares de tumores de mama, incluyendo cánceres de mama triple negativo, altamente agresivos.

Acción proapoptótica

La apoptosis, conocida como *muerte celular programada*, desempeña un papel esencial en la supresión del cáncer al eliminar células que han sufrido alteraciones a causa de mutaciones genéticas u otros factores. Durante la carcinogénesis, las células cancerígenas desarrollan la habilidad de esquivar la apoptosis mediante mutaciones genéticas. Por ello, inducir la apoptosis constituye uno de los principales objetivos en los tratamientos oncológicos.

En varios estudios *in vitro* se ha demostrado el efecto apoptótico de los anestésicos locales con el objetivo de establecer los mecanismos por los cuales se observan sus acciones proapoptóticas confirmadas en estudios *in vivo*. Algunos de los mecanismos que explicarían la acción de los anestésicos locales en la apoptosis se explican a continuación.

Regulación de las proteínas de la familia Bcl-2

Se ha demostrado que los anestésicos locales reducen las proteínas Bcl-2 (antiapoptóticas), aumentan las Bax (proapoptóticas) e inactivan vías de señalización intracelulares que inhiben la apoptosis (Castelli *et al.*, 2020; Zeng, 2021).

Modulación de la actividad del receptor del factor de crecimiento epidérmico

Los anestésicos locales inhiben esta proteína de membrana celular que regula la proliferación y diferenciación celular de células epiteliales no tumorales y en algunos tipos de tumores, incluyendo cáncer de cabeza y cuello, mama, colorrectal, pulmón y páncreas. Su hiperactivación resulta en crecimiento celular descontrolado e inhibición de la apoptosis, así como en la estimulación de la angiogénesis, capacidad de invasión, metástasis y resistencia a la quimioterapia y radioterapia.

Inducción de caspasas

Los anestésicos locales aumentan la actividad de estas enzimas proteolíticas, que juegan un papel importante en la regulación de la apoptosis y diferenciación celular (Chang *et al.*, 2014; Kang *et al.*, 2016). En células de cáncer gástrico, la lidocaína disminuyó los niveles de Bcl-2, aumentó los de Bax y caspasa 3, e indujo apoptosis, suprimiendo el comportamiento maligno y la proliferación tumoral (Zeng *et al.*, 2021).

Inhibición de FAK

La combinación de cisplatino y lidocaína produce una mayor disminución del volumen del tumor de cáncer de ovario, que el cisplatino solo. También se ha visto una supresión de la invasión de células de adenocarcinoma de pulmón por parte de la lidocaína y la ropivacaína, relacionados con la inhibición de la activación de las proteínas FAK, que regulan el crecimiento, motilidad e invasión de células tumorales. Esta acción conduce a la apoptosis, a la reducción de la angiogénesis y de la inducción de diferenciación tumoral, lo que hace que las células sean más sensibles a la quimioterapia y radioterapia (Liu *et al.*, 2021; Piegeler *et al.*, 2015).

Activación de la proteína p53

Las mutaciones de este gen supresor de tumores permiten la progresión y propagación del tumor, y ocurren en más del 50 % de todos los cánceres en humanos. Los anestésicos locales son capaces de regular la expresión de p53, induciendo apoptosis y suprimiendo la proliferación de células neoplásicas (Long *et al.*, 2022).

Otros

Niveles aumentados de calcio citosólico, estrés oxidativo, daño al ADN, activación de la vía de la proteína-cinasa activada por mitógenos, ruptura mitocondrial y liberación de moléculas como el citocromo C también se han señalado como efectos proapoptóticos de los anestésicos locales.

Existe variabilidad en la respuesta según el tipo de anestésico local utilizado y las células estudiadas. Chang *et al.* (2014) encontraron que el tratamiento con lidocaína y bupivacaína en células de cáncer de mama inhibió la viabilidad celular a través de una acción proapoptótica, y no por citotoxicidad. Otros anestésicos locales como mepivacaína, ropivacaína, levobupivacaína y cloroprocaína también han mostrado efectos apoptóticos en células tumorales. En investigaciones con diversas concentraciones de estos seis anestésicos locales, que corresponden a las dosis utilizadas en infiltraciones locales directas, bloqueos nerviosos regionales, dosis antiarrítmicas y hasta 10 veces las concentraciones plasmáticas, no se observó impacto en la viabilidad de células del grupo de control, incluso con dosis elevadas (Li *et al.*, 2018). Estos hallazgos son significativos desde el punto de vista clínico, ya que indican una menor citotoxicidad en comparación con las células normales, lo que se traduce en menos efectos secundarios asociados al tratamiento.

En carcinoma de esófago se observó que los cuatro anestésicos locales estudiados inhibieron el crecimiento celular entre el 50 y 100 %, indujeron la apoptosis entre el 20 y 50 %, e inhibieron la migración celular. La variedad depende del tipo de anestésico local y la concentración utilizada (Zhu *et al.*, 2020).

Inhibición de la proliferación de células tumorales

La inmortalidad replicativa, el apoyo a la señalización proliferativa y la evasión de la supresión del crecimiento son algunas de las características del cáncer relacionadas con la desregulación del ciclo celular. Las ciclinas, proteínas que controlan el crecimiento y la proliferación celular, están desreguladas en varios tipos de cáncer. Los anestésicos locales son capaces de reducir la expresión de ciclinas y cinasas dependientes de ciclinas, lo que inhibe la síntesis de ADN y bloquea la entrada en el ciclo celular, resultando en la detención de la proliferación en la fase G0/G1. La disminución de Ki-67, un marcador mitótico liberado durante la división celular, demuestra este efecto.

El tratamiento de células de cáncer de mama y melanoma con bupivacaína y lidocaína disminuyó las ciclinas, promoviendo así la detención del ciclo celular (Castelli *et al.*, 2020).

La ropivacaína induce una detención en la fase G2/M en células de cáncer de hígado, bloqueando la entrada en mitosis y reduciendo la proliferación celular (Le Gac *et al.*, 2017). También detiene del ciclo celular en la fase S (Li *et al.*, 2018).

La lidocaína impide la transición de las células de la fase G1 a la fase S, reduciendo las ciclinas y la expresión de la proteína de membrana GOLT1A, inhibiendo la proliferación celular en el cáncer de pulmón (Zhang *et al.*, 2017). También inhibe directamente la actividad de la tirosina-cinasa del receptor del factor de crecimiento epidérmico.

Acción antimetastásica

Las metástasis son el resultado de cambios sucesivos en la biología celular que comienzan con una proliferación incontrolada e invasión local del tejido normal circundante, entrada de células cancerosas en los vasos sanguíneos y/o linfáticos (y supervivencia en estos sistemas), seguido de la extravasación, fijación y proliferación de células cancerosas en órganos distantes. Este complejo proceso de múltiples pasos implica la desregulación de numerosas proteínas y CSDV. La ocurrencia de hipoxia aguda tiene el potencial de activar vías de señalización que favorecen la diseminación metastásica, además de la disminución en la tasa de proliferación de linfocitos y el desequilibrio de las células T *helper* 1/T *helper* 2 de la inmunidad celular.

Los anestésicos locales inhiben el potencial metastásico en una variedad de tumores y, a pesar de la presencia de CSDV en varios cánceres, los procesos antimetastásicos inducidos por los anestésicos locales pueden atribuirse a mecanismos que no requieren la inhibición de estos canales. Entre ellos, la inhibición del factor de crecimiento y la modulación del Ca^{2+} intracelular, además de los efectos antiinflamatorios y antiangiogénicos.

El mecanismo de inhibición del potencial metastásico por la lidocaína se demostró *in vitro* y en un modelo murino de cáncer de ovario midiendo los niveles de E-cadherina, N-cadherina y vimentina, proteínas involucradas en la adhesión celular en tejidos epiteliales y mesenquimales (Liu *et al.*, 2021).

La inhibición de la tirosina-cinasa proteica Src, además del efecto proapoptótico que ya se ha mencionado, también inhibe la migración, la invasividad y la metástasis del tumor. Los anestésicos locales inhiben la secreción de metaloproteinasa, necesaria para la invasión de células cancerosas en la matriz extracelular (Piegeler *et al.*, 2015; Soto *et al.*, 2020).

La lidocaína intravenosa no mostró inhibición del crecimiento en diámetros de tumores de mama, pero redujo el número de recuentos de colonias en metástasis pulmonares y hepáticas al inhibir la expresión de procitocinas en suero de modelos animales (Freeman *et al.*, 2019).

En pacientes con cáncer de cuello uterino, la administración intravenosa de lidocaína en bolo y en infusión continua durante el período perioperatorio de la histerectomía radical demostró un efecto protector sobre la inmunidad celular, observado como una mayor tasa de proliferación de linfocitos y el mantenimiento de la relación de interferón e interleucina 4, además de la disminución de la producción de citocinas inflamatorias. La modulación de la respuesta inmune puede contribuir a la reducción de complicaciones de la cirugía oncológica, incluyendo sepsis y la formación de metástasis (Wang *et al.*, 2015).

En un estudio multicéntrico aleatorizado, Badwe *et al.* (2023) evaluaron la efectividad de la infiltración peritumoral preoperatoria de lidocaína en 1.583 mujeres con cáncer de mama en etapa temprana. En un período de 5 años, los resultados mostraron que la lidocaína mejoró tanto la supervivencia libre de enfermedad como la supervivencia global. Estos beneficios se observaron en varios subgrupos de pacientes, independientemente de factores como el estado de la menopausia, tamaño del tumor y presencia de metástasis.

Además, la bupivacaína, la procaína y la ropivacaína tienen la capacidad de minimizar la migración de células tumorales, inhibiendo la función mitocondrial.

La lidocaína y la ropivacaína, en concentraciones clínicamente relevantes, bloquean la invasión celular. Se sugiere que incluso a concentraciones más bajas estos efectos antiinvasivos podrían mantenerse, lo que indica que las inyecciones locales o regionales de estos anestésicos locales podrían tener efectos sistémicos, como se ha demostrado en modelos experimentales de cáncer de mama, melanoma y linfoma (Freeman *et al.*, 2019).

Acción simpaticolítica

Las observaciones epidemiológicas de la relación entre el estrés y la progresión acelerada de los cánceres han puesto de manifiesto que la modulación de la transmisión de señales del sistema nervioso puede modificar la progresión del cáncer.

Se han descrito los tres subtipos de receptores β-adrenérgicos –β_1, β_2 y β_3– en varios tipos de tumores sólidos y hematológicos. La señalización β-adrenérgica regula la función de varios tipos de células relevantes para el cáncer, incluyendo células epiteliales, miocitos, pericitos vasculares, adipocitos, fibroblastos, células neurales y gliales, y la mayoría de las células inmunes linfoides y mieloides. La activación del sistema nervioso simpático puede regular una amplia variedad de vías celulares y moleculares.

El efecto estimulante del cáncer por el sistema nervioso simpático puede reducirse con el uso de β-bloqueadores. En varios estudios, incluyendo metaanálisis, se muestra una reducción en el crecimiento del tumor y las tasas de metástasis, con un aumento en la supervivencia libre de enfermedad y global en varios tipos de cánceres tratados (Carnet Le Provost *et al.*, 2023).

Basándose en el conocimiento previo de que el uso de propanolol reducía la recurrencia del melanoma cutáneo grueso, Tibensky *et al.* (2023) obtuvieron con la aplicación tópica de lidocaína y tetracaína en melanomas inducidos en ratones una disminución en el peso del tumor.

Acción desmetilante del ácido desoxirribonucleico

La metilación anormal del ADN en la región promotora, asociada con el desarrollo y progresión del cáncer, interfiere en la función de genes supresores de tumores y aumenta la expresión de protooncogenes. Los anestésicos locales inhiben la proliferación tumoral afectando a la metilación del ADN sin incorporarse en el ADN, al modificar la actividad de la ADN metiltransferasa (Zhang *et al.*, 2021) que afecta a la expresión de microácido ribonucleico y la acetilación de histonas, resultando en la reactivación de genes supresores de tumores y ejerciendo efectos citotóxicos en células malignas.

La procaína ha demostrado su capacidad para reducir la metilación global del ADN, lo que lleva a una disminución en la viabilidad, crecimiento e invasión de células tumorales, y a la reactivación de genes supresores en una variedad de cánceres humanos, tanto en estudios *in vitro* como *in vivo*, incluyendo cánceres de mama (Villar-Garea *et al.*, 2003), hígado, (Tada *et al.*, 2007), colon (Sabit *et al.*, 2016), pulmón (Gao *et al.*, 2009), osteosarcoma (Ying *et al.*, 2017) y estómago (Li *et al.*, 2018). De manera similar, la lidocaína y la ropivacaína también han mostrado efectos en la metilación del ADN en cáncer de mama (Lirk, 2014), y la lidocaína, la ropivacaína y la bupivacaína, en el cáncer de hígado (Chen *et al.*, 2020). Los fármacos desmetilantes ya no se emplean como agentes únicos en el tratamiento del cáncer, pero sí en combinación con otros para potenciar la respuesta de las células cancerosas a la quimioterapia, radioterapia o hipertermia, con una menor toxicidad. Un ejemplo de ello es la tendencia de asociar los anestésicos locales con quimioterápicos.

Canales de sodio regulados por voltaje (o canales iónicos)

Se ha identificado la presencia de CSDV en células no excitables de varios tipos de células tumorales, como el cáncer de mama, de estómago, de intestino, de ovario, de cuello uterino, de próstata, de pulmón, de tiroides; en leucemias, melanomas, astrocitomas, mesoteliomas y neuroblastomas. Estos CSDV, que no están implicados en la generación de potenciales de acción, juegan un papel crucial en invadopodios, unas estructuras celulares importantes en la invasión y metastización de tumores. La sobreexpresión de CSDV se asocia con un comportamiento tumoral más agresivo, progresión a etapas metastásicas, mayor recurrencia, resistencia a fármacos y peor pronóstico. Los anestésicos locales, al inhibir los CSDV, reducen la capacidad de migración y metastatización de las células cancerosas, disminuyendo la recurrencia del tumor y mejorando la supervivencia en ciertos casos. En varios estudios se ha sugerido el uso de anestésicos locales, en especial bloqueadores de canales de sodio, durante y después de cirugías oncológicas para reducir las tasas de recurrencia del cáncer.

En el estudio de Zhang *et al.* (2020), en el que se analizó retrospectivamente a pacientes sometidos a pancreatectomía por cáncer de páncreas, el grupo que recibió infusión intravenosa de lidocaína en el tiempo intraoperatorio mostró tasas de supervivencia global más altas en comparación con el grupo que no la recibió. A pesar de todas las limitaciones y posibles sesgos de un estudio retrospectivo, los resultados son prometedores y fundamentan investigaciones futuras, como el estudio piloto FLICOR en el Reino Unido, aleatorizado y controlado con administración intravenosa de lidocaína o placebo en pacientes sometidos a cirugía mínimamente invasiva para cáncer colorrectal (West *et al.*, 2023).

El bloqueo de los CSDV ha sido de investigación en oncología para el desarrollo de fármacos que modulen estos canales y el flujo de iones de sodio. Las células cancerosas con CSDV funcionales presentan un mayor potencial de membrana y concentración de sodio intracelular que las células sanas, lo que se relaciona con la progresión del ciclo síntesis de ADN, la mitosis, la proliferación, la migración y la diferenciación, e incluso interfiere con las proteasas de la matriz extracelular que estimulan el potencial invasivo. Los anestésicos locales han mostrado resultados prometedores en la inhibición de la proliferación y el potencial metastásico de las células cancerosas, tanto usados solos como en combinación con otros fármacos.

En estudios tanto *in vitro* como *in vivo* se ha demostrado que la lidocaína inhibe la migración y reduce la viabilidad de las células del cáncer de mama, incluyendo subtipos agresivos como el triple negativo y HER2 positivo (Chamaraux-Tran *et al.*, 2022).

Se ha investigado con diversos anestésicos locales la estrategia de bloquear la expresión o actividad de Nav1.5, un CSDV asociado a diversos tipos de cáncer. Los tumores metastásicos presentan niveles más altos de Nav1.5 que los tumores primarios y los tejidos sanos. Varios anestésicos locales han mostrado efecto en el bloqueo de la expresión de Nav1.5 en el cáncer metastásico de mama (Fraser *et al.*, 2014), ovario (Liu *et al.*, 2021), pulmón (Piegeler *et al.*, 2015) y colon (Baptista-Hon *et al.*, 2014). Además de la inhibición invasiva y metastásica a través de la regulación negativa del nivel de Nav1.5, también hay una reducción en la capacidad de movilidad de las células tumorales.

Esta acción de los anestésicos locales en Nav1.5 también ha demostrado tener un efecto en la transición epitelio-mesenquimal, volviéndose más invasivas y metastásicas. Esta transición es inhibida por la supresión de Nav1.5, lo que perjudica la motilidad y la capacidad de invasión de las células tumorales en la matriz extracelular. En los estudios de Liu *et al.* (2021), la lidocaína inhibió la transición epitelio-mesenquima y la capacidad de metastatizar tanto *in vitro* como *in vivo*.

La acción de los anestésicos locales en otros canales iónicos también tiene acción antiproliferativa. Además, las células no tumorales no expresan CSDV funcionales, y por lo tanto el uso de bloqueadores de CSDV no afecta a la viabilidad de las células sanas. Esta afirmación se confirma con resultados de varios estudios, en los que se muestra que bajas concentraciones de anestésico local exhiben el bloqueo de Nav1.5, con la consiguiente reducción del crecimiento tumoral, invasión y migración de las células tumorales, sin toxicidad.

Acción potenciadora y protectora

Los anestésicos locales, además de aumentar la efectividad de los quimioterápicos, también pueden revertir o reducir la resistencia adquirida a estos fármacos. Esta resistencia se desarrolla a menudo debido a diversos mecanismos, como la modulación de la permeabilidad de los fármacos por canales iónicos y Nav1.5, o la expresión anómala de proteínas antiapoptóticas que disminuyen la sensibilidad a los tratamientos.

Se incrementaron los efectos antiproliferativos y proapoptóticos en células de carcinoma esofágico con la combinación de anestésico local con 5-fluorouracilo y paclitaxel. Estos anestésicos locales provocan disfunción mitocondrial de las células tumorales, lo que lleva a una inhibición de la proliferación celular. Los anestésicos locales reducen la actividad de Rac1, una proteína reguladora del citoesqueleto implicada en la migración celular y asociada con un pronóstico desfavorable en algunos tipos de cáncer (Zhu *et al.*, 2020).

La combinación de lidocaína con palbociclib (Han, 2022) potenció la detención del ciclo celular en la fase G0/G1 en cáncer de mama, aumentando la apoptosis debido a daño mitocondrial y disminuyendo la transición epitelio-mesenquimal. En modelos murinos de cáncer de mama, esta combinación inhibió notablemente el crecimiento del tumor y aumentó la apoptosis celular. Además, en combinación con decitabina, la lidocaína intensificó el efecto desmetilante más que la ropivacaína, mientras que la bupivacaína no mostró tal acción en células de cáncer de mama.

Tanto la lidocaína como la ropivacaína también modulan la sensibilidad de las células de cáncer de mama al tamoxifeno a través de distintos mecanismos (Zhang *et al.*, 2017). La lidocaína, en combinación con cisplatino, ha demostrado aumentar la sensibilidad de las células de cáncer de ovario a la quimioterapia, elevando los niveles de proteínas apoptóticas, como caspasa 3 y 8, y disminuyendo los de la proteína antiapoptótica Bcl-2, además de bloquear el Nav1.5 (Liu *et al.*, 2021). Este tratamiento mostró efectos antimetastásicos y mejoró la eficacia del cisplatino en un modelo murino de cáncer de ovario metastásico. Se sugiere su uso intraperitoneal en cirugías de cáncer de ovario como estrategia contra células residuales o micrometastásicas.

La lidocaína ha aumentado la sensibilidad de las células de cáncer de ovario a carboplatino y paclitaxel. Del mismo modo, en cáncer gástrico la lidocaína suprimió la proliferación celular (Zeng *et al.*, 2021) y potenció la sensibilidad al cisplatino, reduciendo la proliferación, la apoptosis y la invasión celular (Zhang *et al.*, 2020). También se observaron efectos inhibitorios sinérgicos con 5-fluorouracilo.

En varios estudios se ha demostrado que los anestésicos locales potencian la efectividad de diversos quimioterápicos:

- La lidocaína aumenta la eficacia del cisplatino en el tratamiento del cáncer de pulmón (Yang *et al.*, 2019) y del carcinoma de células escamosas de la piel (Liu *et al.*, 2022), y junto con la ropivacaína y la bupivacaína, en el carcinoma hepatocelular (Chen *et al.*, 2020). La procaína también potencia el cisplatino en la leucemia (Esposito *et al.*, 1990).
- La lidocaína mejora la acción del 5-fluorouracilo en el melanoma (Wang *et al.*, 2017).
- La procaína y la lidocaína potencian la doxorrubicina en el melanoma (Chlebowski *et al.*, 1982), y la procaína lo hace en el cáncer de mama (Ali *et al.*, 2018).
- La procaína, la lidocaína, la dibucaína, la tetracaína y la butacaína mejoran la efectividad de la bleomicina en el mela-

noma (Mizuno & Ishida, 1982). La procaína también potencia el carboplatino en el cáncer de colon (Sabit *et al.*, 2016).

En un estudio innovador sobre el perfil metabolómico del cáncer de mama triple negativo (Chamaraux-Tran *et al.*, 2022) se reveló que la lidocaína modifica la huella biológica de estas células, alterando negativamente los niveles de metabolitos clave como la glutaminólisis, fosfocolina y síntesis de colina. Por otro lado, la acción protectora de la procaína contra la toxicidad renal inducida por cisplatino se ha demostrado tanto *in vitro* como *in vivo*, inhibiendo la peroxidación lipídica y potenciando la inhibición de la gluconeogénesis, lo que subraya su capacidad para proteger contra el estrés oxidativo causado por el cisplatino (Zhang *et al.*, 1992).

La infusión intravenosa de lidocaína se ha utilizado para tratar la neuropatía periférica inducida por quimioterapia, mostrando resultados alentadores en el alivio del dolor intratable. Esta condición, que afecta al 30-40 % de los pacientes en quimioterapia, provoca síntomas como dolor, debilidad, pérdida de sensibilidad y limitaciones funcionales en las extremidades. Los tratamientos con lidocaína han logrado una disminución del dolor y una reducción en las áreas afectadas por anomalías sensoriales en las extremidades (Van Den Heuvel *et al.*, 2017).

Consideraciones del uso de anestésicos locales en oncología

En el contexto de reposicionamiento de medicamentos antiguos para nuevos usos, se ha investigado mucho sobre el uso potencial de anestésico local en el tratamiento del cáncer. Aunque es poco probable que los anestésicos locales se utilicen como una estrategia terapéutica independiente en oncología, se cree que pueden ser efectivos en terapias sinérgicas o como agentes quimiosensibilizadores. Es importante que los pacientes continúen siguiendo los protocolos de tratamiento recomendados por sus médicos, basándose en sus condiciones clínicas específicas.

Los anestésicos locales son valorados por su bajo costo, seguridad y disponibilidad a nivel mundial. Se espera que la investigación futura clarifique mejor las indicaciones de los anestésicos locales y amplíe sus posibilidades de uso terapéutico.

En el contexto específico de la terapia neural, hay evidencia suficiente para considerar el uso seguro de anestésicos locales en pacientes con cáncer; sin embargo, esto no implica que la terapia neural sea un tratamiento para el cáncer en sí, sino que el uso de anestésicos locales dentro de esta terapia es seguro para estos pacientes.

Los efectos positivos de los anestésicos locales en oncología son generalmente dependientes de dosis y se observan en concentraciones clínicamente relevantes, aunque su uso en la práctica de la terapia neural no alcanza estas concentraciones.

Si bien hay investigaciones que muestran efectos epigenéticos y sobre el ciclo celular con bajas concentraciones de anestésico local, se necesitan más estudios para determinar si estos efectos son aplicables en la terapia neural.

CONCLUSIONES. REPENSANDO EL PAPEL DE LOS ANESTÉSICOS LOCALES

En respuesta a la pregunta inicial sobre si los anestésicos locales son solamente agentes para anestesiar, la conclusión es inequívoca: no lo son. Esta afirmación no se basa únicamente en las experiencias de la terapia neural, sino que está respaldada por una amplia gama de hallazgos experimentales y clínicos en diversas ramas de la medicina, incluyendo farmacología y anestesiología.

Aunque muchas de las aplicaciones terapéuticas de los anestésicos locales discutidas no están incluidas en las fichas técnicas de los medicamentos y podrían considerarse fuera de etiqueta, más de un siglo de estudios y experiencias clínicas demuestran su utilidad y, en muchos casos, su necesidad en contextos terapéuticos más allá de la anestesia. Esto sugiere que podría ser el momento de reconsiderar y actualizar la descripción y el alcance de uso de los anestésicos locales.

Los conocimientos que se presentan en este capítulo buscan abrir camino para una mejor comprensión de los anestésicos locales, con el objetivo de disipar conceptos erróneos comunes, y destacar la potencia y versatilidad de los anestésicos locales como herramienta terapéutica en la medicina moderna.

PUNTOS CLAVE

- Una extensa gama de hallazgos experimentales y clínicos en múltiples ramas de la medicina, incluida la farmacología, han demostrado o sugerido numerosas aplicaciones terapéuticas de los anestésicos locales que aún no se reflejan en sus fichas técnicas.
- Los anestésicos locales ejercen efectos terapéuticos tanto directos como indirectos: actúan sobre células disfuncionales mediante mecanismos mediados y no mediados por receptores, alterando canales iónicos y funciones celulares. Además, restauran la regulación autonómica, y benefician órganos y sistemas disfuncionales a través de sus metabolitos.
- Más de un siglo de estudios y experiencias clínicas respaldan la efectividad de los anestésicos locales en diversas condiciones, lo que indica que ha llegado el momento de reconsiderar y actualizar su descripción y alcance de uso más allá de su función anestésica.
- En este capítulo se ofrece una perspectiva renovada sobre los anestésicos locales, buscando aclarar conceptos erróneos y resaltar su potencia y versatilidad como herramientas terapéuticas en la medicina moderna.

BIBLIOGRAFÍA

Adamec RE, Stark-Adamec C. The effects of procaine HCl on population cellular and evoked response activity within the limbic system of the cat. Evidence for differential excitatory action of procaine in a variety of limbic circuits. Prog Neuropsychopharmacol Biol Psychiatry. 1987;11(4):345-64.

Adinoff B, Devous MD, Best SE, Alexander D, Kelly Payne J, Williams MJ. Dose-response measures of rCBF and subjective changes following procaine in healthy female volunteers. Psychiatry Res. 2002;114(3):123-35.

Adinoff B, Devous MD, Cooper DC, Best SE, Harris TS, Williams MJ. Neural response to lidocaine in healthy subjects. Psychiatry Res. 2009;173(2): 135-42.

Ali MS, Farah MA, Al-Lohedan HA, Al-Anazi KM. Comprehensive exploration of the anticancer activities of procaine and its binding with calf thymus DNA: a multi spectroscopic and molecular modelling study. RSC Adv. 2018;8(17):9083-93.

Altınbilek T, Terzi R, Kaya E, Murat S. Effects of Local Anesthetics on Viruses from a Neural Therapy Perspective. J Tradit Complemen Med. 2021;4(3):394-8.

Arici G, Karsli B, Kayacan N, Akar M. The effects of bupivacaine, ropivacaine, and mepivacaine on the contractility of rat myometrium. Int J Obstet Anesth. 2004;13(2):95-8.

Ashkenazi A, Blumenfeld A, Napchan U et al. Peripheral nerve blocks and trigger point injections in headache management - a systematic review and suggestions for future research. Headache. 2010;50(6):943-52.

Badwe RA, Parmar V, Nair N et al. Effect of Peritumoral Infiltration of Local Anesthetic Before Surgery on Survival in Early Breast Cancer. J Clin Oncol. 2023;41(18):3318-28.

Baguley DM, Jones S, Wilkins I, Axon PR, Moffat DA. The inhibitory effect of intravenous lidocaine infusion on tinnitus after translabyrinthine removal of vestibular schwannoma: a double-blind, placebo-controlled, crossover study. Otol Neurotol. 2005;26(2):169-76.

Baptista-Hon DT, Robertson FM, Robertson GB et al. Potent inhibition by ropivacaine of metastatic colon cancer SW620 cell invasion and NaV1.5 channel function. Br J Anaesth. 2014;113 Suppl 1:i39-i48.

Benson BE, Carson RE, Kiesewetter DO et al. A potential cholinergic mechanism of procaine's limbic activation. Neuropsychopharmacology. 2004; 29(7):1239-50.

Biki B, Mascha E, Moriarty DC, Fitzpatrick JM, Sessler DI, Buggy DJ. Anesthetic technique for radical prostatectomy surgery affects cancer recurrence: a retrospective analysis. Anesthesiology. 2008;109(2):180-7.

Björck S, Dahlström A, Johansson L, Ahlman H. Treatment of the mucosa with local anaesthetics in ulcerative colitis. Agents Actions. 1992; Spec No:C60-72.

Breborowicz A, Knapowski J. Augmentation of peritoneal dialysis clearance with procaine. Kidney Int. 1984;26(4):392-6.

Bucci L. Procaine: a monoamine oxidase inhibitor in schizophrenia. Dis Nerv Syst. 1973;34(7):389-91.

Burburan SM, Xisto DG, Rocco PR. Anaesthetic management in asthma. Minerva Anestesiol. 2007;73(6):357-65.

Carnet Le Provost K, Kepp O, Kroemer G, Bezu L. Trial watch: beta-blockers in cancer therapy. Oncoimmunology. 2023;12(1):2284486.

Cassuto J, Sinclair R, Bonderovic M. Anti-inflammatory properties of local anesthetics and their present and potential clinical implications. Acta Anaesthesiol Scand. 2006;50(3):265-82.

Castelli V, Piroli A, Marinangeli F et al. Local anesthetics counteract cell proliferation and migration of human triplenegative breast cancer and melanoma cells. J Cell Physiol. 2020;235(4):3474-84.

Castro I, Carvalho P, Vale N, Monjardino T, Mourão J. Systemic Anti-Inflammatory Effects of Intravenous Lidocaine in Surgical Patients: A Systematic Review and Meta-Analysis. J Clin Med. 2023;12(11):3772.

Cata JP, Ramirez MF, Velasquez JF et al. Lidocaine stimulates the function of natural killer cells in different experimental settings. Anticancer Res. 2017;37(9):4727-32.

Chamaraux-Tran TN, Muller M, Pottecher J et al. Metabolomic Impact of Lidocaine on a Triple Negative Breast Cancer Cell Line. Front Pharmacol. 2022;13:821779.

Chang YC, Liu CL, Chen M J et al. Local anesthetics induce apoptosis in human breast tumor cells. Anesth Analg. 2014;118(1):116-24.

Chen D, Yan Y, Xie J et al. Amide-type local anesthetics may suppress tumor cell proliferation and sensitize Human Hepatocellular Carcinoma Cells to Cisplatin via upregulation of RASSF1A expression and demethylation. J Cancer. 2020;11(24):7312-9.

Chen JL, Liu ST, Huang SM, Wu ZF. Apoptosis, Proliferation, and Autophagy Are Involved in Local Anesthetic-Induced Cytotoxicity of Human Breast Cancer Cells. Int J Mol Sci. 2022;23(24):15455.

Chiu KM, Lu CW, Lee MY, Wang MJ, Lin TY, Wang SJ. Neuroprotective and anti-inflammatory effects of lidocaine in kainic acid-injected rats. Neuroreport. 2016;27(7):501-7.

Chlebowski RT, Block JB, Cundiff D, Dietrich MF. Doxorubicin cytotoxicity enhanced by local anesthetics in a human melanoma cell line. Cancer Treat Rep. 1982;66(1):121-5.

Ciodaro F, Mannella VK, Cammaroto G, Bonanno L, Galletti F, Galletti B. Oral gabapentin and intradermal injection of lidocaine: is there any role in the treatment of moderate/severe tinnitus? Eur Arch Otorhinolaryngol. 2015;272(10):2825-30.

Cooke ED, Bowcock SA, Lloyd MJ, Pilcher MF. Intravenous lignocaine in prevention of deep venous thrombosis after elective hip surgery. Lancet. 1977;2(8042):797-9.

Da Costa JC, Olsen PC, de Azeredo Siqueira R et al. JMF2-1, a lidocaine derivative acting on airways spasm and lung allergic inflammation in rats. J Allergy Clin Immunol. 2007;119(1):219-25.

Davenport LM, Letson HL, Dobson GP. Lung protection after severe thermal burns with adenosine, lidocaine, and magnesium (ALM) resuscitation and importance of shams in a rat model. J Burn Care Res. 2023;irad127.

De Carvalho JF, Skare T. Lidocaine in fibromyalgia: A systematic review. World J Psychiatry. 2022;12:615-22.

Dernek B, Adiyeke L, Duymus TM, Aydogmus S, Kesiktas FN, Paker N. Efficacy of subcutaneous lidocaine injection in venous insufficiency: a prospective, randomized, controlled study, and new treatment protocol. J Phys Ther Sci. 2018;30(6):748-54.

Dreisbach RH, Chu N. Procaine as an anti-allergic agent. Fed Proc. 1948; 7(1 Pt 1):215.

Elizagaray ML, Mazitelli I, Pontoriero A et al. Lidocaine reinforces the anti-inflammatory action of dexamethasone on myeloid and epithelial cells activated by inflammatory cytokines or SARS-CoV-2 infection. Biomed J. 2023;46(1):81-92.

Esposito M, Fulco RA, Collecchi P et al. Improved therapeutic index of cisplatin by procaine hydrochloride. J Natl Cancer Inst. 1990;82(8):677-84.

Fauza DO, Kohane DS, Beeuwkes EB, Clayton N, Maher TJ. Local anesthetics inhibit uterine activity in vitro. Possible application on preterm labor prevention and treatment. Fetal Diagn Ther. 2003;18(5):292-6.

Fenoglio C, Boicelli CA, Ottone M, Addario C, Chiari P, Viale M. Protective effect of procaine hydrochloride on cisplatin-induced alterations in rat kidney. Anticancer Drugs. 2002;13(10):1043-54.

Fraser SP, Foo I, Djamgoz MB. Local anaesthetic use in cancer surgery and disease recurrence: role of voltage-gated sodium channels?. Br J Anaesthesia. 2014;113(6):899-902.

Freeman J, Crowley PD, Foley AG et al. Effect of Perioperative Lidocaine, Propofol and Steroids on Pulmonary Metastasis in a Murine Model of Breast Cancer Surgery. Cancers. 2019;11(5):613.

Fuller RW, Roush BW. Procaine hydrochloride as a monoamine oxidase inhibitor: implications for Geriatric therapy. J Am Geriatr Soc. 1977;25(2):90-3.

Gao ZP, Xu Z, Hung M et al. Procaine and procainamide inhibit the Wnt canonical pathway by promoter demethylation of WIF-1 in lung cancer cells. Oncol Rep. 2009;22(6):1479-84.

Ghafari R, Baradari AG, Firouzian A et al. Cognitive deficit in first-time coronary artery bypass graft patients: a randomized clinical trial of lidocaine versus procaine hydrochloride. Perfusion. 2012;27(4):320-5.

Goetzki H, May W. Intramuskuläre Novocainblockaden zur Behandlung der Urticaria chronica [Intramuscular novocaine blockades for the treatment of chronic urticaria]. Z Haut Geschlechtskr. 1967;42(11):375-80.

Grady PG, Clark N, Lenahan J et al. Effect of intraoperative intravenous lidocaine on postoperative pain and return of bowel function after laparoscopic abdominal gynecologic procedures. AANA J. 2012;80(4):282-8.

Gray A, Marrero-Berrios I, Weinberg J et al. The effect of local anesthetic on pro-inflammatory macrophage modulation by mesenchymal stromal cells. Int Immunopharmacol. 2016;33:48-54.

Haginomori S, Makimoto K, Araki M, Kawakami M, Takahashi H. Effect of lidocaine injection of EOAE in patients with tinnitus. Acta Otolaryngol. 1995;115(4):488-92.

Hahn-Godeffroy JD. Procain-Reset: Ein Therapiekonzept zur Behandlung chronischer Erkrankungen. Schweiz Z Ganzheitsmed. 2011;23:291-6.

Hamed RS, Naser AI, Al-Allaf LI, Taqa GA. The impact of lidocaine gel on TNF-α expression in surgically induced oral mucosal ulcers: an immunohistochemical analysis in rabbits. J Oral Med Oral Surg. 2023;29(1):8.

Hamzoian H, Zograbyan V. Trigger Point Injections Versus Medical Management for Acute Myofascial Pain: A Systematic Review and Meta-Analysis. Cureus. 2023;15(8):e43424.

Han BS, Jung KH, Lee JE, Yoon YC, Ko S, Park MS, Lee YJ, Kim SE, Cho YJ, Lee P, Lim JH, Jang E, Kim H, Hong SS. Lidocaine enhances the efficacy of palbociclib in triple-negative breast cancer. Am J Cancer Res. 2022 Jul 15;12(7):3083-98.

Hara K, Sata T. The effects of the local anesthetics lidocaine and procaine on glycine and gamma-aminobutyric acid receptors expressed in Xenopus oocytes. Anesthesia & Analgesia. 2007;104(6):1434-39.

Hollmann MW, Durieux ME. Local anesthetics and the inflammatory response: a new therapeutic indication? Anesthesiology. 2000;93:858-75.

Hollmann MW, Herroeder S, Kurz KS et al. Time-dependent inhibition of G protein-coupled receptor signaling by local anesthetics. Anesthesiology. 2004;100(4):852-60.

Howland WJ, Curry JL, Wheeler PP. Intra-arterial administration of procaine hydrochloride after arteriography. Potential value in preventing arteriospasm and thrombosis. JAMA. 1967;201(11):813-6.

Hu ML, Chen YK, Chen LC, Sano M. Para-aminobenzoic acid scavenges reactive oxygen species and protects DNA against UV and free radical damage. J Nutr Biochem. 1995;6(9):504-08.

Ji F, Zhang Y, Cui P, Li Y, Li C, Du D, Xu H. Preventive Effect of Local Lidocaine Administration on the Formation of Traumatic Neuroma. J Clin Med. 2023 Mar 24;12(7):2476.

Kang DK, Zhao LY, Wang HL. Cytotoxic effects of local anesthesia through lidocaine/ropivacaine on human melanoma cell lines. Rev Bras Anestesiol. 2016;66:594-602.

Kawamata M, Takahashi T, Kozuka Y, Nawa Y, Nishikawa K, Narimatsu E, Watanabe H, Namiki A. Experimental incision-induced pain in human skin: effects of systemic lidocaine on flare formation and hyperalgesia. Pain. 2002 Nov;100(1-2):77-89.

Keith JC Jr. Effect of lidocaine pretreatment on acute hemorrhagic shock in the anesthetized rat. Circ Shock. 1986;19(3):283-92.

Kim J-E, Kim KJ, Ahn W, Han K-S, Kim HK. Local Anesthetics Inhibit Tissue Factor Expression in Activated Monocytes via Inhibition of Tissue Factor mRNA Synthesis. Clin Appl Thromb Hemost. 2011;17(6):E4-9.

Kleinjung T, Langguth B. Pharmacotherapy of Tinnitus. Curr Top Behav Neurosci. 2021;51:193-212.

Lang A, Ben Horin S, Picard O, Fudim E, Amariglio N, Chowers Y. Lidocaine inhibits epithelial chemokine secretion via inhibition of nuclear factor kappa B activation. Immunobiology. 2010 Apr;215(4):304-13.

Layer P, Bronisch HJ, Henniges UM et al. Effects of systemic administration of a local anesthetic on pain in acute pancreatitis: a randomized clinical trial. Pancreas. 2011;40(5):673-9.

Le Gac G, Angenard G, Clément B, Laviolle B, Coulouarn C, Beloeil H. Local Anesthetics Inhibit the Growth of Human Hepatocellular Carcinoma Cells. Anesth Analg. 2017;125(5):1600-9.

Lecanu L, Wenguo Y, Xu J, Greeson J, Papadopoulos V. Local anesthetic procaine protects rat pheochromocytoma PC12 cells against beta-amyloid-induced neurotoxicity. Pharmacology. 2005;74(2):65-78.

Leriche R, Fontaine R. De l'infiltration stellaire dans les embolies cérébrales dans les spasmes vasculaire postopératoires de l'encéphale et chez les hémiplégiques. Rev Chir. 1936;74:755-8.

Letson H, Dobson G. Adenosine, lidocaine and Mg2+ (ALM) fluid therapy attenuates systemic inflammation, platelet dysfunction and coagulopathy after non-compressible truncal hemorrhage. PLoS One. 2017;12(11):e0188144.

Li D, Yan Y, Yu L, Duan Y. Procaine Attenuates Pain Behaviors of Neuropathic Pain Model Rats Possibly via Inhibiting JAK2/STAT3. Biomol Ther (Seoul). 2016;24(5):489-94.

Li J, Huang J, Yang JT, Liu JC. Perioperative intravenous lidocaine for postoperative pain in patients undergoing breast surgery: a meta-analysis with trial sequential analysis of randomized controlled trials. Front Oncol. 2023;13:1101582.

Li R, Xiao C, Liu H, Huang Y, Dilger JP, Lin J. Effects of local anesthetics on breast cancer cell viability and migration. BMC Cancer. 2018;18(1):666.

Li YC, Wang Y, Li DD, Zhang Y, Zhao TC, Li CF. Procaine is a specific DNA methylation inhibitor with anti-tumor effect for human gastric cancer. J Cell Biochem. 2018;119(2):2440-9.

Lin TY, Chung CY, Lu CW et al. Local anesthetics inhibit glutamate release from rat cerebral cortex synaptosomes. Synapse (New York, N Y). 2013;67:568-79.

Lirk P, Hollmann MW, Fleischer M, Weber NC, Fiegl H. Lidocaine and ropivacaine, but not bupivacaine, demethylate deoxyribonucleic acid in breast cancer cells in vitro. Br J Anaesth. 2014;113(Suppl 1):i32-i38.

Liu C, Yu M, Li Y et al. Lidocaine inhibits the metastatic potential of ovarian cancer by blocking NaV 1.5-mediated EMT and FAK/Paxillin signaling pathway. Cancer Med. 2021;10(1):337-49.

Liu K, Adachi N, Yanase H, Kataoka K, Arai T. Lidocaine suppresses the anoxic depolarization and reduces the increase in the intracellular Ca2+ concentration in gerbil hippocampal neurons. Anesthesiology. 1997;87(6):1470-8.

Liu LD, Duricka DL. Stellate ganglion block reduces symptoms of Long COVID: A case series. J Neuroimmunol. 2022;362:577784.

Liu T, Jiang F, Yu LY, Wu YY. Lidocaine represses proliferation and cisplatin resistance in cutaneous squamous cell carcinoma viamiR-30c/SIRT1 regulation. Bioengineered. 2022;13(3):6359-70.

Liu Y, Yang Y, Hu Q et al. Latent Myofascial Trigger Points Injection Reduced the Severity of Persistent, Moderate to Severe Allergic Rhinitis: A Randomized Controlled Trial. Front Med (Lausanne). 2021;8:731254.

Long D, Fang X, Yuan P, Cheng L, Li H, Qu L. Lidocaine promotes apoptosis in breast cancer cells by affecting VDAC1 expression. BMC Anesthesiol. 2022;22(1):273.

Mahajan RP. Stellate ganglion block–therapy for cerebral vascular accidents. Br J Anaesth. 2006;96(5):666.

Mizuno S, Ishida A. Selective enhancement of bleomycin cytotoxicity by local anesthetics. Biochemical and biophysical research communications. 1982;105(2):425-31.

Moon S, Lee J, Jeon Y. Bilateral stellate ganglion block for migraine: A case report. Medicine (Baltimore). 2020 May;99(18):e20023.

Nomiya A, Naruse T, Niimi A et al. On- and post-treatment symptom relief by repeated instillations of heparin and alkalized lidocaine in interstitial cystitis. Int J Urol. 2013;20(11):1118-22.

O'Brien DC, Robinson AD, Wang N, Diaz R. Transdermal lidocaine as treatment for chronic subjective tinnitus: A pilot study. Am J Otolaryngol. 2019;40(3):413-7.

Oh SJ, Paick SH, Lim DJ, Lee E, Lee SE. Effects of local anesthetics on human bladder contractility. Neurourol Urodyn. 2005;24(3):288-94.

Olmsted KLR, Bartoszek M, Mulvaney S et al. Effect of stellate ganglion block treatment on posttraumatic stress disorder symptoms: A randomized clinical trial. JAMA Psychiatry. 2020;77:130-8.

Patil S, Daniel G, Tailor Y et al. Bladder pain syndrome/interstitial cystitis response to nerve blocks and trigger point injections. BJUI Compass. 2022;3(6):450-7.

Piegeler T, Schläpfer M, Dull RO et al. Clinically relevant concentrations of lidocaine and ropivacaine inhibit TNFα-induced invasion of lung adenocarcinoma cells in vitro by blocking the activation of Akt and focal adhesion kinase. Br J Anaesth. 2015;115(5):784-91.

Staud R, Boissoneault J, Price D, Robinson M. Effects of lidocaine injections on overall fatigue in patients with chronic fatigue syndrome. J Pain. 2016;17(4):S91-2.

Razavi BM, Fazly Bazzaz BS. A review and new insights to antimicrobial action of local anesthetics. Eur J Clin Microbiol Infect Dis. 2019;38(6):991-1002.

Romera A, Cebollero M, Romero-Gómez B et al. Effect of Intravenous Lidocaine on Inflammatory and Apoptotic Response of Ischemia-Reperfusion Injury in Pigs Undergoing Lung Resection Surgery. Biomed Res Int. 2021;2021:6630232.

Rylova A, Chowdhury S, Amirfarzan H, Leissner KB, Schumann R. Intravenous lidocaine infusion in a case of severe COVID-19 infection. J Anaesthesiol Clin Pharmacol. 2021;37(3):481-3.

Sabit H, Samy MB, Said OA, El-Zawahri MM. Procaine Induces Epigenetic Changes in HCT116 Colon Cancer Cells. Genet Res Int. 2016:2016:8348450.

Sakata H, Kojima Y, Koyama S, Furuya N, Sakata E. Treatment of cochlear tinnitus with transtympanic infusion of 4 % lidocaine into the tympanic cavity. Int Tinnitus J. 2001;7(1):46-50.

Samagh N, Panda NB, Gupta V et al. Impact of Stellate Ganglion Block in the Management of Cerebral Vasospasm: A Prospective Interventional Study. Neurol India. 2022;70(1):289-95.

Sams VG, Lawson CM, Coan P, Bemis D, Newkirk K, Karlstad M, Norwood J, Barlow P, Goldman MH, Daley BJ. Effect of local anesthetic on microorganisms in a murine model of surgical site infection. J Trauma Acute Care Surg. 2012 Aug;73(2):441-5; discussion 445-6.

Sato Y, Matsumoto S, Ogata K et al. The dose-response relationships of the direct scavenging activity of amide-based local anesthetics against multiple free radicals. J Clin Biochem Nutr. 2023;73(1):16-23.

Scarlatescu E, Marchenko SP, Tomescu DR. Lidocaine effects on coagulation assessed by whole blood rotational thromboelastometry. Blood Coagul Fibrinolysis. 2021;32(2):115-21.

Schrum D. Intravenous procaine in children. J Pediat. 1949;34(4):433-8.

Shi ZM, Jing JJ, Xue ZJ et al. Stellate ganglion block ameliorated central post-stroke pain with comorbid anxiety and depression through inhibiting HIF-1α/NLRP3 signaling following thalamic hemorrhagic stroke. J Neuroinflammation. 2023;20(1):82.

Sholin IY, Avetisyan VA, Ezugbaia B, Zhikharev V, Koriachkin V, Felker E. The use of lidocaine infusion for analgesia and prevention of ileus after major abdominal surgeries. Regional Anesthesia and Acute Pain Management. 2018;12(2):107-12.

Song M, Chen Y. Local anaesthetic procaine derivatives protect rat against diabetic nephropathy via inhibition of DPP-4, inflammation and oxidative stress. Chem Biol Drug Des. 2023;102(1):26-37.

Soto G, Calero F, Naranjo M. Lidocaína em cirurgia oncológica: o papel do bloqueio dos canais de sódio dependentes de voltagem. Revisão narrativa. Braz J Anesthesiol. 2020;70(5):527-33.

Staud R, Kizer T, Robinson ME. Muscle injections with lidocaine improve resting fatigue and pain in patients with chronic fatigue syndrome. J Pain Res. 2017 Jun 26;10:1477-86.

Strichartz GR. Novel ideas of local anaesthetic actions on various ion channels to ameliorate postoperative pain. Br J Anaesth. 2008 Jul;101(1):45-7.

Stys PK, Ransom BR, Waxman SG. Tertiary and quaternary local anesthetics protect CNS white matter from anoxic injury at concentrations that do not block excitability. J Neurophysiol. 1992;67(1):236-40.

Tada M, Imazeki F, Fukai K et al. Procaine inhibits the proliferation and DNA methylation in human hepatoma cells. Hepatology Int. 2007;1(3):355-64.

Tamam Y, Özdemir HH, Gedik A, Tamam C, Nazlıkul H. Efficacy of peripheral lidocaine application (neural therapy) in the treatment of neurogenic detrusor overactivity in multiple sclerosis patients. Neurourol Urodyn. 2017;36(7):1832-8.

Tamam Y, Yokuş B, Tamam C et al. The Effect of Lidocaine on the Experimental Model of Streptozotocin-Induced Alzheimer's Disease. Noro Psikiyatr Ars. 2023;60(1):68-72.

Tan HP, Vyas D, Basu A et al. Cold heparinized lactated Ringers with procaine (HeLP) preservation fluid in 266 living donor kidney transplantations. Transplantation. 2007;83(8):1134-6.

Taneja R. Intravesical lignocaine in the diagnosis of bladder pain syndrome. Int Urogynecol J. 2010;21(3):321-4.

Tibensky M, Blasko F, Vargovic P et al. Topical application of local anesthetics to melanoma increases the efficacy of anti-PD-1 therapy. Neoplasma. 2023;70(3):375-89.

Trellakis S, Lautermann J, Lehnerdt G. Lidocaine: neurobiological targets and effects on the auditory system. Prog Brain Res. 2007;166:303-22.

Van den Heuvel SAS, van der Wal SEI, Smedes LA et al. Intravenous Lidocaine: Old-School Drug, New Purpose-Reduction of Intractable Pain in Patients with Chemotherapy Induced Peripheral Neuropathy. Pain Res Management. 2017;2017:8053474.

Villar-Garea A, Fraga MF, Espada J, Esteller M. Procaine is a DNA-demethylating agent with growthinhibitory effects in human cancer cells. Cancer Res. 2003;63(16):4984-9.

Vinyes D, Muñoz-Sellart M, Caballero TG. Local anesthetics as a therapeutic tool for post COVID-19 patients: A case report. Medicine (Baltimore). 2022;101(28):e29358.

Vinyes D, Muñoz-Sellart M, Fischer L. Therapeutic Use of Low-Dose Local Anesthetics in Pain, Inflammation, and Other Clinical Conditions: A Systematic Scoping Review. J Clin Med. 2023;12(23):7221.

Vinyes D, Muñoz-Sellart M, Albareda Colilles G, Gurevich MI. Procaine injections in myofascial tension points in the treatment of anxiety disorders: A case series. Int J Clin Case Rep Rev. 2025;22(1). Doi: 10.31579/2690-4861/643.

Wang D, Wu X, Li J, Xiao F, Liu X, Meng M. The effect of lidocaine on early postoperative cognitive dysfunction after coronary artery bypass surgery. Anesth Analg. 2002 Nov;95(5):1134-41, table of contents.

Wang HL, Yan HD, Liu YY et al. Intraoperative intravenous lidocaine exerts a protective effect on cell-mediated immunity in patients undergoing radical hysterectomy. Mol Med Reports. 2015;12(5):7039-44.

Wang X, Guo K, Zhao Y et al. Lung-Protective Effects of Lidocaine Infusion on Patients with Intermediate/High Risk of Postoperative Pulmonary Complications: A Double-Blind Randomized Controlled Trial. Drug Des Devel Ther. 2022;16:1041-53.

Wang Y, Xie J, Liu W, Zhang R, Huang S, Xing Y. Lidocaine sensitizes the cytotoxicity of 5-fluorouacil in melanoma cells via upregulation of microRNA-493. Die Pharmazie. 2017;72(11):663-9.

Wei N, Chi M, Deng L, Wang G. Antioxidation Role of Different Lateral Stellate Ganglion Block in Isoproterenol-Induced Acute Myocardial Ischemia in Rats. Reg Anesth Pain Med. 2017;42(5):588-99.

Weinschenk F, Dittrich R, Müller A, Lotz L, Beckmann MW, Weinschenk SW. Uterine contractility changes in a perfused swine uterus model induced by local anesthetics procaine, lidocaine, and ropivacaine. PLoS One. 2018;13(12):e0206053.

West R, Soo CP, Murphy J, Vizcaychipi MP, Ma D. A protocol for a pilot study to assess the feasibility of a randomised clinical trial of perioperative intravenous lidocaine on colorectal cancer outcome after surgery (FLICOR trial). BJA Open. 2023;6:100138.

Wilhelm T, Agababov V, Lenarz T. Rheologische Infusionstherapie, Neurotransmitterapplikation und Lidocain-Injektion bei Tinnitus. Ein therapeutisches Stufenkonzept [Rheologic infusion therapy, neurotransmitter administration and lidocaine injection in tinnitus. A staged therapeutic concept]. HNO. 2001;49(2):93-101.

Wu Chuang A, Kepp O, Kroemer G, Bezu L. Direct Cytotoxic and Indirect, Immune-Mediated Effects of Local Anesthetics Against Cancer. Front Oncol. 2022 Jan 14; (11):821785.

Xu G, Cao Z, Shariff M et al. Effects of G.H.3. On mental symptoms and health-related quality of life among older adults: results of a three-month follow-Up study in Shanghai, China. Nutr J. 2016;15:9.

Yanagi H, Sankawa H, Saito H, Iikura Y. Effect of lidocaine on histamine release and Ca2+ mobilization from mast cells and basophils. Acta Anaesthesiol Scand. 1996;40(9):1138-44.

Yang Q, Zhang Z, Xu H, Ma C. Lidocaine alleviates cytotoxicity-resistance in lung cancer A549/DDP cells via down-regulation of miR-21. Mol Cell Biochem. 2019;456(1-2):63-72.

Yang X, Wei X, Mu Y, Li Q, Liu J. A review of the mechanism of the central analgesic effect of lidocaine. Medicine (Baltimore). 2020;99(17):e19898.

Ying B, Huang HX, Li H, Song MY, Wu S, Ying H. Procaine Inhibits Proliferation and Migration and Promotes Cell Apoptosis in Osteosarcoma Cells by Upregulation of MicroRNA-133b. Oncol Res. 2017;25(9):1463-70.

Zeng W, Xing ZT, Tan MY, Wu YW, Zhang CY. Lidocaine suppresses the malignant behavior of gastric cancer cells via the c-Met/c-Src pathway. Exp Ther Med. 2021;21(5):1-7.

Zhang JG, Zhong LF, Zhang M, Xia YX. Protection effects of procaine on oxidative stress and toxicities of renal cortical slices from rats caused by cisplatin in vitro. Arch Toxicol. 1992;66(5):354-8.

Zhang L, Hu R, Cheng Y et al. Lidocaine inhibits the proliferation of lung cancer by regulating the expression of GOLT1A. Cell Proliferation. 2017;50(5):e12364.

Zhang X, Gu G, Li X, Zhang C. Lidocaine alleviates cisplatin resistance and inhibits migration of MGC-803/DDP cells through decreasing miR-10b. Cell Cycle. 2020;19(19):2530-7.

Zhang Y, Jing Y, Pan R, Ding K, Chen R, Meng Q. Mechanisms of cancer inhibition by local anesthetics. Front Pharmacol. 2021;12:770694.

Zhou C, Li M, Chu Y et al. Stellate ganglion block suppresses hippocampal ferroptosis to attenuate cerebral ischemia-reperfusion injury via the Hippo pathway. Metab Brain Dis. 2023;38(5):1633-42.

Zhu G, Zhang L, Dan J, Zhu Q. Differential effects and mechanisms of local anesthetics on esophageal carcinoma cell migration, growth, survival and chemosensitivity. BMC Anesthesiol. 2020;20(1):1-9.

Terapia neural en la práctica

2

SECCIÓN IV Bases de la práctica

SECCIÓN V La historia de vida

SECCIÓN VI Introducción a la práctica

Implementación de la terapia neural en un centro asistencial

18

D. Vinyes y M. Duque Lizarazo

INTRODUCCIÓN

La terapia neural se está consolidando como un enfoque valioso, rápido y eficaz en el tratamiento de diversas afecciones, especialmente crónicas, proporcionando alivio y promoviendo la salud de manera integral y holística. A medida que crece su reconocimiento, tanto pacientes como profesionales en distintas partes del mundo buscan y aplican este tipo de tratamiento con mayor frecuencia. Sin embargo, para que esta práctica pueda llevarse a cabo de manera efectiva y segura resulta básico contar con una comprensión sólida no solo de los principios teóricos y técnicos de la terapia neural, sino también de cómo implementarla en un entorno clínico adecuado.

Uno de los aspectos más importantes en la práctica de la terapia neural es el correcto uso y manejo de los equipos y materiales. Es fundamental prestar atención a las herramientas necesarias, abarcando desde su uso y mantenimiento hasta los protocolos de seguridad, higiene, esterilización y almacenamiento de medicamentos. Paralelamente, la administración y coordinación juegan un papel esencial. Una buena gestión no solo depende de la técnica, sino también de la administración de citas, el seguimiento adecuado de los pacientes, la documentación pertinente y la comunicación efectiva con otros profesionales de la salud.

Dada la variedad de normativas que pueden existir de un país a otro, e incluso dentro de distintas regiones de un mismo país, es requisito estar al corriente de los aspectos legales y éticos relacionados con la práctica. Si bien en este capítulo se ofrece una visión general y ampliamente aceptada, se enfatiza la importancia de que cada profesional conozca las regulaciones específicas de su área de práctica.

Es importante señalar que es poco frecuente encontrar centros exclusivamente dedicados a la terapia neural, siendo habitual que su práctica se combine con otros tratamientos y modalidades terapéuticas. Por ello, es necesario conocer los requerimientos específicos tanto del tipo de establecimiento como de la terapia neural, especialmente en lo que se refiere a la administración de inyecciones con anestésico local.

Con la información que se proporciona se espera contribuir a que los profesionales de la salud puedan integrar exitosamente la terapia neural en sus prácticas, beneficiando de este modo a sus pacientes y a la comunidad en su conjunto.

PREPARACIÓN DEL CENTRO ASISTENCIAL

La implementación de la terapia neural en un centro asistencial implica una serie de consideraciones prácticas para crear un ambiente propicio para el tratamiento. Este espacio debe ser, a la vez, funcional para el profesional de la salud y cómodo para el paciente.

Acondicionamiento del espacio de asistencia

El espacio de tratamiento debe ser diseñado para facilitar los procedimientos de terapia neural. Debe contar con una camilla o sillón dental cómodo para el paciente, preferiblemente ajustable para adaptarse a las necesidades específicas de cada procedimiento. Es importante disponer de una buena iluminación para garantizar la visibilidad durante las inyecciones. El espacio debe ser suficientemente amplio para permitir la movilidad del terapeuta y debe contar con superficies donde colocar el equipo y los materiales necesarios.

Además, el diseño del espacio debe tener en cuenta las necesidades de limpieza y esterilización: las superficies deben ser fáciles de limpiar y desinfectar, y el espacio debe contar con instalaciones para el lavado de manos.

Los factores ambientales y telúricos pueden influir en las respuestas de ciertas personas, especialmente en las que ya presentan desequilibrios en su sistema nervioso autónomo y, por consiguiente, poseen una capacidad adaptativa reducida. Además, los trabajadores que dedican numerosas horas en dichos espacios pueden verse afectados al permanecer prolongadamente en lo que se conoce como un *edificio enfermo.*

Privacidad y confort del paciente

En cualquier centro médico la privacidad del paciente es esencial, por lo que el espacio de tratamiento debe estar adecuadamente aislado para asegurar que el paciente sienta discreción durante su procedimiento. Para ello se pueden emplear elementos como cortinas, biombos o puertas.

También es importante garantizar el confort del paciente. Una temperatura ambiental adecuada y uniforme, así como un entorno sereno y relajante, pueden minimizar la ansiedad que frecuentemente sienten los pacientes al visitar al médico o al odontólogo, más aún si el tratamiento involucra el uso de agujas.

Personal del centro

El personal del centro, incluyendo al equipo administrativo, debe poseer habilidades y cualidades acordes al tipo de atención brindada, como amabilidad, empatía, adaptación a los imprevistos del día y habilidades organizativas. Es esencial que esté familiarizado con la terapia neural y, de ser posible, haberla experimentado personalmente. A menudo no solo son el primer contacto que tiene el paciente, ya sea por teléfono o en persona, sino que también pueden convertirse en figuras de confianza. Los pacientes, en ocasiones, pueden preguntarles sobre la terapia, los procedimientos, la organización de las citas o incluso por inquietudes sobre el profesional que les atenderá.

Si bien la terapia neural puede resultar efectiva, no siempre es una experiencia placentera; algunas intervenciones pueden ser incómodas o dolorosas. Algunos pacientes pueden acudir con recelos hacia las agujas, o incluso, debido a experiencias pasadas desfavorables, hacia los mismos profesionales de la salud. Por ello, un equipo que comprende de primera mano las preocupaciones y temores, así como las posibles reacciones a los tratamientos, puede ofrecer una comunicación y atención más comprensiva.

Asimismo, debido a la naturaleza del trabajo en un centro médico, el personal debe dominar las competencias específicas de su profesión, como pueden ser unos conocimientos básicos en primeros auxilios y técnicas básicas de reanimación. Estos conocimientos no solo son recomendables, sino que a menudo son obligatorios según la legislación vigente del país.

Un trato empático y un entorno adecuado en un centro sanitario son factores esenciales para el bienestar de los pacientes y pueden tener un impacto significativo en su sistema nervioso autónomo como elemento regulador actuando por una vía *up-down*.

MATERIAL Y EQUIPAMIENTO NECESARIO

Para llevar a cabo la terapia neural de manera efectiva y segura, es esencial contar con el equipo y los materiales adecuados. A continuación, se detallan algunos de los elementos fundamentales que deben estar presentes en cualquier centro médico que practique esta terapia.

Material y equipamiento básico

El material y equipamiento básico constan de (Fig. 18-1):

- **Mobiliario básico**:
  - Escritorio y sillas, teniendo en cuenta todas las personas que estarán presentes durante la consulta.
  - Camilla, preferiblemente de dos piezas. La camilla para exploración ginecológica no es imprescindible si este tipo de exploración es muy ocasional (v. Cap. 29).
  - Sillón con reposacabezas, en odontología.
  - Camilla o sillón en una sala tranquila, si es posible, para que el paciente descanse después del tratamiento.
  - Almohada, mantas, toallas.
  - Armarios y estanterías para almacenar suministros médicos y expedientes de un modo adecuado.
  - Fuente de luz para una buena exploración.
- **Equipo de diagnóstico**: estetoscopio, esfigmomanómetro, termómetro, otoscopio, linterna de mano, etc.
- **Material médico**:
  - Tijeras, pinzas y *kocher*, con sus variantes de uso ginecológico.
  - Jeringa carpule, en odontología.
- **Material fungible**:
  - Jeringas y agujas desechables.
  - Guantes y/o dediles desechables.

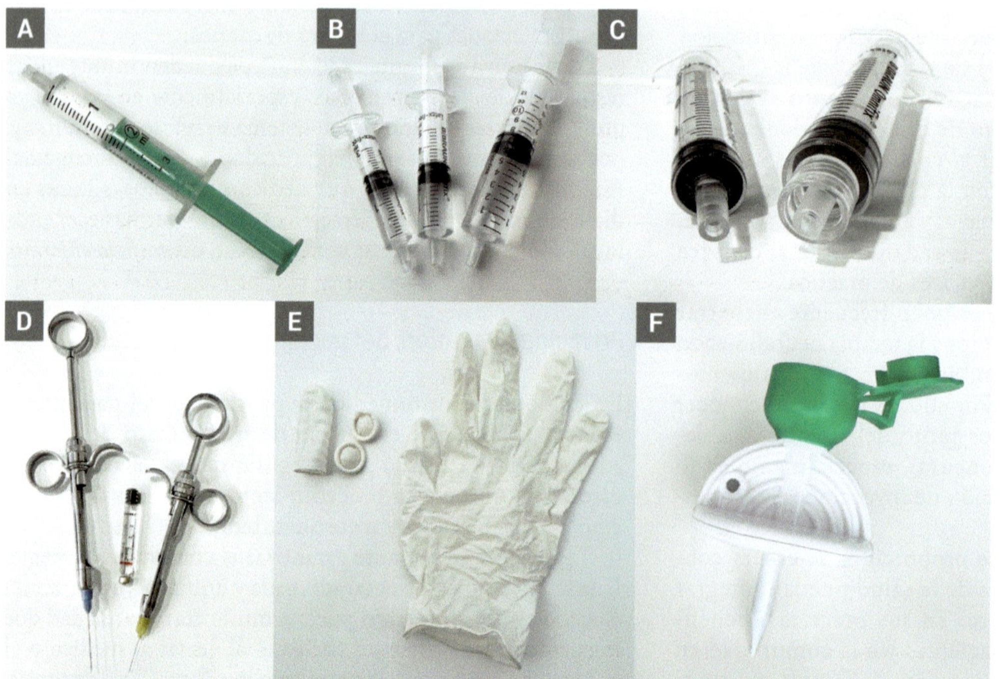

Figura 18-1. Material de uso frecuente en terapia neural. **A)** Jeringa de 2 cuerpos. **B)** Jeringas de 3 cuerpos (de 3, 5 y 10 mL). **C)** Jeringa sin rosca y con rosca (Luer Lock). **D)** Jeringa de carpule con doble anillo de aspiración y con un carpule de cristal y aguja enroscable. **E)** Guante y dedil (el uso del dedil genera mucho menos residuo medioambiental, en caso de no ser necesario el guante). **F)** Filtro de punzón con un filtro antibacteriano y una válvula que cierra el flujo inmediatamente después de retirar la jeringa.

- Gasas, celulosa, algodón, vendas, esparadrapo, apósitos oculares.
- Alcohol, yodopovidona, clorhexidina y otros desinfectantes.
- Depresores linguales.
- Torundas nasales.
- Espéculos vaginales.
- Tiras reactivas para pruebas rápidas (glucosa en sangre, infección de orina, etc.).
- Aerosol para test de vitalidad dental.
- Equipo de sueros (v. Cap. 53).
- Pañuelos de papel. Durante el tratamiento neuralterapéutico, es común que surjan respuestas emocionales, como episodios de llanto o risa inesperados.

- **Material de prevención y protección**:
  - Mascarillas y gafas protectoras.
  - Residuos de contenedores específicos para objetos punzocortantes.
  - Gel hidroalcohólico.
  - Bata y gorro, en odontología.
- **Equipamiento adicional**: electrocardiógrafo, nebulizadores (se puede usar también con procaína o lidocaína; v. Cap. 54), material para suturas, etc.
- **Maletín de reanimación**:
  - Reanimador manual.
  - Botella de oxígeno con regulador y caudalímetro.
  - Cánula orofaríngea de diferentes medidas.
  - Mascarilla de concentración media de adulto e infantil.
  - Mascarilla boca a boca.
- **Fármacos para situaciones de emergencia**: en la tabla 18-1 se muestra un listado de fármacos de urgencia para cualquier centro médico u odontológico.

Tabla 18-1. Listado de fármacos aconsejados para situaciones de urgencia en un centro sanitario

Fármaco	Indicación	Vía de administración
Adrenalina	Paro cardíaco Shock anafiláctico	Subcutánea, intravenosa, sublingual
Atropina	Bradicardia, reacción vagal	Subcutánea, intravenosa, sublingual
Nitroglicerina	Insuficiencia coronaria, ángor	Sublingual
Nifedipina	Crisis hipertensivas	Sublingual
Metilprednisolona	Reacciones alérgicas, broncoespasmo	Intravenosa, intramuscular
Dexclorfeniramina	Reacciones alérgicas	Oral
Salbutamol	Broncoespasmo	Oral
Ácido tranexámico	Antihemorrágico	Intravenosa, intramuscular, oral
Diazepam	Crisis convulsivas, crisis de ansiedad	Intravenosa, intramuscular, sublingual

Material específico para la terapia neural

La lista del material específico necesario para la terapia neural es muy simple:

- Agujas.
- Jeringas.
- Anestésico local.
- Suero fisiológico.

Muy pocos procedimientos terapéuticos tienen la capacidad de atender a tantas personas con diversas afecciones usando un material tan reducido, tanto en términos logísticos como de inversión económica. Sin embargo, la herramienta primordial en la terapia neural es la historia de vida del paciente.

A partir de la anamnesis y exploración, esta historia se convierte en un pilar fundamental para determinar el diagnóstico neuralterapéutico y decidir dónde aplicar el estímulo con el anestésico local.

Agujas

Es esencial contar con agujas de inyección de diversas longitudes, preferiblemente finas y afiladas. Estas deben variar entre 1,2 y 12 cm, incrementándose en tramos de 2 cm, para adaptarse a inyecciones de distintas profundidades.

El calibre (G, del inglés *gauge*) hace referencia a la medida del diámetro externo de la aguja. Es una escala inversa, por lo que cuanto mayor es el número del calibre, más fina es la aguja (por ejemplo, una aguja 23 G tiene 0,6 mm de diámetro, mientras que una aguja 30 G tiene 0,3 mm de diámetro) (Tabla 18-2).

Como norma general se usan las agujas de menor calibre para una misma longitud, con el fin de minimizar la lesión en el tejido. La longitud dependerá del punto a inyectar y de la técnica o abordaje que se use. Se escogerá la aguja de menor longitud, que ya por lo general implica menor calibre (Tabla 18-3).

Debe tenerse en cuenta que cuanto más pequeño es el tamaño de la aguja, más fácilmente se deteriora el bisel en punciones repetidas y, por consiguiente, más dolorosa puede resultar la punción; es aconsejable desechar las agujas después de varias inserciones, más aún si se ha contactado con zonas duras como el periostio o el tejido dental.

Jeringas

En la terapia neural es común el uso de jeringas con capacidades de 3, 5 o 10 mL (v. Fig. 18-1), eligiéndose según el tipo de aguja y el área a inyectar. Estas jeringas se clasifican según consten de dos o tres partes y el tipo de conexión.

Las jeringas de tres partes constan del cuerpo, el émbolo y un pistón de goma al final del émbolo. Este pistón asegura que el líquido se retenga adecuadamente y no se escape al aplicar presión, y ofrece menos resistencia al presionar el

Tabla 18-2. Relación entre el calibre de las diferentes agujas en *gauges* en milímetros, indicando el color del cono para cada calibre (ISO 6009:2016 (E) e ISO 9626:2016)

Calibre	mm	Color del cono
33 G	0,20 mm	Negro
32 G	0,23 mm	Verde intenso
31 G	0,28 mm	Blanco
30 G	0,30 mm	Amarillo
29 G	0,33 mm	Naranja rojizo
28 G	0,36 mm	Turquesa
27 G	0,40 mm	Gris medio
26 G	0,45 mm	Marrón
25 G	0,50 mm	Naranja
24 G	0,55 mm	Lila medio
23 G	0,60 mm	Azul intenso
22 G	0,70 mm	Negro
21 G	0,80 mm	Verde intenso

émbolo. Resulta especialmente útil cuando se recarga una misma jeringa varias veces para administrar múltiples inyecciones en una sola sesión al mismo paciente.

Estas jeringas de tres partes pueden presentar distintos tipos de conexiones:

- **Luer**: esta punta en forma de cono permite la colocación de la aguja mediante presión. Es idónea para la inyección de medicamentos líquidos de baja viscosidad.
- **Luer Lock**: esta conexión tiene una rosca doble en la punta que asegura un firme agarre de la aguja, impidiendo que pueda deslizarse y soltarse durante la inyección (v. Fig. 18-1). Es una opción más segura, especialmente para inyecciones orales o en tejidos de alta resistencia, como cicatrices fibrosas.

Es importante destacar que el empleo de jeringas de gran capacidad (10 mL) junto con agujas de calibre más fino (30 o 27 G) requiere aplicar una mayor fuerza para la inyección. Esto hace que el anestésico local se expulse a alta presión, lo cual puede incrementar la sensación de dolor y potencialmente causar daño al tejido. Por esta razón, es recomendable seleccionar la capacidad de la jeringa en función del calibre de la aguja (Tabla 18-4 y Fig. 18-2).

Se recomienda usar jeringas de 3 y 5 mL por su cómodo manejo y porque permiten evaluar con precisión la resistencia tisular. Además, el anestésico fluye con menos turbulencia. Raramente se requieren más de 5 mL por inyección.

La **jeringa carpule** (v. Fig. 18-1), fabricada en acero inoxidable, es esterilizable tanto manualmente como en autoclave. Posee una empuñadura especial con alas para dedos que mejora el control táctil durante los procedimientos. Además, cuenta con un sistema de aspiración con arpón, lo que facilita la aspiración con una sola mano. Es compatible con cualquier sistema de carpules.

El **carpule anestésico** es un cartucho cilíndrico de vidrio. Tiene un émbolo de goma en su extremo posterior, donde se inserta el émbolo de la jeringa, y un tapón de goma en su extremo frontal por donde se introduce la parte posterior y más corta de la aguja. Es común encontrar carpules de lidocaína, y es esencial asegurarse de que no contengan epinefrina (v. Cap. 15). En pocos países es posible hallar carpules de procaína. Los carpules son de uso único y no deben ser manipulados para recargarlos.

Anestésico local

Los factores externos como el calor, el aire, la luz y la humedad pueden comprometer la integridad de un medicamento, por lo que resulta esencial conservar los anestésicos locales en un lugar fresco y seco, alejados de ambientes con altas temperaturas. Dado que la procaína es sensible a la luz, se envasa en frascos de cristal opacos para protegerla. La lidocaína se

Tabla 18-3. Relación entre agujas y su uso en terapia neural

Tamaño de la aguja	Color del cono Luer	Uso
30 G - 0,30 × 12 mm		Pápulas, subcutáneas, fascia superficial, intraorales, pediatría
27 G - 0,40 × 20/25 mm		Pápulas, subcutáneas, fascia superficial, miofascial, puntos gatillo, periganglionar (estrellado y ciliar), intraorales
27 G - 0,40 × 40 mm		Pápulas, subcutáneas, fascia superficial, miofascial, puntos gatillo, intraarticulares, periganglionar (esfenopalatino, ótico, ciliar e impar), nervios espinales, *cavum* faríngeo, intraorales, prevesical, plexo pélvico suprapúbico, intraperitoneal
23 G - 0,60 × 60 mm		Inyecciones profundas, intraarticulares, periganglionar (esfenopalatino), nervios espinales, plexo pélvico suprapúbico
23 G - 0,60 × 80 mm		Inyecciones profundas, intraarticulares, plexos celíaco y pélvico
21 G - 0,80 × 120 mm		Plexos celíaco y pélvico en personas corpulentas u obesas

presenta en envases transparentes; es preferible optar por los frascos de cristal en lugar de los de plástico.

El anestésico más utilizado en la terapia neural es la procaína; sin embargo, en casos excepcionales de alergia a esta sustancia se recurre a la lidocaína, siempre sin aditivos, ni epinefrina, ni mezclar con otros fármacos.

En algunos países la procaína no está disponible, por lo que se emplea directamente la lidocaína.

Los anestésicos locales se deben utilizar directamente de su envase original, con **registro sanitario.** Existe también la opción de la **fórmula magistral**, que es un medicamento de uso individual preparado por un farmacéutico, bajo la prescripción detallada de un profesional de salud. Su elaboración debe adherirse a la normativa vigente, asegurando que cumpla con los estándares de calidad, seguridad y eficacia.

Las ampollas de anestésico local **deben ser de uso exclusivo para un paciente.** Por ello, se aconseja estimar la cantidad de anestésico que se va a utilizar y seleccionar la ampolla correspondiente, ya sea de 2, 5 o 10 mL al 1 o 2 %. En algunos países existen frascos de mayores volúmenes, como 20 o 50 mL, diseñados para múltiples pacientes. En tales circunstancias, se recomienda emplear un **filtro-punzón** (v. Fig. 18-1), ideado específicamente para la manipulación segura de medicamentos inyectables. Estos dispositivos cuentan con un filtro antibacteriano y una válvula que cierra el flujo inmediatamente después de retirar la jeringa, protegiendo el medicamento de gran parte de contaminantes potenciales.

Las ampollas de anestésico local a menudo indican la cantidad de medicamento que contienen, ya sea en términos de miligramos totales o miligramos por mililitro (mg/mL), por lo que se debe comprender bien cómo se relacionan estas cifras con la concentración porcentual del anestésico.

Por ejemplo, una concentración del 1 % indica que en cada 100 mL de solución hay 1.000 mg de anestésico. Esto se traduce en que, en un volumen de 10 mL, habrá 100 mg del anestésico. Una forma rápida de convertir la concentración porcentual a mg/mL es multiplicar el porcentaje por 10. Así, una solución al 2 % contendría 20 mg/mL (Tabla 18-5).

Suero fisiológico

El suero fisiológico al 0,9 % es una solución compuesta de cloruro de sodio disuelto en agua, ideal para diluir anestésicos locales y ajustar su concentración. Esta solución está ampliamente disponible en diversos formatos y presentaciones en casi todos los países. Para garantizar un uso individual y evitar contaminaciones, es preferible optar por las presentaciones monodosis de 10 o 20 mL. Si se elige usar ampollas de mayor volumen, como las de 100, 250 o 500 mL, lo más recomendable es conectarlas a un filtro punzón y, si es posible, utilizar las de envase de cristal.

En algunos países puede encontrarse la procaína elaborada al 0,5 %, pero lo más común es que la procaína se elabore al 1 o 2 %, y la lidocaína, al 1, 2 o 5 %. En estos casos se recomienda realizar la dilución del anestésico local en la misma jeringa para evitar cualquier manipulación en el frasco original.

Para obtener una concentración del 0,5 % a partir de anestésico al 1 % se utilizan partes iguales de anestésico y suero fisiológico. Para obtener una concentración del 1 % a partir de anestésico al 2 % también se emplean partes iguales.

Para determinar las cantidades necesarias de suero y procaína al 2 % para obtener una concentración final del 0,5 %

Tabla 18-4. Relación aconsejada entre la capacidad de la jeringa y el calibre de la aguja

Capacidad de la jeringa	Calibre de la aguja
3 mL	30 G, 27 G
5 mL	30 G, 27 G, 23 G
10 mL	23 G, 21 G

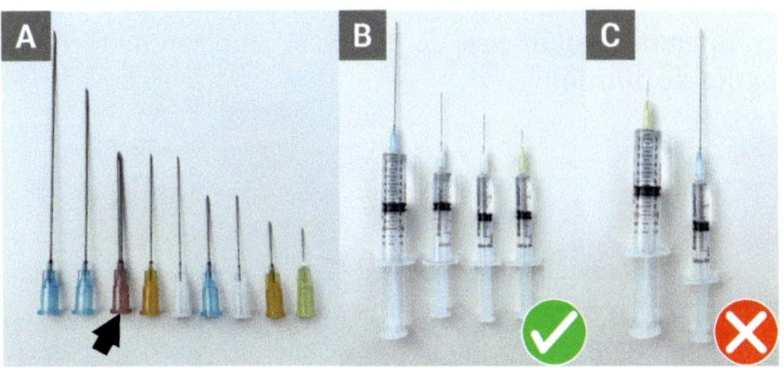

Figura 18-2. Agujas comúnmente utilizadas en terapia neural. **A)** Representación de agujas con las siguientes medidas (de izquierda a derecha): 23 G 0,6 × 80 mm, 23 G 0,6 × 60 mm, 18 G 1,2 x 40 mm, 25 G 0,5 × 40 mm, 27 G 0,4 × 40 mm, 27 G 0,4 × 25 mm, 25 G 0,5 × 25 mm, y 30 G 0,3 × 12 mm. La aguja intravascular o intramuscular de calibre 18G (flecha negra) se incluye para mostrar la comparación con las agujas más finas utilizadas habitualmente en terapia neural. **B)** Ejemplos de combinaciones adecuadas de agujas y jeringas, según su calibre y el volumen de la jeringa. **C)** El uso de una aguja muy fina con una jeringa de gran volumen genera mayor resistencia al presionar, provocando que el líquido se administre a gran velocidad y con turbulencia, lo que puede aumentar el dolor y el riesgo de que la aguja se desprenda.

Tabla 18-5. Relación entre cantidad de anestésico local (mg), volumen de la ampolla (mL) y concentración del fármaco

Cantidad	Volumen	Concentración
20 mg	2 mL	1 %
40 mg	2 mL	2 %
50 mg	5 mL	1 %
100 mg	5 mL	2 %
100 mg	10 mL	1 %
200 mg	10 mL	2 %

Tabla 18-6. Fórmula de cálculo del volumen de procaína y de suero que debe contener una jeringa para obtener una concentración determinada de procaína

Jeringa	Cálculo	Vol. del 2 %	Vol. suero
3 mL	V1 = (0,5 × 3)/2	0,75 mL	2,25 mL
5 mL	V1 = (0,5 × 5)/2	1,25 mL	3,75 mL
10 mL	V1 = (0,5 ×10)/2	2,5 mL	7,5 mL

en diferentes volúmenes de jeringa se emplea una fórmula básica de dilución:

$$C1 \times V1 = C2 \times V2$$

Donde:

- C1 es la concentración inicial (2 % en este caso).
- V1 es el volumen de procaína al 2 % que se va a usar.
- C2 es la concentración final deseada (0,5 % en este caso).
- V2 es el volumen total de la solución final (el tamaño de la jeringa).

Usando esta fórmula se puede calcular V1 para cada tamaño de jeringa, y el resto de la jeringa se rellenará con suero fisiológico, según se indica en la **tabla 18-6**.

Del mismo modo se puede utilizar esta fórmula para preparar una jeringa con otra concentración de anestésico deseada.

Botiquín para desplazamientos

La terapia neural ofrece la posibilidad de ser administrada en una variedad de entornos, lo que la hace particularmente útil para atender a domicilio a personas que, por su condición, tienen especial dificultad en el desplazamiento al centro asistencial, así como durante los viajes, donde el acceso a centros sanitarios puede resultar difícil. Para estar preparado en estas circunstancias, es esencial tener un botiquín bien equipado, que sea compacto y adecuado para la conservación de los materiales.

Dentro de un estuche resistente que proteja del calor y la luz es recomendable incluir:

- Anestésico local: se sugiere llevar ampollas individuales del 1 % (2, 5 o 10 mL) para evitar la dilución, aunque también se puede optar por ampollas al 2 %, que contienen mayor cantidad de anestésico, pero requieren dilución posterior.
- Suero fisiológico: ampollas de 10 o 20 mL, útiles para diluir, si es necesario.
- Jeringas y agujas: de diferentes tamaños, adecuadas para varias profundidades y zonas de aplicación.
- Celulosa, gasas y esparadrapo de papel.
- Agua oxigenada o alcohol.
- Guantes y/o dediles desechables.
- Contenedor pequeño para las agujas después de su uso.
- Medicamentos de emergencia: antihistamínicos, metilprednisolona y adrenalina.
- Torniquete: en caso de necesitar aplicaciones intravasculares.
- Linterna con adaptador para un depresor lingual.
- Termómetro.

Con el material descrito en este apartado es posible atender una amplia gama de situaciones médicas desde la perspectiva de la terapia neural, fuera del entorno del centro asistencial.

PROTOCOLOS DE SEGURIDAD E HIGIENE

La seguridad del paciente es la prioridad en cualquier procedimiento médico. Los centros sanitarios deben establecer y seguir protocolos de seguridad e higiene claros y efectivos.

Seguridad en el material utilizado

Siempre se deben emplear jeringas y agujas desechables, seleccionando su tamaño y tipo según la intervención a realizar y las características individuales del paciente: edad, estado gestacional, complexión física, historial de coagulación, entre otros.

Es fundamental indagar acerca de posibles alergias del paciente a medicamentos. Aunque los anestésicos locales presentan una incidencia alérgica mínima, es prudente realizar pruebas de alergia previa, como una inyección intradérmica o una instilación en el saco conjuntival.

Se debe mantener un registro de trazabilidad tanto para anestésicos como para soluciones como el suero fisiológico. Esta práctica facilita la identificación y corrección de anomalías que puedan surgir durante el proceso de distribución y aplicación del medicamento.

Gestión de los riesgos y efectos secundarios

Para más información al respecto, véase el capítulo 29.

Los mareos y alteraciones en la marcha son efectos frecuentes postintervención. Estas manifestaciones suelen ser transitorias y atribuibles tanto a cambios circulatorios fisiológicos como a liberación rápida de tensiones musculares acumuladas. Es aconsejable que el tratamiento se realice con el paciente en decúbito y permitirle un período de reposo antes de levantarse.

En procedimientos con el paciente sentado se estará atento a cualquier indicio de malestar. Ante la mínima sospecha de mareo, que podría evolucionar a una respuesta vagal, se debe acostar al paciente.

Aunque infrecuente, contar con un pulsioxímetro puede ayudar a identificar alteraciones circulatorias antes de que sean evidentes para el paciente.

En terapia neural es extremadamente raro requerir medicamentos que estabilicen fenómenos vasculares, pero deben estar accesibles en un kit de emergencia.

Los eventos cardíacos infrecuentes, como taquicardias o arritmias postratamiento, deben ser monitorizados hasta que el paciente se encuentre en condiciones estables para poder salir del centro.

Ante una parálisis nerviosa temporal, es esencial mantener al paciente bajo observación hasta que la anestesia deje de hacer efecto.

Lo más habitual es la presencia de sangrado de escasa cuantía y autolimitado en algunos de los puntos de punción (especialmente en personas con algún tipo de alteración de la coagulación). En casos excepcionales puede producirse un sangrado mayor (v. Cap. 29).

Legalmente, se estipula que un paciente bajo la influencia de un anestésico local no se encuentra en condiciones óptimas para conducir. A pesar de que la vida media de la procaína es de 20 minutos, en algunas personas, dada la reorganización del sistema nervioso vegetativo, la sensación de inestabilidad puede prolongarse al tiempo de la vida media del anestésico local. Para garantizar su seguridad y la de terceros, es importante que el paciente se abstenga de conducir hasta que se sienta plenamente recuperado. Aun cuando no tenga intención de hacerlo, es prudente que el paciente reserve un tiempo para descansar tras el tratamiento, preferentemente bajo supervisión médica. Esto resulta especialmente relevante si la intervención afecta a áreas que comprometan la estabilidad o movilidad del individuo. Después del procedimiento, se debe brindar al paciente instrucciones claras sobre las actividades que debe evitar en casos específicos, como conducir o bajar escaleras, después de intervenciones como el ganglio ciliar.

Control de infecciones

La implementación de medidas de control de infecciones resulta esencial para evitar la transmisión de patógenos y asegurar la seguridad del paciente. Esto implica:

- Esterilización adecuada de todos los instrumentos médicos.
- Lavado meticuloso y frecuente de las manos.
- Hasta la fecha, no existe evidencia que sugiera que el uso de gasas estériles y guantes reduzca el riesgo de infección durante la inyección. Sin embargo, es fundamental utilizar guantes o dedales protectores al explorar cavidades y orificios, como la boca o la región genital.
- Limpieza y desinfección básica de todas las superficies de trabajo y áreas de atención al paciente, aunque la probabilidad de infección al inyectar procaína es excepcionalmente baja.

Gestión de residuos médicos

Es imperativo gestionar con prudencia y de forma segura los residuos y desechos originados en los procedimientos médicos, lo cual abarca:

- Descartar adecuadamente materiales como agujas y otros elementos que puedan estar contaminados.
- Seguir estrictamente las normativas locales sobre la disposición de desechos médicos.
- Utilizar recipientes diseñados específicamente para objetos cortopunzantes y otros desechos de alto riesgo.
- Asegurar la correcta eliminación de estos residuos colaborando con empresas especializadas en su manejo y tratamiento.

ADMINISTRACIÓN Y COORDINACIÓN DE LA PRÁCTICA ASISTENCIAL

Para una administración eficiente y una coordinación efectiva deben incluirse la programación y el seguimiento de las citas de los pacientes, la documentación adecuada y la colaboración con otros profesionales de la salud.

Gestión de citas y seguimiento de pacientes

Mantener un registro detallado de las citas y realizar un seguimiento adecuado de los pacientes facilita mantener un flujo de trabajo eficiente y un cuidado del paciente más personalizado. Las tecnologías actuales, como los sistemas de gestión electrónica de pacientes, simplifican y optimizan este proceso.

La terapia neural es un procedimiento que demanda tiempo y dedicación, por lo que resulta necesaria una adecuada organización. La presión de tiempo puede comprometer la calidad de la anamnesis y la exploración, elementos esenciales para un diagnóstico neuralterapéutico efectivo (v. Cap. 23). Además, es fundamental realizar las técnicas de inyección con calma y precisión.

Una propuesta de planificación del tiempo por tipo de visita es la siguiente:

- **Pacientes nuevos**: entre 30 y 120 minutos. La duración puede variar mucho según la historia clínica del paciente y el enfoque del terapeuta.
- **Tratamientos de seguimiento**: entre 20 y 45 minutos. La duración puede variar según varios factores, como la frecuencia de las sesiones, las necesidades individuales del paciente y la metodología del terapeuta.

A pesar de que la individualidad de la persona es primordial y las necesidades pueden ser distintas, en general se suele recomendar realizar las dos o tres visitas iniciales en un intervalo más corto (entre 1 y 4 semanas), con la intención de ir espaciando el tratamiento en las siguientes sesiones según la evolución del paciente, su facilidad para acudir al consultorio y otros factores individuales.

Durante la fase inicial de la terapia, los intervalos de tratamiento más cortos suelen ser beneficiosos, ajustándose según la evolución del paciente. La programación de estas citas debe considerar tanto el estado inicial del paciente como sus avances. Por ejemplo, para un paciente que experimenta un dolor intenso, ya diagnosticado y que no responde a potentes analgésicos, sería imprudente sugerir un intervalo de 4 semanas antes de un control postratamiento; en este caso, se necesita actuar y obtener retroalimentación rápidamente. No obstante, para una paciente con un largo historial de dismenorrea, una espera de unas semanas hasta la próxima menstruación podría ser más apropiada.

Si los síntomas desaparecen completamente, no es necesario continuar con la terapia de forma preventiva, a menos que el paciente desee hacerlo por razones personales o beneficios percibidos.

Registros médicos, documentación y uso de la fotografía científica

Los registros médicos actúan como una crónica detallada de la trayectoria clínica del paciente, facilitando la toma de decisiones informadas y el seguimiento de los avances o cambios en su proceso de salud.

Historia clínica y detalles de la terapia neural

Todo registro debe iniciarse con una historia médica completa del paciente, que se irá actualizando en función de nuevas afecciones, tratamientos o medicaciones. Cada sesión de terapia neural debe documentarse, incluyendo la fecha, la anamnesis, el tipo de tratamiento realizado, cualquier observación pertinente y los efectos inmediatos o secundarios observados.

Informes médicos, analíticas e imágenes radiológicas

Es común que el paciente aporte informes médicos externos, resultados de análisis de laboratorio y estudios radiológicos. Estos documentos son esenciales para tener una comprensión integral de la condición del paciente y planificar adecuadamente la terapia. Todos estos documentos deben incorporarse al expediente del paciente. Actualmente, es viable y recomendable almacenar esta información en formatos y plataformas digitales seguras para facilitar el acceso y la gestión de los datos.

Documentación fotográfica

En algunos casos, la documentación fotográfica puede ser una herramienta invaluable. Las fotografías pueden documentar áreas específicas de tratamiento, condiciones previas al inicio de la terapia y su evolución con el tiempo. Sin embargo, se requiere la obtención del consentimiento informado del paciente antes de tomar cualquier fotografía y garantizar que estas imágenes se manejen con la misma confidencialidad y seguridad que cualquier otro registro médico.

La **fotografía científica** no solo sirve para el seguimiento clínico, sino que también puede utilizarse para fines académicos y de investigación, siempre y cuando se resguarde la identidad y privacidad del paciente. Estas imágenes pueden ser útiles para comparar resultados, educar a otros profesionales o incluso para su publicación en revistas científicas, pero es imprescindible contar con los permisos y consentimientos adecuados.

Almacenamiento y privacidad

Todos los registros, ya sean escritos o fotográficos, deben almacenarse con suma seguridad. Es esencial proteger la privacidad del paciente, garantizando que solo el personal autorizado tenga acceso a estos registros y que cualquier transferencia de información se realice en conformidad con las regulaciones de protección de datos.

Coordinación y colaboración interprofesional

La terapia neural, al igual que otras modalidades terapéuticas, adquiere mayor efectividad cuando se integra en un enfoque integral de atención médica, por lo que resulta esencial establecer una comunicación fluida y coordinada con otros profesionales de la salud que participen en el cuidado del paciente. Esta colaboración puede abarcar el intercambio de información pertinente, la planificación conjunta del tratamiento y la cooperación para maximizar los beneficios al paciente. Siempre es primordial que todas estas acciones se realicen con el consentimiento y la aprobación del paciente.

ASPECTOS LEGALES Y ÉTICOS

La práctica de la terapia neural, al igual que la de otras modalidades terapéuticas, está regulada por directrices legales y éticas, diseñadas para proteger a pacientes y profesionales, y mantener el rigor y la integridad en el ejercicio médico.

Información al paciente y consentimiento informado

Antes de iniciar la terapia neural, es esencial que el paciente tenga una comprensión detallada del tratamiento. Esto significa explicar la naturaleza y particularidades del método, posibles reacciones y efectos secundarios. Resulta fundamental destacar que, aunque el tratamiento implica la administración de un anestésico local, no tiene propósitos puramente anestésicos; más bien se busca abordar los factores causales de la afección o motivo de consulta, y las inyecciones no necesariamente se aplican en el lugar del síntoma.

Es importante complementar la explicación verbal con recursos adicionales. Puede ser útil dirigir al paciente hacia sitios web confiables o asociaciones médicas que aborden la terapia neural, o proporcionar folletos informativos detallados. Una vez obtenida la historia clínica del paciente, se puede adaptar la explicación a su situación particular, clarificando por qué se propone inyectar en ciertos puntos, que pueden estar distantes del síntoma principal.

El consentimiento informado solo es válido si el paciente ha sido completamente instruido sobre todos los aspectos del tratamiento. Esta información debe abarcar el diagnóstico establecido, la indicación y fundamentos de la terapia neural, las respuestas potenciales y efectos secundarios de los anestésicos locales, y cualquier riesgo asociado con la técnica de inyección. Además, se deben considerar características individuales del paciente que podrían influir en la aplicación, como pacientes bajo tratamiento anticoagulante.

La responsabilidad de informar también engloba una explicación del diagnóstico, las alternativas de tratamiento disponibles, incluidos los métodos convencionales, y sus respectivas ventajas, riesgos y efectos secundarios. Tras recibir toda esta información, el paciente podrá tomar una decisión informada.

Si el tratamiento propuesto puede tener consecuencias significativas, es adecuado permitir al paciente un período de reflexión de varios días.

Formación y responsabilidades del personal

La formación adecuada del personal de recepción es primordial, ya que frecuentemente son la primera fuente de información para el paciente. Deben estar capacitados tanto para ofrecer respuestas claras sobre los fundamentos y procedimientos de la terapia neural como para administrar los datos personales y médicos.

Privacidad y confidencialidad del paciente

Los profesionales sanitarios tienen el deber ético y legal de garantizar la privacidad de los pacientes y salvaguardar la confidencialidad de sus datos médicos. Esto comprende asegurar una adecuada gestión y almacenamiento de los registros médicos y compartir información del paciente solo con su consentimiento explícito y en situaciones permitidas legalmente.

Regulaciones y normativas locales

Es esencial que los profesionales de terapia neural estén familiarizados con las regulaciones y directrices tanto locales como nacionales que rigen su práctica, lo cual puede variar significativamente de un país a otro e incluso entre regiones de un mismo país.

Las variaciones pueden incluir requisitos específicos de licencias, formación y directrices sobre la administración de anestésicos. Tanto los establecimientos como los profesionales deben contar, además, con un seguro de responsabilidad civil adecuado.

FORMACIÓN Y DESARROLLO PROFESIONAL

La formación continua y el desarrollo profesional son elementos clave para mantener la competencia y la eficacia en la práctica de la terapia neural. También permiten al profesional mantenerse al día con las últimas investigaciones y avances en el campo.

Al iniciar la formación en terapia neural, es recomendable que el profesional empiece a aplicar las técnicas más sencillas y así vaya cogiendo práctica y habilidad no solo en las técnicas, sino también en la gestión de las reacciones.

Formación necesaria para la práctica de la terapia neural

En algunos países, como Alemania, Austria y Suiza, la formación está acreditada oficialmente a través sus asociaciones. En países como Alemania, Argentina, Colombia, España y Turquía, existen formaciones con titulación universitaria.

Los libros específicos de terapia neural, los artículos publicados en revistas médicas, así como los recursos *online* de fuentes avaladas por asociaciones médicas de terapia neural (textos, materiales fotográficos, filmaciones, etc.) son una gran ayuda, especialmente para los neuralterapeutas menos experimentados, para poder repasar la técnica antes de aplicarla en caso de dudas.

Además, la formación debe incluir también aspectos éticos y legales, así como habilidades de comunicación y manejo de pacientes. En algunos países se requieren certificaciones específicas para practicar la terapia neural.

La práctica de la terapia neural demanda una formación específica que trasciende el conocimiento médico básico. Esta preparación debe abordar tanto el marco teórico como el práctico de la terapia, englobando fundamentos conceptuales, científicos, técnicos y prácticos.

A nivel global, existen diversos cursos de formación, siendo aconsejable optar por los que están avalados por asociaciones y sociedades, los que permiten una capacitación en su país correspondiente o los títulos universitarios en terapia neural.

La posesión de un manual sobre terapia neural, enriquecido con imágenes y vídeos didácticos, se presenta como un recurso invaluable. Este material es especialmente útil para terapeutas con poca experiencia, ya que les permite revisar y afianzar técnicas cuando surgen incertidumbres.

Resulta esencial recalcar que la formación también debe profundizar en los aspectos éticos y legales, fortaleciendo habilidades comunicativas y de trato al paciente. Es importante mencionar que ciertas jurisdicciones establecen certificaciones particulares para capacitarse y poder ejercer la terapia neural.

Oportunidades de desarrollo profesional y formación continua

El ámbito de la terapia neural, al igual que otras ramas de la medicina, se encuentra en una dinámica de evolución continua, por lo que es esencial que los profesionales se mantengan en un camino de aprendizaje y perfeccionamiento. Unirse a una **asociación o sociedad de terapia neural** puede ser sumamente beneficioso, ya que proporciona un espacio para la interacción entre profesionales, compartiendo experiencias y novedades, así como acceso a cursos de reciclaje y **congresos a nivel nacional e internacional**, muchos de los cuales ofrecen talleres prácticos. Estas asociaciones, además, brindan respaldo y acompañamiento al profesional a lo largo de su trayectoria.

Con esta guía se espera que los profesionales de la salud estén mejor equipados para implementar y manejar la terapia neural en un centro médico. El objetivo es ayudar a mejorar la calidad de la atención, y promover la salud y el bienestar de los pacientes.

PUNTOS CLAVE

- Para llevar a cabo la práctica de la terapia neural de manera segura y eficaz, además de una correcta formación teórica y técnica, es básico disponer de un entorno clínico adecuado.
- Dada la diversidad de normativas que pueden existir entre países e incluso entre regiones dentro de un mismo país, resulta indispensable estar al corriente de los aspectos legales y éticos que regulan esta práctica.
- Si bien la terapia neural es aplicable a una amplia gama de condiciones físicas y psíquicas, el material necesario mínimo es simple y económico, limitándose a agujas, jeringas y un anestésico local.
- Como en cualquier intervención médica, en la terapia neural existe el deber ético y legal de informar al paciente del procedimiento que se realizará, además de garantizar su privacidad y la confidencialidad de sus datos.

BIBLIOGRAFÍA

Barop H. Textbook and atlas of neural therapy: diagnosis and therapy with local anesthetics. 1ª ed. Stuttgart: Thieme; 2017.

Weinschenk S. Handbuch Neuraltherapie. Therapie mit Lokalanästhetika. 2ª ed. Stuttgart: Thieme; 2020.

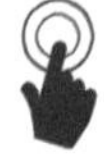

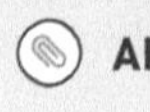

ANEXOS

Reacciones y complicaciones en la terapia neural 19

T. García Caballero y D. Vinyes

INTRODUCCIÓN

En el contexto de la medicina reguladora, la terapia neural pretende promover la autoorganización del organismo hacia un estado de equilibrio funcional óptimo, en lugar de centrarse en el alivio de los síntomas. De este modo, cualquier mejoría sintomática que se produzca es, en realidad, el resultado de un profundo reajuste interno más armónico de la persona. A lo largo de este proceso de autorregulación es común que el cuerpo active mecanismos específicos y genere diversas reacciones con sus síntomas correspondientes. Estas no son meras respuestas aleatorias, sino parte integral en su camino hacia un nuevo orden de estabilidad funcional.

Aunque estas reacciones pueden ser inesperadas y en ocasiones causar molestias o preocupación al paciente, son importantes y reveladoras para el terapeuta neural, ya que contienen información relevante sobre la progresión del tratamiento, la pertinencia o no de repetir inyecciones en los mismos puntos, la posibilidad de haber intervenido en un campo interferente o la aparición de nuevos gatillos neuromoduladores a considerar.

Es decir, una reacción molesta para el paciente no implica necesariamente una complicación, sino que a menudo puede ser indicativa de un progreso positivo en el tratamiento, lo cual solo puede confirmarse mediante la evaluación global de la evolución del paciente.

Buena parte de las reacciones a la terapia neural constituyen la respuesta del sistema nervioso autónomo (SNA) al estímulo aplicado y forman parte de un diálogo que se establece entre el profesional y el paciente a través de su SNA, cuya correcta interpretación es necesaria para evaluar la evolución del tratamiento y el siguiente paso a seguir. Clásicamente estas reacciones, enmarcadas en el diálogo con el SNA, se han denominado *fenómenos neuralterapéuticos*.

Los pacientes deben estar informados sobre estas posibles reacciones al tratamiento y saber que pueden contar con el apoyo del terapeuta. En cualquier situación, es primordial asegurarse de que las reacciones a la terapia no sean complicaciones que requieran atención médica inmediata.

Antes de iniciar cualquier tratamiento es importante considerar tanto sus indicaciones como sus contraindicaciones para prevenir posibles complicaciones relacionadas con ellas. Además, debe diferenciarse entre una reacción al tratamiento y una complicación que requiera atención médica urgente. Aunque esta última situación es muy poco frecuente, reconocerla y manejarla adecuadamente es prioritario para asegurar la seguridad del paciente.

INDICACIONES

Las indicaciones para la terapia neural son tan extensas como la variedad de condiciones en las que interviene el sistema nervioso, y en particular el SNA.

Esto no significa que la terapia neural sea siempre efectiva como tratamiento único en cualquier proceso patológico, pero sí puede ser una herramienta valiosa y versátil en diferentes y muy diversos escenarios clínicos.

Aunque es cierto que la mayoría de los pacientes acuden a la terapia neural principalmente por dolor, así como son consultas frecuentes situaciones inflamatorias, alergias, infecciones recurrentes, trastornos autoinmunes, problemas digestivos, endocrinos y emocionales, es importante destacar que la terapia neural no está indicada para tratar una enfermedad, diagnóstico o síntoma específico. Su perspectiva es más amplia, dirigida a mejorar cualquier condición que cause molestias, síntomas de disautonomía o de alteraciones emocionales.

El alivio del dolor o la mejoría de otros síntomas no son el objetivo directo de la terapia neural, sino más bien un resultado secundario de restaurar un equilibrio funcional más saludable en el SNA, lo que lleva a un nuevo orden orgánico, mental, emocional y espiritual en el proceso vital del paciente.

Es por esto por lo que no es exacto referirse a la terapia neural como una terapia del dolor. Esta designación podría llevar a confusiones con tratamientos específicos del dolor que utilizan analgésicos, antiinflamatorios, cortisona o anestésicos con la intención de bloqueo anestésico.

Otra faceta significativa de la terapia neural es su aplicación como **método de diagnóstico**, a la vez que terapéutico. La rapidez y eficacia con la que el estímulo neuralterapéutico puede influir en el reflejo segmental proporciona una valiosa perspectiva diagnóstica, particularmente en situaciones en las que los síntomas son difusos o complejos. Cuando hay sospecha de la presencia de un campo interferente, la terapia neural es una herramienta de diagnóstico simple, rápida, precisa, segura y económica. Este tema se aborda con mayor profundidad en los capítulos 14, 32 y 33.

CONTRAINDICACIONES

Las contraindicaciones para la terapia neural se relacionan principalmente con las características de las inyecciones, el tipo de anestésico local utilizado y ciertas condiciones específicas del paciente (v. **Cap. 15**).

En lo que respecta a las **inyecciones**, las contraindicaciones incluyen aquellos pacientes que rechazan recibir inyecciones o que tienen aversión al tratamiento con agujas. Además, está contraindicado realizar inyecciones **directamente** en áreas infectadas, como en casos de celulitis. En estos casos, como se explica en los capítulos 29 y 30, se recomienda inyectar **alrededor** de la zona infectada, para facilitar la perfusión sanguínea, además del efecto antiinflamatorio y antimicrobiano del anestésico local.

La **alergia al anestésico local** que se vaya a utilizar es una contraindicación absoluta. Por esta razón, es fundamental realizar una prueba con una inyección dérmica antes de iniciar el tratamiento neuralterapéutico por primera vez en una persona a la que nunca se le ha administrado ese anestésico local específico (v. **Cap. 15**). De igual manera, se desaconseja realizar una punción intravenosa como primer contacto con un anestésico local.

En pacientes con **alteraciones de la coagulación**, ya sea por patologías o por tratamiento farmacológico, ciertas técnicas de terapia neural están contraindicadas, especialmente las inyecciones en fosas y cavidades como la fosa orbitaria, la retroperitoneal, la intraperitoneal o el plexo pélvico. La decisión de realizar cada inyección debe individualizarse, considerando la necesidad del tratamiento, el control de los parámetros de coagulación, el tipo de aguja a utilizar, los riesgos asociados al lugar de inyección y la posibilidad de realizar compresión posterior. Las inyecciones en pacientes con trastornos de coagulación deben realizarse siguiendo las recomendaciones especificadas en el capítulo de consideraciones en la práctica de la terapia neural (v. **Cap. 29**).

Las técnicas específicas de terapia neural tienen sus propias contraindicaciones, que se detallan en los apartados correspondientes.

Aunque **no son contraindicaciones absolutas**, se recomienda tomar precauciones especiales en las mujeres embarazadas, evitando especialmente las técnicas de mayor riesgo para el feto. Durante el primer trimestre es aconsejable evitar la administración de cualquier fármaco a menos que sea estrictamente necesario. En cuanto a la terapia neural, podría considerarse como una opción para reducir el uso de otros fármacos o tratamientos que puedan ser menos seguros durante el embarazo.

En personas de edad avanzada, con cardiopatías graves o con fragilidad sistémica debido a su proceso patológico, la terapia neural no está contraindicada, pero es aconsejable actuar con mayor cautela, evitando un exceso de estímulos, especialmente en las primeras sesiones, optando en su lugar por pequeños estímulos iniciales y observando la respuesta del paciente.

REACCIONES AL TRATAMIENTO NEURALTERAPÉUTICO

A continuación, se detallan las recomendaciones generales ante posibles reacciones al tratamiento neuralterapéutico, las reacciones de regulación y los fenómenos neuralterapéuticos.

Recomendaciones generales

Principalmente consisten en: informar al paciente y prevenir, realizar un acompañamiento empático, valorar el sentido de la manifestación, hacer una actuación adecuada, y registrar y notificar, si procede, las reacciones en la historia de vida del paciente.

Antes de una reacción: informar y prevenir

Forma parte de las funciones del profesional durante la visita **informar** al paciente de las posibles reacciones y/o complicaciones debidas al tratamiento mediante:

- Consentimiento informado por escrito, que quedará adjuntado a la historia clínica del paciente.
- Información verbal no solo de los riesgos, sino también de las sensaciones que se pueden experimentar durante la sesión de terapia neural o después.
- Orientación y disponibilidad en caso de cualquier reacción.
- Resolución de las dudas que el paciente pueda presentar respecto a la información facilitada o el propio tratamiento.

Este proceso de información no precisa ser extenso, pero sí necesita adaptarse a un lenguaje personalizado que el paciente pueda asumir y comprender, y sin generarle miedo o aprensión.

Para **prevenir** en la medida de lo posible reacciones molestas o cualquier complicación se requiere:

- Practicar una técnica correcta.
- Tener presentes los antecedentes patológicos, medicación actual y alergias medicamentosas de paciente.
- Tener en cuenta la condición del paciente, tanto física como psicoemocional, su sistema de desintoxicación, alimentación, traumas o tensiones emocionales no abordadas previamente, así como su edad y sexo.
- Utilizar una metodología al aplicar la terapia neural que fomente la liberación miofascial y emocional.

Acompañamiento empático

En el contexto del tratamiento con terapia neural, es importante llevar a cabo una **observación atenta y consciente** de las respuestas tanto físicas como emocionales del paciente, tanto durante la sesión como en su seguimiento. Cada reacción, aunque sea sutil, puede contener información clave para una mejor comprensión y manejo de la situación terapéutica.

En primer lugar, el terapeuta debe **mantener la calma y transmitirla al paciente** con una actitud comprensiva. Esto resulta especialmente importante en los casos en que el paciente pueda experimentar reacciones inesperadas o desconocidas.

Por otro lado, se debe ofrecer un **acompañamiento continuo y empático**, escuchando al paciente y respondiendo a sus inquietudes. Al hacerlo se fomenta un ambiente de confianza y colaboración, se refuerza el vínculo terapéutico y se contribuye al proceso de recuperación. En muchos casos esta actitud atenta y comprensiva por parte del terapeuta es todo lo que se necesita. Por ejemplo, un paciente que experimenta una reacción inesperada o desconocida podría sentirse inicialmente asustado; sin embargo, el simple hecho de poder compartir sus experiencias con su médico, recibir respuestas tranquilizadoras y la confirmación de que su reacción es común y que incluso puede estar indicando una evolución positiva resulta reconfortante.

Valoración del sentido de la manifestación

La valoración del sentido de la reacción del paciente a la terapia neural requiere un análisis que implica examinar la naturaleza de la respuesta del paciente, interpretándola en el contexto de su estado de salud específico y el tratamiento que se ha aplicado. Dependiendo de las circunstancias, la reacción observada puede ser una parte común y esperada del proceso de curación, sugerir la necesidad de realizar ajustes en el tratamiento o, en algunos casos, indicar una posible complicación.

Para realizar esta valoración es útil reflexionar sobre una serie de preguntas:

- Desde el punto de vista del diálogo con el SNA, ¿qué está indicando esta reacción?, ¿cuál sería el siguiente paso en el tratamiento con terapia neural?
- ¿Podría la reacción estar indicando la aparición de un nuevo campo interferente emergente que no había sido identificado previamente?
- ¿Es posible que la reacción represente simplemente una intensificación transitoria de los síntomas ya existentes, como parte del proceso de curación?
- ¿Se podría interpretar la reacción como exonerativa o de limpieza, un proceso en el cual el cuerpo está liberando sustancias o tensiones acumuladas?
- ¿La reacción se relaciona directamente con el área de inyección, sugiriendo una respuesta local a la punción o incluso una complicación de esta?
- ¿O podría estar relacionada con un factor desconocido, un aspecto del tratamiento o la condición del paciente que no se había considerado anteriormente?

Actuación adecuada

Tomar la actuación adecuada implica en primer lugar considerar si la reacción del paciente necesita una intervención inmediata, como una acción terapéutica, o si requiere un seguimiento tranquilo.

 No intervenir y esperar también constituye una acción.

La naturaleza y gravedad de la reacción del paciente son factores clave que orientan las decisiones sobre la intervención adecuada. En situaciones que requieran una acción médica, se evaluará y seleccionará el método más seguro y eficaz para abordar el caso. Dependiendo de la reacción observada, esto podría significar una nueva sesión de terapia neural o, en cambio, optar por esperar un período más largo antes de continuar con el tratamiento. En ciertas circunstancias también puede ser beneficioso incorporar herramientas terapéuticas alternativas o complementarias a la terapia neural, ya sean reguladoras o farmacológicas. La terapia neural es compatible con cualquier otro tratamiento.

En cuanto al uso de fármacos inhibidores, como antitérmicos, antiinflamatorios, antibióticos o cortisona en respuesta a reacciones a la terapia neural, existe cierta literatura médica que sugiere que estos pueden disminuir o incluso obstaculizar los efectos terapéuticos del estímulo neuralterapéutico. Aunque esta afirmación parece lógica desde una perspectiva teórica, en tanto que la reacción espontánea del organismo hacia su propia regulación es inhibida, la experiencia clínica ha demostrado que muchos pacientes experimentan una mejoría significativa tras un tratamiento de terapia neural a pesar de haber utilizado fármacos inhibidores para manejar una reacción. Este hecho resalta la importancia de un enfoque individualizado en el tratamiento y la necesidad de considerar todas las opciones terapéuticas disponibles, basándose en la respuesta y las necesidades específicas de cada paciente.

En situaciones en las que la reacción sea leve y se considere como una parte común del proceso de curación, el enfoque puede centrarse en dar apoyo y tranquilidad al paciente, asegurando que comprenda que lo que está experimentando es una fase esperada y manejable del tratamiento.

Registro en la historia de vida y notificación si procede

Es importante llevar un registro en la historia de vida del paciente de las reacciones que experimenta, tanto porque aportan información indispensable para las futuras visitas y el seguimiento del tratamiento, como porque ayudan a conocer su manera de reaccionar, a veces según un patrón individualizado, que puede observarse visita tras visita.

En el caso de una complicación, es recomendable comunicarla también a las asociaciones médicas de terapia neural, con el fin de investigarlas para mejorar la práctica de la terapia neural y llevar un registro de ellas.

Reacciones de regulación

Una de las características principales de la terapia neural es su efecto terapéutico regulador.

Las reacciones de regulación se refieren a las respuestas generadas por el organismo para mantener un equilibrio funcional alostático en respuesta a un estímulo específico, en este caso la aplicación de la terapia neural.

Reacción exonerativa

Una reacción exonerativa constituye una respuesta que conlleva la eliminación o liberación de sustancias o tensiones acumuladas, y puede manifestarse de varias maneras:

- **Liberación física**: puede ocurrir inmediatamente después del tratamiento o como un alivio gradual de la tensión miofascial y la resolución de dolores crónicos. En este contexto exonerativo en el que cuerpo busca liberar la causa subyacente del dolor, a menudo se acompaña de sensaciones de agotamiento y como si el cuerpo estuviera magullado, sin focalidad, lo cual puede durar algunos días.
- **Liberación emocional**: similar a la liberación física, la liberación emocional conlleva la descarga de emociones reprimidas o el procesamiento de traumas pasados; generalmente se autolimita a unos minutos. Cuando forma parte de una reacción exonerativa, la reacción emocional suele ser más prolongada y con mayor diversidad de manifestaciones, que pueden incluir aparición de sueños relacionados con el proceso de liberación o cambios en el estado de ánimo o humor, que pueden durar varios días.
- **Desintoxicación**: la activación de ciertos procesos corporales durante la terapia puede desencadenar un proceso de desintoxicación, facilitando la eliminación de toxinas que se han acumulado en el organismo. Esta depuración puede ir acompañada de varios síntomas, como fatiga, dolores de cabeza, alteraciones en la digestión, incremento en la diuresis, sensación distérmica y una mayor necesidad de dormir y descansar. Estas manifestaciones son indicativas de que el cuerpo está trabajando para liberarse de sustancias nocivas y restablecer un equilibrio funcional más saludable.

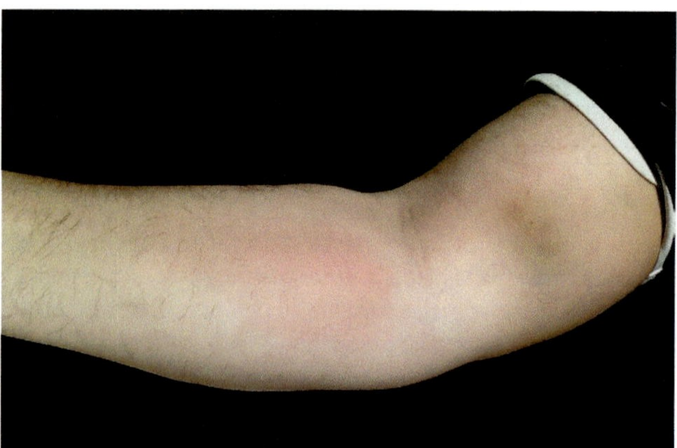

Figura 19-1. Reacción de inflamación en brazo derecho en un lugar diferente al de la inyección de la procaína, que coincide donde hubo una picadura de abeja unos años antes.

Cuando un paciente muestra una reacción exonerativa, puede ser beneficioso apoyar y potenciar este proceso con una dieta adecuada al contexto, una hidratación adecuada y la ingesta de infusiones depurativas, entre otras medidas. Estas acciones contribuyen a facilitar la desintoxicación y el drenaje eficaz de los emuntorios, optimizando así el proceso de eliminación de toxinas y mejorando el bienestar general del paciente.

Otras reacciones

Básicamente pueden consistir en la reaparición de síntomas antiguos o reacciones locales en la zona de inyección.

Reaparición de síntomas antiguos

Al iniciar el tratamiento de terapia neural puede observarse, desde la primera sesión o a lo largo del tratamiento, la **reaparición de síntomas antiguos**, eventualmente en el orden inverso a como surgieron originalmente, como si el proceso global de curación del cuerpo aconteciese progresivamente, desandando su propio camino. Un ejemplo claro de esto sería el caso de una paciente que consulta por hiperreactividad bronquial crónica y posteriormente experimenta un episodio de amigdalitis. Si esta paciente había sufrido varios episodios de amigdalitis en su infancia, que incluso pudieron cesar con la aparición de los síntomas respiratorios, la recurrencia de la amigdalitis podría interpretarse como una reversión a estados anteriores de la enfermedad. Aunque esta situación pueda resultar incómoda para el paciente en el momento, a menudo es una señal positiva en el curso de su evolución y recuperación. La reaparición de síntomas orgánicos tiende a ocurrir en las áreas que, a lo largo de la historia de vida del paciente, han mostrado inflamación con mayor frecuencia como resfriados, faringoamigdalitis, otitis, mucosidad, diarrea, problemas hemorroidales, cistitis, vulvovaginitis, alteraciones menstruales y diversas manifestaciones cutáneas, entre otros.

Historia de vida

Un paciente de 45 años, que había sido tratado previamente en varias ocasiones con terapia neural con procaína, llamó al día siguiente de su última sesión informando de una reacción de inflamación, enrojecimiento y calor en el brazo derecho. El paciente sospechaba que podría tratarse de una reacción alérgica a la inyección de procaína que recibió en esa área. Al acudir al consultorio para su valoración, se observó un hematoma en el punto de tensión donde se le había inyectado en la cara interna del brazo, pero la reacción inflamatoria estaba localizada en la cara anterior del antebrazo (Fig. 19-1).

Al reactivar la historia de vida, se le preguntó si recordaba haber tenido anteriormente una inflamación similar en esa zona o en cualquier otra parte del cuerpo, y recordó que, años atrás, había sufrido una picadura de abeja precisamente en ese lugar. Seguidamente se inyectó subcutáneamente procaína alrededor de la zona inflamada, lo que le proporcionó un alivio rápido. En el seguimiento telefónico al día siguiente, el paciente confirmó la desaparición completa de los síntomas.

Comentarios:

- El paciente ya había sido tratado previamente con terapia neural con procaína y en la última sesión se le inyectó en varios puntos, pero solo presentó una reacción inflamatoria en una parte específica del cuerpo, lo que descartaba una reacción alérgica.
- La **historia de vida** sigue siendo una herramienta muy importante cuando se presentan reacciones al tratamiento, y en este caso permitió identificar que probablemente se trataba de la reactivación de síntomas antiguos.
- La inyección subcutánea de procaína alrededor de la zona inflamada resultó en una reacción de mejoría inmediata.

Reacciones locales en la zona de inyección

Las reacciones que se manifiestan en uno o varios puntos de inyección, aunque parezcan locales, a menudo reflejan aspectos más profundos de la idiosincrasia individual, dado que se producen en áreas específicas tras ciertas inyecciones, y es habitual que se presenten en un solo punto, a diferencia del resto de las inyecciones aplicadas al mismo paciente. La aplicación de calor suave en la zona afectada mediante paños calientes, que ayuden a relajar la zona y promover la vasodilatación, puede resultar beneficiosa.

Estas reacciones pueden variar desde un leve enrojecimiento o inflamación, con un grado variable de dolor o picazón, hasta la formación de un hematoma, dolor residual en el sitio de la inyección o, en casos muy raros, una infección o una contracción muscular.

Es importante diferenciar estas reacciones de una complicación más grave. Para ello debe mantenerse una comunicación clara y efectiva con el paciente y, de ser necesario, llevar a cabo una valoración médica detallada. Generalmente, estas reacciones son autolimitadas y tienden a resolver por sí mismas en el transcurso de unas pocas horas o días, sin alcanzar niveles de intensidad preocupantes.

Por ejemplo, una situación frecuente es observar cómo ciertas cicatrices, al ser inyectadas con el anestésico local, presentan un enrojecimiento incluso con calor local durante algunos minutos, mientras que otros pinchazos realizados a la misma persona, en la misma sesión, no se enrojecen en absoluto. A menudo, también se enrojecen las mismas zonas en cada sesión, lo cual puede indicar una irritación subyacente en ellas.

Fenómenos neuralterapéuticos

Clásicamente se utilizó el término *fenómenos neuralterapéuticos* para designar a las diferentes reacciones que podían observarse después de la aplicación de la terapia neural, como respuesta del SNA a esta. Dicha respuesta supone un diálogo del terapeuta con el SNA del paciente, y de su correcta interpretación depende la adecuada intervención en las sucesivas sesiones del tratamiento.

Se clasificaron en dos categorías:

- Reacciones al tratar de manera local o un segmento (terapia segmental):
  - Intervalo o fenómeno de segmento.
  - Fenómeno de reacción (Hopfer).
  - Fenómeno retrógrado (Hopfer).
- Reacciones al tratar el campo interferente:
  - Fenómeno en segundos de Huneke.
  - Fenómeno retardado (Hopfer).
  - Fenómeno inmediato o reacción de vecindad (Hopfer).
  - Fenómeno invertido (Hopfer).
  - Euforia (Hopfer).
  - Llanto forzoso (Hopfer).
  - Fenómeno de *flush* (Hopfer).

Aunque son términos en sí mismos poco descriptivos, es importante conocer en qué consisten, ya que son una buena hoja de ruta.

A continuación se describen las reacciones más relevantes y útiles en la práctica neuralterapéutica, y su paralelismo con la terminología clásica.

Fenómenos inmediatos

Se entiende por reacción inmediata la que se hace evidente de un modo inmediato a la inyección, durante la sesión de tratamiento o bien en los minutos posteriores.

Mejoría de los síntomas

Es posible observar una mejoría de los síntomas motivo de consulta durante la misma visita, mientras se aplica el tratamiento. Esta mejoría puede deberse a que se ha inyectado el anestésico local en un campo interferente (v. **Caps. 32** y **33**), a la respuesta del segmento correspondiente (v. **Cap. 31**) (ambos temas se tratarán más adelante) o simplemente a la liberación miofascial realizada durante la sesión (v. **Cap. 24**).

Esta observación sugiere que el efecto del anestésico local en la terapia neural puede ser muy rápido, incluso durante la sesión en la camilla. Además, dada la corta vida media de la procaína, la mejoría que puede experimentarse en los días o semanas posteriores a la sesión se atribuye a la autorreorganización alostática del organismo, adaptándose a la nueva situación más favorable de su SNA.

Liberación física

Es común que los pacientes experimenten una sensación de relajación profunda inmediatamente después del tratamiento, a menudo descrita como sentirse en una nube. Esta percepción señala una respuesta física intensa, posiblemente vinculada a una liberación rápida de la tensión miofascial y una reducción significativa del estrés, lo que refleja un descenso acelerado del tono simpático.

Durante esta reacción, tanto el cuerpo como la mente experimentan una liberación de tensiones acumuladas, lo que conduce a una sensación general de ligereza y tranquilidad. Esta respuesta forma parte de los procesos naturales de autorregulación y equilibrio del cuerpo en armonía con la mente, una consecuencia directa del tratamiento recibido, y no debe ser interpretada como una intoxicación.

Liberación emocional

Ya Hopfer describió los fenómenos de euforia y llanto forzoso como reacciones emocionales inmediatas a la terapia neural.

Las reacciones emocionales son una respuesta relativamente común en la terapia neural y pueden ser muy variadas, y a veces intensas, manifestándose de un modo casi instantáneo tras la inyección neuralterapéutica en modo de llanto o risa, o bien en los días siguientes como labilidad emocional, llanto fácil, irritabilidad, indiferencia o euforia (v. **Vídeo 20-1**). Las reacciones emocionales inmediatas suelen ir acompañadas de síntomas vegetativos como temblor (**Vídeo 19-1**), sudoración, cambios en la respiración, etc., y tienden a ser espontáneas y liberadoras, aflorando emociones que emergen más allá del control consciente, reflejando así una interacción directa entre el SNA y la esfera emocional.

Memoria emergente

Menos frecuentemente, pero muy significativas y también relacionadas con las reacciones emocionales, son las reacciones de memoria de experiencias previas. Por ejemplo, tras inyectar en cicatrices de amigdalectomía, algunas personas han reportado revivir recuerdos vívidos, como la imagen del cirujano durante la operación, el olor del quirófano o sensaciones que rememoran la experiencia de la extracción de las amígdalas.

Un caso claro de reacción de memoria emocional se presentó en una mujer de 52 años que acudió para tratar sus migrañas. Tras recibir una inyección en una cicatriz en su frente, ella inesperadamente percibió el olor de su colegio. Dicha cicatriz se originó en su infancia, cuando cayó mientras huía de su profesora después de una pelea con otra niña. Junto con el olor también emergió en su memoria la escena exacta del momento en que se lesionó la frente.

Este tipo de reacciones sugieren que la secuencia cronológica de los eventos pasados no siempre es relevante. Un recuerdo de un acontecimiento de la infancia puede emerger de repente, acompañado de síntomas psicosomáticos y una respuesta emocional intensa. Esto incluso puede desencadenar una gran mejoría posterior, sin necesidad de un proceso cronológico inverso que repase las experiencias de la persona hasta llegar al incidente vinculado con el punto que se inyectó (en el caso del ejemplo, fue la cicatriz en la frente). Estas reacciones sugieren una conexión profunda y compleja entre nuestras experiencias pasadas, las respuestas emocionales y físicas actuales, y el proceso de curación.

Síntomas vegetativos

Tanto durante como al finalizar una sesión de terapia neural son muy comunes las **reacciones vegetativas** con una rápida y profunda relajación física y mental, que incluyen una sensación de flotar o un ligero mareo, una respiración más profunda y relajada y con suspiros, sudoración intensa (generalizada o en zonas concretas), sensación de calor (excepcionalmente de frío), rubicundez facial, ruidos intestinales, temblor o respuestas emocionales, como risas o llantos espontáneos y difíciles de contener. Estas reacciones suelen estar más relacionadas con el efecto terapéutico neural que con una reacción al anestésico local. Estas sensaciones pueden surgir incluso con dosis bajas, especialmente si la inyección se realiza en áreas de alta tensión miofascial o gatillos neuromoduladores. Tales respuestas pueden ser indicativas de un desbloqueo, una transición rápida del tono simpático al parasimpático o una liberación inmediata de la tensión en los tejidos musculares. Estos síntomas suelen ser transitorios y disminuir gradualmente en los minutos posteriores.

Clásicamente Hopfer describió lo que llamó *flush* como una reacción de calor y enrojecimiento en la cara y el cuello para describir algunos de estos síntomas.

Percepción de sabor metálico

En ocasiones, algunos pacientes experimentan un sabor metálico desde las primeras inyecciones de cada sesión, sin presentar otras señales de alarma. Aunque este síntoma sensorial puede estar asociado con una toxicidad del anestésico local en el sistema nervioso central (v. **Cap. 15**), es evidente que no siempre es indicativo de ello. Ante la aparición de cualquier signo que pueda sugerir una posible alergia o toxicidad relacionada con el anestésico local, es importante realizar una evaluación integral del paciente considerando el contexto clínico completo, y no de manera aislada.

Fenómeno en segundos

Cuando se inyecta un anestésico local en un campo interferente, se puede producir una **reacción de mejoría instantánea en síntomas distantes** de su segmento metamérico. Esta mejoría puede ser parcial o completa y tener una duración variable. Si bien autores como Spiess y Leriche ya habían reportado en 1902 y 1922, respectivamente, efectos inmediatos tras la inyección de anestésico local que eran difíciles de atribuir únicamente al efecto anestésico, y el propio Leriche había documentado mejorías significativas después de inyectar procaína en cicatrices distantes, fue Ferdinand Huneke quien definió el **fenómeno en segundos**. Huneke lo describió como una mejoría completa y sostenida de los síntomas por más de 20 horas tras la inyección en un campo interferente a distancia (y 8 horas en caso de campos interferentes en los dientes). Además, este efecto debía ser reproducible, con una extensión progresiva de la ausencia de síntomas tras cada nueva infiltración del campo perturbador, culminando en la completa resolución de los síntomas (v. **Caps. 2**, **14**, **32** y **33**).

Según Ferdinand y Walter Huneke, cualquier proceso crónico puede ser inducido por un campo interferente, cualquier enfermedad o lesión puede evolucionar hasta comportarse como un campo interferente, y la única manera de curar una enfermedad relacionada con un campo interferente es mediante la eliminación de dicho campo.

Aunque estas premisas forman parte de la historia de la terapia neural, la experiencia muestra que la respuesta singular y compleja de cada paciente al estímulo neuralterapéutico supera las definiciones lineales y exactas.

Fenómenos postratamiento

Se clasifican principalmente en fenómenos relacionados con la mejoría y fenómenos de reacción y campos interferentes.

Fenómenos en relación con la mejoría

Destacan el fenómeno de segmento, el empeoramiento inicial seguido de mejoría posterior, la remisión breve de los síntomas y la mejoría que tarda en aparecer.

Fenómeno de segmento

Desde los inicios de la aplicación terapéutica de la procaína se observó que las inyecciones del anestésico local en áreas sintomáticas particularmente dolorosas producían un alivio significativo de los síntomas, que se atribuía al efecto del anestésico local a través del reflejo segmentario. Schleich, Spieß, Leriche y Huneke se referían a este método como **reacción o terapia de segmento.** Además, constataron que la aplicación repetida de estas inyecciones en el segmento afectado no solo mejoraba el cuadro clínico, sino que también prolongaba los períodos sin síntomas, pudiendo incluso llevar a su completa desaparición.

Una mejoría inmediata en los síntomas respiratorios tras la administración del anestésico local en puntos cutáneos del tórax (reflejo cutivisceral), o el alivio rápido de un dolor articular después de realizar inyecciones cutáneas alrededor de la articulación y en puntos de tensión miofascial en la zona sintomática, son ejemplos típicos de reacciones que frecuentemente se experimentan en la práctica de la terapia neural.

Si se produce una reacción de segmento al aplicar el anestésico local, es indicado repetir la misma aplicación en la siguiente sesión. Después de cada sesión, el período de mejoría de los síntomas suele ampliarse progresivamente.

Empeoramiento inicial de los síntomas seguido de mejoría posterior

Aunque es común que la mejoría comience de manera inmediata, o al cabo de unas horas o pocos días después del tratamiento, en ciertos casos se puede experimentar un **empeoramiento inicial de los síntomas**, seguido de una mejoría significativa. Este fenómeno ocurre con mayor frecuencia después de la primera sesión de tratamiento o al inyectar una nueva área.

Hopfer denominó este fenómeno como *fenómeno invertido* cuando se da después de tratar un campo interferente.

Generalmente este empeoramiento inicial es indicativo de una evolución favorable. La frecuencia de este fenómeno disminuye si en la misma sesión se realiza una liberación de la tensión miofascial, que, además de aliviar la tensión física, también contribuye a la disminución de la tensión emocional y del tono simpático, facilitando así una reacción más rápida y equilibrada.

Remisión breve de los síntomas

Cuando la remisión de los síntomas es breve, puede atribuirse a varios factores. Una posibilidad es que el estímulo aplicado no haya sido suficiente y se requirieran más aplicaciones para una mejoría más significativa y duradera. Otra razón podría ser que la inyección se realizó cerca de un gatillo neuromodulador. Esto es lo que Hopfer describió como el **fenómeno de vecindad**, como puede ocurrir, por ejemplo, en casos donde hay una mejoría parcial y transitoria tras inyectar en los polos amigdalares, debido a que el campo interferente real se encuentra en unos cordales impactados. Dado que ambas zonas están próximas, comparten fibras vegetativas, y la relajación y vasodilatación en una puede influir en la otra.

La ausencia de una mejoría inmediata no implica que no haya habido una reacción al tratamiento. En realidad, todo estímulo desencadena una respuesta, pero el efecto de esa reacción puede no ser perceptible para el paciente hasta después de cierto tiempo.

Mejoría que tarda en aparecer

Existen situaciones, aunque poco frecuentes, en las que un paciente puede no experimentar alivio durante las primeras 2 semanas de tratamiento y, sorpresivamente, despertar al día siguiente con una gran mejoría.

También es posible que la mejoría sea parcial, con remisión de algunos síntomas, pero no otros. Este proceso es propio de los sistemas de alta complejidad, como el ser humano, lo que imposibilita aplicar definiciones fijas o universales en la terapia neural. Es lo que Hopfer denominó *fenómeno en segundos retardado*, y lo atribuyó a una demora en los mecanismos de regulación.

Fenómenos de reacción y campos interferentes

Además de la mejoría inmediata en áreas distantes tras la inyección en un campo interferente, los gatillos neuromoduladores también juegan un papel importante en otras reacciones que pueden surgir durante el tratamiento con terapia neural.

Empeoramiento inicial no seguido de mejoría posterior

En situaciones en que un **empeoramiento** inicial al tratar de manera segmental no es seguido por una mejoría, sino que se retorna al estado previo al tratamiento –lo que Hopfer describió como **fenómeno de reacción**–, es probable la existencia de un gatillo neuromodulador obstruyendo la respuesta autoorganizadora del SNA. Si este posible campo interferente no se manifiesta de forma sintomática, se deberá continuar la búsqueda a través de una revisión más profunda de la historia de vida del paciente, palpación, exploración radiológica de la boca, etc. No tiene sentido repetir la terapia en el segmento sin tratar dicho campo interferente.

Salto del campo interferente

En el caso de que el gatillo neuromodulador que estaba silente se haga sintomáticamente evidente después de una sesión de terapia neural –fenómeno que Julio César Payán denominó *salto del campo interferente* (o *fenómeno retrógrado* de Hopfer)–, el siguiente paso consiste en la inyección en el foco recién identificado, el cual frecuentemente corresponde a manifestaciones clínicas que el paciente ya había padecido previamente. Por ejemplo, un paciente que inicialmente acude por dolor articular generalizado podría desarrollar un cuadro de faringoamigdalitis u odinofagia tras la primera sesión de terapia neural, que le recuerdan episodios similares de su infancia.

Por esta razón es importante pedir al paciente que esté atento a cualquier síntoma que surja después de cada sesión de terapia neural, ya que el cuerpo no genera síntomas sin motivo.

Al inyectar el campo interferente emergente puede suceder un fenómeno en segundos y evidenciarse directamente la mejoría (**fenómeno retrógrado directo**), o requerir volver a inyectar el segmento afectado para llegar a objetivar dicha mejoría (**fenómeno retrógrado indirecto**).

Mejoría tras inyectar en un campo interferente

Tras administrar una inyección en un campo interferente, la mejoría puede variar considerablemente en su presentación y cronología:

- En algunos casos la recuperación puede ser instantánea (fenómeno en segundos).
- En otros puede desarrollarse gradualmente a lo largo de minutos o incluso no ser completamente aparente hasta pasados varios días, que Hopfer denominó *fenómeno en segundos retardado* para diferenciarlo del de aparición inmediata.
- Y en otros proporcionar solo una mejoría parcial de algunos síntomas, pero no de todos (**fenómeno en segundos incompleto de Hopfer**). En este caso puede ser preciso tratar a nivel del segmento afectado para facilitar la mejoría o indagar sobre la existencia de otros gatillos neuromoduladores.

Campo interferente silente

Como se ha visto, es posible que el tratamiento de un campo interferente provoque una respuesta inmediata en el SNA; sin embargo, la existencia de otros gatillos neuromoduladores podría impedir una respuesta prolongada y sostenida.

Estos focos adicionales pueden permanecer latentes o empezar a manifestar síntomas como parte de la respuesta autorreguladora del organismo. Si estos se vuelven sintomáticos (salto del campo interferente), se define claramente el siguiente paso a seguir en el tratamiento; pero si el campo interferente sigue silente, es necesario profundizar en la historia clínica del paciente o recurrir a pruebas complementarias, como una exploración radiológica de la boca, para localizarlo, aunque no siempre es posible identificarlo.

En cualquier circunstancia, es importante prestar especial atención a la aparición de nuevos síntomas que coincidan con el tratamiento de terapia neural. Estos pueden estar relacionados con un gatillo neuromodulador que estaba silente o podrían indicar la presencia de otras lesiones o patologías que estaban evolucionando de manera asintomática. Por ejemplo, si un paciente se queja de un dolor dental después de una sesión de terapia neural, especialmente si se inyectó en la zona afectada, podría suponerse que es una consecuencia del tratamiento. No obstante, es también posible que el dolor indique la manifestación de una lesión (actúe o no como gatillo neuromodulador) que estaba evolucionando de manera asintomática antes de la intervención neuralterapéutica. Las características clínicas y radiológicas de la zona podrían revelar la presencia de una infección apical previa.

En ocasiones, la terapia neural ha precipitado la aparición de síntomas en tumores neoplásicos previamente no detectados, facilitando así su diagnóstico temprano y el inicio del correspondiente tratamiento. Del mismo modo, reacciones como rectorragias o metrorragias tras comenzar un tratamiento de terapia neural han permitido identificar lesiones previamente silentes en el recto o el útero. También se ha observado la aparición de síntomas en abscesos dentarios previamente asintomáticos, manifestados a través de signos inflamatorios o fistulización.

Todo esto ocurre sin que necesariamente se haya aplicado el tratamiento directamente en las áreas afectadas, sino como resultado del efecto autorregulador del sistema psiconeuroinmunoendocrino tras una o varias sesiones de terapia neural.

COMPLICACIONES Y RIESGOS

A continuación, se detallan las principales generalidades de las complicaciones y riesgos de la terapia neural, la alergia al anestésico local, la administración intravascular accidental, las complicaciones hemorrágicas, el proceso infeccioso en relación con la inyección y la perforación accidental de órganos o la duramadre.

Generalidades

Una complicación se refiere al agravamiento de una enfermedad existente o a la aparición de un problema médico adicional durante el curso de un procedimiento médico o tratamiento. Esta situación surge espontáneamente y mantiene una relación causal, más o menos directa, con el diagnóstico inicial o el tratamiento aplicado, pudiendo ser determinantes las particularidades individuales de cada paciente, ya sea desde una perspectiva anatómica o en respuesta al tratamiento.

A pesar de una formación rigurosa y un dominio experto de la técnica de inyección, siempre existe un margen, aunque sea mínimo, de complicaciones.

Frente a una complicación, es esencial brindar apoyo continuo al paciente, asegurándose de que se sienta respaldado y acompañado, así como tratamiento adecuado según el caso, o derivación hospitalaria si fuese necesario.

Se debe documentar cualquier complicación que surja durante el tratamiento. Esta documentación no solo sirve para el seguimiento interno, sino también para mejorar la comprensión de las complicaciones y aprender de ellas. Por ello, es recomendable formar parte de asociaciones o sociedades profesionales de terapia neural, donde se pueden compartir experiencias y mantenerse actualizado en técnicas y avances a través de congresos y encuentros.

Alergia al anestésico local

La procaína es un fármaco de reconocida trayectoria desde su introducción en 1905 que ha demostrado, al igual que la lidocaína y otros anestésicos locales, tener un bajo potencial alergénico a lo largo de su extenso uso en el ámbito médico.

En el pasado se publicaron estudios que reportaban una alta tasa de alergenicidad en los aminoésteres, atribuyéndola a una alergia cruzada con el PABA, uno de los productos de degradación de los ésteres. Sin embargo, en investigaciones posteriores se demostró que el eritema observado en casos de procaína no era resultado de una alergia, sino de vasodilatación causada por otro producto de degradación, el DEAE. Además, los estudios que reportaban dicha alergenicidad se centraban en la presencia de eritema, sin considerar otros síntomas alérgicos como urticaria, rinitis o broncoespasmo.

A pesar de esto, la posibilidad de reacciones alérgicas existe, aunque sea escasa. El shock anafiláctico requiere una mención especial debido a la gravedad de la situación y la necesidad de una respuesta rápida y efectiva por parte del profesional de la salud.

Se hace énfasis en la importancia de identificar los signos de alergias medicamentosas y, en particular, el reconocimiento y tratamiento de la anafilaxia. A continuación se proporciona una descripción detallada de los síntomas asociados con estas reacciones adversas y las estrategias recomendadas para su manejo adecuado.

Reacción alérgica

Una alergia tipo 1 se define como una hiperreactividad mediada por inmunoglobulina E a una sustancia externa (antígeno), como un alimento, fármaco, látex o picadura de insecto, que generalmente es inofensiva para la mayoría de las personas. La interacción entre el alérgeno y la inmunoglobulina E induce la degranulación de mastocitos y basófilos, y la liberación de mediadores proinflamatorios como la histamina. Sus síntomas más frecuentes son eritema, ronchas en la piel y prurito. Las inyecciones de prueba intracutáneas se consideran los desencadenantes más potentes de una alergia tipo 1; sin embargo, un eritema que aparece sin otros signos de alergia no es suficiente para diagnosticar una alergia.

Además del eritema, síntomas como picazón generalizada, rinitis, disnea, taquicardia, vómitos y diarrea son otros signos clínicos de una alergia, variando en cada individuo y según la forma en que el alérgeno es introducido en el organismo. La mayoría de los síntomas de alergia aparecen dentro de los 10-15 minutos después de la exposición y muestran un típico fenómeno de crescendo.

La intensidad de las reacciones alérgicas difiere de una persona a otra, oscilando entre leves molestias hasta el shock anafiláctico, potencialmente mortal. La estrategia terapéutica para las alergias, a falta de un tratamiento causal, se centra en mitigar los síntomas y prevenir reacciones adversas graves, aunque lo primordial consiste en evitar el contacto con la sustancia alergénica.

Ante la sospecha de que la reacción al fármaco ha sido de alergia, debe derivarse el paciente a su centro de salud para establecer el diagnóstico mediante una prueba de alergia.

La exposición reiterada puede intensificar la respuesta inmunológica, incrementando el riesgo de desarrollar reacciones cada vez más graves, incluida la anafilaxia.

Tratamiento

Para la **urticaria** se recomiendan antihistamínicos, ya sea en presentación oral o tópica, como la crema de difenhidramina. En situaciones de mayor gravedad se puede optar por corticosteroides orales, como la prednisona, o tópicos, como la fluticasona. Es importante no confundir la urticaria con el dermografismo, en el cual se forman líneas elevadas en la piel que suelen desaparecer en menos de 30 minutos.

En casos de **inflamación de las vías respiratorias y dificultad para respirar**, los antihistamínicos en aerosol ofrecen una acción más rápida en comparación con los orales. La inhalación de agonistas beta-adrenérgicos, como el salbutamol, es efectiva para aliviar las sibilancias. En situaciones de **mayor gravedad** se recomienda comenzar con un tratamiento de prednisona a 60 mg por vía intramuscular, ajustando la dosis según el peso del paciente (prednisona 0,5-2 mg/kg), seguido de una dosis de mantenimiento de 5-10 mg/día.

Anafilaxia y shock anafiláctico

La anafilaxia, que afecta aproximadamente al 1 % de la población, es una emergencia médica que se manifiesta como una reacción alérgica generalizada y de aparición súbita, potencialmente grave y, en ciertos casos, mortal. Esta reacción alcanza la categoría de shock anafiláctico cuando conlleva una comprometida situación cardiovascular, evidenciada por una pronunciada disminución de la presión arterial. Dada su gravedad, es imprescindible el traslado inmediato al centro hospitalario más cercano, activando el servicio de emergencia (112).

Los miorrelajantes (50-70 %), el látex (16 %) y los antibióticos (15 %) son los principales agentes desencadenantes de anafilaxia perioperatoria, seguidos por agentes hipnóticos, opioides, anestésicos locales y coloides, entre otros.

Este trastorno se caracteriza por una rápida emergencia de síntomas alérgicos que inciden en varios sistemas corporales casi inmediatamente después de la exposición al alérgeno.

La mortalidad asociada a la anafilaxia ronda el 1 %, por lo que es de vital importancia realizar un correcto diagnóstico y un tratamiento efectivo.

Los **síntomas** aparecen de forma acelerada y afectando a múltiples sistemas:

- Dermatológicamente se presenta como urticaria con prurito palmoplantar y en cuero cabelludo, y angioedema como disfagia alta o disfonía como signos precursores. Los síntomas cutáneos se presentan en cerca del 90 % de las anafilaxias.
- Respiratoriamente puede variar desde disnea leve hasta sibilancias, broncoespasmo y paro respiratorio.
- Gastrointestinalmente incluye síntomas como dolor abdominal, náuseas, vómitos y diarrea.
- Cardiovascularmente se observa taquicardia e hipotensión, que pueden evolucionar desde un malestar y mareo iniciales hasta un paro cardiovascular.

La **anafilaxia bifásica**, que ocurre en aproximadamente el 20 % de los casos, se define como la reaparición de síntomas 1-72 horas después de la resolución inicial sin reexposición al alérgeno.

Pueden presentarse otras alteraciones como agitación psicomotora y pérdida de conocimiento.

Tratamiento

Consiste en:

1. Llamar al número de emergencia (112) para traslado hospitalario urgente.
2. Colocar al paciente en posición confortable, preferiblemente con las piernas elevadas para aumentar el flujo sanguíneo al corazón.
3. Administrar 0,5 mg de adrenalina subcutánea, repitiendo cada 10-20 minutos si es necesario. Para niños, la dosis recomendada es de 0,1 mg/10 kg.
4. Posicionar al paciente en decúbito lateral en caso de náuseas o vómitos.
5. En embarazadas, colocar del lado izquierdo para evitar la compresión de la vena cava.
6. Suministrar oxígeno y monitorizar la presión arterial si es posible.
7. Antihistamínicos y corticoides (prednisona 60 mg intramuscular) pueden considerarse para prevenir la recurrencia de los síntomas, pero nunca deben retrasar la administración de la adrenalina.
8. En presencia de síntomas bronquiales se recomienda un broncodilatador inhalado como salbutamol.

Se recomienda tener a mano en el consultorio médico:

- Adrenalina inyectable, 1 mg/mL.
- Prednisona inyectable, 60 mg.
- Salbutamol en Turbuhaler.

Ante la sospecha de una reacción alérgica a la procaína es esencial la derivación al alergólogo para un diagnóstico preciso y considerar la conveniencia de evitar la inyección de un anestésico local de la misma familia en futuras sesiones, dada la posibilidad de anafilaxia en sucesivas administraciones.

Administración intravascular accidental

A diferencia de otros fármacos, la administración intravascular no deseada de anestésicos locales como la procaína o la lidocaína no necesariamente representa una complicación. En ciertos contextos puede resultar beneficioso o incluso tener un objetivo terapéutico. No obstante, el anestésico no se habrá aplicado directamente en el punto terapéutico previsto, sino que circulará a través del sistema sanguíneo. El riesgo principal radica en que, si la inyección en un vaso es accidental y no se detecta, existe el riesgo de administrar el anestésico a una velocidad inapropiada y sin conocer el tipo de vaso al que se está accediendo.

Complicaciones hemorrágicas

Los hematomas representan las complicaciones más comunes y en muchos casos son difíciles de prevenir. Afortunadamente, solo en situaciones excepcionales se necesita intervención quirúrgica.

Las complicaciones hemorrágicas se pueden clasificar en:

- **Sangrados superficiales**: incluyen hematomas y sufusiones, que son relativamente comunes. Su principal repercusión es estética.
- **Complicaciones hemorrágicas moderadas**: no causan daño permanente, pero pueden incluir hematomas intramusculares y sangrados periósticos. Aunque son menos comunes, pueden resultar en dolor persistente y limitación funcional temporal.
- **Complicaciones hemorrágicas graves**: son extremadamente raras, suelen surgir en técnicas específicas y pueden tener consecuencias a largo plazo.

Tras identificar un hematoma es esencial aplicar compresión y frío, e inmovilizar el área afectada. Posteriormente el hematoma puede tratarse con terapia neural, inyectando procaína a su alrededor. Dependiendo de su ubicación y características, la inyección puede ser dérmica, subcutánea o intramuscular. Esta intervención busca acelerar la absorción del hematoma, potenciando el flujo sanguíneo y linfático en el tejido afectado.

Si se sospecha la presencia de un hematoma profundo significativo, una hemorragia interna o un sangrado cercano a la médula espinal, es vital realizar estudios de imagen y supervisión hospitalaria. Esto garantiza una intervención temprana y reduce el riesgo de complicaciones a largo plazo.

Proceso infeccioso en relación con la inyección

Como en cualquier tratamiento mediante inyecciones, existe el riesgo de infección en el punto de inyección o en los tejidos en contacto con la aguja a pesar de la desinfección. Es importante diferenciar esta situación del simple enrojecimiento en el lugar de inyección y detectarla precozmente para poder actuar de manera más eficaz.

La inyección de procaína alrededor de la zona inflamada ayuda a la resolución del cuadro, debido a su efecto vasodilatador, antiinflamatorio, simpaticolítico y antibiótico; sin embargo, debe considerarse siempre recurrir al tratamiento antibiótico, o incluso quirúrgico, según la evolución del caso.

Dolor residual en el lugar de la inyección

Después de cualquier inyección puede quedar un dolor residual en el lugar de la misma, por lesión o irritación de las fibras nerviosas de la zona. En el caso de la terapia neural es poco frecuente, dado que no se pretende inyectar directamente en las ramas nerviosas, sino en su proximidad (perineural). Aun así, si se produce esta complicación, la propia inyección de anestésico local puede ser útil para tratar este tipo de dolor, ya sea debido a inyecciones intramusculares antiguas, infiltraciones, anestesia dental o a la misma aplicación de la terapia neural, de diferentes maneras:

- Mediante la liberación de puntos de tensión miofascial en relación con la zona dolorosa.
- Mediante el efecto local del anestésico local.
- Realizando tratamiento según historia de vida del paciente y tratando posibles gatillos neuromoduladores que podrían estar relacionados con la persistencia del dolor local en la zona de inyección.

Perforación accidental de órganos o la duramadre

La posibilidad de perforar accidentalmente un órgano interno con la aguja durante la terapia neural, como pulmones, riñones, hígado o vejiga, es extremadamente infrecuente si se realiza la técnica de forma apropiada. Incluso en el caso de que se produzca, dado el pequeño diámetro de las agujas utilizadas no suele tener repercusiones graves. No obstante, se debe hacer un seguimiento del paciente durante las 24 horas siguientes. Si hay dudas o si el paciente está tomando anticoagulantes, es esencial realizar pruebas adicionales para descartar lesiones que requieran hospitalización. Es importante destacar que en biopsias hepáticas se utilizan agujas *tru-cut* de calibres entre 19 y 16 G, diseñadas específicamente para obtener muestras. A pesar de su naturaleza invasiva, estas biopsias suelen ser ambulatorias. En cambio, en la terapia neural las agujas más utilizadas son de 27 G y, ocasionalmente, de 23 G, lo cual reduce considerablemente el riesgo de complicaciones. Sin embargo, ante cualquier señal de alarma es recomendable que el paciente repose al menos 30 minutos y sea observado detenidamente.

Por otro lado, perforar la duramadre durante una infiltración epidural es extremadamente raro. Si sucede, el paciente podría experimentar un dolor de cabeza persistente que dura varios días. Para prevenirlo, una vez detectada la posición intratecal de la aguja, se debe retraer hacia el espacio epidural e inyectar procaína para aliviar la irritación de los tejidos circundantes por el líquido cefalorraquídeo. Posteriormente, si aparece una cefalea pospunción dural, se aconseja una inyección en los nervios occipitales y en las fosas pterigopalatinas (ganglios esfenopalatinos).

Una inyección intratecal, también extraordinariamente rara, puede causar una anestesia espinal no deseada con afectación de las funciones sensoriales y motoras.

En el caso de usar procaína en baja concentración, como al 0,5 %, las consecuencias de estas complicaciones se minimizan tanto en la duración como en la intensidad.

REACCIONES PREVENIBLES

A menudo las reacciones observadas en la terapia neural son incorrectamente atribuidas solo a la reactivación de los sistemas de desintoxicación y curación del paciente, sin considerar la influencia de la metodología de tratamiento utilizada. Complementar el tratamiento con una dieta basada en la desintoxicación y la reducción de la inflamación, así como emplear una metodología de inyecciones que fomente la liberación miofascial y emocional, puede prevenir en gran medida las reacciones de empeoramiento inicial. A menudo estas no son verdaderas reacciones, sino exacerbaciones debidas al tratamiento aplicado, que podrían evitarse con un enfoque terapéutico más holístico e integral.

Un ejemplo sería el caso de un paciente que acude con dolor e inflamación intensos en la rodilla. Las inyecciones locales en esa zona, sin antes liberar la tensión miofascial en la extremidad, la pelvis y el resto del cuerpo, o sin considerar aspectos relevantes de la historia de vida del paciente, como una cirugía abdominal o una patología pélvica, cualquier exacerbación subsiguiente del dolor y la inflamación, o la aparición de síntomas generales, no debería interpretarse como una crisis curativa, sino como una reacción al estímulo neuralterapéutico aplicado localmente en una parte del cuerpo que estaba rodeada de una tensión significativa o posibles interferencias, especialmente en las zonas proximales.

PUNTOS CLAVE

- En la mayoría de los casos, las reacciones a la terapia neural son leves y simplemente requieren tiempo para que el organismo complete su proceso de autoorganización, sin necesidad de intervención inmediata; sin embargo, en ocasiones pueden resultar complejas e involucrar tanto aspectos físicos como mentales y emocionales, reflejando los efectos holísticos de la terapia en el paciente.
- Ciertas respuestas, que se han denominado *fenómenos neuralterapéuticos*, forman parte del diálogo con el SNA del paciente y pueden indicar tanto el camino a seguir en la siguiente sesión como la necesidad de reevaluar el tratamiento.
- En algunos casos puede ser necesario complementar la terapia neural con otros recursos médicos, psicológicos, nutricionales, etc., para apoyar y facilitar el proceso regulador que el paciente está experimentando.
- El acompañamiento durante cualquier reacción o complicación incluye informar al paciente, facilitar el acceso a los medios y tratamientos más adecuados si fuese necesario, así como detectar eventuales complicaciones que requieran atención médica inmediata.

BIBLIOGRAFÍA

Barop H. Textbook and atlas of neural therapy: diagnosis and therapy with local anesthetics. 1ª ed. Stuttgart: Thieme; 2017.

Dosch MP. Atlas of Neural Therapy. 3ª ed. Stuttgart: Thieme; 2012.

Fischer L. Neuraltherapie. Neurophysiologie, Injektiontechnik, Therapievorschläge. 5ª ed. Stuttgart: Thieme; 2019.

Payan JC. Desobediencia vital. 1ª ed. Sabadell: Instituto de Terapia Neural; 2004.

Toche P. Anafilaxia. Revista Médica Clínica Las Condes. 2011;22(3):265-9.

Vinyes D, Muñoz-Sellart M, Fischer L. Therapeutic Use of Low-Dose Local Anesthetics in Pain, Inflammation, and Other Clinical Conditions: A Systematic Scoping Review. J Clin Med. 2023;12(23):7221.

Weinschenk S, Mergenthaler C, Armstrong C, Göllner R, Hollmann MW, Strowitzki T. Local Anesthetics, Procaine, Lidocaine, and Mepivacaine Show Vasodilatation but No Type 1 Allergy: A Double-Blind, Placebo-Controlled Study. Biomed Res Int. 2017;2017:9804693.

Weinschenk S. Handbuch Neuraltherapie. Therapie mit Lokalanästhetika. 2ª ed. Stuttgart: Thieme; 2020.

VÍDEO

Gestión emocional en terapia neural

20

R. Aragonés Manzanares y D. Vinyes

INTRODUCCIÓN

En general, ser profesional de la salud, y en particular terapeuta neural, influye en la manera de ser y estar en el mundo. En esta profesión se convive constantemente con la vulnerabilidad y fragilidad de los demás, por lo que se requiere una presencia consciente y una interacción empática. En este capítulo no solo se pretende reflexionar sobre esta realidad, sino también fomentar la formación emocional necesaria para atender de manera satisfactoria no solo la parte clínica del paciente, sino también la emocional, estableciendo una conexión que transforme el trabajo técnico en un vínculo de confianza y agradecimiento mutuos que facilite la sanación.

Cuidar la dimensión emocional implica no solo cuidar al paciente, sino también a uno mismo, por lo que merece la pena dedicarle atención y entrenamiento. La mayoría de las personas que acuden a terapia neural lo hacen sin tener una idea clara de qué esperar, muchas veces siguiendo la recomendación de otra persona. Es importante ser conscientes de las proyecciones y expectativas que los pacientes traen consigo, basadas en sus experiencias previas y la gravedad de sus lesiones. Unas expectativas elevadas que no se cumplen pueden llevar a un abandono precipitado del tratamiento.

Aunque no resulte fácil hablar de ello, la gestión emocional resulta esencial para una buena respuesta terapéutica, entendiendo que se refiere a algo más que un resultado clínico. El profesional debe mantener la serenidad y acompañar emocionalmente a los pacientes en sus momentos de fragilidad mientras disfruta de su trabajo.

En este capítulo no se pretende enseñar a manejar el aspecto emocional, pero sí subrayar la importancia de reflexionar, observar y generar las controversias necesarias para tomar conciencia de cómo la actitud del profesional de la salud afecta al paciente. Minimizar el daño que el tratamiento médico puede provocar en el paciente incluye evitar el daño emocional provocado por la falta de conciencia o entrenamiento en el manejo de situaciones de vulnerabilidad.

Las reflexiones recogidas en este capítulo son fruto de experiencias personales, y los autores esperan que sean útiles en la formación de futuros profesionales de terapia neural.

¿PARA QUÉ HABLAR DE LAS EMOCIONES EN TERAPIA NEURAL?

Como se ha explicado en el capítulo 13, la interacción entre las emociones y el sistema nervioso autónomo convierte la dimensión emocional del paciente en un aspecto fundamental de su salud y procesos de enfermar y sanar. Si bien las emociones influyen significativamente en el bienestar físico y mental, también es cierto que su adecuada gestión puede acelerar la recuperación y mejorar la respuesta a los tratamientos. Los estados emocionales negativos, como el estrés, el miedo, la ansiedad o la tristeza, pueden repercutir en la conexión neuroinmune y exacerbar los síntomas de diversas condiciones. Por otro lado, las emociones positivas como la alegría, la gratitud, el asombro o el amor, así como un fuerte apoyo emocional, pueden mejorar la resiliencia y el pronóstico del paciente.

El respeto y la valoración del paciente como un ser completo, no solo como un conjunto de síntomas, sino reconociendo y atendiendo también su dimensión emocional, eleva la calidad y la humanidad de la atención médica.

Además de proporcionar una atención más integral y efectiva, fortalece la conexión entre el médico y el paciente, promoviendo una atmósfera de confianza y comprensión.

En la terapia neural, la historia de vida que se realiza difiere en varios aspectos de una historia clínica habitual, como puede ser el tipo de preguntas, observación y exploración que se hacen (v. **Caps. 23** y **24**). En cualquier caso, no solo es importante lo que se pregunta, sino también la actitud con la que se realiza la entrevista, que debe contar con una escucha especial y ser intuitiva para establecer una conexión emocional, a menudo sin necesidad de mucho tiempo adicional. Se trata de mostrar al paciente que su bienestar y evolución son importantes para el terapeuta. Es fundamental preguntar cómo se siente, qué le preocupa, si tiene dudas o miedos, cuáles son sus prioridades y limitaciones, así como indagar sobre sus objetivos terapéuticos y qué espera lograr con el tratamiento.

Permitir que la conversación fluya de manera natural, incluso mientras el paciente se prepara para la sesión, puede facilitar una conexión emocional. La forma en que el médico escucha y responde, con miradas, sonrisas y una actitud de calma, sin la sensación de que hay prisas, permite al paciente sentirse valorado y comprendido. Cuando una persona se siente bien y en confianza, tiende a relajarse, lo que disminuye la tensión y resistencia en su cuerpo, pudiendo influir positivamente en la sesión terapéutica.

Contar con el apoyo y la colaboración del paciente en su proceso de sanación es más importante de lo que a menudo se puede evidenciar.

Especialmente en condiciones crónicas y en casos de fracasos de tratamientos previos, una mayor implicación del paciente y una confianza en el terapeuta pueden ser importantes para su recuperación.

La gestión emocional resulta especialmente importante en la terapia neural porque durante el tratamiento puede producirse una **liberación emocional** asociada a zonas de **memoria somática**, como puede ser cualquier área sintomática o con tensión fascial, o a campos interferentes como cicatrices o zonas de infecciones antiguas, que pueden estar vinculadas a contextos de gran carga emocional. En estas situaciones tan delicadas, transparentes y vulnerables, una actitud adecuada del médico, como preguntar al paciente cómo se siente en ese momento, puede facilitar la expresión de tales emociones y ayudar al paciente a relajarse, permitiendo que las emociones fluyan sin bloqueo.

Las emociones son flujos energéticos que informan de algo que puede ir más allá del entendimiento intelectual.

Necesitan ser expresadas, aunque a veces no se logre una comprensión completa. Para las personas más mentales, puede ser difícil aceptar la falta de entendimiento, pero aun así la liberación emocional aporta un alivio significativo.

Aunque todos tenemos emociones, el mundo laboral a menudo no favorece su expresión. En ocasiones, el profesional puede tender a esconder sus emociones, creyendo que así será más eficiente. Sin embargo, bloquear las emociones puede tener un costo energético enorme y dificultar la conexión con los demás, favoreciendo el agotamiento laboral o *burnout*. En otras ocasiones, la concentración en el trabajo es tal que las emociones ni siquiera se consideran.

Una vez reconocida la importancia de la **comunicación emocional**, debe considerarse que esta no solo se realiza con palabras, sino también con el cuerpo, la presencia y la actitud interna. Gestos simples como una mirada, una sonrisa o un silencio pueden ser más eficaces en situaciones emocionalmente difíciles que largas explicaciones. El contacto de la piel tomando la mano puede ayudar a sostener el miedo y proporcionar consuelo.

Sentir no disminuye la capacidad mental; al contrario, la potencia. Es necesario perder el miedo a emocionarse y ser conscientes de que las emociones solo son perjudiciales si no se saben gestionar. Aunque todos sentimos emociones similares, cada persona las expresa de manera diferente, y algunas pueden tener bloqueada la expresión de ciertas emociones debido a su educación. Permitir que las emociones fluyan sin juzgarlas facilita su comprensión y eventual disolución. Si bien puede requerirse entrenamiento y conocimiento teórico para manejar estas situaciones, la base es la disposición a escuchar y comprender al otro.

Las emociones que emergen durante una sesión pueden surgir tanto del paciente como del médico, aportando una valiosa información para la sesión de terapia neural.

Las emociones se transmiten, se contagian y poseen un lenguaje propio. El miedo se contagia al igual que la seguridad, y la empatía emocional al compartir un trauma o una preocupación indica que el paciente se siente abierto y cómodo. Comprender a alguien implica sostenerlo y acompañarlo emocionalmente.

La palabra *amor* no se utiliza frecuentemente en los manuales científicos, pero el amor que el profesional de la salud pone en su trabajo ayuda a sanar a sus pacientes y depende exclusivamente de él. Si existiera más conciencia de su valor, se le daría más importancia. Hay mucha literatura científica sobre este tema, como un estudio realizado por la Universidad Thomas Jefferson en 2005 con 891 pacientes diabéticos y 19 médicos, en el que se encontró que la empatía del médico está directamente asociada con mejores resultados clínicos y una mayor satisfacción del paciente. En una revisión publicada en *BMC Health Services Research* se indicó que una comunicación efectiva y centrada en el paciente, que incluye tanto la comunicación verbal como la no verbal, así como elementos de empatía y compasión, puede mejorar significativamente los resultados centrados en el paciente, como la calidad de vida, la satisfacción con la atención y el bienestar físico y psicológico.

En definitiva, cuando el paciente se siente seguro, acompañado y libre para expresarse, disminuye su miedo ante la situación y puede manejar mejor las situaciones imprevistas y difíciles. Para lograr esto, la forma de acercarse al paciente es fundamental. En este contexto, cabe recordar que el amor tiene muchas ventajas: es gratis, inocuo, no tiene efectos secundarios, no interfiere con los medicamentos, solo suma y, además, proporciona al profesional una gran satisfacción, ya que le aporta un sentido más profundo a su labor, incluso cuando las cosas no resulten como se esperaba.

Es de gran ayuda aceptar que todas las emociones son legítimas, incluso aquellas que generan rechazo, son imprevistas o asustan.

MEMORIA SOMÁTICA

Según Tulving y Shachter existen dos formas de almacenar los recuerdos o traumas en el cuerpo: la memoria implícita y la explícita. La **memoria implícita** contiene recuerdos desde los primeros años de vida que se activan física y emocionalmente en el presente, sin que seamos conscientes de los eventos pasados que estamos recordando. Por otro lado, la **memoria explícita** se desarrolla con el lenguaje y la capacidad de narrar lo que ocurre y cómo nos afecta.

Los recuerdos traumáticos no procesados permanecen almacenados en el cuerpo. Aunque el cerebro los reprima, las emociones y vivencias encuentran en el cuerpo un canal para expresarse. Después de impactos fuertes o emociones no gestionadas, esta información no procesada puede revivirse en forma de pesadillas, *flashbacks* inesperados, insomnio, dificultades de concentración, hipersensibilidad, ataques de pánico, sobresaltos o síntomas depresivos, y somatizarse en forma de tensiones musculares, temblores, dolores inespecíficos, irritaciones de piel, dolores de cabeza o contracturas.

Que una experiencia quede guardada en la memoria o se borre depende en gran parte del nivel de activación emocional. El recuerdo se almacena en la amígdala, no en el hipocampo, lo que implica que no recordamos a nivel cognitivo, sino las emociones asociadas a la vivencia, como el miedo y las sensaciones físicas. Es decir, el trauma queda almacenado en el cuerpo en forma de memoria somática.

Por lo tanto, el cuerpo es una fuente valiosa de información que cuenta la historia de nuestras vivencias. Como parte de las huellas de estas vivencias, el cuerpo debe ser escuchado. En este contexto, la terapia neural es un método que, como se verá a continuación, puede facilitar la aparición inesperada de estas emociones guardadas y, a su vez, ayudar a liberarlas y gestionarlas, mejorando los síntomas somáticos y mentales relacionados con ellas.

SOSTENIMIENTO DEL ASPECTO EMOCIONAL

Para comprender las emociones primero es necesario aprender a sentir y reconocer las propias. Este autoconocimiento permite observar y entender nuestras propias emociones, lo que a su vez nos capacita para interpretar y comprender mejor las emociones de los demás. Las emociones no son exclusivas de algunas personas; son universales, proporcionando un amplio campo de observación. Sin embargo, la manifestación externa de las emociones varía de una persona a otra.

Por ejemplo, la tristeza es una emoción que puede manifestarse externamente de diversas maneras, como lágrimas, seriedad, enfado si se intenta ocultar e incluso risa. Confundir la emoción con su manifestación externa puede llevar a respuestas inadecuadas. Llorar, por ejemplo, puede ser una expresión de dolor, agradecimiento, alegría o cansancio.

Considerando el caso de un niño que llora por miedo, su llanto no cesará hasta que se sienta protegido. Por otro lado, si un niño llora para obtener algo (misma manifestación externa), dejará de llorar solo cuando consiga lo que desea o cuando comprenda que no lo logrará a pesar del llanto.

Frente a una **manifestación externa de emoción**, que nos indica que algo está ocurriendo en el interior del otro, es importante adoptar una **actitud de sostén**. Esto puede implicar mantener el silencio y hacer preguntas abiertas como: «¿Cómo te sientes?» o «¿Te viene algún recuerdo?». El contacto físico, como sostener la mano o tocar el hombro del paciente, también puede ser reconfortante, transmitiendo el mensaje de «Tranquilo, estoy aquí».

Manejar el mundo emocional requiere un entrenamiento continuo, pero algunas pautas pueden ser de ayuda:

- **Permitir la manifestación de emociones sin juicio**: esto crea un entorno seguro para el paciente.
- **Observar el lenguaje verbal y no verbal**: esto requiere de un aprendizaje y una experiencia.
- **Reconocer la variabilidad en la manifestación emocional**: una misma emoción puede expresarse de formas muy diferentes, según cada persona.
- **Identificar la emoción básica detrás de la manifestación externa.**
- **Adoptar una actitud de presencia**: sostener la emoción implica más una actitud de presencia y atención que un esfuerzo intelectual.

Historia de vida

Un joven de 18 años acudió a consulta acompañado por su madre. A pesar de su físico atlético y corpulento, se sentía agotado desde hacía 10 meses, coincidiendo con el diagnóstico y tratamiento de un linfoma no hodgkiniano. No había experimentado mejoría tras una sesión previa de terapia neural, en la que se le había inyectado procaína, entre otros lugares, en una gran cicatriz de esternotomía para biopsia de ganglios mediastínicos.

Durante la segunda sesión se le preguntó por el lugar donde le administraban la quimioterapia, y el joven señaló una vena en su brazo derecho. Inmediatamente después de inyectar 1 mL de procaína intravenosa y paravenosa en ese punto, el joven experimentó una reacción emocional inesperada. Sin saber cómo identificar lo que sentía, miró a los ojos del médico y preguntó: «¿Qué me está pasando?». Manteniendo la mirada en sus ojos lagrimosos, este le respondió: «Creo que tienes ganas de llorar». En ese momento, el joven comenzó a llorar, liberando sus emociones contenidas. Su madre, que observaba la escena desde su silla, comentó: «Es la primera vez que veo llorar a mi hijo desde que era bebé. No había llorado tampoco durante todo el proceso de la enfermedad».

Durante el seguimiento telefónico posterior se confirmó una gran mejoría en el estado anímico y el cansancio del joven, por lo que no fue necesario programar una nueva sesión.

Comentarios:

- La respuesta clave apareció después de la pregunta clave (v. Cap. 23).
- En este caso, la inyección paravenosa en el lugar de administración de la quimioterapia desencadenó una liberación emocional que no se había producido previamente con otras inyecciones de procaína, incluyendo la de la gran cicatriz del esternón.
- No se puede saber qué hubiera sucedido si hubiéramos realizado dicha inyección paravenosa durante la primera visita, sin haber inyectado previamente otras áreas como la gran cicatriz esternal.
- El joven paciente no supo reconocer la emoción que afloró inesperadamente. A pesar de haber experimentado previamente emociones como tristeza, rabia o miedo, no las había expresado con llanto, pero en esta ocasión surgió sin poder ser contenida racionalmente.

- Acompañar al paciente con una mirada comprensiva y sin juicio facilitó la liberación de una emoción que se expresó como nunca lo había hecho.
- La liberación emocional inesperada sin poder ser contenida voluntariamente fue seguida de una mejora del estado anímico y el agotamiento.

EMOCIONES BÁSICAS

Las **emociones básicas** del ser humano comprenden un conjunto de sentimientos fundamentales que todos experimentamos de una manera u otra. Son respuestas adaptativas con un arraigo biológico (v. Cap. 13) y social, que han sido seleccionadas a lo largo de la evolución debido a sus beneficios para la supervivencia y la reproducción. Además, son universales y pueden ser reconocidas en diversas culturas, aunque la expresión y el manejo de estas emociones varían significativamente según el contexto cultural y, sobre todo, personal.

Una de las clasificaciones más reconocidas proviene del psicólogo Paul Ekman, quien identificó seis emociones básicas. A continuación, se enumeran junto con otras emociones reconocidas:

- **Alegría**: sentimiento de felicidad y bienestar asociado con experiencias placenteras y satisfactorias. Refuerza comportamientos positivos y aumenta la cohesión social.
- **Tristeza**: sentimiento de pena o aflicción asociada a una pérdida, real o imaginada, decepción y fracaso. La tristeza puede llevar a la introspección y la búsqueda de apoyo social.
- **Miedo**: sentimiento de amenaza o inseguridad anticipada que surge como respuesta a amenazas percibidas, ya sean reales o imaginarias, y prepara el cuerpo para luchar o huir.
- **Ira**: sentimiento de enfado, enojo o rabia como respuesta a la frustración, la injusticia o la amenaza. La ira puede energizar y motivar a enfrentar obstáculos.
- **Asco**: sentimiento de repulsión, aversión o desagrado respecto a algo o alguien.
- **Sorpresa**: sentimiento de asombro a eventos inesperados. Puede ser positiva o negativa y sirve para redirigir la atención a nuevos estímulos.

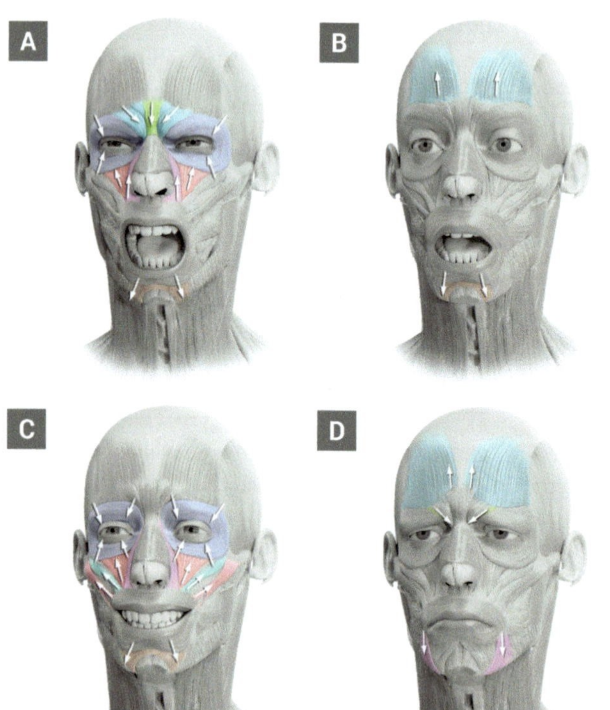

Figura 20-1. Movimientos mímicos de diferentes expresiones faciales que revelan el estado de ánimo de una persona. **A)** Ira; **B)** sorpresa; **C)** alegría; **D)** tristeza.

Según el *Law Enforcement Bulletin* del FBI (EE. UU.), existen **siete expresiones faciales** que revelan el estado de ánimo de una persona, correspondientes a las seis emociones básicas, además del desprecio. La conexión entre los pares craneales y la teoría polivagal (v. Cap. 9) destaca cómo las expresiones faciales no solo son controladas por la musculatura inervada por el nervio facial, sino que también son moduladas por el sistema nervioso autónomo (Fig. 20-1).

Factores que influyen en las emociones básicas

A continuación, se detallan los factores que influyen en las emociones básicas.

La base biológica y genética

Las **estructuras cerebrales**, como diversas áreas del **sistema límbico** (amígdala, hipocampo e hipotálamo), participan en la generación y regulación de las emociones. La amígdala, por ejemplo, tiene un papel básico en la detección de amenazas y la generación de respuestas de miedo. La **corteza prefrontal** está involucrada en la regulación y control de las reacciones emocionales, basadas en el contexto y la experiencia pasada.

Neurotransmisores como la dopamina y la serotonina están implicados en las sensaciones de placer y bienestar; la dopamina en particular se asocia con la recompensa y la motivación. **Hormonas** como la adrenalina y el cortisol se liberan en situaciones de estrés y peligro, preparando al cuerpo para una respuesta de lucha o huida.

Existe también una **influencia genética** en la manera en que se experimentan y expresan las emociones. Los estudios muestran que los gemelos monocigóticos tienden a tener respuestas emocionales más similares que los gemelos dicigóticos. La producción y regulación de neurotransmisores como la serotonina, dopamina y noradrenalina están influenciadas por factores genéticos. Por ejemplo, una variante que codifica el transportador de serotonina se ha asociado con diferencias en la regulación emocional y el riesgo de desarrollar trastornos del estado de ánimo. Polimorfismos de un gen que influye en la degradación de la dopamina en el cerebro pueden llevar a diferencias significativas en cómo las personas experimentan y expresan el estrés y la ansiedad.

En un estudio publicado en *The British Journal of Psychiatry*, que siguió a una cohorte de niños desde el nacimiento hasta los 30 años, se demostró una **interacción significativa**

entre la genética y el entorno. Aquellos con la variante de baja actividad del gen *MAOA* que sufrieron abuso infantil presentaron niveles más altos de comportamiento antisocial y agresivo en comparación con los que no tuvieron experiencias de abuso. Esta investigación subraya la importancia de considerar tanto los factores genéticos como las experiencias vividas en la comprensión del comportamiento humano.

Entorno social y cultural

La **cultura** y el **entorno social** influyen en cómo se expresan y manejan las emociones. Mientras que en algunas culturas se valora la expresión abierta de las emociones, en otras se promueve su contención.

Por ejemplo, en culturas individualistas, generalmente occidentales, una sonrisa amplia, risas fuertes y expresiones verbales de felicidad están bien vistas, asociándose con positividad y éxito; Sin embargo, en culturas colectivistas, como las orientales, las sonrisas tienden a ser más contenidas y menos efusivas. En estos contextos, hay un mayor control de la expresión emocional en público, ya que expresar alegría abiertamente puede considerarse una falta de modestia; se valora la armonía y el no destacar demasiado.

Expresiones directas de enfado, como levantar la voz o discutir abiertamente, pueden ser vistas como asertividad y una forma de resolver conflictos en algunas culturas. En otras, sin EMBARGO, se controla estrictamente la ira, evitando las confrontaciones directas para mantener la armonía social.

En varias culturas latinas, la tristeza se expresa abiertamente, con llanto en público y búsqueda de apoyo social, mientras que en culturas del norte de Europa esta emoción suele manejarse de una manera más privada.

Experiencias previas

Las **experiencias previas** moldean las respuestas emocionales a lo largo de la vida, influyendo en cómo se reacciona a situaciones similares en el futuro. A través del **condicionamiento clásico** se aprende a asociar ciertos estímulos con emociones específicas. Por ejemplo, una persona que ha tenido experiencias traumáticas con perros puede desarrollar miedo al ver un perro, mostrando signos de excitación simpática como la tensión muscular, incluso sin una amenaza real.

Además, se aprende a expresar y manejar las emociones mediante la **observación de figuras de referencia** durante la infancia. Un niño que ve a su madre y a su padre manejar el estrés con calma y resolución es más probable que adopte una respuesta similar a situaciones estresantes en el futuro. Por otro lado, un **entorno autoritario** puede limitar la expresión emocional, mientras que un **entorno autoritativo** puede fomentar una mayor apertura emocional.

Las personas que han sufrido **traumas** pueden mostrar respuestas exacerbadas a situaciones que les recuerdan esas experiencias, presentando signos de **estrés postraumático** como hipervigilancia y reacciones de sobresalto. Por otro lado, quienes han superado adversidades pueden desarrollar **resiliencia**, lo que les permite manejar el estrés y las emociones negativas de manera más efectiva. Por ejemplo, alguien que ha superado una enfermedad grave puede enfrentar el miedo y la incertidumbre futuras con una actitud más positiva y proactiva.

EMOCIONES BÁSICAS Y TERAPIA NEURAL

En los siguientes apartados se detallan la alegría, la tristeza, el miedo, la ira y el asombro e incredulidad, y su enfoque desde la terapia neural (**Vídeo 20-1**).

Alegría

La **alegría** se asocia con experiencias placenteras y satisfactorias, reforzando comportamientos positivos y aumentando la cohesión social. Esta emoción puede ser influida por experiencias previas positivas, relaciones sociales saludables y entornos que fomentan la felicidad.

Durante el tratamiento de terapia neural es común que se manifieste alegría de manera súbita, intensa e inesperada, relacionada tanto con la mejoría o desaparición de un dolor como con una intensa sensación de relajación. La rápida liberación de una tensión acumulada puede ser muy placentera (**Fig. 20-2A**; v. **Vídeo 20-1**).

La manifestación de la alegría se observa a través de expresiones faciales (sonrisas), lenguaje corporal (postura relajada), comportamientos (risas, tono de voz vital) y actitudes (contacto visual cercano).

La alegría activa el sistema nervioso **parasimpático**, concretamente la **rama ventral del nervio vago**, según la teoría polivagal. Esto promueve una sensación de relajación, bienestar y sociabilidad, mientras se reduce la activación del sistema nervioso **simpático**, así como los niveles de cortisol y adrenalina. Estos cambios estimulan funciones como la digestión, relajan la frecuencia cardíaca y la presión arterial, y hacen que la respiración sea más lenta y profunda. Además, promueve la recuperación celular.

Tristeza

La tristeza es la emoción que se manifiesta cuando se sufre una pérdida o se recuerda un evento traumático, aunque no siempre de manera consciente. La aparición de un sentimiento de tristeza, a menudo acompañada de lágrimas o

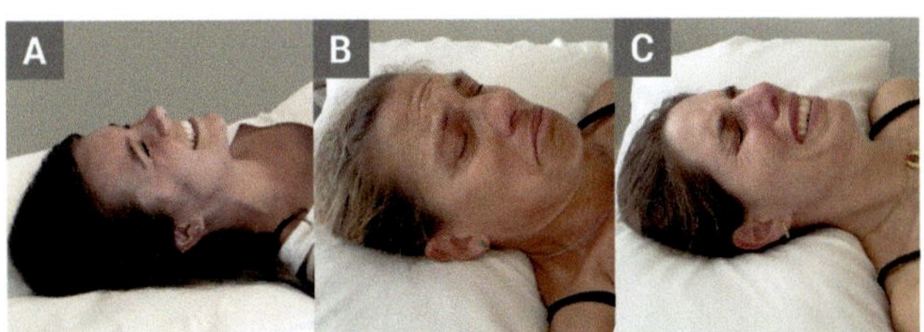

Figura 20-2. Reacciones emocionales durante un tratamiento de terapia neural: **A)** alegría con risa; **B)** tristeza; **C)** arrebato emocional con llanto.

llanto, es relativamente frecuente durante una sesión de terapia neural. Puede surgir después de inyecciones en cicatrices u otras áreas del cuerpo vinculadas a experiencias de pérdida, soledad, insatisfacción o adversidad. A veces la tristeza emerge de manera inesperada y sin un origen claro, mientras que en otros casos se asocia con un recuerdo específico, acompañado de una imagen, escena o incluso un olor.

La tristeza se manifiesta con un rostro abatido, ojos llorosos, sensación de peso en el pecho y un nudo en la garganta, pesadez en las extremidades, sensación de vacío y una actitud corporal de aislamiento, repliegue y encogimiento (**Fig. 20-2B**; v. **Vídeo 20-1**). Cuando la tristeza persiste, aumenta el estrés y el cuerpo comienza a segregar cortisol, mientras que los niveles de serotonina y dopamina –relacionadas con el bienestar y la motivación– disminuyen.

Historia de vida

Una mujer de 50 años acudió con migrañas frontales frecuentes desde su juventud, que a menudo controlaba con medicación. Durante la sesión de terapia neural se le inyectó en una cicatriz en la frente que tenía desde la infancia. Inmediatamente después la paciente comenzó a llorar, sintiendo un peso en el pecho y un nudo en la garganta. Tras acompañarla en silencio y sostenerle la mano, se le preguntó cómo se sentía y qué había sucedido. La mujer tuvo un *flashback* inesperado de una escena en la escuela, recordando una pelea con otra niña que terminó con ella llorando. Al ver a la profesora monja acercarse de prisa, ella se asustó y corrió, se cayó y se hizo la herida en la frente. Curiosamente, junto con la emoción tuvo una visión de la escena y sintió el olor del colegio.

Gestión

La tristeza, aunque es una emoción que activa el proceso psicológico para superar pérdidas, desilusiones o fracasos, permite establecer distancia con las situaciones dolorosas, impulsando la interiorización y cicatrización del dolor; sin embargo, este dolor puede quedar almacenado en la memoria del cuerpo.

Durante la liberación emocional es esencial acompañar con silencio, estando presente con un contacto físico y una escucha abierta y empática, evitando dar consejos o usar frases cliché, y facilitando la expresión de la emoción.

En este caso, se acompañó la liberación de la memoria emocional con terapia neural. Después de preguntar a la paciente dónde sentía la tristeza, se inyectó procaína en esos puntos, además de las áreas con tensión miofascial palpable.

Miedo

El **miedo** es una señal que indica una desproporción entre la amenaza percibida y los recursos disponibles para enfrentarla. Nos alerta de que estamos en peligro. Además, el miedo puede ser anticipatorio, surgiendo en respuesta a una situación que aún no ha ocurrido y que tal vez nunca ocurra. Este tipo de miedo, a menudo producto de la imaginación, puede generarse por experiencias previas similares, falta de confianza en el entorno o falta de información.

El miedo aumenta la actividad del sistema nervioso **simpático**, preparando al cuerpo para luchar o huir. Esto se manifiesta con un aumento del ritmo cardíaco, respiración rápida y liberación de cortisol y adrenalina. Según la teoría polivagal (v. **Cap. 9**), esta es una respuesta adaptativa primaria que nos ayuda a enfrentar amenazas inmediatas. En situaciones de miedo extremo, o cuando no hay una vía clara de escape, puede activarse la respuesta de inmovilización, asociada con la **rama dorsal del nervio vago**, lo que puede resultar en reacciones como el congelamiento o el desmayo como mecanismos de defensa.

En un entorno social, las respuestas al miedo pueden ser más sutiles y adaptadas para mantener la cohesión social y evitar conflictos abiertos; sin embargo, la actividad simpática sigue afectando a las funciones viscerales, la inflamación y el tono miofascial, entre otros. Activar la rama ventral del nervio vago ayuda a calmar el cuerpo y la mente, facilitando la comunicación efectiva, lo que puede mitigar el miedo. La gestión de esta situación es importante no solo para el tratamiento del paciente, sino también durante la sesión de terapia neural.

Aunque el paciente puede acudir por otros motivos, como dolor, ansiedad u otros síntomas típicos del exceso de tono simpático sostenido, es posible que detrás de estos síntomas haya una emoción de miedo contenido. Este miedo puede estar presente durante la anamnesis, manifestándose a través de preguntas sobre la seguridad de la técnica, si el procedimiento se ha realizado antes en otros pacientes, etc. También puede ser evidente durante la sesión de inyecciones, siguiendo con su mirada la aguja, los movimientos del médico, reaccionando de un modo anticipado al contacto de nuestra mano como si ya se les estuviera inyectando sin aviso previo, etc.

Historia de vida

Una paciente de 58 años acudió a consulta presentando una gran tensión y dolor en la zona perineal y mandibular, además de dolor cervical y dorsal, insomnio y distensión abdominal, que había comenzado hacía 2 meses. Una semana antes había desarrollado una inflamación en la encía del diente 2.2, que posteriormente fistulizó.

Esta paciente, conocida desde hacía 15 años, había sido tratada previamente por cuadros de ansiedad y estrés relacionados con una personalidad hipocondríaca, hiperprolactinemia, alteraciones menstruales, psoriasis, malestar digestivo, periodontitis y diversas tensiones musculares. Su historia de vida incluía una amigdalectomía en la infancia, un divorcio traumático hacía 22 años y el cuidado de un hijo único de 25 años con autismo nivel 3 que requiere un apoyo muy sustancial y continuo. Además, había recibido varios tratamientos odontológicos tras fracturas dentales debidas a una caída por lipotimia en su juventud.

La paciente había mostrado una mejoría considerable con sesiones de terapia neural, que incluyeron saneamiento odontológico desde una perspectiva neurofocal. Sin embargo, la reaparición de varios síntomas coincidió con el reencuentro con dos antiguas amigas a las que no veía desde hacía décadas. Ambas comentaron que la veían delgada, lo que desató una crisis de miedo en la paciente, recordándole el signo de alarma del cáncer que sufrió su madre, quien falleció de cáncer de colon, cuya primera manifestación fue precisamente la pérdida de peso.

Aunque los motivos de la consulta eran síntomas somáticos y funcionales, su actitud y las preguntas durante la anamnesis reflejaban claramente su miedo. La primera parte del tratamiento consistió en una conversación tranquila y segura, para que la paciente tomara conciencia de la situación emocional que le afectaba: los comentarios de las amigas que la compararon con una imagen de más de 20 años atrás, la revivencia del temor a la pérdida de peso como síntoma de cáncer y la reacción progresiva de su cuerpo ante esta emoción sostenida durante 2 meses. En realidad, la paciente no había perdido peso en los últimos años.

Se realizó una exploración palpatoria y se inyectó procaína en los puntos de tensión de la zona diafragmática, esternal, y de la pared pélvica y abdominal. La paciente experimentó un primer alivio y relajación en la zona perineal y mandibular, así como en general. Posteriormente, se inyectaron los puntos de tensión en las zonas temporomandibular, retromandibular, suboccipital y trapecios, además del surco vestibular del diente 2.2. La paciente se marchó relajada, sin dolores ni tensiones, y con una respiración profunda.

Gestión

Cuando una persona acude con miedo, especialmente si este ha sido sostenido durante un tiempo prolongado, puede activar mecanismos de protección para sentirse más segura. Estos mecanismos pueden incluir hacer muchas preguntas, mantener una mirada muy abierta y tensa, respirar de manera superficial y, a veces, tener dificultad o vergüenza para reconocer su miedo.

Ayudar al paciente a cambiar del estado de actividad simpática y vagal posterior a un estado vagal anterior resulta fundamental para iniciar un proceso parasimpático de recuperación y regeneración, independientemente del diagnóstico y la enfermedad subyacente.

Activar el nervio vago ventral puede lograrse a través de:

- Una mirada amistosa.
- Un tono de voz suave.
- Tocar al paciente con suavidad.
- Pedirle que realice respiraciones profundas y salive (activación del parasimpático).
- Asegurarle que se le avisará antes de cualquier punción.
- Permitirle expresar lo que siente y lo que le preocupa.
- Informarle que puede decidir interrumpir la sesión de inyecciones en cualquier momento.
- Introducir la aguja de manera suave, sujetando la piel con la otra mano.

La gestión del miedo a través de la relación médico-paciente y la terapia neural no excluye el diagnóstico y tratamiento médico de las causas subyacentes que se pueden sospechar, como la pérdida de peso o la lesión dental. Deben abordarse todas las posibles causas médicas mientras se maneja el componente emocional del paciente.

Ira

La **ira** es una señal de frustración que indica la percepción de una injusticia, ya sea contra uno mismo o contra otros. Esta emoción puede llevar al enfado, la rabia, el enojo y la agresión. Al igual que el miedo, la ira activa principalmente el sistema nervioso **simpático** y, en casos extremos, la **rama dorsal del nervio vago.**

Las manifestaciones de ira son visibles a través de diversas señales físicas y conductuales. Las expresiones faciales incluyen fruncir el ceño, apretar los labios y abrir bien los ojos. La postura corporal se caracteriza por rigidez, puños cerrados y movimientos bruscos, mientras que los comportamientos asociados pueden incluir levantar la voz y mostrar agresividad física o verbal.

Aunque la ira no es común en una consulta, puede surgir en algunas situaciones. Por ejemplo, un hombre de 32 años, musculoso y con cicatrices de peleas, mostró signos faciales de ira y apretaba los puños durante las inyecciones. Cuando se le preguntó cómo se sentía, expresó: «Me siento enojado y tengo ganas de pegar». De manera similar, una mujer de 48 años liberó emociones contenidas después de inyecciones en puntos de tensión miofascial, lanzando chillidos intensos y diciendo luego: «Lo siento, pero llevaba tiempo con ganas de hacerlo, y ahora me ha salido».

La manifestación de la ira puede surgir también cuando el paciente experimenta una sensación intensa e imprevista, y no se siente sostenido o advertido. Esto puede derivar en emociones como vergüenza, incomodidad y miedo, que pueden transformarse en enfado.

Asombro e incredulidad

Las reacciones de asombro e incredulidad están estrechamente relacionadas, ya que ambas son respuestas emocionales ante situaciones inesperadas o sorprendentes que interrumpen el procesamiento cognitivo habitual, permitiendo al individuo concentrarse en la nueva información.

El **asombro** y, en muchos casos, la **sorpresa** son reacciones comunes cuando se observa una rápida mejoría del motivo de consulta, especialmente durante la primera experiencia en terapia neural, y particularmente si se ha inyectado en un campo interferente, es decir, a distancia del área sintomática. Estas reacciones suelen ir acompañadas de expresiones faciales como ojos muy abiertos, cejas levantadas y una mirada fija.

Cuando la respuesta al tratamiento es tan rápida, sorprendente y fuera de lo común, como un fenómeno en segundos, puede generar una reacción de **incredulidad**. Esta es una forma de sorpresa que implica una duda o rechazo inicial de la realidad de la situación, funcionando como un mecanismo de defensa cognitiva que permite a la persona procesar lentamente la información que desafía sus expectativas o creencias.

En estos casos, es común que la persona tarde unos segundos en responder cuando se le pregunta si ha sentido alguna mejoría. Esto se debe a que su parte cognitiva está retardando la respuesta porque no cree lo que está sintiendo, como la desaparición repentina de un dolor persistente.

Historia de vida

Un paciente de 46 años acudió a consulta con un dolor intenso en la pierna izquierda que había persistido durante varias semanas debido a una vasculitis. A pesar del tratamiento con antiinflamatorios y corticosteroides, el dolor no mejoraba. El paciente describía el dolor como continuo, con una intensidad de 10/10, y mostraba una expresión de sufrimiento extremo, indicando que no había podido dormir ni descansar durante días debido al dolor.

Después de realizar una historia de vida detallada, se decidió inyectar procaína en la cicatriz de una orquiectomía derecha, realizada previamente debido a un tumor benigno del testículo. Tras la inyección, se le preguntó al paciente si había notado algún cambio en el dolor de su pierna izquierda. Inicialmente el paciente no respondió. Se le volvió a preguntar unos segundos después, pero nuevamente no hubo respuesta. Finalmente, tras una tercera pregunta, el paciente respondió: «Ya le he oído, pero estoy buscando el dolor que sentía y no lo encuentro. Por eso no le respondía, porque no logro entenderlo».

Las reacciones de asombro e incredulidad reflejan la complejidad de cómo nuestro cerebro procesa cambios inesperados, especialmente cuando las expectativas pueden ser rígidas debido a experiencias previas.

Gestión

Ante esta reacción de asombro o incredulidad, es importante respetar en silencio el tiempo de reacción que necesita el paciente. Su cerebro está procesando una información que no solo es inesperada, sino que además no logra entender completamente. Una actitud de intentar convencer al paciente de la lógica y la veracidad de lo que está sintiendo, o cuestionar su duda ante lo que está sintiendo, puede generar una reacción emocional negativa innecesaria y desviar la atención del momento. Es un proceso simple y muy personal: el paciente está haciendo un esfuerzo rápido para comprender lo que está sintiendo y no puede negar, solo aceptar. En una segunda etapa, ya superado el asombro y la incredulidad, será adecuado explicar al paciente los mecanismos que pueden justificar lo sucedido, lo que ayudará a consolidar la comprensión y la confianza.

ARREBATO EMOCIONAL

Las emociones de difícil manejo o las liberadas de procesos traumáticos antiguos pueden desencadenar reacciones desproporcionadas, lo que Daniel Goleman denomina *arrebatos emocionales* o *rapto emocional*. Esto ocurre cuando el paciente experimenta una vivencia emocional intensa que puede no recordar conscientemente, pero su cuerpo la manifiesta como si estuviera reviviendo ese momento en el presente.

Estos episodios se caracterizan por su intensidad y la incapacidad de la persona para controlar la emoción que surge de manera súbita, dominando tanto su cuerpo como su mente. La emoción puede desconectarse de la situación actual, es decir, la persona puede llorar sin sentirse realmente triste o reír sin estar contenta, generando una desconexión entre lo que se siente y lo que se expresa (**Fig. 20-2C**; v. **Vídeo 20-1**).

Las personas que experimentan un arrebato emocional pueden sentirse frustradas y avergonzadas debido a su incapacidad para controlar estos episodios. Intentar contener un arrebato emocional es muy difícil y requiere un gran esfuerzo energético. Es importante saber tranquilizar y normalizar lo que está sucediendo, explicando al paciente que estas reacciones son comunes, liberándole de una descarga emocional adicional, y sin juzgar, facilitando que llegue a la serenidad tranquilamente.

La experiencia demuestra que, en estos casos, conectar emocionalmente con el paciente en lugar de intelectualmente ayuda a que se sienta comprendido, agradecido y acogido. No existe una acción correcta universal, pero actuar con compasión y sostener la vulnerabilidad del paciente es fundamental. Es más importante aceptar la emoción que entender por qué se produce, enfocándose en el apoyo y la contención.

Historia de vida

Un paciente de 38 años acudió con dolor en las rodillas de 2 meses de evolución sin causa aparente. Debido a sus antecedentes de enfermedad de Crohn, inicialmente se le realizaron unas inyecciones en la piel de la pared abdominal, que resultaron ser muy dolorosas. Posteriormente se realizaron otras inyecciones dérmicas periarticulares en una de las rodillas, las cuales también fueron muy dolorosas para el paciente. Tras esto, el paciente comenzó a llorar, se tumbó de lado en la camilla y adoptó una posición fetal. Después de llorar un buen un rato, explicó que había discutido con su padre hacía unos meses y que desde entonces no se hablaban. Tras esta liberación emocional incontrolable, se sintió relajado y sereno, y las inyecciones cutáneas periarticulares en la otra rodilla ya no resultaron dolorosas.

Comentarios:

- Este paciente había acudido a varias sesiones de terapia neural con el mismo profesional hacía unos años, pero sin haber experimentado dolor significativo en las inyecciones, que incluían inyecciones cutáneas y en las zonas del ganglio estrellado y del espacio retroperitoneal (plexo celíaco).
- En esta ocasión había una clara hipersensibilidad que producía mucho dolor en cada punción, hasta que ocurrió la liberación emocional descontrolada.
- En casos de hipersensibilidad a las punciones durante el tratamiento de terapia neural, asociada a un estado emocional intenso, puede ser de ayuda la inyección de un bolo intravenoso de 2 mL de anestésico local.

PUNTOS CLAVE

- Al reflexionar sobre la gestión emocional en la terapia neural, se hace evidente el privilegio que supone el encuentro sincero y auténtico con personas en momentos de vulnerabilidad.
- Los momentos de fragilidad emocional suelen permanecer grabados en la memoria del paciente, no tanto por los hechos concretos, sino por cómo se sintieron durante ellos. En situaciones de intensa carga emocional, gestos no verbales como una mirada, una sonrisa o un silencio pueden ser más efectivos que cualquier explicación verbal.
- Cuando el paciente se siente acogido, comprendido, no juzgado y sostenido en su fragilidad emocional, surge un agradecimiento, serenidad y una conexión significativa con el terapeuta.
- Un abrazo compartido, una mirada comprensiva o el contacto de una mano pueden ser más efectivos para disipar la labilidad emocional que cualquier otra técnica. Esta conexión no solo puede ser sanadora en sí misma, sino que también fortalece la confianza en el tratamiento.

BIBLIOGRAFÍA

Coixet I, directora. Mi vida sin mí [Película]. España: El Deseo, Milestone Entertainment; 2003.

Fergusson DM, Boden JM, Horwood LJ, Miller AL, Kennedy MA. MAOA, abuse exposure and antisocial behaviour: 30-year longitudinal study. Br J Psychiatry. 2011;198(6):457-63.

Gil B, Ballester R, Gómez S, Abizanda R. Afectación emocional de los pacientes ingresados en una unidad de cuidados intensivos. Rev Psicopatol Psicol Clin. 2013;18(2):129-38.

Gómez Carretero P, Monsalve V, Soriano JF, de Andrés J. Alteraciones emocionales y necesidades psicológicas de pacientes en una unidad de cuidados intensivos. Med Intensiva. 2007;31(6):318-25.

Gracia Gozalo RM, Ferrer Tarrés JM, Ayora Ayora A, Alonso Herrero M, Amutio Kareaga A, Ferrer Roca R. Aplicación de un programa de mindfulness en profesionales de un servicio de medicina intensiva. Efecto sobre el burnout, la empatía y la autocompasión. Med Intensiva. 2019;43(4):207-16.

Hojat M, Mangione S, Kane GC, Gonnella JS. Relationships between scores of the Jefferson Scale of Physician Empathy (JSPE) and the Interpersonal Reactivity Index (IRI). Med Teach. 2005;27(7):625-8.

Sharkiya SH. Quality communication can improve patient-centred health outcomes among older patients: a rapid review. BMC Health Serv Res. 2023;23:886.

Sharrock T, directora. Me before you [Película]. Estados Unidos: Metro-Goldwyn-Mayer; 2016.

Tulving E, Schacter DL. Priming and human memory systems. Science. 1990;247(4940):301-6.

Vinyes D, Muñoz-Sellart M, Albareda Colilles G, Gurevich MI. Procaine injections in myofascial tension points in the treatment of anxiety disorders: a case series. Int J Clin Case Rep Rev. 2025;22(1). Doi: 10.31579/2690-4861/643.

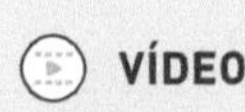

Embarazo, parto, lactancia y ciclo vital femenino 21

M. Matamala Cura, J. M. Marín Mesa, S. Jorrin Cuesta y L. Zamora Delmás

INTRODUCCIÓN

La mejor muestra de auto-eco-organización es la que experimenta el universo femenino desde la vida fetal hasta la vejez; una compleja red de relaciones internas y externas que moldea a las criaturas, transformándolas en seres cíclicos capaces de experimentar a lo largo de varias décadas la fertilidad, seguida por el proceso de transformación que conlleva el climaterio. Cada etapa de este proceso vital mantiene su propio equilibrio dentro de una dinámica compleja que requiere de una autorregulación constante. Este proceso abre un mundo de oportunidades, pero también de desafíos para el sistema nervioso autónomo (SNA) de la mujer.

En cualquier fase de este ciclo vital, y en cualquier momento, pueden producirse desequilibrios influidos por la singularidad de cada mujer y su propia historia de vida; pero tal vez será en los períodos de transición –como el inicio de la pubertad, los primeros y últimos ciclos menstruales, el embarazo y la lactancia, y durante el parto– donde la necesidad de adaptación se haga más evidente, ya sea a nivel bioquímico, físico, mental, emocional, espiritual o social. Esto se debe a que el enfoque holístico se manifiesta especialmente en lo femenino.

Su repercusión en la calidad de vida es motivo frecuente de consulta. Entre las labores importantes del terapeuta neural está la de acompañar a las pacientes en sus procesos, ayudando a tomar conciencia sobre el posible significado, función y duración de sus manifestaciones. No todas las expresiones corporales son disfuncionales o patológicas. La manera en que se vive el síntoma, el significado que la persona le atribuye, la resistencia al cambio, el desconocimiento o los temores pueden influir positiva o negativamente en la adaptación a los procesos naturales. Es importante evitar la medicalización innecesaria, incluyendo la terapia neural.

Entre todos los aspectos de la atención a la salud, la atención a la salud afectiva, sexual y reproductiva es posiblemente la más íntima y delicada, y la que requiere de mayor tacto y respeto. La diversidad debe aceptarse y respetarse, sin ser un tema tabú, pero tampoco se debe forzar a la persona a entrar en él si no lo desea o no está preparada para ello.

También es importante resaltar las desigualdades de género en la atención a la salud que aún sufren las mujeres, manifestándose en la normalización y/o falta de atención adecuada a ciertos procesos como el dolor menstrual, el dolor durante las relaciones sexuales o la manipulación y medicalización de procesos naturales.

La palabra *terapeuta* tiene sus raíces en el término griego *therapeuein*, que significa «atender» y «cuidar». En este sentido, un terapeuta debería contemplar la importancia de la esfera afectiva, sexual y reproductiva, buscando renovar su percepción más allá del ámbito intelectual, reconociendo la experiencia vital trascendental y transformadora que representa para las mujeres y sus criaturas la vivencia de los ciclos biológicos, la sexualidad, la maternidad, la lactancia y el climaterio. Esta reflexión también debe abarcar nuestras propias experiencias como seres que una vez fuimos niños y ahora somos mujeres, u hombres que acompañamos.

Las actitudes derivadas de nuestras vivencias personales, positivas o negativas, o la ausencia de estas, pueden influir en la calidad de la atención, por lo que es conveniente que cada profesional explore sus propias creencias, valores, limitaciones y habilidades para abordar adecuadamente esta importante cuestión.

Finalmente, conviene comentar que en este capítulo se hace referencia a diversas técnicas de terapia neural sin profundizar en la descripción detallada de su aplicación, ya que esta se aborda en los capítulos específicos dedicados a cada procedimiento.

USO DE ANESTÉSICOS LOCALES DURANTE LA GESTACIÓN Y LA LACTANCIA

La gestación es un período extraordinariamente único y especial en la vida que implica una singular interacción médica y terapéutica debido a la confluencia de dos seres vivos, el binomio madre-bebé.

Debido a cuestiones éticas y legales obvias, la mayor parte de la información disponible sobre el riesgo y la seguridad del uso de los anestésicos locales durante la gestación y la lactancia procede de estudios epidemiológicos o de estudios realizados en animales de laboratorio.

En la gestación

Al administrar anestésicos locales a una mujer gestante, se deben tener en cuenta los cambios fisiológicos propios del embarazo, el tránsito de los fármacos a través de la placenta, su distribución en el feto y las características fisicoquímicas del medicamento.

Los ajustes adaptativos que ocurren durante el embarazo modifican la farmacocinética de los fármacos utilizados, influyendo tanto en su eficacia como en su seguridad, desde la concepción hasta el puerperio.

- **Absorción**: aunque el embarazo aumenta la absorción intestinal, este cambio es de menor relevancia, dado que en terapia neural se usa la vía parenteral.
- **Distribución**: hay un incremento en la fracción libre de anestésico local debido a la disminución de las proteínas plasmáticas, con un potencial aumento del riesgo de toxicidad.
- **Metabolismo**: la progesterona acelera la actividad enzimática, reduciendo la vida media de los fármacos, sobre todo de los que tienen un elevado índice de metabolismo hepático, como las amidas, y, por ende, su acción.
- **Excreción**: el flujo plasmático renal aumentado y la mayor filtración glomerular intensifican la eliminación del fármaco, disminuyendo su concentración en plasma y su vida media.

En el feto

La procaína y la lidocaína atraviesan la placenta por difusión simple, un proceso que se intensifica a medida que avanza la gestación, incrementando así la permeabilidad placentaria a los fármacos. La transferencia de estos anestésicos locales está influida por las diferencias de pH: el pH de la sangre del cordón umbilical es ligeramente más ácido que el de la sangre materna, lo que facilita el paso de sustancias básicas, como los anestésicos locales, hacia la circulación fetal.

Factores fisicoquímicos de los anestésicos locales como la liposolubilidad, el grado de ionización y el peso molecular también influyen en esta transmisión. Los anestésicos locales son bases débiles con un pKa próximo al pH fisiológico, por lo que poseen una mayor fracción de su forma no ionizada, liposoluble y, por lo tanto, una mayor distribución hacia los tejidos con alto contenido lipídico, algo especialmente relevante en las gestantes.

La procaína –con un peso molecular de 236,31 g/mol– y la lidocaína –con 234,33 g/mol– muestran cierta dificultad para cruzar la barrera placentaria debido a sus elevados pesos moleculares. La rápida hidrólisis plasmática de la procaína limita su paso a través de la placenta. Se ha documentado que dosis maternas de hasta 4.000 mg de procaína no han demostrado ser perjudiciales para el feto, ni siquiera detectables en la circulación fetal, posiblemente debido a su alto peso molecular.

Sin embargo, el PABA, producto de la hidrólisis de la procaína, sí puede cruzar la placenta y ha sido detectado en la circulación fetal en concentraciones un 40-60 % inferiores a las maternas tras administraciones de procaína de 2 mg/kg, sin que se hayan observado daños fetales evidentes.

En contraste, la lidocaína, perteneciente al grupo de las aminas, cruza la placenta con más facilidad, especialmente en situaciones de acidosis fetal, por lo que se recomienda mayor precaución en su aplicación. A pesar de ello, se considera segura durante la gestación dadas las bajas concentraciones utilizadas en terapia neural. Durante el trabajo de parto, la administración de lidocaína podría estar asociada con bradicardia fetal, cianosis, atonía y alteraciones transitorias del reflejo de succión, siendo estos efectos más evidentes cuanto más próxima al parto sea la administración.

Con base en la literatura científica, que no constata malformaciones congénitas o daño posnatal en gestantes expuestas a anestésicos locales, parece que el uso de procaína y lidocaína es seguro durante el embarazo.

En la lactancia

Aunque se ha detectado la presencia de varios agentes anestésicos en la leche materna, no existe evidencia de que una dosis única tenga efectos adversos en el neonato. No obstante, el riesgo podría aumentar en situaciones de administraciones continuadas, en neonatos prematuros o de bajo peso, o que padezcan enfermedades concomitantes.

En relación con la procaína, la limitada información sobre su paso a la leche materna y su corta vida media, estimada en unos 10 minutos, indican que es improbable que se transfieran cantidades relevantes al lactante. Aunque se recomienda un intervalo de 4 horas antes de amamantar tras una anestesia con procaína, en situaciones en las que se administra una menor cantidad y concentración de este anestésico local, como es común en la terapia neural, el período de espera recomendado puede ser significativamente más corto.

Por otro lado, la lidocaína sí se excreta en la leche materna, aunque en niveles poco relevantes, representando aproximadamente un 40 % de su concentración en el plasma materno, sin que se hayan reportado efectos negativos en lactantes. Teniendo en cuenta las dosis utilizadas en terapia neural, la cantidad de lidocaína que podría recibir el bebé a través de la lactancia es considerablemente menor a la dosis considerada tolerable. Como ejemplo ilustrativo, la dosis recomendada en el tratamiento con bolo de lidocaína para una patología cardíaca de un bebé es de 1,33 mg/kg. Diversas sociedades médicas y la Organización Mundial de la Salud la reconocen como segura y compatible con la lactancia.

CICLO HORMONAL FEMENINO

El ciclo hormonal femenino empieza ya en la etapa intrauterina, con la formación de los ovocitos primarios. En el transcurso de la vida fetal, las concentraciones de las hormonas foliculoestimulante y luteinizante alcanzan niveles similares a los de una mujer adulta, hacia la mitad de la gestación, para luego disminuir como respuesta a la alta concentración de hormonas gestacionales que ejercen una retroalimentación inhibitoria.

El nacimiento representa el primer desafío vegetativo, poniendo a prueba los sistemas respiratorio, cardiovascular, digestivo, sensorial y motor de los bebés. En las hembras, el reto hormonal se produce con el tránsito desde el ambiente hormonal materno, rico en estrógenos, al del neonato.

La interrupción del suministro materno y placentario de estrógenos y progesterona elimina la retroalimentación negativa sobre las hormonas foliculoestimulante y luteinizante neonatal, desencadenando un aumento rápido en la secreción de gonadotropinas que, ocasionalmente, puede superar los niveles encontrados durante el ciclo menstrual.

Esto induce una secreción transitoria de estradiol (de 2 a 4 meses), equivalente a la fase adulta, antes de establecer una inhibición completa por retroalimentación negativa. Este es el primero de varios cambios hormonales que se experimentarán a lo largo de la vida, definidos por la menarquia, los ciclos menstruales, el embarazo, el parto y la lactancia, culminando con la menopausia, el punto final de esta montaña rusa hormonal.

ANATOMÍA

A continuación, se detalla la neuroanatomía del aparato genital femenino, la glándula mamaria y la modulación neurohormonal con terapia neural.

Neuroanatomía del aparato genital femenino

Los órganos del sistema reproductor femenino, junto con otros órganos sensibles a las hormonas sexuales, están bajo la regulación del SNA, que despliega su influencia neuroendocrina a través del hipotálamo (mediante la hormona liberadora de gonadotropinas), la hipófisis (liberando oxitocina, hormona foliculoestimulante, luteinizante) y el ovario (produciendo testosterona, estradiol, progesterona).

El plexo pélvico o hipogástrico inferior es una red de fibras nerviosas y células ganglionares que forman plexos menores, con funciones visceromotoras, viscerosensitivas y vasomotoras que abastecen las vísceras pélvicas directamente, o indirectamente a través de los plexos periarteriales. Las fibras aferentes parasimpáticas provienen de dos o tres filetes emanados de los ramos anteriores de S2, S3 y S4, que terminan en el plexo. Las fibras aferentes simpáticas, transmisoras de la percepción dolorosa visceral, provienen del segundo, tercer y cuarto ganglios del tronco simpático sacro, y de los nervios hipogástricos o pélvicos, que descienden del plexo hipogástrico superior con fibras que proceden de los ganglios de T10 a L2. También recibe fibras del nervio pudendo. Esta red nerviosa proporciona fibras vegetativas a los órganos y tejidos de la zona genital femenina (v. Fig. 45-4A). En los capítulos de la pelvis, el plexo hipogástrico inferior y los genitales externos se expone más detalladamente la anatomía de esta región (v. Caps. 45, 46 y 47, respectivamente).

Glándula mamaria

La mama es una estructura presente en ambos sexos; sin embargo, es en la mujer donde alcanza un desarrollo significativo, desempeñando una función dual tanto en el ámbito sexual como en el nutricional. Situada sobre el músculo pectoral mayor, el músculo dorsal ancho y el serrato anterior, la mama se extiende desde la segunda o tercera hasta la séptima costilla, y su tejido abarca desde el esternón hasta la línea axilar (v. Fig. 42-2).

La inervación mamaria proviene principalmente de las ramas cutáneas anteriores y laterales de los nervios intercostales torácicos, complementada por cierta inervación del plexo cervical para la parte superior de la mama. Los nervios intercostales llevan fibras sensitivas hacia la piel de la mama, así como fibras simpáticas que regulan los vasos sanguíneos, el músculo liso, la piel y el pezón. El cuarto nervio intercostal lateral aporta sensibilidad y función eréctil al pezón, aspectos fundamentales para una lactancia correcta. Como anejo cutáneo, la mama recibe solo inervación vegetativa simpática (v. Fig. 42-2).

En cuanto a la vascularización, esta se nutre de los vasos perforantes de las venas y arterias mamarias internas localizadas a ambos lados del esternón. Además, recibe aportes de la arteria y la vena axilar, que a su vez dan origen a las arterias y venas torácicas laterales y acromiotorácicas, así como a las ramas laterales de las arterias y venas intercostales posteriores.

Modulación mediante terapia neural

Los centros neuroendocrinos, tanto en el cerebro y la médula espinal, como en los ganglios vegetativos y los ovarios, dictan los cambios trascendentales en la vida de una mujer –pubertad, reproducción, menopausia– y el ritmo del ciclo menstrual. Cuando estos cambios neurohormonales naturales se desvían hacia patrones patológicos, o simplemente se perciben como tales, la terapia neural resulta una opción para mejorar, tratar, regular o acompañar dichos procesos.

Más allá de las áreas de intervención identificadas a partir de la historia de vida de la paciente y de los posibles campos interferentes evidentes (como cirugías, cesáreas, abortos, enfermedades ginecológicas), la terapia neural contiene aplicaciones concretas hacia órganos o tejidos específicos con una importante función reguladora. Así, para influir en los órganos cefálicos, esta terapia ofrece técnicas en el cuero cabelludo (v. Cap. 34), el techo del *cavum* faríngeo (v. Cap. 36), la cadena simpática cervical (v. Cap. 39) o la tiroides (v. Cap. 41). Para actuar sobre la mama, las emociones, el corazón o el diafragma, se pueden emplear técnicas que abordan el cuero cabelludo, la zona del ganglio estrellado, el área precordial o la región mamaria, incluyendo el origen de sus nervios intercostales en la región paravertebral (v. Caps. 42 y 43).

La modulación vegetativa de los órganos pélvicos se puede lograr mediante la inyección de anestésico local en puntos de tensión de la pared abdominal o del segmento hipogástrico (v. Cap. 24), así como paravertebralmente desde T10 hasta S4 (v. Caps. 43 y 48) o mediante la punción paravesical, con abordaje vaginal o suprapúbico (v. Cap. 46), para influir en el plexo pélvico. La selección de las técnicas a utilizar debe seguir siempre con un enfoque holístico de la persona, sin expectativas lineales y específicas en la respuesta, e integrada a un contexto clínico y una historia de vida única.

La pelvis y la región cervical representan un cruce de caminos para órganos, sistemas y funciones corporales, con una gran capacidad de influirse mutuamente. Las vísceras pélvicas, compartiendo inervación vegetativa, se encuentran dentro de un contenedor osteomuscular que se ve afectado por la bipedestación, el embarazo y el parto. Es raro que el área pelvicogenital no aparezca en la historia de vida de una mujer adulta, pues en ella a menudo surgen campos interferentes manifestados como dismenorrea, candidiasis o infecciones urinarias recurrentes, abortos espontáneos o inducidos, experiencias traumáticas relacionadas con la sexualidad o el parto, cesáreas o el nacimiento de bebés vulnerables o con malformaciones.

PUBERTAD

La pubertad es una etapa de transición de la infancia a la edad adulta caracterizada por cambios significativos en las áreas física (como la menarquia, telarquia y pubarquia), psicológica, emocional y social.

Cambios físicos y emocionales

En la esfera física existen cambios en el eje hipotálamo-hipófisis-gonadal que se manifiestan con la aparición y desarrollo de los caracteres sexuales secundarios, la culminación del crecimiento corporal, con un aumento destacado de la masa ósea y muscular, así como con la adquisición de la capacidad reproductiva, gracias a la madurez completa de las gónadas y las glándulas suprarrenales.

No es raro encontrar dificultades en la adaptación a los cambios físicos que se experimentan durante este período, incluyendo la aparición de botones mamarios, el crecimiento de las mamas, el acné, la posición de las muelas del juicio (que pueden tener dificultad para erupcionar), maloclusiones dentales o el uso de ortodoncia, la cual además puede generar estrés en el SNA. Además, la adquisición de la estatura adulta puede influir, junto con los hábitos corporales y la configuración definitiva de la mordida, en una dinámica postural anómala. Puede encontrarse más información sobre este tema y sus consecuencias en los capítulos 7, 27 y 33.

Para los casos de acné persistente, el tratamiento con autohemoterapia puede ser beneficioso, realizando sesiones semanales durante un período de cinco a ocho semanas. El procedimiento se explica en el capítulo de inyecciones básicas (v. **Cap. 30**).

Se ha caracterizado a la adolescencia como una fase marcada por la inestabilidad y turbulencia emocional, a menudo acompañada de tensiones intergeneracionales y una tendencia hacia la irracionalidad y el alejamiento de las experiencias previas. No obstante, se observa que la mayoría de los adolescentes atraviesan esta etapa sin mayores dificultades, enfrentando los retos de manera individual y con resultados que están influidos por una variedad de factores de riesgo y protección.

Se puede sostener que los cambios en los campos cognitivo y psicosocial están orientados hacia el establecimiento de relaciones interpersonales, la concienciación y aceptación de la propia imagen corporal, la definición de la identidad personal y la adquisición de independencia del núcleo familiar.

Menarquia

Se denomina *menarquia* a la primera menstruación en la mujer. Este ciclo vital femenino comienza en los primeros momentos de la pubertad, con la reactivación del eje hipotálamo-hipófisis-gonadal, inhibido durante la infancia.

La edad de la menarquia oscila entre los 10 y los 15 años; sin embargo, pueden influir una diversidad de factores, adelantando o retrasando su aparición, como la genética, el entorno ambiental, la etnicidad o procedencia geográfica, los hábitos alimenticios, el índice de masa corporal, la exposición a determinadas sustancias, el nivel de actividad física y ciertas enfermedades.

Terapia neural durante la pubertad

Es posible aliviar la tensión y la angustia que una adolescente pueda experimentar debido a los cambios en su organismo mediante la punción de puntos específicos de tensión en las áreas afectadas del cuerpo. Es importante considerar, especialmente en adolescentes, los procesos de rumiación u obsesión; en tales casos, las inyecciones de áreas de tensión del cuero cabelludo y zona suboccipital, o en la zona de la tiroides, pueden ser de ayuda.

Si la aparición de botones mamarios es dolorosa, se puede aliviar el malestar identificando y tratando puntos de tensión en la zona pectoral y/o esternal, así como inyectando en la zona del ganglio estrellado, en la arteria axilar o en las raíces dorsales de los nervios que inervan la mama, localizando los niveles sensibles o de mayor tensión mediante la realización del pliegue cutáneo rodado. Este procedimiento se puede mantener durante el proceso de crecimiento mamario si precisa.

CICLO MENSTRUAL

El **ciclo menstrual** representa la interacción mensual entre la secreción hormonal y los cambios fisiológicos que acondicionan el cuerpo de la mujer, preparándolo para una posible gestación. Cada mujer experimenta su ciclo con una regularidad única, la cual puede fluctuar a lo largo de su período fértil.

Este ciclo, junto con la gestación, representa una característica distintiva del género femenino en nuestra especie. No se puede obviar el factor emocional, cultural y simbólico que el ciclo menstrual conlleva para la mujer, significando salud, feminidad y poder, aunque también pueda asociarse a sumisión, vulnerabilidad y dolor. La ausencia de menstruación durante los años fértiles, la hemorragia después de la menopausia o los cambios en el patrón o características del sangrado menstrual ofrecen una ventana única sobre la fisiología, patología y salud femenina, una perspectiva carente en el hombre. Esto permite identificar de manera sencilla posibles alteraciones tiroideas, trastornos de coagulación, disfunciones hepáticas, reacciones adversas a medicamentos y desequilibrios hormonales, entre otros aspectos.

Las **alteraciones menstruales** constituyen una de las razones más comunes de consulta ginecológica. Es habitual encontrar ciclos irregulares durante los primeros años después de la menarquia, debido a la inmadurez del eje hipotálamo-hipófisis-gonadal. Ante tales circunstancias, la actitud recomendada es de observación, ya que estos procesos tienden a normalizarse espontáneamente; sin embargo, no se debe pasar por alto que estas irregularidades pueden ser también indicativas de patologías subyacentes con potenciales repercusiones.

Los ciclos irregulares son comunes en los primeros años, atribuidos a la inmadurez del eje hipotálamo-hipófisis-gonadal. La recomendación inicial es la observación, ya que suelen regularizarse por sí solos, sin ignorar que también puede ser la primera manifestación de una patología.

Las alteraciones menstruales más comunes incluyen irregularidades en los intervalos de menstruación, ya sean escasas o excesivas, la ausencia de menstruación (amenorrea) y el sangrado menstrual abundante. La dismenorrea es un trastorno frecuente que, pese a ser patológico, se ha normalizado socialmente. Este puede acompañarse de síntomas vegetativos como náuseas, vómitos, diarreas, dolores de cabeza e incluso desmayos. Aunque muchas mujeres recurren a analgésicos para aliviar estos síntomas y continuar con sus actividades diarias, en algunos casos la medicación no resulta efectiva, afectando a su vida social y laboral.

Terapia neural en los trastornos menstruales

Una vez descartada la patología orgánica, la terapia neural ofrece posibles intervenciones para el manejo de los trastornos menstruales. En contextos de estrés cognitivo-emocional o metabólico, como un exceso de actividad deportiva o una insuficiente masa grasa, que pueden inducir una amenorrea hipotalámica, las inyecciones de anestésico local en los puntos de mayor tensión miofascial son de especial interés. Para casos de dismenorrea, la aplicación más específica en puntos de tensión de la pared abdominal, así como en el plexo pélvico, puede ofrecer no solo alivio, sino también mayor regulación. Considerando que muchas alteraciones menstruales se asocian con disfunciones tiroideas, también se sugiere la inyección en esa zona. En las situaciones con mayor implicación ovárica puede ser de ayuda la aplicación en plexo tubo-ovárico y, en caso de síntomas digestivos, dado que la inervación ovárica proviene de fibras simpáticas del plexo celíaco, se considera la administración del anestésico local en la zona del nervio espinal L1, incluso en la zona retroperitoneal.

Es igualmente importante prestar atención a la boca, las alteraciones en el anillo de Waldeyer y la erupción y posición de los dientes, especialmente los cordales, así como la oclusión; y también al estilo de vida y los hábitos nutricionales. Un ambiente hiperestrogénico asociado a la obesidad puede favorecer la dismenorrea. La inflamación de bajo grado y los trastornos del metabolismo de la glucosa pueden manifestarse como amenorrea o períodos prolongados, que caracterizan al síndrome de ovario poliquístico. La terapia neural no solo puede mejorar la sintomatología y ayudar a modular la patología, sino que se debe aprovechar esta interacción única para acompañar al paciente en un proceso integral de salud, más allá de la mera supresión de los síntomas molestos.

Historia de vida

Una joven de 15 años consulta por padecer de dolor menstrual incapacitante de intensidad 7-8 de la escala analógica visual (EVA) desde su menarquia, el cual la confina a la cama durante 1-2 días y se acompaña de episodios de diarrea y vómitos. En su historia de vida destaca haber sufrido otitis recurrentes, que fueron tratadas con terapia neural. Presenta una buena salud bucodental.

Durante la primera consulta se inyecta en puntos de tensión de la zona púbica y en la zona de los oídos. En la segunda visita la paciente reportó haber permanecido en cama solo 1 día, con un dolor de intensidad EVA 6-7, y sin episodios de vómitos, pero aún con diarrea. Se inyectó en el espacio paravesical por vía suprapúbica y en puntos de tensión en la zona abdominal. En la tercera sesión, la paciente refirió no haber necesitado reposo en cama y el dolor menstrual disminuyó a EVA 2, pero apareció un dolor de oído. Se puncionó de nuevo la zona del oído y se dejó abierta la posibilidad de retomar la terapia en caso de que el dolor menstrual regresara.

FERTILIDAD

La **fertilidad** se entiende como la capacidad de concebir, de conseguir llevar a término un proceso de gestación, que dará lugar a una nueva vida. Algunas mujeres presentan desajustes o alteraciones de la fertilidad; se puede diferenciar entre infertilidad o esterilidad.

La **esterilidad** se refiere a la dificultad para concebir, mientras que la infertilidad hace referencia a la incapacidad de completar una gestación con un feto viable. Aunque los estudios en reproducción consideran plazos, edades y factores determinados, puede ser suficiente considerar el anhelo no cumplido de tener un hijo. Esta circunstancia conlleva profundos efectos emocionales, familiares, sociales y culturales que deben ser contemplados dentro del complejo sistema que es la paciente.

Existen varios **factores que influyen en la fertilidad**. Más allá de los eventos contados en la historia de vida, la edad juega un papel fundamental afectando a la función ovárica. Por otro lado, los estresores ambientales de la alimentación o la respiración pueden saturar el sistema y actuar como perturbadores neuromoduladores, incluyendo metales pesados, disruptores endocrinos, tabaquismo y radiaciones electromagnéticas, entre otros. Una nutrición deficiente puede disminuir la reserva ovárica en la descendencia.

El estrés también afecta negativamente a la fertilidad, alterando el ciclo menstrual e inhibiendo el eje hipotálamo-hipófisis-gonadal, que en el caso del hombre se traduce en una reducción de la producción de espermatozoides. La terapia neural puede ayudar a disminuir el estado de sobreexcitación simpática del estrés y promover el tono parasimpático.

La ansiedad y la depresión también representan factores significativos, especialmente en mujeres sometidas a tratamientos de fertilidad. La presión social históricamente impuesta sobre el papel reproductivo femenino puede generar sentimientos de frustración por no lograr el embarazo, acompañados de temor y la percepción de pérdida de control sobre la situación.

Terapia neural y su efecto en la fertilidad

Las inyecciones en los puntos de mayor tensión miofascial, así como en la zona bucodental, pueden contribuir a reducir el exceso de actividad simpática, promoviendo la relajación, la recuperación, el sueño, etc. Las inyecciones en la zona de la tiroides o del techo del *cavum* faríngeo pueden influir en el eje endocrino. Además de los posibles campos interferentes que aporte la historia de vida, como pueden ser unos cordales superiores en mala posición (relacionados con la hipófisis, según Kramer y Voll (v. **Fig. 33-1**), como se puede ver en el capítulo de campos interferentes bucodentales (v. **Cap. 33**), es frecuente que en estos casos se inyecte también en el área pélvica, como la zona del hipogastrio, el plexo pélvico (v. **Cap. 46**) o la zona lumbosacra (v. **Cap. 48**).

El abordaje integral de la situación implica evitar exposiciones a tóxicos presentes en el entorno, los alimentos o los fármacos, y enfatizar la importancia de la salud bucodental.

EMBARAZO

La gestación es un proceso en el que una nueva vida se gesta en el útero materno, culminando con el nacimiento de uno o múltiples bebés. Este evento mágico conlleva importantes y complejos cambios para el organismo de la mujer, abarcando adaptaciones fisiológicas, psicológicas, conductuales, familiares y sociales, todas dirigidas a mantener la supervivencia y bienestar tanto de la madre como del bebé.

En el **aspecto físico**, la mujer afronta modificaciones en su aspecto, como el aumento de peso y volumen, la hiperpigmentación de ciertas áreas de su piel y mucosa, una mayor flexibilidad en las articulaciones, junto con cambios profundos en sus sistemas cardiovascular, reproductivo, urinario, digestivo, respiratorio, inmunológico y en la coagulación.

En el **aspecto emocional**, la intensidad de los cambios psicológicos está relacionada con las situaciones desfavorables experimentadas durante la gestación, como un embarazo durante la adolescencia, la pérdida de empleo debido al embarazo o la exposición a violencia de género. Sin duda, uno de los elementos más influyentes en el bienestar emocional de la mujer es si el embarazo fue deseado o no, y en este caso, el posible contexto de violencia en el que el bebé fue concebido.

En algunas mujeres, incluso cuando el embarazo es deseado, pueden surgir emociones complejas como miedo, melancolía o pesimismo. Estos sentimientos pueden hacer que se revivan experiencias adversas del pasado, provocando angustia ante la perspectiva de la maternidad. También puede ser un momento para recordar situaciones no resueltas de la infancia o relacionadas con la madre y la familia. Sin embargo, para otras mujeres este período puede representar una etapa de gran felicidad, percibiéndolo todo como fácil y posible.

El desarrollo fetal y la conexión madre-bebé

Según la teoría del apego introducida por el psicólogo John Bowlby, el profundo vínculo emocional que una madre desarrolla con su hijo comienza en la etapa prenatal. La capacidad de conciencia en los seres humanos facilita el despertar del instinto materno desde el momento de la concepción, estableciéndose una relación tanto unidireccional como bidireccional que perdurará a lo largo de la vida. Este lazo se origina en las representaciones mentales o imágenes internas que la madre construye de su hijo. Además, se establece una conexión física: el universo materno ejerce una influencia epigenética sobre el genoma del feto. Los cambios fisiológicos y hormonales durante el embarazo modifican definitivamente estructuras cerebrales y corporales de la madre; de este sistema complejo que es la díada madre-feto emerge una propiedad que se manifiesta en una profunda conexión madre-feto, madre-bebé, madre-hijo adulto e incluso madre-hijo en la vejez.

Situaciones comunes durante el embarazo

Los síntomas experimentados por las mujeres durante la gestación varían de una mujer a otra, y en la misma mujer, de un embarazo a otro. Entre los síntomas físicos más comunes se incluyen el aumento de sensibilidad en mamas y pezones, fatiga, cambios en los patrones de sueño como insomnio o hipersomnia, dolores de cabeza, problemas digestivos como acidez estomacal, náuseas y vómitos, estreñimiento y hemorroides, dolor de espalda, tensión abdominal, edemas en piernas y tobillos, y calambres en las extremidades inferiores, entre otros.

En el aspecto psicológico, se describen trastornos adaptativos, variaciones en el estado de ánimo, ansiedad y dificultades en las relaciones de pareja. No obstante, también puede haber una mejor gestión de las emociones, dado que el entorno hormonal en el que se encuentra el cerebro femenino durante este período facilita la relativización de muchos problemas que en otras circunstancias podrían resultar más difíciles de manejar. Además, es común encontrar mejorías en los procesos autoinmunes durante esta fase.

Terapia neural durante el embarazo

Durante el embarazo, la terapia neural, especialmente con procaína, se considera segura debido a su corta vida media y su limitada transferencia a través de la placenta; sin embargo, por precaución se recomienda minimizar su uso durante el primer trimestre. Preferiblemente se deben emplear técnicas superficiales y evitar procedimientos que involucren áreas de mayor riesgo o reacción, como el plexo pélvico, el foramen yugular o las inyecciones en el espacio retroperitoneal.

En el momento de aplicar el tratamiento, es importante establecer un **entorno** en el que la mujer se sienta segura, en confianza y respaldada, permitiendo realizar una adecuada historia de vida.

También es importante la **comunicación no verbal**, prestando atención a gestos, cambios de postura o silencios que puedan surgir durante la consulta. Debe indagarse sobre aspectos como si es su primer embarazo, experiencias de pérdida de embarazo previas y cómo se vivió el duelo, si el embarazo fue natural o asistido, la experiencia en la búsqueda del bebé, antecedentes de partos y cómo se recuerdan estos eventos. Esta información ayuda a comprender el estado psicológico de la mujer, cómo se percibe a sí misma y a su bebé, además de alertar sobre posibles complicaciones físicas y emocionales durante la gestación y el posparto.

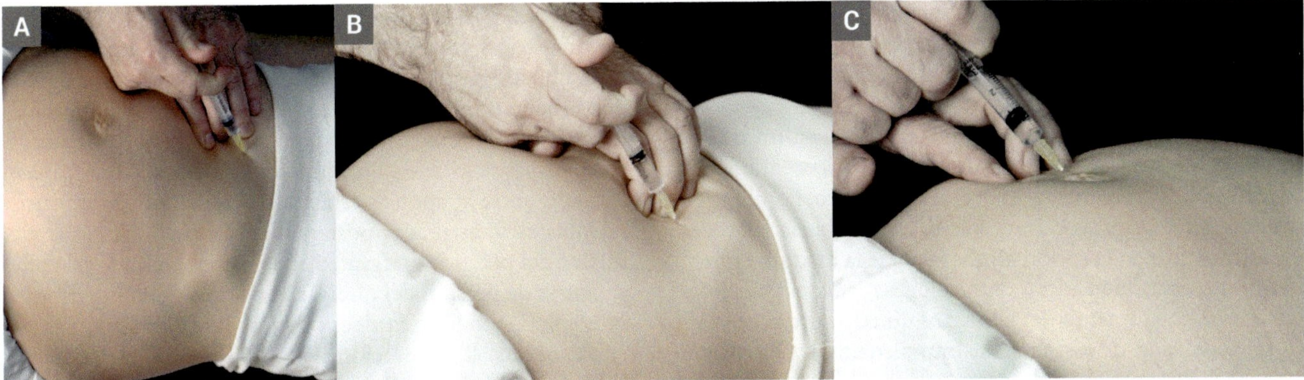

Figura 21-1. Inyección en puntos de tensión miofascial de la pared abdominal según palpación en una mujer embarazada, a las 35 semanas de gestación: **A)** epigastrio; **B)** subcostal; **C)** cicatriz umbilical.

Esto también prepara al profesional para manejar eventuales desbloqueos emocionales que puedan liberarse durante el tratamiento con terapia neural. Una **palpación cuidadosa del abdomen**, especialmente en áreas como las zonas subcostales, epigástrica, laterales, fosas ilíacas, pubis y la región lumbosacra es fundamental, pues es común hallar puntos con mucha tensión.

Las **inyecciones subcutáneas o miofasciales** de anestésico local en estos puntos de tensión, usando agujas de calibre 30 o 27 G y sin profundizar más de 1,5 cm, puede provocar una liberación rápida de estas tensiones acumuladas, promoviendo no solo una relajación del abdomen, diafragma y región lumbosacra de la mujer, sino también un alivio general, que repercute también al bebé, observándose a menudo una mejora en la movilidad fetal (Fig. 21-1 y Vídeo 21-1; v. Vídeo 24-1).

Si existen alteraciones emocionales, debe averiguarse dónde las somatiza o siente, e inyectar en esas zonas, siendo frecuentes las zonas de la tiroides, el cuero cabelludo, suboccipital, precordial y diafragmática.

Las náuseas y vómitos persistentes del primer trimestre, que pueden complicarse en casos de hiperémesis gravídica, pueden tener un trasfondo emocional. En estos casos, la actuación es similar a la anterior, realizando una palpación minuciosa de la zona diafragmática. La inyección en la zona del nervio espinal de L1 puede ser de ayuda.

En caso de dolor o tensión en las mamas, se puede inyectar subcutáneamente en las áreas de tensión que rodea las mamas, así como en la zona dorsal, laterocervical y suboccipital.

Si persisten molestias en las extremidades inferiores, se puede complementar el tratamiento inyectando el anestésico local alrededor del paquete vascular femoral de la ingle y/o en la arteria femoral, además de en puntos de tensión miofascial de las extremidades.

PARTO

El proceso de parto trasciende la concepción medicalizada y tecnocrática de ser simplemente el momento en que un bebé abandona el útero materno para salir al mundo exterior. Se debe comprender como un complejo evento neuroendocrino en el que una orquestada secuencia de respuestas neurohormonales regulan no solo los aspectos fisiológicos del trabajo de parto, sino también la experiencia subjetiva vivida durante este trascendental momento.

Parto y función del sistema nervioso

El parto resulta de una compleja interacción entre el sistema nervioso de la madre y el del feto, influido por factores mecánicos como el tamaño y la posición del bebé, así como la distensión del útero. Es el cerebro del feto el que señala el comienzo del parto. La elevación de la prolactina (producida por la hipófisis) y la liberación de oxitocina (por el hipotálamo) a nivel central no solo catalizan el inicio y la continuidad de las contracciones, sino que también protegen el cerebro del bebé de la hipoxia y desencadenan la actitud maternal posnatal.

Después del parto, los cerebros de los recién nacidos presentan niveles altos de oxitocina y catecolaminas, induciendo un estado de alerta serena que perdura aproximadamente 2 horas. En el contacto piel con piel con su madre, los neonatos, guiados por su sentido del olfato, se orientan hacia el pezón e inician espontáneamente la lactancia.

Dolor del parto: una perspectiva integral

El útero recibe inervación del SNA a través de las fibras nerviosas simpáticas –que transmiten el dolor y activan el sistema de respuesta al estrés– y las fibras parasimpáticas –que, mediante el reflejo neuroendocrino de Ferguson a partir de la distensión fetal del cérvix y la vagina, estimulan la liberación de oxitocina, la cual, además de estimular las contracciones uterinas y facilitar la apertura del canal de parto, disminuye los niveles del factor liberador de corticotropina y aumenta los niveles endógenos de opiáceos, de manera que alivia el dolor, reduce los niveles de estrés y miedo, y fomenta las conductas de interacción social–. La activación de las fibras eferentes parasimpáticas del útero potencia esta liberación de oxitocina.

El sistema de oxitocina –producido en las neuronas magnocelulares de los núcleos supraóptico y paraventricular del hipotálamo, y transportado a la hipófisis posterior para su liberación en la circulación sanguínea– y el sistema de estrés

–que incluye el eje hipotálamo-hipófisis-adrenal y el sistema nervioso simpático– actúan de manera paralela durante el parto; sin embargo, cada uno de estos sistemas puede inhibir la actividad del otro.

Durante el embarazo, el útero se mantiene en un estado de relajación inducido por el sistema simpático para evitar contracciones prematuras. Al acercarse el parto, las fibras de oxitocina que se proyectan desde el cerebro hacia las redes parasimpáticas en la región lumbosacra de la médula espinal se activan, contribuyendo a contracciones regulares y rítmicas del útero, y al aumento del flujo sanguíneo al útero.

La activación de los nervios simpáticos motrices induce contracciones uterinas dolorosas y reduce el flujo sanguíneo hacia el útero, mientras que la estimulación de las fibras sensitivas aferentes puede desencadenar la liberación de hormonas del estrés.

Cuando las contracciones uterinas son demasiado frecuentes o intensas, la activación del sistema de estrés por parte de las fibras simpáticas aferentes puede superar la capacidad reguladora del sistema de oxitocina. Los entornos estresantes e intimidantes también pueden intensificar la actividad del sistema de estrés y reducir la actividad parasimpática y la liberación de oxitocina.

La evolución hacia un mayor tamaño del cerebro fetal y los cambios en la estructura pélvica, resultado de la bipedestación, hacen que el proceso de parto sea particularmente doloroso en los humanos. Actividades fisiológicas como la micción, defecación, relaciones sexuales y el parto requieren intimidad y se han realizado en privado durante muchas generaciones. El entorno, el contexto, la preparación psicológica y física de la madre, la carga simbólica de la experiencia maternal, así como los factores puramente nociceptivos, determinan que la percepción se convierta en una experiencia de dolor más o menos intensa.

Terapia neural en el acompañamiento del parto

Al asistir a una mujer durante su parto, debe comprenderse el papel esencial que juegan los mecanismos relacionados con la oxitocina en los aspectos emocionales y neuroendocrinos del parto, así como los beneficios que su secreción aporta al bebé, a la madre y a su pareja. Por ello, se debe facilitar la producción endógena de oxitocina por parte de la parturienta no solo mediante las técnicas apropiadas de terapia neural, sino también ofreciendo el soporte emocional constante y necesario.

La terapia neural aplicada durante el parto tiene como doble objetivo reducir la ansiedad y proporcionar analgesia, dos aspectos estrechamente interconectados. El proceso del parto es un contexto en el que resulta esencial aplicar las técnicas de observación y palpación detalladas en el capítulo 24. Cada mujer experimenta y manifiesta las emociones y sensaciones del parto de manera única; aunque existen áreas más comunes debido a las particularidades anatómicas y fisiológicas del momento, es importante prestar atención a cómo la parturienta puede estar tensando áreas como la glabela, las mandíbulas, la zona cervical, los trapecios, los pectorales, los antebrazos o los tobillos, entre otras. Identificar mediante la palpación los puntos específicos donde se concentran las tensiones, atendiendo a esa expresión individual, puede ofrecer un alivio significativo durante este proceso tan singular.

Como áreas frecuentes, pueden ser de ayuda las inyecciones subcutáneas de anestésico local en el área precordial y la pared abdominal, en la región paravertebral lumbosacra, especialmente lo que se conoce como el *rombo de Michaelis* (situado entre la apófisis espinosa de L5 como punto superior, las espinas ilíacas posterosuperiores en los lados y el vértice del pliegue interglúteo en la parte inferior), así como en zonas de tensión del pubis, en la sínfisis, en el diafragma urogenital y en las cicatrices previas, particularmente las de episiotomías. La liberación de la tensión acumulada en la cabeza, la zona suboccipital y la boca puede ser de gran utilidad también, así como las zonas de la tiroides o del trago, este último inervado por la rama auricular del nervio vago (v. Cap. 40). Se ha observado que, en algunas mujeres que no avanzaban en el proceso de dilatación, la inyección en los polos amigdalares (es otro cuello) facilitó la dilatación completa del cuello uterino.

Para estas técnicas se utilizan agujas de calibre 30 o 27 G, sin introducir más de 1,5 cm.

En el caso de realizar episiotomía o producirse un desgarro durante el parto, se recomienda irrigar el tejido afectado con procaína al 1 % e inyectar el anestésico local en las áreas lesionadas antes de suturar. En este caso se utiliza una aguja de 27 G de 40 mm para alcanzar todos los planos de la lesión.

PUERPERIO

El puerperio abarca el período desde el nacimiento del bebé hasta la primera menstruación tras el parto. Este período, de profunda intensidad emocional, se caracteriza por una serie de transformaciones fisiológicas destinadas a reconfigurar gradualmente el cuerpo femenino hacia un estado similar al previo al embarazo y a facilitar el inicio de la lactancia.

La aceptación y adaptación a su nueva identidad en un contexto de expectativas culturales, sociales y familiares implican un reto que, en ocasiones, puede incidir negativamente en su vida cotidiana y en el cuidado de su bebé, alcanzando dimensiones patológicas. Como otros procesos vitales, el embarazo y el parto son transformaciones irreversibles que imprimen un engrama corporal; no hay restitución *ad integrum*. La mujer emerge de estos procesos transformada, no siendo ya la misma que antes de su embarazo. Habrá experimentado cambios en la estructura cerebral, en sus órganos genitales, en sus motivaciones y creencias, y en su papel en el mundo.

Situaciones comunes durante el puerperio

Durante este período son comunes las situaciones como la ingurgitación mamaria, grietas en el pezón, mastitis tanto inflamatoria como infecciosa, retención de restos placentarios, endometritis y complicaciones asociadas con la infección o dolor en las heridas quirúrgicas.

En el ámbito emocional, se destaca la presencia de la llamada *tristeza puerperal* o *maternity blues*, donde la mujer puede experimentar síntomas depresivos leves que generalmente se resuelven sin intervención farmacológica en los primeros 7-10 días, aunque requieren de vigilancia para prevenir la evolución hacia condiciones de mayor gravedad como la depresión puerperal, con manifestaciones más intensas tanto físicas como psicológicas, incluyendo trastornos del sueño, pérdida de interés y autoestima, anorexia, episodios de llanto y sensaciones de culpa.

Terapia neural durante el puerperio

La terapia neural en el período puerperal se centra en abordar las secuelas relacionadas con el trauma del parto, como el dolor derivado de la episiotomía o desgarro vulvovaginal, cicatriz de cesárea, diástasis de la sínfisis púbica, así como complicaciones infecciosas y/o tromboembólicas, labilidad emocional y complicaciones de la lactancia, como se puede ver más adelante, en el apartado dedicado a las mamas y la lactancia.

Las inyecciones en las zonas de tensión acumulada siempre pueden resultar beneficiosas (v. Cap. 24). En casos de tromboembolismo pulmonar, destacan los puntos de reflejo viscerocutáneo de la pared torácica (v. Cap. 42) y la inyección en la zona del ganglio estrellado (v. Cap. 39). La infiltración de cicatrices de cesárea, episiotomías, desgarros o dehiscencias suele ser de gran ayuda en la recuperación y para prevenir o tratar áreas dolorosas persistentes que podrían llevar a dispareunia secundaria. La metodología de inyección de las cicatrices se explica en el capítulo de inyecciones básicas (v. Cap. 30), siendo relevante destacar que pueden realizarse desde el mismo día que se han producido y repetirlas a la semana (Fig. 21-2; v. Vídeos 21-1, 24-1 y 30-1).

En presencia de dehiscencia de la herida, se pueden realizar lavados diarios con procaína tópica (v. Cap. 54). Las infiltraciones pueden hacerse con una frecuencia menor, cada 2-3 días, y se realizarían manteniendo una distancia de al menos 1 cm del área afectada con el fin de bañar de forma generosa toda la superficie.

El anestésico local facilita el proceso de cicatrización, reduce el dolor y minimiza el riesgo de infecciones. Al intervenir en las cicatrices del parto, que pueden constituir un foco neuromodulador, se favorece la regulación del SNA y la vascularización de la zona, pudiendo disminuir la incidencia de incontinencia urinaria y favorecer la recuperación de la libido y la reanudación de las relaciones sexuales, mejorando la calidad de vida posparto.

Historia de vida

Una mujer en el tercer día de puerperio acudió a la consulta de matrona con un dolor extremo (EVA 10) en la zona de la sutura perineal. Tuvo un embarazo sin contratiempos y un parto asistido con fórceps, siendo este su primer parto.

La mujer caminaba con mucha dificultad debido a la tensión de la sutura perineal. La carga emocional por la intensidad del dolor y la angustia por no poder sostener a su bebé eran intensas y se acompañaban de llanto. Se observó una sutura perineal extensa sin dehiscencia y un periné inflamado, pero sin signos de infección. Se infiltró con procaína alrededor de la sutura de la episiotomía.

Treinta minutos después de la intervención su nivel de dolor se redujo a EVA 2. Al día siguiente, regresó a la consulta más tranquila y sonriente, expresando un gran cambio en su estado anímico y físico, con un dolor de EVA 4. Dada la mejoría significativa, se consideró no inyectar de nuevo. En la última revisión se confirmó la resolución completa del dolor.

Este caso es consistente con un **estudio** prospectivo observacional dirigido por Vall-Tocas en un centro de atención primaria de Barcelona y presentado en el Congreso de la Federación Española de Matronas en 2016. En dicho estudio, 168 mujeres que experimentaban dolor persistente más allá de los 10 días posteriores al parto, ya fuera vaginal o por cesárea, que afectaba significativamente a su rutina diaria, fueron tratadas con inyecciones subdérmicas de procaína al 1 % en puntos de tensión y en las cicatrices de la zona afectada, con sesiones quincenales hasta lograr un nivel de dolor ≤ EVA 1. Antes del tratamiento, el dolor promedio reportado fue de 5,52. Al cabo de 30 días, el 80,9 % de las participantes concluyeron el tratamiento, necesitando en promedio de 2,4 sesiones.

MAMAS Y LACTANCIA

En los siguientes apartados se trata la importancia de la lactancia materna, la terapia neural en la lactancia y la terapia neural en la cirugía mamaria.

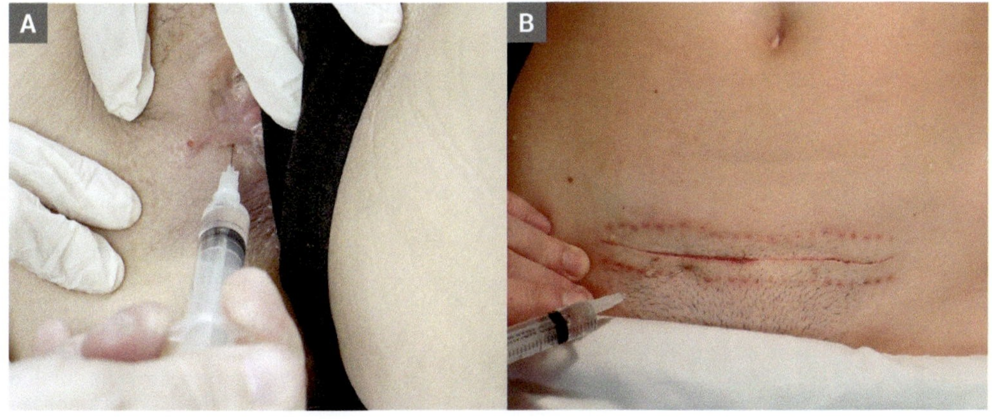

Figura 21-2. Inyección en cicatrices posparto: **A)** cicatriz de episiotomía; **B)** cicatriz de cesárea.

Importancia de la lactancia materna

La lactancia materna es la mejor manera de alimentar a los recién nacidos. Es un proceso fisiológico natural esencial no solo para favorecer el vínculo afectivo, sino también para fortalecer la inmunidad y la salud en general más allá de la finalización de la lactancia.

Las situaciones más habituales en la asesoría de lactancia son: la aparición de grietas y perlas de leche en el pezón, dificultades en el agarre debido a pezones invertidos, dificultades en la lactogénesis, como producción insuficiente o excesiva de leche, hipoplasia mamaria, obstrucciones y mastitis, dolor en las mamas, fenómeno de Raynaud en el pezón y dermatitis, así como dolores de espalda y hombros derivados de la postura adoptada durante la lactancia, y problemas en la adaptación y estado de ánimo.

Terapia neural en la lactancia

Debe prestarse atención a las experiencias y características del parto reciente, así como a los partos y lactancias previas, y valorar la presencia de cicatrices, dolor, anemia, estado de ánimo, apoyo familiar, alimentación, salud bucal, descanso, expectativas y vinculación con el bebé. La lactancia es un proceso que va más allá de la nutrición del bebé a través de la mama.

Las inyecciones más usuales se realizan alrededor de la mama, identificando mediante palpación los puntos de mayor tensión, así como en la zona submamaria, entre la mama y la caja torácica (v. **Vídeo 21-1**). En caso de obstrucción o mastitis, se debe buscar la zona endurecida con los conductos galactóforos afectados e inyectar pequeñas cantidades en el tejido sano circundante.

Otros puntos a tener en cuenta son las ramas de los nervios intercostales (puntos de inervación dorsal: D4 para el pezón y D2-D6 para la mama) y la arteria axilar.

Como ganglio simpático que regula la zona mamaria, la inyección en la zona del ganglio estrellado puede ser de ayuda en casos de fenómeno de Raynaud del pezón, mastitis o dolor mamario, así como en casos de insomnio y astenia.

El dolor mamario interno, no asociado a la succión, infección o disbiosis, y que responde a un dolor reflejo, puede mejorar con la inyección en puntos de tensión, que suelen detectarse en el pectoral, hombros, cuello y trapecio.

Para grietas u otras lesiones del pezón, se puede aplicar procaína tópica, así como una inyección cuidadosa con la aguja 30 G en la base de las perlas de leche, con tratamiento tópico subsiguiente.

En caso de **absceso mamario** por mastitis complicada, junto a las inyecciones alrededor del absceso, en caso de drenaje del absceso, puede aplicarse tópica para aliviar el dolor y reducir el tiempo de recuperación.

Se aconseja que la madre amamante antes de las inyecciones y espere unos 15 minutos después de la terapia neural antes de amamantar de nuevo.

Terapia neural en la cirugía mamaria

Las personas que optan por la cirugía mamaria, ya sea para aumentar (mediante prótesis) o reducir su tamaño, pueden tener secuelas como molestias postoperatorias, dolor, alteraciones de la sensibilidad, cicatrices queloides y retracciones.

En situaciones de prótesis mamaria deben evitarse las inyecciones que conlleven riesgo de perforar el implante. Para las prótesis prepectorales se recomienda no realizar inyecciones cutáneas en el área de la prótesis. En el caso de prótesis subpectorales, si bien se pueden efectuar inyecciones dérmicas superficiales, deben evitarse las profundas (v. **Vídeo 21-1**).

Las técnicas que se deben aplicar son las mismas que las descritas para la lactancia.

En el contexto de mastectomías, cirugías reconstructivas y tejidos afectados por radioterapia, el tejido cicatricial puede presentar dolor e induración. En estos casos se prefiere una aproximación cautelosa (**Fig. 21-3**). La inyección de puntos de tensión alrededor del área endurecida puede relajar la zona, mejorar la circulación sanguínea, disminuir la inflamación y aliviar el dolor, mientras que la inyección directa en el tejido cicatricial podría resultar muy dolorosa y menos receptiva para la liberación del anestésico local. Con frecuencia, tras algunas sesiones la condición del tejido mejora y, finalmente, puede considerarse la infiltración directa en la cicatriz (v. **Vídeo 21-1**). La inyección en áreas como la zona del ganglio estrellado, la arteria axilar y las ramas de los nervios intercostales pueden ofrecer un apoyo significativo.

En un **estudio** de intervención no aleatorizado llevado a cabo por González-Rivas *et al.* en Barcelona en 2018, se evaluó a 178 mujeres sometidas a mamoplastias de aumento

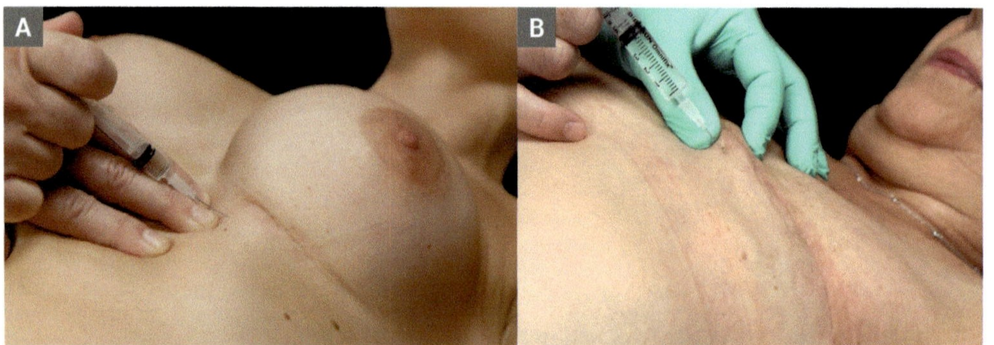

Figura 21-3. Inyección en cicatriz de mama. **A)** En prótesis de mama. La aguja se inserta al menos a un dedo de distancia de la prótesis, y el anestésico local alcanza la cicatriz por difusión a través de la dermis. **B)** En mastectomía. Además de inyectar en la propia cicatriz, debe realizarse una palpación y liberación fascial mediante inyecciones del anestésico local en un área más amplia.

por vía axilar. Se administró procaína al 0,3 % en la cicatriz axilar y a lo largo del trayecto intermuscular utilizado para la inserción de la prótesis, en la primera visita de control postoperatorio y en hasta tres visitas subsiguientes, según se considerara necesario. Esto resultó en una mejora significativa en la recuperación posquirúrgica de las pacientes tratadas con terapia neural, con una reducción en la incidencia de contractura capsular y dolor, así como una disminución en el consumo de analgésicos.

CLIMATERIO Y MENOPAUSIA

El término *climaterio* se refiere al período durante el cual cesa la función reproductora de un ser vivo. El climaterio femenino se inicia antes de la menopausia y se prolonga normalmente entre 4 y 5 años. La **menopausia** se corresponde con el día en el que tiene lugar la última menstruación de la mujer; y por extensión se conoce como *menopausia* a todo el período vital tras esa última menstruación.

Cambios hormonales en el climaterio

La disminución de la actividad ovárica conlleva una reducción significativa en los niveles de estradiol y progesterona en circulación, lo que repercute en los tejidos del sistema urogenital y óseo, así como en cambios en las estructuras del cerebro. Estas transformaciones a menudo se solapan con los signos de envejecimiento y la decreciente funcionalidad de diversos órganos y tejidos.

El estrógeno se considera un gran regulador del cerebro femenino, ejerciendo un papel fundamental no solo en la estimulación de las neuronas para el consumo de glucosa y la producción de energía, sino también en su crecimiento, plasticidad e inmunidad. La disminución en los niveles de estrógeno se vincula con una variedad de alteraciones cognitivas, incluyendo depresión, ansiedad y problemas de concentración. También afecta a la regulación de la temperatura corporal a través del hipotálamo, manifestándose en los característicos sofocos. Además, la disminución del efecto estrogénico sobre el tronco encefálico, el cual gestiona los ciclos de sueño y vigilia, puede ocasionar insomnio, y sobre el núcleo amigdalino, puede resultar en síntomas de ansiedad o pérdida de memoria.

La creciente prevalencia de obesidad y diabetes, junto con la inflamación crónica de bajo grado, el consumo excesivo de medicamentos y la insuficiente exposición a la luz solar, así como la falta de sueño y actividad física, constituyen un ambiente propicio para el desarrollo de disautonomías. En este escenario, un proceso fisiológico y natural como la menopausia puede ser erróneamente interpretado como patológico y objeto de medicalización.

La menopausia, al igual que la menarquia, representa una etapa significativa en la vida de una mujer. Mientras que algunas la experimentan con normalidad, para otras se convierte en una época de intensos cambios físicos, emocionales y sociales que pueden afectar a su calidad de vida, manifestándose a través de diversos síntomas.

La menopausia no es una enfermedad ni el objetivo del tratamiento; más bien es una transición natural que puede desencadenar desequilibrios en un sistema ya cargado de otros factores.

Terapia neural en el climaterio

El abordaje de **la terapia neural trasciende el tratamiento de órganos específicos** afectados por cambios fisiológicos, **englobando a la mujer en su totalidad.**

Esta perspectiva holística considera su historia de vida, experiencias previas y particularidades que la hacen única.

Ante la variada gama de síntomas y sensaciones que pueden surgir durante este proceso, deben formularse preguntas que permitan captar la singularidad del insomnio, los sofocos y el resto de las alteraciones que la paciente pueda estar experimentando.

En este contexto, ciertas técnicas suelen ser comunes, como la inyección en el techo del *cavum* faríngeo, debido a la influencia central de la hipófisis en el sistema hormonal, sobre todo en presencia de síntomas como sofocos localizados en la cabeza, cefaleas, insomnio, pérdida de cabello y rinitis. Acerca de los sofocos, debe preguntarse dónde se inician y las áreas del cuerpo más afectadas o con mayor sudoración.

Otras zonas frecuentes incluyen la tiroides, el cuero cabelludo, el plexo pélvico, la cadena simpática cervical y el nervio vago (v. Cap. 40). La sugerencia de inyectar en el plexo pélvico aparece especialmente si la paciente presenta síntomas como sequedad vaginal, dispareunia o incontinencia. La inyección en la zona del ganglio estrellado ha mostrado ser efectiva particularmente para síntomas vasomotores como los sofocos. En una revisión publicada por Lee *et al.* (2022) se observó que el bloqueo del ganglio estrellado disminuye la frecuencia de los síntomas vasomotores entre un 4 y 90 %, con mínimos eventos adversos. Aunque en la terapia neural no se realiza un bloqueo del ganglio estrellado, la evidencia apoya la administración de anestésico local en dosis bajas en la zona de este ganglio para estos casos.

Historia de vida

Una mujer de 54 años acude a la consulta de ginecología por fluctuaciones en su estado de ánimo, que asocia con la menopausia, que comenzó hace 4 años. Fue tratada con terapia hormonal sustitutiva, entre otros fármacos. Su historia de vida destacaba una agresión sexual a los 25 años, con fractura del tabique nasal, intervención de cecopexia para estreñimiento crónico, apendicectomía, varices, anexectomía izquierda, con una cicatriz de Pfannestiel, y del tabique nasal, dejando una cicatriz en el paladar. Sus ciclos menstruales y un parto único transcurrieron sin complicaciones. En el examen bucal se observa la ausencia de los dientes 26 y 36.

En la primera sesión se infiltraron sus cicatrices abdominales, el plexo pélvico, el cuero cabelludo, y las cicatrices en el paladar y de las exodoncias 26 y 36. Regresó 1 mes después con una exacerbación general de los síntomas. Se inyectó de nuevo en las cicatrices abdominales, el plexo pélvico, el cuero cabelludo, además de la zona de la tiroides y del ganglio estrellado izquierdo. Al mes siguiente los síntomas persistían, especialmente ansiedad y dolores musculoesqueléticos. Se inyectó en el techo del *cavum* faríngeo, puntos de tensión en el vestíbulo maxilar y se administró un bolo intravenoso de 3 mL de procaína al 1 %. Al mes, la paciente notó una mejora significativa en su sueño, cefaleas y sofocos, aunque todavía refería dolor lumbar y de cadera. Se aplica nuevamente en el techo del *cavum* faríngeo, en puntos de tensión del fondo vestibular maxilar y de la región lumbar, además de repetir el bolo intravenoso. En un seguimiento ginecológico 6 meses más tarde, la paciente refirió haber estado sin síntomas, lo que mejoró significativamente su calidad de vida.

Comentarios:

- Analizando la evolución de este caso, se podría deducir que las inyecciones en el techo del *cavum* faríngeo y fondo vestibular y la administración intravenosa fueron las responsables de la mejoría de la paciente; sin embargo, los efectos de la terapia no deben interpretarse de manera lineal. Las intervenciones previas, así como la respuesta acumulativa a ellas, también son elementos importantes del proceso de mejoría que se estableció.
- La singularidad de cada caso clínico es un factor esencial. A pesar de la existencia de áreas comunes de tratamiento en casos de menopausia con sintomatología manifiesta, la selección de los puntos debe ser personalizada, tomando en cuenta los síntomas específicos, la historia de vida y la evolución de las respuestas a lo largo del tratamiento neuralterapéutico.

LA SEXUALIDAD A LO LARGO DEL CICLO VITAL FEMENINO

Una perspectiva integral sobre la sexualidad femenina debe contemplar la anatomía y fisiología de los órganos sexuales, así como sus conexiones con otros sistemas corporales y su compleja interacción con las dimensiones mental, emocional, cultural y espiritual. Los reflejos neurovegetativos y somáticos involucrados en la función sexual se modifican a lo largo de la vida y están sujetos a la influencia de factores hormonales como los estrógenos y la testosterona, así como a elementos cognitivos, como la imaginación, y factores emocionales, que están condicionados por experiencias previas.

Terapia neural en la salud sexual femenina

Aunque la disfunción sexual no suele ser el motivo principal de consulta en la terapia neural, es habitual observar que, conforme mejora el bienestar general de la paciente, su función sexual también mejora, junto a mejoras en la calidad de vida, la sensación de vitalidad, el estado de ánimo o la autoestima. Las pacientes pueden experimentar un incremento en el deseo sexual, una mayor calidad en sus relaciones sexuales y una intensificación del orgasmo. Es importante informar que, debido a la influencia reguladora sobre el SNA, en algún caso puede reaparecer temporalmente la menstruación o incrementarse la fertilidad, si aún es fisiológicamente posible. Además, como en cualquier tratamiento neuralterapéutico, pueden emerger memorias de eventos pasados o reacciones emocionales.

En casos de dispareunia –uno de los motivos de consulta más comunes vinculados con la sexualidad– son habituales las inyecciones en cicatrices del área genital y pélvica, en el nervio pudendo, el plexo pélvico, los puntos de tensión miofascial del suelo pélvico (v. **Cap. 47**), los forámenes sacros y el hiato sacral (v. **Cap. 48**), así como en zonas de tensión psicosomática (v. **Cap. 24**). Además, deben tenerse presentes los posibles campos interferentes de la zona bucal y las amígdalas (v. **Caps. 32** y **36**).

El deseo sexual hipoactivo y/o la anorgasmia suelen estar asociados a una disautonomía con síntomas como insomnio, fatiga, estrés, cefaleas, mareos, dificultades de concentración, desánimo, palpitaciones, problemas digestivos y, si corresponde, síntomas climatéricos. También pueden estar relacionados con la rutina, los problemas de relación de pareja y otros factores ambientales o internos, incluyendo el método anticonceptivo y el estrés acumulativo en el sistema básico del organismo, por lo que el abordaje debe ser integral. En términos de terapia neural, pueden ser beneficiosas las inyecciones en el plexo pélvico, la tiroides, el cuero cabelludo, el clítoris, el anillo urogenital o la administración intravenosa de anestésico local.

Historia de vida

Una mujer de 50 años acudió al servicio de ginecología debido a un dolor intermitente en el hipogastrio, con una intensidad de 6 sobre 10, que se irradiaba hacia la vagina y el recto, y que llevaba persistiendo 4 años. Este dolor le causaba dispareunia, impidiéndole mantener relaciones sexuales con penetración. Los resultados de la resonancia magnética nuclear, la tomografía axial computarizada y la colonoscopia fueron normales. No hubo alivio tras el uso de un dispositivo intrauterino hormonal ni con medicamentos para el dolor, la depresión y la ansiedad. En sus antecedentes destacaba una espina bífida sacra y sacroilitis.

En la exploración se apreció un aumento del tono muscular pélvico y dolor a la palpación tanto en los músculos elevadores del ano como en el ligamento sacroespinoso. En la exploración bucal se observó un marcado deterioro de los dientes 18, 21, 37 y 48. Se le aconsejó tratamiento odontológico y la eliminación de las amalgamas dentales, además de la retirada de un *piercing* lingual.

Se llevaron a cabo tres sesiones de tratamiento con 1 mes de intervalo entre cada una, infiltrándose ambos nervios pudendos mediante técnica intravaginal (primera sesión), el espacio laterovesical (segunda y tercera sesión) y habones subcutáneos en la región de la espina bífida sacra. Dos meses más tarde, la paciente regresó sin dolor, había reanudado su vida sexual y se encontraba en proceso de rehabilitación odontológica para restaurar las piezas dentales afectadas.

PUNTOS CLAVE

- La evidencia disponible hasta la fecha indica que el uso de procaína durante el embarazo y la lactancia es seguro.
- Las diferentes etapas de la vida reproductiva de la mujer pueden ser acompañadas y beneficiarse del tratamiento con terapia neural.
- Más allá de las indicaciones terapéuticas derivadas de la historia de vida de la paciente, existen áreas terapéuticas concretas dentro del eje hipotálamo-hipófisis-ovario-útero que pueden ser influidas mediante la punción en áreas específicas de tratamiento.

BIBLIOGRAFÍA

Anderson PO. Local anesthesia and breastfeeding. Breastfeed Med. 2020; 16(3):173-4.

Beloeil H, Mazoit JX. Farmacología de los anestésicos locales. EMC Anest-Reanim. 2010;36(4):1-18.

Cerón A. Otra metáfora para la salud. Equidad entre los géneros. Del cuerpo venerado al cuerpo perdido. 2006. Disponible en: www.terapianeural.com.

Fisher SC, Siag K, Howley MM et al. Maternal surgery and anesthesia during pregnancy and risk of birth defects in the National Birth Defects Prevention Study, 1997-2011. Birth Defects Res. 2020;112(2):162-74.

González-Rivas G, Beltrán De Heredia I, Obradors-Giro C, Lóriz-Peralta O. Estudio de intervención no aleatorizado sobre evolución posquirúrgica en pacientes tratadas con terapia neural tras mamoplastia de aumento vía axilar. Cir Plást Iberolatinoam. 2018;44(4):443-8.

Griffiths JD, Le NV, Grant S, Bjorksten A, Hebbard P, Royse C. Symptomatic local anaesthetic toxicity and plasma ropivacaine concentrations after transversus abdominis plane block for Caesarean section. Br J Anaesth. 2013;110(6):996-1000.

LAVOISIER. Procaine Hydrochloride 1%-2%, injectable solution [Ficha técnica].

Lee YS, Wie C, Pew S, Kling JM. Stellate ganglion block as a treatment for vasomotor symptoms: Clinical application. Cleve Clin J Med. 2022;89(3): 147-53.

Mora RM, Sanz RT. Medicamentos y embarazo. FMC Form Med Contin Aten Prim. 2004;11(10):651-61.

Procaína hidrocloruro [Internet]. e-lactancia.org; última actualización el 15 enero 2020. Disponible en: https://www.e-lactancia.org.

Sano J, Colmenares N, Sakkal A, Cedillo M, Duran C. Anestesia local odontológica y embarazo. Acta Odontol Venez. 2001;39(2):61-3.

Tejada Pérez P, Cohen A, Font Arreaza IJ, Bermúdez C, Schuitemaker Requena JB. Modificaciones fisiológicas del embarazo e implicaciones farmacológicas: maternas, fetales y neonatales. Rev Obstet Ginecol Venez. 2007;67(4):246-67.

Usubiaga JE, La Iuppa M, Moya F, Wikinski JA, Velazco R. Passage of procaine hydrochloride and para-aminobenzoic acid across the human placenta. Am J Obstet Gynecol. 1968;100(7):918-23.

Vera Carrasco O. Uso de fármacos en el embarazo. Rev Med La Paz. 2015; 21(2):60-76.

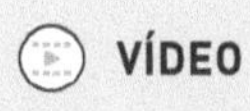

Infancia y adolescencia

22

M. B. Bobatto y D. Vinyes

INTRODUCCIÓN

El desafío de presentar las experiencias profesionales en terapia neural durante la infancia y adolescencia radica en la complejidad de este campo de estudio. En este capítulo se busca brindar a los profesionales no especializados en pediatría herramientas teóricas y prácticas para guiar el cuidado de niños y adolescentes desde una perspectiva de terapia neural.

Una reflexión fundamental en terapia neural es la incorporación en el abordaje de los problemas de salud de lo que se conoce como *paradigma biocéntrico*, que adopta estrategias de cooperación colectiva. Así, se busca superar la desconfianza y asegurar la autodeterminación de individuos y comunidades siguiendo las enseñanzas de culturas ancestrales. El biocentrismo prioriza y respeta todas las formas de vida, entendiendo la vida como un entramado en el que cada ser coexiste en armonía con otros.

La terapia neural debe percibir a cada persona, ya sea niño, adolescente o familia, más allá de una perspectiva fragmentada y reduccionista. Se busca entender al ser humano de manera integral y multidimensional, reconociendo que cada individuo presenta una historia única e irrepetible que se manifiesta a través de sus padecimientos.

Citando al filósofo Jorge Larrosa: «... un niño es algo absolutamente nuevo, que disuelve la solidez de nuestro mundo y suspende la certeza que nosotros tenemos de nosotros mismos. No es el momento de continuidad..., sino el instante de absoluta discontinuidad».

La terapia neural es una modalidad médica que acompaña los procesos vitales y de salud-enfermedad, reconociendo que cada ser vivo posee, como decía Julio César Payán, la potencialidad de hallar, mediante sus propios mecanismos de auto-eco-organización, un equilibrio beneficioso tanto para sí mismo como para su entorno.

PARTICULARIDADES DE LA CONSULTA PEDIÁTRICA EN TERAPIA NEURAL

A continuación, se detallan algunos aspectos que deben tenerse en cuenta en las consultas pediátricas de terapia neural.

Entorno

El juego y los juguetes desempeñan un papel esencial en una consulta pediátrica. A través del juego no solo se construye un vínculo que facilita conocer directamente los comportamientos infantiles, sino que también se fortalece la relación de confianza, reduciendo las posibles inseguridades y miedos que un niño pueda experimentar en los entornos médicos. Además, el comportamiento lúdico es un indicador valioso del bienestar y la salud del pequeño.

Es esencial que, en el espacio de la consulta, se disponga de un área dedicada a la recreación, equipada con juguetes variados en colores y formas, así como material de dibujo, como hojas y lápices de colores. Es prudente evitar juguetes de dimensiones reducidas o aquellos que sean frágiles y puedan romperse, causando algún daño potencial. Dada la innata curiosidad de los niños, quienes exploran, cuestionan y manipulan aquello que despierta su interés, es fundamental garantizar que el consultorio no solo sea acogedor y agradable, sino también un entorno luminoso y seguro.

Historia de vida

En los capítulos 23 y 29 se enfatiza en la importancia de la interacción con la paciente desde que solicita una cita hasta que finaliza su visita. Esta atención tiene especial relevancia en el caso de las niños y adolescentes. Es esencial establecer contacto visual, sonreír, llamarles por su nombre y ofrecerles un asiento próximo a sus acompañantes.

El lenguaje no verbal y los silencios son tan informativos como las palabras. Una comunicación auténtica y empática no solo eleva la satisfacción del paciente y su familia, sino que también potencia la eficacia del tratamiento. Por el contrario, una comunicación deficiente puede generar ansiedad y obstaculizar el proceso terapéutico.

En pediatría, a menudo es el familiar o la cuidadora quien comunica las inquietudes más que el propio paciente. Las percepciones de los cuidadores son influidas por sus propias experiencias y creencias de salud.

Al iniciar la consulta, es aconsejable formular una pregunta abierta para comprender el motivo de la visita, sin hacer suposiciones ni interrumpir hasta que se haya expresado plenamente. Esto fomenta un ambiente en el que todos se sientan cómodos para compartir, permitiendo al profesional profundizar más allá del motivo inicial de la consulta.

Las consultas en terapia neural son espacios de intercambio de saberes que buscan comprender la historia subyacente de la dolencia que motivó la visita. Información sobre antecedentes familiares y otros contextos relevantes como embarazo, parto, lactancia y estructura familiar también son importantes. En ocasiones, un familiograma puede ofrecer una visión detallada del ambiente familiar del paciente.

Durante la consulta, es importante observar las interacciones del paciente con sus cuidadores, ya que las respuestas emocionales y físicas aportan información sobre su bienestar general y la calidad de su relación. Según la edad del paciente, hay que fijarse en aspectos distintos. En el caso de los recién nacidos, se observará cómo se les maneja, observa y sostiene, además de evaluar la naturaleza de su llanto y sus reacciones emocionales ante diversos estímulos. Una mejora en estos detalles es tan relevante como la desaparición de síntomas como el dolor o una tos constante.

Los niños y adolescentes no son meros espectadores, sino partícipes activos en su salud. Hay que dirigirse directamente a ellos, reconociendo y valorando tanto su autonomía emergente como sus derechos y existencia. No se deben omitir sus perspectivas y se debe prestar atención no solo a sus palabras, sino también a las sutilezas del lenguaje corporal y tono de voz. Si desean privacidad, es esencial proporcionar un espacio confidencial. La base de su bienestar radica en una relación de respeto y empatía.

En toda relación médico-paciente es esencial estar atentos y comprender las expresiones no verbales del paciente, a la vez que se reflexiona sobre nuestras propias respuestas y manifestaciones similares. Estas expresiones, que incluyen gestos como sonreír, fruncir el ceño, asentir, mantener contacto visual, variaciones en la postura, movimientos de manos y cambios sutiles como el tono de voz o un simple apretón de manos, brindan una visión más detallada de los sentimientos y emociones del paciente. Estas manifestaciones pueden reforzar, complementar o incluso matizar el mensaje verbal. Por lo tanto, es fundamental interpretar estas señales en el contexto adecuado para proporcionar una atención integral.

Exploración física en infantes y adolescentes

La exploración física en infantes y adolescentes debe llevarse a cabo con suma precaución, respeto y sensibilidad. Una comunicación adecuada, un ambiente tranquilo y la consideración de la comodidad del paciente son esenciales.

Algunos aspectos que hay que tener presentes en la exploración física de infantes y adolescentes son:

- **Ambiente de respeto**: desde el primer contacto es esencial abordar al niño con calma, delicadeza y voz suave para crear un ambiente de confianza y cooperación. Es fundamental respetar su pudor, evitando que se sienta incómodo o expuesto.
- **Preparación**: dependiendo de la edad del niño, la persona que le acompaña puede ayudar a desvestirlo, dejándolo en ropa interior o pañal, y es recomendable que permanezca presente durante la revisión para brindar apoyo emocional.
- **Inicio del examen**: para los niños más pequeños, iniciar el examen con ellos en brazos o sentados en el regazo de la madre o el padre puede minimizar el temor y el estrés.
- **Observación inicial**: antes de establecer contacto físico con el niño es esencial una observación visual. Al evaluar su estado de conciencia, postura, actividad general, expresión facial, coloración e hidratación de la piel, ritmo respiratorio, si respiran por la boca o la nariz, así como su voz, llanto, cicatrices, dentición y posibles malformaciones, se puede obtener información significativa sobre su bienestar y salud. La exploración odontológica en pediatría se explica en el capítulo 25.
- **Palpación**: la palpación permite «escuchar» a través del tacto (v. Cap. 24) y es clave para recabar información que, en ocasiones, no se puede adquirir de otra manera, o que puede confirmar o cuestionar otros datos obtenidos. Se inicia con una palpación superficial para discernir detalles táctiles como la textura cutánea o el tamaño de los ganglios linfáticos. Posteriormente se efectúa una palpación más profunda, utilizando la palma y ejerciendo presión con los dedos medio y anular, permitiendo la percepción de órganos más internos. De ser necesario, se puede complementar con técnicas de percusión y auscultación.
- **Comunicación durante el examen**: se recomienda explicar al niño o adolescente sobre lo que se hará a continuación, utilizando un lenguaje adecuado para su edad, y buscar su cooperación. Con niños menores de 2 años, es aconsejable empezar por áreas menos intrusivas, dejando para el final zonas potencialmente más incómodas como la otoscopia o el examen de la cavidad oral.
- **Examen en adolescentes**: desde los 5 años en adelante la exploración física se estructura de manera sistemática, similar al procedimiento en adultos, siguiendo la dirección de la cabeza a la pies. En los adolescentes, el examen físico puede ser un momento de tensión para el paciente, por ello es importante garantizar su privacidad. Es aconsejable proporcionar una bata o sábana, efectuar el examen en zonas específicas, en lugar de exponer al paciente completamente, y realizar la revisión detrás de un biombo. Además, si el adolescente lo prefiere, se realizará en presencia de un familiar durante la consulta.
- **Contexto**: es vital recordar que, especialmente en los adolescentes, el motivo de la consulta no siempre se expresa al inicio. El examen físico puede revelar inquietudes o afecciones que no se mencionaron previamente.

Evaluación y seguimiento

El examen físico es una fase esencial de la consulta, y hay que centrarse en los detalles que emergen durante la observación y palpación del paciente.

La evaluación física se adapta según la etapa de vida del paciente, ya que cada fase (recién nacido, primer mes, primer trimestre, segundo semestre, primera infancia, infancia y adolescencia) posee características únicas que deben ser consideradas.

Durante el primer trimestre es esencial observar la consolidación de la lactancia, el crecimiento y el establecimiento de patrones de sueño. Este período también se centra en el fortalecimiento de los papeles de los cuidadores. Es importante trabajar en colaboración con su pediatra para identificar y abordar posibles desafíos en el crecimiento o en la relación emocional y cuidadora del niño.

El segundo trimestre se enfoca en la estabilización de rutinas diarias, hábitos alimenticios, recreación y sueño. A partir de los 3 meses se debe prestar especial atención a la organización familiar y a cómo se equilibran las responsabilidades laborales con el cuidado del bebé.

En el segundo semestre los aspectos clave son el fortalecimiento del movimiento, la alimentación y el desarrollo comunicativo. Durante este período es importante monitorizar la evolución del sueño y el desarrollo general del niño. La introducción de alimentos complementarios es un hito importante, y resulta esencial asegurar una dieta nutritiva, evitando productos ultraprocesados y bebidas azucaradas.

Desde el año de vida, es vital estar atentos a ciertos indicadores de desarrollo. Algunas alertas incluyen la falta de vocalización de sílabas simples a los 12 meses, la incapacidad de caminar solo a los 15 meses o no formular frases de dos palabras a los 24 meses. También es relevante observar comportamientos repetitivos, como hamacarse o aletear las manos.

Ante la presencia de estos signos, la terapia neural puede ser de gran ayuda o simplemente seguir observando el desarrollo. Sin embargo, en muchas ocasiones resulta esencial la colaboración con especialistas para garantizar una atención integral.

También es importante manejar adecuadamente el fin de la consulta, informando al paciente y a sus acompañantes que la consulta está llegando a su fin, resumiendo lo hablado, definiendo los objetivos, planificando la próxima visita y abordando cualquier inquietud o duda.

Adolescencia

La adolescencia se define como un período transicional en el desarrollo humano, marcado por significativas transformaciones físicas, emocionales y sociales. Durante esta etapa es común que los jóvenes experimenten comportamientos y tendencias que, si no se manejan adecuadamente, pueden afectar a su bienestar integral. Es una fase en la que a menudo se introduce el consumo de sustancias como el alcohol, tabaco y otras drogas, y donde la exploración de la sexualidad se vuelve un elemento central.

Una creciente preocupación es el incremento de enfermedades mentales y las tasas de suicidio entre los adolescentes. Estas tendencias negativas se ven alimentadas por múltiples factores, incluyendo el estrés académico, presiones sociales, sentimientos de aislamiento, conflictos familiares y una capacidad limitada para gestionar los retos emocionales. A estos desafíos se suman problemas como el aumento de enfermedades de transmisión sexual y episodios de violencia, ya sea autoinfligida o interpersonal.

Últimamente las consultas relacionadas con la diversidad sexual se han vuelto más comunes en esta etapa de la vida. Es esencial estar bien informados para poder ofrecer el acompañamiento adecuado a cada individuo, respetando su identidad y orientación sexual. Esto incluye colaborar estrechamente con especialistas que orienten sobre los procesos de modificación corporal y utilizar la terapia neural para acompañar en el proceso de autoorganización del paciente.

El enfoque que se ofrece desde la terapia neural se presenta como esencial en este panorama. Más que un simple tratamiento, es una herramienta proactiva para acompañar durante la adolescencia.

APLICACIÓN PRÁCTICA DE LA TERAPIA NEURAL EN PEDIATRÍA

En los siguientes apartados se detallan algunos aspectos importantes en la aplicación práctica de la terapia neural en pediatría.

Motivos de consulta comunes

La tabla 22-1 recoge los motivos habituales de consulta para niños y adolescentes en un consultorio de terapia neural. Estas pueden abordarse en sus fases aguda, crónica o recidivante. A menudo, después de tratar a un niño con uno de estos problemas la familia continúa acudiendo para tratar otros motivos que surjan a lo largo de la infancia, y este acompañamiento suele extenderse a la adolescencia y la adultez. Es frecuente que, una vez tratado al niño, terminen por visitarse todos los miembros de la familia.

Material

En terapia neural siempre se usan las agujas más finas posibles para una longitud determinada según la técnica que se vaya a aplicar, y la edad y tamaño del paciente. En consecuencia, se usarán:

- Agujas de 0,3 × 12 (30 G) siempre que sea posible, o en su defecto agujas de 0,4 × 25 (27 G).
- Procaína al 0,5 % o lidocaína al 0,25 %. Se evitarán concentraciones mayores, sobre todo en bebés.

La cantidad total que se inyecta al paciente depende tanto de la concentración como de la cantidad total de anestésico local.

En el capítulo 15 se detallan las propiedades farmacocinéticas de la procaína y la lidocaína, así como sus dosis máximas.

Tabla 22-1. Motivos habituales de consulta de niños y adolescentes

- Faringoamigdalitis
- Otitis
- Sinusitis
- Alergias (otorrinolaringológicas, cutáneas, respiratorias, alimentarias)
- Bronquitis
- Diarrea, estreñimiento
- Cólicos abdominales, diarreas
- Cefalea y migraña
- Dolores musculoesqueléticos
- Trastornos de la comuna vertebral
- Enfermedades inflamatorias agudas
- Afecciones psicoafectivas

Técnicas

Si bien debe mostrarse siempre un comportamiento amable, suave y seguro, en el caso de los niños y los adolescentes esto es aún más importante.

En cuanto al material, se utilizarán las agujas más finas y cortas posibles, sobre todo teniendo en cuenta que el niño va a estar pendiente de la aguja y puede asustarse más según el calibre y la longitud de esta. En consecuencia, es mejor ocultar la aguja, a no ser que el niño pida explícitamente verla.

Por seguridad, es importante descartar una aguja que se haya doblado accidentalmente debido al movimiento del niño o por cualquier otro motivo, en particular si el doblez ocurrió en la zona de unión entre el cono de plástico y el metal, el punto más vulnerable de la aguja, sobre todo si es muy delgada.

Al puncionar, es recomendable hacerlo con una inclinación tangencial de la aguja, particularmente en las áreas del tórax y cuero cabelludo. Esto previene la penetración en la cavidad torácica y evita rasgar el periostio del cráneo, respectivamente, en caso que el niño se mueva durante la inyección (**Vídeo 22-1**).

Las técnicas que más se emplean durante la infancia son:

- Zona faringoamigdalar y nodos linfáticos submandibulares. En este caso, es recomendable realizar la inyección intraoral con una aguja enroscable y con una longitud de al menos 2 cm, para poder llegar bien a la zona faringoamigdalar sin tener que introducir la jeringa en la boca. Por otro lado, se puede hacer la punción subcutánea para bañar los nodos linfáticos submandibulares o los que se palpen con una aguja de 0,3 × 12 mm (30 G).
- Mastoides y preauricular.
- Infraorbitarios.
- Cuero cabelludo.
- Tórax.
- Abdomen.
- Cicatrices, frecuentemente el ombligo.
- Rodeando afecciones cutáneas.

Las técnicas que más se utilizan durante la adolescencia son:

- Puntos de tensión miofascial.
- Zona bucodental, relacionada con tratamientos ortodóncicos.
- Zona faringoamidalar.
- Zona púbica, relacionada con infecciones de orina y síntomas menstruales.

La aplicación de técnicas de ganglios y plexos son poco frecuentes en la infancia y adolescencia. Sin estar contraindicados, sí es importante tener suficiente experiencia y mucho conocimiento de la anatomía según la edad del paciente.

Campos interferentes frecuentes

Quizás aún con más frecuencia que en el adulto, el área del trigémino es el área que aglutina más zonas de irritación en la infancia:

- Zona faringoamigdalar.
- Mastoides y oídos.
- Zona bucodental (erupción dental, tratamientos ortodóncicos, etc.).

También son frecuentes los campos interferentes en las zonas broncopulmonar y digestiva, así como los traumatismos y las cicatrices, ya sean de intervenciones o de heridas.

El contexto en el que ocurre un evento, ya sea una enfermedad, un traumatismo o una intervención quirúrgica, puede magnificar su impacto en la memoria. Así, una amigdalitis que coincide con eventos emocionales fuertes como la separación de los padres o la pérdida de una mascota puede tener una resonancia más profunda en el niño a varios niveles (v. **Cap. 13**). Es interesante observar si subsiguientes episodios de amigdalitis, incluso durante la adolescencia y adultez, coinciden con situaciones emocionalmente desestabilizadoras. En estos casos, la terapia neural no se centra en tratar la amigdalitis, sino en influir en la historia subyacente manifestada a través de la irritación amigdalar.

ADAPTACIÓN DE LA APLICACIÓN PRÁCTICA DE LA TERAPIA NEURAL A NIÑOS Y ADOLESCENTES

A continuación se detallan ciertas generalidades al respecto y cómo tratar el miedo a las agujas en los niños y adolescentes.

Generalidades

En terapia neural es necesario tener adaptaciones específicas para infantes y adolescentes en comparación con los adultos. En ocasiones, en especial con niños pequeños sin síntomas agudos, puede ser aconsejable omitir la inyección en la primera consulta. Esta suele enfocarse en la historia del paciente, una evaluación acorde a su edad y consejos sobre alimentación, desarrollo y sueño. La decisión de posponer la inyección puede depender de factores como la ubicación del hogar del paciente, disponibilidad de citas, costos, experiencias con otros tratamientos y las expectativas de la madre y el padre sobre la terapia neural. Manejar este proceso con sensibilidad y claridad es vital para el bienestar del paciente y la confianza familiar.

En pediatría, algunas enfermedades crónicas se han visto como resistentes a tratamientos, y las justificaciones psicosomáticas emergen como posibles razones. No ha sido común la aplicación de la terapia neural en pediatría, posiblemente por la aversión que sienten estos pacientes hacia las inyecciones; sin embargo, los niños tienden a responder positivamente a una medicina reguladora como la terapia neural.

En la obra de Weinschenk se encuentran detalladas reseñas históricas sobre el desarrollo y aplicación de la terapia neural en pediatría. Durante la década de 1970, el Hospital General de Viena fundó una clínica especializada en terapia neural para niños, bajo la dirección de H. Adler. Posteriormente, en 1980, Werthmann, un pediatra austríaco, publicó sus experiencias con esta práctica en su trabajo privado.

En paralelo, Jänisch documentó notables mejoras en el comportamiento de niños con síndrome de Down tratados con terapia neural para abordar infecciones sinusales crónicas. Años más tarde, en 2006, Frühmann, otro autor austríaco, reportó efectos favorables de la aplicación de terapia neural en niños. Adicionalmente, en el congreso iberoamericano de terapia neural de 2007, Vinyes presentó una serie de casos de niños con diversos síndromes neurológicos que experimentaron mejorías significativas en sus capacidades cognitivas y motoras tras ser tratados con terapia neural.

No obstante, estas acumulaciones de experiencias no se han reflejado en los principales textos sobre terapia neural.

La aplicación de procaína en niños requiere una precaución específica, ya que muchos nunca han estado expuestos a anestésicos locales y se desconoce si presentan alergias. Aunque las reacciones alérgicas son raras, es recomendable realizar un test previo (v. **Caps. 19**, **29** y **30**), como hacer una pequeña pápula cutánea y esperar 2 minutos para detectar posibles reacciones. Debido a la vasodilatación, es normal que se presente un leve enrojecimiento, pero cualquier respuesta más intensa, como una erupción cutánea o hinchazón, debe ser motivo de precaución y evitar utilizar dicho anestésico local.

Dado que en la terapia neural pediátrica se utilizan, a ser posible, pocas inyecciones, es aconsejable administrar la inyección del test de alergia en el mismo lugar donde se decida realizar la punción para el tratamiento.

El anestésico local debe administrarse en bajas concentraciones, sin aditivos y evitando mezclarlo con otros medicamentos para minimizar el riesgo de reacciones adversas. Mientras que en los adultos la concentración máxima que se emplea en terapia neural para la procaína es del 1 % y para la lidocaína es del 0,5 %, en los niños estas concentraciones se reducen a la mitad; sin embargo, es importante considerar que la concentración está relacionada con la cantidad de anestésico que se inyecta en cada punción y el volumen total suministrado durante una sesión.

Miedo a las agujas en la infancia

El miedo a las agujas y las inyecciones es común en los niños, en especial en los mayores de 3 años. Para facilitar el proceso, es necesario establecer una comunicación clara y emplear un lenguaje sencillo, utilizando el humor y la ligereza para disminuir las tensiones. Durante el proceso de punción es esencial proporcionar seguridad. Las distracciones, como conversar o cantar, pueden ayudar, al igual que el contacto visual y palabras de aliento tras el procedimiento. Implicar al niño en la toma de decisiones, ofreciéndole opciones sobre el lugar y número de punciones, puede facilitar la aceptación.

En ciertos casos puede ser beneficioso realizar primero terapia neural a la madre o al padre, mostrando que el tratamiento es el mismo para el niño y así también para influir en el proceso auto-eco-organizativo familiar.

Pero, en ocasiones, a pesar de las estrategias empleadas, hay pacientes que rechazan las inyecciones. Si bien siempre se debe tener en cuenta la opinión del consultante y respetar las decisiones que conciernen a su vida, ¿qué se puede hacer si el niño no se quiere pinchar pero la madre y el padre lo traen precisamente para que se le trate con terapia neural?

La primera premisa es no realizar inyecciones a la fuerza y recordar a la familia que hay otras opciones terapéuticas a la terapia neural. La actuación del médico va a depender en gran medida de la voluntad de la madre y el padre, que a menudo traen a su hijo porque ya han realizado varios tratamientos médicos y piden específicamente que se le trate con terapia neural, quizás porque a ellos les fue bien, o a su hija mayor, o a algún otro familiar o compañero de la escuela de su hijo.

Es habitual que el paciente pediátrico no quiera recibir inyecciones; normalmente no quieren que se les inyecte una vacuna o un antibiótico, o que se les ponga el otoscopio en el oído cuando este les duele. Incluso puede suceder que un niño no quiera tomarse unas gotas o un jarabe. Hay niños que empiezan a llorar antes de acostarse en la camilla y ni siquiera aceptan que se les explore, o no quieren abrir la boca para poder ver si tienen pus en las amígdalas.

A pesar de que siempre hay otros recursos y se debe evitar el uso de la fuerza, en ocasiones, con niños pequeños a los profesionales se les agotan las opciones y deben decidir junto

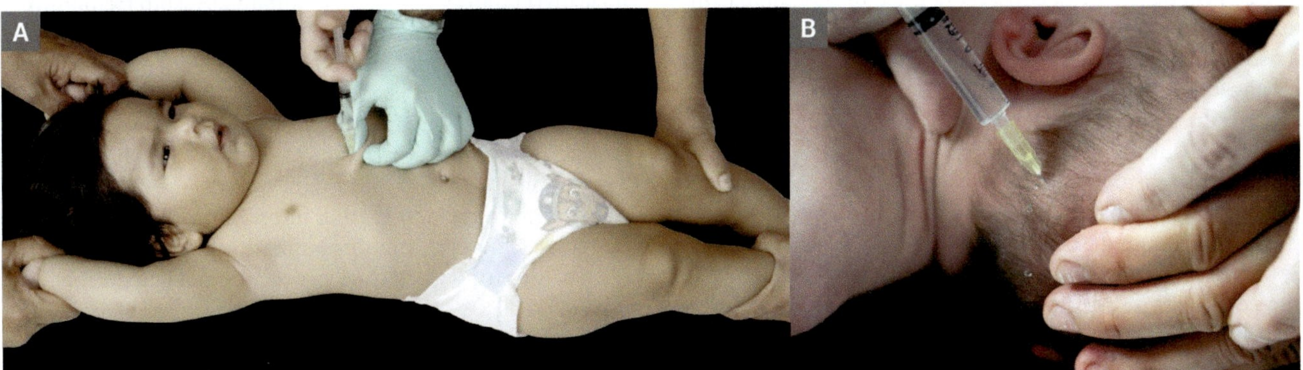

Figura 22-1. Ejemplo de sujeción de bebé durante una sesión de terapia neural. **A)** La madre sujeta las piernas del bebé mientras el padre le sujeta por los brazos para realizar unas inyecciones en la piel del abdomen. **B)** El médico sujeta la cabeza del bebé con la ayuda de otro profesional mientras la madre sujeta las piernas, y se realizan inyecciones en el cuero cabelludo.

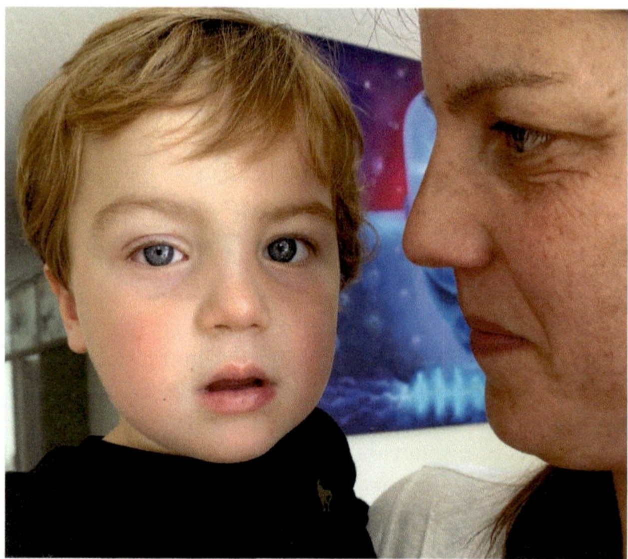

Figura 22-2. Acompañamiento del niño después de la inyección. La madre está realizando un acompañamiento emocional a su hijo, después de la inyección en la zona del ganglio estrellado derecho. Puede observarse la hiperemia conjuntival y ptosis palpebral características.

a la madre o padre con qué actitud se considera que se puede ayudar más a ese niño en ese momento.

En caso de tener que sujetar al niño, es importante hacerlo con firmeza para evitar que se mueva y pueda autolesionarse con la aguja (v. **Vídeo 22-1**). En las **figuras 22-1A** y **22-1B** puede verse cómo una madre, padre y/u otro profesional colaboran en la sujeción de un niño mientras se le da apoyo emocional. En la **figura 22-2** se ve a una madre acompañando a su hijo, a quien le acaban de inyectar en la zona del ganglio estrellado.

Historia de vida

Una niña de 6 años fue llevada a consulta por sus padres debido a su historial de otitis recurrentes. Desde su primer año de vida la niña había sufrido más de cuatro episodios anuales de esta afección a pesar de los tratamientos con antibióticos, antiinflamatorios y tratamientos complementarios.

En el momento de la consulta la niña no presentaba síntomas agudos como dolor en los oídos o fiebre; sin embargo, mostraba un rechazo notable hacia las otoscopias. Su reacción era tan intensa que, al observar la preparación del equipo, comenzaba a llorar. Fue necesario que tanto la madre como el padre la sujetaran con cuidado durante el proceso para poder llevar a cabo la evaluación del tímpano, la garganta, los nodos linfáticos y el pecho.

Es importante destacar el compromiso de los padres en la búsqueda de soluciones para su hija: habían solicitado la cita con 1 mes de anticipación, en medio de un brote agudo de otitis, y habían viajado 2 horas en coche para llegar a la consulta, un viaje que deberían repetir en sentido inverso.

Dada la situación, se optó por la aplicación de procaína por vía subcutánea en las regiones mastoides y preauriculares, como se detalla en el capítulo 35. Se sugirió a los padres programar una revisión en 4 semanas, con la indicación de regresar antes si la niña presentaba un nuevo episodio de otitis.

En la cita de seguimiento, la niña permitió la administración de procaína en los mismos puntos, mostrando mayor cooperación y requiriendo solo una sujeción ligera para garantizar su inmovilidad. Tras este tratamiento, la paciente no presentó episodios de otitis hasta los 22 años. Con una estatura de 180 cm, la joven regresó por su cuenta, recordando claramente su experiencia con la terapia neural y solicitando una nueva sesión.

Historia de vida

Una niña de 4 años asistió a consulta acompañada por ambos padres debido a sus amigdalitis recurrentes. Padecía episodios aproximadamente uno cada 1-2 meses desde su primer año de vida. A pesar de que no presentaba síntomas agudos en el momento de la consulta, no quería acostarse en la camilla para ser examinada y empezó a llorar.

Los padres habían solicitado la cita un mes antes, en medio de un brote agudo de amigdalitis. Se solicitó a la madre que sujetara las extremidades de la pequeña, mientras que el padre colaboraba manteniendo firme su cabeza y procurando tranquilizarla mientras le hablaba.

Se realizó una punción subcutánea bilateral en la región de los nodos linfáticos submandibulares, que mostraban signos de hipertrofia. Posteriormente, se inyectaron los polos amigdalares mediante una punción submucosa bilateral, según se detalla en el capítulo 36. Se programó una revisión en 4 semanas, aunque se les recomendó a volver antes si observaban un nuevo episodio de amigdalitis o cualquier otra afección.

La familia no regresó para la visita de seguimiento y la niña continuó presentando episodios recurrentes de amigdalitis hasta que, a los 19 años, fue sometida a una amigdalectomía. Sin embargo, tras la cirugía presentó complicaciones y un intenso dolor al tragar, a pesar del tratamiento con antibióticos y analgésicos.

Cuando la joven y sus padres acudieron de nuevo a consulta, los padres mencionaron que su hija aún recordaba con angustia las inyecciones recibidas en su infancia y que les pidió no regresar. Ahora aceptó venir, pero con la condición de que no le inyectaran de nuevo en la garganta. Aceptó recibir inyecciones en puntos de tensión miofascial en áreas como la zona temporal, mastoidea, suboccipital, trapecios y, finalmente, submandibular. Tras la administración de procaína al 0,5 % en estos puntos, que reflejaban su gran inflamación orofaríngea, la paciente experimentó un notable alivio del dolor. Seguidamente abrió la boca para que se le inyectara a nivel submucoso, rodeando la zona intervenida quirúrgicamente. La recuperación fue asombrosamente rápida: al día siguiente la madre informó que su hija ya podía comer con normalidad.

Comentarios:

- Es importante tener presentes las bases conceptuales expuestas en el capítulo 1 al gestionar las diversas situaciones que surgen en el ámbito de la práctica pediátrica.

- La intervención médica en la infancia puede requerir, en ciertas circunstancias, el uso moderado de la fuerza para garantizar una aplicación segura del tratamiento. No obstante, este enfoque solo debe adoptarse con el pleno consentimiento y comprensión de los padres o tutores.
- Al tratar con niños mayores, quienes no solo poseen más fuerza física sino también una capacidad de comprensión más desarrollada, es crucial obtener su consentimiento y colaboración.
- En muchas ocasiones, durante las etapas de la infancia y adolescencia un reducido número de punciones suelen resultar suficientes para una mejoría terapéutica.
- En situaciones de afecciones recurrentes, la terapia neural puede ser efectiva tanto en los períodos agudos como en los momentos asintomáticos entre episodios. Si un paciente experimenta un brote durante el tratamiento, es recomendable llevar a cabo una sesión en ese instante. Esta intervención puede ayudar en la interacción neuroinmunológica a gestionar y superar el proceso inflamatorio e infeccioso, posibilitando que el propio organismo regrese a su equilibrio adaptativo dinámico sin requerir más ese patrón recurrente, que es, en última instancia, el objetivo primordial de la terapia neural.

Historia de vida

Una niña de 3 años fue llevada a consulta debido a episodios recurrentes de broncoespasmos, que experimentaba desde los 6 meses de edad. Estos episodios se intensificaron particularmente durante el último mes. Aunque había sido tratada con vacunas antialérgicas durante 1 año y con corticoides inhalados y mucolíticos, no había requerido antibióticos hasta el último episodio. Los padres querían minimizar su uso.

La niña había nacido por cesárea debido a una vuelta de cordón. Durante sus primeros 6 meses de vida fue alimentada exclusivamente con leche materna; sin embargo, coincidiendo con la introducción de alimentos semisólidos y leche entera en su dieta, experimentó su primer episodio de bronquiolitis. Su padre sufre de asma desde la infancia, requiriendo tratamiento con inhaladores desde entonces. Cuando la niña tenía 13 meses, la familia cambió de residencia.

En la primera evaluación, la niña se mostró enérgica y de buen ánimo, sin síntomas aparentes. Tras el análisis se decidió no aplicar terapia neural en esa visita. En su lugar, se recomendó a los padres eliminar los productos lácteos de la dieta de Lucía para monitorizar cualquier cambio en su salud durante el próximo mes.

Durante la segunda consulta los padres compartieron que, en el mes transcurrido, su hija había sufrido dos episodios menores de broncoespasmo. Mientras que el primero se trató con nebulizaciones de solución fisiológica, el segundo necesitó de un broncodilatador. Durante la exploración clínica, se detectó una leve tos y algunas sibilancias en su auscultación. Con el consentimiento de la familia, se procedió a administrar inyecciones subdérmicas en el tórax de la niña.

No acudieron a la siguiente visita programada, sino que regresaron 7 meses después para un chequeo de rutina. Durante este intervalo, la niña no había experimentado ningún nuevo episodio de broncoespasmo y no necesitó medicación adicional. Dado su buen estado de salud, se decidió abstenerse de aplicar más inyecciones con anestésico local y mantener una observación periódica.

Comentarios:

- La terapia neural en la infancia y adolescencia presenta beneficios considerables. Estas etapas de la vida se caracterizan por tener sus sistemas de regulación aún en desarrollo óptimo, una vigorosa energía vital, irritaciones nerviosas recientes y escasas, mecanismos de compensación más intactos y menos elementos acumulados en los tejidos. Durante las etapas iniciales de la vida, los procesos auto-eco-organizativos son más dinámicos y vigorosos, permitiendo habitualmente una rápida resolución de las irritaciones.
- Por lo general solo se requieren unas pocas sesiones para mitigar estas irritaciones iniciales y facilitar el restablecimiento de un orden saludable, que influirá en las posibles futuras afecciones. Es por ello que se enfatiza en la importancia de las intervenciones neuralterapéuticas en etapas tempranas de la vida.
- Una intervención oportuna puede ser importante no solo en la ayuda para la resolución de episodios agudos, sino también en la prevención de consecuencias crónicas asociadas.
- La terapia neural no se limita únicamente a la administración de anestésico local, sino que también implica tomar decisiones fundamentadas sobre cuándo abstenerse de hacerlo. Por ejemplo, en este caso, la decisión de no volver a inyectar durante la visita de control formó parte integral del tratamiento con terapia neural. Tras una única sesión de inyecciones, se percibió que los sistemas reguladores de la niña habían adaptado su respuesta, no apareciendo más episodios de mucosidad y broncoespasmo. En este contexto, la decisión de no inyectar de nuevo puede considerarse otro estímulo neuralterapéutico. Es esencial comprender y ponderar el concepto de cuándo inyectar, dónde hacerlo y cuándo abstenerse.
- Aunque no existen estudios conclusivos, se sabe que tanto los padres como los pediatras han observado una correlación entre los procesos bronquiales y la mucosidad en niños con el consumo, en ocasiones excesivo, de lácteos. Una opción viable es eliminar temporalmente los lácteos de la dieta y monitorizar la evolución del paciente. En caso de observar mejorías, se pueden reintroducir los lácteos gradualmente, prestando atención a posibles recaídas. Esta estrategia ofrece una valoración individualizada de la tolerancia a los lácteos, en vez de generalizar que siempre o nunca causan mucosidad.

EL ENTORNO DEL PACIENTE

La epigenética y las perspectivas posgenómicas actuales sostienen que los factores genéticos y ambientales están intrínsecamente interconectados, por lo que no pueden estudiarse de manera aislada el uno del otro. A partir de esta premisa emerge la comprensión de que el fenotipo, es decir, las características físicas observables de un individuo, resulta de la interacción dinámica entre el genoma y el ambiente. El genoma ya no se ve como una entidad inmutable, sino como un sistema dinámico y adaptativo que está inmerso en una intrincada red de regulación que interactúa con su entorno inmediato –como la matriz extracelular que envuelve a las células– y con el entorno más amplio, incluyendo factores familiares, sociales y culturales.

Un ambiente familiar y comunitario propicio, que ofrezca una nutrición adecuada y relaciones interpersonales saludables, así como estímulos emocionales y cognitivos, favorecerá un desarrollo cerebral y general óptimo, llevando a una persona más integrada y capaz a desempeñar funciones complejas. En contraste, un ambiente desfavorable, con deficiencias nutricionales y socioemocionales, aumentará el riesgo de dificultades en el desarrollo.

El bienestar del individuo depende, en gran medida, de la habilidad del cuerpo para activar respuestas ante el estrés y desactivarlas una vez que la amenaza ha desaparecido. Estos sistemas de respuesta al estrés se consolidan principalmente durante la etapa perinatal y la infancia temprana, lo que subraya la importancia de contar con especialistas en terapia neural enfocados en la población pediátrica.

Aunque ciertas experiencias estresantes breves pueden resultar beneficiosas, al facilitar la adaptabilidad del individuo a diferentes ambientes, el estrés prolongado o extremo puede tener efectos perjudiciales sobre el organismo. Si tales experiencias no se gestionan adecuadamente, pueden afectar al desarrollo cerebral y aumentar el riesgo de desafíos en múltiples dimensiones del ser, incluyendo aspectos cognitivos, físicos y emocionales.

Historia de vida

Una niña de 9 años acudió acompañada de su madre por molestias abdominales y anales que llevaban semanas sin resolver. En consultas anteriores se le había diagnosticado de hemorroides y se le sugirió la cirugía como solución.

La observación inicial mostró una niña visiblemente afectada, con una mirada apagada y una clara reluctancia a comunicarse. El examen físico subrayó el dolor superficial al palpar el abdomen. Se procedió con inyecciones subdérmicas en el área abdominal y cerca de la región anal. Regresó 2 semanas más tarde con signos claros de mejoría. Sus ojos brillaban más y las molestias abdominales y anales prácticamente habían desaparecido. Se realizó una nueva sesión de terapia neural inyectando en los mismos puntos.

Sin embargo, 1 mes después regresó con los mismos síntomas. Esta recaída hizo sospechar de posibles factores subyacentes que podrían estar afectando a su salud. Se solicitó permiso a los padres para hablar con la niña en un entorno privado y seguro. Y fue entonces cuando esta reveló que, desde los 5 años, un conocido de la familia había estado abusando de ella. Inmediatamente se creó un equipo multidisciplinario, compuesto por ginecólogos y psicólogos, que confirmó la afectación de la niña y la acompañó en el proceso, junto a la familia y la terapia neural. El progreso de esta paciente fue extraordinario y no requirió cirugía.

Comentarios:

- Las experiencias adversas, como el abandono, negligencia o maltrato, inducen un estrés tóxico que, sin intervención temprana, puede tener efectos duraderos en el individuo. La terapia neural puede ser de gran ayuda en situaciones de adversidad, mediante los estímulos dados en la red neural que pueden ayudar a procesar el estrés y promover el equilibrio adaptativo.
- En comunidades vulnerables, marcadas por condiciones precarias y violencia doméstica, esta terapia emerge como una herramienta clave para impulsar la resiliencia y la recuperación.
- La infancia y la adolescencia son etapas fundamentales del desarrollo humano con alta neuroplasticidad. Durante estas épocas, las experiencias pueden influir significativamente en la estructura y función cerebral, y el desarrollo global del individuo, ofreciendo tanto desafíos como oportunidades para su crecimiento.

NIÑOS CON SÍNDROMES GENÉTICOS Y NEUROLÓGICOS

En el ámbito pediátrico existen enfermedades de baja prevalencia, como síndromes genéticos, parálisis cerebral o encefalopatías no evolutivas, que conllevan significativas discapacidades y dependencias. Ante tales casos, es natural cuestionarse la pertinencia de la terapia neural.

Es fundamental comprender que mediante esta terapia no se busca revertir el diagnóstico ni curar la afección, sino que el objetivo es favorecer la autoorganización del paciente y su entorno familiar. Integrar la terapia neural al acompañamiento del proceso salud-enfermedad potencia nuestra esperanza debido a los notables beneficios que puede ocasionar, aunque en ocasiones estos puedan ser difíciles de discernir.

Asumir el reto de asistir a estos pacientes, únicos en su naturaleza, nos brinda aprendizajes que en otros contextos serían más inalcanzables. Nos invita a adoptar un papel de acompañamiento genuino, a dejar de lado la soberbia, a aceptar la incertidumbre, a saber esperar, a realizar pocas punciones y a cultivar la paciencia.

En el Congreso Internacional de Terapia Neural de 2012, Vinyes compartió una serie de casos notables de niños con diversos síndromes neurológicos. Tras incorporar la terapia neural, adaptada a la historia clínica individual de cada paciente, se evidenciaron avances significativos en su desarrollo psicomotriz y la relación con su entorno. Esta experiencia comprendía a un grupo de más de 20 pacientes pediátricos que acudieron para recibir este tratamiento durante la primera década de este siglo.

Vinyes concluyó que, si bien en algunos pacientes se vieron mejoras asombrosas, como el cese de crisis epilépticas o notables avances en el habla y la movilidad, en otros no se percibieron cambios; sin embargo, argumentó que es recomendable considerar esta terapia. Algunos de estos pacientes solo reciben revisiones médicas semestrales o anuales, con pocas expectativas de mejoría.

En el tratamiento con terapia neural a este tipo de pacientes es común inyectar en el cuero cabelludo, la zona del ganglio estrellado y el ombligo. Es importante identificar y evaluar las áreas donde presentan síntomas de desequilibrio, como infecciones, inflamaciones, erupciones cutáneas y espasticidad. Además, se debe considerar la historia del nacimiento, particularmente si se emplearon instrumentos como fórceps o ventosas, y otros eventos como traumatismos, cirugías, quemaduras y la presencia de otras cicatrices, y por supuesto, la dentición. Todos estos son factores que se analizan en cualquier paciente cuando se trabaja con terapia neural (Fig. 22-3; v. Vídeo 22-1).

Historia de vida

Una niña de 4 años llegó al consultorio en los brazos de su padre, acompañada de su madre y su hermana menor. Mientras que su hermana rápidamente fue a jugar con los juguetes, la pequeña paciente se mantuvo sentada al lado de su padre. Había nacido prematura, a las 32 semanas de gestación debido a un desprendimiento de placenta, pesando 1,9 kg y requiriendo 1 mes en neonatología. A los 2 meses fue sometida a cirugía debido a una hernia inguinal compleja con contenido intestinal. Posteriormente, a partir de los 4 meses, experimentó un retroceso psicomotriz acentuado y sufrió tres episodios convulsivos febriles. A pesar de las consultas con un neurólogo pediátrico, no se obtuvieron respuestas claras. A los 18 meses, ya con un retraso psicomotriz agudo, fue diagnosticada con parálisis cerebral, iniciando los tratamientos de fisioterapia Vojta, toxina botulínica y una dieta sin azúcares.

Durante la consulta, la niña no caminaba y tenía dificultades para mantenerse parada debido a su espasticidad. Era miedosa y no podía estar sola. Expresaba muy pocas palabras. A pesar de ello, reaccionaba a la llamada, dirigiendo la mirada y sonriendo. Se le administró procaína en el cuero cabelludo (v. Cap. 34) y brazo izquierdo.

Quince días después volvió al consultorio mostrando mejorías: estaba más relajada, había comenzado a gatear, aunque con dificultad, y mostraba una mayor movilidad en su brazo izquierdo. Se procedió a inyectar procaína en la cicatriz de la hernia (v. Cap. 30) y nuevamente en el cuero cabelludo.

En su tercera visita, la niña mostró avances en la comunicación, con una mayor claridad al hablar y una actitud más relajada y dinámica. Se le administró procaína en la cicatriz umbilical y el cuero cabelludo.

En la siguiente cita se notaron más avances: hablaba con mayor claridad, había dejado el chupete y mostraba mejor movilidad al sentarse y gatear. Los padres estaban considerando una cirugía de cadera. Se aplicó procaína en la zona de las rodillas y nuevamente en el cuero cabelludo.

La cirugía de cadera se postergó debido a un episodio de resfriado con mucosidad. Durante este cuadro se hicieron unas punciones con procaína en la piel del tórax (v. Caps. 30 y 42). Una semana más tarde se realizó la cirugía de cadera, y la terapia neural siguió acompañando durante todo el proceso de recuperación, mediante inyecciones dérmicas en la zona alrededor de la cadera.

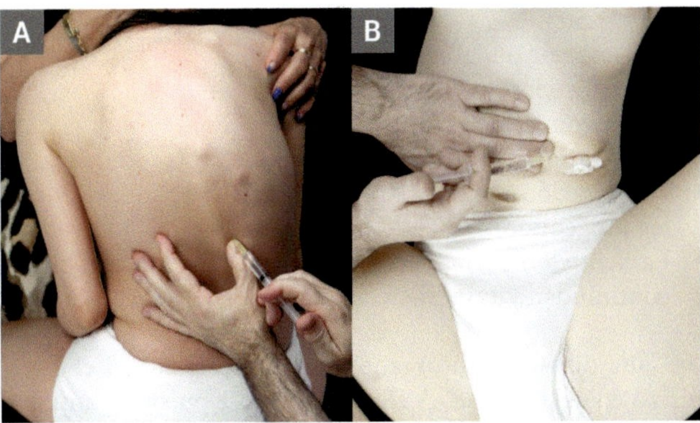

Figura 22-3. Inyecciones en una adolescente con un síndrome neurológico. **A)** Durante una serie de inyecciones en puntos de tensión miofascial de la espalda e interapofisarias. Obsérvese el acompañamiento que realiza la madre, ayudando a sostenerse sentada a su hija, con afecto y presencia. **B)** Durante inyecciones subcutáneas alrededor de la gastrostomía de alimentación.

Comentarios:

- No se puede determinar de inmediato si la terapia neural será efectiva para una niña o niño con discapacidad psicomotora, independientemente de la gravedad del caso. Es fundamental evitar caer en prejuicios o autolimitaciones. Frente a nosotros tenemos a un ser vivo dotado de sistemas de autorregulación y neuroplasticidad, y un sistema nervioso autónomo que continúa buscando la mejor adaptación posible a su entorno. La posibilidad de ayudar siempre debe explorarse con una mente abierta y consciente de las capacidades inherentes del paciente.
- La terapia neural se muestra, una vez más, como un recurso terapéutico rápido, sencillo, económico y seguro. En este caso, no solo estimula el proceso autoevolutivo de la niña, fortaleciendo su crecimiento y desarrollo, sino que también actúa en sinergia con otras opciones de tratamiento. Esta versatilidad la convierte en una opción valiosa dentro de un enfoque integrado y personalizado de la atención médica.

SALUD BUCAL EN PEDIATRÍA

La cavidad oral es un espacio de sensibilidad excepcional, estrechamente relacionada con las emociones y la estructura psíquica. La salud bucodental puede considerarse como un proceso dinámico en el que convergen múltiples dimensiones, tanto del entorno microscópico y macroscópico como de los ámbitos psicológico y sociocultural.

Desde esta óptica, la boca humana no solo forma parte integral del sistema estomatognático (estructura craneofacial), sino también del sistema digestivo, interactuando estrechamente con otros sistemas del cuerpo. Cumple funciones esenciales como la respiración, deglución, masticación, fonación, articulación del lenguaje y postura (v. Cap. 5).

La cavidad oral juega un papel esencial en la interacción social de los individuos. En el ámbito del desarrollo psicobucodental, destacan etapas fundamentales que se dan durante la infancia (v. Cap. 25):

- La succión.
- La lactancia o la toma de biberón.
- La respiración nasal o bucal.
- La anatomía del frenillo lingual.
- La erupción del primer diente.
- La dentición temporal (relacionada con la conexión con los progenitores).
- La dentición permanente (simboliza lo irremplazable, la continuidad vital y el crecimiento).

Cada diente es un órgano que se relaciona con el organismo en su totalidad. A través de ellos se puede vislumbrar más allá de lo evidente en la boca, pues reflejan las vivencias, conflictos y desafíos del individuo.

En terapia neural es fundamental prestar especial atención a la salud oral de niños y adolescentes, ya que al hacerlo se puede ejercer un impacto positivo no solo en su salud bucal, sino también en su bienestar integral. Es importante también recordar que muchos de los campos interferentes o disparadores neuromoduladores se encuentran en áreas de la boca, dientes o amígdalas. El músculo masetero, uno de los más robustos del cuerpo humano, puede actuar como potenciador de las irritaciones y propiciar su repercusión al organismo en su conjunto.

En el capítulo 25 se explica cómo realizar la exploración odontopediátrica desde la perspectiva de la terapia neural.

Historia de vida

Una muchacha de 13 años acudió a la consulta acompañada de su madre debido a un dolor e inflamación persistentes en la rodilla derecha desde hacía 9 meses que, aunque no era constante, se exacerbaba con el movimiento, lo que la llevó a abandonar su práctica del baloncesto.

La paciente había nacido por cesárea y sus padres se separaron cuando ella tenía 2 años. Poco después su madre estableció una nueva relación, con la que tuvo tres hijas. Entre sus antecedentes médicos destacaba una frecuente faringitis, una fractura de sus dos incisivos primarios (5.1 y 6.1) por una caída a los 4 años y llevaba ortodoncia desde hacía 1 año debido a la no erupción del canino superior derecho (1.3), situación que requirió además una cirugía gingival.

Tras la inyección con anestésico local en el diente 1.3, la paciente apreció un alivio inmediato en su rodilla. Posteriormente, se aplicaron inyecciones subdérmicas en la región perirrotuliana. A las 3 semanas regresó indicando la ausencia de dolor en la rodilla, aunque aún presentaba una ligera inflamación. Se decidió repetir el tratamiento anterior. En una revisión 1 mes después, la joven reportó la ausencia total de dolor e inflamación, por lo que había retomado sus partidos de baloncesto sin inconvenientes. Solo refirió una molestia menor y puntual, por lo que se decidió aplicar una única inyección subdérmica en el sitio específico del malestar.

PUNTOS CLAVE

- La medicina debe sumergirse en un enfoque holístico y biocéntrico, como propone la terapia neural, ofreciendo una atención integral, multidimensional y respetuosa de la singularidad de cada individuo.
- Su aplicación es idónea en centros de atención primaria de la salud, dada su eficiencia, bajo costo y bajos índices de complicaciones cuando se aplica correctamente.
- La exploración física en infantes y adolescentes debe llevarse a cabo con suma precaución, respeto y sensibilidad, asegurando una comunicación clara y un ambiente adecuado.
- Al integrar y procesar el dolor y las memorias corporales irritativas, la terapia neural favorece una armonización a nivel individual, familiar y comunitario.

BIBLIOGRAFÍA

Bobatto M. Saludables vivencias neurales [Trabajo final de maestría]. Buenos Aires: Escuela médica argentina de terapia neural; 2012.

Bobatto M, Orlando F, Segovia G, Viudes S. Salud de los ecosistemas: una visión contra hegemónica. Buenos Aires: Fundación Rosa Luxemburgo; 2020.

Clèries X. La esencia de la comunicación en educación médica. Educ Med. 2010;13(1):25-31.

Murgatroyd C, Spengler D. Epigenetics of early child development. Front Psychiatry. 2011;2:16.

Payán Gómez SI. La terapia neural: cómplice y gestora de encuentros para la vida. Conferencia presentada en: Encuentro Mundial de Terapia Neural; 2003; Bogotá.

Payán JC. Desobediencia vital. 1ª ed. Sabadell: Instituto de Terapia Neural; 2004.

Ruiz Moral R. Comunicación clínica: principios y habilidades para la práctica. 1ª ed. Madrid: Editorial Médica Panamericana; 2021.

Vinyes D, Muñoz-Sellart M, Fischer L. Therapeutic Use of Low-Dose Local Anesthetics in Pain, Inflammation, and Other Clinical Conditions: A Systematic Scoping Review. J Clin Med. 2023;12(23):7221.

Weinschenk S. Handbuch Neuraltherapie. Therapie mit Lokalanästhetika. 2ª ed. Stuttgart: Thieme; 2020.

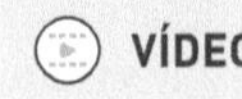

Historia de vida

23

M. Muñoz Sellart, J. H. Petta Victoria y D. Vinyes

INTRODUCCIÓN

Historia de vida es el término que describe el proceso de la anamnesis en terapia neural. Para profundizar en ella, es importante empezar describiendo los conceptos de *anamnesis* e *historia clínica*.

La palabra **anamnesis** tienen su origen etimológico en el griego antiguo ἀνάμνησις (*anámnēsis*), que significa «recordar» o «recuerdo». Proviene de la raíz griega ἀνά (*aná*), que quiere decir «de nuevo» o «hacia atrás», y μνῆσις (*mnēsis*), que significa «memoria» o «acción de recordar». En términos generales alude al proceso de traer algo a la memoria, como un recuerdo consciente o intencional. En el contexto filosófico, fue especialmente utilizada por Platón para describir el proceso de rememorar conocimientos innatos que el alma ya poseía antes del nacimiento. En medicina, la anamnesis se refiere al conjunto de antecedentes médicos que un paciente relata al médico, es decir, el recuerdo de los eventos relevantes para su salud, constituyendo la parte inicial de la historia clínica.

La **historia clínica** es un documento más amplio que registra toda la información recopilada durante la anamnesis, junto con los hallazgos de exámenes físicos, resultados de pruebas diagnósticas, tratamientos administrados, evolución del paciente y, en algunos casos, recomendaciones para el cuidado futuro. Las primeras historias clínicas bien documentadas se encuentran en el *Corpus Hippocraticum*, donde los asclepíades hipocráticos reconocieron la necesidad de registrar, de manera precisa y organizada, las experiencias médicas ante la singularidad de cada enfermedad.

Desde la antigüedad hasta la época actual, la anamnesis se ha considerado una parte fundamental del acto médico. En el presente capítulo se aborda este esencial primer paso en el proceso médico, la anamnesis, desde la perspectiva de la terapia neural: la historia de vida. Se plantea este término de un modo que puede tener aspectos diferenciales, ya que describe un proceso integral que conjuga la práctica médica habitual con aspectos más específicos, con el objetivo de profundizar en la comprensión del estado de salud del individuo desde una mirada personalizada, teniendo muy en cuenta el sistema nervioso autónomo (SNA).

> **!** **Aclaraciones sobre el uso de términos en este texto**:
>
> - **Género gramatical**: dado que el masculino es la forma no marcada e inclusiva según la normativa lingüística, en este escrito se emplea para hacer referencia al conjunto de la población, sin que esto implique una exclusión de género.
> - **Profesional**: predominantemente se emplea el término *médico* para designar al profesional de la salud capacitado para aplicar la terapia neural, ya que es el perfil que puede actuar en todas las situaciones y emplear todas las técnicas mencionadas en este libro. No obstante, cada profesional debe tener el conocimiento de las restricciones y permisos legales que su especialidad y jurisdicción le otorgan para la práctica de estas técnicas.
> - **Paciente**: a lo largo del texto se utiliza el término *paciente* para facilitar la comprensión y mantener la claridad en la exposición de los conceptos. Sin embargo, es importante destacar que el uso de esta palabra no implica ninguna connotación de pasividad, sino que simplemente se emplea como una forma de referencia neutral.

HISTORIA DE VIDA: LA ANAMNESIS DESDE LA PERSPECTIVA DE LA TERAPIA NEURAL

La historia de vida es un proceso de **comunicación interactiva** entre el médico y el paciente, que también puede incluir, si el paciente lo desea, a un familiar o persona cercana, con el fin de identificar los síntomas o dolencias que sufre la persona, realizar un diagnóstico desde la perspectiva de la terapia neural y finalmente determinar las áreas en las que el SNA podría estar influyendo en la salud del paciente.

La historia de vida recoge los aspectos habituales de la anamnesis, como el motivo de consulta, los antecedentes patológicos personales y familiares, los hábitos fisiológicos, tóxicos y el tratamiento farmacológico. Junto a estos aspectos, trata de profundizar para obtener una **visión más integradora y holística**, recogiendo datos sobre el momento vital en el que aparecieron los procesos patológicos y teniendo muy en cuenta cómo y dónde el cuerpo ha ido expresando sus dolencias a lo largo de la vida.

> La historia de vida da especial relevancia al **relato de la historia vital de la persona**, por delante de un simple listado de sucesos patológicos. Se crea así un proceso integral que conjuga la práctica médica y la comunicación empática, con el objetivo de profundizar en la **comprensión** del estado de salud de la persona desde una **perspectiva única y singular**, incluyendo aspectos biológicos, sociales y culturales.

El **diagnóstico** se concibe como una comprensión integral y personalizada de la persona. La individualidad se entiende como una singularidad interdependiente que refleja la complejidad intrínseca de la naturaleza humana y su indisoluble **vínculo con el entorno**, considerando la perspectiva de sistema complejo, con el propósito de identificar herramientas que activen los procesos propios de autorregulación.

La historia de vida es un acto de comunicación bidireccional que necesita de al menos dos participantes: una persona dispuesta a compartir su historia y un médico que le dedique tiempo a escuchar. Esta **esencia comunicativa y humanista** se refleja en la historia de vida, y sirve de base para conocer las condiciones de salud del individuo y guiar las decisiones médicas.

Algunos de los aspectos más destacables en la historia de vida son los siguientes:

- **La relación entre el médico y el paciente.** Paciente y médico necesitan un diálogo y una relación cercana para explorar cuáles son los aspectos que puedan estar afectando al estado de salud de la persona en cada momento. Ambos tendrán un papel activo en el proceso terapéutico. Al igual que es indispensable el conocimiento del médico para realizar un diagnóstico preciso y establecer un buen tratamiento, es de igual importancia la información aportada por la persona atendida, así como su implicación en el proceso terapéutico. Este diálogo constituye una oportunidad para el paciente de compartir sus experiencias vitales y, al mismo tiempo, ofrece al profesional de la salud la posibilidad de entender al individuo desde su globalidad, considerando tanto aspectos objetivos como subjetivos.
- **El valor de la subjetividad.** Un mismo suceso patológico puede tener repercusiones muy dispares en dos personas distintas. La **reorganización de cada persona** ante un mismo evento puede ser completamente diferente. Evitar el reduccionismo a lo propiamente biológico y recoger los datos que tienen que ver con la vivencia subjetiva de la persona puede ser de gran ayuda en el proceso terapéutico.
- **La individualidad y la interacción con el entorno.** La individualidad y la interacción con el entorno no son conceptos aislados, sino que están profundamente interconectados. La **individualidad** atiende a las características únicas y distintivas de cada persona, como su forma de pensar, sentir, actuar, sus valores, creencias, experiencias y personalidad. Cada individuo es el resultado de una combinación de factores biológicos, psicológicos, sociales y culturales, lo que hace que sea un ser irrepetible y diferente a los demás. Aunque la individualidad es intrínseca, está constantemente moldeada y definida a través de la **interacción con el entorno.** El entorno incluye todos los factores externos que afectan al individuo, como la familia, la cultura, la sociedad, las experiencias educativas, el ambiente laboral y las relaciones personales. La interacción con el entorno es un proceso dinámico en el que la persona no solo recibe influencias externas, sino que también actúa y responde ante estas, modificando o adaptando su comportamiento en función de las circunstancias. Cada persona tiene un **recorrido vital** que debe ser atendido. Frente a una misma patología o condición de salud, conocer la historia de vida de la persona puede proporcionar información valiosa para orientar el tratamiento de manera individualizada.
- **La globalidad del ser.** Cada órgano del cuerpo está en relación con el resto. Por citar algunos ejemplos, existe extensa evidencia científica sobre la influencia de la microbiota en factores cerebrales, comportamentales e inmunitarios, así como la relación entre la enfermedad periodontal y patologías cardiológicas y neurológicas, entre otras. Los síntomas manifestados en un órgano pueden requerir la atención de varios sistemas corporales, y procesos vividos en el pasado, tanto físicos como emocionales, pueden estar condicionando dolencias en el presente. En consecuencia, abordar a la persona de manera integral puede aumentar la efectividad en la resolución de sus problemas de salud.
- **En continua construcción.** Existe información que el paciente puede no recordar o considerar irrelevante en una primera consulta, pero que puede surgir a lo largo del proceso terapéutico. La historia de vida no se registra únicamente en la primera sesión, sino que se desarrolla y enriquece en los encuentros posteriores, por lo que es importante que médico y paciente tengan en cuenta este hecho para favorecer la construcción del proceso de la historia de vida.
- **Cuándo y cómo aparece el síntoma.** Explorar posibles eventos ocurridos durante o poco antes del inicio de un síntoma, así como recoger información sobre el estado de la persona cuando apareció el síntoma, pueden proporcionar datos relevantes para abordar un problema de salud. En la búsqueda de estos factores es importante considerar afecciones en la boca, procesos emocionales, traumatismos físicos, infecciones y cirugías, entre otros.
- **La relación del síntoma con el SNA.** Uno de los puntos más determinantes de la historia de vida es establecer una relación entre lo que expresa la persona y la posible afectación del SNA. Esta correlación será clave para realizar el proceso terapéutico y determinar qué aspectos pueden ser más relevantes. El diálogo, junto con la palpación y la observación, permitirán al terapeuta identificar posibles localizaciones de desregulación del SNA.

La historia de vida puede considerarse como una herramienta que facilita la comprensión del estado de salud de la persona abarcando no solo los datos objetivos, sino también los aspectos más subjetivos, enfocándose más en la persona que en la enfermedad. Más allá del tratamiento del síntoma actual, es fundamental comprender y atender el proceso individual que ha llevado a la persona a desarrollar la enfermedad.

MÉDICO Y PACIENTE EN LA HISTORIA DE VIDA

La historia de vida se fundamenta en un diálogo bidireccional en el que médico y paciente interactúan activamente para fomentar un vínculo colaborativo. Esta relación se respalda en la confidencialidad, y su efectividad se ve influida por factores clave como la empatía, la comunicación no verbal y la actitud observadora y receptiva por parte del médico. La confianza recíproca y la cooperación entre médico y paciente son fundamentales para obtener los mejores resultados en el cuidado de la salud. A continuación se destacan los aspectos más importantes del médico y el paciente en la historia de vida.

Médico

El médico tiene un papel de interlocutor activo y debe desplegar atención, respeto y empatía, con una disponibilidad y deseo genuino de escuchar, evitando en la medida de lo posible el juicio. Sus habilidades empáticas para conectar con el paciente y comprender su vivencia son esenciales durante todo el proceso terapéutico, especialmente en la realización de la historia de vida. Una actitud humilde por parte del profesional, dando especial valor a lo que expresa la persona, así como un interés auténtico por profundizar y averiguar posibles relaciones o aspectos que pueden influir en el estado de salud de la persona, pueden ser esenciales en el proceso terapéutico. A continuación se destacan algunos de los aspectos más importantes relacionados con el médico en la historia de vida:

- **Orientación diagnóstica y plan terapéutico.** Como en cualquier acto médico, el profesional debe evaluar los síntomas del paciente para llegar a una orientación diagnóstica, determinando así el plan terapéutico más adecuado. El médico debe ofrecer retroalimentación durante la historia de vida, transformando diagnósticos en términos comprensibles y dinámicos, y explicando su relación con el SNA. Es importante el retorno que el médico ofrece al paciente durante la historia de vida. Más allá de las etiquetas diagnósticas, el médico puede comunicar y transformar estos diagnósticos en términos más comprensibles y dinámicos, explicando su relación con el SNA. En este proceso, algunos pacientes podrían requerir explicaciones más detalladas sobre los aspectos fisiológicos y la base científica del tratamiento, mientras que otros podrían preferir una explicación más simple y directa sobre el plan terapéutico. La capacidad del profesional para identificar el enfoque más comprensible para cada paciente será, una vez más, de gran relevancia. El médico debe comunicar claramente el propósito de las agujas y el anestésico local, así como los riesgos y beneficios de la terapia neural. También es fundamental informar sobre las sensaciones que el paciente puede experimentar durante y después de la sesión, y acordar el plan terapéutico más adecuado.
- **Comunicación con el paciente.** Es función del médico indagar cómo la persona quiere ser tratada, con el objetivo de sintonizar con el paciente. Cada persona puede sentirse más o menos cómoda con un tipo de atención, por lo que la adaptabilidad por parte del médico es de gran importancia. El lenguaje no verbal puede ser de gran ayuda, tanto para acompañar a la persona en su relato como para recoger información más completa. Un gesto sutil por parte del médico puede animar al paciente a completar un relato embarazoso. Igualmente, la habilidad para interpretar los estados emocionales del paciente a través del lenguaje no verbal puede ser determinante en la recogida de información (v. Cap. 20). La presencia del médico en el encuentro resulta fundamental, y su escucha activa, su actitud y su atención pueden proporcionar una visión mucho más detallada y completa que la simple descripción verbal. Anticiparse a posibles inquietudes del paciente, como el temor a las agujas o la comprensión del lenguaje médico, proporcionar palabras reconfortantes y ofrecer la posibilidad de interrumpir o hacer preguntas son algunos elementos que pueden ayudar a favorecer la comunicación.
- **Interpretación del relato del paciente.** La manera en que el médico interpreta el relato del paciente es determinante para definir el tratamiento. Aunque la subjetividad es un factor inevitable, el conocimiento médico, particularmente del SNA, resulta esencial en el proceso terapéutico. Dado que cada terapeuta posee sus propios sesgos, influenciados por sus experiencias personales, cultura y creencias, el trabajo introspectivo que realice para identificar y minimizar estos prejuicios puede mejorar significativamente la efectividad del encuentro terapéutico.
- **Reconocer la fragilidad y la fortaleza del paciente.** Al abordar aspectos íntimos de la vida de la persona pueden aflorar tanto la fragilidad como la fortaleza, ya que ambas forman parte de su trayectoria. Recoger tanto la fragilidad como la fortaleza del paciente no solo humaniza el proceso de atención, sino que también promueve una relación de confianza y colaboración. Construir un ambiente de confianza y empatía, con una escucha atenta, y garantizar al paciente que su información es tratada con confidencialidad y respeto, pueden ser elementos clave en el desarrollo de la historia de vida.
- **Gestión de la vulnerabilidad como médico.** Aunque es más visible y común hablar sobre la vulnerabilidad del paciente, es igualmente importante considerar la vulnerabilidad del médico, la cual puede influir en la calidad de la atención y el bienestar tanto del paciente como del propio profesional. A menudo, el médico enfrenta cargas emocionales, expectativas y presión por los resultados, decisiones complejas y el impacto de un resultado adverso. Reconocer la vulnerabilidad del médico en la relación médico-paciente no solo humaniza al profesional, sino que también promueve un entorno más saludable. Fomentar espacios donde el médico pueda hablar sobre sus emociones y desafíos, y recibir apoyo emocional y profesional son elementos esenciales para mejorar el bienestar tanto del médico como del paciente.
- **Preservación de la confidencialidad.** Como en cualquier acto médico, es responsabilidad del médico respetar la privacidad del paciente y asegurar la protección de su información médica, cumpliendo con las normativas y leyes de protección de datos y privacidad.
- **Consentimiento informado.** Una vez proporcionada la información, es responsabilidad del médico presentar al paciente el documento de consentimiento informado y estar disponible para atender cualquier duda que pueda surgir.
- **Coordinación del cuidado.** Colaborar con otros profesionales de la salud puede enriquecer la atención integral

al paciente. El médico es responsable de orientar y consensuar con el paciente la colaboración con otros profesionales.

- **Ética y profesionalismo.** Al igual que en cualquier acto médico, es fundamental actuar de acuerdo con los principios éticos y las normas profesionales, tomando siempre decisiones que prioricen el bienestar del paciente y respeten su autonomía y preferencias personales.
- **Actualización y desarrollo profesional.** El médico debe actualizarse constantemente con los avances científicos y tecnológicos en el campo de la salud, así como participar en programas de educación continuada y formación profesional.

Establecer una relación de confianza con el paciente basada en la empatía y el respeto, escuchando con atención las preocupaciones del paciente y fomentando una comunicación bidireccional son aspectos clave por parte del médico. El profesional de la salud debe ser capaz de sintetizar la información recopilada a través del diálogo, la observación y la palpación para determinar los puntos de intervención.

Paciente

El paciente es el principal conocedor de su propia experiencia. Posee un entendimiento profundo de sus síntomas y es capaz de percibir las señales de alerta en su propio cuerpo. Por muy extensos que sean los conocimientos y la experiencia del médico, la narrativa proporcionada por el paciente es imprescindible para guiar el tratamiento. El papel que desempeña el paciente en una visita de terapia neural es activo y multidimensional.

A continuación, se detallan algunos de los aspectos más relevantes:

- **Comunicador activo.** El relato del paciente es fundamental para guiar el tratamiento. De este modo, el paciente asume la responsabilidad de compartir su vivencia según su elección y realizar las preguntas que considere necesarias para avanzar en el proceso terapéutico. El paciente puede elegir de forma más o menos consciente cómo comunicarse en cada momento, ya sea a través de palabras, silencios o gestos. La manera en que el paciente expresa su relato, ya sea de forma ordenada y detallada o desorganizada y caótica, y el uso de pausas, vacilaciones o cambios en el tono de voz pueden proporcionar información valiosa. Algunos pacientes podrían preparar preguntas y notas antes de la consulta para comunicarse más eficazmente. Narrar la historia de vida ofrece a su vez al paciente la oportunidad de organizar eventos y tomar conciencia de su situación, lo cual puede beneficiar el proceso terapéutico. Las emociones expresadas durante el relato, ya sean intensas o ausentes, son igualmente importantes y deben ser consideradas. Más allá de la información que el paciente desee transmitir, el cómo lo dice puede tener una gran relevancia.
- **Toma de decisiones compartida.** El paciente debe ser un colaborador activo en la toma de decisiones sobre su tratamiento. Esto incluye discutir opciones terapéuticas, posibles efectos secundarios y cualquier duda que surja. La toma de decisiones compartida fomenta una relación de confianza y respeto entre el paciente y el terapeuta.
- **Papel colaborador en el tratamiento.** El papel colaborador del paciente es fundamental en el proceso terapéutico, ya que implica una participación activa y consciente en su propio tratamiento. El paciente no es solo el receptor pasivo de un tratamiento, sino que colabora con el terapeuta en la exploración de su historia de vida, permitiendo una comprensión más profunda de su situación y facilitando la identificación de patrones, metas y soluciones.
- **Autogestor de su salud.** El empoderamiento del paciente en el proceso terapéutico, con un papel activo y central en su propio cuidado, es un elemento esencial en el proceso terapéutico. Adoptar un estilo de vida saludable, que incluya una dieta equilibrada, ejercicio regular y manejo del estrés, puede ser un elemento clave en el proceso terapéutico.
- **Participante responsable.** Es responsabilidad del paciente asistir puntualmente a las citas médicas programadas y notificar con anticipación cualquier imprevisto que impida su asistencia, así como informar al médico sobre cambios en la medicación, hábitos de vida, suplementos nutricionales u otros aspectos relevantes.
- **Manejo de las expectativas.** Es importante considerar y dialogar sobre las expectativas en relación con los resultados de la terapia neural. Esto conlleva comprender que, aunque muchos pacientes experimentan mejoras, los resultados pueden diferir y no siempre son inmediatos. El diálogo con el médico respecto a las expectativas puede ser beneficioso en el proceso terapéutico.
- **Retroalimentación constructiva.** La retroalimentación del paciente hacia el médico es un componente fundamental en el proceso terapéutico, ya que permite al profesional evaluar la efectividad del tratamiento y realizar ajustes según las necesidades individuales del paciente. A través de los comentarios sobre su experiencia, el paciente puede señalar mejoras, incomodidades o preocupaciones que haya experimentado, lo que ayuda al médico a personalizar y optimizar el tratamiento. La retroalimentación constructiva es vital para mejorar el enfoque terapéutico y adaptar las sesiones posteriores.
- **Gestión de la vulnerabilidad como paciente.** La gestión de la vulnerabilidad como paciente es un proceso fundamental que implica reconocer y abordar las fragilidades emocionales y físicas que pueden aflorar durante la construcción de la historia de vida. Varios factores pueden contribuir a esta sensación de vulnerabilidad, como la exposición a aspectos íntimos, el miedo al juicio, la ansiedad sobre un diagnóstico, la desconfianza, experiencias previas negativas o el miedo a las agujas. El reconocimiento de los miedos, las dudas y las limitaciones, creando un entorno seguro para la expresión de las emociones, puede beneficiar considerablemente el tratamiento, permitiendo, por un lado, que el paciente tome conciencia y, por otro, que el profesional ajuste su enfoque a las necesidades particulares de la persona.

El paciente tiene derecho a narrar su historia de vida a su manera, siendo relevante no solo el contenido de su relato, sino también la forma en que lo expresa. Este proceso de comunicación permite que sus emociones y experiencias sean valoradas, proporcionando al profesional una comprensión más profunda de su realidad.

ASPECTOS PRÁCTICOS DE LA HISTORIA DE VIDA

En el proceso de elaborar la historia de vida es fundamental tener en cuenta ciertas consideraciones prácticas para determinar de manera eficaz los puntos de inyección. A continuación, se detallan las etapas del proceso, abarcando aspectos adicionales como el entorno, la gestión del tiempo, la escucha activa y la formulación de preguntas.

Etapas

Las etapas del proceso de elaboración de la historia de vida son: preliminares, inicio, desarrollo y cierre.

Preliminares

El inicio de la relación terapéutica puede suceder incluso antes del encuentro físico, a través de una llamada o un mensaje. Las razones para la elección de un profesional son diversas y personales, y pueden estar motivadas tanto por razones prácticas como emocionales. Esta elección puede estar guiada por el currículum del profesional, una recomendación de otro médico o conocido, o incluso por un encuentro fortuito en otra consulta médica. Comprender estas motivaciones puede permitir al médico empatizar con el paciente.

Inicio

El primer contacto entre el médico y el paciente es también importante en la dinámica del encuentro terapéutico. El profesional puede elegir entre diferentes formas de saludo –un apretón de manos cordial, un abrazo cálido o un simple saludo verbal–, ajustándose a la personalidad del paciente, al contexto del momento y a circunstancias especiales, como puede ser una pandemia.

Es esencial que el médico muestre una disposición auténtica de acercamiento, manifestando un interés real por el bienestar del paciente. Esta fase inicial establece las bases para la conversación terapéutica. Aun cuando el paciente esté previamente informado, es recomendable que el profesional efectúe una breve presentación de sí mismo.

La explicación sobre qué es la terapia neural y cómo se desarrolla el tratamiento puede realizarse al principio o después de que el paciente haya compartido su historia de vida.

El médico puede recoger los datos del paciente en formato digital o en papel, asegurándose de cumplir siempre con las normativas de protección de datos aplicables en su región.

Desarrollo

Durante la entrevista o encuentro terapéutico, el procedimiento adoptado por el médico puede seguir un esquema preestablecido o adaptarse a las necesidades específicas de cada paciente. Cada persona tiene su propia manera de narrar su historia de vida, y de forma similar, cada profesional ajustará su estilo para recoger la información proporcionada. Es fundamental que el paciente comprenda que el relato compartido durante la sesión será tratado con la más estricta confidencialidad, reforzando así la integridad del proceso terapéutico y fortaleciendo la relación de confianza.

Es oportuno explicar en este momento (si no se ha hecho al inicio) qué es la terapia neural y cómo funciona, adaptando la explicación a la historia que el paciente ha compartido. También debe reservarse tiempo para abordar cualquier duda que el paciente pueda tener.

Cierre

La historia de vida es un proceso dinámico que evoluciona continuamente y no se limita únicamente a la primera consulta. Con el paso del tiempo pueden aflorar nuevos recuerdos y experiencias que resulten relevantes para el tratamiento. Al concluir cada sesión, el médico tiene la oportunidad de resumir los aspectos más significativos de la conversación. Esto ofrece al paciente la oportunidad de agregar información adicional o hacer ajustes según sea necesario, lo que facilita al profesional comprender la situación del paciente de forma más precisa y completa. Además, el médico y el paciente acordarán cuándo será el próximo encuentro y cómo se comunicarán si el paciente necesita compartir algún evento o información antes de la siguiente visita.

Ambiente

El establecimiento de un entorno adecuado facilita una relación de confianza e intimidad durante la historia de vida. Es recomendable disponer de un lugar tranquilo, libre de interrupciones y bien iluminado, preferiblemente con luz natural. Minimizar elementos distractivos como ruidos externos, llamadas o interrupciones de distintos tipos contribuirá a mantener la atención y concentración en el proceso terapéutico. También es recomendable evitar en lo posible barreras comunicacionales, como mesas demasiado anchas.

Tiempo

El tiempo dedicado a recoger los datos de la historia de vida de un paciente puede variar considerablemente en función de diversos factores, entre ellos la edad y la complejidad médica, la presencia de condiciones crónicas o problemas de salud, o la forma de comunicarse de la persona. Cada paciente presenta una situación única, lo que requiere que el tiempo dedicado se ajuste de manera individualizada para garantizar una atención efectiva.

Escucha activa

La escucha activa juega un papel esencial durante la anamnesis. Esta visión holística requiere que el terapeuta preste atención no solo a lo que el paciente dice verbalmente, sino también a las señales no verbales y a los momentos de silencio. Estos elementos pueden revelar aspectos profundos y enriquecer la comprensión de la vivencia del paciente.

La historia de vida integra tanto la comunicación verbal como la no verbal. Esta última puede ser una valiosa fuente de información, revelando sentimientos y emociones a través de gestos, expresiones faciales y la postura corporal. Aunque sutiles, estas señales pueden proporcionar una comprensión profunda del estado emocional y psicológico del paciente, siendo componentes esenciales del proceso de anamnesis.

Los silencios en particular pueden albergar más significado que las propias palabras, ofreciendo información sobre barreras emocionales y espirituales tanto del paciente como del profesional de la salud. La escucha activa implica mucho más que interpretar las palabras; se trata también de captar el significado y el valor de todos los elementos comunicativos.

Preguntas

A continuación se detallan algunas generalidades sobre las preguntas y sus diferentes tipos.

Generalidades

El primer encuentro entre el médico y el paciente es el inicio de la exploración de un territorio nuevo y singular. Cada persona es única, con características propias y un historial de vida que varía de los demás, incluso si el motivo de consulta parece similar. Por ejemplo, al evaluar a 10 personas de la misma edad que consultan por dolor lumbar de 3 meses de evolución, con características clínicas y pruebas radiológicas parecidas, es posible que sus historias de vida sean muy diversas: en algunos casos el inicio del dolor pudo coincidir con eventos personales significativos, como un proceso de divorcio o un cambio laboral, otros podrían haber experimentado una infección urinaria antes del comienzo del dolor lumbar y algunos pacientes podrían tener antecedentes como cesáreas, apendicectomías o faringitis crónica. La recolección de todos estos datos es fundamental para guiar el enfoque terapéutico.

A medida que se explora la trayectoria vital de la persona se avanza en la comprensión de su singularidad. Este proceso depende en gran medida de las preguntas que el profesional formula. Por ejemplo, es poco probable que un paciente mencione antecedentes odontológicos pasados si el motivo de su consulta es por un dolor lumbar, lo que destaca la importancia de una historia de vida detallada y de la formulación de las preguntas apropiadas.

Es posible que el propio paciente identifique vínculos entre su dolor y eventos aparentemente no relacionados, como un tratamiento ortodóncico o una discusión de pareja; sin embargo, algunos pacientes pueden sentirse reticentes a compartirlo por miedo a que sus observaciones sean vistas como irrelevantes o insignificantes. A menudo los pacientes inician estas relaciones subjetivas con expresiones cautelosas como: «Quizás no tenga ninguna conexión, pero...» o «Me pregunto si este dolor podría estar vinculado a...». Esto resalta tanto la necesidad de una comunicación empática y respetuosa como la importancia trascendental de las preguntas que se formulan al paciente. Las preguntas fundamentales abarcan detalles sobre el momento y la forma en que ocurrió un evento, cómo fue vivido, qué parte del cuerpo lo manifestó y si hay alguna relación con otro evento o síntoma.

A menudo la **respuesta clave** aparece después de la **pregunta clave**.

El médico puede tener interés en hacer preguntas para obtener la mayor cantidad de información posible, pero formular demasiadas preguntas o no permitir que el paciente se exprese puede resultar contraproducente. De igual manera, omitir ciertas preguntas puede suponer la pérdida de datos relevantes para el proceso terapéutico. Desarrollar la habilidad de hacer las preguntas adecuadas en cada momento depende en gran medida de la experiencia clínica.

Es importante señalar que, a pesar de realizar las preguntas adecuadas, a veces la información clave emerge justo cuando el paciente está a punto de abandonar la consulta, con comentarios como: «Me había olvidado de comentar que…» o «Quizás no sea relevante, pero…». Incluso durante la aplicación de una inyección pueden surgir recuerdos o sensaciones que no eran conscientes para el paciente previamente.

Seguir un método o guía, especialmente en las etapas iniciales, puede facilitar la organización de la recogida de información y evitar la omisión de detalles importantes; sin embargo, esta pauta debe ser flexible y no restrictiva en la obtención de información.

Tipos de preguntas

Algunas preguntas pueden ser esenciales para obtener una comprensión integral del paciente e identificar los posibles focos irritativos que pueden influir en el SNA.

Mantener una estructura ordenada al realizar las preguntas no solo evita la omisión de aspectos importantes, sino que también facilita el desarrollo de una metodología eficiente que optimiza el tiempo dedicado a conocer la historia de vida del paciente.

A continuación, se revisan los tipos de preguntas más habituales tanto para recoger información sobre el proceso de salud actual como sobre procesos previos.

Problema actual

Preguntas abiertas como «¿Cómo está/s?», «¿En qué le/te puedo ayudar?», «¿Qué síntomas presenta/s?» o «¿Qué le/te preocupa de su/tu salud?» pueden ser útiles para iniciar la historia de vida. Los motivos de consulta varían ampliamente: algunos pueden ser muy específicos, como una alteración en un análisis de tiroides, mientras que otros pueden ser más indefinidos, como un estado de fatiga.

Es importante atender las principales preocupaciones del paciente. En algunos casos un paciente puede ser derivado a una consulta de terapia neural para tratar una cicatriz o por un diagnóstico reciente de una enfermedad; sin embargo, también se le debe preguntar sobre sus dolencias y preocupaciones, tanto en la esfera física como en la emocional, para profundizar en el proceso terapéutico y adaptar el tratamiento a sus necesidades específicas.

En la tabla 23-1 se enuncian los aspectos más importantes a explorar respecto a cada síntoma. A continuación, se desarrollan cada uno de los puntos descritos:

Tabla 23-1. El síntoma. Aspectos más relevantes a explorar

- Características descriptivas
- Inicio
- Evolución
- Factores de empeoramiento y de mejora
- Con qué lo relaciona el paciente
- Vivencia personal

- **Características descriptivas**: preguntar sobre las características del síntoma con el objetivo de comprender al máximo su naturaleza es un proceso fundamental para el diagnóstico y manejo de cualquier problema de salud, y en concreto desde el enfoque de la terapia neural. Más allá de la etiqueta o el diagnóstico, resulta fundamental entender cómo experimenta el paciente el síntoma en su vida diaria. Por ejemplo, en el caso del vértigo, algunos pacientes pueden sentir más inestabilidad, mientras que otros pueden sufrir más náuseas o zumbidos en los oídos. Preguntar qué siente exactamente la persona permite una valoración individualizada. Cuantificar la intensidad del síntoma mediante escalas numéricas (del 1 al 10) o descripciones cualitativas (leve, moderado, intenso) puede facilitar la comprensión del impacto que el síntoma tiene en la vida del paciente y la monitorización de su evolución. Igualmente es importante recoger detalles en cuanto a la frecuencia de aparición, la constancia y la localización del síntoma.
- **Inicio**: atender a cuándo y cómo empezó un síntoma, así como preguntar por posibles sucesos físicos o emocionales cercanos o previos a su inicio, puede orientar sobre qué factores están afectando al SNA. Por ejemplo, una cefalea que comienza después de la colocación de una ortodoncia, o un dolor lumbar posterior a una cesárea, puede orientarnos sobre las áreas de alteración del cuerpo (tejido nervioso, matriz extracelular y fascias de la boca o cicatriz de cesárea, respectivamente) y facilitar la orientación del tratamiento. La esfera emocional es igualmente importante. Por ejemplo, tratar a una paciente que consulta por una amenorrea que surge después de un evento emocionalmente estresante sin considerar el componente emocional puede resultar menos efectivo que abordar el proceso de manera holística, teniendo en cuenta que la persona puede haber expresado la vivencia emocional a través de la ausencia de la menstruación.
- **Evolución**: atender a la evolución del síntoma permite comprender cómo cambia y progresa a lo largo del tiempo, observando si aumenta o disminuye de intensidad o duración, identificando posibles patrones cíclicos o episodios de agudización y qué factores, internos o externos, pueden haber influido en su curso. Por ejemplo, una cefalea que se presenta al despertar podría tener relación con una tensión mandibular, mientras que una cefalea que aparece durante el ciclo menstrual podría estar vinculada con una disregulación hormonal o pélvica.
- **Factores de empeoramiento y de mejora**: identificar los factores de empeoramiento y mejoría de cada síntoma puede ser una información muy valiosa. Dichos factores pueden incluir hábitos alimentarios, actividad física, situaciones estresantes, condiciones climatológicas, posturas corporales, tratamientos previos o estímulos sensoriales, entre otros. Por ejemplo, un dolor lumbar que se intensifica después de un tratamiento de ortodoncia puede indicar la necesidad de considerar la boca en su tratamiento, mientras que, si se intensifica tras una cirugía abdominal, podría requerir atención en el área de la cicatriz. Reconocer estos factores facilita una mejor comprensión de la persona y puede resultar determinante para orientar el plan terapéutico.
- **Con qué lo relaciona el paciente**: en terapia neural es fundamental considerar la conexión que el propio paciente puede establecer entre el síntoma y los eventos de su vida. La asociación del inicio de una molestia con un evento emocional o un trauma físico puede proporcionar pistas valiosas para el proceso terapéutico. Preguntar al paciente sobre posibles factores con los que asocia el síntoma también puede constituir un elemento de toma de conciencia por parte del paciente.
- **Vivencia personal**: la vivencia personal del síntoma es una experiencia profundamente subjetiva que va más allá de la descripción clínica. Cada persona experimenta los síntomas de manera única, dependiendo no solo de su intensidad física, sino también del impacto emocional y social que genera. La forma en que el síntoma interfiere en la vida diaria, las actividades laborales, las relaciones personales o el descanso nocturno puede variar ampliamente de una persona a otra. El dolor, la fatiga o cualquier otro malestar no solo afectan al cuerpo físico, sino que también pueden generar sentimientos de culpa, frustración, ansiedad o desesperanza. La interpretación que cada persona hace del síntoma, influenciada por sus creencias, experiencias previas y entorno cultural, tiene una influencia directa en la persona. Un mismo suceso patológico, como una intervención quirúrgica, puede ser percibida de manera muy diferente por cada persona, pudiendo afectar a su salud de manera distinta. Por ejemplo, una cesárea puede ser vivida como un parto deseado, seguro y programado o bien como un evento traumático que la mujer quería evitar. Por ello, comprender la vivencia personal resulta esencial para orientar el tratamiento.

Procesos previos o/y otros síntomas

Si bien cada profesional puede adoptar un método determinado para recopilar la historia de vida del paciente, puede ser recomendable tener estrategias para recoger de forma orde-

Tabla 23-2. Procesos patológicos o sintomatología por secciones del cuerpo

Localización	Procesos patológicos específicos
Cabeza	• Cefaleas, migrañas, neuralgias • Ojos: conjuntivitis, glaucoma, alteraciones de la visión • Oídos: otitis, alteraciones de la audición • Zona faringoamigdalar: infecciones, inflamaciones • Zona rinosinusal: rinitis, sinusitis, alergias
Boca	• Respiración oral o nasal • Lengua: aspecto y lesiones • Aftas • Encías: sensibilidad, sangrado, gingivitis, periodontitis • Primera dentición • Caries • Ausencia de piezas y motivo • Tratamientos odontológicos: obturaciones, amalgamas, endodoncias, implantes, ortodoncia (cuándo y cuánto tiempo) • Bruxismo
Cuello	• Tiroides: disfunción, quistes, nódulos • Laringe: disfonías, pólipos, nódulos
Tórax	• Pulmón y pleura: asma, bronquitis, pleuritis, neumonía, neumotórax • Corazón y grandes vasos: infartos, ángor, aneurismas, cardiopatías • Costillas: fracturas, esguinces
Abdomen	• Gastrointestinal: acidez, reflujo, dolores, distensión • Ritmo deposicional y/o aspecto de las heces
Extremidades y cinturas pélvica y escapular	• Musculoesquelético: dolores, fracturas, esguinces • Afecciones cutáneas o vasculares
Columna	• Dolores, lesiones, limitaciones en la movilidad
Pelvis y genitales externos	• Enuresis, encopresis, disfunción de esfínteres • Tracto urinario: infecciones, disfunciones • Región anal: fístulas, fisuras, hemorroides, picor y/o dolor anal • Disfunciones sexuales • Mujer: ciclo menstrual, picor vaginal, vulvovaginitis, prolapsos, partos, abortos • Hombre: prostatitis, hiperplasia de próstata
Esfera psicoafectiva	• Síntomas emocionales y conductuales • Experiencias adversas en la infancia • Acontecimientos vitales estresantes
Otras	• Cansancio • Distermia • Inestabilidad • Vértigos

Durante la elaboración de la historia de vida se debe preguntar por intervenciones quirúrgicas, traumatismos, infecciones, cicatrices o tumores, sin importar su ubicación, por lo que algunos detalles se omiten en la tabla.

nada la información. Es importante tener presente que cualquier lesión o dolencia vivida puede actuar como un campo de interferencia, de ahí la importancia de realizar cuidadosamente la anamnesis para considerar los diferentes procesos.

El médico debe comunicar al paciente la importancia de recoger estos datos y el valor de los procesos pasados, que podrían parecer irrelevantes para el paciente, pero que son fundamentales para un diagnóstico neuralterapéutico. Para recoger esta información de manera eficaz puede ser útil revisar sistemáticamente por partes del cuerpo y/o por orden cronológico, pudiendo combinar ambas estrategias:

- **Por partes del cuerpo**: revisar sistemáticamente los síntomas de cada parte del cuerpo, desde la cabeza hasta los pies, es una forma efectiva de garantizar que no se omita ninguna patología. En ocasiones, al preguntar de manera general sobre enfermedades de un sistema (como el aparato otorrinolaringológico), el paciente puede no mencionar detalles específicos; sin embargo, si la pregunta va dirigida a partes específicas del cuerpo (como la garganta o las amígdalas), puede facilitar el recuerdo de síntomas como mucosidades matutinas o episodios recurrentes de otitis o faringitis durante la infancia.

  Es muy importante recoger la edad en la que apareció cada síntoma o proceso, ya que la cronología de estos puede ayudar a detectar campos de interferencia o interrelaciones entre diversos síntomas. También es importante recordar que, en la terapia neural, la cavidad oral tiene una relevancia particular y a menudo es un área que se minimiza o se omite en las anamnesis médicas convencionales.

  Los detalles más relevantes a explorar por partes del cuerpo se encuentran en la tabla 23-2.
- **Por orden cronológico**: realizar un repaso cronológico de los procesos vividos en los distintos períodos de la vida del paciente puede ser muy valioso Este enfoque de recopilación de información es particularmente eficaz para identificar procesos ocurridos en fases tempranas, como amigdalitis o bronquitis recurrentes en la primera infancia, que el paciente podría no considerar importantes y que, por consiguiente, podrían pasarse por alto en una evaluación segmentada del cuerpo. El profesional debe preguntar sobre sucesos significativos en diversas fases, incluyendo la etapa prenatal, el nacimiento, la infancia, la adolescencia y los diversos períodos de la vida adulta. Considerar el orden cronológico en el que se presentan los diferentes problemas de salud puede ofrecer también pistas sobre las posibles influencias que un suceso puede tener sobre otro.

Sin embargo, es importante entender que la cronología de los acontecimientos no debe interpretarse de manera lineal. Eventos que ocurren después del inicio de los síntomas también pueden jugar un papel significativo en la evolución de un proceso patológico y en la respuesta al tratamiento.

Por ejemplo, una colecistectomía realizada después de que un dolor lumbar se haya establecido durante años puede actuar como un desencadenante neuromodulador, además de influir en la respuesta al tratamiento aplicado.

Junto con la revisión de síntomas o dolencias a través de las distintas partes del cuerpo y la aparición cronológica de estas, es importante tener en cuenta aspectos concretos sobre:

- **Cicatrices y traumatismos:** es fundamental interrogar de manera específica por cicatrices, tanto mayores como menores, incluyendo las producidas por suturas de heridas, lesiones por traumatismo o quemadura, o inserción de vías o catéteres. También es importante indagar sobre el aspecto emocional de las cicatrices, qué significaron en su momento para la persona y cómo lo experimenta en el momento actual.
- **Alergias medicamentosas:** como en cualquier entrevista médica, es imprescindible recoger información sobre posibles alergias medicamentosas, siendo esencial preguntar específicamente sobre alergias o reacciones a los anestésicos locales.
- **Tratamientos farmacológicos y no farmacológicos, suplementos:** debe preguntarse específicamente por los tratamientos farmacológicos y/o complementos nutricionales que el paciente está recibiendo, así como por cualquier cambio en la medicación a lo largo del proceso terapéutico, prestando especial atención a los fármacos y complementos que interaccionan con la coagulación para minimizar riesgos en las intervenciones (v. **Cap. 29**).
- **Hábitos de vida y ciclos vitales:**
  - **Alimentación:** recoger detalles sobre el tipo de alimentación y la relación del paciente con la comida, su estado nutricional y cómo se ha modificado a lo largo de su vida.
  - **Factores ambientales:** recabar información sobre posibles factores ambientales que puedan afectar a la salud de la persona.
  - **Vitalidad, descanso y sueño:** es importante preguntar sobre cómo se siente la persona en términos de energía y si existen variaciones a lo largo del día o del período estacional, así como conocer las características en cuanto a la calidad del sueño, la frecuencia de despertares nocturnos, síntomas como piernas inquietas o sensación de temperatura, y factores internos y/o externos que puedan influir en el descanso nocturno.
  - **Ciclo menstrual:** preguntar sobre la edad de inicio y fin del ciclo menstrual, así como sus características (duración, dolor, afectación emocional, etc.).
- **Maternidad/paternidad, relaciones familiares y sociales:** obtener información sobre la dinámica familiar y social del paciente, tanto en lo que respecta a su salud como a sus relaciones interpersonales, puede ser significativo para el proceso terapéutico. Explorar la relación del paciente con sus familiares, su estatus social, sus conexiones personales y cómo es su experiencia con la maternidad o la paternidad son aspectos que pueden favorecer un enfoque más personalizado en el proceso terapéutico
- **Aspectos espirituales y religiosos:** considerar los valores, creencias y prioridades de la persona puede ser relevante tanto para comprender mejor el contexto de la persona como para personalizar el proceso terapéutico. Por un lado puede ofrecer información sobre la situación global de la persona y, por otro, puede ser útil para adaptar las intervenciones a las necesidades individuales.

PUNTOS CLAVE

- La historia de vida, desde la perspectiva de la terapia neural, es mucho más que una simple recopilación de eventos; constituye una herramienta fundamental para un entendimiento más profundo entre el paciente y el médico.
- Su importancia reside en la habilidad de establecer un vínculo que facilita no solo la comprensión de los síntomas actuales, sino la influencia de las vivencias previas, dando especial importancia a la forma única en que el paciente ha manifestado sus dolencias a lo largo de la vida.
- Este enfoque dinámico y continuo, construido a través del diálogo constante entre el médico y el paciente, resalta la relevancia de la participación activa de ambos, con el fin de ir más allá del síntoma como un hecho aislado, explorando la trayectoria vital de la persona.

BIBLIOGRAFÍA

Barop H. Textbook and atlas of neural therapy: diagnosis and therapy with local anesthetics. Stuttgart, Alemania: Thieme; 2017.

Dosch MP. Atlas of Neural Therapy. 3rd ed. Stuttgart: Thieme; 2012.

Fischer L. Neuraltherapie. Neurophysiologie, Injektiontechnik, Therapievorschläge. 5th ed. Stuttgart: Thieme; 2019.

Payán JC. Desobediencia vital. Barcelona: Ed. Instituto de Terapia Neural; 2004.

Swarts MH. Tratado de semiología. 8ª ed. Barcelona: Elsevier; 2021.

Weinschenk S. Handbuch Neuraltherapie. Therapie mit Lokalanästhetika. 2ª ed. Stuttgart: Thieme; 2020.

Observación y palpación

24

D. Vinyes y T. García Caballero

INTRODUCCIÓN

Más allá del ámbito médico, la **semiología**, definida como el estudio de los signos en la vida social, se centra en la comunicación verbal y escrita. Por otro lado, la **semiótica** abarca un espectro más amplio, extendiéndose más allá de la comunicación lingüística para incorporar una variedad de signos y símbolos, incluidos los visuales, auditivos y táctiles.

En el campo de la medicina, especialmente durante la anamnesis, la semiología adquiere una importancia ampliamente reconocida, centrada en la recolección práctica y estructurada de los datos para establecer el diagnóstico. En la **semiótica médica** se concibe cada signo y síntoma expresado o manifestado en el cuerpo como una forma de comunicación con significados polisémicos influenciados por contextos culturales y sociales. Este arte médico se centra en el estudio detallado de los signos y síntomas como expresión de los procesos patológicos, donde la observación cuidadosa y la escucha activa, entendiendo el valor simbólico de estos signos, son esenciales para un diagnóstico preciso y la planificación efectiva del tratamiento.

Históricamente, la semiótica médica remonta sus raíces a la práctica médica de la antigua Grecia, donde se conocía como *semiotike*, refiriéndose al proceso de evaluación de signos corporales por médicos profesionales para entender causas, ofrecer terapia y establecer un pronóstico de la evolución del paciente. El enfoque helenístico y mesopotámico de la semiótica médica se fue transformando a lo largo de los siglos hasta que en la Europa del siglo XIX fue absorbido en **diagnósticos y patologías** hasta las prácticas actuales del razonamiento clínico. Según Manetti (2010), en realidad estas prácticas preceden a Grecia, pues ya se realizaban en la praxis de culturas indígenas como los aymaras, quechuas o shipibo-conibos, destacando su importancia antropológica, ya que muchas de estas prácticas continúan realizándose hoy en día, a diferencia de las antiguas prácticas griegas.

En la Grecia antigua, la *techne semeiotike* o «arte de curar» implicaba la habilidad para interpretar signos o *semeia* (Baer, 1982). La semiótica se inicia incluso antes de la anamnesis, con la observación inicial del paciente al entrar en la consulta. Los signos de malestar se expresan a través de la postura, las expresiones faciales del paciente, su lenguaje verbal y el no verbal. Toda información necesaria para el diagnóstico y tratamiento reside en la persona.

En este capítulo se hablará de cómo llevar a cabo una observación y palpación útiles para el diagnóstico y el tratamiento desde la perspectiva de la terapia neural. A pesar de que los signos hallados no puedan atribuirse a una causa específica, ya que pueden reflejar una condición visceral, somática o emocional, o una combinación de ellas, son importantes tanto para la identificación de puntos específicos donde aplicar el anestésico local como para realizar un seguimiento de la enfermedad subyacente.

El arte reside en aprender a leer y escuchar las percepciones del paciente en términos de respuestas reflejas, identificando los puntos o las zonas del cuerpo a tratar mediante la observación y la palpación.

En el presente capítulo se expondrá una mirada del paciente y sus síntomas desde la semiótica, enfocada en la observación e interpretación de los signos, a veces sutiles, que pueden aportar información relevante sobre el estado del sistema nervioso autónomo (SNA) y su tratamiento con terapia neural. Ello no excluye la recopilación de los signos y síntomas desde el punto de vista semiológico para llegar a un diagnóstico, pues dicho proceso forma parte de la práctica médica general, pero no es el objetivo central de este capítulo.

Las técnicas para realizar las inyecciones mencionadas en este capítulo se explican en el capítulo dedicado a las técnicas básicas de inyección (v. **Cap. 30**).

OBSERVACIÓN

La observación se inicia antes del intercambio verbal. Elementos como la forma de caminar, la presencia de cojera, posturas encorvadas o la adopción de posiciones que busquen aliviar el dolor aportan información desde el primer momento. La observación es útil por la riqueza de signos que ofrece tanto para el tratamiento como para evaluar la respuesta del paciente a este.

El hecho de que el paciente ya no adopte una postura antiálgica o deje de cojear al salir de la consulta es indicativo de un efecto terapéutico positivo.

Tras aplicar terapia neural es habitual observar cambios en varios aspectos del paciente, como su mirada, postura, patrones respiratorios, tono de voz y expresión facial. Estos cambios suelen reflejar una mayor relajación y una reducción en el tono simpático, lo que indica una respuesta globalmente efectiva al tratamiento.

Es una estrategia útil solicitar al paciente que califique, en una escala del 1 al 10, la intensidad de su dolor o el grado de limitación funcional experimentados, siendo el 10 el nivel máximo. Esta valoración cuantitativa permite tener una referencia clara del punto de partida para valorar los cambios, tanto durante la propia visita como en visitas sucesivas, y facilita que el paciente tome conciencia de su estado previo al tratamiento y de cualquier cambio subsiguiente. Sin esta valoración inicial, a pesar de que puedan observarse mejoras en la postura, en la gesticulación de dolor durante el movimiento o en los grados de movilidad, puede suceder que el paciente no perciba estas mejoras postratamiento y atribuya su mejoría a que «Hoy me sentía mejor, no me dolía tanto».

Lenguaje verbal

Más allá de la recopilación de información clínica, la comunicación verbal es importante también por la forma en que el paciente expresa verbalmente sus síntomas, preocupaciones o historial médico. Las cargas de matices emocionales mediante variaciones en el tono de voz, las pausas, el énfasis en ciertas palabras o frases muestran su estado anímico, sus miedos, sus ansiedades o su nivel de estrés. En ocasiones, la información más significativa puede ser transmitida a través de un silencio elocuente, donde lo que no se dice resuena tanto o más que las palabras pronunciadas.

Frente a una pregunta del tipo «¿Ha padecido usted de amigdalitis?», algunos pacientes dicen haber padecido los episodios de amigdalitis «normales». Si se profundiza en la pregunta, se observará que a menudo esta expresión refleja la experiencia de quienes han sufrido episodios frecuentes de esta afección. En realidad, la ausencia de infecciones debería ser la norma; sin embargo, para aquellos pacientes acostumbrados a padecer amigdalitis anualmente o a desarrollar cistitis u otitis de manera recurrente tras bañarse en la piscina, esta frecuencia en la aparición de síntomas se ha convertido en su concepto de normalidad.

En otras ocasiones se observa una discrepancia entre las afirmaciones verbales del paciente y las señales de su lenguaje corporal. Por ejemplo, puede darse el caso de un paciente que verbalmente minimice la intensidad de su dolor, mientras que realiza gestos como muecas de dolor al realizar movimientos, tensión en los hombros o el fruncimiento de las cejas. De manera similar, un paciente puede negar ansiedad, pero su expresión facial tensa y otros indicadores no verbales captados durante la palpación pueden sugerir una situación de estrés o nerviosismo claro.

Sobre la comunicación verbal se habla extensamente en el capítulo 23.

Lenguaje no verbal

El lenguaje no verbal del paciente –sus gestos, postura y movimientos–, así como su actitud, transmiten mucho más de lo que las palabras por sí solas pueden expresar.

Actitud

Tal como se explica en el capítulo sobre la teoría polivagal, la expresión facial es un indicador importante del estado del SNA del paciente, proporcionando valiosas pistas sobre su tono emocional y fisiológico.

A menudo, especialmente durante la primera visita, los pacientes llegan en un estado de alerta elevada. La incertidumbre acerca del tratamiento y del profesional médico, la anticipación del dolor que las inyecciones podrían causar, el tiempo que lleva sosteniendo un dolor persistente u otros trastornos, la experiencia previa con otros tratamientos, las expectativas, el estrés laboral o los conflictos familiares son factores que contribuyen a este estado. Este aumento en la excitación del tono simpático se manifiesta en la expresión facial del paciente –ceño fruncido, tensión facial, en la boca, en el cuello– y se observa en la rapidez de su habla y movimientos, así como en un tono de voz más elevado.

Esta suma de síntomas determina lo que es percibido como una actitud (confiada, defensiva, inquisidora, complaciente, etc.), y saberla comprender adecuadamente y contextualizarla ayuda a facilitar la fluidez de la visita médica.

Gesticulación espontánea, movimientos repetidos y tics

La gesticulación revela aspectos significativos cuando el paciente señala inconscientemente partes de su cuerpo mientras habla. Un ejemplo ilustrativo es el paciente que menciona haber sufrido de otitis en la infancia y se señala un oído concreto. A pesar de afirmar no recordar cuál oído le molestaba más, instintivamente vuelve a señalar el mismo oído durante la conversación. Otro ejemplo de la importancia de la observación es aquel paciente que, inconscientemente, se señala la zona del ganglio estrellado de un lado de su cuerpo mientras explica que padece de cefaleas y dolor en el hombro del mismo lado.

De manera similar, el gesto espontáneo de morderse el mismo dedo justo antes de experimentar una crisis epiléptica puede ser otro indicador significativo, revelando patrones o desencadenantes específicos de la alteración del paciente.

Otras personas en situaciones de incomodidad tienden a fruncir el ceño, morderse las uñas o rascar ciertas partes de su cuerpo, por poner solo algunos ejemplos. Cada gesto tiene un sentido, que puede ser útil o no para valorar tensiones en el SNA del paciente, pero merece ser tenido en cuenta como dato que podría ser de utilidad.

De la misma manera, tics en ciertas zonas de cuerpo llaman la atención sobre esa área del SNA, a valorar en el contexto del resto de la historia de vida del paciente.

Observación del cuerpo

El SNA participa en la interconexión entre las distintas estructuras de un segmento metamérico, destacando especialmente el patrón de distribución del sistema nervioso simpático. Como resultado, los dermatomas, miotomas y esclerotomas no siempre se alinean de manera exacta ni se superponen. Además, es común que un músculo o un órgano interno reciba inervación de múltiples segmentos. Las fibras simpáticas, por su parte, se extienden hacia la periferia a través de vasos sanguíneos y nervios periféricos sin seguir una organización segmentaria estricta.

Al observar y palpar el cuerpo se debe adoptar una visión integral de la persona, evitando las limitaciones que pueden producirse por una segmentación estrictamente lineal basada en la distribución metamérica o la lateralidad.

Se han documentado numerosos casos en los que pacientes han experimentado una notable mejoría o desaparición de dolores localizados en una extremidad tras recibir inyecciones en lesiones o cicatrices situadas en otras áreas del cuerpo. En ocasiones, estas lesiones son tan sutiles o antiguas que el propio paciente puede no recordarlas y no suelen presentar síntomas evidentes.

La apariencia externa o el tamaño de una lesión visible no necesariamente reflejan su impacto potencial en el organismo. No es necesario aplicar anestésico local en todas las lesiones observadas durante la exploración. La decisión de inyectar sobre una zona específica depende de una evaluación que incluye la palpación y otros aspectos de la historia de vida del paciente, así como las inyecciones ya realizadas en la sesión actual.

En ciertas situaciones puede ser prudente posponer la inyección en una cicatriz o lesión observada, optando por registrar esta área como un punto de interés para futuras consultas. Esta decisión se basará en la evolución del paciente.

Olor

Algunos pacientes llegan a la consulta con un olor característico a alcohol o tabaco, lo que podría sugerir un consumo reciente de estas sustancias, posiblemente utilizado como un medio para mitigar su ansiedad.

El olor corporal también puede reflejar la higiene personal del paciente, aunque en ocasiones un olor fuerte puede ser consecuencia de la ansiedad anticipatoria a la visita. Durante una sesión de terapia neural es común que algunos pacientes experimenten una sudoración intensa, a menudo acompañada de un olor inusual para ellos. Esta respuesta neurovegetativa, frecuente durante el tratamiento, suele ir acompañada de otros síntomas, como una relajación general.

Cavidad bucodental

La evaluación visual de la boca es muy importante, observando aspectos como si está bien cuidada o descuidada, presencia de grandes caries, restos radiculares, falta de dientes (por extracción o agenesia), presencia de dientes de leche en la edad adulta, posición y estado de los cordales, encías inflamadas o sangrantes, sequedad bucal, saliva espesa, lengua saburral, existencia de *torus* y presencia de retenedores (algunos pacientes no son conscientes de que los llevan, ya que los han integrado en su percepción a lo largo de los años) (v. **Cap. 25**).

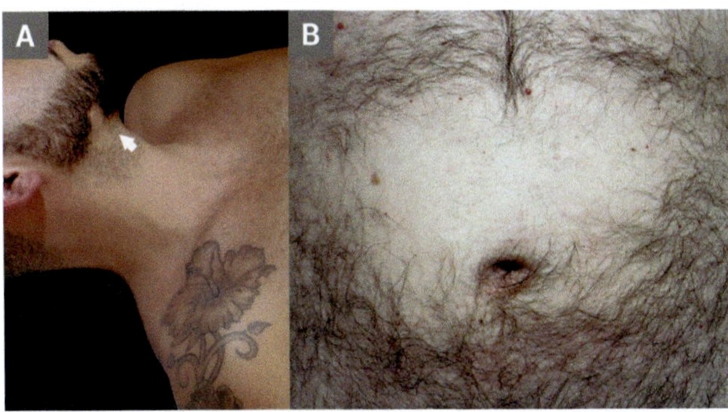

Figura 24-1. Observación de pérdida de pelo. **A)** Pérdida de pelo de la barba en la zona submandibular derecha, unos meses después de realizarse un tatuaje en la cintura escapular derecha, en paciente con antecedente de endodoncia en el diente 4.6. **B)** Pérdida de vello en una zona concreta del abdomen en paciente con síntomas digestivos crónicos.

Pérdida de vello o pelo

La pérdida localizada de vello o cabello es un signo fácilmente observable (**Fig. 24-1**). En algunos casos se observa la pérdida de pelo en áreas específicas de la barba, asociada a procesos neurofocales en un diente, o la pérdida de vello en zonas concretas del pecho y otras partes del cuerpo, reflejo de alguna afectación neurovegetativa refleja. Además de ser un indicador útil para el diagnóstico y tratamiento, la reaparición del vello o cabello sugiere una mejoría profunda, indicando la recuperación de la capacidad reguladora del sistema psiconeuroinmunoendocrino.

Pliegues cutáneos

Además de los pliegues comunes en la anatomía humana, existen otros pliegues singulares que pueden formarse debido a factores individuales como la postura, el peso y la genética, aunque también intervienen elementos desconocidos en su desarrollo. Estos pliegues pueden ser indicativos de ciertas condiciones, en las que el sistema fascial desempeña un papel importante. De manera interesante, algunos de estos pliegues pueden incluso asemejarse a cicatrices, lo que resalta la complejidad y el potencial significado que tienen en la salud general del individuo.

En la **figura 24-2** se observa cómo dos mujeres con obesidad presentan pliegues en ubicaciones distintas del abdomen, lo que sugiere que la obesidad, aunque relevante, no es el único ni el factor más determinante en la formación de estos pliegues. Estos se relacionan también con aspectos más individuales. Al igual que con otros indicadores, las variaciones en los pliegues a lo largo del tratamiento pueden señalar mejoras en aspectos subyacentes que afectan a la postura y el metabolismo, entre otros.

Lesiones dérmicas benignas

La localización de elementos cutáneos como nevus, puntos rubí, verrugas, queratosis seborreica y otras lesiones cutáneas

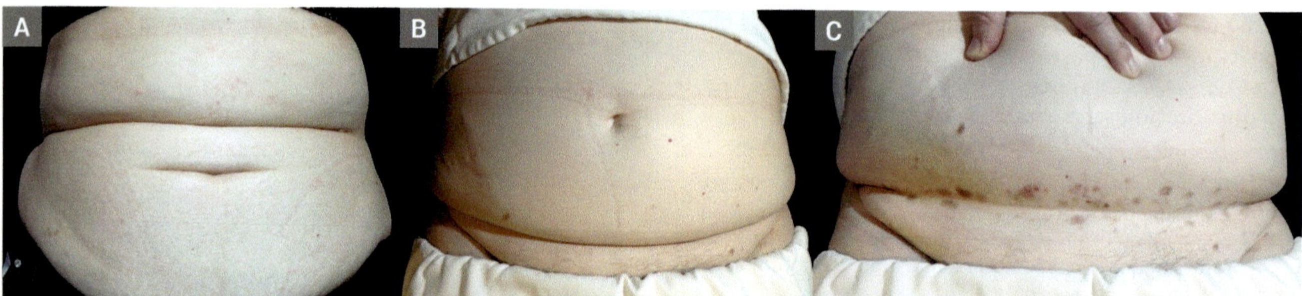

Figura 24-2. Observación de diferentes tipos de pliegue abdominal en personas con obesidad. **A)** Se observa un gran pliegue que va de una línea subcostal a otra, y otro pliegue menor que pasa justo por el ombligo. **B)** Se aprecia un gran pliegue que va de una cresta ilíaca a la otra. **C)** Al levantar el pliegue anterior, se observan abundantes lesiones cutáneas.

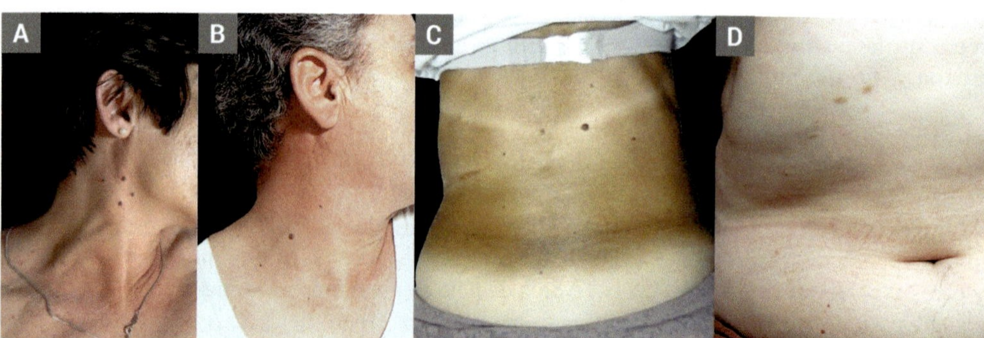

Figura 24-3. Observación de lesiones en la piel en zonas específicas. **A)** En mujer con síntomas sugerentes del ganglio cervical superior. **B)** En hombre con síntomas sugerentes del ganglio cervical inferior. **C)** En mujer con síntomas sugerentes del plexo celíaco. **D)** En mujer con cólicos biliares.

en el cuerpo responde a una combinación de factores genéticos, ambientales, fisiológicos y otros desconocidos, más que a la casualidad. En ocasiones, estas alteraciones dérmicas aparecen en zonas que coinciden con otros síntomas o en zonas de inervación del SNA que está relacionado con el proceso activo como, por ejemplo, en la zona del ganglio cervical superior o inferior, plexo celíaco o zona del segmento hepático (Fig. 24-3).

La localización de lesiones dérmicas sospechosas de malignidad o malignas, como carcinoma basocelular o melanoma, obviamente también proporcionan información y precisan valoración y tratamiento por un dermatólogo especializado.

Lipomas y acúmulos localizados de grasa

Los depósitos de grasa localizados pueden ser indicativos de que algo anómalo está sucediendo. A veces se asocian a factores hereditarios, como la acumulación de grasa en la zona de la giba cervical (grasa dorsocervical), pero siempre hay una individualidad en cada caso y otros factores que influyen en su aparición, tanto en el momento como en la intensidad (Fig. 24-4).

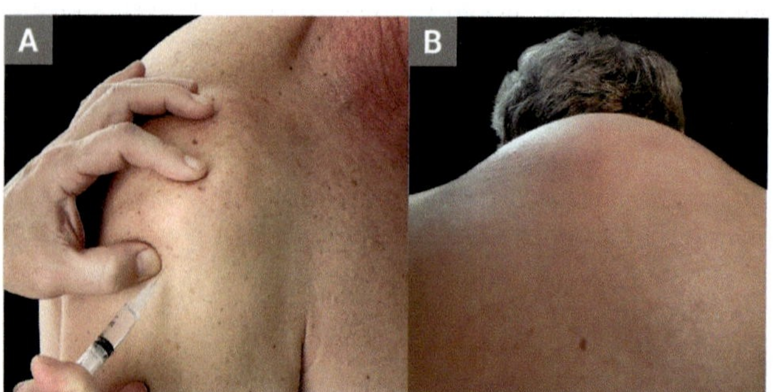

Figura 24-4. Observación de la piel. **A)** Inyección alrededor de un lipoma en hombro derecho en paciente con dolor en la cintura escapular del mismo lado. **B)** Acúmulo de grasa cervicodorsal.

La giba de tejido adiposo también puede observarse frecuentemente en la zona sacra.

Es común observar primero un reblandecimiento y luego una reducción del tamaño de la giba después de inyectar procaína a su alrededor durante una, dos o tres sesiones. En estos casos, la mejoría local no es el objetivo principal, sino más bien la consecuencia de una mejora tanto en la zona afectada como en lo que allí se estaba manifestando, lo cual implica el tono fascial, la vascularización, la postura y el metabolismo, entre otros aspectos.

Lipoatrofia

La lipoatrofia es una forma de lipodistrofia caracterizada por la pérdida local o generalizada del tejido adiposo subcutáneo. Puede tener diversas causas, desde factores genéticos a administración de fármacos (antirretrovirales, corticosteroides) o enfermedades crónicas, entre otras, y encontrarse en diferentes localizaciones. Como en el caso de las lesiones dérmicas benignas, su aparición en un lugar u otro del organismo puede orientar sobre las zonas a tratar.

Arañas vasculares e hipervascularización capilar

Las arañas vasculares o telangiectasias, al igual que las lesiones dérmicas benignas, tienden a manifestarse en respuesta a una diversidad de factores, incluyendo la genética, la edad, el estilo de vida, los cambios hormonales, la obesidad y la presencia de lesiones o traumas. Sin embargo, es importante destacar que, especialmente cuando estas lesiones presentan patrones atípicos, pueden indicar una sobrecarga o desequilibrio subyacente en áreas viscerales o somáticas específicas. Como se muestra en la **figura 24-5**, variaciones en la apariencia o localización de estas lesiones pueden servir como señales reflejas para identificar alteraciones más profundas.

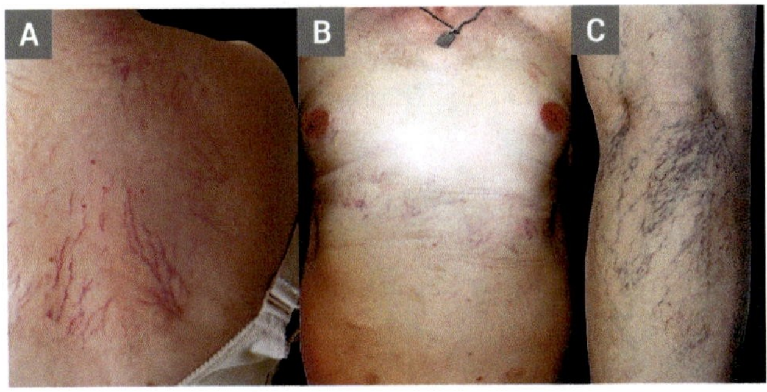

Figura 24-5. Observación de arañas vasculares en áreas específicas del cuerpo. **A)** En el tórax posterior en paciente con afección respiratoria crónica. **B)** En la zona abdominal superior en paciente con síntomas digestivos crónicos. **C)** En las piernas en paciente con piernas inquietas.

Erupciones cutáneas localizadas

Las erupciones cutáneas localizadas, que se caracterizan por alteraciones en el color y la textura de la piel, también pueden originarse por una diversidad de causas, y en su desarrollo hay implicación del SNA, la vascularización y el sistema inmunológico. Esto sugiere que tales erupciones pueden ser, en realidad, manifestaciones externas de otros procesos internos o reflejos viscerales en diferentes partes del cuerpo. Por lo tanto, el propósito de tratar estas lesiones mediante inyecciones de anestésico local no se centra tanto en la resolución de la erupción en sí, sino más bien en el proceso más profundo que subyace a su aparición y evolución.

En aquellas situaciones en las que el paciente presenta múltiples lesiones es recomendable preguntar cuál de ellas surgió primero, cuál presenta síntomas más intensos o cuál es percibida como más significativa por el paciente.

Cicatrices

Aunque al recoger la historia de vida se toma nota de las cicatrices, hay algunas que incluso el propio paciente desconoce y son un hallazgo de la exploración física, como es el caso de algunas personas de edad avanzada que en su infancia padecieron mastoiditis que precisó drenaje y no son conscientes de tener dicha cicatriz por no ser visible.

Otras cicatrices pueden haber sido olvidadas o no consideradas relevantes por el paciente, como las de caídas, accidentes en la infancia, drenajes de abscesos cutáneos o las de vacunas como la de la viruela o la tuberculosis, que se detectan mediante una inspección minuciosa. También existen cicatrices en zonas internas que pueden observarse y tratarse directamente con terapia neural, como en la cavidad bucal (v. **Cap. 36**) o en la vagina (v. **Cap. 47**).

Edemas locales

Los edemas localizados pueden originarse a partir de causas como insuficiencia venosa o linfática, infecciones, lesiones, reacciones alérgicas y traumatismos. En cada uno de estos casos hay una participación del SNA que relaciona dicho edema con otro proceso mayor.

Por ejemplo, un edema que se forma sobre una apófisis espinosa podría deberse a una irritación local en esa vértebra; sin embargo, también podría indicar una alteración a nivel visceral o articular.

Áreas de tensión fascial

Más adelante, en el apartado de palpación, se explica la importancia de la tensión en la fascia superficial. En ocasiones esta tensión puede ser perceptible a simple vista, manifestándose en alteraciones posturales (como un hombro más elevado o cambios en curvaturas), restricciones en la movilidad (zonas de rigidez que limitan el rango de movimiento), cambios visibles en la textura de la piel (se ve más tensa o con adherencias palpables) o áreas de congestión.

La mejora en el equilibrio funcional del SNA después de administrar un estímulo neuralterapéutico se puede evidenciar de diversas formas, como una respiración más relajada, la disminución o desaparición del dolor, o una reducción de la tensión fascial.

Piercings y tatuajes

La presencia de *piercings*, tatuajes, cicatrices u otros cuerpos extraños en el cuerpo debe evaluarse de manera individual, sin asumir automáticamente que estos elementos interfieran negativamente en el sistema del individuo. Mientras que algunas personas pueden tener múltiples *piercings* y tatuajes sin experimentar desequilibrios debido a ellos, en otras incluso un **único** *piercing* o tatuaje puede actuar como un desencadenante neuromodulador, afectando a su estabilidad sistémica.

Las características anatómicas del lugar donde se ubica el *piercing* o tatuaje pueden ser relevantes en el posible efecto de estos en la red nerviosa, como podrían ser la densidad de la inervación en esa zona o la predisposición generada por eventos previos. Además, el material empleado es otro factor que puede influir en cómo estos elementos afectan al tejido y al sistema en general.

Los *piercings* pueden estar hechos de diversos materiales, incluyendo metales como acero inoxidable, titanio, oro, platino y niobio. También se utilizan plásticos como teflón o bioplast, así como vidrio. En el caso de los tatuajes, los pigmentos empleados pueden ser de origen vegetal, animal o sintético, y suelen incorporar elementos como carbono, metales o sus compuestos, entre ellos óxidos de hierro, dióxido de titanio y sales de cromo y cobalto.

Sin embargo, la influencia de estos elementos sobre el individuo también está sujeta a la variabilidad que surge de factores personales y contextuales únicos. El momento vital en que decide hacerse un *piercing* o tatuaje –ya sea durante conflictos familiares, tras la pérdida de un ser querido, en una etapa de enamoramiento, al alcanzar un logro importante o al establecer nuevas metas– puede otorgar a estos símbolos corporales un profundo significado emocional y psicológico, con las correspondientes repercusiones.

No es posible establecer una regla general sobre el impacto de los *piercings* y tatuajes, ya que este depende de diversos factores individuales.

Patrones respiratorios

La respiración es un aspecto fácilmente observable. Muchos pacientes llegan a la visita con una respiración rápida y superficial, asociada a la activación del sistema nervioso simpático, característica del estrés y la ansiedad. Sin embargo, durante el tratamiento es habitual que esta respiración evolucione hacia un patrón más profundo y lento. Este cambio indica una relajación del sistema nervioso simpático, junto con una activación del parasimpático, lo que refleja un estado de calma y relajación, acompañado por una disminución de la frecuencia cardíaca y la presión arterial, así como una mejora en la digestión y la recuperación.

Es frecuente que el paciente suspire espontáneamente durante la sesión de terapia neural. Los **suspiros**, además de su efecto calmante y su asociación con emociones como el alivio, pueden formar parte de la transición hacia una mayor actividad parasimpática, funcionando como un «**reinicio**» para el sistema respiratorio, mejorando la apertura alveolar y el intercambio de gases.

La aparición de una respiración de mayor actividad simpática durante el tratamiento puede ser indicativo de la emergencia de emociones como el miedo o la ansiedad. Este cambio en el patrón respiratorio suele ir acompañado de otras señales, como gesticulación facial y tensión miofascial general o en áreas específicas. En estas situaciones, es importante establecer comunicación visual y verbal con el paciente, preguntándole cómo se siente, si reconoce la emoción que está surgiendo y si siente la necesidad de expresarla, por ejemplo, llorando. En la mayoría de las ocasiones no es necesario conocer conscientemente el origen de la emoción; se trata sencillamente de una liberación automática que genera y gestiona el propio organismo. En ese contexto se puede preguntar al paciente si siente un nudo, tensión o bloqueo en alguna parte de su cuerpo. Si la respuesta es afirmativa, es recomendable palpar esas áreas e inyectarlas con anestésico local. Con frecuencia, esta inyección, personalizada y adaptada al momento, puede resultar muy liberadora, tanto física como emocionalmente.

Ruidos peristálticos

Es normal que se escuchen ruidos peristálticos al inicio de una sesión de terapia neural o justo después de una inyección específica en cualquier parte del cuerpo, no necesariamente al inyectar en el abdomen. Estos sonidos son perceptibles tanto para el paciente como para el terapeuta y a menudo van acompañados de una sensación de relajación, tanto abdominal como general. Este fenómeno indica una transición hacia un estado predominante del sistema nervioso parasimpático.

Voz

La voz del paciente puede ser una fuente de información sobre su estado general de salud y el funcionamiento de su SNA, así como orientar sobre posibles alteraciones sistémicas. Es posible identificar disfonías o afonías relacionadas con disautonomía, variaciones en la modulación vocal o una voz nasal asociada a obstrucción nasal de diferente origen. Una voz entrecortada puede sugerir alteraciones respiratorias como enfermedad pulmonar obstructiva crónica o ansiedad, mientras que una voz gangosa es común en las alteraciones amigdalares. Estas características vocales aportan información relevante no solo de la causa que las provoca, sino también de sus consecuencias en otros sistemas que pueden verse afectados y que también podrían beneficiarse del tratamiento con terapia neural.

Transpiración

Tanto una transpiración excesiva, generalizada o por zonas, como la falta de transpiración (hipohidrosis o anhidrosis) informan del estado del SNA del paciente, especialmente de la función simpática, ya que el sistema nervioso simpático es responsable de la regulación de las glándulas sudoríparas.

Asimetrías

Se pueden observar asimetrías en la postura corporal, en el tono y trofismo de los tejidos, en la expresión facial, en la forma de la cara y en la movilidad, que pueden ser de utilidad para orientar el tratamiento a seguir en algunos casos, así como para valorar la evolución del paciente.

Historia de vida

Una paciente de 89 años consultó por dolor en la rodilla izquierda, irradiado hacia la cadera ipsilateral, que había comenzado hacía 2 años y medio. El dolor, de intensidad 10/10, no mejoraba con el tratamiento con fentanilo. El dolor empeoraba al estar de pie, pero mejoraba al sentarse y flexionar la pierna sobre el abdomen, presionando la rodilla contra el mismo, mostrando una notable agilidad articular para su edad. Estaba muy ansiosa debido al dolor y su intensidad, lo que le provocaba un gran malestar y había perdido 10 kg desde el inicio de los síntomas. Por este motivo fue remitida a psiquiatría, donde recibió tratamiento con clonazepam, perfenazina, olanzapina y ondansetrón.

No refería antecedentes traumáticos ni una causa clara que explicara su dolor, a pesar de haberse realizado varias pruebas (resonancia magnética nuclear, radiografía y electromiograma). Entre sus antecedentes destacaban hipertensión arterial en tratamiento, fractura de tibia y peroné en la pierna izquierda 20 años atrás, polimialgia reumática en remisión, colecistectomía, fractura de tres vértebras lumbares por una caída 8 meses antes del inicio del dolor, hepatitis B y una cicatriz en la pierna izquierda por la mordedura de un perro en su infancia.

En la primera visita se inyectó procaína en las zonas segmentarias de la rodilla y la cadera izquierdas, en la cicatriz de la mordedura en la pierna izquierda y en los puntos de la zona lumbar. Un mes después la paciente regresó para seguimiento sin experimentar mejoría en el dolor. Durante la entrevista adoptó nuevamente su postura antiálgica, con la pierna flexionada sobre el abdomen. Ese día llevaba una falda, lo que dejó al descubierto una cicatriz vertical en la parte interna de la rodilla izquierda. Al preguntarle sobre ella, recordó que era una cicatriz de la infancia, producto de un accidente jugando con un cuchillo, y que no mencionó en la primera visita porque no la recordaba.

Al acostarse en la camilla, se confirmó que la cicatriz no era evidente en su postura habitual, ya que quedaba camuflada entre las arrugas de su piel. Tras inyectar en esta cicatriz, la paciente experimentó un fenómeno en segundos, con la desaparición completa del dolor. En un control telefónico 3 meses después, la paciente continuaba sin dolor.

PALPACIÓN

A continuación, se describen aspectos que deben tenerse en cuenta al realizar la palpación en el contacto de la terapia neural (Vídeo 24-1).

Generalidades

La palpación es una herramienta irreemplazable y fundamental en la exploración clínica, abarcando tanto la semiología como la semiótica médica, y forma parte integral de la práctica médica cotidiana. Aunque no se excluye el enfoque semiológico, en este capítulo se centra en el uso de la palpación para percibir matices vinculados con la aplicación de la terapia neural.

A través de la palpación se pueden percibir y evaluar sensaciones relacionadas con los procesos fisiológicos internos a diferentes niveles de profundidad del cuerpo, permitiendo detectar tensiones, desequilibrios o áreas de dolor que el paciente podría no percibir plenamente, pero que afectan a su bienestar. De este modo, la palpación permite identificar con precisión puntos clave para la terapia neural. Además, a través de la palpación es posible explorar aspectos psicoemocionales que se manifiestan como tensiones, dolor, pérdida de movilidad o engrosamientos en los tejidos.

El aprendizaje de la palpación es un proceso gradual que requiere práctica constante y paciente con cada individuo, sin precipitarse en obtener resultados inmediatos. Esto permite desarrollar una sensibilidad cada vez más fina para detectar las variaciones sutiles en el cuerpo del paciente.

La información obtenida mediante la palpación es única y no puede ser reemplazada por pruebas diagnósticas complementarias o análisis clínicos. Además, la palpación permite descubrir signos que pueden no haber sido evidentes durante la anamnesis o la observación visual.

La tensión fascial sostenida puede formar adherencias a los tejidos subyacentes que no se evidencian en pruebas radiológicas ni en otras, pero que se pueden comportar como un tejido cicatricial que se fusiona con las fibras musculares, pudiendo limitar su movilidad y causar dolor. También pueden afectar a la vascularización e inervación del entorno, desencadenando síntomas locales o como un desencadenante neuromodulador. Por este motivo la palpación se convierte en un importante método para poner de manifiesto zonas silentes de alteración tisular que repercuten en el tejido conectivo, fibras nerviosas y vasos, entre otros, sin manifestar síntomas perceptibles hasta que se le aplica presión adicional durante la palpación (Fig. 24-6).

Puede suceder que la palpación revele signos de alteración mientras las exploraciones complementarias muestran resultados dentro de los rangos normales, entre otras razones porque la enfermedad se encuentra en una fase temprana, aún no detectable por los métodos de diagnóstico de laboratorio o imagen, o porque el tipo de alteración no es identificable mediante dichas pruebas.

Aunque no siempre se pueda determinar un origen específico para la hiperalgesia o la tensión, estos signos son importantes tanto para identificar puntos reflejos específicos como para monitorear la evolución del paciente.

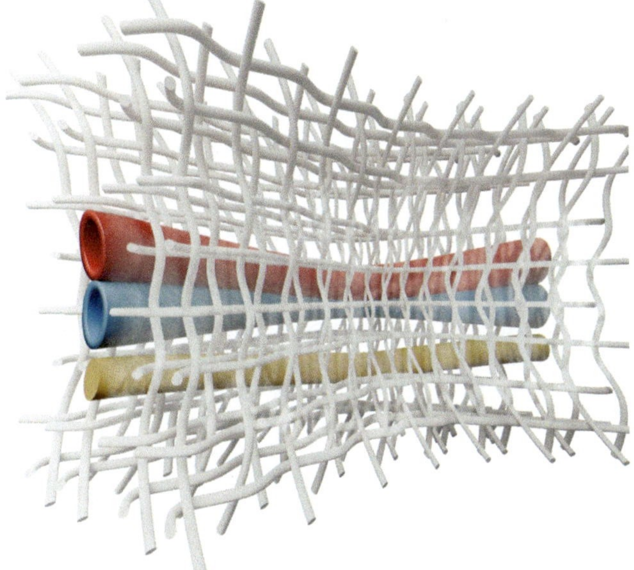

Figura 24-6. Impacto de la tensión fascial sostenida. La tensión fascial sostenida puede generar adherencias con los tejidos subyacentes, afectando la vascularización y la inervación local. Al fusionarse con las fibras musculares, puede limitar la movilidad, provocar dolor y otros síntomas locales, además de actuar como un desencadenante neuromodulador. Estas zonas de restricción son detectables mediante palpación, pero no visibles en estudios de imagenología convencional.

A pesar de que varios autores han formulado reglas detalladas en la proyección de signos para establecer la lateralidad, afectación metamérica o patrones específicos de inervación simpática, como la organización por cuadrantes, otros autores consideran que, si bien estos principios deben tenerse en cuenta, no deben ser limitantes o excluyentes en la exploración, diagnóstico o tratamiento en la práctica de la terapia neural. Esto se debe a la complejidad y la multiplicidad de factores que pueden influir en cómo se manifiesta una alteración cualquiera en una zona concreta de los tejidos superficiales.

Por ejemplo, considérese el caso de una paciente que sufre de cefaleas hemicraneales en el lado izquierdo, tensión en la zona cervical y escapular –también predominante en el lado izquierdo–, limitación funcional en el hombro izquierdo, dolor en la articulación sacroilíaca izquierda y fascitis plantar en el mismo lado. Estos síntomas sugieren claramente un patrón de lateralidad; sin embargo, esto no necesariamente implica que la causa subyacente se encuentre en el lado izquierdo del cuerpo. Frecuentemente tales síntomas están asociados con el área del trigémino, especialmente en relación con problemas bucodentales. En el caso que se está discutiendo, si se identifica que la paciente tiene un cordal inferior izquierdo retenido e impactado, sería razonable considerarlo como un posible factor primario de este patrón lateral. No obstante, debe adoptarse una perspectiva más holística y tener en cuenta otros factores potenciales. La presencia de un cordal retenido e impactado no siempre se manifiesta clínicamente con una lateralidad evidente; en ocasiones, si lo hace, podría ser en el lado opuesto como parte de una reacción compensatoria, influida por otros aspectos individuales y únicos del paciente.

Importancia del sistema fascial en la palpación

Como ya se explicó en el capítulo 7, el **sistema fascial** es una extensa red de tejido conjuntivo que permea todo el cuerpo, estableciendo una estructura tridimensional interconectada que va desde las capas más superficiales hasta las más profundas, asegurando una continuidad entre las distintas regiones corporales. Este tejido actúa como un estroma de soporte para otros tejidos y órganos, donde la matriz extracelular juega un papel regulador básico facilitando la transmisión y el almacenamiento de información a través de una dinámica similar a la sinapsis, y participando en procesos como la sensibilización periférica y central, la interacción neuroinmune y la somatización de las emociones, mediada principalmente por el SNA y el sistema endocrino. Por lo tanto, desempeña una función importante en el proceso patológico desde una perspectiva relacional.

En la **terapia neural** el sistema fascial tiene una especial relevancia debido al papel que realiza en la integración de la información somática, visceral y emocional, así como en la adaptabilidad frente al estrés, en cualquiera de los niveles en los que se pueda originar. De este modo, identificar zonas de estrés fascial significa localizar reflejos de desequilibrios en otros niveles, convirtiéndose en puntos clave para la aplicación del estímulo terapéutico neural que active los mecanismos de autorregulación del cuerpo mediante su conexión con el SNA.

La **fascia superficial** se extiende bajo la dermis, integrándose con ella desde la cabeza hasta los pies, formando una capa de tejido subcutáneo que facilita el deslizamiento de la piel y la regulación de los flujos sanguíneo y linfático. La movilidad cutánea está vinculada al grado de adherencia entre la piel y la fascia superficial.

Su **accesibilidad a través de la palpación** la convierte en un medio privilegiado para acceder a la información que en ella converge, reflejando el estado global del organismo y permitiendo intervenciones terapéuticas que pueden influir significativamente en la fisiología visceral, la percepción interoceptiva y las sensaciones emocionales.

Por otro lado, la **fascia profunda** está intrínsecamente ligada al tejido aponeurótico y al tejido conjuntivo que envuelve las fibras musculares, formando una unidad inseparable en la que cada elemento contribuye al soporte estructural, la protección y la transmisión de fuerzas y la distribución de vasos sanguíneos y nervios. Debido a esta integración funcional, es más adecuado referirse a esta interacción como **miofascia.**

En la región abdominal, las serosas viscerales, ligamentos, mesos y fascias de coalescencia son una muestra de la complejidad de las relaciones mecánicas y reflejas entre las vísceras y la pared ósea o miofascial de la cavidad que las contiene. Estas relaciones abarcan reflejos viscerosomáticos, somatoviscerales, viscerroviscerales, somatosomáticos, viscerosimpáticos y somatosimpáticos, resaltando la importancia de la integración funcional del sistema fascial en el proceso patológico y en el de la respuesta terapéutica.

Consideraciones preliminares

La palpación es un proceso que requiere una atención plena y concentración en las manos. Es importante adoptar una posición cómoda, también por parte del terapeuta, para minimizar estímulos que pueden desviar la atención, como las tensiones corporales. En momentos específicos puede ser útil desenfocar o desviar la mirada para centrarse mejor en la percepción táctil.

La interacción con el paciente debe ser constante y fluida, tanto a nivel verbal como visual. El paciente es quien mejor conoce su cuerpo y puede indicar con precisión dónde y cómo siente molestias, irradiaciones o cualquier sensación peculiar al ser palpado. Aunque no siempre verbalice lo que siente, sus expresiones faciales, como el fruncir el ceño, buscar la mirada del terapeuta o gestos de dolor pueden ser indicativos de su experiencia.

Es preferible evitar el uso de guantes, geles o aceites durante la palpación para no distorsionar las sensaciones y la información obtenida.

Se puede palpar con ambas manos, para tener una idea general del tejido de la zona a explorar, con la mano dominante o directamente con la mano no dominante, de manera que con la otra puede sostenerse la aguja preparada para inyectar. Hacerlo de una u otra manera depende de la preferencia del médico y su habilidad.

Fases de la palpación

Las fases de la palpación son:

1. **Primer contacto**: este es un momento importante en la relación médico-paciente. Debe hacerse con suavidad y sin ejercer ninguna presión, observando la reacción del paciente, la temperatura cutánea y el grado de sudoración. Un movimiento muy superficial y leve, apenas un roce, permite detectar irregularidades en la piel.
2. **Presión leve**: con los dedos o la palma de la mano, se aplica una ligera presión para evaluar la tensión de la fascia superficial. Movimientos iniciales suaves, deslizando la dermis, ayudan a identificar resistencias y sensibilidades en las capas más superficiales.
3. **Pliegue rodado**: levantando la piel y las capas subyacentes manteniéndolas entre el pulgar y los dedos índice y medio, se avanza manteniendo el pliegue formado. De esta manera se ponen de manifiesto alteraciones como afecciones en la matriz extracelular subcutánea, adherencias, engrosamientos conectivos o áreas hiperalgésicas.
4. **Presión aumentada**: al incrementar la presión es posible palpar el plano fascial profundo y miofascial, identificando resistencias, tensiones y puntos gatillo.
5. **Palpación profunda**: permite explorar el nivel visceral, importante tanto para detectar megalias y tumoraciones como tensiones, limitaciones de movilidad y sensibilidad del entorno visceral. Estas últimas tienen su valor semiótico debido a que son alteraciones no siempre identificables mediante pruebas complementarias.
6. **Palpación osteoarticular**: la palpación periostal, periarticular, tendinosa y ligamentosa es valiosa para identificar puntos de trauma previo, incluidas las cicatrices periostales y los puntos dolorosos de estructuras óseas.

Zonas de palpación

Por diversas razones no es práctico ni necesario llevar a cabo una palpación exhaustiva de la cabeza a los pies en cada paciente. Aunque la anamnesis puede guiar hacia ciertas áreas específicas para palpar, es importante que esto no limite la exploración. Por ejemplo, si un paciente presenta síntomas digestivos, resulta razonable realizar una palpación del abdomen; sin embargo, estos síntomas son una manifestación de una situación más compleja que puede no estar limitada únicamente al área abdominal.

Un sistema complejo e integrado como el ser humano reacciona a los estímulos de manera global y, por lo tanto, todo el cuerpo está involucrado en los movimientos que puedan darse en cualquier nivel. Sin embargo, debido principalmente a la anatomía del cuerpo humano, especialmente de los sistemas nervioso y fascial, existen áreas del cuerpo en las que los reflejos de alteraciones viscerales son más comunes, como la zona toracolumbar en casos de afecciones viscerales abdominales o la conexión trigémino-cervical (v. el complejo cervicotrigeminal en los **capítulos 6**, **33** y **35**).

Del mismo modo, existen patrones de respuestas somáticas más frecuentes ante experiencias emocionales, como pueden ser la sensación de tensión, dolor o presión en la zona diafragmática, esternal, suboccipital o temporomandibular.

Cabeza y zona suboccipital

La cabeza es una de las regiones en la que se acumulan más tensiones, originadas tanto por factores emocionales como por irritaciones en el área del trigémino, particularmente en contextos bucodentales, entre otros. Para facilitar la palpación se recomienda que el paciente, acostado en decúbito supino, repose su cabeza sobre una almohada. Al girar la cabeza hacia el lado contrario se pueden palpar las zonas temporoparietal, temporomandibular y suboccipital y mastoidea, que son las áreas donde se suele acumular mayor tensión.

Conforme se describe en el capítulo dedicado a la cabeza y el cuero cabelludo (v. **Cap. 34**), las tensiones en esta área se tratan mediante inyecciones subcutáneas dirigidas a influir en las diferentes capas fasciales, y en algunos casos se inyecta a nivel miofascial, como en la zona temporal (v. **Fig. 34-6**).

Sin embargo, en la región suboccipital las inyecciones suelen realizarse a nivel miofascial (v. **Fig. 34-7**), ya que los múltiples músculos insertados en las líneas occipitales, junto con las fascias asociadas, tienden a acumular tensiones derivadas no solo de la columna vertebral, sino también de las extremidades y el aparato estomatognático. En esta área se aconseja inyectar procaína de manera suave y progresiva, avanzando la aguja hasta alcanzar una profundidad aproximada de 2 cm. Este proceso suele desencadenar una rápida respuesta de liberación de tensión miofascial que puede extenderse a la cabeza, la cara o la musculatura paravertebral completa.

El triángulo occipital se explora e inyecta mejor con el paciente sentado (v. **Cap. 34**).

Boca

La palpación bucal se efectúa utilizando el dedo índice protegido por un dedil (más ecológico y económico) (v. **Cap. 29**) o un guante de látex. Con una presión suave, el dedo se desplaza a lo largo de los surcos vestibulares, tanto maxilares como mandibulares. Las zonas de tensión suelen ser percibidas como dolorosas por el paciente. En dichos puntos se inyectan 0,3 mL de procaína submucosa, lo que generalmente resulta en una liberación inmediata de la tensión no solo en el tejido miofascial oral, sino también en sus áreas de proyección (**Fig. 24-7**).

En el caso de detectar tensión y/o dolor en las áreas vestibulares posterosuperiores, es recomendable administrar entre 0,5 y 1 mL de anestésico local. Para ello, la aguja se introduce hasta una profundidad de 2 cm, bajo un ángulo de 45° en dirección medial para facilitar el alivio de la tensión en los músculos pterigoideos medial y lateral, así como en el tejido conjuntivo de la zona, que a menudo se encuentra bajo gran tensión (v. **Cap. 27**).

Aunque es menos común, también es posible identificar tensiones en el suelo de la boca.

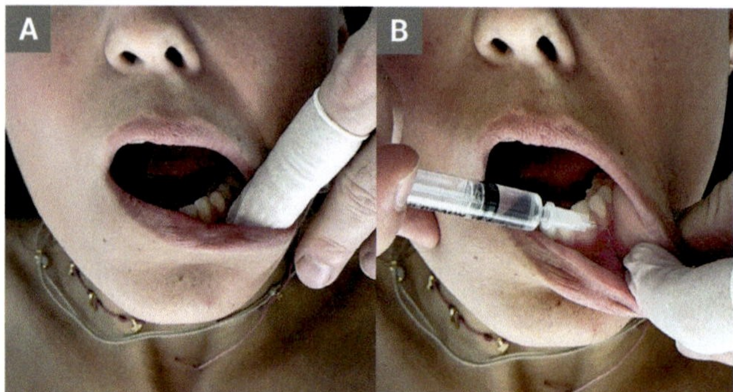

Figura 24-7. Punto de tensión mucofascial en la boca. **A)** Palpación. **B)** Inyección.

Cervical

La cadena simpática cervical, los nervios vago y glosofaríngeo, y los nervios espinales y sus ramas, junto con las fascias y los músculos cervicales, convierten la zona cervical en un área de concentración de tensiones procedentes fundamentalmente de la cabeza, el aparato estomatognático, la cintura escapular, las extremidades superiores, la caja torácica, la zona diafragmática, las vísceras abdominales y la zona lumbosacra (v. **Cap. 41**).

El **músculo platisma** o **cutáneo del cuello** es una fina pero extensa lámina muscular que se encuentra en la región anterolateral del cuello, inmerso en el tejido celular subcutáneo del cuello, dentro de la fascia cervical superficial. Se extiende desde la parte superior del tórax hasta el borde inferior de la mandíbula, con una función significativa en la expresión facial de las emociones, especialmente para denotar tensión o estrés, conectando la estructura miofascial con la expresión facial y la comunicación no verbal a través del SNA (v. **Fig. 7-3A**).

Las tensiones cervicales superficiales, gracias a su accesibilidad, pueden identificarse y liberarse eficazmente mediante inyecciones subcutáneas guiadas por la palpación. La administración lenta de 0,5 a 1 mL de procaína a menudo resulta en una liberación gradual de la fascia cervical superficial. Este proceso no solo conduce a la relajación de los músculos y órganos cervicales, sino también de otras estructuras conectadas, proporcionando así alivio tanto a nivel local como general.

Tras esta intervención inicial, una palpación más profunda permite identificar y abordar tensiones en otras estructuras cervicales más profundas. Esto incluye tensiones miofasciales y en fascias más profundas, como la fascia carotídea, el suelo de la boca y la región laríngea.

Cintura escapular

La cintura escapular tiende a acumular tensión debido a factores como las alteraciones en las extremidades superiores y en las regiones torácica, cervical y craneal. Esta tendencia se ve exacerbada por mantener posturas no fisiológicas de manera continuada, estrés y componentes emocionales intensos. Los músculos más afectados por esta tensión suelen ser el pectoral (v. **Fig. 7-3B**), el trapecio (v. **Fig. 30-5**), el elevador de la escápula, los romboides, el deltoides y los componentes del manguito rotador.

Para abordar esta tensión la palpación debe comenzar en la superficie, permitiendo identificar la tensión manifestada a través de la fascia superficial. La inyección subcutánea del anestésico local en los puntos tensos, justo entre la piel y el músculo, puede desencadenar una liberación amplia y significativa, afectando a varios músculos o incluso a la fascia en su conjunto. En función de la tensión palpada, seguidamente se puede inyectar en el tejido muscular. En este caso es común observar sacudidas musculares de liberación, típicas de los puntos gatillo.

Tras la liberación de estas tensiones es habitual notar una mejora en la postura, relajación de los hombros, las escápulas y la zona cervical, así como una respiración más profunda y sosegada, evidenciando un alivio de la tensión y menor excitación simpática.

Zona esternal

La zona esternal, junto con el resto de la pared torácica, puede proyectar patología orgánica o funcional de los órganos torácicos mediante el reflejo viscerocutáneo y la conexión fascial. Esta área, sin embargo, se distingue como un sitio particularmente sensible a la proyección emocional. Si bien es cierto que las emociones intensas pueden somatizarse en esta zona con sensaciones como pesadez, nudos, pinchazos, palpitaciones o dificultades respiratorias, es importante no etiquetar esta región exclusivamente como la zona emocional o referirse a sus puntos como puntos emocionales. La somatización es individual, y una persona puede manifestar físicamente sus emociones en la zona esternal y en otras áreas simultáneamente.

Para un tratamiento más personalizado y efectivo se recomienda iniciar con una palpación superficial, examinando la movilidad, adherencia o sensibilidad de la piel. Posteriormente se puede aplicar una presión más focalizada sobre el esternón. Aunque el pliegue rodado no siempre es aplicable en esta zona y puede ser doloroso, debería considerarse como una técnica útil y a tener en cuenta habitualmente.

Tras identificar los puntos de tensión, se inyectan subcutáneamente, depositando aproximadamente 1 mL de procaína entre la piel y el hueso esternal. Luego se difunde el líquido con un suave masaje para maximizar su efecto.

Zona diafragmática

La influencia del diafragma sobre la función visceral se manifiesta claramente a través de sus extensas conexiones con estructuras viscerales cercanas. Esto incluye ligamentos que lo vinculan con órganos como el hígado, estómago, colon, pericardio y esófago, además de su relación con la fascia renal y suprarrenal, el peritoneo y la pleura. Estas conexiones hacen del diafragma no solo una pieza clave en la fisiología corporal, sino también una zona frecuente para la proyección de síntomas psicosomáticos.

Es recomendable realizar una palpación del área diafragmática en todos los pacientes, sin importar el motivo de la consulta, debido a la relevancia de sus conexiones directas o indirectas con diversos órganos y tejidos.

Se empieza colocando suavemente la mano sobre el abdomen superior para evaluar la tensión en la piel y la fascia superficial, valorando tanto la tensión general de la zona como en puntos específicos, como la apófisis xifoides. A continuación se incrementa gradualmente la presión, deslizando los dedos por debajo de las costillas y profundizando en un ángulo de 45° hacia craneal, para explorar la tensión miofascial.

Se recomienda empezar con una inyección dérmica y subcutánea, observando cualquier liberación de tensión en la zona. Posteriormente se avanza la aguja siguiendo la dirección establecida por la palpación previa, hasta una profundidad de 2-3 cm, ajustando la profundidad según el paciente e inyectando entre 1 y 3 mL de procaína, según la tensión encontrada. En algunos casos el paciente puede experimentar una liberación inmediata, tanto local como general. En situaciones de mucha tensión puede aparecer un dolor reflejo dorsal, que el paciente suele describir como una contracción súbita e intensa, que no suele tener mayores consecuencias (Fig. 24-8).

Frecuentemente, tras la liberación de la tensión diafragmática se oye un movimiento peristáltico, se siente una relajación abdominal, se observa una respiración más profunda, suspiros e incluso, en ciertos casos, manifestaciones de liberación emocional. Todo ello indicativo de un rápido cambio de tono hipersimpático a vagal.

Abdomen

Las lesiones de los órganos abdominales y pélvicos, detectadas por los nociceptores viscerales, se manifiestan en la piel, músculo y fascia de la pared abdominal a través de la vía simpática. Asimismo, la zona abdominal es un sitio común de psicosomatización. En lugar de centrarse en inyectar áreas predefinidas basadas en la inervación segmental con la intención de actuar sobre órganos específicos, es recomendable llevar a cabo un tratamiento más personalizado basado en la palpación, tanto superficial como profunda. El pliegue rodado es una técnica particularmente útil en la exploración de la pared abdominal.

El anestésico local se administra en los puntos sensibles encontrados, comenzando en el nivel dérmico (con o sin formación de pápula) y extendiéndose al tejido subcutáneo. Cuando se percibe tensión en capas más profundas, la aguja se dirige hacia el punto de tensión específico, habitualmente miofascial. En algunos casos la profundidad de la inyección puede aproximarse a la región peritoneal (v. Fig. 24-8). Estas inyecciones suelen desencadenar signos de una mayor actividad parasimpática, incluyendo sensaciones de relajación tanto abdominal como general, ruidos peristálticos y una reducción en la distensión abdominal.

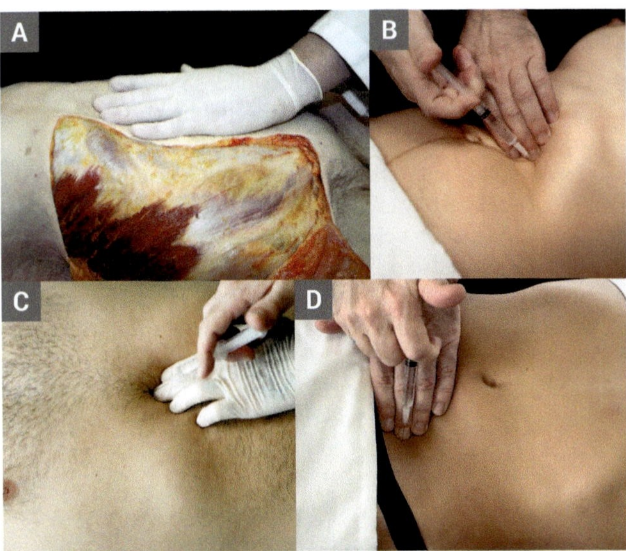

Figura 24-8. Palpación e inyección en puntos de tensión fascial o miofascial. **A)** Disección de la fascia superficial del abdomen. **B)** En tensión miofascial subcostal o diafragmática. **C)** En tensión miofascial en apófisis xifoides. **D)** En tensión miofascial en fosa ilíaca izquierda.

También es frecuente encontrar tensión en las fosas ilíacas, sobre todo relacionadas con afecciones de las extremidades inferiores o las vísceras pélvicas, que se tratan en el apartado *Pelvis y cintura pélvica* de este capítulo.

Ombligo

En el abdomen también se encuentra la cicatriz del **ombligo**, remanente de la unión del cordón umbilical a la pared abdominal durante el desarrollo fetal.

La palpación del ombligo y su inyección con anestésico local en el contexto de la terapia neural puede resultar útil en diferentes situaciones, desde patología digestiva, ginecológica o urinaria a problemas psicoemocionales que pueden proyectarse en esa área por la conexión simbólica que el inconsciente del paciente establece en ese lugar, desde problemas en el propio embarazo o parto a dificultades en la relación con la madre o con el propio linaje.

Es un punto que frecuentemente es inyectado en pacientes infantes que han padecido sufrimiento fetal o patología en las etapas del embarazo o parto.

Mantiene una estrecha relación con estructuras y órganos abdominales a través del sistema fascial y conexiones neurovasculares como:

- **La fascia abdominal superficial y profunda**, que a su vez se relaciona con los órganos intraabdominales a través de la fascia *transversalis* y la aponeurosis de la musculatura abdominal.
- **El sistema nervioso simpático** a través de los nervios espinales, principalmente de T10.
- **Relaciones viscerales embriológicas**, especialmente con el intestino delgado, que se establecen en la etapa fetal a través del conducto onfalomesentérico hasta la quinta o

décima semana de gestación, momento en el cual se oblitera hasta desaparecer.

- **Conexiones vasculares** a través de los restos de la arteria umbilical y el ligamento redondo del hígado (antes vena umbilical), que en la vida fetal conectan el ombligo con la circulación placentaria. Estas estructuras se obliteran poco después del parto y existen como vestigio en la edad adulta.
- **Conexión con la vejiga urinaria a través del ligamento umbilical medio o ligamento del uraco.** El uraco es un conducto que conecta la vejiga urinaria con el ombligo y facilita la eliminación de la orina hacia el saco amniótico durante el desarrollo fetal. Tras el nacimiento, este se oblitera dando lugar al ligamento umbilical medio, remanente fibroso que se extiende desde la parte superior de la vejiga hasta el ombligo.

Además, los vínculos vestigiales del ombligo pueden desempeñar un papel importante en la formación de adherencias posquirúrgicas o en la generación de tensiones dentro del sistema miofascial, donde la cicatriz del ombligo puede ser un punto de acceso para liberarlas.

A través de la palpación del ombligo, incluyendo sus paredes, fondo y el tejido circundante, es posible identificar áreas de tensión que pueden ser liberadas mediante la inyección de anestésico local.

Es importante tener en cuenta que puede ser un área sensible para muchos pacientes, por lo que antes de palpar, y por ende antes de inyectar, es preciso advertir y pedir permiso al paciente para realizar dicha palpación e inyección, y respetar su decisión en ese momento.

Espalda

Aproximadamente el 70 % de las fibras del sistema nervioso simpático acompañan la rama dorsal de los nervios espinales. Esto significa que, a nivel segmental, las alteraciones tienden a manifestarse principalmente en la piel y el tejido subcutáneo de la región dorsolumbar. Para explorar esta área se emplea frecuentemente la **técnica del pliegue rodado**, realizada sobre la piel aproximadamente a dos dedos de distancia lateral de la línea media de las apófisis espinosas. Esta técnica manual es particularmente efectiva para detectar zonas específicas de hiperalgesia y adherencias cutáneas, las cuales suelen indicar un incremento en la tonicidad miofascial asociada con reflejos viscerales simpáticos.

Inicialmente se inyecta en la capa dérmica y subcutánea, seguida por el avance perpendicular de la aguja hacia el plano miofascial, liberando procaína durante el proceso. La profundidad de la inyección varía entre 2 y 4 cm, dependiendo del paciente. Basándose en los hallazgos de la palpación, las inyecciones pueden extenderse en los ligamentos interapofisarios, en el área de las facetas articulares y/o en el espacio paravertebral.

Pelvis y cintura pélvica

La pelvis y la cintura pélvica a menudo no reciben la atención que merecen como zonas propensas a la acumulación de tensión, a pesar de ser una zona de transmisión de cargas entre el esqueleto axial y las extremidades inferiores, fundamental en el equilibrio y la postura, y proyectar lesiones de los órganos pélvicos que alberga.

La tensión puede acumularse tanto en la estructura musculoesquelética como en los tejidos blandos de la zona. Los músculos que suelen tensarse predominantemente son el psoas-ilíaco, piriformes, glúteos, cuadrado lumbar, aductores e isquiotibiales, junto a la fascia lumbar y los ligamentos sacroilíacos e ilieolumbares. La liberación de estas tensiones comienza con inyecciones a nivel subcutáneo, seguidas del nivel miofascial según la profundidad de la tensión palpada, que puede llegar a 4 cm.

También es frecuente encontrar tensión en las fosas ilíacas, sobre todo relacionadas con afecciones de las extremidades inferiores o de las vísceras pélvicas. Una vez localizada la tensión, se inyecta subcutáneamente y luego se continúa en profundidad, guiado por la palpación, frecuentemente en dirección a 45° caudal y lateral, como adentrándose en la fosa ilíaca.

La exploración e inyección de la zona perineal se explica en el capítulo dedicado a la zona genital externa (v. Cap. 47).

Extremidades

A lo largo de las extremidades pueden identificarse tensiones que, aunque a menudo son silentes (como los puntos gatillo miofasciales), pueden relacionarse con síntomas distales (en manos o pies) o proximales (en las cinturas escapular o pélvica, o en la columna), viscerales o emocionales. Para una exploración efectiva, el paciente debe estar en posición prona o supina, para poder iniciar con una palpación superficial antes de adentrarse gradualmente en capas más profundas en aquellas áreas en las que se percibe tensión.

Las inyecciones comienzan a nivel subcutáneo, ya que esto a menudo es suficiente para inducir una respuesta de relajación miofascial. Esta reacción es perceptible tanto para el paciente como para el terapeuta a través de la palpación, por lo que es aconsejable que la mano que explora la zona mantenga una presión constante mientras se administra la inyección. Seguidamente se avanza la aguja de manera suave, liberando el anestésico local en el plano muscular, siguiendo en las áreas de tensión identificadas mediante palpación.

Es importante recordar que la **membrana interósea**, tanto en el brazo como en la pierna, también puede ser un sitio de acumulación de tensión.

Por ejemplo, cuando un paciente presenta dolor o inflamación en áreas como la mano o el pie, es recomendable comenzar con una palpación de toda la extremidad e inyectar en los puntos de tensión miofascial. En muchos casos la liberación de estas tensiones resulta en un alivio o desaparición de los síntomas distales, como pueden ser un dolor de rizartrosis o de fascitis plantar. Esto sugiere que tales afecciones podrían estar vinculadas a esas tensiones proximales, que a su vez forman parte de un proceso más global. Tras observar una rápida mejora inicial, es importante valorar la evolución a medio y largo plazo. Esto determinará si la liberación de las tensiones miofasciales de la extremidad ha desencadenado un proceso de autorregulación que ha culminado en un nuevo y mejor equilibrio funcional, o si persiste un factor desencadenante que vuelve a provocar tensión en la zona y los síntomas asociados.

Periostio y articulaciones

En situaciones de lesiones en el periostio, estructuras articulares y puntos de inserción tendinosa, en áreas donde sea factible, se puede realizar el signo del pliegue cutáneo para identificar y tratar la zona refleja en la piel relacionada con la lesión. Por otro lado, para examinar estructuras óseas profundas es necesario comprimir los tejidos blandos hasta alcanzar y percibir el borde óseo con los dedos, lo que permite aplicar presión directamente sobre él. En este caso, la aguja avanza suavemente hasta contactar con el hueso para depositar entre 0,5 y 1 mL de procaína después de retirar 1 mm la aguja.

En el caso de las articulaciones, es posible llevar a cabo una palpación precisa de los ligamentos o de la cápsula articular y proceder de manera similar con las inserciones tendinosas. Tras identificar el punto de mayor dolor, se inyecta procaína inicialmente en la dermis, acercando luego la aguja al punto más sensible, sin penetrarlo directamente, para permitir que el anestésico local difunda por el tejido y su entorno.

Cicatrices

La palpación de cicatrices de diferente origen es frecuente en el tratamiento con terapia neural. Como se detalla en el capítulo 30, no es necesario inyectar todas las cicatrices que presenta el paciente, aunque cualquiera de ellas podría ser un desencadenante neuromodulador.

Conviene empezar con una palpación superficial y suave, para valorar la textura o flexibilidad del tejido, y progresivamente ir profundizando para valorar planos más profundos y detectar otras tensiones o adherencias, incluso algo alejadas de la lesión en la piel. Es preciso palpar la cicatriz en sus diferentes planos, así como los tejidos de alrededor, para detectar tensión o adherencias de esta.

En ocasiones la cicatriz visible no se corresponde exactamente con la cicatriz en planos más profundos. Esto puede verse en la cicatrización de desgarros de tejido o en algunas cicatrices quirúrgicas, como en el caso de cesárea con incisión transversal baja (incisión de Pfannestiel), en la que la disección del plano muscular subaponeurótico consiste en irlo separando en sentido vertical, y al tratar dichas cicatrices es especialmente recomendable palpar los tejidos adyacentes para detectar y tratar esas otras cicatrices no visibles (pero palpables).

El tamaño y la condición de la cicatriz también determinan la palpación. En cicatrices extensas, con gran adherencia a planos profundos o con gran extensión de queloide, es preferible iniciar palpando los tejidos de rodean la cicatriz y empezar a liberar tensión en la proximidad con las inyecciones de anestésico local antes que inyectar directamente en la cicatriz (en esa sesión o en otro día). Palpar la propia cicatriz permitirá reconocer zonas especialmente tensas, y la manera de acceder a ellas variará en cada caso, perpendicularmente si es posible, o transversalmente, entrando desde porciones que se detectan menos tensas y accediendo a la parte más profunda de la tensión sin atravesar directamente las capas superficiales, que podría resultar más molesto.

Al igual que sucede con la cicatriz del ombligo, hay cicatrices que para el paciente tienen una sensibilidad especial, por ello es importante avisar y pedir permiso antes de palpar y, por descontado, antes de inyectar en determinadas zonas.

Palpación individualizada

Detectar las diferencias y sutilezas en los tejidos mediante la palpación con la finalidad de utilizar esta información en el tratamiento con terapia neural es una habilidad que se desarrolla progresivamente con la práctica cotidiana. Aunque se van a palpar las mismas estructuras (piel, tejido subcutáneo, miofascia, tejido óseo, órganos internos, etc.), existen diferencias entre la palpación y cómo estos tejidos se pueden percibir en función de la individualidad del paciente.

Palpación según la edad

La palpación en los niños tiene características especiales, de la misma manera que la propia sesión de terapia neural la tiene en este caso y el tipo de inyecciones que se realizarán. En niños muy pequeños, que precisan ayuda y sujeción para sostener la inmovilización necesaria para la seguridad de las punciones, el proceso de palpación es más ágil que en los adultos, y la sesión de inyecciones, más corta. Para hacer inyecciones dérmicas es recomendable pellizcar la piel, separándola del plano inferior. Es muy útil inicialmente palpar zonas tensas utilizando el pliegue rodado, y una vez identificadas proceder a inyectar, sin alternar palpación con inyección, como sí puede hacerse en adultos.

La palpación en los ancianos es más sutil que en una persona joven, ya que los tejidos pierden elasticidad, capa muscular y tejido subcutáneo en general, y parece palparse una uniformidad. Aun así pueden apreciarse tensiones miofasciales, así como adherencias de ciertas zonas a planos profundos. El pliegue rodado también es de gran utilidad en este caso.

Palpación según la condición física y el estado del tejido

Como sucede con los cambios en los tejidos relacionados con la edad, la palpación y la aplicación de la terapia neural deben adaptarse según la condición física del paciente.

En el caso de los deportistas, que suelen tener una gran masa muscular, puede ser necesario aplicar mayor presión para palpar estructuras profundas o aprender a percibir tensiones sutiles en una musculatura aparentemente normal que, sin embargo, puede estar causando dolor o molestia. Es importante en estos casos diferenciar entre un tejido miofascial fuerte y uno tenso.

En pacientes con obesidad, o con tejido adiposo concentrado, como en el abdomen, puede ser más difícil palpar tensiones a nivel más visceral o incluso en el diafragma. En este caso puede ser necesario ejercer más presión, o aprender a identificar las tensiones en la capa más superficial como reflejo de alteraciones en capas más profundas.

Si el pliegue rodado es complicado debido a la tensión en la zona afectada, pueden palparse directamente las áreas de tensión. En este caso el paciente puede señalar también si la zona o el punto le resulta doloroso durante la palpación.

La palpación como acompañante de las inyecciones de anestésico local

En la práctica cotidiana de la terapia neural, la palpación y el tacto son inseparables de la aplicación de inyecciones con anestésico local por diversos motivos.

El hecho de «tocar» como acompañante de la aplicación de la aguja es ampliamente reconocido, como cuando se dan golpecitos con la mano sobre la piel justo antes de realizar una inyección intramuscular para «distraer» las fibras nerviosas sensoriales y reducir la percepción de dolor. Neurofisiológicamente, esta observación está relacionada con la **teoría del control de compuerta** o *gate control theory* (v. **Cap. 10**, *Influencia en el control de entrada en el asta dorsal*).

Aplicado a la terapia neural, presionar el punto doloroso con la mano antes de la inyección, pellizcar el tejido superficial (como en la zona del nervio supraorbitario) o simplemente tocar el área suele reducir la molestia de la punción. Además, mantener la presión mientras se inyecta el anestésico local permite percibir cambios en los tejidos, lo que facilita evaluar el efecto del tratamiento en tiempo real.

En el caso de las inyecciones en puntos gatillo miofasciales, sostener el tejido también ayuda a prevenir hematomas, al limitar la amplitud de la respuesta de espasmo local (*twitch response*). El movimiento del músculo con la aguja dentro puede facilitar un hematoma.

Otra ventaja de utilizar la palpación y el tacto es que, al deprimir con el dedo, se acerca la estructura a inyectar a la piel, permitiendo utilizar una menor longitud de aguja en ciertos casos. Después de la inyección, un suave masaje en la zona tratada favorece la difusión del anestésico local a través de los tejidos.

Más allá de todo lo anterior, la estimulación táctil influye directamente en el SNA, activando el sistema parasimpático, favoreciendo la liberación de oxitocina y disminuyendo la producción de cortisol. Esto no solo disminuye la percepción del dolor, sino que también genera una mayor sensación de seguridad y confianza en el paciente a través de los mecanismos de neurocepción.

Historia de vida

Acudió a consulta un hombre de 58 años con dolor poliarticular de 4 años de evolución, diagnosticado como artrosis, habiendo descartado otras etiologías. El dolor era constante, con una intensidad variable entre 4 y 8, dependiendo del día y la actividad. Entre sus antecedentes destacaba una amigdalectomía en la infancia, que recordaba como un evento traumático, y una faringitis crónica, con crisis de odinofagia cuando se exponía al frío. Dada su historia de vida, se sospechó que la zona amigdalar y la cicatriz de la amigdalectomía podrían ser un desencadenante neuromodulador.

No obstante, al tratarse de la primera sesión de terapia neural para el paciente, se optó por comenzar inyectando algunos puntos de tensión miofascial, buscando un acercamiento más gradual y menos invasivo, en lugar de inyectar directamente en la cicatriz amigdalar y teniendo en cuenta que el paciente consultaba por dolores articulares. Sorprendentemente, tras inyectar un único punto de tensión fascial en la zona subdiafragmática, el paciente realizó una respiración profunda liberadora y reportó una mejoría del 80 % en sus dolores articulares.

A raíz de esta reacción positiva, se decidió continuar inyectando más puntos de tensión miofascial con el objetivo de reducir el tono simpático del paciente, lo que provocó un alivio general aún mayor.

Comentarios:

- Este tipo de mejoría rápida es conocida en terapia neural tras inyecciones en campos interferentes como cicatrices, polos amigdalares o dientes con irritación focal, pero no está descrito tras inyecciones en puntos de tensión fascial, los cuales solo pueden identificarse mediante palpación y no necesariamente son dolorosos para el paciente.
- Independientemente de la evolución posterior del paciente, este caso destaca la importancia de la palpación y la capacidad de un punto del sistema fascial para actuar como un campo interferente.
- No es posible determinar qué habría ocurrido si se hubiera inyectado inicialmente la zona amigdalar; es posible que también hubiera desencadenado una respuesta inmediata. En la interacción entre los diferentes sistemas de un individuo, intervenir en un punto crítico de uno de ellos puede generar una reorganización general.

PUNTOS CLAVE

- La observación sutil es una práctica que se vuelve más sencilla a través de la experiencia.
- Las cicatrices y los cambios en el aspecto y textura de la piel parecen generar una atracción especial a la mirada entrenada; de la misma manera, el tacto se va afinando con la práctica, llegando a percibirse cambios más sutiles cada vez.
- Esto enriquece la práctica médica en general, complementa y se complementa con las exploraciones complementarias si proceden, y en la práctica de la terapia neural una palpación afinada puede llevar al alivio de molestias cuya causa no podrían haber sido identificada por otros medios.

BIBLIOGRAFÍA

Bær E. The Medical Symptom: Phylogeny and Ontogeny. American Journal of Semiotics. 1982;1(3):17-34.

Manetti G. Ancient Semiotics. En: Cobley P, editor. The Routledge Companion to Semiotics. Abingdon, Oxford: Routledge; 2010.

Tredinnick Rowe J. ¿Qué es la semiótica médica? Cátedra Villarreal. 2016;4(2):85-98.

Vinyes D, Muñoz-Sellart M, Albareda Colilles G, Gurevich MI. Procaine injections in myofascial tension points in the treatment of anxiety disorders: a case series. Int J Clin Case Rep Rev. 2025;22(1). Doi: 10.31579/2690-4861/643.

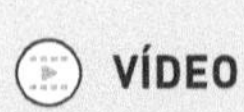

Exploración de la boca

25

A. Juvany i Blanch y A. Arasa i Galceran

INTRODUCCIÓN

La exploración de la boca es un proceso que va precedido de una minuciosa historia de vida, que permite relacionar las informaciones que se han obtenido durante la anamnesis con las observaciones clínicas que se pueden objetivar durante el examen físico de la boca. Asimismo, no solamente permite constatar a nivel clínico los hechos relatados por el propio paciente, sino también indagar sobre aspectos que pudieran haber pasado inadvertidos durante el interrogatorio. De esta manera, la historia de vida y la exploración deben mantener un diálogo que permita conocer con más profundidad a la persona.

Para optimizar este proceso se recomienda establecer una observación metodológica que permita recabar detalles de relevancia. Para ello se precisa de una iluminación óptima, instrumentos de exploración adecuados y una correcta sistemática ergonómica para minimizar la fatiga del terapeuta y asegurar que la exploración de la boca sea completa.

Resulta fundamental considerar la cavidad bucal como una parte integrada en la red neural y estructural del cuerpo humano, en lugar de verla como una entidad aislada. Por lo tanto, la exploración bajo este enfoque requiere que se analicen en forma detallada las diversas estructuras intraorales y extraorales, así como los tratamientos odontológicos existentes.

La boca constituye una puerta de entrada principal al organismo y tiene una gran importancia en la salud general. Además, en las últimas décadas se ha sometido a esta parte del cuerpo a gran cantidad de actos médicos y odontológicos debido a la evolución en materiales y técnicas. Asimismo, una mayor exigencia estética ha propiciado la realización de tratamientos que, desde el punto de vista de la salud, no siempre son indispensables. Por este motivo es importante considerar las repercusiones que de ello derivan sobre el resto del ser humano. La correcta exploración de la estructura anatómica, de su función y del efecto de los tratamientos previos da la clave para identificar elementos que pueden actuar como potenciales focos irritativos o desencadenantes neuromoduladores.

La terapia neural sugiere que la mayor parte de los campos interferentes se ubican en la cavidad oral, atribuible a su densa inervación simpática y parasimpática, así como a la presencia de nervios craneales y sus conexiones con el sistema nervioso somático. Así pues, cualquier condición inflamatoria o elemento irritativo en la región bucal puede desencadenar patología en otras partes del cuerpo alejadas de la boca.

Conceptos básicos

El término *odontología neurofocal*, introducido en 1958 por el médico y odontólogo alemán Ernest Adler, se basa en la premisa de que existen focos irritativos o *espinas irritativas*, como él mismo las denominaba, capaces de generar efectos patológicos a distancia dentro del organismo, más allá de su ubicación anatómica. En su libro *Enfermedades generales causadas por campos de irritación del sistema neuro-vegetativo producidas por problemas dentales y amigdalares (ámbito del trigémino). Diagnóstico y terapia*, Adler presentó un gran número de casos prácticos a través de los cuales pretendía evidenciar esta relación. Estos focos pueden ser el resultado de secuelas de tratamientos odontológicos quirúrgicos, efectos de materiales utilizados para restaurar la forma y función del aparato estomatognático o bien factores propiamente anatómicos que, debido a la forma o la posición, pueden producir algún tipo de estimulación sobre la red neural.

La literatura médica proporciona evidencia considerable sobre el uso de anestésicos locales en bajas concentraciones para fines terapéuticos o diagnósticos como método para neutralizar algunas de estas irritaciones bucales. Su aplicación puede mitigar las agresiones al sistema nervioso autónomo, permitiendo la restauración de los mecanismos reguladores de la red neural y, con ello, la autoorganización del organismo. Este enfoque terapéutico y diagnóstico abre la puerta al reequilibrio del sistema psiconeuroinmunoendocrino (v. **Caps. 10**, **14**, **32** y **33**).

De este modo, es fundamental analizar en cada paciente el efecto que las patologías dentales y los materiales utilizados tienen en la totalidad de su sistema. Considerando que la cavidad bucal está interconectada con la red neurovascular y el complejo estructural del cuerpo, cualquier alteración local puede desencadenar repercusiones sistémicas.

Al ampliar el concepto de campo interferente para incluir no solo al foco irritativo crónico sino también al **desencadenante neuromodulador** capaz de producir alteraciones locales o a distancia, deben considerarse, respetando el abordaje integral previamente descrito, las repercusiones de las alteraciones de las **funciones primarias** como la masticación, la respiración, la fonación y la deglución.

Una valoración de la boca desde un punto de vista funcional permite observar que la zona bucal está sometida a grandes cargas mecánicas, por lo que mantener un equilibrio adecuado garantiza un desarrollo armónico de todo el conjunto y cualquier desequilibrio puede actuar como una interferencia que desencadene estímulos patológicos al sistema nervioso, particularmente en la zona inervada por el nervio trigémino. Según Pedro Planas, el punto de partida de la excitación neural que posibilita el desarrollo del sistema estomatognático se encuentra precisamente en la articulación temporomandibular (ATM), y son los movimientos de succión durante el amamantamiento los que producen una tracción sobre el menisco articular que permite el desarrollo mandibular.

En la cavidad bucal, la inervación principal se lleva a cabo a través del nervio trigémino, que posee capacidad sensitiva y motora distribuida por sus tres ramas principales: oftálmica, maxilar y mandibular (v. **Caps. 5**, **35**, **36**, **37** y **38**). El nervio trigémino proporciona aferencia táctil, propioceptiva y nociceptiva a la cara y la boca, además de activar la función motora de los músculos masticatorios, del suelo de la boca y el tensor del tímpano. Con una amplia gama de fibras vegetativas, tanto simpáticas como parasimpáticas, y su conexión con otros nervios craneales, cervicales y viscerales, la boca se establece como un centro de comunicación permanente con el resto del cuerpo, de ahí la gran importancia de considerar esta zona específica del cuerpo humano en relación con patologías que se manifiestan a distancia. De este modo, debido a la riqueza y complejidad del nervio trigémino, cualquier actuación dental incide necesariamente en otros sistemas, incluidos el nervioso, vascular, inmune, ligamentoso, musculoesquelético, etc. (v. **Cap. 33**).

EXPLORACIÓN ANATÓMICA

En los siguientes apartados se describe minuciosamente la anatomía de la cavidad bucal tanto intraoral como extraoral.

Intraoral

A continuación se detallan los tejidos duros, los tejidos blandos y la importancia de los tratamientos odontológicos previos que ha recibido el paciente.

Tejidos duros

Principalmente son los dientes y los huesos.

Dientes

La minuciosa documentación del estado dental representa una parte esencial de la exploración bucodental desde la perspectiva de la terapia neural, ya que cualquier diente ausente, sometido a tratamiento odontológico o en posición distópica, puede convertirse en un potencial desencadenante neuromodulador. Para organizar eficazmente esta exploración se recomienda empezar con la determinación de la fórmula dental mediante una notación sistemática y estandarizada. Con ello se obtendrá información de los dientes ausentes y las posibles razones que justifican su ausencia: pérdida por afectación periodontal o destrucción del tejido dentario, agenesia, ausencia clínica por inclusión en los huesos maxilares, etc.

La ausencia de dientes puede sugerir la posibilidad de que esté incluido o bien que exista una exodoncia incompleta que haya dejado un resto radicular como remanente. Tal y como sugirió Adler en su serie de casos, estos dientes o sus fragmentos se podrían comportar como desencadenantes neuromoduladores. Aunque inicialmente el uso de radiografías dentales (periapicales o panorámicas) es imprescindible para su localización, en el capítulo dedicado a la exploración radiológica de la boca (v. **Cap. 26**) se describe el uso de tecnologías como la tomografía computarizada de haz cónico, que permite visualizar la densidad del hueso alrededor de dientes o fragmentos residuales, lo cual es de gran ayuda para decidir sobre los procedimientos quirúrgicos para su eliminación.

La inspección detallada de las características físicas de los dientes es importante, por lo que es imprescindible conocer las particularidades anatómicas propias de cada grupo dentario en ambas denticiones: la decidua o temporal (incisivos, caninos y molares) y la permanente (incisivos, caninos, premolares y molares) (**Fig. 25-1**). Durante la fase de exploración deben tenerse en cuenta cambios en el color o la forma, y también deben evaluarse las afectaciones de la superficie

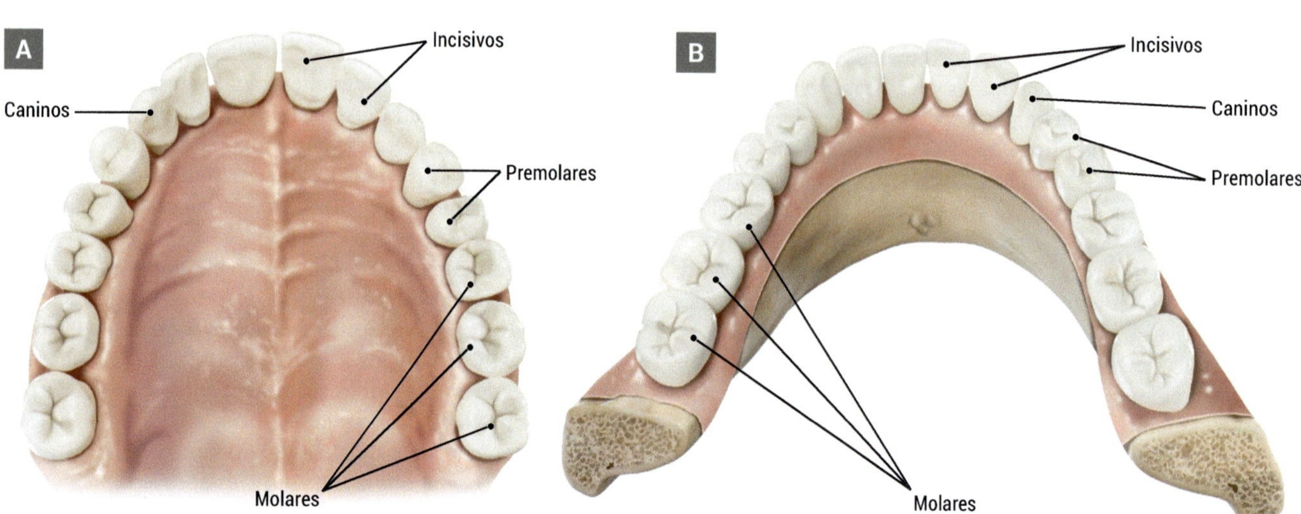

Figura 25-1. A) Vista inferior del arco dental superior. **B)** Vista posterosuperior del arco dental inferior.

de los dientes debidas a abrasiones oclusales masticatorias, analizando si dichas abrasiones son de origen fisiológico –es decir, desgaste relacionado con la edad y el uso normal– o patológicas –evidenciadas por un defecto de mayor intensidad en la superficie del diente–. El desgaste también puede observarse en el cuello del diente debido a una sobrecarga funcional (abfracción), hecho que debe alertar sobre una falta de equilibrio oclusal, la cual puede ser una fuente de interferencias en el ámbito funcional.

Aparte de estas alteraciones de causa física en la superficie, ocasionalmente también pueden observarse defectos erosivos o de origen químico, que deben diferenciarse de la caries.

La identificación de discromías, especialmente cuando se trata de tonalidad grisácea, merece una especial atención, ya que pueden indicar dientes necróticos o tratados con técnicas endodóncicas. Aunque estos dientes sean asintomáticos, es conocido que alrededor de la raíz, especialmente en su porción apical, puede existir tejido inflamatorio. Recientemente se ha observado que estos cambios en el tejido circundante son altamente sugestivos de campos de interferencia silentes.

También es importante la evaluación minuciosa de fisuras en las superficies dentales, ya que pueden influir en el estado fisiológico del tejido pulpar, manteniendo cierto grado de inflamación (pulpitis). La observación visual, táctil mediante sonda y a través de técnicas de transiluminación puede poner de manifiesto dichas fisuras.

En esta fase de la exploración se consideran también las patologías dentales como la caries (en forma de cavitaciones o bien lesiones iniciales no cavitadas), defectos en el esmalte producidos durante la formación del diente, abrasión de las superficies masticatorias, abfracciones en el cuello de los dientes, entre otras. Todo se correlaciona con otras etapas de la exploración para identificar posibles conexiones entre las observaciones con hábitos alimentarios, función masticatoria, hábitos de higiene oral, parafunciones, doble oclusión, etc.

La valoración de la posición de los dientes en conjunto nos lleva a la observación de la forma de las arcadas. La posición de los terceros molares merece una especial atención, sobre todo la de los superiores, ya que su orientación hacia la parte exterior de la boca (vestibulización) puede generar un traumatismo en la cara interna de la rama ascendente mandibular e inducir en algunos casos al compromiso de la ATM (CAT) (v. Cap. 27). En el caso de los terceros molares inferiores, es frecuente observar su impactación o inclusión completa en el hueso mandibular. Las erupciones incompletas suelen asociarse a la presencia de tejido inflamatorio pericoronario (Fig. 25-2). Es fundamental recalcar que la presencia de inflamación tisular sugiere siempre un potencial campo de interferencia.

La evaluación de la posición de la línea media dental, teniendo en cuenta la integridad de las arcadas dentarias, puede alertar de una masticación unilateral y, por consiguiente, de una alteración funcional de la oclusión.

Huesos

En condiciones habituales, la exploración ósea se lleva a cabo por métodos táctiles o bien a través de pruebas complementarias basadas en la imagen. Solamente en circunstancias anómalas se puede observar el hueso expuesto (radionecrosis, osteonecrosis medicamentosa, tras una exodoncia reciente o por fractura). La exposición ósea no es una condición fisiológica y suele estar acompañada de inflamación de los tejidos circundantes, lo que es una sospecha de potencial campo interferente mientras no finalice la epitelización de dicha región.

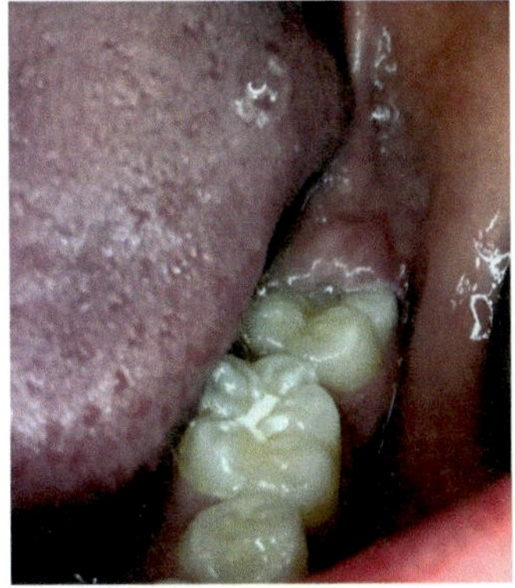

Figura 25-2. Segundo molar parcialmente erupcionado con tejido inflamatorio circundante.

La exploración de los huesos maxilar y mandibular generalmente se efectúa mediante un análisis táctil, que permite apreciar la forma de la superficie ósea. Por lo tanto, se requiere un conocimiento de la anatomía ósea bucal para identificar cualquier deformidad, hinchazón, sensibilidad o irregularidad. En situaciones de enfermedad periodontal con pérdida de dientes se evaluarán la altura, el grosor y las posibles irregularidades en la superficie ósea remanente.

A través de la palpación se pueden evidenciar prominencias óseas, como los *torus* palatinos y mandibulares (Fig. 25-3) u otras exostosis en las zonas vestibulares, además de espículas o aristas óseas de contornos agudos, irregularidades en la superficie del hueso fruto de traumatismos, lesiones faciales o secuelas de cirugía ortognática, que pueden afectar a la integridad del hueso, etc. Estos elementos por sí mismos también pueden actuar como campos interferentes. Al respecto destaca la presencia de tuberosidades maxilares prominentes, que reducen el espacio existente entre el propio maxilar

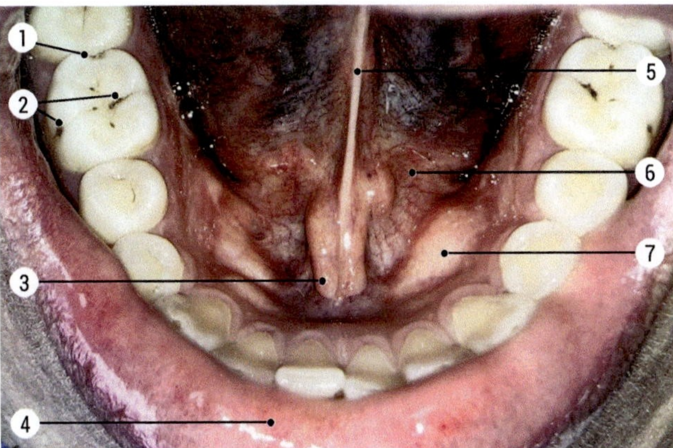

Figura 25-3. *Torus* mandibular bilateral: (1) cavitación disto-oclusal por caries; (2) tinción en fisura oclusal y fosita vestibular por desmineralización del esmalte; (3) carúncula o papila sublingual (orificio excretor del conducto de Wharton de la glándula submandibular); (4) labio inferior; (5) frenillo lingual; (6) suelo de la boca; (7) *torus* mandibular.

superior y la cara interna de la rama ascendente mandibular, generando potencialmente irritación neural por el contacto traumático entre las dos estructuras durante la masticación o movimientos parafuncionales.

En los capítulos 26 y 33 se analizan en profundidad las características que se pueden observar mediante pruebas de imagen, como la ortopantomografía y la tomografía computarizada de haz cónico. También existen otras técnicas radiodiagnósticas que pueden ser útiles en casos específicos.

Además, la correcta anamnesis y las pruebas de diagnóstico por la imagen permiten determinar si el paciente ha sido sometido a alguna intervención para aumentar la cresta alveolar o la altura ósea mediante levantamiento de seno maxilar y colocación de biomaterial, con la finalidad de preparar la zona para implantes. La presencia de grandes rehabilitaciones protésicas e implantes puede alertar sobre este hecho si estos datos no fueron mencionados durante la anamnesis.

Tejidos blandos

Comprenden la encía, la mucosa, la lengua, el frenillo lingual y la musculatura intraoral.

Encías

Para evaluar la salud gingival, durante la exploración deben buscarse los signos clásicos de inflamación, sangrado, recesión del tejido o presencia de placa dental. El aspecto de las encías juega un papel importante en la evaluación funcional, reflejando cambios en las estructuras de soporte del diente, incluyendo el hueso alveolar y los tejidos blandos.

La evaluación periodontal convencional implica el uso de una sonda periodontal específica para medir la profundidad de las bolsas periodontales y determinar la eventual pérdida ósea. Sin embargo, más allá del origen bacteriológico tradicionalmente asociado con las alteraciones periodontales, Pedro Planas (basándose en Thielemann, 1938) propuso que la mayoría de estos problemas periodontales son de tipo funcional, objetivables por la presencia de bolsas periodontales, sangrado y movilidad dentaria. De esta forma, las fuerzas ejercidas mediante contactos oclusales inadecuados pueden provocar cambios en la posición y estabilidad de los dientes, por lo que resulta indispensable realizar un exhaustivo estudio oclusal en busca de contactos interferentes durante la masticación. Así, un tratamiento efectivo de estas implica considerar criterios no solo bacteriológicos, sino también oclusales y funcionales. Es importante tener en cuenta la doble oclusión y otras disfunciones masticatorias. La exploración de los incisivos en máxima intercuspidación puede revelar, eventualmente, la presencia de *fremitus*, es decir, el movimiento de estos en sentido posteroanterior cuando los dientes entran en oclusión.

Durante la exploración de tejidos blandos se debe prestar especial atención a la detección de cicatrices resultantes de cirugías como las producidas durante exodoncias y procedimientos quirúrgicos derivados de la manipulación de tejidos blandos (cirugía periodontal, cirugía apical, resección de lesiones intraóseas, etc.).

Cabe destacar, asimismo, que en esta fase de la exploración se pueden observar discromías en los tejidos, fruto de tratamientos odontológicos conservadores, incluyendo el uso de amalgamas o tratamientos de conductos radiculares. Estas observaciones pueden ser objetivadas mediante pruebas específicas, que pueden poner de manifiesto lesiones inflamatorias y cavitaciones asociadas a determinadas manipulaciones odontológicas (v. **Caps. 28** y **33**).

Mucosas

La palpación suave con los dedos puede ayudar a identificar áreas sensibles, bultos o cualquier cambio en la textura de las mucosas. Debe efectuarse con delicadeza para evitar incomodidades o lesiones al paciente. Se observa también la presencia de frenillos labiales y laterales que pueden ser la causa de la retracción gingival localizada como consecuencia de la tracción en movimientos masticatorios y faciales. Respecto a la lengua, se observa el color, la textura y posibles lesiones, tanto en su parte dorsal como ventral.

Algunas lesiones pueden no ser visibles si no se encuentran en fase aguda, por lo que durante la anamnesis debe preguntarse sobre úlceras, aftas o lesiones que aparecen en la mucosa bucal de forma recurrente.

Durante la exploración de las mucosas, particularmente en las zonas con dientes ausentes, se pueden identificar cicatrices derivadas de exodoncias simples o quirúrgicas, lo cual se deberá tener muy en cuenta como posibles focos de interferencia.

Lengua

La lengua, con su rica y compleja inervación (v. **Fig. 5-6**), desempeña un papel fundamental en la percepción del sabor, la articulación del habla, la masticación, la deglución de los alimentos, la respiración y, notablemente, en la postura corporal. Es primordial mantener una posición adecuada de la lengua para facilitar una respiración nasal correcta, lo que es importante no solo para la postura, sino también para la salud general.

La interrelación funcional, neurológica y embriológica de la lengua con el diafragma y el suelo pélvico subraya la importancia de las alteraciones linguales para diferentes especialidades sanitarias, ya que pueden ser indicativas de trastornos sistémicos o, inversamente, desencadenarlos. Por ejemplo, un aumento de tamaño de la lengua (macroglosia) puede estar relacionado con patologías como el hipotiroidismo, la acromegalia o la amiloidosis.

Durante la inspección debe evaluarse el tamaño, la movilidad, la simetría y cualquier anomalía de la mucosa lingual. La utilización de una gasa facilita la manipulación de la lengua, permitiendo una exploración más profunda de su mucosa y evaluando el tono muscular, lo que refleja su capacidad funcional.

La evaluación de la lengua debe incluir la del frenillo lingual. Más allá de solicitar al paciente que saque la lengua, se le tiene que pedir también que abra la boca en su máxima apertura. Mientras el explorador sostiene la mandíbula con los pulgares, se pide al paciente que eleve la punta de la lengua hacia los incisivos superiores. Una incapacidad para realizar esto o la tendencia a cerrar la boca puede indicar tensión lingual.

El examen debe incluir también la valoración de tensiones sublinguales y la capacidad del dorso de la lengua para alcanzar el paladar. Mediante el uso de los dedos índice y corazón a ambos lados del frenillo lingual desde el suelo de la boca, el explorador puede evaluar la elasticidad del frenillo empujando la lengua hacia el paladar.

Frenillo lingual

El **frenillo lingual** une la parte inferior de la lengua con el suelo de la boca, por lo que su forma y elasticidad son determinantes para la movilidad de la lengua. Si el frenillo es corto y rígido, puede provocar dificultades en la protrusión, retracción, elevación o lateralización de la lengua. Esta limitación de movilidad se conoce como *anquiloglosia* (**Fig. 25-4**).

Es importante valorar esta condición tanto en los bebés como en los adultos, ya que las repercusiones de un frenillo limitante pueden variar desde malformaciones de los maxilares y problemas en la ATM hasta alteraciones sistémicas debido a dificultades en el establecimiento de funciones básicas, y afectación de la posición de la cabeza y la columna en su porción cervical, comprometiendo la cintura escapular.

Existe cierta controversia en la clasificación de los tipos de frenillos limitantes debido a su amplia variedad, considerando criterios como la inserción (según Coryllos) o la longitud (según Kotlow). Los frenillos posteriores –menos visibles– suelen ser los que causan mayores problemas funcionales, al impedir que el dorso de la lengua se eleve adecuadamente para ejecutar su movimiento natural de peristalsis. Por tanto, también es fundamental evaluar la funcionalidad del tercio posterior de la lengua, y no limitar la valoración únicamente a la afectación fonética de la función lingual.

Musculatura intraoral

La musculatura intraoral se refiere a los músculos que se encuentran dentro de la cavidad oral. Estos músculos desempeñan funciones esenciales en la masticación, la deglución, el habla y la respiración (v. **Cap. 5**).

A continuación se describen los principales grupos musculares intraorales y cómo explorarlos:

- **Músculos masticadores**:
  - **Pterigoideo medial**: para palpar este músculo se solicita al paciente que abra la boca, se introduce el dedo índice hasta la zona de los molares y se avanza paralelo al plano oclusal, hasta percibir una banda de resistencia interna cerca de la rama mandibular.
  - **Pterigoideo lateral**: con la boca del paciente abierta, se introduce el dedo hacia la tuberosidad maxilar hasta encontrar una banda de resistencia. Facilita este examen pedir al paciente que lateralice la mandíbula hacia el lado explorado.

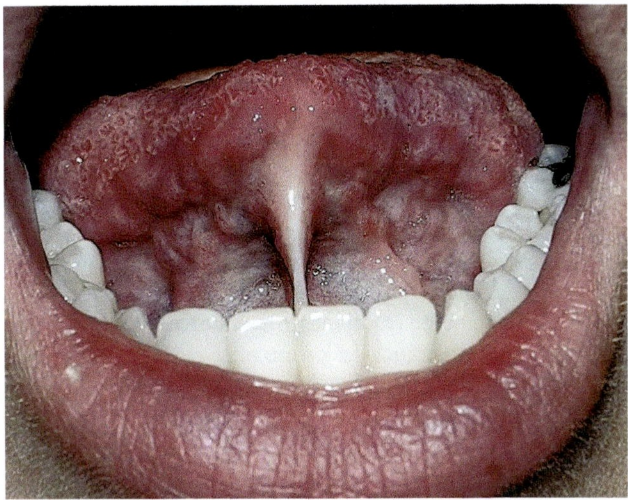

Figura 25-4. Frenillo lingual que conlleva la falta de motilidad lingual (anquiloglosia).

  - **Masetero**: este músculo se palpa colocando el dedo índice por dentro del carrillo y el pulgar por fuera, delante de la rama mandibular. Se siente la tensión muscular.
- **Músculos del paladar**: el paladar se compone de músculos que cierran la cavidad oral durante la deglución y elevan el paladar blando durante la producción de sonidos nasales. Entre estos se encuentran el músculo tensor del velo del paladar, el elevador del velo del paladar y el palatogloso.

Tratamientos odontológicos previos

Las innovaciones técnicas de las últimas décadas han expandido los tratamientos odontológicos y han sobrepasado límites que parecían infranqueables. Dado que la boca es una región ricamente inervada, cercana al sistema nervioso central y en íntima conexión con los nervios craneales, no sorprende que sea la zona del cuerpo en la que se originan la mayoría de las interferencias a distancia (v. **Caps. 28** y **33**). Por lo tanto, durante la exploración se deben evaluar todos los tratamientos odontológicos presentes, relacionándolos con lo que haya manifestado el paciente durante su historia de vida.

Se presta especial atención a los tratamientos conservadores y los materiales utilizados. Es importante destacar las restauraciones dentarias realizadas con amalgama de plata y, aunque más difíciles de determinar, las efectuadas con resinas u otros materiales estéticos. La composición química de estos materiales, habitualmente desconocida por el paciente, adquiere relevancia debido a la potencial falta de biocompatibilidad.

También se exploran los tratamientos de conductos radiculares. La forma más fiable es mediante el uso de radiografías, aunque con un buen entrenamiento se pueden identificar a partir de la observación de las caras oclusales de los molares o las superficies palatinas/linguales de los incisivos, donde puede ser visible la obturación que corresponde al acceso intrarradicular a través de la apertura cameral. La calidad del tratamiento y el estado de los tejidos circundantes se pueden evaluar claramente a través de radiografías convencionales. En el capítulo 26 se habla de las limitaciones de estas radiografías frente a las tecnologías más sofisticadas y actualmente más accesibles, como la tomografía computarizada de haz cónico.

En cuanto a las prótesis, se evalúan los materiales utilizados y el ajuste marginal que estos ofrecen. Los metales empleados, sobre todo en las coronas y puentes clásicos de metal-cerámica, merecen una atención particular, así como la influencia de prótesis completas removibles o fijas en los molares, que pueden limitar el espacio entre el maxilar superior y la cara interna de la mandíbula, lo cual puede derivar en el ya mencionado CAT (v. Cap. 27), así como reacciones inflamatorias en mucosa, por galvanismo o intolerancias a los metales.

La observación de los movimientos mandibulares funcionales puede poner de manifiesto la yatrogenia producida por tratamientos conservadores, utilización de coronas de recubrimiento parcial o total, prótesis fijas no unitarias, etc. La aplicación de estos tratamientos sin un correcto equilibrio previo de la oclusión se comportará como elemento perpetuante de una disfunción funcional de origen oclusal.

Los tratamientos de ortodoncia merecen también una atención especial debido a la cantidad de movimiento generado en los dientes y maxilares, la necesidad de exodoncias profilácticas (para ganar espacio) y el uso de retenedores fijos o removibles durante el mantenimiento postratamiento activo. Todos estos cambios pueden revertir en la presencia de contactos dentarios no fisiológicos, la pérdida de espacio entre maxilar y mandíbula en casos de expansión palatina, la pérdida de soporte periodontal, y los desórdenes musculares y posturales derivados de los cambios ortodóncicos realizados.

Finalmente, en esta fase se tendrá que observar y registrar la presencia de implantes intraóseos con su correspondiente rehabilitación protésica que determina los contactos oclusales, y también la presencia de prótesis removibles que se apoyan en la mucosa y dientes remanentes mediante los retenedores para asegurar la retención, estabilidad y sujeción de estas.

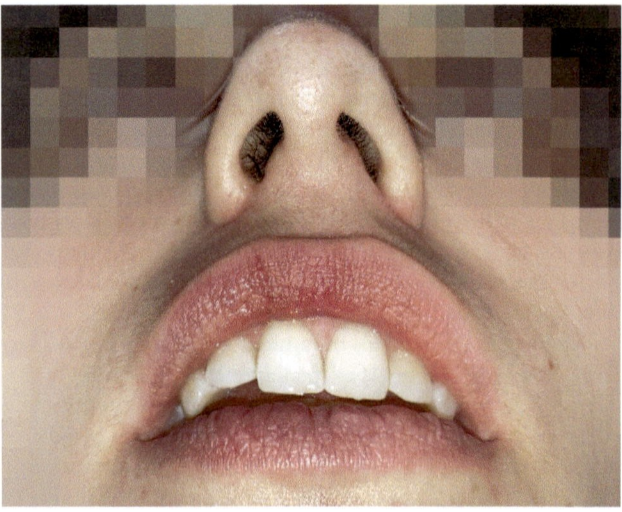

Figura 25-5. Asimetría entre las ventanas nasales en una paciente respiradora bucal y con masticación izquierda predominante.

Extraoral

La exploración extraoral comprende la observación facial, de la ATM, de la mucosa extraoral y de los músculos.

Facial

Ya desde la fase de anamnesis se puede obtener una primera impresión del aspecto externo de la persona. Se presta atención a la simetría facial, la posición y forma de la nariz, el mentón y las comisuras labiales. Según los principios funcionales descritos por Planas, es posible observar cómo las asimetrías faciales pueden ser fruto de un desequilibrio funcional derivado de la masticación.

Indicios como la desviación de la línea ciliar, la diferencia de tamaño entre los ojos, un marcado surco nasogeniano y la diferencia de tamaño entre las ventanas nasales pueden aportar pistas sobre cómo la forma facial ha podido cambiar debido al efecto de factores funcionales (Fig. 25-5).

La evaluación de la posición anteroposterior de la mandíbula, ya sea prognatismo o retrognatismo, sugiere la existencia de desajustes en la oclusión dentaria que pueden provocar alteraciones en la posición y dinámica de los cóndilos mandibulares. Se puede verificar visual y táctilmente si existe una mayor prominencia de uno de los dos cóndilos.

Articulación temporomandibular

La ATM es una diartrosis con un menisco fibrocartilaginoso que se sitúa entre las superficies articulares, una temporal y otra mandibular, de manera que se generan dos espacios, uno superior y otro inferior (v. Fig. 5-4) (v. Cap. 5).

Antes de iniciar la exploración física de la ATM es importante indagar durante la anamnesis sobre algunos aspectos que serán útiles en la exploración del paciente. Esta información previa permite relacionar los hallazgos de la exploración visual y táctil con la presencia de dolor mandibular, chasquidos o crepitación al abrir y cerrar la boca, limitaciones en la apertura bucal y cualquier antecedente de lesiones o cirugías relacionadas con la mandíbula. El uso de un estetoscopio puede mejorar la percepción de la calidad e intensidad de los ruidos producidos durante el movimiento articular.

Durante la inspección visual es imperativo observar la cara del paciente en busca de signos externos de disfunción de la ATM, como la simetría facial y la alineación de la mandíbula. Se invita al paciente a llevar a cabo movimientos de apertura y cierre para detectar desviaciones, limitaciones en la apertura o presencia de movimientos abruptos debidos a un desajuste entre los dos discos articulares de ambas ATM. El conocimiento de la dinámica masticatoria permite establecer la relación entre las observaciones clínicas y el posible desajuste anatómico de las ATM.

La exploración implica realizar una palpación cuidadosa de cada ATM, lo que significa que se deben tocar las áreas alrededor de la oreja y a lo largo de la mandíbula para identificar puntos sensibles, hinchazones o irregularidades. Durante la palpación se debe prestar atención a la respuesta del paciente ante la presión en estas áreas. La colocación de los dedos índice y pulgar por delante y detrás del cóndilo facilita comparar el comportamiento de la articulación durante los movimientos de apertura, cierre, antepulsión y retropulsión. También se puede llevar a cabo la palpación a través del conducto auditivo externo, colocando el dedo índice en su interior, de manera bilateral, para percibir el desplazamiento condilar hacia delante y hacia abajo.

La observación de los movimientos en apertura pone de manifiesto si existe asimetría en el desplazamiento de los dos cóndilos. Así pues, se puede constatar con facilidad que, después de una primera fase de rotación pura de los cóndilos sobre un eje imaginario que los une, uno de ellos inicia el movimiento hacia delante y hacia abajo con retraso respecto del contralateral. Estos hallazgos deben relacionarse con la función masticatoria y la oclusión dental.

Asimismo, se deben observar y evaluar los movimientos mandibulares durante la apertura y cierre bucal. La atención debe centrarse en la identificación de posibles limitaciones, asimetrías o chasquidos audibles, si se requiere mediante el uso de un estetoscopio. Los ruidos articulares se pueden producir durante la apertura o el cierre, de manera que proporcionan información sobre el estado o la posición del disco articular. Puede ser útil pedir al paciente que realice movimientos laterales y protrusivos para evaluar la amplitud y la fluidez de estos movimientos. La presencia de sonidos como chasquidos, crepitaciones o clics durante los movimientos puede ser indicativa de trastornos articulares.

Utilizando una regla milimétrica se puede medir la amplitud de la apertura bucal, lo que permite identificar casos de apertura limitada o, por el contrario, situaciones en que la laxitud muscular y tendoligamentosa sugiere una hiperlaxitud de los tejidos que protegen y conducen el movimiento de la ATM. En general, se considera fisiológica una apertura entre 40 y 50 mm. Valores por debajo y por encima de este rango pueden indicar protección insuficiente o excesiva en los tejidos de sostén del movimiento articular.

La palpación extraoral de las apófisis coronoides y de las zonas de impacto del maxilar en la cara interna mandibular permite confirmar cualquier diagnóstico de sospecha realizado durante la anamnesis. En este momento se puede llevar a cabo también la exploración funcional, oclusal y neurológica de los nervios craneales para valorar el grado de afectación.

La subluxación es un signo articular que se manifiesta por el movimiento no armónico durante la apertura bucal que sigue la trayectoria en arco circunferencial típica asociada con la apertura en posición céntrica. En estos casos se observa un movimiento de apertura en arco no circunferencial con un salto al final de dicho recorrido. Es importante dilucidar en ese momento si el chasquido se produce unilateral o bilateralmente, así como en qué momento preciso del recorrido (apertura o cierre) se produce. Por lo general, cuando existe una subluxación bilateral, la articulación que manifiesta este signo por último es aquella del lado preferente de masticación. Esta dinámica entre el cóndilo mandibular y el menisco se examina con mayor detalle en el capítulo dedicado a la oclusión y el CAT (v. **Cap. 27**).

Durante la exploración muscular se recomienda palpar las estructuras miofasciales implicadas en la mecánica de la ATM, incluyendo el músculo y la fascia temporales, el músculo y la fascia masetérica, así como los músculos pterigoideos laterales y mediales mediante la palpación intrabucal. También se deben explorar los músculos suprahioideos e infrahioideos, y las estructuras musculares de la zona cervical posterior. El objetivo de esta palpación es localizar zonas dolorosas o con tensión muscular, relacionándolas con los puntos gatillo descritos en la literatura médica especializada.

Eventualmente se precisan pruebas complementarias para la visualización de las articulaciones. La interpretación de una simple radiografía panorámica puede aportar mucha información sobre la forma de los cóndilos, la cavidad glenoidea y la eminencia articular.

Tejido extraoral

El tejido extraoral comprende las áreas que rodean la cavidad oral, como los labios, mejillas y la región perioral. En primer lugar se realiza una observación visual detallada de la mucosa extraoral en busca de cambios en la coloración, textura o tamaño de la piel, así como la presencia de lesiones o cicatrices de cirugías previas.

La asimetría facial en la mucosa extraoral también puede ser indicativa de trastornos neuromusculares subyacentes o bien ser el resultado funcional de una masticación unilateral.

La piel de la región perioral se examina en busca de signos de inflamación, irritación o alteraciones en la sensibilidad. Durante la historia de vida se debe indagar sobre lesiones recurrentes que en el momento de la exploración no estén presentes, como el herpes labial.

En esta fase de la exploración se incluye la evaluación de la sensibilidad en los labios, la zona peribucal y las mejillas mediante pruebas específicas, como el test de estesiometría, para medir la capacidad de percepción táctil en distintos puntos. Estas pruebas permiten identificar áreas de sensibilidad reducida o, por el contrario, zonas hiperestésicas o hiperálgicas.

Muscular

La cavidad bucal dispone de varios grupos de músculos que desempeñan funciones esenciales en actividades como la masticación, la deglución, el habla y la expresión facial. En esta fase de la exploración se presta especial atención a los puntos de tensión o dolor de los músculos, estableciendo una correlación con la función que desempeñan.

La exploración de los músculos masticatorios debe incluir (v. **Fig. 5-4**):

- **Músculo masetero**: ubicado en la cara externa mandibular, es el principal músculo de la masticación y responsable de elevar la mandíbula y proporcionar la fuerza principal para la trituración de los alimentos. Es el músculo masticador más potente.
- **Músculo temporal**: situado en la región temporal de la cabeza, eleva y retrae la mandíbula durante la masticación, trabajando junto con el músculo masetero. Eventualmente

pueden encontrarse puntos gatillo en este músculo mediante palpación.

- **Músculo pterigoideo lateral**: se encuentra en la región lateral de la mandíbula y participa en la apertura de la mandíbula y como coadyuvante en la masticación.
- **Músculo pterigoideo medial**: localizado en la región medial de la mandíbula, también contribuye a la masticación, jugando un papel destacado en la movilidad de la mandíbula, junto con el pterigoideo lateral.

Además de estos músculos estrictamente masticatorios, otro gran número de músculos participan en el proceso de masticación y deglución.

Cabe destacar la exploración táctil de la cara interna mandibular, donde se puede producir el impacto del maxilar superior durante los movimientos de lateralidad, apertura, cierre, protrusiva y subluxación. En estos casos una palpación cuidadosa puede revelar una zona de dolor (CAT).

También es importante la palpación del tendón del músculo temporal por vía intraoral, que puede evidenciar dolor por atrapamiento de dicho músculo contra el orificio cigomático (síndrome del músculo temporal, SMT). En algunos casos, aunque poco frecuente, la hipertrofia de la apófisis coronoides mandibular puede conllevar un impacto y compresión muscular, conocido como *enfermedad de Jacob*.

EXPLORACIÓN FUNCIONAL

Para llevar a cabo una correcta exploración funcional de la cavidad bucal hay que fijarse en la oclusión-masticación y los hábitos del paciente.

Oclusión-masticación

En esta fase se analiza la oclusión para verificar los contactos presentes durante los movimientos masticatorios funcionales y la existencia de doble oclusión.

Aunque clásicamente el análisis de la oclusión se realiza en modo estático, se considera que los contactos producidos durante los movimientos funcionales son los que eventualmente pueden actuar como focos interferentes y, por tanto, su corrección es fundamental para asegurar una función fisiológica del aparato estomatognático. El análisis estático de la oclusión, realizado en máxima intercuspidación, solamente permite obtener algunos datos en relación con la posición oclusal vertical, anteroposterior y sagital. Se recomienda, pues, el estudio de la dinámica masticatoria, que representa el movimiento más frecuente y habitual en la boca.

La masticación, como acto más relevante de la función de los dientes, idealmente debería realizarse de manera unilateral alternante. En la exploración es importante objetivar si se presenta una función masticatoria unilateral, lo cual indicaría una disfunción y un potencial desequilibrio. La masticación unilateral alternante proporciona, además, un correcto equilibrio propioceptivo en los contactos oclusales.

La exploración exhaustiva de la oclusión, que abarca aspectos como pruebas dinámicas en bipedestación y la evaluación de precontactos durante la deglución y su impacto en la postura, exige un nivel avanzado de formación que excede el alcance de este capítulo.

Hábitos

Durante la exploración bucodental se debe prestar atención a diversos hábitos que pueden influir en la salud oral de la persona. Uno de los más significativos es la respiración bucal, la cual puede conllevar alteraciones en el desarrollo de los maxilares, cambio en el equilibrio bacteriano oral y reducción en la oxigenación de los tejidos del organismo, ya que el aire no se procesa adecuadamente a través de las fosas nasales, donde normalmente se calienta, humedece, enriquece con óxido nítrico y filtra de partículas.

La exploración también revela hábitos alimentarios, higiénicos, parafuncionales como el bruxismo, onicofagia, interposición lingual, deglución atípica, succión digital o de dispositivos artificiales, así como el estado de conservación y mantenimiento de prótesis, hábitos tóxicos (tabaco, drogas, alcohol) y el efecto de ciertos medicamentos sobre tejidos duros y blandos. La deglución atípica y la interposición lingual también pueden comportarse como campo interferente al afectar a la armonía entre la estructura dental y el sistema nervioso.

El bruxismo es otro hábito relevante que puede generar tensiones excesivas en la mandíbula y alterar la oclusión dental. Una doble oclusión puede ser la causa de estos movimientos parafuncionales, como resultado de un desequilibrio oclusal. Asimismo, determinados hábitos o acciones cotidianas pueden influir en la posición mandibular, pudiendo desencadenar un CAT.

Es en esta etapa cuando se debe establecer una relación entre los datos que la persona haya proporcionado durante la fase de anamnesis con la observación clínica de la boca. Este análisis puede sugerir la participación de determinados hábitos que conducen al desequilibrio en la boca y, por tanto, serán potenciales campos interferentes (masticación unilateral, succión digital, onicofagia, deglución atípica, respiración oral, etc.).

PRUEBAS RADIOLÓGICAS

En algunos casos puede ser necesario realizar radiografías, resonancias magnéticas u otros estudios de imagen para obtener una visión más detallada de la estructura de la ATM y detectar posibles anomalías (v. Cap. 26).

PARTICULARIDADES EN ODONTOPEDIATRÍA

La exploración odontológica en niños adquiere una relevancia y singularidad dentro de la perspectiva de la terapia neural, ya que los primeros años de vida son fundamentales para el desarrollo bucal y neurológico. En este sentido, comprender y abordar las interrelaciones entre la salud oral y sus funciones esenciales –respirar, masticar y deglutir–, junto con el sistema nervioso, durante la infancia y los detalles relacionados con las diferentes etapas de erupción dentaria y el desarrollo es fundamental para promover un crecimiento y desarrollo saludables, así como para prevenir posibles complicaciones a largo plazo.

Respiración

La **respiración** es otra faceta que debe tenerse en cuenta durante la exploración. La **respiración oral** es la parafunción más típica en los pacientes pediátricos, aunque no suele ser un motivo de consulta e incluso no se le atribuye la importancia que en realidad tiene: genera una alteración en el sistema respiratorio que repercute en las funciones del sistema estomatognático.

En la exploración se valora la presencia de **saliva**, también responsable de mantener el pH de la boca, como factor que puede evitar la aparición de enfermedades.

Durante la **respiración nasal**, la lengua se eleva y se proyecta contra el paladar, ejerciendo un estímulo positivo y favoreciendo el correcto desarrollo del maxilar y la posición de los dientes, que a su vez repercute en la función masticatoria, deglutoria y postural a través del hioides. Sin embargo, en la respiración bucal la lengua se ubica en los incisivos o en el suelo de la boca. El paladar ojival y la falta de desarrollo transversal del maxilar, o la presencia de mordidas cruzadas, pondrá en alerta de una disfunción lingual durante esta fase de la exploración.

Pacientes lactantes

La **lactancia materna** actúa como el primer aparato ortodóncico para la mandíbula, ya que el movimiento de **succión** fomenta su adelantamiento, previniendo así el perfil retrognático típico de los recién nacidos. Esto es especialmente relevante en aquellos niños que no desarrollan una deglución adecuada.

En los bebés resulta aconsejable realizar un análisis ergonómico completo, desde los pies hasta la cabeza, valorando las asimetrías faciales y craneales, como plagiocefalias, braquicefalias o dolicocefalias.

Es importante alternar los lados durante la lactancia, ya que tanto una postura inadecuada de la madre y el niño como la alimentación exclusiva de un lado pueden conducir a alteraciones en el desarrollo estomatognático, craneosacral y visual. Debe instruirse a las madres sobre la correcta posición para amamantar, preferiblemente en una postura lo más vertical posible. En el caso de la lactancia artificial, es recomendable alternar los lados en cada toma para fomentar el desarrollo de la masticación bilateral. Es importante evitar alimentar al niño acostado, ya sea con lactancia materna o biberón.

El tratamiento temprano con fisioterapeutas u osteópatas especializados puede prevenir futuras maloclusiones y sus consecuencias funcionales.

Debe descartarse la presencia de **frenillo lingual limitante** (anquiloglosia), dado que la incapacidad de colocar adecuadamente la lengua al succionar puede comprometer la capacidad del lactante para amamantar eficazmente. La restricción del frenillo limita la correcta colocación de la lengua durante la succión, lo que puede generar dificultades en la lactancia materna. Además, una **deglución** adecuada, impedida por un frenillo restrictivo, es fundamental para el desarrollo correcto de los maxilares, el movimiento peristáltico que influye en el aplanamiento y crecimiento del paladar, que es, a su vez, el suelo de las fosas nasales, y, por ende, todo ello facilita una respiración nasal de forma natural.

Sin embargo, la evaluación de la boca del bebé no debe limitarse solo al signo de presencia de un frenillo lingual limitante, ya que las anquiloglosias posteriores pueden ser difíciles de visualizar, aunque sí se palpan. Es importante también considerar los síntomas descritos por las madres, como gases, reflujo y tomas extremadamente largas, que indican una lactancia ineficiente o el desarrollo excesivo de los bucinadores (mofletes) en el bebé.

En las madres es importante estar atentos a síntomas como dolor y fisuras en los pezones, pues una lactancia normal no debe ser dolorosa.

El tratamiento de la anquiloglosia se explica en el capítulo de técnicas en la boca (v. Cap. 36).

Succión digital

La succión digital es otra de las parafunciones más frecuentes en los pacientes pediátricos. Se trata de un hábito reflejo natural en el 50 % de los bebés durante los primeros meses de vida que puede empezar en el útero materno. Si el hábito perdura a partir de los 6 años (edad aproximada del inicio de recambio) y dependiendo de la compulsividad de este, se acentúa el paladar ojival, el bloqueo de los senos maxilares, la deglución atípica, la vestibularización de los incisivos superiores y la retroinclinación de los incisivos inferiores, con su consecuente incompetencia labial, que produce xerostomía y un desarrollo incorrecto de la mandíbula, con sus repercusiones en la ATM.

Los efectos sistémicos de la succión digital son muy equivalentes a los que se encuentran en los pacientes con respiración bucal; sin embargo, la corrección de esta parafunción resulta mucho más difícil para el paciente y suele generar frustración a edades tempranas, por ello es imprescindible el acompañamiento psicoemocional durante la eliminación del hábito.

Erupción dental

Durante la exploración intraoral se debe observar la secuencia de erupción dental, que está estrechamente relacionada con el equilibrio y la capacidad de gateo y de la marcha en bipedestación.

En la etapa de dentadura mixta hay que prestar especial atención al tamaño y movilidad de la lengua, valorar si existe disglosia y analizar la deglución y la fonética. Además, se tendrá especial atención en la posición de los pies al caminar, la curvatura cervical y la posición de las piernas en reposo.

El **bruxismo** en esta edad es frecuente y suele ser uno de los principales motivos de consulta; sin embargo, se trata de un fenómeno fisiológico que no cursa con alteración de la ATM ni otras patologías orales, aunque conviene recordar que puede asociarse a parasitosis intestinal.

En esta etapa del desarrollo hay que prestar especial atención a la posición de los molares y los incisivos inferiores, ya que están directamente relacionados con contracturas del masetero, futuras alteraciones de la ATM, contractura cervical y occipital –y su consecuente alteración de la vista–, y el crecimiento horizontal de la mandíbula.

Durante el aprendizaje de la lectoescritura se debe valorar cómo la postura durante la escritura afecta directamente a la posición de los dientes, con lo que en la exploración extraoral habrá que invitar al paciente a que escriba, con lo que se podrá analizar la posición de los ojos, cabeza, lengua y cómo sujeta el lápiz.

A medida que erupcionan los dientes permanentes se fija la posición de la espalda, por lo que durante esta fase de recambio se considerará realizar un abordaje postural.

PUNTOS CLAVE

- La exploración de la boca, precedida de una extensa historia de vida, posibilita la conexión de los datos obtenidos durante la anamnesis con las observaciones clínicas del examen físico, con el fin de obtener una mayor comprensión acerca de la persona y establecer estrategias terapéuticas apropiadas.
- La cavidad bucal está integrada en la red neural y estructural del cuerpo humano y se caracteriza por su alta presencia de campos interferentes, lo que puede generar patologías en otras partes del cuerpo.
- En las últimas décadas, la boca ha sido sometida a una gran cantidad de procedimientos médicos y odontológicos debido a la evolución de materiales y técnicas.
- Por consiguiente, resulta fundamental que todos los profesionales de la salud incluyan la exploración de la boca en la historia de vida del paciente, considerando las consecuencias que esta puede tener en el resto del ser humano.

BIBLIOGRAFÍA

Adler E. Enfermedades generales causadas por campos de irritación del sistema neuro-vegetativo producidas por problemas dentales y amigdalares (ámbito del trigémino) [Internet]. Disponible en: https://www.terapianeural.com/publicaciones/29-articulos-y-publicaciones/odontologia-neurofocal/221-ernest-adler.

Kisby L. The Future of Pediatric Dentistry. Dent Today. 2016;35(10):8-10.

Larena-Avellaneda Mesa J. Compromiso articular temporomandibular, CAT. Comunicación oral en el XXXVIII Congreso Internacional del CIRNO. Valencia; 2000.

Martínez TV. Exploración radiográfica en odontopediatría y ortodoncia. Rev Iberoam Ortod. 1989;9(1):27-33.

Phen A, Greer J, Uppal J, Der J, Boughner JC. Upper jaw development in the absence of teeth: New insights for craniodental evo-devo integration. Evol Dev. 2018;20(5):146-59.

Planas P. Rehabilitación neuro-oclusal (RNO). 2ª ed. Barcelona: Científica Médica; 1987.

Potau JM, Merí À. EVA. Atlas de anatomía. 1ª ed. Madrid: Editorial Médica Panamericana; 2024.

Thielemann K. Biomechanik der Paradentose. Vol. 1. Leipzig; 1938.

Testut L, Latarjet A. Tratado de anatomía humana. 11ª ed. Barcelona: Salvat; 1990.

Exploración radiológica de la boca

26

M. Piña D'Abreu, J. P. Gramajo Salomón y D. Vinyes

INTRODUCCIÓN

Desde sus inicios, la terapia neural ha reconocido la importancia de los estudios radiográficos en el ámbito odontológico, especialmente debido a la gran frecuencia de campos interferentes que se hallan en la zona de los maxilares. Este capítulo se dedica a explorar cómo las radiografías, específicamente las periapicales, las ortopantomografías (OPG) y las tomografías computarizadas, se han convertido en herramientas indispensables para el diagnóstico en la terapia neural. Estas pruebas no son solo complementos a la historia de vida del paciente, sino que resultan fundamentales para revelar focos de las estructuras dentales y óseas que pasan desapercibidos a simple vista.

La radiografía intraoral retroalveolar fue el primer tipo de radiografía dental en ser ampliamente utilizado en la terapia neural, como se ve reflejado en el influyente trabajo del Dr. Adler, en cuyo libro *Enfermedades generales causadas por campos de irritación del sistema neuro-vegetativo producidas por problemas dentales y amigdalares (ámbito del trigémino). Diagnóstico y terapia* destaca el valor de las radiografías intraorales en la práctica clínica. Estas imágenes proporcionan una visión detallada de la región apical de los dientes, siendo esenciales para detectar problemas como abscesos, quistes y otras alteraciones periapicales. Adler correlacionó estas observaciones radiográficas con una variedad de patologías, como se documenta en los casos clínicos descritos en su obra, enfatizando la interconexión entre los problemas dentales y los trastornos sistémicos.

Posteriormente se incorporaron las OPG o radiografías panorámicas. Este tipo de radiografía extraoral ofrece una visión panorámica de la boca y es menos invasiva para el paciente. Su bajo nivel de radiación y la capacidad de proporcionar una vista completa de todas las estructuras dentales y óseas en una sola imagen la hacen ideal para una evaluación general y para la detección de problemas que podrían pasar desapercibidos en radiografías más focalizadas.

Actualmente, la tomografía computarizada de haz cónico (*cone beam computed tomography*, CBCT) está ganando terreno como una herramienta diagnóstica superior en el área maxilofacial.

Es especialmente útil en la planificación de tratamientos complejos y la evaluación de la relación entre estructuras anatómicas.

La CBCT proporciona imágenes tridimensionales de alta resolución, ofreciendo una comprensión más profunda y detallada de la anatomía dental y ósea, evidenciando focos no detectables con las radiografías convencionales de dos dimensiones.

Importancia de la exploración radiológica en el diagnóstico y tratamiento en terapia neural

La exploración radiológica en el diagnóstico y tratamiento dentro de la terapia neural es fundamental y debe considerarse un complemento indispensable de la inspección oral. La elección de los estudios radiográficos debe ser personalizada, basándose en la historia de vida y las necesidades específicas de cada paciente. Estos estudios radiológicos ofrecen una visión detallada de las estructuras dentales y anatómicas que no son apreciables a simple vista, revelando hallazgos esenciales para un diagnóstico neuralterapéutico.

La exploración radiológica no sustituye, sino que complementa, la inspección visual y funcional directa con el paciente.

Ambas metodologías se enriquecen mutuamente y deben utilizarse conjuntamente para obtener una mayor comprensión del estado dental y maxilofacial, y de la salud del paciente.

Las OPG ofrecen una perspectiva panorámica de ambos maxilares, mientras que las radiografías intraorales retroalveolares son más adecuadas para el estudio de áreas específicas. Actualmente, el uso de la CBCT se ha vuelto cada vez más relevante, aportando detalles significativos que podrían pasar desapercibidos en las radiografías bidimensionales. Mediante esta técnica, en este capítulo se visualizarán tanto estructuras fisiológicas como patológicas y se identificarán variantes anatómicas con una claridad superior.

Además, la incorporación de *softwares* y programas de visualización en el análisis de estas imágenes radiológicas ha mejorado el proceso de evaluación. Herramientas como la de medición, que facilita la determinación de la distancia entre una estructura y una lesión, y la capacidad para medir unidades Hounsfield, que proporciona valores numéricos de la densidad de grises en la imagen, son de gran utilidad para un diagnóstico más preciso y detallado.

RADIOGRAFÍAS INTRAORALES

La **radiografía intraoral** es un tipo de radiografía dental en la que una película fotosensible o sensor digital, según los modelos, se sitúa en el interior de la boca del paciente y con ello se obtiene una imagen cuando el haz de rayos X, que proviene de un aparato emisor situado en el exterior, incide sobre la placa receptora. Según el soporte y el tipo de proyección se obtienen diferentes tipos de radiografías intraorales: interproximales, periapicales y oclusales. Las dos primeras se obtienen mediante la técnica retroalveolar (la placa radiográfica o captor digital se sitúa detrás del alvéolo), mientras que en las oclusales se coloca el soporte que va a recibir la radiación paralelo al plano oclusal. Mediante las imágenes obtenidas se pueden identificar estructuras anatómicas del propio diente y de sus tejidos circundantes, tratamientos odontológicos y las anomalías con respecto a la normalidad que pueden sugerir la presencia de determinadas patologías.

Radiografías periapicales o retroalveolares

Las radiografías periapicales son una modalidad de radiografía intraoral que permite la observación detallada de uno o varios dientes individuales desde la corona hasta la zona apical, y permiten visualizar el diente y su zona perirradicular.

La principal indicación de estas radiografías es la visualización integral del diente (corona y raíz) y de sus tejidos circundantes (hueso perirradicular y espacio periodontal), lo cual permite advertir la observación de los tratamientos odontológicos realizados en un diente y de otros detalles que orientarán a determinadas patologías (Fig. 26-1). Por ejemplo, cuando el espacio del ligamento periodontal –situado entre la lámina dura y el diente– se encuentra ensanchado, sugiere la presencia de una alteración, que puede ser de origen mecánico, como un contacto prematuro, o una inflamación. Otra observación común es la aparición de una imagen oscura o radiolúcida a nivel apical, la cual generalmente indica la presencia de una lesión quística o granulomatosa. Estos hallazgos son fundamentales para el diagnóstico y la planificación del tratamiento adecuado (Fig. 26-2).

Radiografías interproximales (aleta de mordida o *bite wing*)

También conocidas como *bite wing* o de aleta de mordida, estas radiografías muestran la corona y una porción de las raíces de los dientes premolares y molares, tanto superiores como inferiores. Se obtienen con la ayuda de un posicionador que permite que el haz de rayos X incida perpendicularmente al eje de los dientes y el dispositivo captor. Permite visualizar la parte coronal y el punto de contacto entre dientes contiguos.

Se utiliza para visualizar la presencia de caries entre dientes contiguos (caries interproximales), caries bajo obturaciones, ajustes de restauraciones, obturaciones desbordantes, límites de coronas, depósitos de tártaro o sarro dental, y reabsorciones óseas leves y moderadas (Fig. 26-3).

Ventajas y limitaciones

Las radiografías intraorales proporcionan una imagen de alta resolución, bajo costo, fácil disponibilidad y rapidez en su obtención, permitiendo además la monitorización del progreso de patologías dentales o de tratamientos. Sin embargo, tienen la limitación de visualizar solo unos pocos dientes a la vez y de ofrecer una imagen bidimensional, lo que puede resultar en superposiciones y dificultades interpretativas en ciertas áreas. También puede ocurrir una distorsión geométrica debido a la técnica de proyección utilizada, afectando la precisión de la imagen. Estas radiografías pueden no ser adecuadas para visualizar estructuras alejadas de los dientes debido a su reducido campo de acción, y en ocasiones algunas lesiones periapicales extensas podrían pasar desapercibidas por estar fuera de los límites de la imagen.

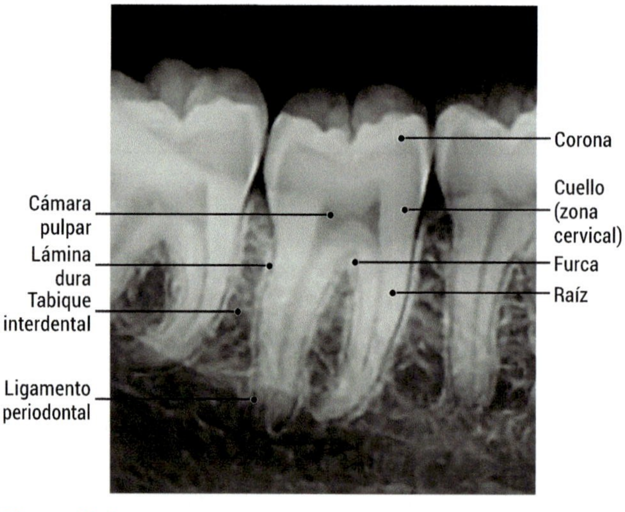

Figura 26-1. Imagen de radiografía periapical de la zona molar inferior derecha, donde se puede observar, en el molar 4.7, identificadas las partes de un diente.

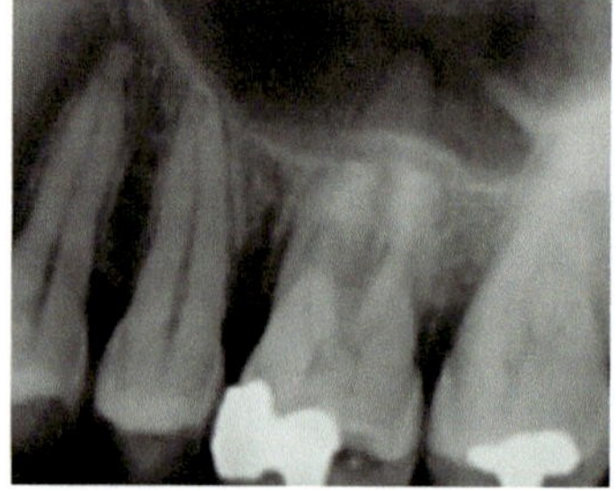

Figura 26-2. Radiografía periapical de segundo cuadrante. Se observan molares 26 y 27 con restauración coronal. Se evidencia raíz palatina sobreproyectada en seno maxilar adyacente.

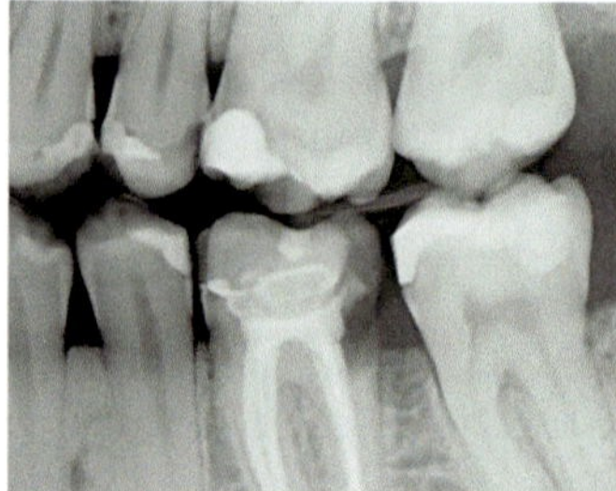

Figura 26-3. Radiografía de aleta de mordida de premolares y molares izquierdos, donde se observan las restauraciones coronarias y la presencia de caries interproximal. Molar 3.6 con tratamiento endodóntico; premolar 2.5 con caries distal.

RADIOGRAFÍAS EXTRAORALES

A continuación, se detalla la radiografía panorámica, sus ventajas y limitaciones, y la interpretación de la normalidad y patologías de acuerdo con la terapia neural.

Radiografía panorámica

La OPG es una técnica de imagenología por rayos X que genera una representación bidimensional de la boca.

La OPG permite capturar en una única toma una visión integral, abarcando los dientes, maxilares, articulaciones temporomandibulares y senos maxilares, entre otras estructuras. Destaca por su capacidad para identificar una amplia gama de afecciones dentales y óseas, incluyendo caries, enfermedades periodontales, impactación dental, quistes y tumores.

El procedimiento de toma de la OPG es rápido, indoloro y no invasivo, y no requiere preparación previa por parte del paciente. A diferencia de las radiografías intraorales, que implican colocar la placa radiográfica o detector de rayos X dentro de la boca, la OPG es una técnica de radiografía extraoral que emplea un mecanismo integrado en el equipo que rodea al paciente.

Ventajas y limitaciones

La principal ventaja de esta técnica radica en su capacidad para proporcionar una vista completa de los maxilares y estructuras circundantes con una dosis de radiación inferior en comparación con una serie completa de radiografías intraorales. Esta característica, sumada a su comodidad, rapidez y costo accesible, la convierten en una valiosa herramienta para una evaluación integral, complementando la historia de vida del paciente con una perspectiva holística.

No obstante, su resolución no alcanza la precisión de las radiografías intraorales, lo que puede complicar la identificación de pequeñas caries, enfermedades específicas de los tejidos blandos o diagnósticos endodóncicos precisos. Además, la superposición de estructuras anatómicas puede entorpecer la interpretación de ciertas áreas. Si bien las imágenes panorámicas proporcionan una perspectiva general útil, no ofrecen detalles minuciosos de cada diente. Se utiliza principalmente para realizar una evaluación inicial de huesos y dientes. Dado que la boca posee una curvatura natural, la conversión de esta estructura tridimensional a una imagen bidimensional puede provocar un cierto grado de desenfoque, limitando la capacidad de realizar mediciones precisas de los dientes y otras estructuras.

Interpretación de la normalidad y patologías de acuerdo con la terapia neural

Para el estudio de una OPG es necesario el conocimiento de la anatomía, de las variantes anatómicas y de las patologías de las áreas a evaluar. También resulta indispensable una adecuada sistematización del proceso de evaluación de la radiografía, con el fin de poder establecer una correlación con la información clínica del paciente como, por ejemplo, dolor, inflamación o algún otro signo clínico (**Vídeos 26-1** y **26-2**).

En la anatomía radiográfica se pueden diferenciar las estructuras que se nombran en la **tabla 26-1**.

Tabla 26-1. La categorización de las estructuras visibles en una ortopantomografía en radiopacas y radiolúcidas facilita su identificación y estudio en las radiografías

Estructuras radiopacas	Dientes, tuberosidad del maxilar, hueso malar o pómulo, tabique o *septum* nasal, espina nasal anterior, vértebras cervicales, hueso hioides
Estructuras radiolúcidas	Senos maxilares, agujeros o foramen mentonianos, órbita, fosas (pterigoides, glenoidea), canales (radicular, mandibular)

Dado que una OPG es una imagen bidimensional, a menudo se presentan sobreproyecciones de estructuras, como la apófisis coronoides sobre el arco cigomático. Otros ejemplos de estas sobreposiciones se muestran en la **figura 26-4**, donde se distinguen y destacan para facilitar la interpretación de la imagen, ayudando a identificar estructuras clave de la anatomía normal visibles en una radiografía panorámica, lo cual facilita la interpretación de la imagen y ayuda a identificar estructuras clave (v. **Fig. 26-4**).

La sistematización en la interpretación de radiografías dentales es fundamental para garantizar un método ordenado y exhaustivo de análisis.

Se recomienda dividir la imagen en cuadrantes internos y externos, examinándolos en el sentido de las agujas del reloj. Los cuadrantes externos permiten evaluar estructuras anatómicas del macizo facial proyectadas en la radiografía, como los senos maxilares, la órbita y las vértebras cervicales. Posteriormente, la observación se dirige a los cuadrantes internos, donde se examinan los órganos dentarios.

Cada diente se evalúa de la corona a la raíz y debe ser contado y numerado de acuerdo con la nomenclatura dental, que indica su ubicación específica (**Fig. 26-5**). Esto permite identificar la posible ausencia de dientes, la presencia de dientes supernumerarios, verificar el orden de su posición en el arco dental, su morfología y otras características que describen su anatomía dentro de los patrones imagenológicos estándar.

La nomenclatura dental que se emplea en la Federación Dental Internacional consta de dos dígitos: el primero indica el cuadrante en el que se encuentra el diente y el segundo dígito señala su posición específica dentro de dicho cuadrante. Por ejemplo, cuando se hace referencia al diente 3.6 (primer molar inferior izquierdo), se está indicando que se encuentra en el tercer cuadrante (inferior izquierdo) y es el sexto diente de ese cuadrante (v. **Fig. 26-5**).

Para sistematizar la interpretación eficaz de las radiografías dentales, debe tenerse un conocimiento de la nomenclatura y las estructuras anatómicas visibles. Las radiografías dentales,

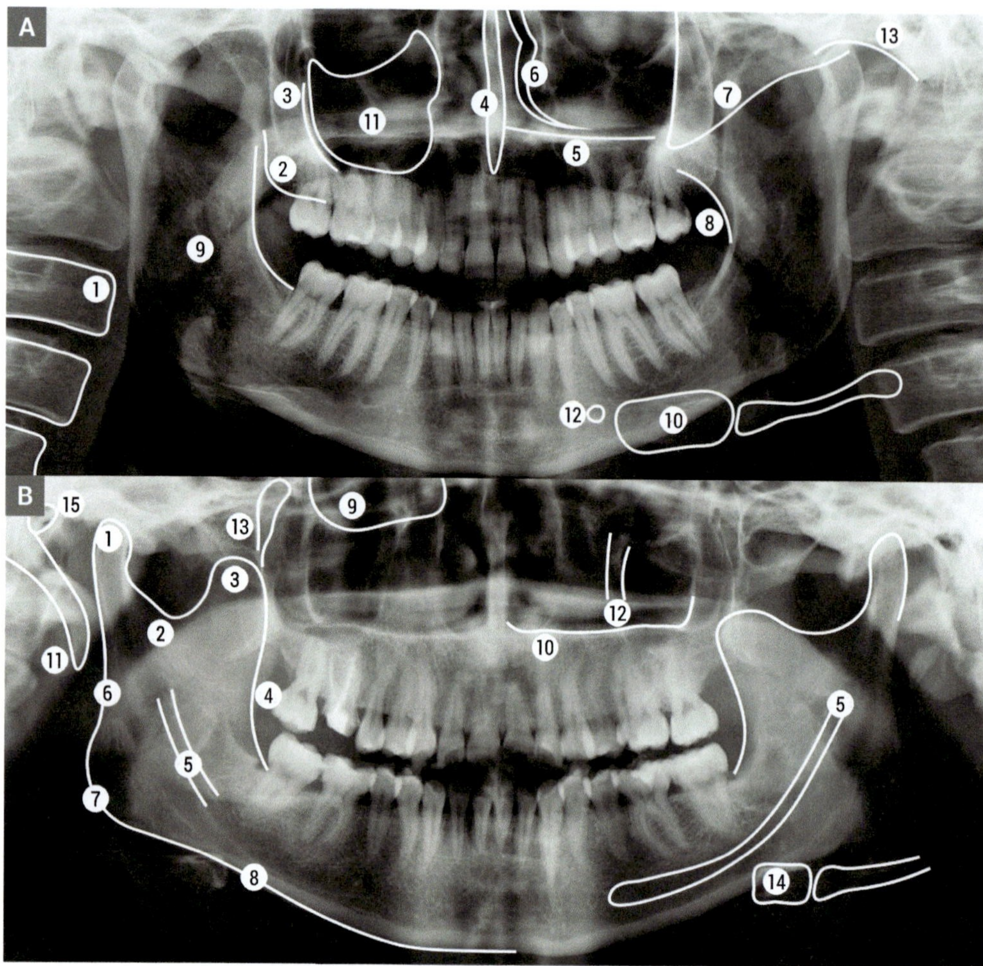

Figura 26-4. Radiografías OPG donde se pueden observar, demarcadas e identificadas con números, diversas estructuras anatómicas visibles en cada estudio de imagen. **A)** (1) cervicales; (2) tuberosidad; (3) pared posterior de la apófisis cigomática; (4) tabique nasal; (5) paladar duro; (6) cornete; (7) arco cigomático; (8) paladar blando; (9) rama mandibular; (10) hueso hioides; (11) seno maxilar; (12) agujero mentoniano; (13) fosa glenoidea. **B)** (1) cabeza condilar; (2) escotadura; (3) proceso coronoides, (4) cresta oblicua externa; (5) canal mandibular; (6) borde posterior de la rama; (7) ángulo gonial; (8) borde inferior de la mandíbula; (9) órbita; (10) borde inferior del seno maxilar; (11) apófisis estiloides; (12) canal infraorbitario; (13) apófisis pterigomaxilar; (14) hueso hioides; (15) conducto auditivo externo.

caracterizadas por sus imágenes en blanco, negro y tonos grises, requieren una correcta interpretación para identificar enfermedades y otros problemas. A continuación, se presentan algunos principios básicos para el análisis de la radiografía panorámica:

- **Naturaleza de las imágenes radiográficas.** Las imágenes se dividen en radiolúcidas (más oscuras) y radiopacas (más claras), dependiendo de cómo interactúan con el haz de rayos X. Las estructuras más densas aparecen más claras, mientras que las menos densas son más oscuras.
- **Limitaciones de las radiografías bidimensionales.** Las radiografías panorámicas recrean las estructuras bucales en dos dimensiones, lo cual introduce ciertas limitaciones interpretativas. Los profesionales deben ser conscientes de estas limitaciones y ajustar su análisis en consecuencia.
- **Factores que pueden afectar al análisis:**
  - Evaluación apresurada y superficial.
  - Iluminación inadecuada en la sala de evaluación.
  - Diagnósticos preconcebidos que pueden sesgar la interpretación.
  - Centrarse en una sola región del examen.

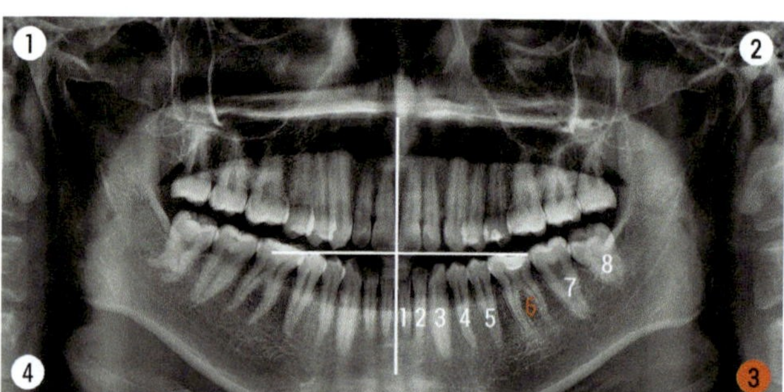

Figura 26-5. Imagen de radiografía OPG en la que se identifican los cuadrantes, numerados en el orden de las agujas del reloj, así como los dientes de un cuadrante numerados según su ubicación en esa arcada dental. A modo de ejemplo, el primer molar inferior izquierdo, que tiene una reconstrucción de la corona, se enumera como diente 3.6. Los dientes del juicio o cordales se enumeran como 8.

Para evitar diagnósticos incorrectos, los profesionales deben:

- Asegurar condiciones óptimas para la evaluación del examen.
- Comprender completamente las limitaciones de los tonos de las imágenes radiográficas.
- Poseer un conocimiento amplio de la anatomía dental y maxilofacial.

Además, es común que ciertas estructuras anatómicas, como el agujero mentoniano, puedan confundirse con patologías. Este agujero a menudo aparece como una imagen radiolúcida cerca del ápice de un premolar y puede ser malinterpretado como una lesión quística en la raíz del diente, debido a la angulación del rayo o la anatomía particular del paciente (Fig. 26-6).

Para lograr una evaluación exhaustiva de la OPG, el profesional debe:

- **Obtener una visión general de la radiografía**: incluye identificar la edad y el desarrollo óseo del paciente, y examinar el contorno de todas las estructuras anatómicas visibles.
- **Evaluar la dentición**: determinar la cantidad de dientes, su etapa de desarrollo y su correcto posicionamiento.
- **Observar los tejidos apicales**: comprobar si la lámina dura está intacta y si existen imágenes radiolúcidas o radiopacas en relación con los ápices dentales.
- **Analizar los tejidos periodontales que sostienen el diente**: evaluar el espacio entre el cemento radicular y la lámina dura (ligamento periodontal), examinar la presencia de pérdida ósea vertical u horizontal, verificar afecciones de furca o áreas donde divergen las raíces de los dientes y la presencia de cálculos.
- **Verificar el cuerpo y la rama mandibular**: observar la forma, el contorno, el grosor y el patrón de las trabéculas óseas, y verificar las áreas radiolúcidas y radiopacas para detectar posibles anomalías.
- **Identificar otras estructuras relevantes**: incluir en el análisis la cavidad nasal, el seno maxilar y otras estructuras anatómicas significativas.

Análisis sistemático de una OPG:

- **Cóndilos de la articulación temporomandibular**: se inspecciona su contorno para detectar posibles alteraciones que sugieran fracturas o remodelamiento por erosión. Esto puede indicar problemas como un disco articular desplazado o perforado, o cualquier disfunción de la articulación que cause contacto directo del cóndilo con la cavidad o fosa glenoidea, llevando a su erosión o desgaste.
- **Senos maxilares**: deben aparecer oscuros o radiolúcidos. Un engrosamiento de la mucosa puede indicar mucositis o sinusitis. Debe determinarse si estas condiciones son de origen odontogénico, especialmente por lesiones apicales en molares o premolares, sobre todo en los casos que se presentan unilateralmente.
- **Fosas nasales**: a pesar de ser una zona con frecuente sobreproyección, es importante verificar la permeabilidad de las vías aéreas y la presencia de posibles desvíos del tabique nasal o engrosamientos de los cornetes que puedan reducir el calibre de las vías aéreas.
- **Ramas mandibulares y cuerpo maxilar y mandibular**: evaluar la uniformidad de la radiodensidad, y examinar sus contornos y tamaño para descartar asimetrías que podrían indicar condiciones patológicas.

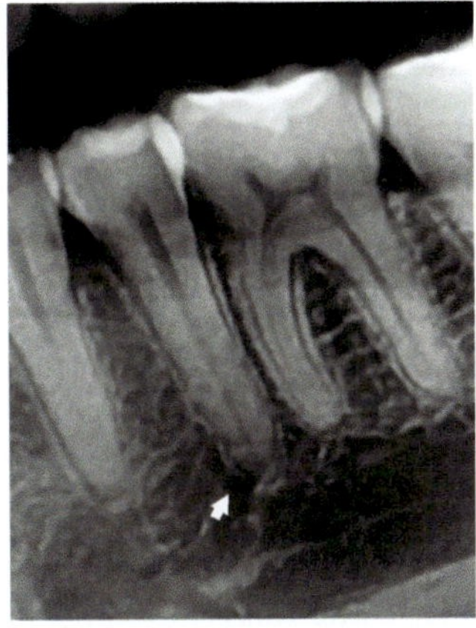

Figura 26-6. El agujero mentoniano (flecha), se observa como una imagen radiolúcida (negra) de forma redonda ubicada a nivel apical de la raíz del segundo premolar. La presencia de la lamina dura lo diferencia de una lesión.

Tras evaluar las áreas externas, se dirige la atención a los cuatro cuadrantes de la arcada dentaria (cuadrantes interiores). Se enumera cada diente, se verifica su correcta ubicación y se examina cada diente desde la corona hasta la raíz. Este enfoque permite identificar anomalías que podrían indicar diversas patologías, que varían desde condiciones leves hasta problemas más graves. Por ejemplo, al interpretar la radiografía panorámica de la figura 26-7 siguiendo el orden anteriormente descrito, se observa:

- **Ausencia de dientes**: los dientes 18, 17, 26, 37 y 48 están ausentes. Es importante evaluar las zonas edéntulas para

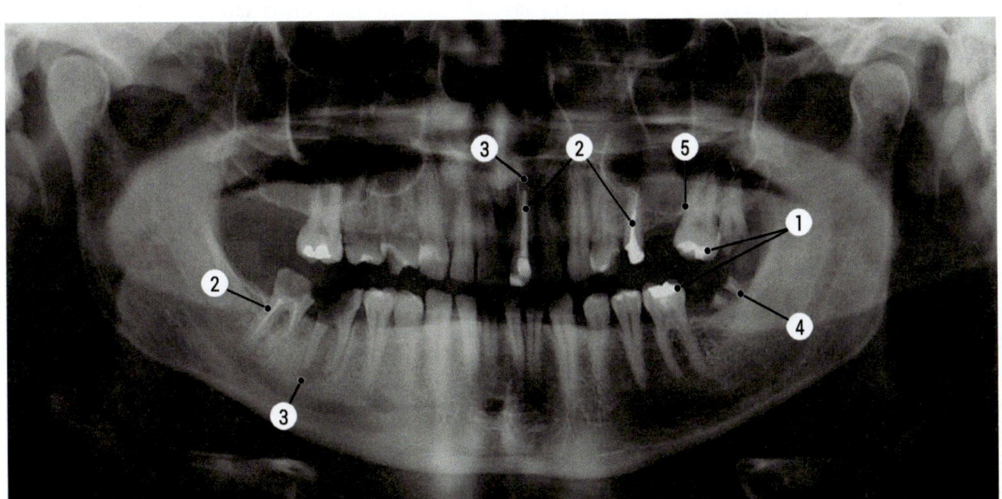

Figura 26-7. Radiografía panorámica en la que se observan diversas condiciones, como la ausencia de dientes, restauraciones (1), tratamientos de conductos radiculares (2), imágenes apicales (3), restos radiculares (4) y defecto periodontal (5), que podrían constituir campos interferentes para el paciente.

verificar si el alvéolo postextracción ha cicatrizado correctamente o si muestra imágenes radiolúcidas/oscuras que sugieren cavitaciones.

- **Imágenes radiopacas en las coronas**: observadas en los dientes 16, 15, 27 y 36, indicativas de restauraciones dentales.
- **Tratamientos endodóncicos**: los dientes 21 y 25 presentan tratamiento endodóncico, evidenciado por imágenes radiopacas en la corona y raíz. Es importante confirmar la adecuada obturación apical de estos tratamientos o la posible extensión excesiva del material de obturación, así como la presencia de imágenes radiolúcidas que indican una lesión infecciosa que afecta al hueso adyacente.
- **Caries dentales**: identificadas como imágenes radiolúcidas que afectan al tejido coronario del molar 28 y los molares inferiores derechos 46 y 47. En el área cercana a la raíz del 46 se observa una zona oscura sugestiva de un proceso infeccioso que destruye el hueso, rodeado de hueso más denso, indicativo de una respuesta defensiva a la infección.
- **Restos radiculares en el molar 38**: estos restos, que también presentaban tratamiento endodóncico, están rodeados por procesos infecciosos visibles como imágenes radiolúcidas.
- **Nivel del hueso del reborde alveolar**: en una OPG normal este debería estar en el cuello de los dientes, pero en esta imagen se observan zonas por debajo de ese margen, lo que lleva a considerar la presencia de enfermedad periodontal. Esta condición favorece la formación de bolsas periodontales donde se acumulan bacterias y sarro.

En las radiografías también deben identificarse elementos externos a la cavidad bucal, como restauraciones protésicas, materiales de relleno óseo, implantes dentales y excedentes de material dental. Estos hallazgos deben considerarse potenciales campos de interferencia, ya que pueden crear zonas de irritación significativa.

TÉCNICAS DE IMAGEN EXTRAORALES AVANZADAS

En los siguientes apartados se analiza al detalle la CBCT: sus ventajas y limitaciones, el *software* de procesamiento y análisis de imágenes, y la interpretación de la normalidad y patologías según la terapia neural.

Tomografía computarizada de haz cónico (*cone beam computed tomography*)

La integración de nuevas tecnologías como la CBCT ha revolucionado el campo de la terapia neural, potenciando significativamente la precisión en el diagnóstico de campos interferentes en la boca y optimizando la planificación del tratamiento. La CBCT, con su avanzada capacidad de imagenología en odontología y radiología maxilofacial, se ha establecido como un método de exploración, en ocasiones indispensable, en situaciones en las que se requiere la máxima precisión para identificar problemas de salud.

Ventajas y limitaciones

La CBCT destaca por proporcionar imágenes tridimensionales de alta resolución, ofreciendo una representación clara y detallada de un amplio espectro de estructuras óseas y dentales. Esta técnica asegura una visión completa en 360° del paciente mediante evaluaciones multiplanares (coronal, sagital, axial), facilitando diagnósticos y tratamientos con un grado de fiabilidad y utilidad superior. Además, con respecto a la tomografía computarizada convencional, la CBCT implica una dosis de radiación hasta un 90 % menor, aunque sigue siendo mayor que las radiografías bidimensionales tradicionales.

La CBCT ofrece una excelente visualización de estructuras duras, dientes y huesos, aunque no es tan eficaz para examinar los tejidos blandos, como músculos o nervios, en comparación con la resonancia magnética.

Además, para la interpretación de las imágenes de CBCT se requiere una mayor capacitación y experiencia. En ciertas circunstancias, especialmente en presencia de objetos metálicos en la zona escaneada, pueden aparecer artefactos en las imágenes, lo que puede afectar a la calidad y la interpretación de los resultados.

Software de visualización y procesamiento de imágenes

Para la interpretación de la tomografía *cone beam* se emplea un *software* avanzado de visualización y procesamiento de imágenes (Vídeo 26-3) necesario para analizar de manera exhaustiva la imagen tridimensional capturada por la tomografía, facilitando la identificación precisa de las áreas de interés. El *software* incorpora funciones especializadas que permiten evaluar con detalle las densidades óseas en las zonas donde se detecten hallazgos relevantes, proporcionando así una comprensión más profunda y precisa de las condiciones patológicas o anatómicas presentes.

Una representación en múltiples planos del paciente (axial, coronal y sagital), junto a su reconstrucción volumétrica tridimensional, ubica de manera más precisa las zonas a estudiar (Fig. 26-8).

Estos programas de *software* también facilitan las reconstrucciones o cortes panorámicos, con una visión más cercana a las imágenes en 2D que estamos acostumbrados a ver en los pacientes (Fig. 26-9). Adicionalmente, el uso de filtros permite destacar áreas de interés y ofrece la posibilidad de ajustar los ángulos de los cortes para cada maxilar, tanto el superior como el inferior.

Interpretación de la normalidad y patologías de acuerdo con la terapia neural

A través de la imagenología, particularmente con la tomografía de haz cónico, se facilita la identificación y locali-

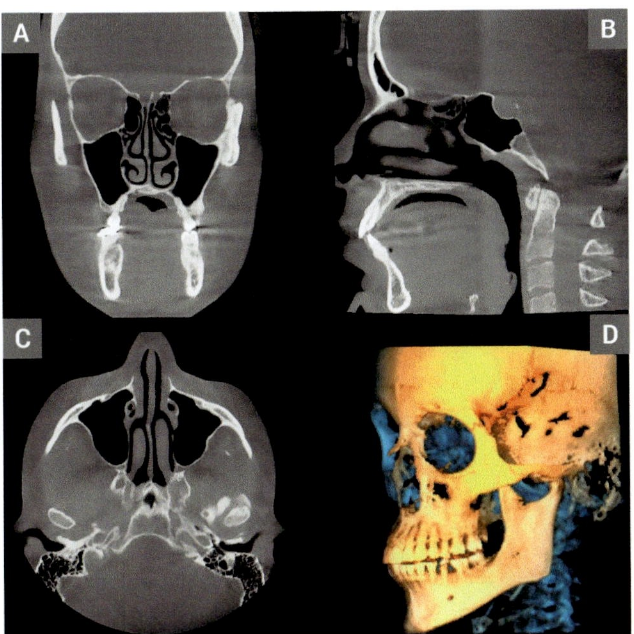

Figura 26-8. Vista multiplanar de *software* de visualización de tomografía de haz cónico. **A)** Coronal; **B)** sagital; **C)** axial, y **D)** reconstrucción volumétrica 3D (CBCT).

zación de focos irritativos y posibles campos interferentes o desencadenantes neuromoduladores en la cavidad bucal (v. **Vídeo 33-1**).

Es importante poder identificar y visualizar correctamente las zonas de interés en los tres planos del estudio tomográfico. Utilizar la imagen panorámica como guía inicial ayuda a definir áreas clave en el paciente, como dientes con tratamiento endodóncico, zonas edéntulas para la evaluación de la reparación ósea, lesiones cariosas y procesos infecciosos que pueden extenderse desde los maxilares hasta los senos maxilares y otras estructuras del complejo craneofacial.

Para una evaluación mediante tomografía debe examinarse el volumen completo a través de sus tres planos –axial, coronal y sagital– en busca de alteraciones significativas como asimetrías, cambios en la densidad, y zonas más oscuras o claras. Es importante asegurarse de que el tamaño de la ventana seleccionada en la tomografía abarque completamente la zona a estudiar.

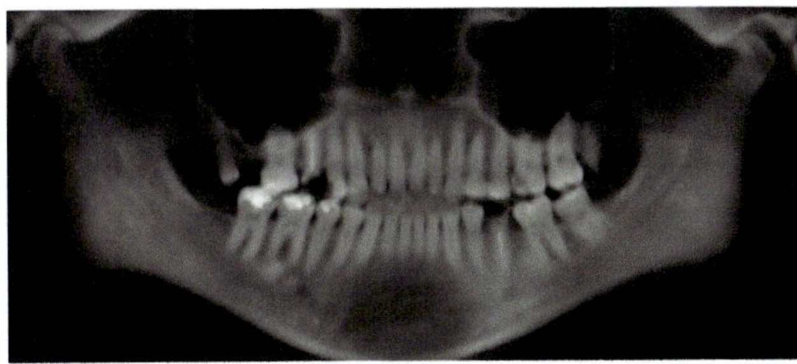

Figura 26-9. Vista panorámica obtenida a partir de una CBCT.

Posteriormente, el *software* de análisis facilita la creación de una reconstrucción panorámica, similar a la OPG (v. **Fig. 26-9**) que usualmente se tiene del paciente y que a menudo motiva la solicitud de una tomografía para obtener una visión ampliada. Los programas de reconstrucción pueden ajustar el grosor y la angulación adecuada en la zona de estudio, lo que permite realizar cortes transaxiales con espesores inferiores a 1 mm de áreas o dientes específicos que requieran una evaluación detallada.

Utilizando la herramienta de visión multiplanar se puede lograr una evaluación completa en 360° del diente o área de interés. Además, es posible apreciar las unidades Hounsfield o valores de densidad de grises colocando el cursor o indicador del *software* sobre el área de interés. Esta escala cuantitativa es útil para evaluar la radiodensidad de una zona. Por ejemplo, en los casos de ausencia de dientes como los terceros molares, se puede verificar la calidad del hueso mediante un valor numérico negativo, indicativo de la presencia de grasa, conocida también como *cavitación o degeneración grasa osteonecrótica*, en el hueso mandibular o maxilar.

Las patologías identificables en la tomografía son las mismas que en la OPG, pero la visualización tridimensional ofrece una oportunidad para una evaluación más completa y precisa. Esto es especialmente valioso en situaciones en las que la bidimensionalidad de la radiografía convencional limita la visibilidad, permitiendo ubicar con precisión la distancia entre, por ejemplo, una cavitación y un canal nervioso, y así evitar complicaciones durante el tratamiento.

PUNTOS CLAVE

- Las técnicas de imagen radiológica, desde las radiografías intraorales hasta las avanzadas tecnologías como la CBCT, desempeñan un papel fundamental en el diagnóstico y tratamiento en terapia neural.
- Las radiografías intraorales y la OPG continúan siendo herramientas importantes para el diagnóstico desde la odontología, así como para una evaluación general y la planificación de tratamientos. La incorporación de la CBCT brinda imágenes tridimensionales detalladas que permiten una interpretación más precisa de las condiciones anatómicas y patológicas.
- A pesar de los avances tecnológicos, la interpretación de las imágenes radiológicas debe considerarse siempre dentro de un contexto más amplio que incluya una evaluación completa tanto de la boca como del paciente en su totalidad, integrando su historia de vida.

BIBLIOGRAFÍA

Brooks SL, Miles DA. Advances in diagnostic imaging in dentistry. Dent Clin North Am. 1993;37(1):91-111.

Freitas JA. Radiología odontológica. Argentina: Artes Médicas; 2002. p. 201-20.

Haring J, Jansen L. Radiología dental: principios y técnicas. McGraw-Hill; 2002. p. 369-86.

Langland OE, Langlais RP. Special radiographic techniques. En: Principles of Dental Imaging. Baltimore: Williams & Wilkins; 1997. p. 265-87.

White E. Radiología oral: principios e interpretación. 4ª ed. Barcelona: Elsevier; 2021.

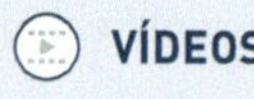

Compromiso articular temporomandibular y oclusión

27

J. Larena-Avellaneda Mesa e I. González Esmorís

INTRODUCCIÓN

En este capítulo se pretende destacar la trascendencia que puede llegar a tener la enfermedad del aparato masticatorio en la salud general del individuo, llegando a ser causa de sintomatología tan variada como migrañas, cefalea tensional, neuralgias, parálisis facial periférica, mareo, vértigo, acúfenos, convulsiones, contracturas musculares, trastornos del sueño, ansiedad, depresión, síndrome de boca ardiente, etc. Se quiere poner de manifiesto que, si el aparato masticatorio enferma, puede generar toda una serie de síntomas y signos que hasta ahora no se habían relacionado con él. Esta gran influencia del aparato masticatorio sobre la salud general conlleva que su enfermedad tenga mucha importancia, por la alta incidencia de impacto en la población general y porque se pueden alcanzar como resultado dolencias de índole muy grave con una alarmante repercusión personal, económica, familiar, social y laboral.

La búsqueda de una explicación sobre la gran influencia del aparato masticatorio en la salud de la persona condujo al desarrollo del concepto de *enfermedad de la evolución del aparato masticatorio humano* (EEAMH) (Larena-Avellaneda, 2013). Esta enfermedad, de carácter darwiniano y evolucionista, se atribuye al déficit funcional masticatorio que surgió con el descubrimiento del fuego, el cual permitió cocinar los alimentos y adoptar una dieta blanda, constituida por alimentos que no requieren ningún esfuerzo a la hora de cortar, desgarrar y triturar para poder deglutirlos. La EEAMH trata de explicar la patología del aparato masticatorio dentro del contexto de la evolución.

La evolución hacia el *Homo sapiens* supuso los siguientes cambios anatómicos para su adaptación al medio:

- **Reducción del tamaño de los caninos**: esta adaptación permitió obtener una mayor movilidad lateral mandibular y facilitar el régimen vegetariano.
- **Bipedestación y sus efectos craneales**: la adopción de la bipedestación produjo un adelantamiento del agujero occipital en la base del cráneo, lo que a su vez requiere de la protrusión mandibular al alcanzar cierto grado de apertura debido a una falta de espacio retromandibular.
- **Encefalización**: el incremento del tamaño cerebral demandó una expansión del espacio en el cráneo para albergar una mayor masa cerebral.
- **Reducción del volumen del aparato masticatorio**: la aparición del mentón y la nariz, resultado del retrognatismo bimaxilar del proceso alveolar, refleja la menor necesidad de realizar un gran esfuerzo mecánico para la masticación debido a la preparación de los alimentos con fuego. Sin embargo, se mantuvo un estímulo de desarrollo óseo basal suficiente para permitir el correcto posicionamiento de todos los dientes en las arcadas, dando lugar a una nueva morfología de desarrollo denominada *ortognatismo*.

Por último, con la introducción de la «dieta civilizada», menos seca, dura y fibrosa, prácticamente desaparece el esfuerzo masticatorio, llevando a una reducción continuada en el desarrollo muscular y óseo de los maxilares y la mandíbula (Fig. 27-1).

Este cambio de retrognatismo reduce el volumen de estas estructuras (el continente) y genera dos problemas al no disminuir su contenido (el número de dientes), dificultando en primer lugar su ubicación adecuada y, consecuentemente, el espacio libre en la cavidad bucal para los movimientos mandibulares (Fig. 27-2).

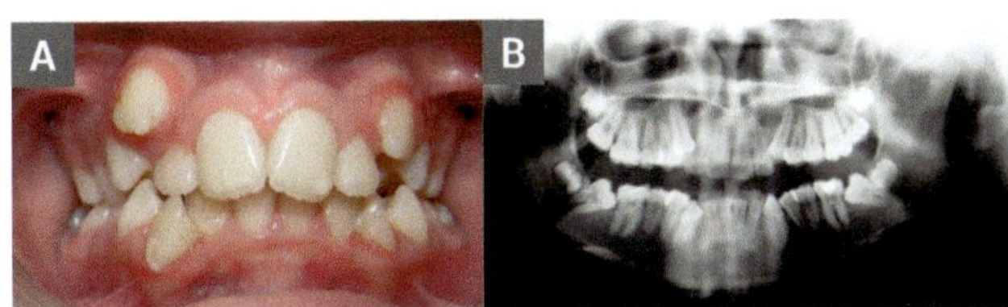

Figura 27-1. Paciente de 13 años. **A)** Dentadura frontal en céntricas. **B)** Ortopantomografía de esta paciente donde se puede observar cómo la falta de desarrollo posteroanterior del cuerpo mandibular lleva a los segundos y terceros molares inferiores a reubicarse en las ramas mandibulares por falta de espacio a lo largo del cuerpo mandibular.

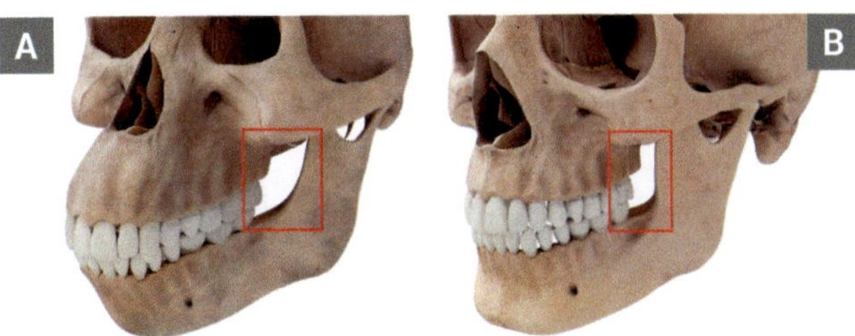

Figura 27-2. Comparativa del espacio libre para el movimiento mandibular entre dos cráneos: **A)** *Australopithecus afarensis* y **B)** *Homo sapiens*.

En definitiva, la EEAMH es el resultado de los cambios evolutivos en el aparato masticatorio, que han provocado una disminución de su volumen, desarrollo óseo y muscular.

Esto ha dado lugar a las siguientes limitaciones funcionales en la amplitud de los movimientos mandibulares y al **compromiso articular temporomandibular** (CAT) (Larena-Avellaneda, 2000), así como a la masticación unilateral no alternante inducida por la dieta civilizada y el **desequilibrio oclusal y funcional** (Planas, 1987). Estos trastornos oclusales, derivados de la pérdida del automatismo de la masticación unilateral alternante, conforman dos bloques inseparables dentro del marco de la EEAMH.

Desequilibrio oclusal y funcional

El desequilibrio oclusal y funcional surge como consecuencia de un déficit funcional atribuido a la dieta blanda. Esta condición representa la etiopatogenia más frecuente, de carácter funcional, de los trastornos de desarrollo incorrectamente denominados *maloclusiones*. El problema radica en que los dientes carecen del espacio adecuado para su correcta ubicación debido a un insuficiente desarrollo óseo, resultando desplazados fuera del plano oclusal normal y de su posición fisiológica esencial para mantener un equilibrio oclusal y funcional óptimo. Esta situación impide que los dientes puedan cumplir su función de desgarrar y triturar, lo que conduce a una disfunción masticatoria caracterizada por dismasesia, es decir, pérdida de eficacia, incomodidad y dificultad para masticar.

Esta disfunción masticatoria se ve exacerbada por el establecimiento de un lado habitual o preferente de masticación, lo que conlleva un desarrollo asimétrico debido a la unilateralidad funcional, un factor reconocido como origen funcional de los trastornos craneomandibulares y periodontales (Thielemann, 1937) (**Fig. 27-3**).

El lado preferente de masticación viene marcado por la primera posición craneal de dormir adoptada en la lactancia, desencadenado y mantenido por la presión gravitatoria sobre la musculatura masticatoria en ese lado de la cara, una

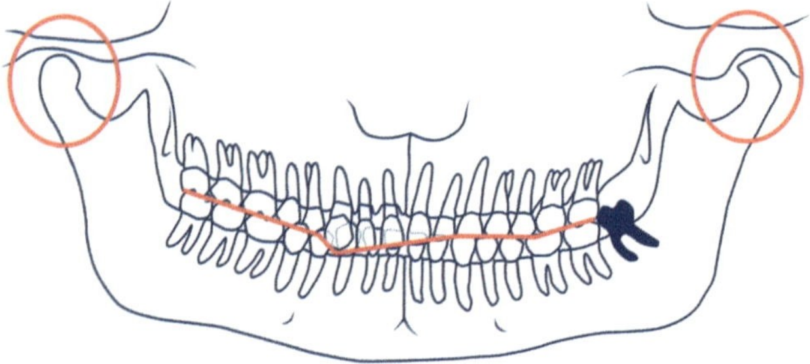

Figura 27-3. Diagrama de la Ley de la Diagonal de Thielemann. En la figura, el lado habitual de masticación es el izquierdo.

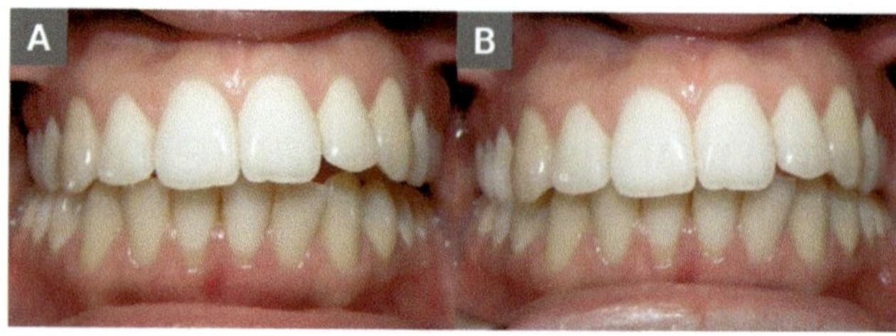

Figura 27-4. Doble oclusión: en céntricas **(A)** y en máxima intercuspidación **(B)**.

posición que tiende a mantenerse por hábito de comodidad postural a lo largo de la vida. En efecto, se mastica por el lado por el que se duerme (Larena-Avellaneda, 2012).

Es importante reconocer que, aunque el lado por el que una persona duerme raramente cambia, el lado de masticación puede cambiar por diversas razones, como dolor, pérdida de dientes o yatrogenia por tratamientos dentales (obturaciones, prótesis, ortodoncia, etc.).

Además, a la asimetría morfológica y funcional se le puede sumar una disminución de la abrasión oclusal fisiológica debido a la dieta blanda, originando el primer eslabón de la cadena del desequilibrio oclusal y funcional: las interferencias en céntrica o contactos prematuros, es decir, la doble oclusión. Estas interferencias oclusales pueden activar el signo de apretamiento y/o rechinamiento, el bruxismo, como respuesta refleja (Fig. 27-4).

El sistema nervioso autónomo (SNA) alerta de esta disfunción cuando supera un cierto umbral de tolerancia personal o por la presencia de otros factores adicionales que se escapan al conocimiento actual. Por ello, no todos los pacientes con doble oclusión presentan bruxismo, aunque sí se observa doble oclusión en la mayoría de los casos con estos síntomas de bruxismo.

Compromiso articular temporomandibular

Es una patología mecánica/traumática de la articulación temporomandibular causada por impedimento o limitación en la amplitud de los movimientos funcionales mandibulares. El CAT se produce como consecuencia de que la evolución del aparato masticatorio humano ha disminuido el continente (el volumen de los maxilares superiores y mandíbula) sin aminorar su contenido (mismo número de dientes). Esta situación resultante de la evolución conlleva una disminución del espacio libre necesario para que la mandíbula y su musculatura se muevan libremente durante sus movimientos de apertura, protrusión y lateralidad, movimientos necesarios fundamentalmente para masticar, pero también para hablar, bostezar, etc. En resumen, se puede decir que el problema es la falta de espacio para que la mandíbula y su musculatura se muevan libremente sin atraparse, golpearse o limitarse en la amplitud de sus movimientos normales.

La articulación comprometida es la temporomandibular, y el mecanismo etiopatogénico puede ser intraarticular o extraarticular, pudiendo ser la afectación unilateral o bilateral. Al estar reducido el volumen mandibular y maxilar, las tuberosidades maxilares y los últimos molares superiores quedan muy próximos de la cara interna de la rama mandibular, lo que limita la amplitud del movimiento mandibular (**Fig. 27-5**).

Esta situación se ha dado a conocer como CAT. Pero esta limitación de movimiento mandibular también se puede dar por disminución de la luz del agujero cigomático o por hipertrofia de las apófisis coronoides o de los músculos temporales. Cuando la falta de espacio se localiza a este nivel, la patología pasa a denominarse *síndrome del músculo temporal* (SMT). Es decir, puede existir un impacto y compresión reiterada –unilateral o bilateral– de la mucosa de las mejillas a nivel yugal (CAT) y el atrapamiento o compresión del músculo temporal en el agujero cigomático (SMT).

Cabe recordar que la musculatura principalmente afectada es la masticatoria, cuyo origen branquial conlleva que inicie y termine su acción de un modo voluntario y consciente. Sin embargo, la mayoría de su funcionamiento, incluyendo la regulación del número, morfología, amplitud, intensidad y duración de los ciclos masticatorios, se rige por mecanismos reflejos, escapando así del control consciente. Esta regulación automática se sitúa en la formación reticular, un sistema polineural y polisináptico localizado en la médula espinal, el tronco del encéfalo y el diencéfalo. La formación reticular es un paso obligado de toda información sensorial, motora y autonómica proveniente de la médula espinal y de los nervios craneales hacia estructuras superiores como el hipotálamo, el tálamo y, finalmente, la corteza cerebral. Recibe señales y las asocia en una información general difusa que proporciona al resto del sistema nervioso central (SNC). La mayor parte de las señales que controlan el SNA se originan en los centros superiores y en los núcleos localizados en la formación reticular, que a su vez las asocia, ordena y combina a través de su sistema polineural y polisináptico para transmitirlas como una información difusa por todo el SNC.

La formación reticular asegura la actividad básica de todo el SNC, formada por varios grupos de núcleos neuronales. Actúa como un centro integrador de los circuitos neuronales que transmiten información desde la médula espinal y el tronco del encéfalo hacia la corteza cerebral, para ser luego devuelta hacia los pares craneales y la médula espinal. Es un sistema neural que coordina acciones integradas en diferentes partes del tronco del encéfalo, y actúa como una red neural que produce y procesa diversos neurotransmisores específicos (serotonina, glutamato, acetilcolina, noradrenalina), los cuales tienen proyecciones neuronales extensas y difusas. La utilización de estos neurotransmisores es especialmente importante en la regulación del comportamiento humano.

La formación reticular interconecta con todos los núcleos autonómicos, sensitivos y motores del tronco del encéfalo, tanto transversal como longitudinalmente. Más que transmitir señales neuronales clásicas de activación o inhibición autonómicas, sensitivas o motoras, la formación reticular envía información a todas las neuronas de cada núcleo, comunicando el estado general de actividad o reposo del conjunto neuronal del tronco encefálico. Esta red asocia y combina la información interna y externa de forma difusa al SNC, constituyendo un auténtico sistema primordial de intercomunicación neuronal, como un cerebro dentro del cerebro, donde se presupone que radica la conciencia.

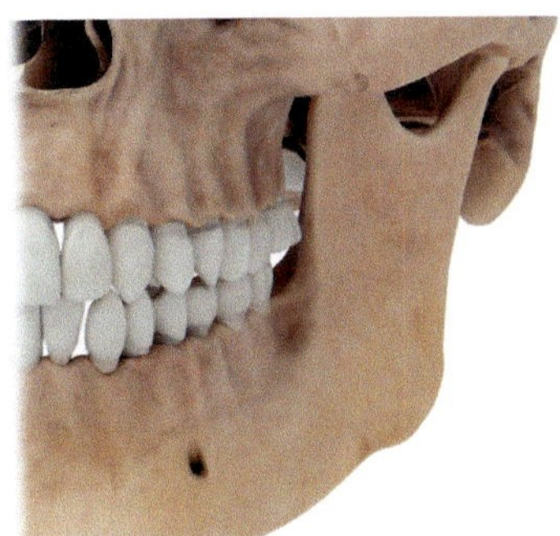
Figura 27-5. CAT producido por el molar 28 al realizar el movimiento de lateralidad mandibular hacia la derecha.

Por eso, cualquier alteración detectada por el SNA en los sensores del aparato masticatorio –situados en zonas dentales, periodontales, mucosas, musculares, tendinosas, capsulares y sinoviales articulares craneomandibulares– puede modificar o inhibir inmediatamente el carácter reflejo de este circuito, activando un control voluntario que resulta incapaz de regular adecuadamente la compleja función masticatoria. Esto desencadena el desequilibrio oclusal y funcional, y conduce a la disfunción masticatoria (dismasesia), lo cual, a su vez, puede provocar una incomodidad que se suele manifestar como disforia, irritabilidad, ansiedad y depresión debido a la falta de comprensión del paciente sobre su condición, la incertidumbre y la ausencia de un diagnóstico que explique su etiopatogenia. El intento de hacer consciente el acto de masticar fracasa al perderse su eficacia y comodidad, lo que sugiere la necesidad de confiar su regulación en el SNA.

Desde el principio del descubrimiento del CAT quedó patente la implicación directa del SNA debido a una excitación crónica del simpático y una inhibición del parasimpático. Esta dinámica es responsable de la amplia gama de síntomas y signos manifestados a través de los diversos nervios craneales periféricos, tanto sensitivos como sensitivos y motores, especialmente el nervio bucal de la rama mandibular del trigémino. Las alteraciones se extienden a niveles centrales, como el tronco del encéfalo, núcleos sensitivos y motores, formación reticular, núcleos del hipotálamo y corteza cerebral.

La elucidación del CAT y sus manifestaciones reveló que el SNA emerge como el principal perjudicado de esta condición, sufriendo de un modo encubierto y silencioso, «sin dejarse ver ni tocar». La complejidad estructural y funcional del SNA lo convierte en un ámbito aún muy desconocido, a pesar de ser un foco habitual de interés en la investigación neurocientífica.

La repercusión sobre el SNA se traduce en un estado disfórico para el paciente, caracterizado por angustia, miedo, tristeza, ansiedad y depresión, que son respuestas reflejas de defensa ante señales de alerta de compromiso de la supervivencia. Del mismo modo, este estado se acompaña de alteraciones en la regulación metabólica y hormonal, debido al efecto sobre estructuras como la hipófisis y la epífisis, que se evidencian en trastornos del sueño y del ritmo circadiano, como el insomnio, siendo síntomas característicos y frecuentes en la mayoría de afectados por el CAT.

A nivel craneal motor visceral del SNA, la afectación del sistema simpático (principalmente en el ganglio cervical superior) como del parasimpático (involucrando los ganglios ciliares, esfenopalatinos, óticos, submandibulares y sublinguales, además del nervio vago) perturba el equilibrio funcional fisiológico que existe entre ambos. La aparición de un campo interferente o gatillo neuromodulador se manifiesta por un predominio del simpático, activando el mecanismo de alerta y amenazando la supervivencia al inhibir la acción del parasimpático en un intento de encontrar una solución al problema.

Esta reacción es inherente al propósito del SNA, cuya principal función es garantizar la supervivencia. Los gatillos neuromoduladores son zonas de irritación crónica de aferencias simpáticas, funcionando como el interruptor de encendido de los sensores de alarma, a través de unos mecanismos reflejos que se disparan oportunamente para advertir constantemente del peligro. En esta situación se encuentran los pacientes con campos interferentes, y el error más frecuente y perjudicial es suprimir los síntomas y signos con fármacos analgésicos y psicotrópicos sin abordar la raíz del problema ni investigar la causa subyacente.

Las zonas afectadas por el CAT son extensas, involucrando varios centímetros de mucosa yugal y de fascia muscular temporal, normalmente de forma bilateral. Para simplificar la comprensión del desencadenante del CAT, esta extensa zona se conoce como el «interruptor» (gatillo neuromodulador) que lo activa. Este mecanismo extracraneal, aún buscado intracranealmente por los neurólogos, sustenta la hipótesis detrás de la dispersión cerebral que intenta esclarecer la activación del sistema trigémino-vascular y, por consiguiente, la génesis de la migraña, junto con su cortejo sintomático. En este punto es importante recordar la clara distinción que existe entre el SNC y el sistema nervioso periférico. La cuestión es que el sistema nervioso periférico no está protegido por una cobertura ósea, a diferencia del SNC, que está resguardado por el cráneo y la columna vertebral. El sistema nervioso periférico se halla más expuesto a las influencias medioambientales y los cambios evolutivos de nuestra morfología, lo que lleva a pensar que por evolución existe una mayor probabilidad que la causa de la migraña sea extracraneal.

Esta zona extracraneal interruptor del CAT en la mucosa yugal es donde se sitúa el gatillo neuromodulador en la terapia neural. Desde que se descubrió el CAT, se aprovecha el «fenómeno en segundos» (v. Caps. 14, 32 y 33) como un indicativo clínico neurofisiológico para interrumpir la estimulación simpática aferente. Esto permite validar el diagnóstico, ofreciendo al paciente una confirmación creíble de su condición y, a su vez, un tratamiento paliativo inmediato mediante inyección anestésica durante las crisis de dolor, cefaleas, inestabilidad o cualquier otra manifestación generada por el foco irritativo del CAT. La rápida desaparición de la cefalea y la inestabilidad segundos después de aplicar el anestésico local en la zona del interruptor del CAT no solo sorprende a los pacientes, sino que también les brinda un profundo alivio y tranquilidad.

COMPROMISO ARTICULAR TEMPOROMANDIBULAR

En los siguientes apartados se define más al detalle el CAT, cómo llevar a cabo un diagnóstico correcto y las pautas de tratamiento existentes.

Definición

El CAT es una patología mecánica/traumática de la articulación temporomandibular, de localización extraarticular, que provoca la limitación en la amplitud o impedimento de los movimientos mandibulares (Fig. 27-6).

Se trata de una patología articular *sui generis*, dadas las características únicas de la mandíbula en la estructura del cuerpo humano: un hueso impar y central que interactúa y se mueve en relación con otras estructuras óseas, y condicionado además por otra articulación, la articulación dentaria.

El CAT puede entenderse como una EEAMH que se produce, en definitiva, por una disminución del espacio funcional para la articulación temporomandibular. El aumento de la divergencia y el retroceso de las arcadas dentarias sustrae el espacio necesario para el movimiento libre de la mandíbula (Fig. 27-7).

El origen mecánico traumático se debe al impacto de alguna estructura de la porción móvil del aparato masticatorio, específicamente la rama mandibular, contra la zona posterior de los maxilares superiores y en los orificios cigomáticos, lo que produce la compresión de tejidos blandos circundantes (músculos, tejido conectivo, vasos, nervios, etc.). El impacto y la compresión en la zona del CAT, ya sea unilateral o bilateral, activarían las terminaciones sensitivas generales

Figura 27-6. A) Molares 17 y 27 vestibulizados. **B)** En la imagen frontal en céntrica se observa CAT en cierre ocasionado por los molares 17 y 27 vestibulizados.

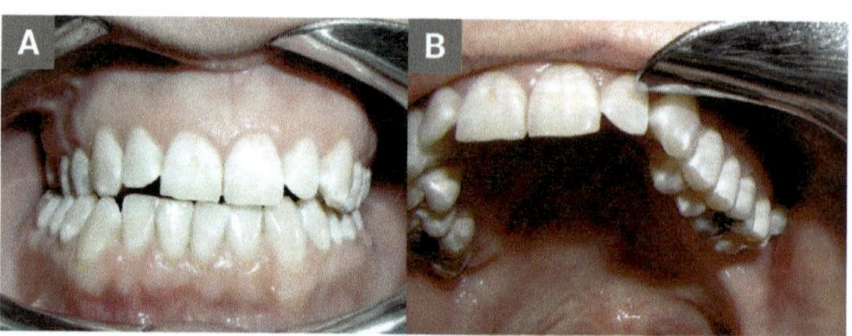

Figura 27-7. A) Movimiento mandibular de lateralidad derecho. **B)** CAT ocasionado por el molar 28.

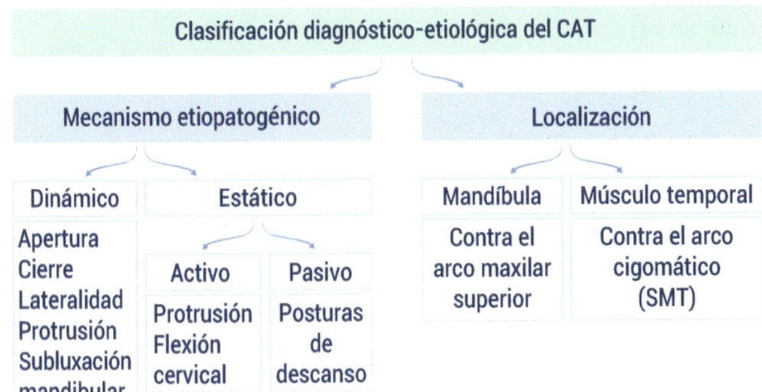

Figura 27-8. Diagrama resumen del diagnóstico etiológico del CAT.

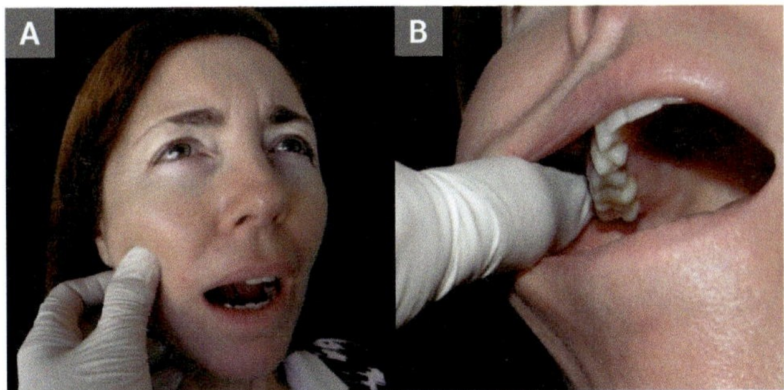

Figura 27-9. A) Palpación extraoral de la apófisis coronoides. **B)** Palpación intraoral de la zona yugal derecha.

del trigémino, incluyendo la mucosa oral, los músculos y el periostio, entre otros (Fig. 27-8).

Las interacciones del SNA se establecen a través de las conexiones de la formación reticular del tronco encefálico de los núcleos parasimpáticos (Edinger-Westphal, salival superior, salival inferior y dorsal del vago), así como mediante la «irritación» del nervio trigémino, al estar implicados los cuatro ganglios parasimpáticos (ciliar, esfenopalatino, ótico, submandibular y sublingual). Esta dinámica puede desencadenar una variedad de síntomas vinculados a las conexiones con los nervios craneales, principalmente cefaleas de tipo migrañoso, tensional, episodios de inestabilidad, mareo o vértigo; y también acúfenos, hipoacusia, síndrome de Menière, neuralgia del trigémino, parálisis faciales periféricas, síndrome de la boca ardiente, síndrome de ojo seco, convulsiones, ansiedad, depresión y trastornos del ritmo circadiano, entre otros.

De forma general, también pueden verse afectados los diferentes sentidos –olfato, vista, oído, gusto, tacto y equilibrio–, es decir, los sensores de relación con el medio externo y que orientan, protegen y defienden para lograr mantener la supervivencia, cuestión vital y de la que se encarga el SNA.

Diagnóstico

Este punto es muy importante para estos pacientes en la historia clínica, y especialmente para los médicos que estén interesados en aprender a realizar un diagnóstico correcto y diferencial de forma sencilla y práctica con otras patologías. Como en toda historia clínica, se recogen datos generales como la profesión y los antecedentes, entre otros, antes de empezar la anamnesis, que es el instrumento principal para el diagnóstico del CAT. Durante este proceso el paciente detalla y explica sus síntomas, mientras el terapeuta guía la narración hacia donde le interesa que profundice para poder aclarar, entender y valorar sus sensaciones. Es recomendable decir al paciente algo como: «No cuente su teoría sobre las causas de los síntomas ni lo que otros le han dicho; diga sencillamente lo que usted siente». De esta manera se evitan condicionamientos que pueden distorsionar la descripción de los síntomas por parte del paciente. Se otorga especial importancia a la cronología de aparición de los síntomas, intentando así establecer una relación con los posibles y probables mecanismos etiopatogénicos.

Desde el inicio, las preguntas dirigidas al paciente van encaminadas a establecer la clasificación etiopatogénica del CAT, ya que ello dará la clave para realizar un tratamiento exitoso si se consigue eliminar completamente sus causas subyacentes. Se prosigue con una inspección general del aparato masticatorio, especialmente del espacio de las zonas yugales en el fondo del vestíbulo oral en ambos lados. También se recurre a la ortopantomografía sin mordedor para una valoración completa de la dentadura del paciente, averiguar si tiene o no cordales superiores incluidos, ver el tamaño de las tuberosidades maxilares, y saber la longitud y forma de las apófisis coronoides.

A continuación, se comprueba si se despierta dolor a la palpación extraoral de las coronoides y de las zonas CAT intraorales, lo cual ayuda a confirmar el diagnóstico previamente sospechado a partir de la anamnesis (Fig. 27-9).

Posteriormente se realiza la exploración oclusal y funcional de la dentadura para valorar su equilibrio. Y finalmente se concluye con la exploración neurológica de los pares craneales para valorar el grado de afectación, comprobando hasta dónde llega la alteración de los reflejos y sensibilidad.

Pautas de tratamiento

Una vez diagnosticado el CAT, la estrategia para el tratamiento de los pacientes se basa principalmente en eliminar los mecanismos etiopatogénicos mediante estas cuatro pautas: hábitos y posturas, ajuste oclusal, uso de aparatología y cirugía.

Es recomendable realizar el tratamiento de forma bilateral. La experiencia clínica indica que, aunque el paciente refiera dolor mayoritariamente en uno de los lados, generalmente ambos lados están afectados.

No todos los pacientes requieren la implementación de todas las pautas (Fig. 27-10).

Durante el tratamiento para el CAT están contraindicadas las férulas de descarga, particularmente las superiores, ya que el grosor de sus rebordes vestibulares puede reducir el espacio libre yugal, causando más CAT, o generar nuevas interferencias oclusales, y además no eliminan la causa del CAT. Los

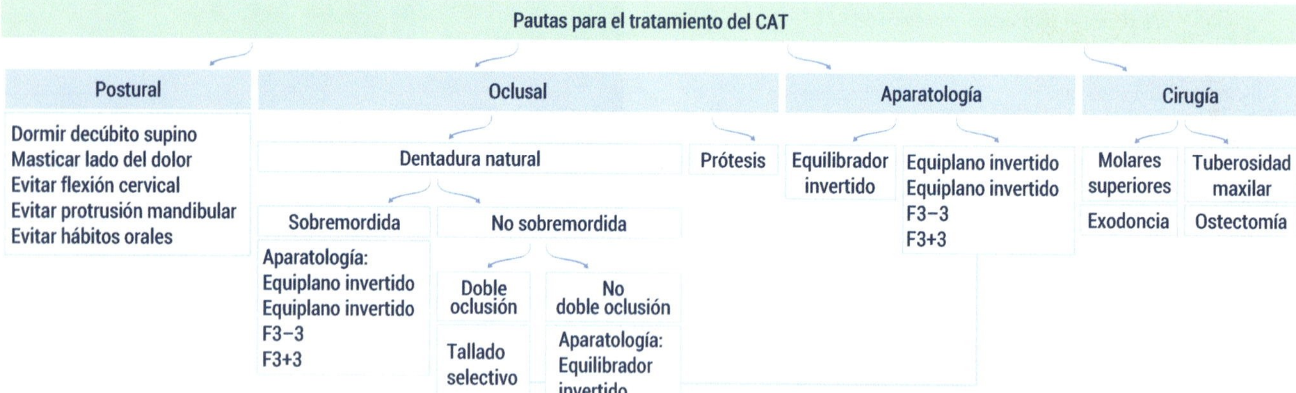

Figura 27-10. Descripción de las cuatro pautas para el tratamiento del CAT.

tratamientos ortodóncicos también están contraindicados, ya que pueden disminuir la inclinación del plano oclusal por debajo de los 15° con respecto a la línea de Fráncfort, o aumentar la divergencia posterior de la arcada superior. Esto último reduce el volumen del espacio yugal al aproximar los últimos molares superiores a la cara interna de su respectiva rama mandibular.

Pauta de hábitos y posturas

En primer lugar se proporciona a los pacientes recomendaciones posturales para dormir y masticar, ya que estos son factores que ocasionan la compresión y el impacto en las zonas del CAT. La **pauta postural para dormir** consiste en hacerlo en decúbito supino desde el inicio de la terapia, mientras que las posturas lateral y en decúbito prono están contraindicadas, ya que permiten apoyar la cara sobre uno de los lados, aumentando así la compresión en la zona CAT. En cuanto a la **pauta masticatoria**, se recomienda seguir una dieta blanda para minimizar el impacto, y en caso necesario masticar del lado que manifieste mayor dolor. Se debe considerar la posibilidad de que el paciente hubiera cambiado de lado habitual de dormir y/o masticar en respuesta al dolor dental, la pérdida de dientes o como efecto adverso a tratamientos previos.

Es igualmente importante evaluar la cronología de aparición de la sintomatología. Si esta despierta al paciente de madrugada o amanece con ella, es probable que tenga una causa postural de descanso, por lo que se establece una correlación entre la sintomatología y el lado de dormir. Por otro lado, si la sintomatología aparece o aumenta después de las comidas, se relaciona con la masticación. En las situaciones en que la sintomatología aparece a lo largo del día, se deben analizar los hábitos orales (como onicofagia, mascar chicle, comer pipas, etc.), posturas adoptadas durante el trabajo o estudio, ejercicio físico, aficiones (como leer, coser, etc.) y otras actividades cotidianas.

> En general, cualquier hábito, afición o actividad deportiva que requiera flexionar el cuello inclinando la cabeza hacia delante implica una protrusión mandibular y se considera contraindicado.

Pauta oclusal

En esta fase del tratamiento se actúa sobre el contacto de cierre dental y la articulación dentaria con dos objetivos:

- Alcanzar un **equilibrio oclusal** mediante una oclusión céntrica estable de máxima intercuspidación en la dimensión vertical adecuada según la edad del paciente.
- Lograr un **equilibrio funcional** para conseguir que, durante los movimientos de lateralidad, los contactos de frotamiento en la fase de trabajo y de deslizamiento en la fase de balanceo sean simultáneos y constantes. Ello facilitará una masticación con la misma eficacia y comodidad por ambos lados y de forma alternante.

La pauta oclusal dependerá del valor del escalón y resalte de incisivos del paciente. Si se parte de un escalón y resalte de parámetros normales, pero hay interferencias en céntrica, se deben eliminar mediante una sistemática de tallado selectivo (Larena-Avellaneda, 1995), eliminando el componente protrusivo para facilitar la correcta adaptación a la aparatología. Pero si existe sobremordida, es decir, un aumento en el escalón y resalte, no es necesario eliminar las interferencias en céntrica, si las hubiese, ya que la aparatología indicada al aumentar la dimensión vertical neutralizará dichas interferencias, permitiendo a los dientes inferiores posicionarse adecuadamente en el plano oclusal. La presencia de sobremordida se considera un factor favorable para el pronóstico del tratamiento, ya que permite aumentar el espacio libre yugal y previene el CAT, de ahí la importancia de integrar la pauta oclusal con el uso de aparatología.

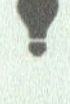

> El tallado selectivo dentro de la pauta oclusal se realiza solo en los dientes temporales (Planas, 1987) durante la infancia y la juventud, así como en los dientes permanentes de adultos (Thielemann, 1937), nunca en la adolescencia.

Pauta de aparatología

Esta fase del tratamiento busca ampliar el espacio libre yugal y alcanzar el equilibrio oclusal y funcional de la articulación

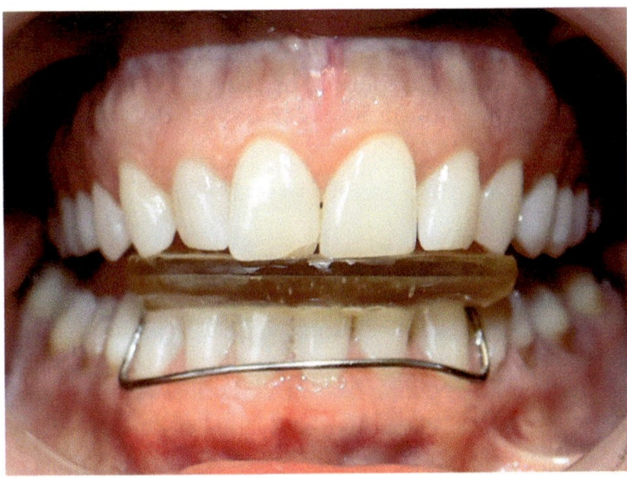

Figura 27-11. Equiplano invertido.

dentaria previamente descrito. Para ello se ha adaptado la aparatología empleada en la rehabilitación neuro-oclusal (Planas, 1962), dando lugar al equilibrador y equiplano invertidos (Larena-Avellaneda, 2007), a fin de limitar la protrusión de la mandíbula y, de esa manera, tratar de eliminar el mecanismo de impacto y compresión en la zona del CAT (Fig. 27-11).

> La colocación de toda aparatología se ajusta en la boca siguiendo una correcta posición de relación céntrica según la dimensión vertical deseada, con el fin de aumentar el claro oclusal y, de esa forma, incrementar el espacio libre yugal.

La finalidad de la aparatología que aumenta la dimensión vertical (equiplano invertido, F3–3 y F3+3) es, además, facilitar el reposicionamiento adecuado del plano oclusal de la dentadura del paciente en concordancia con su función masticatoria. Por ello es necesario reponer la aparatología en la boca inmediatamente al terminar de masticar, ya que en ese momento se induce la respuesta de desarrollo mandibular esperada, permitiendo la corrección de la posición de los dientes inferiores gracias al aumento de la dimensión vertical proporcionado por la aparatología, según Planas.

El equilibrador invertido se utiliza desde el inicio del tratamiento en los casos en que no es posible aumentar la dimensión vertical debido a un escalón y resalte de incisivos normal, así como en la fase de finalización de aquellos tratamientos en los que se ha incrementado la dimensión vertical y reposicionado el plano oclusal.

Pauta quirúrgica

A partir de la adolescencia se considera el abordaje quirúrgico, concretamente la exodoncia de los últimos molares superiores y la ostectomía de las tuberosidades maxilares (Fig. 27-12).

OCLUSIÓN

La influencia de la oclusión como generador de focos neuromoduladores hace referencia a su papel indirecto en la activación del CAT. Esto ocurre al facilitar y propiciar la proximidad de la cara interna de la rama mandibular y de la apófisis coronoides, de cada lado, con las tuberosidades maxilares y los arcos cigomáticos, respectivamente, debido a tener exacerbado la posición y el movimiento protrusivo mandibular, originado por:

- Alteración de factores del equilibrio oclusal y funcional, como el desajuste patológico del plano oclusal o el aumento del escalón y resalte, incluyendo la sobremordida.
- Alteraciones en la articulación dental, como la doble oclusión o las maloclusiones, incluyendo dientes en posición cruzada y clases III de Angle.

Alteración de factores del equilibrio oclusal y funcional

A continuación, se explica la situación patológica del plano oclusal y el aumento del escalón y resalte, es decir, la sobremordida.

Situación patológica del plano oclusal

La situación de plano oclusal a 15° respecto al plano horizontal de Fráncfort constituye el factor estático básico y más importante para garantizar una posición articular dental no protrusiva durante la deglución, así como para permitir mecánicamente un contacto simultáneo y permanente entre las facetas de frotamiento en trabajo y de deslizamiento en balanceo durante los movimientos de lateralidad mandibular en la masticación.

Una reducción de esta angulación de 15° conlleva el establecimiento de un componente protrusivo mandibular reflejo para llegar a la máxima intercuspidación, aunque la

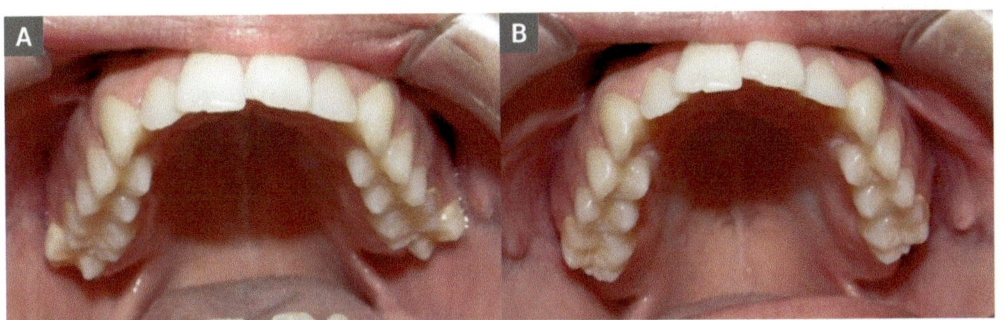

Figura 27-12. A) Antes de la cirugía. **B)** Después de la cirugía: exodoncia de los molares 17, 18, 27 y 28 y ostectomía de las tuberosidades maxilares superiores.

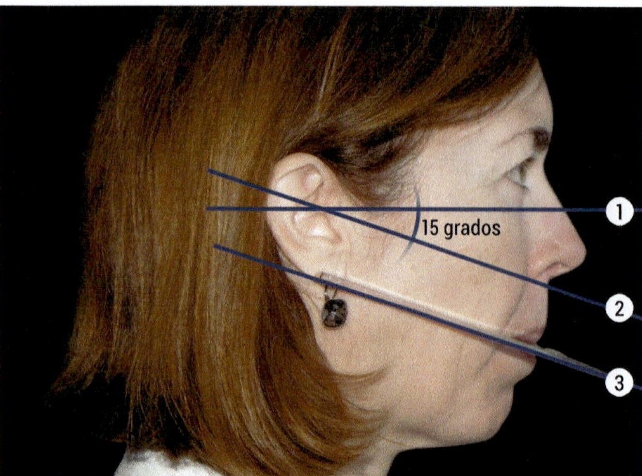

Figura 27-13. Normalidad de la situación del plano oclusal. Vista lateral en el plano sagital de la línea de los planos de Fráncfort, Camper y oclusal, objetivado con el plano de Fox en boca cerrada en fuerte mordida: (1) plano de Fráncfort, paralelo a la horizontal; (2) plano de Camper a 15° con respecto a Fráncfort, y (3) plano oclusal paralelo a Camper y a 15° con respecto a Fráncfort.

dentadura tenga una articulación dental de neutroclusión en céntrica. Durante los movimientos de masticación esta disminución en la angulación gótica y la tendencia a protruir y retruir, más que a realizar movimientos laterales, predisponen al mecanismo de impacto o compresión que origina el CAT.

En la práctica clínica este desajuste en el plano oclusal se observa repetidamente en dentaduras que han sido tratadas con ortodoncia o en rehabilitaciones completas, ya sean removibles o con implantes (Fig. 27-13).

Aumento del escalón y resalte, sobremordida

El aumento del escalón y resalte de los incisivos suele ir acompañado de una disminución de la dimensión vertical durante la posición de máxima intercuspidación oclusal, promoviendo una rotación en sentido anterior del eje de bisagra articular. Como resultado, al cerrar la mandíbula esta se posicionará más adelante en su arco circunferencial de céntrica, aproximando las ramas mandibulares a las tuberosidades maxilares y las apófisis coronoides junto con su musculatura temporal a los arcos cigomáticos, facilitando de este modo el mecanismo de impacto o compresión que origina el CAT.

Alteraciones en la articulación dental

En los siguientes apartados se detallan la doble oclusión y las maloclusiones (dientes en cruzada y clases III de Angle).

Doble oclusión

Conocida también como *interferencias en céntrica* o *contactos prematuros*, la doble oclusión se caracteriza porque el paciente presenta dos posiciones oclusales distintas. La primera, correspondiente a la relación céntrica y oclusión céntrica, suele tener uno o varios puntos de contactos oclusales prematuros, en uno o ambos lados. La segunda oclusión, fuera de las céntricas, es la posición a la que llega el paciente si continúa apretando la mordida hasta alcanzar la posición de máximo acoplamiento dentario interarcadas. Esta segunda oclusión, llamada también *de máxima intercuspidación* o *funcional*, se logra al salirse de las céntricas y desviar la trayectoria del cierre mandibular hacia delante, arriba y, frecuentemente, hacia un lado.

En el CAT, la doble oclusión adquiere relevancia como desencadenante de campo interferente.

Dado su componente protrusivo y lateral, propicia y facilita el impacto y compresión de la mucosa yugal, disminuyendo el espacio libre para los movimientos mandibulares asociados a la masticación, deglución y habla, entre otros. Esto se debe a que dichos movimientos se iniciarán y finalizarán en esa posición mandibular protrusiva patológica (Fig. 27-14).

Cabe recordar que son estas interferencias oclusales las que propician posiciones y movimientos mandibulares protrusivos, induciendo potencialmente el signo de rechinamiento o bruxismo. El SNA es quien alerta de esta disfunción cuando excede un umbral de tolerancia individual o por la suma de otros factores añadidos que se nos escapan al conocimiento. Por ello, no todos los pacientes con doble oclusión presentan bruxismo, pero sí es común hallar doble oclusión en aquellos que sí presentan bruxismo.

La importancia de corregir esta doble oclusión, ya sea en casos con bruxismo o sin él, antes de tomar las impresiones de las arcadas dentarias radica en la necesidad de establecer siempre una relación céntrica y oclusión céntrica adecuadas, donde la máxima intercuspidación se alinee correctamente.

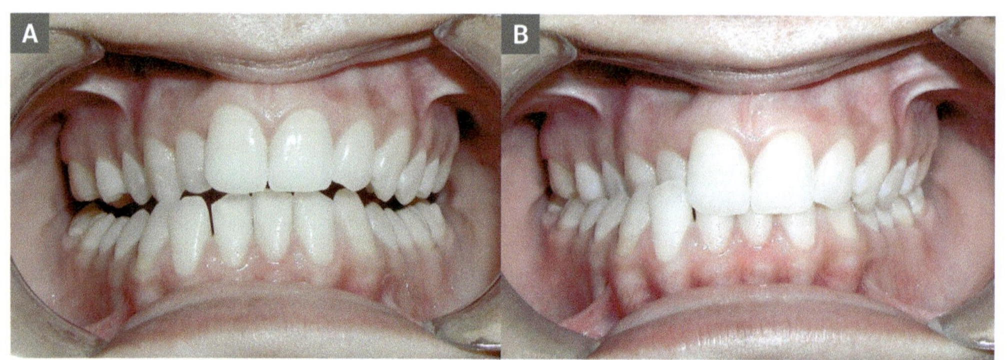

Figura 27-14. Dentadura permanente con doble oclusión. **A)** Contactos prematuros en relación y oclusión céntricas. **B)** Oclusión en máxima intercuspidación al final del desvío mandibular hacia delante, arriba y lateralmente hacia la derecha.

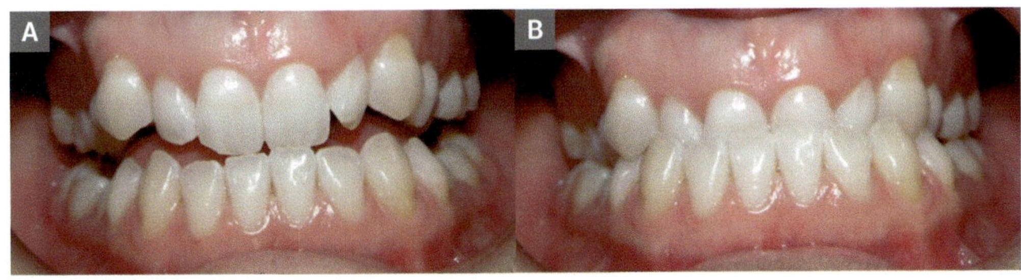

Figura 27-15. A) Vista frontal en céntricas con contacto prematuro. **B)** Máxima intercuspidación donde se aprecia la clase III de Angle.

Esto es fundamental para asegurar la correcta colocación de aparatología como los equilibradores invertidos, evitando la incomodidad durante su uso y la fractura de sus resortes dorsales.

Maloclusiones: dientes en cruzada y clases III de Angle

La posición de dientes en cruzada, tanto anterior como posterior, provoca una alteración de la situación del plano oclusal, disminuyendo su inclinación por debajo de 15° con respecto al plano de Fráncfort. Generalmente, las dentaduras con dientes en cruzada tienden a presentar dobles oclusiones, situando la oclusión de máxima intercuspidación en una posición protrusiva. Esto es particularmente evidente en los dientes en cruzada anterior, cuya alteración es claramente visible con la simple inspección visual, debido a su fácil acceso (**Fig. 27-15**).

En el caso de las clases III de Angle (mesioclusión), ya sea unilateral o bilateral, también se acompaña frecuentemente de la disminución de 15° en la situación del plano oclusal, por lo que la posición mandibular predispone a una tendencia a protruir durante los movimientos masticatorios, un fenómeno que puede verificarse al analizar los ángulos góticos disminuidos.

PUNTOS CLAVE

- La enfermedad del aparato masticatorio puede ser la causa de sintomatología tan variada como migraña, cefalea tensional, neuralgias, parálisis facial periférica, mareo, vértigo, acúfenos, convulsiones, contracturas musculares, trastornos del sueño, ansiedad, depresión, síndrome de boca ardiente, etc., por lo que, sumado a su alta incidencia, tiene una enorme repercusión personal, económica, familiar, social y laboral.
- El origen traumático del CAT se debe al impacto de alguna estructura de la rama mandibular contra la zona posterior de los maxilares superiores y en los orificios cigomáticos, generando una compresión de tejidos blandos circundantes y activando las terminaciones sensitivas generales del trigémino.
- La doble oclusión se caracteriza porque el paciente presenta dos posiciones oclusales distintas. En el CAT, la doble oclusión actúa como desencadenante de campo interferente.
- La estrategia para el tratamiento del CAT se basa principalmente en eliminar los mecanismos etiopatogénicos mediante pautas de hábitos y posturas, ajuste oclusal, uso de aparatología y cirugía, aunque no todos los pacientes requieren la implementación de todas ellas.

BIBLIOGRAFÍA

Casañas R, González-Esmorís I, Cabrera J, Pérez-Candela V, Saavedra P, Larena-Avellaneda J. El compromiso articular temporomandibular como causa de cefaleas agudas y crónicas y otros síntomas otoneurológicos. Semergen. 2021;47(3):151-60.

Larena-Avellaneda Mesa J. Compromiso articular temporomandibular, CAT. Comunicación oral en el XXXVIII Congreso Internacional del CIRNO. Valencia, 2000.

Larena-Avellaneda Mesa J. La enfermedad de la evolución del aparato masticatorio humano. Tomo 1. Rehabilitación Neuro-oclusal. Oclusión. Sistemática del tallado selectivo. España: Editorial Círculo Rojo; 2024.

Planas P. Rehabilitación Neuro-oclusal (RNO). 2ª ed. Barcelona: Editorial Científica Médica; 1987.

Thielemann K. Biomechanik der Paradentose. Vol. 1. Leipzig; 1938.

Repercusiones de los tratamientos odontológicos 28

R. Cedeño Salazar, C. Muñoz Abello y J. Gelfo Flores

INTRODUCCIÓN A LOS MATERIALES ODONTOLÓGICOS

En la práctica odontológica, una de las tareas más significativas es la restauración o reemplazo parcial o total de dientes que han sido dañados parcial o totalmente por caries dental, traumatismos, enfermedad periodontal, o afectados por patologías tanto locales como sistémicas que resultan en la pérdida de sustancia calcificada o de los tejidos de soporte. Tradicionalmente, la elección de materiales restauradores se ha basado en criterios como la resistencia mecánica y la capacidad de adherencia al diente, de manera mecánica o química, buscando lograr una durabilidad prolongada dentro del entorno oral, sin prestar suficiente atención a los posibles efectos biológicos que estos materiales podrían tener en la cavidad oral, y desde ella al resto del organismo.

No obstante, en estos últimos años existe una creciente preocupación por la biocompatibilidad de los materiales odontológicos. En investigaciones sobre la toxicidad, genotoxicidad, bioacumulación y otros aspectos relevantes, se ha destacado la importancia de considerar la interacción de estos materiales con el organismo en su totalidad. Cada vez que un material es implantado en la cavidad oral está expuesto no solo a la degradación mecánica debido a la masticación y otras fuerzas, sino también a la degradación química por la acción de la saliva y la flora bacteriana. Estas interacciones pueden llevar a la liberación y posible acumulación de diminutas partículas del material en el organismo, especialmente si los mecanismos naturales de depuración se ven comprometidos o son insuficientes, ya sea por las características del material (que no sea biodegradable), por la abundancia del material desprendido o por un fallo en el sistema de drenaje. Esta situación podría conllevar riesgos de irritación, tanto local en la cavidad oral como en el sistema en general, y provocar respuestas tóxicas o inmunológicas adversas (**Fig. 28-1**).

En este capítulo se profundizará en cómo la elección adecuada de los materiales odontológicos no solo debe ser guiada por su funcionalidad mecánica, sino también por un entendimiento integral de sus efectos biológicos y eléctricos, enfatizando que la cavidad oral está íntimamente conectada con la salud general del organismo, una realidad que ha sido ampliamente explicada en capítulos anteriores de este libro. La intención es generar una corriente de pensamiento orientada a la aplicación de materiales y el empleo de técnicas que no generen daños al organismo de los pacientes.

IMPORTANCIA DE LOS MATERIALES EN LA PRÁCTICA ODONTOLÓGICA

La **restauración dental** constituye una parte significativa de la práctica clínica diaria en odontología, y generalmente consiste en reparar dientes dañados parcialmente por caries o traumatismos, o a sustituir obturaciones defectuosas o realizadas con materiales inadecuados.

Históricamente se ha usado la **amalgama** como material restaurador. Este compuesto, formado por varios metales, ha sido el preferido por muchos odontólogos; sin embargo, su uso en la cavidad oral puede provocar un desequilibrio significativo debido a la liberación de iones metálicos y la generación de corrientes galvánicas.

En numerosos estudios clínicos se han documentado los efectos tóxicos de la amalgama, destacándola como fuente constante de liberación de metales pesados, como el mercurio. Estos metales pueden acumularse en el cuerpo, uniéndose a las estructuras celulares e interfiriendo en las funciones vitales. Este proceso puede exacerbar o ser un factor decisivo en el desarrollo de enfermedades crónicas, especialmente las de carácter inflamatorio, debido al aumento de citocinas, la inducción de mitocondriopatías y el estrés oxidativo resultante, afectando al organismo de manera tóxica e inmunológica.

Además, la presencia de metales en la boca puede generar **corrientes eléctricas**, conocidas como *corrientes galvánicas*, las cuales tienen efectos fisiológicos aún poco descritos, pero potencialmente significativos en la neuromodulación del cuerpo (**Fig. 28-2**).

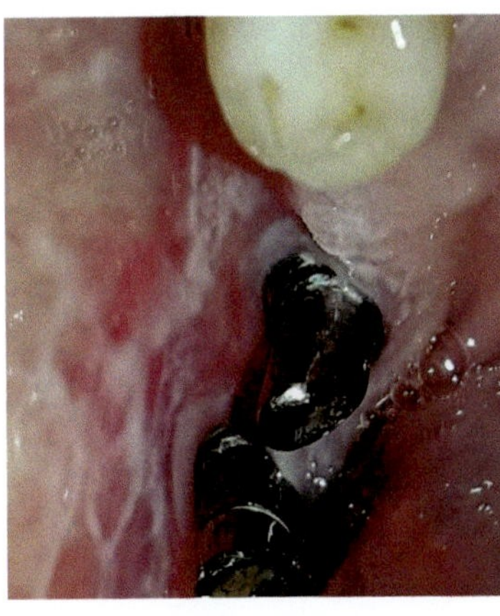

Figura 28-1. Lesión liquenoidea asociada a la presencia de pilares colados sobre implantes de titanio.

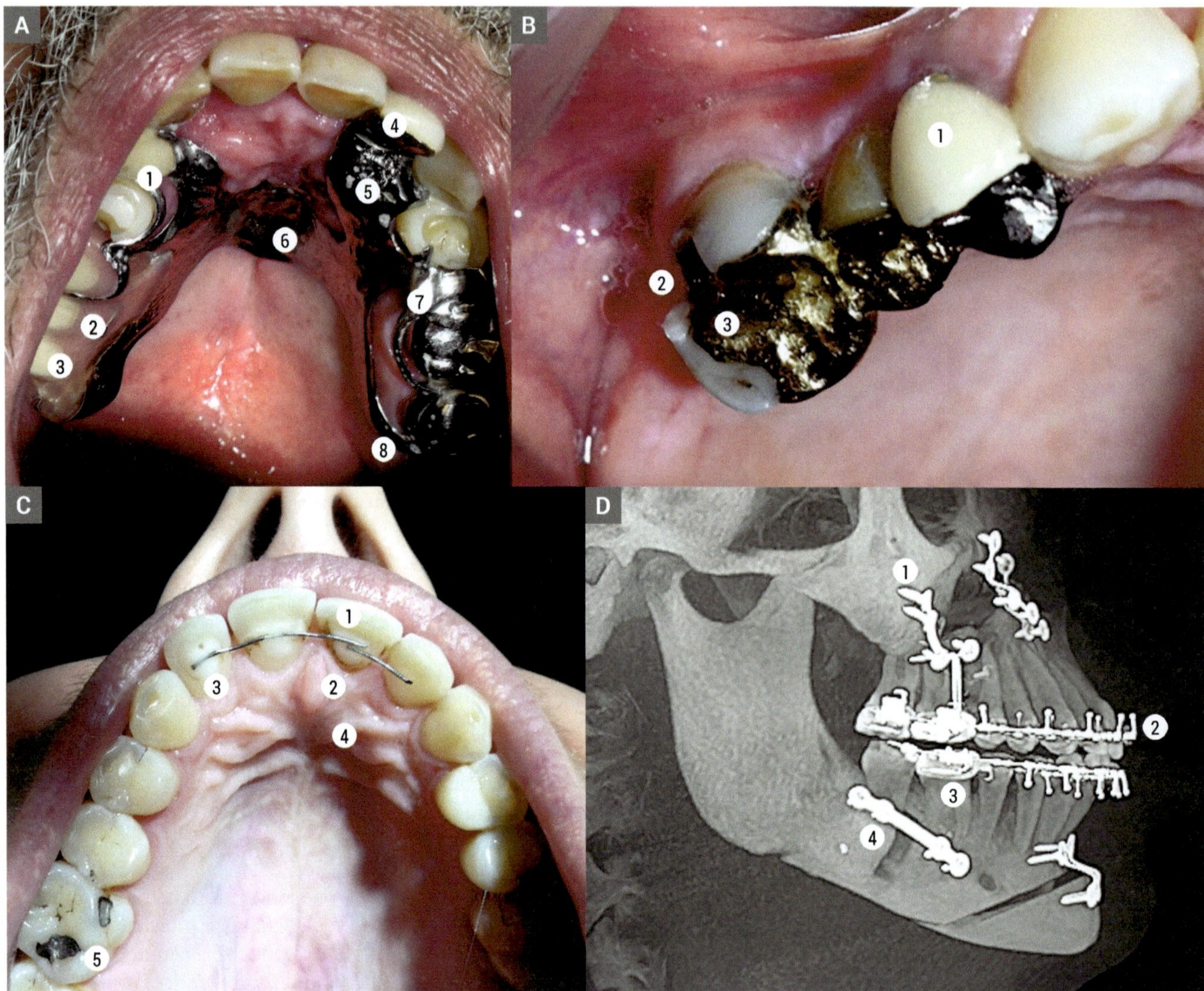

Figura 28-2. Metales de tratamientos odontológicos. **A)** Prótesis parcial removible superior que combina metal y resina. La corona protésica fija del diente 2.2 es independiente de la prótesis removible: (1) retenedor, (2) base de resina acrílica, (3) diente protésico de resina, (4) corona de metal-resina, (5) apoyo cingular, (6) conector mayor, (7) apoyo oclusal, (8) conector menor. **B)** Dientes superiores derechos donde se aprecian restauraciones con diferentes metales: (1) corona metal-cerámica Cr-Co, (2) fractura de la pared vestibular del primer molar superior derecho, (3) incrustación de oro. **C)** Retenedor fijo antero-superior en paciente con amalgamas de plata: (1) retención fija Ni-Ti, (2) papila retroincisiva, (3) fijación del retenedor sobre el diente mediante composite, (4) arrugas palatinas, (5) restauración con amalgama de plata. **D)** Telerradiografía lateral de cráneo donde se observan las placas y tornillos para la fijación tras una osteotomía con reposicionamiento ósea en fracturas craneofaciales, en paciente portador de coronas ceramometálicas: (1) tornillo de osteosíntesis para la fijación de la placa, (2) barra de arco para fijación bimaxilar, (3) corona de recubrimiento total en el primer molar inferior, (4) placa de osteosíntesis tras osteotomía mandibular.

GALVANISMO

Para entender mejor el fenómeno del galvanismo es necesario comprender:

- Conceptos básicos de electricidad.
- Conceptos de electricidad celular.
- Concepto de galvanismo.
- Componentes del órgano dentario conductores de electricidad.
- Medición de voltaje en la boca.
- Interpretación de datos en la medición del voltaje en la boca.

Conceptos básicos de electricidad

Principalmente son intensidad de la corriente, conductividad y resistencia.

Intensidad de la corriente eléctrica

La **corriente eléctrica** es el flujo de electrones a través de un **conductor**, y se mide como la tasa de **carga eléctrica** que transita por una superficie o volumen determinado. Este flujo, conocido como *intensidad de corriente eléctrica*, se origina por el movimiento de electrones y crea un **campo magnético** en su entorno. La medición de la intensidad se realiza con un **voltímetro**, que se conecta en serie con el conductor (**Fig. 28-3**).

Conductividad

La **conductividad** es la capacidad de un material para transmitir electricidad, determinada por la presencia de **electrones libres** que no están fijos a ningún átomo y se mueven aleatoriamente. Al aplicar una tensión externa, como la de una batería, se genera un **campo eléctrico** que dirige estos electrones hacia el terminal positivo, facilitando así el flujo de electricidad. En resumen, los electrones libres actúan como los portadores de la corriente en los materiales conductores.

Resistencia

La **resistencia** es la propiedad que describe cuánto se opone un conductor al flujo de corriente eléctrica, definida por la relación entre el voltaje aplicado y la corriente que fluye a través del conductor. La fórmula de la resistencia es:

$$R = V/I$$

Donde **R** es la resistencia en ohmios, **V** el voltaje en voltios e **I** la intensidad de la corriente en amperios. De acuerdo con la **ley de Ohm**, la corriente es directamente proporcional al voltaje e inversamente proporcional a la resistencia:

$$I = V/R$$

Además, la resistencia afecta a la magnitud del «daño» que la corriente eléctrica puede causar a un organismo: cuanto mayor es la resistencia, menor es el daño potencial, ya que reduce la intensidad de la corriente que pasa a través de este.

Conceptos de electricidad celular

En lo concerniente a la electricidad celular, los puntos a destacar relacionados con los tratamientos odontológicos son: fuerzas electrostáticas, activación por voltaje, ecuación de Nernst y potencial de membrana.

Fuerzas electrostáticas

La **fuerza electrostática** se produce cuando dos o más cuerpos entran en contacto y luego se separan, lo que lleva a la transferencia de electrones entre átomos y afecta a interacciones en superficies. En biología celular, estas fuerzas facilitan la difusión de moléculas y electrólitos a través de la membrana celular.

Activación por voltaje

La **activación por voltaje** es un mecanismo que regula la permeabilidad iónica de los **canales de sodio y potasio** en las membranas celulares, respondiendo a cambios en el **potencial eléctrico**. Este mecanismo controla la apertura y cierre de las compuertas moleculares de los canales, necesarios para la generación de **potenciales de acción** nerviosos y la transmisión de señales nerviosas. Las compuertas operan bajo un principio de todo o nada, abriéndose y cerrándose repentinamente en milisegundos, dependiendo del voltaje aplicado. Este proceso regula la **corriente iónica**, con las compuertas abriéndose o cerrándose según el nivel específico de voltaje, afectando así al flujo de corriente a través del canal.

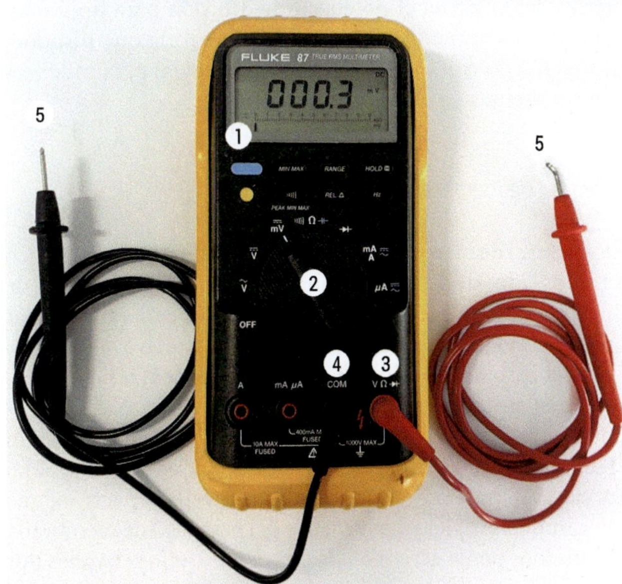

Figura 28-3. Voltímetro. Partes del voltímetro: (1) pantalla digital que muestra la medición actual; (2) selector rotativo para elegir entre diferentes modos de medición, como voltaje (V), corriente (mA, µA) y resistencia (Ω); (3) borne rojo para la corriente y resistencia; (4) borne negro para la conexión común; (5) cables de prueba conectados a los bornes.

Ecuación de Nernst

Cuando se aplica un potencial eléctrico a través de una membrana celular, influye en el movimiento de los iones a lo largo de un gradiente eléctrico, atrayendo o repeliendo las cargas según su polaridad. Este flujo iónico modifica la concentración de iones a ambos lados de la membrana, pudiendo llegar a equilibrar la influencia del potencial aplicado. A una temperatura de 37 °C, la diferencia de potencial necesaria para alcanzar este equilibrio en iones univalentes como el sodio puede calcularse con la siguiente fórmula:

$$\text{FEM (mV)} = \pm 61 \log (C1/C2)$$

Donde **FEM** es la fuerza electromotriz (voltaje) entre los lados 1 y 2 de la membrana, y **C1** y **C2** son las concentraciones de iones en cada lado de la membrana. Esta dinámica es importante para entender cómo variaciones mínimas en el potencial eléctrico pueden afectar a la actividad celular y la transmisión de impulsos nerviosos. Aunque la ecuación de

Nernst solo calcula el potencial de difusión para un ion en particular, como concepto es válido, y habría que disponer de una fórmula que calculara dicho potencial para todos los iones presentes en el líquido extracelular.

Potencial de membrana

El potencial de membrana es la diferencia de potencial eléctrico a ambos lados de una membrana que separa dos soluciones de diferente concentración de iones, como la membrana celular que separa el interior y el exterior de una célula.

En el caso de las células nerviosas, el **potencial de membrana** en reposo es aproximadamente de – 90 mV, y el equilibrio entre el interior y el exterior depende del ion K, siendo el interior de la fibra más negativo que el exterior. Las señales nerviosas se transmiten a través de potenciales de acción, que son cambios rápidos y propagados del potencial de membrana impulsados por la actividad de canales de sodio activados por voltaje durante la despolarización y repolarización.

La transmisión de estas señales puede ser influida por estímulos eléctricos, mecánicos o químicos. Un estímulo eléctrico negativo y débil que modifica el potencial de membrana a – 85 mV o menos no es suficiente para excitar una fibra, lo que se conoce como *potencial local agudo*; y si no logra desencadenar un potencial de acción, se denomina *potencial subliminal agudo*.

Aplicar corriente negativa a través de un electrodo puede disminuir el voltaje exterior de la membrana, acercándolo al potencial negativo interno y facilitando la apertura de canales de sodio, lo que puede inducir un potencial de acción. En contraste, la aplicación de cargas positivas puede causar **hiperpolarización** y reducir la excitabilidad de la fibra nerviosa, aumentando la diferencia de voltaje a través de la membrana.

Conceptos del galvanismo

El **galvanismo** hace referencia a la corriente eléctrica generada por el contacto de dos metales diferentes sumergidos en un líquido conductor.

Esta propiedad es capaz de inducir contracciones en los nervios y músculos tanto de seres vivos como de organismos muertos.

Las **corrientes galvánicas** están bien documentadas en el medio oral, donde elementos como las restauraciones metálicas actúan como electrodos, y la saliva funciona como un electrólito, facilitando así la formación de una pila voltaica. En este campo cabe destacar los siguientes fenómenos:

- El **efecto Peltier** describe diferencias de temperatura en uniones de diversos metales cuando una corriente eléctrica pasa a través de ellas.
- El **efecto Seebeck** consiste en la generación de voltaje cuando dos metales diferentes están unidos y expuestos a diferentes temperaturas.
- **A. Volta** desarrolló la **serie voltaica**, que ordena metales (y otros materiales) desde el más electropositivo hasta el más electronegativo, basándose en su potencial eléctrico cuando se sumergen en una solución.
- En la serie voltaica, el potencial eléctrico de un metal depende de su capacidad para perder electrones en una solución, de manera que en las **interacciones metálicas** un metal se carga positivamente si es más electropositivo (más propenso a perder electrones) que el otro metal con el que se está utilizando, y se carga negativamente si es más electronegativo (más propenso a ganar electrones) que el otro metal.
- La magnitud de la **diferencia de potenciales** aumenta con la distancia en la serie entre dos metales, facilitando así la generación de corriente en una pila voltaica.

Una **pila voltaica tradicional** se compone de tres elementos principales:

- **Electrodos**: metales diferentes como zinc, cobre, amalgama u oro, que actúan como puntos de reacción electroquímica.
- **Electrólito**: generalmente una solución de ácido sulfúrico que permite el flujo de iones entre los electrodos, completando así el circuito interno y facilitando la transmisión de cargas.
- **Circuito externo**: un conductor metálico que conecta los electrodos entre sí exteriormente, permitiendo el flujo de corriente y completando el circuito eléctrico.

En el medio oral se encuentran todos los elementos necesarios para la formación de una pila voltaica:

- **Electrodos**: las aleaciones metálicas usadas en restauraciones dentales, como la amalgama, funcionan como electrodos.
- **Electrólito**: la saliva actúa como un electrólito débil, comparable a una solución diluida de ácido sulfúrico, o el fluido corporal, que contiene cloruro de sodio al 0,7 %.
- **Circuito interno**: la saliva establece el primer contacto interno entre las obturaciones metálicas, facilitando la formación de una pila o arco voltaico.
- **Circuito externo**: el contacto entre diferentes obturaciones, ya sea directo o intermitente, junto con los tejidos adyacentes, crea un circuito externo que permite la transmisión de la corriente eléctrica.

Además, dentro de las mismas restauraciones metálicas pueden formarse pares voltaicos entre los diferentes metales de las aleaciones, que mantienen su individualidad electroquímica y pueden generar corrientes eléctricas en presencia de saliva. Estos efectos, conocidos como *acción local*, han sido descritos por investigadores como Salomón y Reinhard, y serían los responsables de los fenómenos de corrosión.

Componentes en el órgano dentario conductores de electricidad

Los principales órganos dentarios conductores de electricidad son:

- Células.
- Nervios.
- Matriz extracelular.
- Fibroblasto.

- Materia inorgánica.
- Colágeno.

Medición de voltaje en la boca

La **medición del voltaje** en la boca es importante para entender la presencia de galvanismo, especialmente cuando se encuentran restauraciones metálicas, y cómo este se relaciona con la irritación del sistema nervioso. La técnica que se utiliza, y que se describe a continuación, permite evaluar la necesidad de intervenciones clínicas, como la posible remoción de metales. Aunque no existe una guía establecida para determinar cuándo retirar estos metales, la experiencia clínica ha identificado patrones útiles para aliviar el dolor en pacientes de manera efectiva y en plazos cortos.

Este método forma parte de las herramientas utilizadas para optimizar la terapia neural. La perspectiva multidisciplinaria en electrónica, biología, fisiología, química y física, junto con conceptos como la biotensegridad, subrayan la **capacidad conductiva** de los dientes (excluyendo el esmalte) debido a su constitución de elementos sistémicos similares a los del cuerpo, como los sistemas nervioso y vascular, la matriz extracelular y el tejido conectivo, entre otros elementos como las propias células.

Los efectos del galvanismo en el órgano dentario pueden incluir cambios en la polaridad de la membrana celular y modificaciones del pH en el sistema básico, lo que podría influir en la funcionalidad celular y los procesos metabólicos, afectando así al equilibrio sistémico y potencialmente provocar disfunciones metabólicas como la tensión miofascial, por ejemplo.

Preparación del equipo

Para medir el voltaje en la boca se utiliza un voltímetro, un dispositivo estándar comúnmente usado por técnicos en electricidad. Este instrumento incluye una pantalla que muestra el valor de la medición, un selector de escala para ajustar el tipo de medición (como corriente continua) y bornes o conectores para los electrodos. Los bornes incluyen el electrodo negativo (negro) y el de corriente-resistencia (rojo) (v. Fig. 28-3).

El galvanismo emplea corriente continua, lo que requiere ajustar el voltímetro a la configuración de corriente continua. Los voltajes generados por los metales en la boca se miden en milivoltios (mV), por lo que la perilla del voltímetro debe estar en el número 2, para permitir lecturas de hasta 2.000 mV (v. Fig. 28-3).

Preparación del paciente

Antes de medir el voltaje en la boca se debe aislar la zona mediante el uso de hisopos de algodón, colocados en el fondo del vestíbulo para mantener los dientes secos y libres de saliva, la cual puede actuar como conductor eléctrico y alterar los resultados (Fig. 28-4).

Para secar los dientes adecuadamente se puede emplear el aire de una jeringa triple o una mota de algodón.

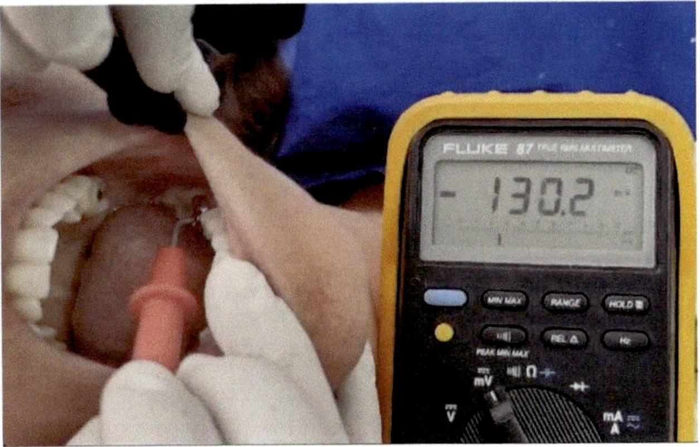

Figura 28-4. Colocación de los electrodos y medición del voltaje en un diente con metal.

Cómo usar el voltímetro en la boca

Durante el uso del voltímetro, el electrodo negativo (negro) debe colocarse en la cara mucosa interna de la mejilla y el electrodo positivo (rojo) debe hacer contacto directo con el diente o la restauración metálica (v. Fig. 28-4).

Como parte de la individualización del examen para cada paciente, se recomienda realizar, si es posible, una medición inicial sobre el esmalte de un diente sano y sin restauraciones, pues ello establece un punto de referencia normal para dicho paciente. Sin embargo, en los pacientes con bruxismo, en los que el esmalte puede estar desgastado y la dentina expuesta, este método puede no ser aplicable. En estos casos, en que hay exposición dentinaria ya sea por bruxismo o por preparación cavitaria previa, se observará una variación en la lectura del voltaje con el voltímetro (Vídeo 28-1).

Posteriormente se procede a medir el voltaje en cada una de las restauraciones metálicas presentes en la boca, manteniendo el contacto con cada una durante al menos 30 segundos. Esto permite obtener un rango de lecturas que facilita la evaluación de los siguientes parámetros:

- Cambio de polaridad.
- Rango de variabilidad de voltaje.
- Lectura de voltaje más alta.

Un aspecto importante de este proceso es involucrar al paciente, mostrándole las mediciones y explicando los resultados obtenidos. Esta práctica no solo informa al paciente sobre su estado bucal, sino que también convierte el examen en un proceso educativo, aumentando la conciencia del paciente sobre la importancia de las interacciones electroquímicas en la salud oral y su potencial impacto en el bienestar general.

Interpretación de los datos en la medición del voltaje en boca

Considerando los tres factores mencionados anteriormente se puede empezar a identificar cuál de las restauraciones metálicas podría estar causando mayor irritación en el sistema nervioso y otros componentes del órgano dentario. Es importante entender que, aunque la medición del voltaje por sí sola correspondería a una información lineal, al correlacionarla con otros sistemas de evaluación clínica, historia de vida, radiografías panorámicas y *cone beam*, esta adquiere un valor mucho más significativo y personalizado para cada caso.

El metal con mayor potencial irritante se identifica considerando los siguientes criterios:

- **Cambios de polaridad**: metales que durante las mediciones muestran cambios en su polaridad.
- **Variabilidad del voltaje**: aquellos que presentan un rango más amplio de variabilidad en las lecturas de voltaje.
- **Altas lecturas de voltaje**: metales que registran lecturas de voltaje significativamente altas o que se alejan considerablemente del valor cero.

La decisión sobre qué metal podría ser más perjudicial en el contexto de la terapia neural se basa en la evaluación de una o más de estas condiciones, considerando sus posibles combinaciones. Se debe tener presente que la medición no es un proceso de diagnóstico aislado y debe relacionarse con otros métodos de evaluación que permitan correlacionar los datos entregados por la lectura del voltímetro.

RETIRADA DE LAS AMALGAMAS

Dada la potencial toxicidad de las restauraciones de amalgama para los pacientes, se recomienda su extracción cuidadosa, siguiendo el protocolo correspondiente. Sin embargo, es importante recordar que este proceso puede liberar partículas y nanopartículas respirables, de las cuales al menos el 65 % tienen un tamaño ≤ 1 μ, capaces de penetrar en los pulmones y elevar los niveles de mercurio en el organismo. Por lo tanto, el protocolo de retirada debe ser muy específico y seguirse con rigor, contando con adecuadas barreras físicas de protección, medidas para la limpieza y purificación del aire en el recinto, evitar vertidos al medioambiente y la intoxicación, tanto del paciente como del personal involucrado en el proceso, y favorecer la desintoxicación del paciente (**Vídeo 28-2**).

Protección para el paciente

Antes de proceder con la eliminación de metales se debe realizar una **evaluación inicial de la salud general del paciente y su capacidad de desintoxicación**, debido al polimorfismo que puede influir en la susceptibilidad a la toxicidad del mercurio. Esta valoración puede llevarse a cabo mediante análisis clínicos, test kinesiológicos o equipos de biorresonancia, lo que permite personalizar el tratamiento de desintoxicación con mayor precisión. A continuación se describen los pasos a seguir:

1. **Tratamiento de desintoxicación**: debe ser administrado por personal debidamente formado. En el mercado están disponibles **agentes quelantes**, como la **chlorella**, que siempre deben ser complementados con **extracto de uva-ursi** y **cilantro**. Además, se recomienda el uso de antioxidantes como el **selenio**, la **vitamina C** y el ácido **alfa-lipoico**. También se pueden utilizar productos comercializados de desintoxicación que combinan estas sustancias o emplean alternativas similares. Es importante ajustar la suplementación a las necesidades específicas del paciente y preparar adecuadamente su organismo para la retirada segura de los metales. Es fundamental no administrar agentes quelantes mientras aún se tengan amalgamas en la boca. La responsabilidad del odontólogo es proteger el sistema del paciente y llevar a cabo el protocolo de remoción de amalgamas con el máximo cuidado.
2. **Carbón vegetal**: al llegar a la consulta se puede administrar al paciente una pastilla de carbón vegetal o un adsorbente similar para enjuagar y tragar antes del procedimiento. El carbón activo ha demostrado ser eficaz en la absorción de mercurio y otros metales pesados como la plata, el estaño y el plomo, impidiendo su reintroducción al torrente sanguíneo y facilitando la desintoxicación. Sin embargo, algunos autores consideran que, si se realiza un aislamiento correcto, no es necesario administrar carbón.
3. **Protección impermeable**: durante el procedimiento se utiliza una protección impermeable completa, tanto del paciente como del personal, que incluye el uso de batas, gorros y gafas, así como mascarilla de oro que cubre hasta la nariz (**Fig. 28-5**).
4. **Oxígeno**: se suministra oxígeno por vía nasal para asegurar que el paciente no respire vapor de mercurio ni partículas de amalgama. Si no se dispone de oxígeno, se deben utilizar mascarillas o **filtros nasales de carbón activado** que estén debidamente certificados para este uso o las de oro mencionadas anteriormente (v. **Fig. 28-5**).
5. **Dique de goma**: el dique de goma, complementado con sellado con silicona de barrera gingival, logra un aislamiento absoluto del diente en tratamiento y previene la ingesta de partículas de amalgama liberadas durante su remoción (v. **Fig. 28-5**). El dique de **nitrilo** ha demostrado ser la mejor barrera contra los vapores de mercurio; en su ausencia puede usarse **látex**.
6. **Eyector de saliva y aspirador**: la colocación de un eyector de saliva de flujo normal debajo del dique dental minimiza la exposición del paciente al mercurio, así como un aspirador de alta succión ubicado sobre el dique (v. **Fig. 28-5**).
7. **Filtración del aire**: un sistema de filtración de aire especializado para vapores de mercurio o, en su defecto, un aspirador de aerosol oral cercano al área de trabajo durante la remoción también reduce la exposición al mercurio (v. **Fig. 28-5**).
8. **Fragmentación de la amalgama**: para retirar la amalgama de manera segura, se debe seccionar en fragmentos grandes utilizando una turbina equipada con una **fresa de carburo de pequeño diámetro**, ya que genera menos calor y disminuye la liberación de vapor de mercurio respecto a las fresas de diamante. La entrada se realiza entre el diente y la restauración, efectuando un corte medial para fragmentarla, acompañado de una **intensa irrigación de agua** para minimizar el calor y la emisión de vapores.
9. **Limpieza de la cavidad**: una vez removida la amalgama, la cavidad se debe limpiar con una **torunda empapada en procaína**, frotando enérgicamente para facilitar la difusión del anestésico a través de los túbulos dentinarios hasta la pulpa dental, ejerciendo así su efecto neuromodulador.

10. **Infiltración postintervención**: la inyección apical de procaína después de cualquier restauración en muy recomendable.

Finalizado el proceso de remoción, debe retirarse el aislamiento, aspirar (utilizando un aspirador diferente al empleado para la remoción) y hacer una comprobación visual para asegurarse de que no quedan residuos metálicos. Posteriormente, el paciente debe enjuagarse la boca con una **dilución de carbón vegetal**.

Protección para el odontólogo y el personal auxiliar

Dado que las partículas de mercurio pueden dispersarse desde la boca del paciente hacia las manos, brazos, cara, pecho y otras áreas del cuerpo del odontólogo y su asistente, es esencial el **uso de batas, gorros y guantes**.

Todo el personal dental involucrado en la remoción de amalgama debe utilizar **mascarillas de grado respiratorio** debidamente selladas y diseñadas para filtrar partículas de mercurio, o bien **mascarillas de presión positiva** correctamente selladas y que suministren aire u oxígeno, ya que se ha comprobado que las partículas de mercurio pueden ser más pequeñas que las que las mascarillas quirúrgicas y FFP2 están diseñadas para filtrar (v. Fig. 28-5).

Debe utilizarse una máscara especial con filtro para vapores de mercurio, cuyos filtros deben renovarse periódicamente para mantener su efectividad.

El sillón dental debe estar equipado con un **sistema de recuperación de residuos de amalgama** que captura los restos en un compartimento sellado, minimizando el riesgo de exposición. Este sistema se instala a rosca en el equipo de aspiración y debe ser manejado únicamente por empresas especializadas en residuos químicos, que se encargan de su recolección y disposición final. Para la limpieza y el recambio de estas trampas, el personal debe usar el equipo de protección personal ya descrito.

Protección del consultorio y del ambiente

Debe instalarse y mantener adecuadamente separadores de amalgama dental para recoger los residuos de las obturaciones y evitar su vertido en las aguas residuales desde el consultorio.

Una máquina portátil de filtración de aire de alto volumen puede eliminar eficazmente el vapor de mercurio y las partículas de amalgama durante la remoción. En su defecto, se debe utilizar al menos una máquina de aspiración de aerosol oral.

Si es posible, deben abrirse las ventanas durante y después del proceso de remoción para reducir la concentración de mercurio en el aire.

Se desaconseja realizar la extracción de obturaciones de amalgama en mujeres embarazadas o en período de lactancia. Esta precaución se extiende a odontólogas y asistentes que se encuentren en estas condiciones, para evitar exposiciones innecesarias al mercurio.

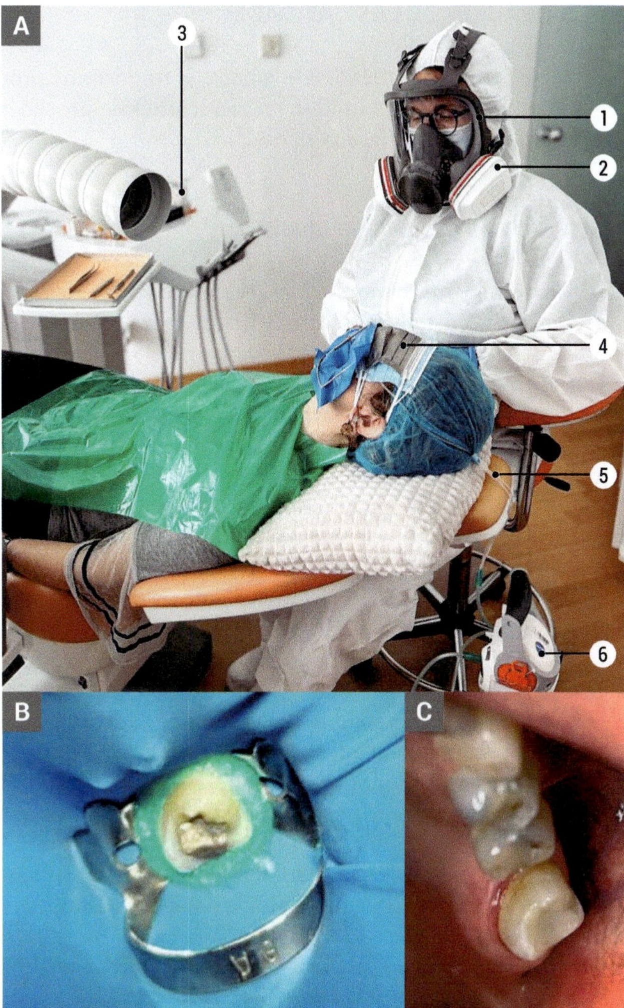

Figura 28-5. Remoción de amalgamas. **A)** Odontóloga con equipación de trabajo para remoción de amalgamas: (1) máscara facial de protección completa, (2) filtro especial para vapores de mercurio, (3) máquina portátil de filtración de aire de alto volumen, (4) mascarilla protectora con filtro para partículas de mercurio, (5) manguera de gafas nasales para dispensar el oxígeno, (6) bombona de oxígeno. **B)** Molar superior con aislamiento absoluto y sellado con barrera gingival, previo a la remoción de amalgama. **C)** Después de la remoción no se observan residuos metálicos, gracias al buen aislamiento.

Manejo de las incrustaciones en oro

En odontología se emplean aleaciones que combinan oro con otros metales como plata, cobre, platino y paladio para que sea más duro y resistente al desgaste, siendo una fuente de galvanismo. A pesar de que son más fáciles de remover que las amalgamas, existe preocupación por la proximidad a la pulpa dental que tienen muchas de ellas.

Su extracción debe llevarse a cabo siguiendo un protocolo de seguridad con técnicas mínimamente invasivas, que incluyen la limpieza de la dentina con procaína, la colocación de un protector indirecto y la inyección de procaína en la zona apical. Tras un período de observación, si no hay síntomas de reacción locales ni generales, se procede a realizar una restauración indirecta con el material seleccionado.

RESTAURACIÓN DE LAS CAVIDADES

Después de retirar los metales de la boca, es importante proteger la pulpa dental, cuando se requiera, antes de proceder con la restauración de las cavidades.

Materiales de protección pulpar

Uno de los mayores temores en el reemplazo de amalgamas dentales es la posible **sensibilidad postoperatoria**, especialmente en restauraciones grandes y profundas cercanas a la cámara pulpar. Esta sensibilidad puede ser causada por el calor generado durante la remoción, la irritación de los túbulos dentinarios por el corte de la fresa y el grabado ácido directo en la dentina recién expuesta, por lo que se recomienda una buena irrigación. Además, la sensibilidad puede ser exacerbada por el intercambio de fluidos en los túbulos dentinarios, que se irritan con el corte de la fresa. A medida que la fresa se aproxima a la cámara pulpar, entra en contacto con túbulos más anchos, y el grabado ácido directo en esta dentina recién expuesta también puede contribuir a esta sensibilidad.

Para mitigar estos efectos, en casos de grandes remociones se recomienda la aplicación de un protector pulpar y un cemento provisional, posponiendo la finalización del tratamiento hasta que el paciente no experimente síntomas dolorosos. Tradicionalmente se ha utilizado **hidróxido de calcio** por su efecto beneficioso al entrar en contacto con la dentina, con una acción bactericida por su pH altamente alcalino (alrededor de 12), a la vez que causa un efecto beneficioso en la fibra nerviosa y genera un efecto antiinflamatorio.

Aunque la forma pasta-pasta es común, se aconseja mezclar hidróxido de calcio en polvo con unas **gotas de procaína** hasta obtener una consistencia homogénea para su aplicación en la dentina recién cortada, y así favorecer la curación pulpar y reducir la sensibilidad dentinaria (v. **Caps. 10** y 17, sobre mecanismo de acción y efectos terapéuticos de la procaína, respectivamente).

Alternativamente se puede utilizar un material a base de **silicato de calcio**, como el **biodentine**, que ofrece beneficios similares al hidróxido de calcio debido a su alcalinidad. Este material no solo inhibe el crecimiento bacteriano y desinfecta la dentina, sino que también promueve la formación de dentina reparadora y reduce la inflamación pulpar, ayudando a preservar la vitalidad dental. En estos casos se complementa la acción del material con la **inyección de procaína** en el ápice del diente tratado.

Materiales de obturación directa: composites

Después de retirar los metales de la boca, se procede a restaurar las cavidades utilizando **composites**, material de restauración directa que a lo largo de los años ha reemplazado a las **amalgamas** dentales. Se prefieren estos materiales por su estética y por no contener metales en su composición; sin embargo, surge la siguiente pregunta:

¿Son realmente inocuos los composites como material de reemplazo para la amalgama? La respuesta es que no todos los composites son inocuos, y esto se debe a su composición específica.

Los composites están formados por una matriz orgánica, un relleno inorgánico, un agente de acoplamiento como el silano y una pequeña cantidad de otros componentes, incluidos fotoiniciadores y estabilizadores. Dependiendo del tipo de matriz, de la reacción de polimerización y de los tipos de enlaces que presenten, estos materiales pueden liberar un monómero de estructura fenólica conocido como *bisfenol A* (BPA). El **BPA** se conoce por su acción disruptiva en el sistema endocrino, mostrando una actividad estrogénica tanto *in vitro* como *in vivo*. Este compuesto puede imitar o antagonizar las hormonas naturales, interactuar con los receptores estrogénicos y tiroideos, y afectar a los sistemas hormonales reproductores de ambos sexos.

En estudios sobre el BPA y otros **disruptores endocrinos** se sugiere que sus efectos no se limitan al individuo expuesto, sino que pueden extenderse a generaciones futuras, afectando a la salud reproductiva y general. En las mujeres se ha observado un incremento en la frecuencia de óvulos y embriones anormales, reducción de la reserva ovárica, más fracasos de embarazos, defectos de nacimiento y una reducción en la duración de la vida reproductiva. En los hombres, la exposición al BPA se ha relacionado con trastornos de la fertilidad, disminución de la cantidad y calidad de espermatozoides, problemas de movilidad espermática, malformaciones uretrales y tumores en el sistema reproductor.

De forma más general, la exposición al BPA puede conducir a un aumento de peso, cambios de comportamiento, pubertad precoz, efectos cardiovasculares y diabetes, entre otros problemas de salud, tal como queda reflejado en el *CLARITY-BPA program 2021*.

Por este motivo en odontología es muy importante conocer los tipos de **monómeros** presentes en estos materiales y sus posibles efectos en el organismo.

El monómero **bisfenol A-glicidil metacrilato (Bis-GMA)**, desarrollado por Bowen en 1962, ha sido y sigue siendo la base de la mayor parte de los composites disponibles en el mercado. Este monómero forma enlaces fuertes que típicamente no liberan BPA; sin embargo, el problema se presenta porque casi nunca se encuentra solo en la formulación, sino que se combina con otros compuestos como el metacrilato de trietilenglicol, el dimetacrilato de uretano (UDMA) o el etilenglicol-dimetacrilato, de menor peso molecular, para mejorar la viscosidad, o con monómeros como el bisfenol A-dimetacrilato y el 2-hidroxietil metacrilato, que pueden descomponerse en presencia de enzimas salivares, facilitando la liberación de BPA.

Ante esta realidad, es responsabilidad del profesional utilizar estos materiales de manera consciente en la práctica dental y seleccionar opciones libres de estos monómeros. Entre las alternativas disponibles se encuentran los composites que utilizan una matriz puramente de Bis-GMA, cuyos enlaces fuertes no propician la liberación de BPA. Además, existen materiales alternativos como los siloranos y las ormoceras, siendo este último particularmente prometedor como opción restauradora debido a su composición y rendimiento.

Los **siloranos** representan una clase de composites hidrofóbicos que se distinguen por no utilizar una matriz basada en monómeros de metacrilatos. En cambio, estos materiales se basan en la combinación de tecnologías de oxiranos y siloxanos. Los siloxanos reducen la sorción acuosa, lo que minimiza su susceptibilidad a las pigmentaciones exógenas. Por otro lado, los siloranos se polimerizan mediante un proceso de formación de anillos, lo que resulta en una contracción de polimerización mínima, aproximadamente del 1 %.

Este sistema requiere especial atención debido a su adhesivo único, incompatible con otros materiales restauradores. Incorpora un primer autograbante y un adhesivo. El primer, al igual que otros sistemas autograbantes, contiene monómeros de metacrilatos fosforilados que facilitan la creación de microrretenciones esenciales para el sistema adhesivo. Además, incluye el copolímero que contiene ácido carboxílico. Esta composición combina monómeros ácidos con un solvente de agua/etanol, proporcionando un grabado y una desmineralización leve pero efectiva de la estructura dental, y logra una unión química directa con la dentina.

El adhesivo, por su parte, incluye un monómero bifuncional viscoso que permite una adhesión eficiente y duradera tanto a la dentina como al material restaurador. Aun cuando no existen estudios concluyentes sobre la toxicidad o los efectos adversos de este sistema, es importante considerar que su primer contiene monómeros de metacrilato, que, si no se polimerizan adecuadamente, podrían liberarse en la cavidad bucal, y que los adhesivos dentales tienen esencialmente la misma composición que los composites.

Las **ormoceras** se desarrollaron como alternativa a los materiales de restauración directa, sin los monómeros convencionales, con el objetivo de mejorar la biocompatibilidad. Este material, una cerámica modificada orgánicamente, se basa químicamente en el óxido de silicio con una estructura central de carbono. La matriz de las ormoceras consiste en una espina dorsal inorgánica de dióxido de silicio, a la cual se injertan cadenas laterales polimerizables con dobles enlaces carbono-carbono, formando polímeros compuestos tridimensionales. En sus estadios iniciales, las ormoceras incorporaban Bis-GMA y UDMA en su matriz, pero los productos actuales son completamente cerámicos y libres de los monómeros convencionales. Este material es resistente a la abrasión, muestra una contracción de polimerización mínima y, tras el pulido, ofrece una superficie con poca rugosidad, lo que mejora su estética. Es importante asegurarse de adquirir las versiones de última generación de este material.

Ningún composite dental logra una conversión del 100 % de sus monómeros en polímeros, lo que implica una inevitable liberación de monómeros residuales.

Estos monómeros pueden tener efectos adversos a nivel celular, como inhibición de la actividad metabólica enzimática, alteraciones en el ciclo celular, mutaciones genéticas, roturas de ácido desoxirribonucleico y apoptosis inducida por estrés oxidativo tras la reducción del glutatión. Por lo tanto, la **fotopolimerización** cobra gran relevancia y debe realizarse con cuidado para minimizar la cantidad de monómeros libres. La aplicación de capas de composite de 1 mm, el uso de una lámpara de polimerización de alta potencia, un mantenimiento regular de esta fuente de luz y el cumplimiento de los tiempos adecuados de polimerización son estrategias clínicas simples, pero de gran importancia, para reducir potenciales problemas de salud en los pacientes.

La **toxicidad** de los composites está influida por diversos factores, incluyendo el grado de polimerización, el tipo y la cantidad de monómeros residuales, la liberación de iones y otras sustancias lixiviables que resultan de las funciones masticatorias normales y parafuncionales, así como de la degradación del material que se produce con el tiempo. La capacidad del organismo de cada paciente para metabolizar y excretar estas sustancias desempeña un papel muy importante en la respuesta individual a estos materiales.

Materiales de restauración indirecta

Una vez retirada la amalgama y valorada la estructura dental remanente, la posición del diente en la arcada, la vitalidad pulpar y la proximidad a la cámara pulpar, entre otros factores, es probable que se opte por hacer una restauración indirecta. Para ello existen numerosas alternativas de materiales restauradores libres de metal que pueden confeccionarse con sistemas diseñados y fabricados por ordenador (CAD/CAM), los cuales se pueden agrupar según su composición y capacidad adhesiva en cerámicas adhesivas, composites y cerámicas híbridas.

Cerámicas adhesivas

A este grupo pertenecen las cerámicas feldespáticas, reforzadas con leucitas, el disilicato de litio y el disilicato de litio reforzado con zirconia. Son cerámicas con un alto porcentaje de vidrio y sílice que les permite ser grabadas con ácido fluorhídrico y cementadas con una técnica adhesiva, poseen excelentes propiedades ópticas, pero una resistencia mecánica acorde a la cantidad de cristales de refuerzo que posean, son químicamente estables y no se produce una liberación de productos a lo largo del tiempo.

Composites (Bis-GMA composites)

Estos bloques varían su composición de acuerdo a la casa comercial que los fabrique, por lo que es importante identificar sus componentes antes de emplearlos, ya que pueden tener los monómeros Bis-GMA, Bis-EMA, metacrilato de trietilenglicol y UDMA, con las consecuencias descritas anteriormente. Su principal ventaja es su capacidad adhesiva y que pueden ser reparados intraoralmente de manera sencilla. Por otra parte, son bloques con baja resistencia a la abrasión, por lo que se desgastan más rápido que otro tipo de materiales fresados.

Cerámicas híbridas

A este grupo pertenecen los bloques de nanocerámicas y las cerámicas infiltradas con polímeros PICN. Estos bloques de nanocerámicas son resinas que eventualmente pueden contener Bis-GMA, UDMA y Bis-EMA, reforzadas con partículas cerámicas en esta un 86 % de su peso, lo que les confiere mejores características mecánicas que los composites, están procesados a una alta presión y temperatura, no requieren posprocesado con calor una vez fresados –lo que evita cambios estructurales en el material– y mantienen su brillo inicial. En general estos bloques poseen sílice para favorecer el cementado adhesivo y zirconia para mejorar las características mecánicas. Por otra parte, están los bloques de PICN, cuya estructura cerámica es reforzada con leucita y zirconia (86 % en peso) y están infiltrados por una base de composite (UDMA, metacrilato de trietilenglicol) (14 % en peso). El componente cerámico mejora la resistencia al desgaste; sin embargo, puede hacer que el material sea más frágil y susceptible a fracturarse. La malla de polímero mejora la resistencia a la fractura del material gracias a su capacidad de sufrir deformación plástica, presenta muy buen pulido manual, comparable con la superficie de restauraciones cerámicas, y al igual que el resto de bloques mencionados puede cementarse de manera adhesiva.

IMPLANTES DENTALES

Como se ha explicado en el capítulo sobre los campos interferentes odontológicos, la colocación de un implante dental puede actuar como un desencadenante neuromodulador o neurodisruptor, al generar un estímulo irritativo en la zona donde se implanta. Por lo tanto, la colocación y la posible explantación requieren una evaluación exhaustiva que priorice siempre la salud general del paciente y su capacidad para adaptarse a la presencia del implante.

En términos de materiales dentales, los implantes pueden ser de titanio o zirconia. Aunque ambos sirven para reemplazar uno o más dientes ausentes y facilitan la rehabilitación de los pacientes, su interacción con el organismo varía significativamente. Para minimizar el galvanismo es recomendable evitar el uso de implantes metálicos, por lo que los implantes de zirconia, óxido de zirconio o cerámicos de zirconia se han establecido como la opción más adecuada desde una perspectiva biológica.

Implantes de titanio

Aunque el titanio es ampliamente reconocido por su biocompatibilidad y su capacidad para soportar las fuerzas mecánicas de la masticación funcional y parafuncional, es importante recordar que no es un material completamente inerte y puede degradarse. Factores como el biofilm de la cavidad bucal, un pH salivar ácido, el uso de flúor tópico o en productos de higiene dental, y la actividad masticatoria pueden contribuir a un proceso de **biotribocorrosión**, que libera partículas metálicas que pueden provocar inflamación local en el tejido periimplantario y, a nivel sistémico, pueden causar efectos tóxicos o desencadenar reacciones alérgicas o intolerancias, dependiendo de la respuesta individual de cada paciente. Además, la presencia de otros metales en la boca puede inducir **galvanismo**, tal como se ha explicado anteriormente en este capítulo.

Implantes de óxido de zirconio

Últimamente, en la práctica clínica diaria han aparecido implantes que inducen una mínima reacción inflamatoria en los tejidos periimplantarios, debido a su casi nula capacidad de permitir la adhesión del biofilm bacteriano bucal a su superficie, atribuida a la baja humectabilidad y energía superficial del material. Como resultado, la salud de los tejidos periimplantarios está más asegurada con este tipo de implantes.

Estos implantes presentan significativamente menos infiltración inflamatoria, menor densidad de microvasos y menor expresión de factores de crecimiento de endotelio vascular, de óxido nítrico sintasa y de citocinas proinflamatorias, como interleucina 6 y factor de necrosis tumoral alfa, en comparación con los implantes de titanio. Dado que los procesos inflamatorios constantes y de bajo grado pueden ser precursores del estrés oxidativo, asociado a una variedad de enfermedades sistémicas, los implantes de óxido de zirconio podrían considerarse la primera opción en los tratamientos rehabilitadores que busquen minimizar el impacto inflamatorio.

Independientemente del material seleccionado para los implantes, en el contexto de la terapia neural es recomendable inyectar la zona con procaína al terminar la intervención quirúrgica y en los seguimientos posteriores, incluyendo los controles semestrales o anuales. Esto ayuda a minimizar la carga sobre la matriz extracelular y el tejido conectivo circundantes, reduciendo la posibilidad de que el implante desencadene un efecto neuromodulador.

INJERTOS ÓSEOS

En los casos de maxilares atróficos, crestas residuales deficientes y dientes con defectos periodontales, se requiere la regeneración ósea para recuperar el volumen perdido, permitiendo la colocación de implantes o la conservación de dientes periodontalmente comprometidos. Para estos fines se pueden emplear varias técnicas, que incluyen injertos de hueso autólogo, aloinjertos, xenoinjertos e injertos aloplásticos.

Injertos de hueso autólogo

Esta técnica utiliza el material obtenido del fresado durante la colocación de implantes para regenerar o cubrir pequeñas dehiscencias de las tablas óseas. También es posible recurrir a zonas donantes intraorales o extraorales, de donde se extraen bloques de hueso que posteriormente se injertan en la zona receptora. Sin embargo, estos injertos en bloque pueden presentar dificultades clínicas, incluyendo complicaciones en la zona donante y dificultades en la adaptabilidad al área receptora. Dado que estas cirugías requieren manipular dos zonas –una dentro de la cavidad bucal y otra que puede estar fuera, como la calota craneal o la cresta ilíaca–, implican una considerable manipulación de tejidos y pueden conllevar una significativa reacción inflamatoria postoperatoria, largos períodos de recuperación y cicatrices que pueden convertirse en campos interferentes, lo que generalmente desaconseja su uso como primera opción.

En caso de optar por esta opción, es recomendable suplementar al paciente según las necesidades identificadas en su historia de vida. También se sugiere la complementación con vitamina C antes de la intervención, la aplicación de procaína en las zonas donante y receptora, o la administración de infusiones intravenosas de procaína.

Aloinjertos

Los aloinjertos, que provienen de tejido óseo de individuos de la misma especie, presentan buenas propiedades osteoconductoras, como en el caso de hueso fresco congelado, deshidratado y hueso desmineralizado liofilizado. Estas características facilitan la disminución de la morbilidad sin necesidad de realizar intervenciones adicionales en la boca, excepto en la zona receptora. Sin embargo, el uso de aloinjertos plantea dilemas éticos relacionados con la posible transmisión de enfermedades y respuestas antigénicas desfavorables.

Xenoinjertos

Estos injertos provienen de especies distintas a la humana, como bovinos, equinos y porcinos. Aunque carecen de potencial osteoinductivo, sí poseen propiedades osteoconductoras, funcionando como una matriz para que las células óseas del paciente se adhieran y proliferen, facilitando la formación de nuevo hueso. Generalmente son bien aceptados por la mayoría de los pacientes debido a que no provienen de otro ser humano, aunque pueden generar reacciones de tipo inmunitario. Sin embargo, deben considerarse las preferencias de pacientes veganos o aquellos que rechazan el uso de productos de origen animal, aspecto que debe evaluarse a través de la historia clínica del paciente.

Injertos aloplásticos

Estos injertos están compuestos por materiales inorgánicos y bioactivos, y son conocidos por su buena biocompatibilidad y propiedades osteoinductivas. Estructuralmente son similares a los componentes minerales del hueso humano. Dentro de este grupo, los materiales más utilizados incluyen los biocerámicos y los cristales bioactivos, como el beta-fosfato tricálcico y la hidroxiapatita, pues ayudan a estabilizar el coágulo sanguíneo y proporcionan soporte para la osteogénesis durante las etapas iniciales de la regeneración ósea.

Es importante recordar que cualquier proceso de regeneración ósea implica incisiones y el despegamiento de los tejidos blandos del reborde residual, periimplantarios o periodontales, dependiendo del caso. Esta acción resulta en una interrupción de la continuidad del tejido conectivo, de la matriz extracelular y de las terminaciones nerviosas. Por estas razones se recomiendan las inyecciones de procaína durante la cirugía y en los controles posteriores, para reducir la posibilidad de sensibilidad e infección, facilitar la regeneración del tejido y la recuperación del paciente, y con todo ello prevenir que el procedimiento se convierta en un foco irritativo que desencadene un efecto neuromodulador, es decir, un campo interferente.

En las situaciones en que sea necesario retirar un injerto debido a infección o porque resulte ser una fuente de interferencia, se debe seguir un protocolo de limpieza exhaustiva que incluya legrado e irrigación con procaína, seguido de la infiltración de la zona circundante al tejido tratado.

PUNTOS CLAVE

- Los metales presentes en la boca pueden generar corrientes eléctricas, conocidas como *corrientes galvánicas*, potencialmente significativas en la neuromodulación del cuerpo.
- La presencia de amalgamas dentales y otras restauraciones metálicas como coronas, puentes y prótesis removibles pueden generar consecuencias negativas, a nivel tóxico e inmunológico, en las personas portadoras, por lo que se recomienda su extracción siguiendo un estricto un protocolo de seguridad.
- El reemplazo de las restauraciones de amalgama y otros metales debe ser por materiales biocompatibles que no liberen otros subproductos tóxicos en el organismo.
- Los materiales utilizados en odontología pueden comportarse como detonantes neuromoduladores, especialmente potenciados por la sensibilidad del área del trigémino y la entrada a los sistemas digestivo, respiratorio y linfático.

BIBLIOGRAFÍA

Arakelyan M, Spagnuolo G, Iaculli F, Dikopova N, Antoshin A. Minimization of Adverse Effects Associated with Dental Alloys. Materials (Basel). 2022 Oct 25;15(21):7476.

Ishida Y, Aoki H, Miyasaka T, Aoyagi Y, Miura D, Shinya A. Effects of Removal Conditions on Mercury Amount Remaining in the Oral Cavity and inside Drainage System after Removing Dental Amalgams. Int J Environ Res Public Health. 2021;18(24):13135.

National Toxicology Program. Research Report on the Consortium Linking Academic and Regulatory Insights on Bisphenol A Toxicity (CLARITY-BPA): A Compendium of Published Findings: Research Report 18 [Internet]; 2021.

Timashev P, Turkina A. Minimization of Adverse Effects Associated with Dental Alloys. Materials. 2022;15(21):7476.

Tomova Z, Tomov D, Vlahova A. The impact of dental metal restorations on the oral oxidative stress level. J Clin Exp Dent. 2023;15(3):e205-9.

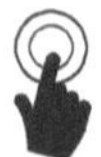
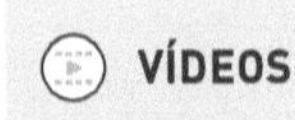

Consideraciones en la práctica de la terapia neural

29

D. Vinyes y É. Claudet Danus

INTRODUCCIÓN

La terapia neural es una herramienta eficaz y versátil en el ámbito médico, aprovechando la omnipresencia del sistema nervioso autónomo (SNA) en todo nuestro cuerpo. Particularmente, su vertiente simpática no solo juega un papel esencial en la progresión de casi todas las enfermedades mediante el control de la microcirculación, entre otros aspectos funcionales, sino que también ofrece una ventana para regular y mejorar diversas afecciones, ya sean agudas, crónicas o recidivantes, mediante intervenciones específicas.

Las posibilidades de uso de la terapia neural son extensas, abarcando desde condiciones degenerativas e inflamatorias hasta infecciones de diversa índole. Su simplicidad, seguridad y eficacia la convierten en una opción terapéutica atractiva no solo por requerir un mínimo de material y ser fácilmente accesible, sino también por su capacidad para complementar otros tratamientos sin interferencias.

Así, la terapia neural emerge como una opción terapéutica relevante en todas las áreas médicas, incluida la odontología, siendo una herramienta valiosa tanto para el médico de atención primaria como para el especializado.

En este capítulo se profundizará en las consideraciones fundamentales para la aplicación práctica de la terapia neural, desde la orientación en una primera visita y su seguimiento, hasta las técnicas de inyección y los riesgos asociados. El objetivo es proporcionar una guía completa y didáctica, especialmente para aquellos profesionales interesados en incorporar esta terapia en su práctica diaria.

PARTICULARIDADES DE LA TERAPIA NEURAL

La terapia neural es una modalidad médica que está ganando reconocimiento y popularidad debido a sus múltiples beneficios y aplicaciones. A continuación, se detallan algunas de las características y ventajas distintivas de esta terapia:

- **Accesibilidad y coste-efectividad.** La terapia neural destaca por la facilidad de acceso a los materiales necesarios (jeringas, agujas y anestésico local). Además, el tratamiento se lleva a cabo en la misma consulta médica.
- **Rapidez y seguridad.** Esta terapia se administra de manera ágil y segura, con la posibilidad de proporcionar alivio a los pacientes en la misma consulta con un mínimo riesgo asociado.
- **Aplicación universal.** La terapia neural es versátil y se adapta a una amplia gama de pacientes, sin importar su condición médica o enfermedad.
- **Amplio rango terapéutico.** Su versatilidad permite abordar desde condiciones leves hasta problemas de salud más complejos, brindando alivio y mejoría en numerosos escenarios.
- **Enfoque centrado en el paciente.** Tras un diagnóstico médico u odontológico, la terapia neural se centra en una anamnesis y exploración detalladas, permitiendo al profesional comprender e interpretar los síntomas del paciente de manera individualizada.
- **Compatibilidad terapéutica.** Esta terapia se integra sin conflictos con otros diagnósticos o tratamientos, facilitando su combinación con otras intervenciones médicas.
- **Enfoque integral y holístico.** La terapia neural se orienta a identificar y actuar sobre las causas de la afección, potenciando los mecanismos de autorregulación del paciente y considerando al individuo como un sistema interconectado y en relación con su entorno, y no como partes aisladas.

Existen evidencias que sugieren que el uso temprano de la terapia neural puede evitar la evolución hacia condiciones crónicas tras afecciones o enfermedades leves. Sorprendentemente, también puede ser de utilidad en situaciones agudas críticas, como embolias pulmonares, infartos de miocardio y accidentes cerebrovasculares. Al influir positivamente en la función del SNA y optimizar la microperfusión tisular a través de su impacto en el sistema nervioso simpático, la terapia neural tiene el potencial de mejorar y reducir la duración de los procesos patológicos. A pesar de las múltiples ventajas, resulta esencial tener en cuenta las contraindicaciones (v. Caps. 15 y 19) y las posibles complicaciones (v. Cap. 19; ver más adelante), aunque muy poco frecuentes, pese a su baja incidencia.

La terapia neural no tiene límites definidos. Limitar su aplicación sería subestimar la capacidad de autorregulación del SNA y todas sus conexiones.

Ante la falta de respuesta en pacientes polimedicados, es importante tener en cuenta la presencia de un bloqueo o un desencadenante neuromodulador no tratado, en lugar de atribuirlo a la incapacidad del SNA para responder en el contexto de la polimedicación. La experiencia acumulada ha mostrado que la respuesta al tratamiento con terapia neural es posible también en pacientes bajo tratamiento combinado con corticosteroides, citotóxicos, psicotrópicos y otros.

PECULIARIDADES DEL PACIENTE DE TERAPIA NEURAL

A continuación, se detallan ciertas características que pueden presentar los pacientes que acuden a una consulta de terapia neural y cómo proceder con los pacientes que tienen miedo a las agujas.

Un recorrido entre expectativas y experiencias

Los pacientes que buscan la terapia neural a menudo presentan un historial clínico complejo y un largo itinerario terapéutico. Resulta habitual que previamente hayan consultado a diversos especialistas y hayan sido sometidos a múltiples pruebas y tratamientos. La decisión de probar la terapia neural suele surgir de recomendaciones de otros profesionales de la salud, como médicos, odontólogos o fisioterapeutas, así como de familiares o amigos. En ocasiones, esta terapia es vista como el último recurso por pacientes crónicos que, tras numerosos tratamientos, aún buscan alivio, ya sea con altas expectativas o simplemente con la esperanza de encontrar una mejora.

Los pacientes que optan por la terapia neural suelen presentar:

- Enfermedades que no han respondido a tratamientos previos.
- Condiciones de dolor crónico y persistente.
- Episodios de dolor agudo.
- Alteraciones del estado de ánimo.
- Afecciones recurrentes, como infecciones o alergias.

La decisión de acudir a terapia neural puede estar influida por testimonios de otros pacientes que han experimentado mejoras significativas. Sin embargo, es importante gestionar adecuadamente las expectativas, ya que no todos los pacientes experimentarán los mismos resultados y una misma dolencia puede presentar distintas respuestas con el mismo estímulo terapéutico. Las expectativas desmedidas pueden llevar a decepciones si los resultados no se alinean con la rapidez de los resultados obtenidos.

Un aspecto importante que conviene clarificar es la naturaleza de los tratamientos en terapia neural. Aunque esta terapia busca potenciar la capacidad autocurativa del organismo, resulta esencial que los pacientes comprendan que no se utilizan remedios naturales. El anestésico local empleado es sintético, producido en laboratorios, aunque se administra en dosis bajas y no tiene una finalidad anestésica. Es apto para todas las edades, incluidos niños y ancianos, y puede aplicarse en casos de embarazo o lactancia (v. **Cap. 21**).

Este enfoque integral y personalizado de la terapia neural requiere una comunicación clara y abierta entre el profesional y el paciente, garantizando que este último esté bien informado y preparado para el proceso terapéutico.

Miedo a la aguja

El temor a las agujas es una preocupación común entre muchos pacientes, y no es raro que algunos anticipen con ansiedad el momento de la inyección días antes de la cita. Aunque acuden en busca de alivio, muchos expresan abiertamente su aversión: «Detesto las agujas» o «Tengo pánico a las inyecciones». Sin embargo, el hecho de que estén presentes, a pesar de este miedo, es un testimonio de su deseo de mejorar con la terapia neural.

En tales situaciones, es esencial no magnificar este temor (v. **Caps. 19** y **20**). Si bien es importante escuchar y validar sus sentimientos, el enfoque principal debe ser el proceso de sanación y alivio del paciente.

Una estrategia efectiva para mitigar el temor a las inyecciones consiste en:

- Administrar la inyección con delicadeza, recomendando al paciente que respire profundamente (algunos pacientes tienden a contener la respiración durante el procedimiento).
- Comenzar con una inyección de prueba en áreas generalmente indoloras, como una inyección subcutánea en puntos de tensión subdiafragmática. Esta técnica no solo es menos intimidante, sino que también puede ayudar a disminuir la ansiedad inicial del paciente.
- Evitar iniciar con inyecciones en zonas como los pilares amigdalinos, particularmente si la consulta del paciente no está relacionada con problemas bucales, o con punciones que puedan ser más dolorosas o que generen sensaciones atípicas, como las asociadas al plexo pélvico o al tronco simpático lumbar, o con procedimientos que puedan resultar incómodos, como las punciones intravaginales o que requieren un tacto rectal.

La presencia de un acompañante puede brindar alivio y apoyo emocional al paciente, quien incluso puede sostener su mano durante las inyecciones. No obstante, en ocasiones el acompañante puede manifestar mayor ansiedad que el propio paciente. En tales casos puede ser conveniente que espere fuera del consultorio durante el procedimiento.

Finalmente, si hay asistentes o aprendices presentes, deben mantenerse respetuosos y evitar realizar comentarios que puedan aumentar la ansiedad del paciente.

PECULIARIDADES EN LA ACTUACIÓN DEL PROFESIONAL

Si en los apartados anteriores se han visto algunas peculiaridades de los pacientes que acuden a una consulta de terapia neural, a continuación se detallan algunas características de los profesionales en este tipo de terapia.

Generalidades

Algunas de las características del terapeuta neural no difieren de las que cualquier profesional de la salud debería poseer, como una sólida formación científica y técnica, y habilidades interpersonales y humanas. Todo ello suele desarrollarse y refinarse con la experiencia.

Un rasgo particular de los terapeutas neurales es su experiencia en atender a pacientes con largos recorridos terapéuticos y extensos historiales médicos. En ocasiones, estos pacientes acuden a la terapia neural como último recurso después de haber probado múltiples tratamientos, y a menudo llegan con altas expectativas, influenciados por los resultados positivos de quienes se la recomendaron.

La empatía es fundamental para conectar con el paciente y comprender sus preocupaciones. La perspectiva holística permite ver al paciente como un todo, considerando los aspectos de su bienestar de un modo integral. La sensibilidad para percibir las necesidades no expresadas del paciente, y la habilidad para manejar dudas y temores es esencial para establecer una relación de confianza. La autenticidad en las respuestas, libre de prejuicios, y la capacidad para diseñar estrategias terapéuticas adecuadas son igualmente importantes en la práctica de la terapia neural.

Integración de la terapia neural en la práctica diaria

La integración de la terapia neural en la práctica diaria es un proceso que requiere reflexión, planificación y adaptabilidad.

El profesional debe reflexionar inicialmente sobre cómo integrar la terapia neural en su rutina diaria de forma efectiva y coherente. Esto no solo implica evaluar factores como la disponibilidad de tiempo, los recursos y la capacitación requerida, sino también entender cómo esta terapia se alinea con el entorno y el contexto específico en el que se implementará.

Si bien un terapeuta neural debe estar capacitado para poder aplicar cualquier técnica de este método, en la práctica real debe determinar qué técnicas específicas se ajustan mejor a su práctica, considerando tanto su formación y habilidades, como el contexto y entorno en el que se desempeña.

Asimismo, el profesional debe identificar a qué pacientes podría beneficiarles más esta terapia y establecer un límite diario de pacientes a atender, garantizando así la calidad y eficacia del tratamiento. Esta decisión debe basarse en la experiencia, formación y adaptabilidad al contexto en el que trabaja.

En concordancia con la visión holística de la terapia neural, con sus bases conceptuales y científicas, es más frecuente la atención global del paciente, alejada de la subespecialización por patologías; sin embargo, algunos profesionales pueden decidir enfocarse en condiciones específicas o aplicar técnicas particulares, influenciados por su formación, experiencia y aspiraciones.

Expectativas y realidades del tratamiento

Es fundamental comunicar al paciente que, si no siente mejora con el tratamiento aplicado, esto no implica que la terapia neural no sea adecuada para su caso, sino que quizás no se ha logrado abordar su situación específica de la manera más óptima posible. Si el paciente ya ha sido tratado con terapia neural con diferentes profesionales sin obtener alivio, sería recomendable explorar otras opciones terapéuticas. En ciertas situaciones, la mejor contribución como médicos puede ser ofrecer un buen consejo o recomendar a otro profesional.

A menudo, los pacientes que han sufrido dolor crónico durante años experimentan un alivio significativo tras la terapia neural, generalmente debido a la neutralización de un foco irritativo que era el principal causante de su malestar; sin embargo, es esencial entender que cada paciente es único. Si 10 individuos con síntomas similares acuden a consulta, cada uno tendrá su propia historia de vida y, por ende, requerirá un enfoque terapéutico personalizado, con resultados y evoluciones distintas. Es importante comentar estas variabilidades con el paciente antes de comenzar el tratamiento.

Las mejoras rápidas que se observan frecuentemente en terapia neural, así como los menos habituales pero más llamativos fenómenos en segundos, pueden generar elevadas expectativas no solo en el paciente, influenciado por testimonios de otros pacientes, sino también en el terapeuta, basándose en experiencias previas.

Esta dinámica puede generar presiones indebidas sobre el profesional y crear expectativas poco realistas en el paciente, por lo que es importante liberarse de estas cargas. El médico debe escuchar atentamente al paciente, realizar un examen exhaustivo, aplicar las pruebas diagnósticas pertinentes y ofrecer tratamientos seguros y experimentados. Sin embargo, es esencial recordar que la responsabilidad del médico no es garantizar la cura, sino proporcionar el mejor cuidado posible. La recuperación del paciente depende de múltiples factores, muchos de los cuales pueden depender más del paciente que del médico.

Enfoque holístico del paciente

El profesional debe tener en cuenta que muchos pacientes no están familiarizados con un enfoque holístico de la medicina, donde se consideran las interconexiones entre distintas partes del cuerpo, como la relación entre un dolor lumbar y una cicatriz de cesárea, o entre una afectación en la cavidad oral y una infección urinaria. Del mismo modo, puede resultar sorprendente para algunos que el médico realice un examen tan detallado, palpando áreas distantes y aparentemente no relacionadas con la zona que originó la consulta (v. Caps. 23 y 24).

Por otro lado, para otros pacientes el principal valor de su consulta médica es ser escuchados y atendidos con dedicación y tiempo. Esta atención personalizada y comprensiva es una manifestación clave de la relación holística e integral que debe existir entre el médico y el paciente.

Enfoque en la calidad frente a la cantidad de inyecciones

En terapia neural no existen protocolos, por lo que para la mayoría de los cuadros clínicos existen múltiples opciones de tratamiento, según la historia de vida del paciente. Sin embargo, no todas las técnicas o abordajes disponibles se aplican simultáneamente en un momento dado. Es fundamental entender que, a diferencia de otras inyecciones de un fármaco, **el efecto de la terapia neural no se basa tanto en la cantidad del anestésico local administrado, sino en el lugar específico de la inyección**. Tanto el paciente como el terapeuta deben ser conscientes de esta distinción.

Este conocimiento resulta vital para evitar la tentación de administrar más inyecciones de las necesarias. La percepción de que al inyectar en más puntos y zonas ganglionares se logrará una mayor mejoría puede ser engañosa. Es posible que algunos pacientes soliciten más inyecciones debido a molestias persistentes, recordando visitas anteriores donde salieron sin dolor o comparando tratamientos previos realizados por otros terapeutas. El objetivo principal no debería ser que el paciente abandone la consulta completamente libre de dolor, sino brindar el tratamiento más adecuado. Es importante considerar que la mejoría podría manifestarse algún tiempo después de haber aplicado el tratamiento.

La terapia neural consiste en aplicar una mínima cantidad de anestésico local en el lugar más preciso, por lo que no por inundar un tejido con el anestésico se producirá más efecto terapéutico. La terapia neural no es dependiente de la dosis, sino dependiente del sitio.

Resulta beneficioso explicar al paciente que diferentes técnicas en terapia neural involucran procedimientos variados, cada uno con sus particularidades y efectos específicos. Por ejemplo, la técnica del segmento del tórax puede implicar 20 punciones, mientras que la de la zona del ganglio estrellado consiste en una única inyección. Ambas técnicas pueden ser efectivas en sus contextos y no deben compararse, ya que cada una tiene un impacto y una finalidad distintos que no pueden equipararse entre sí. Esta claridad ayuda a establecer expectativas más realistas, ya que algunos pacientes pueden medir la calidad de la atención por la cantidad de inyecciones recibidas.

A menudo, a medida que el terapeuta neural va ganando experiencia, va reduciendo el número de inyecciones que realiza; saber mucho para hacer poco.

PRIMERA VISITA

En la primera visita de un paciente debe elaborarse su historia de vida, llevar a cabo una minuciosa exploración física, y planificar la estrategia y tratamiento a seguir. Todos estos pasos se detallan a continuación.

Historia de vida

La historia de vida (la anamnesis desde la perspectiva de la terapia neural) es la principal herramienta en terapia neural para un establecer un buen diagnóstico, y un plan y estrategia terapéuticos. Para profundizar en este tema, se recomienda consultar el capítulo dedicado a la historia de vida (v. Cap. 23).

Al recopilar la historia de vida del paciente, es aconsejable listar de manera ordenada, desde craneal hasta caudal, los posibles puntos de inyección, especificando si son del lado derecho o izquierdo. También es importante detallar aspectos específicos, como intervenciones quirúrgicas, tratamientos con radioterapia, cicatrices, procedimientos odontológicos, alergias, partos, menstruaciones e infecciones, entre otros.

Exploración física

La exploración es otro paso esencial en la terapia neural. Durante este proceso se tendrán en cuenta los siguientes aspectos:

- **Ambiente y posición del paciente**: el paciente debe desvestirse lo suficiente para permitir una amplia exploración y adoptar una posición relajada, ya sea tumbado o sentado. Es fundamental que la sala de exploración tenga una intimidad y temperatura adecuadas para garantizar la comodidad del paciente.
- **Postura del examinador**: quien realiza la exploración debe mantener una postura neutra y cómoda. Adoptar posturas torcidas o incómodas puede generar distracciones sensoriales que interfieran con la precisión de la palpación.
- **Enfoque de la exploración**: más allá de la exploración básica que se realiza en cualquier consulta médica u odontológica, en la terapia neural se buscan específicamente señales de afectación del SNA, lo cual incluye zonas con cambios en la piel (turgencia, humedad, temperatura, vascularización, pérdida de vello, edema, etc.), hiperalgesia, hipertonía fascial o miofascial, y dolor en estructuras vertebrales, entre otros. Para profundizar en este aspecto, se recomienda consultar el capítulo sobre exploración y palpación (v. Cap. 24).
- **Atención y palpación**: es esencial centrar la atención en toda la mano, especialmente en la punta de los dedos durante la palpación. En ocasiones, cerrar los ojos o desviar la mirada puede ayudar a concentrarse mejor. Aunque el conocimiento anatómico resulta vital, la habilidad palpatoria se adquiere principalmente a través de la práctica y la retroalimentación de cada paciente. Es importante observar y escuchar al paciente, especialmente cuando se detecta una zona tensa o dolorosa (v. Cap. 24).
- **Comunicación durante la palpación**: el paciente es la mejor fuente de información sobre dónde siente dolor, tensión o irradiación. Es importante tener en cuenta que los tejidos afectados suelen ser más sensibles y requieren un tacto más suave.

Estrategia del tratamiento

La estrategia terapéutica debe basarse en la seguridad, la economía de tiempo y la experiencia del profesional, priorizando siempre el bienestar del paciente y adaptando el tratamiento a sus necesidades específicas y a la urgencia de su situación.

No se puede garantizar un resultado específico al paciente ni descartar *a priori* una reacción óptima, ya que la incertidumbre es inherente a la respuesta de autorregulación. En la terapia neural el diagnóstico se determina tras el tratamiento según la respuesta observada en el paciente.

Cuando alguien acude con un síntoma evidente y claro, como el dolor, es esencial no precipitarse a inyectar en la zona dolorosa directamente, pues el dolor puede ser solo un indicativo de un problema más profundo. En lugar de «matar al mensajero» suprimiendo directamente el síntoma inyectando anestésico en el área dolorosa, es recomendable utilizar ese dolor como guía durante la sesión terapéutica para identificar la raíz. Una buena estrategia puede ser empezar con una palpación suave, buscando zonas de tensión, y liberarlas con inyecciones subcutáneas o miofasciales, que suelen resultar liberadoras y no dolorosas. Si el síntoma guía va mejorando tras inyectar en otras áreas como un campo interferente o una liberación fascial, indica que se están tratando factores causales relacionados. Si esto sucede, se podría optar incluso por no inyectar en ese sitio y observar la evolución del paciente.

Tratamiento mediante los segmentos

Este procedimiento es ideal para los profesionales que se están iniciando en terapia neural o para aquellos con un tiempo limitado por sesión. Su aplicación es sencilla y rápida, y presenta un riesgo mínimo. Aunque las sesiones son más breves, suelen ser más frecuentes: varias veces por semana (paciente hospitalizado), semanalmente (paciente en fase aguda, con síntomas intensos, o posquirúrgico) o bien cada 2-4 semanas. En el caso de que se combine con la búsqueda del campo interferente, se ajusta según los requerimientos de tiempo de esta. Especialmente está indicado para:

- Aliviar rápidamente síntomas agudos: dolor intenso, gran edema, mucosidad retenida, cólico por litiasis, etc.
- Facilitar mecanismos de drenaje: nodos linfáticos, senos o bronquios con mucosidad, edemas posquirúrgicos, etc.
- Casos en los que se desconozcan factores causales o dificultad para actuar sobre ellos.

Búsqueda del campo interferente

Este método se utiliza principalmente como diagnóstico para identificar focos potenciales como, por ejemplo, cicatrices, dientes y polos amigdalares, y en situaciones en las que se producen recaídas o agravaciones después de un tratamiento segmentario (v. **Cap. 14**).

Aunque este enfoque puede requerir una mayor experiencia y una perspectiva más integral, generalmente conduce a sesiones que requieren más tiempo pero menos frecuentes, habitualmente espaciadas cada 3-4 semanas. En el caso de una mejoría muy significativa o completa, siempre debe valorarse si existe realmente la necesidad de otra sesión. La experiencia en terapia neural ha mostrado que en algunos casos incluso es posible una gran mejoría tras una única sesión.

Es habitual realizar un tratamiento simultáneo de segmentos y de posibles campos de interferencia en una misma sesión. En estos casos es recomendable empezar con inyecciones en el desencadenante neuromodulador sospechado para proporcionar un diagnóstico neuralterapéutico (v. **Caps. 32** y **33**).

Inyección en la zona de ganglios vegetativos

Se recomienda cuando diversos síntomas, presentes o pasados, se asocian con la inervación de un ganglio o plexo ganglionar específico. Además, se utiliza para minimizar el riesgo de recaídas tras observar una mejora parcial con el tratamiento de segmentos y gatillos neuromoduladores.

Las técnicas ganglionares deben realizarse con tranquilidad, sin prisas, con un buen conocimiento de la técnica y siempre que se tenga la posibilidad, dando después un tiempo al paciente para que se recupere antes de marcharse. Las técnicas de inyección periganglionar se explican en los capítulos 37, 38, 39, 40 y 48, y la de los plexos en los capítulos 44 y 46.

Aplicación sistémica

En terapia neural, cualquier estímulo influye en el SNA; sin embargo, se denomina *terapia sistémica* a la administración intravenosa de anestésico local, ya sea en una dosis única (bolo) o mediante infusión continua. Para un entendimiento más profundo sobre los efectos farmacológicos de los anestésicos locales y su administración intravenosa, consultar los capítulos 15 y 53, respectivamente.

La administración de un bolo intravenoso con 2-3 mL de procaína al 1 % previo al tratamiento neuralterapéutico no solo puede ayudar a equilibrar el SNA, sino que también puede inducir una sensación de relajación al atenuar la hiperestimulación simpática y el estado de alerta del paciente. Aunque esta estrategia no es esencial en la mayoría de los casos, resulta muy beneficiosa para los pacientes con niveles elevados de ansiedad, temor a las agujas o una alta sensibilidad a las inyecciones, facilitando así el tratamiento.

Por su parte, la terapia de infusión puede actuar como un complemento o ser el tratamiento principal; sin embargo, es aconsejable comenzar con una sesión de terapia neural para detectar y abordar posibles campos interferentes, maximizando así los beneficios de las infusiones subsiguientes.

Planificación del tratamiento

En los siguientes apartados se explican los principios básicos de la planificación del tratamiento en terapia neural, la monitorización y evaluación del paciente, la adaptación del tratamiento dependiendo de la respuesta, la compatibilidad con otros tratamientos y cuándo debe sopesarse la interrupción del tratamiento.

Principios básicos

La terapia neural es un enfoque dinámico que requiere adaptabilidad a situaciones cambiantes tanto por parte tanto del médico como del paciente. Cada paciente es único, por lo que deben evaluarse sus reacciones desde el comienzo y ajustar el tratamiento a sus necesidades específicas.

Es fundamental compartir con el paciente el propósito y la metodología del tratamiento. Por ejemplo, es importante explicar al paciente por qué se inyecta en áreas específicas, como los polos amigdalares o una cicatriz de cesárea, especialmente cuando el motivo de la consulta podría parecer no relacionado, como un dolor articular generalizado o una rinitis alérgica, respectivamente. Esta comunicación transparente ayuda al paciente a comprender la interconexión entre diferentes síntomas y eventos en su historia de vida.

Monitorización y evaluación

Para monitorizar la evolución del paciente resulta útil registrar el nivel de dolor y otros síntomas con escalas específicas, a poder ser validadas, como la escala analógica visual, antes y después de cada sesión. Esta valoración proporciona una medida más consistente de la respuesta al tratamiento.

Es fundamental llevar un registro detallado de las reacciones, complicaciones, quejas, agravaciones iniciales, mejoras y otros tratamientos que el paciente haya recibido. Esta información permite adaptar y mejorar el seguimiento del tratamiento (v. **Cap. 23**).

En algunos casos, la documentación visual, como fotografías o vídeos, puede ser útil para evaluar la evolución del paciente. Siempre se debe obtener el consentimiento del paciente para este tipo de registro. Y si se decide utilizar este material en contextos educativos o de divulgación, es esencial solicitar un permiso adicional.

Adaptación del tratamiento según la respuesta

Es común programar sesiones cada 2-4 semanas para pacientes con afecciones crónicas, aunque a menudo es aconsejable dejar pasar varias semanas entre sesiones para permitir que el cuerpo realice sus propios procesos de regulación. Es posible que el paciente note cambios en la primera semana tras el tratamiento, con diferentes reacciones en la segunda y tercera semana. Por lo tanto, otro tratamiento demasiado pronto podría interferir en este proceso natural de autorregulación.

Si el paciente experimenta una exacerbación inicial o una labilidad vegetativa tras el tratamiento (v. **Cap. 19**), es recomendable espaciar las sesiones y reducir el número de inyecciones por visita.

En casos de gravedad o respuesta débil, las sesiones pueden ser más frecuentes, incluso varias veces a la semana, siempre que el paciente las tolere bien. Por ejemplo, los pacientes posquirúrgicos podrían beneficiarse de dos sesiones semanales al inicio.

Si un paciente no responde a tratamientos previos o si su respuesta favorable inicial a la terapia neural disminuye, es posible que haya un desencadenante neuromodulador no detectado (v. **Cap. 19**). En tales casos, resulta esencial revisar y recalibrar el enfoque terapéutico. Un agravamiento inicial seguido de una mejora significativa puede señalar una respuesta positiva en su globalidad, lo que sugeriría la reinyección en los puntos previamente tratados. La reaparición de un síntoma antiguo puede apuntar a un foco irritativo (v. **Cap. 19**). Por otro lado, un incremento sostenido del dolor en un área tratada puede sugerir complicaciones derivadas de la inyección.

Compatibilidad con otros tratamientos

Aunque una de las ventajas de la terapia neural es su compatibilidad con otros tratamientos, combinarla simultáneamente con otras terapias puede dificultar la interpretación de los resultados, especialmente si se han iniciado a la vez. Tanto si hay una mejoría como si surge alguna complicación o empeoramiento clínico, en el caso de haber iniciado varios tratamientos a la vez puede dificultar la interpretación de la evolución.

Se debe enfatizar a los pacientes en que no deben interrumpir sus tratamientos médicos actuales por temor a que no sean compatibles con la terapia neural.

Si se cree que un tratamiento ya no es esencial, resulta aconsejable revisarlo junto con el médico prescriptor. En ciertas situaciones se puede cesar el tratamiento siguiendo un plan personalizado, como en el caso de dejar de tomar analgésicos si el dolor ha remitido.

Debe explicarse al paciente la importancia de comunicarse con su médico si experimenta síntomas inusuales o preocupantes. Si no puede establecer contacto con el terapeuta y si los síntomas son alarmantes, debe acudir a urgencias para descartar posibles complicaciones. Además, se debe alentar al paciente a que, si nota síntomas en otras áreas del cuerpo, regrese antes para una nueva consulta de terapia neural o lo mencione en la próxima sesión.

Por ejemplo, si un paciente acudió inicialmente por dolor lumbar y experimentó alivio, pero posteriormente presenta síntomas como una infección de orina, parálisis facial o hipertiroidismo, podría pensar que se trata de un problema distinto y buscar otra especialidad médica; sin embargo, desde la perspectiva de la terapia neural estos síntomas pueden estar interconectados. Todos los síntomas mencionados pueden estar relacionados con la misma disfunción subyacente del SNA. Por lo tanto, el enfoque sigue siendo el mismo: restaurar el equilibrio y la función adecuada del SNA, independientemente del síntoma presentado.

Interrupción del tratamiento

La terapia neural es un tratamiento que puede ofrecer alivio a muchos pacientes; sin embargo, existen diversas razones por las que se puede decidir interrumpir o finalizar su tratamiento:

- **Mejoría sostenida**: si un paciente ya no presenta síntomas y se siente completamente recuperado, no es necesario continuar con las sesiones, aunque algunos eligen seguir asistiendo ocasionalmente, ya que encuentran que les ayuda a liberar tensiones, manejar el estrés y los distintos procesos de la vida, como los cambios de estación o los períodos de frío.
- **Ausencia de mejoría o expectativas no cumplidas.**
- **Reacción adversa o empeoramiento tras una sesión**: es importante informar al paciente que debe ponerse en contacto con el terapeuta ante cualquier reacción adversa, empeoramiento o complicación. No obstante, algunos pacientes deciden no acudir más ni informar.
- **Falta de resonancia con la perspectiva del terapeuta**: en ocasiones, el terapeuta puede sugerir cambios en el estilo de vida, dieta o incluso procedimientos médicos, como la extracción de una muela del juicio. Si el paciente no está dispuesto a seguir estas recomendaciones, podría optar por interrumpir el tratamiento.

Por todo ello resulta esencial mantener una comunicación abierta y clara con el paciente, resolviendo dudas y asegurando que otros profesionales de la salud involucrados estén informados y en sintonía con el tratamiento neural propuesto.

Historia de vida

Una niña de 8 años fue remitida a consulta por su abuela, quien había experimentado resultados positivos con terapia neural anteriormente. La pequeña sufría de múltiples crisis epilépticas diarias y un significativo retraso psicomotor, condiciones que se atribuían a una agenesia del cuerpo calloso. A solicitud de la abuela y los padres de la niña, se tomó la decisión de iniciar tratamiento con terapia neural, el cual se centró en la historia clínica de la niña, inyectando con procaína 0,5 % en el cuero cabelludo, sitios de infecciones previas y según palpación. Tras unas pocas sesiones, la frecuencia de las crisis epilépticas disminuyó notablemente, llegando a desaparecer. Además, se observó una mejora significativa en su retraso psicomotor y cognitivo.

Comentarios:

- La terapia neural es potencialmente aplicable a cualquier caso en el que haya una implicación del sistema nervioso.
- La malformación congénita se había identificado como la causa de los síntomas de la niña; sin embargo, el tratamiento neuralterapéutico se enfocó en una visión integral de la niña, más que en la propia malformación.
- Las respuestas al tratamiento, aunque puedan ser discretas, suelen manifestarse en las primeras sesiones.
- Aunque no se registraron recaídas en las crisis durante los siguientes 15 años, es importante considerar que múltiples factores podrían haber contribuido a esta mejora, incluyendo cambios asociados con la edad. Por lo tanto, no se puede atribuir la mejoría exclusivamente al tratamiento neuralterapéutico recibido.
- El tratamiento se pausó una vez dejaron de observarse más beneficios tras las sesiones.

APLICACIÓN DEL TRATAMIENTO

A continuación se detallan los preparativos para el tratamiento, el procedimiento de las inyecciones, las técnicas superficiales y profundas, y el efecto postratamiento.

Preparativos para el tratamiento

Los preparativos para el tratamiento se explican en los siguientes puntos.

Camilla

Muchos de los pacientes que acuden a una consulta de terapia neural ya experimentan dolor, lo que los hace aún más susceptibles a las molestias de una camilla inadecuada. Una camilla ajustable eléctrica o hidráulica puede ser de gran ayuda para los pacientes que acuden con dificultades en la movilidad. Es recomendable que pueda reclinar la parte superior del cuerpo y que presente un orificio facial para facilitar la respiración en posición prona. Si bien estos detalles pueden parecer menores, pueden marcar una diferencia en la experiencia del paciente, aunque este no lo exprese verbalmente.

La camilla no debe estar adosada a la pared para garantizar un acceso sin restricciones a cualquier área del cuerpo del paciente, facilitando así la exploración, la palpación y la inyección.

Posición del paciente

La posición del paciente va a depender de las zonas a tratar, del tipo de técnicas que se vayan a aplicar y de las necesidades específicas del paciente. Es preferible recibir el tratamiento acostado siempre que sea posible.

Una buena posición del paciente no solo resulta esencial para un acceso óptimo al área de tratamiento, sino que también le proporciona comodidad y seguridad. Las más empleadas son:

- **Decúbito supino**: esta posición, con el paciente acostado boca arriba, permite un contacto visual directo y facilita la palpación de áreas como el abdomen, el tórax anterior, la cabeza y las zonas suboccipital y cervical, además de las extremidades. Comenzar con pequeñas punciones en esta posición puede ayudar a liberar tensiones miofasciales, promoviendo la relajación y disminución del tono simpático. Para mayor comodidad, se puede colocar una almohada bajo la cabeza y otra debajo de las rodillas. Las áreas comúnmente tratadas en esta posición son:
  - Cabeza, área del trigémino, boca, ganglios de la cabeza y zona suboccipital.
  - Cuello y tronco simpático cervical.
  - Tórax anterior, abdomen y pelvis.
  - Área genital. En el caso de no disponer de perneras, deben separarse y doblarse las piernas, apoyando los pies sobre la camilla.
  - Parte anterior de las extremidades, y cinturas pectoral y pélvica.
- **Decúbito prono**: con el paciente acostado boca abajo, esta posición es ideal para acceder a la parte posterior del cuerpo. Una almohada debajo de los tobillos o con los pies fuera de la camilla puede aumentar la comodidad. Las áreas comúnmente tratadas en esta posición son:
  - Zona suboccipital y zona posterior de la columna (cervical, dorsal y lumbar).
  - Regiones sacra, sacroilíaca y cóccix.
  - Nervios espinales, tronco simpático dorsal y lumbar, y plexos específicos.
  - Parte posterior de las cinturas y de las extremidades inferiores.

  En los pacientes que no pueden adoptar esta postura, puede optarse por el decúbito lateral, sentado o incluso en bipedestación.

- **Posición sentada**: esta posición es útil para aquellos pacientes que tienen dificultades para acostarse, como puede ser en una crisis de vértigo, o para áreas específicas de tratamiento. Según el tipo de inyección a realizar, es importante disponer de un soporte adecuado, como un reposacabezas, para garantizar la estabilidad durante las inyecciones en áreas como la boca o ramas terminales del trigémino. Las áreas comunes de tratamiento en esta posición incluyen:
  - Cabeza y zona suboccipital.
  - Tórax posterior y columna (cervical, dorsal y lumbar).
  - Cintura escapular y extremidades superiores, con apoyo adecuado.
  - Nervios espinales.
  - Regiones sacra, sacroilíaca y cóccix.

El posicionamiento debe adaptarse a las necesidades individuales del paciente, considerando factores como el tipo de dolor, discapacidades o condiciones específicas.

Material

Los costes materiales para el diagnóstico y tratamiento en terapia neural son muy bajos, ya que se utiliza la misma técnica para el diagnóstico y el tratamiento. Se puede encontrar más información de este tema en el capítulo 18.

Higiene

Antes de someterse al tratamiento, es recomendable que el paciente se haya duchado y que evite aplicarse cremas, ungüentos u otros productos tópicos. Previo a realizar la exploración y la inyección, tanto la piel del paciente como las manos del terapeuta deben estar limpias. La desinfección de la piel puede realizarse con los antisépticos habituales, aunque la probabilidad de infección al inyectar procaína es excepcionalmente baja.

Hasta la fecha no existe evidencia que sugiera que el uso de gasas estériles y guantes reduzca el riesgo de infección durante la inyección; sin embargo, es fundamental utilizar guantes o dedales protectores al explorar cavidades y orificios, como la boca o la región genital.

Procedimiento de la inyección

La terapia neural es una intervención que, aunque sencilla en su aplicación, requiere de una técnica precisa y cuidadosa (v. **Cap. 30**). La destreza en la administración de la inyección es una cualidad esencial para un terapeuta neural. A continuación, se exploran los elementos fundamentales para un procedimiento más seguro y eficaz.

Excelencia en la técnica

Una inyección bien realizada es aquella que logra el máximo efecto terapéutico con el menor dolor y riesgo para el paciente. Aunque es una premisa básica, no siempre se tiene presente, y su aplicación requiere de un profundo entendimiento y práctica.

Seguridad y precisión

Cada inyección debe ser lo más segura y precisa en su localización. Después de atravesar la piel, con el bisel mirando hacia arriba para un mejor control de la punción epidérmica, se avanza la jeringa presionando el émbolo con el pulgar para ir liberando el anestésico local mientras va penetrando la aguja, preparando de este modo el tejido y separando los pequeños vasos de una manera roma, reduciendo la probabilidad de sangrado (v. **Cap. 30**).

Sensibilidad al tejido

La introducción de la aguja con sutileza permite al terapeuta reconocer las distintas capas tisulares, a la vez que facilita una inyección precisa y segura. Una leve presión en el émbolo mientras se desplaza la aguja permite al profesional percibir las estructuras tisulares que atraviesa, lo que resulta especialmente importante en procedimientos específicos, como las inyecciones en el tronco simpático paravertebral.

Existen excepciones a la técnica de mantener una presión constante en el émbolo. Por ejemplo, en inyecciones en áreas donde se necesita aspirar antes de inyectar, como inyecciones en la zona de cabeza y cuello o técnicas paravertebrales profundas. También se debe tener una especial precaución en pacientes con alteraciones de coagulación (se detalla la técnica más adelante).

En el caso de inyecciones que requieren mayor profundidad, es aconsejable avanzar con cuidado no solo para identificar las capas tisulares que se están atravesando, sino también para estar alerta a cualquier indicación que pueda surgir en el proceso, como irradiación, dolor o cambios en la textura del tejido.

Uso eficiente de la jeringa

Dominar la técnica de aspiración con una mano y el giro de la aguja es esencial, especialmente en las situaciones en las que la otra mano se utiliza para estabilizar o guiar la inyección.

Referencia ósea

Aunque algunos manuales de técnicas de inyección, incluyendo los de terapia neural, sugieren el contacto óseo como punto de referencia, esta práctica no siempre es necesaria. De hecho, hacer contacto con el hueso puede dañar el periostio, desgastar la aguja y, al reorientarla, dañar los tejidos circundantes, causando molestias adicionales al paciente. Según la experiencia de los autores, es completamente viable aplicar estas técnicas sin necesidad de establecer contacto óseo.

Postura y técnica

Es importante mantener una postura relajada y estable durante la inyección, evitando cargar el peso del cuerpo sobre la aguja. Para una mayor precisión y seguridad, es recomendable sostener la jeringa con firmeza usando una sola mano, asegurándose de que la dirección de la punción sea la adecuada. La técnica de una mano es necesaria especialmente en los casos en los que se debe utilizar la segunda mano para la fijación, por ejemplo, en la inyección en la zona del ganglio estrellado, o para sostener el depresor lingual, por ejemplo, para inyecciones en los pilares amigdalinos.

La mano libre, es decir, la que no sostiene la jeringa, sirve para estabilizar los tejidos, minimizar la profundidad de la inyección, aplicar una leve presión cerca del punto de punción para atenuar la sensación de dolor, y brindar soporte y precisión a la mano que realiza la inyección. Y también tiene una función de contacto y acompañamiento cercano a la persona (**Figs. 29-1** y **29-2**).

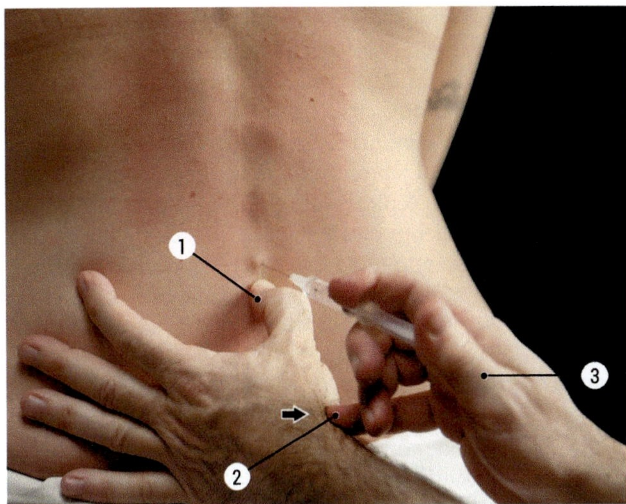

Figura 29-1. Posición de las manos mientras se inyecta en el ligamento interapofisario. La mano que no sostiene la jeringa localiza el punto de referencia y aplica presión en la zona (1), antes y durante la punción. Esto ayuda a identificar la apófisis espinosa de la vértebra inferior durante todo el proceso y, simultáneamente, permite que la paciente perciba una leve presión, atenuando la sensación de punción. Mientras, la mano que sostiene la jeringa busca un punto de apoyo, en este caso, usando el dedo meñique (2), aportando mayor precisión y seguridad a la punción, reduciendo así el riesgo de temblores o movimientos involuntarios de la mano. Si no es necesario aspirar, la jeringa se puede sujetar colocando el pulgar en el émbolo desde el principio (3), facilitando así una liberación más fácil del anestésico local mientras se introduce la aguja.

Aspiración

La aspiración es una técnica esencial que se utiliza para confirmar si la aguja ha ingresado en cavidades con líquido o vasos sanguíneos, por lo que es un paso imprescindible en las inyecciones intravasculares, intratecales o intraarticulares. En otro tipo de inyecciones, su propósito profiláctico es evitar la administración accidental de fármacos en vasos sanguíneos o en el espacio del líquido cefalorraquídeo. Resulta especialmente relevante en las inyecciones dirigidas a zonas profundas de la cabeza y el cuello, articulaciones facetarias, tronco simpático y plexo celíaco. No obstante, en procedimientos como las inyecciones en los pilares amigdalinos, la aspiración puede ser más complicada e innecesaria. En situaciones específicas, como la inyección en el plexo pélvico, sería excepcional la aspiración de orina si la técnica se realiza correctamente. En este caso, se requeriría el cambio completo del material antes de una nueva inyección. Es importante considerar que, en ocasiones, los anestésicos locales se administran intravascularmente, por lo que las decisiones sobre aspiración deben individualizarse según el contexto.

Ninguna inyección debería causar dolor intenso. Si esto ocurre, la inyección debe detenerse de inmediato, revisar su ubicación y dirección, y examinar detenidamente el área para identificar posibles causas orgánicas.

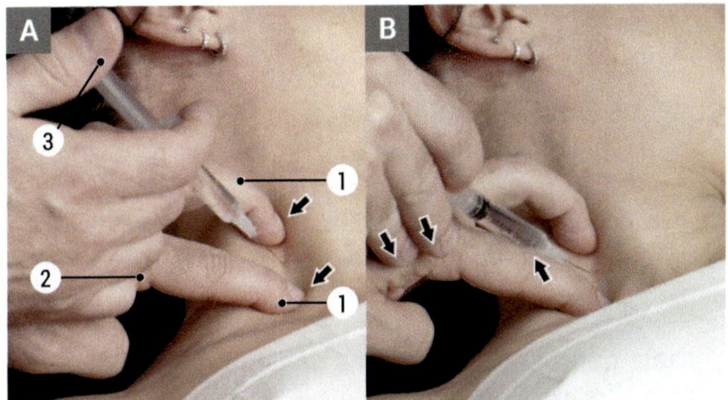

Figura 29-2. Posición de las manos mientras se inyecta en la zona del ganglio estrellado. **A)** Localización y estabilización: una vez identificado el punto de punción, los dedos de la mano que no sostiene la jeringa aplican una leve presión para estabilizar los tejidos y acercar la piel al tronco simpático cervical inferior (1). En este caso, el dedo medio se coloca sobre la apófisis transversa de C6 para mantener esta referencia durante todo el procedimiento. La mano que sostiene la jeringa utiliza la otra mano como punto de apoyo para mejorar la precisión y seguridad (2). El dedo pulgar se coloca sobre el émbolo (3) listo para liberar inicialmente procaína a nivel subcutáneo y en las diferentes capas fasciales. **B)** Inyección y aspiración: una vez que la aguja se sitúa delante y debajo de la apófisis transversa de C6, la mano que maneja la aguja ajusta su agarre para realizar una doble aspiración. En este caso, el apoyo de la jeringa en el dedo índice de la mano opuesta para minimizar los movimientos de la aguja dentro del cuello. Los dos dedos que fijan el tejido y mantienen los puntos de referencia (1), no cesan su tarea hasta que concluye la inyección.

Técnicas superficiales y profundas

Es común escuchar los términos *terapia neural superficial* y *terapia neural profunda*. En general, estos términos hacen referencia a aspectos técnicos como la longitud de la aguja empleada y la profundidad de las inyecciones. Las inyecciones que se realizan en la piel, cicatrices, boca, ramas terminales del trigémino o extremidades suelen considerarse superficiales.

Por otro lado, se etiquetan como profundas las inyecciones en la zona de los ganglios vegetativos, independientemente de si se usan agujas cortas de 2 cm, como en el caso del ganglio estrellado, o agujas de 6 cm o más.

Sin embargo, si se evalúa el efecto del tratamiento, la distinción entre superficial y profunda adquiere un matiz diferente. Una inyección que técnicamente es superficial, como en una pápula, cicatriz o diente, puede desencadenar efectos profundos y amplios, provocando respuestas a nivel visceral, sistémico y emocional. Este tema se trata con más detalle en el capítulo 30.

Efecto postratamiento

Tras una sesión de terapia neural resulta habitual que los pacientes sientan una profunda relajación, que a veces describen como una sensación de flotar o un ligero mareo. Otros síntomas habituales incluyen una respiración más profunda con suspiros, sudoración intensa, ruidos intestinales y respuestas emocionales, como risas o llantos espontáneos y difíciles de contener. Estas reacciones suelen estar más relacionadas con el efecto terapéutico neural que con una reacción al anestésico local. Incluso con dosis bajas, estas sensaciones pueden surgir, especialmente si la inyección se realiza en áreas de alta tensión miofascial o campos interferentes. Tales respuestas pueden ser indicativas de un notable desbloqueo, una transición rápida del tono simpático al parasimpático o una liberación inmediata de la tensión en los tejidos musculares. Estos síntomas suelen ser transitorios y disminuir gradualmente en los minutos posteriores. Para una comprensión más detallada de las diversas reacciones postratamiento en terapia neural se recomienda consultar los capítulos 19 y 20.

CONSIDERACIONES ESPECIALES EN TERAPIA NEURAL

En los siguientes apartados se explica la terapia neural en el caso de deportistas de competición y en los pacientes bajo tratamiento con anticoagulantes o con trastornos coagulativos.

Terapia neural en deportistas de competición

Si bien la terapia neural debe aplicarse de un modo individualizado, en el caso de los deportistas debe tenerse en cuenta que existen situaciones, sobrecargas y lesiones más frecuentes propias de cada deporte.

En el momento de aplicar terapia neural, es importante conocer si los anestésicos locales, como la procaína, se consideran una sustancia dopante en los deportistas federados. La lista de sustancias dopantes o prohibidas en el deporte se actualiza anualmente, tanto a nivel internacional –por la Agencia Mundial Antidopaje– como en el ámbito de cada país, si bien estas listas suelen coincidir en su contenido.

Actualmente, la procaína, la lidocaína y el resto de anestésicos locales no se consideran sustancias dopantes o prohibidas.

Sin embargo, es importante señalar que el uso de anestésicos locales debe estar limitado a aplicaciones terapéuticas legítimas, como inyecciones locales o articulares, y no deben emplearse para mejorar el rendimiento deportivo de manera artificial.

En el pasado, la procaína sí estuvo incluida en la lista de sustancias prohibidas por la Agencia Mundial Antidopaje. Por ejemplo, en el Boletín Oficial del Estado de 1997 se mencionaba como una sustancia dopante, específicamente dentro del grupo de los anestésicos locales; sin embargo, se permitía su uso en inyecciones locales o articulares. Con el tiempo, la procaína fue eliminada de las listas de sustancias prohibidas por la Agencia Mundial Antidopaje. Este cambio refleja una reevaluación de su perfil de seguridad y su uso terapéutico, especialmente en los deportes en los que su empleo médico está justificado.

Terapia neural y anticoagulación

A continuación se detallan varios aspectos que deben tenerse en cuenta en el caso de pacientes con problemas de coagulación o que están recibiendo tratamiento anticoagulante.

Generalidades

La terapia neural se caracteriza por ser un tratamiento con un bajo índice de complicaciones, siendo el sangrado agudo un suceso extremadamente infrecuente; sin embargo, cuando se trata de pacientes bajo tratamiento con anticoagulantes o con trastornos coagulativos, resulta esencial tener en cuenta ciertas especificidades. Es común que estos pacientes, a menudo de edad avanzada y con múltiples comorbilidades, incluidas patologías cardiovasculares, sean advertidos por sus médicos sobre los riesgos asociados a las inyecciones. A pesar de estas advertencias, es importante manejar estos casos con la máxima precaución y diligencia, para que puedan beneficiarse de los posibles efectos de la terapia neural sin comprometer su seguridad.

Este es uno de los motivos por los que, en terapia neural, se da preferencia al uso de agujas de menor longitud y diámetro, ajustando su tamaño según la profundidad requerida para el procedimiento.

Es esencial proporcionar al paciente una información clara sobre los riesgos involucrados y obtener su consentimiento informado.

Adicionalmente, más allá de conocer la anatomía del área a tratar y de dominar la técnica de inyección, es beneficioso emplear un método específico de inyección, el cual se describe en los siguientes apartados.

Evaluación previa y anamnesis

Durante la recopilación de los antecedentes médicos, se debe prestar atención a signos que sugieran alteraciones en la coagulación. Algunos indicadores son:

- Hemorragias nasales recurrentes y difíciles de detener.
- Propensión a hematomas extensos sin causa aparente.

- Menstruaciones intensas o prolongadas.
- Sangrados excesivos tras procedimientos menores, como extracciones dentales.
- Hemorragias espontáneas en diversas áreas del cuerpo.
- Dificultades en la cicatrización.

Es esencial investigar la presencia de trastornos coagulativos hereditarios en el paciente, como la hemofilia, así como estar al tanto de su medicación actual. Resulta especialmente importante considerar los fármacos anticoagulantes –que actúan inhibiendo factores de coagulación– y los antiagregantes –que inhiben la función plaquetaria y pueden modificar la hemostasia del paciente–. Además, hay otros medicamentos que, aunque no se clasifican estrictamente como anticoagulantes o antiagregantes, pueden influir en la coagulación, ya sea por sí solos o en combinación con otros. Por ejemplo, los antiinflamatorios no esteroideos actúan como antiagregantes al inhibir la ciclooxigenasa plaquetaria, y los inhibidores selectivos de la recaptación de serotonina pueden potenciar el riesgo de sangrado cuando se combinan con otros medicamentos con propiedades anticoagulantes o antiagregantes. Además, se debe considerar que tratamientos naturales, como el ginkgo biloba, ginseng, jengibre, harpagofito, extracto de ajo y omega-3, pueden afectar a la coagulación sanguínea. Si bien la cúrcuma y el árnica pueden interactuar con los anticoagulantes alargando el índice internacional normalizado, este efecto es mínimo y no representa una contraindicación.

Entre los fármacos antiagregantes más comunes se encuentran:

- **Ácido acetilsalicílico**: actúa inhibiendo la ciclooxigenasa-1 (COX-1) y la producción de tromboxano A_2, impidiendo la activación plaquetaria.
- **Clopidogrel, prasugrel, ticagrelor**: son tienopiridinas que inhiben el receptor $P2Y_{12}$ de la membrana plaquetaria.
- **Abciximab, eptifibatida, tirofibán**: inhiben la glicoproteína IIb/IIIa, interfiriendo en la agregación plaquetaria. Se administran exclusivamente por vía intravenosa.

En cuanto a los anticoagulantes orales, los más tradicionalmente empleados son:

- **Acenocumarol y warfarina**: actúan en el hígado, inhibiendo la activación de la vitamina K, esencial para la síntesis de los factores de coagulación II, VII, IX y X.

Los anticoagulantes orales de nueva generación incluyen:

- **Rivaroxabán, apixabán, edoxabán**: son inhibidores directos del factor Xa.
- **Dabigatrán**: es un inhibidor directo de la trombina (factor IIa).
- Una ventaja de estos nuevos anticoagulantes es que su dosificación es más sencilla y, a diferencia de los antivitamina K, no requieren controles periódicos del índice internacional normalizado para mantener el rango terapéutico adecuado, pero igualmente los pacientes presentan un mayor riesgo de sangrado.

Los pacientes que reciben tratamientos anticoagulantes o antiagregantes generalmente presentan un riesgo elevado de trombosis vascular. Estos medicamentos se prescriben para prevenir eventos isquémicos en el cerebro, corazón o pulmones.

Zonas de inyección según el riesgo hemorrágico

La terapia neural comprende una serie de intervenciones que, dependiendo de la zona de inyección, varían en su nivel de riesgo hemorrágico. A continuación se detallan las áreas según su grado de riesgo:

- Áreas de bajo riesgo hemorrágico: estas zonas presentan un riesgo reducido debido a que la estructura anatómica a inyectar es fácilmente accesible, lo que permite una compresión manual efectiva, y se utiliza una aguja de calibre más fino. Las áreas que se pueden tratar con seguridad son:
  - Pápulas.
  - Tejido subcutáneo.
  - Puntos gatillo musculares superficiales.
  - Mucosa oral.
  - Regiones palpables de la cápsula articular y uniones ligamentosas.
  - Estructuras palpables del periostio.
  - Cápsula de los nodos linfáticos.
  - Zona del tronco simpático cervical inferior, técnica de la apófisis transversa de C6.
- Áreas de alto riesgo hemorrágico: estas zonas deben abordarse con precaución o evitarse, dado que tienen un mayor potencial de provocar hemorragias internas de difícil manejo o de lesionar estructuras delicadas. Las áreas de alto riesgo incluyen:
  - Fosa orbitaria (ganglio ciliar).
  - Fosa ptrerigopalatina (ganglio esfenopalatino y nervio maxilar).
  - Fosa infratemporal (ganglio ótico y nervio mandibular).
  - Zona del foramen yugular.
  - Ganglio supremo.
  - Nervios espinales, agujeros de conjunción e inyecciones facetarias.
  - Nervios próximos a vasos de difícil compresión, como el ciático, obturador e intercostales.
  - Tronco simpático dorsal y lumbar.
  - Espacio retroperitoneal (plexo celíaco).
  - Plexo pélvico.
  - Superficie anterior de los agujeros sacros.
  - Inyecciones intraarticulares.

Técnica de inyección en pacientes con alteraciones de la coagulación

Al realizar inyecciones en pacientes con trastornos de la coagulación, la adopción de una metodología específica puede reducir el riesgo de hemorragias (Fig. 29-3). Los pasos a seguir son:

1. **Inserción de la aguja**: tras perforar la piel, la aguja debe introducirse lentamente, ejerciendo una presión suave

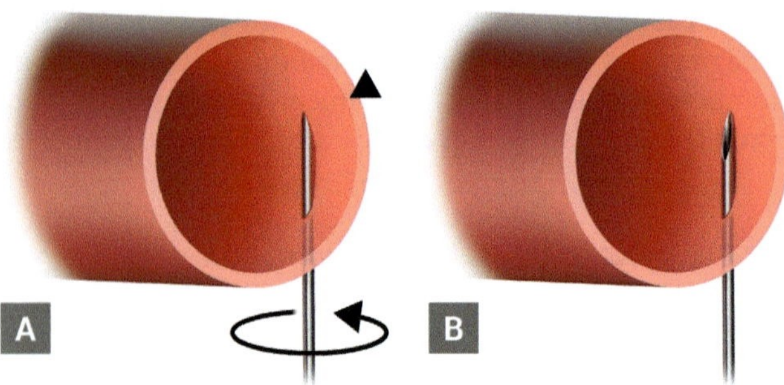

Figura 29-3. Doble aspiración. Si la abertura de la aguja se encuentra contra la pared del vaso, no se puede aspirar sangre a pesar de la posición intravascular **(A)**, por lo que, para estar seguro, la aguja debe girarse 180° **(B)**, y si la aguja está en posición intravascular, al aspirar, entrará sangre a la jeringa.

sobre el émbolo. Este método minimiza el daño tisular y permite que el anestésico se disperse de forma roma, separando el tejido y disminuyendo el riesgo de daño vascular.

2. **Aspiración**: una vez alcanzada la estructura objetivo, se realiza una primera aspiración. Posteriormente, se gira la aguja 180° y se efectúa una segunda aspiración para verificar que el bisel de la aguja no esté obstruido por la pared de un vaso.
3. **Extracción de la aguja**: la aguja debe retirarse con cuidado, manteniendo una aspiración continua. Esto permite identificar si se ha atravesado un vaso sanguíneo de mayor tamaño, lo que se evidenciaría al aspirar sangre, permitiendo actuar de inmediato con una compresión en la zona tras retirar la aguja.
4. **Observación tras la inyección**: si se detecta o se sospecha una lesión vascular, el paciente debe reposar en posición supina durante al menos 15 minutos. Levantarse rápidamente podría aumentar la presión arterial, en especial en las extremidades inferiores, elevando el riesgo de hemorragia. En casos dudosos, es aconsejable extender el período de observación y realizar chequeos regulares.
5. **Alternativas técnicas**: algunos objetivos pueden tener técnicas alternativas con menos riesgo, como optar por inyectar en la apófisis transversa de C6 (v. **Caps. 39** y **41**) en lugar de en la zona del ganglio estrellado, o realizar el abordaje de los nervios espinales en lugar de en el tronco simpático toracolumbar. A pesar de que estas opciones también tienen sus riesgos, suelen ser menores debido al calibre y la longitud de la aguja, y a las características de las estructuras circundantes al área diana.

Seguir estas pautas y considerar técnicas alternativas permite disminuir las complicaciones hemorrágicas en pacientes con trastornos de coagulación.

Consideraciones sobre los antagonistas de los anticoagulantes

Los antagonistas anticoagulantes no ofrecen beneficios en complicaciones derivadas de una inyección de terapia neural. Si surge una hemorragia debido al procedimiento de infiltración, la administración de estos antagonistas no aliviará la situación. Las estrategias más eficaces incluyen adherirse a las directrices previamente mencionadas y abstenerse de realizar la infiltración si su necesidad es discutible.

PUNTOS CLAVE

- La terapia neural es una modalidad médica que aborda al paciente desde una perspectiva holística, integral y adaptativa, fundamentándose en la dinámica del SNA y su influencia en la capacidad del cuerpo para autorregularse.
- Este modo permite tratar una amplia gama de condiciones, tanto crónicas como agudas, mediante una visión personalizada, que enfatiza la importancia de una relación cercana y comunicativa con el paciente, así como una individualidad en la planificación del tratamiento.
- La aplicación de la terapia neural es simple y accesible, requiere de un entorno adecuado, pero no complejo, y puede llevarse a cabo en el domicilio del paciente, usando un material básico y asequible.
- Aunque se considera un procedimiento seguro, como cualquier intervención médica conlleva ciertos riesgos, los cuales se minimizan significativamente con la aplicación adecuada de las técnicas.

BIBLIOGRAFÍA

Barop H. Textbook and atlas of neural therapy: diagnosis and therapy with local anesthetics. 1ª ed. Stuttgart: Thieme; 2017.

Fischer L. Neuraltherapie. Neurophysiologie, Injektiontechnik, Therapievorschläge. 5ª ed. Stuttgart: Thieme; 2019.

Payan JC. Desobediencia vital. 1ª ed. Sabadell: Instituto de Terapia Neural; 2004.

Weinschenk S. Handbuch Neuraltherapie. Therapie mit Lokalanästhetika. 2ª ed. Stuttgart: Thieme; 2020.

Inyecciones básicas en terapia neural

30

D. Vinyes y J. Maldonado Acosta

GENERALIDADES

En terapia neural, se pueden definir como **inyecciones básicas** aquellas que se caracterizan por su realización en zonas de fácil accesibilidad –habitualmente en los niveles cutáneo y miofascial–, su simplicidad técnica y su muy bajo riesgo asociado. Este tipo de inyecciones son el punto de partida ideal para el terapeuta neural que se inicia; sin embargo, también constituyen las técnicas más frecuentes entre los expertos, siendo consideradas la piedra angular de la terapia neural.

Por otro lado, en terapia neural se pueden considerar como **inyecciones avanzadas** las que se distinguen por su efecto directo sobre ganglios o plexos vegetativos, por requerir una mayor profundidad de penetración de la aguja, una mayor complejidad técnica o el acceso a cavidades, fosas, articulaciones o vasos.

La eficacia terapéutica en terapia neural no se determina por la cantidad de anestésico local utilizada ni por el número de inyecciones, sino por la idoneidad del lugar de aplicación. Cantidades mínimas de anestésico local colocadas en el lugar preciso pueden tener efectos muy significativos.

La cantidad de anestésico local que se inyecta en un lugar depende directamente tanto de su concentración como del volumen, por lo que no tiene sentido precisar una concentración exacta de 0,5, 0,7 o 1 %, por poner unos ejemplos, si no se especifica el volumen inyectado.

La inclinación de la aguja no influye en el efecto neuralterapéutico, aunque es importante para dirigir adecuadamente la aguja hacia el punto objetivo basándose en referencias anatómicas. Una inclinación de 90° no implica un resultado superior a una introducción de la aguja a 91 u 89°, o a 70 o 45°.

Para una comprensión integral de las inyecciones básicas en terapia neural se recomienda la consulta de los capítulos dedicados a las reacciones, la historia de vida y consideraciones en la práctica, capítulos 19, 23 y 29, respectivamente.

INYECCIONES SUPERFICIALES Y PROFUNDAS, CONCEPTOS A REPLANTEAR

La distinción de las inyecciones neuralterapéuticas como superficiales o profundas debe trascender la simple medición de la longitud de la aguja o el tipo de tejido alcanzado, y abarcar una evaluación integral del acto que incluye el propósito terapéutico, la anatomía involucrada y las respuestas observadas. Esta consideración cuestiona la precisión y pertinencia de los términos *superficial* y *profundo* cuando se habla de inyecciones en terapia neural.

Por ejemplo, se podría pensar que una inyección con agujas de hasta 40 mm, o incluso de hasta 20 mm, es superficial, mientras que el uso de agujas más largas implica una inyección profunda; sin embargo, esta clasificación simplista no toma en cuenta las diferencias anatómicas individuales. Con una aguja de 20 mm puede realizarse una inyección dentro de un órgano como el tiroides o penetrar en la cavidad pleural. En este contexto, ¿se podría realmente catalogar una punción con una aguja de 20 mm como superficial?

Por otro lado, la inyección en la zona de la cadena simpática cervical inferior realizada con una aguja de 20 mm podría etiquetarse como superficial según la longitud de la aguja; sin embargo, su efecto sobre el ganglio estrellado puede tener un carácter muy profundo. La inyección intravenosa plantea la misma dicotomía. De igual forma, la utilización de una aguja de 10 mm para inyecciones en cicatrices dérmicas o en la mucosa oral que desencadenan efectos sistémicos y emocionales intensos rompe la idea de que la profundidad pueda definirse meramente por la longitud de la aguja o la localización periférica de la inyección.

En este capítulo se utiliza una terminología orientada en la ubicación anatómica del procedimiento, utilizando términos como *inyecciones dérmicas, subcutáneas, miofasciales, periarticulares y periganglionares*, entre otros. Estos términos se han agrupado en dos categorías en función de la accesibilidad, complejidad y riesgo asociado con el procedimiento.

TIPOS DE INYECCIÓN EN TERAPIA NEURAL

La terapia neural es una práctica individualizada, y la selección del lugar y tipo de inyección debe personalizarse siempre y depende de varios factores clínicos y terapéuticos, como historia de vida, diagnóstico, síntomas actuales, objetivo terapéutico (local, segmental, campo interferente, sistémico), anatomía de la zona a inyectar, consideraciones anatómicas y clínicas específicas del paciente, tipo de tejido a inyectar, preferencias y experiencia del terapeuta, reacciones del paciente durante la sesión y respuesta a los tratamientos previos.

Tabla 30-1. Tipos de inyecciones en terapia neural

Dérmica	Peritumoral	Perineural
Subcutánea	Cicatrices	Periganglionar
Submucosa	Peritendinosa, periligamentosa	Plexos vegetativos
Miofascial	Depósito preperióstico	Intravascular
Puntos gatillo	Periarticular	Órganos
Gelosas	Intraarticular	Cavidades

En la tabla 30-1 se reflejan los tipos de inyecciones utilizadas en terapia neural.

INYECCIONES BÁSICAS

A continuación, se detallan las inyecciones básicas en terapia neural (Vídeo 30-1).

Inyecciones dérmicas

La **epidermis** carece de vasos sanguíneos y linfáticos. En su membrana basal se hallan los epiteliocitos táctiles (células de Merkel), unos receptores del tacto vinculados directamente a las terminaciones de las neuronas sensitivas (Fig. 30-1).

Bajo la epidermis se encuentra la **dermis** o **corion**, compuesta por tejido conectivo laxo con fibras de colágeno y elastina, y que alberga vasos sanguíneos y linfáticos, nervios y estructuras anexas cutáneas.

Su **capa papilar**, situada justo debajo de la membrana basal de la epidermis, contiene las papilas dérmicas, unas estructuras que se extienden hacia la epidermis para aumentar la superficie de contacto entre la dermis y la epidermis. Dentro de estas papilas dérmicas hay capilares sanguíneos y una variedad de receptores sensoriales, como al tacto ligero y vibraciones, además de terminaciones nerviosas libres para la percepción del dolor y la temperatura (v. Fig. 30-1).

La **capa reticular** de la dermis se extiende hasta el tejido subcutáneo, y en el espacio intersticial entre las fibras se encuentran células adiposas, vasos sanguíneos, fibras nerviosas (en menor concentración que la capa papilar) y los diversos anexos cutáneos, integrando así las funciones estructurales y sensoriales de la piel (v. Fig. 30-1).

Respecto al sistema nervioso autónomo (SNA), las **fibras simpáticas** de la dermis regulan el flujo sanguíneo, y estimulan la sudoración y la respuesta piloeréctil. Las **fibras parasimpáticas**, aunque presentes, tienen un papel menos destacado en la piel. La literatura científica no proporciona una distinción clara sobre si una capa específica de la dermis tiene una mayor concentración de fibras autónomas en comparación con la otra, ya que ambas trabajan conjuntamente para llevar a cabo las funciones reguladas por el SNA. Estas funciones tienen un efecto tanto local –como el mantenimiento de la salud cutánea– como sistémico, participando en la regulación de la temperatura corporal. Además, son elementos esenciales en la mediación de las interacciones entre los estímulos externos y la respuesta adaptativa del SNA, así como en la respuesta segmental entre estímulos viscerales o cutáneos.

La técnica de inyección de **pápulas**, fundamental en la terapia neural, infiltra principalmente la dermis (corion) y la epidermis, generando un levantamiento de la capa papilar que forma una roncha cutánea con una apariencia similar a la piel de naranja (Fig. 30-2). La técnica de inyección dérmica sin pápula consiste en la infiltración en la capa reticular de la piel. En ambos casos, si se distribuye el anestésico local a través de todas las capas de la piel hasta la fascia superficial, se puede potenciar su efecto neuralterapéutico. Sin embargo, resulta más sencillo alcanzar e irrigar los distintos niveles de profundidad partiendo desde la capa reticular en comparación con la capa papilar, que puede acumular el anestésico local en forma de pápula de mayor dimensión.

La inyección dérmica del anestésico local, con o sin pápula, actúa mediante una estimulación inespecífica, ejerciendo un efecto terapéutico sobre disfunciones en el mismo segmento corporal mediante la vía refleja segmentaria cutivisceral. Esta vía no solo mejora la circulación en el segmento afectado, sino

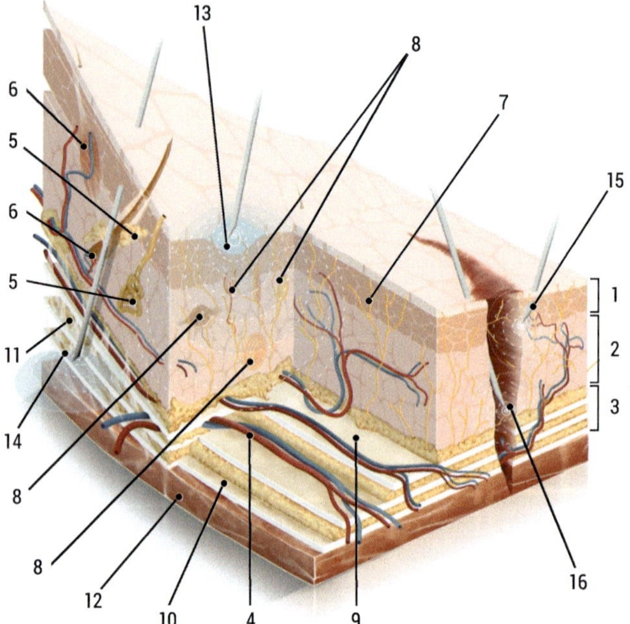

Figura 30-1. Inyecciones en diferentes capas de la piel, fascias y cicatriz. La figura muestra las tres capas de la piel: epidermis (1), dermis o corion (2) e hipodermis o tejido subcutáneo (3), junto con su vascularización (4), glándulas sebáceas y sudoríparas (5), folículos pilosos y músculos piloerectores (6), y terminaciones nerviosas. Las terminaciones nerviosas pueden ser libres (somáticas o vegetativas) (7) o encapsuladas (mecanorreceptores) (8). También se observan las distintas capas de tejido conectivo que conforman las fascias superficial (9) y profunda (10), unidas entre sí mediante fibras reticulares (11). La fascia profunda conecta la piel con músculos (12), huesos, glándulas u órganos. Asimismo, se ilustran diferentes inyecciones de anestésico local en distintas profundidades: en la epidermis, formando una pápula (13); en el espacio entre la fascia superficial y profunda (14); en la parte superficial de una cicatriz (15), y en la parte profunda de la misma cicatriz (16). El anestésico local se difunde a través de las distintas capas de la piel, especialmente cuando se aplica un leve masaje en la zona, alcanzando las estructuras neurovasculares circundantes.

que también induce respuestas en sistemas interconectados a través de mecanismos disipativos (v. Cap. 10).

La inyección dérmica estimula las fibras Aδ –conductoras rápidas del dolor–, activando el mecanismo de control de puerta (v. Cap. 10).

En la práctica clásica de la terapia neural se utilizan las pápulas de manera sistemática antes de otras inyecciones, aprovechando la densa inervación simpática de la piel y su utilidad en el tratamiento segmentario. Por ejemplo, se pueden realizar inyecciones paravertebrales de pápulas en los dermatomas afectados o alrededor de articulaciones sintomáticas. También es efectivo en zonas hiperalgésicas como puntos gatillo o inserciones dolorosas.

La **técnica** para realizar la inyección en forma de pápula consiste en colocar la punta de la aguja sobre la superficie cutánea con el bisel hacia arriba. Luego, se tensa la piel con la otra mano y se avanza la aguja unos pocos milímetros, inyectando entre 0,2 y 0,5 mL de anestésico local con una aguja de calibre 30 o 27 G. Para realizar una inyección dérmica sin pápula se aplica la misma técnica, pero profundizando la aguja 2-3 mm más (Fig. 30-3; v. Fig. 30-1).

La inyección a modo de pápula es más dolorosa que las inyecciones más profundas, generando un breve dolor urente, seguido de anestesia en la región tratada, debido a la activación de las fibras aferentes somatosensoriales del sistema simpático.

Si se decide inyectar pápulas en pacientes muy sensibles al dolor, se recomienda formar las ronchas lentamente.

Es importante destacar que la inyección dérmica de un anestésico local puede causar enrojecimiento en la zona de la roncha debido a la vasodilatación simpaticolítica (v. Fig. 15-4). En el caso de la procaína, su metabolito dietilaminoetanol produce un efecto vasodilatador adicional, lo que no debe confundirse con una reacción alérgica.

Inyección subcutánea

En términos clásicos, la inyección subcutánea significa que se aplica en el tejido adiposo, justo debajo la piel. El tejido subcutáneo contiene pocos vasos, por lo que resulta una vía de inyección apropiada para volúmenes pequeños de medicación no irritante de absorción lenta y continua, como la insulina, la heparina y la morfina.

En el ámbito de la terapia neural, las inyecciones subcutáneas tradicionalmente no se han priorizado como método de tratamiento, con la excepción del cuero cabelludo y las inyecciones en el área del trigémino, debido a que las pápulas en estas áreas pueden resultar particularmente dolorosas.

Surge entonces una cuestión: si la inyección subcutánea puede ser efectiva en el cuero cabelludo o el área del trigémino, ¿por qué no habría de serlo también en otras partes del cuerpo?

Por otro lado, en terapia neural se presta especial atención a la **fascia superficial**, situada entre el panículo adiposo de la dermis y el tejido celular subcutáneo (v. Cap. 7) (v. Fig. 30-1), extendiéndose desde los arcos cigomáticos hasta los tobillos. La fascia superficial, además de dar paso a las arterias, venas y nervios que terminan en las capas más superficiales, y ser punto de partida de vasos linfáticos, contiene múltiples subtipos de nervios sensoriales, como nociceptores, propioceptores, mecanorreceptores, termorreceptores y quimiorreceptores. Por este motivo debe tenerse muy en cuenta en la aplicación del estímulo con el anestésico local y aprovechar la inyección dérmica para infiltrar a su vez la fascia superficial y, en los casos en que sea posible, hasta la fascia profunda.

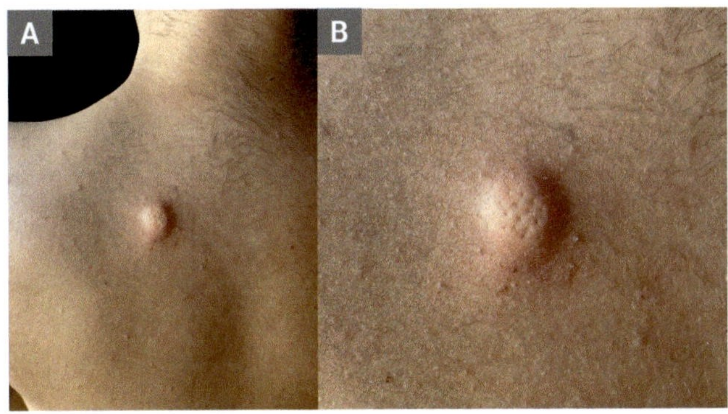

Figura 30-2. **A)** Inyección intraepidérmica (pápula) con procaína. **B)** En el detalle puede observarse mejor el aspecto de piel de naranja.

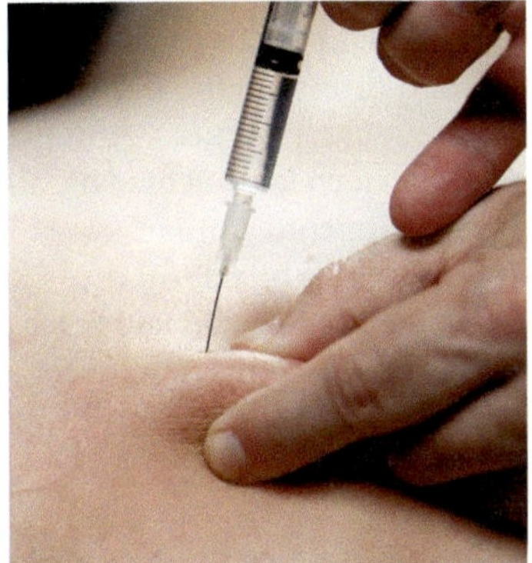

Figura 30-3. Inyección en dermis. En este caso se realiza un pliegue de la piel para realizar una inyección en la dermis del tórax posterior. La misma inyección puede aplicarse sin realizar el pliegue. Obsérvese cómo el dedo meñique de la mano que sujeta la jeringa se apoya en la otra mano para una mayor precisión en la punción.

Como enfatizaba Peter Dosch, lo más importante en terapia neural es dónde se aplica el estímulo con el anestésico local. Habitualmente, la palpación y la inspección de la piel proporcionan información suficiente para localizar los puntos idóneos para inyectar a nivel dérmico, hipodérmico, fascial y miofascial. En este contexto, el lugar específico de la inyección resulta ser más relevante que la profundidad a la que se aplique (ya sea en la dermis con o sin pápula, en el subcutáneo, a nivel fascial o miofascial). La ventaja reside en que, una vez identificado el punto adecuado mediante palpación, se pueden abordar con facilidad y gran seguridad los distintos niveles de profundidad.

La **técnica** para administrar un fármaco subcutáneamente consiste en realizar un pliegue en la piel con la mano exploradora y utilizar una aguja de 20 mm para inyectar el medicamento por debajo de dicho pliegue. Sin embargo, la finalidad en la terapia neural es diferente, buscando la infiltración de la dermis, la capa subcutánea y la fascia superficial en una única punción para influir en un espectro más amplio de receptores nerviosos, fibras simpáticas perivasculares y matriz extracelular. Por ello, se inicia la inyección directamente en la dermis y se avanza la aguja lentamente hasta una profundidad de 5-10 mm, variando según la localización en el cuerpo y la constitución física del paciente (v. **Fig. 30-1**).

Inyección submucosa

La submucosa constituye una capa densa de tejido conectivo laxo que forma parte de la estructura de diversos órganos huecos del cuerpo, albergando nervios, vasos sanguíneos y linfáticos, tejido adiposo y, en algunos casos, glándulas.

El propósito de la inyección submucosa es similar al de las inyecciones dérmicas e hipodérmicas, y se aplica comúnmente en la cavidad oral, específicamente en los surcos vestibulares y los pilares amigdalinos, o directamente debajo de lesiones mucosas, como úlceras o lesiones herpéticas. Aunque es menos frecuente, también se aplican en las mucosas nasal, vaginal y anal, siguiendo un procedimiento similar.

Para llevarla a cabo, se emplea una aguja fina de 30 o 27 G, introduciendo únicamente el bisel de la aguja con la orientación hacia arriba, y se inyectan entre 0,5 y 1 mL.

Inyección de cicatrices

En los siguientes apartados se explica el proceso de cicatrización, los diferentes tipos de cicatrices y su importancia, y la estrategia y técnica de filtración.

Proceso de cicatrización

La cicatrización es un proceso que se activa cuando la epidermis sufre una herida y el daño se extiende hasta la dermis. El organismo, incapaz de regenerar el tejido especializado perdido, reemplaza el área afectada con tejido conectivo, que se caracteriza por su irregularidad y menor vascularización, elasticidad y resistencia.

Este proceso está regulado por la interacción entre el SNA, los vasos sanguíneos y la matriz extracelular, iniciando con una **fase de hemostasia** en la que la liberación de noradrenalina por parte de las fibras simpáticas induce vasoconstricción, reduciendo el flujo sanguíneo en el área afectada y facilitando la formación de fibrina. Durante la **fase inflamatoria**, las células sensoriales envían señales hacia el cerebro y la médula espinal, desencadenando respuestas motoras reflejas y emocionales a través del sistema límbico, lo cual puede influir en el proceso cicatricial. En la **fase de proliferación**, los macrófagos liberan citocinas y factores de crecimiento que promueven la formación de la matriz extracelular, reabsorben el coágulo y permiten la **fase de maduración** de la cicatriz, marcada por la acumulación de fibras de colágeno, ácido hialurónico y proteoglicanos. Sin embargo, cuando este proceso se altera, puede resultar en cicatrices patológicas que generan dolor, disestesias y una percepción negativa en el paciente.

Tipos de cicatrices

Las cicatrices pueden clasificarse en normotróficas, atróficas, queloides e hipertróficas, en función de factores como la producción de colágeno en el tejido conectivo, y pueden ocasionar complicaciones específicas, como dolor, picazón, cambios de color o limitación funcional. Además, las cicatrices no solo se forman en la piel, sino también en la hipodermis, miofascia, nervios, vasos, huesos, peritoneo, pleura y órganos internos.

Importancia de las cicatrices

Una cicatriz se forma como tejido nuevo y diferenciado que, dependiendo del nivel de exceso en la producción de tejido cicatricial y la degradación de la matriz extracelular, puede generar estímulos patológicos que pueden sobrecargar las vías aferentes simpáticas, alterar el potencial eléctrico en comparación con la piel no afectada y estresar el sistema fascial. La falta de deslizamiento entre las capas fasciales puede crear un ambiente inflamatorio y dar formar a adherencias vascularizadas e inervadas, repercutiendo en los sistemas de regulación del SNA, lo que puede llevar a una variedad de complicaciones como dolor neuropático, y trastornos vegetativos locales como hiperemia, episodios de hiperhidrosis o anhidrosis, y vasoconstricción. También puede desencadenar sensibilización periférica, así como síndromes miofasciales y la activación de puntos gatillo. Además, una cicatriz puede actuar como un desencadenante neuromodulador o campo interferente (v. **Caps. 14** y **32**), impactando aún más en la función neurovegetativa del cuerpo.

Estrategia de infiltración

Debido a que la infiltración del tejido cicatricial con anestésico local adquiere una gran relevancia para el diagnóstico y tratamiento en terapia neural, es recomendable examinar e inyectar no solo la cicatriz, sino también los tejidos circundantes, guiados a través de la palpación de posibles adherencias, tensiones y puntos gatillo (v. **Cap. 24**).

La infiltración con procaína no solo puede mejorar la función y apariencia de la cicatriz, sino también su textura, elasticidad y sensibilidad gracias a los efectos de los productos de degradación de la procaína (v. **Caps. 15** y **17**). En situaciones en las que no es posible inyectar directamente en la cicatriz, se puede intervenir a través de su inervación, vascularización o la difusión del anestésico local.

Es importante diferenciar entre una cicatriz sintomática y una interferente, ya que no todas las cicatrices que generan síntomas locales son fuentes de efectos distales. Una cicatriz pequeña y silente puede ser un campo interferente.

Aunque una cicatriz, independientemente de su tamaño, ubicación o presencia de síntomas, tiene el potencial de funcionar como un campo interferente, no es aconsejable infiltrar todas las cicatrices de un paciente de manera sistemática. Esto incluye la cicatriz umbilical, que es una característica común a todos los mamíferos.

Si se optara por inyectar todas las cicatrices de un paciente en una única sesión, bajo la premisa de que el conjunto de cicatrices podrían generar un efecto acumulativo de interferencia, esto podría dificultar la identificación de la cicatriz específicamente interferente, además de resultar en inyecciones potencialmente innecesarias. Por otro lado, si los síntomas del paciente mejoran inicialmente pero luego reaparecen, la ausencia de identificación de la cicatriz causante podría implicar que se tengan que realizar nuevamente inyecciones en todas las cicatrices. En consecuencia, la inyección selectiva de una o varias cicatrices tras una evaluación individualizada permite un tratamiento más dirigido y eficiente.

La decisión de infiltrar debe basarse en la historia de vida del paciente, evaluando, por ejemplo, si existe una conexión cronológica con la aparición de síntomas o afecciones específicas. En el caso de la cicatriz umbilical, se podría inyectar en casos específicos como en pacientes con alergias, enfermedades desde la infancia, conflictos familiares o síntomas en el propio ombligo (v. **Cap. 24**).

Técnica

Debe considerarse la posibilidad de inyectar en cualquier cicatriz, incluidas aquellas que a menudo se pasan por alto, como las de vacunas, episiotomías, extracciones de verrugas y nevus, exodoncias dentales, procedimientos de drenaje o quemaduras superficiales.

La técnica de inyección debe asegurar una cobertura de toda la cicatriz, tanto en su longitud como en su profundidad, para maximizar la efectividad del tratamiento. Aspectos como la cantidad o concentración del anestésico local, la angulación de la aguja, si la inyección se realiza directamente dentro del tejido cicatricial o en sus bordes, o la aplicación de pápulas epidérmicas sobre la cicatriz o de manera subcutánea son secundarios. Si solo se inyecta parcialmente la cicatriz y no se observa mejora, quedaría la duda de si ello se debe a que se han omitido áreas que siguen generando estímulos.

La elección de la longitud de la aguja y la dosis de procaína debe adaptarse a las características específicas de la cicatriz, teniendo en cuenta su tamaño y profundidad, así como los riesgos anatómicos relacionados con la profundidad de la inyección (**Fig. 30-4**). Por ejemplo, las inyecciones en cicatrices en la pared torácica deben restringirse al plano dérmico y muscular para evitar penetrar en la cavidad pleural, y las cicatrices en los párpados requieren agujas finas y con una técnica de inyección paralela a la piel.

Inyección miofascial o intramuscular

La inyección miofascial en terapia neural se distingue de la administración intramuscular convencional de medicamentos.

En terapia neural es preferible usar el término *inyección miofascial*, ya que su efecto abarca tanto al músculo como a la fascia, que son funcionalmente inseparables.

Por un lado, la **administración intramuscular** de anestésico local también puede tener sus propias indicaciones, como se evidenció en un estudio doble ciego y controlado realizado por Staud *et al.*, de la Universidad de Florida (EE. UU.). Cincuenta y ocho pacientes con síndrome de fatiga crónica recibieron una inyección única de 20 mL de lidocaína al 1 % o solución salina en los músculos trapecios y glúteos. Basándose en investigaciones previas que implicaban a los metaborreceptores musculares en la fatiga y el dolor crónicos, se descubrió que el bloqueo de impulsos desde tejidos profundos mediante inyecciones intramusculares de lidocaína no solo mejoraba el dolor, sino que también reducía en un 38 % la fatiga en estos pacientes. Según los autores, la correlación significativa entre la reducción de la fatiga y el dolor tras las inyecciones sugiere vías aferentes comunes para la nocicepción y la fatiga en pacientes con síndrome de fatiga crónica.

Por otro lado, el tejido conectivo es mucho más sensible a la activación de nociceptores que el tejido muscular, por lo que es más responsable del círculo vicioso de inflamación y activación de nociceptores en la respuesta segmentaria.

La fascia, además de conferir forma al músculo, juega un papel fundamental en la transmisión de la tensión mecánica, la modulación de la capacidad de transmitir fuerza y el almacenamiento de energía mecánica, contribuyendo así al ahorro de energía mioeléctrica. La respuesta morfológica del sistema miofascial varía según la duración de la estimulación

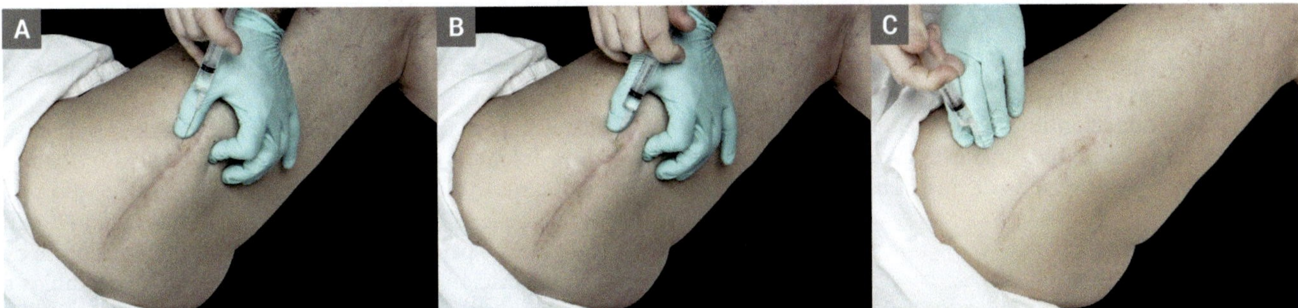

Figura 30-4. Inyecciones de anestésico local en una cicatriz de artroplastia de cadera: **A)** en plano superficial; **B)** en plano profundo; **C)** en puntos de tensión del entorno.

mecánica, de manera que los cambios son transitorios si la estimulación es breve, pero pueden volverse crónicos si las fuerzas mecánicas persisten.

La fascia, como un continuo, transmite y recibe constantemente información mecano-metabólica, influyendo en la forma y función del cuerpo entero. Está ampliamente inervada por propioceptores, nociceptores e interoceptores, y desempeña un papel importante en el control propioceptivo del movimiento y en la conciencia del esquema corporal, además de ser una de las vías principales de transmisión del dolor tisular. Aunque la contracción muscular es controlada por el sistema nervioso somático, el sistema nervioso simpático regula el flujo sanguíneo y el metabolismo muscular, por ejemplo, a través de la liberación de adrenalina, que estimula la descomposición del glucógeno en glucosa, proporcionando energía para la contracción muscular.

La inyección miofascial de anestésico local tiene un efecto tanto a través del sistema fascial como de la inervación y vascularización muscular.

Al igual que en otras estructuras periféricas, la tensión muscular puede ser un reflejo de irritación visceral o de tensión emocional. Por tanto, el objetivo de la inyección miofascial habitualmente no es la administración intramuscular del anestésico local *per se*, sino más bien un efecto neuralterapéutico sobre el segmento reflejo visceral, así como la psicosomatización.

La palpación muscular se realiza con una presión ligeramente mayor que la usada para la piel y la fascia superficial, pero siempre de manera suave, evitando fuerzas excesivas o movimientos bruscos que puedan provocar una reacción de contracción defensiva muscular.

La **técnica de inyección** se realiza utilizando una aguja de 27 G, con una longitud entre 20 y 40 mm, dependiendo de la profundidad deseada. Durante la inyección, el anestésico local se libera gradualmente a medida que la aguja se introduce en el tejido, iniciando desde la dermis y la subdermis (fascia superficial), siendo posible percibir una liberación miofascial con la mano que palpa la zona, siempre que esta mantenga un contacto constante durante la inyección. A medida que la aguja avanza, se continúa administrando el anestésico local, alcanzando y bañando estructuras más profundas, como la aponeurosis, el epimisio y, finalmente, el propio músculo y los tejidos asociados.

Es común observar una liberación miofascial durante este tipo de inyecciones, caracterizada no solo por una relajación del tejido local, sino también por efectos más amplios y generales, como una respiración más profunda y reacciones emocionales. En ocasiones esta liberación puede visualizarse como una sacudida o contracción involuntaria en un músculo, grupo muscular e incluso de toda una extremidad. Este fenómeno de liberación suele ir seguido de una relajación generalizada.

Inyección de puntos gatillo

Un punto gatillo miofascial (PGM) es un área de alta irritabilidad y dolor localizado en un nódulo dentro de una banda tensa y palpable de músculo esquelético. Este punto es sensible a la presión y puede provocar dolor referido siguiendo un patrón específico, a menudo acompañado de fenómenos vegetativos como sudoración y piel de gallina.

Los **PGM activos** son capaces de producir dolor espontáneo, que no siempre se localiza en el músculo afectado directamente, y también pueden causar disfunción o alteración, caracterizadas por debilidad y restricción en el movimiento. Por otro lado, los **PGM latentes** no generan dolor espontáneo ni disfunción, pero sí dolor al ser presionados. Pueden activarse debido a varios factores como traumatismos, sobrecargas agudas, mantenidas o repetidas, enfriamiento, influencia de otros PGM, alteraciones viscerales o segmentarias reflejas, afectación de las fibras simpáticas vasculares asociadas a los nervios espinales, estrés emocional o alteraciones articulares.

Los PGM reflejan zonas donde los sarcómeros se activan excesivamente debido a factores como el aumento en acetilcolina, liberación excesiva de calcio en la célula, hipertensión arterial, estrés o hiperactivación simpática. Esta activación persistente del sarcómero puede provocar efectos como la compresión de los vasos sanguíneos locales, isquemia localizada, aumento de las necesidades metabólicas y falla en la captación de iones de calcio en un ambiente inflamatorio con hiperplasia de fibroblastos, lo cual puede resultar en inflamación crónica, con una producción creciente de agentes inflamatorios que sensibilizan las fibras autónomas y nociceptivas. El edema resultante puede incrementar la tensión y rigidez, dificultando el deslizamiento de las capas fasciales y generando dolor. Este escenario puede estimular al fibroblasto para liberar trifosfato de adenosina, activando los nociceptores y creando un **círculo vicioso** (v. Cap. 10). Por tanto, el tratamiento debe consistir en interrumpir este ciclo vicioso mediante la inyección de anestésico local, aunque no necesariamente en el propio punto gatillo, al menos no como primer paso, ya que el propio PGM es consecuencia de varios factores, y no un elemento primario.

Al igual que los puntos dolorosos, los puntos gatillo son valiosos indicadores para determinar si se está llevando a cabo un tratamiento causal.

Esto significa que, tras identificar los PGM, se inyecta en las áreas específicas según la historia de vida del paciente. Después de una nueva exploración, tanto las zonas de tensión y dolor como los puntos gatillo pueden haber disminuido o desaparecido. Si persisten, pueden ser inyectados nuevamente al final de la sesión. Tras infiltrar los puntos gatillo, se aconseja estirar y mover moderadamente los músculos afectados, evitando el ejercicio físico o la fisioterapia intensos durante al menos 24 horas.

Esto contrasta con la práctica de inyectar anestésico local para el dolor sin una visión integral del paciente. Además de evaluar la evolución de los puntos gatillo, debe valorarse el estado general del paciente, ya que la interrupción de un círculo vicioso patológico puede desencadenar un proceso de autoorganización (v. Cap. 10). Por lo tanto, los cambios a nivel emocional, visceral, postural, etc., son fundamentales para realizar una valoración más amplia del efecto del tratamiento, más allá de la mejoría del dolor y los PGM.

Técnica

Primero se localiza el PGM mediante palpación y se inmoviliza entre dos dedos. La elección de la longitud de la aguja dependerá de la profundidad de punción requerida, empleándose comúnmente agujas de calibre 27 G de entre 20 y 40 mm, aunque en algunos casos puede ser necesaria una aguja de 23 G de 60-80 mm (v. **Cap. 51**).

Después de realizar una inyección en la piel, se avanza la aguja progresivamente hacia el PGM, liberando el anestésico local a lo largo del trayecto, ya que así se bañan las diferentes capas de tejido asociadas con el punto gatillo y sus factores causales. Al alcanzar el PGM suele observarse una sacudida miofascial o una sensación de liberación, una mejora tanto local como general y un aumento de calor en la zona. La cantidad de anestésico local inyectada en cada punto gatillo suele variar entre 0,5 y 2 mL (**Fig. 30-5**).

En comparación con la punción seca o la acupuntura, la terapia neural tiene, además del estímulo por la punción de la aguja, un efecto fisiológico consecuente de la simpaticólisis y vasodilación (en el caso de la procaína) temporales, con la eliminación de engramas (efecto *reset*), eliminación de acidosis y trastornos de la microcirculación, entre otros fenómenos (v. **Caps. 10** y **15**).

La rápida liberación de tensión que puede provocar la inyección de los PGM, junto con un fuerte efecto cibernético de autoorganización, puede desencadenar una reacción vasovagal tanto inmediatamente posterior a la inyección como al cabo de unos minutos.

Inyección de gelosas

Una gelosa es una tumoración blanda que resulta de un cambio en la textura de la matriz extracelular, situada a nivel subcutáneo o en el tejido muscular (miogelosis). Se forma por edema en el tejido conectivo intersticial, lo cual, según Ricker, es desencadenado por una notable disminución del flujo sanguíneo (preestasis) como respuesta refleja segmentaria (v. **Cap. 9**). Esta respuesta se activa a través de la estimulación del sistema simpático perivascular ocasionada por una inflamación visceral. Consecuentemente, las gelosas son más comunes en áreas reflejas viscerales, como la región lumbosacra en trastornos de las vísceras pélvicas, la pared abdominal para afecciones abdominales, y la zona cervical y los trapecios en problemas de órganos craneofaciales.

Estas formaciones son palpables a nivel subcutáneo, presentan movilidad limitada y suelen ser dolorosas o sensibles al tacto. Es importante distinguirlas de los lipomas, que son móviles, indoloros, generalmente más grandes y de textura más suave. Detectar miogelosas requiere una palpación más profunda.

Para inyectar en una gelosa, una vez identificada y asegurada entre los dedos del examinador, se aplican una o dos inyecciones de 0,5-1 mL a su alrededor, dependiendo de su tamaño. Se utiliza una aguja de 27 G de 20-40 mm, ajustada a la profundidad necesaria. Las inyecciones repetidas a menudo resultan en una reducción significativa o incluso desaparición de la gelosa. Es importante vincular este cambio local con la evolución de los órganos reflejos y, especialmente, el estado general del paciente.

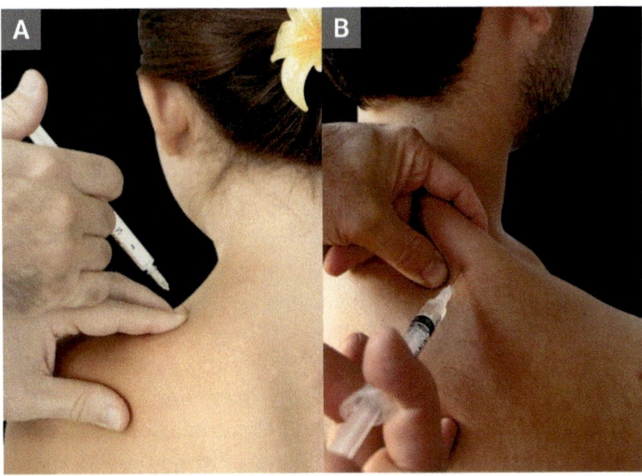

Figura 30-5. Inyección en punto de tensión miofascial del músculo trapecio. **A)** En la inyección perpendicular al músculo debe tenerse en cuenta no exceder la profundidad de este, para evitar entrar en el ápex pulmonar. **B)** Inyección mediante la sujeción del músculo con dos dedos.

Inyección en tumoraciones palpables

Una tumoración palpable se define como una masa o bulto identificable a través del tacto durante un examen físico. Inicialmente debe realizarse un diagnóstico diferencial para determinar la naturaleza de la tumoración.

Se ha observado experimentalmente que la administración de procaína alrededor de tumoraciones benignas como las cutáneas originadas por infecciones o quistes sebáceos, subcutáneas como lipomas, fibromas o abscesos, musculares como hematomas enquistados, o viscerales como quistes o nódulos, puede detener su crecimiento y ablandar su consistencia, y posteriormente disminuir su tamaño, llegando en algunos casos a la desaparición de la tumoración.

Esta técnica también puede emplearse como preparación prequirúrgica. La disminución del tamaño del tumor, junto con la reducción de la tensión y la adherencia en el tejido circundante, puede facilitar el procedimiento quirúrgico y mejorar el resultado postoperatorio.

La selección del tipo de aguja y la dosis de anestésico local a inyectar dependen del tamaño y ubicación de la tumoración. Lo importante es asegurar que el anestésico local se administre alrededor de la tumoración para que tenga un efecto en la inervación y vascularización de su entorno.

Inyección en zonas de tendones, inserciones y ligamentos

Desde la perspectiva de la terapia neural, la infiltración en zonas de tendones, inserciones y ligamentos no pretende inyectar dentro de las estructuras, sino en su cercanía, para alcanzar con el anestésico local la abundancia de nociceptores y vasos sanguíneos presentes en ellas, de un modo similar a las inyecciones periarticulares. El procedimiento se detalla más adelante.

Si bien este método resulta especialmente útil como parte del tratamiento en casos de inflamación a nivel de tendones o ligamentos, y en diversas afecciones musculares o articulares, es importante recordar que en terapia neural el tratamiento no se enfoca de manera aislada en una tendinitis o tendinopatía, sino que se considera dentro del contexto integral del paciente.

La inhibición de los estímulos irritativos percibidos por los nociceptores en una estructura ligamentosa inflamada y dolorosa puede facilitar el alivio de la entrada del asta dorsal e influir en las estructuras del segmento, además de localmente. Este proceso puede, además, desencadenar una respuesta de reorganización vegetativa que incide en el bienestar general del paciente.

La identificación de las estructuras se realiza fundamentalmente mediante palpación, que se reconocen como bandas con resistencia elástica y definida.

La inyección directa en estas estructuras puede causar dolor intenso durante unos días. Es importante evitar la inyección y daño al periostio, que podría resultar en sangrado subperióstico. Si se contacta con el hueso, es recomendable cambiar la aguja para prevenir lesiones en los tejidos por una aguja desafilada.

Al igual que con las inyecciones miofasciales, es aconsejable que la estructura tratada no se someta a tensión después de la inyección, evitando el ejercicio o tratamientos fisioterapéuticos intensos.

Depósito preperióstico

Con propósitos y resultados similares a las inyecciones peritendinosas y en áreas de inserciones, es posible administrar depósitos de 1 mL de procaína al 0,5 % cerca del periostio que se encuentre inflamado, doloroso o afectado por cicatrices, traumatismos o infecciones. Tras localizar el punto específico, el procedimiento a seguir es idéntico y se detalla más adelante.

Inyección periarticular

La técnica de infiltración periarticular se basa en administrar tratamiento alrededor de una articulación sin necesidad de penetrar el espacio sinovial, fundamentada en el hecho de que las fibras nerviosas, los nociceptores y los vasos relacionados se ubican en las zonas periarticulares (v. **Caps. 49**, **50**, **51** y **52**). Las inyecciones aplicadas en esta área, así como en ligamentos, miofascia y fascias circundantes, juegan un papel importante en la modulación de la inflamación, el dolor y la perfusión, y, consecuentemente, en la función de la articulación. Esto se logra sin incurrir en los riesgos y dificultades asociados con las inyecciones intraarticulares.

Este método resulta apropiado para tratar una amplia gama de trastornos tanto articulares como extraarticulares, incluyendo artralgias, disfunciones articulares, lesiones deportivas, periartropatías, artrosis y diversas afecciones reumáticas.

Material y técnica

La selección del tipo de aguja, la dosis de procaína a administrar y la técnica específica de inyección dependerán de la articulación en cuestión y la cercanía de estructuras sensibles. Para articulaciones pequeñas y superficiales como dedos, muñecas, codos o tobillos, se pueden utilizar agujas finas de 30 o 27 G, con longitudes de 10-20 mm. En el caso de la zona periarticular del hombro o la rodilla, se requieren agujas de 27 G de 20-40 mm, mientras que para áreas como la cadera y las sacroilíacas se suelen necesitar agujas de entre 40 y 60 mm de longitud.

La cantidad de procaína al 0,5 % a inyectar también varía según el área objetivo. Para una articulación digital se puede administrar de 0,5 a 1 mL a cada lado o en cada punto de punción alrededor de una articulación de tamaño medio. En áreas más amplias, donde se busca una buena irrigación de las estructuras periarticulares, se pueden inyectar 1-3 mL, especialmente en articulaciones mayores.

En el caso de las articulaciones digitales o del codo, se puede realizar un ligero pellizco en la piel para depositar el anestésico local de manera subcutánea, lo cual equivale a una aplicación periarticular. Para otras articulaciones, se recomienda comenzar con una punción dérmica, avanzando la aguja hacia la articulación y liberando el anestésico local gradualmente para poder alcanzar el máximo de nociceptores irritados, a la vez que se tiene una percepción de los tejidos a medida que se avanza la aguja.

Después de cada inyección es beneficioso realizar un suave masaje en el área para facilitar la difusión del anestésico local hacia la cápsula articular, potenciando así su efecto terapéutico.

Inyección perineural

La técnica de inyección perineural consiste en administrar un anestésico local alrededor de un nervio específico o su envoltura (perineuro) con el objetivo de modular su transmisión nerviosa o atenuar su inflamación. Los anestésicos locales presentan riesgo de neurotoxicidad, relacionado con la administración intraneural del fármaco, su concentración y el tiempo de exposición. Debido a ello, la utilización de procaína en concentraciones bajas y en volúmenes reducidos emerge como la opción preferente.

En los capítulos siguientes se profundizará en técnicas específicas para realizar inyecciones en la cercanía de determinados nervios, enfatizando en la importancia de evitar la inyección directa en el tejido nervioso. Esta precaución se debe tanto al riesgo de lesión por la aguja como a la posibilidad de neurotoxicidad asociada al anestésico local. Por ejemplo, se aconseja no inyectar directamente en el agujero supraorbitario, sino cerca de él (v. **Fig. 35-4A**); no inyectar en el nervio espinal, sino en el espacio paravertebral (v. **Fig. 43-7A**), y no inyectar en un ganglio simpático, sino en su proximidad (v. **Fig. 39-7**).

INYECCIONES AVANZADAS

Se consideran inyecciones avanzadas la intraarticular, la periganglionar y en plexos vegetativos, la inyección en cavidades y fosas, y la intravascular. Todas ellas se detallan en los siguientes apartados.

Inyección intraarticular

La aplicación de inyecciones intraarticulares en el ámbito de la terapia neural representa una excepción, ya que dentro de las articulaciones sinoviales no se encuentran nervios ni vasos sanguíneos. Estas estructuras se ubican en las áreas que forman y rodean la articulación.

El uso de anestésico local en el espacio intraarticular sí tendría indicación en situaciones específicas, como después de la aspiración de líquido en una artrocentesis o en inyecciones terapéuticas que emplean ácido hialurónico, plasma rico en plaquetas, células madre u ozono. En estos contextos, se puede aprovechar la oportunidad para administrar procaína al 1 % directamente en la articulación, utilizando dosis de 3-5 mL de procaína al 1 % para articulaciones grandes.

La inyección intraarticular está contraindicada en presencia de infecciones en o alrededor de la articulación, así como en pacientes con trastornos de coagulación. La técnica de inyección debe realizarse siguiendo un control de asepsia. Las complicaciones de este abordaje, como las infecciones, son extremadamente raras. Es posible que algunos pacientes experimenten dolor local durante las siguientes horas, lo cual generalmente no tiene mayor importancia clínica.

Inyección periganglionar y en plexos nerviosos

Las inyecciones periganglionares y en plexos nerviosos constituyen pilares fundamentales en la terapia neural. El objetivo principal de estas inyecciones es permitir que el anestésico local actúe en el entorno inmediato de los ganglios vegetativos, o sobre los ganglios y las fibras que componen los plexos vegetativos.

En determinados casos se requiere inyectar en cavidades o fosas específicas, como sucede en ganglios como el ciliar, esfenopalatino y ótico, o en plexos como el celíaco y el pélvico. En otros casos, la irrigación del área periganglionar se realiza de manera más directa, como los del tronco simpático.

Las técnicas de inyección periganglionar se explican en los capítulos 37, 38, 39, 40 y 48, y la de los plexos en los capítulos 44 y 46.

Inyección en cavidades y fosas

Las inyecciones administradas en cavidades y fosas corporales tienen como objetivo principal que el anestésico local llegue a las estructuras, principalmente vasculonerviosas, pero también linfáticas y de tejido conectivo, situadas en estos espacios. Estas inyecciones se aplican en aquellas cavidades y fosas para las cuales existe una metodología de aplicación segura, incluyendo áreas como la orbitaria, pterigopalatina, infratemporal, retroperitoneal, intraperitoneal y pélvica, entre otras (v. Caps. 37, 38, 44 y 46).

Inyección intravascular

Este tipo de inyección se explica en el capítulo de inyecciones intravasculares (v. Cap. 53).

AUTOHEMOTERAPIA

La **autohemoterapia** consiste en la inyección intramuscular o subcutánea de la sangre autóloga recién extraída. Este método terapéutico fue descrito en 1912 por el médico francés **Paul Revaut**, quien publicó un ensayo sobre la autohemoterapia en algunas dermatosis en *Annals of Dermatology and Syphiligraphy*. Revaut también documentó su uso en casos de fiebre tifoidea, asma, urticaria y estados anafilácticos, usando dosis crecientes de 1, 2, 3 hasta 10 cc.

En 1940, el médico brasileño **Jesse Texeira** publicó un artículo en el *American Journal of Surgery* en el que concluía que la autohemoterapia reducía las infecciones respiratorias en casos quirúrgicos a un 0 % en comparación con un 20 % en el grupo de control, aplicando una dosis de 10 cc y repitiéndola a los 5 días. En 1976, **Luis y Pedro Moura**, también médicos brasileños, reportaron multitud de casos tratados con autohemoterapia durante 30 años, con un abanico de indicaciones más amplio, comenzando con 10 cc y continuando con 5 cc semanalmente para enfermedades crónicas.

La autohemoterapia es un procedimiento seguro y económico que estimula el sistema inmune, incrementa los macrófagos y el tono vagal, y tiene un efecto simpaticolítico. Frecuentemente se combina con procaína en terapia neural para potenciar sus beneficios, pudiendo ser útil en trastornos cutáneos como psoriasis, acné y prurito, afecciones alérgicas, herpes y enfermedades autoinmunes. La mezcla de sangre y procaína evita su coagulación en la jeringa y facilita la aplicación, relajando posteriormente el tejido receptor, a la vez que disminuye el tono simpático y promueve la vasodilatación.

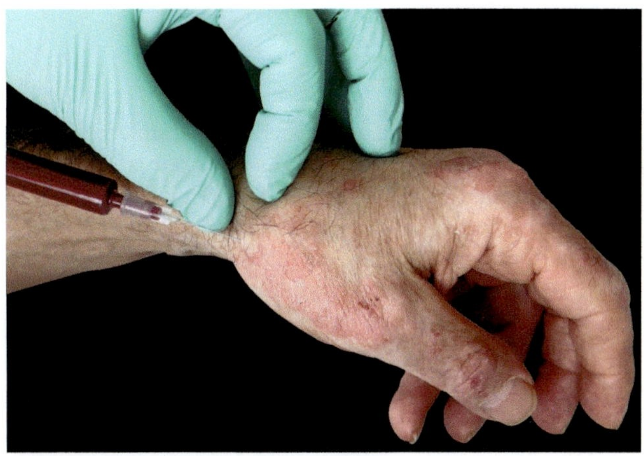

Figura 30-6. Foto inyección con autohemoterapia (sangre autóloga y procaína) en lesión de psoriasis.

El procedimiento consiste en:

1. Cargar una jeringa de 5 mL con 3 mL de procaína al 1 %.
2. Inyectar 2 mL de procaína al 1 % por vía intravenosa.
3. Extraer 4 mL de sangre sin retirar la aguja de la vena, mezclándola con el 1 mL de procaína restante en la jeringa.
4. Realizar una inyección intramuscular profunda de los 5 mL de la mezcla.

La frecuencia y el número de las sesiones se ajustan individualmente según la intensidad y cronicidad del caso, usualmente con una aplicación semanal que se espacia según la mejoría observada. La mezcla también puede aplicarse subcutáneamente en áreas afectadas por condiciones como *alopecia areata*, psoriasis, herpes u otras lesiones cutáneas (**Fig. 30-6**).

CONTRAINDICACIONES, PRECAUCIONES Y PECULIARIDADES

La alergia al anestésico local representa la contraindicación más importante; sin embargo, en caso de alergia a un anestésico local específico es posible optar por un anestésico local de la otra familia (amida o éster), siempre que se realice una prueba de alergia previa. Tampoco debe aplicarse terapia neural a personas que rechacen ser inyectadas. Aquellos individuos con temor a las agujas pueden recibir acompañamiento, comprendiendo su emoción y proporcionando una explicación detallada del procedimiento, como se describe en el capítulo sobre consideraciones prácticas (v. **Cap. 29**).

La mayoría de las inyecciones aplicadas en terapia neural son seguras para las personas con trastornos de la coagulación o que estén en tratamiento con medicamentos anticoagulantes. Cada técnica detallada en este libro contempla y aborda esta situación específica. En el capítulo sobre consideraciones prácticas (v. **Cap. 29**) se puede obtener información adicional.

Existen otras contraindicaciones, precauciones y particularidades que son únicas para cada técnica de inyección, las cuales se explican en los capítulos correspondientes.

En el caso de la autohemoterapia, esta está contraindicada en pacientes con síndrome febril y sepsis.

COMPLICACIONES

Además de las complicaciones generales asociadas con cualquier inyección de anestésico local, ya sea por la punción o por el anestésico en sí (v. **Caps. 15** y **19**), ciertas técnicas pueden presentar riesgos específicos debido a las características anatómicas particulares de la zona.

Aunque la terapia neural emplea técnicas muy seguras, minimizando el riesgo de complicaciones cuando se aplica correctamente la técnica, siempre existe un margen, aunque sea mínimo, para la aparición de complicaciones. Estas potenciales complicaciones se describen en los capítulos correspondientes, además de en el capítulo dedicado a las reacciones (v. **Cap. 19**), donde también se proporcionan opciones sobre cómo manejar dichos riesgos.

HISTORIA DE VIDA

A continuación, se detalla la historia de vida de una paciente y varios estudios realizados.

Historia

Una paciente de 56 años acudió a la consulta por dolor lumbar crónico de 2 años de duración, resistente a tratamientos previos y que limitaba su vida diaria. Además, refería un historial de estreñimiento crónico que había empeorado recientemente, amigdalitis en la infancia, rinitis alérgica, dos cesáreas, una histerectomía debido a un mioma hemorrágico y diversas cicatrices de caídas y extracciones de lipomas.

Tras una **inyección en la cicatriz** púbica con procaína al 0,5 %, el dolor lumbar cesó inmediatamente. Posteriormente se inyectó en la **submucosa** de los pilares amigdalinos, y **perineuralmente** en los nervios supraorbitarios e infraorbitarios.

Dos semanas después la paciente reportó un gran alivio no solo del dolor lumbar, sino también en su ritmo intestinal y alergia, lo que llevó a la repetición de las inyecciones en los mismos puntos.

Cuatro años después, la paciente regresó con dolor intenso en los pies, surgido tras caminar varias etapas del Camino de Santiago 4 meses antes. En esta ocasión, la inyección en la cicatriz púbica alivió inmediatamente el dolor de los pies.

Cinco años más tarde la paciente regresó a la consulta, refiriendo haber permanecido sin dolor lumbar ni en los pies y con mejoría en el estreñimiento y las alergias, pero aquejada de dolor cervical de 2 meses de duración, relacionado con el esfuerzo de haber pintado ella misma su apartamento. Tras inyectar en la cicatriz de las cesáreas e histerectomía desapareció el dolor cervical, y seguidamente se inyectó en la zona faringoamigdalar y los nervios supraorbitarios e infraorbitarios.

Comentarios:

- De entre todas las cicatrices se decidió inyectar una, en función de la implicación neuroanatómica y de la historia de vida, y resultó ser un campo interferente que estaba relacionado con el dolor lumbar. Este diagnóstico solo puede hacerse después de inyectar; antes solo puede ser una sospecha.
- Una cicatriz puede reactivarse como desencadenante neuromodulador, vinculándose con el tiempo a dolores o disfunciones en distintas áreas del cuerpo. Sobreesfuerzos físicos pueden actuar como desencadenantes de dolor, más que como causas directas.
- Es importante realizar una valoración integral de la persona, en este caso considerando aspectos como el ritmo intestinal y la rinitis, más allá de la presencia o ausencia de dolor. Estos síntomas son también indicativos del equilibrio funcional autonómico del paciente.
- La frecuencia con la que se realizaron las sesiones de tratamiento, espaciadas a 2 semanas, 4 y 5 años, refleja una adaptación a la evolución individual de la paciente.

Estudios

Carmen Muñoz, junto a su equipo de colaboradores del Departamento de Odontología de la Universidad CES (Colombia), llevó a cabo un estudio cuasiexperimental con 30 pacientes afectados por herpes labial recurrente. Mediante una **inyección perineural** de 1 mL de procaína al 1 % en el nervio correspondiente al área de la lesión, complementada con una **inyección submucosa** de 1 mL directamente debajo de la lesión, los investigadores observaron una significativa reducción en el tiempo de cicatrización. El período medio de cicatrización se redujo a 1,6 días, en contraste con los 7,4 días de duración promedio reportados por los pacientes en episodios anteriores.

Olga Loriz y su equipo del centro público de salud primaria en Badalona (Barcelona) llevaron a cabo un estudio de diseño antes y después con una muestra de 82 pacientes que padecían dolor musculoesquelético con más de 1 mes de duración (media de 21,6 meses de dolor). Estos pacientes recibieron tratamiento mediante **inyecciones básicas** de procaína al 1 % en una sesión única, aplicada de manera individualizada. Los resultados mostraron una reducción significativa en la intensidad del dolor, pasando de un promedio de la escala visual analógica de 7,9 a 4,6 a las 2 semanas, y a 3,5 a los 6 meses. Además, se observó una disminución en el consumo de analgésicos en el 74 % de los pacientes a las 2 semanas y en el 80 % a los 6 meses.

Rajendra A. Badwe, del Centro Memorial Tata, Instituto Nacional Homi Bhabha (Mumbai, India), *et al.* presentaron un estudio aleatorizado, multicéntrico y abierto en el *Journal of Clinical Oncology* en 2023. En este estudio se incluyeron 1.600 mujeres diagnosticadas con cáncer de mama en etapas iniciales, programadas para someterse a cirugía sin haber recibido tratamiento neoadyuvante previo. Las participantes recibieron **inyecciones peritumorales** de lidocaína al 0,5 % 10 minutos antes de la cirugía. Los resultados del estudio demostraron que la administración peritumoral de lidocaína previa a la intervención quirúrgica en pacientes con cáncer de mama incrementa de manera significativa tanto la supervivencia libre de enfermedad como la supervivencia global. Esto indica que intervenir con anestésico local en el momento de la cirugía tiene el potencial de prevenir la metástasis en etapas tempranas del cáncer de mama.

Comentarios:

- En varios estudios publicados se ha demostrado la efectividad de las inyecciones básicas con anestésico local, aplicadas directamente en las áreas sintomáticas, utilizando técnicas subcutáneas, submucosas, peritumorales o perineurales.
- Aunque la presencia de campos interferentes podría reducir o dificultar la respuesta a estas aplicaciones directas, estas siguen ofreciendo una oportunidad para establecer un diálogo de estímulo-respuesta con el SNA.
- En ciertos entornos, como los servicios de atención primaria, donde a menudo no se dispone de tiempo suficiente para elaborar una historia clínica exhaustiva, las inyecciones básicas orientadas a la sintomatología del paciente pueden ser una herramienta terapéutica particularmente útil.

PUNTOS CLAVE

- Las inyecciones básicas en terapia neural se caracterizan por su realización en zonas de fácil accesibilidad, su simplicidad técnica y su muy bajo riesgo asociado. A su vez, constituyen las técnicas más utilizadas.
- La eficacia terapéutica en terapia neural no se determina por la cantidad de anestésico local utilizado ni por el número de inyecciones, sino por la idoneidad del lugar de aplicación.
- Una inyección de anestésico local en un tejido superficial puede generar un efecto profundo en el paciente.
- La inyección intraepidérmica (pápula) tiende a ser más dolorosa que la subcutánea y no garantiza una mayor eficacia.

BIBLIOGRAFÍA

Badwe RA, Parmar V, Nair N et al. Effect of Peritumoral Infiltration of Local Anesthetic Before Surgery on Survival in Early Breast Cancer. J Clin Oncol. 2023;41(18):3318-28.

Barop H. Lehrbuch und Atlas der Neuraltherapie nach Huneke. Stuttgart: Hippokrates Verlag; 2005.

Bayat A, McGrouther DA, Ferguson MWJ. Skin scarring. BMJ. 2003;326:88.

Bordoni B, Marelli F, Morabito B, Sacconi B. Emission of Biophotons and Adjustable Sounds by the Fascial System: Review and Reflections for Manual Therapy. J Evid Based Integr Med. 2018;23:2515690X17750750.

Dosch P. Libro de Enseñanza de la Terapia Neural Según Huneke. Duque Mejía J, traductor, Colombia: Ediciones Los Robles; 1975.

Fischer L. Neuraltherapie. Neurophysiologie, Injektiontechnik, Therapievorschläge. 5ª ed. Stuttgart: Thieme; 2019.

Leal Hernández M, Abellán Alemán J, Martínez Crespo J, Vicente Martínez R. Autohemoterapia: ¿alternativa eficaz en la patología autoinmune? Aten Primaria. 2001;28(4):291-2.

Lóriz Peralta O, Raya Rejón A, Pérez Morales D, Girona Amores A, Vinyes Casajoana D, Puente de la Vega Costa K. Estudio de intervención sobre el dolor subagudo y crónico en atención primaria: una aproximación a la efectividad de la terapia neural. Aten Primaria. 2011;43(11):604-10.

Muñoz C, Palacio C, Posada L, Vélez LF. Tratamiento de la infección por herpes simple: efecto de la procaína infiltrada sobre las lesiones recurrentes del herpes labial. CES Odontol. 2009;13(2):20-4. Disponible en: https://revistas.ces.edu.co/index.php/odontologia/article/view/728.

Staud R, Kizer T, Robinson ME. Muscle injections with lidocaine improve resting fatigue and pain in patients with chronic fatigue syndrome. J Pain Res. 2017;10:1477-86.

Weinschenk, S. Handbuch Neuraltherapie. Therapie mit Lokalanästhetika. 2ª ed. Stuttgart: Thieme; 2020.

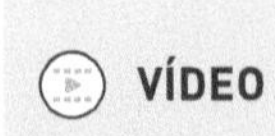

Segmento metamérico

31

F. J. Delgado Lopategui y D. Vinyes

Que nosotros describamos el organismo por partes no significa que funcione por partes.

J. C. Payán

INTRODUCCIÓN

Históricamente, en el ámbito de la terapia neural se ha hecho una distinción entre la terapia neural local y segmental, y la terapia de campo de interferencia. No obstante, lo que constituye un segmento medular se encuentra orientado hacia el sistema nervioso somático, no al vegetativo. Como ejemplo, la distribución segmentaria de la médula espinal se refleja clínicamente en áreas específicas de la piel. Esta asignación de zonas cutáneas permite identificar la porción segmentaria somatosensorial correspondiente de la médula espinal, especialmente cuando se interrumpe la sensibilidad somática; sin embargo, esta es solo una fracción de la definición de segmento.

Si se seccionara un segmento de la médula espinal para observar las estructuras del sistema nervioso periférico de entrada y salida de acuerdo con su afiliación al sistema, se obtendría una comprensión más precisa de lo que es un segmento.

Desde una perspectiva funcional, un segmento no solo incorpora el sistema sensoriomotor, sino también un componente del sistema nervioso autónomo a nivel vertebral. Este se representa por el sistema nervioso simpático en los segmentos C8-T12 y, en menor grado, por el sistema nervioso parasimpático en los segmentos S2-S4. Esta noción se torna aún más compleja al considerar la distribución omnipresente del sistema nervioso simpático, que es más extensa que todo el sistema nervioso somático. Al tener en cuenta las vías eferentes y aferentes, la percepción tradicional del segmento se transforma drásticamente, en parte debido a un sistema que abarca varios segmentos espinales. Esta distribución del sistema nervioso simpático, con su vía aferente a nivel espinal, posee una estructura orientada segmentariamente, debido a que está sinápticamente entrelazado con el arco de conducción del sistema nervioso sensoriomotor, permitiendo una determinación funcional segmentaria.

Un estudio publicado en 2022 por Engel *et al.* culminó una corriente de opinión que señalaba que esta clasificación tradicional no reflejaba adecuadamente los conocimientos neurofisiológicos y neuroanatómicos actuales. Los hallazgos indican que la noción de segmento trasciende las definiciones anatómicas previamente establecidas. La terapia de segmento se basa en interconexiones reflejas polisegmentarias entre la piel, el sistema musculoesquelético y los órganos internos. Esta terapia también incluye infiltraciones en nervios, arterias periféricas, su plexo simpático periarterial y los ganglios simpáticos.

La comprensión de este patrón organizativo segmentario (metamérico) es esencial para el diagnóstico y tratamiento de diversas afecciones. Los síntomas de proyección, parte intrínseca de los reflejos viscerocutáneos, son fundamentales en varios procedimientos médicos, incluidas la terapia neural y la medicina manual.

EMBRIOLOGÍA

La estructura anatómica del sistema nervioso periférico en la médula espinal se ha definido tradicionalmente de forma organizada, reflejando el **metamerismo embrionario**.

Durante este período, la segmentación neuronal inicia y comienza la inervación de los **somitas**, los cuales derivan del **mesodermo paraxial** y contienen progenitores del esqueleto axial, musculatura del tronco (y tendones), dermis del tronco, células endoteliales y meninges de la médula espinal.

Atribuyéndose a la interacción del mesodermo con el ectodermo (tubo neural), cada somita puede diferenciarse en dermatoma, miotoma (que se divide en epímero dorsal e hipómero ventral) y esclerotomo.

Alrededor del día 18, con el disco trilaminar ya formado, la **parte mediodorsal del ectodermo**, influenciada por sustancias del mesodermo subyacente como nogina, cordina y folistatina, comienza a transformarse en la **placa neural**. A lo largo de las siguientes semanas, esta placa sufre una invaginación y se cierra, originando el **tubo neural**, precursor del **sistema nervioso central**. Los bordes superiores de esta invaginación, que finalmente sellan el tubo, se diferencian para formar la **cresta neural** (Fig. 31-1).

Desde esta cresta, células embrionarias precursoras de neuronas (**neuroblastos**) migran en dirección ventral guiadas por el mesodermo subyacente. A medida que avanzan, generan **acúmulos celulares**, que luego serán el **ganglio de la raíz dorsal** (o ganglio espinal), los **ganglios de la cadena simpática paravertebral** y los **ganglios vegetativos preaórticos**, los cuales se integrarán en los esbozos orgánicos para formar los **plexos vegetativos intramurales orgánicos**. En

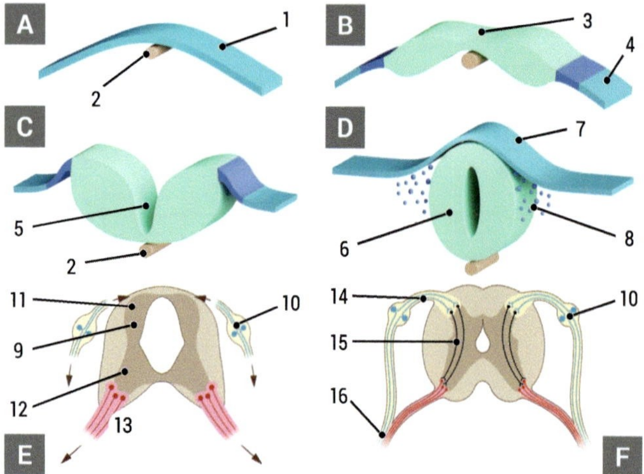

Figura 31-1. Desarrollo del tubo neural y diferenciación de las vías nerviosas: **A)** el ectodermo superficial (1) comienza a diferenciarse sobre la notocorda (2), **B)** dando origen a la placa neural (3) con las crestas neurales en sus extremos (4). **C)** Los bordes de la placa neural se elevan formando el surco neural (5). **D)** Al cerrarse, el tubo neural (6) queda separado de la epidermis (7), mientras las células de la cresta neural (8) migran lateralmente para formar estructuras del sistema nervioso periférico. **E)** Al iniciar la diferenciación del tubo neural en la médula espinal (9), los axones aferentes provenientes de los ganglios espinales (10) ingresan por el asta posterior (11), mientras que desde el asta anterior (12), emergen axones que conformarán la raíz anterior (13). **F)** Las fibras aferentes de raíz posterior (14) y las eferentes de raíz anterior se conectan con interneuronas (15), y ambas se unen para formar el nervio espinal (16).

esta migración se forma un cúmulo suprarrenal que da origen a las **glándulas suprarrenales**.

Paralelamente, en la porción caudal del tubo neural, comienzan a distinguirse tres áreas, que formarán las futuras astas de la médula gris. La porción craneal de este tubo derivará en el futuro **encéfalo**. A medida que los axones crecen alrededor de la sustancia gris, empiezan a formar los fascículos que constituirán la **sustancia blanca medular**.

Desde el núcleo primitivo predecesor del ganglio raquídeo, axones regresan al asta posterior de la médula, formando la futura **raíz sensitiva dorsal**. Simultáneamente, axones se proyectan hacia la periferia, uniéndose a la futura **raíz motora ventral**. Desde el asta anterior medular, las neuronas extienden sus axones para formar la raíz motora ventral, que, junto a la raíz dorsal, forma el **nervio espinal** (v. Fig. 31-1).

El nervio espinal contiene fibras eferentes y aferentes, y establece conexiones hacia las cadenas simpáticas prevertebrales y con los ganglios preaórticos, también llamados *ganglios prevertebrales*.

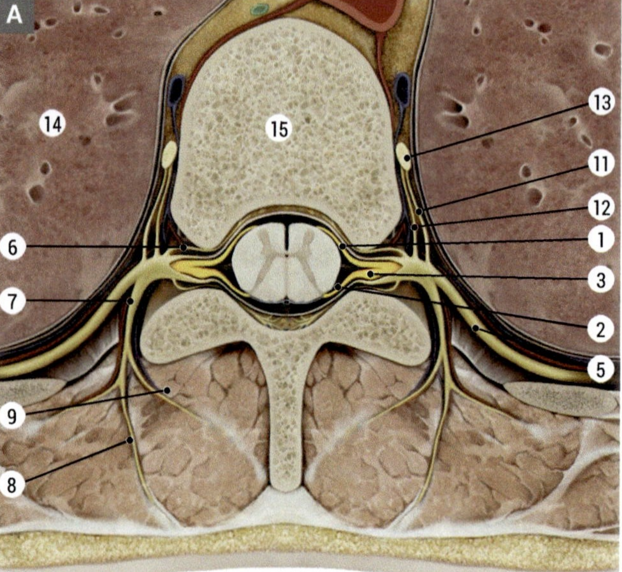

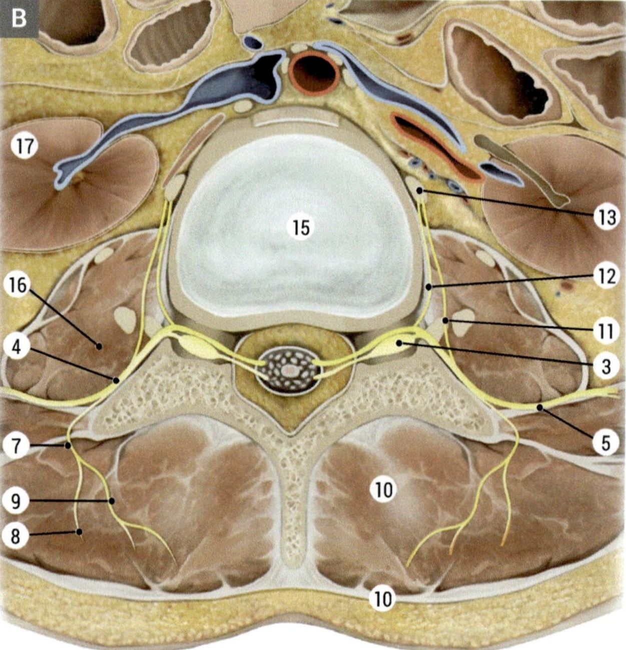

Figura 31-2. Corte transversal de la médula espinal, donde se identifican la raíz anterior (1) y la raíz posterior (2) del nervio espinal, incluyendo el ganglio dorsal (3). Ambas raíces se fusionan para formar el nervio espinal (4), del cual emergen el ramo anterior (5), el ramo meníngeo (6) y el ramo dorsal (7), el cual se divide en una rama lateral (8) y una rama medial (9), encargadas de la inervación de los músculos y la piel de la región dorsal (10). Los ramos comunicantes blanco (11) y gris (12) establecen conexión entre el nervio espinal y el tronco simpático (13). **A)** A nivel de T10, donde se observan los pulmones (14) a ambos lados del cuerpo vertebral (15). **B)** A nivel lumbar L1, donde se identifican los músculos psoas mayor (16) y los riñones (17).

NEUROANATOMÍA

La organización segmentaria de la médula espinal ha sido estudiada y comprendida desde que, alrededor de 1890, **Henry Head** observó que áreas cutáneas específicas manifestaban dolor en respuesta a trastornos viscerales, esbozando lo que ahora se conoce como *metamerización*: la relación entre segmentos específicos de la médula espinal y las regiones del cuerpo a las que inervan (Vídeo 31-1).

Un **segmento medular** es una fracción de la médula espinal, compuesta por sustancia gris y filamentos radiculares que convergen para formar un par de nervios espinales

(Fig. 31-2). Estos nervios raquídeos, con sus diversas calidades de fibras, inervan áreas específicas del cuerpo denominadas *segmentos periféricos*, los cuales incluyen:

- **Dermatoma**: zonas cutáneas específicas.
- **Miotoma**: relativo al tejido muscular.
- **Esclerotoma**: incluye tejidos óseos, periósticos y facetarios. Algunos autores lo extienden a tendones, cápsulas articulares y ligamentos.
- **Viscerotoma**: correspondiente a la inervación visceral.

De estos, los tres primeros forman la parte somática, y el último, la parte orgánica o visceral.

> Desde una perspectiva horizontal, en un segmento medular se interconectan dermatomas, miotomas, esclerotomas y viscerotomas mediante reflejos aferentes y eferentes; sin embargo, desde una perspectiva vertical cada segmento se comunica con el tronco encefálico y centros superiores, teniendo el sistema nervioso simpático una participación esencial en estas interconexiones.

Es importante mencionar que los **nervios craneales** desempeñan funciones aferentes y eferentes. Por ejemplo, los nervios vago y glosofaríngeo tienen funciones aferentes y eferentes viscerales parasimpáticas, mientras que el facial y el trigémino poseen aferencias somáticas y funciones motoras eferentes para grupos musculares específicos de la cara y el cuello.

El **nervio espinal** emerge de la conjunción de las raíces anterior y posterior, las cuales surgen de filamentos radiculares (v. Fig. 31-2). Por un lado destaca el ganglio raquídeo, un engrosamiento en la raíz posterior, y por el otro, el hecho de que hay dos nervios espinales por metámera. En total se identifican 32 nervios espinales, categorizados en cervicales, torácicos, lumbares, sacros y coccígeos.

La médula culmina en el cono medular, a la altura de la primera vértebra lumbar. Más allá se encuentra la cola de caballo, un conjunto de raíces nerviosas que salen por los forámenes correspondientes (Fig. 31-3).

Una vez fuera, el nervio espinal genera un **ramo meníngeo** que vuelve a entrar por el foramen para inervar ligamentos, la duramadre, vasos sanguíneos, discos intervertebrales y el periostio vertebral, y posteriormente se bifurca en (v. Fig. 31-2):

- Un **ramo posterior**, para la inervación motora, la recepción sensorial y la regulación autónoma de la región dorsal.
- Un **ramo anterior**, para recoger la sensibilidad y transmitir impulsos motores de la zona somática ventral.

En las regiones torácica y lumbar, el nervio espinal establece conexiones con las cadenas ganglionares simpáticas, específicamente desde C8 hasta L2, facilitando la transmisión de información y órdenes entre órganos y vísceras (v. Fig. 31-2).

El **ganglio raquídeo**, situado en la raíz posterior, contiene los cuerpos neuronales de las primeras neuronas aferentes, conduciendo información tanto somática como visceral.

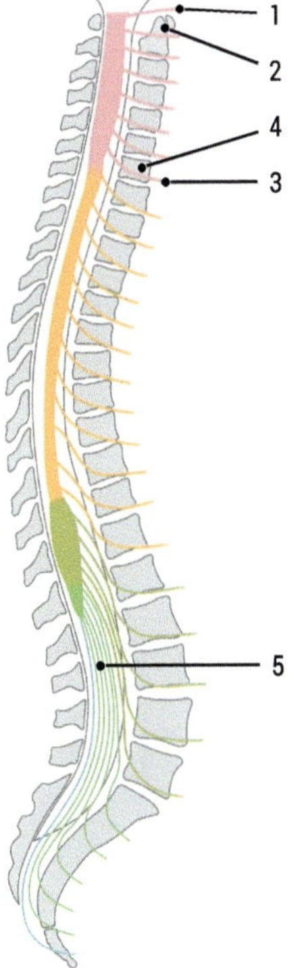

Figura 31-3. Distribución de los nervios espinales y segmentos de la médula espinal. La figura muestra la distribución de los nervios espinales y la segmentación de la médula espinal, diferenciada por regiones: cervical (rosa), torácica (naranja), lumbar (verde claro), sacra y coccígea (verde). La médula espinal finaliza a nivel de L1-L2, dando origen a la cola de caballo (5). Los nervios espinales emergen a través de los forámenes intervertebrales de la columna vertebral. Se observa cómo el nervio espinal C1 (1) sale por encima de la vértebra C1 (2), mientras que el nervio C8 (3) emerge por debajo de la vértebra C7 (4). A partir de este punto, todos los nervios espinales emergen por debajo de su vértebra correspondiente.

Estas neuronas presentan una estructura seudounipolar. De cada una emerge un único axón amielínico, que se divide en dos ramificaciones: una periférica –vinculada a terminales sensitivas– y otra central que se dirige hacia la médula espinal (Fig. 31-4). Los impulsos se transmiten directamente desde el axón periférico al central, sin interactuar con el cuerpo celular. Esta peculiaridad no solo se observa en los ganglios sensitivos de las raíces posteriores, sino también en algunos nervios craneales como el trigémino, glosofaríngeo, facial y vago.

Cada metámera alberga un **segmento medular**, que corresponde al área de entrada y salida de información aferente y eferente transmitida por el nervio espinal. Esta región está estructurada en sustancia gris, que aloja núcleos neuronales, y sustancia blanca que circunda a la anterior, formada por axones neuronales distribuidos en múltiples vías, ya sean ascendentes o descendentes. Estas vías permiten una fluida comunicación entre segmentos medulares distintos, a través de lo que se conoce como *fascículos intersegmentarios*.

La **sustancia gris** de la médula espinal se organiza en tres astas o columnas (v. Caps. 4 y 6):

- **Asta anterior**: contiene los somas de las neuronas de las vías eferentes, cuyos axones forman la raíz anterior del nervio espinal.
- **Asta posterior**: está formada por los somas de las neuronas que reciben los axones de las neuronas aferentes de los ganglios raquídeos, es decir, aquí finaliza la raíz posterior del nervio espinal.
- **Asta intermedia lateral**: alberga las neuronas con funciones vegetativas.

En la **sustancia blanca**, respecto a la conducción de información vegetativa, aunque tiende a distribuirse entre diver-

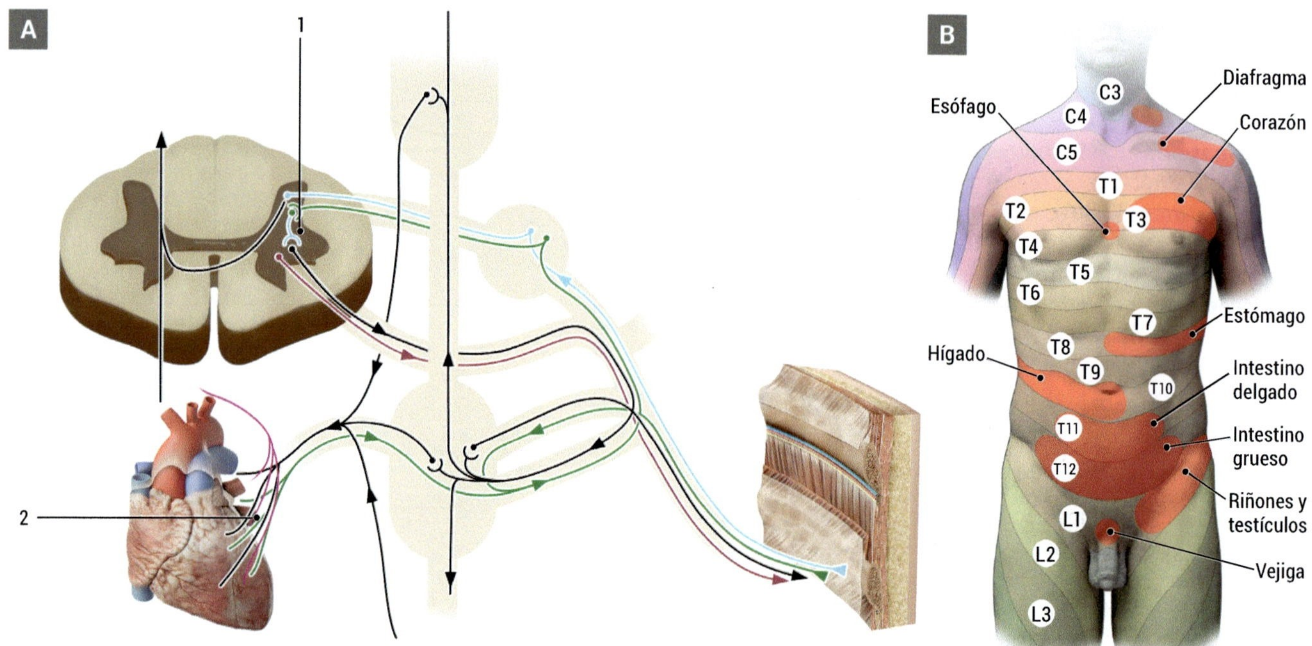

Figura 31-4. Arco reflejo viscerocutáneo y zonas de Head. **A)** Las fibras visceroaferentes (dolor visceral) (verdes) y somatoaferentes (dolor somático) (azules) terminan en la misma neurona procesadora en el asta posterior de la médula espinal (1). Esta convergencia impide una diferenciación precisa entre el origen real del dolor y su percepción, lo que lleva al córtex cerebral a interpretar los impulsos dolorosos de un órgano interno como si provinieran de una región específica de la superficie corporal (dolor referido). Las conexiones entre las fibras simpáticas (verdes y negras) y parasimpáticas (lilas) en los plexos viscerales (2), así como en otras partes de sus trayectos, amplían el concepto de arco reflejo a una repercusión real más general (v. **Figs. 10-1** y **12-1**). **B)** Las áreas cutáneas sobre las que determinados órganos proyectan sus impulsos dolorosos, son denominadas zonas de Head, y proporcionan una importante información del órgano afectado.

sos cordones medulares, es posible distinguir dos trayectos específicos (v. **Caps. 4** y **6**):

- **Vía simpática central**: compuesta por fibras descendentes responsables de procesos como la vasoconstricción y la secreción de sudor. Se sitúa en una posición ventral en relación con la vía piramidal.
- **Vía periependimaria**: ubicada a ambos lados del canal ependimario, esta vía, con fibras ascendentes y descendentes, coordina funciones esenciales como la micción, la defecación y la actividad genital.

NEUROFISIOLOGÍA

A continuación se detallan ciertas generalidades del segmento metamérico, y las repercusiones del sistema nervioso simpático y los ganglios del sistema nervioso autónomo en las metámeras.

Generalidades

Aunque los dermatomas se solapan y no tienen los límites bien definidos (**Fig. 31-5**), cada segmento de la médula espinal se asocia con un dermatoma específico, por lo que la organización segmentaria del cuerpo juega un papel esencial en el diagnóstico y tratamiento de diversas enfermedades. La comprensión de esta organización se origina, en gran parte, de las observaciones de neurólogos y cirujanos como Head y Mackenzie.

Head identificó zonas específicas de la piel que exhiben sensibilidad alterada debido a enfermedades de órganos internos, conocidas como *zonas de Head*. Estas zonas no se definen exclusivamente por la inervación directa de un nervio espinal, sino que se relacionan con **reflejos viscerocutáneos** producidos por la convergencia en el mismo segmento espinal de fibras que provienen de los órganos internos (aferentes viscerales) y fibras que provienen de la piel (aferentes somáticas) en la médula espinal (v. **Fig. 31-4**).

En términos más amplios, ya se ha visto que una metámera, además de un dermatoma, abarca también un miotoma, un esclerotoma y un viscerotoma asociados a una raíz nerviosa espinal específica.

Esta comprensión resulta esencial porque cualquier estímulo que afecte a una metámera se conducirá, en forma de aferencia, al sistema nervioso central a través del mismo nervio periférico y se dirigirá al mismo nivel medular. Este nivel funciona como punto de entrada para las diversas aferencias que llegan al sistema nervioso central, ya sean somáticas, como diferentes tipos de sensibilidad y dolor, u orgánicas, como el dolor y aferencias viscerales autonómicas.

Head descubrió que, durante enfermedades viscerales y la neuralgia por herpes zóster, ciertas zonas de la piel desarrollaban unas alteraciones de la sensibilidad, apareciendo fenómenos como la alodinia. Estas zonas representan dermatomas basados en reflejos viscerocutáneos, los cuales emergen de la convergencia de fibras nerviosas en el asta dorsal de la médula espinal, provocando una respuesta colectiva en diversos sistemas, como la piel, el musculoesquelético y las vísceras, ante estímulos nociceptivos. Clínicamente, esto se traduce en síntomas combinados que abarcan cambios en la circulación, aumento del tono muscular y desregulación de órganos internos. Además, Head identificó áreas cutáneas hiperestésicas o hiperalgésicas asociadas a enfermedades viscerales. Esta estimulación simultánea del sistema somatosensorial a nivel del segmento responsable del suministro simpático del órgano interno permite una definición más precisa de la conexión espinal-segmentaria de los órganos por el sistema nervioso simpático.

Aunque menos conocido por otros trabajos, Head exploró el dolor referido provocado por enfermedades viscerales, y asoció zonas viscerales de la cabeza y cuello con alteraciones en la sensibilidad de la piel. Investigó cómo el dolor originado en los dientes se propaga hacia áreas específicas de la cabeza y el cuello. También analizó las perturbaciones mentales relacionadas con enfermedades viscerales.

La observación de **Mackenzie** sobre la hiperalgesia cutánea y la tensión muscular segmentarias en enfermedades orgánicas, que posteriormente podía comprobar en la cirugía, se basa en la misma lógica neurológica, demostrando clínicamente la conexión entre el sistema simpático y el somatomotor. Posteriormente, otros autores ampliaron la gama de manifestaciones clínicas, describiéndose la presencia de dolor en espinosas vertebrales, ligamentos interespinosos y articulaciones facetarias vertebrales, asociado a la disfunción visceral y las manifestaciones en piel y músculos.

La relación entre la sensibilidad somática y la visceral ha sido objeto de diversos estudios. Se postula que los nociceptores viscerales se proyectan principalmente hacia las láminas I y V del asta dorsal. En la lámina I, estas fibras convergen con fibras aferentes somáticas amielínicas, mientras que en la lámina V lo hacen con fibras aferentes somáticas tanto amielínicas como mielinizadas. Es en esta última donde la información procedente de fibras Aβ, Aδ y C, ya sean cutáneas o viscerales, establece sinapsis con neuronas de amplio rango dinámico.

Las **neuronas de amplio rango dinámico** se localizan en las láminas profundas (lámina V) del asta posterior de la médula espinal. Junto con las **neuronas nociceptivas específicas**, conforman el grupo conocido como *neuronas de proyección* (v. **Cap. 10**).

> Las neuronas de proyección reciben información de los nociceptores cutáneos, así como información nociceptiva y no nociceptiva proveniente de músculos, articulaciones y vísceras. Configuran la mayoría de las vías ascendentes y poseen una gran capacidad neuroplástica, pudiendo permanecer activas incluso después de que el estímulo nociceptivo haya desaparecido.

En esta categoría también se incluye un conjunto de **interneuronas** localizadas en las astas posteriores (lámina V) que participan en la elaboración de la información ascendente. Este fenómeno se basa en los patrones de dolor referido de origen visceral, conocidos como *zonas de proyección*, y se denomina *fenómeno de convergencia viscerosomática*.

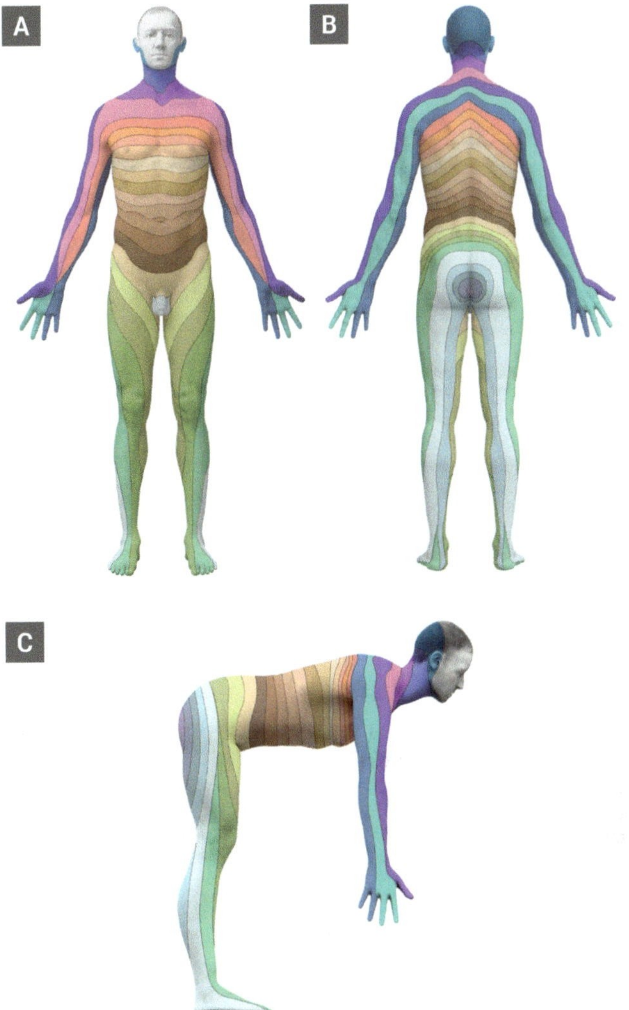

Figura 31-5. Esquema simplificado de la inervación segmentaria de la piel (según Mumenthaler). Distribución de los dermatomas en el cuerpo. **A)** Anterior; **B)** posterior, y **C)** en flexión del tronco. La distribución de la inervación cutánea sensitiva se corresponde con las raíces sensitivas de los nervios espinales: cada segmento medular (excepto C1) inerva sensitivamente un área de piel (dermatoma). Observe: C1 no tiene dermatoma, puesto que falta la raíz posterior.

Además, es importante destacar el **fenómeno de acoplamiento simpático-aferente** como perpetuador de la disfunción visceral y su relación con manifestaciones somáticas (v. **Cap. 10**). En condiciones normales no existe acoplamiento entre el sistema nervioso simpático y las neuronas sensoriales primarias; sin embargo, en la transición de dolor agudo a crónico y posiblemente en otros fenómenos de perpetuación de disfunción visceral, ambos sistemas pueden acoplarse. De este modo, las señales perturbadoras presentes en el sistema simpático pueden influir en las neuronas aferentes sensoriales, facilitando y perpetuando un círculo vicioso de persistencia del dolor y disfunción visceral que afecta a todo el segmento, incluyendo piel y músculos.

Avances en la neuroimagen funcional han revelado regiones cerebrales que procesan indistintamente el dolor visceral y el somático. Una distinción clave es que el dolor visceral genera una activación cerebral difusa y bihemisférica, a diferencia de la activación más localizada asociada al dolor somático.

Desde una perspectiva amplia, los sistemas neurales de retroalimentación operan mediante circuitos que conectan sinápticamente neuronas aferentes y eferentes, las cuales pueden ser moduladas por mecanismos facilitadores o inhibidores, garantizando así la continuidad en la transmisión de señales. Desde un enfoque cibernético, esto forma la base de un ciclo persistente de retroalimentación en el que la activación de una neurona impulsa la estimulación de otra, asegurando una regulación constante y adaptativa del organismo (v. **Cap. 10**).

Repercusión del sistema nervioso simpático en la metámera

Como se describe en los capítulos 4, 5 y 39, los núcleos simpáticos no están distribuidos por toda la médula espinal, sino que solo se localizan en la zona toracolumbar (C8-L3) (v. **Fig. 39-1**); sin embargo, desde allí se extienden fibras simpáticas que inervan todo el cuerpo (v. **Cap. 39**).

Esto significa que no hay una correspondencia segmentaria exacta entre los sistemas nerviosos somático y simpático, especialmente en zonas como la cabeza y las extremidades. Esta característica particular tiene connotaciones clínicas de relevancia.

Los núcleos simpáticos ubicados en la región toracolumbar reciben impulsos aferentes que provienen de órganos internos, el aparato locomotor y la piel, recibiendo estas señales a través del asta posterior con la intervención de interneuronas. Después de una modulación a nivel espinal y supraespinal, las eferencias simpáticas originadas en estos núcleos afectan no solo a sus propios segmentos toracolumbares, sino también a otras áreas del cuerpo, como las extremidades y regiones cervicales y craneales. Por ello, debe reconsiderarse la definición tradicional de segmento y ampliar su alcance. Esto resulta particularmente importante al reconocer que el sistema nervioso simpático tiene la capacidad de sostener o incluso desencadenar dolor e inflamación.

Repercusión de los ganglios del sistema nervioso autónomo en la metámera

En el complejo panorama del sistema nervioso autónomo y su interacción con el sistema somático, los ganglios desempeñan un papel importante al inervar zonas extensas, alterando el esquema segmentario somático tradicionalmente conocido. Dentro de esta vasta red, los ganglios simpáticos paravertebrales están intricadamente conectados mediante ramos interganglionares a ganglios superiores e inferiores. Estas conexiones permiten influir y modificar funciones en múltiples segmentos (v. **Fig. 10-1**).

De manera interesante, los troncos simpáticos derecho e izquierdo están interconectados entre sí horizontalmente, evidenciando una cooperación bilateral en su función. Además, se pueden destacar conexiones específicas, como la del ganglio estrellado, que, mediante ramos comunicantes, se relaciona con las fibras del nervio vago (v. **Fig. 39-3**). Otro ejemplo relevante es la conexión del ganglio supremo con el nervio vago a través del nervio yugular (v. **Cap. 39**). Estas conexiones tienen implicaciones en la regulación de órganos vitales como el corazón, los pulmones y los órganos abdominales (v. **Caps. 42** y **43**).

Estas intrincadas conexiones sugieren que cualquier irritación o alteración en un ganglio puede desencadenar síntomas complejos que abarcan áreas suprasegmentarias del cuerpo.

CONCEPTO DE SEGMENTO EN TERAPIA NEURAL

A continuación, se describe en qué consiste un segmento ampliado y se intenta dar respuesta a la pregunta de si se pueden determinar los límites de un segmento.

Segmento ampliado

En 1998, **Lorenz Fischer** introduce el término *concepto ampliado de segmento* basándose en los siguientes fenómenos:

- Un músculo y un órgano interno son inervados por varios segmentos.
- El dermatoma, el miotoma y el esclerotoma no son coincidentes y no se superponen.
- El sistema simpático se proyecta hacia la periferia a través de vasos sanguíneos y nervios periféricos, desafiando la estructura segmentaria convencional.
- Los núcleos simpáticos se distribuyen únicamente en la región toracolumbar (C8-L3); sin embargo, proveen inervación simpática a todo el organismo. No hay correspondencia segmentaria entre los sistemas nerviosos somático y simpático (especialmente en la región de la cabeza y extremidades).
- Los ganglios simpáticos inervan áreas más amplias de las correspondientes a su nivel metamérico. Los troncos simpáticos derecho e izquierdo están conectados entre sí horizontalmente mediante ramos interganglionares, así como también existen ramos interganglionares hacia ganglios situados craneal y caudalmente en el tronco simpático.
- La mayoría de los órganos internos se reflejan en tres regiones:
  - En los **segmentos torácicos** (una parte del colon distal y vías urinarias también en los segmentos lumbosacros): mediados a través del reflejo segmentario del simpático.
  - En los **segmentos de cuello y hombro C3/C4/C5**: mediados a través de aferencias vegetativas a lo largo del nervio frénico.
  - En la **región del trigémino**: mediados por aferencias vagales de las vísceras; se establecen conexiones en la zona del núcleo del trigémino.
- Reflejos trigeminocervicales. Desde hace décadas se ha establecido una relación entre los puntos dolorosos en la columna cervical (**puntos de Adler Langer** [v. **Cap. 41**])

y las afecciones en la cabeza y el cuello. Esta relación se explica por la convergencia de aferencias de los nervios vago, glosofaríngeo y trigémino, los cuales se proyectan sobre el núcleo espinal del trigémino.

- Dolor referido de los puntos gatillo (Travel y Simons), así como el propio síndrome celulotenomiálgico (de Maigne), son expresiones que exceden topográficamente la metámera y pueden tener origen en estímulos nociceptivos viscerales.

El concepto ampliado de *segmento* incluye el componente del sistema nervioso autónomo, siendo determinante el patrón de distribución del sistema nervioso simpático.

¿Se pueden determinar los límites del segmento?

Basándose en los conocimientos actuales en neurofisiología, Engel *et al.* plantean interrogantes acerca de la validez del concepto clásico y ampliado de segmento. Estos autores proponen que, a través del sistema regulador básico (v. **Cap. 7**), que se extiende por todo el espacio extracelular, es posible la conducción y el almacenamiento de información en el sentido de una sinapsis ubiquitaria, la cual trasciende todas las fronteras de los segmentos. La existencia de fenómenos como la sensibilización periférica y central, la interacción (acoplamiento) simpático-aferente, la proliferación simpática, el *wind up* y las neuronas de amplio rango dinámico, junto con la interconexión entre los sistemas nervioso, inmune y endocrino (sistema psiconeuroinmunoendocrino) (v. **Cap. 14**), desafían la limitación de los procesos fisiológicos a la definición anatómica tradicional de segmento. Engel *et al.* concluyen que ya no existe ninguna razón para separar científicamente la terapia de campo interferente de la terapia segmentaria, ya que con los nuevos descubrimientos neuroanatómicos y neurofisiológicos, en principio, a menudo no hay diferencia clínica entre ellos.

Gracias a las **vías reflejas autónomas** (v. **Fig. 10-1**), las señales sensoriales relacionadas con la postura de pie provocan una vasoconstricción mediada por neuronas simpáticas, lo que ayuda a mantener la presión arterial, evita la acumulación de sangre en las extremidades inferiores y asegura una adecuada perfusión del cerebro y otros órganos vitales. La estimulación nociceptiva puede desencadenar un aumento reflejo de la frecuencia cardíaca, la presión arterial y otras respuestas típicas de la activación simpática. Otro ejemplo interesante es que se ha observado que, durante la alimentación en un lactante, la estimulación de la región perioral activa el sistema parasimpático, lo que facilita la digestión y reduce la actividad simpática, promoviendo así el crecimiento y desarrollo del niño.

Los problemas pueden surgir cuando los reflejos autónomos se alteran o cuando la hiperactivación de estas vías aumenta excesivamente la actividad parasimpática o simpática. En tales casos suele producirse una activación compensatoria del sistema opuesto, lo que incrementa el riesgo de disfunciones viscerales.

EXPRESIÓN SOMÁTICA DE PROCESOS EMOCIONALES

Las emociones tienen una influencia directa en nuestro cuerpo, mediada principalmente por el sistema nervioso autónomo y el sistema endocrino (v. **Cap. 13**). Estos sistemas traducen los estados emocionales en cambios físicos observables, tanto en funciones viscerales o sistémicas como somáticas. Por ejemplo, el estrés puede llevar a un aumento de la tensión arterial o acelerar la frecuencia cardíaca, mientras que un miedo intenso puede desencadenar respuestas involuntarias como la micción o la defecación.

A nivel somático, las emociones pueden manifestarse en diversas zonas del cuerpo a través de sensaciones distintas, como tensión, dolor o presión. Estas sensaciones se presentan habitualmente en áreas como el pecho, el epigastrio, la zona temporomandibular y la región cervical.

Aunque algunas de estas respuestas pueden tener su origen en determinados segmentos de la médula espinal (metámeras), su expresión clínica a menudo se extiende más allá de estos límites, lo que evidencia la complejidad de los mecanismos neurológicos involucrados.

En estos casos, el reflejo segmental juega un papel fundamental en la elaboración de un tratamiento personalizado. La historia clínica del paciente proporciona información valiosa sobre las áreas y sistemas con mayor afectación por la manifestación emocional, y mediante la palpación se pueden identificar de manera más precisa y específica los puntos óptimos para la administración de anestésico local.

Cabe mencionar que las emociones también influyen en el control neuromuscular de la postura, un proceso que involucra componentes segmentarios, suprasegmentarios y centrales del sistema nervioso. Esta influencia no solo se limita a áreas específicas, sino que afecta a la postura y la función muscular en general.

IMPLICACIONES TERAPÉUTICAS

Según el conocimiento actual, la porción terapéuticamente relevante es el **arco reflejo autónomo**, ya que la piel, el periostio, la fascia y los músculos están inervados a través de las vías aferentes y eferentes del sistema nervioso simpático, al igual que los órganos internos.

El segmento formulado con fines neuralterapéuticos se basa principalmente en las modalidades de distribución del sistema nervioso simpático. La asociación espinal-segmentaria es posible a través de las conexiones sinápticas con los sistemas somatosensorial y somatomotor.

Las observaciones que representan la respuesta del sistema nervioso somatosensorial después de la estimulación del sistema nervioso autónomo no solo tienen valor diagnóstico, sino que también pueden, en orden inverso, utilizarse para el tratamiento a través de la vía refleja directa o indirecta.

La **evidencia** del efecto realizado principalmente a través de la estimulación simpática la proporciona el hecho de que se utiliza un anestésico local (por ejemplo, procaína al 0,5 %), que tiene poca influencia sobre el sistema nervioso somático debido a su débil efecto, pero que puede interrumpir el sistema nervioso simpático menos aislado y, por lo tanto,

Tabla 31-1. Inyecciones terapéuticas en función de la inervación segmentaria de las vísceras de tórax, abdomen y pelvis

Órgano	Segmento torácico, lumbar y sacro	Segmento de hombro C3/C4	Trigémino
Corazón	T1-T6 izquierdo	C3-C4 izquierdo	V1, V2, V3 izquierdo
Pulmones, bronquios	T3-T9 bilateral	C3-C4 bilateral	V1, V2, V3
Esófago	T5-T6 bilateral		V1, V2, V3
Estómago	T5-T9 izquierdo	C3, C4 izquierdo	V1 (V2, V3) izquierdo
Intestino delgado y colon ascendente	T9-L1	C3-C4	V1, V2, V3
Colon descendente y recto	T12-L3 y S2-S5		
Hígado y vesícula biliar	T7-T11 derecho	C3-C4 derecho	V1 derecho
Páncreas	T8 izquierdo	C3-C4 izquierdo	
Bazo	T8-T9 izquierdo	C3-C4 izquierdo	
Riñones y uréteres	T9-L2 homolateral	C3-C4 homolateral	
Vejiga	T11-L2 bilateral y S2-S5 bilateral		
Ovarios y anejos Testículos y epidídimo	T11-L3		
Útero y próstata	T11-L3 y S2-S5		
Mama	T4-T6		

Adaptada de: Fischer L, 2019.

es más sensible en su estimulación. Clínicamente, a nivel local, tras la inyección con anestésico local en bajas dosis no hay anestesia ni parálisis motora, sino solo sensación de calor por hiperemia.

De este modo, en terapia neural se busca influir en las patologías orgánicas a través de los segmentos vertebrales relacionados, su inervación orgánica, sus dermatomas, referencias articulares y áreas musculares, tal como se detalla en la **tabla 31-1**. Las inyecciones de anestésico local en los segmentos metaméricos pueden formar parte de cualquier tratamiento neuralterapéutico, teniendo siempre en cuenta la historia de vida del paciente, que incluye una anamnesis y una exploración.

Las inyecciones con anestésico local en las diferentes estructuras que conforman un segmento suelen ser efectivas para aliviar el dolor, potenciar la circulación gracias a su efecto vasodilatador, promoviendo la regeneración y el trofismo, relajar la tensión miofascial mediante su efecto espasmolítico y regular tanto las secreciones exocrinas como endocrinas por intensificación del tono parasimpático. Es importante subrayar que estos efectos son el resultado de una acción terapéutica, y no anestésica.

> Además del componente clásico, el concepto de segmento empleado en terapia neural incluye el componente autónomo, que es responsable de regular el suministro de todos los tejidos, incluidos los nervios periféricos (*vasa nervorum*), los ganglios (*vasa* ganglionares) y la médula espinal.

Todas las estructuras que son inervadas por el sistema nervioso simpático se utilizan para aplicar la terapia. Estas incluyen:

- Piel.
- Tejido subcutáneo.
- Musculatura.
- Tendones.
- Ligamentos.
- Tejido capsular.
- Periostio.
- Pleura.
- Peritoneo.
- Espacio peridural.
- Nervios periféricos.
- Sistema vascular.
- Ganglios simpáticos y parasimpáticos.

Con la aplicación segmental de la terapia neural se prioriza la interconexión transversal y suprasegmentaria entre los diferentes componentes del segmento metamérico; sin embargo, también es esencial considerar las interconexiones neurovegetativas propias de cada área, lo que se conoce como *zonas de proyección*, y las particularidades de la forma de reaccionar de la musculatura (sintomatología seudorradicular, cadenas musculares, etc.). A pesar de esto, es fundamental mantener una atención exploratoria, diagnóstica y terapéutica individualizada durante la aplicación de la terapia segmental, siempre con una visión integral y holística del paciente.

El tratamiento neuralterapéutico segmental ofrece múltiples posibilidades para influir en una amplia gama de afecciones viscerales y somáticas, a través de la estrecha interconexión simpática entre los órganos internos y los tejidos externos de un modo rápido, seguro y eficaz.

APLICACIÓN TERAPÉUTICA

En los siguientes apartados se detalla la aplicación de la terapia segmentaria.

Material

Principalmente se compone de:

- **Agujas**: la mayoría de las inyecciones en terapias de segmento se pueden efectuar utilizando agujas de 0,4 × 25 (27 G) o 0,3 × 12 (30 G), estas últimas especialmente en pacientes pediátricos. En situaciones específicas, como punciones miofasciales profundas o para nervios espinales de un segmento, se podría necesitar una aguja de 0,4 × 40 (27 G) o 0,6 × 60 (23 G).
- **Jeringas**: se recomiendan jeringas de 3 o 5 cc.
- **Dosis**: en la mayoría de las inyecciones segmentarias, una liberación de 0,3 a 1 mL de procaína al 0,5-1 % es suficiente para cada aplicación. Si se requiere una cantidad mayor, se detallará en el apartado correspondiente a cada técnica.

Para procedimientos específicos, como la administración en un ganglio o un plexo como parte de la terapia segmentaria, se debe utilizar el material adecuado. Para obtener información detallada sobre cada técnica, es aconsejable consultar el capítulo pertinente.

Técnica

Una vez realizada una extensa anamnesis y después de una exploración precisa, es habitual empezar el tratamiento neuralterapéutico con unas inyecciones intradérmicas (pápulas), subcutáneas, miofasciales y/o periarticulares en el segmento por el que se están manifestando los síntomas o que fue el motivo de consulta.

Para identificar los puntos adecuados de inyección basados en reflejos metaméricos segmentales deben explorarse las diferentes estructuras de la metámera:

- **Dermatoma**:
  - Palpación de la piel: identificar variaciones en la sensibilidad, como hipoestesia, disestesias, hiperalgesia y alodinia, en la temperatura, humedad o turgencia.
  - Subcutáneo: mediante el pinzado rodado (v. Cap. 24) identificar áreas de celulalgia, tensión, adherencia, microedema, etc. Es fundamental examinar ambas partes del cuerpo para comparar.
  - Cicatrices: examinar adherencias, cordones fibrosos profundos, alteraciones de sensibilidad y cambios en la coloración más allá de la cicatriz visible.
- **Miotoma**:
  - Identificar tensiones miofasciales.
  - Reconocer posibles acortamientos musculares que limiten la movilidad o generen dolor.
  - Palpar masas musculares en busca de bandas tensas, con o sin puntos dolorosos, y puntos gatillo, que son áreas dolorosas específicas para cada músculo y que pueden irradiar dolor a otras zonas.
- **Esclerotoma**: se palpan tendones, ligamentos, periostio y otros tejidos conectivos.

Desde una perspectiva somatosensitiva, los puntos que se localizan cerca de la columna (hasta unos 10 cm de la línea media) se asocian al ramo posterior del nervio espinal, mientras que los que se encuentran más allá de este rango y en las extremidades se relacionan con el ramo anterior.

En relación con el esclerotoma, los puntos de dolor o alteración que se localicen en apófisis espinosas, ligamentos interóseos y facetas intervertebrales también se asocian al ramo posterior del nervio espinal.

Las inyecciones en la piel del segmento no tienen un patrón fijo. Si bien se basan siguiendo los dermatomas de proyección del órgano en cuestión, se aconseja precisar los puntos mediante una exploración individualizada buscando:

- Puntos de hiperalgesia cutánea.
- Puntos de tensión miofascial o hipertonía muscular.
- Puntos gatillo.
- Cicatrices.
- Adherencias.
- Zonas de edemas.
- Zonas de dilatación vasculares (telangiectasias, varices).
- Zona perivascular (para incidir en las fibras simpáticas perivasculares).
- La faceta, que además de manifestar irritación en la metámera, también es punto de actuación terapéutica (v. Cap. 43).

Cuando hay una afectación visceral, se pueden identificar zonas reflejas específicas dentro de un segmento, pero no necesariamente va a manifestarse en todo el segmento. Por ello es recomendable realizar una exploración detallada para localizar e inyectar los puntos más precisos, evitando aplicaciones indiscriminadas en todo el segmento.

Si la situación requiere un efecto más intenso o si, tanto en la anamnesis como en la exploración, surgen manifestaciones de varios segmentos regulados por un mismo ganglio o plexo, se contempla la inyección en la cercanía a dichos ganglios o plexos que integran el segmento en cuestión. Por ejemplo, si una paciente acude con un herpes zóster en la región torácica derecha tras haber sufrido un episodio broncopulmonar y, según la anamnesis, muestra migrañas recurrentes con predominio derecho y un dolor ocasional en el codo derecho, no solo se localizarán puntos en el segmento torácico durante la exploración, sino que también se considerará la inyección en el área del ganglio estrellado derecho debido a los posibles efectos a nivel segmental somático y visceral en el área hemicraneal, torácica y de la extremidad superior del mismo lado.

Dependiendo del segmento que exprese los síntomas, se consideran las siguientes **inyecciones en las zonas de los ganglios o plexos**:

- Fosa orbitaria (ganglio ciliar): ojo.
- Fosa pterigopalaltina (ganglio esfenopalatino y nervio maxilar): cabeza, cara, boca.
- Fosa infratemporal (ganglio ótico y nervio mandibular): cabeza, oído, boca.
- Zona del foramen yugular (nervios vago, glosofaríngeo y accesorio): cabeza, cuello, tórax, abdomen.
- Zona del ganglio supremo: cabeza, cara.
- Zona del ganglio estrellado: cabeza, cara, tórax, extremidad superior.
- Espacio retroperitoneal (plexo celíaco): abdomen y pelvis.
- Troncal simpático lumbar: extremidades inferiores, abdomen y pelvis.
- Plexo pélvico: pelvis, extremidades inferiores.
- Plexo sacro: pelvis, extremidades inferiores.

Zonas de proyección de los órganos internos

Los síntomas de proyección suelen localizarse y manifestarse como dolor espontáneo o a la presión, hipersensibilidad, aumento de la turgencia cutánea, tensión miofascial, etc.

Como ya se ha descrito, se ha observado que muchos órganos internos se reflejan de forma triple en los segmentos torácicos, de cuello y hombro, y en la región del trigémino.

El área del núcleo espinal del nervio trigémino se extiende hacia los segmentos cervicales superiores C2, posiblemente C3. Hay conexiones con la médula cervical superior, por lo que en el caso de afecciones de los órganos internos, además de las de la zona de captación del trigémino, también pueden producirse tensiones y bloqueos en la zona de la columna cervical superior.

Anteriormente estas conexiones se consideraban eventos de campo de interferencia; sin embargo, con la comprensión neurofisiológica contemporánea ahora se incluyen en el concepto de *segmento ampliado*.

En algunas ocasiones se ha propuesto que las punciones en la piel dorsal podrían ser más efectivas que las ventrales. Esta suposición se basa en que aproximadamente el 80 % de las fibras simpáticas se asocian con la rama dorsal del nervio espinal. Aunque esta teoría tiene un fundamento neuroanatómico, la práctica muestra que una única inyección de anestésico local en un punto reflejo ventral, localizado a través de una palpación específica (como zonas hiperalgésicas o hipertonía miofascial), puede ser igualmente efectiva o incluso más que múltiples inyecciones subcutáneas distribuidas a lo largo de las líneas laterales de la línea interapofisaria. En definitiva, es recomendable identificar individualmente los puntos a inyectar mediante la exploración, sean estos ventrales o dorsales, dérmicos, subcutáneos, fasciales o miofasciales.

Metodología terapéutica

Es importante recordar que el organismo no funciona de manera segmentada; los segmentos metaméricos forman parte de un sistema complejo mayor. Asimismo, el organismo no enferma por partes aisladas; procesos como la inflamación, el dolor y la infección no son locales ni segmentarios. Por lo tanto, el método terapéutico debe reflejar esta lógica.

Las aplicaciones segmentarias deben realizarse siempre desde una perspectiva holística e integral del ser humano.

El empleo de inyecciones de anestésico local en un segmento metamérico no solo ofrece una dimensión terapéutica, sino también diagnóstica. La respuesta posterior a estas inyecciones orienta sobre el origen y la naturaleza de los síntomas del paciente desde una perspectiva neuralterapéutica.

Respuestas clínicas tras la inyección en el segmento metamérico y su interpretación (v. Cap. 19 para más información sobre las reacciones al tratamiento con terapia neural):

1. Después de la inyección se observa una notable mejoría o completa desaparición de los síntomas que perdura al menos 1 día (o unas horas), pero los síntomas vuelven, aunque en menor intensidad.
2. Inicialmente hay una significativa mejoría o desaparición de los síntomas, que son seguidos por un repunte de mayor intensidad durante 1-3 días, para después mejorar nuevamente.
3. Se registra una mejoría sustancial y duradera justo después del tratamiento.
4. Aunque se nota una mejora inicial o desaparición temporal de los síntomas, estos resurgen con igual o mayor intensidad, regresando finalmente al estado previo al inicio del tratamiento al cabo de unos días.
5. No se detecta ningún cambio o mejora tras las inyecciones en el segmento.
6. Los síntomas se agravan inmediatamente tras las inyecciones.
7. Los síntomas se intensifican horas o días después de la intervención, manteniendo este empeoramiento por un período prolongado.

En los tres primeros escenarios, reiterar las inyecciones en el segmento correspondiente podría conducir a una recuperación gradual hasta que el paciente se sienta completamente aliviado. La frecuencia de los tratamientos posteriores se determinará principalmente por la intensidad y evolución del caso, entre otros aspectos. Si después de un tratamiento se logra una recuperación total, no se requiere una intervención profiláctica adicional, a menos que vuelvan a surgir las molestias.

Para los casos 4 y 5 podría considerarse la aplicación de un nuevo tratamiento segmental. A veces, aunque la respuesta al primer tratamiento es apenas perceptible tanto para el paciente como para el profesional, reiterar la intervención neuralterapéutica podría iniciar el proceso de recuperación. No obstante, es imprescindible revalorar la historia de vida y la exploración para decidir si se repite el mismo segmento o bien se inyecta en otras áreas.

El escenario 6 puede indicar la presencia de una patología aguda en el área local o en el órgano interno relacionado con el reflejo segmental, o que surgieron complicaciones tras la inyección. En ambas situaciones se requiere de una evaluación inmediata para determinar un diagnóstico y plan de tratamiento médicos adecuados.

En cuanto al punto 7, este podría manifestarse cuando existe una lesión latente que se agudiza tras reactivar el circuito reflejo. Por ejemplo, la presencia de una infección o tumor que agrava los síntomas postinyección en el segmento. Estas señales de alerta pueden contribuir a un diagnóstico médico más preciso. Sin embargo, también es posible que este escenario indique la presencia de un campo interferente que bloquea la respuesta al estímulo mediante sus conexiones neuroanatómicas. Esto significa que, aunque el cuerpo inició una reacción conforme a los mecanismos explicados, un gatillo neuromodulador irritativo alejado del segmento inyectado está impidiendo que esta reacción prosiga, manteniendo o intensificando el dolor o la inflamación. En este caso en importante la búsqueda de dicho campo interferente a través de un estudio profundo de la historia clínica y la exploración.

Historia de vida

Una paciente acudió por complicaciones postoperatorias tras un reemplazo de rodilla 3 meses atrás. Después de tratarse con inyecciones dérmicas alrededor del segmento de la rodilla con procaína al 0,5 %, experimentó un aumento del dolor, inflamación y disfunción 24 horas después; sin embargo, 3 días más tarde tuvo una mejora significativa al ser tratada con el mismo anestésico local, pero esta vez en la cicatriz de una apendicectomía realizada 20 años antes. En este caso es probable que esa cicatriz esté vinculada no solo con las complicaciones postoperatorias, sino también con el dolor de rodilla que presentaba antes de la cirugía.

PUNTOS CLAVE

- La metamerización del organismo muestra la conexión entre segmentos específicos de la médula espinal y las regiones del cuerpo que inervan.
- Desde una perspectiva horizontal, cada segmento medular interrelaciona dermatomas, miotomas, esclerotomas y viscerotomas a través de reflejos aferentes y eferentes. Desde una perspectiva vertical, cada segmento se comunica con distintos niveles medulares, el tronco encefálico y centros superiores, con el sistema nervioso simpático desempeñando un papel clave en estas interconexiones.
- La función integradora de información a nivel metamérico se basa en fenómenos como los reflejos viscerocutáneos, la convergencia viscerosomática (base funcional del dolor somático referido) y el acoplamiento simpático aferente.
- Las inyecciones de anestésico local brindan diversas posibilidades para influir de manera rápida, segura y eficaz en una amplia gama de afecciones viscerales y somáticas mediante la interconexión simpática entre órganos y tejidos externos.

BIBLIOGRAFÍA

Alkadhi KA, Alzoubi KH, Aleisa AM. Plasticity of synaptic transmission in autonomic ganglia. Prog Neurobiol. 2005;75(2):83-108.

Barop H. Textbook and atlas of neural therapy: diagnosis and therapy with local anesthetics. 1ª ed. Stuttgart: Thieme; 2017.

Barrett LF, Simmons WK. Interoceptive predictions in the brain. Nat Rev Neurosci 2015;16:419-29.

Engel R, Barop H, Giebel J, Ludin SM, Fischer L. The Influence of Modern Neurophysiology on the Previous Definitions of "Segment" and "Interference Field" in Neural Therapy. Complement Med Res. 2022;29(3):257-67.

Fischer L. Neuraltherapie. Neurophysiologie, Injektiontechnik, Therapievorschläge. 5ª ed. Stuttgart: Thieme; 2019.

Ganzel BL, Morris PA, Wethington E. Allostasis and the human brain: Integrating models of stress from the social and life sciences. Psychol Rev. 2010 Jan;117(1):134-74.

Hall JE, Hall ME. Guyton y Hall. Tratado de fisiología médica. 12ª ed. Elselvier; 2011.

Langman J. Embriología médica. 12ª ed. Filadelfia: Lippincott Williams & Wilkins; 2012.

Maigne R. Manipulaciones: columna vertebral y extremidades. Madrid: Norma; 1985.

McEwen BS, Gianaros PJ. Stress- and allostasis-induced brain plasticity. Annu Rev Med. 2011;62:431-45.

Miranda AL, Berna L, Moyano A, Navarrete, JM. Experiencia del bloqueo paravertebral en sensibilización espinal segmentaria. Dolor. 2008;17(50): 32-4.

Navarro K, Pinilla L. Los aportes de Henry Head a las bases neuroanatómicas y fisiológicas de la terapia de segmento. Médicas UIS. 2013;26(3):33-44.

Schulkin J, editor. Allostasis, Homeostasis, and the Costs of Physiological Adaptation. Washington DC: Georgetown University; Cambridge University Press; 2004.

Schünke M, Schulte E. Prometheus. Texto y atlas de anatomía. Tomo 3. 2ª ed. Madrid: Editorial Médica Panamericana; 2010.

Sterling P. Predictive regulation and human design. Elife. 2018 Jun 29;7: e36133.

Rabah E. Bloqueos terapéuticos en dolor mantenido por el simpático. El Dolor. 2003;42:10-6.

Redolar Ripoll D (Dir.). Neurociencia cognitiva. 2ª ed. Madrid: Editorial Médica Panamericana; 2013.

Snell RS. Neuroanatomía clínica. 5ª ed. Madrid: Editorial Médica Panamericana; 2003.

Vidal J (Dir.). SED. Manual de medicina del dolor. 1ª ed. Madrid: Editorial Médica Panamericana; 2016.

Weinschenk S. Handbuch Neuraltherapie. Therapie mit Lokalanästhetika. 2ª ed. Stuttgart: Thieme; 2020.

Campo interferente o desencadenante neuromodulador en la práctica clínica

32

D. Vinyes y E. C. Garzón Fuentes

INTRODUCCIÓN

El concepto de *campo interferente*, más conocido actualmente como *desencadenante neuromodulador* (DNM) (v. Cap. 14), es, quizá, una de las contribuciones más significativas que la terapia neural aporta a la medicina y debería estar presente en todas las sesiones de este arte. Debe mantenerse una constante atención a cualquier señal que emerja en el diálogo entre cada estímulo neuralterapéutico, la expresión sintomática general del paciente y aquella que se pueda asociar a su sistema nervioso autónomo (SNA). Existen diversos aspectos esenciales para entender y aplicar la terapia neural –como el conocimiento de la función autorreguladora del sistema psiconeuroinmunoendocrino (PNIE), el efecto terapéutico de los anestésicos locales, la relevancia de la historia de vida, el examen físico y la palpación en el diagnóstico médico; así como la importancia de la relación médico-paciente, la participación activa del paciente en su propio cuidado y tratamiento, y la interacción entre el proceso salud-enfermedad y los factores sociales, económicos, ambientales y culturales–. Muchos de estos elementos, aunque abordados de manera distinta, se comparten con otras disciplinas médicas y sociológicas. En cambio, el concepto de *campo interferente*, y especialmente su tratamiento eficaz con bajas dosis de anestésico local, basado en la experiencia acumulada durante más de ocho décadas por miles de médicos, es una aportación única de la terapia neural. Por ello, resulta fundamental continuar trabajando para demostrar su eficacia, de manera que toda la comunidad científica y médica pueda reconocerlo e integrarlo en su formación y práctica diaria, en beneficio de la salud pública.

En este capítulo se abordará la práctica clínica de la terapia neural centrada en el campo interferente: cómo sospechar su presencia, cómo tratarlo y qué reacciones pueden observarse. Es importante recalcar que aún queda mucho por descubrir en este ámbito y que lo que se explicará a continuación se basa en la experiencia clínica acumulada por varios autores.

Para una mejor comprensión de este capítulo, se recomienda leer previamente los capítulos del apartado de neurofisiología integrativa, especialmente el capítulo 14. Además, es fundamental revisar los capítulos dedicados a la historia de vida, observación y palpación (v. Caps. 23 y 24, respectivamente). El capítulo sobre reacciones a la terapia neural (v. Cap. 19) complementa algunos de los aspectos que también se tratarán aquí. Asimismo, las diferentes técnicas para tratar los campos interferentes se explican en el capítulo de inyecciones básicas (v. Cap. 30) y en los capítulos de la tercera parte de este libro, *Técnica de inyección y sugerencias*.

Finalmente, cabe destacar que, dada la gran importancia y frecuencia de los campos de interferencia de origen bucodental, el próximo capítulo (v. Cap. 33) estará dedicado íntegramente a esta área.

GENERALIDADES

Ferdinand Huneke describió por primera vez el concepto de *campo de interferencia* (*Störfeld*) en 1940, tras observar un **fenómeno en segundos** (*Sekundenphänomen*): el dolor y la disfunción en el hombro de una paciente desaparecieron instantáneamente después de inyectar procaína en una antigua cicatriz de osteomielitis en su pierna. Esto ocurrió después de que los tratamientos previos con inyecciones de procaína a nivel periarticular del hombro no hubieran mejorado el dolor en la zona, pero sí desencadenaron la reaparición de síntomas antiguos en la cicatriz de la pierna. Esta observación fue fundamental para el desarrollo de la terapia neural, tal como se conoce hoy día.

Aunque otros médicos como François Magendie y Samuel Mitchell ya habían observado que las lesiones en el sistema nervioso podían provocar procesos neurodistróficos en otros tejidos, y que Pässler y Hunter habían reportado repercusiones remotas originadas en focos sépticos dentarios, e incluso Leriche había documentado el cese inmediato del dolor generalizado tras infiltrar procaína en una cicatriz quirúrgica, la diferencia con los hermanos Huneke radica en que ellos fueron quienes extrajeron conclusiones terapéuticas a partir de estas observaciones. Experimentaron clínicamente y, ante la consistencia de sus hallazgos, tomaron la decisión de comunicarlo y expandirlo aun en contra de muchas adversidades, enfrentándose muchas veces al *statu quo*.

Los estudios contemporáneos de Ricker, Pischinger, Kellner, Stacher, Siegen, Bergman y especialmente de Speransky, proporcionaron hallazgos histológicos, fisiológicos y clínicamente objetivables que sustentaban a la posible existencia del campo de interferencia y su efecto. Posteriormente, Adler hizo una gran aportación con el libro publicado en 1977: *Enfermedades generales causadas por campos de irritación del sistema neuro-vegetativo producidas por problemas dentales y amigdalares (ámbito del trigémino). Diagnóstico y terapia (Störfeld und Herd im Trigeminusbereich: Ihre Bedeutung für die ärztliche und zahnärztliche Praxis*). La historia de los campos interferentes se explica más detalladamente en los capítulos 2 y 14.

Históricamente, los términos *foco*, *foco irritativo* o *punto focal* se han confundido o usado como sinónimos de campo interferente; sin embargo, aunque en muchas ocasiones un foco puede convertirse en un DNM o actuar como tal, no siempre es así.

Un foco hace referencia a una alteración estructural crónica del tejido, detectable a través de métodos anatómicos, histológicos, bioquímicos, microbiológicos o radiológicos, como una inflamación crónica, una infección o una cavitación, entre otros. Aunque en la mayoría de los casos es clínicamente asintomático, un foco puede causar síntomas locales o en áreas circundantes.

En las últimas décadas se han publicado en revistas científicas médicas diversos casos y series de casos que describen cómo algunos pacientes han experimentado una mejoría significativa en su dolor crónico o en una afección sistémica tras la inyección de procaína en un campo de interferencia. Sin embargo, no se conocen estudios que demuestren un método diagnóstico preciso para localizar estos DNM ni se ha establecido una evidencia clara de su relación con los síntomas a distancia. Como resultado, en la comunidad científica no se ha generado un interés significativo en desarrollar un tratamiento para algo que aún no se comprende plenamente.

A medida que los conocimientos en neurociencia han avanzado, la definición de campo interferente también ha evolucionado. Los campos de interferencia (DNM) deben considerarse desde una perspectiva multisistémica, lo que va más allá del importante papel que desempeña el SNA en la fisiopatología de estas lesiones. Hoy en día se entienden como lesiones que provocan múltiples respuestas debido a su impacto desadaptativo sobre las funciones reguladoras del sistema PNIE.

En consecuencia, se puede definir un campo interferente como cualquier área del organismo que se encuentra en un estado sostenido de estructura o función patológica, habitualmente con tensión, inflamación o estrés crónicos, que, aunque sea asintomática o que presente síntomas mínimos a nivel local, genera una sobrecarga alostática capaz de desencadenar o mantener manifestaciones patológicas en otra parte del cuerpo, actuando como un DNM que altera la regulación del sistema PNIE, en el cual –hasta donde se conoce actualmente– el SNA juega un papel fundamental en la perpetuación de la disfunción.

PREMISAS DEL CAMPO INTERFERENTE

Cualquier lesión o alteración estructural en el cuerpo, sin importar su tamaño o localización, tiene el potencial de convertirse en un DNM, lo que podría generar una o múltiples manifestaciones clínicas.

Un campo interferente puede desencadenarse por diversas causas, incluyendo factores psicológicos (mentales o emocionales), tóxicos (ambientales o alimentarios), electromagnéticos o geopáticos.

Cualquier proceso patológico puede tener uno o más DNM que contribuyan a su aparición o mantenimiento, y estos pueden estar asociados a la desregulación del sistema PNIE.

Una lesión o alteración preexistente, como una cicatriz o una endodoncia, podría no comportarse como un DNM hasta que otros factores (por ejemplo, un estrés emocional o una infección) debiliten el sistema PNIE, desestabilizando su capacidad de mantener el equilibrio funcional. Este fenómeno se ajusta a la teoría de Speransky del primer golpe (irritación primaria que permanece en la memoria del organismo) y segundo golpe (un nuevo estímulo que activa la irritación latente) (v. **Caps. 10** y **14**).

El tratamiento de un DNM mediante la inyección de anestésico local, cirugía u otros métodos puede restablecer la capacidad funcional del organismo; sin embargo, este tratamiento puede no ser definitivo, ya que otros campos interferentes o factores perturbadores pueden reactivar las memorias irritativas (segundos golpes).

La cantidad o concentración de anestésico local no es tan determinante como la precisión en su aplicación, que debe estar lo más cerca posible del DNM activo.

Los motivos por los que la procaína es el anestésico local de primera elección se explican en los capítulos 10, 15, 16 y 17.

La inclinación de la aguja al inyectar no afecta al efecto de la terapia neural, aunque en algunos casos es importante por motivos anatómicos o de seguridad para alcanzar la estructura deseada y evitar lesiones.

La mejoría rápida y evidente tras la inyección en un campo interferente confirma que esa zona estaba actuando como un DNM, independientemente de la duración o magnitud de la mejora. Si los síntomas regresan, podría deberse a la reactivación del campo interferente en el mismo lugar o a la presencia de otros campos interferentes que afectan a la capacidad funcional del organismo.

Aunque en muchos casos la repetición de la inyección en el mismo DNM tiende a proporcionar una mejoría más duradera, las respuestas no siempre son consistentes debido a la singularidad de cada situación y a la interacción de otros factores irritativos, siendo importante retomar la historia de vida para volver a guiar las posibles decisiones terapéuticas.

La falta de mejoría inmediata tras la inyección en un posible campo interferente no necesariamente lo descarta, ya que los efectos podrían no ser perceptibles al principio, pero sí podrían manifestarse gradualmente con el tiempo.

Incluso si una sola inyección no provoca mejoría, eso no significa que la zona no sea un DNM. En algunos casos se requiere una repetición del tratamiento para observar una respuesta clínica. Si la historia de vida sugiere fuertemente que una zona es un campo interferente, es recomendable insistir en su tratamiento con anestésico local, a menos que haya una exacerbación de los síntomas sin una mejora posterior, en cuyo caso se debe sospechar la presencia de otros posibles campos interferentes.

TIPOS DE CAMPO INTERFERENTE

El concepto de *campo interferente* es dinámico y ha evolucionado a lo largo de la historia, adaptándose a los distintos

contextos geográficos, históricos y científicos, así como a las herramientas explicativas disponibles en cada época. Al hablar de los tipos de campo interferente, en este capítulo no hace referencia a categorías fijas, sino a puntos de referencia que permiten sospechar o identificar su presencia.

Aunque algunos autores, basándose en observaciones clínicas, han mencionado porcentajes relativos a la localización de los campos interferentes en zonas corporales específicas, este capítulo no se centrará en tales porcentajes. Estas frecuencias son variables y en muchas revisiones no se han examinado todos los segmentos o áreas corporales. Además, hay que considerar otros campos interferentes que pueden tener origen en el sistema fascial, en la alteración de la tensegridad debido a posturas o actividades ocupacionales irritantes, o incluso aquellos en los que no se detecta una causa orgánica clara, como los relacionados con sobrecargas psicológicas o emocionales, o la interacción nociva con el entorno.

Dentro de este marco de dinamismo y plasticidad del organismo, la probabilidad de que se genere o active un campo interferente depende de cómo el cuerpo, en un momento dado, procese la información que se origina a partir de un estímulo irritativo. Es posible que el organismo lo integre de manera funcional (sin interferencia) o disfuncional (generando interferencia). Este proceso dependerá tanto de las características del estímulo (intensidad, frecuencia, tipo, magnitud, contexto) como del estado del organismo que lo recibe y procesa, lo que se conoce como *terreno*.

Es por ello por lo que es probable que existan DNM aún por descubrir, que dependerán de los diferentes desafíos que cada organismo deba asumir y de las herramientas que tenga para gestionarlos.

Dado que se ha observado con frecuencia que los DNM se localizan en la región bucodental, estos se abordan en capítulos específicos (v. Caps. 27 y 28) y, de manera más detallada, en el capítulo 33. A continuación se describen otros tipos de campos interferentes que, debido a su prevalencia, también pueden ser relevantes.

Lesiones

Cualquier lesión física, sin importar su gravedad aparente, desde una caída de la bicicleta en la infancia hasta un traumatismo grave por un accidente, tiene el potencial de convertirse en un DNM. Esto depende de cómo el organismo integre la lesión en su sistema de memoria e información. El contexto emocional en el que ocurre la lesión también puede ser un factor determinante en este proceso.

Infecciones

Es probable que muchos de los DNM estén asociados a inflamaciones crónicas vinculadas con infecciones recurrentes o persistentes, como pulpitis, osteítis mandibular, faringitis, sinusitis, cistitis, prostatitis crónicas o enfermedades de transmisión sexual, entre otros ejemplos.

Además de las infecciones odontológicas, que se abordan en los capítulos 33 y 36, destacan las de origen faringoamigdalar (Fig. 32-1), sinusal, ótico, broncopulmonar, genitourinario y gastrointestinal.

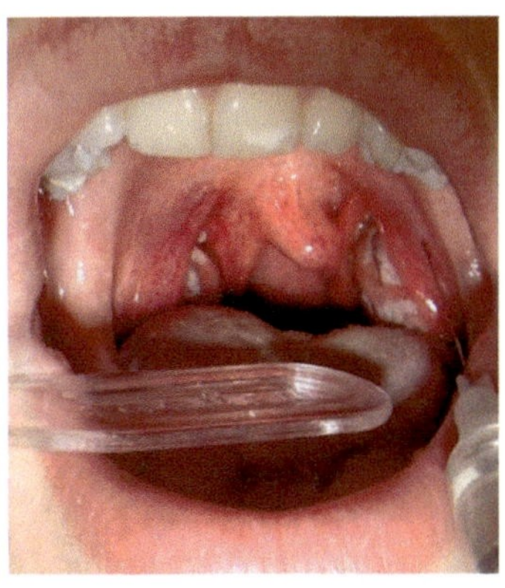

Figura 32-1. Inyección submucosa con procaína en el arco palatogloso (pilar amigdalino anterior), en paciente con amigdalitis pultácea.

Por tanto, resulta esencial realizar una búsqueda minuciosa de antecedentes y síntomas, tanto presentes como pasados, que el paciente no haya reportado espontáneamente. A menudo, estas infecciones pueden haber sido normalizadas por la persona afectada, olvidadas o consideradas irrelevantes en su contexto actual, ya sea debido a la sutileza de sus manifestaciones, a su aparente desconexión con los síntomas actuales o a factores culturales o sociales que influyen en su percepción.

Cicatrices

En la historia de vida de cualquier paciente, es fundamental indagar sobre sus cicatrices, independientemente de su origen.

Cualquier cicatriz puede convertirse, o no, en un DNM, independientemente de su tamaño, profundidad, morfología (hipertrófica, queloide) o propiedades sensoriales (hormigueo, prurito, tirantez, sensibilidad al clima).

Sin embargo, ciertas características pueden aumentar la probabilidad de que una cicatriz esté actuando como un DNM:

- **Contexto traumático**: la cicatriz se formó tras un episodio traumático, ya sea físico o emocional, como un accidente, una agresión o una cirugía complicada.
- **Cicatrización complicada**: se presentaron complicaciones durante la curación, como infecciones, cicatrización lenta o reapertura de la herida.
- **Cicatriz sintomática o patológica**: la cicatriz es hipertrófica, queloide, retráctil, atrófica, dolorosa, pruriginosa, sensible o con pérdida de sensibilidad.
- **Percepción estética**: el individuo percibe la cicatriz como perturbadora a nivel estético, lo cual puede generar una carga emocional adicional.

Entre las cicatrices que más frecuentemente actúan como DNM cabe destacar las de amigdalectomía (Fig. 32-2) –a menudo ocurridas en un contexto de gran carga emocional en la infancia– y las digestivas –como las de apendicectomía–. Otras cicatrices comunes, pero que a menudo pasan desapercibidas en la historia de vida, incluyen las de vacunas,

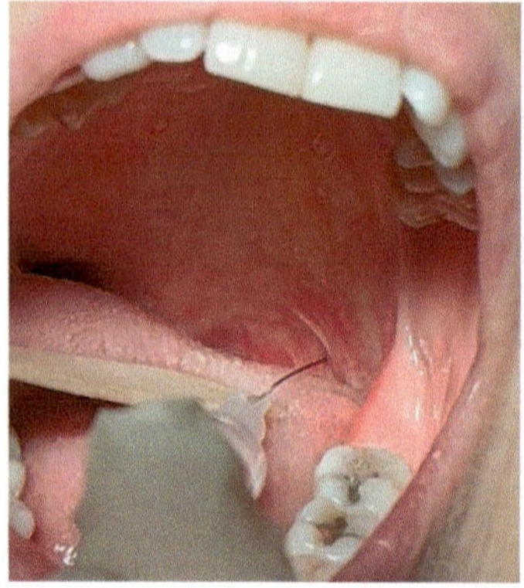

Figura 32-2. Inyección submucosa con procaína en cicatriz de amigdalectomía.

episiotomías, cirugías plásticas, caídas en la infancia y quemaduras. Por tanto, es importante preguntar explícitamente por ellas y tenerlas en cuenta durante la observación.

Cuando el tratamiento de un foco que se sospecha actúa como un DNM requiere una intervención quirúrgica, se espera que esta pueda contribuir a la eliminación del foco. Sin embargo, la lesión producida por la cirugía, junto con la inflamación y el proceso natural de cicatrización que implica la reparación de un tejido crónicamente alterado, podrían perpetuar la irritación o la disfunción tisular. En estos casos, se recomienda inyectar anestésico local directamente en la zona de la cicatriz recién formada y continuar el seguimiento clínico con posibles inyecciones adicionales, tanto locales como segmentales, si los síntomas persisten, además de estar atentos a la aparición de viejos o nuevos síntomas.

El hecho de que los síntomas no desaparezcan inmediatamente después de la cirugía no significa necesariamente que el foco no fuera un campo interferente; requiere un tiempo de evolución y tratamiento neuralterapéutico para valorar su actividad como posible DNM.

Desequilibrio oclusal y funcional del aparato masticatorio

En el capítulo 27 se explica la importancia del aparato masticatorio en la salud general y su papel como causa de diversas manifestaciones clínicas, considerando tanto la oclusión como su función.

Tratamientos odontológicos

En los capítulos 28 y 33 se explica cómo diagnosticar y tratar los posibles campos interferentes derivados de los tratamientos odontológicos, como los metales o las endodoncias.

Campos interferentes de preponderancia psicológica, emocional o social

El campo de lo mental y emocional es un área vasta, compleja y controvertida en la que se ha teorizado desde diferentes experiencias y enfoques conceptuales y epistemológicos a lo largo de la historia. Si bien desde la antigüedad, con Hipócrates y Galeno ya existía la certeza de que la salud estaba influenciada tanto por las emociones como por los contextos, sociales, del entorno, cuidado o de la alimentación, en la historia más reciente de occidente; con René Descartes, se plantea una división y casi separación, aunque interrelacionada, entre la mente y el cuerpo. A pesar de que esta concepción dualista ha tenido una gran influencia en la práctica médica occidental, en las últimas décadas desde la neurociencia se vienen investigando los mecanismos de interacción mente-cuerpo, en los que el SNA juega un papel central, facilitando la manifestación física de los estados emocionales. Este aspecto se aborda con mayor profundidad en el capítulo 13.

Por otro lado, también se ha investigado cómo los diferentes contextos socioculturales influyen en la percepción de las enfermedades y cómo se conceptualizan, experimentan y tratan. Este tema se desarrolla en los capítulos 55, 56 y 57.

En terapia neural, la configuración de la noción de campo interferente se basa en la idea de que los aspectos que contribuyen al proceso de enfermar son mucho más complejos que la mera interacción causal de los factores de riesgo clásicos. El organismo no opera ni se ve afectado de manera segmentada, sino que actúa como una totalidad viviente, una unidad integral en la que el SNA está implicado tanto en el proceso de enfermar como en el de sanar.

Ferdinand Huneke, en su obra *El testamento de un médico*, cita a Max Planck para ilustrar esta visión: «Los procesos del cuerpo y del alma no son diferentes; son los mismos procesos, solo observados desde dos perspectivas distintas».

Para identificar posibles campos interferentes o DNM es fundamental establecer un diálogo que permita una comprensión más profunda del mundo afectivo y emocional del paciente, así como de sus relaciones familiares y comunitarias, ya que es en este contexto donde pueden detectarse patrones de sobrecarga emocional o disrupciones sociales que podrían estar actuando como irritantes en su estado de salud.

Crear un ambiente de confianza permite una comunicación clara y abierta, consciente de que existen diferencias culturales en la percepción del cuerpo, los papeles sociales y la salud. Por ejemplo, en algunas culturas los síntomas asociados a trastornos menstruales, episiotomías, desgarros vaginales posparto o manifestaciones emocionales relacionadas con la maternidad tienden a ser normalizados o ignorados por temor a la estigmatización. Estos factores pueden ser omitidos durante la reconstrucción de la historia de vida del paciente, a menos que se indague en ellos activamente.

Asimismo, síntomas recurrentes como flatulencias, estreñimiento, digestiones irregulares o eructos frecuentes suelen considerarse normales, cuando en realidad podrían indicar un problema subyacente, una irritación crónica o incluso la presencia de un campo interferente.

Interferencias de origen tóxico, alimentario, electromagnético o geopático

Más que campos interferentes en el sentido estricto, estos factores pueden considerarse elementos que, por un lado, debilitan, sobrecargan o desestabilizan el sistema PNIE y, por otro, actúan como potenciales obstáculos para la recuperación del equilibrio funcional y la curación. Aunque en esta obra no se profundiza en estos temas, se considera importante destacar su relevancia, ya que la exposición crónica a toxinas, tóxicos o irritantes de origen alimentario, radiación electromagnética o anomalías geopáticas puede alterar significativamente los procesos de autorregulación del cuerpo y su capacidad de enfrentarse a diferentes desafíos.

DIAGNÓSTICO DEL CAMPO INTERFERENTE

A lo largo de un siglo, la experiencia acumulada por miles de terapeutas neurales ha permitido desarrollar unos criterios útiles para sospechar cuándo una lesión podría estar actuando como un DNM.

La historia de vida del paciente es la principal herramienta para identificar posibles campos interferentes.

Sin embargo, aún no se ha encontrado un método preciso para diagnosticar si una zona lesionada del cuerpo se comporta como un campo interferente antes de aplicarle un anestésico local.

Solo una mejoría significativa, evidente y generalizada tras la inyección del anestésico local en la zona afectada puede confirmar que esa área estaba funcionando como un DNM. Por esta razón, hasta la fecha el diagnóstico de un campo interferente solo puede realizarse retrospectivamente.

Por lo tanto, gran parte de la anamnesis en una sesión de terapia neural se centra en la búsqueda activa de posibles campos interferentes. En esa dirección, además de formular al paciente las preguntas habituales que se detallan a continuación, el profesional debe estar atento a otras formas de comunicación, como la observación, la palpación y las señales no verbales, que también pueden aportar una valiosa información (v. Cap. 24).

En algunos pacientes, los posibles campos interferentes se identifican en los primeros minutos de comenzar la historia de vida, mientras que en otros se pueden requerir varias sesiones para detectarlos, siendo muchas veces la evolución de la sintomatología o la aparición de síntomas antiguos, que en ocasiones la persona ni recordaba, las que hacen sospechar de su existencia. Incluso en algunos casos, a pesar de sospechar su existencia, no se logran encontrar.

La experiencia sugiere que un DNM tiende a causar más manifestaciones clínicas en las siguientes áreas:

- **Su zona anatómica directa**: por ejemplo, una lesión antigua en el antebrazo (fractura, cicatriz, infección, traumatismo, etc.) involucrada en una rizartrosis, una tendinitis del supraespinoso o un dolor dorsoescapular o cervical.
- **Su área de inervación vegetativa común**: siguiendo con el ejemplo de la lesión en el antebrazo, las manifestaciones más directas a través de la inervación simpática del ganglio estrellado aparecerían con mayor frecuencia en la misma extremidad, así como en la zona de la cabeza, cuello y hemitórax del mismo lado.
- **Su lateralidad**: una lateralidad clara de los síntomas sugiere la presencia de un DNM, especialmente en el área bucodental, y más aún si afecta a la oclusión o la postura.

Sin embargo, estas pautas son orientativas para sospechar un campo interferente, y no categóricas ni excluyentes. Un DNM puede generar patología en su proximidad, en su propia extremidad, en su cuadrante o en el lado afectado, aunque también en áreas distantes del cuerpo.

Historia de vida dirigida al campo interferente

En terapia neural resulta fundamental empezar con una historia de vida detallada que permita identificar posibles DNM desde la primera visita, por lo que se debe preguntar al paciente sobre manifestaciones clínicas previas, especialmente las crónicas o recurrentes, cicatrices, traumatismos y eventos emocionales significativos que podrían estar actuando como detonantes.

La reconstrucción de la historia de vida, como se explica ampliamente en el capítulo 23, no es simplemente un relato cronológico de eventos relacionados con la salud ni un interrogatorio clásico, sino que es un **proceso dinámico y participativo** en el que, a través del **diálogo**, se busca la emergencia de asociaciones espontáneas entre diferentes sucesos y la aparición de síntomas. Preguntas como «¿Qué le sucede?», «¿Desde cuándo?», «¿Cómo empezó?», «¿Qué fue lo primero que sintió?» o «¿Con qué lo relaciona?» fomentan la introspección y ayudan a identificar las interrelaciones específicas de cada paciente, permitiendo mapear las posibles memorias irritativas y, desde allí, tomar decisiones sobre dónde y cuándo aplicar el anestésico local ante la sospecha de que una lesión podría estar actuando como un DNM.

Es importante prestar atención a la cronología de los eventos, especialmente si coinciden con el inicio de los síntomas, y analizar la relación entre estos síntomas y la distribución anatómica del SNA o la distribución conocida de las anastomosis descritas del sistema nervioso periférico y las áreas corporales que abarcan, así como al contexto emocional relacionado. Aunque no se sigue una linealidad estricta, una alteración tisular o una memoria irritativa pueden actuar como un campo interferente bajo ciertas circunstancias.

La segunda parte de la historia de vida, que se basa en la **inspección** y **palpación**, puede aumentar la sospecha de la presencia de un posible campo interferente.

Cambios observables como variaciones en la piel, temperatura, textura o sensibilidad pueden aumentar la sospecha de la presencia de un campo interferente; sin embargo, no siempre son determinantes. Por ejemplo, una cicatriz asintomática puede ser un potente desencadenante, mientras que una cicatriz queloide evidente puede no tener ese efecto.

En las visitas de seguimiento es fundamental preguntar qué ha ocurrido desde la última consulta, incluso si los eventos no parecen estar relacionados con el motivo original de la consulta. Por ejemplo, un paciente con un diagnóstico biomédico de fibromialgia y psoriasis puede no mencionar espontáneamente que desde la sesión anterior ha tenido dolor de garganta o una cistitis, pero la aparición de estos síntomas podría ser indicativa de lo que se denomina un *salto de campo interferente* si pertenecen a síntomas del pasado o hacía años que no los padecía. Esto se confirmaría si, tras la inyección de anestésico local en la zona que ha manifestado síntomas recientemente, se observa una mejoría significativa de los síntomas actuales que motivaron la primera consulta.

Finalmente, es importante validar las asociaciones emergentes, incluso si aparentemente no parecen lógicas, ya que la lógica es paradigmática y cultural.

La indagación activa es fundamental para descubrir conexiones menos evidentes entre los síntomas y las posibles áreas que actúan como DNM.

De manera similar a cómo es esperable que emerjan asociaciones evidentes como «El ahogo comenzó tras la gripe de hace 1 mes», es importante reconocer que otras asociaciones, aunque menos directas, también son posibles. Por ejemplo, un paciente podría decir: «El dolor de la pierna comenzó después de un disgusto con mi jefe». La primera declaración sigue una lógica causal clara y fácil de validar desde un punto de vista racional, mientras que la segunda no sigue una relación tan evidente dentro de los marcos tradicionales de causalidad; sin embargo, esto no significa que sea menos real. Debido a ello, es habitual que el paciente, de manera espontánea, no relacione síntomas que aparentemente no tienen una conexión anatómica o causal directa con el motivo de la consulta. Por lo tanto, el terapeuta debe realizar una indagación activa para identificar posibles asociaciones no inmediatas.

A continuación, se presentan algunos fragmentos de historias de vida que pretenden ejemplificar cómo se incorpora en la práctica clínica y en la toma de decisiones la noción de campo interferente.

Historia de vida 1

Un hombre de 42 años acudió a la consulta con un intenso dolor en la pierna izquierda debido a una vasculitis. El dolor (8-10/10) persistía a pesar del tratamiento con corticoides y analgésicos, y le impedía dormir y descansar. Durante la exploración se observó que la pierna estaba tumefacta, enrojecida y caliente, y mostraba signos de un estado preulceroso.

Como antecedentes médicos destacaban un dolor lumbar recurrente en el lado izquierdo y una orquiectomía derecha en la infancia por un tumor de células germinales. Debido a la sospecha de que la cicatriz inguinal derecha estuviera actuando como un campo interferente, se decidió iniciar el tratamiento inyectándola con procaína. Tras la inyección se preguntó al paciente si había notado algún cambio en el dolor o en los otros síntomas de su pierna izquierda. Al no recibir respuesta alguna, después de unos segundos se repitió la pregunta.

Finalmente, el paciente respondió, sorprendido, que el dolor había disminuido rápida y significativamente, junto con la sensación de ardor e hinchazón. Explicó que no había respondido de inmediato porque no podía creer que el alivio fuera real; estaba buscando, casi incrédulo, los síntomas que hasta ese momento habían sido constantes.

Una vez confirmado el diagnóstico de un campo interferente en la cicatriz inguinal derecha, se inyectó en los puntos de tensión miofascial del muslo izquierdo, en la cadena simpática izquierda y se administraron 3 mL de procaína en la arteria femoral del mismo lado. La mejoría fue tan rápida y clara que se decidió repetir el tratamiento en una única sesión 10 días después.

Comentarios:

- En este caso, las manifestaciones clínicas se presentaban en una extremidad y con antecedentes de dolor en la misma inervación vegetativa (cadena simpática lumbar) que otro síntoma del mismo lado (dolor lumbar); sin embargo, la cicatriz inguinal del lado opuesto estaba actuando como un campo interferente.
- La rápida desaparición o mejoría significativa de un dolor intenso que ha afectado continuamente a la calidad de vida de una persona puede ser difícil de asimilar de inmediato. El paciente puede necesitar algo de tiempo para procesar lo ocurrido y verificar, a través del movimiento o al tocarse la zona afectada, que efectivamente el dolor y otros síntomas han mejorado o incluso desaparecido.
- No es necesario repetir la inyección en una cicatriz que actuaba como campo interferente mientras no reaparezcan los síntomas a distancia, si es que esto sucede alguna vez.

Historia de vida 2

Un hombre de 75 años acudió a la consulta, acompañado de su esposa, debido a un dolor en la cadera y pierna izquierda de 1 semana de evolución. Tres semanas antes, mientras subía por una escalera de mano, resbaló y sintió un tirón en el músculo de la pierna. Durante la anamnesis no se encontraron otros síntomas ni eventos adicionales relacionados con el inicio del dolor. En sus antecedentes relata haber sufrido hace unos 40 años un trauma por aplastamiento en la mano izquierda mientras trabajaba con un molino de pan, lo que requirió cinco cirugías para la reconstrucción y un injerto de piel desde el muslo izquierdo. También menciona un cálculo renal en el riñón derecho.

Durante el examen físico se observó una prótesis dental removible completa y una cicatriz en el flanco izquierdo del abdomen, sin molestias a la palpación. El paciente refirió que, durante el proceso de reconstrucción de la mano, le crearon un bolsillo de piel para el muñón. Se detectaron puntos dolorosos en la musculatura del glúteo izquierdo y dolor con distribución radicular en el miembro inferior izquierdo. Una radiografía reveló escoliosis dorsolumbar y espondiloartrosis a nivel lumbar.

Si bien la historia de vida del paciente sugería múltiples posibles campos de interferencia –en la cavidad oral por exodoncias, en el riñón por los cálculos, en la mano izquierda por las cirugías y en las cicatrices del abdomen y muslo izquierdo–, se optó por abordar la situación desde lo más local debido a la claridad del síntoma relacionado con un trauma agudo reciente y la ausencia de otros síntomas relevantes. Se inyectó procaína en los puntos dolorosos del glúteo izquierdo, en las cicatrices del muslo izquierdo y en un punto doloroso en la cara lateral de la pierna izquierda, logrando un alivio del dolor del 60 %.

El paciente regresó a los 15 días con una mejoría del 60 % en el dolor de cadera y del 20 % en el de la pierna. Durante la exploración de posibles asociaciones de síntomas, incluso planteando la pregunta de diferentes maneras buscando facilitar la introspección, el paciente niega haber experimentado nuevos síntomas o exacerbaciones tras la terapia. Sin embargo, su esposa intervino: «¿No tuviste diarrea como a los 2 días de la consulta anterior?». A lo que el paciente contestó: «Ah, sí, tuve algunas molestias digestivas, pero eso fue por algo que comí».

Ante este hallazgo se decidió inyectar procaína en la cicatriz abdominal, tanto en la piel como en las áreas palpables de tensión o engrosamiento en el plano profundo. Inmediatamente el dolor disminuyó hasta un 10 %. Se completó la sesión inyectando en las cicatrices del muslo izquierdo y en un pequeño punto doloroso persistente en la cara lateral de la pierna izquierda. Al final de la sesión, el dolor había desaparecido por completo.

Seis años después, el paciente vuelve a la consulta por un motivo distinto, refiriendo que desde entonces no ha experimentado dolor en la pierna ni en la cadera, excepto por molestias pasajeras y autolimitadas.

Comentarios:

- A partir de este fragmento de una historia de vida se pueden aprender muchas cosas. Entre ellas, que no siempre es fácil, aun con una buena relación de diálogo, encontrar las asociaciones que permitan inferir la posibilidad de un DNM y que estas asociaciones, desde las lógicas relacionales desde las que estamos habituados a entender la salud y la enfermedad, no siempre son lógicas ni para el enfermo ni para el médico. En muchas ocasiones, las asociaciones se sospechan simplemente por la activación o aparición de síntomas o señales que en apariencia nada tienen que ver con el motivo de la consulta inicial.
- Cualquier síntoma, por pequeño que sea, puede ser una guía; de antemano no hay información deleznable o poco relevante.
- No toda cicatriz, evento traumático o antecedente de enfermedad actúa como posible campo de interferencia en todo momento, sino que es el propio organismo el que decide en cada contexto qué le hace ruido o interferencia y que no. Igualmente, no es necesariamente la herida o cicatriz más grande o más traumática la que tiene más probabilidades de configurarse como un campo interferente en un momento dado.
- El diagnóstico de campo de interferencia es retrospectivo; es decir, solo al aplicar la terapia neural (o tratarlo según el caso) y evidenciar la mejoría se puede asegurar que se trataba de un campo de interferencia.

Otros métodos de diagnóstico del campo interferente

Históricamente se han empleado diversos procedimientos para intentar diagnosticar y demostrar la presencia de campos interferentes. Estos incluyen determinaciones sistémicas de leucocitos o histamina, pruebas basadas en yodometría, test de provocación con coloides específicos, mediciones de conductividad eléctrica, pruebas electrodérmicas basadas en cataforesis, el método de polarización, el reflejo de pulso/reacción VAS y el uso de láser, entre otros.

No obstante, la **medición de parámetros biomédicos** que muestren valores anormales antes del tratamiento y que se normalicen después de este proporcionaría evidencia objetiva de que dicha área estaba actuando como un DNM, aportando información del mecanismo fisiopatológico y confirmando la eficacia del tratamiento con anestésico local. Sin embargo, esto no serviría para diagnosticar un campo interferente antes de la inyección del anestésico local.

Algunos autores refieren que **pruebas manuales** como la kinesiología aplicada, el test de cambio en la intensidad del pulso o la respuesta autonómica cutánea, así como **pruebas tecnológicas** como la electromedición de Voll, la elastografía por ondas de corte mediante ultrasonido o la fotopletismografía, pueden ser útiles para apoyar la sospecha de un campo interferente. No obstante, estos métodos no son completamente determinantes ni garantizan la confirmación de que una lesión es un campo interferente antes de realizar el tratamiento.

TRATAMIENTO DEL CAMPO INTERFERENTE

A continuación se detalla el efecto de los anestésicos locales en los campos interferentes, las diversas técnicas de inyección con anestésicos locales en los campos interferentes y otros posibles tratamientos de los campos interferentes

Efecto de los anestésicos locales en los campos interferentes

Inicialmente se explicó el efecto de los anestésicos locales por su capacidad para unirse a los canales de membrana regulados por voltaje, como los de sodio o calcio, su papel estabilizador en las membranas celulares, su influencia en la excitabilidad neuronal, su efecto en la excitabilidad y contractilidad de las células musculares, y la vasodilatación.

Sin embargo, los efectos sobre células no excitables, por ejemplo, en la inflamación, el eje inmune o los efectos a larga distancia en el tratamiento de los DNM requerían otras explicaciones.

En la literatura médica sobre terapia neural se han propuesto varias hipótesis acerca del efecto de los anestésicos locales en los campos interferentes. Una de estas teorías planteaba que la procaína actuaba a través de su influencia eléctrica directa, sugiriendo que, al inyectar una sustancia como la procaína, con un potencial eléctrico intrínseco de – 290 mV, se podía inducir una repolarización o hiperpolarización de las células nerviosas alteradas y con un potencial de membrana en reposo reducido mediante un ajuste de voltaje. No obstante, esta hipótesis no ha sido confirmada neurofisiológicamente y, además, no sería aplicable a los DNM ubicados en tejidos no excitables, por lo que ha caído en desuso en la literatura médica actual.

Como se detalla en los capítulos 10, 14, 15, 16 y 17, posteriormente se identificaron otros efectos de los anestésicos locales que pueden explicar su acción más generalizada y prolongada, más allá del simple bloqueo anestésico. Estos efectos incluyen acciones sobre la inflamación, el sistema inmunológico, la microcirculación y la sensibilización, mediadas por su interacción con diversas proteínas de membrana, como receptores, así como su influencia neuroplástica en el sistema nervioso simpático. Estas acciones repercuten en los bucles de retroalimentación que afectan al sistema PNIE. Actualmente, como se explica en el capítulo 16, hay evidencia creciente de que sus efectos pueden estar mediados también por interacciones con la bicapa lipídica.

En la literatura médica se sugiere que los anestésicos locales pueden interrumpir eficazmente la estimulación simpática patológica, reduciendo la sensibilización que puede llevar a la memoria del dolor y a la inflamación crónica. Al actuar como un reinicio, los anestésicos locales facilitan la restauración de la función óptima del sistema nervioso simpático a través de la autoorganización (v. **Cap. 10**). Este proceso permite al sistema generar nuevas posibilidades de organización mediante retroalimentaciones positivas, favoreciendo la recuperación de la capacidad funcional del SNA y del sistema básico de regulación, lo que a su vez permite que el sistema PNIE favorezca sus posibilidades alostáticas.

En definitiva, se podría decir que la inyección de una baja dosis de anestésico local en un DNM puede interrumpir de forma instantánea la transmisión de un estímulo nervioso patológico. Esto puede desencadenar un nuevo equilibrio funcional a través de un proceso de autoorganización del sistema PNIE, lo que lleva a una rápida mejoría de las manifestaciones clínicas que dicho estímulo patológico estaba causando.

En caso de confirmarse la existencia de un DNM, la repetición de la inyección de anestésico local dependerá de la evolución del paciente. Si la mejoría es parcial o temporal, es aconsejable repetir la inyección en el mismo lugar, sin seguir un protocolo rígido con un número fijo de sesiones. La repetición de la inyección debe ajustarse a la evolución clínica individual de cada paciente.

Técnicas de inyección en los posibles campos interferentes con anestésicos locales

Las técnicas de inyección en los sitios sospechosos de comportarse como DNM se explican en cada uno de los capítulos destinados a la introducción a la práctica de la terapia neural y a las técnicas de inyección (v. **Caps. 29**, **30**, **31**, **32**, **33**, **34**, **35**, **36**, **37**, **38**, **39**, **40**, **41**, **42**, **43**, **44**, **45**, **46**, **47**, **48**, **49**, **50**, **51**, **52**, **53** y **54**).

Otros tratamientos de los campos interferentes

Una vez reconocida la existencia de los campos de interferencia y cómo identificar áreas que podrían estar actuando como DNM, y basándose en la experiencia acumulada, la inyección de bajas dosis de anestésico local en el campo interferente o el tratamiento quirúrgico, cuando sea necesario (como en el caso de un foco infeccioso), son los tratamientos más eficaces conocidos hasta el momento; sin embargo, existen otras técnicas que pueden modular la actividad nerviosa en estas áreas, como la estimulación eléctrica transcutánea, la acupuntura, el láser terapéutico, el ultrasonido terapéutico y diversas terapias manuales.

Cuando se sospeche la presencia de campos interferentes con un componente psicoemocional preponderante, de acuerdo al caso, la disposición o expectativa del paciente, y la experiencia y formación del médico, puede ser recomendable el uso de herramientas terapéuticas o de apoyo como la meditación, técnicas como el *biofeedback*, técnicas de liberación o de desensibilización y reprocesamiento emocional, dado su efecto demostrado sobre el eje hipotálamo-hipófisis-adrenal y el sistema PNIE en general. Igualmente, puede ser recomendable un acompañamiento profesional a través de psicoterapia.

Además, la mejora del estilo de vida, incluyendo una alimentación adecuada, el ejercicio regular y una buena higiene del sueño, puede contribuir significativamente a la modulación de los DNM o superar algunos de los obstáculos que impiden la curación, promoviendo la recuperación de la capacidad de respuesta alostática del organismo.

Todos estos procedimientos terapéuticos adicionales requieren un estudio más profundo, por lo que no se abordan en detalle en esta obra.

REACCIONES AL TRATAMIENTO DEL CAMPO INTERFERENTE

Este apartado se complementa con el capítulo de reacciones a la terapia neural (v. **Cap. 19**); las principales reacciones son:

- **Una mejoría instantánea, completa y duradera** es un clásico en terapia neural, y se conoce como *fenómeno en segundos o fenómeno Huneke*, en recuerdo al fenómeno descrito por Ferdinand Huneke en 1940. Este tipo de respuesta es poco frecuente, especialmente en los casos en que no se ha enfocado desde el inicio en la identificación y tratamiento del campo interferente.
- **Mejoría progresiva**. La mejoría también puede ser gradual, desarrollándose a lo largo de segundos o minutos, hasta alcanzar la desaparición completa o mayoritaria de los síntomas, y de un modo más o menos duradero.
- **Un empeoramiento inicial seguido de mejoría** en 1-3 días con una mejoría progresiva posterior sugiere que los mecanismos de autorregulación del cuerpo han generado una respuesta inflamatoria temporal. Si el empeoramiento va seguido de una mejoría parcial, se recomienda una segunda inyección en la misma zona, ya que es probable que el empeoramiento no se repita.
- **Un empeoramiento inicial con retorno de los síntomas**, sin una mejora posterior, sugiere que puede haber otro DNM interfiriendo en la respuesta del SNA. En este caso es necesario continuar la búsqueda del campo interferente, revisando de nuevo la historia de vida del paciente y explorando de manera más detallada a través de la palpación o pruebas complementarias, como estudios radiológicos de la boca.

En algunos casos, un campo interferente que permanecía silente puede volverse sintomático después de una sesión de terapia neural, un fenómeno que Julio César Payán denominó *salto del campo interferente*. Cuando esto ocurre, el siguiente paso es inyectar el DNM recién identificado. Este campo interferente a menudo se manifiesta con síntomas que el paciente ya había experimentado en el pasado. Por ejemplo, un paciente que inicialmente consultó por poliartralgia podría desarrollar odinofagia o faringoamigdalitis, reviviendo episodios de su infancia, sobre todo si en la sesión de terapia neural no se inyectó en los polos amigdalares como posibles DNM. Es por ello que se debe pedir al paciente que observe cualquier síntoma nuevo o recurrente tras cada sesión de terapia neural.

En cualquier circunstancia, el diagnóstico de un campo interferente solo se puede confirmar retrospectivamente, es decir, cuando se observa una mejora significativa de los síntomas tras el tratamiento en una zona específica. Sin embargo, si se han inyectado otras áreas al mismo tiempo, no es posible atribuir la mejoría a un único campo interferente. Por ejemplo, si una paciente recibe inyecciones en el área faringoamigdalar, una cicatriz de apendicectomía y zonas dolorosas periarticulares, y experimenta una mejoría general, no se puede determinar con certeza cuál de estas zonas actuaba como DNM.

Por lo tanto, cuando se sospecha un campo interferente, se recomienda evaluar los efectos de las inyecciones en esa zona antes de continuar con otras áreas, aunque sea durante la misma sesión, para asegurar que la mejoría es atribuible a la zona tratada.

Algunos médicos reportan fenómenos en segundos con mayor frecuencia que otros, lo cual puede deberse a múltiples factores, incluyendo el enfoque metodológico utilizado en la terapia neural. Los terapeutas que se centran predominantemente en técnicas segmentales y locales podrían observar menos reacciones generalizadas inmediatas. Y por el contrario, los profesionales que dirigen la historia de vida en busca de DNM, realizan un análisis más exhaustivo de las cicatrices y la cavidad oral (incluyendo exploraciones radiológicas), y profundizan en la observación y palpación es más probable que identifiquen campos interferentes y acompañen a sus pacientes en la experiencia única de un fenómeno en segundos.

Las siguientes características, que reflejan una restauración del equilibrio funcional del sistema PNIE, sugieren que la mejoría del paciente podría estar relacionada con la eliminación de un DNM:

- Mejoría significativa o desaparición completa de las manifestaciones clínicas.
- Prolongación de los períodos sin síntomas con cada tratamiento.
- Mejoras en funciones vegetativas importantes, como el tránsito intestinal, el sueño y la presión arterial.
- Progresos en el estado psicológico, como una mejora en el estado de ánimo, una reducción de la irritabilidad, la ansiedad y el estado de hiperalerta.
- Aumento de la tolerancia a los alérgenos.
- Normalización de diversas funciones fisiológicas, junto con mejoras en los valores de laboratorio y los hallazgos radiológicos de seguimiento.

PROFILAXIS EN LA FORMACIÓN DE UN CAMPO INTERFERENTE

En la revisión publicada en el *Journal of Clinical Medicine* (Vinyes, 2023) se incluyen estudios que muestran el beneficio de inyectar directamente en la herida quirúrgica antes de cerrarla o bien inmediatamente después, en el mismo quirófano o sillón dental. Esto se ha relacionado con una mejor recuperación, menor dolor y uso de analgésicos, y menos infecciones.

En cuanto a la prevención de la formación de un campo interferente, se considera razonable suponer que la inyección de anestésico local antes y después de una intervención quirúrgica podría reducir la probabilidad de que la cicatriz se convierta en un DNM; sin embargo, hasta el momento no existen estudios concluyentes que respalden esta hipótesis, aunque es una práctica común debido a su potencial preventivo.

Con el conocimiento actual sobre los DNM se sugieren ciertas acciones que pueden minimizar su aparición, entre las que se encuentran:

- Evitar cirugías innecesarias.
- Limitar el uso de endodoncias y metales en la boca siempre que sea posible.

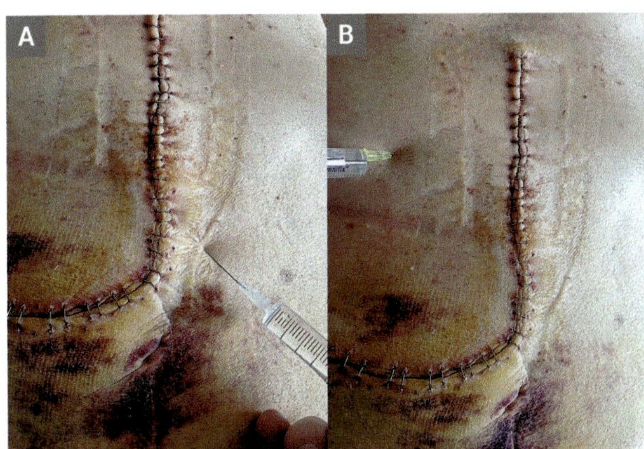

Figura 32-3. Inyección en una cicatriz quirúrgica reciente de hemihepatectomía. **A)** La inyección del anestésico local en las proximidades de la cicatriz puede ser suficiente para su difusión en los tejidos cicatriciales, evitando la necesidad de una infiltración directa en ese momento. **B)** Infiltración en puntos de tensión posquirúrgicos de la zona.

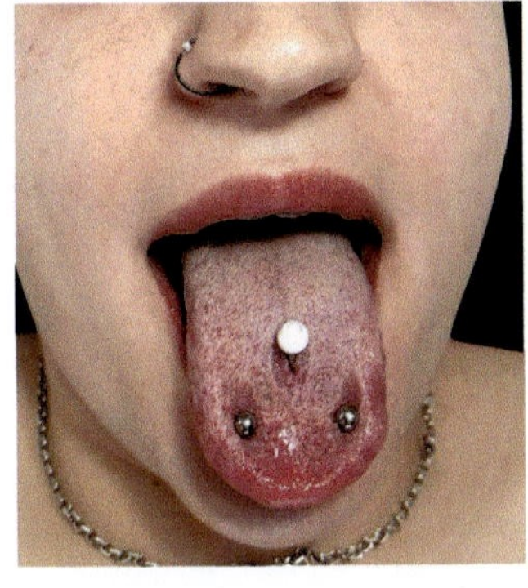

Figura 32-4. *Piercings* en lengua y nariz en una paciente adolescente.

- Mantener una adecuada profilaxis dental y una oclusión correcta.
- Aplicar inyecciones preventivas de anestésico local en cicatrices recientes, ya sea por heridas, cirugías o extracciones dentales (**Fig. 32-3**).
- Acompañar los tratamientos de ortodoncia con terapia neural.
- Evitar *piercings* y tatuajes en lo posible (**Fig. 32-4**).
- Reconocer y abordar el impacto de los conflictos emocionales en la salud.
- Seguir una alimentación saludable.

En los pacientes con una alta sobrecarga del sistema básico de regulación, inmunodeficiencias significativas, inestabilidad del sistema PNIE o en estado agudo de agotamiento, es recomendable iniciar la terapia neural con pocas inyecciones, dirigidas inicialmente al alivio de los síntomas, observando cómo responde el paciente. Es aconsejable también iniciar una alimentación desintoxicante elemental y abordar problemas dentales básicos, como infecciones o restos radiculares fácilmente accesibles, evitando tratar múltiples DNM o realizar inyecciones en ganglios y plexos vegetativos en una misma sesión.

PUNTOS CLAVE

- La expresión *campo interferente* es ubicua y no necesariamente específica en términos anatómicos o de localización, sino que más bien alude a la idea de algo que interfiere, afecta o influye desde lejos a la capacidad del organismo para gestionar su proceso de alteración de la salud.
- Este algo que interfiere en la autorregulación del organismo, produciendo una disfunción, se ubica a distancia debido a que no puede localizarse o relacionarse directamente con la zona que expresa los síntomas.
- El tratamiento de un campo interferente es igualmente versátil y se adapta a las particularidades de cada caso, desde irritaciones e inflamaciones hasta alteraciones de la sensibilidad, problemas en la conducción de señales o en la capacidad del organismo para procesar información.
- Junto a los factores evidentes asociados con un proceso patológico pueden existir otros menos evidentes que también influyen en la enfermedad, aunque no tengan una relación anatómica directa, no sean identificables con las herramientas diagnósticas actuales o quizás porque aún se carece de un marco epistemológico que permita verlos.

BIBLIOGRAFÍA

Barop H. Textbook and atlas of neural therapy: diagnosis and therapy with local anesthetics. 1ª ed. Stuttgart: Thieme; 2017.

Benor DJ, Ledger K, Toussaint L, Hett G, Zaccaro D. Pilot Study of Emotional Freedom Techniques, Wholistic Hybrid Derived From Eye Movement Desensitization and Reprocessing and Emotional Freedom Technique, and Cognitive Behavioral Therapy for Treatment of Test Anxiety in University Students. Explore. 2009;5(6):338-40.

Canguilhem G. Lo normal y lo patológico. 1ª ed. Buenos Aires: Siglo XXI Argentina S.A.; 1971. p. 1-278. Disponible en: https://books.google.com/books/about/Lo_normal_y_lo_patol%C3%B3gico.html?id=-VAEXA-33g10C.

Dosch MP. Atlas of Neural Therapy. 3ª ed. Stuttgart: Thieme; 2012.

Dosch P. Lehrbuch der Neuraltherapie nach Huneke (Therapie mit Lokalanästhetika). 8ª ed. Heidelberg: Haug Verlag; 1978.

Fischer L. Neuraltherapie. Neurophysiologie, Injektiontechnik, Therapievorschläge. 5ª ed. Stuttgart: Thieme; 2019.

Fischer L, Ludin SM, Puente de la Vega K, Sturzenegger M. Neuralgia of the glossopharyngeal nerve in a patient with posttonsillectomy scarring: recovery after local infiltration of procaine-case report and pathophysiologic discussion. Case Rep Neurol Med. 2015;2015:560546.

Huneke F. El fenómeno en segundos o el testamento de un médico. Popayán, Cauca: Editorial Los Robles; 1961.

Huneke F. Fenómeno en segundos. Terapia neural según Huneke. 1ª ed. Caracas: Fundación SITA; 1997.

Leahy RL. Cognitive therapy techniques: A practitioner's guide. Nueva York: Guilford Press; 2003.

Payan JC. Desobediencia vital. 1ª ed. Sabadell: Instituto de Terapia Neural; 2004.

Saha FJ, Wander R. Das Störfeld als neuromodulativer Trigger auf allen Ebenen. Dtsch Z Akupunkt. 2014;57:6-9.

Speransky AD. Bases para una nueva teoría de la medicina. 1ª ed. Buenos Aires: Psique; 1954.

Tankha H, Lumley MA, Gordon A et al. "I don't have chronic back pain anymore": Patient Experiences in Pain Reprocessing Therapy for Chronic Back Pain. J Pain. 2023;24(9):1582-93.

Vinyes D, Muñoz-Sellart M, Fischer L. Therapeutic Use of Low-Dose Local Anesthetics in Pain, Inflammation, and Other Clinical Conditions: A Systematic Scoping Review. J Clin Med. 2023;12(23):7221.

Weinschenk S. Handbuch Neuraltherapie. Therapie mit Lokalanästhetika. 2ª ed. Stuttgart: Thieme; 2020.

Campos interferentes en el área bucodental

33

J. Gramajo Salomón, Y. Osorio Díaz y M. Piña D'Abreu

INTRODUCCIÓN

En el ser humano, cada sistema, órgano y tejido se interrelaciona de manera intrincada, afectándose mutuamente en el proceso de salud-enfermedad. Dentro de este sistema interconectado, el área bucodental desempeña un papel fundamental como un potencial origen de alteraciones sistémicas. A lo largo de la práctica y observación clínica, se ha identificado que diversas patologías sistémicas pueden tener su punto de partida o ser exacerbadas por irritaciones en el sistema estomatognático. Estos focos se denominan *campos de interferencia* o *desencadenantes neuromoduladores*, concepto clave en la terapia neural.

El **campo interferente** se puede definir como un área del organismo que se encuentra en un estado sostenido de estructura o función patológica, habitualmente con tensión, inflamación o estrés crónicos, que, aunque sea asintomática o presente síntomas mínimos a nivel local, genera una sobrecarga alostática capaz de desencadenar o mantener manifestaciones patológicas en otra parte del cuerpo, actuando como un desencadenante neuromodulador que altera la regulación del sistema psiconeuroinmunoendocrino, en el cual el sistema nervioso autónomo (SNA) juega un papel fundamental en la perpetuación de la disfunción (v. **Cap. 14**).

En el ámbito maxilofacial, los campos interferentes adquieren una relevancia especial debido a su elevado potencial para desencadenar o exacerbar condiciones patológicas en otras partes del cuerpo. Además, esta interacción es **bidireccional**; es decir, procesos sistémicos también pueden manifestarse como alteraciones en la región maxilofacial.

La identificación clínica de estos desencadenantes neuromoduladores se sustenta en el **fenómeno en segundos según Huneke**, explicado en los capítulos 2 y 14. No obstante, en la región maxilofacial existe una singularidad, destacada por **Ernest Adler**: «Ante alteraciones patológicas visibles radiográficamente, no es necesario realizar el **test de Huneke** y se procede directamente a su eliminación, ya sea mediante intervenciones conservadoras o quirúrgicas» (v. *Test dental* más adelante). Esto se debe a la alta incidencia de falsos negativos en los test en esta región y al reconocimiento de que cualquier alteración patológica en los maxilares constituye, de hecho, una fuente de irritación sistémica. Por otro lado, los campos de interferencia de larga duración pueden adquirir una naturaleza autónoma, repercutiendo aún más en la evolución del paciente.

En este capítulo se exploran los principales desencadenantes neuromoduladores en el área bucodental, incorporando reflexiones conceptuales desde una perspectiva neurofocal y enriquecidos con la amplia experiencia clínica. El objetivo es proporcionar un entendimiento profundo de cómo estas áreas de irritación crónica pueden influir en la salud sistémica y ofrecer sugerencias para su efectiva identificación y manejo.

No obstante, en esta ocasión no se abordará en detalle cómo realizar las técnicas de inyección de terapia neural específicas para las diversas lesiones que se mencionarán, las cuales buscan no solo tratar la sintomatología local, sino también favorecer una recuperación óptima del tejido afectado y su repercusión a nivel sistémico; dichas técnicas de inyección intraoral se explican en el capítulo 36. Es importante considerar también las técnicas descritas en los capítulos dedicados a las ramas terminales del nervio trigémino (v. **Cap. 35**), las fosas pterigopalatina (v. **Cap. 37**) e infratemporal (v. **Cap. 38**), así como las del cuello cabelludo y zona suboccipital (v. **Cap. 34**), el cuello (v. **Cap. 41**), la cadena simpática (v. **Cap. 39**) y el foramen yugular (v. **Cap. 40**). Se sugiere también consultar el capítulo dedicado a la aplicación tópica de anestésicos locales (v. **Cap. 54**).

Este capítulo está diseñado para ser consultado en estrecha relación con el resto del libro, del mismo modo como sucede en la realidad con la interconexión existente entre los dientes y las diversas partes del cuerpo.

VÍAS DE FORMACIÓN DEL CAMPO INTERFERENTE BUCODENTAL

La formación de detonantes neuromoduladores, tal como sucede en otras partes del cuerpo, surge de una irritación crónica que afecta al **sistema psiconeuroinmunoendocrino** (v. **Cap. 14**), fundamentalmente a través del **sistema básico relacional** (v. **Cap. 7**) y del **SNA**. En el área maxilofacial destaca la predominancia del nervio trigémino, que no solo es el principal mediador de la sensibilidad en esta zona, sino que su complejo nuclear mantiene relación con otros **núcleos del tronco encefálico** (vago, glosofaríngeo, facial y accesorio) a través de la formación reticular, así como con las vías somatosensorial y somatomotora, y, por otro lado, con las aferencias nociceptivas de los nervios espinales de los segmentos medulares de C2-C3, conocido como *complejo trigémino-cervical* (v. **Caps. 6** y **35**).

Además, las **fibras simpáticas** del área del trigémino están implicadas en los episodios de dolor y tensión miofascial, incluidos en los procesos del complejo trigeminocervical, y, a su vez, a través de su conexión con todo el SNA pueden influir en todos los sistemas del cuerpo.

Esta amplia red de interconexiones con otros nervios craneales y el SNA potencia la capacidad de propagación de irritaciones a lo largo de su recorrido central, lo cual proporciona una base explicativa de cómo los desencadenantes neuromoduladores bucodentales pueden, con mayor frecuencia, provocar irritaciones en sitios distantes del cuerpo, a menudo manifestándose a través de trastornos viscerales.

MÉTODOS DE DIAGNÓSTICO

Los principales métodos de diagnósticos en el área bucodental son la historia de vida, los estudios radiográficos y las tablas de reflexología dental focal, los cuales se detallan a continuación.

Historia de vida

En el capítulo 23 se explica cómo realizar una historia de vida desde la perspectiva de la terapia neural, y en el capítulo 32 se describe cómo dirigirla más hacia la búsqueda de posibles campos interferentes. En este apartado se abordan los aspectos de la historia clínica que pueden indicar la posible presencia de un desencadenante neuromodulador en el área bucodental, y de este modo determinar si se emplean métodos diagnósticos adicionales, como el test dental y la exploración radiológica, para asegurar más la sospecha y orientar el plan terapéutico adecuado.

Al recopilar la historia de vida de un paciente, siempre se incluye una evaluación de la cavidad oral, especialmente para identificar posibles campos interferentes que podrían estar relacionados con tratamientos odontológicos previos, como endodoncias, implantes o extracciones, entre otros. Para comenzar a explorar posibles conexiones entre los síntomas actuales del paciente y su historial dental, las siguientes preguntas pueden servir como punto de partida para un diálogo sobre el estado actual de su salud bucal:

- **Historia de dentición temporal**: «¿Cómo fue tu dentición con los dientes de leche?».
- **Visitas al odontólogo en la infancia**: «¿Necesitaste visitar frecuentemente al odontólogo durante tu infancia?».
- **Traumatismos orales**: «¿Sufriste algún golpe en la boca o en el mentón durante tu infancia?». Los golpes en la boca son comunes en los niños y pueden dejar cicatrices o afectar al desarrollo dental.
- **Erupción de terceros molares**: «¿Tus muelas del juicio erupcionaron correctamente?». Si la respuesta es negativa, podría indicar retención o agenesia de estas piezas, lo cual se confirmaría con un estudio radiográfico (v. **Cap. 26**; ver más adelante). También es importante preguntar si hay o hubo dolor o pericoronaritis (inflamación dolorosa de la encía alrededor de la corona del diente) durante la erupción.

Tras estas preguntas iniciales, la historia de vida continúa con una inspección y palpación bucodental detallada, y una correlación de toda esta información con los hallazgos del estudio radiográfico para obtener un panorama más completo de la salud del paciente y su posible impacto en las condiciones sistémicas.

Test dental

El test dental es un procedimiento diagnóstico que **consiste en la inyección de anestésico local en áreas maxilomandibulares que se sospechen potencialmente interferentes**, para observar la respuesta clínica.

Este método consiste en la inyección de bajas dosis de anestésico local en zonas dentales, cicatrices y cualquier otro posible factor irritativo, incluso en zonas edéntulas que presentan sospecha de ser campos interferentes.

El test se considera **positivo** si las manifestaciones del cuadro patológico vinculado a distancia mejoran significativamente o cesan tras la inyección del anestésico local.

El verdadero valor del test es cuando resulta positivo, especialmente porque ayuda al paciente a entender la relación de su enfermedad con el diente o zona de la boca específicos, y a convencerse de la importancia de un tratamiento odontológico desde una perspectiva neurofocal.

Cuando el test resulta **negativo**, no se descarta que ese diente o zona dental sea un factor causal del suceso patológico que se manifiesta a distancia.

Como se mencionó previamente, una lesión maxilomandibular que se pueda identificar mediante radiografía podría estar provocando una irritación en el SNA y desestabilizar el sistema psiconeuroinmunoendocrino, actuando como un desencadenante neuromodulador incluso si los resultados del test dental son negativos.

En los casos en que los campos interferentes han persistido durante un tiempo prolongado, la interferencia puede convertirse en una entidad autónoma, a través de una intrincada red neural y posible corticalización, lo que significa que, aunque se elimine el foco irritativo, la patología desencadenada puede seguir desarrollándose.

Estudios radiográficos

A lo largo del tiempo, en la terapia neural se ha recurrido a radiografías periapicales y panorámicas como herramientas auxiliares para el diagnóstico; sin embargo, estas técnicas radiográficas no siempre permiten visualizar con claridad ciertas patologías de relevancia. Debido a esta limitación, se aconseja optar por estudios de mayor precisión, como la tomografía computarizada de haz cónico o *cone beam* (CBCT) (v. **Cap. 26**) (**Vídeo 33-1**).

Reflexología dental que repercute patológicamente en el organismo a través del sistema neurovegetativo (sistema nervioso)

Esta lámina procede de la obra de Peter Dosch basada en la Terapia Neural de Huneke
Versión en castellano del Dr. Germán Duque

Órganos de los sentidos	Oído interno	Seno maxilar		Células etmoidales		Ojo	Seno frontal		Seno frontal		Ojo	Células etmoidales		Seno maxilar		Oído interno
Articulaciones	Hombro Codo	Maxilar (mandíbula)		Hombro Codo		Rodilla por detrás			Rodilla por detrás			Hombro Codo		Maxilar (mandíbula)		Hombro Codo
	Mano ulnar, pie plantar, dedos y articulación sacroilíaca	Rodilla por delante		Mano radial, pie, dedo gordo del pie		Cadera	Sacro-coxis		Sacro-coxis		Cadera	Mano radial, pie, dedo gordo del pie		Rodilla por delante		Mano ulnar, pie plantar, dedos y articulación sacroilíaca
						Pie			Pie							
Segmentos de médula espinal	T1 C8 T7 T6 T5 S3 S2 S1	T12 T11 L1		C7 C6 C5 T4 T3 T2 L5 L4		T8 T9 T10	L3 L2 C0 S5 S4		L2 L3 S4 S5 C0		T8 T9 T10	C5 C6 C7 T2 T3 T4 L4 L5		T11 T12 L1		C8 T1 T5 T6 T7 S1 S2 S3
Vértebras	D1 C7 D5 D6 S2 S1	D12 D11 L1		C7 C6 C5 D4 D3 L4 L5		D9 D10	L3 L2 C0 S5 S4 S3		L2 L3 C0 S3 S4 S5		D9 D10	C5 C6 C7 D3 D4 L5 L4		D11 D12 L1		C7 D1 D6 D5 S1 S2
Órganos	Corazón derecho	Páncreas		Pulmón derecho		Hígado derecho	Riñón derecho		Riñón izquierdo		Hígado izquierdo	Pulmón izquierdo		Bazo		Corazón izquierdo
	Duodeno	Estómago derecho		Intestino grueso derecho		Vesícula biliar	Vejiga derecha terreno urogenital		Vejiga izquierda, terreno urogenital		Vías biliares	Intestino grueso izquierdo		Estómago izquierdo		Yeyuno íleo izquierdo
Glándulas endocrinas	Lóbulo anterior de la hipófisis	Para-tiroides	Tiroides	Timo	Lóbulo posterior de la hipófisis		Epífisis		Epífisis		Lóbulo posterior de la hipófisis		Timo	Tiroides	Para-tiroides	Lóbulo anterior de la hipófisis
Varios	SNC y psique	Glándula mamaria derecha		———										Glándula mamaria izquierda		SNC y psique
	Dcha.															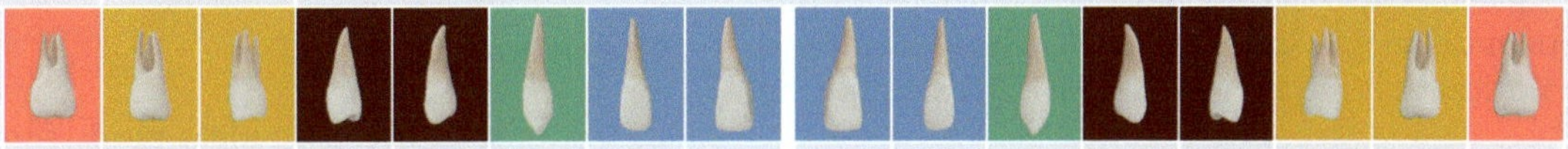 Izq.
Diente	8	7	6	5	4	3	2	1	1	2	3	4	5	6	7	8
	Dcha.															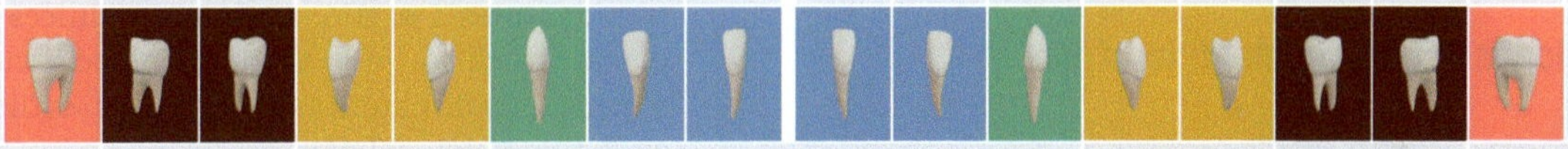 Izq.
Varios	Presupuesto energético	———		Glándula mamaria derecha		———						Glándula mamaria izquierda		———		Presupuesto energético
Glándulas endocrinas Sist. tisular	Nervios periféricos	Arterias	Venas	Vasos linfáticos	Gónadas		Suprarrenales		Suprarrenales		Gónadas		Vasos linfáticos	Venas	Arterias	Sistema nervioso periférico
Órganos	Área del íleo derecho	Intestino grueso derecho, ileocecal		Estómago derecho, píloro		Vesícula biliar	Vejiga derecha, área urogenital		Vejiga izquierda área urogenital		Vías biliares izquierda	Estómago costado izquierdo		Intestino grueso costado izquierdo		Yeyuno íleo izquierdo
	Corazón costado derecho	Pulmón derecho		Páncreas		Hígado costado derecho	Riñón derecho		Riñón izquierdo		Hígado	Bazo		Pulmón izquierdo		Corazón costado izquierdo
Vértebras	D1 C7 D5 D6 S2 S1	C7 C6 C5 D4 D3 L4 L5		D12 D11 L1		D9 D10	L3 L2 C0 S5 S4 S3		L2 L3 C0 S3 S4 S5		D9 D10	D11 D12 L1		C5 C6 C7 T2 T3 T4 L4 L5		C7 D1 D6 D5 S1 S2
Segmentos de médula espinal	T1 C8 T7 T6 T5 S3 S2 S1	C7 C6 C5 T4 T3 T2 L5 L4		T12 T11 L1		T8 T9 T10	L3 L2 C0 S5 S4		L2 L3 S4 S5 C0		T8 T9 T10	T11 T12 L1		C5 C6 C7 T2 T3 T4 L4 L5		C8 T1 T5 T6 T7 S1 S2 S3
Articulaciones	Hombro Codo			Rodilla lado anterior		Rodilla lado posterior			Rodilla lado posterior			Rodilla lado anterior		Hombro Codo		
	Mano ulnar, pie plantar, dedos del pie, articulación sacroilíaca	Mano radial, pie, dedo gordo del pie		———		Cadera	Sacro-cóccix		Sacro-cóccix		Cadera	———		Mano radial, pie, dedo gordo del pie		Mano ulnar, pie plantar, dedos del pie, articulación sacroilíaca
				Mandíbula		Pie			Pie			Mandíbula				
Órganos de los sentidos	Oído	Células etmoidales		Seno maxilar		Ojo	Seno frontal		Seno frontal		Ojo	Seno maxilar		Células etmoidales		Oído

Figura 33-1. Esquema de reflexología entre los dientes y el resto del cuerpo. El gráfico muestra las relaciones energéticas entre los cambios patológicos en el área dental y el resto del cuerpo. Las relaciones fueron determinadas por el médico Reinhold Voll (Alemania) basándose en muchos resultados de mediciones de diagnósticos de electroacupuntura. El gráfico fue clasificado por la odontóloga Kramer (Alemania).

Técnica de inyección

Con una aguja de 27 G se inyectan 0,5 mL de procaína al 0,5-1 % a nivel submucoso tanto en el fondo de surco vestibular de la zona sospechosa como a la altura del ápice radicular, y luego se inyectan otros 0,5 mL por el lado lingual del maxilar inferior o bien 0,2 mL en el lado palatino del maxilar superior.

Tablas de reflexología dental focal

Voll y **Kramer**, basándose en mediciones de electroacupuntura, recopilaron en una tabla las relaciones que se originan entre las lesiones dentales y las posibles enfermedades orgánicas (**Fig. 33-1**) desde una perspectiva neuralterapéutica. Esta tabla resulta muy valiosa como descripción orientativa general para un diagnóstico adicional; sin embargo, según la experiencia clínica acumulada en terapia neural, debe utilizarse en conjunto con la historia de vida y el estudio radiográfico, y no debe emplearse de manera rígida para la toma de decisiones clínicas.

TIPOS DE CAMPOS INTERFERENTES DENTALES

En los siguientes apartados se describen al detalle los diferentes tipos de campos interferentes dentales (**Vídeo 33-2**).

Las técnicas de inyección aplicadas en la boca se muestran en el **vídeo 36-1**.

Afecciones del órgano dentinopulpar

Destacan principalmente la necrosis pulpar y la endodoncia.

Necrosis pulpar

La estructura pulpar de los dientes contiene componentes del sistema básico relacional que incluyen células totipotenciales y odontoblastos especializados. Esta área se caracteriza por un sistema vascular de tipo terminal que limita la capacidad de eliminar las sustancias liberadas durante procesos inflamatorios, predisponiendo a la pulpa a una inflamación irreversible. Dicho entorno de **baja tolerancia** hace que el control de la inflamación pulpar sea extremadamente delicado. En situaciones en que la inflamación se agudiza, se puede desencadenar un proceso patológico local, como una pulpitis aguda o crónica, cuya evolución hacia la necrosis pulpar dependerá de las características intrínsecas iniciales de la pulpa, sus características anatomofisiológicas, su interacción con su entorno y la intensidad del agente causante.

La necrosis pulpar resulta en la descomposición de los componentes de la pulpa dental, como los vasos sanguíneos y nervios, y la prolongación de su célula especializada, el odontoblasto, en el interior del túbulo dentinario. Este proceso justifica mejor el uso del término *necrosis dental*. Esta descomposición del colágeno especializado, que constituye el diente (dentina y cemento radicular), así como de los componentes vasculares y nerviosos (pulpa dental), libera patógenos y sustancias químicas en el medio interno, lo que resulta en una estimulación crónica del sistema inmunológico.

Las **causas** de la necrosis pulpar son variadas, incluyendo caries, traumatismos, contactos prematuros y enfermedad periodontal, o pueden ser un proceso emergente de un campo interferente.

Los **síntomas** de la necrosis pulpar son diversos, pudiendo manifestarse desde una leve irritación o molestia hasta un dolor intenso, aunque en ocasiones pueden ser completamente asintomáticos a nivel local. Sin embargo, dado que estos síntomas pueden coincidir con otras afecciones de la cavidad oral, es importante saber distinguirlos y diagnosticarlos.

Diagnóstico

La sospecha de necrosis pulpar puede surgir a partir de la historia de vida del paciente. Son indicadores claros la sensibilidad previa al frío, a alimentos dulces o al calor en un diente específico, que posteriormente se atenuó o desapareció, o menciones de traumatismos dentales seguidos de un cambio en la coloración del diente.

Durante la inspección clínica es posible detectar signos como cambios en la coloración de la corona dental, movilidad dental anormal o presencia de fístula dental. Y en la palpación puede detectarse cierta resiliencia en la tabla ósea vestibular y a veces un ligero abombamiento

También se puede identificar una necrosis pulpar mediante la interpretación de estudios radiográficos, que pueden variar, según el criterio del profesional, desde una radiografía periapical hasta una CBCT, que ofrece una visión más precisa. En algunos casos es posible observar un ensanchamiento del espacio periodontal o la presencia de zonas radiolúcidas a nivel apical, presumibles de granulomas periapicales (**Figs. 33-2** y **33-3**). Sin embargo, en ocasiones no se mani-

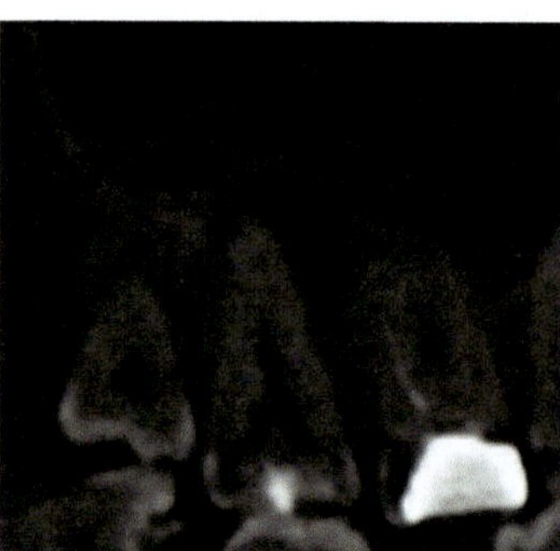

Figura 33-2. Radiografía periapical de un paciente que en el diente 1.7 presenta una necrosis pulpar con un gran proceso periapical que perfora el piso del seno maxilar. En el diente 1.6 presenta un tratamiento de conducto subobturado comprometido por el proceso periapical del 1.7.

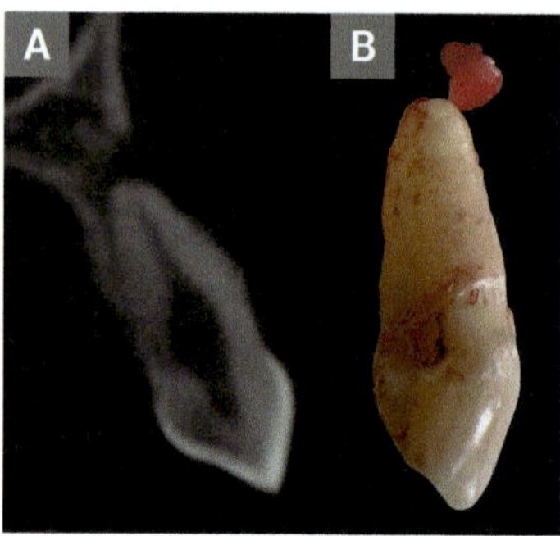

Figura 33-3. Diente 2.3 de un paciente de 46 años que consultó por fatiga crónica. **A)** En la radiografía periapical se observa una necrosis pulpar como imagen radiolúcida en zona periapical con reabsorción de la tabla ósea vestibular. **B)** En la imagen se observa el diente extraído con la lesión periapical.

fiestan signos evidentes de necrosis, lo que no descarta la posibilidad de estar frente a un campo interferente.

El diagnóstico puede completarse con la realización de una **prueba de sensibilidad pulpar al frío** empleando diversas fuentes de frío, como el dióxido de carbono (CO_2), el diclorodifluorometano o el propano-butano.

Posibilidades terapéuticas

La elección del tratamiento para la necrosis pulpar debe ajustarse a la singularidad e historia de vida del paciente. Frente a este diagnóstico se presentan dos principales alternativas terapéuticas: la extracción del diente (**exodoncia**) o la realización de un tratamiento de conducto radicular (**endodoncia**).

Debe informarse al paciente que, al optar por la endodoncia, aunque el diente ya está necrótico y no perderá vitalidad que ya no posee, el procedimiento puede provocar irritación en el SNA y el sistema inmunológico, lo que tiene el potencial de convertir el diente tratado en un campo interferente. Esto se debe a que la dentina, al perder su inervación y circulación, y al ser un tejido colágeno especializado, iniciará un proceso de descomposición, durante el cual se liberarán toxinas al medio interno. Además, si la necrosis se produjo en presencia de bacterias, estas pueden colonizar los túbulos dentinarios o, eventualmente, proliferar, alimentándose del tejido en descomposición. Por lo tanto, esa pieza dentaria podría convertirse en un potencial foco infeccioso.

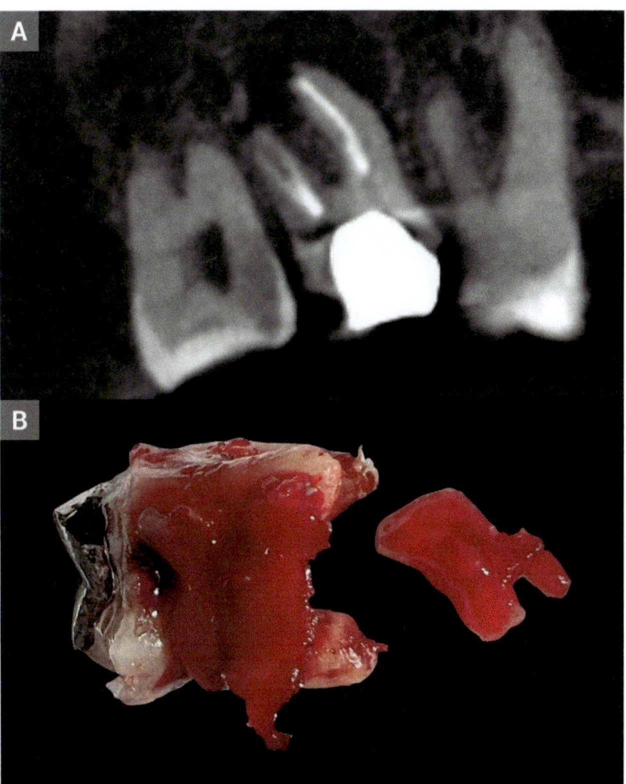

Figura 33-4. Diente 2.7 en el que se observa un tratamiento de conducto y una lesión periapical **(A)**, que se confirma como granuloma periapical en el órgano exodonciado **(B)**.

Endodoncia

La **endodoncia** es un procedimiento dental que consiste en eliminar la pulpa enferma de un diente y rellenar el espacio resultante con un material de obturación. Este tratamiento se indica cuando un diente presenta síntomas de inflamación pulpar o ha perdido su vitalidad por lesión del paquete vasculonervioso, o bien con fines restaurativos en dientes vitales, pero con pulpa sana, que han sufrido una pérdida significativa de su estructura, lo que complica su rehabilitación.

Se ha observado que diversos trastornos sistémicos pueden estar asociados con dientes que han recibido tratamiento de endodoncia. En ciertas situaciones, estos dientes pueden actuar como detonantes neuromoduladores activos o potenciales, causando un estrés crónico en el sistema, independientemente de la presencia o ausencia de síntomas locales en el diente afectado.

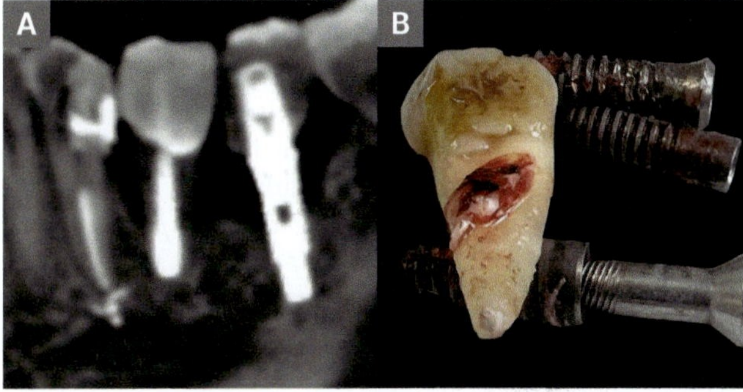

Figura 33-5. Diente 3.5 de paciente de 52 años que acudió con insomnio. **A)** Radiografía periapical del diente 3.5 con tratamiento de conducto sobreobturado, e implantes dentales de titanio con periimplantitis en zona del diente 3.6. **B)** Diente 3.5 exodonciado, donde se observa material de obturación de endodoncia sobrepasando el ápice dental y tres implantes de titanio extraídos en la misma cirugía.

Diagnóstico

El diagnóstico se realiza mediante la historia de vida y la exploración radiológica. Según la apariencia radiográfica, los tratamientos de conducto pueden encontrarse **completamente obturados**, con material de sellado extendido hasta el ápice (Fig. 33-4), **parcialmente obturados** (v. Fig. 33-2), llamados *subobturados*, donde el material no alcanza el ápice, o **sobreobturados**, cuando el material excede el límite apical (Fig. 33-5).

Es importante destacar que nunca se puede garantizar una obturación completa de todos los canales, incluidos los secundarios, debido a limitaciones anatómicas y técnicas.

Es común encontrar en los estudios radiográficos, y con mayor frecuencia mediante CBCT, dientes tratados endodóncicamente que presentan **periodontitis periapical crónica**, caracterizada por la formación de una imagen apical radiolúcida, presumible de un **granuloma periapical** o **absceso**. Esta patología se manifiesta como una masa de tejido inflamatorio crónico que, al estudio histológico alberga

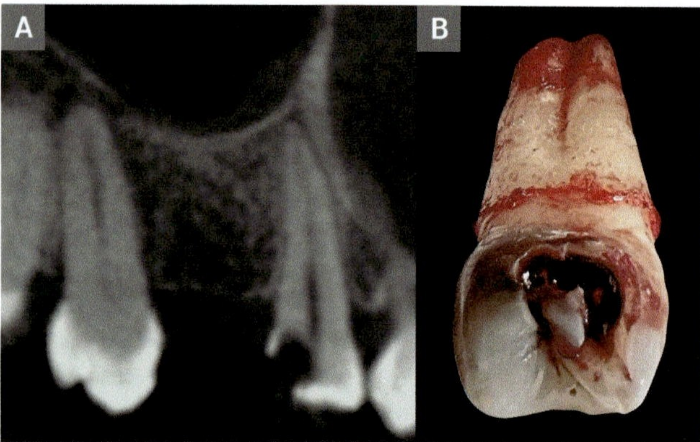

Figura 33-6. A) Corte sagital de CBCT donde se observa una caries distooclusal en el diente 1.5. **B)** Mismo diente extraído debido a que la paciente decidió no realizarse un tratamiento de conducto como opción a la clínica de necrosis pulpar.

un infiltrado de macrófagos, células polimorfonucleares, y linfocitos B y T. Este entorno inflamatorio puede elevar los biomarcadores inflamatorios, reflejando un incremento del estrés oxidativo a nivel sistémico.

Posibilidades terapéuticas

La elección del tratamiento endodóncico en casos de necrosis pulpar depende de las características individuales del paciente y de su historia de vida. Ante esta situación, se presentan dos principales opciones terapéuticas: la **exodoncia** o la conservación del diente mediante un **tratamiento de endodoncia**, a pesar de que este último implique dejar en el organismo un diente desprovisto de su sistema vasculonervioso, lo cual podría, potencialmente, provocar irritaciones al SNA y al sistema inmunológico, aun cuando inicialmente no se manifieste como un detonante neuromodulador.

En su libro *Enfermedades generales causadas por campos de irritación del sistema neuro-vegetativo producidas por problemas dentales y amigdalares (ámbito del trigémino)*, el **Dr. Adler** sostiene que no es imprescindible confirmar la presencia de un campo interferente mediante un test de Huneke positivo para extraer los dientes que radiográficamente se muestran como patológicos. Esta perspectiva coincide con la experiencia clínica acumulada en terapia neural, en la cual se observa que pacientes con patologías asociadas a dientes tratados endodóncicamente experimentan una rápida mejoría, e incluso la remisión de síntomas y manifestaciones patológicas a distancia, tras la extracción de los dientes implicados.

La **historia de vida** del paciente es siempre importante en la decisión terapéutica. Por ejemplo, en los pacientes que se encuentran en condiciones de salud comprometida, ya sea por procesos oncológicos, enfermedades autoinmunes, o que presentan síntomas de disautonomía como insomnio, fatiga, inflamaciones diversas, problemas digestivos, infecciones recurrentes, ansiedad, entre otros, optar por un tratamiento de endodoncia podría no ser la decisión más apropiada. En estas situaciones, la extracción del diente afectado puede ser preferible para evitar agregar un factor de estrés adicional a los sistemas inmunológico y nervioso del paciente.

Caries

La **caries dental** es una patología infecciosa de los tejidos duros del diente que conlleva la desmineralización y posterior pérdida de estos, como el esmalte, la dentina y, en ocasiones, el cemento radicular. Los condicionantes resultan de una combinación de factores, incluyendo la presencia de bacterias, dieta, un huésped susceptible, defectos anatómicos, defectos de formación de los tejidos dentarios, mala oclusión, mala masticación, problemas en la cantidad y calidad de saliva, condicionantes sistémicos y medicamentosos, o bien podría considerarse como un proceso emergente del sistema.

Diagnóstico

Durante una revisión clínica rutinaria es posible identificar **signos** tempranos de caries dental, como manchas blancas en la superficie del esmalte, que indican un inicio de desmineralización, o manchas oscuras que sugieren una caries en formación o cronificación. Los **síntomas** acompañantes pueden incluir dolor, mal sabor de boca y sensibilidad a los cambios de temperatura.

El **diagnóstico radiográfico**, mediante técnicas como la radiografía apical, radiografías de aleta de mordida (*bite wing*), ortopantomografía o CBCT permiten visualizar con claridad la interrupción en la continuidad de los tejidos duros del diente, característica definitoria de la caries (Fig. 33-6).

Posibilidades terapéuticas

El abordaje terapéutico de la caries implica una intervención localizada en el diente afectado, que incluye la eliminación del agente infeccioso y la remoción de los tejidos dentales afectados. Posteriormente, se procede a la restauración del diente, proceso que se acompaña con la evaluación de la historia de vida del paciente para identificar posibles campos interferentes u otras afecciones que pudieran haber contribuido a la aparición de la caries.

Los **materiales** empleados actualmente en las restauraciones dentales tienen una composición química distinta a la de los tejidos originales del diente. Esta diferencia representa un desafío significativo, ya que implica la introducción de sustancias extrañas en la boca, cuyos efectos a largo plazo sobre la salud oral y general se desconocen. Existe la posibilidad de que estos materiales actúen como desencadenantes neuromoduladores en el futuro, lo que subraya la importancia de su correcta selección y posterior seguimiento, tanto de la evolución del diente tratado como del resto del organismo.

Cicatrices

Las **cicatrices** orales son el resultado del proceso de reparación de la mucosa oral, mediante el cual se producen fibras de colágeno para reparar el tejido dañado. Este fenómeno ocurre típicamente tras procedimientos quirúrgicos dentoalveolares o como consecuencia de cortes en la mucosa oral.

Diagnóstico

El **diagnóstico** clínico de una cicatriz se basa en un examen visual detallado. Mientras que algunas cicatrices pueden ser apenas perceptibles, otras son claramente visibles, mostrando alteraciones en la coloración y textura de la mucosa (Fig. 33-7). Durante la palpación intraoral, las cicatrices se distinguen por ser áreas de mayor resistencia, presentando una consistencia tensa, dura y, en ocasiones, elevada o protuberante. La palpación de estas zonas a menudo revela una interrupción en la continuidad de los tejidos blandos, que puede ir o no acompañada de dolor.

Posibilidades terapéuticas

Una de las intervenciones terapéuticas para las cicatrices orales implica la infiltración de la zona cicatricial con procaína, acompañada con un suave masaje. La intención no es solo aliviar posibles molestias asociadas con la cicatriz, sino también mejorar la elasticidad y funcionalidad del tejido cicatricial a través de una mayor perfusión sanguínea, la reducción de la inflamación y la estimulación de la regeneración de los tejidos blandos, facilitando así una mejor integración de la cicatriz con el tejido circundante y los procesos con los que pueda estar relacionada a distancia.

En algunos casos, si la cicatriz ocasionara limitación en los movimientos de la musculatura, podría valorarse su retratamiento quirúrgico.

Para disminuir la posibilidad de futuras interferencias, debe prestarse especial atención a aquellos procedimientos que deriven en las cicatrices resultantes exodoncias, frenectomías y otras cirugías, y ser evaluados y tratados en las sesiones de seguimiento empleando los test pertinentes.

Dientes incluidos

Los **dientes incluidos** son aquellos que permanecen dentro del tejido óseo de los maxilares, incapaces de erupcionar adecuadamente a través de la encía. Esta condición puede surgir debido al apiñamiento dentario, que limita el espacio disponible para la erupción de nuevos dientes, o por obstáculos en su trayectoria de erupción, como podría ser un quiste dentígero o malposiciones de los gérmenes dentarios. Los terceros molares (muelas del juicio) y los caninos superiores son las piezas que presentan con mayor frecuencia esta condición.

Diagnóstico

La ausencia visible de un diente en su posición esperada puede indicar que está incluido. Para confirmar este diagnóstico se requieren estudios radiográficos (Fig. 33-8). Las pruebas diagnósticas como los test de Huneke o Adler-Langer (v. Cap. 41) son de gran ayuda para determinar si el diente retenido se comporta como un campo interferente

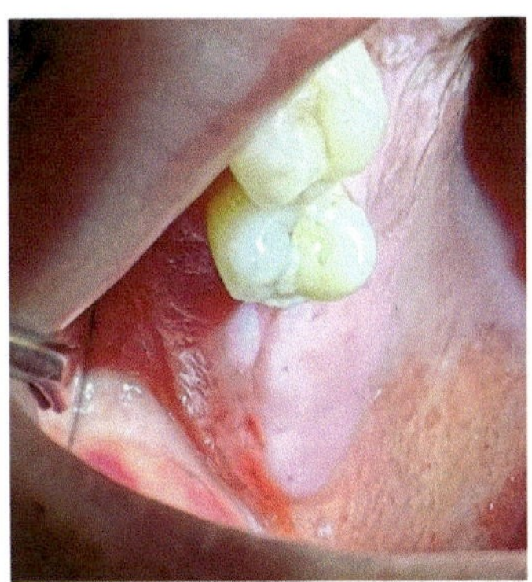

Figura 33-7. Cicatriz sobre reborde alveolar superior derecho.

en caso de ser positivos. En el caso de resultar negativos, estos test no descartan esa posibilidad.

Posibilidades terapéuticas

En los casos en que el test de Huneke resulta positivo, y considerando la historia de vida del paciente, la extracción del diente incluido suele ser el tratamiento recomendado. Sin embargo, existen circunstancias específicas en las que la extracción podría implicar riesgos significativos, como en aquellos casos de terceros molares inferiores próximos al nervio alveolar inferior, rama del nervio trigémino. La extracción en estas situaciones podría llevar a daños en el nervio, resultando en la parestesia de este. En tales contextos, es primordial evaluar los riesgos y beneficios de manera individualizada, tomando en cuenta las necesidades específicas del paciente.

Historia de vida

Un paciente llegó a la consulta con una intensa y persistente neuralgia del maxilar (V2) derecho, que sufría desde hacía 5 años y era refractaria a la medicación. La ortopantomografía revelaba la presencia de un tercer molar inferior derecho retenido. Neurólogos, cirujanos maxilofaciales y odontólogos previamente habían descartado este diente como causa de la neuralgia, argumentando que el cordal retenido afectaría al nervio mandibular (V3), y no al maxilar. Además, debido a su proximidad con el nervio alveolar inferior, se desaconsejaba

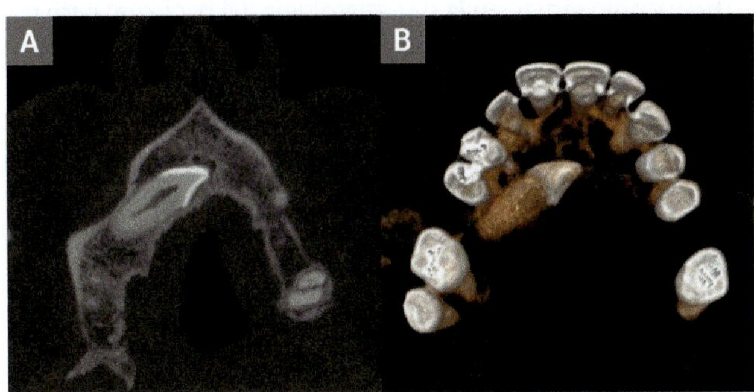

Figura 33-8. Imagen de CBCT de maxilar superior. **A)** Corte axial donde se observa el diente 1.3 retenido en el paladar en posición horizontal. **B)** Reconstrucción en 3D.

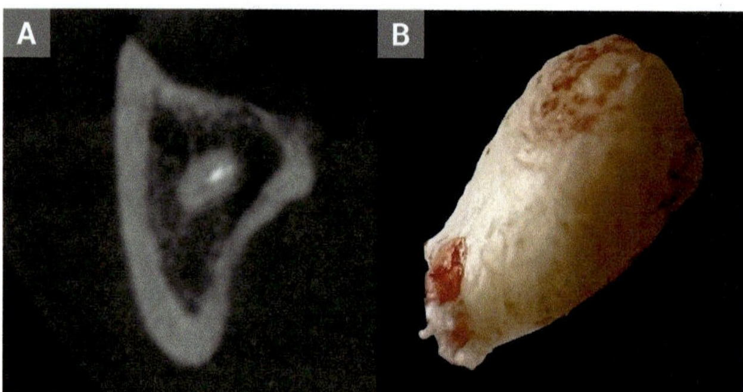

Figura 33-9. Resto radicular del diente 4.8 de paciente de 42 años con un diagnóstico de cáncer de mama derecha. **A)** Imagen radiológica en un corte coronal donde se observa un resto radicular del diente 4.8. **B)** El mismo resto radicular extraído.

su extracción por el riesgo de provocar parestesia, lo cual podría complicar aún más su cuadro de neuralgia.

La administración de procaína en la fosa infratemporal (nervio mandibular) y cerca del diente retenido resultó en una mejora parcial y temporal de la neuralgia, lo que condujo a la recomendación de extraer el diente. Tras su extracción, con acompañamiento de terapia neural, el paciente experimentó una mejora significativa en su neuralgia sin ninguna lesión del nervio.

Comentarios:

- La decisión final siempre debe ser del paciente, quien debe estar plenamente informado por los profesionales sobre los posibles riesgos y beneficios del procedimiento, sin poder asegurar una mejora posterior. En este caso, el paciente tomó su decisión después de 6 meses y tras experimentar una segunda mejora significativa tras otra sesión de terapia neural.
- En casos como este, un diagnóstico preciso y una cirugía bien realizada son fundamentales. Establecer un diagnóstico correcto requiere de una perspectiva holística que reconozca las conexiones íntimas entre las distintas ramas del mismo nervio trigémino de la misma persona. Algo tan evidente desde la perspectiva de la terapia neural puede ser difícil de aceptar desde otra lógica.
- Las inyecciones de anestésico local en los puntos de mayor irritación o del trayecto del nervio desempeñan un papel fundamental en el diagnóstico, especialmente si provocan un cambio rápido en la sintomatología del paciente, pero no implican una garantía de mejora después de la extracción. Puede haber otros factores desconocidos hasta el momento.
- La terapia neural sigue siendo de ayuda antes, durante y después del procedimiento quirúrgico.

Restos radiculares

Los restos radiculares son fragmentos de las raíces dentales que quedan en la cavidad oral sin cumplir ninguna función específica. Estos pueden provenir de extracciones dentales incompletas, de la destrucción total de la corona del diente por caries avanzadas o de fracturas dentales.

Diagnóstico

El diagnóstico de estos fragmentos radiculares puede realizarse durante una inspección clínica rutinaria si están expuestos y no han sido recubiertos por tejido gingival, o bien pueden identificarse mediante una radiografía panorámica o CBCT (Fig. 33-9).

Posibilidades terapéuticas

La extracción de los restos radiculares se hace necesaria (v. Fig. 33-9), ya que constituyen vestigios de tejido dental que ha perdido su vitalidad, incluyendo su vascularización e inervación. Este estado de desvitalización conduce a la descomposición gradual del tejido, lo que puede irritar el SNA y provocar una activación crónica del sistema inmunológico. La presencia de estos restos en la cavidad oral puede ser el origen de infecciones óseas crónicas y, en casos más graves, de osteomielitis. A nivel sistémico, estos restos tienen el potencial de actuar como detonantes neuromoduladores.

Osteítis

Este término se utiliza para describir la inflamación del tejido óseo. Dentro de la región de los maxilares, se identifican principalmente dos variantes de esta afección: la osteítis alveolar y la osteítis condensante.

Osteítis alveolar o alveolitis seca

La **osteítis alveolar**, conocida también como *alveolitis seca*, es una complicación que puede surgir tras la extracción dental, afectando a ambos maxilares, pero presentándose con mayor frecuencia en la mandíbula, debido a que este hueso es más denso y compacto, lo cual reduce la irrigación sanguínea en esta zona. La alveolitis seca se caracteriza por la pérdida del coágulo sanguíneo que se forma en el alvéolo dental después del curetaje, una situación que puede derivar en la inflamación e irritación de las paredes óseas del alvéolo cuando el proceso de coagulación es insuficiente.

Diversos factores, tanto locales como sistémicos, pueden facilitar una alveolitis seca: procedimientos quirúrgicos prolongados, irrigación sanguínea deficiente, uso de anestesia con vasoconstrictores, empleo continuo de hielo postextracción, así como condiciones preexistentes en el paciente como diabetes no controlada, anemia, enfermedades hepáticas, consumo de fármacos anticoagulantes o anticonceptivos orales, y hábitos como el tabaquismo.

Diagnóstico

Clínicamente, el diagnóstico se establece a través de signos como la halitosis y un dolor que varía de moderado a intenso, con un carácter irradiado y constante, siendo esta sintomatología el motivo principal de la consulta médica.

Posibilidades terapéuticas

El manejo de la alveolitis seca se centra en aliviar el dolor y promover el proceso de cicatrización. En la literatura médica pueden encontrarse numerosos tipos de tratamientos para este tipo de patología. En base a la experiencia clínica, se puede recomendar comenzar con irrigaciones periódicas del alvéolo con solución de procaína, favoreciendo el lavado y la eliminación de restos de coágulo o de alimentos en el alvéolo, complementando con terapia neural adaptada a la historia clínica del paciente.

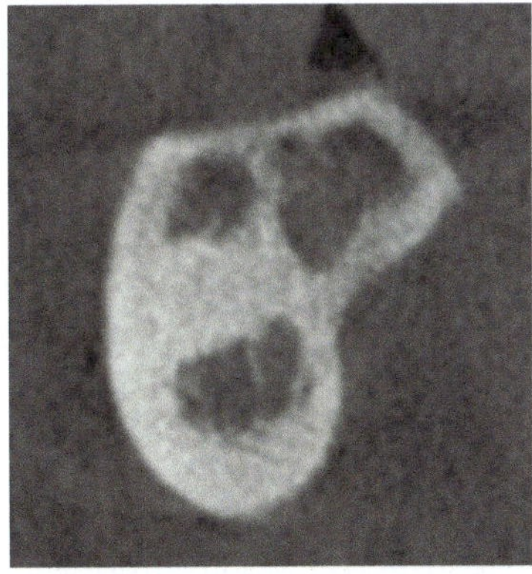

Figura 33-10. Imagen de CBCT en la que se observa una lesión radiopaca en cuerpo del maxilar inferior compatible con una osteítis condensante.

Osteítis condensante

La osteítis condensante se caracteriza por un incremento en la densidad del tejido óseo, lo cual disminuye el espacio disponible para la médula ósea. Este fenómeno ocurre como respuesta a estímulos irritativos crónicos, como infecciones, contactos prematuros o inflamaciones de la pulpa dental. Tal irritación puede tener un origen en la misma zona afectada o surgir como parte de un proceso emergente más amplio y sistémico.

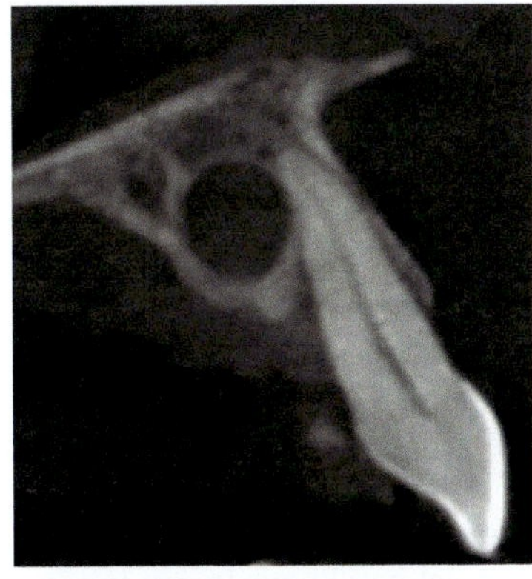

Figura 33-11. Imagen de CBCT de un quiste del conducto nasopalatino a nivel del diente 2.1 en paciente de 62 años.

Diagnóstico

Debido a que la mayoría de los individuos con osteítis condensante no refieren dolor ni otros síntomas evidentes, su diagnóstico se realiza generalmente por medio de estudios radiográficos. La CBCT se ha convertido en una herramienta valiosa para obtener diagnósticos precisos de esta y otras patologías dentales y óseas (Fig. 33-10).

Posibilidades terapéuticas

El abordaje terapéutico para la osteítis condensante se centra inicialmente en la eliminación de su causa subyacente, ya sea una infección local, una inflamación o factores sistémicos. Complementariamente, la inyección de procaína en el fondo de surco de la zona afectada puede ser beneficioso, especialmente si la osteítis condensante actúa como un campo interferente.

Quistes maxilares

Los **quistes** histológicamente son cavidades patológicas revestidas de epitelio presentes en los huesos maxilares. Se clasifican en dos categorías principales:

- **Quistes odontogénicos**: vinculados directamente a las estructuras dentales.
  - **Quistes de desarrollo**: originados a partir de restos epiteliales por estímulos que aún se desconocen (Fig. 33-11).
  - **Quistes inflamatorios**: generados en respuesta a estímulos inflamatorios en el epitelio (Fig. 33-12).
- **Quistes no odontogénicos**: no tienen relación con las estructuras dentales.

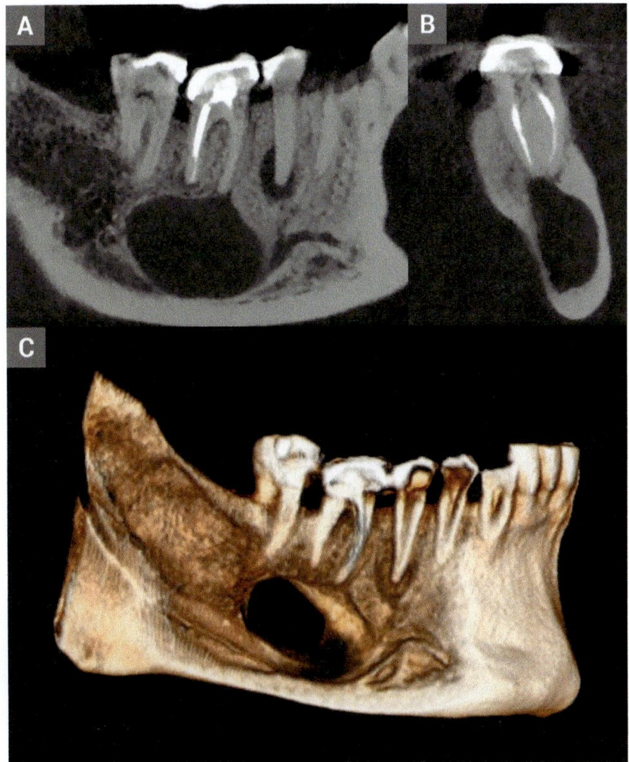

Figura 33-12. Imagen de CBCT mandibular. **A)** En la vista sagital se observa el diente 4.6 con tratamiento de conducto y un quiste odontogénico inflamatorio en íntima relación con su raíz mesial y una lesión radiolúcida periapical del diente 4.5. **B)** corte coronal. **C)** Reconstrucción en 3D.

Diagnóstico

Frecuentemente, los quistes son asintomáticos, por lo que el diagnóstico se realiza al detectar imágenes radiolúcidas durante exámenes radiográficos de rutina.

Posibilidades terapéuticas

Aunque muchos quistes pueden ser completamente asintomáticos y no presentar complicaciones inmediatas, algunos pueden causar alteraciones significativas en las estructuras locales. Por ejemplo, pueden obstruir la erupción de un diente o, debido a su tamaño y extensión, comprometer las estructuras anatómicas circundantes, aumentando el riesgo de fracturas maxilares. Además, estos quistes tienen el potencial de actuar como desencadenantes neuromoduladores, influyendo negativamente en la salud general del paciente. Esto último justifica su extracción a través de un procedimiento quirúrgico mínimamente invasivo. La elección del tratamiento se basa en diversos factores, incluyendo el tamaño y ubicación del quiste, su relación con estructuras anatómicas cercanas y la posible afectación de estructuras dentales adyacentes. Después de la eliminación del quiste, la irrigación local con procaína puede ser beneficiosa, y el posterior llenado de la cavidad con plasma rico en fibrina (PRF) favorece una mejor cicatrización de los tejidos duros y blandos, juntamente con la inyección local y en la zona del nervio que inerva la zona.

El objetivo principal es seleccionar una estrategia terapéutica que minimice el riesgo de recurrencia y morbilidad, asegurando al mismo tiempo la eliminación completa de la lesión.

Odontomas

Dentro de la categoría de los tumores odontogénicos benignos, los odontomas son frecuentes. Histológicamente se componen de células epiteliales odontogénicas y mesenquimatosas diferenciadas, y capaces de formar esmalte, dentina y cemento. Su desarrollo suele asociarse a varios factores, incluyendo traumatismos durante la primera dentición, procesos inflamatorios e infecciosos, y la presencia de restos de Malassez, entre otros.

Los odontomas pueden clasificarse en varios tipos:

- **Odontomas compuestos**: tienen estructuras diferenciadas semejantes a dientes, incluyendo esmalte, dentina, pulpa y cemento.
- **Odontomas complejos**: presentan una masa nodular sólida de tejido dental sin diferenciación clara en las estructuras dentales (Fig. 33-13).
- **Odontomas complejos-compuestos**: representan una combinación de las características de los odontomas compuestos y complejos, mostrando tanto estructuras semejantes a dientes como masas calcificadas de tejido dental.

Diagnóstico

La erupción dental retardada y la persistencia de dientes temporales son signos clínicos comunes que pueden indicar la presencia de un odontoma. Por lo tanto, es necesario realizar estudios radiográficos para llevar a cabo el diagnóstico diferencial.

Posibilidades terapéuticas

Aunque generalmente son asintomáticos y no causan complicaciones, ocasionalmente pueden inducir alteraciones locales. Debido a su tamaño y extensión pueden poner en riesgo las estructuras anatómicas circundantes, aumentando la posibilidad de fracturas maxilares o actuar como campos interferentes. En estos casos se opta por su extracción a través de un procedimiento quirúrgico mínimamente invasivo, acompañado de terapia neural.

Osteonecrosis alveolar con degeneración grasa

Adler ya mostraba en su libro cómo identificar, diagnosticar y tratar las **osteítis maxilares**, a las que se refería como *zonas de inflamación crónica ósea*. Actualmente, se utiliza el término *fatty degenerative osteonecrosis of the jawbone*, incorporado por el odontólogo alemán Johann Lechner en varias publicaciones y que se traduce al español como **osteonecrosis alveolar con degeneración grasa** (Fig. 33-14).

Las osteonecrosis alveolares con degeneración grasa son patologías óseas que se manifiestan como cavitaciones asintomáticas dentro del tejido medular de los huesos maxilares. Estas cavitaciones se encuentran en el hueso esponjoso de los maxilares, preservando la integridad del tejido óseo cortical, y suelen localizarse en áreas donde se han realizado extracciones dentarias, cerca de implantes dentales o en sitios de tratamientos de endodoncia.

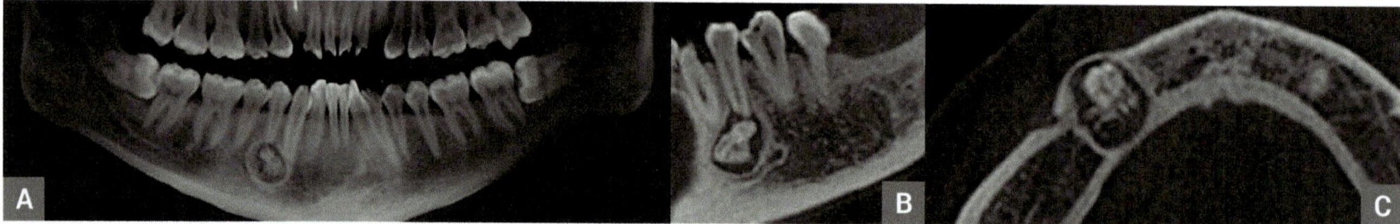

Figura 33-13. Imagen de CBCT de masa nodular sólida de tejido dental sin diferenciación clara en estructuras dentales a la altura de los dientes 4.3 y 4.4, compatible con un odontoma complejo. **A)** Vista panorámica donde se observan también los terceros molares inferiores retenidos en una posición horizontal, un tratamiento de conducto en el diente 1.2 y fracturas coronarias en 1.1, 2.1, 2.2. **B)** Corte axial del maxilar inferior. **C)** Corte sagital del maxilar inferior.

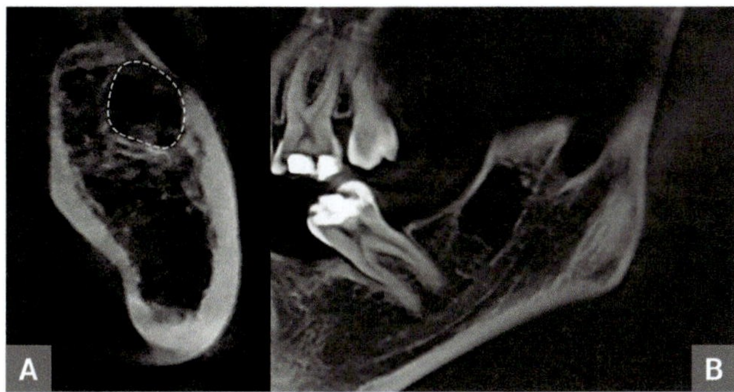

Figura 33-14. Imagen CBCT. **A)** Corte coronal a la altura de la zona 3.8. Se observa la presencia de una cavitación en el espacio medular del cuerpo del maxilar inferior. **B)** Corte sagital. Se observa ausencia del 3.6, el diente 3.7 con restauración oclusal radiopaca, y en zona del 3.8 lesión osteolítica compatible con osteonecrosis isquémica con degeneración grasa.

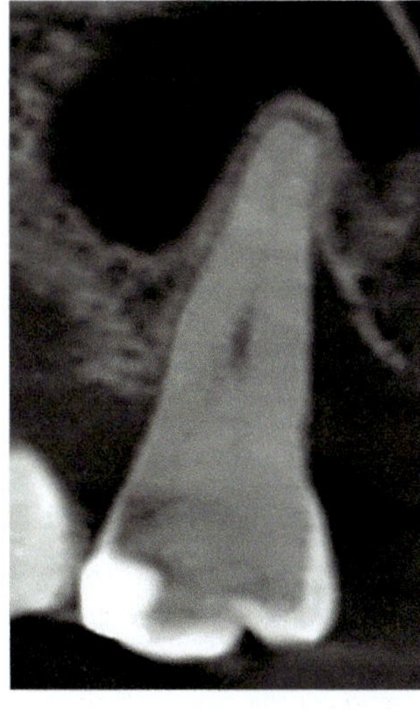

Figura 33-15. Corte sagital de CBCT con enfermedad periodontal del diente 1.7, pudiéndose observar una pérdida del soporte óseo.

La cicatrización deficiente del tejido óseo esponjoso se debe a condiciones sistémicas y/o locales inadecuadas, como cirugías traumáticas, uso de anestésico local con vasoconstrictores, enfermedades sistémicas que comprometen la regeneración ósea o la existencia de campos interferentes. Estas áreas patológicas tienen la particularidad de ser indoloras y provocar una sobreexpresión, casi 35 veces mayor, de la quimiocina RANTES/CCL5 y del FGF-2.

Diagnóstico

Las osteonecrosis fueron diagnosticadas en los inicios de la terapia neural por el Dr. Adler mediante radiografías periapicales, lo que limitaba la precisión diagnóstica. En la actualidad, se pueden diagnosticar con una CBCT, que ofrece una imagen detallada y precisa, siendo muy útil también el uso del CaviTAU®, un innovador dispositivo de ultrasonido.

Posibilidades terapéuticas

El tratamiento recomendado para estas lesiones es una limpieza quirúrgica que accede al área afectada tras la remoción cuidadosa de una ventana de hueso cortical sano. Este procedimiento debe ser precedido por una preparación del paciente que acompañe a una óptima regeneración ósea.

Enfermedad periodontal

Las enfermedades periodontales comprenden un conjunto de afecciones que afectan a las encías y las estructuras de soporte dental, como el ligamento periodontal y el hueso alveolar. La existencia de un microbioma bacteriano específicamente patógeno para el periodonto es necesaria, aunque no suficiente, para el desarrollo de estas enfermedades, requiriendo además un huésped susceptible.

Por tanto, es fundamental mantener un control efectivo de la flora bacteriana a lo largo del tubo digestivo. Alteraciones como el estreñimiento, enfermedades inflamatorias intestinales y problemas gástricos pueden predisponer al individuo a la aparición de estas afecciones periodontales.

Las enfermedades periodontales se clasifican en:

- **Gingivitis**: se caracteriza por la inflamación de las encías como resultado del depósito de placa bacteriana en el margen gingival, la cual puede extenderse afectando a la totalidad de la unidad gingival. Clínicamente se observa una encía inflamada, con un contorno alargado por edema o fibrosis, coloración roja o morada, sangrado durante el sondaje y aumento del sangrado al cepillar.
- **Periodontitis**: se trata de una inflamación crónica que destruye el aparato de soporte del diente de manera progresiva. Puede comenzar con una gingivitis no tratada y evolucionar formando bolsas periodontales que albergan microorganismos de distinta virulencia. Estos microorganismos desencadenan una inflamación crónica mediante la liberación de mediadores inflamatorios, como citocinas, prostaglandinas, enzimas de neutrófilos y monocitos, afectando al ligamento periodontal, las encías, el cemento radicular y el hueso alveolar, resultando en la pérdida de la fijación de los dientes a sus tejidos de soporte, la reabsorción ósea y la profundización de las bolsas periodontales.

La periodontitis también puede llevar a la formación de **lesiones de furca** (zonas donde se dividen las raíces dentarias) en dientes multirradiculares (Fig. 33-15).

La gingivitis y la periodontitis también pueden comportarse como desencadenantes neuromoduladores.

Es importante destacar que, según investigaciones recientes, las bacterias implicadas en la enfermedad periodontal no solo afectan a la salud bucal, sino que también pueden estar vinculadas a lesiones degenerativas neurológicas, abortos espontáneos y problemas cardíacos, además de tener un potencial contagioso.

Adicionalmente, se ha identificado un modelo degenerativo abacteriano de los tejidos de soporte dental, el cual se relaciona con enfermedades del colágeno y requiere un tratamiento especial.

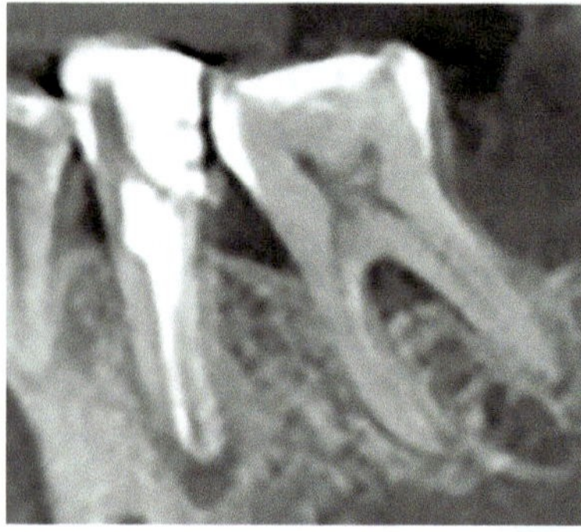

Figura 33-16. Imagen de CBCT donde se observa lesión de furca en el diente 3.6, y tratamiento de conducto en el diente 3.5 acompañado de lesión periapical radiopaca.

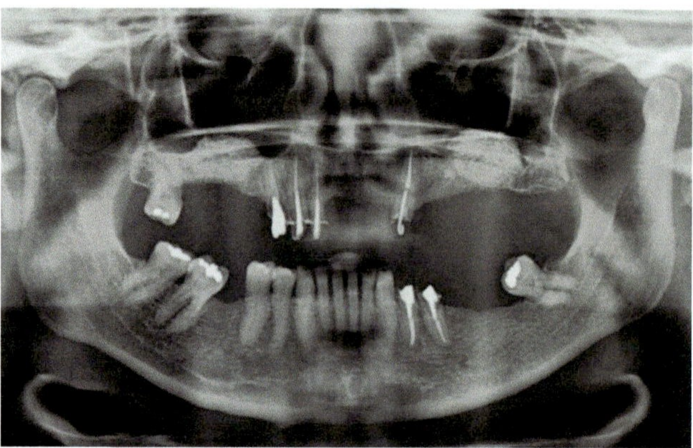

Figura 33-17. Ortopantomografía. En ambos maxilares superiores se observan imágenes radiopacas levemente ovaladas que producen protuberancia en los senos maxilares, compatibles con injertos óseos. También se aprecian tratamientos de conductos en los dientes 1.3, 1.2, 1.1 y 2.3, todos con postes metálicos. En el maxilar inferior los dientes 3.4 y 3.5 presentan tratamiento de conducto y postes metálicos. Las imágenes radiopacas en los dientes 1.7, 3.8, 4.7 y 4.8 son sugerentes de restauraciones metálicas, que deben ser confirmadas mediante la observación clínica.

Diagnóstico

El diagnóstico se realiza mediante una evaluación clínica y el apoyo de estudios radiográficos dentales, observando bolsas periodontales que pueden tener más de 4 mm de profundidad y pérdida ósea alveolar asociada. Se realiza cultivo y perfil genético (Fig. 33-16).

Posibilidades terapéuticas

Para la **gingivitis**, la clave está en la mejora de la técnica de cepillado dental para eliminar la placa bacteriana que causa la inflamación gingival, acompañado de la aplicación de terapia neural en zonas dolorosas del fondo de surco vestibular superior e inferior, y el control de hábitos como la respiración oral y el tabaco.

El tratamiento de la **periodontitis** incluye curetaje y alisado radicular profundo para extraer la placa y los cálculos dentales o sarro. Este procedimiento puede complementarse con lavados periodontales con solución de procaína y ozono, infiltraciones de esta en las bolsas periodontales y láser de bioestimulación.

Es importante tener en cuenta que en los casos de gingivitis o periodontitis no solo el tejido periodontal está inflamado, sino que la inflamación puede afectar a otras estructuras bucales y sistémicas, lo que sugiere la necesidad de un abordaje integral.

Injertos óseos

Los **injertos óseos** en los maxilares se llevan a cabo con el objetivo de regenerar o reponer el tejido óseo perdido, facilitando así la colocación de implantes dentales y la rehabilitación oral posterior. Existen diferentes tipos de injertos, clasificados según su origen: **autólogos** (del mismo paciente), **aloinjertos** (de otro individuo de la misma especie), **xenoinjertos** (de una especie diferente) y **aloplásticos** (materiales sintéticos). La elección entre estos depende de diversos factores, incluyendo la compatibilidad y el estado del equilibrio funcional previo del sistema, ya que los injertos óseos pueden introducir cargas adicionales en el sistema, sobre todo a nivel inmunológico. En el caso de los aloinjertos y xenoinjertos, se estarían introduciendo proteínas de otro espécimen, sin garantías de esterilización, lo cual tiene el potencial de convertirlos en campos interferentes.

Diagnóstico

El diagnóstico se realiza fundamentalmente a través de la historia de vida, que, a su vez, permite conocer cómo es su interacción con el organismo. Radiográficamente, los injertos suelen presentarse como tejido más radiopaco en comparación con el tejido óseo sano, pudiendo observarse, especialmente en el maxilar superior, por ejemplo, ante una elevación de seno, como un abultamiento dentro del seno maxilar (Fig. 33-17).

Posibilidades terapéuticas

Tomando en cuenta la historia de vida del paciente y su interacción con el injerto, así como un diagnóstico por imágenes detallado, se puede considerar infiltrar con procaína en el fondo del surco vestibular en la zona del injerto, o bien la eliminación quirúrgica del injerto en casos de alta sospecha de que se haya convertido en un campo interferente.

Fracturas dentales

Los dientes anterosuperiores son particularmente susceptibles a sufrir fracturas debido a su ubicación y función. Las fracturas dentales pueden clasificarse según su alcance en: fracturas que afectan solo al esmalte, fracturas que comprometen tanto el esmalte como la dentina, fracturas que involucran esmalte, dentina y tejido pulpar, y fracturas coronales y radiculares (Fig. 33-18).

Frecuentemente, los pacientes manifiestan haber experimentado un impacto, accidente u otro evento traumático que podría haber causado alguna de las fracturas mencionadas.

Diagnóstico

Además de la historia de vida, el diagnóstico se establece mediante exploración visual y radiológica. En ocasiones, las fracturas se detectan a través de hallazgos radiográficos, los cuales sirven de base para preguntar sobre su origen.

Posibilidades terapéuticas

Por lo general, cuando estos casos llegan a consulta de terapia neural, ya han sido previamente tratados por otro odontólogo. Las fracturas dentales rompen la continuidad estructural del diente, creando una interrupción abrupta en su integridad, lo que puede resultar en una irritación tanto local como a distancia. Esta lesión, incluso tras recibir tratamiento odontológico local, puede persistir como una fuente de irritación crónica, actuando como un desencadenante neuromodulador.

Se sugiere la infiltración con procaína en el fondo del surco del diente afectado como medida terapéutica. Es importante reconocer la conexión entre el origen del tejido nervioso y el esmalte dental, lo cual subraya la importancia de abordar no solo las consecuencias físicas inmediatas de la fractura, sino también las posibles repercusiones a largo plazo en el paciente.

Contactos prematuros o interferencias oclusales

Un contacto prematuro o interferencia oclusal se define como cualquier contacto entre dientes que evita que las demás superficies oclusales alcancen contactos estables, interrumpiendo o perturbando la armonía de los movimientos mandibulares excéntricos.

Estas interferencias oclusales inducen una carga masticatoria desproporcionada sobre el diente afectado, lo que puede irritar tanto el diente como las estructuras de soporte, incluyendo el ligamento periodontal y el tejido óseo. A largo plazo, estas irritaciones pueden manifestarse como dolor dental, movilidad de los dientes, abfracciones, trastornos temporomandibulares o incluso actuar como desencadenantes neuromoduladores.

Diagnóstico

El diagnóstico se efectúa mediante el uso de papel de articular, que ayuda a identificar estos puntos de contacto inadecuados en la boca. En el mercado existen aparatos de control oclusal electrónicos que pueden resultar de cierta utilidad.

Posibilidades terapéuticas

El tratamiento inicial, según la evaluación realizada durante el diagnóstico, puede incluir un ajuste oclusal, que implica modificar la superficie oclusal de los dientes afectados utilizando instrumental rotatorio. El ajuste se lleva a cabo con el

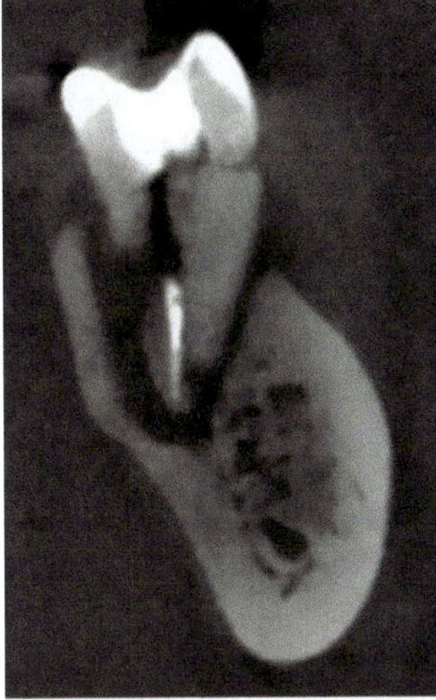

Figura 33-18. Corte coronal de CBCT. Se observa un diente 4.5 con obturación dental en su corona, tratamiento de conducto y fractura a nivel radicular por lingual, extendiéndose al límite amelocementario por vestibular. Puede observarse también un ensanchamiento del ligamento periodontal y una pérdida ósea.

paciente sentado, empleando papel de articular para monitorizar los ajustes de manera precisa. La evaluación se repite con el paciente tanto sentado como de pie al finalizar el procedimiento, para asegurar que se logre una oclusión adecuada y se minimicen las irritaciones significativas en el sistema.

En los casos en que el contacto prematuro ha persistido durante un período prolongado, puede estar actuando como un campo interferente. Es importante realizar una palpación de toda la boca, ya que una interferencia oclusal no afecta solo a los dientes que contactan. Fácilmente pueden encontrarse puntos de tensión tanto en varios puntos de la boca como en otras zonas, como la temporal, mastoides, suboccipital, masetero o cuello. Y en caso de presentarse, debe ser previa al desgaste dental que ya es irreversible. La inyección de estos puntos con procaína se explica en los capítulos correspondientes. En algunas ocasiones también se recomienda fisioterapia mandibular o tratamientos correctivos de oclusión.

Puntos gatillo

Un punto gatillo miofascial (PGM) es un área de alta irritabilidad y dolor localizado en un nódulo dentro de una banda tensa y palpable de músculo esquelético. Este punto es sensible a la presión y puede provocar dolor referido siguiendo un patrón específico, a menudo acompañado de fenómenos vegetativos como sudoración y piel de gallina. En el capítulo de inyecciones básicas (v. **Cap. 30**) puede encontrarse más información sobre ellos.

Se pueden encontrar en varias zonas de la cabeza, mayoritariamente en la zona temporal y occipital, así como en las sienes, los maseteros y la zona suboccipital. Estos PGM participan de una manera directa e indirecta en la función masticatoria, y están sujetos a cargas funcionales y parafuncionales significativas, como en el caso del bruxismo.

La exploración de los PGM y su inyección con anestésico local se explica en el capítulo de inyecciones básicas (v. **Cap. 30**).

Cuando se sospecha que un PGM es resultado de un foco desencadenante intraoral, como es frecuente en situaciones de interferencia oclusal o durante tratamientos ortodóncicos, se recomienda primero inyectar con procaína en la zona de tensión o sensibilidad detectada intraoralmente o directamente en el foco irritativo sospechoso. Posteriormente, se reevalúa el PGM extraoral y, si persiste, se considera su infiltración directa. Frecuentemente, los PGM se atenúan o resuelven tras la inyección de anestésico local en los focos irritativos intraorales. Esta manera de proceder no solo sirve como herramienta diagnóstica, sino también como tratamiento más causal.

Puntos de tensión mucofascial

Los puntos de tensión mucofascial surgen mediante mecanotransducción (v. Cap. 7) como respuesta a estímulos, que incluyen los factores mecánicos, irritaciones en la cavidad bucal, reflejos de condiciones viscerales o estados emocionales. Aunque a menudo son silentes, resultan dolorosos al ser palpados, motivo por el cual es importante realizar una palpación atenta de la boca, con especial énfasis en los surcos vestibulares. La experiencia clínica sugiere que los puntos de tensión mantenidos durante períodos prolongados tienen el potencial de actuar como detonantes neuromoduladores, como se expone en la serie de casos publicada por Vinyes *et al.*, en la que seis pacientes con dolor crónico en las cervicales o rodillas y con antecedente de tratamiento ortodóncico fijo obtienen una clara mejoría después de inyectar procaína al 0,5 % fundamentalmente en los puntos de tensión mucofascial (intraoral) y en los puntos de tensión miofascial de la zona de cráneo, cervical y escapular.

El diagnóstico, realizado mediante palpación, y el tratamiento, con inyecciones submucosas de procaína, se explican en los capítulos de palpación e inyecciones básicas (v. Caps. 24 y 30, respectivamente).

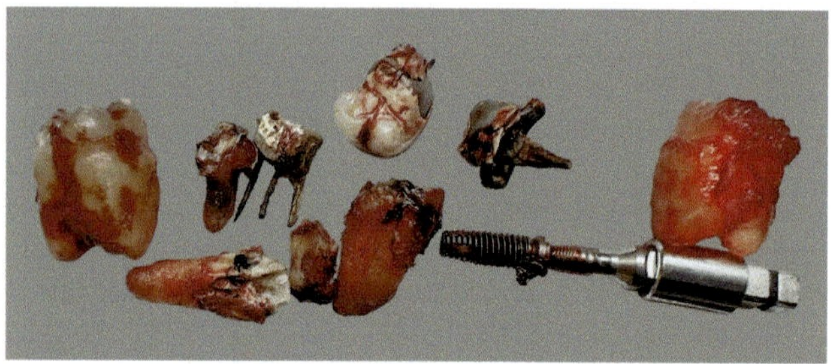

Figura 33-19. La imagen muestra, de izquierda a derecha: diente 1.8 retenido, un resto radicular, un núcleo metálico con tres prolongaciones metálicas una para cada raíz, una corona ceramometálica, un núcleo, un implante de titanio (abajo) con el extractor de implantes y un tercer molar retenido (arriba).

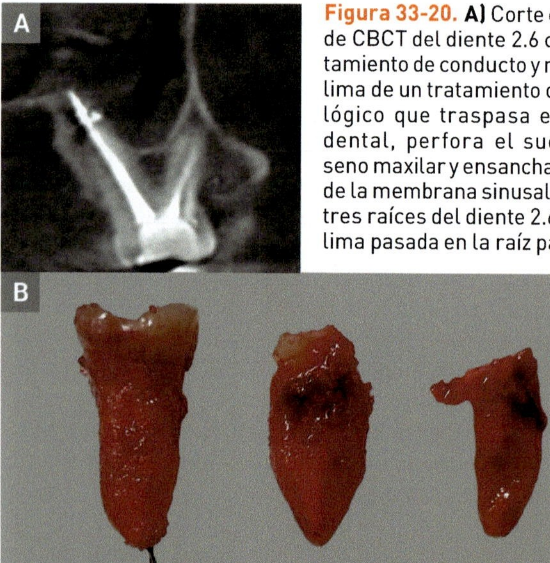

Figura 33-20. **A)** Corte coronal de CBCT del diente 2.6 con tratamiento de conducto y resto de lima de un tratamiento odontológico que traspasa el ápice dental, perfora el suelo del seno maxilar y ensanchamiento de la membrana sinusal. **B)** Las tres raíces del diente 2.6 con la lima pasada en la raíz palatina.

Metales

En odontología, las **aleaciones metálicas** siguen desempeñando un papel central debido a su versatilidad y aplicabilidad en una amplia gama de procedimientos de restauración oral. Estos materiales se emplean en la fabricación de dispositivos de ortodoncia, en cirugías maxilofaciales que utilicen placas y tornillos de titanio, implantes dentales, estructuras para puentes fijos, coronas, núcleos, prótesis removibles y obturaciones de amalgama de plata, y con menos frecuencia se encuentran en materiales o instrumentales odontológicos, como limas de endodoncia fracturadas en los dientes o restos de metales en el tejido óseo postextracción, o tatuajes por metales en las encías (Fig. 33-19).

El entorno oral, caracterizado por su temperatura, humedad y cambios de pH, junto con la coexistencia de diversas aleaciones metálicas en la boca de un mismo paciente, crea condiciones propicias para la **corrosión** de estos materiales. Este fenómeno puede inducir la liberación de iones metálicos, potencialmente resultando en intoxicación crónica por acumulación de estos iones, lo que acarrea significativas implicaciones patológicas. Además, la presencia de diferentes aleaciones actúa como una batería, generando **corrientes eléctricas** medibles que pueden exceder los límites de tolerancia biológica.

Este tema se aborda con mayor detalle, incluyendo el diagnóstico y las opciones terapéuticas, en el capítulo 28.

Historia de vida

Al consultorio dental acudió una paciente de 55 años a quien le habían realizado un retratamiento de endodoncia en el diente 2.6, en el que una lima se fracturó y sobresalió por el ápice de la raíz palatina. Poco después comenzó a sentir molestias en la zona maxilar superior izquierdo, y dolor debajo de la rodilla y por encima del primer dedo del pie del mismo lado. Estos dolores persistieron durante 1 año. En el *cone beam* se observó la lima de endodoncia fracturada y pasada (Fig. 33-20A), además de una sinusitis unilateral. De acuerdo con la paciente se decidió proceder a la extracción del diente afectado (Fig. 33-20B), junto con inyección de procaína en la zona del odontón y del nervio infraorbitario izquierdo. Justo después de la extracción desaparecieron las molestias de la zona del maxilar superior izquierdo, y los dolores del pie y la rodilla. En el control telefónico realizado a los 3 y 6 meses, la paciente seguía libre de síntomas.

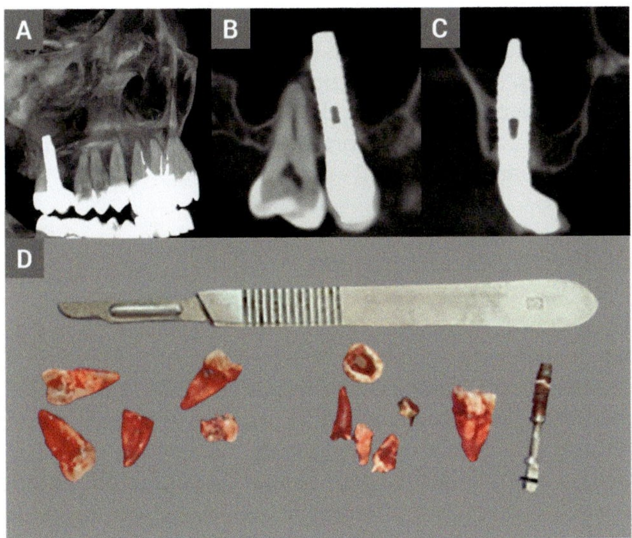

Figura 33-21. Implante dental en 1.6. **A)** Imagen de reconstrucción en 3D. **B)** Corte sagital de CBCT, donde se observa el implante con perforación del suelo del seno maxilar. **C)** Corte coronal de CBCT, donde se observa el 85 % del implante dentro del seno maxilar. **D)** Se observa el implante dental postextracción y todos los campos interferentes sospechosos presentes en boca.

Implantes dentales

El implante dental pretende reemplazar dientes naturales perdidos mediante la inserción de un componente artificial con forma de tornillo y fabricado comúnmente de aleaciones con titanio, aunque existen variantes en zirconia (implantes cerámicos). Este se coloca en el hueso maxilar o mandibular a través de un proceso quirúrgico, sirviendo como una raíz artificial sobre la cual se monta una corona.

Diagnóstico

El diagnóstico se realiza fácilmente mediante una radiografía o CB, debido a su radiopacidad (**Fig. 33-21**).

Posibilidades terapéuticas

Independientemente del material del que esté hecho, un implante dental puede convertirse en un desencadenante neuromodulador, dependiendo de la singularidad de cada individuo. La colocación de un implante debería considerarse mucho en una persona con señales evidentes de disautonomía como insomnio o ansiedad importante, trastornos digestivos, dolores crónicos, infecciones recurrentes y especialmente en un contexto de enfermedad autoinmune o cáncer.

Aunque los test diagnósticos para identificar campos interferentes dentales son altamente confiables cuando dan un resultado positivo, no es posible asegurar completamente que la eliminación de un campo interferente sospechoso, como podría ser un implante, resulte en la resolución de una enfermedad a distancia. Esto se debe a la compleja interacción de múltiples factores que pueden influir en el proceso de enfermedad. Por lo tanto, la decisión de retirar un implante (explantación) debe ser el resultado de un diálogo claro con el paciente, asegurándose de que esté plenamente informado y de acuerdo con el procedimiento.

Clínica y radiográficamente es posible identificar complicaciones como la **periimplantitis**, una infección alrededor del sitio del implante que no solo compromete las estructuras adyacentes, sino que también puede provocar irritación neural, comportándose como un detonante neuromodulador. Después de tomar la decisión de explantar, se recomienda irrigar el sitio con procaína e infiltrar la zona antes y después de la cirugía.

Tratamientos de ortodoncia y ortopedia

Los tratamientos de ortodoncia se emplean para corregir las maloclusiones y desalineaciones dentales, haciendo uso de diversos tipos de dispositivos tanto fijos como removibles (**Figs. 33-22** y **33-23**). Es común observar, a lo largo del tratamiento ortodóncico, una serie de reacciones en los pacientes, que incluyen desde irritabilidad y manifestaciones de dolor (dentro y fuera de la boca), hasta la aparición o exacerbación de síntomas o patologías a distancia. Estas pueden surgir como

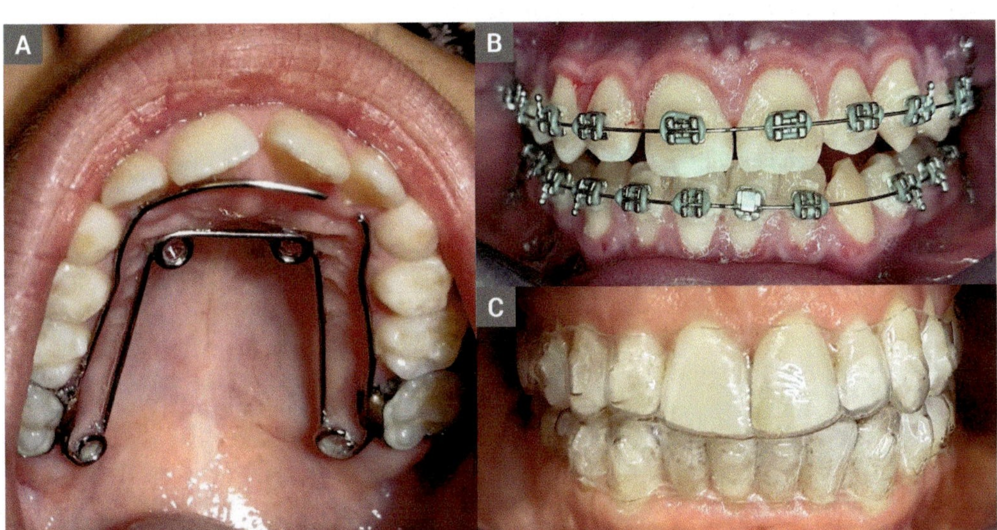

Figura 33-22. **A)** Dispositivo ortodóncico palatino, conocido como «expansor palatino» en niño de 10 años con dolor en extremidades inferiores desde la colocación del dispositivo. **B)** Ortodoncia con bráquets en paciente con posterior aparición de cefalea tensional y dolor escapulo-humeral izquierdo. **C)** Con alineadores invisibles en paciente con dolor cervical y lumbar.

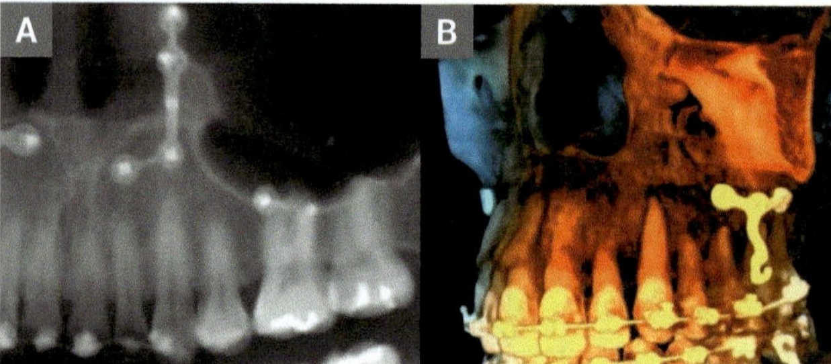

Figura 33-23. **A)** CBCT donde se ven placas y tornillos que se usaron para fijar una fractura tipo Lefortt I para una cirugía ortognática. **B)** Reconstrucción en 3D donde se ve una placa de titanio con sus tornillos y en las coronas dentales, los bráquets y el alambre de ortodoncia que los une.

respuesta adaptativa del organismo a las fuerzas ejercidas por bráquets y alambres, las cuales se ajustan regularmente a lo largo del tratamiento, que pueden extenderse por períodos de 1 a 3 años en el caso de la aparatología fija. Además, las aleaciones metálicas utilizadas en estos dispositivos pueden, a largo plazo, causar intoxicación por la acumulación de iones metálicos, especialmente si no se toman precauciones para reducir los efectos galvánicos retirando otras aleaciones metálicas presentes en la boca antes del tratamiento.

Los tratamientos de ortopedia dental se emplean para prevenir y corregir ciertas maloclusiones, y aunque su afectación directa sobre el sistema general pueda ser menor, sigue teniendo influencia en los circuitos neuromusculares. En este caso, la terapia neural puede ser de gran ayuda para desvanecer antiguos circuitos neuromusculares y facilitar la aparición de otros nuevos basados en la autorregulación.

Posibilidades terapéuticas

Para atenuar estos efectos se recomienda realizar palpaciones intraoralmente y extraoralmente en los días subsecuentes a la activación de la aparatología, con el objetivo de identificar e inyectar con procaína los puntos de tensión miofascial. Esta práctica también debe tenerse en cuenta cuando se utilizan dispositivos removibles.

La historia de vida, que incluye la anamnesis y la exploración, permite establecer posibles relaciones entre el tratamiento ortodóncico y alteraciones tanto en la zona de la cabeza y el cuello, como en otras partes del cuerpo. Si bien a menudo existe una correlación temporal cercana, en ocasiones la alteración a distancia puede aparecer al cabo de meses o años, fruto de la acumulación de tensión. Es recomendable identificar y tratar mediante inyecciones de procaína los puntos de tensión mucofascial intraorales y miofasciales extraorales, fundamentalmente en la zona de cabeza y cuello, después de cada activación de los aparatos de ortodoncia e indicar al paciente la importancia de la integración neuromiofuncional (v. **Vídeos 24-1** y **36-1**).

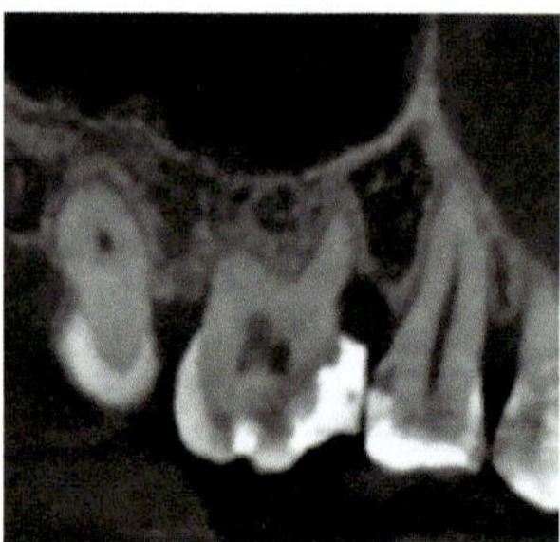

Figura 33-24. Corte sagital de CBCT. El diente 1.6 presenta una obturación ocluso-mesial desbordada, que produce una reabsorción de la cresta alveolar.

Obturaciones desbordantes

Las obturaciones desbordantes hacen referencia a restauraciones dentales mal elaboradas que exceden el contorno natural del diente, creando espacios propicios para la acumulación de alimentos y placa bacteriana. Esta extensión inadecuada de la obturación puede provocar caries dental, gingivitis y, con el tiempo, serios problemas periodontales. Tales complicaciones pueden causar que el diente o la región circundante actúe como un desencadenante neuromodulador.

Diagnóstico

El diagnóstico clínico de sospecha se realiza al observar un enrojecimiento de la encía del diente afectado en un paciente que puede reportar mal olor bucal y que, al usar hilo dental, este se deshilacha o provoca sangrado. El diagnóstico definitivo se realiza radiográficamente, al observar la obturación sobrepasando el contorno dental (**Fig. 33-24**).

Posibilidades terapéuticas

Para resolver este problema resulta indispensable eliminar la restauración que fue mal realizada y rehacer la obturación adecuadamente, esperando una disminución gradual de la gingivitis. La inyección de procaína en el área afectada puede resultar de gran ayuda para manejar la irritación y el dolor asociados. Además, deben darse instrucciones al paciente sobre técnicas correctas de cepillado y el uso apropiado del hilo dental.

Compromiso articular temporomandibular y desequilibrio oclusal y funcional

Estos conceptos se explican en el capítulo 27.

Factores emocionales y mentales

En los capítulos 13 y 20 se desarrolla la estrecha conexión que existe entre el bienestar emocional y psíquico de un individuo y su salud general, fundamentalmente a través del SNA. La boca, al ser una de las regiones más sensibles, inervadas y vascularizadas del cuerpo, es susceptible a las repercusiones de desequilibrios emocionales y psíquicos.

La sobreexcitación del sistema nervioso simpático que acompaña a las situaciones de estrés, ansiedad, depresión o dolor crónico genera respuestas fisiológicas que pueden afectar a la salud oral, como:

- **Inflamación y sensibilidad**: mediante la facilitación de la liberación de mediadores inflamatorios en el torrente sanguíneo, que pueden aumentar la inflamación en los tejidos bucodentales y la sensibilidad al dolor.
- **Perfusión sanguínea**: la activación prolongada del sistema simpático puede llevar a una vasoconstricción, reduciendo así la perfusión sanguínea en los tejidos. Esto puede resultar en una disminución en la entrada de oxígeno y nutrientes esenciales a la encía, dientes y mucosas, comprometiendo su salud y función.
- **Tensión miofascial**: las situaciones de estrés y ansiedad a menudo se asocian con un aumento en el tono muscular y la tensión miofascial, lo que puede resultar no solo en bruxismo o trastornos temporomandibulares, sino también en condiciones que pueden llevar a desgaste dental, fracturas y molestias musculares en la mandíbula, además de someter a más presión y potenciar cualquier irritación del área bucodental.
- **Inmunosupresión**: la disautonomía, en combinación con la liberación de hormonas como el cortisol debido al estrés, puede afectar adversamente al sistema inmune. Esto puede hacer que la boca sea más susceptible a infecciones, desde enfermedades periodontales en las encías hasta aftas en la mucosa bucal.

Es importante reconocer la interrelación entre las emociones, las afecciones psíquicas y la salud bucodental. Las patologías detectadas en esta área pueden ser reflejo de desequilibrios mentales o emocionales, manifestándose como un verdadero detonante neuromodulador que puede actuar a modo bidireccional. La intervención en la zona bucodental es fundamental no solo para tratar las manifestaciones físicas derivadas de desequilibrios psíquicos, sino también para actuar en sentido inverso: mediante la inyección de procaína en puntos específicos se pueden aliviar tensiones miofasciales y aliviar estímulos irritativos en la zona del trigémino. Asimismo, al eliminar focos irritativos, como restos radiculares o infecciones, se interrumpe su impacto sobre la red neurovegetativa, reduciendo así el ciclo de disautonomía, sobreexcitación simpática y estrés emocional.

Historia de vida

Una paciente acudió al consultorio dental con afectación anímica, dolores en la columna y el hombro izquierdo, molestia y sangrado de las encías, y mal sabor en la boca desde hacía 5 años. Las pruebas diagnósticas previas no habían podido establecer ningún diagnóstico médico ni odontológico. La persistencia de los síntomas, refractarios a los tratamientos sintomáticos, repercutió progresivamente en su calidad de vida.

En la imagen panorámica del maxilar superior se observó un tratamiento de conducto en los dientes 1.5, 1.4, 2.1 y 2.2 con pernos metálicos y coronas ceramometálicas, así como un alvéolo postextracción reciente en la zona de la extracción del diente 2.5 (**Fig. 33-25A**). Y en la del maxilar inferior se observó el diente 3.6 con tratamiento de conducto, perno metálico y corona ceramometálica, alvéolos postextracción reciente que corresponden a las raíces mesial y distal del diente 4.6, y el diente 4.8 retenido (v. **Fig. 33-25A**).

Ante la persistencia y agravamiento progresivo de los síntomas, refractarios a otros tratamientos, de acuerdo con la paciente y teniendo en cuenta que debía desplazarse 1.500 km para recibir el tratamiento, en la primera sesión se decidió la extracción quirúrgica de todos los campos interferentes sospechosos del maxilar superior. En la **figura 33-25B** pueden verse los dientes, pernos y coronas ceramometálicas extraídos. Se recomendó una alimentación antiinflamatoria y se acompañó la cirugía con inyecciones de procaína posquirúrgicas en el fondo del surco vestibular de todos los elementos dentales extraídos, así como en las fosas pterigopalatinas (con las estructuras vasculonerviosas maxilares y el ganglio esfenopalatino) y en los nervios infraorbitarios.

Aproximadamente a los 15 días posteriores a la cirugía, la paciente empezó a sentir una notable mejoría en su estado de ánimo y un renovado interés en sus actividades habituales. Seis meses después se realizó una segunda intervención para retirar los posibles campos interferentes del maxilar inferior, junto con inyecciones de procaína en las zonas de las cicatrices del maxilar superior y las fosas infratemporales (con las estructuras vasculonerviosas mandibulares y el ganglio ótico), y al terminar la cirugía en el fondo del surco vestibular de los elementos extraídos. En la **figura 33-26** se observan granulomas periapicales en las raíces mesial y distal del diente 3.6.

La paciente refirió una recuperación completa de su estado anímico a los pocos días después de la segunda intervención. Los dolores en la columna y el hombro izquierdo desaparecieron, y la mejoría persistía en un control telefónico realizado 6 meses después.

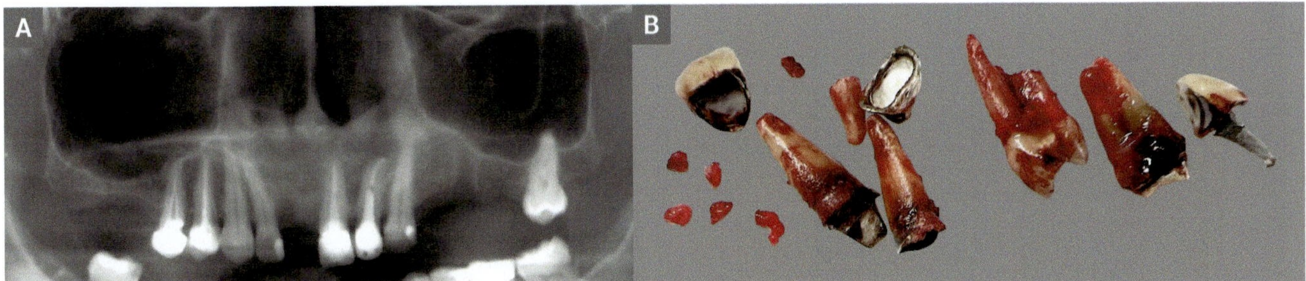

Figura 33-25. A) Imagen panorámica del maxilar superior donde se ven tratamientos de conductos en dientes 1.5, 1.4, 2.1 y 2.2 con pernos metálicos y coronas ceramometálicas. Alvéolo postextracción reciente en la zona de la extracción del 2.5. **B)** Material extraído: dientes, pernos y coronas ceramometálicas.

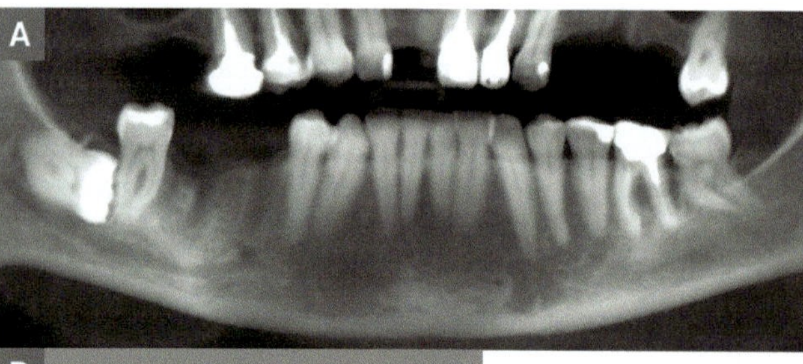

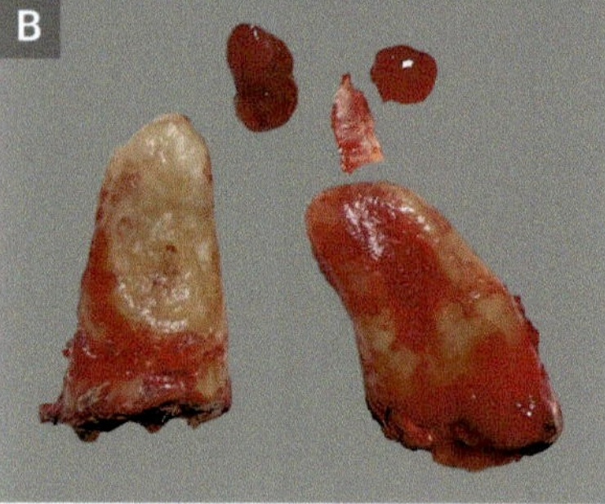

Figura 33-26. A) Vista panorámica del maxilar inferior donde se observa tratamiento de conducto en 3.6, alvéolo postextracción reciente en zona de 4.5 y 4.6, 4.8 retenido. **B)** Raíz mesial y distal del elemento 3.6 con granulomas periapicales.

Comentarios:

- El sistema psiconeuroinmunoendocrino tiene la capacidad de mantener un equilibrio funcional a pesar de las crecientes cargas que se van añadiendo al organismo. Sin embargo, existe un umbral en el que la carga alostática sobrepasa la capacidad de compensación del sistema, y como resultado emergen diversas manifestaciones clínicas.
- Alteraciones del estado anímico, junto con inflamación y dolor en diversas partes del cuerpo que no se explican a través de diagnósticos médicos habituales, a menudo indican la influencia de un desencadenante neuromodulador. La historia clínica del paciente, un examen físico detallado y las imágenes radiográficas son las herramientas para identificar posibles campos interferentes.
- La planificación de una intervención quirúrgica debe ser personalizada. Deben considerarse factores como la capacidad del paciente para tolerar la cirugía, las comorbilidades existentes o la proximidad al centro de salud.

PUNTOS CLAVE

- Los campos interferentes en la zona bucodental pueden influir significativamente en la salud general de la persona.
- Es muy importante una evaluación y diagnóstico precisos, incorporando tanto técnicas avanzadas de imagen como una comprensión de la historia de vida del paciente, para identificar y tratar efectivamente estos campos interferentes.
- La eliminación de estos campos puede llevar a grandes mejoras y a menudo inmediatas en condiciones que previamente se habían resistido a otros tratamientos, debido a la restauración del equilibrio funcionalidad del individuo.
- Es responsabilidad del profesional de la salud mirar más allá de los síntomas inmediatos y de tratar al paciente en su totalidad, fomentando una perspectiva preventiva, más que curativa.

BIBLIOGRAFÍA

Adler E. Enfermedades generales causadas por campos de irritación del sistema neuro-vegetativo producidas por problemas dentales y amigdalares (ámbito del trigémino). Diagnóstico y terapia. Lloret; 1983.

Breebaart AC, Bijlsma JW, van Eden W. 16-year remission of rheumatoid arthritis after unusually vigorous treatment of closed dental foci. Clin Exp Rheumatol. 2002;20(4):555-7.

Dosch MP. Atlas of Neural Therapy. 3ª ed. Stuttgart: Thieme; 2012.

Gerascoff C. Sanar desde la boca. Uruguay: Doble clic; 2011.

Kern JK, Geier DA, Bjørklund G et al. Evidence supporting a link between dental amalgams and chronic illness, fatigue, depression, anxiety, and suicide. Neuro Endocrinol Lett. 2014;35(7):537-52. Review.

Vinyes D, Traverso PH, Murillo JH, Sánchez-Padilla M, Muñoz-Sellart M. Improvement in post-orthodontic chronic musculoskeletal pain after local anesthetic injections in the trigeminal area: a case series. J Int Med Res. 2023;51(11):3000605231214064.

Weinschenk S. Handbuch Neuraltherapie. Therapie mit Lokalanästhetika. 2ª ed. Stuttgart: Thieme; 2020.

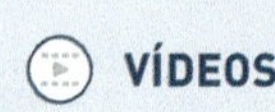

Técnicas de inyecciones y sugerencias 3

Cabeza y zona suboccipital

34

D. Vinyes y J. Moras

INTRODUCCIÓN

La terapia neural representa una visión integradora y profunda hacia el diagnóstico y el tratamiento del ser humano, enfatizando la importancia de una visión holística que armonice el conocimiento anatómico y funcional con una comprensión más amplia de la naturaleza humana. En este sentido, la interpretación de la cabeza debe ir más allá de un conjunto de estructuras físicas, siendo un eje central en nuestra existencia, capaz de influir y ser influenciado por dimensiones tanto físicas como emocionales, mentales y espirituales.

Anatómicamente, la cabeza se compone de varias estructuras, incluyendo el cráneo, formado por huesos planos que se unen para proteger el encéfalo con sus nervios craneales, vasos y meninges, y alojar los órganos sensoriales y las entradas al sistema respiratorio y digestivo. Por otro lado, la cabeza incluye también la piel, fascias, músculos, nervios, vasos sanguíneos, ojos, oídos, nariz, boca, dientes y glándulas salivales, entre otros.

Funcionalmente, la cabeza no solo es núcleo de nuestras funciones cognitivas, motoras y sensitivas, sino que en ella también se da la integración sensorial que nos conecta con el mundo exterior, la gestión mental y emocional, así como la regulación autonómica que todo lo conecta. Por tanto, la cabeza debe considerarse más allá de las situaciones que cursen con dolor o síntomas asociados a ella.

Las inyecciones neuralterapéuticas en el contexto de la cabeza implican un enfoque que considere la interconexión entre su estructura física y las proyecciones que se establecen desde y hacia la cabeza en una persona. Por lo tanto, tratar afecciones como dolores de cabeza, migrañas o trastornos temporomandibulares mediante la terapia neural significa no solo buscar el alivio de los síntomas físicos, sino también entender que se están tratando las causas subyacentes, como pueden ser el estrés, emociones retenidas, disfunciones viscerales o desequilibrios estructurales, reflejadas a través del sistema nervioso, y por lo tanto se deberá estar atento a los cambios producidos en estos niveles más allá de los síntomas locales en la cabeza.

Debido a la amplia variedad de aplicaciones de la terapia neural en la región de la cabeza, se explican diversas zonas en capítulos específicos (v. Caps. 35, 36, 37 y 38).

ANATOMÍA

La estructura ósea de la cabeza se divide en dos componentes: el cráneo y la mandíbula, siendo esta última el único hueso que presenta movilidad macroscópica visualmente objetivable dentro de la estructura craneal. Puede encontrarse más información de la anatomía del cráneo en el capítulo de anatomía del aparato estomatognático (v. Cap. 5).

Cráneo

El **cráneo** está integrado por un total de 28 huesos, de los cuales ocho forman el neurocráneo, mientras que el resto contribuyen a la estructura del **viscerocráneo**, caracterizado por albergar huesos de paredes más delgadas y servir como soporte fundamental para los órganos implicados en la masticación y la respiración, así como para la mayor parte de los órganos sensoriales.

El **neurocráneo** es una cavidad ósea compuesta de ocho huesos unidos a través de articulaciones fijas o sindesmosis. Incluye cuatro huesos impares –el frontal, el occipital, el esfenoides y el etmoides– y dos pares –los parietales y los temporales–. Su función primordial es la protección del encéfalo, junto con las porciones intracraneales de los nervios craneales y espinales, así como los vasos sanguíneos encargados de la irrigación y drenaje del cerebro. Además, el neurocráneo alberga la médula ósea hematopoyética presente en los huesos adyacentes, las meninges –duramadre, aracnoides y piamadre– y el líquido cerebroespinal. En este capítulo se detallarán los huesos frontal y occipital; el resto de los huesos del cráneo se explican en el capítulo 5.

Las **suturas craneales** son articulaciones fibrosas interconectadas por tejido conjuntivo fibroso denso, las cuales facilitan un movimiento sutil que contribuye a la capacidad de compliancia, distensión y elasticidad al cráneo, y a través de las cuales se proyectan fibras del sistema nervioso autónomo (SNA), especialmente simpáticas, que se distribuyen por la fascia y el tejido celular subcutáneo pericraneal. Las suturas craneales son:

- **Sutura lambdoidea**: distingue el hueso occipital de los huesos parietales.
- **Sutura sagital**: se despliega desde la sutura lambdoidea en dirección anterior hasta encontrarse con la sutura coronal.
- **Sutura coronal**: situada en el área frontal del cráneo, delimita el hueso frontal de los parietales.
- **Sutura escamosa**: ubicada en el costado del cráneo, diferencia el hueso temporal del parietal.
- **Sutura frontonasal**: define el límite entre los huesos nasales y el hueso frontal.

Tabla 34-1. Principales aberturas del cráneo y su contenido

Foramen del cráneo	Estructuras que lo atraviesan
Foramen magno	Médula espinal, meninges, arterias vertebrales y espinales, raíces espinales del nervio accesorio y plexos simpáticos vertebrales
Conducto óptico	Nervio óptico (II), arteria oftálmica
Fisura orbitaria superior	Nervios lagrimal, nasociliar, frontal, oculomotor, troclear y *abducens*. Vena oftálmica superior. Raíz simpática del ganglio ciliar
Fisura orbitaria inferior	Nervios infraorbitario, cigomático y ramos orbitarios del nervio maxilar. Vasos infraorbitarios y vena oftálmica inferior
Foramen redondo	Nervio maxilar (V2)
Foramen oval	Nervio mandibular (V3), arteria pterigopalatina
Foramen espinoso	Arteria y vena meníngea media, ramos meníngeos del nervio mandibular
Foramen estilomastoideo	Nervio facial (VII), vasos estilomastoideos
Foramen yugular	Nervios glosofaríngeo (IX), vago (X), accesorio (XI), vena yugular interna y arteria meníngea posterior
Conducto carotídeo	Arteria carótida interna, plexo simpático carotídeo interno y plexo venoso carotídeo
Foramen rasgado	Nervios petrosos mayor y menor
Conducto auditivo interno	Nervios facial (VII) y vestibulococlear (VIII), arteria laberíntica
Conducto palatovaginal	Ramos faríngeos del nervio y la arteria maxilares
Foramen esfenopalatino	Nervios nasales posteriores y nasopalatino, arteria esfenopalatina
Conducto infraorbitario	Nervio y arteria infraorbitarios, nervio alveolar superoanterior
Foramen palatino mayor	Nervio y arteria palatinos mayores
Forámenes palatinos menores	Nervio y arteria palatinos menores
Conducto incisivo	Nervio nasopalatino

La **base del cráneo**, en su interior, se organiza en tres fosas craneales:

- **Fosa craneal anterior**: resguarda el lóbulo frontal del cerebro.
- **Fosa craneal media**: en su interior se encuentra el lóbulo temporal del cerebro.
- **Fosa craneal posterior**: alberga el cerebelo.

Los **forámenes** ubicados en los huesos de la base del cráneo y el esqueleto facial facilitan el paso seguro de estructuras neurovasculares, motivo por el cual es importante conocerlo en terapia neural (**Tabla 34-1** y **Fig. 34-1**).

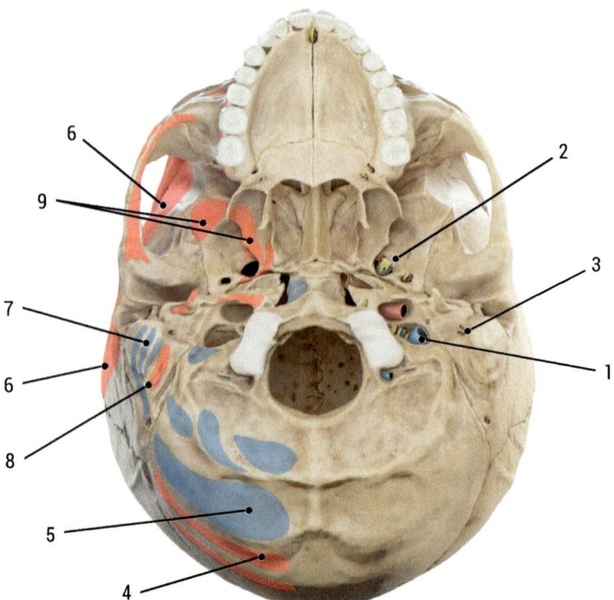

Figura 34-1. Vista caudal de la base del cráneo. En la mitad derecha de la imagen se identifican los principales forámenes y estructuras neurovasculares que los atraviesan, con especial relevancia en terapia neural: el foramen yugular (1) con la salida de los nervios glosofaríngeo, accesorio y vago junto a la vena yugular interna, el foramen oval (2) con el nervio mandibular, y el foramen estilomastoideo (3) con el nervio facial. En la mitad izquierda se muestran los orígenes (rojo) e inserciones (azul) de la musculatura del cuello en la base del cráneo (sin incluir la musculatura propia de la cabeza) como: el trapecio (4), semiespinoso (5), temporal (6), esternocleidomastoideo (7), vientre posterior del digástrico (8) o pterigoideos (9), entre otros.

Hueso frontal

El hueso frontal, impar y simétrico, ocupa la parte anterior del cráneo, sirviendo como puente entre el neurocráneo y el viscerocráneo. Su estructura se distingue en tres partes esenciales:

- **Porción escamosa**: delinea los bordes supraorbitarios y los arcos supraciliares, marcando el límite superior de las órbitas. Por su escotadura supraorbitaria emergen los vasos y nervios supraorbitarios. Lateralmente, la fosa lagrimal alberga la glándula lagrimal.
- **Porción orbitaria**: configura el techo de la órbita ocular y el piso de la fosa craneal anterior.
- **Porción nasal**: se articula con los huesos nasales y con la apófisis frontal del maxilar, formando la base de la nariz.

Internamente, el hueso frontal contiene un **seno frontal** a cada lado.

Hueso occipital

Forma la región posterior de la calota craneal. Se puede distinguir:

- **Porción escamosa**: se articula con los huesos parietales y con el temporal.

- **Porción lateral**: se articula con el hueso temporal y contiene los **cóndilos occipitales** para articularse con el atlas (C1). También alberga el conducto por donde pasa el nervio hipogloso hasta salir por el agujero condíleo anterior.
- **Porción basilar**: se articula con la sección petrosa del hueso temporal y con el hueso esfenoides.

El neurocráneo y el viscerocráneo se comunican a través de las siguientes áreas de intersección:

- **Cavidad orbitaria** (v. Cap. 37).
- **Fosa temporal**.
- **Fosa infratemporal**: paso de nervios y vasos hacia la mandíbula (v. Cap. 38).
- **Fosa pterigopalatina**: esencial para la conectividad neurovascular de la cara (v. Cap. 37).
- **Cavidades nasales** (v. Cap. 35).

Las siguientes estructuras comunican las fosas con otros espacios:

- **Fisura orbitaria inferior**: comunica la fosa pterigopalatina y la cavidad orbitaria.
- **Foramen esfenopalatino**: comunica la fosa pterigopalatina y la cavidad nasal.
- **Foramen redondo**: comunica las fosas pterigopalatina y cerebral media.
- **Fisura pterigomaxilar**: comunica las fosas infratemporal y pterigopalatina.
- **Arco cigomático**: comunica las fosas temporal e infratemporal.

Glabela

La **glabela** es la parte inferior del hueso frontal situada entre los dos arcos superciliares. Debajo de la piel y el tejido subcutáneo se encuentra el vientre frontal del músculo occipitofrontal, que en su porción inferior se continúa con el músculo prócer, el cual se origina en el hueso y cartílago nasales. En la glabela se encuentran ramas de los nervios y los vasos supraorbitarios y facial. Las fibras motoras del nervio facial permiten al músculo prócer arrugar la piel de la zona, es decir, fruncir el ceño.

Fosa temporal

La **fosa temporal** es una depresión superficial situada en la parte lateral del cráneo, específicamente en la cara temporal del frontal, la parte lateral del ala mayor del esfenoides, la porción escamosa del temporal y la sección inferior del parietal. Externamente está delimitada por la piel, el tejido subcutáneo y el arco cigomático, formando una cavidad que aloja el músculo, la fascia, los vasos y los nervios temporales. Los vasos temporales comprenden las arterias temporales superficiales y profundas, ramas terminales de las arterias carótida externa y maxilar, respectivamente, junto con sus venas correspondientes. En cuanto a la inervación, los nervios temporales profundos –anterior, medio y posterior– son ramos motores destinados al músculo temporal, derivados del nervio mandibular, rama del trigémino, y el nervio auriculotemporal, también rama del nervio mandibular, con fibras sensitivas y vegetativas (v. Figs. 37-1 y 38-1).

Mastoides

Este parte se explica en el capítulo 35.

Triángulo suboccipital

El **triángulo suboccipital** o de Tillaux se forma por la disposición de los músculos oblicuos superior e inferior y el recto posterior mayor de la cabeza. Este espacio anatómico se encuentra en profundidad respecto al músculo semiespinoso de la cabeza y contiene el ramo dorsal del primer nervio espinal (C1), conocido como *nervio suboccipital*, que se encarga de la inervación muscular en esta región. La arteria vertebral se desplaza transversalmente por la base del triángulo hacia el interior para atravesar la membrana atlantooccipital junto al nervio vertebral. El nervio occipital mayor cruza la región de manera superficial (Fig. 34-2).

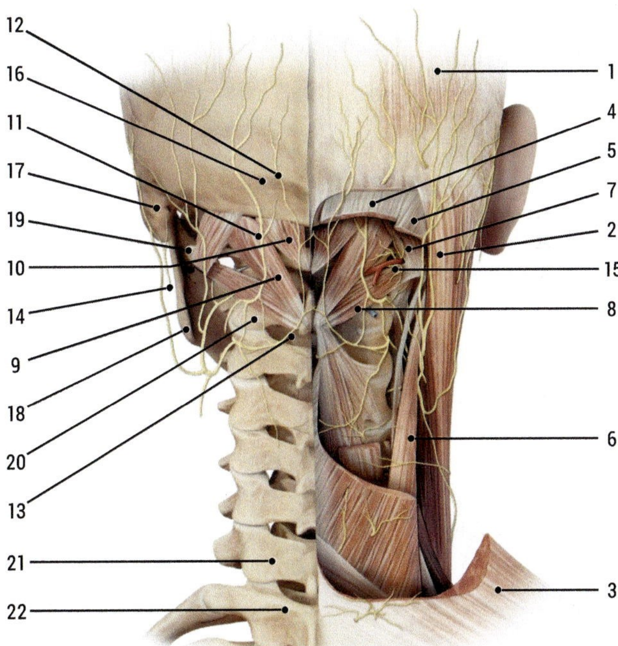

Figura 34-2. Cabeza y cuello, vista posterior. Se observa la riqueza en estructuras musculares y vasculonerviosas de la zona occipital y suboccipital, con una disección profunda hasta el triángulo suboccipital: occipitofrontal (1), esternocleidomastoideo (2), trapecio (3), semiespinoso de la cabeza (4), esplenio de la cabeza (5), longuísimo de la cabeza (6), oblicuos superior (7) e inferior (8) de la cabeza, recto posterior mayor (9) y menor (10) de la cabeza. Nervios occipital mayor (11), occipital menor (12), occipital tercero (13), auricular (14), suboccipital (15). Línea occipital (16), apófisis mastoides (17), ángulo mandibular (18), C1 (19), C2 (20), C7 (21), T1 (22).

Músculos

El cráneo también actúa como un punto de anclaje para una amplia variedad de **músculos y fascias**. Entre estos se encuentran los **músculos craneofaciales** –fundamentales para la expresión facial y funciones relacionadas (v. Fig. 20-1)–, así como los músculos extrínsecos de la lengua, los que facilitan la movilidad de la articulación temporomandibular (ATM), el constrictor superior de la faringe y los músculos del paladar blando, todos los cuales se originan en la base del cráneo. Estos grupos musculares hacen posibles actividades como la comunicación mediante el habla, la masticación, tragar, los movimientos coordinados de los ojos y las acciones necesarias para responder a estímulos visuales y auditivos.

Además, los **músculos extrínsecos**, que conectan el esqueleto axial con la extremidad superior, intervienen en la movilidad de la cabeza, la escápula y el húmero. En la línea **occipital** superior **se insertan** el trapecio, semiespinoso de la cabeza, occipitofrontal, esternocleidomastoideo y esplenio de la cabeza. En la línea **occipital** inferior **se insertan** el oblicuo superior, recto menor posterior y recto mayor posterior (v. Figs. 34-1 y 34-2).

Por otro lado, la **musculatura lisa** se encuentra en el músculo tarsal superior, así como en el esfínteres y dilatador de la pupila, y el músculo ciliar.

Para ampliar información sobre los músculos de la cabeza, véase el vídeo 34-1.

Fascias

Respecto a las fascias de la cabeza, por un lado se encuentran las que están estrechamente vinculadas con los músculos, incluyendo los masticadores (fascias temporal, maseterina e interpterigoidea), los faciales (fascias bucofaríngea y aponeurosis epicraneal) y los relacionados con la faringe (fascia faringobasilar), así como las asociadas a las glándulas salivales (fascia parotídea). Y por otro está la fascia superficial, que se relaciona de manera íntima con la dermis.

La **fascia temporal** (Fig. 34-3) es una capa de tejido conjuntivo denso que envuelve el músculo temporal en la fosa temporal. Se encuentra separada de la expansión lateral de la aponeurosis epicraneal por una capa de tejido conjuntivo más laxo, lugar de origen de los músculos auricular anterior, temporoparietal y auricular superior. Superficialmente a esta capa, el tejido subcutáneo alberga los vasos temporales superficiales y el nervio auriculotemporal, junto con las ramificaciones de los nervios temporales y cigomáticos faciales. La cara interna de la fascia temporal es el punto de origen del músculo temporal en su parte superior, mientras que en la inferior se separa gradualmente del músculo, dejando un espacio lleno de tejido adiposo. En su extremo superior, la fascia se compone de una sola hoja que se bifurca en una lámina superficial y una profunda en la región inferior, insertándose en los bordes lateral y medial del arco cigomático, y formando un espacio triangular relleno de tejido adiposo, por donde a veces pasa la arteria temporal media.

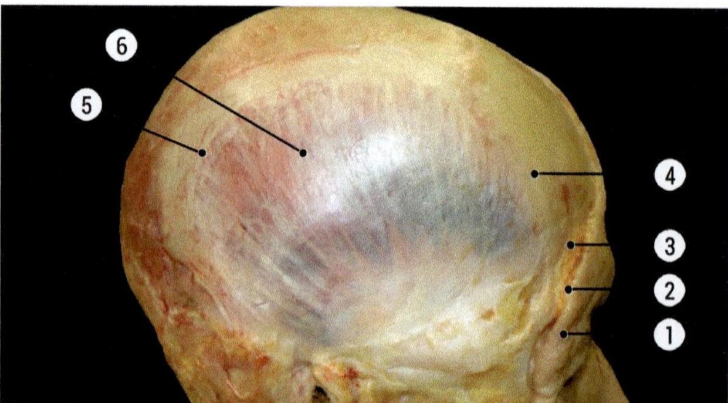

Figura 34-3. Capas de la anatomía de la cabeza: piel (1), fascia superficial (2), panículo adiposo subcutáneo (3), aponeurosis epicraneal o galea (4), plano subepicráneo o subgaleal (5), fascia profunda del músculo temporal (6).

La **fascia masetérica**, con una densidad inferior a la de la fascia temporal, recubre superficialmente el músculo masetero. A nivel superior se inserta en la cara lateral del arco cigomático, y en los demás niveles se inserta en los diversos bordes de la mandíbula. Proyecta una expansión hacia delante que se conecta con la fascia bucofaríngea, proporcionando cobertura al cuerpo adiposo de la mejilla. Hacia la parte posterior genera otra expansión que constituye la fascia parotídea.

En su capa más superficial, esta fascia está en contacto con el tejido celular subcutáneo, a través del cual transitan la arteria transversa de la cara y los ramos bucales, marginal mandibular y cervical del nervio facial.

La **aponeurosis epicraneal** o **galea** (v. Fig. 34-3) es una capa de tejido fibroso que actúa como el tendón intermedio del músculo occipitofrontal, desempeñando una importante función estructural en el cuero cabelludo y cubriendo la parte superior del cráneo. En su extremo posterior se fija al borde anterior de los músculos occipitales, a la protuberancia occipital externa y a las líneas nucales superiores del hueso occipital. Por delante se adhiere al borde posterior del músculo frontal. Lateralmente proyecta una expansión que contribuye al origen de los músculos auriculares y temporoparietal, y que acaba superponiéndose a la fascia temporal hasta el arco cigomático. E, inferiormente, esta expansión lateral se inserta en la cresta supramastoidea del hueso temporal, por encima del conducto auditivo externo, y en el tejido subcutáneo, por encima de la fascia maseterina. En la cara corresponde al sistema musculoaponeurótico superficial.

La cara interna de la aponeurosis epicraneal se desliza sobre el periostio de la calota craneal, facilitado por una fina capa de tejido conjuntivo laxo y con pocos vasos, conocida como *plano subepicráneo* o *subgaleal*. Externamente está conectada a la dermis a través de numerosas uniones conjuntivas que penetran el panículo adiposo subcutáneo, permitiendo así la movilidad de la piel de la calota craneal frente a las contracciones del músculo occipitofrontal.

La **fascia superficial** de la cabeza (v. Fig. 34-3) es una capa firme, densa y fibroadiposa, y se adhiere estrechamente a la piel y al músculo subyacente, y la aponeurosis epicraneal. Posteriormente, la fascia se continúa con la fascia superficial de la parte posterior del cuello, y lateralmente se prolonga hacia la región temporal, donde es más suelta en textura, sin fusionarse con el sistema musculoaponeurótico superficial.

Es superficial a la fascia temporal y se fusiona superiormente con la aponeurosis epicraneal.

La estructura compuesta por la piel de la calota craneal, su panículo adiposo subcutáneo con sus estructuras vasculares, nerviosas y linfáticas, la fascia superficial, el músculo occipitofrontal y la aponeurosis epicraneal conforman lo que se conoce como *cuero cabelludo*. Debajo del cuero cabelludo se encuentra el plano subepicráneo y el periostio o pericráneo, el cual reviste la superficie exterior del cráneo y se integra lateralmente con la aponeurosis temporal profunda. El grosor del cuero cabelludo varía, siendo más espeso en la región occipital y más fino en la temporal.

Vascularización

El principal **aporte arterial** a la cabeza proviene de las arterias carótidas y subclavias. Dentro de la fosa interpeduncular, en la base del cerebro, el sistema de las arterias carótidas internas y el vertebrobasilar (arterias basilares y vertebrales) se anastomosan formando el **círculo o polígono de Willis**. Su función principal es proporcionar un flujo colateral entre los sistemas arteriales anterior y posterior del encéfalo a través de sus cuatro pares de vasos, un vaso impar central y las numerosas ramas que salen de él.

Las ramas de las **arterias carótidas externas** irrigan la cara, el cuero cabelludo, la lengua, los dientes y encías, tanto superiores como inferiores, la amígdala palatina, los senos paranasales, el tubo nasofaríngeo, los oídos externo y medio, así como la faringe, la laringe y el extremo superior de la glándula tiroides. Estas arterias también se anastomosan con las ramas de las arterias carótidas internas en el cuero cabelludo, frente, cara y órbita, así como en la nasofaringe y la cavidad nasal, y se conectan con ramas de la arteria subclavia en la faringe, laringe y glándulas tiroides (v. **Figs. 38-1**, **39-2** y **41-5**).

La **arteria carótida interna**, que no presenta ramas en el cuello, irriga principalmente el hemisferio cerebral del mismo lado, el ojo y sus órganos accesorios, la frente y parcialmente la nariz externa, la cavidad nasal y los senos paranasales. Asciende por el cuello delante de los procesos transversales de las tres primeras vértebras cervicales y entra al cráneo a través del canal carotídeo en la porción petrosa del hueso temporal (v. **Fig. 39-2**).

En cuanto al **cuero cabelludo**, su vascularización proviene de las arterias temporales superficiales en las regiones anterior y lateral, la arteria auricular posterior en la lateral y las arterias occipitales en la región posterior. La parte frontal del cuero cabelludo recibe sangre de dos ramas de la carótida interna: las arterias supratroclear y supraorbitaria.

Las **arterias vertebrales**, originarias de las subclavias, nutren la parte superior de la médula espinal, el tronco cerebral, el cerebelo y el lóbulo occipital del cerebro. Estas arterias pasan a través de los forámenes transversales de las primeras seis vértebras cervicales, ingresan al cráneo por el foramen magno y se unen en el borde inferior del puente para formar la arteria basilar, siendo esta configuración conocida como *sistema vertebrobasilar*.

La mayoría del **drenaje venoso** del cráneo, el cerebro, la cara y gran parte del cuello se dirige hacia la vena yugular interna para su drenaje, la cual desciende a lo largo del cuello dentro de la vaina carotídea.

La **vascularización linfática** de la cabeza y el cuello (v. **Fig. 41-2**) se estructura alrededor de dos anillos horizontales y dos cadenas verticales de ganglios linfáticos a cada lado del cuello. En el capítulo del cuello (v. **Cap. 41**) se desarrollan más completamente estas distribuciones vasculares.

El anillo linfático superficial o externo está compuesto por ganglios occipitales, preauriculares (parótidos), submandibulares y submentonianos. Por otro lado, el anillo interno o profundo se compone de grupos de tejido linfoide asociados a la mucosa, ubicados principalmente en la nasofaringe y orofaringe, conocidos como el *anillo de Waldeyer*. La cadena vertical se divide en grupos superior e inferior de ganglios situados a lo largo de la vaina carotídea.

El drenaje linfático de la cabeza y el cuello se canaliza hacia los ganglios cervicales profundos, ya sea directamente desde los tejidos circundantes o de manera indirecta a través de ganglios en los grupos periféricos. A diferencia de otras regiones, el cuero cabelludo no posee ganglios linfáticos propios, por lo que su linfa se dirige hacia los ganglios preauriculares, retroauriculares y occipitales. Finalmente, la linfa se reintegra a la circulación venosa sistémica mediante el conducto linfático derecho o el conducto torácico, asegurando así su recirculación a través del sistema vascular.

Inervación

En primer lugar, en la cabeza se encuentran los **nervios craneales**, que reciben este nombre debido a que emergen directamente del cerebro y del tronco encefálico, pasando a través de diferentes forámenes y fisuras en el cráneo (v. **Fig. 34-1**) para alcanzar sus áreas de inervación principalmente en la cabeza y el cuello.

El cuerpo humano cuenta con doce pares de nervios craneales que presentan funciones variadas: algunos son mixtos, otros exclusivamente motores o sensoriales, y algunos incluso transportan fibras parasimpáticas preganglionares o posganglionares para el control secretomotor de las glándulas salivales y lacrimales, así como para la regulación motora de ciertos músculos lisos dentro del globo ocular. Las ramificaciones de los nervios oculomotor, troclear, trigémino, *abducens*, facial, glosofaríngeo, vago, accesorio e hipogloso se encargan de inervar los músculos situados en el globo ocular, la cara, la faringe, la laringe y la lengua. Por otro lado, las ramas de los nervios trigémino, glosofaríngeo y vago son responsables de transmitir sensaciones generales desde la piel de la cara y partes del cuero cabelludo; desde el epitelio que recubre las cavidades oral y nasal, los senos paranasales, el oído medio, la faringe y la laringe; así como desde la superficie dorsal de la lengua y la córnea, las meninges intracraneales, el periostio y los huesos del cráneo. Además, el nervio trigémino juega un papel fundamental en la inervación de la articulación temporomandibular. Los nervios olfatorio, óptico, trigémino, facial, vestibulococlear y vago transportan axones especializados en transmitir sensaciones específicas como el olfato, la visión, la audición, el equilibrio y el gusto. Estos nervios craneales atraviesan forámenes específicamente nombrados en el cráneo, acompañados

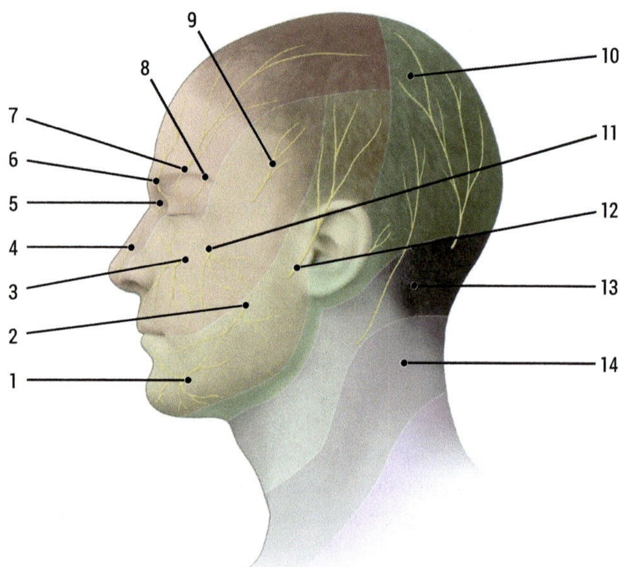

Figura 34-4. Dermatomas de la cabeza y trayecto de sus nervios correspondientes (vista lateral). Nervios: mentoniano (1), bucal (2), infraorbitario (3), ramo nasal externo (4), infratroclear (5), supratroclear (6), supraorbitario (7), lagrimal (8), cigomaticotemporal (9), espinal C2 (10), cigomaticofacial (11), auriculotemporal (12), espinal C3 (13) y C4 (14).

frecuentemente por vasos sanguíneos (v. Tabla 34-1). Con la excepción del nervio vago, todos los nervios craneales se limitan a proporcionar funciones dentro de la cabeza y el cuello.

En cuanto a la **inervación sensitiva del cuero cabelludo** (Fig. 34-4), en la región frontal es proporcionada por los nervios supratroclear y supraorbitario, derivados del nervio oftálmico, rama del trigémino. La zona temporal es inervada por el nervio auriculotemporal, procedente del nervio mandibular, y el nervio cigomaticotemporal, del maxilar, ambos pertenecen también al nervio trigémino. La parte posterior recibe sensibilidad a través de los nervios occipitales menor y mayor, ramas superficiales del plexo cervical.

El **nervio occipital menor** procede de las ramas ventrales del nervio C2 o C2 y C3, asciende por el borde posterior del músculo esternocleidomastoideo (v. Fig. 34-2) e inerva la piel de la nuca y del proceso mastoideo (v. Fig. 34-4).

El **nervio occipital mayor** es la continuación del ramo dorsal del nervio espinal C2. Emerge entre el arco posterior del atlas y el axis, ubicándose entre los músculos oblicuo mayor y semiespinoso de la cabeza. Sigue su trayectoria atravesando el músculo trapecio para alcanzar la superficie en el conocido *punto de Arnold*, donde se desplaza medialmente a la arteria occipital (v. Fig. 34-2). Da suministro sensitivo a la parte posterior de la cabeza hasta el occipucio (v. Fig. 34-4). También cuenta con ramas motoras hacia varios músculos de la nuca. Establece conexiones con los nervios cervicales C1 y C3, así como con el nervio occipital menor, integrando un sistema de inervación en la región occipital.

> Todos los nervios que proveen sensibilidad al cuero cabelludo atraviesan la densa capa de la fascia superficial.

Dentro de la **inervación parasimpática** de la cabeza, debe destacarse, por un lado, la presencia de cuatro pares de ganglios parasimpáticos: el ciliar, el pterigopalatino, el ótico y el submandibular. Los axones preganglionares de estos ganglios se originan en el tronco cerebral, desempeñando funciones en procesos como la acomodación ocular y la constricción pupilar (ganglio ciliar), además de ejercer una acción vasodilatadora y secretora en las glándulas orales y nasales. La estructura y función específica de cada ganglio se detallan en sus respectivos capítulos.

Además, el paso del nervio vago a través del foramen yugular convierte la región suboccipital en un área estratégicamente accesible para ejercer influencia sobre este nervio (v. Cap. 40), que es un componente clave en la regulación parasimpática de las vísceras torácicas y abdominales.

La **inervación simpática** de la cabeza se origina en las neuronas cuyos cuerpos celulares residen en la columna intermediolateral de la médula espinal torácica superior. Estas neuronas hacen sinapsis en uno de los ganglios cervicales (superior, medio o inferior), y sus fibras posganglionares se dirigen hacia sus destinos en la cabeza y el cuello (v. Cap. 39). Esta transmisión se realiza a través de los nervios espinales cervicales y los plexos nerviosos que rodean las arterias, conocidos como *plexos perivasculares*, que se distribuyen a lo largo de las arterias carótida y vertebral, asegurando así la regulación simpática de diversas funciones en estas áreas.

INDICACIONES TERAPÉUTICAS

A continuación, se detallan las principales generalidades de las indicaciones terapéuticas en la cabeza y zona suboccipital, y alguna que otra sugerencia al respecto.

Generalidades

La administración de inyecciones subcutáneas en el cuero cabelludo ejerce su acción tanto a través de las ramas del nervio trigémino como de los nervios occipitales C2 y C3, además de influir en las fibras simpáticas que acompañan a los vasos sanguíneos originarios del neurocráneo y la columna vertebral. El efecto simpaticolítico influye positivamente en la circulación en el cuero cabelludo a través de las fibras eferentes periféricas y en la circulación intracraneal mediante mecanismos reflejos aferentes. Los efectos circulatorios se facilitan también por las anastomosis entre las arterias carótidas internas y externas en el cuero cabelludo, frente, cara y órbita, así como en la nasofaringe y la cavidad nasal.

Adicionalmente, la repercusión intracraneal se ve reforzada por la presencia de fibras de nervios perivasculares que atraviesan los huesos del neurocráneo, especialmente en áreas cercanas a las suturas craneales, un hallazgo respaldado por las investigaciones de Heine (Barop, 2017). También existen tractos fibrosos que establecen conexiones entre las capas de tejido conectivo extracraneal e intracraneal (Fig. 34-5), contribuyendo a la compleja red de influencias que las inyecciones subcutáneas en el cuero cabelludo pueden tener sobre

la circulación y la actividad neurovascular, tanto a nivel extracraneal como intracraneal.

Debido a que el músculo semiespinoso de la cabeza abarca desde el occipital hasta las apófisis transversas de C4 a T6, es habitual que se produzca una transmisión de tensión y/o dolor desde la zona occipital hacia la parte superior de la columna torácica, lo cual puede resultar en sensaciones dolorosas que se irradian hacia áreas correspondientes al corazón, los pulmones y las glándulas mamarias.

La fascia toracolumbar está íntimamente relacionada con la región cervical, los músculos suboccipitales y el cráneo, a través de la continuidad de las fascias y su interconexión dentro de la cadena miofascial posterior. Esta cadena se extiende desde el sacro hasta el occipucio, principalmente a través de la fascia del músculo erector de la espina, que recorre longitudinalmente toda la columna vertebral.

La zona occipital y la suboccipital también están estrechamente vinculadas a la cintura escapular y la extremidad superior, tanto a través de la continuidad fascial como de los músculos suboccipitales y el trapecio, las estructuras vasculonerviosas y las influencias biomecánicas y posturales.

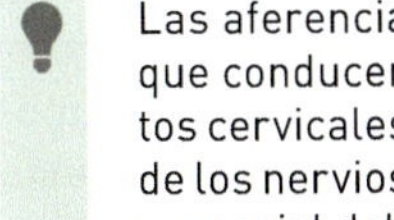

Las aferencias nociceptivas de los nervios espinales que conducen a la columna posterior de los segmentos cervicales superiores convergen con las aferentes de los nervios facial, glosofaríngeo y vago en el núcleo sensorial del nervio trigémino, localizado en el bulbo raquídeo, y la médula cervical superior, creándose una estructura funcional conocida como *complejo trigeminocervical* (v. **Caps. 35** y **43**).

La zona de la apófisis mastoides, muy relacionada con el oído y la zona mandibular, se explica en el capítulo de las ramas terminales del trigémino y el oído (v. **Cap. 35**).

Respecto al sistema nervioso simpático, no solo suministra fibras a la región trigeminal, que son parte integral del complejo trigeminocervical, sino que también establece conexiones esenciales con todo el SNA. Estas interconexiones neurofisiológicas explican la observación clínica frecuente de tensión y dolor occipital en afecciones relacionadas con la zona de inervación del nervio trigémino o del nervio vago. Así como una faringitis crónica, un tratamiento ortodóncico o una dispepsia pueden desencadenar dolores y tensiones suboccipitales, junto con cefaleas cervicooccipitales, la administración de anestésico local en estas zonas puede proporcionar un alivio rápido de las condiciones causales a través de mecanismos de autorregulación.

Además, las fibras simpáticas que se distribuyen por el nervio occipital mayor y la arteria occipital, originadas en el ganglio cervical superior, permiten ejercer un efecto terapéutico sobre la microcirculación en la zona de la columna cervical superior, el cráneo y los vasos cerebrales.

La glabela es una zona que se tensa no solo ante una exposición a una luz intensa, sino también en momentos de gran concentración y estrés emocional. Por otro lado, el reflejo glabelar o nasopalpebral, que consiste en el cierre ocular al golpear suavemente en la glabela, se vuelve persistente y causa blefaroespasmo en ciertas condiciones neurológicas patológicas, como la enfermedad de Parkinson.

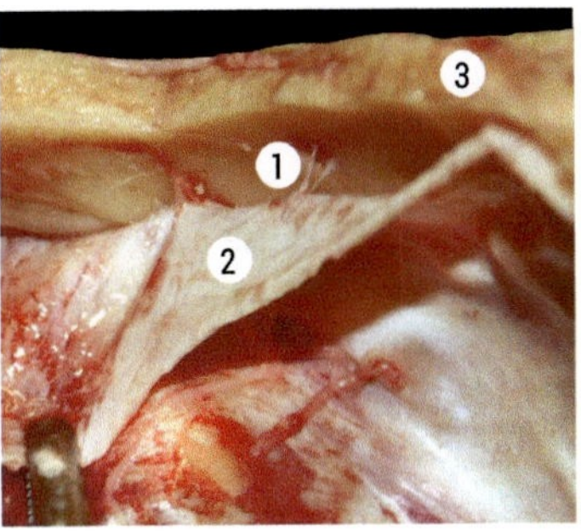

Figura 34-5. En esta imagen de disección se observa cómo los tractos fibrosos (1) de la duramadre craneal (2) atraviesan la calota craneal (3).

Sugerencias

Las inyecciones en el cuero cabelludo y en la zona suboccipital tienen como sugerencias las siguientes condiciones, tanto si son en situación aguda como en crónica o recidivante:

- Dolor de cabeza como cefalea, tensional, migraña, postraumático, posquirúrgico.
- Alopecia, afecciones cutáneas del cuero cabelludo.
- Lesión craneal o cerebral.
- Tumores intracraneales.
- Hipertensión intracraneal.
- Meningoencefalitis y síntomas posteriores.
- Condiciones con un gran componente del sistema nervioso central: epilepsia, anoxia del parto, enfermedades de Parkinson y de Alzheimer, afecciones neurodegenerativas, trastornos de la circulación cerebral, síntomas posteriores a una apoplejía o accidente vascular cerebral.
- Vértigo.
- *Tinnitus.*
- Bruxismo.
- Dolor oral o facial, poscirugía oral o facial.
- Alteración en la vigilia, sueño («Mi cabeza no para») o concentración, *brain fog.*
- Ansiedad («Mi cabeza va a mil»), depresión, estrés postraumático.
- El cráneo también puede ser un campo de interferencia, especialmente debido a traumatismos (debe tenerse en cuenta si el parto fue con fórceps, espátulas o ventosas), infecciones, accidentes vasculares o cirugías.

Las indicaciones más específicas son:

- **Glabela**: cefalea frontal, epistaxis, rinorrea, rinosinusitis, mareo, tensión acumulada en la zona, ansiedad, depresión, insomnio, dificultad en la concentración, *brain fog*, afecciones neurológicas centrales (enfermedad de Parkinson), tratamiento con *botox* en el músculo prócer.
- **Fosa temporal**: cefalea, migraña, tensión o neuralgia de la zona temporal, bruxismo, dolor orofacial, ansiedad, estrés.
- **Zona occipital y suboccipital**: cefalea, migraña, tensión o neuralgia de la zona cervicooccipital, lesión por latigazo cervical, trastornos en el área de inervación del nervio trigémino y del nervio vago, síntomas oculares como insuficiencia en la acomodación con escozor en los ojos y visión borrosa, tensión o dolor en las zonas escapulohumeral, torácica y lumbosacra.

MATERIAL

Principalmente consta de:

- Para las inyecciones en el cuero cabelludo se recomienda utilizar agujas de calibre 30 o 27 G, con longitudes que varían entre 10 y 20 mm. En el caso de las inyecciones en las regiones occipital y suboccipital, se prefieren agujas de 27 G de 20 o 25 mm de longitud.
- El uso de una jeringa de 3 mL permite una administración más fluida y suave del anestésico local.
- La dosis específica de procaína al 0,5 % inyectada en cada punto depende de la zona específica y la técnica empleada, tal como se detalla a continuación.

TÉCNICAS DE INYECCIÓN

Para completar este apartado de técnicas de inyección en la cabeza y zona suboccipital, véase el **vídeo 34-2**.

Cuero cabelludo

La técnica que consiste en administrar inyecciones en el plano subepicráneo (subgaleal), es decir, a nivel subcutáneo y cerca del periostio, siguiendo una trayectoria lineal a lo largo de la circunferencia mayor del cráneo, es un método ampliamente utilizado en terapia neural. Originalmente, Hopfer la nombró *corona de espinas* en 1985; sin embargo, este término puede resultar confuso, por lo que en la actualidad se prefiere referirse a esta técnica con un término más descriptivo: *inyecciones en el cuero cabelludo.*

Por otro lado, la experiencia muestra que es preferible realizar una exploración individualizada e inyectar en áreas o puntos de tensión, sensibilidad o dolor, teniendo en cuenta las suturas craneales, las cicatrices, las zonas de caída de cabello, erupción cutánea, picor y otras áreas que llamen la atención como, por ejemplo, un gran pliegue cutáneo.

El procedimiento mediante exploración palpatoria individualizada no solo aumenta la precisión, sino que también evita realizar inyecciones innecesarias, ya que la técnica que sigue el diámetro mayor de la cabeza implica de 10 a 12 inyecciones de 0,3 a 0,5 mL cada una.

Con el paciente sentado o en posición supina y con la cabeza girada hacia un lado, se identifican los puntos a inyectar. Con un dedo de la mano exploradora se presiona justo al lado del punto para producir menos dolor, pero también para sentir cualquier cambio en el tono miofascial, y se inyectan subcutáneamente entre 0,5 y 1 mL de anestésico local en cada punción.

Las zonas con mayor tensión y sensibilidad del cuero cabelludo suelen ser las sienes, la zona de la articulación temporomandibular, la fosa temporal, las suturas sagital y coronal, y la zona occipital (**Fig. 34-6**).

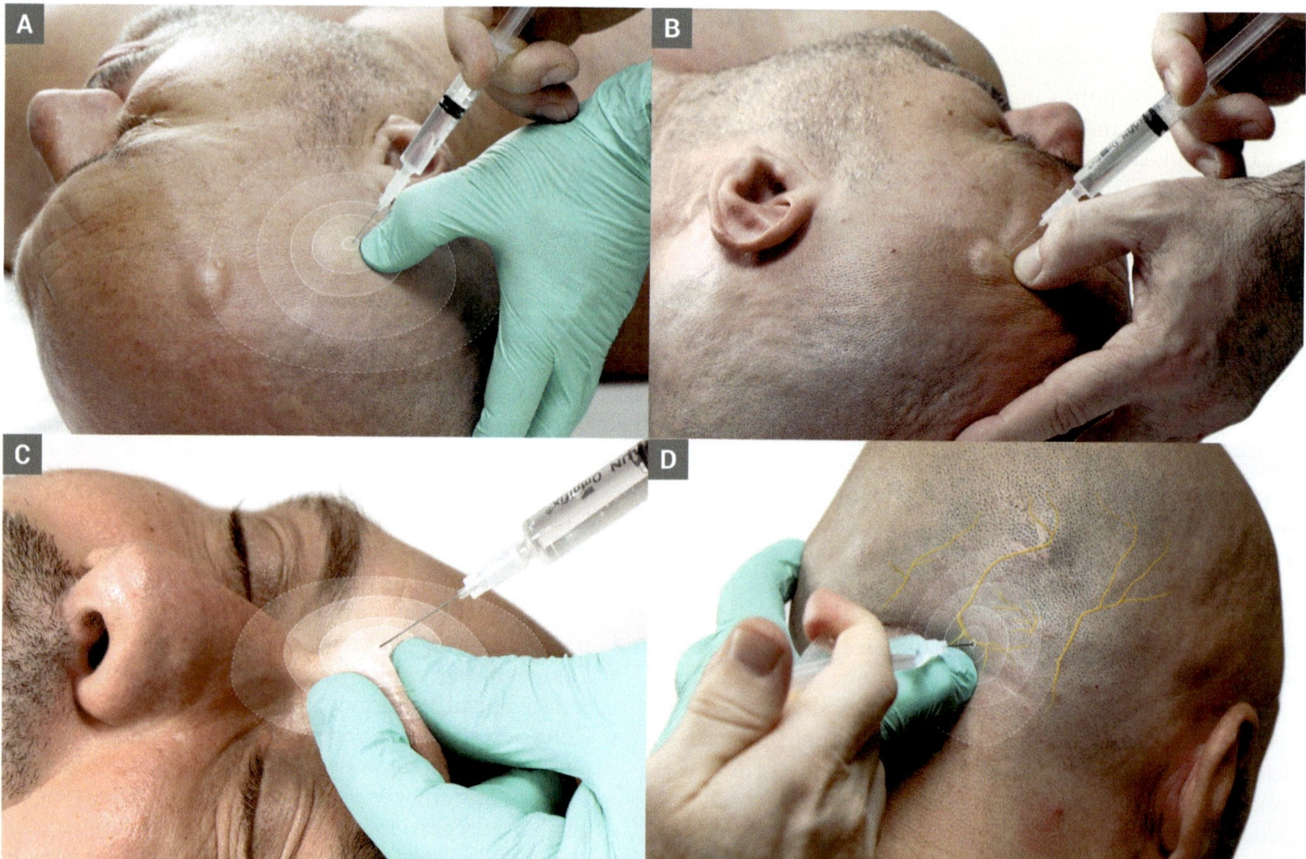

Figura 34-6. Inyecciones subdérmicas en puntos de tensión del cuero cabelludo. **A)** En la fosa temporal; **B)** en la zona frontoparietal; **C)** en la glabela; **D)** en el nervio occipital mayor.

Glabela

Con el paciente sentado o en posición supina, se realiza un suave pellizco en la piel de la glabela para crear un pliegue cutáneo e introducir la aguja subcutáneamente, para inyectar de 0,5 a 1 mL de anestésico local (v. Fig. 34-6C).

Fosa temporal

Con el paciente en posición supina y con la cabeza girada hacia un lado, se realiza inicialmente una palpación superficial para evaluar la tensión fascial, así como la movilidad del músculo y de la aponeurosis epicraneal. A continuación, se identifica el punto de mayor tensión, el cual suele ser sensible. Se introduce la aguja gradualmente, manteniendo una presión firme con los dedos de la mano que explora, mientras se administra el anestésico local suavemente, permitiendo su infiltración a través de las distintas capas de tejido conectivo hasta alcanzar, en algunos casos, el músculo temporal a una profundidad de 1 a 1,5 cm (v. Fig. 34-6).

Nervios occipital mayor y simpático periarterial occipital

Con el paciente en posición sentada, prona con la frente apoyada en la camilla, o supina con la cabeza girada hacia un lado, se localiza la arteria occipital aproximadamente 4 cm lateral a la protuberancia occipital externa. El nervio occipital mayor se encuentra justo medial a esta arteria. En ese punto se inyecta perineuralmente 1 mL de anestésico local a una profundidad de entre 1,5 y 2 cm (v. Fig. 34-6D).

Nervio occipital menor

Manteniendo al paciente en la misma posición utilizada para la técnica anterior, se palpa el borde posterior de la apófisis mastoides y se desliza el dedo de 1 a 2 cm hacia medial a lo largo del borde occipital. En este punto, donde se percibe una depresión sensible a la presión, se infiltra subcutáneamente 1 mL de anestésico local a una profundidad de entre 0,5 y 1 cm.

La inyección perineural en el nervio occipital menor también puede realizarse en el punto de Erb (v. Cap. 41).

Zona suboccipital

Con el paciente posicionado de la misma manera que para los nervios occipitales, se palpa la estructura miofascial de la nuca, deslizando los dedos desde el borde del occipital, iniciando en la apófisis mastoides y avanzando hacia el área medial. Se inicia con una palpación ligera, incrementando progresivamente la presión para determinar los puntos de tensión máxima y su respectiva profundidad.

Una vez identificados los puntos más tensos, que suelen ser también sensibles, se inserta la aguja de forma perpendicular y se administra 1 mL de anestésico local mientras se penetran las distintas capas de tejido subcutáneo, fascial y miofascial. Alcanzado el punto de mayor tensión miofascial, a una profundidad aproximada de 1,5 a 2,5 cm, el paciente percibe una mayor sensibilidad, en ocasiones sacudida muscular o incluso dolor, y habitualmente una sensación de relajación inmediata mientras se inyecta otro mililitro de anestésico local. Dependiendo de los hallazgos durante la palpación, generalmente se inyectan uno o dos puntos en cada lado (Fig. 34-7A).

Triángulo suboccipital

Con el paciente sentado o en posición prona, con la frente reposando sobre la camilla, mediante palpación se identifica el punto de mayor tensión dentro del triángulo suboccipital. Una vez localizado, se inyecta 1 mL de anestésico local de manera perpendicular y a una profundidad aproximada de 1 cm (Fig. 34-7B).

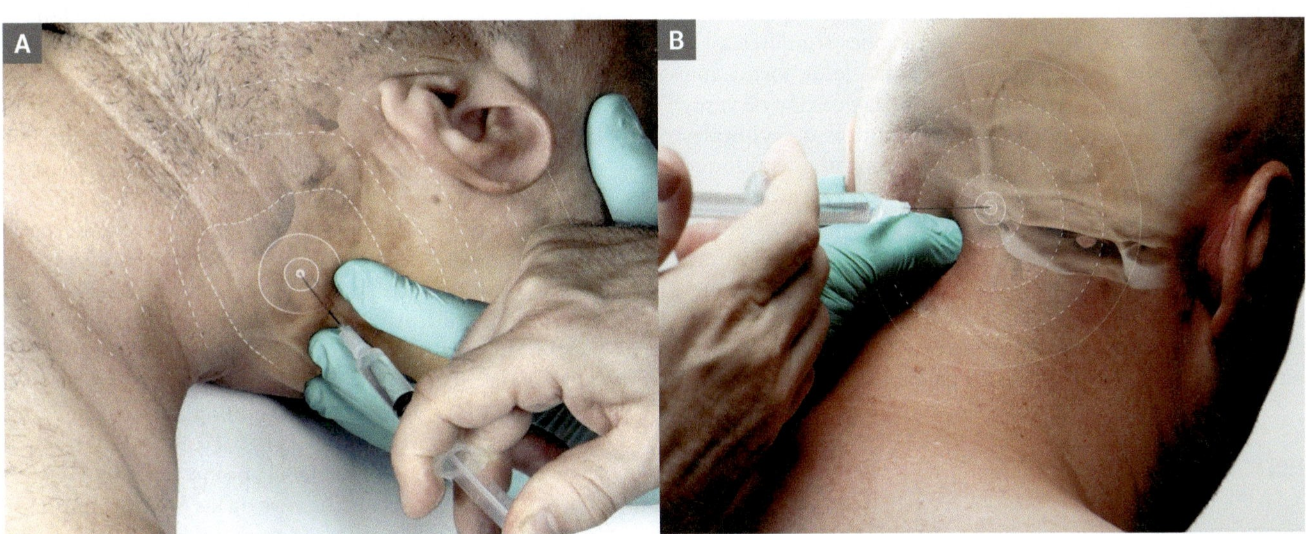

Figura 34-7. Inyecciones en la zona suboccipital: **A)** inserción miofascial suboccipital; **B)** en triángulo suboccipital.

CONTRAINDICACIONES, PRECAUCIONES Y PECULIARIDADES

Las únicas contraindicaciones para las técnicas de inyección en el cuero cabelludo y la zona suboccipital son las de cualquier inyección en terapia neural, es decir, la alergia al anestésico local y la infección de la zona a inyectar.

Las alteraciones de la coagulación no son una contraindicación en este caso, debido a la superficialidad de las inyecciones y a la posibilidad de una compresión eficaz en caso necesario.

Debe evitarse la inyección en la zona de fontanelas abiertas o defectos óseos (por ejemplo, después de una cirugía de cráneo). En los niños es mejor utilizar una aguja de 30 G de 12 mm y realizar la inyección subcutánea con la aguja en paralelo a la piel.

Las inyecciones perineurales pueden provocar anestesia de la zona específica del cuero cabelludo, y las inyecciones perivasculares, una sensación de calor debido a la vasodilatación por simpaticólisis del plexo perivasal. Ambas sensaciones son temporales e indicativas de una aplicación correcta de la técnica.

La administración de inyecciones en el cuero cabelludo, particularmente en la zona de las suturas coronal y sagital, así como en la glabela, la fosa temporal y la región suboccipital, tiende a generar una gran sensación de relajación y alivio. Este efecto no se limita a la cabeza, sino que se extiende de manera significativa a nivel bucal y de forma generalizada por todo el cuerpo. Las inyecciones miofasciales en las regiones temporal y suboccipital pueden desencadenar una liberación instantánea de la tensión acumulada mediante una sacudida muscular. Los pacientes frecuentemente refieren sentir la sensación de relajación hasta las piernas. Dada la rapidez con la que se experimenta esta profunda relajación, es posible que surja una sensación de mareo o de estar flotando, motivo por el cual se recomienda que los pacientes descansen un poco antes de levantarse.

COMPLICACIONES

Las inyecciones en el cuero cabelludo y la región occipital son muy seguras, con riesgos de complicaciones similares a los de cualquier otro tipo de inyección, como dolor, formación de hematomas o infección. Sin embargo, la punción de vasos como los temporales, auriculares posteriores u occipitales puede resultar en un hematoma de mayor tamaño, aunque sin mayor relevancia clínica. Este riesgo puede minimizarse aplicando presión en el sitio de la inyección después de la punción, aprovechando que la compresión sobre el cuero cabelludo resulta efectiva.

Al realizar inyecciones en la zona suboccipital es importante no penetrar más allá de la tensión palpable del músculo para evitar la punción accidental de la arteria vertebral.

HISTORIAS DE VIDA

A continuación, se detallan dos historias de vida y se analizan los estudios realizados en pacientes con migraña.

Historia 1

Una mujer de 41 años consultó por un trastorno obsesivo-compulsivo de 6 años de duración que no había respondido al tratamiento con antidepresivos, antipsicóticos ni benzodiacepinas. La paciente relató que sus síntomas comenzaron después de pasar 60 días en el hospital cuidando a dos de sus hijos, ingresados en la unidad de cuidados intensivos por síndrome urémico hemolítico.

Tras volver a casa, inició conductas de higiene personal excesivas que evolucionaron a obsesiones, interfiriendo significativamente en su relación con sus hijos y su pareja, hasta el punto de ser incapaz de salir de su casa o alimentar a sus hijos sin la ayuda de terceros por miedo a tocar la comida. La paciente también mencionó que se bañaba hasta 28 veces al día, lo cual ha causado lesiones en su piel, que son tratadas con corticoides tópicos.

Durante la primera sesión de tratamiento se realizaron inyecciones en las áreas de las suturas sagital y coronal del cuero cabelludo, mientras la paciente permanecía de pie, dado su requerimiento de no entrar en contacto con superficies del consultorio y su rechazo a ser palpada. Tras la aplicación, la paciente comenzó a llorar, se sentó en el suelo y expresó sentirse mucho más relajada y asombrada por la rapidez del efecto.

A los 30 días reportó una importante mejoría, logrando reducir significativamente la frecuencia de sus baños diarios y manifestando una mayor conciencia de su situación. Reveló sentir culpa por lo ocurrido a sus hijos, ya que en el hospital le informaron que la causa fue una infección por inadecuada limpieza de las verduras. En esta segunda sesión se repitieron las inyecciones en el cuero cabelludo mientras ella estaba sentada en la camilla, permitiendo la palpación para identificar los puntos de inyección, gracias a la mayor confianza que había desarrollado. Un mes después la paciente pudo ir de vacaciones a la playa con su familia.

Comentarios:

- En este caso, la manifestación cutánea puede interpretarse como una expresión psicosomática, donde la piel emerge como el órgano de expresión del sufrimiento emocional y psicológico de la paciente.
- La respuesta única y personal de cada paciente al estímulo neuralterapéutico recalca la importancia de considerar la individualidad en el tratamiento. La interacción compleja entre los diversos órganos y tejidos, así como su conexión con las emociones a través del SNA, muestra la dificultad de predecir los resultados de tratamientos alternativos como podría haber sido las inyecciones alrededor de las áreas cutáneas afectadas, en lugar del cuero cabelludo.
- La rápida, significativa y duradera respuesta de la paciente a la terapia neural sugiere que esta no actuó como un método de alivio sintomático, sino como una intervención reguladora y holística, afectando positivamente al bienestar emocional y físico de la paciente.
- El proceso de toma de conciencia por parte de la paciente sobre su condición y la influencia de los eventos traumáticos en su salud muestra la importancia de la comprensión y el autoconocimiento en el camino hacia la recuperación.

Este aspecto no solo beneficia al paciente, sino que también proporciona un aprendizaje para el terapeuta.

Historia 2

Un hombre de 30 años, acompañado por su esposa y su madre, consultó por un persistente dolor de cabeza y cervical que irradiaba hacia la zona dorsolumbar derecha, con una intensidad máxima sostenida durante los últimos 5 meses. Este cuadro doloroso persistía a pesar del tratamiento con mórficos de acción rápida y prolongada, corticoesteroides, antiepilépticos, antiinflamatorios y radioterapia para el dolor oncológico. Seis meses antes de su consulta había sido sometido a cirugía por un astrocitoma anaplásico de grado II, seguido de quimioterapia y radioterapia. Para el momento de la visita, el tumor había crecido hacia la médula espinal y el pronóstico estimado de supervivencia era de 15 días.

Entre sus antecedentes médicos destacaban una mononucleosis con amigdalitis y hepatoesplenomegalia hacía 9 años, una cicatriz en el dedo índice derecho a los 13 años, resultado de un incidente con un compañero de clase que requirió seis puntos de sutura, la extracción de los cordales inferiores y algunas obturaciones por caries.

Durante el tratamiento se aplicaron inyecciones en puntos de tensión en las zonas esternal y subdiafragmática, lo que le proporcionó una rápida sensación de relajación general. Tras inyectar en puntos de tensión del cuero cabelludo y la región suboccipital, el paciente refirió sentir paz, junto con un significativo alivio del dolor y la tensión cervicocraneal. También se inyectó en la zona del ganglio estrellado derecho (C6), en la cicatriz del dedo índice y en los polos amigdalares.

Tres semanas después de la sesión se recibió la notificación, por parte de su madre, de que su hijo había fallecido, aunque pasó sus últimos 15 días de vida en un estado notablemente más relajado y aliviado de dolor.

Comentarios:

- En ningún momento el objetivo fue tratar el tumor cerebral en sí, sino abordar integralmente a la persona que padecía tal condición.
- La selección de los puntos de inyección se basó en la historia de vida del paciente (cicatriz en el dedo, polos amigdalares), la anatomía del SNA (tronco simpático cervical) y, sobre todo, en la palpación.
- Los eventos intracraneales también se expresan en los tejidos periféricos, principalmente a través del SNA y el sistema fascial, además de la dimensión emocional. De igual manera, las inyecciones periféricas pueden repercutir no solo a nivel intracraneal, sino que también pueden tener un efecto holístico en la persona.

Estudios en pacientes con migraña

En nuestra *scoping review*, publicada en el *Journal of Clinical Medicine* en noviembre de 2023, sobre la aplicación terapéutica de anestésico local en dosis bajas para el tratamiento del dolor, la inflamación y otras condiciones clínicas, se encontró que el 31,3 % de los estudios se centraban en pacientes con migraña o cefalea crónica. Este hallazgo destaca el manejo del dolor de cabeza no solo como un área de amplia experiencia clínica, sino también como un campo con sólido respaldo científico. A continuación, se presentan tres ejemplos representativos de las 31 publicaciones identificadas relacionadas con esta temática.

Nassar *et al.* llevaron a cabo en 2021 un estudio cuasiexperimental y prospectivo con 93 pacientes diagnosticados con cefalea primaria en el Hospital Universitario San Rafael de Bogotá (Colombia), en el que se evidenció una mejora significativa en siete de los ocho ítems de la escala SF-36. Esta escala evalúa la calidad de vida en distintos aspectos, como el impacto de la cefalea en la funcionalidad, así como en la función física, emocional y social, la salud mental, la vitalidad, la salud general y el dolor corporal.

La terapia aplicada consistió en la administración de inyecciones subcutáneas de lidocaína al 1 % en el cuero cabelludo, distribuidas alrededor del diámetro mayor de la cabeza y en los puntos de Arnold, además de inyecciones intramusculares en los puntos gatillo de los músculos de la cabeza y el cuello. En cada sesión se administraron aproximadamente 5 mL de lidocaína en total. La primera evaluación de los pacientes se llevó a cabo en el momento de su ingreso al estudio, y la segunda evaluación se realizó entre el primer y tercer mes después de la intervención.

Ulusoy y Bolattürk llevaron a cabo en 2020 un estudio prospectivo y transversal con 84 pacientes consecutivos diagnosticados con migraña crónica en el Departamento de Neurología del Hospital de Kayseri (Turquía). El tratamiento consistió en inyectar 1,5 mL de bupivacaína al 0,3 % de forma subcutánea en el nervio occipital mayor, comenzando por el lado más afectado por el dolor y luego alternando los lados. Este procedimiento se realizó semanalmente durante 3 semanas y posteriormente se repitió una vez al mes durante los 2 meses siguientes.

En el estudio se reportó una mejora significativa no solo en la intensidad del dolor, sino también en diversas medidas de calidad de vida relacionadas con la discapacidad, depresión, ansiedad y trastornos del sueño, observadas en los controles realizados al primer y tercer mes después de iniciar el tratamiento.

Oncu *et al.*, del Departamento de Medicina Física y Rehabilitación del Hospital Docente Şişli Etfal en Estambul (Turquía), llevaron a cabo en 2020 un ensayo clínico prospectivo, aleatorizado, multicéntrico y controlado a simple ciego. Participaron 62 pacientes con diagnóstico de migraña, a quienes se les administraron 10 sesiones de terapia neural con inyecciones de lidocaína al 0,5 %, dirigidas a nivel paraneural de los nervios occipital mayor y ramas del nervio trigémino (supraorbitario, infranasal, supratroclear y mentoniano), así como a puntos gatillo miofasciales en las regiones cervical y torácica. También se trataron posibles campos de interferencia, como cicatrices, amígdalas, dientes y zonas mastoideas, y áreas de drenaje linfático, a lo largo de 6 semanas.

Los resultados mostraron mejorías significativas en los síntomas de la migraña, en la discapacidad relacionada con la migraña (MIDAS) y en la evaluación de la salud general (escala de Likert), comparados con el grupo de control. Además, se observó una reducción en el uso de analgésicos en los pacientes tratados.

Comentarios:

- En la literatura médica actual se encuentran numerosos estudios, incluidos ensayos clínicos, enfocados en pacientes con diversas formas de cefalea o migraña. La mayoría de estos estudios se centran en la administración de anestésico local a nivel perineural en distintos nervios craneales y/o en puntos de tensión miofascial en la cabeza y la región cervical. Solo unos pocos adoptan un abordaje más individualizado desde la perspectiva de la terapia neural. Consistentemente, estos estudios reportan mejorías no solo en los síntomas de cefalea o migraña, sino también en varios aspectos de la calidad de vida, incluyendo la funcionalidad y el estado emocional, como la ansiedad o depresión.
- Esta mejora en aspectos más amplios que el dolor de cabeza puede atribuirse tanto a la mejora directa del dolor como a un mayor equilibrio funcional del SNA.
- La diversidad en los procedimientos observados en estos estudios, que varían desde una única sesión hasta 10 sesiones, y desde dos inyecciones por sesión hasta más de 20, utilizando diferentes tipos de anestésico local en varias concentraciones, con aplicaciones estandarizadas o más individualizadas, resalta la flexibilidad en la perspectiva terapéutica. Estos hallazgos sugieren que, aunque se pueden preferir ciertos tipos y concentraciones de anestésico local, así como metodologías específicas de aplicación, no existen criterios universales estrictos.

PUNTOS CLAVE

- Las inyecciones en la zona de la cabeza son muy comunes en terapia neural no solo por su relevancia en el ámbito físico, incluyendo el sistema nervioso (central y periférico), los sentidos, y los sistemas digestivo y respiratorio, sino también por su implicación en las dimensiones emocionales, mentales y espirituales.
- Si bien las inyecciones en el cuero cabelludo son muy seguras y pueden ser efectivas en una amplia gama de condiciones, una individualización del tratamiento fundamentada en la evaluación integral del paciente y la palpación tiende a requerir un menor número de inyecciones y sesiones.
- Las múltiples capas de fascias en la cabeza se extienden hacia el cuello, conectando estrechamente diversos órganos y estructuras musculoesqueléticas. En terapia neural es importante considerarlas en el diagnóstico y tratamiento, utilizando la palpación como guía.
- La mayoría de los campos interferentes se encuentran en la cabeza, concretamente en el viscerocráneo; sin embargo, debe considerarse toda la zona de la cabeza en este aspecto.

BIBLIOGRAFÍA

Barop H. Textbook and atlas of neural therapy: diagnosis and therapy with local anesthetics. 1ª ed. Stuttgart: Thieme; 2017.

Dosch MP. Atlas of Neural Therapy. 3ª ed. Stuttgart: Thieme; 2012.

Fischer L. Neuraltherapie. Neurophysiologie, Injektiontechnik, Therapievorschläge. 5ª ed. Stuttgart: Thieme; 2019.

Nassar Tobón AC, Geney Montes MC, Martínez Pacheco FH, Muñoz-Sellart M, Vinyes D. Improving the Quality of Life of Patients with Headache Treated with Neural Therapy. MEDICA REVIEW. International Medical Humanities Review/Revista Internacional de Humanidades Médicas. 2021;9(1):13-28.

Oncu J, Baran G, Murat S, Alti Nbilek T, Alptekin HK. Long-term results of therapeutic local anesthesia (neural therapy) in migraine patients: a randomized-controlled-single blind trial. Gazzetta Medica Italiana - Archivio per le Scienze Mediche. 2021;180(7-8):333-40.

Potau JM, Merí À. EVA. Atlas de anatomía. 1ª ed. Madrid: Editorial Médica Panamericana; 2024.

Pró EA. Anatomía Clínica. 1ª ed. Buenos Aires: Editorial Médica Panamericana; 2012.

Standring S, editor. Gray's Anatomy: The Anatomical Basis of Clinical Practice. 40ª ed. Edimburgo: Elsevier; 2008.

Tutusaus R, Potau JM. Sistema fascial. Anatomía, valoración y tratamiento. 1ª ed. Madrid: Editorial Médica Panamericana; 2015.

Ulusoy EK, Bolattürk ÖF. The effect of greater occipital nerve blockade on the quality of life, disability and comorbid depression, anxiety, and sleep disturbance in patients with chronic migraine. Neurol Sci. 2020;41(7): 1829-35.

Vinyes D, Muñoz-Sellart M, Fischer L. Therapeutic Use of Low-Dose Local Anesthetics in Pain, Inflammation, and Other Clinical Conditions: A Systematic Scoping Review. J Clin Med. 2023;12(23):7221.

Vinyes D, Traverso PH, Murillo JH, Sánchez-Padilla M, Muñoz-Sellart M. Improvement in post-orthodontic chronic musculoskeletal pain after local anesthetic injections in the trigeminal area: a case series. J Int Med Res. 2023;51(11). Doi:10.1177/03000605231214064.

Vinyes D, Muñoz-Sellart M, Albareda Colilles G, Gurevich MI. Procaine Injections in Myofascial Tension Points in the Treatment of Anxiety Disorders: A Case Series. Int J Clin Case Rep Rev. 2025;22(1). Doi: 10.31579/2690-4861/643.

Weinschenk S. Handbuch Neuraltherapie. Therapie mit Lokalanästhetika. 2ª ed. Stuttgart: Thieme; 2020.

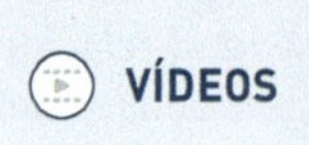

Ramas superficiales del trigémino y mastoides 35

D. Vinyes y J. Cuspinera Viñas

RAMAS DEL TRIGÉMINO

En los siguientes apartados se explican detalladamente las ramas del trigémino.

Introducción

Como ya se ha comentado en otros capítulos, el trigémino es un nervio craneal mixto, con porción sensitiva y motora, que a nivel funcional engloba aspectos posturales, formando parte de un sistema craneosacral.

Los estudios anatómicos relacionan el complejo nuclear del trigémino con otros núcleos del tronco encefálico (vago, glosofaríngeo, facial y accesorio) a través de la formación reticular, así como con las vías somatosensorial y somatomotora. Todo ello vincula la función del trigémino con la función facial, hipoglosa y coclear, la función vagal, y con el sistema colicular y oculomotor. Esta integración justifica también la unión funcional entre cuello, cabeza, lengua y respuestas vegetativas inducidas por variaciones posturales de cada elemento de este circuito, entre ellas algunas fibras aferentes al núcleo intermedio procedentes de los núcleos vestibular y oculomotor.

Las aferencias nociceptivas de los nervios espinales que desembocan en la columna posterior de los segmentos cervicales superiores se entremezclan con las del núcleo sensitivo del trigémino, creándose una estructura funcional conocida como *complejo trigeminocervical*.

En modelos humanos y animales se ha reconocido una actividad refleja de los músculos extensores del cuello y del esternocleidomastoideo tras la estimulación eléctrica o mecánica de diferentes fibras aferentes del trigémino, como el infraorbitario y los alveolares.

Las fibras simpáticas del área del trigémino están implicadas en los episodios de dolor y tensión miofascial, incluidos en los procesos del complejo trigeminocervical, y a su vez, a través de su conexión con todo el sistema nervioso autónomo, puede influir en todos los sistemas orgánicos del cuerpo.

Neuroanatomía

Las tres ramas terminales del nervio trigémino se reúnen en el ganglio de Gasser, situado en la fosa trigeminal de la fosa craneal media, en la cara anterior de la porción petrosa del hueso temporal. Estas tres ramas son: el nervio oftálmico, el nervio maxilar y el nervio mandibular. En la **tabla 35-1** se detallan todas las ramas terminales del nervio trigémino en función de sus tres ramas principales.

Nervio oftálmico

El **nervio oftálmico** (V1) es un nervio sensitivo que sale del cráneo por la pared lateral del seno cavernoso y cruza la fisura orbitaria superior para entrar en la órbita, donde se divide en sus tres ramos terminales, que discurren por diferentes paredes de esta: nervios lacrimal, frontal y nasociliar. Además, da un **ramo meníngeo** recurrente (colateral) hacia la tienda y la hoz del cerebelo.

El **nervio lacrimal** recorre la pared lateral-superior de la órbita, donde se divide en un ramo lateral –para inervar la glándula lacrimal– y un ramo medial para la sensibilidad de la conjuntiva, la parte lateral del párpado superior y la sien. En su trayecto se conecta con el nervio cigomático a través de fibras vegetativas provenientes del ganglio pterigopalatino y que terminan en la glándula lacrimal.

El **nervio frontal** transcurre la pared superior de la órbita hasta el borde orbitario, donde se divide en los nervios supraorbitario y supratroclear (**Fig. 35-1**).

El **nervio supraorbitario** es el ramo más grueso del nervio frontal, y sus ramas lateral y medial salen del cráneo por sus respectivas escotaduras supraorbitarias, para dar inervación sensitiva a la conjuntiva, el párpado superior, el seno frontal y la piel de la frente (**Fig. 35-2**; v. **Figs. 35-1** y **34-4**).

En su trayecto, el **nervio supratroclear** se conecta con el nervio nasociliar, y sale de la órbita entre la polea y la escotadura del supraorbitario para recoger la sensibilidad de la región medial frontal, la piel del párpado y la conjuntiva (v. **Figs. 34-4** y **35-2**).

El **nervio nasociliar** emite dos ramos colaterales a lo largo de su trayecto por la cara medial de la órbita: el comunicante para el ganglio ciliar y el nervio etmoidal posterior. Finalmente se divide en sus ramos terminales: los nervios etmoidal anterior e infratroclear.

El **ramo comunicante para el ganglio ciliar** lleva fibras simpáticas para el músculo dilatador de la pupila y fibras aferentes del iris, cuerpo ciliar y córnea. El **nervio etmoidal posterior** da inervación sensitiva a la mucosa del seno esfenoidal y de las celdas etmoidales posteriores. También recibe

Tabla 35-1. Nervio trigémino (V) (raíz sensitiva, ganglio trigeminal, raíz motora)

Nervio oftálmico (V1)	Ramo meníngeo recurrente		
	Nervio lagrimal	Ramo comunicante con el nervio cigomático	
	Nervio frontal	Nervio supraorbitario	Ramo lateral Ramo medial
		Nervio supratroclear	
	Nervio nasociliar	Ramo comunicante con el ganglio ciliar	Nervios ciliares largos
		Nervio etmoidal posterior	Ramo meníngeo anterior
		Nervio etmoidal anterior	Ramos nasales internos (laterales y mediales) Ramo nasal externo
		Nervio infratroclear	Ramos palpebrales
Nervio maxilar (V2)	Ramo meníngeo		
	Ramos ganglionares para el ganglio pterigopalatino		
	Ramos orbitarios		
	Ramos nasales posteriores superiores laterales		
	Ramos nasales posteriores superiores mediales		
	Nervio nasopalatino		
	Nervio faríngeo		
	Nervio palatino mayor	Ramos nasales posteriores inferiores	
	Nervios palatinos menores	Ramos tonsilares	
	Nervio cigomático	Ramo cigomaticotemporal Ramo cigomaticofacial	
	Nervios alveolares superiores	Ramos alveolares superiores posteriores	
		Ramo alveolar superior medio	
		Ramos alveolares superiores anteriores	Plexo dentario superior (ramos dentarios y gingivales superiores)
	Nervio infraorbitario	Ramos palpebrales inferiores Ramos nasales externos Ramos nasales internos Ramos labiales superiores	
Nervio mandibular (V3)	Ramo meníngeo		
	Nervio pterigoideo medial		
	Ramos ganglionares para el ganglio ótico		
	Nervio del músculo tensor del velo del paladar		
	Nervio del músculo tensor del tímpano		
	Nervio masetérico		
	Nervios temporales profundos		
	Nervio pterigoideo lateral		
	Nervio bucal		
	Nervio auriculotemporal	Nervio del conducto auditivo externo Ramos de la membrana del tímpano Ramos parotídeos Ramos comunicantes con el nervio facial Nervios auriculares anteriores Ramos temporales superficiales	
	Nervio lingual	Ramos del istmo de las fauces Ramos comunicantes con el nervio hipogloso Cuerda del tímpano Nervio sublingual Ramos linguales Ramos ganglionares para el ganglio sublingual	
	Nervio alveolar inferior	Nervio milohioideo Plexo dentario inferior (ramos dentarios y gingivales inferiores)	
	Nervio mentoniano	Ramos mentonianos Ramos labiales Ramos gingivales	

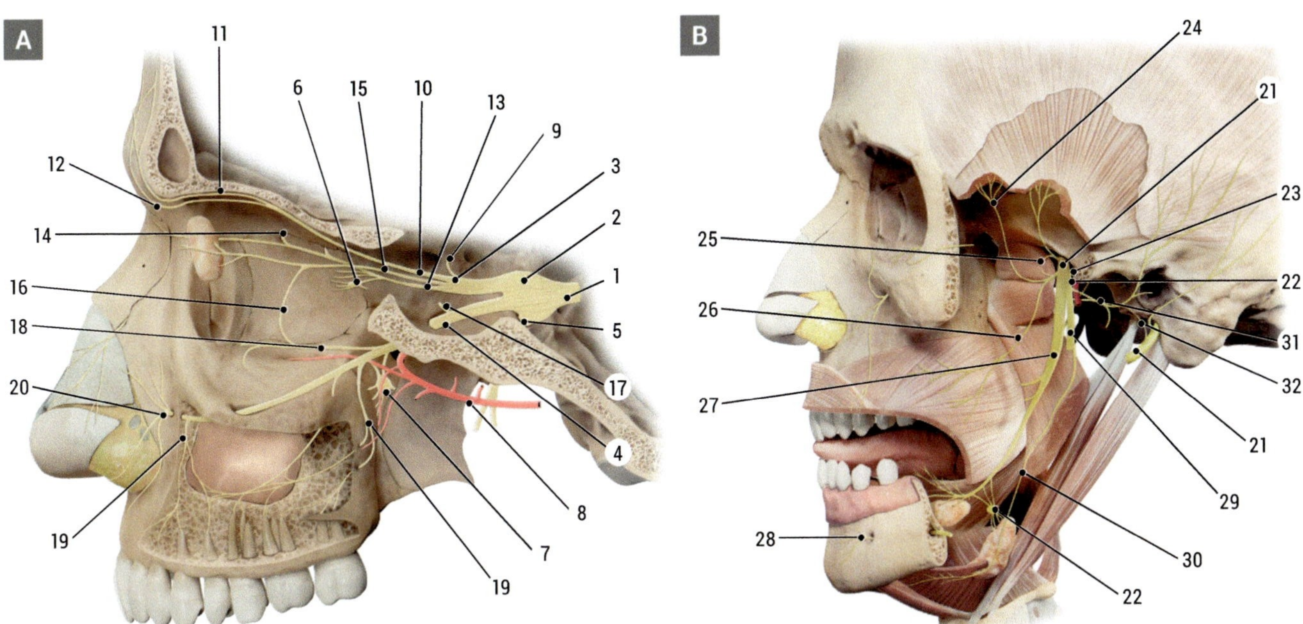

Figura 35-1. Vista lateral de las 3 ramas del trigémino. En **A** se observa la raíz sensitiva del nervio trigémino (1) con el ganglio de Gasser (2) y las ramas oftálmica (3), maxilar (4) y mandibular (5), y los ganglios parasimpáticos asociados: ciliar (6) y esfenopalatino (7), este último junto a la arteria maxilar (8). Se muestran los ramos o nervios del nervio oftálmico: meníngeo (9), frontal (10), supraorbitario (11), supratrocelar (12), nasociliar (13), etmoidales (14), lacrimal (15) y comunicante con el nervio cigomático (16); y los del nervio maxilar: meníngeo (17), cigomático (18), alveolares superiores (19) e infraorbitario (20). En **B** se observan los nervios mandibular y facial (21) con los ganglios ótico y submandibular (22). Se muestran los ramos o nervios del nervio mandibular: meníngeo (23), temporales profundos (24), maseterino (25), bucal (26), lingual (27), mentoniano (28), alveolar inferior (29), milohioideo (30) y auriculotemporal (31), con sus ramos parotídeos y timpánicos, así como el ramo comunicante con el nervio facial (32).

la inervación sensitiva de la fosa craneal anterior a través de un **ramo meníngeo anterior**.

El **nervio etmoidal anterior**, del mismo modo que lo hace el posterior, entra en la cavidad nasal atravesando los forámenes de la lámina cribosa. Aquí se divide en **nervio nasal interno** –que da inervación sensitiva a la parte anterior de la mucosa nasal– y **nervio nasal externo** –que desciende por el hueso nasal para recoger la sensibilidad de la parte distal de la nariz, el vértice nasal y la porción medial del ala de la nariz (v. Figs. 34-4 y 35-2).

El **nervio infratroclear** llega a la parte inferior de la tróclea, y da ramas para la porción medial del párpado superior, la piel lateral de la raíz de la nariz y las vías lagrimales (v. Figs. 34-4 y 35-2).

Nervio maxilar

El **nervio maxilar** (V2) es un nervio exclusivamente sensitivo que sale del cráneo por el agujero redondo mayor, se sitúa en la parte superior de la fosa pterigopalatina, por encima de la arteria maxilar, y cruza la fisura orbitaria inferior para entrar en la órbita y discurrir por el surco infraorbitario hasta salir hacia la cara por el agujero infraorbitario con su ramo terminal, el nervio infraorbitario. A lo largo de su recorrido emite numerosos ramos colaterales.

El **ramo meníngeo** se origina en la salida del agujero redondo para ir a la región frontal de la duramadre (Fig. 35-3).

Los **ramos ganglionares para el ganglio pterigopalatino** llevan fibras parasimpáticas para inervar las glándulas

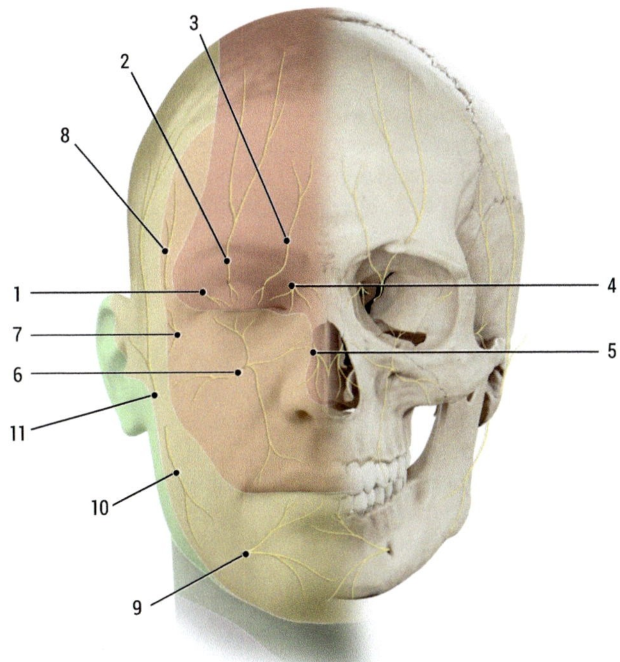

Figura 35-2. Ramas terminales del trigémino y dermatomas de la cabeza, visión anterior. Se muestran las ramas terminales del nervio oftálmico: lacrimal (1), supraorbitario (2), supratroclear (3), infratroclear (4) y nasal externo (5); del nervio maxilar: infraorbitario (6), cigomaticofacial (7), cigomaticotemporal (8); y del nervio mandibular: mentoniano (9), bucal (10), auriculotemporal (11). A la izquierda de la imagen se representan los dermatomas de los nervios oftálmico (rojo), maxilar (naranja), mandibular (amarillo) y nervios cervicales (verde).

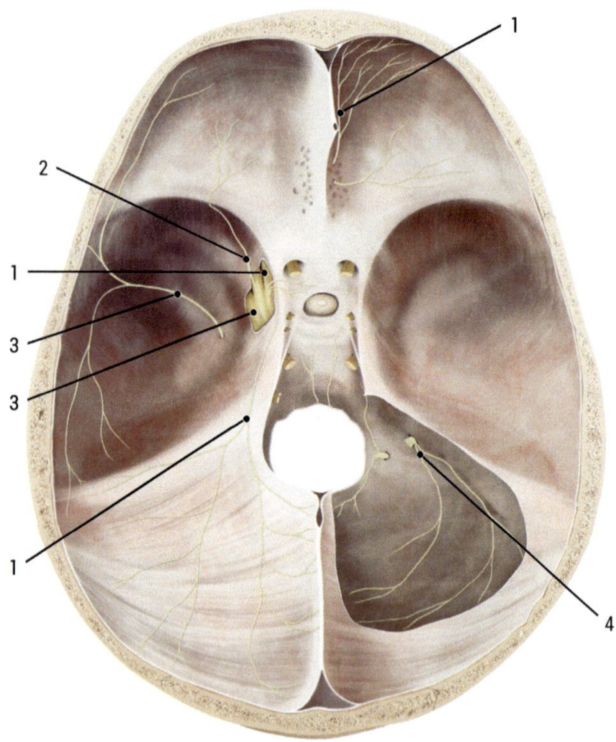

Figura 35-3. Sección axial del cráneo sin el encéfalo, observándose las fosas craneales. La mayor parte de la inervación de la duramadre craneal proviene de los ramos meníngeos de las tres ramas del trigémino (oftálmico [1], maxilar [2] y mandibular [3]), y del nervio vago (4).

lacrimales y las pequeñas glándulas de la nariz y el paladar, y fibras sensitivas del periostio de la órbita.

Los **ramos orbitarios** dan inervación sensitiva al seno esfenoidal y las celdas etmoidales posteriores. Los **ramos nasales** inervan las celdas etmoidales posteriores, el cornete nasal medio y la parte superior del tabique nasal. El **nervio faríngeo** inerva la mucosa faríngea.

El **nervio nasopalatino** atraviesa el conducto incisivo para inervar la porción anterior de la mucosa palatina y la encía de los dientes incisivos superiores.

El **nervio palatino mayor** sale por el agujero palatino mayor para inervar la mucosa del paladar duro y las glándulas palatinas. Recibe la inervación sensitiva de la cavidad nasal media e inferior y del cornete nasal inferior. Los **nervios palatinos menores** inervan el paladar blando y dan ramos para las amígdalas palatinas (v. Fig. 5-7).

El **nervio cigomático** se une al nervio lacrimal a través de su ramo comunicante y termina en sus ramos cigomático-temporal –que inerva la piel de la zona temporal– y cigomático-facial –que inerva la piel de la región cigomática–. Ambos ramos salen a la piel por sus agujeros respectivos.

Los **nervios alveolares superiores** llegan a los molares superiores atravesando la tuberosidad del maxilar y dan ramos posteriores para inervar la mucosa del seno maxilar, los dientes molares y su encía; ramos medios para inervar los dientes premolares, y ramos anteriores para inervar los dientes caninos, incisivos, premolares y primer molar superiores. Los tres ramos forman el **plexo dentario superior**, situado en el hueso maxilar por encima de las raíces dentarias, y de ahí salen los nervios dentarios superiores para inervar cada pieza dental y su encía, mediante sus ramos gingivales.

El **nervio infraorbitario** es el ramo terminal del nervio maxilar y llega a la mejilla después de salir por el agujero infraorbitario. Mediante una distribución radiada de fibras, da inervación sensitiva al párpado inferior, la mejilla, la cara lateral del ala nasal, la piel del vestíbulo nasal y el labio superior (v. Figs. 34-4 y 35-2).

El **ganglio pterigopalatino o esfenopalatino** es un ganglio parasimpático craneal situado en la fosa pterigopalatina y anexado al nervio maxilar. Recibe ramos de los nervios maxilar y facial, y fibras simpáticas del plexo carotídeo interno. Sus ramos eferentes aportan inervación sensitiva y vegetativa a varias estructuras orofaciales. Se considera un ganglio de gran importancia en terapia neural (v. Cap. 37).

Nervio mandibular

El nervio mandibular (V3) es un nervio con una raíz sensitiva y otra motora que sale del cráneo por el agujero oval para llegar a la fosa infratemporal. Se trata, pues, de un nervio mixto sensitivo y motor. A lo largo de su recorrido emite varios ramos colaterales hasta terminar en los nervios alveolar inferior (y mentoniano) y lingual.

El **ramo meníngeo** entra de nuevo en el cráneo por el foramen espinoso junto a los vasos meníngeos medios e inerva la duramadre y la mucosa del seno esfenoidal y de las celdas mastoideas (v. Fig. 35-3).

Los **nervios pterigoideo lateral**, del **músculo tensor del paladar** y del **músculo tensor del tímpano** son ramos motores que inervan los músculos correspondientes. Los **ramos para el ganglio ótico** son fibras sensitivas que se comunican con el ramo meníngeo. El **nervio masetero** da inervación motora a dicho músculo después de pasar por la escotadura mandibular. Los **nervios temporales profundos** dan inervación motora a las tres porciones del músculo temporal (anterior, medio y posterior).

El **nervio bucal** se sitúa por debajo del cuerpo adiposo de la boca para recoger la sensibilidad de la piel, la mucosa de la mejilla y la encía, próximas al primer molar (v. Figs. 35-1 y 38-1).

El **nervio auriculotemporal** sigue un trayecto posterior, rodeando el cuello de la mandíbula y ascendiendo entre la arteria temporal superficial y el pabellón auricular, hasta terminar en la piel de la región temporal. En su recorrido da un ramo sensitivo para el orificio auditivo externo y ramos para la membrana timpánica, la parótida (fibras parasimpáticas motoras) y la porción anterior del pabellón auricular, ramos comunicantes para el nervio facial y ramos temporales superficiales, para recoger la sensibilidad de la zona anterior y por encima del pabellón auricular (v. Figs. 34-4, 35-2 y 38-1).

El **nervio lingual** es uno de los ramos terminales del nervio mandibular (v. Figs. 35-1 y 38-1). Es sensitivo y también recibe fibras parasimpáticas secretoras provenientes de la cuerda del tímpano, ramo del nervio facial, que se dirigen hacia las glándulas submandibular y sublingual. Discurre por el suelo de la boca bajo la mucosa adyacente al tercer molar inferior, emitiendo ramos para el istmo de las fauces y las amígdalas palatinas, ramos comunicantes para el nervio hipogloso, el **nervio sublingual** que recoge la sensibilidad del suelo de la boca y la encía de los dientes mandibulares anteriores, los ramos linguales que dan inervación sensitiva y gustativa a los dos tercios anteriores de la mucosa lingual, y los ramos para el ganglio submandibular y sublingual.

El **nervio alveolar inferior o dentario** es un nervio mixto con fibras sensitivas y motoras que desciende entre los músculos pterigoideos para ingresar en el conducto mandibular 1 cm por detrás del nervio lingual, y salir por el agujero mentoniano, situado por debajo del segundo premolar, donde da sus ramos terminales: el **nervio incisivo** y el **nervio mentoniano**, el cual da ramos para la piel del mentón (v. Figs. 34-4, 35-2 y 38-1), para el labio inferior y para la encía de los dientes incisivos inferiores.

Durante su recorrido, el nervio alveolar inferior da **ramos colaterales para los músculos milohioideos y vientre anterior del digástrico**, y **ramos dentarios y gingivales inferiores** (v. Fig. 38-1), que forman el **plexo dentario inferior**, ubicado a nivel del conducto mandibular, de donde salen los nervios para inervar cada pieza dental de la mandíbula y su encía.

Asociado al nervio mandibular, debajo del agujero oval e inmediatamente por dentro del tronco nervioso, se encuentra el **ganglio ótico** (v. Fig. 38-1), que recibe fibras parasimpáticas que han seguido un trayecto por los nervios glosofaríngeo, timpánico y petroso mayor para hacer sinapsis en el ganglio e incorporar sus fibras eferentes al nervio auriculotemporal, destinadas a la glándula parótida (v. Cap. 38).

Indicaciones terapéuticas

A continuación, se detallan las generalidades y sugerencias de las indicaciones terapéuticas en las ramas superficiales del trigémino.

Generalidades

Si bien las dos primeras ramas del trigémino son sensitivas y la tercera es sensitiva y motora (inerva los músculos de la masticación), todas ellas van acompañadas de fibras vegetativas, tanto simpáticas como parasimpáticas. Sus ramas terminales más accesibles salen del hueso por orificios fácilmente palpables y localizables, donde se encuentran también las fibras simpáticas aferentes y eferentes que acompañan a las arterias que transcurren por ellos.

Todo ello hace que, en un mismo punto de inyección, se dé el estímulo del anestésico local a las fibras sensitivas, motoras, simpáticas y parasimpáticas de la rama nerviosa, además del efecto simpaticolítico sobre las simpáticas perivasales.

De este modo, se influirá en la regulación de las secreciones de la cavidad oral, de las fosas nasales y de las conjuntivas, y en la irrigación y el trofismo de los tejidos, sus áreas de inervación e irrigación, desde las mucosas hasta la piel, incluyendo los músculos, los ligamentos, el hueso, las encías y el tejido conjuntivo que los engloba. De ahí que las inyecciones en esos puntos sean tan frecuentes en terapia neural. Es de destacar que los tres nervios tienen ramos meníngeos, lo cual podría facilitar una conexión entre las terminaciones más periféricas, fácilmente accesibles, con la regulación vegetativa intracraneal.

Por otro lado, la red neurofisiológica explicada en el apartado *Neuroanatomía* nos permite comprender las relaciones observadas en la clínica diaria como, por ejemplo:

- Tensión cervical en personas con faringitis crónica o tratamiento ortodóncico.
- Afectaciones bronquiales en pacientes con sinusitis crónica.
- Síntomas en el área rinofaríngeo-sinusal en pacientes con afecciones digestivas crónicas.
- Síntomas digestivos que tienen algunos bebés cuando inician la dentición (congestión, deposiciones blandas, diarrea).
- Asociaciones funcionales entre la oclusión dental, la visión, la postura corporal.

Sugerencias

La indicación para inyectar el anestésico local en una rama del trigémino específica no será un diagnóstico concreto, sino en función del nervio que inerve el área donde se manifieste el síntoma o signo en cuestión. Por otro lado, el área del trigémino tiene una importancia especial como campo interferente frecuente, sobre todo en las personas con inflamación crónica de mucosas de senos (sinusitis), nariz (rinitis) o boca (enfermedad periodontal), patología dental, tratamientos odontológicos, afecciones cutáneas recidivantes (herpes), etc. (v. Caps. 32 y 33).

Sugerencias generales

Principalmente son:

- Dolor en el área de inervación de los nervios respectivos.
- Afectaciones cutáneas o mucosas en el área de inervación de los nervios respectivos.
- Diagnóstico y terapia de campos de interferencia del área del trigémino.

Sugerencias específicas

Destacan:

- **Nervio lacrimal**: afecciones de la glándula lacrimal, sequedad del ojo, úlceras corneales, queratitis, neuralgia en la zona, afecciones cutáneas de la parte lateral del párpado superior o de la sien.
- **Nervios supraorbitario y supratroclear**: cefaleas, migrañas, sinusitis, conjuntivitis, queratitis, uveítis, rinitis, ocena, anosmia, eccemas, acné, orzuelo, parálisis, neuralgia, herpes y dolor postherpético, etc., fundamentalmente si estas afecciones afectan al área frontal y nasal, el polo anterior del ojo y el párpado superior.
- **Nervio nasociliar**: afectaciones de la cámara anterior del ojo (pupila, iris, cuerpo ciliar y córnea), sinusitis frontal, esfenoidal o etmoidal, cefaleas, migrañas, rinitis, afecciones de la piel o neuralgias de la nariz o del párpado

superior, y afecciones de las vías lagrimales. A través de su ramo meníngeo puede ser de ayuda en situaciones como meningitis, hipertensión intracraneal, etc., especialmente si se manifiestan concomitantemente con síntomas en el área de inervación de este nervio.

- **Nervio etmoidal anterior y ramas nasales**: rinitis, afecciones de la piel o neuralgias de la nariz.
- **Nervio infratroclear**: afecciones de la piel o neuralgias de la nariz o del párpado superior, y afecciones de las vías lagrimales.
- **Nervio cigomático**: cefaleas, migrañas, neuralgias y afectaciones dermatológicas de la zona temporal anterior o frontal lateral, afecciones de la glándula lacrimal.
- **Nervio infraorbitario**: sinusitis, conjuntivitis, rinitis, eccemas, acné, orzuelo, parálisis, neuralgia, herpes y dolor postherpético, inflamación y sangrado de encías superiores, odontalgia, tensión en la mucosa maxilar, ortodoncia, etc., primordialmente si se dan en el área maxilar, ala y punta de la nariz, labio superior, polo anterior del ojo y palpebral superior.
- **Nervios palatinos y alveolares**: dolores o afecciones de los dientes, mucosas o encías superiores o del paladar.
- **Nervio auriculotemporal**: cefaleas o neuralgias en la zona temporal, parálisis facial, afecciones del oído, del conducto auditivo externo, del pabellón auricular o de la parótida. Afecciones cutáneas en su área de inervación.
- **Nervio mentoniano**: eccemas, acné, parálisis, neuralgia, herpes y dolor postherpético, inflamación y sangrado de encías, odontalgia, tensión en la mucosa, ortodoncia, etc., en especial si se dan en el área del mentón, labio inferior y zona mandibular.
- **Nervios lingual y alveolar inferior**: véase el apartado *Indicaciones terapéuticas* en el capítulo 38.

Material

Todas las técnicas que se describen a continuación requieren del mismo material:

- Agujas: 0,4 × 25 (27 G) o 0,3 × 12 (30 G).
- 0,5-1 mL de procaína al 0,5-1 % en cada punción.

Técnicas de inyección

En cualquiera de las técnicas de inyección de las ramas terminales del trigémino que se describen a continuación se inyecta perineuralmente el anestésico local cerca de su salida del cráneo o de la cara.

La profundidad de la inyección es en todos los casos subcutánea o submucosa, siendo innecesario el contacto óseo con la aguja.

Tras retirar la aguja, un masaje suave favorece la difusión del anestésico local para bañar un mayor número de fibras nerviosas.

El paciente puede estar acostado o sentado, y en todo caso se aconseja tener la cabeza apoyada durante la inyección para evitar un movimiento de la cabeza (**Vídeo 35-1**).

Supraorbitario y supratroclear

Se palpa el foramen supraorbitario, localizado un poco medial del centro del borde supraorbitario, se levanta la ceja junto al músculo orbicular con los dedos índice y pulgar, y se introduce la aguja por debajo del músculo en dirección caudal, liberando el anestésico local cerca del foramen. Debido a que esta punción suele ser un poco más dolorosa de lo habitual, si se presiona con fuerza la ceja con el pulgar e índice mientras se hace un movimiento de vaivén en el momento de introducir la aguja, se reduce un poco la sensación de dolor por la inyección (v. **Vídeo 35-1**).

Es importante no introducir la aguja perpendicularmente sobre el foramen supraorbitario para evitar entrar en el agujero, ya que ello podría provocar una lesión del nervio o una parestesia duradera. Otra opción es introducir la aguja por el margen inferior de la ceja, en dirección craneal hacia el foramen. No obstante, se prefiere inyectar por encima de la ceja para evitar el hematoma periorbitario (**Fig. 35-4A**).

Nervio infratroclear

Se inyecta en el ángulo interno de la órbita, justo por encima de la carúncula lagrimal.

Nervio lacrimal

Se inyecta subcutáneamente en el extremo lateral de la ceja, dirigiendo la aguja hacia craneal y lateral.

Nervio etmoidal anterior y rama nasal interna

Véase el capítulo sobre aplicación tópica de la procaína (v. **Cap. 54**).

Nervio nasal externo

Se inyecta entre el hueso y el cartílago nasales, a unos 7 mm de la línea media.

Nervio cigomático

Se inyecta en el foramen situado en el punto medio de la línea que une el foramen supraorbitario y el trago, en la zona posterior del arco cigomático, donde emerge el nervio cigomático-temporal, perforando la fascia temporal por encima del hueso malar. Se introduce la aguja inclinada unos 45° para evitar la entrada en el mismo agujero.

Nervio infraorbitario

Se palpa el foramen infraorbitario a 1 cm por debajo del borde infraorbitario y a 2,5 cm de la línea media, y se inyecta en la zona por vía transcutánea o por un abordaje oral, el cual es más preciso y menos doloroso. Para efectuar el **acceso oral**, se separa hacia arriba el labio superior con los dedos pulgar e índice mientras se realiza un movimiento de vaivén con este, y se introduce la aguja por el fondo de saco de la mucosa superior entre el tercer y cuarto diente, en dirección a la pupila (Fig. 35-4B). La **inyección transcutánea** se lleva a cabo traspasando la piel hasta llegar al agujero infraorbitario con una inclinación de la aguja de unos 45° y ligeramente craneal, para evitar la entrada en el agujero.

Nervios palatinos

El agujero palatino mayor se localiza mediante palpación, generalmente en una pequeña depresión situada posterior al segundo molar maxilar. La aguja se inserta desde la comisura labial opuesta, avanzando unos 3 mm en el punto de punción para administrar 0,5 mL de procaína (Fig. 35-4C).

Nervios alveolares superiores

La aguja se introduce 1 cm en el surco vestibular superior, con una inclinación de 45° craneal y medial a la altura del pliegue mucobucal sobre el segundo molar para el nervio alveolar superior (Fig. 35-4D). Para el nervio alveolar superior medio, la punción se realiza a nivel del segundo premolar. La técnica de inyección para el nervio alveolar superior anterior corresponde a la utilizada para el nervio infraorbitario.

Nervio auriculotemporal

Se inyecta justo delante del trago, con el bisel orientado hacia el arco cigomático. Previamente se hace una palpación de la zona para localizar la arteria temporal superficial, que se encuentra delante del nervio. Esta inyección tendrá también un efecto sobre las fibras simpáticas periarteriales provocando una dilatación de la arteria temporal superficial antes de que se divida en sus ramas temporal media, frontal y parietal, con la consecuente mejoría del trofismo de los tejidos que irriga (hueso, periostio, músculo, piel, etc.) (Fig. 35-4E). Excepto en caso de considerarse indicado, se evitará la inyección intraarterial.

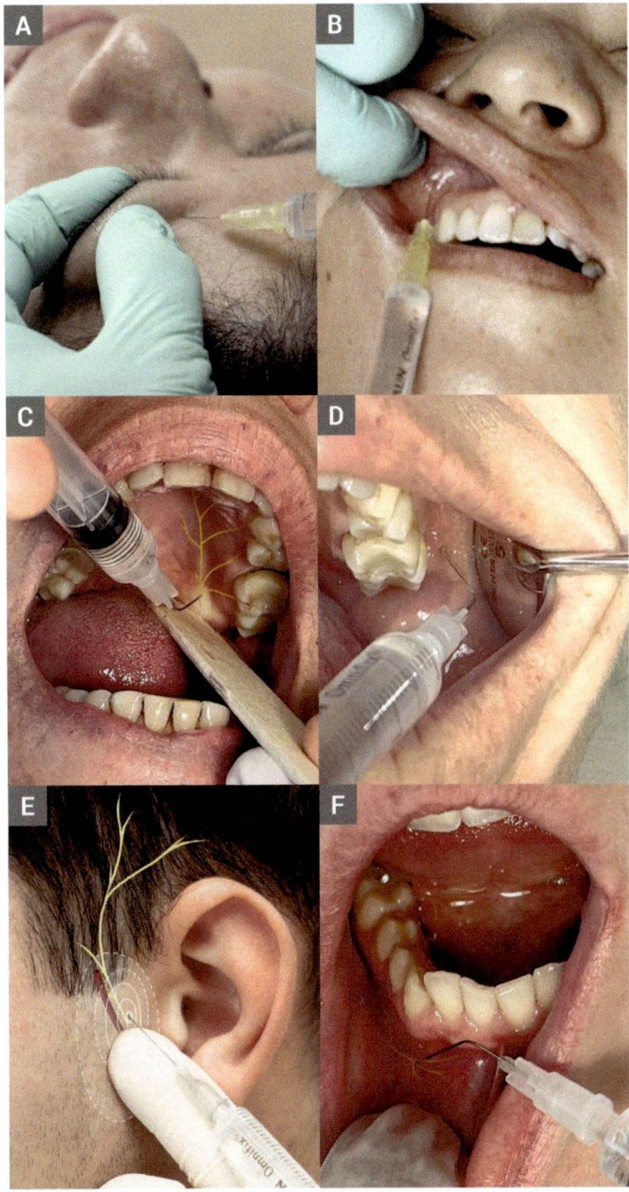

Figura 35-4. Técnicas de inyección en ramas terminales del trigémino: **A)** nervio supraorbitario; **B)** nervio infraorbitario; **C)** nervio palatino; **D)** nervio alveolar superior; **E)** nervio auriculotemporal; **F)** nervio mentoniano.

Nervio mentoniano

Se palpa el foramen mentoniano en el centro de la mandíbula, a la altura del cuarto diente, y se inyecta en la zona por vía transcutánea o por abordaje oral, el cual es más preciso y menos doloroso. Para efectuar el **acceso oral**, se separa hacia arriba el labio inferior con los dedos pulgar e índice mientras se realiza un movimiento de vaivén con este, y se introduce la aguja por el fondo de saco de la mucosa inferior entre el tercer y cuarto diente (Fig. 35-4F). La **inyección transcutánea** se lleva a cabo traspasando la piel hasta llegar al agujero mentoniano con una inclinación de la aguja de unos 45° para evitar la entrada en el mismo agujero.

Nervios lingual y alveolar inferior

Véase el apartado *Técnicas de inyección* en el capítulo 38.

Contraindicaciones, precauciones y peculiaridades

Se debe ir con precaución con los pacientes anticoagulados, pero no son una contraindicación, ya que las agujas utilizadas en las técnicas descritas en este capítulo son de calibre muy fino y, en caso de realizar una punción vascular involuntaria, se puede hacer una presión del vaso sobre el hueso.

En las personas que padecen o han padecido afecciones infecciosas o inflamatorias como rinitis, sinusitis, herpes, etc., puede haber un incremento o una reactivación temporal de sus síntomas, que no debe confundirse con una agudización de sus síntomas o una complicación, sino que puede deberse a una respuesta de mayor drenaje.

A diferencia de lo que ocurre en la mayoría de las técnicas que se realizan en terapia neural, en las inyecciones de los nervios infraorbitarios y mentonianos siempre aparece una parestesia del labio correspondiente, aunque la dosis aplicada sea subanestésica, que suele desaparecer en un par de minutos.

Complicaciones

Las inyecciones en las ramas del trigémino son técnicas muy seguras. Sus complicaciones son las de cualquier inyección:

- Dolor local. El pinzamiento con nuestros dedos pulgar e índice junto al movimiento de vaivén puede reducir el dolor de las inyecciones en los nervios supraorbitario, supratroclear, infraorbitario y mentoniano.
- Hematoma.
- Infección local.
- Lesión del nervio periférico (evitar siempre entrar en el foramen de salida del nervio).

Historias de vida

En los siguientes apartados se explican dos historias de pacientes que son inyectados en las ramas superficiales del trigémino.

Historia 1

Una señora de 71 años acudió a la consulta con un cuadro crónico de rinitis, sinusitis y faringitis, y refería tener mucosidad y estornudos desde la infancia. Como antecedentes a destacar había una amigdalectomía en la infancia, una hemorroidectomía y dos partos vaginales, en el primero de los cuales requirió una transfusión sanguínea por hemorragia. Era portadora de una prótesis removible de piezas dentales inferiores y un puente entre los dientes 2.5 y 2.7. La paciente mejoró progresivamente con tres sesiones mensuales de inyecciones de procaína en los pilares amigdalinos, los nervios supraorbitarios, infraorbitarios y mentonianos, y la zona del puente del segundo cuadrante. En una de las sesiones se inyectó también en ambas fosas pterigopalatinas. La intervención se repitió 2 años después al reaparecer los síntomas. Acudió 15 años más tarde refiriendo padecer molestias gástricas y estreñimiento desde hacía 2 meses, coincidiendo con la toma de antibióticos y analgésicos para tratar un cuadro gripal con fiebre. Se aplicaron inyecciones con procaína en los puntos de hiperalgesia e hipertonía de la piel del abdomen y la zona lumbar, además de perineural en el nervio espinal de L1 bilateral. Dos semanas después la paciente refirió haber estado libre de síntomas digestivos desde la última intervención, coincidiendo con la reaparición de los síntomas de rinosinusitis y mucosidad que no tenía desde hacía 15 años. En esta última sesión se inyectó de nuevo en los pilares amigdalinos y los nervios supraorbitarios e infraorbitarios, junto con las fosas pterigopalatinas.

Comentarios:

- Este caso es un ejemplo de la relación que se observa a menudo entre los síntomas del área del nervio trigémino y del área del nervio vago.
- La relación de los síntomas de la paciente a través de la red neurovegetativa nos facilita una visión holística del ser humano, entendiendo que las diferentes manifestaciones forman parte del mismo proceso, de la misma persona.
- La reaparición de los síntomas de la zona rinosinusal tras la inyección en los puntos abdominales indica un posible desencadenante neuromodulador en esa zona y, por lo tanto, nos sugiere inyectar ahí con el anestésico local. El Dr. Julio César Payán se refería a este modo de tratar como *diálogo con el sistema nervioso vegetativo.*

Historia 2

Una mujer de 22 años acudió por herpes labial inferior izquierdo de repetición durante los últimos 5 años, siempre coincidiendo en contextos como menstruación, mayor estrés, agotamiento o fiebre. No presentaba otros antecedentes de interés. Se inyectó exclusivamente en el nervio mentoniano izquierdo. Un mes después, la paciente refirió haber tenido una aparición muy leve del herpes, en la misma zona, coincidiendo con la menstruación. Se inyectó de nuevo en el nervio mentoniano del mismo lado. Se habló con la paciente para que acudiera de nuevo si reaparecía el herpes. En el control telefónico realizado 6 meses más tarde la paciente seguía libre de herpes labial.

Comentarios:

- Los herpes labiales a menudo aparecen asociados a contextos muy diversos como menstruación, síntomas digestivos, fiebre, cansancio, estrés, etc. Varios autores han descrito una mejoría clara en los casos de herpes labiales recidivantes. Es importante también observar si hay una mejoría en el contexto con el que se asocian para valorar si el efecto neuralterapéutico es general.
- La rápida mejoría de los síntomas agudos de un herpes labial puede deberse al efecto anestésico, antiinflamatorio, antimicrobiano, simpaticolítico y vasodilatador del anestésico local. La disminución o desaparición de sus recidivas se relacionaría más bien con los mecanismos ya descritos de regulación del sistema nervioso autónomo vinculados a la matriz extracelular, al sistema inmune y a la psicosomatización.
- La frecuencia de las inyecciones depende de la evolución del paciente. En terapia neural no existen protocolos de número de inyecciones para un diagnóstico concreto.

ZONA DE MASTOIDES Y OÍDO

En esta segunda parte del capítulo se detallan los aspectos a destacar de la zona de mastoides y oído.

Introducción

En la literatura médica existen reportes sobre el uso de la procaína en las otitis y las mastoiditis, tanto de forma tópica local (procaína al 20 % en glicerol) como inyectada subcutánea, dos décadas antes del descubrimiento de la penicilina. También hay reportes de casos y estudios del uso de anestésico local para tratar cuadros de vértigo o *tinnitus*, así como el tratamiento de esta zona como campo interferente.

Su sencillez y su gran influencia en la regulación de los tejidos del oído y la irrigación de las celdas mastoideas la convierten en una técnica muy frecuente en terapia neural.

Neuroanatomía

A continuación se explica la neuroanatomía de la apófisis mastoides y de los oídos externo y medio.

Apófisis mastoides

La **apófisis mastoides** es una proyección del hueso temporal ubicada por detrás del orificio auditivo externo y que contiene las celdillas mastoideas. Está irrigada por la rama mastoidea de la arteria occipital (carótida externa), de la cual emerge una rama a través del agujero mastoideo para irrigar el hueso esponjoso de la diploide y la duramadre. Se encuentra en relación con las paredes del conducto auditivo externo, así como con la articulación temporomandibular, la fosa craneal media, la fosa retromandibular y la glándula parótida.

En la apófisis mastoides se insertan (v. Fig. 34-1):

- El vientre posterior del músculo digástrico, que la conecta con el hioides.
- El músculo esternocleidomastoideo, que la conecta con el manubrio esternal, la cara superior de la clavícula, y la lámina superficial de la fascia cervical.
- El músculo esplenio, que la conecta con las apófisis espinosas de la cuarta vértebra cervical hasta la tercera vértebra torácica y sus ligamentos interespinosos, y la línea nucal superior del occipital.
- La circunferencia superior de la lámina superficial de la fascia cervical, que la relaciona directamente con el borde inferior y el ángulo de la mandíbula, la porción cartilaginosa del conducto auditivo externo y la línea nucal superior.

Oído externo

El **oído externo** está formado por la oreja o pabellón auricular, el conducto auditivo externo y la membrana timpánica.

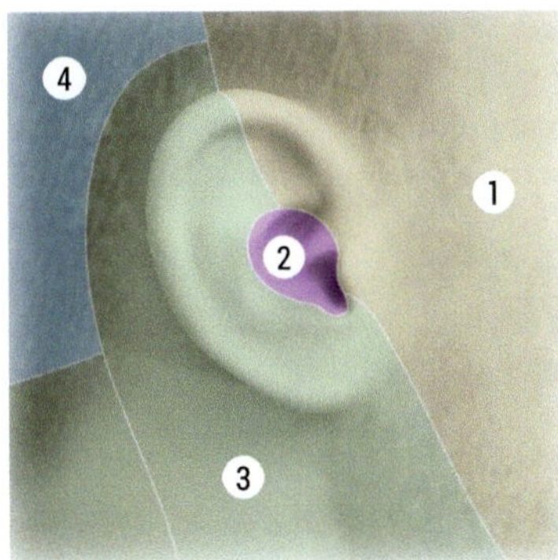

Figura 35-5. Inervación sensitiva de la oreja (visión lateral). Participan los nervios trigémino (nervio auriculotemporal, rama del nervio mandibular) (1), facial (no se ha determinado con claridad su área de inervación sensitiva), vago (rama auricular) (2), occipital mayor (C2-C3) (3) y occipital menor (C2) (4).

El oído externo está irrigado mayoritariamente por ramas de las arterias temporal superficial y auricular posterior. El tímpano recibe, además, ramas de las arterias faríngea ascendente, maxilar y meníngea media. Todas ellas provienen de la arteria carótida externa.

Los vasos linfáticos de la mastoides y el pabellón auricular drenan hacia los ganglios mastoideos, parotídeos profundos infraauriculares y preauriculares, y los del conducto auditivo externo lo hacen en los parotídeos y cervicales profundos.

La inervación motora de los músculos auriculares proviene del nervio facial (v. Cap. 38). La inervación sensitiva del oído externo proviene mayoritariamente de los nervios auriculotemporal (ramo del nervio mandibular), auricular mayor (C2-C3) y occipital menor (C2) (v. Cap. 41). La rama auricular del nervio vago (v. Cap. 40) inerva la concha y la mayor parte de la pared posterior del meato auditivo externo, así como la porción inferior de la membrana timpánica. El nervio facial también emite un ramo sensitivo para el tímpano y la pared posterior del conducto (Fig. 35-5).

Oído medio

El **oído medio** está formado por la cavidad timpánica, inervada por el nervio timpánico o de Jacobson, rama del nervio glosofaríngeo. En su interior se encuentran los huesecillos del oído y los músculos del oído medio. El músculo tensor del tímpano está inervado por un ramo del nervio mandibular, y el músculo del estribo, por una rama del nervio facial. El oído medio se comunica con la pared lateral de la nasofaringe mediante la trompa auditiva, cuya mucosa está inervada por el plexo timpánico, que proviene del nervio timpánico. Las celdillas mastoideas se comunican con la parte posterior del oído medio.

Indicaciones terapéuticas

En los siguientes apartados se detallan las generalidades y sugerencias de las indicaciones terapéuticas de la zona de mastoides y oído.

Generalidades

El efecto terapéutico de la técnica de la mastoides y la zona del oído se debe a su influencia en:

- La inervación simpática del plexo perivascular y su repercusión en el suministro sanguíneo.
- Las fibras nerviosas provenientes de los pares craneales y nervios espinales descritos en el apartado de neuroanatomía.
- La facilitación del drenaje de los diferentes tejidos del oído, la oreja y la mastoides.
- La regulación del sistema básico.

El efecto simpaticolítico sobre los plexos perivasculares facilitará la circulación de las células mastoideas y del oído externo, medio e interno.

Para entender las indicaciones de la inyección en la mastoides es necesario tener presente su relación muscular, tendinosa y fascial con las estructuras craneales, cervicales y torácicas que pertenecen al sistema craneoespinal, el cual controla la postura de la cabeza y el equilibrio, así como su relación con el oído, los nervios espinales C3, C4 y C5, la oreja, la faringe y la amígdala palatina.

La inyección en la apófisis mastoides y la zona del oído suele hacerse bilateralmente.

En casos de infecciones agudas, crónicas o recidivantes, o cuando se palpe hipertrofia de ganglios linfáticos, la inyección en la zona de los ganglios linfáticos mastoideos, parotídeos profundos infraauriculares y preauriculares, y cervicales profundos puede ayudar a un mejor drenaje (v. **Cap. 41**).

La inyección del orificio faríngeo de la trompa auditiva, a la altura de la pared lateral de la nasofaringe, puede ser útil en los casos de otitis media con sensación de oído tapado, autofonía, chasquidos con la deglución e hipoacusia de transmisión (v. **Cap. 36**).

Sugerencias

Las principales sugerencias son:

- Otitis media y externa (aguda, recidivante o crónica).
- Mastoiditis.
- Afecciones dermatológicas de la zona.
- Catarro tuberal.
- Afecciones del equilibrio, mareos, vértigo.
- *Tinnitus*, hipoacusia e hiperacusia.
- Afecciones respiratorias (el esternocleidomastoideo es un músculo respiratorio accesorio).
- Tensión cervical, tortícolis.
- Trastornos craneosacrales.
- Neuralgias.
- Parálisis facial.
- Disfunción craneomandibular.
- Alteraciones vasculares intracraneales.
- Bruxismo.
- Cirugía del oído (antes y después).
- Colesteatomas.
- Cicatrices de pendientes o *piercings* como campo interferente.
- Oído o mastoides como desencadenantes neuromoduladores, especialmente cuando hubo otitis frecuentes en la infancia.

Material

- Agujas: 0,4 × 25 (27 G) o 0,3 × 12 (30 G).
- 0,5-1 mL de procaína al 0,5-1 % en cada punción.

Técnicas de inyección

Para completar los siguientes apartados, véase el **vídeo 35-1**.

Mastoides

Con el paciente acostado o sentado, y con la cabeza apoyada y rotada hacia el lado opuesto, se palpa el proceso mastoideo y se realiza una inyección subcutánea, bañando el periostio sin hacer contacto óseo, en el borde anterior mastoideo, que es el punto de entrada de la arteria auricular posterior, y el borde posterior mastoideo, que es el punto de entrada de la rama mastoidea de la arteria occipital y donde se influye sobre los nervios auricular mayor y occipitales menores.

Zona del oído

Si la afección es en el oído, la inyección en la mastoides se complementa con otra inyección subcutánea delante del trago (entre el trago y la arteria auriculotemporal). En caso de gran intensidad de los síntomas, es aconsejable añadir otra inyección en el cuero cabelludo por encima de la oreja y otra por debajo del conducto auditivo externo, ya que de este modo se influye en los diferentes nervios que inervan la zona de la oreja (**Fig. 35-6**).

La inyección en la cicatriz del pendiente o de un *piercing* se realiza directamente en la piel de la zona, introduciendo la aguja tangencial e intradérmicamente para evitar inyectar en el cartílago.

Un masaje suave en la zona inyectada favorece la difusión del anestésico local.

Contraindicaciones, precauciones y peculiaridades

La mastoiditis purulenta aguda y la infección de la piel de la zona de la oreja y de la mastoides es una contraindicación para inyectar en los puntos indicados, pero rodear la zona afectada con inyecciones subcutáneas de anestésico local, entrando siempre la aguja por la zona sana, puede ayudar a reducir el tono simpático y la inflamación, y mejorar la irrigación sanguínea y el dolor.

La técnica de inyección en la zona del oído y la mastoides puede aplicarse en pacientes descoagulados.

Complicaciones

La técnica de inyección en la zona del oído y la mastoides es muy segura. Sus complicaciones son las propias de cualquier inyección de anestésico local:

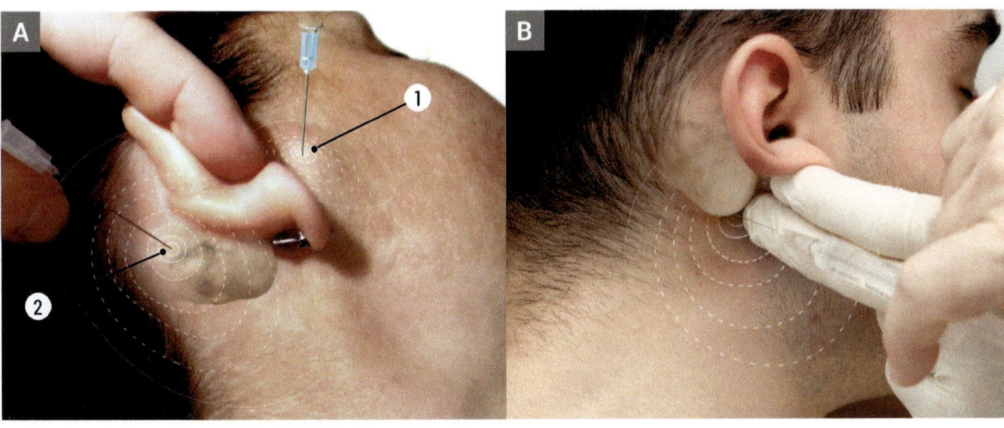

Figura 35-6. A) Inyección en el segmento de oído: preauricular (1) y mastoides (2). **B)** Inyección en punto de tensión miofascial en la apófisis mastoides

- Dolor local, en cuyo caso la presión con un dedo puede reducir el dolor de la inyección.
- Hematoma.
- Infección local.
- Parálisis facial transitoria (pocos minutos de duración).
- Anestesia pasajera del cuero cabelludo de la zona o del músculo esternocleidomastoideo (con incapacidad transitoria para encoger el hombro).

Historia de vida

Una mujer de 22 años acudió a consulta con un cuadro de otitis que recidivó después de tratarse con antibiótico. Esta paciente había acudido anteriormente en dos ocasiones a los 7 años, por presentar otitis recidivantes desde hacía 4 años, tratadas siempre con antibiótico. En esa época fue tratada con inyecciones de procaína al 0,5 % en la zona del oído y de la mastoides, y se repitió el tratamiento 1 mes después. La paciente no volvió a presentar una otitis durante 15 años. En esta última ocasión se aplicó la misma técnica y cedió el cuadro.

Comentario:

- En terapia neural existe experiencia acumulada en el tratamiento de pacientes con otitis media o externa, aguda, crónica o recidivante. Más allá de la historia de vida de cada caso, la simple inyección en la zona de los oídos y de la mastoides ha sido suficiente para ayudar a resolver estas situaciones de modo rápido y duradero, especialmente en niños.

PUNTOS CLAVE

- Las tres ramas del trigémino forman parte de un mismo nervio, por lo que no deben ser interpretadas por separado en el diagnóstico ni en el tratamiento. Por ejemplo, una neuralgia en una rama del trigémino puede tener como origen una lesión en otra rama.
- El gran número de conexiones de las ramas del trigémino con otros pares craneales, los nervios cervicales superiores y con el sistema nervioso autónomo explica la amplia gama de opciones terapéuticas en esta zona y facilita la comprensión de la visión holística del ser humano.
- Las técnicas de inyección en las ramas periféricas del trigémino, así como en la zona de mastoides, son sencillas y seguras, y suelen hacerse bilateralmente, adaptando el número de sesiones a la evolución de cada caso.

BIBLIOGRAFÍA

Barop H. Textbook and atlas of neural therapy: diagnosis and therapy with local anesthetics. 1ª ed. Stuttgart: Thieme; 2017.

Dosch M. Atlas of neural therapy with local anesthetics. 3ª ed. Stuttgart: Thieme; 2012.

Fischer L. Neuraltherapie: Neurophysiologie, Injektionstechnik und Therapievorschläge. 5ª ed. Stuttgart: Thieme; 2019.

Marchili N, Ortu E, Pietropaoli D, Cattaneo R, Monaco A. Dental Occlusion and Ophthalmology: A Literature Review. Open Dent J. 2016;10:460-8.

Santos Lasaosa S, Cuadrado Pérez ML, Guerrero Peral AL et al. Guía consenso sobre técnicas de infiltración anestésica de nervios pericraneales. Neurologia. 2017;32(5):316-30.

Shiratori Tusita LN, Fischer L. Chronic therapy-resistant neck pain in a fifty-year-old man. The role of partially impacted third molars. Case report and new pathophysiological insights. Complement Med Res. 2023;30(3):270-4.

Vinyes D, Traverso PH, Murillo JH, Sánchez-Padilla M, Muñoz-Sellart M. Improvement in post-orthodontic chronic musculoskeletal pain after local anesthetic injections in the trigeminal area: a case series. J Int Med Res. 2023;51(11). Doi:10.1177/03000605231214064.

Weinschenk S. Handbuch Neuraltherapie. Therapie mit Lokalanästhetika. 2ª ed. Stuttgart: Thieme; 2020.

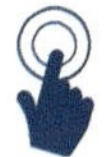
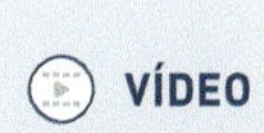

Cavidad bucal

36

D. Vinyes, A. Bellmunt Fontanet y C. Gerascoff Azambuya

INTRODUCCIÓN

En este capítulo se detallan las técnicas de inyección en la cavidad bucal, abarcando específicamente el área de los odontones de la cavidad bucal, la zona faringoamigdalar y el techo del *cavum* (nasofaringe). Las inyecciones que se realizan en las ramas terminales del trigémino (v. Cap. 35), las fosas pterigopalatina (ganglio esfenopalatino y paquete vasculonervioso maxilar) (v. Cap. 37) e infratemporal (ganglio ótico y paquete vasculonervioso mandibular) (v. Cap. 38), y el espacio parafaríngeo retroestiloideo (nervios vago, hipogloso, glosofaríngeo y laríngeo superior, y ganglio cervical superior) (v. Caps. 39 y 40) se explican en sus capítulos correspondientes. Se recomienda una lectura previa de los capítulos de anatomía del aparato estomatognático (v. Cap. 5), de la exploración de la boca (v. Caps. 25 y 26) y del campo interferente del área bucodental (v. Cap. 33).

En la práctica médica general, la cavidad oral frecuentemente es menos explorada, quedando desplazada hacia la odontología, la otorrinolaringología y la maxilofacial; sin embargo, es imprescindible para todos los médicos familiarizarse con esta área y adquirir habilidades en estas técnicas de inyección, dada la alta incidencia de desencadenantes neuromoduladores en estas zonas.

ZONA FARINGOAMIGDALAR

En esta primera parte del capítulo se detalla la zona faringoamigdalar.

Generalidades

La zona faringoamigdalar, además de dirigir el aire hasta la laringe, la tráquea y los pulmones, y conducir el alimento hacia el esófago mediante su musculatura constrictora, ejerce un importante papel en el sistema inmune del cuerpo, encontrándose, por vez primera, con gran cantidad de antígenos tanto por vía respiratoria como digestiva.

Esta zona fue asiento de infecciones y ocasionó una elevada morbimortalidad en los siglos pasados en todo el mundo. Se conoce bastante bien su relación con órganos a distancia, especialmente las articulaciones, los riñones, la piel y el corazón.

La zona faringoamigdalar ha sido objeto de intervenciones quirúrgicas resectivas a lo largo de los siglos, comenzando con la primera descripción escrita por Cornelius Celso en el año 25 a. de C. Durante el siglo XIX, la amigdalectomía ganó popularidad con el desarrollo del tonsilotomo, un instrumento derivado de una guillotina utilizada originalmente para la escisión de la úvula. No fue hasta 1927 que la amigdalectomía comenzó a realizarse bajo anestesia general y con una técnica de disección más cuidadosa. En la actualidad, se utilizan técnicas quirúrgicas como la radiofrecuencia, electrocauterización y el uso de láser, entre otras.

En terapia neural, la inyección en los polos amigdalinos se considera una de las técnicas más importantes y se aplica a menudo, especialmente la que se realiza en la zona de la cicatriz postamigdalectomía.

Esta área es particular no solo debido a su historia de infecciones intensas y recurrentes, sino también porque la intervención, que usualmente se lleva a cabo durante la infancia, es percibida frecuentemente como un procedimiento invasivo por parte del paciente. Tanto la carga emocional como la física pueden influir en la detonación como desencadenante neuromodulador.

Embriología

La faringe es la porción del aparato digestivo situada detrás de las cavidades nasal y bucal.

Alrededor del quinto mes de gestación, el epitelio endodérmico del intestino primitivo prolifera y se invagina hacia el mesodermo formando varias bolsas o criptas faríngeas (v. Fig. 5-1). En el fondo de estas bolsas se asientan células linfoides que proliferan originando el tejido linfoide asociado a mucosas y conformando el **anillo linfático de Waldeyer**. La mayor parte del contenido de la faringe deriva de la segunda, tercera, cuarta y sexta bolsas faríngeas.

La **adenohipófisis** (lóbulo anterior) se origina durante la tercera semana de gestación de una evaginación del ectodermo del techo de la orofaringe (membrana bucofaríngea), conocida como *bolsa de Rathke*. Por otro lado, la **neurohipófisis** (lóbulo posterior) se desarrolla a partir del **infundíbulo**, una extensión del suelo del diencéfalo que se alarga en dirección caudal.

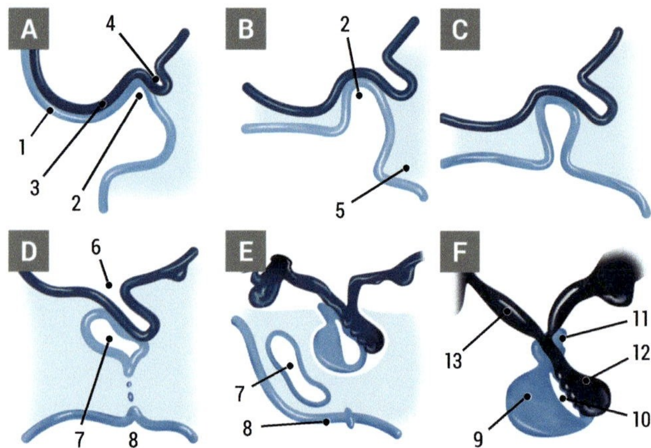

Figura 36-1. Desarrollo embrionario de la hipófisis y el techo de la nasofaringe. **A)** Durante la tercera semana de gestación, la adenohipófisis se origina a partir de una evaginación del ectodermo oral (1), la bolsa de Rathke (2). Paralelamente, la neurohipófisis se desarrolla a partir del suelo del diencéfalo (3), extendiéndose caudalmente desde el infundíbulo: proceso infundibular (4). **B y C)** El crecimiento de la bolsa de Rathke se ve limitado por el mesodermo circundante (5), que formará el hueso esfenoides en interacción entre el ectodermo. A medida que avanza la diferenciación tisular, el lumen de la bolsa de Rathke se reduce progresivamente. **D)** Desarrollo del hueso esfenoides estableciendo la silla turca (6), el seno esfenoidal (7) y el techo de la nasofaringe (8). **E)** La formación de la silla turca está integrada con el sistema nervioso, donde el segmento comprimido de la bolsa de Rathke se fusiona con el infundíbulo, dando lugar a las partes de la hipófisis. **F)** En la hipófisis madura se distinguen sus componentes definitivos: *pars distalis* (*pars glandularis*, la mayor parte de la adenohipófisis) (9), *pars intermedia* (10), *pars tuberalis* (envuelve el tallo hipofisario, integrándose con el sistema hipotalámico) (11), *pars nervosa* (neurohipófisis) (12), eminencia media (13).

Durante el desarrollo fetal, la bolsa de Rathke se invagina y origina la adenohipófisis, que migra hacia arriba, junto a la neurohipófisis. Estas estructuras asientan en una cavidad del hueso esfenoides (de origen mesodérmico) denominada *silla turca*. La interacción entre el ectodermo y el mesodermo es fundamental para una correcta formación del hueso esfenoides, correspondiendo al techo de la faringe y a la silla, durante la migración de la bolsa de Rathke (Fig. 36-1). En ocasiones pueden existir restos embrionarios de la adenohipófisis en el techo del *cavum* faríngeo o en el hueso esfenoides.

Anatomía

A continuación, se describe la anatomía de la zona faringoamigdalar.

Faringe

La faringe es un conducto mucomuscular situado por delante de la columna vertebral cervical y por detrás de las cavidades nasales, la boca y la laringe, que se extiende desde la base del cráneo hasta el esfínter esofágico superior. Alberga el anillo amigdalino de Waldeyer, un conjunto de estructuras de tejido linfoide que forma conglomerados denominados *amígdalas*.

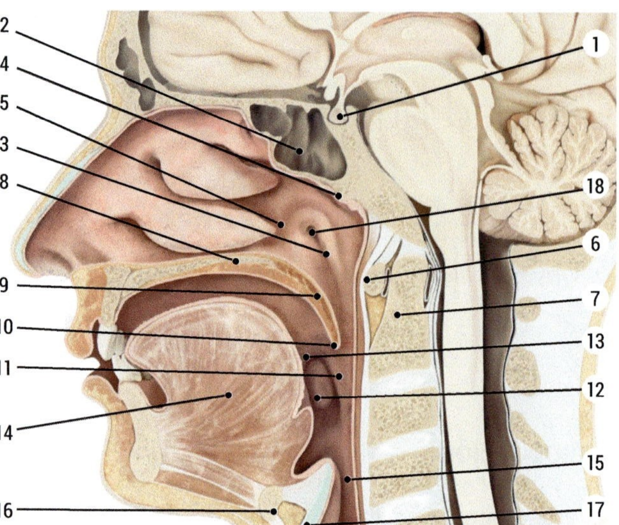

Figura 36-2. Sección sagital de las cavidades nasal y bucal. Se observan: hipófisis (1), seno del esfenoides (2), nasofaringe o *cavum* (3), techo del *cavum* (4), coana (5), atlas (6), axis (7), paladar duro (8), paladar blando (9), úvula palatina (10), orofaringe (11), amígdala palatina (12), arco palatogloso (13), lengua (14), laringofaringe (15), hueso hioides (16), cartílago epiglótico (17) y orificio de la trompa de Eustaquio (18).

La cavidad de la faringe se divide en tres porciones de craneal a caudal: nasofaringe, orofaringe y laringofaringe (Fig. 36-2).

Cavum o nasofaringe

El ***cavum*****, rinofaringe** o **nasofaringe** constituye la extensión posterior de las fosas nasales, las cuales comunican con la nasofaringe a través de las coanas. Se encuentra situado encima del paladar blando, en contacto con el cuerpo del hueso esfenoides y la porción basilar del hueso occipital. Alberga una significativa cantidad de tejido linfático concentrado en el techo y la pared posterior, donde se forma la **amígdala nasofaríngea**, también conocida como *amígdala faríngea*, *adenoides* o *vegetaciones* (v. Fig. 36-2). En los laterales de la nasofaringe, junto a los orificios de la trompa faringotimpánica de Eustaquio, se encuentran las **amígdalas tubáricas**.

Orofaringe

La orofaringe es la prolongación de la cavidad oral, extendiéndose desde el paladar blando hasta la base de la lengua, donde se localiza la **amígdala lingual**, y hasta el borde superior de la epiglotis. En cada lado de la orofaringe se sitúan las **amígdalas palatinas**. Estos órganos linfoides están parcialmente envueltos por una cápsula y se encuentran entre los músculos palatogloso (pilar anterior) y palatofaríngeo (pilar posterior) (v. Fig. 5-7).

Faringolaringe

La faringolaringe o hipofaringe se encuentra por detrás de la laringe y se extiende desde el borde superior de la epiglotis y la base de lengua hasta la entrada del esófago, a la altura de los cuerpos vertebrales C4-C6 (v. Fig. 36-2).

Fascias

La **fascia faringobasilar** se encuentra situada entre los músculos constrictores de la faríngea y la mucosa. Superiormente se fusiona con el periostio de la porción basilar del hueso occipital, reforzada por el ligamento posterior mediano, que se extiende desde los tubérculos faríngeo del occipital y la zona anterior del atlas hasta la pared posterior de la faringe. Lateralmente esta fascia se fija en el vértice de la porción petrosa del hueso temporal, extendiéndose hasta la base de la apófisis pterigoides, donde está reforzada por el ligamento lateral de la faringe, que alcanza la parte cartilaginosa de la trompa auditiva. Anteriormente se inserta de manera descendente en la apófisis pterigoides, el rafe pterigomandibular, la línea milohioidea, el ligamento estilohioideo, las astas mayores y menores del hioides, el ligamento tirohioideo lateral, y los cartílagos tiroides y cricoides. Inferiormente la fascia continúa como la capa media o submucosa del esófago.

La **fascia bucofaríngea** es una fascia laxa y fina, externa a los músculos de la faringe, que se fusiona a nivel caudal con la fascia cervical profunda (Fig. 36-3; v. Fig. 5-4C).

Músculos

La faringe está estructurada por **seis pares de músculos estriados**: los constrictores superior, medio e inferior –que se encargan de la constricción faríngea–, y los músculos elevadores palatofaríngeo, estilofaríngeo y salpingofaríngeo. Estos músculos se unen en la línea mediana posterior a través del **rafe faríngeo**, de naturaleza tendinosa. Por otro lado, el **rafe pterigomandibular**, situado entre la fosa retromolar de la mandíbula y la apófisis pterigoides, separa el músculo buccinador de los músculos constrictores de la faringe.

Vascularización

La **irrigación arterial** de la faringe superior y la amígdala palatina depende de numerosas ramas procedentes de la arteria carótida externa, mientras que la parte inferior recibe las ramas faríngeas de la arteria tiroidea inferior, rama de la arteria subclavia. La arteria carótida externa aporta la irrigación a través de la arteria faríngea ascendente, las ramas tonsilares y palatina ascendente de la arteria facial, y las ramas de las arterias lingual y maxilar.

El **retorno venoso** de los plexos submucosos va a cargo de las venas del conducto pterigoideo, pterigoideas, faciales, linguales y, a través de estas últimas, en la vena yugular interna. El **drenaje linfático** de la zona lateral de la faringe termina en los ganglios yugulodigástricos, conocidos como *ganglios amigdalinos*, mientras que la zona posterior drena en los ganglios retrofaríngeos, y la anterior, en los ganglios linfáticos yugulares profundos.

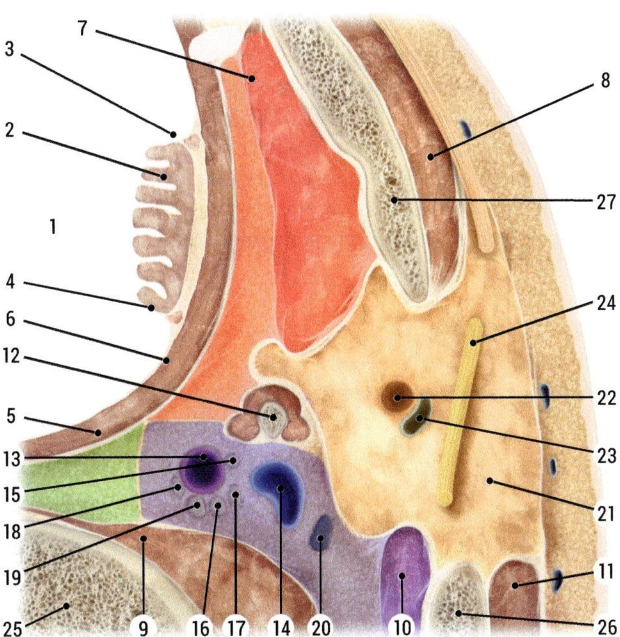

Figura 36-3. Espacio perifaríngeo y fosa retromandibular. Vista superior de un corte horizontal a nivel de C2. Se observan los espacios laterofaríngeos preestiloideo (rojo), retroestiloideo (azul) y retrofaríngeo (verde), así como la fosa retromandibular o celda parotídea (amarillo). Se destacan las siguientes estructuras: faringe (1), amígdala palatina (2) con sus pilares anterior (3) y posterior (4), fascia visceral bucofaríngea (5), músculos constrictor superior de la faringe (6), pterigoideo medial (7), masetero (8), largo de la cabeza (9), digástrico (10) y esternocleidomastoideo (11), y la apófisis estiloides (12) con los músculos que se insertan en ella. En el espacio retroestiloideo se encuentran la arteria carótida interna (13), la vena yugular interna (14), los nervios glosofaríngeo (15), vago (16), accesorio (17) e hipogloso (18), el tronco simpático cervical (19), y nodos linfáticos (20). En la fosa retromandibular se encuentra la glándula parótida (21), con la arteria carótida externa (22), la vena retromandibular (23) y el nervio facial (24). Segunda vértebra cervical (25), apófisis mastoides (26) y mandíbula (27).

Inervación

El **plexo faríngeo**, formado por fibras de los nervios glosofaríngeo, vago y accesorio (v. Cap. 40), y fibras simpáticas vasomotoras del tronco simpático cervical superior (v. Cap. 39), inerva la mayor parte del paladar y la faringe.

La inervación **sensitiva** de la orofaringe y la laringofaringe es suministrada por fibras de los nervios glosofaríngeo y vago. El techo y la pared anterior de la nasofaringe reciben inervación del nervio maxilar (v. Cap. 35). La sensibilidad de las amígdalas palatinas proviene de los nervios maxilar y glosofaríngeo. Dado que el nervio glosofaríngeo también transmite sensibilidad desde el oído medio, es habitual que los pacientes con afecciones amigdalinas experimenten otalgia refleja.

Las fibras **motoras** del plexo faríngeo inervan toda la musculatura faríngea y del paladar blando con fibras de los nervios glosofaríngeo y vago, y la parte craneal del nervio accesorio, a excepción del músculo estilofaríngeo (inervado por el nervio glosofaríngeo) y el tensor del velo del paladar (inervado por el nervio mandibular) (rama del maxilar).

Hay que tener en cuenta que los músculos intrínsecos de la laringe están inervados por el nervio vago, pero no por el plexo faríngeo. La riqueza en **inervación vegetativa** parasimpática y simpática de la zona faringoamigdalar (o la cicatriz de la cirugía amigdalar resectiva) desempeña un importante papel no solo en las afecciones faringoamigdalares y cervicales, sino también en la relación de esta zona linfática con los sistemas viscerales y como foco desencadenante neuromodulador frecuente.

Espacio perifaríngeo

El **espacio perifaríngeo**, situado alrededor de la faringe, se divide en el espacio parafaríngeo y el espacio retrofaríngeo (v. Fig. 36-3):

- **Espacio parafaríngeo**: se localiza lateralmente a la faringe y detrás de la glándula parótida, dividido por el tabique estileo en dos áreas:
  - **Espacio preestiloideo**: situado entre la rama de la mandíbula y la pared lateral de la faringe. Contiene la arteria maxilar y sus ramas, las venas maxilares, el nervio mandibular (con sus ramos lingual, alveolar inferior y auriculotemporal), el nervio de la cuerda del tímpano, el ganglio ótico, los músculos pterigoideos lateral y medial, el músculo estilogloso, el tensor del velo del paladar y la porción distal del nervio glosofaríngeo.
  - **Espacio retroestiloideo**: situado entre la aleta estilofaríngea, y el tabique sagital retrofaríngeo. Posteriormente se encuentra la apófisis mastoides y los músculos esternocleidomastoideo, digástrico y prevertebrales. Contiene la arteria carótida interna, la vena yugular interna, la porción proximal del nervio glosofaríngeo, los nervios vago, accesorio e hipogloso, la arteria faríngea ascendente, la arteria carótida externa, ganglios linfáticos y el tronco simpático cervical superior.
- **Espacio retrofaríngeo**: situado detrás de la faringe, delante de la columna cervical y entre los tabiques sagitales retrofaríngeos. Contiene ganglios linfáticos, un plexo venoso, ramos del plexo faríngeo (nervios vago y accesorio, y simpático cervical) y la fascia alar.

Paladar

Véase el capítulo de anatomía del aparato estomatognático (v. Cap. 5).

Indicaciones terapéuticas

A continuación, se detallan las generalidades e indicaciones terapéuticas de la zona faringoamigdalar.

Generalidades

La **zona faringoamigdalar** se halla inervada por el plexo faríngeo, formado por fibras de los nervios glosofaríngeo y vago, y del tronco simpático cervical. Como se ha mencionado, la abundante inervación vegetativa hace que la zona faringoamigdalar sea a menudo un desencadenante neuromodulador para afecciones próximas y a distancia.

Es aconsejable complementar las inyecciones en la zona faringoamigdalar con otras en las áreas linfáticas submandibular y del cuello, en función de la evaluación mediante palpación, especialmente en casos de procesos inflamatorios agudos. Las inyecciones en la zona faringoamigdalar pueden ser efectivas tanto en episodios agudos, incluyendo infecciones, como en condiciones crónicas. En situaciones de recurrencia, las inyecciones pueden administrarse durante los episodios agudos o en los períodos intercríticos (sin enfermedad aguda). Cabe recordar que la terapia neural es siempre compatible con el tratamiento farmacológico que se considere oportuno.

El número de inyecciones de la zona faringoamigdalar y del tejido linfático subyacente se ajusta de manera individual para cada paciente. En situaciones más intensas, el tratamiento puede requerir aplicaciones semanales hasta la remisión de los síntomas. Para casos crónicos de menor intensidad, las inyecciones pueden espaciarse cada 2-4 semanas.

Cuando se realicen inyecciones en esta región bajo la sospecha de un desencadenante neuromodulador, se recomienda seguir las pautas explicadas en los capítulos 32 y 33.

La inyección en el **techo del *cavum*** tiene como objetivos actuar sobre la zona linfática del techo faríngeo e influir en la región donde se origina embriológicamente la adenohipófisis.

Sugerencias

En los siguientes apartados se sugiere cuándo inyectar en la zona faringoamigdalar.

Orofaringe

Destacan:

- Procesos inflamatorios o infecciosos faringoamigdalares, agudos, crónicos o recidivantes, como faringitis, amigdalitis, ototubaritis, adenoiditis.
- Hipertrofia adenoamigdalar.
- Disfonías, ronquidos.
- Dolores o molestias cervicales.
- Procesos autoinmunes o reumáticos.
- Cuadros alérgicos cutáneos o de las mucosas respiratoria (rinitis, sinusitis, asma) o digestiva.
- Vértigos, mareos, inestabilidad.
- Sospecha de campo interferente.

Paladar blando

Principalmente son:

- Procesos inflamatorios o infecciosos de la zona, como aftas o herpes.
- Ronquera.

- Sospecha de campo interferente en cirugías de velo del paladar o de la úvula.

Techo del *cavum* faríngeo

Se distinguen:

- Alteraciones hormonales (eje hipotálamo-hipofisario).
- Alteraciones psicoemocionales como ansiedad, depresión o irritabilidad.
- Alteraciones del sueño.
- Cansancio, fatiga.
- Vértigos, mareos, inestabilidad.
- Cefalea.
- Caída de cabello.
- Rinitis alérgica, congestión nasal crónica, alteraciones del olfato.
- Sensación de taponamiento ótico.

Material

Consta de:

- Aguja de calibre 27 G de 25 a 40 mm. Aunque se realicen inyecciones submucosas, se utilizan agujas de mayor longitud para alcanzar bien la zona.
- Jeringa de 3 cc. El sistema Luer Lock permite enroscar la aguja a la jeringa evitando que esta se suelte durante la maniobra intraoral.
- Depresor lingual.
- Fuente de luz.

Técnicas de inyección

Para las inyecciones en la cavidad se requiere una buena apertura bucal, y se pide al paciente que respire por la boca relajadamente y mantenga la lengua dentro de la cavidad bucal. La cabeza del paciente desde estar apoyada para evitar un movimiento de retroceso, y con una leve flexión dorsal, idealmente con el paciente acostado. La aplicación en las amígdalas palatinas puede hacerse también con el paciente sentado. En cualquier caso, es fundamental una buena iluminación de la zona a inyectar.

En caso de no utilizar una jeringa con rosca, es importante asegurarse de que la aguja está bien sujeta a la jeringa antes de inyectar intraoralmente. Para completar los siguientes apartados, véase el **vídeo 36-1**.

Orofaringe

Para realizar la inyección en la zona **amigdalar**, primero es necesario que el paciente mantenga la boca ampliamente abierta. Se desplaza lateralmente la lengua con un depresor lingual sin tocar el área posterior para evitar desencadenar el reflejo nauseoso. Las amígdalas palatinas se observan entre los arcos palatogloso (pilar anterior) y palatofaríngeo (pilar posterior).

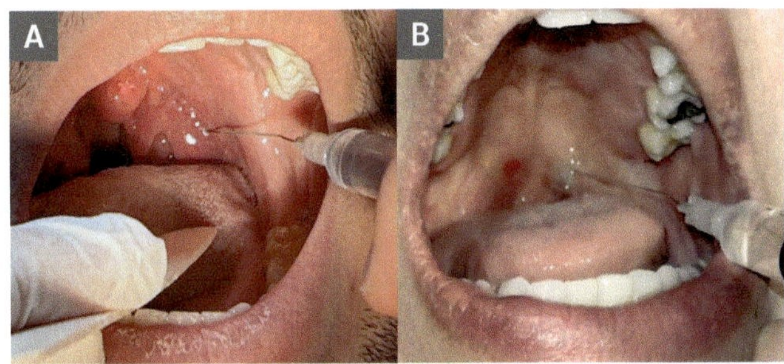

Figura 36-4. Inyección en la zona del paladar blando: **A)** en el arco palatogloso (pilar amigdalino anterior); **B)** en la zona posterior del paladar blando en paciente roncadora.

La inyección submucosa a nivel medio de los **arcos palatoglosos** o **pilares amigdalinos** se realiza con una aguja de calibre 27 G y longitud de 25 a 40 mm para administrar entre 0,5 y 1 mL de procaína al 0,5 % a cada lado. Solo el bisel de la aguja penetra la mucosa, por lo que se visualiza la formación de un habón que confirma la correcta administración del anestésico. La aspiración previa no es necesaria debido a la superficialidad de la inyección (**Fig. 36-4A**).

En los casos en que exista una **cicatriz de amigdalectomía**, es aconsejable inyectar en su cercanía para asegurar que la procaína alcance el tejido cicatricial (v. **Fig. 32-2**).

En situaciones de amigdalitis aguda o absceso amigdalar, se recomienda realizar varias punciones submucosas alrededor de la amígdala, además de inyectar en las zonas linfáticas submandibular y cervical (v. **Fig. 32-1**).

Paladar blando

Con el paciente en la posición adecuada se realizan una o dos inyecciones submucosas de 0,3 mL de procaína en cada lado del paladar blando. En caso de inflamación o hipertrofia de úvula, puede inyectarse también en la base de esta (**Fig. 36-4B**).

Techo del cavum

Para realizar la inyección, el paciente debe estar acostado con la cabeza ligeramente inclinada hacia atrás y la boca completamente abierta. Se utiliza una aguja de 27 G de 40 mm, doblada a 70° cerca del cono de plástico.

El punto de punción se sitúa en el paladar blando, cerca del límite con el paladar duro, aproximadamente a 1 mm del rafe medio, que es fibroso. La aguja avanza suavemente en dirección craneal hasta hacer contacto con el hueso esfenoides. Al hacer contacto, se retrae la aguja 1 mm para administrar 1 mL de procaína a nivel submucoso.

La distancia entre el paladar blando y el techo faríngeo varía entre individuos, generalmente oscilando entre 3 y 4 cm. Como la punta de la aguja no es visible una vez que atraviesa el paladar blando, es importante asegurar que la aguja sigue una dirección completamente craneal, y no hacia la coronilla.

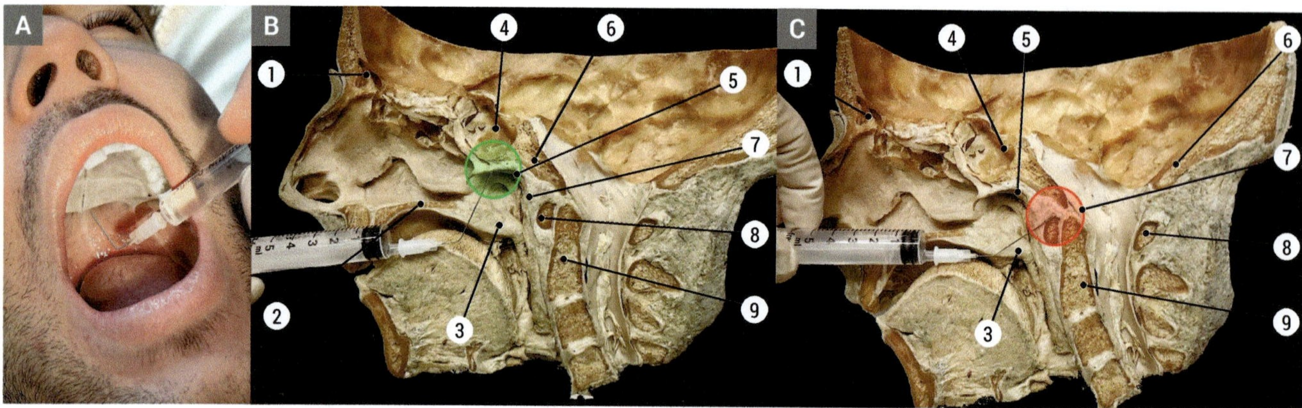

Figura 36-5. Inyección en del techo de la faringe. **A)** La aguja 27 G de 40 mm doblada a 70° entra al lado del rafe medio del paladar blando, próximo al paladar duro (delimitado en blanco en la imagen), en dirección completamente craneal. **B)** La aguja doblada a 70° sigue una dirección correcta craneal después de atravesar el paladar blando, cerca del paladar duro, hasta tocar la mucosa del techo de la nasofaringe. **C)** Si la aguja sigue una dirección incorrecta hacia el occipucio, puede entrar por el espacio entre el hueso occipital, el atlas y la apófisis odontoide del axis, por lo que podría alcanzar el tronco del encéfalo. Seno frontal (1), paladar duro (2), paladar blando (3), seno esfenoidal (4), amígdala faríngea (5), hueso occipital (6), espacio retrofaríngeo (7), atlas C1 (8), axis C2 (9).

Si se encuentra resistencia de tejidos blandos antes de tocar el hueso, puede liberarse una pequeña cantidad de procaína, y si esta no se dispersa en la cavidad y el paciente no desencadena un reflejo de deglución, se puede continuar con la inyección. En el caso de que el paciente trague una cantidad considerable de procaína, significaría que ha caído en la cavidad faríngea en lugar de depositarse en la submucosa. No es necesario realizar una aspiración con esta técnica (Fig. 36-5).

Contraindicaciones, precauciones y peculiaridades

Las contraindicaciones para estas técnicas son las propias del anestésico local a utilizar. En los pacientes con alteración de la coagulación, la inyección en el techo del *cavum* sería una contraindicación relativa.

En casos de hipertrofia amigdalar, puede ser adecuado aplicar procaína directamente en el tejido amigdalar, a pesar de que las inyecciones en la zona faringoamigdalar suelen ser submucosas.

Las inyecciones en la cavidad faríngea deben realizarse bajo una buena fuente de luz y sin prisas, teniendo en cuenta que el paciente puede sentir angustia por los reflejos nauseosos, por la memoria de una amigdalectomía previa, o por sensación de indefensión o ahogo.

Durante la inyección en la zona de la amígdala palatina, la procaína inyectada puede dispersarse por las cavernas amigdalares y salir por otros lados. En este caso es conveniente informar al paciente que es seguro tragar el anestésico local, y que incluso puede tener un efecto terapéutico en la mucosa de la faringe, el esófago y el estómago.

En cuanto a la inyección en el techo *cavum* faríngeo, es importante que la aguja esté doblada a 70° y se dirija gradualmente hacia la dirección craneal, evitando realizar un movimiento rápido de la aguja para prevenir la penetración en el espacio entre la base occipital y C1, ya que podría alcanzar la médula oblongata (bulbo raquídeo) y tener consecuencias graves.

Es importante doblar la aguja por la cercanía del cono de plástico, pero sin tocar el borde del cono para evitar que se rompa (v. Cap. 30). Una vez alcanzado el hueso esfenoides con la punta de la aguja, es importante no empujar más la aguja para evitar perforar la fina lámina de hueso que separa el techo de la faringe del seno esfenoidal.

Complicaciones

Una buena fuente de luz permite confirmar que se está realizando una inyección submucosa y también evitar la punción de los pequeños vasos submucosos visibles, que podrían provocar un hematoma, aunque tampoco tendría mayor repercusión.

Después de realizar la inyección en el techo del *cavum* faríngeo, es posible que salga por la nariz un poco del anestésico local inyectado o un leve sangrado autolimitado.

Historias de vida

Debido a que la zona faringoamigdalar es un campo interferente muy frecuente, es importante preguntar específicamente sobre esta zona durante la anamnesis, ya que cuando se pregunta sobre antecedentes de infecciones o cirugías, a menudo el paciente no considera como importantes las faringitis, amigdalitis o la amigdalectomía, en parte debido a que fueron en la época de la infancia y se considera como algo muy frecuente y casi se normaliza.

Historia comparada

Una pareja de 34 y 36 años acudió a consulta, ambos sufriendo de faringoamigdalitis recurrente desde la infancia y sin antecedentes médicos relevantes. Se les administraron inyecciones en las zonas faringoamigdalar y linfática submandibular. Tras seis sesiones de terapia neural, el hombre continuó experimentando episodios de faringoamigdalitis hasta que realizó cambios en su dieta, eliminando lácteos y gluten. Por otro lado, después de una única aplicación de procaína en los pilares amigdalares, la mujer no experimentó más episodios de faringoamigdalitis en los años subsiguientes durante los que acudió con otros motivos de consulta.

Comentarios:

- En terapia neural es importante individualizar el tratamiento.
- Algunos pacientes con condiciones crónicas pueden experimentar una gran mejoría con una sola sesión, mientras que otros con el mismo diagnóstico pueden no mostrar mejoras incluso después de múltiples sesiones.
- Si no se observa una mejora tras varias intervenciones, debe realizarse un replanteamiento del tratamiento.

Historia

Una mujer de 19 años acudió a la consulta con un dolor intenso en la zona faringoamigdalar 2 semanas después de ser sometida a una amigdalectomía. A pesar del uso de analgésicos y cobertura antibiótica, presentaba dificultad para abrir la boca y hablar, y solo podía ingerir líquidos. Inicialmente rechazó recibir inyecciones en la zona quirúrgica debido a la dificultad para abrir la boca y, principalmente, por el temor a experimentar más dolor. Por lo tanto, se optó por inyectar procaína en los puntos de tensión miofascial de la cabeza, cuello y la zona suboccipital, además de en la zona linfática submandibular. La paciente sintió un alivio rápido y significativo del dolor, permitiéndole tragar saliva con mínimo dolor y abrir bien la boca, por lo que aceptó recibir las inyecciones submucosas alrededor de la zona operada. Al día siguiente, la paciente pudo cenar con normalidad unas horas después del tratamiento.

Comentarios:

- En este caso fue importante empatizar con la paciente y respetar su decisión de evitar las inyecciones intraorales inicialmente. Esta situación condujo a la elección de inyectar en puntos reflejos del cráneo y cuello identificados mediante palpación.
- Este caso muestra cómo la rápida mejoría tras la inyección en puntos reflejos puede permitir una adaptación flexible y efectiva del plan terapéutico en tiempo real.

Reporte de caso

Fischer *et al.*, del Departamento de Terapia Neural IKOM de la Universidad de Berna (Suiza), publicaron el caso de un paciente con una historia de 3 años de neuralgia glosofaríngea aguda y progresiva en el lado izquierdo, que localizaba detrás de la lengua, en la faringe, laringe, oído y ángulo de la mandíbula, que no respondió a diversas terapias farmacológicas. La aplicación de aerosol de lidocaína en la pared faríngea posterior proporcionó alivio solo a corto plazo. Aparte de una gran cicatriz hipertrofiada de amigdalectomía en el lado izquierdo, todos los hallazgos clínicos y radiológicos eran normales. Después de inyectar el tejido cicatricial hipertrofiado de la amigdalectomía con procaína al 1 %, el paciente permaneció casi completamente libre de dolor y ya no necesitó el aerosol de lidocaína. Seis semanas después del primer tratamiento, una repetición de la inyección de la cicatriz de la amigdalectomía llevó a la resolución completa de todos los síntomas.

Comentario:

- Una posible explicación puede ser que el bucle de retroalimentación positivo que mantiene la inflamación neurogénica se interrumpe y el dolor mantenido simpáticamente se resuelve por la infiltración del anestésico local.

Estudio

En el Departamento de Otorrinolaringología del Hospital Provincial Docente de Camagüey (Cuba), se llevó a cabo un estudio prospectivo, experimental y descriptivo para evaluar los efectos de la terapia neural aplicada localmente en 71 pacientes con faringitis crónica. Los pacientes recibieron inyecciones submucosas de 0,5 mL de procaína al 1 % en los polos amigdalares, o en la cicatriz amigdalar en aquellos con amigdalectomía previa, en una sesión semanal durante un total de 15 sesiones. El 74,6 % de los pacientes mostraron una respuesta satisfactoria en la evaluación realizada a los 6 meses.

CAVIDAD BUCAL

En esta segunda parte del capítulo se trata la cavidad bucal.

Generalidades

De los diversos componentes que se encuentran en la boca, aquí se desarrollarán específicamente las técnicas de inyección que afectan al odontón, haciendo referencia también a la anquiloglosia. Varias de estas técnicas ya han sido descritas en el capítulo 35, dedicado a las ramas terminales del trigémino. Las técnicas para influir en otras estructuras de la cavidad bucal, como las glándulas salivales, la lengua o el suelo de la boca, se explican fundamentalmente con los nervios glosofaríngeo, vago y trigémino (ramas maxilar y mandibular).

Como se ha explicado en capítulos anteriores, el **odontón** no es simplemente un conjunto de estructuras dentales, sino un órgano altamente especializado, con una riqueza en irrigación vascular, inervación vegetativa, tejido conectivo, ligamentos articulares y estructuras ubicuas como la matriz extracelular, el sistema básico y el sistema fascial. Esta intrincada red de componentes permite la transmisión del impulso neuralterapéutico a lo largo de todo el sistema, contribuyendo a la autorregulación del organismo.

Desde la perspectiva de la terapia neural no solo es importante identificar y tratar los focos irritativos, sino también evitar la generación de nuevos campos irritativos. En los siguientes apartados se profundiza en la identificación y especialmente en el tratamiento neuralterapéutico de los focos irritativos relacionados con el odontón. Para ello, siempre será necesaria una posición cómoda del paciente, con la cabeza apoyada en el sillón dental o en la almohada de la camilla, y bajo una buena fuente de luz.

En relación con el tratamiento propuesto para cada situación particular, es importante considerar las propuestas terapéuticas presentadas en el capítulo 35, sobre las ramas periféricas del trigémino, especialmente de los nervios infraorbitario, mentoniano y alveolares, junto a otros nervios responsables de la inervación de los tejidos de la cavidad oral. También debe tenerse en cuenta la inervación vegetativa asociada a las arterias que suministran sangre a las estructuras bucales. Para ello es fundamental tener siempre presentes las fosas pterigopalatina e infratemporal, debido a su riqueza en fibras sensitivas, parasimpáticas, simpáticas y vascularización.

Sin embargo, la inyección en la zona de los nervios maxilar o mandibular no sustituye a la realización de inyecciones dentales, debido a que solo una parte de las fibras simpáticas se distribuyen con las ramas del trigémino, mientras que otras lo hacen acompañando la vascularización.

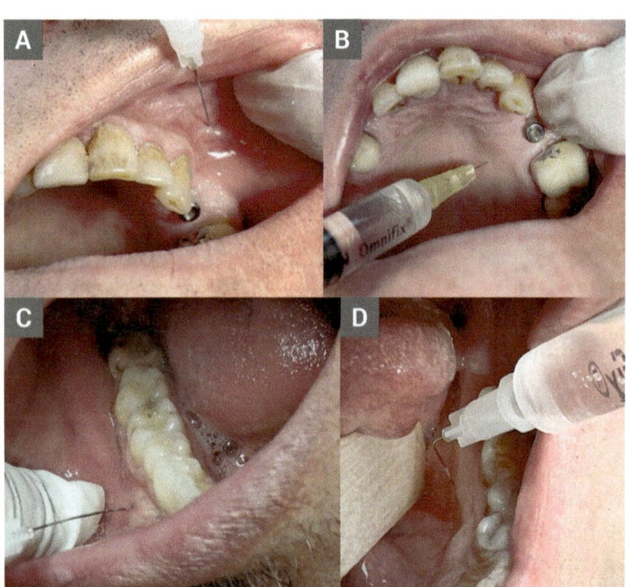

Figura 36-6. Inyección periapical. **A)** Superior por el surco vestibular. **B)** Superior por palatino. **C)** Inferior por el surco vestibular. **D)** Inferior por lingual.

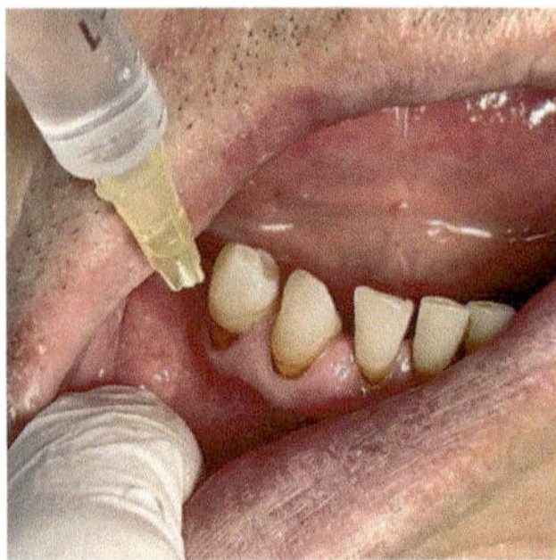

Figura 36-7. Inyección intraligamentosa.

Por otro lado, potenciar el drenaje linfático mediante terapia neural (v. Cap. 41) resulta especialmente beneficioso en estas circunstancias.

Procesos, indicaciones y técnicas

A continuación se detallan los principales procesos, indicaciones y técnicas que se realizan en la cavidad bucal.

Odontalgias

El dolor dentario constituye una de las consultas más comunes en la práctica odontológica. Sus causas son variadas, incluyendo la pulpa dental, fibras de Thomes, ligamento periodontal, estructuras periapicales y dentina, y también puede ser un dolor referido de otros dientes o estructuras corporales, o incluso de puntos gatillo en los músculos del sistema. Independientemente del origen de la odontalgia, la terapia neural se presenta siempre como una posibilidad para que el organismo pueda resolverlo, siendo importante los puntos de inyección del anestésico local, lo cual debe basarse en la historia de vida del paciente.

Asimismo, se debe considerar el dolor asociado a la erupción dental, común en etapas como la infancia, pubertad y adolescencia. A veces el dolor difuso puede deberse a empujes eruptivos de dientes retenidos o mal posicionados que aún no han erupcionado. En estos casos, los estudios de imagen revelan más información.

Es fundamental realizar un diagnóstico diferencial extenso, que incluya una revisión detallada de la historia de vida del paciente y una evaluación clínica, más allá de la localización del dolor indicado por el paciente. Las técnicas intraligamentosas, de puntos de tensión, de fondo de surco y la aplicación tópica de procaína son herramientas valiosas en el manejo de la odontalgia. La elección de la técnica adecuada dependerá de las particularidades de cada caso. La hipersensibilidad dentinaria, que suele ser difícil de tratar, suele responder favorablemente a las inyecciones de procaína a nivel del odontón.

Técnica

Además de la inyección en la rama terminal del trigémino que inerve la zona con dolor (nervios alveolares superior e inferior, palatinos, supraorbitario e infraorbitario), se recomienda inyectar en la zona periapical del diente afectado. Para ello, se infiltra 0,5 mL de procaína al 0,5 % a nivel submucoso, en la zona del ápice dental, accediendo tanto por el surco vestibular como por el lado lingual, y 0,2 mL por el palatino (Fig. 36-6). También puede aplicarse la técnica de inyección intraligamentosa, que consiste en administrar lentamente 0,2 mL de procaína al 0,5 % en dos o tres puntos a lo largo del reborde gingival entre el diente y la mucosa (Fig. 36-7). Esta técnica requiere una inyección cuidadosa para evitar dolor o daño tisular, introduciendo la aguja solo unos milímetros hasta encontrar la resistencia del ligamento periodontal, con el objetivo de preservar su integridad.

Cicatrices en el odontón

En terapia neural también se inyecta en las cicatrices del odontón, las cuales pueden ser en tejidos blandos o en tejidos duros, como se detalla a continuación.

Generalidades

La cavidad bucal, dada su anatomía, ubicación y función, es propensa a sufrir diversas lesiones. Los órganos dentales están constantemente expuestos a traumatismos, que pueden ser crónicos (originados por desgastes, fracturas debidas a la masticación, movimientos parafuncionales o hábitos adquiridos) o bien agudos (por impactos directos como caídas, golpes o accidentes).

La **sugerencia** para inyectar procaína en una cicatriz aparece cuando esta se asocia a síntomas locales –como dolor, sensibilidad, inflamación, parestesias–, de la zona –como tensión cervical, bruxismo, cefalea, otalgia, *tinnitus*– o generales (v. Cap. 33).

Cicatrices en tejidos blandos

Las cicatrices de los tejidos blandos habitualmente se encuentran en la mucosa vestibular o palatina del odontón, fruto de tratamientos periodontales, eliminación de tejidos necróticos o infecciosos, avulsión dentaria, procedimientos con colgajos, apicectomías, así como cortes o quemaduras accidentales.

La **detección** de estas cicatrices se lleva a cabo mediante una historia de vida detallada, y posteriormente debe realizarse una exploración minuciosa después de secar la zona, dado que su visualización puede resultar difícil y la saliva puede enmascararlas. Mientras que algunas cicatrices pueden ser apenas perceptibles, otras son claramente visibles, mostrando alteraciones en la coloración y textura de la mucosa. Durante la palpación intraoral, las cicatrices se distinguen por ser áreas de mayor resistencia, presentando una consistencia tensa, dura y, en ocasiones, elevada o protuberante, acompañada de dolor o no. La mucosa vestibular es la zona con más cicatrices, especialmente en su tercio medio y apical, por lo que su palpación es fundamental para localizar las cicatrices, restricciones y los bordes del tejido fibroso cicatricial. Aunque son menos comunes, también se pueden encontrar cicatrices en la mucosa palatina, originadas por extracciones de dientes retenidos, dientes supernumerarios, microimplantes para tratamientos ortodóncicos, entre otros.

Técnica

Se realiza una punción submucosa en el borde de la cicatriz, administrando entre 0,3 y 1 mL de procaína. Dado que el tejido blando protector en esta área tiende a ser fibroso y está adherido al periostio, la infiltración del anestésico local puede resultar dolorosa y presentar dificultades para su difusión. Dependiendo del tamaño de la cicatriz y de cómo se difunda el anestésico, se pueden realizar inyecciones adicionales alrededor de la cicatriz para cubrir adecuadamente el área afectada. Un masaje suave tras la inyección puede facilitar una mayor dispersión de la procaína, mejorando así su efectividad (Fig. 36-8).

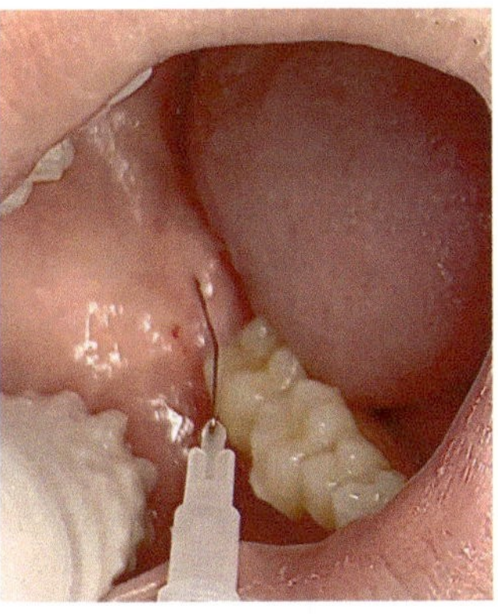

Figura 36-8. Inyección submucosa en cicatriz de exodoncia del cordal inferior derecho.

Cicatrices en tejidos duros

Las cicatrices en tejidos duros usualmente surgen a raíz de osteotomías, avulsiones dentarias, resecciones quirúrgicas (ya sea de quistes, granulomas o tumores), extracción de restos radiculares y de tejidos dentarios como esmalte, cemento y dentina durante la eliminación de caries.

La **identificación** de estas cicatrices se basa principalmente en la historia de vida del paciente y en el uso de imágenes radiográficas. Para evaluar los huesos alveolares, puede ser suficiente una radiografía panorámica o una periapical, para una visión más detallada; no obstante, en ocasiones hay lesiones alveolares que requieren una tomografía de haz cónico para poderse visualizar (v. Cap. 26). El tejido cicatricial formado tras la eliminación de dentina o cemento, ya sea con instrumental rotativo o manual, es comúnmente identificado en la práctica clínica, observando cavidades dentales originadas por caries o en restauraciones que evidencian intervenciones odontológicas previas.

Técnica

Es recomendable aplicar la procaína durante cualquier intervención odontológica que pueda generar una cicatriz, efectuando un lavado de la herida expuesta y un llenado de las cavidades de los tejidos duros que han sido intervenidos, como podría ser el alvéolo vacío tras la extracción de un resto radicular. En cuanto a los tejidos duros dentarios, la infiltración se efectúa preferiblemente en el fondo del surco.

La inyección de la cicatriz en el tejido duro se inicia infiltrando en primer lugar la cicatriz del tejido blando y posteriormente se avanza hasta alcanzar el periostio del tejido duro, liberando entre 0,3 y 1 mL de procaína. En el caso de que la aguja penetre en una cavidad que aún no ha remineralizado, se puede aprovechar para llenarla con procaína, que, según la dimensión de la cavidad, puede llegar hasta 2 mL.

Dientes incluidos

La **sospecha** de un diente incluido aparece ante su ausencia en la arcada dentaria, excepto en el caso de dientes supernumerarios que estén retenidos. El **diagnóstico** de confirmación se establece mediante estudios radiológicos.

La **sugerencia** de actuación viene dada por la aparición de molestias o dolor en la zona, deformaciones en el hueso alveolar o sospecha de que se esté comportando como un desencadenante neuromodulador, lo cual puede ser valorado mediante el test de Huneke (v. **Cap. 33**).

Si bien la terapia neural puede estimular al organismo a inducir un movimiento del diente incluido, actuando más allá de un efecto local y facilitando su erupción en caso de ser factible, la extracción dental suele ser el tratamiento habitual, valorando siempre la relación riesgo-beneficio (v. **Cap. 33**).

Técnica

Se realiza una o dos infiltraciones submucosas en la zona que recubre el diente retenido, alcanzando el periostio. Puede complementarse con otra inyección palatina en la zona del diente retenido.

Procesos periapicales

Los **procesos periapicales** son muy importantes debido a que el ápice del diente es la apertura de la pulpa dental hacia las regiones periapicales y que por ella pasan los vasos sanguíneos y las terminaciones nerviosas que nutren la pulpa. De este modo, cualquier patología o lesión de la pulpa dental puede afectar a los tejidos que conectan con el ápice del diente, formando infecciones, abscesos, granulomas, quistes o fístulas.

Habitualmente, estos procesos están asociados a infecciones intrarradiculares, provocadas por necrosis, reinfección tras tratamientos endodóncicos o traumatismos. Estos se manifiestan a través de la reabsorción ósea en el periápice, y en ocasiones se presentan con inflamaciones y/o infecciones en la mucosa circundante, pudiendo desarrollar fístulas para drenar el exudado. La **detección** puede ser visual, observando zonas inflamadas o abultadas con exudado; táctilmente se puede percibir una deformación en el hueso, y radiográficamente aparece como una zona radiolúcida. No obstante, ante la sospecha de un proceso periapical no observable en una radiografía panorámica o apical, es recomendable realizar una tomografía computarizada *cone beam.*

Técnica

La **sugerencia** de inyectar con procaína en el ápice dental está siempre que se sospeche un proceso periapical, tanto por su efecto local como por la utilidad de realizar el test de Huneke, recordando que la respuesta negativa en el test no descarta la posibilidad de que esté actuando como desencadenante neuromodulador.

La técnica de inyección periapical se ha descrito en el apartado de odontalgias. En caso de presentarse una fístula, pueden infiltrarse de 0,3 a 0,5 mL de procaína a través de ella.

Alveolitis

La alveolitis es un proceso que cursa con dolor muy intenso del alvéolo que suele manifestarse después de una avulsión dentaria. Esta situación se desarrolla cuando el alvéolo no cicatriza adecuadamente. En algunos casos, esto es resultado de la falta de sangre en el alvéolo, dejándolo seco. Y otras veces se forma un tejido de granulación que se infecta, llenando el alvéolo con este material. La **detección** es principalmente clínica, en pacientes con un intenso dolor postextracción, que puede acompañarse de fiebre leve, enrojecimiento en el área afectada y halitosis.

Siempre que se sospeche una alveolitis existe la **sugerencia** de inyectar con procaína en la zona.

Técnica

Se recomienda infiltrar 1 mL de procaína al 0,5 % a nivel submucoso en el fondo del surco vestibular y en la mucosa lingual del alvéolo afectado, seguido de un masaje que distribuya el anestésico local por el periostio. En un alvéolo superior puede realizarse también otra inyección de 0,3 mL de procaína en el lado palatino. Además, se identifican y tratan puntos de tensión en las áreas cercanas al diente afectado y del resto de la boca. Se sugiere realizar lavados profundos con procaína al 1 % en la zona afectada.

Tejidos de protección y sostén

Las **enfermedades periodontales** comprenden un conjunto de afecciones que afectan a las encías y las estructuras de soporte dental, como el ligamento periodontal y el hueso alveolar. Las **gingivitis** y las **periodontitis** se explican en el capítulo de campos interferentes (v. **Cap. 33**).

Es importante recordar que el ligamento periodontal, además de unir la dentina con el hueso alveolar, juega un papel importante en la circulación y la sensibilidad del periodonto debido a su riqueza en vasos sanguíneos y nervios.

Los signos típicos de las afecciones periodontales incluyen encías rojas, sangrantes, lisas y, a menudo, ligeramente dolorosas, pudiendo comportar el desprendimiento del epitelio gingival, la retracción de las encías, la inflamación del ligamento periodontal y la reabsorción del hueso alveolar. Estos cambios pueden llevar a la movilidad de los dientes, la pérdida del hueso alveolar y la exodoncia del diente.

El **diagnóstico** se realiza al observar unas encías rojas, sangrantes, lisas y, a menudo, ligeramente dolorosas, junto a unas bolsas periodontales en los estudios radiográficos.

Siempre que se vean signos de enfermedad periodontal existe la **sugerencia** de inyectar con procaína en la zona, debido a su efecto local, al inhibir la inflamación y la carga microbiana, y aumentar la perfusión sanguínea. Paralelamente, la infiltración del anestésico local tendrá un efecto regulador local y a distancia, en el caso de actuar como desencadenante neuromodulador. Es importante realizar un seguimiento cercano cuando está asociada a condiciones como diabetes, afecciones cardíacas e intestinales.

Técnicas

Además de la mejora de la técnica de cepillado dental y las técnicas quirúrgicas que se requieran, se recomiendan inyecciones de 0,5 a 1 mL de procaína en el fondo del surco de la zona afectada y en las bolsas periodontales, dando importancia a los puntos de tensión palpados y considerando la inyección en los nervios infraorbitarios, mentonianos, alveolares o palatinos según el área afectada.

La **inyección intraligamentosa** es especialmente efectiva para actuar en los vasos sanguíneos y nervios de la zona.

La aplicación tópica de procaína, ya sea mediante lavados, enjuagues bucales o en el cepillado, también puede ser de ayuda. En casos generalizados se sugieren enjuagues bucales con procaína al 1 % dos veces al día.

Puntos de tensión

Diversos factores, como los tratamientos ortodóncicos u otros dispositivos intraorales, los traumatismos masticatorios, alteraciones viscerales como las digestivas, y aspectos posturales o psicoemocionales, pueden generar tensiones en la mucosa bucal y bruxismo, entre otras repercusiones. La palpación es fundamental en el **diagnóstico** de los puntos de tensión, ya que generalmente son silentes pero sensibles a una ligera presión.

Además de poder asociarse con síntomas locales como tensión bucal, alteración gingival u odontalgia, pueden estar vinculados a otras condiciones como sinusitis, bruxismo, trastornos temporomandibulares, maloclusiones, cefaleas, *tinnitus*, otalgias, dolor cervical o dolor musculoesquelético general, entre otros. Además, pueden comportarse como detonantes neuromoduladores. Por estos motivos, siempre que se ofrezca la posibilidad se **sugiere** liberar los puntos de tensión oral mediante la inyección de procaína.

Técnicas

Una vez identificado el punto de tensión, se inyectan a nivel submucoso alrededor de 0,5 mL de procaína (v. **Fig. 24-7** y **Vídeo 24-1**). Se continúa con la palpación para tratar consecutivamente los puntos de tensión detectados fundamentalmente en los surcos vestibulares, aunque también pueden encontrarse en el suelo de la boca. Es ideal seguir con la liberación de las tensiones acumuladas en el sistema fascial en otras partes del cráneo y resto del cuerpo, como se explica en el capítulo de palpación (v. **Cap. 24**). A menudo, al liberar unos puntos de tensión desaparecen otros, o incluso pueden aparecer nuevos en otras localizaciones, por lo que es importante adaptar constantemente la administración de cada inyección al momento presente. Después de la liberación de los puntos de tensión pueden darse cambios de reorganización postural y oclusal.

En ocasiones, la retirada de un foco irritativo dental, como puede ser un diente retenido o un retenedor ortodóncico, no comporta la liberación de las tensiones mucofasciales y miofasciales ni los síntomas relacionados con estas, por lo que es muy importante realizar una palpación para poder detectarlas y liberarlas.

Lesiones en la mucosa

En la mucosa bucal pueden encontrarse lesiones como manifestación de diversas patologías, ya sean inflamatorias, virales o bacterianas, como herpes, aftas, candidiasis y chancros, entre otras. También puede haber heridas por traumatismos comunes, como las derivadas de alimentos cortantes o de accidentes, o por quemaduras, causadas por alimentos extremadamente calientes o por sustancias químicas. Esta última situación es especialmente frecuente por la quimioterapia o por medicamentos aplicados directamente en la mucosa para tratar un dolor dental.

Las lesiones en la mucosa oral se **identifican** con la exploración y se diagnostican complementando con la historia de vida, siendo el dolor una de las principales razones de consulta.

Ante una sospechosa lesión de la mucosa es importante descartar cualquier posible lesión precancerosa o maligna, requiriendo en ocasiones la realización de una biopsia.

Tanto por el efecto local producido por la procaína como por la sospecha de que la lesión esté vinculada a una patología sistémica o se esté comportando como un desencadenante neuromodulador, siempre que se ofrezca la posibilidad se **sugiere** inyectar procaína en las lesiones de la mucosa oral.

Técnicas

La técnica de tratamiento varía según la extensión, profundidad y número de lesiones. La impregnación tópica (v. **Cap. 54**) puede resultar útil en lesiones superficiales y extensas, así como complemento domiciliario. Es recomendable inyectar a nivel submucoso por el margen de la lesión,

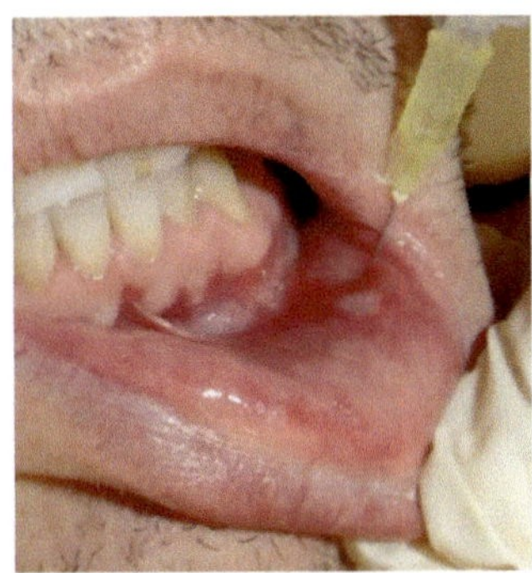

Figura 36-9. Inyección en afta de la mucosa labial.

entrando por el tejido sano, de manera que la procaína quede infiltrada alrededor y por debajo de la lesión, dependiendo de su profundidad (Fig. 36-9). En casos de afectación generalizada, deben considerarse las inyecciones en los nervios infraorbitarios y mentonianos, así como en las fosas pterigopalatina e infraorbitaria (v. Caps. 37 y 38).

Anquiloglosia

Ante la sospecha de un frenillo limitante (v. Fig. 25-4) y la presencia de síntomas asociados, es recomendable derivar al paciente a un fisioterapeuta especializado. Este profesional puede aliviar las tensiones presentes, facilitando así la correcta movilidad de la lengua.

El tratamiento de la anquiloglosia es quirúrgico y es preferible realizarlo lo antes posible. Se aconseja efectuar la frenectomía antes de los 6 meses de edad, período previo a la introducción de la alimentación complementaria, dado que más adelante la vascularización lingual es más compleja y aumenta el riesgo de sangrado, además de incrementarse la dificultad para manejar al bebé durante el procedimiento.

Técnica

La zona del frenillo puede inyectarse antes y después de la cirugía (Fig. 36-10). Para aprovechar los efectos posquirúrgicos de la procaína, se puede aplicar durante el proceso de hemostasia mediante una gasa humedecida con procaína al 0,5 %. Si se encuentra tensión en los controles posteriores, es recomendable una inyección submucosa en la zona de la cicatriz.

Complicaciones, precauciones y peculiaridades

Las inyecciones en la cavidad bucal son muy seguras, tanto por su superficialidad como por las características anatómicas de la zona. Es importante realizar las técnicas bajo una buena luz. El profesional puede utilizar la mano que no sostiene la jeringa para realizar un movimiento de los labios o las mejillas del paciente, o para presionar con el dedo índice la zona que se va a inyectar, para así disminuir el dolor que puede provocar la inyección.

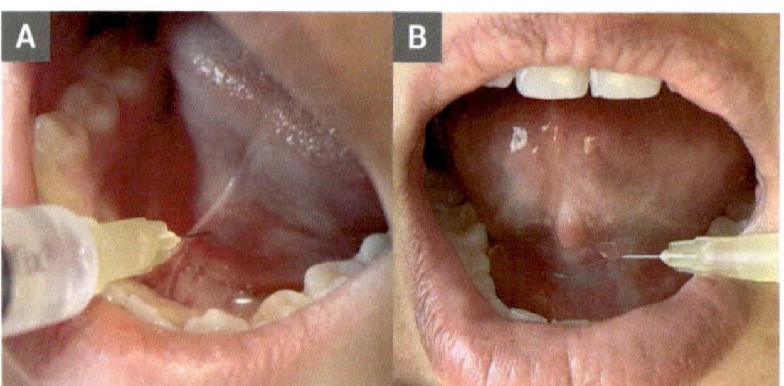

Figura 36-10. Inyección en el frenillo lingual. **A)** Antes de cirugía. **B)** En cicatriz de frenectomía.

Contraindicaciones

La contraindicación para las inyecciones en la cavidad bucal es la alergia al anestésico a emplear.

Historias de vida

A continuación, se detallan tres historias de vida bien distintas.

Historia de vida desde una consulta médica

Una adolescente de 13 años acudió a la consulta debido a una cefalea persistente e invalidante de 45 días de evolución que no se aliviaba con los analgésicos habituales ni con tratamiento antibiótico ante la sospecha de un foco infeccioso. Las pruebas radiológicas de cabeza y cuello no mostraron ninguna alteración evidente que pudiera ser motivo de cefalea. El examen clínico mostró sensibilidad en los puntos supraorbitarios y en la articulación temporomandibular derecha. En el examen bucal se identificó una corona de acero en el diente 8.5 que se había colocado hacía 8 años y que era levemente dolorosa al tacto.

En la primera sesión se infiltraron 0,3 mL de procaína al 0,5 % en el fondo del surco del diente 8.5, ante lo cual la paciente experimentó una desaparición completa del dolor de cabeza; sin embargo, la cefalea regresó a las 48 horas. Dado que el test de Huneke confirmó la presencia de un campo interferente en el diente 8.5 relacionado con la cefalea, se decidió su exodoncia, lo que llevó a la resolución inmediata del dolor de cabeza. Dos años después de la extracción, la paciente seguía sin experimentar cefaleas.

Historia de vida desde una consulta odontológica

Una señora de 60 años acudió a la consulta debido a un dolor en el molar 4.6, con un aspecto de buena salud general y sin antecedentes a destacar. Presentaba algunos dientes restaurados con resinas que reemplazaban antiguas amalgamas, ausencia del molar 2.6 debido a una fractura y una larga historia de bruxismo. El diente que le causaba molestias presentaba una fractura amelodentinaria en la cúspide distovestibular que se atribuía al bruxismo. Se realizó una restauración libre de metal sin que generara ninguna incomodidad; sin embargo, con el tiempo la restauración se descementó en dos ocasiones y tuvo que ser recementada. Después de la última intervención, la paciente comenzó a sentir sensibilidad en la dentina, que evolucionó hasta convertirse en un dolor intermitente de intensidad media, que ocasionalmente se irradiaba hasta el gonión. Durante la exploración clínica se observó una retracción gingival y una notable inflamación en el borde de la encía, especialmente entre los dientes 4.5 y 4.6.

En la primera sesión se inyectó procaína al 0,5 % en el molar 4.6, mediante una infiltración en el fondo del surco dirigida hacia el periostio y tres infiltraciones intraligamentosas en las áreas mesial, distal y lingual. Se recomendó la aplicación tópica de cataplasmas con procaína al 0,5 % en el cuello del diente afectado tres veces al día durante 3 días. Una semana después la paciente informó que el dolor había desaparecido por completo, así como la tensión en la zona y el dolor referido al gonión.

Historia de vida 3

Una mujer de 53 años acudió a la consulta porque presentaba focos infecciosos en la región maxilar intrabucal anterosuperior bilateral. Clínicamente se identificaron varias fístulas apicales que exudaban pus, evidenciando la total reabsorción ósea en esa área, producto de tratamientos previos, como endodoncias mal realizadas en sus seis dientes frontales, y restauraciones con pernos y coronas ceramometálicas. Esta condición duraba ya 7 años. Dada la gravedad y la complejidad de revertir las intervenciones sin extraer todos los dientes, se optó por inyectar con procaína en los puntos infraorbitarios y en el fondo de surcos, y ver cómo se comportaba su organismo. En solo 4 semanas las persistentes fístulas vestibulares desaparecieron. A los 6 meses, los controles radiográficos evidenciaron una regeneración del hueso alveolar, completamente remineralizado, y la osteointegración de los conos de gutapercha que sobresalían.

Comentarios:

- La paciente no solo conservó sus dientes, sino que su cuerpo tuvo la capacidad de eliminar la infección y autorreorganizarse de forma innovadora.
- Este proceso se acompañó de un bienestar físico y emocional en la paciente, lo que sugiere que impulsó los diferentes mecanismos generales de autorregulación.
- Si bien la única expectativa real es la respuesta individual de cada persona al estímulo neuralterapéutico, estos resultados inspiradores refuerzan una confianza en el poder curativo innato del organismo.

PUNTOS CLAVE

- La zona faringoamigdalar y la cavidad bucal son áreas muy frecuentes de instauración de desencadenantes neuromoduladores ya desde edades tempranas. Es importante que todos los profesionales de la salud se familiaricen con esta área desde la perspectiva de la terapia neural.
- Al aplicar la técnica del test dental, se está introduciendo un estímulo neuralterapéutico basado en la historia de vida del paciente, y no solo realizando un procedimiento con propósitos diagnósticos, por lo que la respuesta del organismo será propia, singular y oportuna.
- Los órganos dentales a menudo reciben tratamientos o sobretratamientos que, buscando reparar daños específicos, como cirugías, medicamentos y materiales que pueden causar irritaciones crónicas al organismo, se pueden convertir en focos irritativos que no siempre se resuelven con terapia neural. En ocasiones es necesario realizar procedimientos odontológicos adicionales.
- Toda técnica de inyección debe aplicarse con seguridad, tranquilidad y dominio de esta, especialmente en los casos como la inyección en el techo del *cavum* faríngeo.

BIBLIOGRAFÍA

Álvarez Urbay MA, Conejero Alvarez HF, Boudet Ávila M, Ferrer Murgas G, Santana Álvarez J. Resultados de la terapia neural en las faringitis crónicas. Revista Archivo Médico de Camagüey. 2007;11(2).

Barop H. Textbook and atlas of neural therapy: diagnosis and therapy with local anesthetics. 1ª ed. Stuttgart: Thieme; 2017.

Dosch MP. Atlas of Neural Therapy. 3ª ed. Stuttgart: Thieme; 2012.

Fischer L. Neuraltherapie. Neurophysiologie, Injektiontechnik, Therapievorschläge. 5ª ed. Stuttgart: Thieme; 2019.

Gerascoff C. Sanar desde la boca. Uruguay: Doble clic; 2011.

Potau JM, Merí À. EVA. Atlas de anatomía. 1ª ed. Madrid: Editorial Médica Panamericana; 2024.

Pró EA. Anatomía clínica. 1ª ed. Buenos Aires: Editorial Médica Panamericana; 2012.

Rey RA, Bergadá I, Ballerini MG et al. Diagnosing and treating anterior pituitary hormone deficiency in pediatric patients. Rev Endocr Metab Disord. 2024;25(3):555-73.

Vinyes D, Muñoz-Sellart M, Fischer L. Therapeutic Use of Low-Dose Local Anesthetics in Pain, Inflammation, and Other Clinical Conditions: A Systematic Scoping Review. J Clin Med. 2023;12(23):7221.

Vinyes D, Traverso PH, Murillo JH, Sánchez-Padilla M, Muñoz-Sellart M. Improvement in post-orthodontic chronic musculoskeletal pain after local anesthetic injections in the trigeminal area: a case series. J Int Med Res. 2023;51(11). Doi:10.1177/03000605231214064.

Weinschenk S. Handbuch Neuraltherapie. Therapie mit Lokalanästhetika. 2ª ed. Stuttgart: Thieme; 2020.

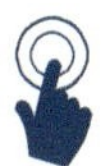
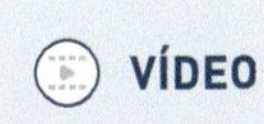

Fosa pterigopalatina y cavidad orbitaria

37

D. Vinyes, E. Casotti Duque de Bárbara y F. Córdoba Llanos†

INTRODUCCIÓN

La fosa pterigopalatina (FPP) y la cavidad orbitaria son dos espacios anatómicos estrechamente interconectados no solo entre sí, sino también con otros espacios craneales (**Fig. 37-1**; v. **Fig. 35-1A**). Estas estructuras se distinguen por su complejo contenido vasculonervioso, que les otorga una profunda interconexión con múltiples órganos y tejidos, entre los que se encuentran los componentes de la órbita, la nariz, los senos craneales, la cavidad oral y su contenido, la región faringoamigdalar y la cara en su conjunto. Además, poseen una significativa influencia intracraneal.

Las conexiones se establecen a través de diversas vías. Por un lado están las fibras nerviosas, que incluyen componentes sensitivos, simpáticos, parasimpáticos y vasomotores. Estas fibras están asociadas con los ganglios esfenopalatino (GEP) y ciliar, los cuales actúan como centros neurorreguladores clave en estas regiones. Y por otro, la irrigación arterial se distribuye a través de las ramificaciones que ocurren en estos espacios.

Esta red de conexiones no solo es fundamental para un equilibrio funcional y en la integración de procedimientos médicos y quirúrgicos en estas áreas, sino que también tiene implicaciones significativas a nivel general y sistémico.

> **!** **Aclaración sobre la terminología**:
>
> En el ámbito de la terapia neural, según se documenta en la literatura especializada, la inyección realizada en la fosa pterigopalatina suele denominarse *inyección en el ganglio esfenopalatino*. De manera similar, la inyección en el segmento posterior de la cavidad orbitaria (técnica peribulbar) se conoce comúnmente como *inyección en el ganglio ciliar*. Sin embargo, en este libro se ha decidido adoptar una terminología fundamentada en el sitio anatómico específico de la administración del anestésico local, prefiriendo las denominaciones *inyección en la fosa pterigopalatina* e *inyección en el espacio peribulbar*, respectivamente.
>
> De este modo, se considera que el efecto terapéutico de estas inyecciones no se limita exclusivamente a los ganglios parasimpáticos de estos espacios, sino que abarca todas las estructuras contenidas en estas áreas. Los autores creen que esta nomenclatura proporciona una comprensión más integral y precisa de las zonas tratadas y de la amplia gama de efectos de estas inyecciones en la terapia neural.

FOSA PTERIGOPALATINA

Esta primera parte del capítulo se dedica a la FPP, describiendo su anatomía, las principales indicaciones terapéuticas en esta área y técnicas de inyección, la aplicación transnasal e historias de vida.

Anatomía

En los siguientes apartados se describe la FPP anatómicamente.

Fosa pterigopalatina

La FPP es un pequeño espacio piramidal localizado bajo el vértice de la órbita, ubicada medialmente a la fosa infratemporal en la cara lateral del cráneo. Su base superior está delineada por el ala mayor del esfenoides, mientras que el

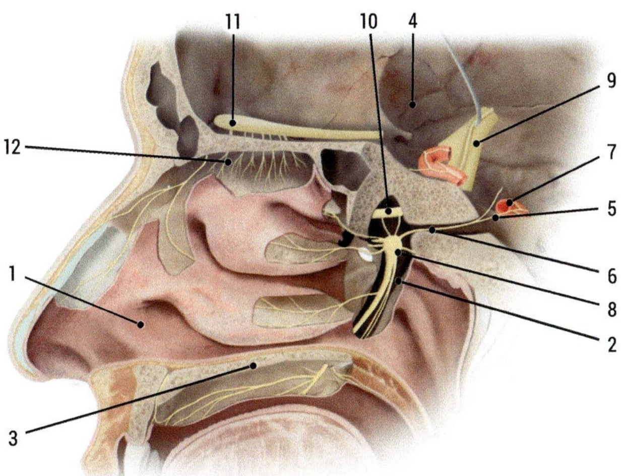

Figura 37-1. Vista sagital de la cavidad nasal y la fosa pterigopalatina. Se observan las conexiones entre la cavidad nasal (1), la fosa pterigopalatina (2), el paladar (3) y la fosa craneal media (4). Se aprecia el nervio petroso profundo (5) que se une al nervio vidiano (6) para llevar fibras simpáticas del plexo carotídeo interno (7) hacia el ganglio esfenopalatino (8). Se observa también la raíz sensitiva del nervio trigémino (9), su rama maxilar (10) y el trayecto de sus ramas periféricas. Bulbo olfatorio (11) y nervios olfatorios (12).

Tabla 37-1. Comunicaciones de la fosa pterigopalatina

Punto de comunicación	Lugar hacia donde se comunica	Paredes	Elementos que pasan por ella
Fisura orbitaria inferior	Órbita	Base (cuerpo y ala mayor del esfenoides) y pared anterior (fisura pterigomaxilar)	Arteria infraorbitaria, nervio infraorbitario, nervio cigomático, ramos orbitarios del nervio maxilar, vena oftálmica inferior (vena infraorbitaria)
Foramen esfenopalatino	Hacia la cavidad nasal	Pared medial (lámina perpendicular del palatino)	Arteria esfenopalatina, nervios nasales posteriores superiores laterales, nervios nasales posteriores superiores mediales, nervio nasopalatino, nervios nasales posteriores inferiores
Foramen redondo	Desde la fosa craneal media	Pared posterior (borde anterior de la apófisis pterigoides)	Nervio maxilar
Conducto pterigoideo	Desde el foramen *lacerum*		Nervio, arteria y vena del conducto pterigoideo
Conducto palatovaginal	Hacia la nasofaringe		Nervio faríngeo (del ganglio esfenopalatino), rama arterial faríngea
Fisura pterigomaxilar	Desde la fosa infratemporal	Límite lateral (fisura pterigomaxilar)	Arteria maxilar, nervios alveolares superiores posteriores
Conducto palatino mayor	Hacia la cavidad oral	Vértice (conducto palatino mayor)	Nervio palatino mayor, arteria palatina descendente
Conductos palatinos menores	Hacia la cavidad oral		Nervio palatinos menores, arterias palatinas menores

vértice inferior corresponde a la apófisis piramidal del hueso palatino y al conducto palatino mayor. La pared anterior se forma por la parte medial de la tuberosidad del maxilar, mientras que la pared posterior lo hace por la porción anterior de la apófisis pterigoides y la superficie anterior contigua del ala mayor del esfenoides. La pared medial se compone de la lámina perpendicular del hueso palatino, incluyendo sus apófisis orbitaria y esfenoidal. Lateralmente está delimitada por la fosa pterigomaxilar, ubicada entre la parte posterior del maxilar y la apófisis pterigoidea del esfenoides.

Esta fosa se caracteriza por sus conexiones con estructuras adyacentes (**Tabla 37-1**). La base y la pared anterior conectan con la órbita a través de la **fisura orbitaria inferior**, por donde transitan la arteria y el nervio infraorbitario, el nervio cigomático, ramos orbitarios del nervio maxilar y las venas infraorbitarias. La pared posterior se comunica con la fosa craneal media mediante el **foramen redondo** –por donde pasa el nervio maxilar– y el **canal pterigoideo** –que alberga el nervio vidiano–, y con la nasofaringe a través del **conducto palatovaginal**, por donde discurren la arteria y el nervio faríngeo del GEP. La comunicación de la pared medial con la cavidad nasal se da a través del **foramen esfenopalatino**, permitiendo el paso de la arteria esfenopalatina, los nervios nasales posteriores superiores laterales y mediales, y el nervio nasopalatino. Lateralmente se extiende hacia la fosa infratemporal por la **fisura pterigomaxilar**, por donde pasan la arteria maxilar y los nervios alveolares superiores posteriores. El vértice de la fosa conecta con la cavidad oral a través de los **conductos palatino mayor y menores** (v. **Figs. 37-1** y **35-1A**).

Clínicamente, el contenido de la FPP (**Tabla 37-2**) suele describirse dividido en:

- **Compartimento anterior o vascular**: incluye la tercera porción de la arteria maxilar y sus ramas (infraorbitaria, del conducto pterigoideo, faríngea, palatina descendente, palatinas mayor y menores, faríngea y esfenopalatina). También contiene las venas que forman el plexo venoso pterigoideo.
- **Compartimento posterior o neural**: donde se localizan el nervio maxilar con sus ramas (alveolares superiores posteriores, palatinos mayor y menores, infraorbitario, cigomático, orbitarios, nasales posteriores superiores laterales y mediales, nasales posteriores inferiores, nasopalatino y faríngeo), así como el GEP y el nervio del conducto pterigoideo.

Arteria maxilar

La arteria maxilar es la rama terminal más grande de la arteria carótida externa, nace detrás del cuello de la mandíbula y se inserta primero en la glándula parótida. A continuación, atraviesa primero la fosa infratemporal y después la fosa pterigomaxilar, hasta llegar a la FPP (v. **Figs. 35-1** y **38-1**), donde termina dando lugar a numerosas ramas que acompañan a ramas del nervio maxilar con nombres similares, incluidas las asociadas al ganglio pterigopalatino:

- **Arteria alveolar superior posterior**: sus ramas ingresan en los conductos alveolares posteriores para los molares del maxilar.

- **Arteria infraorbitaria**: ingresa en la órbita, luego en el conducto infraorbitario y sale por el agujero infraorbitario. En el conducto orbitario da ramas orbitarias para irrigar la glándula lagrimal y los músculos extrínsecos del ojo, los dientes incisivos y el periodonto, y también emite las arterias alveolares superiores anterior y media para irrigar los dientes maxilares desde el incisivo central hasta los premolares (donde se anastomosa con la arteria alveolar superior posterior) y la mucosa del seno maxilar. Al salir del agujero infraorbitario, la arteria sigue el patrón de distribución del nervio para el párpado inferior, nariz y rama del labio superior.
- **Arteria del conducto pterigoideo**: atraviesa el conducto pterigoideo acompañada del nervio del conducto pterigoideo (nervio vidiano), y contribuye a la irrigación de la trompa auditiva y tejidos adyacentes, y el seno esfenoidal.
- **Arteria palatina descendente**: entra en el conducto palatino, emitiendo las arterias palatina mayor y menores, que salen por los agujeros palatinos para irrigar la encía palatina, la mucosa del paladar y la región amigdalina.
- **Arteria faríngea**: va hacia el interior del conducto palatovaginal para contribuir también a la irrigación de la trompa auditiva y la nasofaringe.
- **Arteria esfenopalatina**: ingresa en la cavidad nasal por el agujero esfenopalatino, donde da ramas nasales posteriores laterales y septales posteriores para irrigar los cornetes, la mucosa y el tabique nasales, y los senos paranasales. Finalmente continúa a lo largo del tabique nasal para entrar en el paladar duro a través del conducto incisivo.

Drenaje venoso

El drenaje venoso de la FPP se caracteriza por la presencia de varias venas que desembocan en el plexo venoso pterigoideo, el cual discurre paralelo a la arteria maxilar y finalmente convergen para formar una corta vena maxilar. Estas venas se encargan de drenar la sangre de los dientes, tejidos blandos de la región posterior, la nasofaringe, la parte media de la cara (párpado inferior, cara lateral de la nariz y labio superior), la cavidad y el tabique nasal, la región del agujero rasgado, el seno esfenoidal y la órbita.

Nervio maxilar

La división maxilar del nervio trigémino (v. **Caps. 5** y **35**) es exclusivamente sensitiva, aunque recibe fibras autónomas del GEP. Sale del cráneo por el foramen redondo para ingresar en la pared posterior de la FPP. En su recorrido por la parte superior de esta fosa, situándose por encima de la arteria maxilar, el nervio emite dos ramas hacia el GEP, que se dirigen a la nariz, el paladar y la faringe sin realizar sinapsis en él.

Después, el nervio maxilar se desplaza lateralmente hacia la superficie posterior de la apófisis orbitaria del hueso palatino y hacia la parte superior de la superficie posterior del maxilar, en la fosa orbitaria inferior. Aquí emite sus ramas cigomáticas y alveolar superior posterior. Aproximadamente a mitad de camino entre el vértice y el reborde orbitarios, se desvía medialmente para entrar en el canal infraorbitario, convirtiéndose en el nervio infraorbitario (v. **Cap. 35**).

Tabla 37-2. Contenido de la fosa pterigopalatina
Arterias
Arteria maxilar Ramas: • Arteria infraorbitaria • Arteria del conducto pterigoideo • Rama faríngea • Arteria palatina descendente • Arterias palatinas menores • Arteria esfenopalatina
Venas
• Vena oftálmica inferior • Vena infraorbitaria • Vena del conducto pterigoideo
Nervios
Nervio maxilar Ramos: • Nervios alveolares superiores posteriores • Nervio palatino mayor • Nervios palatinos menores • Nervio infraorbitario • Nervio cigomático • Ramos orbitarios • Nervios nasales posteriores superiores laterales • Nervios nasales posteriores superiores mediales • Nervios nasales posteriores inferiores • Nervio nasopalatino • Nervio del conducto pterigoideo • Nervio faríngeo
Ganglio
• Ganglio esfenopalatino

Dentro de la FPP, el nervio maxilar emite varios ramos que pueden clasificarse en dos categorías (v. **Figs. 37-1** y **35-1**):

- Los que surgen directamente del tronco del nervio: nervios meníngeo, ganglionar, cigomático, alveolar posterior, medio y anterior superior, e infraorbitario. Estos se explican de un modo complementario en el capítulo 35.
- Los asociados al GEP: nervios orbital, nasopalatino, nasal posterosuperior, palatino mayor (anterior), palatino menor (posterior) y faríngeo.

El **nervio meníngeo** se origina en la fosa craneal media, inerva la duramadre temporal y parietal y acompaña a los vasos meníngeos medios (v. **Fig. 35-3**). Junto a los ramos meníngeos del nervio mandibular forma un plexo periarterial para la arteria meníngea media. Generalmente existen dos **ramas ganglionares** que establecen una conexión entre el nervio maxilar y el GEP. Llevan fibras parasimpáticas a las glándulas lagrimales y las glándulas pequeñas de la nariz y del paladar, además de fibras sensitivas del periostio orbital. El **nervio cigomático** se anastomosa con el nervio lacrimal por un ramo comunicante común, lo que permite que las fibras parasimpáticas procedentes del GEP alcancen la glándula lagrimal. El **nervio infraorbitario** es el ramo terminal del nervio maxilar, y después de llegar a la cara por el agujero infraorbitario, da inervación sensitiva al párpado inferior, la mejilla, la cara lateral del ala nasal, la piel del vestíbulo nasal y el labio superior (v. Fig. 35-1).

Las ramas del nervio trigémino que proporcionan fibras sensitivas sin pasar por el GEP son las ramas orbitarias, nasopalatinas, alveolares superiores, palatinas y faríngeas.

Ramas orbitarias

Ingresan a la órbita a través de la fisura orbitaria inferior, donde inervan el periostio del suelo de la órbita. Algunas de estas fibras continúan su trayectoria a través del agujero etmoidal posterior, inervando los senos esfenoidales y etmoidales. Las ramas orbitarias probablemente se asocian con ramas provenientes del nervio de la carótida interna para formar un **plexo retroorbital** que proporciona inervación autónoma a varias estructuras orbitarias, incluyendo la glándula lagrimal y componentes orbitarios adicionales (v. Fig. 35-1).

Nervio nasopalatino

El nervio nasopalatino atraviesa el foramen esfenopalatino para adentrarse en la cavidad nasal. Se dirige hacia la parte posterior del tabique nasal, desciende en un surco del vómer y, posteriormente, baja por la fosa incisiva en la parte anterior del paladar duro, ingresando así al paladar de la boca. Este nervio es responsable de la inervación de la parte inferior del tabique nasal y la porción anterior del paladar duro, donde establece conexiones con el nervio palatino mayor (v. Fig. 37-1).

Nervios nasales posterosuperiores

Ingresan a la parte posterior de la cavidad nasal a través del agujero esfenopalatino. Las ramas laterales de estos nervios se encargan de inervar la mucosa de la parte posterior de los senos etmoidales posteriores. Por otro lado, sus ramas mediales atraviesan el techo nasal por debajo de la abertura del seno esfenoidal y proporcionan inervación a la mucosa de la parte posterior del techo y tabique nasal (v. Fig. 37-1).

Nervios palatinos

Descienden desde el GEP a través del canal palatino mayor (v. Figs. 5-7 y 37-1). El nervio palatino mayor emerge en el paladar duro a través del agujero palatino mayor. Se extiende hacia delante en un surco en la superficie inferior del paladar óseo, llegando casi hasta los dientes incisivos. Este nervio inerva las encías, la mucosa y las glándulas del paladar duro, y establece conexiones con los filamentos terminales del nervio nasopalatino. Dentro del canal palatino mayor emite ramas nasales posteroinferiores que se ramifican sobre la concha nasal inferior y las paredes de los meatos nasales medio e inferiores, emergiendo a través de la placa perpendicular del palatino. Al salir del conducto palatino mayor, distribuye ramas en ambas superficies de la parte adyacente del paladar blando.

El nervio palatino menor, por su parte, emerge a través del agujero palatino menor en la apófisis piramidal del hueso palatino. Este nervio inerva la úvula, la amígdala y el paladar blando.

Las fibras gustativas del paladar viajan a través de los nervios palatinos hasta el GEP. Estas fibras atraviesan el ganglio sin realizar sinapsis y continúan por el nervio petroso mayor. Sus cuerpos neuronales se encuentran en el ganglio facial, y sus procesos centrales se dirigen a través de la raíz sensitiva del nervio facial (nervio intermedio) hacia el núcleo gustativo en el núcleo del tracto solitario.

Los ramos del nervio maxilar transportan las **fibras sensitivas** de:

- La duramadre de la fosa craneal media y zona frontal.
- La mucosa de la nasofaringe, amígdalas palatinas, paladar, cavidad nasal, senos maxilar y esfenoidal, y celdillas etmoidales posteriores.
- Los dientes superiores.
- El hueso maxilar.
- La piel de los lados de la sien, la nariz, el párpado inferior, la mejilla y el labio superior.

Nervio del conducto pterigoideo

También conocido como *nervio vidiano*, tiene su origen en la cavidad intracraneal, resultante de la unión de los nervios petroso mayor –que lleva fibras parasimpáticas del nervio facial– y petroso profundo –con fibras simpáticas del plexo carotídeo interno–. Penetra en el foramen *lacerum* y a través del conducto pterigoideo, a nivel de la raíz de la apófisis pterigoides, y llega a la FPP para alcanzar el GEP.

Nervio faríngeo

Se origina en el GEP y atraviesa el canal palatovaginal junto con la rama faríngea de la arteria maxilar. Inerva la mucosa de la nasofaringe, situada por detrás del tubo faringotimpánico.

Ganglio esfenopalatino

El GEP, también conocido como *ganglio pterigopalatino* o *de Meckel*, es el más grande de los ganglios parasimpáticos periféricos. Se ubica profundamente en la FPP, justo debajo del nervio maxilar en su paso por la fosa, cerca del foramen esfenopalatino y anterior al canal pterigoideo y al foramen redondo (v. Figs. 37-1 y 35-1).

Aunque muchas de las ramas conectadas al GEP se comunican con él morfológicamente, funcionalmente son distintas, ya que son principalmente sensitivas y pertenecen al nervio maxilar. Estas ramas atraviesan el ganglio sin realizar sinapsis; sin embargo, conducen algunas fibras parasimpáticas a las glándulas mucosas palatinas, faríngeas y nasales.

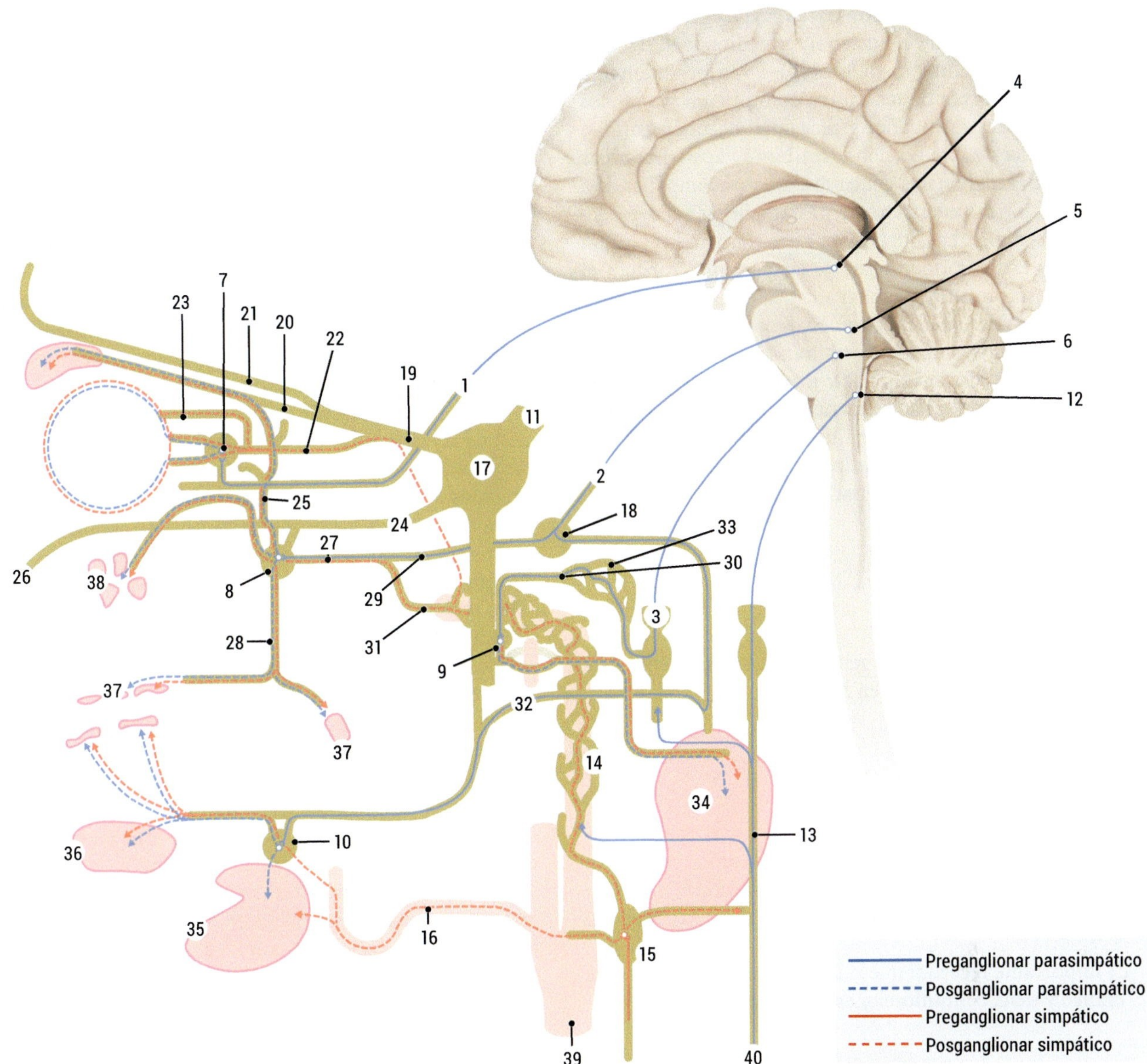

Figura 37-2. Vías autónomas de la cabeza. Las fibras parasimpáticas de la cabeza viajan a través de los nervios oculomotor (1), facial (2) y glosofaríngeo (3), y se originan en los núcleos visceral oculomotor (4), salival superior (5) y salival inferior (6) del tronco encefálico. Tras hacer sinapsis en los ganglios ciliar (7), pterigopalatino (8), ótico (9) y submandibular (10), las fibras postsinápticas se distribuyen hacia sus órganos diana, principalmente glándulas y músculo liso, a menudo utilizando ramas del nervio trigémino (11) como vía de transporte. El núcleo dorsal del nervio vago (12) no envía fibras parasimpáticas directamente a la cabeza, pero puede influir en su regulación a través de conexiones del nervio vago (13) con el nervio glosofaríngeo y el plexo carotídeo (14). Las fibras simpáticas de la cabeza se originan en la médula espinal torácica (T1-T2) y hacen sinapsis en el ganglio cervical superior (15). Desde allí, se distribuyen a través de los plexos carotídeos y arterias como la facial (16), así como a lo largo de los nervios craneales. Ganglios: de Gasser (17), geniculado (18). Nervios: oftálmico (19), lacrimal (20), supraorbitario (21), nasociliar (22), ciliares (23), maxilar (24), cigomático (25), infraorbitario (26), del canal pterigoideo (27), palatino (28), petrosos mayor (29), menor (30) y profundo (31), y cuerda del tímpano (32). Plexo timpánico (33). Glándulas: parótida (34), submandibular (35), sublingual (36), palatinas (37), nasales y paranasales (38). Arteria carótida (39). Tronco simpático cervical (40).

Las **fibras parasimpáticas preganglionares** dirigidas al GEP tienen sus cuerpos celulares en el núcleo salival superior, e inicialmente viajan por la rama petrosa mayor del nervio facial y luego por el nervio del canal pterigoideo (nervio vidiano), tras unirse con el nervio petroso profundo. Estas fibras penetran en el GEP y sinaptan con las **fibras parasimpáticas posganglionares**, que emergen para unirse al nervio maxilar a través de las ramas ganglionares y distribuirse posteriormente hacia las glándulas lagrimales, nasales, de los senos paranasales, palatinas y faríngeas. Las fibras posganglionares discurren a lo largo del ramo cigomático del nervio maxilar, durante un corto trayecto, para entrar en la órbita.

Las **fibras preganglionares secretomotoras** son de origen incierto y también recorren el nervio del canal pterigoideo para realizar sinapsis en el GEP. Las **fibras posganglionares** se distribuyen a las glándulas mucosas nasales y palatinas a través de las ramas palatina y nasal del nervio maxilar.

Por otra parte, las **fibras simpáticas preganglionares** tienen su cuerpo celular en el núcleo intermediolateral del asta lateral de los segmentos medulares T1-T3, y posiblemente también T4. A través de los ramos comunicantes blancos entran en la cadena simpática y ascienden hasta en ganglio cervical superior o supremo, donde realizan sinapsis. Las fibras simpáticas posganglionares siguen su trayecto acompañando a las arterias carótidas interna o externa hasta llegar a sus respectivos órganos diana. Las fibras que siguen a la arteria carótida forman el plexo carotídeo interno, cuyas ramas forman el nervio petroso profundo, el cual alcanza el GEP formando parte del nervio del canal pterigoideo, junto al nervio petroso mayor. Estas fibras simpáticas seguirán su recorrido con los ramos del nervio maxilar sin hacer sinapsis en el GEP.

Finalmente, como ya se ha mencionado, las **fibras sensitivas** generales del nervio trigémino se distribuyen sin hacer sinapsis en el ganglio, a través de los ramos orbitarios, nasopalatinos, alveolares superiores, palatinos y faríngeos (**Fig. 37-2**; v. **Figs. 37-1** y **35-1**).

Indicaciones terapéuticas

A continuación se detallan las generalidades y sugerencias de las indicaciones terapéuticas en la FPP.

Generalidades

La inyección de anestésico local en la FPP afecta significativamente a su contenido vasculonervioso, produciendo un efecto terapéutico principalmente a través del GEP, el nervio y la arteria maxilares y sus ramas, así como el tejido conectivo de la región (**Fig. 37-3**).

Es importante recordar que la FPP está ubicada en la base del cráneo y tiene comunicaciones, tanto directas como indirectas a través de estructuras que pasan a través de ella, con la fosa craneal media, la órbita, la cavidad nasal, la nasofaringe, la cavidad oral y la fosa infratemporal (v. **Tabla 37-1**).

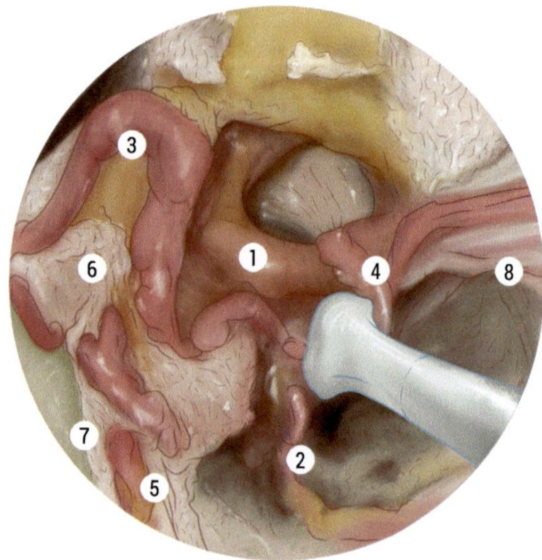

Figura 37-3. Vista endoscópica del contenido del compartimento posterior de la fosa pterigomaxilar: nervio maxilar (1), arteria alveolar posterior superior (2), arteria esfenopalatina (3), arteria infraorbitaria (4), arteria palatina descendente (5), ganglio esfenopalatino (6), nervio palatino mayor (7) y nervio infraorbitario (8).

Debido a su ubicación estratégica y sus conexiones, los efectos de la inyección en esta zona pueden ser extensos, influyendo en el equilibrio funcional del sistema nervioso central, condiciones intracraneales y aspectos relacionados con la cabeza, la cara, la piel, las mucosas, los dientes, las encías y las glándulas de la zona. Además, es un acto terapéutico para tener siempre presente en el manejo del dolor craneofacial.

Su efecto inhibidor de la transmisión nociceptiva parasimpática reduce la vasodilatación cerebral exacerbada, que es típicamente inducida por la estimulación parasimpática, al influir en el tono muscular de los vasos meníngeos.

Su efecto simpaticolítico periarterial facilita la vasodilatación de las ramas de la arteria maxilar presentes en esta fosa, mejorando la circulación en el propio GEP y en los tejidos irrigados por las ramas de la tercera parte de la arteria maxilar.

La inervación proporcionada por las ramas del nervio maxilar y del GEP, especialmente en lo que respecta a los dientes, las encías, los alvéolos, la zona faringoamigdalina y los senos paranasales, convierte a la FPP en un campo de interferencia frecuente, sobre todo en casos de cirugías, infecciones crónicas o recurrentes, dientes retenidos o tratamientos odontológicos.

Las conexiones nerviosas entre las ramas del GEP, el ganglio cervical superior y el nervio facial, que incluyen nervios como el vidiano, proporcionan inervación a las glándulas lagrimales –implicadas en el llanto– y a los músculos de la mímica facial (v. **Fig. 37-2**). Estas conexiones permiten comprender la importancia de estos ganglios y nervios en la expresión de las emociones. Existe una comunicación entre estas estructuras del sistema nervioso central y el sistema límbico, que está relacionado con las emociones, la conducta, el aprendizaje y la memoria, entre otros. Por lo tanto, se sugiere que la inyección cercana al GEP con anestésico local puede generar un impulso modulador, afectando positivamente a estas funciones emocionales y conductuales.

Sugerencias específicas

Principalmente destacan:

- Afecciones en los senos paranasales y de la cavidad nasal, agudas, crónicas o recidivantes, especialmente de naturaleza inflamatoria o alérgica, como sinusitis y rinitis de cualquier índole.
- Anosmia.
- Diátesis alérgica.
- Cefaleas y migrañas. Cefalea pospunción dural.
- Neuralgia del nervio maxilar, especialmente de la segunda rama, así como dolor en su región de suministro de la cara y el maxilar.
- Parálisis facial.
- Trastornos oculares.
- Trastornos de la glándula lacrimal y de la córnea.
- Herpes zóster oftálmico, facial o craneal.
- Trastornos del oído.

- Trastornos intracraneales.
- Hipertensión arterial esencial.
- Sospecha de campo interferente en personas con antecedentes intensos de faringoamigdalitis, sinusitis, rinitis, focos irritativos odontológicos o tratamientos odontológicos.

Técnicas de inyección

Para complementar los siguientes apartados relacionados con las técnicas de inyección en la FPP, véase el **vídeo 37-1**.

Generalidades

La inyección en la FPP es un método efectivo en el tratamiento de una amplia variedad de condiciones, incluyendo la cefalea pospunción dural, la migraña y trastornos vasomotores como la rinitis y el asma. Su primera aplicación, documentada por Sluder en 1908, fue un bloqueo del GEP por vía intranasal utilizando cocaína tópica. Posteriormente, se aplicaron 0,5 cc de una solución de fenol al 5 % en alcohol por la misma vía, y en 1924 se realizó el bloqueo mediante inyección a través del agujero palatino mayor, logrando así un acceso directo al GEP a través del conducto palatino.

A pesar de su ubicación en la base del cráneo, la FPP es accesible para inyecciones de anestésico local mediante diferentes abordajes, entre los que se encuentran:

- **Extraorales**, como el acceso a través de las fosas supratemporal e infratemporal, y el hiato pterigomaxilar.
- **Intraorales**, que además del acceso a través del conducto palatino, también se puede acceder insertando la aguja por la mucosa del pliegue mucovestibular superior al segundo molar maxilar, o por detrás de la tuberosidad del maxilar.

A continuación, se explican los abordajes más experimentados, que son el extraoral a través de la fosa supratemporal por encima del arco cigomático, y el intraoral entrando por el pliegue mucovestibular del segundo molar superior.

Adicionalmente, se describe la técnica de aplicación tópica intranasal, que, aunque no implica una inyección directa en la FPP, ha demostrado en múltiples estudios tener un efecto terapéutico significativo a través del GEP.

En cualquier caso, es una aplicación que suele realizarse bilateralmente.

Material

Principalmente consta de:

- Aguja de 27 G de 0,4 × 40 mm. En el abordaje extraoral puede ser necesario, ocasionalmente, una aguja de 23 G de 0,6 × 60 mm.
- Jeringa de 3 o 5 mL.
- Procaína al 0,5 %.

Abordaje extraoral

Con el paciente sentado o bien acostado, se palpa el margen superior del arco cigomático. El lugar de inyección se encuentra justo por encima de este margen, en el punto medio de la línea que va entre el borde anterior del pabellón auricular y el borde lateral de la órbita. Primero se inserta la aguja 1 cm en dirección perpendicular para superar el borde del arco cigomático, y después se dirige la aguja en dirección caudal y ligeramente anterior en dirección al segundo o tercer molar superior contralateral. También se puede insertar la aguja 5 mm por encima del borde del arco cigomático y dirigirla directamente al segundo o tercer molar superior contralateral (**Fig. 37-4**).

La aguja se introduce lentamente mientras se va liberando el anestésico local para reducir el riesgo de puncionar vasos, y prestando atención a las sensaciones del paciente y el terapeuta. En caso de percibir alguna molestia o tensión por el

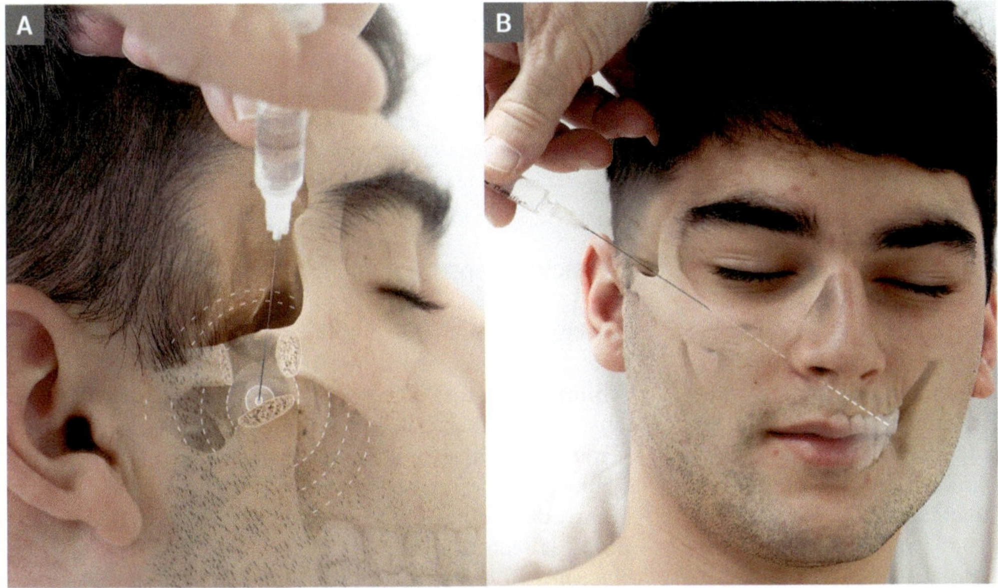

Figura 37-4. Inyección en la fosa pterigopalatina. **A)** La aguja se introduce unos milímetros por encima del borde superior del arco cigomático. **B)** La aguja avanza en dirección a la aleta de la nariz homolateral y cordales contralaterales hasta alcanzar la parte superior de la fosa a los 40 mm.

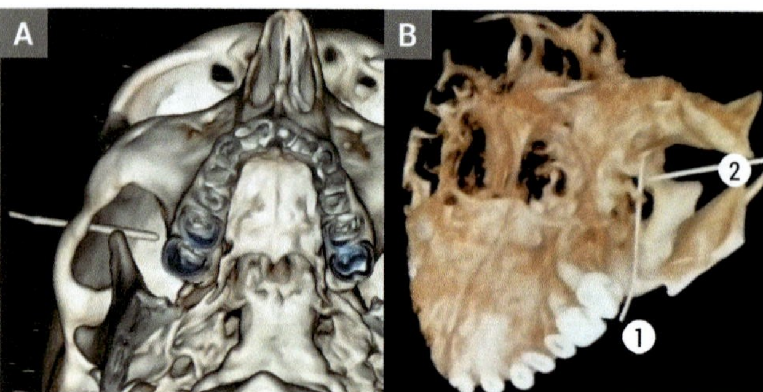

Figura 37-5. Imagen de tomografía de inyección en la fosa pterigopalatina con una aguja de 27G y 40 mm. **A)** Se observa cómo la aguja alcanza la fosa mediante abordaje extraoral. **B)** Se aprecia cómo la aguja alcanza la misma fosa en su abordaje intraoral (1) y extraoral (2).

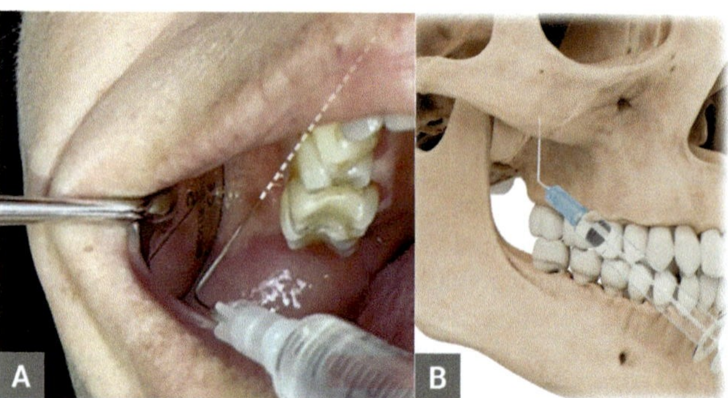

Figura 37-6. Inyección en la fosa pterigopalatina. Técnica intraoral. **A)** La aguja doblada a 70° se introduce por el fondo vestibular superior, lateral al espacio del tercer molar hacia craneal en dirección 45° medial, hasta alcanzar los 35 mm de profundidad. **B)** La vista lateral muestra el punto de entrada de la aguja y cómo se alcanza la fosa pterigopalatina con la inclinación de 70° de la aguja hacia craneal.

camino, puede liberarse una pequeña cantidad de procaína para relajar el tejido y actuar sobre las fibras nerviosas, los vasos y el tejido miofascial de la zona. La aguja de 4 cm se introduce completamente y, después de aspirar, se liberan 2 mL de anestésico local en la parte superior de la FPP, que bañarán las diferentes estructuras que allí se encuentran (**Figs. 37-5**) En pacientes con mayor anchura craneal, la profundidad de inyección aconsejada es de 5 cm con una aguja de 6 cm.

Abordaje intraoral

El abordaje intraoral a la FPP a través de la fisura pterigopalatina, lateral a la tuberosidad, comienza con el paciente sentado en un sillón dental o acostado en posición supina, manteniendo la boca abierta. Se palpa el fondo del vestíbulo bucal justo detrás de la apófisis cigomática del maxilar, a nivel del segundo molar superior. Para mejorar la visualización del área, se puede apartar la mucosa hacia arriba y lateralmente utilizando un espejo dental, un depresor lingual o el dedo índice. Se pide al paciente que cierre parcialmente la boca para evitar interferencias con la apófisis coronoides de la mandíbula.

Se utiliza una aguja de 27 G de 4 cm, doblada a 60-70° aproximadamente 3,5 cm desde la punta. La aguja se introduce en el pliegue mucovestibular justo por encima del segundo molar superior, avanzando suavemente en dirección craneal, posterior y 45° hacia medial, mientras se va inyectando el anestésico local. Una vez que la aguja alcanza la FPP, se liberan 2 mL de procaína, previa aspiración (**Fig. 37-6**; v. **Fig. 37-5**).

En este abordaje, la administración gradual del anestésico local durante la inserción de la aguja no solo busca minimizar el riesgo de dañar estructuras vasculares en su trayectoria, sino también aliviar la tensión de los músculos pterigoideos medial y lateral, y actuar sobre el nervio alveolar posterior superior y otras ramas del nervio trigémino y del GEP.

Contraindicaciones, precauciones y peculiaridades

Además de la ya mencionada alergia al anestésico local a utilizar y la presencia de infección en el sitio de inyección, ambos abordajes también están contraindicados en condiciones de alteraciones en la coagulación. En tales casos se recomienda optar por la técnica transnasal.

Durante el procedimiento, si el paciente experimenta dolor en el maxilar o en la región del ala nasal, esto puede indicar que la aguja ha contactado con el nervio maxilar; en este caso debe retirarse la aguja un par de milímetros para inyectar perineuralmente la procaína. Si se siente algún tipo de dolor o sensación de corriente eléctrica antes de alcanzar los 4 cm de profundidad de inserción, se deben liberar 0,5 mL de anestésico local para aliviar la molestia y actuar sobre los nociceptores sensibilizados, y luego continuar con la inserción de la aguja hasta la profundidad indicada.

En la técnica intraoral es muy importante dirigir la aguja 45° hacia medial, siguiendo la pared del maxilar, para minimizar el riesgo de causar un hematoma.

Complicaciones

La complicación más frecuente es un hematoma por punción en el plexo venoso pterigoideo o en la arteria maxilar o sus ramas. El hematoma puede llegar a ser muy llamativo, incluso puede deformar la cara. En caso de observar signos de inicio del hematoma, la compresión por fuera y por dentro de la boca, en la zona lateral al cordal, puede limitar su evolución.

Aplicación transnasal

La técnica transnasal para el bloqueo del GEP es un método eficaz y sin inyección que se basa en la proximidad del GEP (3 mm) a la mucosa de la pared posterior de la cavidad nasal, cerca del cornete medio. Esta técnica aprovecha la recepción de múltiples neuronas aferentes sensoriales y autonómicas de la zona rinofaríngea por parte del GEP.

Introducida en 1908 por Sluder con el uso de cocaína tópica, la técnica ganó popularidad después de que Cohen *et al.*, en 2009, describieran su aplicación para la cefalea pospunción dural mediante el uso de un aplicador de algodón impregnado en lidocaína (Fig. 37-7). Además, ha demostrado ser útil para el autotratamiento en episodios de migraña.

El procedimiento comienza con el paciente en posición supina y con una ligera extensión del cuello. Se introduce un hisopo o bastoncillo nasal de 12-15 cm con punta de algodón embebido en procaína o lidocaína al 2 % en cada fosa nasal, paralelamente al suelo de la nariz, hasta alcanzar la pared posterior. A los 4 y 8 minutos, se aplican pequeñas dosis adicionales de anestésico local en la varilla del aplicador para que desciendan hasta el algodón en contacto con la mucosa nasofaríngea. La correcta colocación del aplicador se verifica mediante una leve presión o giro. El aplicador debe mantenerse en esta posición durante 10-15 minutos.

No se han reportado complicaciones graves asociadas a esta técnica, aunque está contraindicada en casos de fractura de la base del cráneo o infecciones locales.

Sin embargo, la técnica transnasal presenta ciertas limitaciones, como la imprevisibilidad y la variabilidad en la difusión del anestésico local, el tiempo necesario para que el anestésico local permanezca en contacto con la mucosa y, especialmente, la restricción de la aplicación del anestésico local únicamente al GEP, y no a otras estructuras de la FPP.

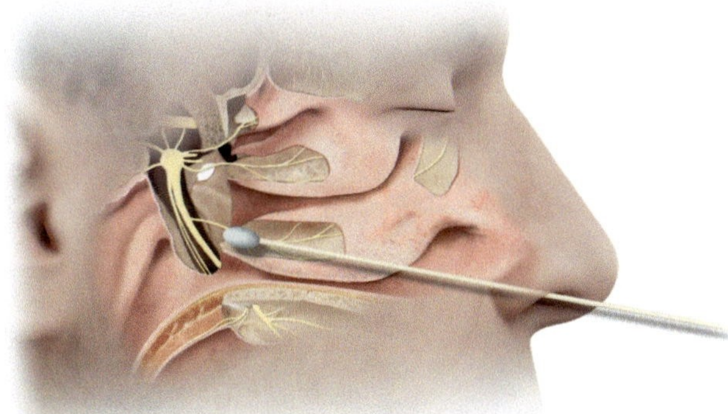

Figura 37-7. Abordaje intranasal del ganglio esfenopalatino. Se introducen hisopos con punta de algodón embebidos en procaína 2 %, de forma bilateral. Los aplicadores se deslizan paralelos al suelo de la nariz hasta contactar con la pared posterior de la cavidad nasal.

Historias de vida

A continuación se describen tres casos en los que se realizó terapia neural en la FPP.

Historia 1

Un joven de 19 años acudió a la consulta con un cuadro de cefaleas que en el último año se habían convertido en diarias e intensas (escala analógica visual de 100), lo cual le impedía asistir a clase. A pesar de obtener alivio temporal con analgésicos, el dolor siempre regresaba. En el último año había sido hospitalizado en tres ocasiones por crisis de hipertensión intracraneal, diagnosticadas mediante punción lumbar y edema de papila. Entre sus antecedentes destacaban un traumatismo craneal con otorragia derecha a los 6 años, mucosidad nasal recurrente en verano asociada al aire acondicionado y tres episodios de sinusitis maxilar.

En su primera y única sesión de tratamiento se le administraron inyecciones de procaína al 0,5 % cerca de los nervios supraorbitarios e infraorbitarios, en puntos de dolor palpables en el cuero cabelludo y en ambas FPP. El paciente experimentó un alivio inmediato de su cefalea. Debido a la necesidad de viajar en avión para futuras consultas, se realizó un seguimiento telefónico al mes, a los 3 meses y al año. Sorprendentemente, ni la cefalea intensa, ni la hipertensión intracraneal ni la sinusitis reaparecieron. Un control realizado 15 años después confirmó que la mejoría se había mantenido.

Comentarios:

- No es posible determinar con certeza qué habría sucedido si se hubiera inyectado únicamente en la zona de los nervios supraorbitarios e infraorbitarios, en los puntos de dolor del cuero cabelludo o en las FPP, ya que cada caso es único. Sin embargo, este tratamiento específico condujo a una evolución positiva en este paciente.
- La arteria y el nervio maxilares emiten unas ramas meníngeas hacia la fosa craneal media, y se conoce la relación del GEP con las cefaleas. No obstante, la inyección en el tronco simpático cervical también habría sido adecuada dadas las cefaleas, la hipertensión intracraneal y el antecedente de traumatismo craneal.
- La elección de inyectar en la FPP, y no en el tronco simpático cervical, se basó en la presencia de congestión nasal frecuente y episodios previos de sinusitis.
- La rápida mejoría tras las inyecciones sugiere una relación directa con el tratamiento aplicado. La duración prolongada de esta mejoría indica que el tratamiento no solo abordó los síntomas (cefalea) o la crisis aguda (hipertensión intracraneal), sino que también contribuyó a restablecer el equilibrio funcional del organismo.

Historia 2

En 2001, Cohen *et al.* reportaron en la revista *Anesthesia* la mejoría completa de 22 parturientas con cefalea, dolor cervical o lumbar y espasmo muscular en 6 ± 10 minutos tras realizar un bloqueo del GEP con aplicadores con punta de algodón saturados en lidocaína al 5 %.

Historia 3

En 2016, Triantafyllidi *et al.* publicaron un estudio en el *International Journal of Cardiology* que involucraba a 22 pacientes con hipertensión esencial. En dicho estudio se realizó un bloqueo del GEP a través de una aplicación transnasal de xilocaína al 2 % durante 20 minutos.

Curiosamente, no se registró una disminución inmediata de la presión arterial tras el procedimiento; sin embargo, aproximadamente 1 mes después de la intervención se observó una disminución significativa tanto en la presión arterial sistólica como en la diastólica durante el día. También se reportó una

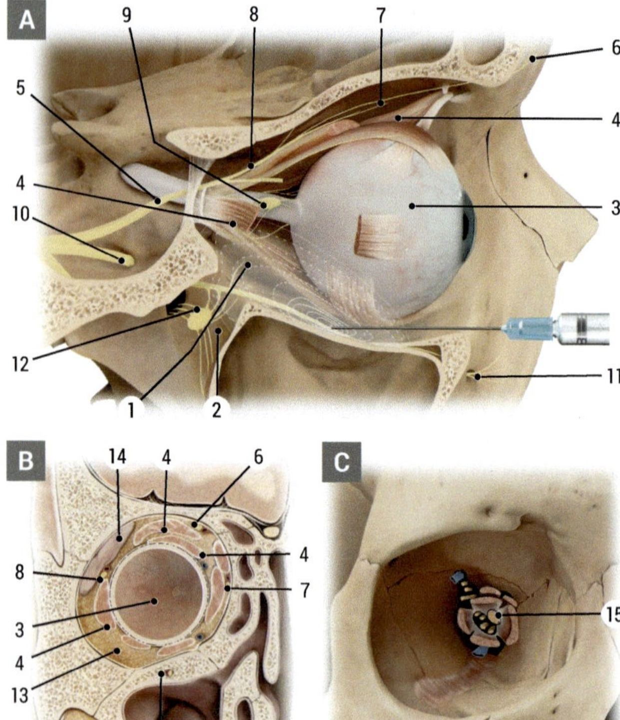

Figura 37-8. Fosa orbitaria. **A)** Vista lateral. Se observa la comunicación entre las fosas orbitaria (1) y pterigopalatina (2), el globo ocular (3) con algunos de sus músculos extrínsecos (4), el nervio oftálmico (5) con sus terminales supraorbitaria (6), supratroclear (7) y lacrimal (8), y su conexión con el ganglio ciliar (9); el nervio maxilar (10) con su terminal infraorbitaria (11) y su conexión con el ganglio esfenopalatino (12). Se representa la técnica de inyección peribulbar posterior, en la que la aguja se introduce paralela al suelo de la órbita hasta alcanzar la parte posterior de la fosa, sin conectar con el hueso. La liberación del anestésico local en esa área permite su distribución por la parte posterior de la fosa orbitaria, alcanzando las estructuras neurovasculares, como el ganglio ciliar. **B)** En la sección coronal, alrededor del globo ocular se observa el cuerpo adiposo de la órbita (13), la glándula lacrimal (14), y los componentes musculares, nerviosos y vasculares. **C)** Vista anterior profunda de la órbita con sus componentes. Nervio óptico (15).

reducción en la variabilidad de estas presiones arteriales detectable ya en las primeras 24 horas. Los autores sugieren que este efecto se debe a la conexión del GEP con el sistema nervioso central a través de nervios simpáticos y parasimpáticos.

Según los investigadores, estos hallazgos sugieren que el bloqueo del GEP podría ser una alternativa terapéutica prometedora. Destacan su naturaleza mínimamente invasiva, seguridad, ausencia de dolor y facilidad de aplicación para reducir la presión arterial, especialmente en pacientes con hipertensión y un sistema nervioso simpático hiperactivo, sin causar complicaciones secundarias.

Comentarios:

- En este estudio se realizó un bloqueo del GEP, pero con una intención terapéutica más que anestésica, lo cual reveló un efecto regulador en el sistema nervioso central, con un mayor equilibrio funcional.
- Este tipo de investigaciones, basadas en metodologías científicas, son fundamentales para sentar las bases científicas de la terapia neural. Aunque se diseñan siguiendo un enfoque lineal y no necesariamente toman en cuenta el enfoque terapéutico neural que se basa en la historia de vida del paciente, estos estudios son necesarios.
- En la práctica de la terapia neural se trata de un modo individualizado al paciente que acude con hipertensión arterial, según su historia de vida. Así, aunque un estudio científico lineal como este indique que el bloqueo del GEP podría ser una opción, la decisión final dependerá de la evolución individual de cada paciente. Factores como antecedentes de sinusitis, rinitis, cefaleas o tratamientos odontológicos con un impacto significativo en los maxilares, por ejemplo, pueden influir en esta elección terapéutica.

CAVIDAD ORBITARIA

Esta segunda parte del capítulo está dedicada a la cavidad orbitaria.

Anatomía

La órbita es una estructura ósea de forma piramidal que se encuentra a cada lado de la línea mediana del cráneo, albergando los ojos y sus estructuras adyacentes. Está compuesta por huesos del cráneo y la cara. Su vértice posterior se sitúa en la porción medial de la fisura orbitaria superior, mientras que su base anterior se abre hacia el rostro (Fig. 37-8; v. Fig. 35-1).

En la parte posterior de la órbita, el periostio se fusiona con la duramadre, envolviendo al nervio óptico, en el punto donde este atraviesa el conducto óptico.

El **techo orbitario** está formado por el ala menor del hueso esfenoides (posterior) y la porción orbitaria del hueso frontal (anterior), mientras que el **suelo** está integrado por la cara orbitaria del maxilar (posterior) y la sección inferior de la cara orbitaria del hueso cigomático (anterior), y contiene el conducto infraorbitario.

La **pared lateral**, compuesta por el ala mayor del esfenoides (posterior), la parte lateral de la cara orbitaria del hueso frontal y la apófisis frontal del cigomático, incluye el foramen cigomaticotemporal, que conecta con la fosa temporal.

Finalmente, la **pared medial** se forma a partir de la cara lateral del cuerpo del esfenoides (posterior), la lámina orbitaria del etmoides, el hueso lagrimal y la apófisis frontal del maxilar (anterior). Esta pared alberga el conducto óptico (atrás) y el surco lagrimal (delante).

Esta cavidad tiene conexiones directas con estructuras vecinas. En el suelo, **se comunica con la FPP** a través de la fisura orbitaria inferior. Además, el conducto infraorbitario lleva al foramen infraorbitario de la mejilla. En la pared lateral, el foramen cigomaticotemporal comunica con la **fosa temporal**. En la pared medial, los forámenes etmoidales anterior y posterior comunican la órbita con la **fosa craneal anterior**. Atrás se encuentra el conducto óptico, que comunica con el **endocráneo**. En la pared medial también está el surco lagrimal, que continúa con el conducto nasolagrimal, que a su vez comunica con la **cavidad nasal**. En el vértice de la órbita, entre el ala menor y el ala mayor del esfenoides, está la fisura orbitaria superior, que comunica la órbita con la **fosa craneal media**.

Como **contenido**, en la cavidad orbitaria se encuentra el globo ocular, acompañado por los órganos oculares accesorios, que incluyen las glándulas y conductos lacrimales, la grasa retrobulbar, y los párpados. Además, contiene tanto los músculos extrínsecos –que controlan los movimientos del ojo– como los intrínsecos –que ajustan la pupila y la lente (v. Fig. 37-8).

Los **elementos nerviosos** presentes en la órbita incluyen el ganglio ciliar, el nervio óptico (II par craneal), las ramas superior e inferior del nervio oculomotor (III par craneal), el nervio troclear (IV par craneal), los nervios lacrimal, supratroclear e infratroclear, derivados del nervio oftálmico (V1), el nervio cigomático y ramas orbitarias, que parten del nervio maxilar (V2), y el nervio *abducens* o motor ocular externo (VI par craneal).

La **irrigación sanguínea** de la órbita, el globo ocular y estructuras anexas dependen de la **arteria oftálmica**, que se origina en la arteria carótida interna. Esta arteria penetra en la cavidad orbitaria a través del conducto óptico y sigue una trayectoria anterior próxima a la pared medial de la órbita. Durante su recorrido emite ramas que nutren la retina, meninges, iris, coroides, esclerótica, músculos extrínsecos del ojo, glándula y saco lagrimales, párpados, conjuntivas, piel, músculos y hueso de la región frontal, celdillas etmoidales y la parte superior de la cavidad nasal.

El **drenaje venoso** de la órbita es realizado principalmente por las venas oftálmicas superior e inferior. Estas venas se fusionan en un tronco común que atraviesa la fisura orbitaria superior para desembocar en el seno cavernoso. Además, la vena oftálmica inferior establece conexiones con el plexo venoso pterigoideo a través de la fisura orbitaria inferior.

Ganglio ciliar

Aunque comúnmente es catalogado como un ganglio parasimpático debido a que únicamente estas fibras realizan sinapsis en él, el ganglio ciliar también recibe fibras simpáticas que se entrelazan con las parasimpáticas para alcanzar el globo ocular. Mide unos 2-3 mm de longitud, se localiza en la región posterior de la órbita, aproximadamente a 3-4 cm de profundidad desde el borde orbitario inferior, alojado en el cono muscular conformado por los músculos extraoculares (v. Fig. 37-8). Este cono resguarda las estructuras más delicadas que se conectan con el globo ocular. Adyacente a este ganglio, y en dirección medial, se sitúa el **nervio óptico**, mientras que posteriormente se ubica la **arteria oftálmica** y, lateralmente, el músculo recto lateral. Durante la aplicación de tratamientos deben evitarse todas estas estructuras, por lo que actualmente se recomiendan técnicas que se acerquen al cono (periconal), en lugar de las antiguas inyecciones dentro de sus límites (intraconal).

Las **fibras parasimpáticas** del ganglio ciliar se originan en el núcleo de Edinger-Westphal, situado en el mesencéfalo, y viajan junto al nervio oculomotor (III par craneal) durante su recorrido intracraneal. Estas fibras atraviesan el seno cavernoso, entran en la órbita a través de la fisura orbitaria superior y toman la rama que se dirige al músculo oblicuo inferior, desde donde se desprenden para llegar al ganglio ciliar en el vértice de la órbita y hacer sinapsis allí. Las fibras posganglionares, mediante los nervios ciliares cortos, inervan el músculo esfínter de la pupila y el músculo ciliar.

Las **fibras simpáticas**, por su parte, se originan en el ganglio cervical superior (v. Cap. 39), alcanzan la órbita a través de los plexos neurovasculares de la arteria carótida interna y la arteria oftálmica, y atraviesan el ganglio ciliar sin hacer sinapsis. Desde allí siguen los nervios ciliares cortos hasta el músculo dilatador de la pupila y los vasos sanguíneos del globo ocular (excepto los vasos de la retina).

Las **fibras sensoriales** del **nervio nasociliar** (ramo del nervio oftálmico) (v. Cap. 35) también atraviesan, sin hacer sinapsis, con aferentes provenientes de la córnea, conjuntiva, iris, esclerótica, cuerpo ciliar y coroides. Estas fibras pueden funcionar como efectores en la modulación del ganglio ciliar y las estructuras que inervan a través de neuropéptidos, como la sustancia P, que actúan como neurotransmisores

Es importante destacar que las fibras parasimpáticas, simpáticas y sensitivas que emergen del cuerpo ciliar utilizan los **nervios ciliares cortos** para alcanzar el globo ocular; sin embargo, otros haces de fibras simpáticas y sensitivas también penetran en el globo ocular sin pasar por este ganglio, a través de los **nervios ciliares posteriores largos**, que son ramas del nervio nasociliar.

Indicaciones terapéuticas

En los siguientes apartados se detallan las generalidades y sugerencias de las indicaciones terapéuticas en la cavidad orbitaria.

Generalidades

El ganglio ciliar representa una figura central en la regulación de las respuestas fisiológicas de los tejidos oculares, al ser el principal integrador de las señales aferentes y eferentes, albergando fibras parasimpáticas, simpáticas, sensoriales y motoras. Casi cualquier patología ocular, presente o pasada, sitúa a este ganglio como una potencial opción terapéutica.

La inyección en el segmento posterior de la cavidad orbitaria, a través del efecto sobre las diferentes estructuras vasculonerviosas que contiene, especialmente el ganglio ciliar, el nervio y la arteria oftálmicos y sus respectivas ramas, puede influir en una diversidad de trastornos, incluyendo aquellos de índole doloroso, inflamatorio, circulatorio, degenerativo, motor y trófico.

Las funciones oculares como la contracción y dilatación pupilar, los movimientos de acomodación del músculo ciliar, la nutrición, la irrigación y el drenaje de las capas medias y externas de los ojos, el trofismo corneal y tisular, y la respuesta a estímulos nociceptivos dependen intrínsecamente del correcto funcionamiento del ganglio ciliar.

Debido a las conexiones y las comunicaciones que tiene esta cavidad, los efectos de la inyección en esta zona pueden influenciar, además del ojo y sus estructuras anexas, el equilibrio funcional del sistema nervioso central, condiciones intracraneales y aspectos relacionados con la cabeza, la cara, la piel, las mucosas, los dientes, las encías y las glándulas de la zona.

Su efecto simpaticolítico periarterial facilita la vasodilatación de las ramas de la arteria oftálmica, mejorando además la circulación en el propio ganglio ciliar, el trofismo, la inflamación y el dolor en todo el territorio.

En su libro, Barop dice que la inyección en el tronco simpático (zona del ganglio estrellado) tiene un efecto selectivo de supresión simpática, lo que puede inducir un incremento temporal en la presión intraocular. En contraste, la inyección en la órbita posterior suprime simultáneamente tanto las fibras parasimpáticas como las simpáticas del ganglio ciliar, resultando en una disminución notable de la presión interna ocular. Este efecto, que suele manifestarse a los 20-30 minutos después de la inyección, según Barop, se debe probablemente a una combinación de una mejor evacuación del humor acuoso y una reducción en su producción.

Si bien la retina y sus vasos aparentemente no poseen fibras autónomas y su circulación sanguínea está más determinada por la concentración de O_2 y CO_2, sus capas más externas se alimentan de la circulación coroidea, la cual es rica en inervación vegetativa.

Los ojos son particularmente susceptibles a daños por mínimos cambios anatómicos o histológicos. Procesos de cicatrización que generan tejido fibrótico o sinequias pueden alterar permanentemente la función ocular, llevando a graves consecuencias para la visión. Por lo tanto, especialmente en situaciones agudas es importante realizar un seguimiento oftalmológico paralelamente al neuralterapéutico para prevenir daños irreversibles en la vista.

En los casos en los que se recomienda una intervención quirúrgica, la terapia neural puede contribuir a una mejor regulación de los procesos fisiopatológicos antes y después de la cirugía, facilitando así la recuperación y previniendo las recaídas. El cristalino y el humor vítreo no reciben irrigación ni inervación directa, por lo que las patologías que afectan a estas estructuras, como las opacidades, no se ven influenciadas de forma directa por la terapia neural, como puede suceder también en patologías como los desprendimientos de retina regmatógenos o los traccionales, además de los glaucomas de ángulo cerrado obstructivos, dada la presencia de un componente mecánico que requiere una intervención quirúrgica. En el caso de las ametropías (miopía, hipermetropía y astigmatismo), las causas pueden ser múltiples y el potencial de la terapia neural en estas condiciones aún es un territorio incierto, pero probablemente sea mayor en la infancia y la adolescencia, debido a su mayor plasticidad anatómica, como sucede también en casos de queratocono.

La inervación proporcionada por las ramas del nervio maxilar y del ganglio ciliar hace que la inyección en la cavidad orbitaria pueda resultar diagnóstica y terapéutica cuando hay un desencadenante neuromodulador en estas estructuras.

Sugerencias

Cualquier tipo de inflamación o afección del ojo y de la órbita puede sugerir la inyección en el segmento posterior de la cavidad orbitaria, como conjuntivitis, alergias, uveítis, queratitis, glaucoma, retinopatía diabética, neuritis o neuropatía óptica isquémica, oclusiones vasculares retinianas y degeneración macular húmeda o seca (relacionada con la edad). Asimismo, la técnica está indicada para personas con oftalmopatía de Graves que presenten retracción palpebral, edema periorbitario y/o exoftalmos. También puede ser de gran ayuda en procesos oculares traumáticos y quirúrgicos.

La existencia de trauma o patología previa en los ojos o cavidad orbitaria en la historia de vida puede sugerir la búsqueda y terapia de desencadenantes neuromoduladores con la inyección en el segmento posterior de la cavidad orbitaria del ojo correspondiente.

Técnica de inyección

Para completar la descripción de la técnica de inyección, véase el **vídeo 37-1**.

Material

Principalmente consta de:

- Agujas de 0,3 × 25 (30 G), 0,4 × 25 (27 G) o 0,4 × 40 (27 G).
- Jeringa de 3 mL.
- 2 mL de procaína al 0,5-1 % sin vasoconstrictor.

Generalidades

La técnica retrobulbar, que implica el uso de agujas más largas, conlleva riesgos adicionales, pero no ofrece mayor beneficio neuralterapéutico ni anestésico en comparación con la técnica peribulbar posterior. Esta última, al evitar la penetración de la aguja en el cono muscular y limitarse a acercarse con mayor cautela a la zona en cuestión, resulta en un procedimiento más seguro.

Posición

El paciente puede estar acostado o sentado, con la cabeza apoyada durante la inyección –para evitar que esta se mueva– y con los ojos abiertos o cerrados, según se sienta más cómodo. En caso de tener los ojos abiertos, se recomienda que sostenga la mirada hacia delante (posición neutra de la mirada). La mirada hacia la dirección superior y medial, descrita por Atkinson, en algunos casos puede incrementar los riesgos debido a que sitúa el nervio óptico y sus vasos en la trayectoria de la aguja. Hay pacientes que prefieren tener los ojos cerrados para no ver cómo se acerca la aguja; en estos casos el terapeuta debe ser experimentado, debido a que la presión de los párpados empuja el globo ocular hacia posterior y, además, el paciente adopta una mirada refleja hacia superior, lo que conlleva los riesgos descritos.

Inyección peribulbar posterior

En el borde inferior de la órbita, entre el tercio medio y tercio lateral se palpa una depresión que sirve de guía para el punto de entrada de la aguja. En términos de una metáfora de reloj, este punto se localizaría a las 7 en el ojo derecho y a las 5 en el izquierdo, considerando que la posición de las 6 corresponde al punto medio inferior de la órbita.

Con un dedo de la mano libre se empuja cuidadosamente el globo ocular hacia arriba y hacia dentro, creando un margen de seguridad entre el globo y la trayectoria prevista de la aguja. Un apoyo ligero de la mano que sostiene la jeringa aumenta la precisión y seguridad durante el procedimiento.

Se introducen 2 cm de la aguja en el plano horizontal, perpendicularmente a la piel, en paralelo al plano sagital, con el bisel orientado hacia el ojo. Una vez alcanzados los 2 cm de profundidad, se supera la región más amplia del globo ocular, conocida como el *ecuador*. En este punto, se reorienta suavemente la aguja en dirección al vértice de la órbita, que se sitúa ligeramente hacia arriba y hacia adentro. A partir de aquí, la inyección lenta y continua del anestésico local durante el avance de la aguja contribuye a reducir el riesgo de perforación de pequeños vasos. La aguja se introduce entre 0,5 y 1 cm adicionales, y tras realizar una aspiración, se inyectan 2 mL de procaína. No es necesario que exista un contacto óseo (Fig. 37-9; v. Fig. 37-8).

Si se utiliza una aguja de 40 mm de longitud, nunca deben introducirse más de 35 mm, debido al riesgo de lesión de la arteria oftálmica.

Contraindicaciones, precauciones y peculiaridades

El procedimiento de inyección de anestésico local en la cavidad orbitaria puede conllevar, además de proptosis y ptosis palpebral, resultantes de la acción mecánica del líquido, efectos temporales como midriasis, visión borrosa, diplopía y estrabismo, causados tanto por el exoftalmo como por la anestesia en los músculos extraoculares. Se aconseja ocluir el ojo afectado durante 1 hora hasta que cese la diplopía y evitar actividades como conducir hasta que se recupere completamente la visión. La duración de estos efectos está ligada a la cantidad y concentración del anestésico local, que se descompone más lentamente en la región retrobulbar debido a su riqueza en tejido adiposo.

La inyección en la fosa orbitaria está **contraindicada** en presencia de infecciones locales, como la celulitis y en pacientes con glaucoma de ángulo estrecho que no hayan sido tratados con iridotomía con láser YAG, ya que la midriasis inducida podría desencadenar un ataque de glaucoma agudo. En las situaciones en que la presión intraocular es elevada (superior a 40 mmHg) o en los casos de glaucoma avanzado, el aumento temporal de presión ocasionado por la inyección puede resultar en una pérdida de visión irreversible. En tales circunstancias, si se considera necesaria una inyección de anestésico local en la fosa orbitaria, se debe limitar a un máximo de 1 mL. Asimismo, esta inyección está contraindicada en ojos que han sido recientemente operados (menos de 7 días) y cuyas incisiones no estén completamente selladas, debido a que el incremento de presión en la cavidad orbitaria aumenta el riesgo de herniación del contenido ocular e infecciones.

Los ojos con alta miopía o miopía degenerativa (más de 6 dioptrías) suelen ser más largos y pueden presentar estafilomas (prolapso de la esclerótica debido al adelgazamiento de sus fibras) en la porción posterior del globo, lo que incrementa el riesgo de perforación ocular durante el procedimiento. En estos casos es fundamental introducir la aguja en el plano sagital sin inclinarla una vez superado el ecuador del ojo. Dirigir la mirada hacia el cuadrante nasal superior puede exponer más el nervio óptico y posibles estafilomas a la aguja.

No se aconseja llevar a cabo esta técnica en pacientes con alteración de la coagulación. Debe evitarse el uso de vasoconstrictores, ya que podrían provocar una isquemia del nervio óptico y de la retina, con la consecuente pérdida irreparable de visión.

Complicaciones

Las complicaciones más frecuentes son clínicamente poco significativas, como el edema conjuntival o palpebral, generalmente de corta duración y que suele resolverse en pocas horas, o el

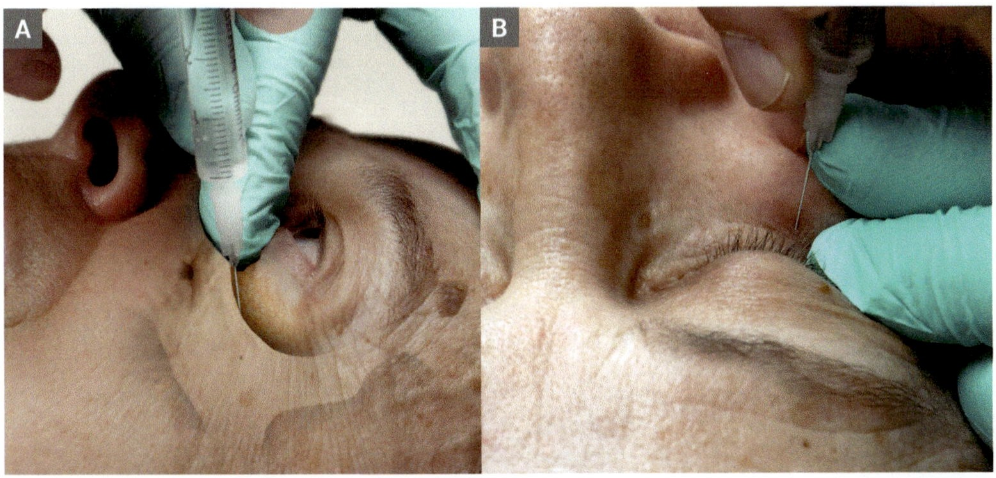

Figura 37-9. Inyección en la fosa orbitaria. **A)** Vista lateral: la inyección se realiza en la posición de las 5 h en el lado izquierdo y avanza paralela al suelo de la órbita. El dedo índice del médico desplaza la órbita hacia arriba para ampliar el margen de entrada de la aguja. La aguja, y sobre todo el anestésico local, alcanzan el área peribulbar posterior de la fosa orbitaria. **B)** Vista superior. La inyección se realiza en la posición de las 7 h en el lado derecho y avanza con una leve inclinación hacia medial.

hematoma superficial causado por daño capilar o venoso, que requiere entre 1 y 2 semanas para su completa reabsorción.

Respecto a la técnica retrobulbar, la técnica peribulbar posterior disminuye considerablemente la probabilidad de complicaciones más graves como la hemorragia retrobulbar por lesión arterial de vasos intraorbitarios, y que representa una urgencia oftalmológica debido al aumento progresivo de la presión dentro de la cavidad orbitaria, la inyección intraneural o en la vaina del nervio óptico, que pueden tener consecuencias significativas para la función visual.

Aunque es rara, la perforación ocular es una complicación potencial de la inyección orbitaria y constituye también una urgencia oftalmológica, ya que puede ocasionar hemorragia interna y desprendimiento de retina, lo cual puede requerir intervención quirúrgica para su manejo.

Historia de vida

Una mujer de 74 años consultó por dolor y fotofobia en el ojo derecho que había comenzado tras una cirugía de cataratas realizada 2 años antes. Llevaba 10 años diagnosticada de glaucoma en ambos ojos, controlando la tensión ocular con gotas hipotensoras, aunque mostraba una progresión en la excavación de los nervios ópticos que le causaba gran preocupación. En su historia de vida destacaba un trauma perforante en el ojo derecho a los 9 años que resultó en una disminución de la visión.

En la primera sesión se administró procaína a nivel perineural en los nervios supraorbitarios y nasociliar, y en la fosa orbitaria del ojo derecho para influir en el ganglio ciliar. A su regreso 2 semanas después, la paciente refirió no tener dolor ni molestias en el ojo desde la sesión de terapia neural, y notó una mejora subjetiva en la nitidez de su visión (aunque no medida). Además, manifestó sentirse menos preocupada por el futuro de su ojo.

Comentarios:

- La paciente ya tenía glaucoma y sus síntomas actuales empezaron después de la cirugía de catarata, lo que sugirió una implicación del ganglio ciliar.
- La primera rama del trigémino es responsable por la sensibilidad dolorosa de la órbita, motivo por el cual también fue aplicado en el supraorbitario y nasociliar.
- La presión ocular y la excavación del nervio óptico requieren de un seguimiento continuo por parte de un oftalmólogo.
- El estado de menor preocupación relatado por la paciente es de gran importancia para su calidad de vida y sugiere un mejor equilibrio funcional de su sistema psiconeuroinmunoendocrino (v. **Caps. 13** y **14**).

PUNTOS CLAVE

- La FPP es una zona anatómica estratégica que contiene componentes sensitivos, vasomotores, simpáticos y el mayor ganglio parasimpático periférico, y se comunica directamente con la fosa craneal media, las cavidades orbitaria, nasal y bucal, la nasofaringe y la fosa infratemporal.
- La aplicación cerca del ganglio ciliar requiere experiencia por parte del médico. La aguja debe avanzar un máximo de 3,5 cm entre la base de la cavidad orbitaria y el globo ocular, sin necesidad de hacer contacto óseo.
- El abordaje extraoral de la fosa pterigopalatina es preferible cuando hay dificultad para abrir la boca. Por otro lado, el abordaje intraoral permite aliviar la tensión en los músculos pterigoideos mientras se administra el anestésico local a medida que avanza la aguja, así como actuar sobre el nervio alveolar posterior superior y otras ramas del nervio trigémino. Esta última vía es preferible para los odontólogos.
- Los múltiples estímulos que reciben el nervio maxilar y el GEP a través de sus ramas convierten a la FPP en una técnica frecuente en terapia neural, especialmente por la instauración de campos interferentes en la zona de la cabeza.

BIBLIOGRAFÍA

Barop H. Textbook and atlas of neural therapy: diagnosis and therapy with local anesthetics. 1ª ed. Stuttgart: Thieme; 2017.

Cohen S, Trnovski S, Zada Y. A new interest in an old remedy for headache and backache for our obstetric patients: a sphenopalatine ganglion block. Anaesthesia. 2001;56(6):606-7.

Dosch M. Atlas of neural therapy with local anesthetics. 3ª ed. Stuttgart: Thieme; 2012.

Fischer L. Neuraltherapie: Neurophysiologie, Injektionstechnik und Therapievorschläge. 5ª ed. Stuttgart: Thieme; 2019.

Saavedra Torres JS, Díaz Córdoba WJ, Zúñiga Cerón LF, Navia Amézquita CA, Zamora Bastidas TO. Correlación funcional del sistema límbico con la emoción, el aprendizaje y la memoria. Morfolia. 2015;7(2):29-44.

Vinyes D, Muñoz-Sellart M, Caballero TG. Local anesthetics as a therapeutic tool for post COVID-19 patients: A case report. Medicine (Baltimore). 2022 Jul 15;101(28). Doi: 10.1097/MD.0000000000029358.

Vinyes D, Muñoz-Sellart M, Fischer L. Therapeutic Use of Low-Dose Local Anesthetics in Pain, Inflammation, and Other Clinical Conditions: A Systematic Scoping Review. J Clin Med. 2023;12(23):7221.

Weinschenk S. Handbuch Neuraltherapie. Therapie mit Lokalanästhetika. 2ª ed. Stuttgart: Thieme; 2020.

Zona temporomandibular

38

D. Vinyes, V. Peña Velasco y F. Córdoba Llanos[†]

INTRODUCCIÓN

En este capítulo se explorarán unas zonas importantes pero frecuentemente subestimadas en terapia neural: la temporomandibular y las fosas infratemporal (FIT) y retromandibular (FRM). Estas áreas son relevantes debido a su implicación en numerosas funciones como la respiración, la masticación, la deglución, la salivación, la audición, el equilibrio y su influencia en la circulación intracraneal, así como en la craneal y facial.

Estas funciones están relacionadas con su **rica red vascular**, alimentada por las ramas de la arteria carótida externa, y su **densa red nerviosa**. Esta última incluye tanto fibras motoras y sensitivas, mayormente originadas en los nervios facial y trigémino, como también componentes simpáticos y, de manera destacada, parasimpáticos, provenientes principalmente del ganglio cervical superior y del nervio glosofaríngeo, respectivamente.

Se abordará también la relevancia de la articulación temporomandibular (ATM) y de los músculos masticadores, los cuales desempeñan papeles críticos no solo en la masticación, sino también en la oclusión, la postura y su interacción con el sistema esquelético. Además, esta área es frecuentemente una zona de proyección psicosomática en contextos de tensión emocional y ansiedad.

En este capítulo se proporciona una visión integral de estas regiones y su relevancia terapéutica, resaltando su efecto en el bienestar físico y emocional.

Se recomienda leer el capítulo de anatomía del aparato estomatognático (v. **Cap. 5**) para una mayor comprensión de este tema.

> **!** **Aclaración sobre la terminología**:
>
> En la bibliografía sobre terapia neural, la inyección en la fosa infratemporal se describe como **inyección en el ganglio ótico y/o en el nervio mandibular**, o incluso en ocasiones como **inyección en el ganglio de Gasser**; sin embargo, en este libro se ha optado por referirse a ella como **inyección en la fosa infratemporal**. Esta elección se basa en el entendimiento de que el sitio de liberación del anestésico local es, precisamente, la fosa infratemporal y que el efecto terapéutico se logra por su acción sobre todas las estructuras presentes en esta área, que incluye el ganglio ótico, el nervio mandibular y, ocasionalmente, sobre el mismo ganglio de Gasser. En el apartado de las técnicas de inyección de este capítulo se explica el razonamiento.

ANATOMÍA

A continuación, se detalla la anatomía de la zona de la ATM, la FIT, la FRM y la zona submandibular.

Zona de la articulación temporomandibular

La ATM es una articulación deslizante formada entre el cóndilo de la mandíbula, por un lado, y la fosa y el tubérculo articulares del hueso temporal, por el otro. Contiene un disco articular que la divide en dos cámaras. Las superficies articulares están unidas entre sí por la cápsula articular, que a su vez está reforzada por ligamentos intrínsecos (lateral y medial) y extrínsecos (esfenomandibular, estilomandibular y pterigomandibular), y la fisura timpanoescamosa (v. **Fig. 5-4**).

Está **vascularizada** por ramas de las arterias temporal superficial y maxilar. El drenaje venoso se realiza a través de las venas temporales superficiales y la vena retromandibular. La **inervación sensorial** se produce por ramos del nervio mandibular: los nervios auriculotemporal, temporal profundo y maseterino (v. **Figs. 35-1** y **35-2**). La **inervación simpática** se produce por fibras simpáticas aferentes y eferentes que llegan mediante el suministro arterial y la rama irrigadora del nervio trigémino. La coordinación precisa de los movimientos de la mandíbula depende del ramo motor del nervio mandibular, que inerva los músculos de la masticación.

Fosa infratemporal

La FIT (**Figs. 38-1** y **38-2**) es una estructura anatómica situada inferiormente a la fosa temporal que presenta una configuración piramidal. Su base se localiza en la cara medial de la rama de la mandíbula, mientras que su vértice se alinea con la **fisura pterigomaxilar**. Esta fosa se caracteriza por tener una pared superior compuesta por la porción horizontal del ala mayor del esfenoides, una pared anterior formada por la tuberosidad del maxilar y una pared medial correspondiente a la lámina lateral de la apófisis pterigoides del esfenoides. La pared posterior está definida por la porción timpánica y la apófisis estiloides del hueso temporal.

Se interconecta superiormente con la **fosa temporal**, delimitadas entre sí por el borde inferior del arco cigomático. Además, se comunica con la **fosa pterigopalatina** a través de la fisura pterigomaxilar (v. **Figs. 38-1**, **35-1** y **37-1**).

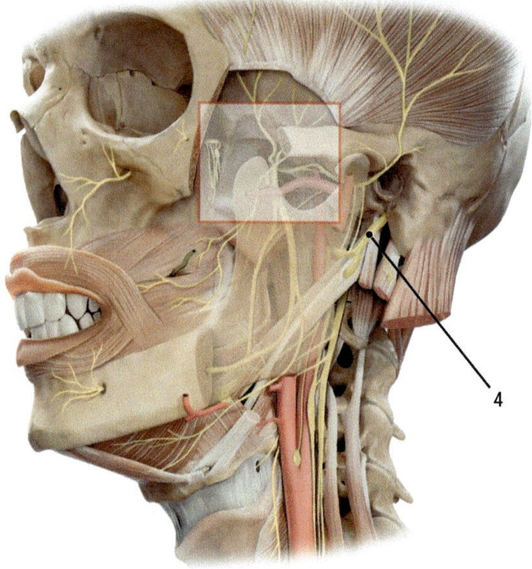

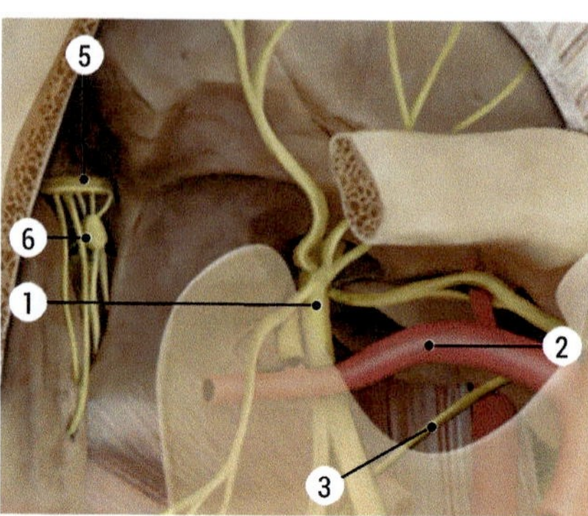

Figura 38-1. Fosa infratemporal, vista lateral. Se resecaron la rama de la mandíbula y el arco cigomático. Se observa el nervio mandibular (1) junto a la arteria maxilar (2). Las ramas del nervio mandibular se detallan en la **figura 35-1B**. Se muestra también el nervio cuerda del tímpano (3), rama del nervio facial (4), así como la proximidad con la fosa pterigopalatina, que alberga el nervio maxilar (5) y el ganglio esfenopalatino (6).

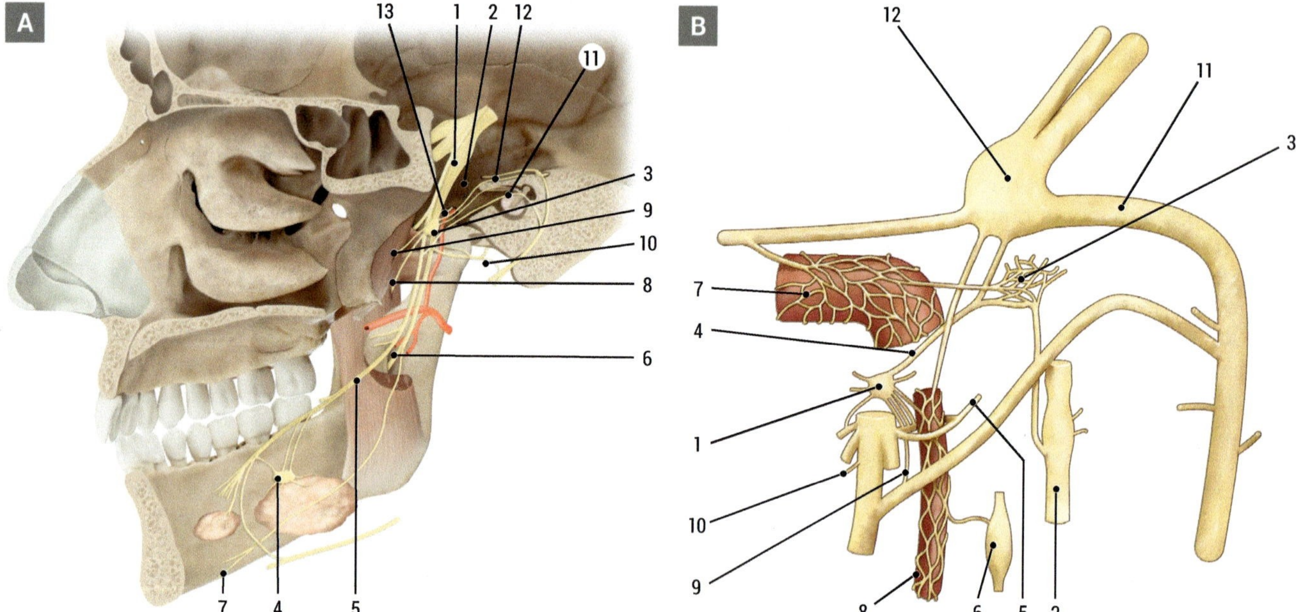

Figura 38-2. Nervio mandibular y ganglio ótico, vista medial. **A)** El nervio mandibular (1) ingresa a la fosa infratemporal a través del foramen oval (2). Se muestran los ganglios parasimpáticos ótico (3) y submandibular (4), así como algunas ramas del nervio mandibular, como los nervios: lingual (5), alveolar inferior (6), mentoniano (7), pterigoideo medial (8), del músculo tensor del paladar (9), auriculotemporal (10), cuerda del tímpano (11), petrosos (12) y el ramo meníngeo (13). **B)** Interconexiones nerviosas del ganglio ótico en la fosa infratemporal. El ganglio ótico (1) recibe fibras parasimpáticas presinápticas del nervio glosofaríngeo (2) a través del plexo timpánico (3) y el nervio petroso menor (4), y envía las fibras posganglionares al nervio auriculotemporal (5). También recibe fibras simpáticas provenientes del ganglio cervical superior (6) a través de los plexos carotídeo interno (7) y de la arteria meníngea media (8). Y recibe fibras sensitivas a través de una rama del nervio mandibular (9) para dirigirse a la fosa craneal media a través del nervio meníngeo (10). El nervio facial (11) contiene fibras parasimpáticas dirigidas hacia los ganglios esfenopalatino y submandibular, pero no hacia el ganglio ótico. Ganglio geniculado (12).

En cuanto a su contenido, alberga:

- Porción inferior del músculo temporal.
- Músculos pterigoideos lateral y medial.
- Nervio mandibular con sus ramos.
- Cuerda del tímpano, ramo del nervio facial.
- Ganglio ótico.
- Arteria maxilar y sus ramas.
- Plexo venoso pterigoideo.

Nervio mandibular

El tercer ramo del nervio trigémino es un nervio mixto compuesto por componentes sensitivos y motores. Su raíz sensitiva se origina en el ganglio del nervio trigémino y se une a la raíz motora para formar el nervio mandibular, el cual atraviesa el **foramen oval** y entra en la **FIT**, emitiendo varios ramos colaterales y terminales (v. **Figs. 38-1**, **5-5** y **35-1B**).

Los ramos colaterales del nervio mandibular se enumeran en la tabla 35-1 y se explican más detalladamente en el apartado *Nervio mandibular* del capítulo 35.

Ganglio ótico

El ganglio ótico es un **ganglio parasimpático** ubicado en la FIT, situado a unos 4,5 cm inferomedial al **agujero oval**, medialmente al **nervio mandibular** y por delante de la arteria meníngea media (v. Fig. 38-2). Fue descrito por primera vez por el anatomista Arnold (1828), y se denominó ótico por su gran tamaño en mamíferos de orejas largas como el asno, el conejo, el caballo y otros rumiantes.

El ganglio ótico, al igual que otros ganglios parasimpáticos en la región craneal, tiene su **origen embriológico** a partir de precursores de las células de Schwann. Estos precursores migran a lo largo de los axones preganglionares y, al llegar al sitio específico donde se formará la estructura ganglionar adulta, se diferencian en neuronas periféricas. En recientes investigaciones se ha revelado que, hasta la semana 16 de gestación, el ganglio ótico y los ganglios pterigopalatinos forman una única masa celular indiferenciada. Posteriormente, estos ganglios se separan como resultado del crecimiento del ala temporal del esfenoides. Después de esta separación, se reconectan a través de una rama comunicante, conocida como *nervio esfenoidal*, el cual también tiene su importancia terapéutica.

Este ganglio se compone de cuatro raíces (v. Fig. 38-2B):

- **Parasimpática**. Las fibras preganglionares emergen del bulbo raquídeo, llegando al núcleo salival inferior con el **nervio glosofaríngeo**, después con el nervio timpánico y finalmente con el nervio petroso menor, que atraviesa la fosa craneal media y llega al **ganglio ótico**. Transmite fibras secretoras parasimpáticas posganglionares a todas las ramas de la división mandibular del nervio trigémino, incluyendo los nervios auriculotemporal, lingual, bucal, alveolar inferior, milohioideo y meníngeo, y las ramas motoras al temporal profundo y al masetero. Las fibras secretoras llegan a la glándula parótida a través del nervio auriculotemporal. También irriga otras zonas de la región orofacial como la glándula submandibular, la glándula sublingual, otras glándulas salivales de la mucosa bucal y los vasos sanguíneos de los músculos masticatorios a través de las otras ramas del nervio mandibular.
- **Simpática**. Estas fibras provienen del plexo alrededor de la arteria meníngea media, rama de la arteria carótida interna. Son fibras postsinápticas que provienen del ganglio cervical superior. También envía fibras vasomotoras simpáticas a la glándula parótida junto con las fibras parasimpáticas del nervio auriculotemporal.
- **Sensitiva**. Proveniente del nervio mandibular.
- **Motora**. Las fibras motoras provienen del nervio mandibular y llegan al nervio pterigoideo medial para inervar los músculos **pterigoideo, tensor del velo del paladar** y **tensor del tímpano**.

De estos cuatro componentes, solo las fibras parasimpáticas realizan una sinapsis en el ganglio ótico. Aunque el ganglio ótico está relacionado topográficamente con el nervio mandibular, funcionalmente está relacionado con el nervio glosofaríngeo.

Las fibras posganglionares que emergen del ganglio ótico tienen una función esencial en la **inervación de diversas estructuras vasculares.** Estas fibras inervan los vasos sanguíneos del **polígono de Willis**, en contraposición a la arteria vertebrobasilar. Además, se extienden hasta el seno cavernoso a través del nervio esfenoidal externo, donde contribuyen a la formación del **plexo del seno cavernoso** junto con las fibras simpáticas de la arteria carótida interna.

En cuanto a la **arteria meníngea media** y la **arteria temporal superficial**, estas reciben aferencias del ganglio ótico a través del nervio auriculotemporal (v. Fig. 38-2B). Asimismo, los **vasos sanguíneos del labio inferior** son inervados por fibras posganglionares provenientes del ganglio ótico.

Por otro lado, el ganglio ótico es un sitio de transición para la información sensorial desde el sistema nervioso periférico al sistema nervioso central. Esta función incluye mecanismos de señalización intercelulares y posiblemente autocrinos, con el fin de modular la información sensorial (Messlinger y Russo, 2019).

Arteria maxilar

La arteria maxilar es la rama terminal más importante de la arteria carótida externa, originándose en su bifurcación a la altura de la glándula parótida. Su trayecto transcurre hacia delante para ingresar en la FIT a través del foramen formado entre el cuello del cóndilo mandibular y el ligamento esfenomandibular. Allí se extiende desde la lámina lateral de la apófisis pterigoides hasta el fondo de la fosa pterigopalatina, donde emite la arteria esfenopalatina como su rama terminal. A lo largo de su trayecto emite las siguientes ramas (v. Figs. 38-1 y 35-1):

- **Arteria auricular profunda**: irriga la ATM, el conducto auditivo externo, la membrana timpánica y la mucosa de la cavidad timpánica.
- **Arteria timpánica anterior**: pasa junto a la cuerda del tímpano y termina en la cavidad timpánica.
- **Arteria alveolar inferior**: corre entre la rama de la mandíbula y el músculo pterigoideo medial, ingresando en el canal alveolar mandibular y bifurcándose en el foramen mentoniano, para irrigar las raíces dentarias y el periodonto.
- **Arteria meníngea media**: se dirige a la fosa craneal media a través del foramen espinoso, irrigando la duramadre y el hueso de esta región, así como la trompa auditiva y la glándula lagrimal.
- **Arteria pterigomeníngea**: irriga los músculos pterigoideos, tensor del velo del paladar y la trompa auditiva.
- **Arteria maseterina**: atraviesa la escotadura mandibular y llega a la cara profunda del músculo masetero.
- **Arterias temporales profundas anterior y posterior.**
- **Ramas pterigoideas.**
- **Arteria bucal**: corre por delante y debajo del músculo buccinador, irrigando la encía y la mucosa de la boca.

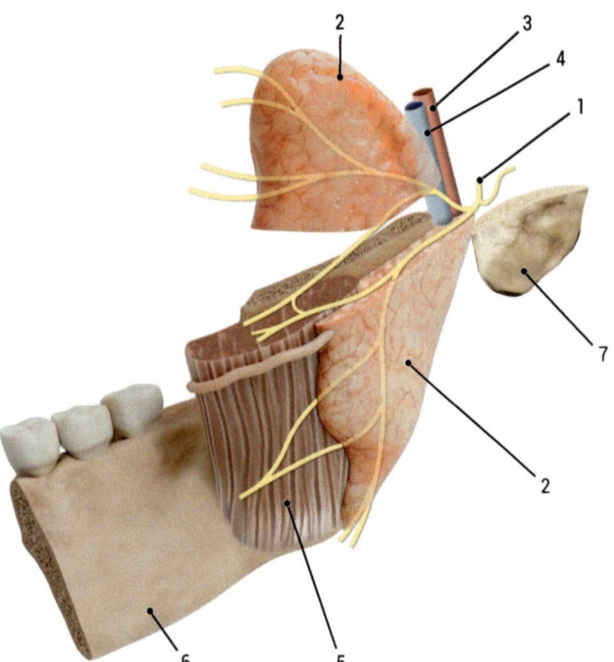

Figura 38-3. Fosa retromastoidea y trayecto del nervio facial. Se destaca la ramificación del nervio facial (1) en la glándula parótida (2), formando un plexo intraparotídeo y ramas motoras que se distribuyen hacia la musculatura peribucal y mandibular. Se muestra también la relación con la arteria carótida externa (3), la vena retromandibular (4), el músculo masetero (5), la mandíbula (6) y la apófisis mastoides (7).

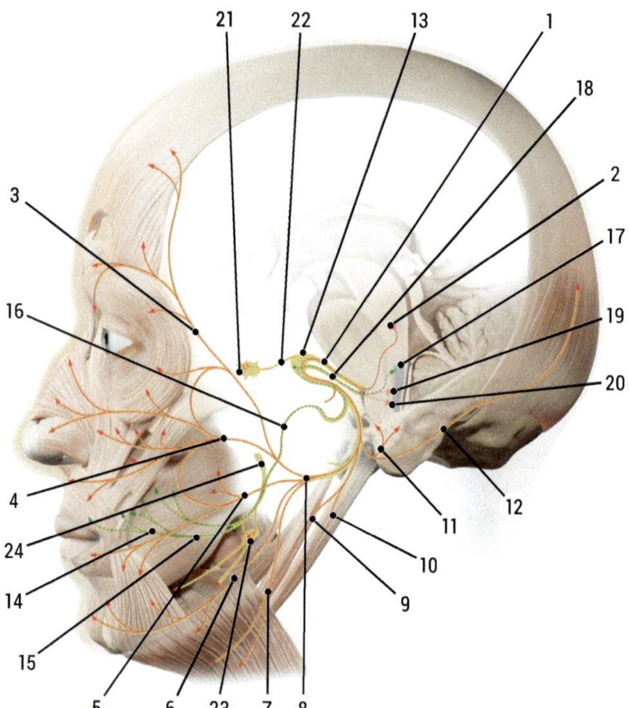

Figura 38-4. Anatomía del nervio facial. Las neuronas motoras del nervio facial (1) proceden del núcleo del nervio facial (2) se distribuyen a través de sus ramas temporales (3), cigomáticas (4), bucales (5), marginal mandibular (6), cervical (7), del plexo parotídeo (8), estiloideo (9), digástrico (10), auricular (11) y occipital (12). Las neuronas sensitivas tienen el soma en el ganglio geniculado (13) y recogen la sensibilidad gustativa a través de los ramos linguales (14), pasando por los nervios sublingual (15) y la cuerda del tímpano (16) para proyectarlas hacia el núcleo solitario (17) a través del nervio intermedio (18). Las fibras parasimpáticas presinápticas proceden del núcleo lacrimal (19) y del núcleo salivar superior (20), y llegadas al ganglio geniculado también por el nervio intermedio, se dirigen hacia el ganglio esfenopalatino (21), a través del nervio petroso mayor (22), o hacia el ganglio submandibular (23) a través de la cuerda del tímpano y el nervio lingual (24), ramas del nervio mandibular.

- **Arteria alveolar superior posterior**: sus ramas ingresan en los conductos alveolares posteriores para los molares del maxilar.
- **Arteria infraorbitaria**: ingresa en la órbita y luego en el surco infraorbitario, irrigando los dientes incisivos y el periodonto.
- **Arteria del conducto pterigoideo**: atraviesa el conducto pterigoideo, irrigando la trompa auditiva y tejidos adyacentes.
- **Arteria palatina descendente**: entra en el conducto palatino, emitiendo la arteria palatina mayor y menores, e irriga la membrana mucosa del paladar y la región amigdalina.
- **Arteria esfenopalatina**: rama terminal de la arteria maxilar, ingresa en la cavidad nasal como arterias nasales y septales para irrigar la cavidad nasal y los senos paranasales.

Fosa retromandibular

La FRM, también conocida como *fosa parotídea*, está ubicada detrás de la mandíbula y dentro de la glándula parótida. Su contenido incluye (Fig. 38-3; v. Fig. 36-3):

- La **arteria carótida externa**, en su porción superior, que pasa por esta fosa junto a sus ramas temporal superficial y maxilar.
- La **vena retromandibular**, que es el resultado de la unión de la vena temporal superficial y la vena maxilar.
- El **nervio facial**, que pasa a través de la glándula parótida, donde se divide en sus ramas terminales.
- Los **ganglios linfáticos intraparotídeos**.
- **Ramos del nervio auriculotemporal**, rama del nervio mandibular.

Nervio facial

El nervio facial o VII par craneal es un nervio mixto compuesto por fibras motoras, sensitivo-sensoriales y parasimpáticas. Sus componentes son (Fig. 38-4):

- **Origen motor**: el núcleo motor del nervio facial se encuentra en la parte posterior del puente, rodeando el núcleo del nervio *abducens* y moviéndose hacia delante y lateralmente hasta el origen aparente del nervio.
- **Origen sensitivo-sensorial**: ubicado posterior y lateral al núcleo motor, en la porción superior del núcleo solitario, recibe fibras aferentes del **ganglio geniculado**.

- **Orígenes parasimpáticos**: incluyen el núcleo salival superior, que origina fibras para el nervio de la cuerda del tímpano (inervando glándulas salivales submandibulares y sublinguales), y el núcleo lagrimal, dirigiendo fibras al ganglio pterigopalatino y la glándula lagrimal.

Las fibras de estos núcleos salen del tronco encefálico en el surco bulbopontino y viajan junto al nervio vestibulococlear hacia la porción petrosa del hueso temporal, entrando al conducto facial. Dentro de este, el nervio se divide en varias porciones y sale del cráneo por el **foramen estilomastoideo.**

El nervio facial tiene dos segmentos principales fuera del cráneo: el supraglandular y el intraparotídeo. En la parte supraglandular, el nervio se sitúa entre la apófisis estiloides y el músculo estilohioideo (ambos hacia el lado medial) y el vientre posterior del músculo digástrico (lateral y posteriormente). Dentro del segmento intraparotídeo, el trayecto del nervio facial es oblicuo, dirigiéndose anterior e inferiormente, y tras recorrer aproximadamente 1,5 cm, se ramifica en sus terminaciones finales. En este punto, se encuentra externamente con la arteria carótida externa y la vena retromandibular.

Los **ramos colaterales del nervio intermedio** incluyen:

- **Cuerda del tímpano**: lleva fibras gustativas de los dos tercios anteriores de la lengua, y fibras parasimpáticas a las glándulas submandibular y sublingual.
- **Nervio petroso mayor**: lleva fibras parasimpáticas al ganglio esfenopalatino.
- **Nervio petroso profundo**: formado por fibras simpáticas, se une al nervio petroso mayor.
- **Nervio del conducto pterigoideo**: contiene fibras simpáticas y parasimpáticas hacia el ganglio esfenopalatino.
- **Nervio del músculo del estribo**: inerva el músculo del estribo en el oído medio, que protege contra sonidos fuertes.
- **Nervio auricular posterior**: inerva los músculos de la región posterior del pabellón auricular y el vientre occipital del músculo occipitofrontal.

Además, tiene un **ramo digástrico** que inerva el vientre posterior del músculo digástrico, un **ramo estilohioideo** que inerva el músculo estilohioideo, fibras simpáticas que alcanzan el ganglio submandibular y ramos comunicantes con el nervio glosofaríngeo y otros nervios.

Los **ramos terminales del nervio facial** se dividen en la glándula parótida y se distribuyen para inervar los músculos de la mímica facial, incluyendo:

- **Ramos temporales**: inervan los músculos de la frente y alrededor de los ojos.
- **Ramos cigomáticos**: inervan los músculos en la región superior del rostro, incluyendo los músculos alrededor de los ojos.
- **Ramos bucales**: inervan los músculos alrededor de la boca y el buccinador.
- **Ramo marginal mandibular**: inerva los músculos del labio inferior y el mentón.
- **Ramo cervical**: inerva el músculo platisma en el cuello.

Glándula parótida

La glándula parótida es la glándula salival más grande y se ubica en la FRM, extendiéndose hasta la ATM y la rama mandibular. Contiene estructuras importantes como el nervio facial y el nervio auriculotemporal (v. **Figs. 38-3, 5-9** y **36-3**). Esta glándula se detalla en el capítulo 5.

Zona submandibular

El triángulo o zona submandibular se localiza por debajo del cuerpo de la mandíbula. En su pared superolateral se encuentra la fosa submandibular y la parte posterior está definida por la inserción del músculo pterigoideo medial, la pared inferolateral está formada por la lámina superficial de la fascia cervical, la pared medial es constituida por el músculo milohioideo, y los límites anterior y posterior del triángulo son delimitados, respectivamente, por el vientre anterior y el vientre posterior del músculo digástrico (v. **Figs. 38-3** y **5-9**).

Dentro de esta área anatómica se hallan la arteria y la vena facial, el ganglio submandibular, la glándula submandibular, el nervio lingual, varios nódulos linfáticos submandibulares y los vasos y nervio milohioideos.

Ganglio submandibular

El ganglio submandibular es uno de los cuatro ganglios parasimpáticos de la cabeza, responsable de proporcionar inervación parasimpática a las glándulas submandibular y lingual. Se sitúa bilateralmente a lo largo del suelo de la cavidad oral, lateral al músculo hiogloso, medial al milohioideo y superior al nervio hipogloso y al conducto de la glándula submandibular (v. **Figs. 38-2**, **5-9** y **35-1B**).

Recibe ramas aferentes constituidas por fibras preganglionares parasimpáticas que provienen del nervio cuerda del tímpano a través del nervio lingual (V3). También recibe fibras posganglionares simpáticas del plexo simpático carotídeo externo, que pasan por el ganglio sin formar sinapsis.

Los ramos eferentes consisten en fibras posganglionares parasimpáticas que, tras realizar sinapsis en el ganglio, se dirigen directamente a las glándulas submandibular y sublingual, así como a las glándulas salivares menores de la zona. En ocasiones, las fibras preganglionares, después de hacer sinapsis en el ganglio, se reincorporan al nervio lingual para continuar su trayecto a través de este nervio.

Glándula submandibular

La glándula submandibular es una glándula salival mayor bilateral, situada en la superficie medial del cuerpo mandibular. Su porción mayor o superficial se localiza bajo el músculo milohioideo, y su porción menor o profunda se encuentra sobre dicho músculo. Ambas partes se unen en el borde posterior del milohioideo y desembocan en el suelo de la boca a través del **conducto submandibular o de Wharton**, el cual es cruzado en dos ocasiones por el nervio lingual a lo largo de su trayecto. Por otra parte, el nervio lingual recorre la parte profunda de la glándula, mientras que la vena lingual profunda y el nervio hipogloso se encuentran en una posición más inferior (v. Figs. 38-2, 5-9 y 35-1B).

Arteria facial

La arteria facial, tercera rama colateral de la **arteria carótida externa**, sigue un trayecto a lo largo de la región facial. Inicialmente se ubica detrás del vientre posterior del músculo digástrico y el músculo estilohioideo, además de pasar por detrás de la glándula submandibular. Prosigue su recorrido ascendiendo por la escotadura antegonial de la mandíbula y cruzando el borde anterior del músculo masetero, punto a partir del cual se vuelve superficial y adopta un patrón sinuoso. La arteria se desplaza de forma lateral a medial a lo largo de la cara, culminando en el ángulo medial del ojo. Allí da origen a su rama terminal, la **arteria angular**, la cual forma anastomosis con la arteria nasal dorsal, una rama de la arteria oftálmica.

A lo largo de su recorrido, la arteria facial da origen a varias ramas colaterales importantes (v. Fig. 38-1):

- **Arteria palatina ascendente**: se encarga de irrigar la faringe, el paladar blando, los arcos palatoglosos y palatofaríngeos, y las amígdalas palatinas.
- **Arteria submentoniana**: responsable de la irrigación de los músculos del suelo de la boca y la glándula submandibular.
- **Ramas labiales inferior y superior**: estas ramas proporcionan irrigación a los labios, con la rama labial superior enviando adicionalmente una rama hacia el tabique nasal.
- **Rama nasal lateral**: irriga la base del ala de la nariz.

Linfáticos

Los ganglios linfáticos en esta área forman parte del grupo de ganglios superficiales del collar pericervical y se detallan en el apartado *Vasos y ganglios linfáticos* del capítulo 41.

INDICACIONES

A continuación se detallan las generalidades y sugerencias de aplicación de terapia neural en la zona de la ATM.

Generalidades

La técnica de inyección periarticular en la **ATM** es importante no solo en las afecciones locales, sino también en los trastornos musculoesqueléticos en general. La ATM, una de las articulaciones más biomecánicamente activas del cuerpo, posee una alta densidad de propiorreceptores en los músculos masticatorios, esenciales para la orientación espacial y para todo el sistema de movimiento.

La inyección terapéutica en la **FIT**, dirigida específicamente a estructuras como el **ganglio ótico**, el **nervio mandibular** y sus ramas, así como las fibras simpáticas asociadas a estos ramos nerviosos y a las arterias, tiene múltiples efectos terapéuticos, especialmente si se tiene en cuenta que, por difusión, el anestésico local puede traspasar el agujero oval a través de la vaina perineural y alcanzar el ganglio de Gasser. Este procedimiento modifica temporalmente la sensibilidad de las áreas cutáneas y mucosas inervadas por el nervio mandibular, relaja los músculos masticadores y la ATM, y puede inducir una anestesia y parálisis muscular temporales con dosis elevadas de anestésico local.

La interrupción de las fibras simpáticas en el nervio auriculotemporal puede interrumpir aferencias patológicas de las áreas temporales de la cabeza, lo que puede aliviar algunos casos de cefalea. Además, al influir en los músculos masticadores a través del nervio mandibular, se logra una relajación de todos los músculos masticadores del mismo lado, lo que puede ser beneficioso en la corrección de trastornos unilaterales de la oclusión asociados con la tensión muscular.

Esta técnica también influye en las funciones de las glándulas parótida, submandibular y sublingual, debido a la acción de la procaína sobre la inervación parasimpático-simpática de estas glándulas, así como sobre el plexo perivascular simpático relacionado con la arteria maxilar. Como resultado se promueve una mayor perfusión en el tejido glandular, optimizando así su funcionamiento. La interrupción de las fibras eferentes parasimpáticas puede conducir a una reducción temporal de la producción de secreción, así como a una reducción de la inflamación, la hinchazón y el dolor en el tejido glandular. En caso de irritación patológica del ganglio, puede llevar a una mejora más duradera de la irritabilidad.

Además, el efecto simpaticolítico periarterial facilita la vasodilatación de las ramas de la **arteria maxilar**, mejorando la circulación en el propio ganglio ótico, el oído, la nariz, la zona mandibular, las glándulas salivales, toda la mucosa oral, las mejillas y lengua lateral, y la fosa craneal media, a través de la arteria meníngea media. Asimismo, trastornos inflamatorios o físicos en la zona dental o los senos paranasales pueden afectar tanto al nervio trigémino como a las fibras simpáticas relacionadas, causando trastornos locales, segmentales y de campo de interferencia que impactan la función mandibular y otras áreas conectadas a través del sistema nervioso simpático.

Del mismo modo, el efecto terapéutico de la inyección en la **FRM** actuará sobre los nervios facial y auriculotemporal, así como en la glándula parótida y los ganglios linfáticos de esta zona.

Finalmente, en lo que respecta a las **arterias facial y auriculotemporal superficial**, el enfoque terapéutico se centra en el plexo nervioso perivascular simpático, fundamental para la función vascular, y el soporte eferente y aferente en diversas estructuras. La mejora en la perfusión sanguínea beneficiará el trofismo de estructuras como huesos, periostio, músculos, adenoides, piel y sus anexos.

Sugerencias

En los siguientes apartados se detallan las principales sugerencias de inyección en la ATM.

Zona de la articulación temporomandibular, nervio auriculotemporal y arteria temporal superficial

Destacan:

- Dolor de la ATM, bruxismo, trismo.
- Afecciones de la ATM degenerativas, postraumáticas o de otra índole.
- Subluxación de la ATM o bloqueo mandibular.
- Síntomas inexplicables en la zona del oído y nervio auriculotemporal.
- Arteritis temporal.
- Cefaleas y neuralgias.
- Herpes, afecciones cutáneas.
- Trastornos circulatorios cerebrales.
- ATM como campo de interferencia: tiene una estrecha relación con la columna, especialmente con la cervical. Un trastorno crónico de la ATM debido a una desalineación mecánica del sistema dental puede tener efectos significativos a largo plazo en la columna cervical, la columna lumbar, la articulación sacroilíaca y la estática general (cadena funcional).

Fosa infratemporal (ganglio ótico y nervio mandibular)

Principalmente son:

- Dolor en la región de inervación del nervio mandibular.
- Cefaleas en las sienes.
- Dolor por afecciones de la ATM.
- Función deteriorada de los músculos masticadores.
- Afecciones de las glándulas parótidas, submandibulares y sublinguales.
- Afecciones del oído. *Tinnitus*. Otalgia.
- Vértigo.
- Sospecha de campo interferente en el oído, el ganglio ótico o el área de inervación del nervio mandibular y sus ramas. Importante a tener en cuenta cuando existen focos irritativos en la zona mandibular.

Nervio alveolar inferior o dentario y lingual

Resaltan:

- Dolor o alteraciones gingivales en la arcada dental inferior.
- Dolor o alteraciones de la sensibilidad o del trofismo de la lengua.
- Antes y después de una cirugía en la zona mandibular.
- Sospecha de campo interferente en un diente de la mandíbula.

Fosa retromandibular

Las principales son:

- Afecciones de la parótida (dolor, parotiditis, hiperplasia, litiasis, sialorrea, sialosis).
- Afecciones de los nervios facial o auriculotemporal (parálisis, neuralgia).
- Afecciones de la zona de irrigación de la arteria maxilar y temporal superficial.
- Afecciones del oído.
- Sospecha de campo interferente en la parótida (por ejemplo, cuando hay antecedente de paperas) o en el nervio facial.

Zona submandibular

Destacan:

- Afecciones de las glándulas submandibulares y linguales.
- Afecciones linguales.
- Tensión muscular de la zona sublingual (frecuente en alteraciones de la deglución).

Arteria facial

Principalmente son:

- Afecciones de la dermis facial y de los labios.
- Afecciones de la zona faringoamigdalar y de la nariz.
- Afecciones del suelo de la boca.

MATERIAL

Para llevar a cabo las técnicas de inyección se requiere:

- Agujas de 30 G de 12 mm o 27 G de 20 a 40 mm.
- Jeringas de 3 o 5 mL.
- Procaína al 0,5-1 %.

TÉCNICAS DE INYECCIÓN

Las técnicas que se explican a continuación se realizan con el paciente acostado o sentado, asegurándose de que su cabeza está bien apoyada para una mayor estabilidad y comodidad durante el procedimiento, además de prevenir caídas en caso de presentarse un síncope vasovagal (**Vídeo 38-1**).

Zona de la articulación temporomandibular

Previo a la inyección se realiza una inspección y palpación de la movilidad articular. Se pide al paciente que abra la boca ampliamente para tener un mejor acceso y visualización del espacio articular, que se ve como una fosita aproximadamente de 1 cm entre el trago y el cóndilo mandibular. Para evitar la punción de la arteria temporal superficial, se debe imaginar una línea que vaya desde el trago al canto externo del ojo, y la punción se realiza 2 mm bajo esa línea a 1 cm desde el trago a nivel del cóndilo mandibular, introduciendo la aguja de 30 o 27 G a una profundidad de 1 cm para llegar cerca de la cápsula articular y liberar 1-2 mL de procaína al

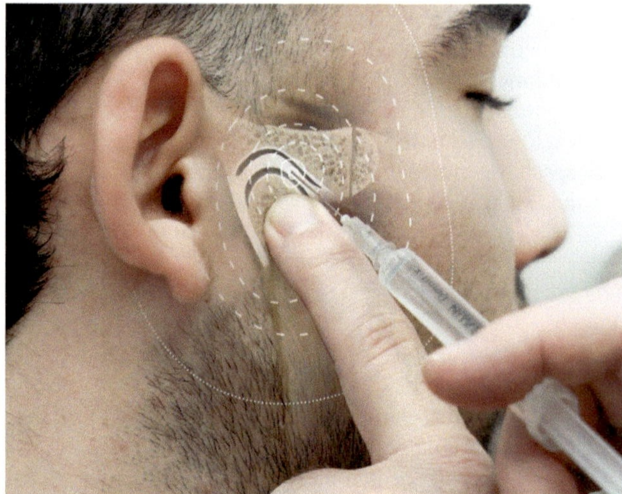

Figura 38-5. Inyección subcutánea en la zona periarticular de la ATM.

0,5 % ventral y dorsalmente alrededor de la ATM. El objetivo es impregnar la articulación mandibular y las estructuras adyacentes, incluyendo componentes vasculares, nerviosos, ligamentosos y miofasciales, lo que tendrá un efecto indirecto también en la ATM y la mandíbula (Fig. 38-5).

Debido a la compleja inervación y vascularización de la región periarticular, junto con las estructuras ligamentosas, en terapia neural se considera que la inyección periarticular es más efectiva y segura que la inyección intraarticular.

Fosa infratemporal (ganglio ótico y nervio mandibular)

Como se mencionó anteriormente en la introducción de este capítulo, la técnica previamente conocida como *inyección en la zona del ganglio de Gasser* se refiere a la inyección en la FIT, más reconocida como *inyección en el ganglio ótico y el nervio mandibular*. Para evitar confusiones es importante utilizar una terminología precisa, tanto desde el punto de vista anatómico como técnico. El ganglio de Gasser se encuentra intracranealmente en la cara cerebral del peñasco del temporal, en la fosa craneal media. Las técnicas para el tratamiento del dolor que apuntan a este ganglio requieren cánulas de 10 cm que se introducen a través de la mejilla bajo control radiológico, o por fluoroscopia, y se insertan solo 2 mm en el agujero oval para que la infiltración alcance el ganglio de Gasser a través de la vaina perineural, traspasando el foramen oval. Aunque la inyección en la FIT (o inyección en la zona del ganglio ótico y del nervio mandibular) puede alcanzar también indirectamente al ganglio de Gasser mediante la difusión del anestésico local a través del agujero oval, se recomienda referirse a esta técnica por su propio nombre, en lugar de llamarla *inyección en la zona del ganglio de Gasser*. Esto se debe a que la inyección en la FIT es un procedimiento diferente, más seguro y utiliza una aguja fina de 27 G de 40 mm.

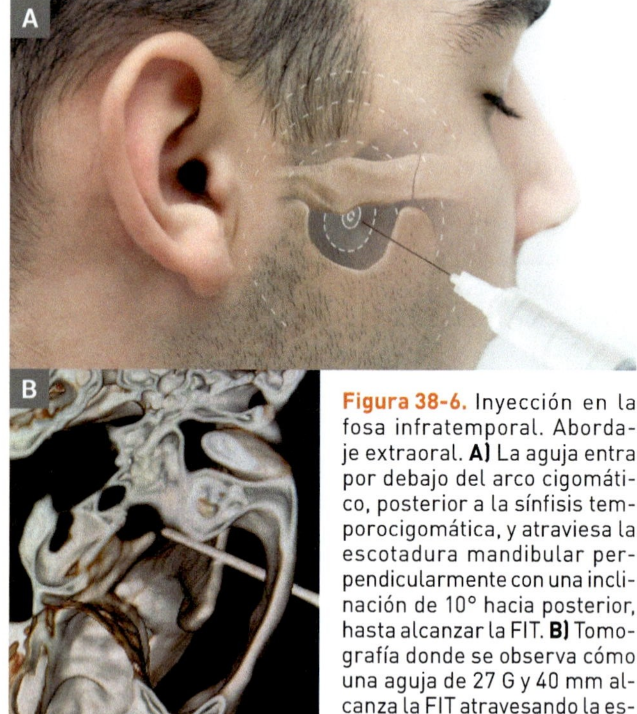

Figura 38-6. Inyección en la fosa infratemporal. Abordaje extraoral. **A)** La aguja entra por debajo del arco cigomático, posterior a la sínfisis temporocigomática, y atraviesa la escotadura mandibular perpendicularmente con una inclinación de 10° hacia posterior, hasta alcanzar la FIT. **B)** Tomografía donde se observa cómo una aguja de 27 G y 40 mm alcanza la FIT atravesando la escotadura mandibular.

Extraoral

El paciente debe estar con la boca abierta. La punción se realiza en el área de la escotadura mandibular fácilmente palpable, por detrás de la mitad del pómulo, posterior e inferior a la sutura temporocigomática (palpable) a unos 3-4 cm por delante del conducto auditivo externo.

Después de una inyección subcutánea, la aguja se introduce perpendicularmente a la piel entre el cóndilo y la apófisis coronoides, justo en la depresión que se forma delante del tubérculo articular del hueso temporal bajo el arco cigomático, avanzando con una dirección 10° hacia posterior hasta introducir completamente los 4 cm de la aguja (Fig. 38-6), mientras se aplica una ligera presión del émbolo para liberar alrededor de 1 mL de procaína durante el trayecto. De este modo se van relajando los tejidos al mismo tiempo que pueden apartarse pequeños vasos. Al alcanzar la FIT se realiza una doble aspiración mientras se gira la aguja 180° para descartar una ubicación intravascular e intratecal. Una vez confirmada la posición segura de la aguja, se liberan 2 mL de procaína para alcanzar las estructuras objetivo de la fosa: nerviosas (ganglio ótico, nervio mandibular y sus ramas, y cuerda del tímpano), vasculares (arteria maxilar y sus ramas, y plexo venoso pterigoideo) y miofasciales (porción inferior del músculo temporal y músculos pterigoideos). Además, el músculo masetero y nervio maseterino ya se inyectaron en la fase inicial de la técnica. En ocasiones, el anestésico local puede alcanzar el ganglio de Gasser de un modo indirecto, traspasando el agujero oval a través de la vaina perineural del nervio mandibular.

La aplicación de esta técnica, tal como se ha descrito, elimina la necesidad de redirigir la aguja o de utilizar el contacto óseo con la lámina lateral de la apófisis pterigoides como punto de referencia para confirmar su correcta posición, como se recomienda en algunos textos dedicados a la terapia neural. Este contacto óseo indicaría que se ha entrado demasiado ventralmente. En este caso, si al reorientar y avanzar de nuevo se percibe que la aguja se ha despuntado, es aconsejable retirarla, cambiarla e inyectar de nuevo para no lesionar los tejidos. Además, aunque en algunos casos el paciente puede experimentar parestesias o corrientes en el área donde el nervio mandibular distribuye su inervación, este efecto no siempre se produce con esta técnica. Esto se debe a que el efecto predominante se logra a través de la difusión del anestésico local en la FIT, evitando la inyección directa en el nervio mandibular. Sin embargo, es esencial informar al paciente sobre la posibilidad de estas sensaciones antes de proceder con la técnica. En el caso de aparición de anestesia del nervio mandibular o facial, esta desaparecerá por sí sola en unos minutos.

Es importante evitar insertar la aguja más profundamente o dirigirla en dirección craneal. La doble aspiración descarta la colocación intravascular o intratecal de la aguja, evitando así la posible protrusión de la duramadre en la zona del agujero oval.

En un seguimiento clínico realizado por Fernando Córdoba en Popayán (Colombia), que abarcó 103 aplicaciones de esta técnica, se observó que todos los pacientes experimentaron algún tipo de reflejo en las zonas de inervación del nervio mandibular, como mandíbula, oído, lengua, zona temporal, mucosa, dientes o encía mandibular. También se registraron irradiaciones en zonas de inervación de las otras ramas del nervio trigémino. Se plantean varias posibilidades para explicar estos resultados, incluyendo la presencia de fibras compartidas entre las diferentes ramas del trigémino y la posible difusión de la procaína a través de la vaina perineural de la rama mandibular del trigémino, afectando así también a las demás ramas.

Intraoral

La técnica que se explica a continuación es una adaptación de la técnica de punción directa del ganglio ótico para ablación por radiofrecuencia en la que no se profundiza hasta alcanzar el propio ganglio ótico, sino que el objetivo es bañar también la FIT con el anestésico local, para influir en las estructuras que contiene, es decir, el ganglio ótico y el nervio mandibular.

Se inserta la aguja de 40 mm en la boca, por el fondo vestibular del tercer molar, aproximadamente 2,5 cm lateral a la comisura oral, utilizando la mano contraria para apartar ligeramente la comisura, y se avanza 3,5-4 cm en dirección 20° hacia la línea media y 45° hacia craneal con respecto al paladar duro. Para facilitar la visualización y el acceso al área de inyección, se pide al paciente que desplace su mandíbula lateralmente hacia el lado que se va a tratar, manteniendo la boca ligeramente abierta. Después de una aspiración, se inyectan 2 mL de anestésico local (Fig. 38-7). La única precaución de esta técnica es siempre mantener la aguja lo más cerca de la pared ósea del maxilar y lámina lateral de la apófisis pterigoides mientras se profundiza, para evitar puncionar el plexo venoso pterigoalveolar y generar un hematoma hemifacial.

Nervio alveolar inferior o dentario y nervio lingual

Para realizar este abordaje intraoral de esta rama del nervio mandibular se pide al paciente que abra su boca para ubicar el borde anterior de la rama mandibular con el dedo índice de la mano exploradora. Identificando el área de mayor concavidad, el lugar de punción se localiza a 1 cm en dirección al margen posterior de la mandíbula, delante del ligamento pterigomandibular. Dirigiendo el cuerpo de la jeringa hacia los premolares del lado opuesto, la aguja de 27 G de 25 mm avanza unos 2 cm hasta la proximidad del hueso, donde se localiza la espina de Spix o língula, y después de aspirar, se inyectan 1,5 mL de anestésico local (Fig. 38-8).

Opcionalmente, si se quiere alcanzar el **nervio lingual**, al retirar la aguja y cuando esté aproximadamente a 0,5 mm de la mucosa, se liberan 0,5 mL de anestésico local.

Fosa retromandibular

Palpando el borde posterior de la rama mandibular, se realiza la punción en la parte media de dicha rama, justo dorsal al borde,

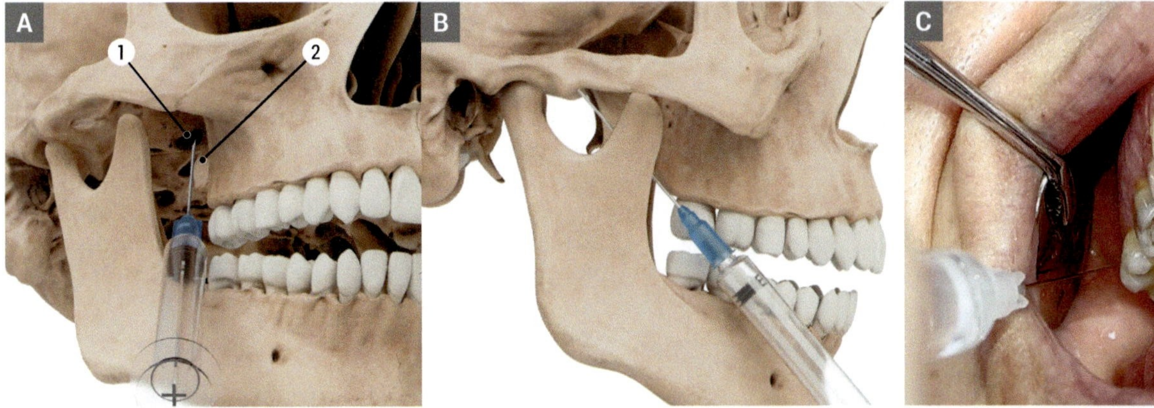

Figura 38-7. Inyección de la fosa infratemporal (nervio mandibular y ganglio ótico) con aguja 27 G de 40 mm. **A)** En la visión frontal-inferior se observa la dirección hacia 45° craneal y 20° medial de la aguja, dirigida hacia el foramen oval (1), pasando al lado de la apófisis pterigoides del hueso esfenoides (2). **B)** Visión lateral. **C)** Visión frontal-inferior de la inyección en la FIT.

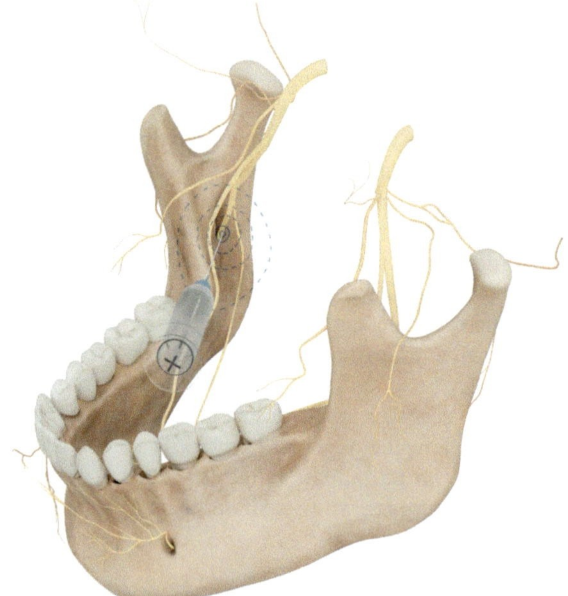

Figura 38-8. Inyección en la zona del nervio alveolar inferior o dentario inferior. La inyección del anestésico local en esta zona también puede alcanzar el nervio lingual.

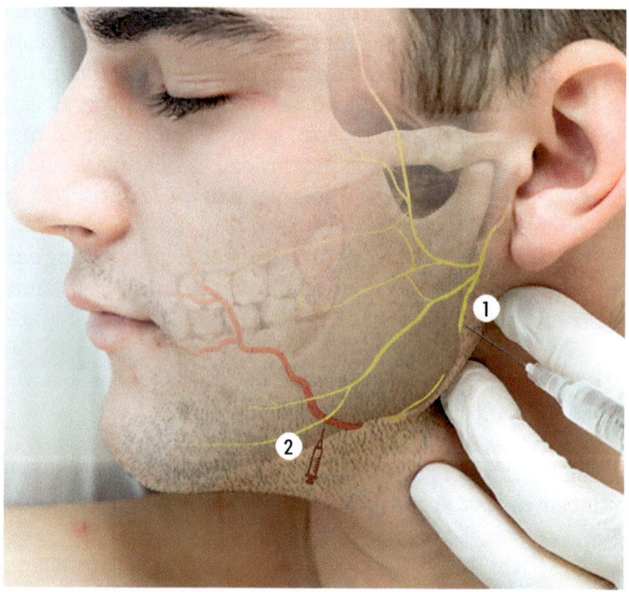

Figura 38-9. Inyección en la zona mandibular: en la fosa retromandibular (1), y en la arterial facial (periarterial) (2).

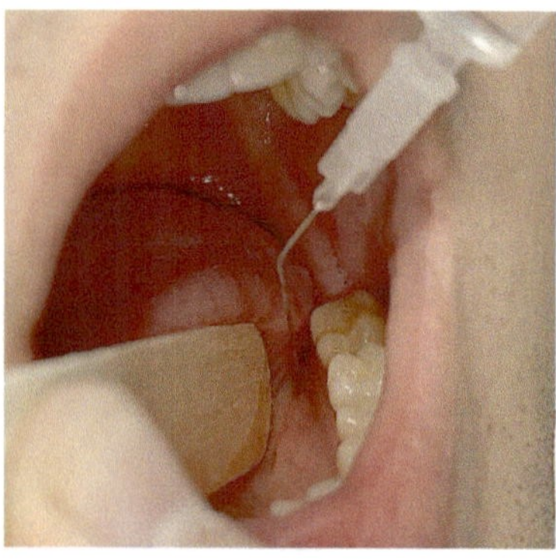

Figura 38-10. Inyección en la zona del ganglio submandibular.

introduciendo la aguja de manera perpendicular hasta una profundidad de 1 a 2 cm, según el paciente. Después de aspirar, se inyectan lentamente 2 mL de procaína mientras se aplica un poco de presión con los dedos de la mano libre para facilitar la difusión del anestésico local en profundidad (Fig. 38-9).

Si se desea influir principalmente en las ramas temporal y cigomática del **nervio facial**, el punto de entrada de la aguja se sitúa en la parte superior de la FRM, a la altura de la punta del proceso mastoides. Si el objetivo es incidir sobre las ramas bucal, mandibular y cervical del nervio, el punto de entrada es en la parte inferior de la FRM, aproximadamente un dedo por encima del ángulo mandibular.

Parótida

Después de palpar la glándula parótida en la rama mandibular, se realizan dos o tres inyecciones subcutáneas de 0,5 mL de procaína entre la piel y la glándula, para así bañar los vasos y las fibras simpáticas periglandulares. La inyección en la FRM también afecta directamente a la glándula parótida, pero si se considera oportuno, se puede inyectar adicionalmente 1 mL de procaína a 1 cm de profundidad, entrando a 2 cm en dirección craneal y anterior desde el ángulo de la mandíbula.

Zona submandibular

A continuación se detallan las técnicas en el ganglio submandibular, la arteria facial y los ganglios linfáticos.

Ganglio submandibular

En primer lugar se identifica la línea milohioidea, que es la prominencia ósea donde se inserta el músculo milohioideo, a la altura de los primeros y segundos molares inferiores. Una vez identificada esta línea, se inserta la aguja en un ángulo de 45° en dirección hacia el ángulo mandibular, de manera que el cuerpo de la jeringa queda orientado hacia los premolares del lado opuesto. También puede realizarse con la aguja doblada 45º. La aguja de 27 G avanza aproximadamente 0,5 cm y se depositan de 1 a 2 mL de anestésico local para cubrir la zona del ganglio submandibular (Fig. 38-10).

Arteria facial

Se realiza la palpación de la arteria en la rama mandibular cuando pasa por el borde anterior del músculo masetero para iniciar su recorrido superficial (escotadura antegonial). Este punto se encuentra aproximadamente 1 cm por delante de la glándula parótida. En esta ubicación, se administra una inyección perivascular con 1 mL de procaína (v. Fig. 38-9).

Ganglios linfáticos

Se realizan una o dos inyecciones subcutáneas de 0,5-1 mL de procaína alrededor de los ganglios linfáticos. Resulta más apropiado efectuar la inyección en la proximidad del ganglio, donde se hallan las fibras vegetativas, en lugar de realizarla directamente en su interior. Esta técnica se detalla en el capítulo 41 (v. Fig. 41-7A).

CONTRAINDICACIONES, PRECAUCIONES Y PECULIARIDADES

Las inyecciones con acceso por la piel de la zona mandibular están contraindicadas cuando hay inflamación aguda de la piel en la zona de inyección, celulitis o tiña de la barba.

Las inyecciones con efecto en el nervio mandibular ocasionalmente pueden provocar dolor en el trayecto del nervio o una sensación de presión en el área mandibular. Estos síntomas son temporales y remiten por sí solos. En pacientes con trismo cuya historia de vida sugiera la inyección en la tercera rama del trigémino, debido a la dificultad para abrir la boca, se puede optar por la técnica extraoral de la FIT.

En casos de neuralgia del trigémino, es aconsejable iniciar el tratamiento cuanto antes. No obstante, se debe tener en cuenta que en algunas ocasiones el tratamiento puede provocar un aumento temporal de esta irritación, por lo que es importante actuar con precaución.

COMPLICACIONES

Además de las complicaciones que puede tener cualquier inyección, como hematomas, dolor o infección local, o alergia al anestésico local, en el caso de la técnica intraoral para el ganglio submandibular algunos pacientes pueden experimentar dolor local al tragar.

En lo que respecta a las inyecciones aplicadas en la zona de la ATM y la FIT, aunque es poco común, existe la posibilidad de parestesia si el anestésico se inyecta directamente en el nervio. En casos raros, puede producirse trismo.

HISTORIAS DE VIDA

A continuación se detallan dos historias de vida de dos pacientes, y un estudio realizado con pacientes con *tinnitus*.

Historia de vida 1

Una mujer de 43 años acudió a la consulta dental por dolor en el diente 4.6. A pesar de que una radiografía periapical reveló una pequeña caries que no afectaba a la dentina y de haberse realizado una obturación, el dolor persistía. Después de varios intentos de tratamiento, incluyendo recambios de obturaciones y un tratamiento de conducto, el dolor no remitía, llevando a sospechar de una neuralgia del trigémino en la tercera rama.

Posteriormente, un especialista maxilofacial prescribió una férula de descarga por un posible trauma oclusal. El dolor cesó durante 3-4 meses, pero luego reapareció. La historia dental de la paciente incluía un tratamiento de ortodoncia y la extracción del diente 4.7, siendo el 4.8 reubicado en su lugar. Las radiografías mostraron una condensación ósea en la zona del 4.7 ausente. La paciente también sufría de cefaleas ocasionales.

El dolor, que se había vuelto incapacitante, afectando al habla y la alimentación, fue diagnosticado por un neurólogo como neuralgia del trigémino. En la primera sesión de tratamiento se aplicó procaína al 0,5 % en el fondo del vestíbulo de los dientes 4.6 y 4.8, la fosa pterigopalatina, zonas de los nervios suboccipitales, supraorbitarios e infraorbitarios, y pilares amigdalinos. Una semana después, debido a la falta de mejoría total, se inyectó en el 4.6, la zona de condensación ósea, los pilares amigdalinos y la FIT con la técnica intraoral.

Los síntomas remitieron durante 2 años; sin embargo, la paciente regresó a la consulta por sensibilidad en los dientes 1.2 y 1.3. Dada la posibilidad de que la irritación de una rama del trigémino pudiera afectar a las otras, se inyectó en la zona de condensación ósea y puntos de tensión miofascial de trapecios y zona suboccipital, en los pilares amigdalinos y la FIT intraoral. A pesar de este tratamiento, y de una cuarta sesión que abordó áreas afectadas por una cirugía de blefaroplastia, el dolor persistía.

Finalmente, la paciente recordó haber sido tratada por estrabismo en su infancia. Se decidió inyectar en las zonas supraorbitarias e infraorbitarias derechas, tratamientos realizados en la primera sesión, lo cual alivió las molestias hasta el último control realizado 1 año y medio después.

Historia de vida 2

Un hombre de 44 años acudió a la consulta debido a que llevaba 2 años con episodios de malestar general, caracterizados por mareos, náuseas, alternancia entre diarrea y estreñimiento, sensaciones de desvanecimiento, opresión en el pecho y la zona occipital, y dificultades para concentrarse. En los últimos meses había notado un aumento en la tensión muscular, especialmente en la región craneocervical. A pesar de múltiples pruebas y un ingreso hospitalario para su estudio, solo se identificó una hernia discal cervical, sin que los tratamientos aplicados ofrecieran mejora.

En su historial destacaban amigdalitis en la infancia, un par de sinusitis, bruxismo –para el cual utilizaba una férula de descarga– e intervenciones de rodilla izquierda y hombro derecho hacía 10 y 8 años. Además, tenía una cicatriz en la raíz de la nariz, presentaba agenesia de los cordales, excepto en el diente 3.8 –que fue extraído por estar retenido e impactado contra el 3.7–, hacía 11 años que se realizó una ortodoncia fija y llevaba un retenedor metálico inferior que tuvo que ser reemplazado hacía 4 años tras romperse.

En la primera sesión se inyectó intraoralmente en la fosa pterigopalatina y en ambos nervios mentonianos, logrando un rápido alivio de la tensión cervical, diafragmática y abdominal. Seguidamente, se inyectaron puntos de tensión miofascial y se recomendó retirar el retenedor inferior. En la segunda sesión, realizada 2 semanas después, refirió que los síntomas regresaron después de una mejora inicial clara durante 4 días. Se inyectó de nuevo en las mismas áreas, añadiendo los pilares amigdalinos.

En la tercera sesión, retirado ya el retenedor, el paciente reportó gran sensibilidad en las encías inferiores durante la higiene dental. La inyección extraoral en ambas FIT proporcionó alivio inmediato de la cabeza, cervicales, espalda y abdomen, aunque sintió un dolor punzante en la cicatriz de la rodilla izquierda, lo que llevó a tratar también esta área. Finalmente se inyectaron también otros puntos de tensión intraoral y craneal.

Comentarios:

- Una serie de condiciones y tratamientos previos, como amigdalitis, sinusitis, extracción dental, ortodoncia y el uso prolongado de un retenedor probablemente contribuyeron a una sobrecarga del trigémino, manifestándose en los síntomas del paciente (v. **Cap. 37**).
- La inyección en la fosa pterigopalatina y en los nervios mentonianos provocó un alivio inmediato de la mayoría de los síntomas, lo que sugiere la relación del trigémino y el ganglio espefopalatino con el malestar del paciente, pero la repetición de las inyecciones no provocó el mismo efecto, por lo que deben explorarse otras áreas afectadas o campos interferentes.
- La mejora tras las inyecciones sugiere una relación directa con el malestar del paciente y la sobrecarga de los nervios mandibulares.
- La recomendación fue optar por una prótesis removible en lugar de un implante dental o un puente, evitando así añadir más sobrecarga al área del trigémino. La evolución futura del paciente podría abrir la posibilidad de reconsiderar el implante si se observa una mejoría general fruto de una óptima autorregulación funcional.

Estudio de 19 pacientes con *tinnitus*

Veronika Vielsmeier *et al.* llevaron a cabo un estudio piloto en el centro de otorrinolaringología en Traunstein (Alemania), incluyendo 19 pacientes que sufrían de *tinnitus*, de los cuales 10 tenían *tinnitus* bilateral y 9 unilateral. En este estudio se administraron entre una y tres aplicaciones de 0,5 cc de lidocaína al 1 % utilizando una técnica intraoral mandibular. El seguimiento de los pacientes se extendió durante 10 meses.

Los resultados del estudio mostraron una mejora objetiva, que varió de moderada a leve, tanto en la angustia experimentada por los pacientes como en la intensidad del *tinnitus*. No obstante, los autores del estudio señalaron en sus conclusiones que los resultados podrían ser aún mejores si la técnica se aplicara más cerca del ganglio ótico, sugiriendo así una posible optimización del tratamiento para estos casos.

PUNTOS CLAVE

- La zona temporomandibular está implicada en la masticación y la oclusión, relacionadas con el sistema musculoesquelético, las fascias, la postura y la alineación vertebral. Sus alteraciones son causantes de diversas irritaciones que suelen pasar desapercibidas por los profesionales de la salud.
- La ATM es una de las articulaciones más activas del cuerpo, siendo fundamental en la orientación espacial, el movimiento corporal, además de estar relacionada con la columna cervical, lumbar, la articulación sacroilíaca y la estática en general.
- La inyección de anestésico local en la FIT, que ubica estructuras como los nervios mandibular y cuerda del tímpano, el ganglio ótico, la arteria maxilar y músculos masticatorios, puede generar un impulso regulador terapéutico en alteraciones relacionadas con la masticación, la ATM y el oído, como el *tinnitus* y vértigo, entre otras.
- La aplicación en la FRM es una técnica sencilla con gran influencia en el nervio facial y sus ramas, así como en la vascularización de la cara.

BIBLIOGRAFÍA

Aquilanti L, Mascitti M, Togni L, Contaldo M, Rappelli G, Santarelli A. A Systematic Review on Nerve-Related Adverse Effects following Mandibular Nerve Block Anesthesia. Int J Environ Res Public Health. 2022;19(3):1627.

Barop H. Textbook and atlas of neural therapy: diagnosis and therapy with local anesthetics. 1ª ed. Stuttgart: Thieme; 2017.

Dosch MP. Atlas of Neural Therapy. 3ª ed. Stuttgart: Thieme; 2012.

Fischer L. Neuraltherapie. Neurophysiologie, Injektiontechnik, Therapievorschläge. 5ª ed. Stuttgart: Thieme; 2019.

Messlinger K, Russo AF. Current understanding of trigeminal ganglion structure and function in headache. Cephalalgia. 2019;39:1661-74.

Ozturk K, Erdur O, Gul O, Olmez A. Feasibility of Endoscopic Submandibular Ganglion Neurectomy for Drooling. Laryngoscope. 2017;127(7):1604-7.

Pérez-Cajaraville J, Asenilogaza M, Molina Tresaco P, Arranz Duran J, Abejon Gonzalez D. Neuralgia del trigémino: radiofrecuencia ganglio de Gasser. Rev Soc Esp Dolor. 2013;20(2):89-100.

Potau JM, Merí À. EVA. Atlas de anatomía. 1ª ed: Madrid: Editorial Médica Panamericana; 2024.

Pró EA. Anatomía clínica. 1ª ed. Buenos Aires: Editorial Médica Panamericana; 2012.

Santos Lasaosa S, Cuadrado Pérez ML, Guerrero Peral AL et al. Guía consenso sobre técnicas de infiltración anestésica de nervios pericraneales. Neurologia. 2017;32(5):316-30.

Segade LA, Suarez Quintanilla D, Suarez Nuñez JM. The postganglionic parasympathetic fibers originating in the otic ganglion are distributed in several branches of the trigeminal mandibular nerve: an HRP study in the guinea pig. Brain Res. 1987;411(2):386-90.

Vielsmeier V, Schlee W, Langguth B et al. Lidocaine injections to the otic ganglion for the treatment of tinnitus-A pilot study. Prog Brain Res. 2021; 260:355-66.

Wahab S, Kataria S, Woolley P et al. Literature Review: Pericranial Nerve Blocks for Chronic Migraines. Health Psychol Res. 2023;11:74259.

Yamamoto M, Ho Cho K, Murakami G, Abe S, Rodríguez-Vázquez JF. Early Fetal Development of the Otic and Pterygopalatine Ganglia with Special Reference to the Topographical Relationship with the Developing Sphenoid Bone. Anat Rec (Hoboken). 2018;301(8):1442-53.

Zubair A, Khan YS. Neuroanatomy, Otic Ganglion. En: StatPearls. Treasure Island (FL): StatPearls Publishing; 2020.

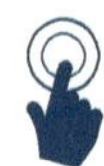

Tronco simpático

39

D. Vinyes, F. Córdoba Llanos† y K. Puente de la Vega Costa

INTRODUCCIÓN

Las técnicas de inyección en el tronco simpático, que abarcan las regiones cervical, torácica y lumbar, ocupan un lugar de especial importancia en la terapia neural. Este capítulo está dedicado a explorar estos procedimientos, enfatizando su relevancia en el equilibrio funcional del sistema nervioso autónomo (SNA) y la regulación de funciones corporales, como la perfusión sanguínea, tanto a nivel visceral como musculoesquelético. La inervación simpática también influye en la matriz extracelular y las fascias, y está implicada en numerosos procesos, incluyendo las respuestas inflamatoria e inmunitaria, la cicatrización y el dolor.

Respecto a la interacción entre el SNA y el sistema somático, los ganglios vegetativos desempeñan un papel esencial al inervar zonas extensas, alterando el esquema segmentario somático tradicionalmente conocido, especialmente teniendo en cuenta que:

- Los núcleos simpáticos no están distribuidos por toda la médula espinal, sino que solo se localizan en la zona toracolumbar (C8-L3), para extender desde allí sus fibras simpáticas que inervan todo el cuerpo.
- Los núcleos simpáticos ubicados en la región toracolumbar reciben impulsos aferentes que provienen de órganos internos, el aparato locomotor y la piel.
- Después de una modulación a niveles espinales y supraespinales, las eferencias simpáticas originadas en estos núcleos afectan no solo a sus propios segmentos toracolumbares, sino también a otras áreas del cuerpo, como las extremidades y regiones cervicales y craneales.
- Los ganglios simpáticos paravertebrales están intricadamente conectados mediante ramos interganglionares con otros ganglios del tronco simpático, ubicados tanto por encima como por debajo de un nivel determinado, lo que permite influir y modificar funciones en múltiples segmentos somáticos.
- Los troncos simpáticos derecho e izquierdo están interconectados entre sí horizontalmente.

Esto significa que no hay una correspondencia segmentaria exacta entre los sistemas nerviosos somático y simpático, especialmente en zonas como la cabeza y las extremidades. Esta característica particular tiene connotaciones clínicas de relevancia.

Puede encontrarse más información sobre el segmento metamérico en el capítulo 31.

En cuanto a la parte técnica, el tronco simpático y sus ganglios son accesibles para la inyección de anestésico local, permitiendo a los terapeutas neurales influir directamente en el SNA y tratar un amplio abanico de condiciones, especialmente en los casos en los que el sistema simpático se encuentra en un círculo vicioso de emisión de estímulos patológicos (v. **Cap. 10**).

Las técnicas de inyección en el tronco simpático utilizadas en terapia neural, particularmente en los ganglios cervicales, se diferencian en varios aspectos de las de la anestesiología, como el procedimiento técnico, los objetivos terapéuticos y el tipo de anestésico local empleado. En terapia neural, el objetivo no es realizar un bloqueo del ganglio como en la anestesia tradicional, sino influir de manera más sutil en su actividad. Por ello, se utiliza el término *inyección en la zona del ganglio* en lugar del de *bloqueo del ganglio*, enfatizando en el enfoque neuralterapéutico de influir en la dinámica natural del cuerpo para que pueda restablecer su equilibrio funcional, en vez de interrumpir la transmisión nerviosa.

En los capítulos de inyecciones básicas, tórax y abdomen (v. **Caps. 30**, **42** y **44**, respectivamente), se explican las técnicas que hacen referencia a los reflejos simpáticos que relacionan las vísceras con la dermis y la miofascia de las paredes torácica y abdominal.

NEUROANATOMÍA

El sistema nervioso simpático es de distribución toracolumbar (**Fig. 39-1**) y presenta las siguientes características anatómicas (v. **Figs. 10-1** y **31-2**):

- Una primera neurona localizada entre los de los **segmentos medulares de C8 a L2-L3**, que emiten **fibras preganglionares mielinizadas (cortas)** que se incorporan en la raíz ventral para participar en la formación de los **nervios raquídeos**. De estos nervios se desprenden los **ramos comunicantes blancos** que se incorporan en el tronco simpático paravertebral (v. **Cap. 31**).
- Algunas de estas fibras hacen sinapsis en las neuronas de los **ganglios paravertebrales del tronco simpático**, ya sea del mismo nivel o de otros niveles; otras fibras atraviesan el tronco simpático para ir a buscar **ganglios prevertebrales**, donde hacen sinapsis.

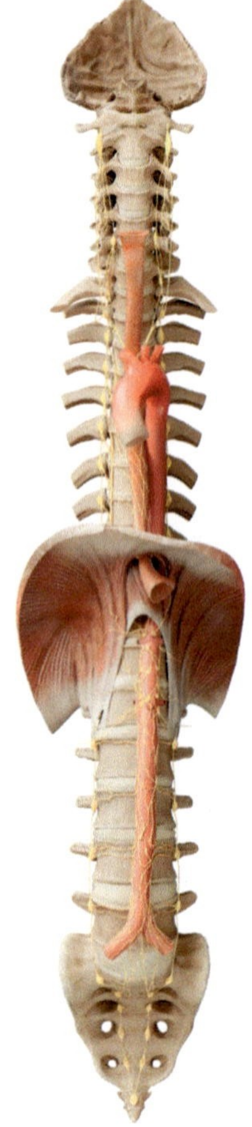

Figura 39-1. Tronco simpático. En esta imagen puede verse la continuidad del tronco simpático que se extiende a lo largo de la columna vertebral. El tronco cervical está formado por fibras preganglionares originadas entre T1 y T5 que ascienden entre la fascia prevertebral y la vaina carotídea. El tronco toracoabdominal desciende por la cara anterolateral de las vértebras con 10 a 13 ganglios bilaterales torácicos y 3 a 5 lumbares. Finalmente, el tronco sacro se extiende por la cara anterior del sacro, medial a los agujeros sacros, con 4 pares de ganglios, hasta unirse ambos troncos a través del ganglio impar, situado delante de la articulación sacrococcígea.

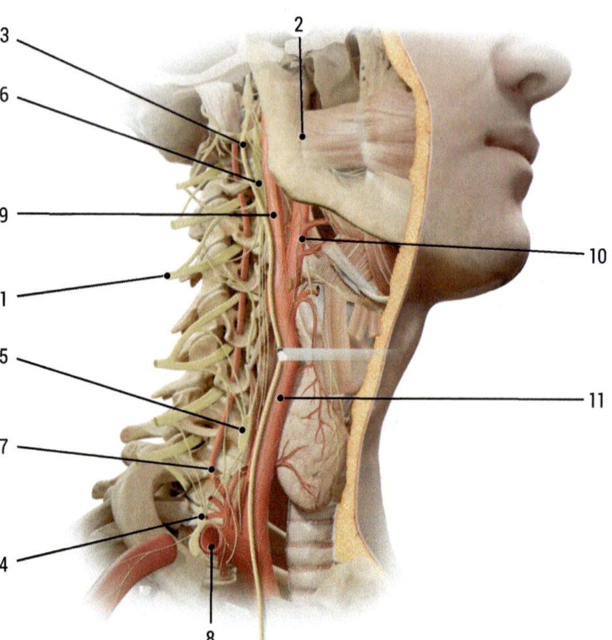

Figura 39-2. Imagen anatómica anterolateral del cuello. Se observan los nervios espinales cervicales (1) con sus raíces y ramos comunicantes, los nervios craneales glosofaríngeo (2) y vago (3) con sus ramas, el tronco simpático cervical con sus ganglios inferior (4), medio (5), superior (6) y ramas, y las arterias vertebral (7), rama de la subclavia (8), y carótidas interna (9) y externa (10), ramas de la primitiva (11).

- Las **fibras posganglionares amielínicas (largas)** de las neuronas de los ganglios del tronco simpático forman los **ramos comunicantes grises**, por lo que solo están presentes en los nervios raquídeos de C8 a L2-L3, que se incorporan en estos nervios y/o a través de **plexos periarteriales**; estas fibras alcanzan los tejidos a inervar. Las fibras posganglionares de los ganglios prevertebrales forman **plexos** que alcanzan los órganos efectores.

Tronco simpático cervical

El tronco simpático cervical, ubicado por delante de la columna vertebral y lateralmente a esta, se sitúa sobre la fascia prevertebral, justo detrás de la vaina carotídea. Se extiende longitudinalmente desde la base del cráneo hasta la abertura superior del tórax. Este tronco contiene tres ganglios interconectados: el cervical superior o supremo, el medio y el inferior o estrellado. En algunos casos pueden encontrarse dos o cuatro ganglios en lugar de tres (Fig. 39-2).

Los ganglios simpáticos cervicales envían ramas comunicantes grises a todos los nervios espinales cervicales; sin embargo, de ellos no reciben ramas comunicantes blancas. Sus fibras preganglionares emergen de las ramas comunicantes blancas que se originan entre T1 y T5, siendo las de T1 a T3 las más predominantes. Estas fibras ascienden por el tronco simpático y realizan sinapsis con las fibras posganglionares solo en uno de los ganglios cervicales, desde donde se genera una inervación específica y diferenciada.

En la tabla 39-1 se detalla la relación de los ganglios del tronco simpático cervical con estructuras asociadas y sus principales comunicaciones.

Ganglio cervical superior

La inervación simpática de la cabeza y el cuello está principalmente mediada por el ganglio cervical superior (GCS) y, en menor medida, por el ganglio cervical medio. El GCS es el ganglio cervical más voluminoso (unos 2-3 cm) y se forma probablemente por la fusión de los tres o cuatro primeros ganglios cervicales simpáticos (v. Fig. 39-2). Anteriormente se relaciona con la vaina carotídea, que incluye la arteria carótida, la vena yugular y el nervio vago; posteriormente está en contacto con el músculo largo de la cabeza y las apófisis transversas de C2 y C3; medialmente se encuentra junto a la porción posterolateral de la faringe; lateralmente se asocia con la apófisis mastoides, donde se insertan el vientre posterior del músculo digástrico, el músculo esternocleidomastoideo y la arteria occipital externa; inferiormente está situado cerca de la bifurcación de la arteria carótida primitiva, y superiormente la base del cráneo se localiza a 2 cm.

Las ramas posganglionares se distribuyen principalmente a lo largo del **nervio carotídeo interno**, ascendiendo junto con la arteria carótida interna hacia el canal carotídeo para ingresar en la cavidad craneal, donde alcanzan la **glándula pineal** acompañando el segmento petroso de la arteria. Por otro lado, las ramas laterales, mediales y anteriores aportan nervios vasoconstrictores y sudomotores para la cara y el cuello, así

Tabla 39-1. Sistema nervioso autónomo en el cuello

Ganglios del tronco simpático	Relaciones vertebrales	Estructuras asociadas	Comunicaciones
Ganglio cervical superior	C2 y C3	Nervio yugular	Ganglio inferior del nervio glosofaríngeo y ganglio superior del nervio vago
		Nervio carotídeo interno	Plexo carotídeo interno
		Nervios carotídeos externos	Plexo carotídeo externo
		Ramos laringofaríngeos	Plexo faríngeo
		Nervio cardíaco cervical superior	Plexo cardíaco
Ganglio cervical medio	C6	Nervio cardíaco cervical medio	Plexo cardíaco
Ganglio cervicotorácico o estrellado	C7	Asa subclavia (de Vieussens)	Ganglio cervical medio o ramo interganglionar
		Nervio cardíaco cervical inferior	Plexo cardíaco
		Nervio vertebral	Plexo vertebral

como dilatadores de la pupila y músculos lisos en los párpados y el músculo orbital.

Las **ramas laterales** son ramos comunicantes grises que se extienden hacia los cuatro primeros nervios espinales cervicales y algunos nervios craneales. Estas ramas avanzan hacia el ganglio vagal inferior, el nervio hipogloso, el bulbo yugular superior y el glomus yugular asociado, así como a las meninges en la fosa craneal posterior. Una de estas ramas, el **nervio yugular**, asciende hasta la base del cráneo y se bifurca, conectándose con el ganglio glosofaríngeo inferior por un lado y con el ganglio vagal superior por el otro.

Entre las **ramas mediales** se encuentran las laringofaríngeas, que inervan el cuerpo carotídeo y la faringe a través del **plexo faríngeo**, formado junto a los ramos glosofaríngeos y vagales (v. Fig. 42-4). También está la rama cardíaca, que desciende por el cuello para integrarse en el **plexo cardíaco** detrás del arco aórtico. A lo largo de su recorrido, esta rama recibe filamentos del nervio laríngeo externo, ramas tiroideas del ganglio cervical medio, ramas cardíacas de los ganglios simpáticos cervicales medio e inferior, y una o dos ramas cardíacas vagales. Al entrar al tórax, se une a un filamento del nervio laríngeo recurrente.

Las **ramas anteriores** forman un **plexo alrededor de las arterias carótida común y externa**, donde ocasionalmente se localizan pequeños ganglios. El plexo alrededor de la arteria facial aporta un filamento al ganglio submandibular; el plexo sobre la arteria meníngea media envía una rama al ganglio ótico y otra –el nervio petroso externo– al ganglio facial. Numerosas fibras del plexo carotídeo externo se dirigen a las glándulas sudoríparas faciales mediante ramas del nervio trigémino (v. Fig. 37-2).

Ganglio cervical medio

El ganglio cervical medio es el menor de la tríada ganglionar cervical y resulta inconstante, es decir, en ocasiones se presenta como pequeñas formaciones ganglionares o puede fusionarse con el GCS. Se localiza a la altura de C6, habitualmente entre el escaleno anterior y el músculo largo del cuello, anteriormente o justo por encima de la arteria tiroidea inferior, o en proximidad al ganglio cervical inferior (Fig. 39-3; v. Fig. 39-2).

Sus ramas posganglionares se proyectan hacia los nervios espinales C5 y C6, y en ocasiones, pueden extenderse a C4 y C7. Se conecta con el ganglio cervical inferior mediante dos o más cordones de naturaleza altamente variable. De estos cordones, el posterior suele bifurcarse para envolver la arteria vertebral, mientras que el anterior forma un lazo descendente, situándose anterior y luego por debajo de la primera sección de la arteria subclavia, cerca del origen de su **rama torácica interna**. Este lazo, conocido como *ansa subclavia*, a menudo presenta múltiples formaciones y mantiene una relación estrecha con la **pleura cervical**. Es habitual que se conecte con el **nervio frénico** y, en ocasiones, con el **nervio vago** (v. Figs. 39-2, 39-3 y 40-2).

Emite **ramos tiroideos** que siguen el curso de la arteria tiroidea inferior hasta la glándula tiroides. Estos ramos establecen conexiones con los **nervios laríngeos externos y recurrentes**, así como con los **nervios cardíacos superiores**, y se dirigen también a las **glándulas paratiroides**. Las fibras dirigidas a estas glándulas son predominantemente vasomotoras, aunque algunas alcanzan las células secretoras.

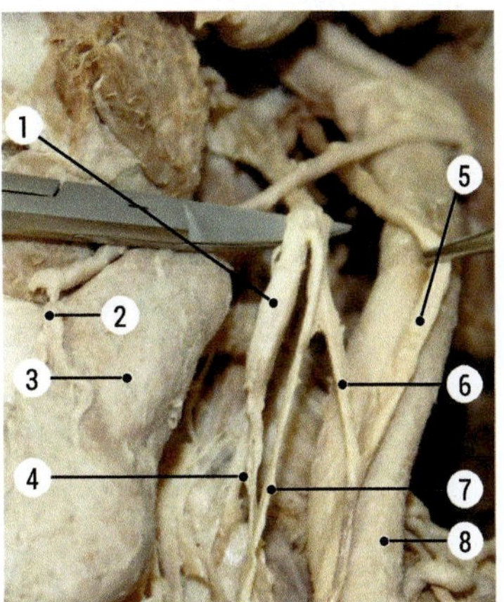

Figura 39-3. Anastomosis entre el tronco simpático cervical y el nervio vago. En la imagen se observa una comunicación nerviosa que conecta estas estructuras a nivel del ganglio cervical medio (1), arteria tiroidea superior (2), glándula tiroides (3), tronco simpático cervical (4), nervio vago (5), anastomosis entre el tronco simpático y nervio vago (6), nervio cardíaco cervical medio (7), arteria carótida común (8).

El **nervio cardíaco cervical medio**, el principal nervio cardíaco simpático, puede originarse en este ganglio o en el tronco simpático adyacente (v. Fig. 39-3). En el lado derecho desciende tras la arteria carótida común hacia la tráquea, pasando delante o detrás de la arteria subclavia. Allí recibe fibras del nervio laríngeo recurrente antes de integrarse al **plexo cardíaco**. En el lado izquierdo, el nervio cardíaco desciende entre las arterias carótida común izquierda y subclavia hasta llegar al plexo cardíaco. Durante su trayecto emite **ramas hacia la tráquea y el esófago**, acompañadas de **ramas vasomotoras para la arteria carótida común** (v. Fig. 42-4).

Ganglio cervical inferior

El ganglio cervical inferior o cervicotorácico, comúnmente conocido como *ganglio estrellado* por la forma que adopta fruto de las numerosas ramas que se desprenden de él, mide unos 2,5 cm de longitud, 1 cm de anchura y 0,5 cm de grosor, aunque su forma y tamaño pueden variar entre los individuos.

Suele estar formado por la fusión de los ganglios segmentales C7, C8 y T1, pudiendo en ocasiones incluir los ganglios de T2 y T3. En un estudio topográfico y biométrico sobre el ganglio cervicotorácico realizado en 100 cadáveres, publicado por Ataíde *et al.* en 2008 en el *International Journal of Morphology*, se observó la presencia del ganglio en el 70 % de los casos, de los cuales en el 75,7 % se observó que el ganglio estaba formado por la fusión del ganglio cervical inferior con el primer ganglio torácico. Situado anterolateralmente al músculo largo del cuello y medialmente a los músculos escalenos, el ganglio estrellado se encuentra en la fosa suprarretropleural (de Sebileau), delante de la base del proceso transverso de C7 y del cuello de la primera costilla. Los vasos vertebrales se ubican en su parte anterior y está separado de la cara posterior de la pleura cervical inferior por la membrana suprapleural. Sus límites mediales incluyen la tráquea, el esófago y la columna vertebral.

En lo que respecta a los vasos, los vertebrales se sitúan anterolateralmente al ganglio, la arteria carótida se encuentra por delante, la arteria intercostal superior se localiza lateralmente y el tronco costocervical de la arteria subclavia se ramifica cerca del polo inferior del ganglio (v. Fig. 39-2).

El ganglio estrellado recibe fibras simpáticas eferentes preganglionares de los segmentos espinales C8-T5. Las fibras simpáticas aferentes procedentes de diversas estructuras periféricas convergen en el ganglio estrellado y luego continúan hacia las raíces dorsales de los segmentos espinales C8-T5.

Proporciona ramas comunicantes grises a los **nervios espinales** C7, C8 y T1, y en ocasiones, al igual que el ganglio cervical medio, a los nervios de C4 y C5. Emite ramas nerviosas simpáticas al **plexo braquial**, que se encuentra lateralmente, una rama cardíaca, ramas a los vasos cercanos y una **rama al nervio vago**.

Es frecuente que una rama ascienda medialmente a la arteria vertebral hasta conectar con el nervio C7 y extienda un filamento junto con los **vasos vertebrales** para unirse al nervio C6.

La **rama cardíaca** desciende detrás de la arteria subclavia y discurre a lo largo del frente de la tráquea hasta alcanzar el **plexo cardíaco profundo**. Detrás de la arteria se conecta con el nervio laríngeo recurrente y la rama cardíaca del ganglio cervical medio o el asa subclavia (v. Fig. 42-4).

Las ramas dirigidas a los vasos sanguíneos forman plexos alrededor de la **arteria subclavia y sus ramificaciones**. El aporte a la arteria subclavia proviene principalmente del ganglio estrellado y el asa subclavia, extendiéndose hasta la primera parte de la arteria axilar; no obstante, algunas fibras pueden alcanzar regiones más distales. Una extensión del **plexo subclavio a la arteria torácica** interna puede conectarse con una rama del **nervio frénico**.

Se conoce como *nervio vertebral* a la interconexión de las ramas comunicantes grises cervicales entrelazadas entre sí y con los ramos ventrales de los nervios de C1 a C5 o C6 que acompaña a la segunda parte de la arteria vertebral, configurando así un **plexo vertebral**, en la superficie de la arteria vertebral que contiene tanto fibras eferentes simpáticas como fibras sensoriales somáticas de la adventicia de la arteria vertebral, cuyos cuerpos celulares se encuentran en los ganglios de la raíz dorsal cervical.

El nervio vertebral emite filamentos hacia los discos intervertebrales cervicales, así como ramas meníngeas en cada segmento cervical. El plexo vertebral se extiende hacia el cráneo a lo largo de las arterias vertebral y basilar, y sus ramas, alcanzando hasta la **arteria cerebral posterior**. Ahí se encuentra con un plexo procedente de la arteria carótida interna. Por otro lado, el **plexo en la arteria tiroidea inferior** se dirige hacia la glándula tiroides y establece conexiones con los **nervios laríngeos recurrentes y externos**, la **rama cardíaca del GCS** y el **plexo carotídeo común** (v. Fig. 39-2).

El **síndrome de Horner** se presenta como consecuencia de una alteración o daño en el trayecto ascendente del tronco simpático, que va desde el tórax, pasando por el cuello, hasta la cara. Este síndrome se caracteriza por una serie de signos distintivos en el lado afectado del cuerpo, entre los que se encuentran ptosis, enoftalmos, una fisura palpebral más estrecha y miosis. Además, se observa vasodilatación y anhidrosis.

Tronco simpático torácico

El tronco simpático torácico se extiende caudalmente por un trayecto laterovertebral, situado ligeramente delante de las articulaciones costovertebrales, desde el ganglio cervicotorácico (estrellado) hasta su paso a través del diafragma para convertirse en el tronco simpático lumbar (v. Fig. 42-4). Se presenta como un cordón fino y aplanado, interrumpido a la altura de cada vértebra por un ganglio de forma y tamaño variables, usualmente 11 o 12. El segundo ganglio simpático torácico habitualmente se localiza en el segundo espacio intercostal, y los dos o tres ganglios más bajos se encuentran laterales a los cuerpos vertebrales. Los ganglios siguientes se sitúan frente a las cabezas costales, posterior a la pleura costal. El calibre del tronco simpático disminuye a partir del séptimo ganglio, coincidiendo con el origen de los nervios esplácnicos. Es común que el último ganglio torácico se fusione con el primer ganglio lumbar.

El tronco simpático torácico está adosado al esqueleto por la pleura parietal y conectado hacia atrás con los **nervios**

intercostales mediante los ramos comunicantes blancos, que se extienden desde el nervio al tronco, y grises, que emergen de los ganglios simpáticos y se dirigen al nervio intercostal correspondiente. En los cuatro ganglios torácicos superiores son frecuentes los ramos ascendentes y descendentes adicionales a niveles superiores e inferiores.

Unos ramos viscerales y vasculares de los ganglios T2 a T5 forman un **plexo aórtico torácico** con filamentos del nervio esplácnico mayor, otros ramos entran en el **plexo pulmonar posterior**, mientras que otros pasan a la parte profunda del **plexo cardíaco** (v. Fig. 42-4). (v. Caps. 41 y 42). Pequeñas ramas de estos nervios pulmonares y cardíacos pasan al **esófago** y la **tráquea**. Las ramas mediales de los siete ganglios inferiores son grandes, suministran a la aorta y se unen para formar los nervios esplácnicos mayor, menor y más abajo el inferior o imo (v. Cap. 44).

El **nervio esplácnico mayor** consiste principalmente en fibras preganglionares eferentes mielinizadas y aferentes viscerales, y se forma por ramas de los ganglios de T5 a T9-10, aunque las fibras en las ramas superiores pueden rastrearse hasta los ganglios de T1. Desciende oblicuamente sobre los cuerpos vertebrales, suministra ramas a la aorta torácica descendente y atraviesa el pilar del diafragma para terminar principalmente en el ganglio celíaco, aunque también en el ganglio aorticorrenal y en la glándula suprarrenal (v. Fig. 42-4).

El **nervio esplácnico menor**, formado por ramos de los ganglios de T9 y T10 (a veces T10 y T11), atraviesa el diafragma con el nervio esplácnico mayor y se une al ganglio aorticorrenal del plexo celíaco (v. Cap. 44). El **nervio esplácnico inferior** (o nervio renal) es inconstante y se origina en el ganglio de T12, entra en el abdomen con el tronco simpático y termina en el plexo renal.

Tronco simpático lumbar

El tronco simpático lumbar es un cordón delgado que se extiende a lo largo del tejido conectivo extraperitoneal y ventrolateralmente a la columna lumbar, siguiendo el margen medial del psoas mayor e interconectado al plexo lumbar (v. Figs. 43-3 y 44-5) (v. Cap. 43). Comienza en el diafragma, sigue por el tronco torácico y llega hasta el promontorio sacro, continuando hacia el tronco simpático pélvico tras pasar por detrás de la arteria ilíaca común. Generalmente se sitúa anterior a la mayoría de los vasos lumbares, aunque puede ubicarse detrás de algunas venas lumbares. Habitualmente contiene cinco ganglios interconectados de tamaño considerable, donde es habitual la fusión del primer ganglio con el duodécimo torácico y del quinto con el primer ganglio sacro (v. Figs. 39-1, 43-3 y 44-5).

Los ramos ventrales espinales de L1, L2 y, en ocasiones, de L3 envían ramos comunicantes blancos a estos ganglios, incluyendo fibras eferentes y aferentes. Los ramos comunicantes grises, por su parte, se extienden desde los ganglios a los nervios espinales lumbares. Son ramos largos que acompañan a las arterias lumbares y proporcionan la inervación simpática a los somatotomas lumbares.

Cuatro nervios esplácnicos lumbares emergen de los ganglios como ramas medias y se unen a los plexos celíaco, mesentérico inferior e hipogástrico superior. El primer nervio, originado del primer ganglio, se une a los plexos celíaco y renal, así como al mesentérico inferior, donde también converge el segundo nervio. Los nervios esplácnicos lumbares tercero y cuarto pasan anterior a los vasos ilíacos comunes y se integran al plexo hipogástrico superior, con el cuarto nervio a veces uniéndose al nervio hipogástrico inferior (v. Figs. 44-4 y 44-5).

Las ramas vasculares de todos los ganglios lumbares confluyen en el **plexo aórtico abdominal** (v. Figs. 44-4 y 44-5). Las fibras de los nervios esplácnicos lumbares inferiores se dirigen a las arterias ilíacas comunes y luego forman un **plexo ilíaco interno y externo**. Numerosas fibras posganglionares siguen las ramas musculares, cutáneas y safenas del **nervio femoral**, proporcionando inervación vasoconstrictora a la arteria femoral y sus ramas en el muslo. Otras fibras posganglionares recorren el **nervio obturador** hacia la arteria obturatriz.

En definitiva, los nervios simpáticos lumbares proporcionan inervación a todos los tejidos y estructuras de la columna lumbar y la extremidad inferior, excepto el cartílago articular. Se destacan conexiones significativas de derecha a izquierda a través de la rama transversal.

Tronco simpático sacro

Véase el capítulo 48, en el que se detalla esta área.

INDICACIONES TERAPÉUTICAS

A continuación, se detallan las generalidades y sugerencias de inyección en la zona del tronco simpático.

Generalidades

La inyección en el tronco simpático es un procedimiento clave en la terapia neural, especialmente en el área cervical, debido a su significativo efecto en el sistema nervioso, particularmente en el SNA; sin embargo, la realización de una inyección aislada de anestésico local en un ganglio simpático es técnicamente inviable. Esto se debe, en parte, a la cercanía de otros nervios y vasos sanguíneos, y, además, a la comunicación interganglionar directa con estas estructuras, por lo que el efecto conseguido dependerá tanto de estas conexiones como de las estructuras vecinas a las que se alcance con el anestésico local.

En el caso del **tronco simpático cervical**, cabe destacar la importancia de la extensa red de conexiones que se establecen desde los **ganglios simpáticos cervicales**, abarcando la mitad superior del cuerpo, incluyendo la cabeza, el cuello, las extremidades superiores y el tórax, a través de sus ramas que participan en diversos **plexos** como el vertebral, carotídeo, subclavio, tiroideo y cardíaco.

Se ha sugerido que la inyección cerca del ganglio estrellado podría afectar a todo el tronco simpático cervical, debido a que todas las fibras simpáticas cervicales pasan a través de este ganglio, proponiéndose como una alternativa al GCS. No obstante, debe recordarse que las fibras originadas entre

T1 y T5, que ascienden a través del tronco simpático, hacen sinapsis exclusivamente en uno de los ganglios cervicales. Desde estos ganglios se derivan inervaciones específicas y diferenciadas, con circuitos neuronales únicos y, por lo tanto, con efectos neuralterapéuticos potencialmente diferentes. Es de suponer que la inyección del anestésico local en el tronco simpático cervical inferior tendrá un impacto más marcado en las fibras que hacen sinapsis en los ganglios cervicales medio e inferior, aunque también podría influir en las fibras que ascienden para conectar en el GCS. A continuación, se observará que, aunque existen muchas similitudes entre las recomendaciones clínicas para ambas aplicaciones, también hay particularidades que las distinguen.

Además, hay interacciones indirectas con **pares craneales** como el glosofaríngeo y el hipogloso, y con **nervios espinales cervicales**, incluyendo el nervio frénico y el plexo cervical. Importantes son también los vínculos con **fibras parasimpáticas** a través de nervios como el del conducto del pterigoideo y el laríngeo recurrente, así como con **ganglios craneales** como el ciliar, esfenopalatino, ótico y submandibular. De especial relevancia es la interacción en varios puntos de su trayecto con el **nervio vago**.

Los efectos sobre el SNA se derivan tanto de estas conexiones directas e indirectas de sus fibras nerviosas como del alcance del anestésico local a estructuras adyacentes en los puntos de inyección, destacando de nuevo el nervio vago y el plexo carotídeo.

La inyección en el tronco simpático cervical también se considera en casos de sospecha de campos interferentes –particularmente en la zona de la cabeza–, y en afecciones relacionadas con el sistema inmune, el dolor –incluido el dolor crónico neuropático– y procesos neuroinflamatorios crónicos.

El **tronco simpático torácico** desempeña un papel fundamental en la regulación de funciones vitales, como las cardíacas y pulmonares, entre otras. También proporciona inervación al plexo celíaco a través de los nervios esplácnicos mayor y menor. Las indicaciones y recomendaciones terapéuticas relacionadas con este tronco se detallan en los capítulos dedicados al cuello y al tórax (v. **Caps. 41** y **42**, respectivamente).

El tronco simpático, encargado de proporcionar inervación eferente y aferente a las estructuras asociadas a la columna lumbar y las extremidades inferiores, incluyendo huesos, vasos, cápsulas, ligamentos, músculos, piel y apéndices cutáneos, presenta una diversidad de indicaciones para su inyección. Estas sugerencias terapéuticas están principalmente orientadas a tratar afecciones de la extremidad inferior y la zona lumbar. Además, la inyección en este tronco puede ser útil como soporte en el tratamiento de trastornos abdominales o pélvicos.

Sugerencias

En los siguientes apartados se indican las principales sugerencias de inyección en las zonas del tronco simpático cervical, tronco simpático torácico y tronco simpático lumbar.

Zona del tronco simpático cervical

Destacan:

- Trastornos cerebrales (circulación, edema, tumor, etc.).
- Traumatismo craneoencefálico y secuelas (epilepsia, dolor, edema cerebral, etc.).
- Mareos de origen cerebral.
- Cefaleas o migraña, recurrentes o persistentes.
- Afecciones de las meninges, agudas o secuelas.
- Trastornos endocraneales, hipertensión, tumores.
- Trastornos relacionados con órganos, cavidades y tejidos de la cabeza, abarcando afecciones del ojo, oído, equilibrio, senos paranasales, nariz, amígdalas y cavidad bucal.
- Afecciones nerviosas de la cabeza, la cara y el cuello, como neuralgia del trigémino, parálisis facial o dolor neuropático.
- Patologías asociadas a los órganos del cuello, como enfermedades de la tiroides, paratiroides, laringe, esófago y tráquea.
- Afecciones de órganos torácicos, incluyendo el corazón, pericardio, pulmones, bronquios, pleura, mediastino y timo.
- Problemas musculoesqueléticos en las regiones cervical, escapulohumeral, extremidades superiores o tórax, incluyendo tensión o dolor, artropatías, tendinopatías y dolor fantasma.
- Trastornos psíquicos (ansiedad, depresión, estrés postraumático, adicciones, etc.).
- Trastornos del apetito (anorexia, bulimia).

Se debe tener en cuenta que condiciones como un traumatismo craneoencefálico, una meningitis o un accidente vascular cerebral, por mencionar algunos ejemplos, pueden comportarse como focos neuromoduladores y repercutir de este modo en los ganglios del tronco simpático cervical como estaciones de memoria irritativa y, por lo tanto, campos interferentes.

Zona del ganglio cervical superior

Debido a su inervación directa y su influencia en la irrigación arterial, se recomienda la inyección con anestésico local en la zona del ganglio supremo principalmente para tratar afecciones intracraneales, faciales y de la parte superior del cuello. Además, la inervación simpática de la glándula pineal por las fibras posganglionares del GCS, que regula la producción de melatonina, sugiere que la inyección en esta área podría ser particularmente beneficiosa para trastornos del sueño como el insomnio o la hipersomnia.

El GCS está conectado indirectamente al hipotálamo a través de diversas vías que pueden influir en funciones como los ritmos circadianos y la respuesta al estrés. Al influir en el flujo sanguíneo cerebral y la inervación simpática de la glándula pineal, este ganglio puede afectar a las funciones hipotalámicas, especialmente bajo condiciones de estrés o cambios metabólicos. Además, las señales simpáticas que emite pueden modular importantes funciones autonómicas controladas por el hipotálamo, incluyendo la temperatura corporal, el apetito y la regulación emocional, así como la activación del eje hipotálamo-pituitaria-adrenal.

También se recomienda esta inyección para problemas de memoria y concentración, así como para trastornos del ánimo como depresión o ansiedad. Aunque existen estudios en los que se han demostrado beneficios de la inyección con anestésico local en el ganglio estrellado en pacientes con estrés postraumático o depresión, la inyección en el GCS sigue siendo una opción destacada para influir en estos aspectos neurológicos y psicológicos.

Zona de los ganglios cervicales medio y estrellado

Principalmente son:

- En casos que involucran las zonas de cabeza, cuello, extremidades superiores o tórax, la inyección se recomienda como parte del manejo preoperatorio y postoperatorio, para complicaciones postraumáticas o quirúrgicas (dolor, edema, linfedema, etc.), herpes zóster, neuralgias, neuritis, infecciones y alteraciones vasculares (embolias, trombosis, isquemias, etc.), así como para congelaciones.
- Trastornos simpáticos, como el síndrome de distrofia simpática refleja (enfermedad de Sudeck) e hiperhidrosis.

Zona del tronco simpático torácico

Véanse los capítulos 41 y 42.

Zona del tronco simpático lumbar

Destacan:

- En la zona lumbar: dolor lumbosacro (agudo o crónico), ciática, precirugía y poscirugía, complicaciones de traumatismos o cirugías, afecciones cutáneas de la zona lumbar, glútea o paredes abdominales (herpes, etc.).
- En la zona pélvica: afecciones circulatorias.
- En las extremidades inferiores: afecciones circulatorias arteriales, venosas o linfáticas (agudas o crónicas), úlceras, distrofia simpática refleja (Sudeck), complicaciones de traumatismos o cirugías, congelación, quemaduras, polineuropatías, piernas inquietas, dolores y afecciones degenerativas.

TÉCNICAS DE INYECCIÓN

Véase el **vídeo 39-1** para complementar las técnicas de inyección.

Zona del ganglio cervical superior

A continuación, se explica la técnica de inyección en la zona del GCS.

Generalidades

Se han descrito varias técnicas de aplicación de anestésico local en la cercanía del GCS, como la de Orsoni y la de Mertens, modificada por Hausammann. La técnica que se explica en este capítulo, confirmada mediante estudio en cadáver y tomografía, coincide con la de Orsoni en el punto de inserción de la aguja, y con la de Mertens-Hausammann, en la longitud de la aguja.

Material

Principalmente consta de:

- Aguja de 27 G de 40 mm.
- Jeringa de 3 o 5 mL.
- Procaína al 0,5-1 % de 2 a 4 mL.

Técnica extraoral

Con el paciente sentado y mirando al frente o en decúbito supino con la cabeza ligeramente rotada hacia el lado opuesto, el punto de punción se localiza en la intersección de dos líneas: una línea horizontal ubicada un dedo por encima del ángulo mandibular y una línea vertical que desciende desde el margen anterior del proceso mastoideo (**Fig. 39-4**).

En pacientes con antepulsión de la cabeza o alteraciones de la mandíbula, se recomienda utilizar una tercera referencia anatómica: la apófisis espinosa de C2, que es la más prominente justo debajo de la base del cráneo. Una línea horizontal desde esta apófisis debería alinearse con el punto de punción.

Una vez localizado el punto, la aguja se inserta perpendicularmente a la piel y se avanzan 3-4 cm. Tras una doble aspiración negativa, se inyectan entre 2 y 4 mL de anestésico local (**Fig. 39-5**; v. **Fig. 39-4**). Para cuellos delgados, la aplicación de 2 mL a una profundidad de 3 cm suele ser suficiente, lo que minimiza la intensidad y duración de las molestias asociadas con el procedimiento. En caso de contacto óseo

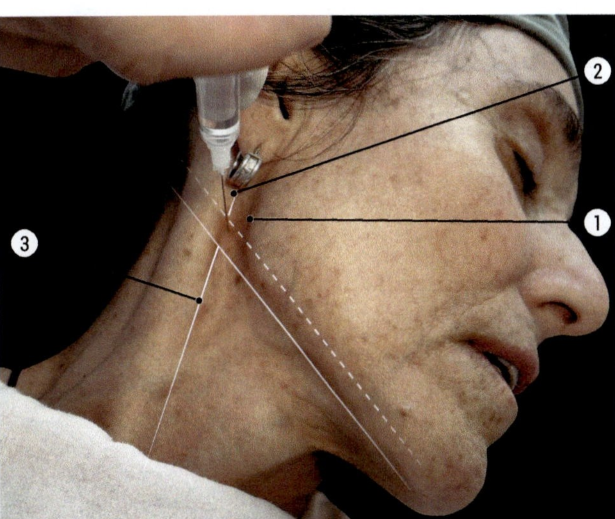

Figura 39-4. Inyección en la zona del ganglio cervical superior por vía lateral. El punto de inserción de la aguja se localiza en la intersección de dos líneas: una horizontal ubicada un dedo por encima del ángulo mandibular (1), y una vertical que desciende desde el margen anterior del proceso mastoideo (2). Esta intersección sucede en el margen anterior del esternocleidomastoideo (3).

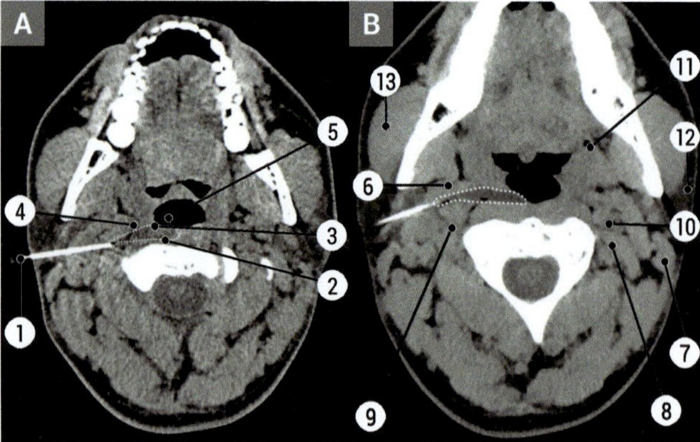

Figura 39-5. Tomografía del cráneo en técnica de inyección de la zona del ganglio cervical superior. Vista axial a nivel de C2 en la que se observa el trayecto de una aguja 27 G de 40 mm (1), introducida por la zona lateral del cuello alcanzando la parte anterior del músculo largo de la cabeza (2). **A)** Después de aplicar 4 mL de procaína puede observarse cómo esta difunde (3) por delante del músculo hasta alcanzar la grasa del espacio parafaríngeo (4), desplazando la faringe (5) hacia la línea media **(B)**, lo que influye, junto a la afectación sobre las ramas laringofaríngeas del ganglio supremo (6), el nervio glosofaríngeo y fascias del cuello, en las molestias que pueden sentirse en la garganta y al tragar en esta técnica. Esternocleidomastoideo (7), vientre posterior del músculo digástrico (8), vena yugular interna (9), arterias carótida interna (10) y externa (11), parótida (12), músculo masetero (13).

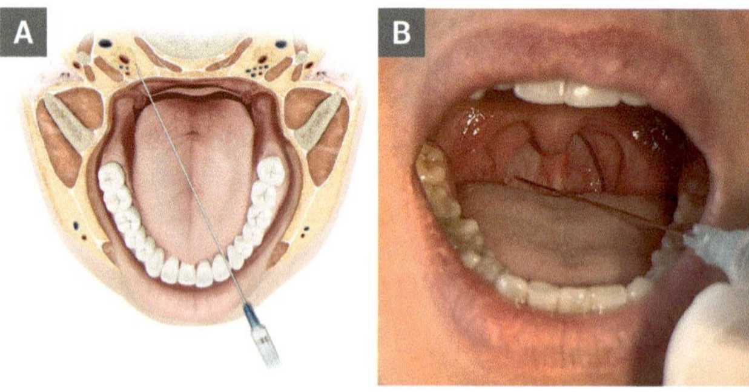

Figura 39-6. Inyección intraoral dirigida al espacio parafaríngeo. Esta inyección alcanza el ganglio cervical superior y el nervio vago, junto al resto de estructuras vasculonerviosas del espacio parafaríngeo. **A)** Visión esquemática en corte axial. **B)** Visión anterior. La aguja se inserta 1 cm detrás del pilar amigdalino posterior, a la altura media, formando un ángulo de 20° con respecto a la línea media de la faringe.

(apófisis transversa de C2), se recomienda retirar un poco la aguja y redirigirla 10° a anterior.

Técnica intraoral

Con el paciente acostado y la boca bien abierta, se deprime suavemente la lengua con un depresor lingual para visualizar claramente la pared posterior de la garganta. La línea imaginaria entre los polos superior e inferior de las amígdalas corresponde aproximadamente a la posición de C2. El punto de inserción de la aguja se encuentra a este nivel, por detrás del pilar amigdalino posterior. Se utiliza una aguja de 6 o 8 cm de longitud para poder alcanzar el punto, pero solo se introduce a una profundidad de 1 cm en dirección diagonal y lateral, formando un ángulo de unos 20° con respecto a la línea media de la faringe. La aguja se sitúa en el espacio retrofaríngeo. Una vez realizada una doble aspiración negativa, se inyectan lentamente 1,5 mL de procaína, que bañará el paquete vasculonervioso a la altura del GCS, junto a los nervios hipogloso, vago, glosofaríngeo y laríngeo superior, además del plexo pericarotídeo. Durante la inyección, el extremo proximal de la aguja debe alinearse con el tercer o cuarto diente del lado opuesto del maxilar inferior (Fig. 39-6).

Contraindicaciones, precauciones y peculiaridades

La principal contraindicación de esta aplicación son los pacientes anticoagulados, en quienes la aplicación bilateral de este ganglio está contraindicada.

Antes del procedimiento, debe informarse al paciente sobre los posibles síntomas que puede experimentar y tomar precauciones adicionales con aquellos que previamente muestren ansiedad o temor. Un síntoma común es la sensación de un nudo en la garganta, que puede hacer sentir al paciente que no puede respirar adecuadamente. En estos casos, se debe alentar al paciente a realizar respiraciones profundas. También es importante aconsejarle que evite tragar o consumir líquidos mientras dure la sensación, ya que esto podría provocar un atragantamiento y empeorar la situación. Aunque la mayoría de las veces el malestar es leve o moderado, en algunos casos puede ser intenso.

En cuanto a las precauciones técnicas, es vital tener cuidado con estructuras vasculares cercanas, como la arteria vertebral o la carótida. Si se aspira sangre, la aguja debe ser retirada ligeramente hasta asegurar que la aspiración sea negativa.

Generalmente, al cabo de 1-4 minutos después de esta inyección los pacientes presentan temporalmente un complejo de síntomas de Horner (ptosis, miosis, enoftalmos) y anhidrosis en el mismo lado de la cabeza. Tanto en la inyección con bajas dosis de anestésico local en la zona del GCS como del ganglio estrellado, estos síntomas suelen desaparecer en 10-20 minutos, pero en cambio suelen permanecer entre 2 y 8 horas en el caso de un bloqueo anestésico del ganglio estrellado.

Complicaciones

Las complicaciones propias de una punción, como hematoma o dolor residual, también pueden suceder con esta técnica, sin mayor repercusión clínica.

La contraindicación para la aplicación bilateral del GCS se debe a que, aunque sea muy poco frecuente, puede provocar parálisis del nervio laríngeo recurrente, afectando así a las cuerdas vocales y comprometiendo la vía aérea. Asimismo, existe el riesgo de parálisis del nervio frénico, lo cual reduciría la movilidad de la mitad del diafragma. La parálisis bilateral de cualquiera de estos nervios podría ser fatal. Además, debido a los efectos que esta técnica puede tener sobre el nervio glosofaríngeo y las ramas laringofaríngeas del ganglio supremo, así del directo en la faringe, también se desaconseja su aplicación bilateral.

Historia de vida

Una mujer de 33 años, 10 meses después de haber contraído la covid-19, comenzó a experimentar crisis de ansiedad marcadas por desesperación y miedo, sensación de vacío en epigastrio, sudoración en las manos, taquicardia y tristeza. Los fallecimientos de su abuela y tío relacionados con covid, así como el suicidio del padre de su mejor amiga, que padecía de una depresión relacionada con covid, intensificaron sus síntomas, que incluían presión en el pecho, insomnio y un profundo miedo a morir. Como antecedentes destacaba un tratamiento de ortodoncia durante 8 años, una hemorroidectomía hacía 7 años, extracción de cordales hacía 5 años y amigdalitis recurrente desde la infancia. En la exploración se detectó un tratamiento de conducto en el diente 3.5, y sensibilidad al tacto en los dientes 3.4 y 4.4, además de acné facial. Durante la primera consulta se le inyectó con procaína en zona amigdalar, dientes 3.4, 3.5 y 4.4, cicatrices de los cordales, puntos de tensión miofascial de la zona del epigastrio y precordial, y cercanía a agujero rasgado posterior nervio vago izquierdo.

Quince días después, los síntomas se habían atenuado. Se inyectó en la zona del ganglio supremo izquierdo, lo que provocó un leve síndrome de Horner, así como en el cuero cabelludo, el hiato sacro y la zona de tensión miofascial del epigastrio.

Sin embargo, después de contraer de nuevo covid coincidiendo con el aniversario de la muerte de su abuela, desencadenó una nueva crisis de pánico junto con vómitos, epigastralgia y calor en el lado izquierdo de la cara, cabeza y espalda. Se inyectó en el GCS izquierdo, el ombligo y puntos de tensión miofascial en el tórax y el cuello, y en el nervio espinal de T12, lo que le proporcionó un gran alivio de sus síntomas. Un mes después, aunque había experimentado una gran mejoría de 10 días, la ansiedad regresó coincidiendo con un evento emocional intenso, aunque con menor intensidad. Presentó fuertes dolores de cabeza, dolor torácico anterior derecho y dolor de oído, por lo que se decidió inyectar en la zona de los oídos y cerca del agujero yugular del nervio vago derecho, lo que mejoró su condición durante 1 mes y medio.

La ansiedad resurgió, manifestándose en el pecho y la garganta con dolor y cólicos menstruales fuertes. Después de inyectar con procaína en puntos de tensión miofascial y cerca del GCS derecho, se desencadenó una crisis de llanto, por lo que se decidió no realizar más inyecciones. Tras esta reacción, sus síntomas mejoraron significativamente, logrando dormir bien y reduciendo las crisis de ansiedad, así como la taquicardia y la sudoración. Continuó acudiendo a consulta cada 2-3 meses y se aplicaron inyecciones de procaína desde la perspectiva de la de terapia neural, basada en su historia de vida, que incluye su exploración física.

Zona de los ganglios cervicales medio y estrellado

En los siguientes apartados se detalla la técnica de inyección en la zona de los ganglios cervicales medio y estrellado (**Fig. 39-7**).

Generalidades

Cabe destacar que **la técnica** que se describe a continuación **se diferencia del bloqueo anestésico convencional del ganglio estrellado**, tanto en el lugar de punción como en el tipo y cantidad de anestésico local empleado. Esta distinción es importante **para garantizar la seguridad y eficacia del procedimiento.**

La localización precisa para la inyección se elige estratégicamente en el tronco simpático entre los ganglios cervical medio e inferior. Esta elección se basa tanto en la facilidad de identificación ósea por palpación como en la seguridad del sitio de inyección. Una vez administrado, el anestésico local fluye desde este punto hasta el ganglio estrellado, ubicado más caudalmente, alcanzando también al ganglio cervical medio, el nervio vago, y las ramas y plexos vasculares de la zona. Para facilitar esta difusión y el efecto terapéutico consecuente, se puede realizar un suave masaje en dirección caudal después de la inyección.

Material

El material necesario consta de:

- Aguja de 27 G de 20 a 40 mm.
- Jeringa de 3 a 5 mL.
- Procaína al 0,5-1 % de 2 a 4 mL.

Técnica de inyección

Se conocen varios abordajes de aplicación en la cercanía del ganglio estrellado, desde técnicas posteriores según Reischauer hasta técnicas anteriores como la de Leriche Fontaine modificada por Peter Dosch.

La clave para que esta técnica resulte sencilla y segura radica en la correcta identificación y localización del tubérculo carotídeo de C6, por lo que se debe dedicar el tiempo suficiente para su palpación adecuada.

A continuación, se describen algunas de las técnicas utilizadas:

- **Posición del paciente**: se realiza comúnmente con el paciente en decúbito supino, aunque también es viable con el paciente sentado y la cabeza apoyada. La cabeza debe estar alineada con el eje vertical del cuerpo y rotada 45° hacia el lado opuesto al de la inyección. En casos de tensión miofascial que dificulte la palpación, puede ser útil colocar la cabeza en una ligera flexión lateral hacia el lado de la inyección antes de rotarla, relajando así el músculo esternocleidomastoideo y facilitando el acceso a la zona.
- **Localización del tubérculo carotídeo**: el tubérculo carotídeo de C6 se encuentra a la altura del cartílago cricoides y en la transición del tercio medio al inferior del músculo esternocleidomastoideo, generalmente a unos 3 cm por encima de la articulación esternoclavicular, y su palpación puede

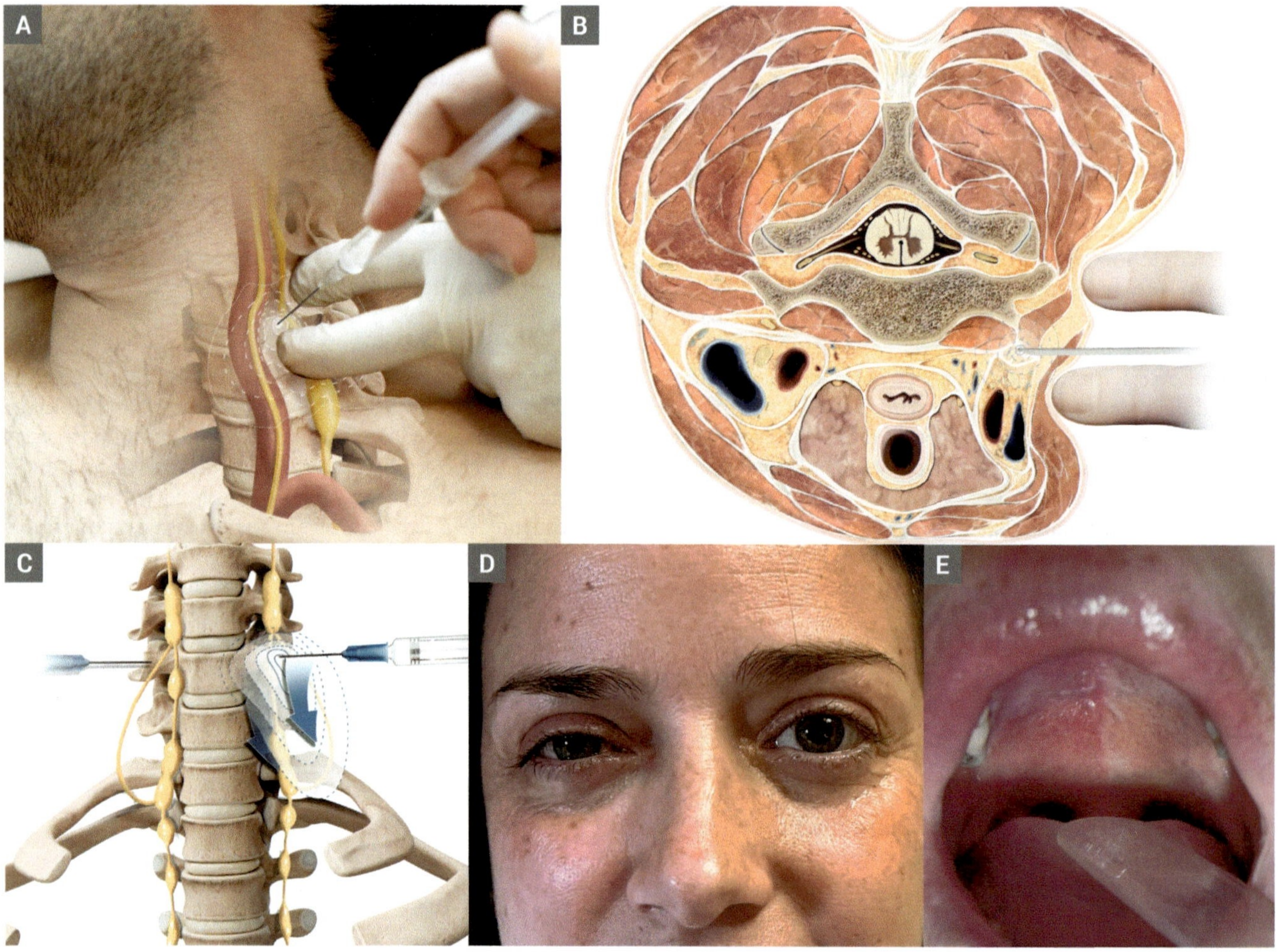

Figura 39-7. Inyección en el tronco simpático cervical inferior. **A)** Vista lateral. **B)** Vista axial. **C)** Variante superficial. Una vez localizada la apófisis transversa de C6, con los dedos se desplaza hacia delante el músculo esternocleidomastoideo junto al paquete carotídeo para posicionar la aguja por delante e inferior a la apófisis transversa de C6. La procaína inyectada alcanza los ganglios simpáticos cervicales medio e inferior (ganglio estrellado) y el paquete carotídeo, incluido el nervio vago. **B)** Se muestra cómo con la leve presión de ambos dedos se reduce la distancia hasta el tronco simpático cervical. **C)** Puede observarse cómo el anestésico local inyectado justo encima de la apófisis transversa de C6 discurre entre la fascia del músculo largo del cuello y la fascia cervical profunda hasta alcanzar el ganglio estrellado. Reacción después de la inyección de 3 mL de procaína 0,5 % en el tronco simpático cervical inferior: **D)** síndrome de Horner (ptosis, enoftalmos, fisura palpebral más estrecha y miosis). **E)** Hiperemia en el paladar fruto de la vasodilatación homolateral al lado inyectado.

ser incómoda o incluso dolorosa para el paciente. Al desplazar medioventralmente el músculo esternocleidomastoideo desde su borde posterior con los dedos índice y medio, también se aleja ligeramente el paquete vasculonervioso del cuello. Al sentir una prominencia ósea con el dedo, se localiza el tubérculo anterior de la apófisis transversa de C6. Los dedos índice y medio se posicionan de manera que el uno esté ligeramente anterior al tubérculo, y el otro, caudal a este, creando un espacio para la inserción de la aguja, desplazando el músculo esternocleidomastoideo y los grandes vasos hacia ventromedial (v. **Figs. 39-7A** y **B**).

- **Punción**: la aguja se introduce en el espacio creado entre los dedos, avanzando suavemente en dirección a 45° hacia medial y caudal, y 30° hacia dorsal, hasta una profundidad de 10-20 mm, dependiendo de la tensión y el grosor del cuello. Tras la aspiración, se inyectan inicialmente 0,2 mL de procaína y, si se tolera bien, se inyectan lentamente 3 mL (v. **Figs. 39-7A** y **B**).

La constante presencia del dedo en contacto con la apófisis transversa de C6 a lo largo del procedimiento hace que sea innecesario que la aguja establezca contacto óseo.

- **Variante superficial**: una variante de la que no se ha encontrado descripción previa con estos fines específicos es la inyección directa en el tubérculo anterior de la apófisis transversa de C6. Siguiendo el mismo procedimiento general previamente descrito, esta variante consiste en posicionar el tubérculo carotídeo entre el dedo índice y el medio, e inyectar directamente sobre del tubérculo, entre ambos dedos. De esta manera, la aguja solo necesita penetrar unos pocos milímetros para alcanzar el tubérculo carotídeo. Luego se inyectan 3 mL de procaína, relajando ligeramente la presión ejercida por los dedos para facilitar la dispersión del anestésico local a través de la fascia del músculo largo del cuello y la fascia cervical profunda, llegando así al tronco simpático cervical inferior y su ganglio (v. Fig. 39-7C). Una aparición del complejo sintomático de Horner confirma el efecto sobre el tronco simpático cervical. Puede encontrarse más información sobre esta variante en el capítulo 41.

Contraindicaciones, precauciones y peculiaridades

En los pacientes jóvenes, el tubérculo carotídeo está más definido, por lo que su palpación es más clara que en las personas de edad avanzada.

La inyección en el tronco simpático cervical inferior está **contraindicada** en pacientes con condiciones cardíacas graves, como descompensación cardíaca aguda, trastornos de conducción o bradicardia graves, parálisis del nervio laríngeo recurrente o del nervio frénico del lado opuesto, o en casos de enfisema pulmonar masivo, debido al riesgo elevado de neumotórax si la cúpula pleural está muy elevada.

En pacientes con trastornos de coagulación, la realización de esta inyección representa una contraindicación relativa, mas no absoluta. Esto se debe a que se emplea una aguja fina (27 G) y se sitúa caudal a la apófisis transversa de C6, lo que permite ejercer una presión efectiva sobre el punto de punción contra el cuerpo vertebral de C6 en caso de punción accidental de un vaso sanguíneo. Esta diferencia en la altura del punto de punción también convierte esta técnica en más segura para los pacientes con enfisema pulmonar masivo.

El bloqueo del ganglio estrellado está contraindicado en casos de glaucoma o de infarto reciente, pero no es el caso de esta inyección que se realiza en terapia neural, debido a las diferencias ya explicadas.

Generalmente, al cabo de 1-4 minutos después de esta inyección los pacientes presentan temporalmente un complejo de síntomas de Horner (v. Fig. 39-7D), como se ha explicado anteriormente, acompañado también de *flushing* que puede incluir una hiperemia de la cara y el paladar ipsilateral (v. Fig. 39-7E), como resultado del aumento del flujo sanguíneo. Muy raramente se ha observado un complejo de Horner contralateral.

Complicaciones

La proximidad de estructuras vasculares como los vasos tiroideos inferiores puede provocar hematomas que pueden ser muy evidentes, pero sin repercusión clínica.

Las complicaciones asociadas con la inyección en el ganglio estrellado, comúnmente descritas en el ámbito de la anestesiología, no tienen la misma relevancia en el contexto de la terapia neural. Como ya se ha mencionado, esto se debe a diferencias significativas en la técnica, especialmente en el lugar de punción, así como en el tipo, la cantidad y la concentración del anestésico local utilizado. Complicaciones como la inyección accidental intraarterial (en la arteria carótida común), la inyección intratecal o la lesión de la pleura son menos probables y relevantes en la terapia neural.

Si se inyecta un volumen excesivo de anestésico local, la afectación del nervio laríngeo recurrente puede ocasionar una ronquera temporal, y la del nervio frénico puede producir una paresia diafragmática temporal. Aunque esta última no suele tener relevancia clínica, puede ser problemática en pacientes con enfermedades pulmonares graves, por lo que es recomendable realizar la inyección en el tronco simpático cervical inferior en un solo lado durante una misma sesión. Si se considera necesaria una inyección bilateral, se deben esperar al menos 15 minutos entre cada inyección y verificar previamente la movilidad del diafragma y la función respiratoria.

Historia de vida

Una mujer de 32 años acudió a la consulta presentando cefalea localizada en la órbita izquierda (escala visual analógica de 6), dolor torácico y ansiedad con sensación de opresión en la zona tiroidea, síntomas que comenzaron 15 meses antes tras padecer una forma leve de covid. Durante la infección, experimentó fiebre, odinofagia, tos, cefalea intensa en la órbita izquierda (escala visual analógica de 9) y sensación de ardor y presión torácica, además de un miedo muy intenso. Desde entonces, se ha sentido constantemente cansada y debilitada. En los exámenes oftalmológicos a los 1 y 4 meses postinfección, se le diagnosticó uveítis izquierda y sequedad ocular aguda, y mencionó ver moscas volantes. Su historia de vida incluye uveítis bilateral a los 6 años en el contexto de artritis reumatoide juvenil, dolor ocasional en las rodillas, apendicectomía a los 20 años y extracción de cordales a los 24 años.

Tras recibir inyecciones en el tronco simpático cervical inferior izquierdo, los nervios supraorbitarios e infraorbitarios, y puntos de tensión miofascial en cabeza, cuello, tórax y diafragma, además de 2 mL intravenosos, la paciente experimentó una notable mejora en la respiración, síntomas torácicos y una relajación general, especialmente en la boca. En una segunda visita, 1 mes después, reportó ausencia de cefalea y dolor torácico, mejora en la fatiga y recuperación completa de la uveítis, aunque seguía viendo moscas. Relató tensión en la boca, relacionada con retenedores fijos de un tratamiento ortodóncico anterior. Tras inyectar en puntos de tensión mucofascial, experimentó un alivio inmediato, que se intensificó después de inyectar en puntos miofasciales de cabeza, cuello, tórax y diafragma, y en la zona del ganglio estrellado y nervios supraorbitarios e infraorbitarios.

En una tercera visita, la paciente se sintió completamente recuperada del síndrome tras la covid, notando una mejora significativa en su ojo izquierdo, confirmada por el oftalmólogo. Se decidió realizar nuevas inyecciones en puntos de tensión miofascial, el tronco simpático cervical inferior y los nervios supraorbitarios e infraorbitarios.

Comentarios:

- El síndrome de la covid persistente a menudo ocurre en un contexto de disautonomía. Muchos pacientes ya presentaban síntomas de desequilibrio en el SNA antes de contraer covid.
- El ganglio estrellado izquierdo es un factor común en la mayoría de los síntomas de la paciente: cefalea y uveítis izquierdas, presión en el tórax, zona tiroidea y diafragma, así como ansiedad y otros síntomas de desbalance vegetativo.

- La notable mejora de todos los síntomas sugiere que el ganglio estrellado actuaba como foco neuromodulador. La posterior focalización de tensión en la zona oral y la rápida mejoría tras la inyección en los puntos de tensión bucal confirman la sospecha de que el retenedor podía estar interfiriendo. Posteriormente, se deberá considerar la posibilidad de retirar el retenedor o reemplazarlo por alternativas más funcionales.
- En la última visita se optó por realizar una nueva inyección en la zona del ganglio estrellado, aunque esta decisión no era estrictamente necesaria. La evolución clínica del paciente es la que determina la necesidad de sesiones adicionales.

Zona del tronco simpático torácico

Debido a la delicada anatomía de la zona y al riesgo asociado con la inyección directa en esta sección del tronco simpático, cuando se contempla influir en él, es preferible optar por la inyección en el espacio paravertebral, a la altura de los nervios intercostales, los cuales están conectados al tronco simpático mediante ramos comunicantes (puede verse más información sobre este procedimiento en el capítulo 43) y por las inyecciones en la pared torácica (v. Cap. 42).

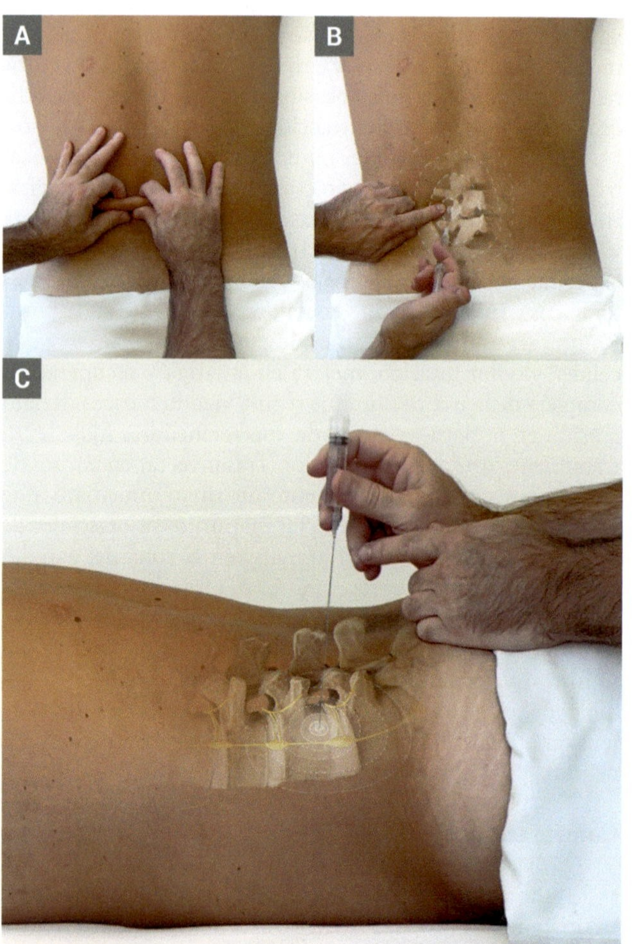

Figura 39-8. Inyección en el tronco simpático lumbar. **A)** Realización del pliegue cutáneo rodado para determinar el punto de mayor tensión y sensibilidad. **B)** Inyección dérmica e intramuscular a dos dedos de la apófisis espinosa de L4. **C)** Introducción perpendicular de una aguja de 8 cm, pasando entre las apófisis transversas de L4 y L5 hasta alcanzar la cercanía del tronco simpático lumbar.

Zona del tronco simpático lumbar

A continuación, se indican los materiales, la técnica de inyección, las contraindicaciones, precauciones y peculiaridades, y las complicaciones en la zona del tronco simpático lumbar, así como una historia de vida.

Material

Principalmente consta de:

- Aguja de 23 G de 0,6 × 80 o de 21 G de 0,8 × 120 mm para personas obesas o más corpulentas.
- Jeringa de 10 mL.
- 5 mL de procaína al 0,5 % por lado.

Técnica de inyección

Con el paciente acostado en decúbito prono, se identifica la apófisis espinosa L4 mediante una línea imaginaria que une ambas crestas ilíacas. La colocación de una almohada debajo del abdomen puede mejorar la visualización de las apófisis espinosas y el acceso. En situaciones en las que la posición en decúbito prono no sea viable, se puede optar por una posición sentada con una ligera inclinación hacia delante, o de pie recostado hacia delante sobre una almohada. Estas alternativas, aunque prácticas, incrementan el riesgo de movimiento involuntario del paciente durante el procedimiento, especialmente si experimenta sensaciones inesperadas como corrientes al avanzar la aguja.

La elección del nivel vertebral específico para la inserción de la aguja debe basarse en la evaluación clínica del paciente. La realización del signo del pliegue rodado a lo largo de la dermis paralumbar ayuda a determinar de un modo más preciso el nivel y lado donde existe una mayor irritación simpática. La sintomatología que presenta el paciente, basada en la organización segmentaria descrita inicialmente por Head y Mackenzie (v. Cap. 31), también ayuda a definir el lado y el nivel en el que realizar la aplicación (Fig. 39-8A).

A dos dedos de la apófisis espinosa del nivel vertebral seleccionado, lo que corresponde a unos 3-4 cm de la línea media apofisaria, se realiza inicialmente una inyección dérmica con una aguja de 40 mm y seguidamente se infiltran progresivamente 3 mL de anestésico local mientras se avanza la aguja cuidadosamente a través del plano miofascial, manteniendo una orientación perpendicular respecto a la superficie de la piel (Fig. 39-8B; v. Fig. 39-8A).

Este estímulo procaínico inicial a nivel cutáneo y miofascial favorece la relajación del área y da inicio a un efecto neuralterapéutico. Si durante la inyección se establece contacto óseo a unos 3-4 cm de profundidad, la siguiente punción, que se realiza con una aguja más larga, debe introducirse desde un punto situado 1 cm hacia arriba o hacia abajo, dependiendo de la región específica del tronco simpático lumbar que se desee tratar, para que la aguja pase entre las dos apófisis transversas.

Seguidamente se inserta una aguja de 80 mm (o 120 mm en pacientes más corpulentos u obesos) en el mismo punto de entrada y a lo largo del mismo trayecto perpendicular previamente establecido (**técnica paralela**). La aguja se avanza con cuidado, penetrando entre 6 y 10 cm, dependiendo del grosor del tejido del paciente (**Figs. 39-8C** y **39-9A**). Debe prestarse atención a las sensaciones descritas por el paciente; una sensación de corriente dirigida hacia el abdomen, la pelvis o, más comúnmente, hacia la pierna, es indicativa de que la aguja ha alcanzado el tronco simpático.

Una vez alcanzado este punto, se realiza una doble aspiración y se liberan entre 3 y 5 mL de procaína. En el caso de aspirar sangre, debe corregirse la posición de la aguja, reajustándola adecuadamente antes de proceder con la inyección del anestésico local.

En la literatura de terapia neural consultada, la técnica recomendada implica introducir la aguja 5 cm lateral a la línea media de la apófisis espinosa (unos tres dedos de ancho) y orientarla aproximadamente 20° hacia medial y 10° hacia craneal (**técnica lateral-oblicua**). De este modo la aguja pasa craneal a la apófisis transversa y la punta de la aguja se posiciona finalmente más cerca de la cara anterolateral de la vértebra. Sin embargo, debido a que el anestésico local se difunde alrededor del punto de inyección, no es esencial que la aguja esté exactamente adyacente al tronco simpático. A pesar de esto, se requiere una aguja 1 cm más larga y su trayecto pasa más cerca del riñón (v. **Fig. 39-9A**).

Durante la realización de la técnica de inyección paralela, si se encuentra resistencia ósea a unos 3-4 cm, o de 4-5 cm en la técnica lateral-oblicua, indica que la aguja ha contactado con la apófisis transversa. En tal caso, es necesario retirar la aguja entre 1 y 2 cm y reintroducirla ajustando su ángulo hacia una dirección craneal o caudal para que avance entre dos procesos laterales (**Fig. 39-9B**). Si el contacto óseo sucede a los 5-6 cm (o 6-7 cm en la técnica lateral-oblicua), se debe retirar la aguja unos 2 cm y reorientarla ligeramente hacia lateral para superar la cara más externa del cuerpo vertebral. En la técnica lateral-oblicua esta reorientación se realiza con un ángulo adicional de 5-10° hacia ventral. Posteriormente, la aguja se reintroduce otros 2-3 cm para alcanzar la posición deseada. El contacto óseo con la cara externa de la vértebra lumbar puede ser más frecuente en L5 por tratarse de una vértebra más ancha.

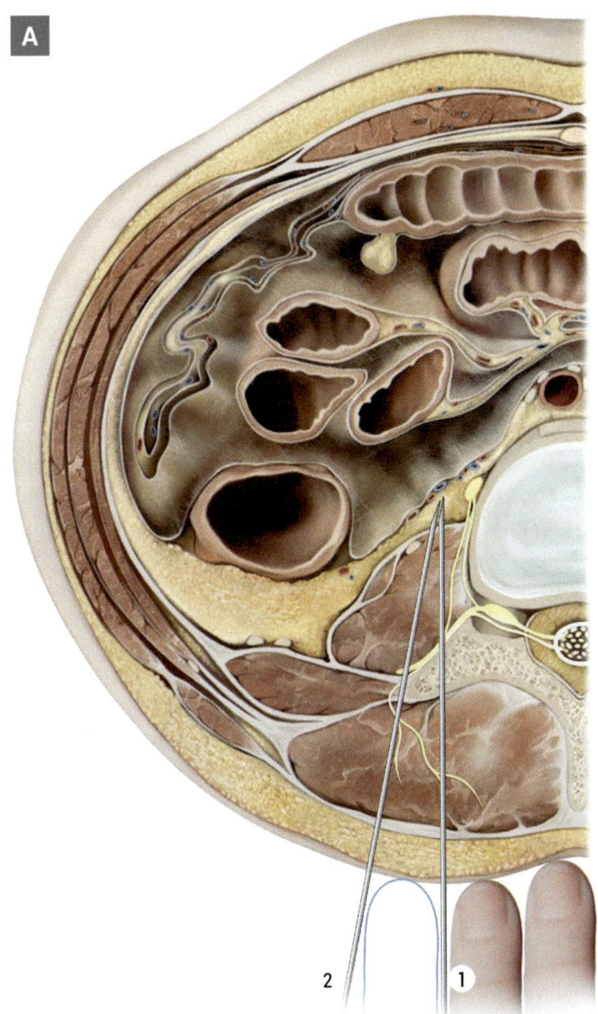

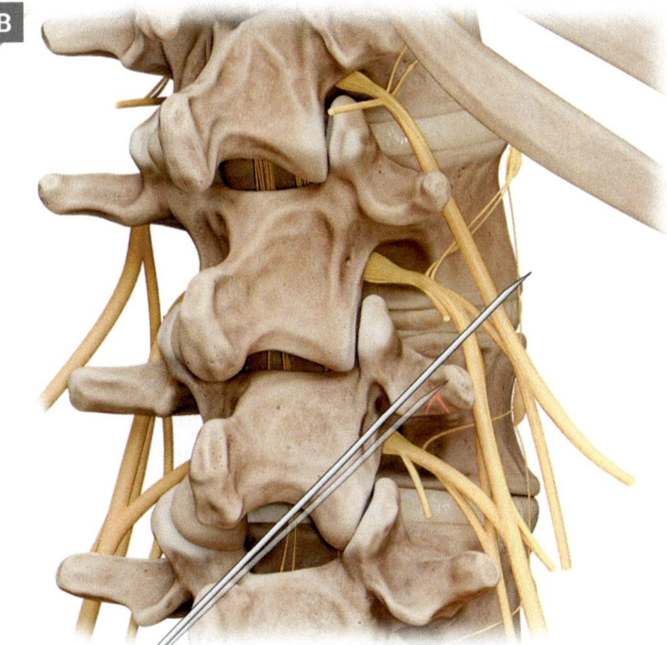

Figura 39-9. A) Inyección en el tronco simpático lumbar a nivel L3-L4 (vista axial). Técnica paralela (1) con la inserción de la aguja a dos dedos (3 cm) de la apófisis espinosa. En la técnica oblicua-lateral (2), la aguja se inserta a tres dedos de la línea media (5 cm), orientando la aguja 20° hacia medial y 10° hacia craneal. **B)** Vista lateral. Si al avanzar la aguja se encuentra resistencia ósea a unos 4 cm de profundidad, se retira la aguja 1 o 2 cm y se reorienta la dirección hacia craneal o hacia caudal para pasar entre dos procesos transversos. El avance de la aguja debe ser cuidadoso, prestando atención a las reacciones del paciente. Si se percibe una sensación de corriente o dolor, esto puede indicar proximidad a una rama del nervio espinal. En ese caso, se inyecta 0,5 mL de procaína y se ajuste ligeramente la dirección de la aguja hacia arriba o hacia abajo, continuando el avance hasta alcanzar la cercanía del tronco simpático.

La inserción de la aguja debe ser suave y continua, permitiendo identificar las diferentes texturas de los tejidos atravesados. Es importante detenerse y liberar procaína cuando el paciente siente corriente, irradiación o molestia, lo que indica la presencia de terminaciones nerviosas o áreas irritadas. Más allá de administrar el anestésico local en el tronco simpático, el objetivo también es prestar atención durante el trayecto y poder reaccionar según las señales que el paciente va proporcionando.

Contraindicaciones, precauciones y peculiaridades

Aunque es una técnica segura, la inyección en el tronco simpático lumbar está contraindicada en pacientes con trastornos de coagulación, debido al uso de agujas de mayor calibre para una inyección a mayor profundidad.

Características anatómicas como grandes quistes renales, riñón en herradura o aneurismas en la parte superior del abdomen son contraindicaciones para las inyecciones en el tronco simpático a la altura de L1 o L2. Del mismo modo se desaconseja su aplicación en el mismo lado de un único riñón funcional para evitar complicaciones.

Durante la inyección, los pacientes pueden experimentar sensaciones eléctricas o corrientes que se irradian hacia la región glútea o abdominal en la primera parte del procedimiento, o hacia la extremidad inferior del mismo lado al final del trayecto, lo que indica la cercanía de la aguja al tronco simpático. Es importante informar al paciente sobre esta posibilidad antes de la inyección para prepararlo y minimizar sorpresas o movimientos involuntarios.

Complicaciones

Además de las complicaciones propias de cualquier inyección, la inyección a la altura de L1 o L2 puede causar dolor y hematuria si se perfora accidentalmente un riñón, pero el riesgo es muy bajo. La inyección accidental en las leptomeninges es extremadamente improbable, pero si se aspira líquido cefalorraquídeo, se debe retirar la aguja y posponer la punción. En general, la técnica paralela para inyecciones en esta zona es más segura y tiene menos riesgos que la técnica lateral-oblicua, aunque ambas, realizadas correctamente, son muy seguras.

Historia de vida

Un hombre de 42 años acudió a la consulta con un historial de dolor lumbar crónico de 10 años de duración que había empeorado en el último año coincidiendo con el estrés laboral y esfuerzos físicos en su trabajo como barnizador autónomo. El dolor se irradiaba a las extremidades inferiores y causaba parestesias, especialmente en el dedo gordo del pie izquierdo. La resonancia magnética reveló dos hernias discales lumbares con compresión del nervio ciático en L4-5. Como antecedentes destacaba una lesión en el tobillo izquierdo hacía 14 años, que requirió una inmovilización durante 6 semanas, una cicatriz en la pierna derecha y otra en la muñeca izquierda por mordedura de perro. Solicitó ayuda para aliviar su dolor durante los 6 meses de espera para su cirugía programada.

Tratado inicialmente con inyecciones de procaína al 0,5 % en la cicatriz de la pierna y los puntos de tensión miofascial del tobillo izquierdo, experimentó una reducción del dolor y las parestesias, y una relajación acompañada de un temblor que refería como liberador. Se le inyectó también en el tronco simpático lumbar a nivel de L4 izquierdo, coincidiendo que fue el nivel mayor de dolor en la palpación. El paciente sintió una gran mejoría tanto del dolor como de las parestesias y se mostró mucho más relajado. En una segunda visita 5 meses después informó de ausencia de dolor y parestesias, y decidió no someterse a la cirugía programada. Se inyectó de nuevo en la cicatriz de la pierna derecha y en puntos de tensión miofascial general. En visitas posteriores a 1 y 3 años, el paciente presentó tensión y sobrecarga lumbar sin dolor, y se trató con inyecciones en el tronco simpático lumbar derecho, debido a una mayor sintomatología en la palpación, y en puntos de tensión miofascial general.

Comentarios:

- La desaparición del dolor hizo que el paciente ya no fuera candidato para cirugía, aunque esta no era una expectativa previa al tratamiento. Cada caso es único.
- Una cicatriz en una pierna puede afectar a la otra pierna y a cualquier otra parte del cuerpo, lo cual subraya la importancia de no tener una visión parcial o lateralizada del cuerpo.
- No es necesario inyectar sistemáticamente todas las cicatrices del paciente.
- La notable mejoría del dolor, las parestesias y la tensión por estrés sucedieron simultáneamente, sugiriendo que estos síntomas eran aspectos de una misma condición en el paciente y no deberían ser evaluados o tratados de forma aislada.
- El temblor puede aparecer como síntoma de una rápida relajación de la tensión acumulada por sobreexcitación simpática.
- La duración de la mejoría y su manifestación en diferentes niveles sugieren que se trató de una mejora en la autoorganización del sistema del paciente, implicando al SNA.
- Aunque casos como este son excepcionales, existen y ofrecen valiosos aprendizajes.

AGRADECIMIENTOS

Un especial agradecimiento a los anatomistas **Martín Alfonso Ruiz** y **Óscar Humberto Ríos**, y al radiólogo **Dr. German Ruiz**, docentes de la Universidad del Cauca (Colombia), por sus indispensables aportes en el estudio de la técnica modificada del GCS.

PUNTOS CLAVE

- Las alteraciones en la actividad simpática tienen una gran implicación en la pérdida del equilibrio funcional del SNA y, por ende, en el desarrollo de procesos patológicos.
- El efecto simpaticolítico de los anestésicos locales es posiblemente uno de los mecanismos más importantes en la terapia neural, debido a su capacidad de resetear los mecanismos de retroalimentación al interrumpir el estímulo patológico en la vía simpática, además de mejorar la microcirculación.
- La inyección en el tronco simpático se considera también en casos de sospecha de campos interferentes: en el tronco cervical, cuando la sospecha se centra en la zona de la cabeza, tórax o miembro superior, y en el tronco lumbar cuando la posible interferencia está en la zona abdominal, lumbar o miembro inferior.
- La aplicación de estas técnicas de inyección en el tronco simpático requiere una buena formación del profesional, que incluye un conocimiento anatómico profundo. Es importante realizar estos procedimientos con calma, observando con atención las reacciones y la evolución del paciente.

BIBLIOGRAFÍA

Ataíde AMM, Brandão BR, Pacheco CL et al. Topographic and Biometric Study of the Cervicothoracic Ganglion (Stellate Ganglion). Int J Morphol. 2008;26(2):451-5.

Barop H. Textbook and atlas of neural therapy: diagnosis and therapy with local anesthetics. 1ª ed. Stuttgart: Thieme; 2017.

Breathnach CS. The legacy of Henry Head. J R Soc Med. 1991;84(2):107-9.

Dosch MP. Atlas of Neural Therapy. 3ª ed. Stuttgart: Thieme; 2012.

Fischer L. Neuraltherapie. Neurophysiologie, Injektiontechnik, Therapievorschläge. 5ª ed. Stuttgart: Thieme; 2019.

García-Porrero JA, Hurlé JM. Anatomía humana. 2ª ed. España: Editorial Médica Panamericana; 2020.

Leffler A, Fischer MJ, Rehner D et al. The vanilloid receptor TRPV1 is activated and sensitized by local anesthetics in rodent sensory neurons. J Clin Invest. 2008;118(2):763-76.

Mackensie J. Symptoms and their interpretation. Londres: Shaw & Sons; 1909.

Potau JM, Merí À. EVA. Atlas de anatomía. 1ª ed. Madrid: Editorial Médica Panamericana; 2024.

Pró EA. Anatomía clínica. 1ª ed. Buenos Aires: Editorial Médica Panamericana; 2012.

Standring S, editor. Gray's Anatomy: The Anatomical Basis of Clinical Practice. 40ª ed. Edimburgo: Elsevier; 2008.

Vinyes D, Muñoz-Sellart M, Caballero TG. Local anesthetics as a therapeutic tool for post COVID-19 patients: A case report. Medicine (Baltimore). 2022 Jul 15;101(28). Doi: 10.1097/MD.0000000000029358.

Vinyes D, Muñoz-Sellart M, Fischer L. Therapeutic Use of Low-Dose Local Anesthetics in Pain, Inflammation, and Other Clinical Conditions: A Systematic Scoping Review. J Clin Med. 2023;12(23):7221.

Weinschenk S. Handbuch Neuraltherapie. Therapie mit Lokalanästhetika. 2ª ed. Stuttgart: Thieme; 2020.

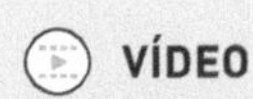

Nervio vago y foramen yugular

40

F. Córdoba Llanos, D. Vinyes y V. Bretones Vallory*

INTRODUCCIÓN

Si se entiende la terapia neural como un procedimiento médico para la recuperación funcional del sistema nervioso autónomo (SNA) mediante la inyección de bajas dosis de anestésico local, el **foramen yugular** del cráneo, también conocido como *agujero rasgado posterior*, se convierte, sin duda, en un sitio anatómico de gran interés.

Este capítulo se dedica a explorar una técnica innovadora de inyección en esta área, que se desarrolló a partir de investigaciones en cadáveres, el *software* Anatomage, tomografías y seguimiento clínico de pacientes. El agujero rasgado posterior, situado en la base del cráneo, es un canal para los nervios craneales glosofaríngeo, vago y accesorio, así como para la vena yugular (**Fig. 40-1**; v. **Fig. 34-1**). Estos pares craneales llevan a cabo funciones vitales en el organismo, destacando el papel del nervio vago, como principal representante del sistema nervioso parasimpático, en la regulación de las funciones de las vísceras toracoabdominales, además de la respuesta inmunitaria, la inflamación, el metabolismo, el dolor y la comunicación bidireccional alostásica entre los órganos y el cerebro, específicamente en el eje intestino-cerebro.

La relevancia de esta zona no solo radica en las estructuras que atraviesan el foramen yugular, sino también en las cercanas a él, como las ramas de los nervios vago y glosofaríngeo, y las ramas carotídeas que conforman un plexo con el simpático procedente del ganglio cervical superior (GCS) y el nervio vago, influyendo directamente al glomus carotídeo (v. **Fig. 39-2**). Además, la proximidad de los ganglios yugular y nodoso del nervio vago subraya la importancia de esta área en el control de la presión arterial y la respiración, lo que sugiere posibles indicaciones terapéuticas para la técnica de inyección en su cercanía.

Este capítulo se centra primordialmente en destacar la relevancia del nervio vago dentro del SNA, abarcando sus aplicaciones terapéuticas y los diferentes abordajes de inyección para influir en su funcionamiento. Se prestará especial atención a la descripción detallada de la metodología, las indicaciones, las medidas de precaución y los beneficios potenciales de la técnica innovadora desarrollada por Córdoba Llanos, uno de los autores de este capítulo.

*A la memoria de nuestro estimado amigo y compañero, Fernando Córdoba, fallecido en enero de 2025. Su incansable pasión por descubrir nuevas técnicas en la terapia neural abrió nuevos caminos y dejó una gran aportación. Su legado permanece y nos seguirá inspirando más allá del tiempo.

Además, se explicará la relación e interacción con otro elemento clave del SNA, el GCS, ofreciendo una perspectiva integral sobre la modulación del SNA.

Aspectos fundamentales del nervio vago

El nervio vago constituye uno de los componentes más importantes del SNA. Su nombre proviene del latín *vagus*, que significa «errante», debido a su extensa y ramificada distribución en el cuerpo. Es el más largo y complejo de los nervios craneales, originándose en el bulbo raquídeo del tronco encefálico. En su trayectoria por el cuello, tórax y abdomen, se ramifica para aportar fibras parasimpáticas e influir en la regulación de una vasta gama de órganos y sistemas, incluidos el oído, las meninges, la faringe y la laringe, así como el corazón, pulmones, sistema gastrointestinal, páncreas, hígado, riñones, bazo y vesícula biliar, entre otros (**Fig. 40-2**; v. **Fig. 42-4**).

El nervio vago se asocia con cuatro núcleos dentro del tronco encefálico, que son el origen de sus fibras motoras, sensitivas y parasimpáticas. Se distingue por su rica composición de fibras aferentes, que constituyen entre el 80 y 90 % de su estructura, proporcionando una retroalimentación constante al cerebro sobre el estado de los órganos internos. El resto de

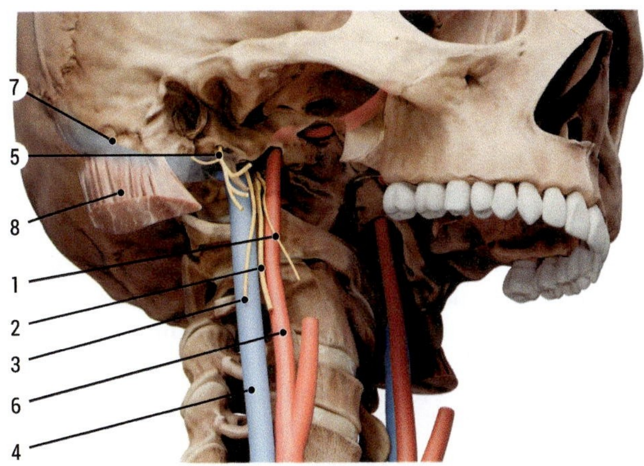

Figura 40-1. Vista lateral-inferior del cráneo. Se muestra la salida del cráneo de los nervios glosofaríngeo (1), vago (2) y accesorio (3), de la vena yugular (4) por el foramen yugular, del nervio facial (5) por el agujero estilomastoideo, y de la entrada de la arteria carótida interna (6) al canal carotídeo del cráneo. Se destaca la apófisis mastoides (7) y la inserción del músculo esternocleidomastoideo (8) en ella.

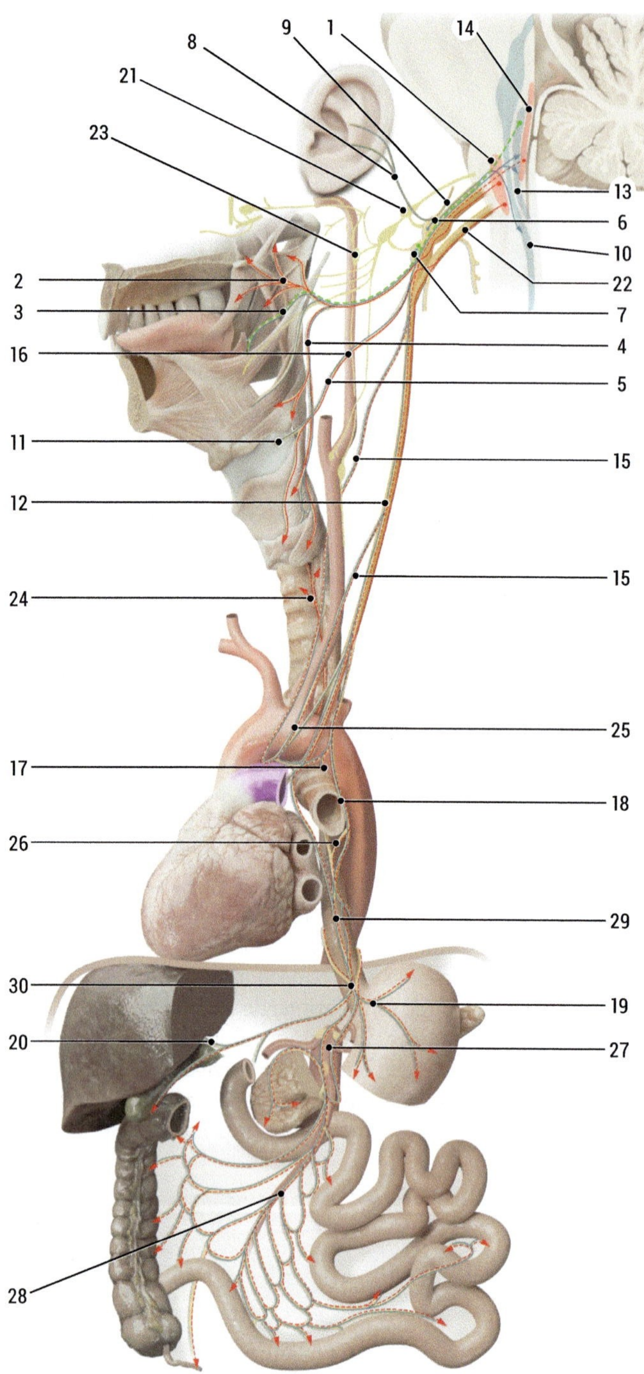

Figura 40-2. Anatomía del nervio vago. Las fibras motoras del nervio vago se originan en el núcleo ambiguo (1) para inervar músculos del paladar blando (2), fauces (3), faringe (4) y laringe (5). Las neuronas sensitivas presentan el soma en los ganglios superior (6) e inferior (7) del nervio vago, recogiendo la sensibilidad somática del conducto auditivo externo (8) y de la duramadre (9) de la fosa craneal posterior hacia el núcleo espinal del nervio trigémino (10), así como la sensibilidad gustativa de la epiglotis (11) y la sensibilidad visceral (12) hacia el núcleo del tracto solitario (13). Las fibras parasimpáticas proceden del núcleo dorsal (14) y se dirigen hacia las vísceras torácicas y abdominales mediante ramos: cardíacos (15), laríngeos (16), bronquiales (17), pulmonares (18), gástricos (19) o hepáticos (20). En la parte inicial de su trayecto mantiene conexiones con los nervios glosofaríngeo (21) y accesorio (22) y con el ganglio simpático cervical superior (23). A lo largo de su trayecto establece conexiones con las fibras simpáticas, fundamentalmente a través de los plexos viscerales, como el faríngeo (24), cardíaco (25), pulmonar (26), celíaco (27) y mesentérico superior (28). Dentro del plexo esofágico (29), las fibras de los nervios vagos derecho e izquierdo se entrelazan y redistribuyen en el tronco vagal anterior (30) y posterior.

las fibras son eferentes y transmiten instrucciones desde el cerebro para regular diversas funciones fisiológicas.

El complejo sistema vagal, además de cumplir funciones reguladoras básicas, también juega un papel importante en la modulación de la respuesta inflamatoria y la inmunidad, actuando a través de su influencia colinérgica en órganos como el hígado, el bazo y el sistema gastrointestinal. Inhibe la liberación de citocinas proinflamatorias, permitiendo así una modulación efectiva de los procesos inflamatorios en diversas condiciones y protegiendo al organismo de reacciones inflamatorias excesivas. Además, este nervio es fundamental para la coordinación de la respuesta inmunológica, ya que estimula la producción de anticuerpos en el bazo y preserva la comunicación integral entre el intestino y el cerebro (v. Fig. 12-1). Este **eje intestino-cerebro** es necesario para garantizar una respuesta inmune ágil frente a patógenos, por vía nerviosa a través del nervio vago, proporcionando una respuesta más rápida en comparación con los mecanismos de respuesta inmune mediados por el sistema humoral.

El interés científico y médico en el nervio vago se ha intensificado, especialmente durante la pandemia de covid-19, destacando su relevancia en el manejo de la neurodistrofia físico-emocional y sus secuelas. La emergencia de técnicas novedosas en terapia neural, que buscan explotar el potencial del nervio vago para mejorar la respuesta neurovegetativa, inmune, dolorosa e inflamatoria, acentúa la importancia de una comprensión profunda de este nervio. Estas innovaciones ofrecen nuevos abordajes de tratamiento en terapia neural, que se propone estén acompañados de una comprensión integral del paciente, que incluye su historia de vida y estado previo, permitiendo así una atención más singular mediante la terapia neural.

NEUROANATOMÍA DEL FORAMEN YUGULAR

El foramen yugular se sitúa en la fosa craneal posterior de la base del cráneo (v. Fig. 34-1). Su tamaño y forma varían entre los individuos, así como entre los dos lados del mismo cráneo y entre las superficies interna y externa del propio foramen, siendo el derecho más grande que el izquierdo en el 75 % de la población.

El foramen yugular se halla en el extremo posterior de la sutura petrooccipital, delimitado posteriormente por el hueso occipital, lateralmente por el hueso temporal y anteriormente por el hueso esfenoides. Medialmente se encuentra separado del conducto hipogloso, que transmite el nervio hipogloso por una estructura ósea conocida como *tubérculo yugular*. Anteriormente, la espina caroticoyugular lo separa de la abertura carotídea inferior.

La apertura intracraneal del foramen tiene una orientación anterior, lateral e inferior, extendiéndose hasta su apertura extracraneal en la base del cráneo. Este foramen se compone de una *pars* venosa, en la parte posterolateral, y una *pars* nervosa, en la parte anteromedial, y ambas están parcialmente separadas por el proceso intrayugular del hueso temporal o por un tabique fibroso u óseo.

La *pars vascularis*, más grande y de tamaño variable, contiene el bulbo de la vena yugular interna, el nervio vago con su rama auricular (**nervio de Arnold**), la porción espinal del nervio accesorio y la rama meníngea posterior de la arteria faríngea ascendente, situada entre ambos nervios craneales. Por el contrario, la ***pars* nervosa**, más pequeña y de tamaño constante, conduce el nervio glosofaríngeo y su rama timpánica (nervio de Jacobson), así como el seno petroso inferior, que se extiende desde el seno cavernoso, generalmente pasando entre el nervio glosofaríngeo y los nervios vago y accesorio, para unirse medialmente al bulbo de la vena yugular al final de su trayecto (v. Fig. 40-1). Ocasionalmente, la arteria occipital también puede dar ramas meníngeas que atraviesan el foramen yugular.

A continuación, se describen las estructuras vasculares y nerviosas que pueden ser influidas con la aplicación de anestésico local.

Vena yugular interna

La vena yugular interna emerge desde la porción posterior del foramen yugular atravesando este orificio para salir del cráneo, por detrás de la arteria carótida interna, acompañada de los nervios glosofaríngeo, vago, accesorio e hipogloso (v. Fig. 40-1). Traza su recorrido hasta la extremidad esternal de la clavícula integrando a lo largo de su trayecto ocho afluentes. Drena la sangre venosa de la mayor parte del cráneo, el encéfalo y las estructuras superficiales de la cabeza y el cuello.

Nervio glosofaríngeo

El nervio glosofaríngeo se origina en el bulbo raquídeo y avanza lateralmente al flóculo para salir del cráneo a través de la porción central del foramen yugular, en una vaina propia de la duramadre, ubicada lateralmente y por delante de los nervios vagos y accesorio (v. Fig. 40-1). En su paso por el foramen yugular, transcurre por encima del borde inferior de la porción petrosa del hueso temporal y, una vez fuera del cráneo, se dirige hacia delante, entre la vena yugular interna y la arteria carótida interna. Desciende por delante de la arteria carótida interna, pasando por debajo del proceso estiloides y los músculos relacionados con él, hasta alcanzar el margen inferior del músculo estilofaríngeo. Luego se curva hacia delante, ubicándose sobre los músculos estilofaríngeo y constrictor medio de la faringe, para finalmente emitir sus ramas terminales en la amígdala, la membrana mucosa de la faringe, la base de la lengua y las glándulas de la mucosa bucal. En su trayecto emite fibras al ramo auricular del nervio vago, contribuyendo a la sensibilidad del oído externo.

Es un nervio de naturaleza mixta, sensitiva y motora, que se ramifica en colaterales y terminales (v. Fig. 40-2).

Las ramas colaterales son:

- **Nervio timpánico de Jacobson**: se origina en el ganglio de Andersch y se dirige a la caja del tímpano, proporcionando inervación a la mucosa de la caja del tímpano y la trompa de Eustaquio. A su vez, a través del nervio petroso menor emite fibras parasimpáticas preganglionares hacia el ganglio ótico, que después de hacer sinapsis inervan la glándula parótida.
- **Ramos faríngeos**: contribuyen al plexo faríngeo, junto con los ramos del nervio vago y fibras simpáticas, dando inervación sensitiva a la mucosa faríngea, motora al músculo constrictor superior de la faringe y al palatofaríngeo, y también fibras vasomotoras. Estos ramos están involucrados en la deglución.
- **Ramos tonsilares**: forman el plexo tonsilar de Andersch, encargado de inervar la mucosa amigdalina y los pilares del velo del paladar.

Las ramas terminales son:

- **Plexo lingual posterior**: se localiza en la base de la lengua y provee fibras vasomotoras, sensitivas y sensoriales gustativas a las papilas del tercio posterior de la lengua, detrás de la V lingual.
- **Ramos carotídeos**: forman un plexo junto con fibras simpáticas y el vago, finalizando en el glomus carotídeo. Este plexo ejerce una función barorreguladora y quimiorreceptora, regulando la presión arterial y los niveles de oxígeno y pH en la sangre, relacionados con la ventilación.

Nervio espinal o accesorio

El nervio accesorio se compone de una raíz craneal, originada en el bulbo raquídeo, adyacente a las fibras de los nervios vago y glosofaríngeo, y de una raíz espinal que emerge de las neuronas situadas entre los segmentos cervicales de C1 a C5. Ambas raíces convergen, y a lo largo de su trayectoria a través del cuello emite tres ramos principales que proveen inervación motora a los músculos de la laringe, faringe y paladar blando, para la deglución y la fonación. También aporta inervación a los músculos trapecio y esternocleidomastoideo, cuya función principal es el movimiento de la cabeza y la elevación del hombro. Según algunas investigaciones, existe la posibilidad de que el nervio accesorio también posea capacidades eferentes viscerales específicas.

Nervio vago

El nervio vago está conformado por el núcleo ambiguo, el núcleo del tracto solitario (NTS) y el núcleo motor dorsal, con modalidades de fibras tanto sensitivas generales y especiales, como motoras, branquiales (somáticas) y viscerales. Esta riqueza de fibras permite al nervio vago desempeñar un papel fundamental en una amplia gama de procesos fisiológicos (v. Figs. 12-1 y 40-2).

El **NTS** es el principal centro de procesamiento para las fibras sensitivas viscerales aferentes, abarcando una extensa área de influencia que incluye desde la laringe, la porción caudal de la tráquea y el esófago, hasta las vísceras torácicas y abdominales, pasando por los receptores de estiramiento en el arco aórtico y los quimiorreceptores en el cuerpo aórtico.

Por su parte, el **núcleo ambiguo** gestiona las fibras motoras branquiales eferentes, que inervan una serie de músculos para funciones como la deglución y la fonación, incluyendo los músculos constrictores de la faringe, el elevador del paladar, el salpingofaríngeo, el palatofaríngeo, el palatogloso, el cricotiroideo y los músculos intrínsecos de la laringe.

El **núcleo motor dorsal del vago** extiende su influencia a través de fibras eferentes parasimpáticas hacia el músculo liso y las glándulas de la faringe, la laringe, y las vísceras torácicas y abdominales.

En conjunto, el nervio vago orquesta una sinfonía de acciones vitales, facilitando la motricidad para la deglución en la faringe, transmitiendo sensaciones desde la lengua, la faringe y la laringe, regulando la contracción del músculo liso en el tracto digestivo, la contracción y el ritmo cardíacos y la secreción gástrica; y modulando las respuestas viscerales sensitivas en los pulmones.

Teoría polivagal

Stephen W. Porges introdujo en 1994 la **teoría polivagal**, proponiendo una estructuración jerárquica del SNA basada en la evolución filogenética de los mamíferos y ofreciendo nuevas perspectivas sobre la interacción entre las respuestas autonómicas y las emociones. Porges identificó que el nervio vago consta de dos ramas distintas: la ventral y la dorsal, cada una con funciones específicas. De este modo, existirían tres circuitos neuronales esenciales dentro del SNA, cada uno asociado con distintas respuestas fisiológicas y conductuales ante distintas situaciones: la rama ventral del nervio vago, exclusiva de los mamíferos, el tronco simpático espinal y la rama dorsal del nervio vago. Este tema se explora en profundidad en el capítulo dedicado a la teoría polivagal (v. **Cap. 9**).

RELACIONES DEL NERVIO VAGO CON OTROS PARES CRANEALES Y ESTRUCTURAS DEL SISTEMA NERVIOSO CENTRAL

El nervio vago se comunica e interactúa con otros pares craneales a lo largo de su trayectoria, como el glosofaríngeo, accesorio, hipogloso, facial y trigémino, facilitando la coordinación de actividades como la deglución, el habla, la respiración, la regulación cardiovascular y la comunicación social. Asimismo, el vago participa junto con el trigémino, facial y glosofaríngeo en la información nociceptiva (mecánica, térmica y química) de la cabeza y el cuello, e incluso de órganos toracoabdominales, a través del tracto trigeminotalámico, que se une con la información nociceptiva dolorosa y el sufrimiento emocional de los tractos paleoespinotalámico y neoespinotalámico del resto del organismo.

El complejo vagal dorsal en el tronco encefálico, compuesto por el núcleo motor dorsal del nervio vago, el NTS y el área postrema, actúa como un centro reflejo esencial dentro del SNA. Este complejo facilita la interacción del nervio vago con estructuras cerebrales fundamentales, permitiendo que la activación de aferencias vagales desencadene respuestas coordinadas –autonómicas, endocrinas y conductuales– a través de circuitos centrales. Las señales viscerosensitivas enviadas desde el NTS al motor dorsal del nervio vago modulan los eferentes vagales, activando los reflejos vagovagales. Además, el NTS transmite señales periféricas hacia áreas cerebrales integrantes de la red autonómica central, como el locus cerúleo, el núcleo parabraquial, el núcleo periventricular del tálamo, el núcleo central de la amígdala, el núcleo paraventricular del hipotálamo, el área preóptica medial, el núcleo arqueado del hipotálamo y la médula ventrolateral, incluyendo los núcleos catecolaminérgicos A1-C1. Estas áreas participan activamente en la orquestación de respuestas autonómicas, conductuales y endocrinas. El NTS también modula directamente el locus cerúleo y sus proyecciones, lo que destaca la importancia del complejo vagal dorsal en la integración y modulación de las funciones vitales del organismo. Esta configuración explica cómo las emociones se manifiestan físicamente en forma de taquicardia, diarrea, sudoración, constipación, entre otros, fenómenos que son modulados en gran medida por la acción del nervio vago.

En lo que respecta al propio SNA, la comunicación que resulta trascendental es la que se establece entre el nervio vago y el tronco simpático cervical, especialmente con el GCS, el cual puede suministrar muchas ramas que se arborizan con ramas de varios pares craneales. Las ramas de comunicación se encuentran principalmente entre el ganglio inferior del nervio vago, situado justo debajo del foramen yugular, y el GCS. Concretamente, el **nervio yugular** se origina en la rama lateral del GCS y se sugiere como el proveedor de inervación simpática a los músculos lisos, glándulas y mucosas de la cabeza y cuello a través del nervio vago (v. **Figs. 40-2** y **42-4**). A pesar de los numerosos estudios realizados en modelos animales, la investigación sobre el nervio yugular en humanos es limitada. Se le identifican dos ramas principales: una dirigida hacia el ganglio vagal superior y otra hacia el ganglio inferior del nervio glosofaríngeo, entrando al cráneo por el foramen yugular.

Por otro lado, el GCS facilita otras **ramas de comunicación** con el nervio vago (nervios de las arterias carótidas interna y externa, nervio laríngeo superior, rama cardíaca cervical superior, rama tiroidea y rama faríngea), además de ramas con el nervio glosofaríngeo (rama carotídea, rama interna y arteria carótida externa, nervio del estilofaríngeo y nervios del plexo faríngeo), la rama de comunicación de la vena yugular interna, la rama del ganglio cervical medio y la rama del nervio cervical C2 y C3.

La conexión entre el nervio vago, el hipogloso y el GCS parece ser muy importante para la función vasomotora de la **lengua**. La comunicación entre el nervio vago y el GCS puede afectar al flujo sanguíneo de la arteria carótida y producir la ronquera relacionada con el **nervio laríngeo recurrente**. El **plexo faríngeo** está formado por la rama faríngea del nervio glosofaríngeo y el nervio vago, y contiene fibras del GCS. Los **nervios cervicales** contienen muchas fibras simpáticas que provienen del GCS y conectan los músculos de la cabeza y el cuello, la bifurcación carotídea, el ganglio simpático de la glándula salival, la arteria carótida común, la vena interna y el tejido conjuntivo.

Todas estas ramas de comunicación proporcionan datos útiles para el diagnóstico y el tratamiento.

IMPORTANCIA DE LA COMUNICACIÓN ENTRE EL NERVIO VAGO Y EL GANGLIO CERVICAL SUPERIOR

La **neuromodulación**, entendida como la capacidad de modificar la comunicación entre los nociceptores, nervios periféricos y áreas medulares y cerebrales, representa una estrategia avanzada para la modulación del dolor y para contrarrestar señales irritativas que perturben el trofismo del sistema nervioso. Este proceso aprovecha las capacidades autoorganizativas endógenas del organismo, incluyendo los opioides endógenos, que actúan generando una hiperpolarización de los nociceptores y bloqueo de la liberación de neurotransmisores como el glutamato y la sustancia P, resultando en analgesia y disminución de la actividad del nociceptor, mecanismo que guarda similitud con la acción de los anestésicos locales utilizados en terapia neural.

También se observa una modulación endógena del dolor mediada por la acetilcolina, que funciona tanto como neurotransmisor como neuromodulador a nivel de interneuronas y proyecciones colinérgicas específicas. Además, el dietilaminoetanol, metabolito de la procaína, al ser metilado dentro del cuerpo forma colina, la cual es transportada dentro de las neuronas colinérgicas, donde se combina con acetilcoenzima A para formar el neurotransmisor acetilcolina. Por otro lado, el dietilaminoetanol puede modular la captación de colina por las células, y regular la síntesis y liberación de acetilcolina.

A nivel subcortical, la amígdala actúa en la inhibición endógena del dolor a través de la vía colinérgica, permitiendo inducir un estado de analgesia en contextos de miedo o estrés, mientras que la facilitación del dolor se ve mediada por el ácido γ-aminobutírico. Las vías adrenérgicas de control autonómico también están implicadas en la modulación de los centros cerebrales superiores involucrados en el procesamiento del dolor.

El sistema nervioso integra estímulos sensoriales, afectivos y cognitivos, junto con memorias previas, generando una respuesta neurológica específica que se manifiesta en un arco reflejo regulatorio bidireccional, de arriba hacia abajo (cerebro a órganos) y de abajo hacia arriba (órganos al cerebro). En este contexto, la comunicación entre el nervio vago y el GCS se convierte en una gran conexión entre los sistemas nerviosos simpático y parasimpático. Sus múltiples conexiones con otros nervios craneales, nervios cervicales, estructuras vasculares y viscerales representa un complejo entramado neural de relevancia tanto para las funciones de la cabeza, el cuello y el tórax, como para el equilibrio funcional del SNA al completo.

La inyección en la zona del origen del nervio vago o en la zona del GCS podría ser una forma de influencia reguladora sobre el SNA, especialmente importante en situaciones de disautonomía.

INVESTIGACIONES SOBRE LA ACTUACIÓN DEL NERVIO VAGO

Durante varias décadas el nervio vago ha sido objeto de una intensa investigación debido a su función como el principal nervio parasimpático. En estos estudios se ha revelado su papel esencial en procesos como la inmunidad, la inflamación y el manejo del dolor, entre otros. Específicamente, el nervio vago juega un papel determinante en la regulación del equilibrio metabólico y en la modulación de la función inmunitaria y las respuestas inflamatorias, a través de su capacidad para señalizar de manera colinérgica eferente mediante el reflejo inflamatorio.

La conexión entre la disfunción metabólica y la actividad inmunitaria en contextos de obesidad, que se asocia con un estado de inflamación crónica, es un factor clave en el desarrollo de resistencia a la insulina y diabetes mellitus tipo 2. En los últimos años, la intervención sobre los mecanismos colinérgicos involucrados en el reflejo inflamatorio ha surgido como una estrategia para mitigar la inflamación y las complicaciones metabólicas asociadas a la obesidad, lo que ha conducido al diseño de nuevos enfoques terapéuticos.

También se ha explorado la influencia de la denervación del nervio vago en los neurotransmisores, la comunicación entre el intestino y el cerebro, y la producción de anticuerpos. Paralelamente, se ha investigado la estimulación eléctrica del nervio vago para tratar diversas patologías, utilizando tanto dispositivos implantables como técnicas de estimulación percutánea de su rama auricular. Dentro del ámbito de la terapia neural, se han desarrollado técnicas para influir en el nervio vago, tanto por abordajes directos como indirectos.

En investigaciones biomédicas en torno a la estimulación eléctrica del nervio vago se ha revelado su utilidad en el tratamiento de una amplia gama de afecciones, incluyendo la depresión, trastornos convulsivos, cefaleas o migrañas, dolor crónico, así como enfermedades pulmonares, cerebrovasculares, cardíacas, afecciones vasculares periféricas, digestivas, autoinmunes, mentales y metabólicas.

En relación con la covid-19, en 2022 el Instituto de Investigación Sanitaria de Valencia (España) publicó los resultados de un ensayo clínico sobre la estimulación no invasiva del nervio vago en pacientes con covid-19 y síntomas respiratorios, demostrando la utilidad clínica de esta intervención.

En cuanto a la interacción entre el nervio vago y el sistema inmune, existen numerosas investigaciones que destacan la conexión entre el nervio vago y los ejes neuroinmune e intestino-cerebro, facilitando una comunicación bidireccional entre el cerebro y el sistema gastrointestinal (v. **Figs. 10-1** y **12-1**). Este nervio cumple con una función antiinflamatoria dual, ya sea a través de sus fibras aferentes –que interactúan con el eje hipotalámico-pituitario-adrenal– o mediante sus fibras eferentes –que activan la ruta colinérgica antiinflamatoria–. En colaboración con el sistema nervioso simpático, mediante el nervio esplénico, el nervio vago contribuye a la inhibición de la liberación del factor de necrosis tumoral α por parte de los macrófagos en los tejidos periféricos y el bazo.

Dada su capacidad para mitigar la inflamación, la influencia en el nervio vago representa una estrategia terapéutica prometedora para el manejo de enfermedades inflamatorias crónicas.

En varios estudios se ha observado que intervenciones de diferente índole que influyen en el nervio vago, como intervenciones farmacológicas, nutrición enteral, estimulación del nervio vago, prácticas de medicina complementaria o ejercicio físico, tienen un efecto antiinflamatorio en las enfermedades inflamatorias intestinales, el síndrome del intestino irritable y el íleo postoperatorio. Estas condiciones se caracterizan por un desequilibrio en el SNA, evidenciado por una reducción en el tono vagal, lo que subraya la importancia de la acción sobre el nervio vago como una opción terapéutica en el manejo de trastornos inflamatorios gastrointestinales.

Por otro lado, se ha observado que, en ratas sometidas a vagotomía, se altera la transcripción del ácido γ-aminobutírico, lo que inhibe la actividad neuronal y afecta significativamente al comportamiento, la cognición, el sueño, la respuesta al estrés, el control del miedo y la ansiedad, impactando de manera sustancial en el sistema inmune.

En investigaciones sobre la respiración consciente y voluntaria llevadas a cabo por González-García y González-López, se ha demostrado su capacidad para activar el sistema nervioso parasimpático mediante la estimulación de los reflejos carotídeos y aórticos. Estos reflejos, a su vez, activan el NTS, que se comunica directamente con el centro regulador del nervio vago, desencadenando un efecto sistémico que puede moderar el estrés, la ansiedad y hasta la hipertensión arterial. Según los autores, en un sentido integrador neurofisiológico, el nervio vago se relacionaría también con sentimientos de compasión y gratitud.

Esta sólida base de investigación destaca la importancia del nervio vago en la regulación de múltiples funciones corporales vitales, así como en una amplia gama de trastornos, particularmente en aquellas condiciones que involucran un desequilibrio del SNA.

INDICACIONES TERAPÉUTICAS

A continuación, se detallan las generalidades y sugerencias de inyección en las zonas del nervio vago y del foramen yugular.

Generalidades

Al igual que con otras estructuras, no es posible dirigir el anestésico local exclusivamente hacia el nervio vago. Por lo tanto, las técnicas utilizadas para acceder a este par craneal generan un efecto sinérgico debido a la influencia simultánea sobre las estructuras nerviosas contiguas.

El efecto simpaticolítico ejercido sobre el plexo simpático perivascular de la arteria carótida interna, y en ocasiones también sobre la externa, induce una vasodilatación en la región irrigada por ambas arterias, es decir, en la cabeza y el cuello.

Las inyecciones administradas en la cercanía del foramen yugular y en el espacio parafaríngeo (intraoral) para alcanzar el nervio vago a su salida del cráneo también influyen al GCS (v. Figs. 39-4, 39-5 y 39-6). Esto no solo mejora la perfusión sanguínea del ganglio, aspecto importante en trastornos degenerativo-inflamatorios del mismo, sino que también modula el efecto sobre las fibras simpáticas que transitan o establecen sinapsis en este ganglio. Las inyecciones administradas en la región cervical inferior para ejercer un efecto sobre los ganglios simpáticos cervicales medio e inferior (ganglio estrellado) también alcanzan el nervio vago, entre otras estructuras vasculonerviosas de la zona (v. Figs. 39-3 y 39-7). Esta influencia sobre el nervio vago y el tronco simpático cervical tiene un efecto significativo en los plexos cardíaco y pulmonar, abriendo un amplio abanico de posibilidades terapéuticas para tratar diversas afecciones respiratorias y cardiovasculares. Los efectos y las sugerencias de la aplicación de anestésico local en el tronco simpático cervical y sus ganglios se explican en el capítulo dedicado al tronco simpático (v. Cap. 39).

Sugerencias

Los efectos de la influencia sobre el nervio vago son considerables y, por consiguiente, las posibilidades terapéuticas son amplias. En este contexto, destacan las siguientes:

- Dolores de cabeza, migrañas, bruxismo, tensiones oculares o faciales.
- Síndrome de Raynaud, hiperhidrosis.
- Mareos, sensación nauseosa, sensación de nudo en la garganta.
- Alteraciones emocionales, ansiedad, depresión, sensación de alerta o amenaza persistente, pérdida de apetito sexual.
- Alteraciones del sueño.
- Dificultad para concentrarse, alteraciones de la memoria, astenia.
- Disfunciones viscerales, fundamentalmente digestivas.
- Alteraciones del sistema inmunitario, infecciones frecuentes o recurrentes, alergias, afecciones autoinmunes, condiciones que cursan con hiperinflamación o inflamación crónica.
- Alteraciones metabólicas o endocrinas.
- Afecciones cutáneas.

En particular, la estimulación del nervio glosofaríngeo puede influir en la presión arterial, la saturación de oxígeno, el pH de la sangre, el gusto y la deglución, entre otros aspectos, mientras que el efecto en el nervio accesorio puede ser beneficioso en casos de dolor o disfunción en la zona cervical, el músculo trapecio o el hombro.

Sugerencias específicas

El **abordaje retromastoideo** facilita la administración del anestésico local cerca del foramen yugular. Con la **técnica intraoral del espacio parafaríngeo** se aplica el anestésico local cerca del GCS y los nervios vago, hipogloso, glosofaríngeo y laríngeo superior, así como en el plexo simpático de la arteria carótida interna.

De este modo, ambas técnicas comparten indicaciones terapéuticas similares, y la elección entre una u otra dependerá básicamente de la accesibilidad y la conveniencia para el paciente y el profesional.

Las sugerencias de estas técnicas incluyen, pero no se limitan a:

- Afecciones miofasciales o dolores en la zona del cuello, hombros o espalda.
- Disfunciones asociadas con las vísceras del cuello, tórax y abdomen.
- Alteraciones en la digestión, respiración y audición.
- Problemas en los riñones y las glándulas suprarrenales.
- Afecciones relacionadas con la deglución, el gusto, la lengua, la faringe y las glándulas salivales.
- Trastornos que afectan al ojo, las glándulas lacrimales y el oído.
- Condiciones cerebrales y cerebrovasculares.
- Casos de disautonomía.
- Situaciones de hiperinflamación y dolor.
- Alteraciones del sistema inmune.
- Trastornos metabólicos y endocrinos.
- Alteraciones emocionales, conductuales y del sueño, especialmente las relacionadas con el estrés.

TÉCNICAS DE INYECCIÓN

Véase el **vídeo 40-1** para complementar las técnicas de inyección en las zonas del nervio vago y del foramen yugular.

Técnica intraoral de espacio parafaríngeo

Para realizar esta técnica de inyección, desarrollada por **J. Göbel**, el paciente debe estar en posición supina o sentado con soporte para la cabeza, manteniendo la boca abierta ampliamente y asegurando una iluminación adecuada. Se observa la pared posterior de la faringe, desplazando suavemente la lengua hacia abajo con un depresor lingual. La línea imaginaria que une los extremos superior e inferior de las amígdalas se utiliza como referencia para identificar la ubicación de la vértebra C2. El sitio de inyección se encuentra a 0,5 cm del margen medial de las amígdalas.

En ese punto, la aguja de 40-60 mm de longitud, según el paciente, se inserta en dirección lateral y diagonal a una profundidad de aproximadamente 1 cm, posicionando la punta de la aguja en el espacio retrofaríngeo, a la altura del GCS y cerca de los nervios vago, glosofaríngeo, hipogloso, laríngeo superior, así como la arteria carótida y el plexo simpático perivascular, mientras que la vena yugular se sitúa más posteriormente (v. **Fig. 39-6**).

El extremo proximal de la aguja se alinea con el tercer o cuarto diente en el lado contralateral de la mandíbula inferior. Tras realizar dos aspiraciones negativas girando la aguja 180°, se inyectan lentamente 2 mL de procaína. Con esta técnica de inyección no es posible una posición intratecal de la aguja y se ofrece un abordaje potencialmente más seguro respecto a otras técnicas, debido a la proximidad de las importantes estructuras nerviosas detrás de la mucosa faríngea. El acceso inmediato al espacio parafaríngeo tras atravesar la pared de la garganta minimiza el riesgo, aunque el reflejo nauseoso puede representar una dificultad en algunos casos.

Técnica retroestiloidea

En el campo de la anestesiología, se reconoce una técnica que consiste en la localización de la apófisis estiloides mediante la inserción de la aguja por delante de la mastoides, para posteriormente redirigirla hacia atrás, en dirección al espacio retroestiloideo, donde se encuentra el foramen yugular. Sin embargo, esta metodología conlleva ciertos riesgos, como la posibilidad de lesionar el nervio facial debido a su proximidad con el agujero estilomastoideo, así como de puncionar la vena yugular.

Técnica retromastoidea

Esta técnica se realiza con una aguja de 27 G de 40 mm y 4 mL de procaína.

La investigación realizada en cadáveres y las imágenes obtenidas mediante tomografía muestran que, con la aplicación de esta técnica detrás de la mastoides, la aguja se posiciona tanto posterior como medialmente al foramen yugular, cerca del nervio vago.

Con el paciente acostado en decúbito supino y con la cabeza girada hacia el lado contrario, se ubica el punto de punción con la mano exploradora de la aguja justo por detrás de la apófisis mastoides, a pocos milímetros del borde inferior de esta, en el borde posterior de la inserción del músculo esternocleidomastoideo. En ese lugar se puede realizar una pápula para señalar el punto, o bien puede realizarse una inyección subcutánea.

Seguidamente, se retira la mano exploradora de la zona para localizar la sutura temporocigomática contralateral, se avanza la aguja en esa dirección hasta una profundidad de 3,5-4 cm y, después de una doble aspiración negativa, girando la jeringa 180°, se aplican 3-4 mL del procaína (**Figs. 40-3, 40-4** y **40-5**).

Si al aspirar se observa retorno de sangre, se reajusta la aguja retirándola medio centímetro y reintroduciéndola, liberando procaína a lo largo del nuevo trayecto. Al alcanzar nuevamente la profundidad de 4 cm, se realiza otra aspiración, y en caso de un segundo retorno de sangre, se retira la aguja 0,5 cm nuevamente; y si la aspiración es finalmente negativa, se deposita el anestésico local en esa posición.

Si se realiza contacto óseo durante la inserción, se presentan dos escenarios posibles: si el contacto óseo es con la base del cráneo, indica una inserción demasiado craneal y requiere reorientar la aguja hacia una dirección más inferior; si el contacto es con la primera vértebra cervical, la aguja debe ser ligeramente redirigida hacia delante.

Técnica cervical inferior

Las técnicas de inyección dirigidas a influir en el nervio vago en su recorrido por la región cervical inferior se benefician de su accesibilidad superficial en esta área. Aunque este abordaje se aplica en una sección del nervio que ya ha emitido ramificaciones, como las auriculares, laríngeas, faríngeas y algunas cardíacas, permite alcanzar el nervio vago y las ramas

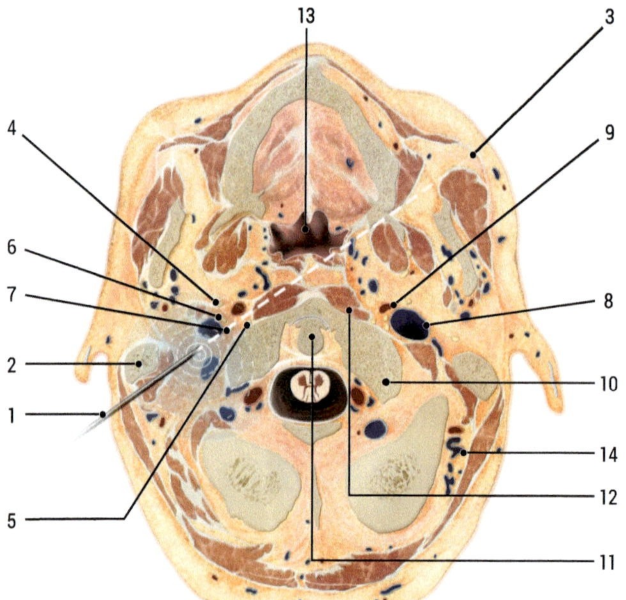

Figura 40-3. Esquema de la inyección hacia el foramen yugular. Sección transversal del cuello a nivel de C1-C2. Se muestra cómo la aguja 27 G de 40 mm (1) se introduce por detrás de la apófisis mastoides (2) en dirección al pómulo contralateral (3) hasta la proximidad del foramen yugular. La procaína liberada en esta zona alcanza los nervios glosofaríngeo (4), vago (5), accesorio (6) e hipogloso (7). Vena yugular interna (8), arteria carótida interna (9), masa lateral del atlas (10), apófisis odontoides del axis (11), músculo recto anterior de la cabeza (12), faringe (13), vasos occipitales (14).

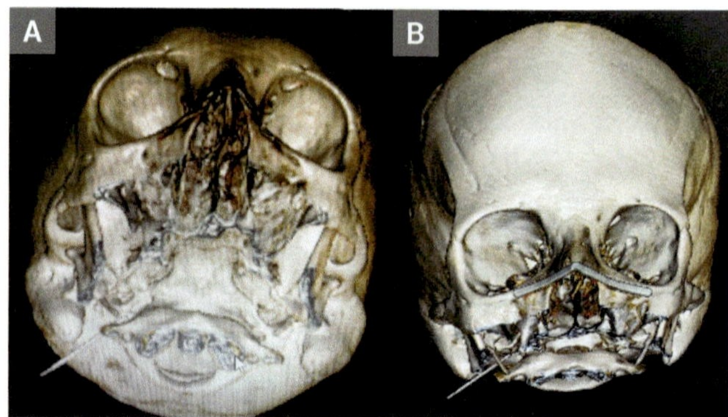

Figura 40-5. Imagen tridimensional de una reconstrucción anatómica del cráneo. Vista desde una perspectiva inferior **(A)** y frontal **(B)**. Se observa la colocación de una aguja 27 G de 40 mm que alcanza la cercanía del foramen yugular en dirección al pómulo contralateral.

cardíacas antes de que entren en el tórax, así como el tronco simpático inferior y el plexo simpático carotídeo (v. Figs. 39-2 y 42-4) (v. Cap. 39).

Con el paciente acostado en decúbito supino, se desplaza el músculo esternocleidomastoideo utilizando dos dedos para palpar el pulso carotídeo. Manteniendo fija la zona con los dedos, se introduce la aguja de 30 G de 12 mm, o de 27 G de 25 mm, en dirección a la carótida, sin entrar en ella. Después de una doble aspiración, se liberan 2 mL de procaína y se masajea suavemente la zona para una mayor difusión del anestésico local (Fig. 40-6).

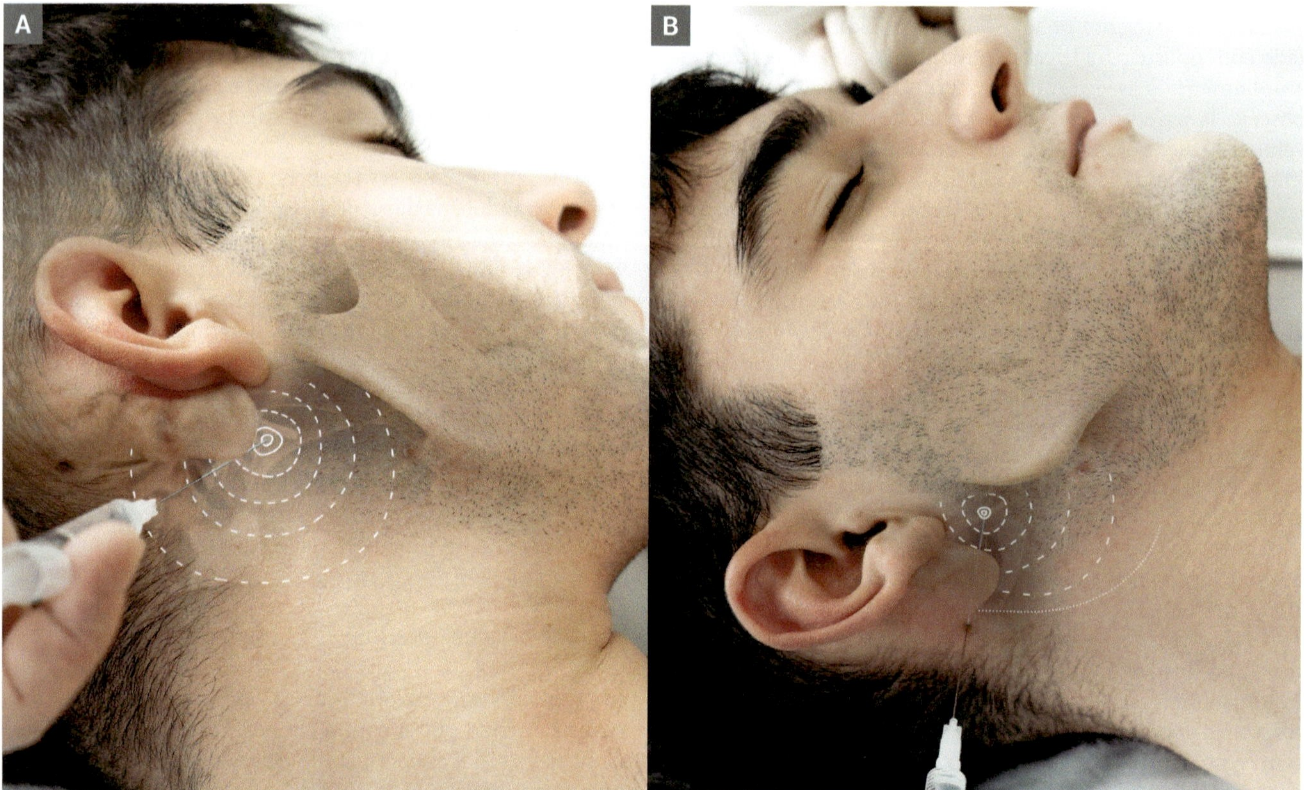

Figura 40-4. Inyección en la zona del foramen yugular. En la técnica retromastoidea, la aguja se inserta por detrás del borde posterior de la apófisis mastoides y se dirige hacia la sutura temporocigomática contralateral hasta una profundidad de 3,5 a 4 cm.

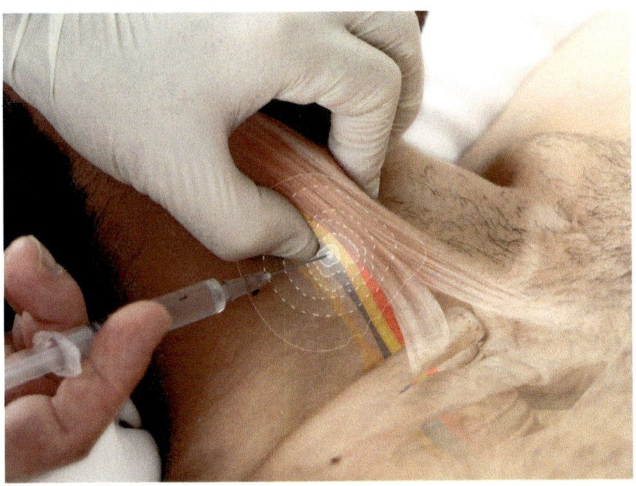

Figura 40-6. Inyección en la zona cervical del nervio vago. Se desplaza el músculo esternocleidomastoideo utilizando dos dedos y se introduce la aguja 27 G de 25 mm por debajo del músculo en dirección al paquete carotídeo. Es importante realizar una doble aspiración antes de inyectar el anestésico local.

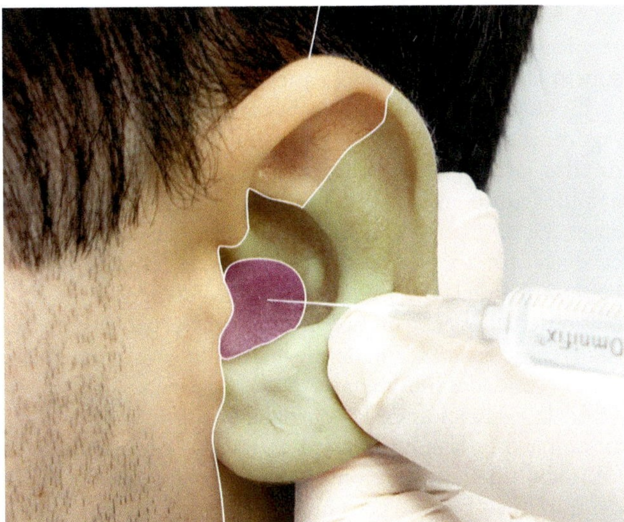

Figura 40-7. Técnica auricular de modulación del nervio vago. La inyección subcutánea en la concha de la oreja tiene un efecto sobre la rama auricular del nervio vago.

Técnica auricular

La estimulación del nervio vago constituye una técnica de neuromodulación utilizada para el abordaje de la epilepsia refractaria a fármacos, *tinnitus*, depresión, dolor, obesidad y fibrilación auricular paroxística, además de potenciales efectos beneficiosos sobre la cognición social. La modalidad transcutánea de la estimulación del nervio vago, que emplea estímulos como láser, punción o impulsos eléctricos de bajo umbral a través de la rama auricular del nervio vago situada en el trago del oído externo (v. Figs. 35-5 y 40-2), ha emergido como una opción no invasiva prometedora con la cual se han realizado varias investigaciones. En estudios realizados mediante resonancia magnética funcional se ha demostrado que este método activa las proyecciones centrales del nervio vago hacia el tronco y otras regiones cerebrales superiores, reduciendo el tono simpático y los niveles de citocinas inflamatorias en seres humanos y en modelos animales.

En terapia neural, la técnica de aplicación de este estímulo consiste en la inyección subcutánea de 0,3 mL de procaína en la concha auricular, que puede complementarse con otra inyección subcutánea en la zona del trago. Se realiza con una aguja de calibre 30 o 27 G (Fig. 40-7). Si bien esta técnica de estimulación del nervio vago a través de su rama auricular es sencilla y efectiva, no sustituye otras técnicas que aplican directamente el anestésico local en la zona de origen del nervio vago y los nervios craneales que lo acompañan.

Administración intraperitoneal

Como ya se ha descrito anteriormente, el nervio vago juega un papel primordial en la inervación de las vísceras abdominales, ejerciendo una influencia directa y significativa sobre las funciones de las vísceras abdominales. Además, el nervio vago también tiene una influencia indirecta en el peritoneo visceral, los epiplones y otras estructuras intraperitoneales, ya sea a través de las redes nerviosas autonómicas asociadas específicamente con cada órgano visceral, o mediante la influencia del nervio vago en la regulación del ambiente intraperitoneal, como el flujo sanguíneo, la inflamación o los procesos de reparación.

Esta gran influencia del nervio vago en la cavidad peritoneal ha motivado varios estudios experimentales en modelos animales, en los cuales se ha explorado cómo la administración intraperitoneal de determinados compuestos puede influir en la inflamación y el dolor a nivel sistémico, a través de la modulación del SNA, incluido el nervio vago.

Puede encontrarse información sobre esta técnica en el capítulo 44.

EVALUACIÓN CLÍNICA DE LA APLICACIÓN RETROMASTOIDEA

En un seguimiento clínico de 141 aplicaciones se observaron diversas reacciones, incluyendo sensaciones de corriente hacia la mastoides, nuca, mano, hombro, tórax, pie, ceja o cara; sensación de calor, oídos o nariz tapados, mareos, adormecimiento parcial de la cara o lengua, dolor en el ojo, cabeza o mandíbula, y una leve tos.

Un 28 % de los pacientes experimentaron el síndrome de Claude Bernard-Horner, atribuido al efecto sobre el GCS, mientras que un 12 % reportaron sequedad o sensación de nudo en boca o garganta, posiblemente por influencia sobre el nervio glosofaríngeo. Un 24 % presentaron síntomas asociados al área de la cabeza y cuello. En algunos casos se notó debilidad en el levantamiento de hombros en el lado tratado, debido al efecto anestésico sobre el nervio accesorio. La parálisis facial transitoria también se observó en algunos pacientes, causada por la proximidad del efecto anestésico al nervio facial. Los síntomas generalmente duraron entre 5 y 10 minutos.

Respecto a las sensaciones emocionales, un 47 % de los pacientes reportaron experimentar tranquilidad o relajación, un 6 % angustia, un 4 % ansiedad y un 2 % tristeza. Este seguimiento clínico reveló que la mejora en los pacientes superó la duración del efecto anestésico.

En cuanto a la influencia sobre la presión arterial, en un seguimiento en 73 pacientes se mostraron cambios en el 57 % de ellos, con un aumento de la presión arterial en el 52 % y cambios tanto en la presión sistólica como en la diastólica en el 29 % de estos casos. En relación con la frecuencia cardíaca, un 46 % de los pacientes presentaron cambios, predominando la disminución de esta en un 36 %. Los cambios observados en la presión arterial y la frecuencia cardíaca sugieren un efecto regulador de la intervención, ajustándose a las necesidades individuales de cada paciente.

En la evaluación de la ventilación pulmonar mediante auscultación por múltiples evaluadores y la medición de la saturación de oxígeno con pulsioxímetro antes y después del tratamiento en 80 pacientes, se revelaron mejoras significativas en la ventilación en el 90 % de los casos, mientras que en el 10 % restante no se observaron cambios. Cabe destacar que en el 38 % de los pacientes con mejora en su ventilación se les inyectó también en otras zonas según su historia de vida, como en las zonas de los ganglios cervicales superior o inferior como impulso en el segmento, o la aplicación en posibles campos interferentes como órganos dentales, cicatrices, etc.

Se observó un aumento en la saturación de oxígeno en el 84 % de los pacientes, una disminución en el 9 % y no se observaron cambios en el 7 %. La saturación de oxígeno promedio inicial fue del 93,8 %, aumentando a un promedio del 96,5 % postintervención, lo que representa un incremento promedio del 3 %.

Estos resultados resaltan la coherencia con los principios de la terapia neural, sugiriendo que las alteraciones iniciales en el sistema nervioso pueden preceder a manifestaciones específicas, las cuales a menudo se localizan en áreas predispuestas por irritaciones o afecciones previas (v. Cap. 19).

CONTRAINDICACIONES, PRECAUCIONES Y PARTICULARIDADES

Las contraindicaciones para la aplicación de estas técnicas coinciden con las generales de cualquier inyección, como la presencia de infección en el sitio de acceso de la aguja o en la zona a inyectar, pacientes con alergias al anestésico local que se va a emplear, o aquellos con episodio agudo de miastenia grave en el caso de utilizar procaína.

Exceptuando la punción auricular, las técnicas de inyección descritas están contraindicadas en pacientes con alteración de la coagulación. Las técnicas retromastoidea, intraoral y cervical están contraindicadas en aquellos casos con alteraciones pulmonares significativas en el lado opuesto al de la aplicación, debido a potenciales efectos adversos sobre la función ventilatoria.

Se recomienda su aplicación a un solo lado por sesión para evitar la posibilidad de paresia del nervio recurrente de modo bilateral, lo cual podría provocar una dificultad respiratoria junto con desregulación circulatoria. En situaciones en las que se considere realizar la aplicación de manera bilateral, es prudente esperar al menos 1 hora entre cada aplicación.

Durante la aplicación de la técnica retromastoidea debe considerarse la proximidad de la arteria occipital; no obstante, el hecho de que se asiente en un surco óseo en la base del cráneo confiere a la técnica un margen de seguridad. Por otro lado, la ubicación de la arteria vertebral también detrás del foramen subraya la importancia de realizar una doble aspiración con un giro de 180° de la aguja antes de administrar el anestésico local.

COMPLICACIONES

Las inyecciones retromastoidea o intraoral parafaríngea de anestésico local pueden producir:

- A través del **GCS**, puede aparecer un síndrome de Horner (miosis, ptosis, enoftalmia), alteración del habla o una sensación de calor en la mitad de la cabeza del mismo lado.
- El efecto sobre el **ganglio inferior del nervio vago** puede provocar hiperestesia o anestesia de la pared posterior de la faringe, de la base de la lengua, de la laringe, de una porción del conducto auditivo externo, raramente paresia unilateral de las cuerdas vocales (a través del nervio laríngeo recurrente), ligera aceleración del pulso y aumento de la tensión arterial, y disminución de la actividad del músculo de la faringe, del esófago y del tracto gastrointestinal.
- Debido a que el **nervio vago derecho** se proyecta selectivamente al territorio del nodo sinoauricular, la interrupción de su función puede provocar una ligera taquicardia. El vago izquierdo lo hace a la aurícula izquierda, con escasa proyección a los ventrículos.
- Debido al afecto sobre el **nervio glosofaríngeo**, una hiperestesia o anestesia de la mucosa de la faringe, de las amígdalas, del tercio posterior de la lengua, la epiglotis y parálisis del paladar blando. Puede producirse una sensación de nudo en la garganta, junto con un impulso de tragar este nudo. Debido a la pérdida de sensibilidad en la epiglotis, no deben ingerirse líquidos ni alimentos hasta que haya remitido la interrupción nerviosa. En personas con ansiedad, esta situación puede ser desesperante.
- El efecto sobre el **nervio hipogloso** puede producir una parálisis parcial de la musculatura de la lengua (unilateral).
- Debido a la aplicación del anestésico local en la cercanía al agujero estilomastoideo por donde emerge el nervio facial, en algunos pacientes puede producirse una parálisis facial transitoria del mismo lado de la aplicación.

Es importante avisar a los pacientes con anterioridad para que no les sorprenda esta reacción, en caso de que se dé, recordando que es transitoria y sin mayor relevancia, sobre todo si se ha administrado procaína. El volumen y la concentración del anestésico local también influyen en la intensidad y duración de estos efectos no deseados. Se recomienda acompañar al paciente aconsejando inspiraciones profundas y espiraciones lentas, que le permitan relajarse y entender que la dificultad es sobre todo para deglutir.

HISTORIA DE VIDA

Durante el tercer pico de covid-19 en Colombia, en julio de 2021, un joven de 15 años acudió a la consulta con malestar general, dolor generalizado, dolor de garganta, rinorrea y fiebre de 3 días de evolución. Un día antes de la consulta inició un malestar digestivo con diarrea, dificultad para respirar, sensación de opresión en el pecho y angustia, siendo positivo en el test RT-PCR.

Durante el examen físico se encontró: saturación de oxígeno del 88 %, frecuencia cardíaca de 91 latidos/min, tensión arterial de 116/72 mmHg y leve hipoventilación de pulmón izquierdo. Se decidió inyectar con procaína al 1 % en la cercanía del FJ izquierdo (4 mL), perivenosa (0,3 mL), bolo intravenoso (4 mL) y autohemoterapia (v. **Cap. 30**).

Tras la aplicación, el paciente presentó un síndrome de Horner izquierdo y una disminución de la fuerza para levantar el hombro izquierdo durante 7 minutos, lo que sugirió que se había alcanzado el FJ (el nervio accesorio es el responsable de la inervación motora de los músculos esternocleidomastoideo y trapecio) y el GCS (Horner). Lo más significativo fue la desaparición inmediata de la opresión torácica, la dificultad para respirar y la angustia que el joven experimentaba.

Cinco minutos después de la aplicación se observó: saturación de oxígeno del 95 %, frecuencia cardíaca de 78 latidos/min y tensión arterial de 145/80 mmHg. La auscultación pulmonar ya no mostraba anomalías. Diez minutos más tarde, ya sin síndrome de Horner y habiendo recuperado la elevación del hombro, la saturación de oxígeno se estabilizó en un 96 %, la frecuencia cardíaca a 74 latidos/min y la tensión arterial bajó a 113/67. El paciente seguía sin opresión torácica ni dificultad respiratoria, y describía una sensación de tranquilidad.

Se recomendó al paciente cuidados en casa y que regresara en caso de que los síntomas volvieran o si la diarrea no mejoraba. Cuatro meses después el paciente regresó a la consulta por otro motivo y comentó que la diarrea y el malestar general asociados a la covid-19 desaparecieron 2 días después del tratamiento con terapia neural y que no había vuelto a sentir opresión en el pecho ni dificultad para respirar. Otro dato interesante que mencionó fue que, desde la consulta del año anterior, cuando notó que solo había crecido 1 cm por año en los 2 años anteriores, en este último año había aumentado 2,4 cm de estatura. Esto coincidió con la inyección de procaína en las cicatrices de la cirugía de testículo retráctil bilateral que le realizaron a los 2 años durante su visita anterior.

PUNTOS CLAVE

- El nervio vago es el principal nervio del sistema nervioso parasimpático y desempeña un papel importante en la regulación del dolor y en respuestas neuroinmunes, como la inflamación. También es fundamental para la alostasis del organismo.
- El nervio vago está compuesto en un 80-90 % por fibras aferentes, que llevan información de los órganos al cerebro, convirtiéndose en una estructura esencial en la comunicación bidireccional del eje intestino-cerebro, determinante en la adecuada transmisión de información del funcionamiento de los órganos y del estado de salud general del organismo.
- A lo largo de su trayecto, existen varias vías de influencia sobre el nervio vago.
- La novedosa técnica de inyección cerca del foramen yugular por vía retromastoidea es un abordaje seguro para dar un importante impulso neuralterapéutico al SNA, al influir en el trayecto inicial de los nervios glosofaríngeo, espinal y vago, además de en el ganglio simpático cervical superior y grandes vasos.

BIBLIOGRAFÍA

Albanese AR. Manual de bloqueos anestésicos del sistema neurovegetativo. Buenos Aires: El Ateneo; 1953.

Barop H. Textbook and atlas of neural therapy: diagnosis and therapy with local anesthetics. 1ª ed. Stuttgart: Thieme; 2017.

Bonaz B, Sinniger V, Pellissier S. The Vagus Nerve in the Neuro-Immune Axis: Implications in the Pathology of the Gastrointestinal Tract. Front Immunol. 2017;8:1452.

Cea Ugarte JI, González-Pinto AA, Cabo González OM. Efectos de la respiración controlada sobre los síntomas de estrés y ansiedad en una población de 55 a 65 años: estudio piloto. Gerokomos. 2015;26(1):18-22. Disponible en: https://scielo.isciii.es/scielo.php?script=sci_arttext&pid=S1134-928X2015000100005.

Dosch MP. Atlas of Neural Therapy. 3ª ed. Stuttgart: Thieme; 2012.

Dumoulin M, Liberati G, Mouraux A, Santos SF, El Tahry R. Transcutaneous auricular VNS applied to experimental pain: A paired behavioral and EEG study using thermonociceptive CO2 laser. PLoS One. 2021;16(7):e0254480.

González-García M, González López J. Bases neurofisiológicas de mindfulness y compasión: una propuesta desde la teoría polivagal. Mindfulness & Compassion. 2017;2(2):101-11. Disponible en: https://www.elsevier.es/es-revista-mindfulness-compassion-188-articulo-bases-neurofisiologicas-mindfulness-compasion-una-S2445407917300289.

Mitsuoka K, Kikutani T, Sato I. Morphological relationship between the superior cervical ganglion and cervical nerves in Japanese cadaver donors. Brain Behav. 2016;7(2): e00619.

Pavlov VA, Tracey KJ. The vagus nerve and the inflammatory reflex–linking immunity and metabolism. Nat Rev Endocrinol. 2012;8(12):743-54.

Potau JM, Merí À. EVA. Atlas de anatomía. 1ª ed. Madrid: Editorial Médica Panamericana; 2024.

Staats P, Giannakopoulos G, Blake J, Liebler E, Levy RM. The Use of Non-invasive Vagus Nerve Stimulation to Treat Respiratory Symptoms Associated With COVID-19: A Theoretical Hypothesis and Early Clinical Experience. Neuromodulation. 2020;23(6):784-8.

Stavrakis S, Stoner JA, Humphrey MB et al. TREAT AF (Transcutaneous Electrical Vagus Nerve Stimulation to Suppress Atrial Fibrillation): A Randomized Clinical Trial. JACC Clin Electrophysiol. 2020;6(3):282-91.

Wen S, Muñoz J, Mancilla M, Bornhardt T, Riveros A, Iturriaga V. Mecanismos de modulación central del dolor: revisión de la literatura. Int J Morphol. 2020;38(6):1803-9.

Cuello

41

G. Romani, K. Puente de la Vega Costa y D. Vinyes

INTRODUCCIÓN

En el ámbito de la terapia neural, el cuello se considera una región de extraordinaria importancia debido a su riqueza anatómica y funcional. Alberga componentes esenciales del sistema nervioso autónomo, incluyendo el tronco simpático cervical, con sus ganglios cervicales superior o supremo, medio e inferior o estrellado, así como el nervio vago –con sus ramas– y los nervios espinales cervicales que conforman el plexo cervical. La importancia de estas estructuras en la regulación autonómica de órganos y tejidos de la cabeza, cuello, tórax y abdomen, además de las extremidades superiores, junto a su accesibilidad en su trayecto por el cuello, convierten a esta región en una zona a tener siempre presente tanto en la exploración como en el diagnóstico y tratamiento neuralterapéuticos.

El cuello contiene, a su vez, vasos sanguíneos vitales como las arterias carótidas y vertebrales, junto con las venas yugulares, así como un sistema linfático integral que facilita el drenaje de la cabeza, la cara, la boca, el tórax, la axila y el propio cuello. Posee también las fascias cervicales, que se extienden hacia las regiones craneales, toracicomediastínicas y de las extremidades superiores, y los músculos cervicales, que son indispensables para el movimiento de la cabeza, postura, deglución, respiración y fonación, destacando el papel, a menudo subestimado, del hueso hioides.

Además, el cuello alberga órganos como la faringe y la laringe, también glándulas endocrinas como la tiroides, las paratiroides y el timo, situado en la zona de transición cervicotorácica.

ANATOMÍA

El límite superior del cuello se define por el borde inferior de la mandíbula, la apófisis mastoides y la línea nucal superior. En cuanto al límite inferior, en la región anterior, está delimitado por la porción superior del manubrio del esternón, las clavículas y el acromion. En la parte posterior, este límite se establece mediante una línea imaginaria que conecta los acromiones de ambos lados con la apófisis espinosa de C7.

Desde una perspectiva topográfica, el cuello se subdivide en cuatro regiones principales: esternocleidomastoidea, cervical anterior, cervical lateral y cervical posterior.

Estructuras óseas

A continuación, se detallan el hueso hioides y la apófisis transversa de C6.

Hioides

El **hueso hioides** es un hueso impar, medio y simétrico, situado en la región anterior del cuello, entre la mandíbula y el cartílago tiroides, a la altura de C3 y C4. Está sostenido por músculos y por los ligamentos estilohioideos y tirohioideo, el cual lo une estrechamente a la laringe, que lo une a la mandíbula, la apófisis estiloides del hueso temporal, el cartílago tiroides, el manubrio del esternón y la escápula, sin establecer contacto directo con otros huesos. En su borde superior se inserta la membrana y los músculos hiogloso, geniogloso y geniohioideo, y en el borde inferior, los músculos tirohioideo, omohioideo y esternohioideo. Todos ellos intervienen en los movimientos de la lengua, la faringe, la laringe y la cintura escapular, contribuyendo, por tanto, a los mecanismos de respiración, deglución, fonación, masticación y postura craneocervical (v. **Figs. 5-4** y **5-6**).

El **músculo digástrico** consta de dos vientres con origen en un punto distinto por encima del hueso hioides, unidos por un tendón intermedio que es una extensión especializada de la lámina superficial de la fascia cervical fijada en la parte superior del cuerpo del hueso hioides.

Apófisis transversa de C6

El tubérculo carotídeo, conocido como *tubérculo de Chassaignac*, es el tubérculo anterior de la apófisis transversa de la sexta vértebra cervical, que separa la arteria vertebral de la arteria carótida, y contra la cual se puede presionar la arteria carótida con un dedo. Es un punto de referencia importante para una de las técnicas más utilizadas en terapia neural, la infiltración en el tronco simpático inferior, en la zona periganglionar de los ganglios cervicales medio e inferior (estrellado) (v. **Fig. 39-6**) (v. **Cap. 39**).

Músculos cervicales

Los músculos del cuello permiten el control de los movimientos de flexión, extensión y rotación de la cabeza, así como el mantenimiento de la postura y los movimientos asociados con la deglución, la respiración y la fonación (**Figs. 41-1, 41-2, 41-3, 41-4** y **41-5**).

Músculo platisma

El músculo platisma o cutáneo del cuello se encuentra en la región anterolateral del cuello, justo debajo de la piel y por encima del músculo esternocleidomastoideo (ECM). Es una fina pero extensa lámina muscular que se origina en la parte superior del tórax y se extiende hasta el borde inferior de la mandíbula, pudiendo alcanzar la piel de la comisura de los labios. Este músculo se halla inmerso en el tejido celular subcutáneo del cuello, dentro de la fascia cervical superficial, y está inervado por ramas del nervio facial, aunque también recibe ramas del plexo cervical superficial.

A diferencia de otros mamíferos, en los seres humanos el músculo platisma está relativamente poco desarrollado. Su tensión libera presión sobre las venas superficiales del cuello, contribuye al descenso de la mandíbula y facilita el movimiento descendente de las comisuras labiales. Probablemente, su función más significativa sea en la expresión facial de las emociones.

Músculo esternocleidomastoideo

El músculo ECM se localiza en las regiones lateral y anterior del cuello. Tiene un vientre muscular grande con una cabeza clavicular plana y otra esternal delgada, y una inserción en la apófisis mastoides. La arteria carótida sigue un trayecto profundo y medial con respecto al ECM, mientras que la vena yugular externa se ubica superficialmente.

Su **inervación** está a cargo del nervio accesorio (XI par craneal) y algunos ramos directos del plexo cervical (C2-C3). En cuanto a su **función**, la contracción unilateral del músculo genera flexión de la columna vertebral cervical hacia el mismo lado (flexión lateral) y rota la cabeza hacia el lado opuesto, mientras que la contracción bilateral flexiona el cuello y ayuda a la elevación de la caja torácica en la inspiración.

Músculos escalenos

Los músculos escalenos están ubicados a cada lado del cuello, entre los procesos transversos de las vértebras cervicales y las dos costillas superiores. El **músculo escaleno anterior** se halla oculto bajo el ECM. El **escaleno medio** es un poco mayor y se extiende lateral al escaleno anterior. El **escaleno posterior**, de menor tamaño, se localiza entre el escaleno medio y el elevador de la escápula, hallándose a un nivel más profundo que los otros escalenos.

Sus principales funciones son la flexión, la flexión lateral y la rotación del cuello. Además, son músculos accesorios de la respiración, elevando las costillas durante la inspiración forzada. El músculo escaleno anterior recibe **inervación** de las ramas anteriores de los nervios espinales de C4 a C6, el escaleno medio de las ramas anteriores de C3 a C8 y el escaleno posterior de las de C6 a C8.

Fascias del cuello

La **fascia cervical** es un conjunto integral de tejido conectivo en el cuello que envuelve, entre otros elementos, los distintos grupos musculares de esta región. Esta fascia se divide en tres capas diferenciadas: una capa **superficial**, una **pretraqueal** y otra **prevertebral**. Además, el sistema fascial cervical incluye la **vaina visceral**, que recubre la porción laríngea de la faringe, la parte cervical del esófago, la laringe, la tráquea cervical y la glándula tiroides. Complementando este sistema, las **vainas carotídeas** son una condensación de la fascia profunda alrededor de la vena yugular interna, las arterias carótidas común e interna, el nervio vago y el *ansa cervicalis* (v. **Fig. 41-1**). Las capas fasciales del cuello definen una serie de espacios tisulares potenciales por encima y por debajo del hueso hioides.

La interacción de las fascias cervicales con las estructuras a las que están íntimamente conectadas –incluyendo vasos, nervios, linfáticos, órganos, músculos, huesos y piel– y su relación con estructuras adyacentes son esenciales para entender su relevancia en la terapia neural. Este entramado fascial no solo proporciona soporte y protección, sino que también

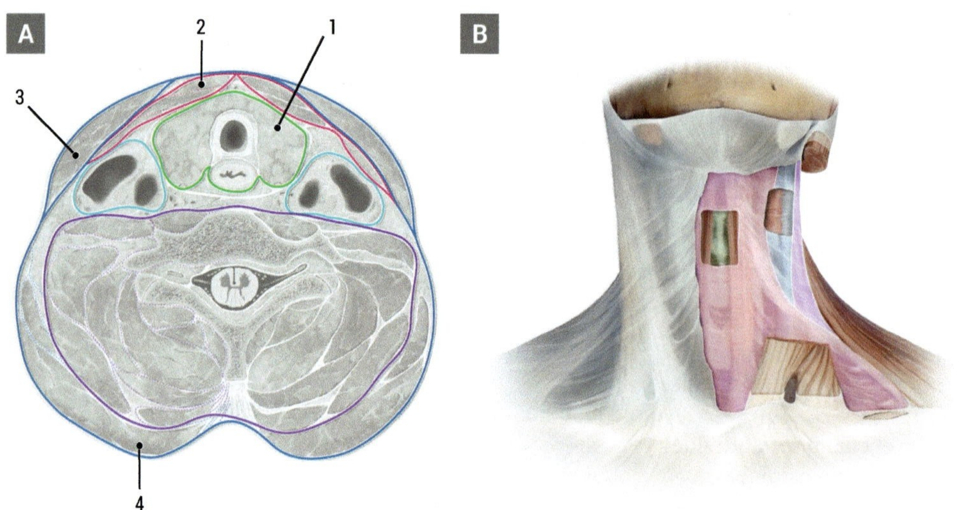

Figura 41-1. Fascia cervical con sus diferentes compartimentos delimitados por láminas. **A)** Corte transversal del cuello a nivel de la glándula tiroides (1). Se observan las láminas superficial (azul), pretraqueal (rosa), visceral (verde) y prevertebral (lila) de la fascia cervical, además de la vaina carotídea (celeste). A la izquierda de la imagen se muestran también las diferentes fascias musculares profundas. **B)** Vista anterior. Se abren ventanas para visualizar las láminas profundas. Músculos esternohioideo (2), esternocleidomastoideo (3) y trapecio (4).

juega un papel fundamental en la transmisión de señales y la coordinación de funciones entre estas diversas estructuras (v. Caps. 7 y 24).

Arterias

A ambos lados del cuello se identifican dos arterias principales con sus respectivas ramas: la arteria carótida común y la arteria subclavia (Vídeo 41-1).

Arteria carótida común

La arteria carótida común sigue una ruta vertical, originándose en el tronco braquiocefálico a la derecha (v. Fig. 39-2) y en el arco aórtico a la izquierda. A lo largo de su trayectoria carece de ramas colaterales, pero al llegar a sus terminaciones las arterias carótidas interna y externa emiten ramificaciones, que principalmente irrigan las estructuras craneofaciales.

La **arteria carótida externa** asciende a ambos lados del cuello dentro de la vaina carotídea, que se encuentra posterior al ECM. A diferencia de la arteria carótida interna, la carótida externa sí origina ramas en la región cervical. Las ramas colaterales son: la **arteria tiroidea superior**, la **arteria faríngea ascendente**, la **arteria lingual**, la **arteria facial**, la **arteria occipital** y la **arteria auricular posterior.** A la altura del cuello de la mandíbula, la arteria carótida externa emite sus dos ramas terminales: la **arteria maxilar** y la **arteria temporal superficial** (v. Figs. 35-1 y 38-1).

La **arteria carótida interna**, en su recorrido cervical, no presenta ramificaciones y penetra en el cráneo a través del conducto carotídeo. En la bifurcación de la arteria carótida común se forma una dilatación que alberga el **seno carotídeo**, donde residen los barorreceptores, los cuales perciben fuerzas mecánicas de estiramiento y responden enviando señales aferentes a través del nervio glosofaríngeo, llegando al núcleo solitario para inducir un reflejo que disminuye la presión sanguínea y la frecuencia cardíaca. Los barorreceptores actúan para mantener la presión arterial constante, regulando la actividad simpática para lograr vasoconstricción arterial periférica y aumento de la frecuencia cardíaca en caso de presión sanguínea reducida, o inhibiendo la respuesta simpática para restablecer la presión en caso de un aumento excesivo.

En el ángulo de la bifurcación carotídea se encuentra el **glomus carotídeo**, un pequeño corpúsculo con función quimiorreceptora para O_2, CO_2 y H^+, y que está inervado por el nervio glosofaríngeo (v. Figs. 39-2 y 40-2).

Arteria subclavia

La **arteria subclavia derecha** tiene su origen en el tronco braquiocefálico, mientras que la **arteria subclavia izquierda** se origina en el arco aórtico. Durante su trayecto emiten diversas ramas colaterales que desempeñan importantes funciones.

La **arteria vertebral** penetra en el foramen transverso de la sexta vértebra cervical, a la altura del **tubérculo de Chassaignac**, ascendiendo por los forámenes transversos de las vértebras cervicales hasta el atlas (v. Fig. 39-2). Posteriormente cruza el foramen *magnum*, entra en el cráneo y se une a la arteria vertebral contralateral para formar la **arteria basilar.** A lo largo de su curso emite ramas destinadas a los músculos suboccipitales, espinales y radiculares.

Las arterias subclavias también emiten la **arteria torácica interna**, el **tronco tirocervical** –que a su vez da origen a la **arteria tiroidea inferior**–, la **arteria cervical ascendente**, la **arteria transversa del cuello** y la **arteria supraescapular**. Además, el **tronco costocervical** origina la **arteria cervical profunda** y la **arteria intercostal superior.**

Venas

Las venas principales encargadas del drenaje venoso en la región del cuello son la vena yugular interna y la vena subclavia. La **vena yugular interna** sigue una trayectoria prácticamente vertical, formando parte del paquete vasculonervioso del cuello. Se extiende desde la base del cráneo hasta la extremidad esternal de la clavícula, y drena la sangre del cerebro, la cara, las vísceras cervicales y los músculos profundos del cuello. Por otro lado, la **vena subclavia** es una continuación de la vena axilar y drena la sangre de la extremidad superior. Se encuentra en la base de la región lateral del cuello y recibe como afluentes a las **venas cervical transversa**, **supraescapular**, **yugular externa** y **yugular anterior.** La unión de la vena subclavia con la vena yugular interna, detrás de la articulación esternoclavicular, forma el ángulo yugulosubclavio, dando origen a la **vena braquiocefálica** (v. Figs. 41-2 y 41-5).

Vasos y ganglios linfáticos

Los **ganglios occipitales** drenan la parte posterior del cuero cabelludo y la zona de la nuca; los **ganglios mastoideos** recogen la linfa de la región parietal, el conducto auditivo externo y el pabellón auricular; los **ganglios preauriculares**, **infraauriculares** e **infraparotídeos** drenan la región frontoparietal, el oído externo y la caja timpánica, la nariz y la cavidad nasal, y la glándula parótida; los **ganglios submandibulares** recogen la linfa de la cara, las encías, los dientes, los labios y los bordes de la lengua; los **ganglios suprahioideos** y **submentonianos** lo hacen del labio y las encías inferiores, el mentón, el suelo de la boca y la cara inferior de la lengua; los **ganglios retrofaríngeos** drenan la linfa de la rinofaringe, la tuba auditiva, la caja timpánica y la cavidad nasal.

Todos estos drenajes linfáticos drenan a su vez en las cadenas linfáticas del cuello, dispuestas en una cadena principal cervical profunda y seis accesorias, conectadas entre sí por vasos linfáticos. La **cadena cervical lateral profunda** se encuentra a lo largo de la vena yugular interna, cubierta del músculo ECM y comunicándose hacia la fosa supraclavicular y las regiones supraespinosa e infraespinosa, axilar y torácica. Los **ganglios de las zonas infrahioidea**, **paralaríngea**, **pretraqueal** y **postraqueal** drenan la faringe, el paladar, la porción posterior de la nariz, la laringe, el esófago, la glándula tiroides y la tráquea, y las vértebras cervicales.

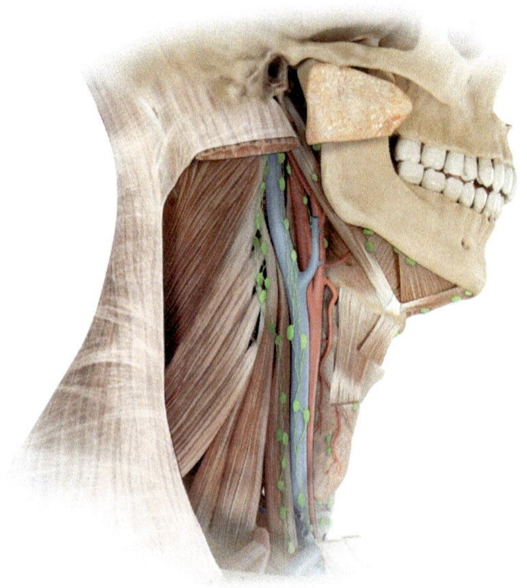

Figura 41-2. Visión lateral del cuello. Ganglios linfáticos profundos de la cabeza y el cuello, junto a los vasos del cuello.

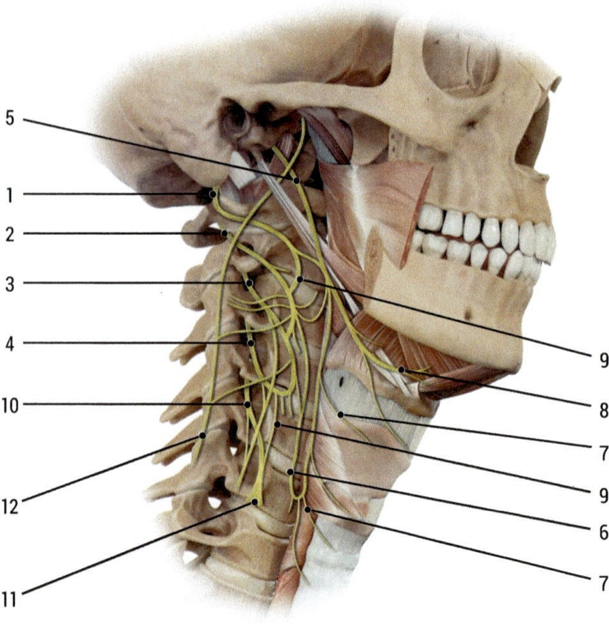

Figura 41-3. Plexo cervical profundo, vista lateral. El plexo cervical se forma por los ramos anteriores de los nervios espinales C1 (1), C2 (2), C3 (3) y C4 (4). Algunas de sus fibras acompañan al nervio hipogloso (5) y forman un asa cervical (6). Inerva toda la musculatura infrahioidea (7) y el músculo geniohioideo (8), y la piel del cuello y de la base de la cabeza (plexo cervical superficial) (9); C5 (10), nervio frénico (11) y nervio vago (12).

Los vasos eferentes de los ganglios cervicales profundos forman el **tronco yugular**, que en el lado izquierdo drena en el **conducto torácico**, y en el lado derecho, en el **conducto linfático derecho**, los cuales suelen desembocar en las uniones de las venas subclavia y yugular interna.

Los **ganglios linfáticos superficiales** se encuentran a lo largo de la vena yugular externa sobre la superficie del músculo ECM, drenando el lóbulo de la oreja, el suelo del conducto auditivo externo y la piel de la zona de la parótida y cervical lateral (v. Fig. 41-2).

Inervación del cuello

En el cuello se encuentran las siguientes estructuras nerviosas (Vídeo 41-2):

- El plexo cervical, que está formado por las raíces anteriores de los cuatro primeros nervios cervicales.
- Las ramas posteriores de los nervios cervicales.
- El tronco simpático cervical, que se describe en el capítulo 39.
- Los pares craneales IX o nervio glosofaríngeo, X o nervio vago, XI o nervio accesorio espinal (v. Cap. 40) y XII o nervio hipogloso (v. Cap. 5).

Plexo cervical

El plexo cervical da inervación sensitiva y motora a la parte superior del cuerpo, específicamente del cuello, hombro, extremidades y parte superiores del tórax.

Está formado por los ramos anteriores de los primeros cuatro nervios espinales. Las raíces de C1, C2, C3 y C4 se unen por delante de las apófisis transversas de las tres primeras vértebras cervicales. Para una mejor comprensión, véanse también los capítulos 34, 35, 43 y 49.

Las ramas superficiales forman el **plexo cervical superficial** sobre el músculo ECM y recogen la sensibilidad de la zona mediante los ramos sensitivos o cutáneos de (Fig. 41-3):

- **Nervio occipital mayor** (C2): zona craneal posterior (v. Cap. 34).
- **Nervio occipital menor** (C2): zonas mastoidea y lateral craneal (v. Cap. 34).
- **Nervio auricular** (C2-C3): pabellón auricular (v. Cap. 35).
- **Nervio cutáneo del cuello** (C2-C3): zona suprahioidea y subhioidea.
- **Nervio supraclavicular** (C3-C4): zona superolateral del tórax.
- **Nervio supraacromial** (C3-C4): zona del hombro.

Las ramas profundas forman el **plexo cervical profundo**, básicamente con funciones motoras, a excepción del nervio frénico, que contiene en su espesor algunas fibras sensitivas. Se distinguen:

- **Ramas mediales**: inervan el músculo largo de la cabeza y largo del cuello.
- **Ramas laterales**: inervan el músculo elevador de la escápula y romboides (C3-C4). Algunas ramas participan en la formación del nervio accesorio (XI), que inerva a los músculos ECM (C2) y trapecio (C3-C4), encargados de la elevación de los hombros.
- **Ramas ascendentes**: inervan los músculos rectos anterior menor y lateral de la cabeza.

- **Ramas descendentes**: constituyen el asa del hipogloso y el nervio frénico.
- **Asa del hipogloso**: está formado por la unión de fibras procedentes de las raíces C1-C2-C3 e inerva los músculos de la región subhioidea (omohioideo, esternotiroideo, esternohioideo, tirohioideo y genihioideo).
- **Nervio frénico**: está formado por la raíz de C4, a la que se suman fibras de C3 y C5, y desciende por el borde externo del músculo escaleno anterior y cubierto por el ECM. Mantiene estrecha relación con el **tronco simpático cervical**, con los vasos de su trayecto (subclavios, mamarios, braquicefálicos, cava superior, cayado de la aorta), con el **nervio vago** y con los ganglios linfáticos del cuello, mediastino y diafragma. Ambos nervios frénicos se anastomosan con el nervio del subclavio, con el **ganglio estrellado** y con una rama del asa del hipogloso. Da ramas para la pleura, el pericardio, el diafragma, el peritoneo subdiafragmático, la serosa y los ligamentos del hígado, suprarrenales y plexo solar. Su función motora consiste en la **inervación del diafragma**, participando especialmente en la respiración, el parto, la tos y la defecación.

Nervios laríngeos

El **nervio laríngeo superior** es una **rama del nervio vago** cuya función es recoger la sensibilidad de la mucosa laríngea e inervar al músculo cricotiroideo. En un punto variable de su trayecto se divide en dos ramas terminales: el nervio laríngeo interno (sensitivo y autónomo) y el nervio laríngeo externo (motor) (v. **Fig. 40-2**).

El **nervio laríngeo interno** envía fibras sensitivas para la mucosa de la laringe, la base de la lengua y la epiglotis. El **nervio laríngeo externo** da inervación motora al músculo constrictor inferior de la faringe y al músculo cricotiroideo (v. **Fig. 41-3**).

Nervio accesorio

El nervio accesorio (XI par craneal) es un nervio motor que está formado por la unión de dos raíces separadas: craneal y espinal. Dichas raíces se unifican en el cráneo y lo abandonan a través del **foramen yugular**, junto a los nervios glosofaríngeo (IX par craneal) y vago (X par craneal), y la vena yugular (v. **Fig. 40-1**) (v. **Cap. 40**). El nervio accesorio transcurre a través del cuello y emite tres ramos en su recorrido que inervan a los músculos de la laringe, faringe, paladar blando, así como a dos músculos del cuello: el trapecio y el ECM. Su función principal es permitir la fonación y los movimientos de la cabeza y hombros.

Punctum nervosum

El *punctum nervosum*, también conocido como *punto de Erb*, está situado en el borde posterior del músculo ECM, aproximadamente a medio camino entre el origen del músculo en la cara superior del manubrio y su inserción en la cara lateral de la

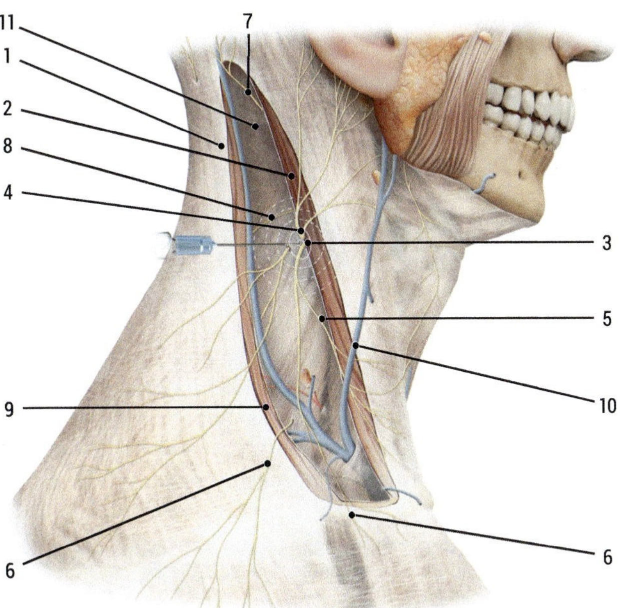

Figura 41-4. Triángulo lateral del cuello. Se ha retirado la lámina superficial de la fascia cervical (1). A nivel medio del margen posterior del músculo esternocleidomastoideo (2) se encuentra el punto nervioso de Erb (3) por donde emergen nervios del plexo cervical superficial: auricular mayor (4), transverso del cuello (5) y supraclaviculares (6). Se muestra también la proximidad del nervio occipital menor (7), y el nervio accesorio (8) en profundidad, así como el músculo trapecio (9), la vena yugular externa (10), y la fascia cervical prevertebral (11).

apófisis mastoides. Las cuatro ramas cutáneas del plexo cervical perforan la fascia cervical profunda y emergen del borde posterior del músculo ECM en este punto, haciéndose superficiales y abriéndose en abanico para cubrir la piel del cuello y la cabeza. Los cuatro nervios que divergen del punto de Erb son: auricular mayor, occipital menor, cervical transverso, supraclavicular y rama externa del nervio accesorio (v. **Fig. 41-4**).

Glándulas endocrinas

En los siguientes apartados se detallan la tiroides y las glándulas paratiroides.

Tiroides

La tiroides está formada por dos lóbulos unidos por un istmo transversal, que se encuentra en la parte media del tercio inferior del cuello por delante y a los dos lados de la laringe y la tráquea (v. **Figs. 41-1** y **41-5**). Al igual que las paratiroides, el timo y la hipófisis, termina de formarse en las semanas 12-13 de gestación, después de seguir un descenso desde el suelo de la boca, donde se forma el tejido tiroideo, por el conducto tirogloso hasta el cartílago tiroideo, pasando por delante del hioides.

Está rodeada por la **cápsula tiroidea** (fibrosa) y la **vaina peritiroidea** (fascial), y se relaciona por delante con los músculos y las **fascias aponeuróticas**, y por detrás y lateral con los elementos viscerales (tráquea y esófago), vasculares (yugulares y carotídeos) y nerviosos (vago, hipogloso, nervios cardíacos superiores, nervios laríngeos recurrentes, ganglios yugocarotídeos, simpático cervical y fibras perivasculares).

La tiroides recibe su **inervación simpática** principalmente del plexo periarterial que acompaña a las arterias tiroideas superior e inferior. Esta inervación incluye fibras secretoras que provienen del ganglio cervical superior. Además, la tiroides también recibe fibras simpáticas procedentes del plexo carotídeo común, originadas en el ganglio cervical medio. Por otro lado, el ganglio cervical inferior contribuye con conexiones simpáticas adicionales al plexo tiroideo inferior de la tiroides.

La **inervación parasimpática** se lleva a cabo a través del **plexo faríngeo**, que combina fibras simpáticas provenientes del ganglio cervical superior con fibras parasimpáticas procedentes de los nervios glosofaríngeo y vago.

Este mismo plexo faríngeo también es responsable de la inervación de las amígdalas palatinas.

La **irrigación arterial** proviene de las arterias tiroideas superior (rama de la carótida externa), inferior (rama de la subclavia) y media (rama del arco de la aorta o del tronco braquiocefálico). Dentro de la glándula forman una rica red de anastomosis entre ellas, así como con las del lado opuesto. El **retorno venoso** tiroideo no sigue el trayecto de las arterias, excepto en el caso de la superior, sino que se sitúan en un plano anterior y terminan en el tronco venoso tirolinguofacial (superior), en la yugular interna (inferior y media) y en la braquicefálica izquierda (medianas).

El **drenaje linfático** se lleva a cabo mediante un plexo subcapsular y se dirigen a los linfonodos prelaríngeo, de la vena cava superior o de las cadenas laríngeas recurrentes.

Glándulas paratiroides

Constituyen cuatro pequeñas estructuras ubicadas en la cara posterior y medial de los lóbulos tiroideos, dos superiores y dos inferiores, adyacentes a la cápsula tiroidea, dentro de la vaina peritiroidea. Esta ubicación es particularmente rica en suministro sanguíneo e inervación, recibiendo ramas de las arterias tiroideas y estando acompañadas por venas, linfáticos y las ramas del nervio laríngeo recurrente. Estas glándulas están implicadas en la regulación del metabolismo fosfocálcico, importante tanto para la salud ósea como para la función neuromuscular y una variedad de procesos metabólicos.

INDICACIONES TERAPÉUTICAS

A continuación, se explican las generalidades y sugerencias de inyección en la zona del cuello.

Generalidades

Dada esta complejidad de estructuras, conexiones e implicaciones funcionales que se encuentran en el cuello, existen numerosas indicaciones para la aplicación de la terapia neural en esta área, más allá de los efectos locales, como el alivio de tensión o dolor específico. También puede tener un impacto significativo en regiones adyacentes, como el cráneo, columna cervical, tórax y aparato estomatognático. Además, debido a la presencia de estructuras como el tronco simpático cervical, el nervio vago y glándulas como la tiroides y las paratiroides, los efectos de la inyección de anestésico local en el cuello se extienden fácilmente a nivel general y sistémico.

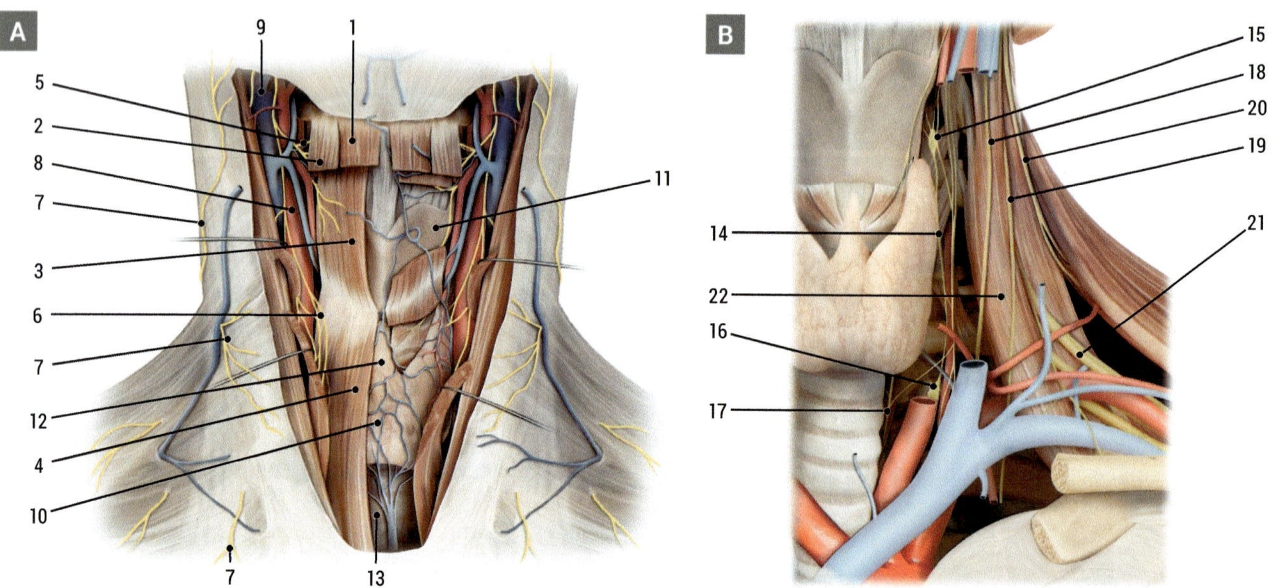

Figura 41-5. Disección de la región anterior del cuello. **A)** A la izquierda de la imagen se muestran los músculos esternohioideo (1) y vientre superior del omohioideo (2) seccionados, los músculos tirohioideo (3) y esternohioideo (4), el ramo tiroideo del nervio hipogloso (5), los ramos musculares del plexo cervical (6), los nervios del plexo cervical superficial (7), la arteria carótida común (8), la vena yugular interna (9), los vasos tiroideos (10), el cartílago tiroides (11), la glándula tiroides (12) y la tráquea (13). **B)** Se ha retirado la musculatura anterior y los vasos para una visualización del tronco simpático cervical (14) con los ganglios medio (15) e inferior (16), los nervios laríngeo recurrente (17), vago (18), frénico (19) y accesorio (20), así como el plexo braquial (21) y los músculos escalenos (22).

Es importante realizar una exploración del cuello en pacientes que presenten dolor o inflamación en cualquier parte de la cintura escapulohumeral y de la extremidad superior, como se detalla en los capítulos 49 y 50, respectivamente, incluso si no manifiestan síntomas directamente en la región cervical. Esto se debe a que en muchas ocasiones los pacientes no son conscientes de la tensión y el dolor presentes en dicha área hasta que no se realiza la palpación.

Sugerencias específicas

En los siguientes apartados se detallan las sugerencias de inyección en cada área del cuello.

Zona linfática

La simpaticólisis inducida por anestésico local mejora la circulación sanguínea en los ganglios linfáticos, facilitando su drenaje y optimizando la respuesta del cuerpo a procesos inflamatorios. Se sugiere inyectar en estas áreas particularmente en casos de inflamaciones o infecciones, ya sean agudas, recurrentes o crónicas, en regiones como la cabeza, cara, boca, cuello, tórax o extremidad superior del mismo lado. Esta técnica es recomendable antes y después de procedimientos odontológicos.

En inflamaciones de la amígdala palatina es común observar un aumento en el tamaño de los ganglios submandibulares. Cuando la inyección directa de anestésico local en la mucosa de la zona faringoamigdalar resulta complicada, como en niños que se resisten a abrir la boca o en adultos con un fuerte reflejo de arcada, la inyección alrededor de estos ganglios es una alternativa. Esta técnica también puede utilizarse complementariamente a las inyecciones en los pilares amigdalinos.

Zona del tiroides

La glándula tiroides interviene en los circuitos reguladores hormonales y vegetativos, influyendo en numerosos procesos fisiológicos y emocionales. En terapia neural se considera la inyección en esta área en cualquier caso de disfunción o afección tiroidea, o presencia de quistes y nódulos tiroideos, y también antes y después de cirugías tiroideas. También puede aplicarse en trastornos hormonales variados, alteraciones menstruales, climaterio, casos de abortos, fiebre, trastornos emocionales, especialmente si hay sensación de nudo en el cuello, alteraciones del sueño o de la concentración, cansancio, hiperhidrosis y estados de simpaticotonía.

Una vez realizado un diagnóstico médico preciso, la terapia neural en la zona tiroidea ofrece una gran versatilidad para el tratamiento de diversas condiciones, actuando como un complemento o incluso alternativa, dependiendo de la situación y gravedad del caso. La utilización de una misma técnica para tratar tanto una situación de hipertiroidismo como de hipotiroidismo en un paciente sugiere su efecto regulador sobre la función tiroidea, el cual podría atribuirse a la interacción entre la producción hormonal tiroidea y el sistema nervioso. La producción de hormonas tiroideas, además de estar regulada por el factor de liberación de la hormona estimulante de la tiroides, que circula a través del torrente sanguíneo, también está modulada por la inervación simpática y parasimpática de la glándula tiroides.

En la práctica se ha observado que esta técnica puede ser beneficiosa en la reducción o resolución de nódulos o quistes benignos.

Hioides

Cuando un paciente experimenta dolor o dificultad al tragar, o la sensación de tener un nudo en la garganta, puede ser indicativo de inyectar en la zona del hioides. También es recomendable para personas que presentan tensión en dicha área, bruxismo, tensión cervical o escapular, problemas en la fonación, alteraciones en las cuerdas vocales, carraspera o tos persistente.

Punctum nervosum *o punto de Erb*

Esta punción está indicada en personas con neuralgia del nervio auricular o del nervio occipital menor, así como con dolores en la región auricular, en la región lateral de la cabeza o con tortícolis. También en casos de mareos o vértigos.

Nervio laríngeo superior

Se piensa en esta técnica en casos de ronquera crónica, sensación de nudo en la garganta, laringitis crónica, neuralgia del nervio laríngeo o afecciones de las cuerdas vocales.

Nervio accesorio

Esta técnica se considera particularmente en casos de tortícolis y para aliviar las tensiones musculares dolorosas que afectan a la región del cuello y los hombros.

Puntos de tensión en la zona del cuello

Desde una perspectiva clínica se ha observado que el cuello es una región del cuerpo propensa a acumular una considerable tensión. Esto podría atribuirse a sus numerosas conexiones estructurales y funcionales, que incluyen el aparato estomatognático, la cintura escapular y la extremidad superior, la musculatura cervical posterior y su interacción con el complejo trigémino-cervical (detallado en los capítulos 6, 33 y 35). Otros factores como los músculos ECM y escalenos, la respiración, la postura y su riqueza en fibras simpáticas y parasimpáticas también contribuyen a esta situación.

Las inyecciones de anestésico local en esta zona pueden resultar beneficiosas para aliviar la tensión y el dolor, especialmente en áreas como la cabeza, cara, boca, cervicales, cintura escapulohumeral, extremidad superior, espalda, tórax, diafragma y abdomen superior. Curiosamente, algunos pacientes incluso reportan una sensación de relajación en la pelvis y en las extremidades inferiores tras la liberación de la tensión en el área cervical.

Para conocer más sobre este tema, véanse los capítulos 7 y 24.

Puntos de Adler-Langer

Se conocen como *puntos de Adler-Langer* los puntos de tensión ubicados en el tejido blando de la zona de las apófisis transversas de la columna cervical, sensibles a la presión y sin inducir dolor irradiado, a diferencia de los puntos gatillo, que son nódulos palpables del músculo estriado que pueden causar dolor irradiado al ser palpados. Ernest Adler y Hans Langer establecieron correlaciones entre la sensibilidad de estos puntos y diversas afecciones (**Fig. 41-6**):

- La sensibilidad en la protuberancia occipital (C0), en la línea nucal inferior, estaría relacionada con sinusitis frontal crónica.
- La sensibilidad en C1 (debajo de la protuberancia) se asociaría con inflamación de los senos maxilares.
- La sensibilidad en el borde lateral del músculo trapecio sobre las facetas de C2 y C3 se vincularía con inflamación crónica de los dientes maxilares y mandibulares, respectivamente.
- La sensibilidad en el borde lateral del músculo trapecio sobre las facetas de C4 a C7 se correlacionaría con inflamación crónica faringeoamigdalar y de oídos, y en el vientre muscular de la porción transversal del músculo trapecio (C7) si es de carácter agudo.

En un estudio transversal a doble ciego en 100 pacientes con braquialgia parestésica nocturna realizado por Uehleke *et al.*, del Hospital Universitario Charité de Berlín (Alemania), se correlacionó la gravedad de la irritación faringoamigdalar, independientemente de la lateralización, con la sensibilidad en C7 e induraciones de las áreas de tejido conectivo homolaterales del músculo trapecio, y la gravedad de la braquialgia parestésica nocturna. El grupo HUNTER, de la Universidad de Heidelberg (Alemania), confirmó estas correlaciones en estudios recientes. Esta correlación puede ser útil tanto para el diagnóstico como para el tratamiento.

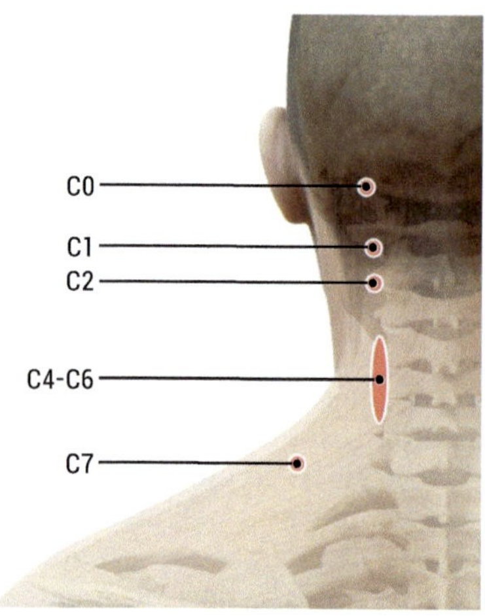

Figura 41-6. Puntos reflejos de Adler-Langer.

En investigaciones adicionales, como las llevadas a cabo por Leandri *et al.*, de la Universidad de Génova (Italia), se han demostrado respuestas de los músculos cervicales y de la cabeza en humanos y modelos animales tras la estimulación de diferentes ramas del trigémino, como los nervios infraorbitarios y alveolares.

La conexión entre las ramas aferentes del nervio trigémino, los nervios espinales de C1 a C3, las fibras sensibles de los nervios glosofaríngeo y vago, y el nervio accesorio, así como las relaciones a través de la estructura musculoesquelética y del sistema fascial, particularmente mediante la mecanotransducción (v. **Cap. 7**), pueden explicar por qué una inflamación en una estructura craneal puede desencadenar una respuesta inflamatoria en un nivel vertebral reflejo correspondiente.

Además de su relevancia diagnóstica, en el aspecto terapéutico se ha observado que la induración, la hinchazón y la sensibilidad suelen desaparecer inmediatamente después de inyectar bajas dosis de anestésico local en los gatillos neuromoduladores o neuroinflamatorios correspondientes, es decir, en las zonas de origen. Este fenómeno puede ser útil para comprobar la resolución de la inflamación de la zona de origen.

No obstante, es importante no entender estos puntos desde una perspectiva lineal, puesto que cada paciente, además de una inflamación en un área específica como podrían ser los dientes, la faringe o los senos, también tiene una multitud de factores concomitantes que hacen que sus expresiones, reflejos y respuestas tengan características individuales.

Tubérculo anterior de la apófisis transversa de C6

Tras la aplicación de esta técnica aparecen signos de simpaticólisis cervical, como la sensación de calor hemifacial del lado donde se realizó la inyección, la manifestación del síndrome de Horner (miosis, ptosis palpebral y enoftalmos), y la congestión nasal y conjuntival del mismo lado, lo que indica el efecto de esta técnica sobre el tronco simpático cervical. Aunque aún se necesita investigación adicional para comprender mejor cómo esta sencilla técnica afecta a el tronco simpático cervical, se teoriza que su efecto podría estar relacionado con la difusión del anestésico local a través de la fascia del músculo largo del cuello. Dado que en la mayoría de los casos se muestran signos de simpaticólisis cervical, y considerando su seguridad y sencillez, esta técnica emerge como una alternativa a la inyección en el área del tronco simpático cervical inferior (zona del ganglio estrellado), especialmente en situaciones que presentan un mayor riesgo técnico.

Material

Consta de:

- Jeringa de 3 mL.
- Aguja de calibre 30 o 27 G de 25 mm.
- Procaína al 0,5 %.

Técnicas de inyección

Para complementar los siguientes apartados relacionados con las técnicas de inyección en el cuello, véase el **vídeo 41-3**.

Las técnicas que se explicarán a continuación se realizan con el paciente sentado o acostado, pero siempre con la cabeza apoyada, para una mayor seguridad y comodidad.

Zona linfática

Se realizan inyecciones subcutáneas de 0,5-1 mL de anestésico local alrededor de los ganglios linfáticos que se consideren. Resulta más apropiado efectuar la inyección en la proximidad del ganglio, donde se hallan las fibras vegetativas, en lugar de realizarla directamente en su interior (**Fig. 41-7A**).

Zona de tiroides

Con el cuello del paciente ligeramente flexionado hacia atrás, se identifica con los dedos de la mano libre la zona media entre el borde superior del cartílago tiroides y el borde superior del esternón. En ocasiones se palpa la glándula tiroides incluso si no está agrandada. Se inyecta 1 mL de procaína al 0,5 % sobre cada lóbulo de la tiroides, entre la línea media y el músculo ECM, atravesando el músculo platisma, medialmente al músculo esternotiroideo, a una profundidad aproximada de 1cm, según el paciente. El objetivo es que la solución alcance las fibras vegetativas que rodean y penetran la tiroides (**Fig. 41-8**).

En los casos en que hay quistes o nódulos benignos intratiroideos, se aconseja inyectar directamente en la glándula. Para esto, se avanza la aguja perpendicularmente entre 1 y 1,5 cm, y se realiza una aspiración antes de inyectar el anestésico local.

Si el istmo de la tiroides está agrandado, es recomendable inyectar también esta área con 0,5 mL de procaína.

Zona del hioides

Mediante palpación se identifican los puntos de tensión o dolor y se estabiliza el tejido circundante con dos dedos para una mayor una precisión. Luego se administran de una a tres inyecciones de 0,5-1 mL de procaína en los lugares de mayor tensión alrededor del hueso hioides, a una profundidad de entre 0,5 y 1 cm.

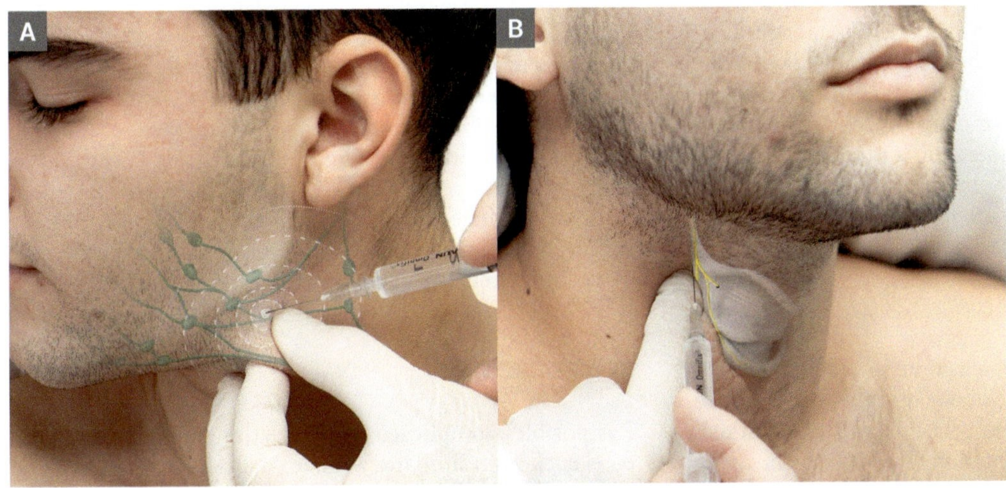

Figura 41-7. Inyecciones en el cuello. **A)** Ganglios linfáticos submandibulares. **B)** Zona del nervio laríngeo superior, en el margen superior externo del cartílago tiroides.

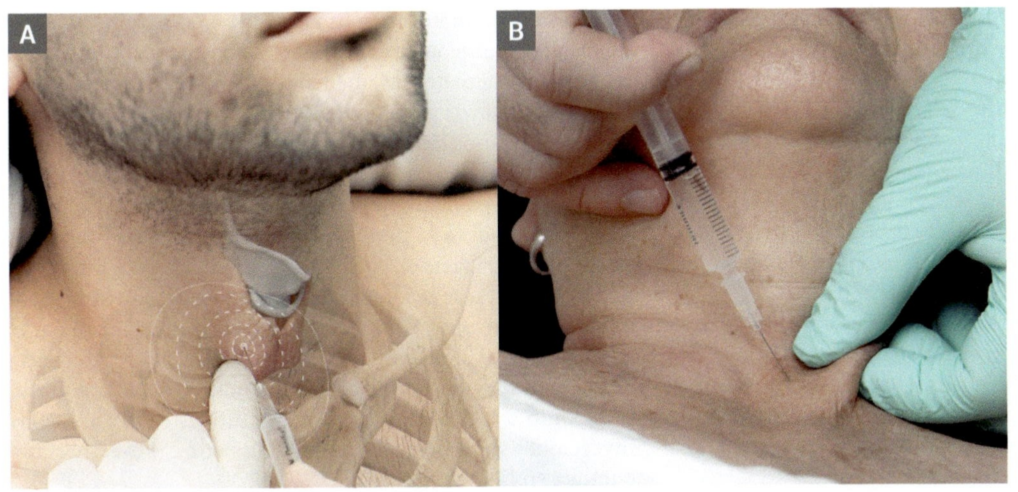

Figura 41-8. Inyección en la zona de tiroides **A)** Inyección sobre el lóbulo derecho. **B)** Inyección sobre el lóbulo izquierdo, realizando un pliegue cutáneo.

Punctum nervosum o punto de Erb

Palpando el borde posterior del músculo ECM se localiza el punto medio entre su origen y su inserción. Tras aspirar se administran entre 2 y 3 mL de procaína a una profundidad de entre 1 y 1,5 cm. Después de la inyección, el paciente puede tener una sensación de calor en la zona lateral del cuello, una hipoestesia o anestesia superficial de la piel, o una relajación de los músculos ECM y trapecio (v. Fig. 41-4).

Nervio laríngeo superior

Tras identificar el ángulo lateral superior del cartílago tiroideo, se realiza una inyección subcutánea de 1 mL de procaína con la aguja orientada en dirección craneal, hacia el hueso hioides. Un suave masaje en la zona facilita la difusión del anestésico local hacia la rama interna del nervio (Fig. 41-7B).

Nervio accesorio

El nervio accesorio puede alcanzarse cerca de su salida del foramen yugular a través de la técnica explicada en el capítulo 40.

La rama externa del nervio accesorio se alcanza localizando primero un punto, dos dedos por debajo de la punta del proceso mastoideo, justo en el borde posterior del músculo ECM. Desde esta posición, se orienta la aguja en un plano horizontal, introduciéndola 15 mm en dirección lateroventral a través del músculo ECM, liberando 2 mL de procaína.

Se puede incidir también sobre dicha rama mediante la inyección en el *punctum nervosum*.

Puntos de tensión en la zona del cuello

Para identificar los puntos de tensión en el cuello, en algunos casos el paciente debe flexionar dorsalmente el cuello, levemente, o rotar la cabeza hacia el lado opuesto, facilitando así el acceso tanto a la zona anterior como lateral del cuello. La palpación se inicia de manera suave y superficial, para luego profundizar gradualmente. Los dedos se desplazarán con delicadeza a través de los tejidos, en un movimiento de escucha y exploratorio para sentir y localizar con precisión las áreas de tensión (v. Cap. 24).

Una vez localizado el punto de tensión, se identifica la estructura anatómica subyacente y se procede a inyectar entre 0,5 y 1,5 mL de procaína con una aguja de 27 G de 25 mm. Es preferible inyectar al lado de los vasos sanguíneos, en lugar de dentro de ellos, ya que el objetivo es depositar el anestésico local cerca de las fibras simpáticas, en el tejido conectivo y en las áreas donde se proyecta la tensión. En muchos casos la inyección resulta más liberadora en la fascia que intramuscular.

Los puntos de tensión suelen ser sensibles al tacto y el paciente puede percibir una presión mayor de la que realmente se aplica. Se recomienda administrar el anestésico local lentamente, permitiendo que se difunda mejor por el tejido y causando la menor presión posible.

Tubérculo anterior de la apófisis transversa de C6

Esta técnica se explica en el capítulo del tronco simpático (v. Cap. 39).

CONTRAINDICACIONES, PRECAUCIONES Y PECULIARIDADES

Aunque la zona del cuello alberga estructuras delicadas, las técnicas de terapia neural aplicadas en esta zona son generalmente muy seguras y no presentan contraindicaciones específicas; sin embargo, en pacientes con trastornos de coagulación se recomienda siempre proceder con cautela. Para estos casos se deben seguir las pautas detalladas en el capítulo 29.

Una característica distintiva del cuello es que se trata de inyecciones poco profundas y con aguja fina, y que permite ejercer una presión efectiva sobre la zona inyectada, si es necesario.

Es habitual que los pacientes experimenten una sensación de ligereza o flotación tras el tratamiento de puntos de tensión miofascial, a veces parecida a mareos. Asimismo, es frecuente observar signos vegetativos de relajación profunda, como suspiros, respiración más amplia y ruidos intestinales. Estas respuestas son indicativas de una mayor regulación autonómica y de la transición del sistema nervioso autónomo del estado simpático al parasimpático.

Respecto a las **contraindicaciones**, la punción intratiroidal debe evitarse en casos de tiroiditis aguda o en pacientes que hayan recibido terapia con yodo radioactivo. No obstante, en estas situaciones sigue siendo viable la realización de una punción peritiroidal. Se recomienda esperar al menos 2 meses para inyectar en la zona de tiroides en pacientes que se han sometido recientemente a un cintigrama tiroideo para evitar interferencias con el tratamiento.

COMPLICACIONES

Las posibles complicaciones asociadas con las inyecciones en el cuello son similares a las de cualquier inyección, como dolor en el sitio de la inyección –que puede minimizarse si se aplica presión con un dedo mientras se realiza la punción–, aparición de hematomas e infecciones. Dada la abundancia de vasos sanguíneos superficiales y la laxitud de los tejidos en esta área, los hematomas pueden surgir con cierta frecuencia, aunque sin mayor gravedad.

Al ser una zona rica en fibras nerviosas, durante la inyección el paciente puede experimentar un breve destello de dolor que irradia a lo largo de un nervio, a menudo hacia la extremidad superior, debido a la presencia del plexo cervical. También puede irradiar hacia la cara u otras direcciones. En caso de que esto ocurra, se recomienda retraer ligeramente la aguja y administrar una pequeña cantidad de procaína para aliviar el área perineural. Aunque esta sensación puede ser desconcertante, es transitoria y no se considera una complicación grave.

Debido a la densidad de fibras sensitivas en el cuello, las inyecciones superficiales pueden causar una breve anestesia cutánea en la zona.

HISTORIAS DE VIDA

A continuación se detallan diversos casos tratados con inyecciones en la zona del cuello.

Historia 1

Un hombre de 43 años acudió a la consulta presentando disfonía, la cual había comenzado hacía 6 años, coincidiendo con el final del tratamiento de quimioterapia de su hija y el cierre de su negocio. Fue diagnosticado de edema de Reinke, un pólipo y leucoplasia en las cuerdas vocales, por lo que se le realizó una intervención quirúrgica. A pesar de ello continuó con disfonía y edema en las cuerdas vocales, sometiéndose a múltiples controles laringoscópicos anuales, que revelaron la presencia de otro pólipo. Entre sus antecedentes destacaban intervenciones de amígdalas, adenoides y apéndice, además de irritación frecuente en el cuero cabelludo y extracción de los cordales inferiores.

En la primera sesión el paciente experimentó una mejora inmediata en su disfonía tras inyectar procaína al 0,5 % en puntos de tensión de la cabeza, el cuello, el tórax y la zona subdiafragmática. El paciente regresó 3 semanas después, reportando que la mejora de su disfonía duró solo unas pocas horas, pero se sintió más relajado y de mejor humor. En esta nueva sesión se inyectó en las cicatrices de la amigdalectomía y de la vacuna de viruela en el deltoides derecho, así como en la zona de los nervios laríngeos y en puntos de tensión del cuero cabelludo, cuello, tórax y abdomen.

Tres semanas después el paciente seguía sintiéndose más tranquilo y de mejor humor, aunque sin mejoría en la disfonía. Se realizó una inyección en las fosas pterigopalatinas y se repitieron las inyecciones en las cicatrices amigdalares y los puntos de tensión, enfatizando en la zona del hueso hioides.

En la siguiente visita refirió una mejora general a pesar de un período de intenso estrés laboral, pero persistía la disfonía y había desarrollado un dolor urente en el brazo derecho. Se decidió inyectar en el tronco simpático cervical inferior del lado derecho, en los polos amigdalares, las cicatrices de los cordales inferiores, la zona de los nervios laríngeos y los puntos de tensión del cuello, enfocándose nuevamente en la zona del hioides.

Dos meses después, en su siguiente consulta tras el período vacacional, relató que 2 semanas después de la última sesión, se levantó un día con un su empeoramiento de su voz, pero unas horas más tarde recuperó su voz completamente. Desde entonces, había sido capaz de hablar y cantar como no lo hacía desde hace 6 años.

Comentario:

- Este caso muestra que no se trataba de abordar la disfonía, el edema o un pólipo en las cuerdas vocales, sino de tratar a una persona con un estado de estrés sostenido que empezó a manifestar alteraciones vocales tras una situación emocional intensa.
- La mejoría obtenida se atribuye al conjunto de estímulos aplicados con el anestésico local a lo largo de un proceso, en zonas identificadas a través de la anatomía relevante, la historia de vida del paciente y la palpación, más que a una inyección específica.
- No se inyectaron otras cicatrices del paciente, reafirmando que, aunque las cicatrices suelen ser campos interferentes importantes, no todas deben ser inyectadas en cada paciente. Prevalece la individualización sobre la aplicación de un protocolo lineal.
- En los controles posteriores, no se encontraron signos de edema ni pólipo en las cuerdas vocales, eliminando la necesidad de más intervenciones.

Historia 2

Una mujer de 44 años, que asistió a la consulta como acompañante, solicitó una evaluación rápida debido a una completa afonía que padecía desde hacía tres días, aprovechando la visita de su esposo. Dado el limitado tiempo disponible, se optó por un tratamiento local y segmental enfocado en la zona de los nervios laríngeos. Sin embargo, al observar que la mujer llevaba ortodoncia con bráquets, se decidió explorar la tensión en la boca, y se inyectó procaína al 0,5 % submucosa en puntos de tensión palpables en la mucosa de los surcos vestibulares superior e inferior. La mujer experimentó una recuperación considerable de su voz de manera inmediata. Posteriormente, se realizó una inyección en la zona de los nervios laríngeos.

Comentarios:

- En algunas ocasiones, puede no ser posible realizar una historia clínica detallada del paciente por diversas razones, o esta no puede realizarse con precisión. Sin embargo, la terapia neural puede aplicarse basándose en indicadores disponibles en ese momento, como los síntomas actuales, los hallazgos de la exploración física, o un acontecimiento relevante mencionado por el paciente.
- La observación y la palpación son herramientas rápidas y efectivas que pueden aplicarse en cualquier contexto clínico. En este caso, fueron fundamentales para determinar el inicio de las inyecciones en puntos de tensión intraorales, lo que resultó ser tanto terapéutico como diagnóstico.

Historia 3

Es común que los pacientes que acuden a consulta por disfunciones tiroideas experimenten mejorías en sus valores analíticos, ya sea que estos indiquen hipertiroidismo o hipotiroidismo, o que la condición sea de origen primario o secundario. Generalmente, además de considerar los aspectos relevantes de la historia de vida y los hallazgos de la exploración, se aplica el anestésico local en la zona del tiroides según la técnica descrita en este capítulo.

Con base en la experiencia acumulada en terapia neural, no es posible establecer un protocolo fijo en cuanto al número y la frecuencia de las sesiones. Cada caso debe ser abordado de manera individualizada. Algunos pacientes pueden experimentar una mejora general rápida, aunque sus valores analíticos no reflejen cambios hasta pasados varios meses. En otros, la respuesta analítica puede ser más inmediata. Hay casos en los que se observa una mejora en los síntomas sin cambios significativos en los análisis sanguíneos, mientras que, en otros, no se percibe ninguna mejoría.

Es importante reflexionar sobre que el objetivo del tratamiento no debe centrarse en normalizar un valor analítico, ya que la enfermedad no se limita a un número en un análisis, sino que este valor es más bien una manifestación de una desregulación subyacente. Lo más importante es cómo se siente la persona, si muestra mejoría en general y en diferentes niveles. Los cambios analíticos, de darse, pueden ocurrir más adelante en el curso del tratamiento y en todo caso, con una consecuencia, un indicador, pero no el objetivo.

PUNTOS CLAVE

- El cuello contiene estructuras importantes en la regulación autonómica de órganos y tejidos de la cabeza, cuello, tórax y abdomen, además de los miembros superiores, que son accesibles en su trayecto por el cuello.
- Las fascias cervicales, además de interconectar las estructuras cervicales, se extienden hacia la regiones craneal, toracicomediastínica y de los miembros superiores.
- Por lo tanto, en terapia neural la región del cuello debe tenerse siempre presente tanto en la exploración, especialmente la palpación, como en el diagnóstico y en el tratamiento.

BIBLIOGRAFÍA

Barop H. Textbook and atlas of neural therapy: diagnosis and therapy with local anesthetics. 1st ed. Stuttgart: Thieme; 2017.

Dosch MP. Atlas of Neural Therapy. 3rd ed. Stuttgart: Thieme; 2012.

Fischer L. Neuraltherapie. Neurophysiologie, Injektiontechnik, Therapievorschläge. 5th ed. Stuttgart: Thieme; 2019

Jänig W. Autonomic nervous system and inflammation. Auton Neurosci. 2014 May;182:1-3.

Leandri M, Gottlieb A, Cruccu G. Head extensor reflex evoked by trigeminal stimulation in humans. Clin Neurophysiol. 2001 Oct;112(10):1828-32.

Potau, JM y Merí, À. EVA. Atlas de anatomía. 1ª ed: Madrid: Panamericana; 2024

Pró, EA. Anatomía Clínica. 1ª ed. Buenos Aires: Panamericana; 2012

Standring S, editor. Gray's Anatomy: The Anatomical Basis of Clinical Practice. 40th ed. Edinburgh: Elsevier; 2008

Tutusaus, R y Potau, JM. Sistema fascial. Anatomía, valoración y tratamiento. 1ª ed: Madrid: Panamericana; 2015

Uehleke B, Lüdtke R, Albrecht U, Stange R: Associations between chronic irritation of tonsils, indurations of connective tissue areas and brachialgia paresthetica nocturna (in German). Forsch Komplementmed 2006;13:220-226.

Vinyes D, Muñoz-Sellart M, Fischer L. Therapeutic Use of Low-Dose Local Anesthetics in Pain, Inflammation, and Other Clinical Conditions: A Systematic Scoping Review. J Clin Med. 2023 Nov 21;12(23):7221.

Weinschenk, S. Handbuch Neuraltherapie. Therapie mit Lokalanästhetika. 2nd ed. Stuttgart: Thieme; 2020

Weinschenk S, Göllner R, Hollmann MW, Hotz L, Picardi S, Hubbert K, Strowitzki T, Meuser T; Heidelberg University Neural Therapy Education and Research Group (The HUNTER group)h. Inter-Rater Reliability of Neck Reflex Points in Women with Chronic Neck Pain. Forsch Komplementmed. 2016;23(4):223-9.

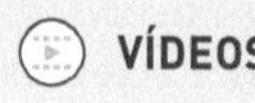

Tórax

42

D. Vinyes, K. Puente de la Vega Costa e I. Rey Rodríguez

INTRODUCCIÓN

El estudio del tórax en el contexto de la terapia neural nos sitúa de nuevo en la complejidad inherente de describir una parte del cuerpo que está intrínsecamente interconectada con el resto del organismo. La división del cuerpo en partes para su estudio, diagnóstico y tratamiento a menudo no refleja la realidad de cómo funcionan estas partes en un sistema integrado y coordinado. El tórax alberga órganos como el corazón y los pulmones, importantes vasos como la arteria aorta –de la cual emergen las arterias carótidas, vertebrales y subclavias–, las venas cavas y los vasos pulmonares. Además, contiene estructuras nerviosas que incluyen el segmento torácico del tronco simpático, el origen de los nervios esplácnicos, los nervios vagos y los plexos formados por estas estructuras.

Entender el tórax y sus componentes de manera aislada es limitante, ya que las alteraciones en cualquiera de estas estructuras no solo tienen repercusiones locales, sino también efectos generales en el organismo. Por lo tanto, es importante evaluar el tórax en las personas con afectación sistémica, tensión emocional sostenida y dolor crónico, al igual que otras zonas como el abdomen, la pelvis, la zona cervical y el área del trigémino.

La anatomía particular del tórax, con su cavidad pleural, los pulmones y el mediastino, así como la accesibilidad de las fibras simpáticas que forman los plexos autónomos torácicos accesibles desde el cuello (tronco simpático y nervio vago), refuerza la idea de que las zonas del cuello y subdiafragmáticas son inseparables del tórax en términos funcionales y terapéuticos.

Por lo tanto, un buen conocimiento de la anatomía es fundamental no solo para una mayor seguridad en las técnicas de terapia neural, sino también para establecer diagnósticos y tratamientos más precisos desde una perspectiva neuralterapéutica.

ANATOMÍA

El tórax está delimitado superiormente por una abertura torácica superior que permite la transición de diversas estructuras entre el cuello y el tórax. E inferiormente se encuentra limitado por el diafragma.

En su parte anterior se distingue una **región preesternal**; el **triángulo clavipectoral**, entre la clavícula, el músculo pectoral mayor y el deltoides, y que incluye la **fosa infraclavicular**; y la **región pectoral**, situada sobre el músculo pectoral mayor y que se subdivide en las áreas lateral, **mamaria** e **inframamaria**. La región lateral del tórax corresponde a la **región axilar**, situada entre los pliegues axilares, y la **fosa axilar**. La parte posterior comprende la **porción torácica** de la región vertebral, la **región escapular** y la **región infraescapular**.

Dentro de la caja torácica, entre las pleuras mediastínicas, se halla el **mediastino**, que alberga el corazón, aorta, venas cavas, tráquea, esófago, nervios vagos y plexos vegetativos cardíaco y pulmonar, entre otros.

Pared torácica

La pared torácica se compone de la **piel**, el **tejido subcutáneo** –que incluye las **glándulas mamarias** en su parte anterior (v. Cap. 21)–, la **fascia muscular**, los **músculos** –algunos de los cuales se extienden hacia la parte posterior del cuello y la extremidad superior–, **estructuras osteoarticulares** y la **fascia endotorácica** (Figs. 42-1 y 42-2).

El tórax, además de proteger los órganos torácicos, también protege órganos abdominales como el hígado, bazo, glándulas suprarrenales y parte superior del estómago y riñones. Mantiene una presión negativa interna (subatmosférica) junto con las pleuras para prevenir el colapso pulmonar y facilitar la respiración, participa activamente en la dinámica ventilatoria gracias a sus articulaciones y músculos, especialmente el diafragma, y sirve como punto de anclaje para las extremidades superiores y el cuello.

La **estructura osteoarticular** incluye el esternón, 12 pares de costillas con sus cartílagos costales y 12 vértebras torácicas con sus discos intervertebrales. Las clavículas y las escápulas forman parte de la cintura pectoral. El **esternón**, situado en la mitad de la parte anterior del tórax, se articula a lado y lado con los primeros 6 cartílagos costales y el cartílago costal común. El margen superior del manubrio esternal (extremo superior) se encuentra a la altura de T2, y la apófisis xifoides (extremo inferior), a la altura del disco entre T10 y T11. La **apófisis xifoides**, aunque es una estructura pequeña, sirve como punto de inserción para algunas fibras de los músculos diafragma, rectos abdominales y transverso del tórax, además de los **ligamentos costoxifoideos** y el **ligamento centrofrénico**, que lo conecta hasta el centro tendinoso del diafragma. También puede tener inserciones de otras fibras musculares y fascias en menor medida.

Las 7 primeras costillas se articulan directamente al esternón por los cartílagos costales, mientras que las siguientes

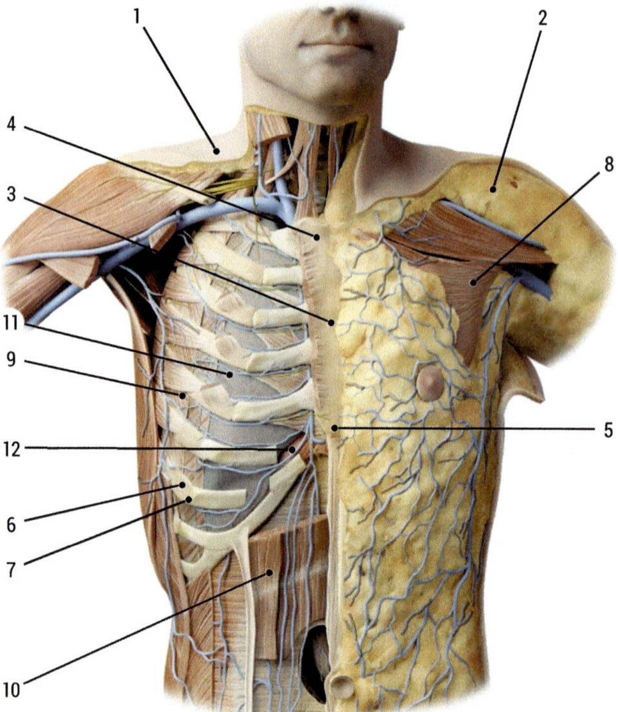

Figura 42-1. Visión anterior de la pared torácica. Se muestran elementos superficiales de la pared torácica como la piel (1) y el tejido subcutáneo (2), óseos como el esternón (3), con el manubrio (4) y la apófisis xifoides (5), las costillas (6), con la articulación condrocostal (7), la musculatura pectoral (8), intercostal (9) y del abdomen (10). En profundidad puede observarse la pleura (11) y el diafragma (12).

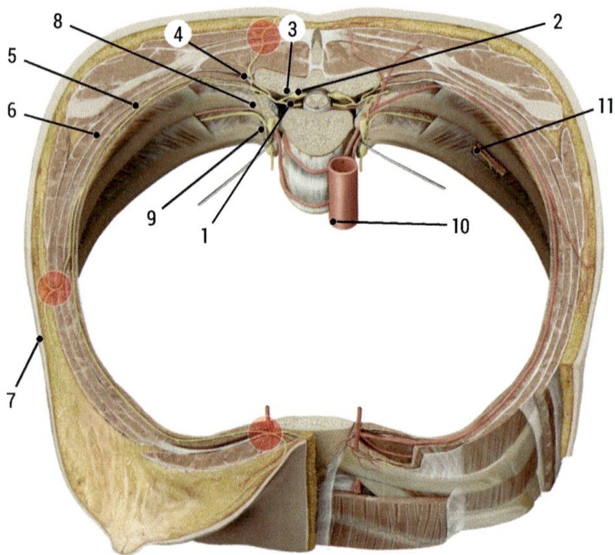

Figura 42-2. Pared torácica y nervios espinales, sección axial. A la izquierda de la imagen se representa la inervación de la pared torácica mediante el nervio espinal con sus principales estructuras: raíces anterior (1) y posterior (2), ganglio dorsal (3), ramo posterior (4) y ramo anterior (5), con sus ramos musculares (6) y cutáneos (7) y los ramos comunicantes (8) que le conectan al tronco simpático (9). En caso de irritación viscerosomática, los puntos de paso de los haces vasculonerviosos (círculos rojos), suelen presentar dolor y endurecimiento. A la derecha de la imagen se muestra la vascularización arterial a partir de la porción torácica de la aorta descendente (10) y las arterias intercostales (11).

3 costillas se articulan al esternón mediante un cartílago común, y las costillas 11 y 12 son flotantes, libres en su extremo anterior. La extremidad posterior de las costillas se articula con las vértebras mediante dos articulaciones (v. Cap. 43).

La **abertura superior** del tórax está formada por T1, el manubrio esternal y las primeras costillas, y permite el paso de estructuras entre el cuello y el interior del tórax (v. Figs. 42-1 y 49-1). La **abertura inferior** se encuentra delimitada por T12, la apófisis xifoides, el cartílago costal común y las costillas flotantes.

Los **músculos** de la pared torácica son los pectorales mayor y menor, el subclavio, el serrato anterior, los intercostales externos, internos e íntimos, los elevadores de las costillas, los subcostales y el transverso del tórax. Todos ellos están inervados por los **nervios intercostales** (v. Fig. 42-2) (v. Cap. 43).

El **diafragma** es un gran músculo delgado y en forma de cúpula con convexidad superior, con un centro tendinoso. Separa las cavidades torácica y abdominal, a la vez que permite el paso de órganos y estructuras vasculonerviosas entre ambas cavidades. Está inervado por los **nervios frénicos** y recibe fibras simpáticas tanto por los nervios frénicos como por los plexos periarteriales.

La cara interna del tórax está revestida por la **fascia endotorácica o parietal**, y se sitúa entre la musculatura interna de la pared torácica y la pleura parietal costal, a la cual se adhiere firmemente (v. Fig. 42-2). En la cúpula pleural, esta fascia está reforzada por la membrana suprapleural. Finalmente, conecta con la parte diafragmática de la pleura parietal mediante la **fascia frenicopleural**.

La fascia endotorácica es una extensión de la lámina prevertebral de la fascia cervical que se prolonga hacia el tórax y se corresponde con la fascia *transversalis* del abdomen. Este hecho ayuda a entender cómo una liberación fascial abdominal puede desencadenar rápidamente una liberación en la zona torácica y cervical.

La **vascularización** de la pared torácica se logra mediante ramas de la arteria aorta torácica, que aporta las arterias intercostales posteriores y la arteria subcostal, la arteria subclavia, con la arteria torácica interna y la arteria intercostal suprema, y la arteria axilar, que suministra las arterias torácicas superior y lateral. Las venas intercostales acompañan a las arterias homónimas. Las ramas anteriores de los nervios espinales torácicos constituyen los **nervios intercostales**, que recorren a lo largo de los espacios intercostales respectivos acompañados de los vasos sanguíneos.

Los **ganglios linfáticos** intercostales, paraesternales y frénicos superiores drenan linfa desde áreas como el hígado, el diafragma, la musculatura de la pared torácica anterior y la glándula mamaria.

Cavidad torácica

En los siguientes apartados se detallan los órganos, los grandes vasos torácicos y el sistema nervioso autónomo torácico de la cavidad torácica.

Órganos

La cavidad torácica alberga la tráquea, bronquios, pulmones, pleura, corazón, pericardio, esófago, timo (v. Cap. 41), grandes vasos y estructuras nerviosas como el tronco simpático torácico, los nervios vagos y los frénicos, entre otros (Fig. 42-3).

Tráquea

La tráquea, continuación de la laringe, se bifurca en dos bronquios principales y recibe su suministro sanguíneo de arterias tiroideas superiores e inferiores, pericardiofrénicas y bronquiales. Su **inervación** proviene de los nervios vagos, los nervios laríngeos recurrentes, el plexo pulmonar y el ganglio estrellado.

Bronquios

Los bronquios principales derecho e izquierdo entran en los pulmones por los hilos pulmonares correspondientes y se expanden dividiéndose, sucesivamente, en bronquios lobares, bronquios segmentarios y sus posteriores divisiones hasta los bronquíolos, que ventilan los lobulillos del parénquima pulmonar a través de los alvéolos, que forman la membrana respiratoria junto con los capilares. La vascularización se realiza a través de las arterias y venas bronquiales, y la inervación, a través del plexo broncopulmonar. Las fibras parasimpáticas llegan hasta los bronquíolos, con un efecto broncoconstrictor y secretor hasta los bronquios de tamaño intermedio, mientras que los ductos alveolares y los bronquíolos terminales no responden a la estimulación colinérgica. La inervación simpática tiene un efecto broncodilatador.

Pulmones

Los pulmones, por su parte, tienen una doble vascularización: la circulación pulmonar, que transporta sangre del corazón derecho a los pulmones para la hematosis, y la circulación nutricia de origen aórtico. Las **arterias pulmonares** son ramas del tronco pulmonar del ventrículo derecho, y las venas pulmonares drenan la red capilar perialveolar. Las **arterias bronquiales** provienen directamente de la aorta (izquierda) o de un tronco común con la tercera arteria intercostal derecha. El drenaje venoso se realiza a través de las venas bronquiales, que drenan en las venas pulmonares o en el sistema de la vena ácigos, dependiendo de su localización. Los **vasos linfáticos** del pulmón drenan en ganglios traqueobronquiales y paratraqueales, desembocando finalmente en el conducto linfático derecho o el conducto torácico. La **inervación pulmonar** proviene de los **plexos pulmonares** (v. más adelante).

Pleura

La pleura se compone de una capa visceral –adherida al pulmón– y otra parietal –que reviste la pared torácica– (v. Fig. 42-3). La cúpula pleural, situada en la abertura superior del tórax sobrepasando por arriba a la primera costilla, forma el límite entre el tórax y el cuello. La fascia endotorácica forma la **membrana suprapleural** entre la pleura y los elementos de la región supraclavicular. La **irrigación** de la pleura procede tanto de las arterias adyacentes (pleura parietal) como de las arterias bronquiales (pleura visceral). La pleura parietal recibe **inervación** de los nervios intercostales y frénicos, con sensibilidad localizada tanto en la pared torácica como en la base del cuello (dolor referido de la pleura parietal). Por otro lado, la pleura visceral se inerva mediante fibras autónomas que acompañan a los vasos bronquiales.

Corazón

El corazón está compuesto por el **miocardio**, un tejido muscular especializado con la capacidad de contraerse de forma autónoma, su interior está revestido por el **endocardio**, y la capa externa, por el **epicardio** o lámina visceral. El corazón está envuelto por el **pericardio** (v. Fig. 42-3). Anatómicamente, el corazón se sitúa en el tórax, extendiéndose desde apófisis espinosas de T4 a T8, conocidas como *vértebras cardíacas.*

El sistema de despolarización y conducción cardíaco se compone de células miocárdicas especializadas ubicadas bajo el endocardio. Este sistema incluye el **nodo sinoatrial**, el **nodo atrioventricular** y el **fascículo atrioventricular**, que coordinan la secuencia de contracciones cardíacas.

Los **vasos coronarios** se disponen alrededor del corazón formando un anillo vascular sin seguir una distribución simétrica. Ambas arterias coronarias (derecha e izquierda) se originan de la aorta. Las venas y los vasos linfáticos del corazón siguen una disposición distinta a las arterias.

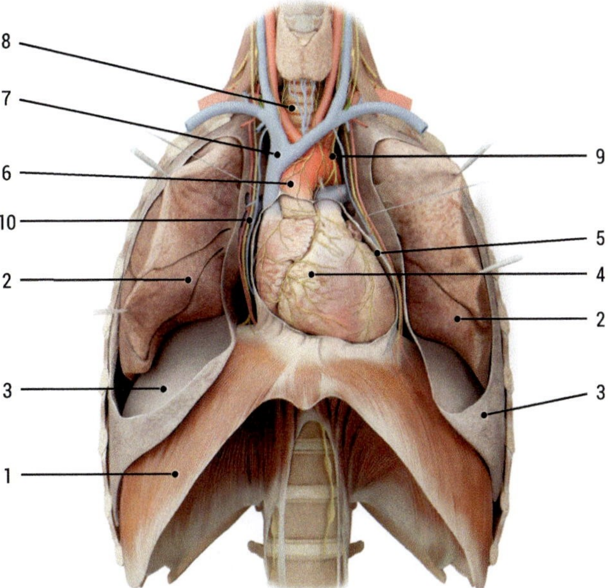

Figura 42-3. Cavidad torácica, visión anterior. La apertura torácica superior permite la transición de múltiples estructuras entre cuello y tórax. La cara inferior de la cavidad torácica está limitada por el diafragma (1), y en su interior se encuentran los pulmones (2) con las pleuras (3), entre las cuales se sitúa el mediastino, que alberga: corazón (4), pericardio (5), aorta (6), venas cavas (7), tráquea (8), esófago, nervios vagos (9) y frénicos (10), y plexos vegetativos, entre otros.

La inervación del corazón es suministrada por los nervios cardíacos del simpático y del vago, que se originan lejos del corazón. Estos nervios convergen en el **plexo cardíaco**, desde donde se distribuyen nervios cardíacos específicos hacia el corazón.

Pericardio

El pericardio es una estructura fibroserosa que rodea el corazón con una función dual: envolver y facilitar el deslizamiento del corazón durante su actividad (v. Fig. 42-3). Está compuesto

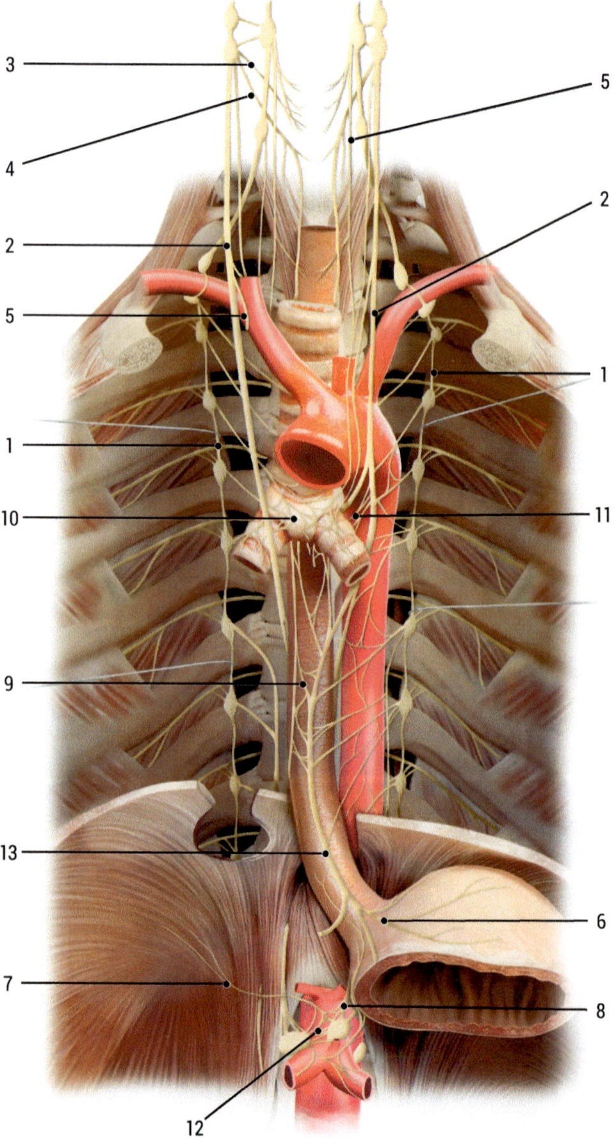

Figura 42-4. Vista anterior profunda del mediastino. Se observan los troncos simpáticos (1) cervicales y torácicos junto a los nervios vagos (2), y los nervios o ramos: faríngeo (3), laríngeos (4), cardíacos cervicales (5), bronquiales, gástricos (6), hepáticos (7) y celíacos (8). También se muestran los plexos esofágico (9), pulmonar (10), cardíaco, aorticotorácico (11) y celíaco (12). Dentro del plexo esofágico, las fibras de los nervios vagos derecho e izquierdo se entrelazan y redistribuyen en el tronco vagal anterior (13) y posterior.

por una porción fibrosa resistente y una porción serosa, que se divide en una lámina visceral y otra parietal.

Los **ligamentos esternopericárdicos** conectan la parte posterior del esternón con la cara anterior del pericardio fibroso. La **membrana broncopericárdica** une el pericardio con la bifurcación de la tráquea, los bronquios principales, los ligamentos pulmonares y el diafragma, interviniendo en la coordinación de los movimientos del conjunto cardiorrespiratorio durante la respiración y el movimiento posterior de la cabeza.

La **irrigación** del pericardio proviene de la arteria pericardicofrénica, rama de la arteria torácica interna, que a su vez se origina de la arteria subclavia. Esta arteria también participa en la irrigación del diafragma. Los **vasos linfáticos** drenan hacia los **ganglios** linfáticos prepericárdicos, ubicados entre el esternón y el pericardio, y transportan la linfa hacia los ganglios paraesternales. La **inervación** proviene del nervio frénico, de los nervios vagos y de los ramos cardíacos simpáticos. Además, la hoja serosa parietal del pericardio recibe inervación del plexo subepicárdico, parte de los plexos pericoronarios.

Esófago

El esófago ingresa al tórax a través de la región posterior del mediastino superior. A partir de las vértebras T4 o T5, se aleja de la parte anterior de la columna torácica, extendiéndose verticalmente hasta atravesar el diafragma a la altura de la vértebra T11. La **vascularización** del esófago torácico se deriva principalmente de las ramas esofágicas de la aorta. Los **ganglios linfáticos** yuxtaesofágicos drenan hacia el tronco broncomediastínico. Su **inervación** recibe **fibras simpáticas** del plexo esofágico, formado por ramos de los ganglios simpáticos de T2 a T5 (Fig. 42-4). Las **fibras parasimpáticas** son aportadas por ramos de los nervios vagos y del nervio laríngeo recurrente.

Timo

El timo se ubica en la región cervicotorácica, detrás de la lámina pretraqueal de la aponeurosis cervical media, delante de la tráquea y los nervios laríngeos recurrentes, y por debajo de la glándula tiroides, con la cual está conectado por tejido conjuntivo. Se halla entre las arterias carótidas comunes. En el mediastino superior se localiza detrás del esternón, delante de la tráquea, el arco aórtico y el tronco braquiocefálico, y entre las pleuras mediastínicas, los nervios frénicos y los vasos pericardicofrénicos (Fig. 42-5).

La fascia que rodea el timo está conectada con las láminas conjuntivas vasculares de los vasos carotídeos y la fascia endotorácica mediastínica. Esta estructura constituye una de las vías de comunicación cervicomediastínica, extendiéndose delante de los grandes vasos y el pericardio, y situándose entre las fascias cervical media y la del músculo esternotiroideo, así como la lámina tiropericárdica.

La **irrigación arterial** del timo proviene de las arterias tiroidea inferior y mamaria interna, así como del tronco braquiocefálico. Su **inervación** está a cargo de ramas del sistema nervioso simpático cervical y del nervio vago.

Es una glándula importante en la formación de linfocitos T, esenciales para las funciones inmunológicas y de la unión neuromuscular. En los lactantes el timo puede pesar 70 g, pero involuciona a partir de la pubertad, reduciéndose hasta unos 3 g en la edad avanzada.

Grandes vasos torácicos

El **tronco pulmonar**, originado en el ventrículo derecho, se bifurca bajo el arco aórtico en las arterias pulmonares derecha e izquierda, que transportan sangre hacia los pulmones. Por otro lado, la **aorta**, emergiendo del ventrículo izquierdo, distribuye la sangre oxigenada a todo el organismo. Del arco aórtico nacen, en su lado derecho, el tronco braquiocefálico, que se divide en las arterias carótida común y subclavia cerca de la articulación esternoclavicular, y en el lado izquierdo, las arterias carótida común y subclavia de manera directa. Las arterias subclavias, pasando por debajo de la clavícula hacia el vértice de la axila, se convierten en las arterias axilares, irrigando el cuello, la cabeza y los miembros superiores (v. Fig. 42-3).

La **aorta descendente** se extiende a lo largo de la columna vertebral en el mediastino posterior, dando origen a las arterias intercostales posteriores, ramas mediastínicas, bronquiales, esofágicas y pericárdicas.

La **vena cava superior** recoge la sangre venosa de la cabeza, el cuello y los miembros superiores (v. Fig. 42-3), mientras que la **vena cava inferior**, formada por la unión de las venas ilíacas comunes, drena la sangre de la parte del cuerpo que está por debajo del diafragma, incluyendo el abdomen, la pelvis y las extremidades inferiores. Las venas cardíacas propias drenan directamente en la aurícula derecha, y las venas pulmonares, llevando sangre oxigenada, terminan en la aurícula izquierda.

Además de los sistemas de las venas cavas, existe una red venosa secundaria alrededor y dentro de la columna vertebral, compuesta por las **venas lumbares ascendentes** y las **venas ácigos**, formando una corriente anastomótica con ambas venas cavas. La vena cava superior, además de transportar la sangre de las regiones superiores del cuerpo, también recoge la sangre de la pared torácica y de la vía paravertebral a través de la vena ácigos.

La **circulación portal hepática** es un sistema particular dentro del sistema de la vena cava inferior que conecta los lechos capilares de las vísceras abdominales y del hígado, permitiendo que este último órgano procese los nutrientes y sustancias de la sangre provenientes del tracto gastrointestinal antes de pasar a la vena cava inferior a través de las venas hepáticas.

En el tórax se encuentran los dos conductos principales para el drenaje de la linfa de todo el cuerpo. En el lado izquierdo se ubica el **conducto torácico**, el más grande de los dos, que colecta la linfa de todas las regiones, excepto del miembro superior derecho, de la mitad derecha de la cabeza, del cuello y del tórax. Estas áreas drenan su linfa hacia el **conducto linfático derecho**. Ambos conductos desembocan en los ángulos venosos yugulosubclavios de sus respectivos lados.

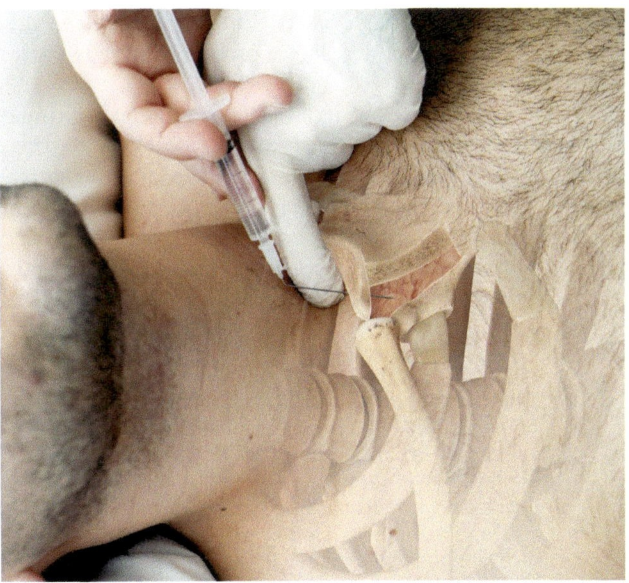

Figura 42-5. Inyección retroesternal.

Sistema nervioso autónomo torácico

El sistema nervioso autónomo en el tórax consta de los dos troncos simpáticos ganglionares y los dos nervios vagos, así como de los plexos cardíaco, aórtico torácico, pulmonar y esofágico formados entre ellos (v. Fig. 42-4). Véanse los capítulos 4, 6 y 39 para una mayor comprensión de este apartado.

Plexo cardíaco

El **plexo cardíaco** es un conjunto de subplexos situados en la base del corazón, sobre todo alrededor del arco de la aorta y de la raíz del tronco pulmonar (v. Fig. 42-4), formados por fibras autónomas colinérgicas y adrenérgicas, cuyas células ganglionares se localizan principalmente cerca del nodo sinoatrial y se distribuyen por el corazón siguiendo las ramas del plexo. La mayoría de sus axones son posganglionares parasimpáticos.

El plexo cardíaco se distribuye principalmente en los ganglios sinoatriales y atrioventriculares, aunque también llegan al miocardio. Las fibras adrenérgicas suministran a las arterias coronarias y las venas cardíacas. Además, se encuentran plexos nerviosos en las regiones subendocárdicas de todas las cámaras cardíacas y en las cúspides de las válvulas.

La **parte superficial (ventral)** del plexo, ubicada debajo del arco aórtico y delante de la arteria pulmonar derecha, se forma a partir de la rama cardíaca del ganglio simpático cervical superior izquierdo y una rama del nervio vago izquierdo. Esta parte se conecta con la parte profunda del plexo, el plexo coronario derecho y el plexo pulmonar anterior izquierdo. La **parte profunda (dorsal)** del plexo cardíaco, situada delante de la bifurcación traqueal y detrás del arco aórtico, se compone de las ramas cardíacas de los tres ganglios simpáticos cervicales y los ganglios torácicos de T2 a T5, así como de los nervios vagos y laríngeos recurrentes.

Los **plexos coronarios** se asocian a las arterias coronarias correspondientes. El izquierdo, más grande, se forma principalmente a partir de la parte profunda del plexo cardíaco, mientras que el derecho se origina de ambas partes del plexo cardíaco.

Finalmente, los **plexos atriales** derivan de las continuaciones derecha e izquierda del plexo cardíaco a lo largo de las arterias coronarias, distribuyendo sus fibras a los atrios correspondientes y superponiéndose a las de los plexos coronarios.

El **plexo aórtico torácico** se ubica alrededor de la aorta, con fibras simpáticas procedentes de los cinco primeros ganglios torácicos y del nervio esplácnico, y fibras aferentes del nervio vago.

La **función del plexo cardíaco** es modular la inervación parasimpática y simpática del corazón. La estimulación de la porción simpática provoca un aumento de la frecuencia cardíaca, la fuerza de contracción, la velocidad de conducción del estímulo y la excitabilidad. La estimulación del sistema nervioso parasimpático provoca el efecto contrario.

En los individuos sanos se mantiene un equilibrio dinámico entre las funciones simpática y parasimpática, adaptándose a las necesidades fisiológicas del momento, por lo que el tono basal viene determinado por el sistema nervioso parasimpático. Según Barop, un estrés simpático crónico no solo incrementa la carga de trabajo del músculo cardíaco, sino que también puede inducir una inflamación silenciosa a través del sistema vascular como consecuencia de la ausencia de períodos adecuados de recuperación, lo que podría llevar a patologías del miocardio, incluyendo aquellas relacionadas con la estimulación simpática neuromoduladora (como los campos de interferencia) producida por una inflamación crónica en zonas como los dientes, las amígdalas o los intestinos, para poner unos ejemplos.

En este contexto, el ganglio estrellado tiene un papel fundamental al conectar la inervación simpática de los respectivos cuadrantes de la parte superior del cuerpo, tanto mediante sus fibras nerviosas simpáticas eferentes como a través de las fibras procedentes de los ganglios cervicales medio y superior, que pasan por él sin hacer sinapsis.

Plexo pulmonar

Los plexos pulmonares, situados en el hilio de los pulmones, se componen de **fibras parasimpáticas** provenientes del nervio vago y fibras simpáticas del ganglio estrellado y de ramos pulmonares torácicos. Los **ramos cortos del nervio vago**, acompañando a las arterias bronquiales, llegan al hilio pulmonar, mientras que los **ramos largos del nervio vago** se originan en los nervios laríngeos recurrentes y convergen en el plexo cardíaco. Aquí se combinan con las fibras simpáticas para formar el plexo pulmonar, que se extiende a lo largo de las arterias pulmonares. La **inervación simpática** del plexo pulmonar se deriva de **nervios directos** que emergen de los **ganglios torácicos de T1 a T5** y de **nervios indirectos** procedentes de los **ganglios estrellados**, los cuales se integran en el plexo cardíaco superficial, donde se integran con las fibras vagales largas en el plexo pulmonar.

Los plexos pulmonares anterior y posterior están interconectados, distribuyen sus fibras a lo largo de la tráquea y los bronquios, y entran en los pulmones formando redes que siguen el trayecto de las ramas bronquiales y los vasos pulmonares y bronquiales, extendiéndose hasta la pleura visceral (v. Fig. 42-4).

El sistema nervioso parasimpático es la vía dominante en el control del tono del músculo liso de las vías respiratorias, cuya estimulación resulta en broncoconstricción, aumento de la producción de moco y vasoconstricción bronquial.

Debe considerarse que se requiere de un ligero aumento en el tono muscular para mantener las vías respiratorias permeables, especialmente para prevenir su colapso durante la espiración. La estimulación simpática tiene un efecto contrario sobre las membranas mucosas y los músculos bronquiales, y regula la permeabilidad vascular, el flujo sanguíneo tisular y la microcirculación bronquial. Las aferencias parasimpáticas son receptores de expansión pulmonar de adaptación rápida y lenta que median el estado de expansión de los alvéolos y los bronquios, y también producen el reflejo de la tos.

INDICACIONES TERAPÉUTICAS

A continuación, se explican las generalidades y sugerencias de las indicaciones terapéuticas en la zona del tórax.

Generalidades

Los plexos viscerales del tórax, a diferencia de los del abdomen (plexo celíaco) y la pelvis menor (plexo hipogástrico inferior), tienen una ubicación mediastínica inaccesible para un abordaje directo en terapia neural. Para influir en los órganos y estructuras torácicas se recurre, por un lado, a la acción segmental mediante el reflejo simpático a través de los tejidos de la caja torácica (v. Cap. 31) y, por otro, mediante el tronco simpático cervical (v. Cap. 39), los nervios vagos (v. Cap. 40) y sus ramas, que forman los plexos cardíaco y pulmonar.

El sistema nervioso autónomo no solo regula las funciones de los órganos torácicos, sino que también interconecta las fibras aferentes vagales, los núcleos espinales del nervio trigémino y los tres primeros segmentos cervicales. Esta conexión implica que una sobrecarga o disfunción en una de estas áreas puede manifestarse mayoritariamente en las otras, lo cual es importante considerar tanto en el diagnóstico como en el tratamiento. Por ejemplo, en pacientes con afecciones broncopulmonares, es relevante indagar sobre los síntomas en la zona cervical y en áreas inervadas por el trigémino, como podrían ser un dolor cervical, sinusitis o rinitis.

Por lo tanto, en pacientes con trastornos torácicos es importante examinar con mayor énfasis la región de T1 a T5 para detectar tensión, disfunciones en la movilidad y cambios en la piel y las fascias, como arañas vasculares. Asimismo, la afectación de la pleura y el pericardio puede estimular las fibras aferentes del nervio frénico, además de las vegetativas, por lo que es habitual encontrar signos clínicos en la zona cervical, especialmente de C3 a C5, y una disfunción o mayor tensión en la zona del diafragma.

En situaciones de sobreexcitación simpática eferente, puede haber una producción de moco espeso y un aumento del tono muscular bronquial por hipoxia de la mucosa y la musculatura debido a hipoperfusión. Además, en el caso de la isquemia miocárdica aguda, es típico un dolor que se irradia hasta el octavo segmento cervical izquierdo, incluso hasta el quinto dedo. Este dolor procede de las aferencias simpáticas del músculo cardíaco y el pericardio, pasando por el ganglio estrellado hasta el ganglio espinal de C8.

Por tanto, la inyección de anestésico local en el tronco simpático cervical inferior puede tener un efecto normalizador en la función pulmonar y cardíaca. Esto puede mejorar la perfusión del tejido bronquial y pulmonar, así como optimizar la frecuencia, conducción, excitabilidad y fuerza de contracción cardíacas, al facilitar un equilibrio funcional entre el simpático y el parasimpático.

Sugerencias específicas

Las diversas técnicas de inyección en el tórax y sus zonas segmentales resultan indicadas para tratar un amplio espectro de afecciones, siempre después de haber descartado una situación de emergencia o quirúrgica:

- **Caja torácica**: dolores musculoesqueléticos, neuralgias costales o intercostales, afecciones cutáneas, lesiones óseas o miofasciales.
- **Mamas**: afecciones de las mamas (v. **Cap. 21**).
- **Esófago**: afecciones como la acalasia o espasmos esofágicos.
- **Tráquea**: afecciones como traqueítis, estenosis traqueal o tumores.
- **Bronquios y pulmones**: asma, bronquitis, bronquiectasias, neumonía, edema pulmonar, tuberculosis, sarcoidosis, fibrosis, enfisema, cáncer, hipertensión pulmonar, tromboembolismo.
- **Pleura**: pleuritis, derrame pleural, neumotórax, hemotórax, empiema pleural, mesotelioma, tuberculosis, fibrosis, adherencias pleurales, tumores.
- **Corazón y pericardio**: enfermedad coronaria, insuficiencia cardíaca, arritmias, miocardiopatía, valvulopatías, endocarditis, pericarditis, miocarditis, hipertensión arterial, infarto de miocardio, derrame pericárdico, tumores del pericardio.
- **Mediastino**: infecciones, linfadenopatía, tumores, hernia de hiato, alteraciones de los grandes vasos.

Nebulizaciones

La nebulización permite que la procaína alcance extensas áreas de la mucosa respiratoria desde la boca y la nariz hasta los bronquios y los alvéolos. Esta amplia distribución le permite ejercer una acción farmacológica local, especialmente su efecto antiinflamatorio y antimicrobiano, así como una acción neuralterapéutica al actuar en las fibras vegetativas presentes en estas mucosas. La nebulización de procaína se recomienda en diversas condiciones respiratorias, incluyendo el asma bronquial en sus fases agudas o crónicas, la hiperreactividad alérgica de la mucosa respiratoria, la inflamación o infección de las vías respiratorias, la presencia de pólipos nasales, mucosidad excesiva, tos persistente y como tratamiento concomitante en casos de dificultad respiratoria, como en el enfisema pulmonar o el cáncer broncopulmonar (v. **Cap. 54**).

Retroesternal (zona del timo)

En cualquier afección con una gran implicación del sistema inmune se puede sugerir inyectar en la zona del timo, especialmente si hay manifestaciones mediastínicas o pericárdicas. También en las personas con tos persistente o como complemento en las personas con afecciones respiratorias o cardíacas.

Pared torácica y zonas reflejas

La sintomatología de los órganos torácicos está estrechamente ligada a su inervación aferente, que incluye fibras simpáticas, parasimpáticas y sensoriomotoras.

Los síntomas simpáticos suelen manifestarse como dolor o tensión, referido o reflejo, y se identifican comúnmente a través de la palpación en la pared torácica y vertebral, fácilmente mediante el signo del pliegue. Estas fibras, que también desempeñan un papel en la regulación de la perfusión orgánica, se originan fundamentalmente en los ganglios de los segmentos de T1 a T6, siguiendo un recorrido que pasa fundamentalmente por los ganglios cervicales y llega a los plexos torácicos.

Los síntomas parasimpáticos como la broncoconstricción y el exceso de producción de mucosidad bronquial, así como los trastornos cardíacos, están vinculados a la activación del nervio vago (v. **Cap. 40**) y su relación con el nervio trigémino, como el supraorbitario y el infraorbitario (v. **Cap. 35**), y en los tres segmentos cervicales superiores (v. **Cap. 41**) y zona occipital (v. **Cap. 34**), por lo que es recomendable considerar la exploración e inyección en estas áreas reflejas.

Las fibras aferentes del nervio frénico procedentes de la pleura y el pericardio están relacionadas con los segmentos cervicales C3-C6, pueden causar tensión y dolor en el cuello y el hombro, así como en la zona diafragmática.

Espacio paravertebral y nervios espinales

El espacio paravertebral, considerado como un espacio potencial que se extiende de forma continua desde T1 hasta L1 a ambos lados de la columna vertebral, contiene tejido adiposo, red vascular paravertebral, nervios espinales, ramas dorsales espinales, ramas comunicantes y troncos simpáticos. Este espacio establece conexión con el espacio epidural a través de los agujeros intervertebrales y se comunica con el espacio paravertebral del lado opuesto a través de los espacios prevertebrales o epidurales. Aunque se define como el área situada entre la apófisis transversa y el agujero intervertebral, es importante tener en cuenta que la inyección en este espacio puede difundirse hasta alcanzar el tronco simpático, por lo que la inyección en este espacio puede disminuir la estimulación simpática de las fibras preganglionares que formarán los plexos cardíaco y pulmonar, a la vez que actuará en las demás estructuras del espacio.

Tronco simpático cervical inferior

La administración de anestésico local en el tronco simpático inferior puede ser de mucha ayuda en afecciones de los órganos y espacios torácicos, incluyendo el corazón, pericardio, pulmones, bronquios, pleura, mediastino y timo, fundamentalmente si se acompañan de síntomas en otras áreas con inervación simpática procedente del ganglio estrellado, como la cabeza, el cuello o las extremidades superiores (v. Cap. 39).

MATERIAL

Principalmente consta de:

- Aguja: en función de la técnica a utilizar y del paciente, las agujas empleadas serán de 30 G de 12 mm o de 27 G de 20 a 40 mm.
- Jeringa de 3 o 5 mL.
- Procaína al 0,5-1 %.

TÉCNICAS

Véase el vídeo 42-1 para complementar las técnicas de inyección en la zona del tórax.

Nebulización

Véase el capítulo de aplicaciones tópicas (v. Cap. 54) para conocer esta técnica.

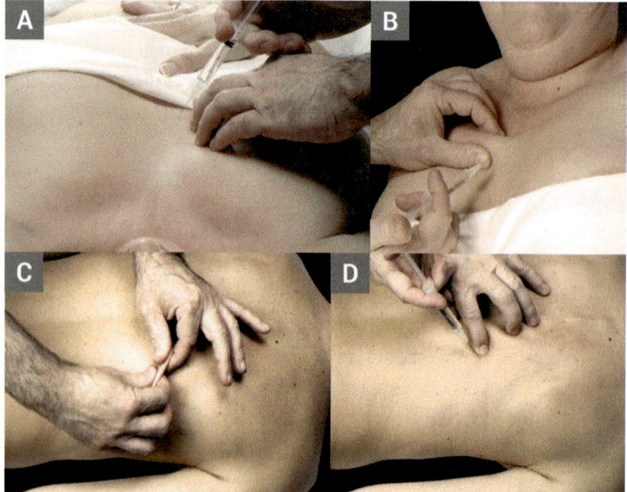

Figura 42-6. Inyecciones dérmicas en la pared torácica. En tórax anterior **(A y B)** y posterior **(C y D)**. En **C** se observa cómo se localiza un punto reflejo mediante el pliegue rodado, detectando la zona de dolor cutáneo y tensión fascial.

Inyección retroesternal (zona del timo)

Con el paciente en la misma posición que para la inyección del tiroides, se dobla ligeramente una aguja de 27 G de 25 mm y se inserta en la fosa yugular, justo por encima del manubrio esternal, se avanza en dirección caudal siguiendo el borde posterior del hueso y se liberan 2 mL de procaína a una profundidad entre 1 y 2 cm, dependiendo de las características anatómicas del paciente (v. Fig. 42-5).

Pared torácica

Para el tratamiento de afecciones en los órganos torácicos se emplea una técnica de inyección con anestésico local en la pared torácica. Estas inyecciones pueden ser epidérmicas, formando pápulas, dérmicas sin formar pápulas y/o miofasciales. En el capítulo de inyecciones básicas (v. Cap. 30) se explica cómo realizar estas técnicas. Debido a la particularidad del tórax y al riesgo inherente de producir un neumotórax si se atraviesa la pared torácica y se alcanza la pleura o el pulmón, es recomendable, especialmente cuando aún no se tiene mucha experiencia, realizar estas inyecciones con una inclinación tangencial de la aguja o bien haciendo un pliegue con los dedos de la mano exploradora, de manera que si el paciente tose o se mueve inesperadamente, o bien la aguja se desacopla de la jeringa accidentalmente, no se atraviese la pared torácica (Fig. 42-6).

Tradicionalmente, en el caso de afecciones bronquiales, pulmonares o pleurales se ha utilizado la técnica conocida como *segmento torácico o pulmonar*, que implica inyectar el anestésico local en la piel a modo de pápulas epidérmicas o en la dermis sin hacer pápula, a nivel paraesternal, en los espacios intercostales, supraclavicular y paravertebralmente a dos dedos de la línea media, desde T1 hasta T9.

En el caso de afecciones cardíacas o pericárdicas se ha utilizado lo que se conoce como *segmento de corazón*, que implica inyectar en la piel de los espacios intercostales de la zona paraesternal izquierda, de la zona submamilar y de la línea axilar anterior, además de inyectar dorsalmente a dos dedos de la línea interespinosa desde T1 hasta T5.

Sin embargo, es importante individualizar los puntos de inyección basándose en una inspección y palpación detalladas que revelen signos precisos del reflejo viscerocutáneo, como cambios en el trofismo de la piel, áreas de hipersensibilidad, tensión miofascial, entre otros, y también ampliando la zona de exploración, especialmente a la zona cervical, del cuello, del trigémino y del diafragma.

Las **zonas preesternal** y de la apófisis xifoides suelen ser puntos clave de acumulación de tensión fascial. Esta tensión puede ser un reflejo de estrés emocional acumulado o de alteraciones viscerales tanto en el tórax como en el abdomen. Para realizar inyecciones en la zona preesternal, primero se localizan los puntos de tensión a través de una palpación con los dedos de la mano exploradora, que pueden confirmarse realizando un pliegue cutáneo, que suele ser doloroso. Las

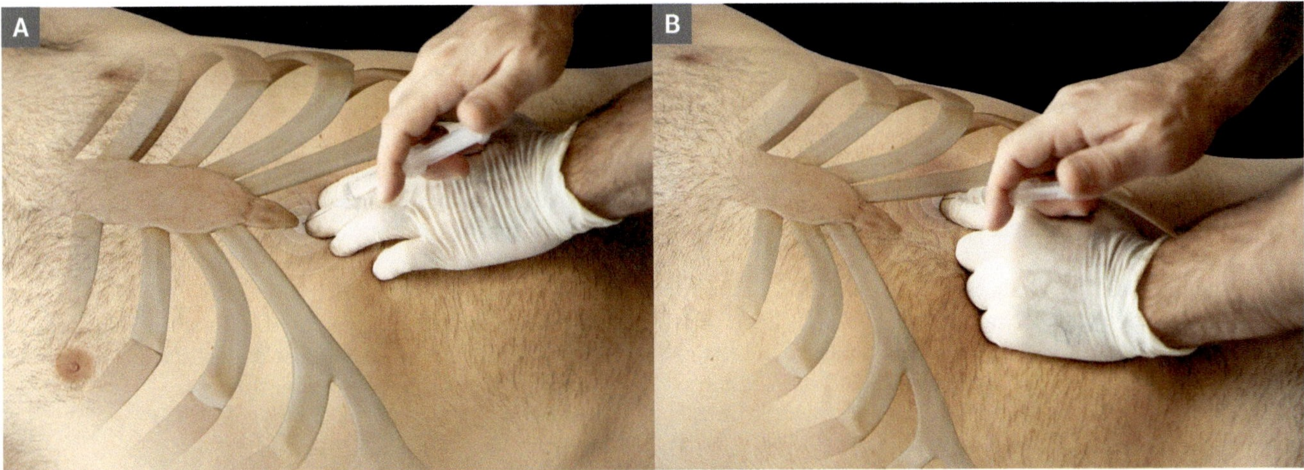

Figura 42-7. Inyecciones con efecto en el tórax. Las inyecciones en el entorno del tórax pueden tener un efecto liberador, como en el caso de la tensión en los tejidos de la zona de la apófisis xifoides **(A)** o de las áreas subcostales **(B)**.

inyecciones se aplican a nivel subdérmico, liberando entre 1 y 2 mL de anestésico local para que alcance hasta el periostio.

La palpación de la **apófisis xifoides** se realiza con los dedos índice y medio de la mano libre encima de la propia apófisis o, preferiblemente, desde la zona abdominal. Una vez localizada la apófisis xifoides, se avanza la aguja hasta aproximarse a ella y se inyecta 1 mL de anestésico local mientras se avanza la aguja y otro en el sitio de la inyección (Fig. 42-7A).

Es habitual que, tras este tipo de inyecciones, el paciente sienta una liberación inmediata, con una mayor amplitud de movimiento en la caja torácica, una respiración más profunda, relajación abdominal y movimiento intestinal. Además, se ha observado que la liberación de la tensión miofascial en la zona del cuello y el diafragma también puede contribuir a una mejora rápida de la respiración (Fig. 42-7B) (v. Cap. 24).

Espacio paravertebral

Cuando se identifican signos intensos, como dolor o tensión en el pliegue rodado, en algún nivel espinal, puede resultar efectivo inyectar el anestésico local en el espacio paravertebral correspondiente para actuar directamente sobre el nervio y el ganglio espinal específicos asociados a esa área (v. Cap. 43 para saber más de esta técnica).

Tronco simpático cervical inferior

La inyección de anestésico local en la zona del ganglio estrellado es una técnica efectiva para influir directamente en los plexos cardíaco y pulmonar, teniendo en cuenta también su acción adicional sobre los nervios vago y cardíacos. Esta técnica suele realizarse alternando ambos lados en diferentes sesiones. En procesos agudos, la inyección puede realizarse de manera bilateral, siempre asegurando un intervalo mínimo de 15 minutos entre la administración en cada lado y confirmando la adecuada ventilación y movilidad diafragmática del lado inyectado. Esta técnica y sus implicaciones se detallan más ampliamente en el capítulo 39.

Tradicionalmente, en el tratamiento de trastornos de la circulación miocárdica se ha preferido inyectar en la zona del ganglio estrellado izquierdo, mientras que para las arritmias se ha optado por el ganglio estrellado derecho; sin embargo, la elección del lado a inyectar también debe tener en cuenta la singularidad de la historia de vida y la exploración del paciente. Por ejemplo, en el caso de un paciente que consulta por trastornos del ritmo cardíaco y presenta un historial de cirugía en el hombro izquierdo, episodios recurrentes de herpes labial izquierdo, dolor cervical predominante en ese mismo lado y una mayor sensibilidad al palpar la zona laterocervical izquierda, sería más adecuado enfocar el tratamiento en el tronco simpático cervical inferior del lado izquierdo. Esta decisión se basa en la correlación de los síntomas y la historia de vida del paciente.

Las técnicas segmentales del tórax, siempre de un modo individualizado, también se aplican cuando se sospecha que los órganos torácicos están actuando como campos interferentes.

En un estudio realizado por Katia Puente de la Vega *et al.*, publicado en la revista *Autonomic Neuroscience*, se buscó profundizar en el conocimiento de los efectos de la inyección de anestésico local en la zona del ganglio estrellado a la altura de C6. El estudio, de diseño simple ciego, incluyó a 15 participantes. Se monitorizaron la presión arterial sistólica y diastólica, la frecuencia cardíaca y los parámetros ecocardiográficos antes y después de la inyección. Se utilizó un volumen de 3 mL de procaína al 1 % en la zona del ganglio estrellado, aplicando la técnica detallada en el capítulo 39. Se concluyó que la inyección tiene un efecto tanto simpaticolítico como parasimpaticolítico parcial; sin embargo, la influencia sobre las fibras simpáticas de los segmentos torácicos situados debajo del ganglio estrellado, que viajan directamente al corazón, es mínima con inyecciones de pequeño volumen de anestésico local, por lo que los efectos hemodinámicos son insignificantes. Según los autores, esto no significa que disminuyan los efectos terapéuticos de la inyección en la zona del ganglio estrellado, ya que la anestesia simultánea de fibras parasimpáticas no interfiere con los beneficiosos efectos antiarrítmicos y analgésicos, o incluso podría potenciarlos mediante un mayor equilibrio funcional autonómico.

CONTRAINDICACIONES, PRECAUCIONES Y PECULIARIDADES

Aunque la zona del tórax alberga estructuras vitales, las técnicas de terapia neural aplicadas en esta zona son muy seguras, ya que son inyecciones poco profundas y con aguja fina. En pacientes con trastornos de coagulación se recomienda siempre proceder con cautela y seguir las pautas detalladas en el capítulo 29.

Una peculiaridad del tórax es la característica del espacio pleural y el pulmón, de manera que puede producirse un neumotórax si se penetra accidentalmente en la pleura, por lesión pulmonar o por condiciones preexistentes del paciente como bullas pulmonares. Por este motivo es importante minimizar al máximo el riesgo evitando realizar las inyecciones en la pared torácica con una inclinación perpendicular. Asimismo, se debe inyectar con especial precaución a las personas con enfisema pulmonar y a las portadoras de prótesis de mama.

Las inyecciones en puntos de tensión de la región toracoabdominal pueden desencadenar una sensación intensa de contractura o corriente en la zona dorsolumbar, que generalmente se alivia en cuestión de segundos. Este fenómeno es un claro indicativo de la conexión existente entre la tensión fascial en estas áreas y el dolor que se experimenta en las regiones dorsal o lumbar.

COMPLICACIONES

Además de las posibles complicaciones similares a las de cualquier inyección, como el dolor en el sitio de la inyección y la aparición de hematomas e infecciones, las inyecciones en la zona del tórax tienen como riesgo más serio el neumotórax, que puede ocurrir si la aguja atraviesa la pared torácica y entra en los pulmones, lo cual requeriría un seguimiento clínico y radiográfico. La inyección accidental en las leptomeninges en la técnica del espacio paravertebral es extremadamente improbable, pero si se aspira líquido cefalorraquídeo, se debe retirar la aguja y posponer la punción.

HISTORIAS DE VIDA

A continuación, se explican algunos casos de pacientes inyectados en la zona del tórax.

Historia 1

Un hombre de 62 años con diagnóstico de enfisema pulmonar grave y disnea ante pequeños esfuerzos acudió a la consulta. Presentaba una capacidad reducida para realizar actividades cotidianas, como vestirse sin descansar y subir unos peldaños de escaleras. Recibía tratamiento que incluía fisioterapia respiratoria, y se consideraba la posibilidad de un trasplante de pulmón.

En su historia de vida no se identificaron focos relevantes, por lo que se decidió iniciar el tratamiento con terapia neural aplicando inyecciones en los puntos de tensión de la pared torácica (tanto anterior como posterior y supraclavicular), la zona subdiafragmática (incluyendo la apófisis xifoides) y en áreas de tensión de la zona cervical, particularmente en los músculos escalenos y la fascia cervical. Además, se realizó una inyección en el tronco simpático cervical inferior del lado derecho, que mostró mayor sensibilidad durante la exploración.

El paciente experimentó una mejoría inmediata y progresiva en los días siguientes. Se llevaron a cabo seis sesiones más, con un intervalo de 2-3 semanas entre cada una, alternando el lado de inyección en el tronco simpático inferior en función de la sensibilidad en la palpación. La mejora en su calidad de vida fue significativa y la disnea se redujo significativamente, presentándose solo ante grandes esfuerzos.

Comentarios:

- A pesar de la gravedad de los casos, el sistema nervioso autónomo siempre tiene el potencial de responder a los estímulos del anestésico local.
- La terapia neural es complementaria a otros tratamientos médicos y no debe impedir o retrasar otras opciones; sin embargo, la mejora lograda con la terapia neural puede modificar el enfoque médico, haciendo que algunas intervenciones previamente consideradas ya no sean necesarias.
- Los trastornos viscerales torácicos se reflejan en la pared torácica. Por lo tanto, identificar y tratar estos puntos reflejos puede potenciar la eficacia del tratamiento a través de la vía refleja segmental.
- Las inyecciones en el tronco simpático cervical, especialmente en los ganglios medio e inferior (estrellado), tienen un efecto múltiple, actuando tanto sobre las fibras simpáticas como sobre las parasimpáticas del nervio vago y las ramas de ambos que forman los plexos pulmonar y cardíaco, además de otras estructuras de la zona, como las fascias y los vasos que se dirigen hacia el tórax.

Historia 2

Una niña de 5 años acudió a la consulta acompañada de sus padres con un episodio de bronquitis con fiebre, dificultad respiratoria y mucosidad, y bajo tratamiento prescrito por su pediatra. La niña había experimentado cinco episodios similares de bronquitis en los últimos 8 meses, todos controlados con medicación. La madre expresó su preocupación por la lenta recuperación de su hija entre los episodios. En años anteriores, la niña había padecido tres episodios de faringoamigdalitis, tratados con antibióticos y antitérmicos. La niña nació mediante parto vaginal, fue amamantada durante 6 meses y estaba al día con su calendario de vacunación.

Durante la primera visita se realizaron varias punciones subcutáneas en la piel del tórax anterior y posterior, y la niña mostró una rápida mejora en su respiración y en la auscultación respiratoria. En una segunda sesión, realizada 2 semanas después, se observó una recuperación más rápida y eficaz de la bronquitis en comparación con los episodios previos. Sin embargo, justo antes de esta visita la niña desarrolló un episodio de faringoamigdalitis similar a los anteriores. Se decidió inyectar con procaína al 0,5 % en la submucosa de los polos amigdalares y subcutáneamente en la zona de los ganglios linfáticos submandibulares palpables, además de inyecciones subcutáneas en la pared torácica anterior.

En los seguimientos telemáticos a los 3, 6 y 12 meses no se reportaron más episodios infecciosos y la madre informó de una clara recuperación de su hija.

Comentarios:

- La terapia neural puede ser efectiva en condiciones recurrentes, aplicable tanto en situaciones agudas como entre episodios.
- A pesar de que el tratamiento neuralterapéutico haya producido una mejora significativa en el paciente, este debe seguir las indicaciones del tratamiento prescrito por su médico; sin embargo, ante la mejoría observada, es prudente reevaluar periódicamente la necesidad y pertinencia de cada fármaco en función de la evolución clínica del caso.
- La aparición del episodio de faringoamigdalitis justo antes de la segunda visita podría interpretarse como una reacción de vicariación regresiva, un fenómeno que debe considerarse dentro del contexto global del proceso de la niña (v. Cap. 19).

Estudio

La fibrilación auricular postoperatoria es una complicación común tras la cirugía de cáncer de pulmón. Dada su etiología multifactorial, es difícil prevenirla de manera efectiva en todos los casos con un único fármaco o intervención. En este contexto, Murat Akkuş y Ender Öner, del Departamento de Cirugía Torácica del Hospital de Mehmet Akif Ersoy (Estambul, Turquía), llevaron a cabo un estudio no aleatorio que incluyó a 81 pacientes sometidos a lobectomía por cáncer de pulmón. En el grupo de intervención se administró una infiltración circunferencial de lidocaína al 1 %, diluida con solución salina, en el pericardio alrededor de las venas pulmonares superiores e inferiores tras la resección pulmonar.

Los resultados mostraron que la fibrilación auricular postoperatoria se presentó en 3 de 40 pacientes (7,5 %) del grupo tratado con infiltración de lidocaína, en comparación con 10 de 41 pacientes (24,39 %) del grupo sometido a la resección quirúrgica estándar. La infiltración intraoperatoria de lidocaína resultó en una tasa significativamente menor de fibrilación auricular postoperatoria ($p < 0{,}05$). Por lo tanto, el estudio concluyó que la infiltración local de lidocaína alrededor de las venas pulmonares en pacientes sometidos a lobectomía por cáncer de pulmón se asoció con una menor incidencia de fibrilación auricular postoperatoria, efecto que los autores atribuyen a las propiedades anestésicas locales y autonómicas de la lidocaína.

Comentario:

- La técnica presentada en este estudio está diseñada para ser aplicada únicamente durante el procedimiento quirúrgico y en pacientes que están bajo monitorización completa; sin embargo, tanto el método utilizado como los resultados obtenidos ofrecen información valiosa sobre el efecto regulador de dosis bajas de anestésico local en la función cardíaca. Esta observación es particularmente relevante teniendo en cuenta la situación de alto estrés en el que se encuentran los pacientes del estudio, sometidos a una lobectomía pulmonar en el contexto de un cáncer de pulmón. Estos hallazgos destacan la importancia del anestésico local como un potencial modulador de la respuesta cardíaca en circunstancias quirúrgicas críticas.

Caso

Young-ung Kim *et al.*, del Departamento de Anestesiología y Medicina del Dolor del Hospital Universitario de Ulsan (Corea), reportaron el caso de una paciente de 54 años que presentaba un dolor agudo (escala analógica visual de 8) en las extremidades superiores y edema hasta las manos desde la hemitiroidectomía por cáncer de tiroides realizada hacía 4 años. Tras 10 sesiones de inyecciones en la zona del ganglio estrellado a la altura de la apófisis transversa de C6, utilizando 8 mL de ropivacaína al 0,2 %, dos veces por semana y alternando los lados, el dolor disminuyó (escala analógica visual de 2) y el edema desapareció completamente. Además, se observó que un dolor torácico crónico de 13 años de duración, de causa desconocida, también desapareció, y los episodios de lipotimia diarios de la paciente mejoraron significativamente.

Comentario:

- Aunque algunos casos publicados que muestran la eficacia terapéutica del anestésico local en bajas dosis no se ajustan a la metodología y al concepto de la terapia neural basada en la historia de vida y la individualidad del paciente, proporcionan información muy valiosa para la terapia neural.

PUNTOS CLAVE

- El tórax alberga órganos vitales como el corazón, los pulmones y grandes vasos, y también contiene la mayor parte de los troncos simpáticos, así como una porción significativa de los nervios vagos.
- En terapia neural, existen diversas opciones terapéuticas para abordar procesos manifestados en las vísceras torácicas, especialmente mediante reflejos simpáticos cutiviscerales y el tronco simpático cervical, además de actuar en el nervio vago y sus ramas, y en el sistema fascial de las zonas del cuello y subdiafragmática.
- La nebulización facilita que el anestésico local alcance directamente la mucosa del árbol bronquial.
- En las técnicas de inyección en el tórax es fundamental evitar la punción pleural.

BIBLIOGRAFÍA

Akkuş M, Öner E. Can local infiltration of lidocaine reduce the postoperative atrial fibrillation rate in patients undergoing lobectomy for lung cancer? Acta Chir Belg. 2020;120(4):265-70.

Barop H. Textbook and atlas of neural therapy: diagnosis and therapy with local anesthetics. 1ª ed. Stuttgart: Thieme; 2017.

Dosch MP. Atlas of Neural Therapy. 3ª ed. Stuttgart: Thieme; 2012.

Fischer L. Neuraltherapie. Neurophysiologie, Injektiontechnik, Therapievorschläge. 5ª ed. Stuttgart: Thieme; 2019.

Kim YU, Shin YJ, Cho YW. Use of stellate ganglion block for treatment of recurrent syncope followed by chest pain. Yeungnam Univ J Med. 2018;35(1):104-8.

Potau JM, Merí À. EVA. Atlas de anatomía. 1ª ed.: Madrid: Editorial Médica Panamericana; 2024.

Pró EA. Anatomía clínica. 1ª ed. Buenos Aires: Editorial Médica Panamericana; 2012.

Puente de la Vega Costa K, Gómez Perez MA, Roqueta C, Fischer L. Effects on hemodynamic variables and echocardiographic parameters after a stellate ganglion block in 15 healthy volunteers. Auton Neurosci. 2016;197:46-55.

Standring S, editor. Gray's Anatomy: The Anatomical Basis of Clinical Practice. 40ª ed. Edimburgo: Elsevier; 2008.

Tutusaus R, Potau JM. Sistema fascial. Anatomía, valoración y tratamiento. 1ª ed. Madrid: Editorial Médica Panamericana; 2015.

Vinyes D, Muñoz-Sellart M, Fischer L. Therapeutic Use of Low-Dose Local Anesthetics in Pain, Inflammation, and Other Clinical Conditions: A Systematic Scoping Review. J Clin Med. 2023;12(23):7221.

Vinyes D, Muñoz-Sellart M, Albareda Colilles G, Gurevich MI. Procaine Injections in Myofascial Tension Points in the Treatment of Anxiety Disorders: A Case Series. Int J Clin Case Rep Rev. 2025;22(1).

Weinschenk S. Handbuch Neuraltherapie. Therapie mit Lokalanästhetika. 2ª ed. Stuttgart: Thieme; 2020.

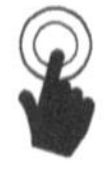

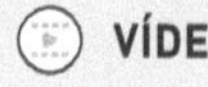

VÍDEO

Columna vertebral

43

H. Nazlikul, F. Gülcin Ural Nazlikul, D. Vinyes y J. Delgado Lopategui

INTRODUCCIÓN

Para una comprensión integral de la columna vertebral, desde una perspectiva tanto anatómica y funcional como diagnóstica en el contexto de la terapia neural, es necesario reconocer las diversas estructuras que la conforman como una unidad funcional completa. Desde la articulación atlantooccipital hasta el coxis, la columna integra huesos, ligamentos, articulaciones, fascias, músculos, vasos y nervios, tanto somáticos como elementos de la cadena simpática, los cuales forman una unidad axial continua. Una tensión en cualquier ligamento no solo restringe la movilidad vertebral y afecta a sus articulaciones, sino que también influye en la tensión muscular y fascial, así como en las fibras nerviosas somatosensibles y simpáticas. Esta tensión puede estar vinculada con alteraciones viscerales y eventos emocionales, lo que recuerda la importancia de una visión integral del ser humano fundamentada en las interacciones del sistema nervioso autónomo, explicadas en los capítulos anteriores.

En el ámbito terapéutico debe mantenerse la misma perspectiva holística. Aunque un dolor cervical o lumbar pueda parecer un evento mecánico y localizado, el enfoque terapéutico no busca aliviar el dolor de manera analgésica o anestésica, sino regular las funciones corporales a través del sistema nervioso autónomo, en este caso, fundamentalmente desde la acción en el sistema nervioso simpático. Así, la columna vertebral debe entenderse no solo como una estructura mecánica, sino como un órgano axial que conecta la cabeza, el tronco y las extremidades, tanto estructural como funcionalmente, siendo el canal por donde discurre la médula espinal y formando los espacios atravesados por todas las aferencias y eferencias simpáticas, facilitando así la comunicación entre el sistema nervioso central, las vísceras y los tejidos periféricos, y manifestando el lenguaje corporal a través de la postura.

EMBRIOLOGÍA

Durante la cuarta semana de gestación, las células en la parte ventromedial de cada somita pierden sus propiedades epiteliales, adoptan una naturaleza mesenquimatosa y se reubican para envolver el tubo neural y la notocorda. Estas células constituyen el **esclerotoma**, que posteriormente se diferenciará en las vértebras y costillas. Para ello se produce una **recombinación de los esclerotomos** en la que la mitad craneal del primer esclerotomo cervical se fusiona con el esclerotomo occipital, constituyendo el hueso occipital, de manera que la segmentación de los nervios espinales no coincide exactamente con la de las vértebras.

En la región cervical hay ocho nervios espinales, pero solo siete vértebras, debido a que el primer par de nervios cervicales (C1) emerge por encima de la primera vértebra cervical. Esta disposición continúa hasta el octavo nervio cervical (C8), que no tiene una vértebra cervical correspondiente, por lo que sale por encima de la primera vértebra torácica, y a partir de ahí los nervios espinales emergen por debajo de sus vértebras numeradas. Este patrón se debe a que, al formarse la columna vertebral y cerrarse los arcos vertebrales, los nervios que originalmente estaban alineados con su segmento somítico ahora deben encontrar un paso a través de los forámenes intervertebrales, que se forman entre las vértebras adyacentes (v. Fig. 31-3).

Es recomendable complementar este apartado con el de *Embriología* del capítulo 31.

ANATOMÍA

La columna vertebral (o raquis) se extiende desde el cráneo hasta la pelvis, se compone de 33 **vértebras** y se divide en cuatro secciones principales: cervical, torácica, lumbar y pélvica.

Vértebras

En los siguientes apartados se explican las características comunes de las vértebras, y más detalladamente las particularidades de las vértebras cervicales, torácicas y lumbares.

Características comunes

El **cuerpo vertebral**, situado en la parte anterior del hueso, tiene una forma cilíndrica elíptica dispuesta verticalmente con unas caras planas y horizontales (caras intervertebrales). En la superficie central de ambas caras, superior e inferior, hay múltiples orificios para el paso de vasos y están cubiertas por cartílago hialino. Rodeada por un anillo de hueso compacto, la epífisis anular, forma el borde de cada cara

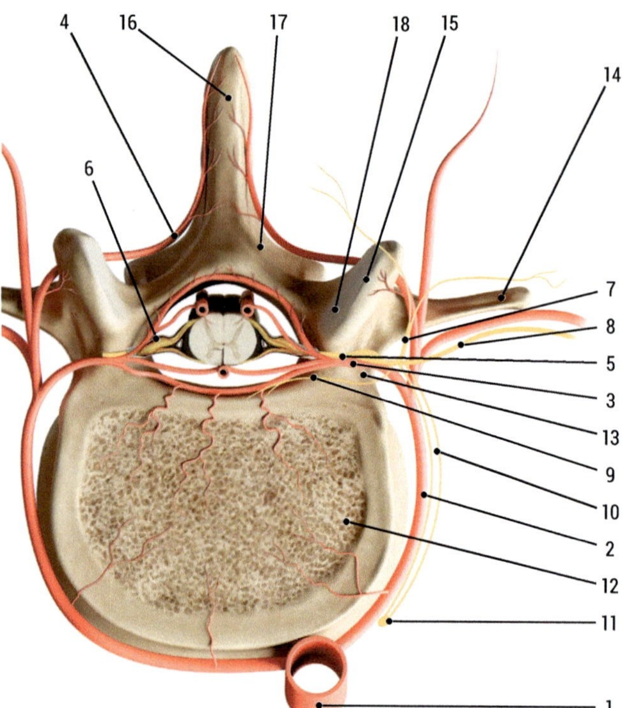

Figura 43-1. Irrigación e inervación de una vértebra, vista superior de L3. Se muestra la aorta abdominal (1) con la arteria lumbar (2) y sus ramas espinal (3) y perióstica-nutricia (4). También el nervio espinal (5) con su ganglio dorsal en su raíz posterior (6), su rama posterior (7) y su rama anterior (8), con el nervio meníngeo recurrente (9) y los ramos comunicantes (10) hacia la cadena simpática (11), y los ramos que acompañan a los vasos hacia el cuerpo vertebral. Cuerpo vertebral (12), pedículo (13), apófisis transversa (14), articular superior (15) y espinosa (16), lámina (17) y carilla articular superior (18).

intervertebral. Su cara posterior forma el límite anterior del **foramen vertebral** y en ella se observan orificios para las venas basivertebrales, que proceden del interior del cuerpo vertebral (Vídeo 43-1).

El **arco vertebral**, unido a los límites posterolaterales del cuerpo, forma los límites laterales y posterior del foramen vertebral. Los **pedículos vertebrales** se sitúan en los extremos anteriores del arco vertebral, extendiéndose desde la parte posterior y lateral del cuerpo vertebral hasta la base de la apófisis transversa y las apófisis articulares. Cada pedículo presenta escotaduras vertebrales superior e inferior (Fig. 43-1).

Las **láminas vertebrales**, aplanadas y cuadriláteras, forman la mayor parte de la pared posterolateral del foramen vertebral, uniendo sus extremos con la base de la apófisis espinosa y la apófisis transversa y articulares. Las **apófisis transversas** se proyectan a lado y lado, mientras que la **apófisis espinosa**, media y posterior, se extiende hacia atrás. Estas apófisis sirven de inserción muscular, ligamentosa y fascial. Las cuatro **apófisis articulares** se sitúan lateralmente al foramen vertebral, sobresaliendo del arco vertebral, y en cada extremo poseen una superficie de cartílago hialino para articularse entre vértebras adyacentes (v. Fig. 43-1).

El **conducto vertebral** o **canal espinal** es una estructura continua a lo largo de la columna vertebral que se forma por la alineación sucesiva de los forámenes vertebrales, extendiéndose desde el foramen magno hasta el hiato sacro. En su interior alberga la médula espinal, las raíces de los nervios espinales y la cola de caballo, así como las tres capas de membranas meníngeas. Además, el espacio epidural dentro del conducto vertebral contiene tejido adiposo y los plexos venosos vertebrales internos, junto con el ligamento longitudinal posterior.

El **foramen intervertebral** o **agujero de conjunción** se forma entre las escotaduras vertebrales de dos vértebras consecutivas y el disco intervertebral situado entre ellas. Este orificio es el paso para los elementos que entran y salen del conducto vertebral en cada nivel (v. Fig. 31-2 y 43-1):

- Nervio espinal, con sus raíces anterior y posterior.
- Ganglio espinal.
- Ramo meníngeo del nervio espinal.
- Rama espinal de las arterias vertebral, intercostal, lumbar o sacra lateral.
- Vena intervertebral.
- Meninges espinales (duramadre, aracnoides y piamadre), que recubren y acompañan a las raíces nerviosas.
- Receso subaracnoideo con líquido cefalorraquídeo.
- Tejido adiposo del espacio epidural que rodea los elementos neurovasculares y forma una continuidad con el tejido presente en el espacio epidural.

Cada vértebra de la columna vertebral presenta rasgos morfológicos distintivos que facilitan su identificación según la región a la que pertenece. En los siguientes apartados se describen las características específicas de las vértebras cervicales, torácicas y lumbares, destacando sus principales diferencias. Las particularidades del sacro y el cóccix se describen en el capítulo 48.

Columna vertebral cervical

La columna cervical (v. Fig. 41-3), que consta de siete vértebras, es la base ósea para la conexión de la cabeza con el torso, permitiendo movimientos de la cabeza en flexión, rotación y flexión lateral.

El foramen vertebral en esta región es de mayor tamaño. Las apófisis espinosas son cortas, tienden a inclinarse ligeramente hacia abajo y se bifurcan en su extremo. En la base de cada apófisis transversa se encuentra el foramen transverso, a través del cual transcurren la arteria, las venas y el nervio vertebrales (con la excepción de C7), mientras que en su vértice se observan dos tubérculos, uno anterior y otro posterior. La escasa distancia entre el cuerpo vertebral y las apófisis articulares conlleva que los forámenes intervertebrales en esta área sean más estrechos.

El **atlas** (C1) carece de cuerpo vertebral, cuyo lugar es ocupado por la apófisis odontoides del axis (C2). Se compone de dos masas laterales unidas por arcos anterior y posterior. En la cara superior de cada masa lateral tiene una carilla articular para el cóndilo del occipital, y en su cara inferior, una carilla articular para el axis. Es la única vértebra que carece de apófisis espinosa y sus apófisis transversas son más largas que en las demás vértebras cervicales.

Desde el cuerpo del axis (C2) se extiende hacia arriba una eminencia vertical (**apófisis odontoides**) que se articula con el arco anterior del atlas. Tiene dos carillas articulares superiores para el atlas y dos inferiores para C3. Su apófisis espinosa es ancha y corta, y las apófisis transversas son cortas y no bifurcadas.

La vértebra C6 se distingue por un desarrollo pronunciado del tubérculo anterior de su apófisis transversa (tubérculo carotídeo o de Chassaignac), el cual es un punto de referencia importante en algunas técnicas médicas, como la de la inyección en la zona del ganglio estrellado (v. Fig. 39-7).

La C7 es una vértebra de transición que comparte características con las torácicas. Su apófisis espinosa es larga y de fácil palpación (vértebra prominente), y no dividida. Sus apófisis transversas son unituberculosas y con un foramen transverso más pequeño por el que no suele transcurrir la arteria vertebral.

La conexión sináptica entre los dos o tres segmentos espinales cervicales superiores y la región nucleica espinal del nervio trigémino, que llega hasta el nivel de C2-C3, es de gran importancia clínica. En las afecciones del nervio trigémino, especialmente en los dientes y los senos nasales, se puede detectar regularmente irritación en los segmentos C1-C3, así como tensión muscular (v. Cap. 35). En las zonas más profundas se pueden encontrar articulaciones vertebrales bloqueadas e irritación de las raíces.

Dado que el nervio glosofaríngeo, que irriga las amígdalas palatinas, tiene conexiones anatómicas y funcionales con los nervios trigémino y accesorio a través de interacciones en el tronco cerebral y el reflejo de deglución (incluyendo los movimientos de los músculos del cuello, faringe y laringe), se producen tensiones reflejas de los músculos cervicales y trastornos funcionales de la columna cervical en las enfermedades crónicas de las amígdalas.

Columna vertebral torácica

Las 12 vértebras de la columna torácica se distinguen de las otras vértebras porque sus apófisis espinosas se extienden en dirección caudal, situándose al nivel de la siguiente vértebra torácica inferior.

La movilidad de la columna dorsal está conectada a la de la columna cervical y la cintura escapular en su parte superior, y a la columna lumbar y la cintura pélvica en su parte inferior. Además, esta movilidad se ve influida por los movimientos respiratorios y cardíacos. La articulación de las costillas con el cuerpo vertebral y las apófisis transversales también afectan a la flexibilidad y el rango de movimiento de la columna dorsal.

En la región torácica, la segmentación del sistema nervioso se define con mayor claridad: las trayectorias de las costillas coinciden con las vías de distribución nerviosa tanto para los sistemas somático y simpático aferente-eferente. Por lo tanto, la columna torácica es especialmente útil desde un punto de vista diagnóstico y terapéutico. La correlación entre los segmentos vertebrales y la inervación simpática de los órganos en las cavidades torácica y abdominal provoca que los trastornos de los órganos internos se reflejen casi siempre en estos segmentos específicos de la columna.

Columna vertebral lumbar

Debido a su posición topográfica y la estructura de toda la columna, la zona lumbar está expuesta a una gran tensión. Esta región tiende a ser más móvil, y sus apófisis espinosas, más gruesas, cuadradas y horizontales, contribuyen a la estabilidad y resistencia en actividades que implican carga y movimiento en la parte inferior de la espalda.

La movilidad de la columna lumbar y su transición al sacro es de gran importancia para la marcha del ser humano. Durante las distintas fases de la postura y el movimiento, el cizallamiento fisiológico en la pelvis ósea y la participación del sacro facilitan la transmisión de fuerzas de rotación a la base de la quinta vértebra lumbar. Con cada paso, estas fuerzas de rotación se propagan hacia las vértebras superiores, lo que puede provocar un desgaste progresivo de estos segmentos vertebrales.

Además de los resultados clínico de dolor, limitación de la movilidad, aumento visible y palpable del tono miofascial, sensibilidad sobre las apófisis espinosas y los ligamentos, en la zona lumbar son frecuentes los cambios palpables en la piel y en el tejido subcutáneo en forma de hinchazón edematosa local (gelosis), así como síntomas prolongados en el entorno, en forma de síntomas seudorradiculares, dolores en la pelvis, la cadera o las extremidades inferiores.

Articulaciones y ligamentos

En la columna vertebral existen diferentes tipos de articulaciones: craneovertebrales, de los cuerpos vertebrales y de los arcos vertebrales.

Las articulaciones y ligamentos mantienen unida la columna vertebral como una estructura única.

Articulaciones craneovertebrales

Son articulaciones sinoviales ubicadas entre los cóndilos occipitales del hueso occipital, el atlas y el axis. No poseen discos intervertebrales y facilitan los movimientos de la cabeza. Incluyen las articulaciones **atlantooccipitales**, entre el atlas y el hueso occipital, y la **atlantoaxial**, entre el atlas y el axis.

Articulaciones de los cuerpos vertebrales

Existen dos tipos:

- **Articulaciones uncovertebrales** o **de Luschka**, situadas entre las apófisis semilunares (o unciformes) de C3 a C6 y las superficies inferolaterales de los cuerpos vertebrales superiores. Se desarrollan a partir de los 10 años, en los márgenes laterales y posterolaterales de los discos intervertebrales.
- **Articulaciones intervertebrales** o **intersomáticas**, que se encuentran entre los cuerpos vertebrales adyacentes, conectadas por **discos intervertebrales** y ligamentos.

Articulaciones facetarias o cigapofisarias

Son articulaciones sinoviales que conectan los arcos vertebrales adyacentes. Se ubican entre la carilla articular superior de una vértebra y la carilla articular inferior de la vértebra situada encima (Fig. 43-2). Permiten un movimiento de deslizamiento entre sus superficies en todos los niveles de la columna.

Ligamentos

Las láminas de los arcos vertebrales están conectadas mediante dos **ligamentos amarillos**, que unen los bordes superior e inferior de las láminas de vértebras contiguas, cubriendo así el espacio interlaminar. Su coloración amarillenta característica se debe a su alta concentración de fibras elásticas.

El **ligamento longitudinal anterior** recorre la cara anterior de los cuerpos vertebrales y los discos intervertebrales, desde el tubérculo anterior de C1 hasta el vértice del sacro. Sus fibras profundas conectan vértebras contiguas y las superficiales recorren varios segmentos vertebrales.

El **ligamento longitudinal posterior** se extiende uniendo los bordes posteriores de los discos intervertebrales y de los cuerpos vertebrales. Cubre la pared anterior del conducto vertebral desde C2, desde donde sus fibras continúan hacia arriba con la **membrana tectoria**, hasta la cara anterior del conducto sacro.

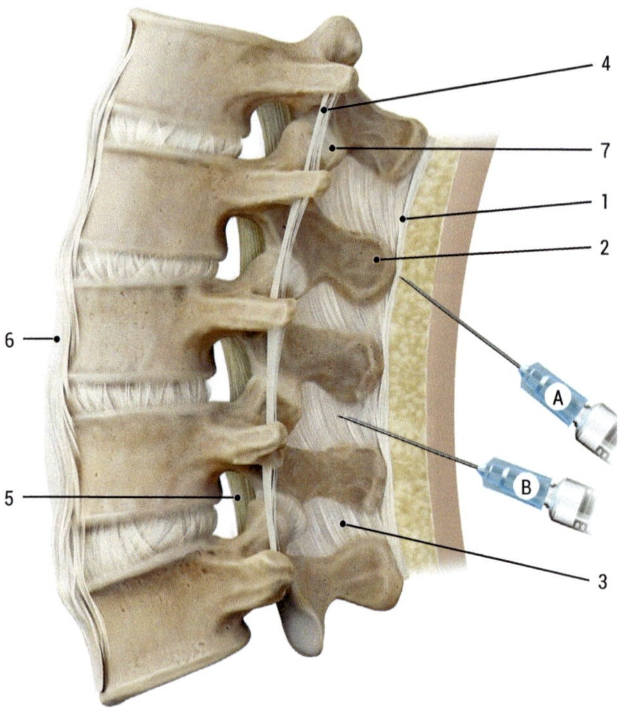

Figura 43-2. Inyecciones en apófisis espinosas. En esta vista lateral de las articulaciones y ligamentos de la columna lumbar se muestra: **A)** una inyección en el ligamento supraespinoso (1), sobre la apófisis espinosa (2), y **B)** en el ligamento interapofisario (3). En la imagen se observan también los ligamentos intertransverso (4), amarillo (5) y longitudinal anterior (6), así como las articulaciones cigoapofisarias (facetas) (7).

Los **ligamentos interespinosos** unen los bordes superior e inferior de las apófisis espinosas de vértebras adyacentes. El **ligamento supraespinoso** une longitudinalmente los vértices de las apófisis espinosas a lo largo de la columna vertebral. Los **ligamentos intertransversos** conectan las apófisis transversas entre sí, insertándose en sus bordes inferior y superior (v. Fig. 43-2).

Vascularización

Las vértebras presentan una rica vascularización, en parte debido al tejido hematopoyético abundante que hay en la médula ósea del cuerpo vertebral (v. Fig. 43-1): en las vértebras cervicales el aporte proviene de las **arterias vertebrales y cervicales ascendentes**; las vértebras torácicas son irrigadas por las **arterias intercostales posteriores**, y la vascularización lumbar deriva de las **arterias subcostales y lumbares**.

Estas arterias emiten **ramas periósticas** desde la superficie externa del cuerpo vertebral, **ramas espinales** que penetran por el foramen intervertebral para irrigar las regiones internas del foramen vertebral, y **ramas dorsales** para el arco vertebral, la musculatura y la piel del dorso.

A lo largo de la columna vertebral se forman plexos venosos externos e internos al canal espinal. Los **plexos venosos vertebrales internos** se localizan en el espacio epidural, donde drenan las venas basivertebrales, situadas dentro de los cuerpos vertebrales. Los **plexos venosos vertebrales externos** reciben sangre de los plexos internos a través de las venas intervertebrales, que también drenan la sangre de la médula espinal.

Biomecánica

La columna vertebral, junto con la cabeza, el cuello y el tronco, realiza una variedad de movimientos que incluyen flexión, extensión, inclinación lateral, circunducción y rotación. La amplitud de estos movimientos varía según los diferentes niveles vertebrales y está influida por varios factores: la elasticidad de los discos intervertebrales, la orientación de las facetas de las apófisis articulares, la firmeza de los ligamentos y la interacción con las costillas. Los movimientos son más amplios en las regiones cervical, especialmente la flexión, y lumbar. Esta amplitud de movimientos disminuye con la edad.

Aunque el rango de movimiento entre vértebras adyacentes es limitado individualmente, al igual que la rotación lumbar es limitada por las articulaciones cigapofisarias, la suma de estos movimientos contribuye a un amplio rango de movilidad de la columna en su conjunto, pudiendo conseguir una amplitud total de aproximadamente 150° en flexión, 100° en extensión, 75° en inclinación lateral y 90° en rotación.

Los músculos propios del dorso juegan un papel fundamental tanto en la estabilización de la columna vertebral como en su movimiento, y trabajan en conjunto con los músculos extrínsecos y los músculos de las regiones ventrales del cuello, tórax y abdomen.

Neuroanatomía

A continuación, se detalla la neuroanatomía del nervio espinal y de los plexos cervical, braquial y lumbar.

Nervio espinal

Los **nervios espinales** o **raquídeos** son nervios mixtos que se originan por la unión de una raíz anterior (motora) y una raíz posterior (sensitiva). Contienen fibras motoras, sensitivas y simpáticas, y además, en los segmentos sacros (S2-S4), incluyen también fibras parasimpáticas. Estas raíces se forman a partir de la unión de filetes radiculares que emergen de los surcos anterolateral y posterolateral de la médula espinal de un mismo segmento medular. Estas raíces se distribuyen en 31 pares a lo largo de ambos lados de la médula: 8 cervicales, 12 torácicos, 5 lumbares, 5 sacros y 1 coccígeo. Hasta el séptimo nervio cervical (C7), cada nervio espinal se nombra y posiciona según la vértebra situada inmediatamente por debajo de él (es decir, emergen por encima de la vértebra correspondiente). A partir del nervio C8 en adelante, cada nervio espinal se nombra según la vértebra inmediatamente superior (es decir, emergen por debajo de la vértebra correspondiente). El octavo nervio cervical emerge entre las vértebras C7 y T1 (v. **Fig. 31-3**).

La **inervación somática**, aferente y eferente, originada en el mesodermo paraaxial, se dirige a la piel, los huesos, los músculos y las articulaciones. En la **figura 43-3** pueden verse los nervios de la pared posterior del tronco.

La **inervación visceral**, aferente y eferente, se orienta hacia los músculos lisos y las glándulas, y regulan la función cardíaca. Proviene tanto de estructuras de origen endodérmico, asociadas a los sistemas digestivo y respiratorio, como de estructuras mesodérmicas, relacionadas con los sistemas urinario y genital. Las fibras eferentes no contactan directamente con sus efectores, sino que pasan a través de la raíz anterior del nervio espinal hacia un ganglio simpático, donde hacen sinapsis con una neurona posganglionar que se proyecta hacia el efector.

Tanto las fibras aferentes somáticas como las viscerales ingresan por la raíz posterior del nervio espinal, donde se localiza el **ganglio sensitivo** con los cuerpos neuronales sensitivos. Las fibras eferentes somáticas y viscerales, por su parte, emergen a través de la raíz anterior.

Cerca del foramen intervertebral, el nervio espinal emite un **ramo meníngeo** que recorre de manera recurrente el foramen, situándose por delante del nervio espinal, y proporciona inervación a la duramadre, el periostio vertebral, la articulación, disco y ligamentos intervertebrales, y los vasos del canal vertebral.

El **ramo comunicante blanco** se localiza entre el nervio espinal y el tronco simpático desde el primer nervio torácico hasta el segundo lumbar, y está compuesto por fibras simpáticas preganglionares mielinizadas.

En la proximidad del foramen intervertebral, cada nervio espinal se bifurca en dos ramos terminales: el **ramo anterior**, más voluminoso, inerva las regiones anterolaterales del cuello, el tronco y todos los miembros, siguiendo una distribución metamérica, y el **ramo posterior**, más delgado, se dirige a las regiones dorsales del cuello y el tronco (v. **Figs. 31-2** y **42-2**).

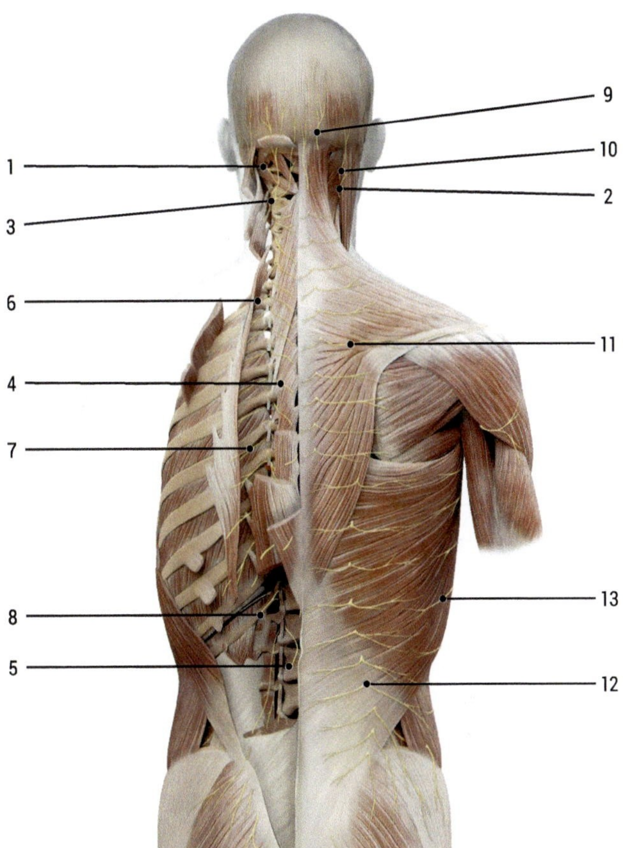

Figura 43-3. Nervios de la pared posterior del tronco: suboccipital (1), auricular mayor (2), plexo cervical posterior (3), ramo medial de T5 (4) y de L1 (5), ramo posterior de T1 (6), ramo lateral de T7 (7) y de T12 (8), occipital mayor (9) y menor (10), ramo cutáneo posterior de T1 (11) y de T12 (12), ramo cutáneo abdominal lateral (13).

Algunos ramos anteriores de los nervios espinales se entrelazan para formar redes de intercomunicaciones, conocidas como *plexos nerviosos somáticos*, que distribuyen fibras sensitivas y motoras a áreas específicas del cuerpo. Estos plexos son (**Fig. 43-4**):

- Cervical (de C1 a C4).
- Braquial (de C5 a T1).
- Lumbar (de L1 a L4).
- Sacro (de L4 a S4).
- Coccígeo (de S5 a Co).

Por su parte, los ramos dorsales se dividen en dos ramas (v. **Figs. 31-2** y **42-2**):

- La **rama lateral** inerva los músculos espinal, longuísimo e iliocostal, y recoge la sensibilidad de la piel y los músculos epiaxiales.
- La **rama medial** inerva el resto de los músculos epaxiales de la espalda, incluyendo los músculos transversoespinales, intertransversos, interespinales, suboccipitales y esplenio, además de las articulaciones cigapofisarias o facetarias.

Es recomendable complementar este apartado con los capítulos 31, 42 y 44.

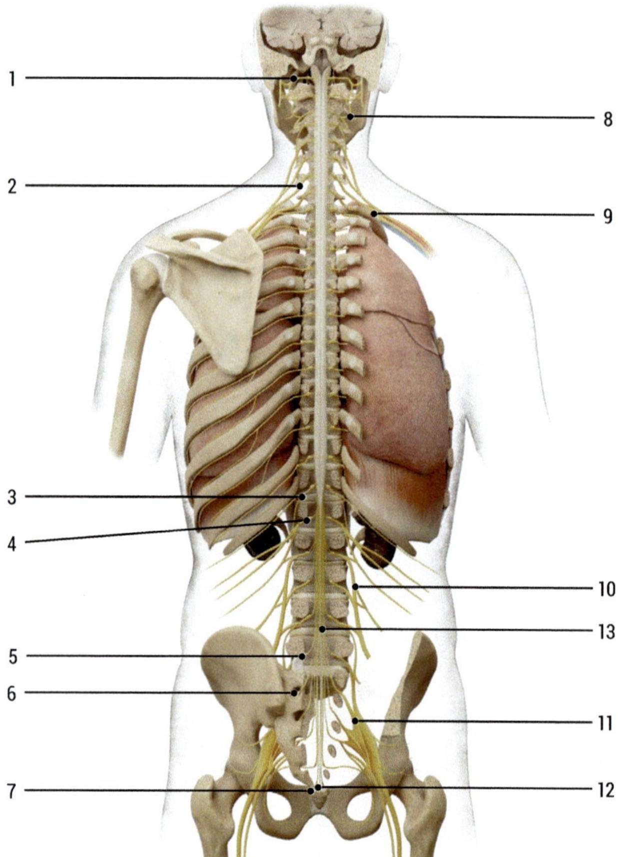

Figura 43-4. Vista posterior de la médula espinal con los nervios espinales. Se identifican los nervios espinales, como C1 (1), C7 (2), T12 (3), L1 (4), L5 (5), S1 (6) y S5 (7), y los plexos nerviosos somáticos cervical (8), braquial (9), lumbar (10) y sacro (11). También se observa el filo terminal (12) y la cola de caballo (13).

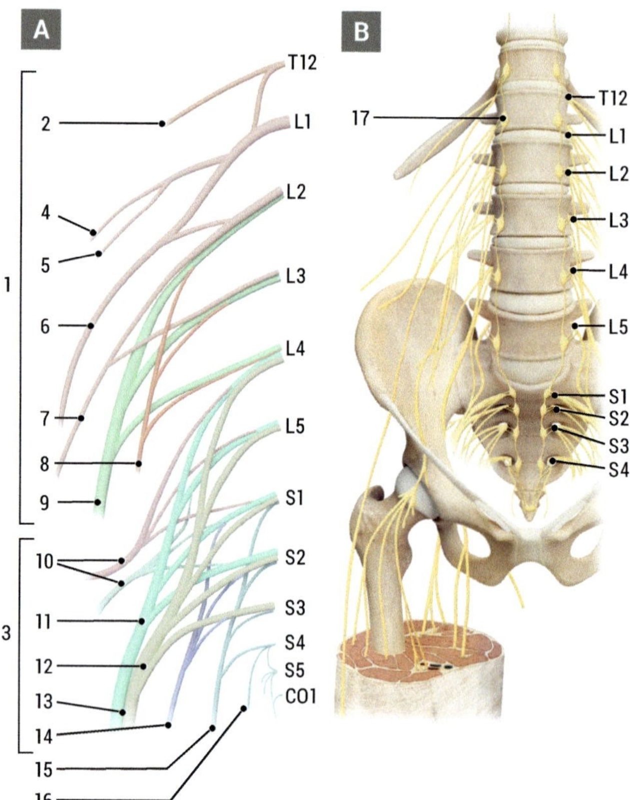

Figura 43-5. Plexos lumbar y sacro (vista anterior). El plexo lumbar (1) está formado por los ramos anteriores de los nervios espinales L1-L3 con aportaciones de T12 (nervio subcostal) (2) y de L4. El plexo sacro (3) está formado por los ramos anteriores de los nervios espinales L5-S3. El ramo L4, tronco lumbosacro, conecta ambos (plexo lumbosacro). De este plexo se originan los nervios que inervan los músculos y la piel del abdomen, la pelvis y el miembro inferior: iliohipogástrico (4), ilioinguinal (5), genitofemoral (6), cutáneo femoral lateral (7), obturador (8), femoral (9), glúteos (10), peroneo común (11) y tibial (12) (formando el ciático, 13), cutáneo femoral posterior (14), pudendo (15). También se muestra el plexo coccígeo (16). **A)** Esquema. **B)** Representación anatómica. Se ha añadido el tronco simpático (17) para hacer evidente su relación con el plexo lumbosacro.

Plexo cervical

Este plexo se explica más detalladamente en el capítulo 41.

Plexo braquial

Este plexo se explica en el capítulo 49.

Plexo lumbar

El plexo lumbar se encuentra en el ángulo formado entre los cuerpos y las apófisis transversas de las vértebras lumbares, estrechamente asociado a los fascículos de origen del músculo psoas mayor. Este complejo nervioso se compone de los **ramos anteriores** de los tres primeros nervios lumbares (L1, L2 y L3), junto con una porción de L4. También contribuye a su formación la rama anterior de T12 mediante el nervio subcostal, que emite una rama comunicante con L1. A través de sus **ramos colaterales y terminales**, el plexo lumbar contribuye en la inervación sensitiva, motora, vasomotora y propioceptiva del tronco y las extremidades inferiores (**Vídeo 43-2**).

Entre los nervios principales que se originan del plexo lumbar se encuentran (**Fig. 43-5**; **Tabla 43-1**) (más información en los capítulos 51 y 52):

- **Nervio iliohipogástrico (T12-L1)**: inerva el músculo transverso del abdomen y el oblicuo interno del abdomen, proporcionando sensibilidad a la región lateral glútea y la zona superior del pubis.
- **Nervio ilioinguinal (L1)**: aporta inervación sensitiva a la región superomedial del muslo y los genitales.
- **Nervio genitofemoral (L1-L2)**: inerva el músculo cremáster y brinda inervación sensitiva a los genitales y la piel del triángulo femoral.
- **Nervio cutáneo lateral del muslo (L2-L3)**: proporciona sensibilidad a la región lateral del muslo.
- **Nervio femoral (L1-L4)**: es el mayor nervio del plexo lumbar y tiene funciones motoras y sensitivas. Inerva los músculos psoas, pectíneo (flexores de la cadera), ilíaco (flexor y rotador interno de la cadera), cuádriceps femoral

Tabla 43-1. Plexo lumbar

Nervio	T12	L1	L2	L3	L4	Motor	Sensitivo
Iliohipogástrico	■	■				Musculatura abdominal	Región glútea lateral e hipogastrio
Ilioinguinal		■				Musculatura abdominal	Piel del labio mayor/escroto y zonas próximas
Genitofemoral		■	■			Músculo cremáster	Piel del labio mayor/escroto del triángulo femoral
Cutáneo femoral lateral			■	■			Piel de la región lateral del muslo
Obturador			■	■	■	Grupo aductor: músculos pectíneo, grácil, aductor largo, aductor corto, aductor mínimo y aductor mayor	Piel de la mitad medial distal del muslo y articulación de la rodilla
Femoral			■	■	■	Músculos sartorio, ilíaco, cuádriceps, pectíneo y articular de la rodilla	Región anterior del muslo y, mediante el nervio safeno, piel de la región medial de la pierna hasta el pie

(extensor de la cadera), sartorio (flexor, abductor y rotador externo de la cadera) y articular de la rodilla (tracciona la cápsula articular cuando se extiende la rodilla). Además, proporciona sensibilidad a la cara anteromedial del muslo y la cara medial de la pierna.
- **Nervio obturador (L2-L4)**: este nervio mixto inerva los músculos aductores, el obturador externo de la cadera y el oblicuo externo del abdomen, además de proporcionar sensibilidad a la parte inferomedial del muslo.

A excepción del nervio cutáneo femoral lateral, que es puramente sensitivo, todos los demás nervios mencionados poseen funciones sensitivomotoras (v. **Fig. 52-2**).

Todos los nervios del plexo lumbar transportan información simpática destinada a la piel, músculos, articulaciones y vasos, entre otros.

Sin embargo, estas fibras simpáticas se originan en niveles segmentarios más altos, ya que en la médula espinal las astas intermedio laterales, que son el origen de las eferencias vegetativas simpáticas, solo se extienden hasta T2. Desde allí, las fibras descienden a través de las cadenas prevertebrales simpáticas hasta el nivel donde se unen al nervio espinal correspondiente. Véase más información en los capítulos dedicados al segmento metamérico y tronco simpático (v. **Caps. 31** y **39**, respectivamente).

INDICACIONES TERAPÉUTICAS

En los siguientes apartados se explican las generalidades y sugerencias sobre las indicaciones terapéuticas en la columna vertebral.

Generalidades

A lo largo de los siguientes apartados se presentarán recomendaciones, tanto generales como específicas, para la administración de inyecciones en diversas estructuras de la columna vertebral. Sin embargo, es importante recordar que el origen del dolor cervical puede ser multifactorial, incluyendo potenciales focos neurales en la zona del trigémino, tensión lumbar excesiva o una cicatriz como la de una cesárea. Asimismo, es importante destacar que una inyección de anestésico local en la región cervical superior puede inducir una relajación miofascial que afecta a toda la columna vertebral, efecto que también puede obtenerse, por ejemplo, mediante una inyección en la zona lumbar.

Del mismo modo, los síntomas crónicos en la columna torácica como dolor, tensión muscular, cambios de posición o alteraciones sensoriales en la piel pueden deberse tanto a alteraciones de la propia columna como asociarse segmentalmente a procesos de vísceras torácicas o abdominales. Por lo tanto, al detectar una apófisis espinosa dolorosa o un pliegue cutáneo tenso y sensible, se debe tener presente que estos signos no necesariamente indican un problema localizado en ese segmento, sino que pueden ser manifestaciones de otros factores que se proyectan en ese nivel vertebral.

En este contexto, la inyección con anestésico local en las estructuras de la columna tiene como objetivo interrumpir los impulsos aferentes tanto del sistema nervioso somatosensorial como, especialmente, del simpático, que están asociados con la enfermedad subyacente. Por lo tanto, estas inyecciones buscan promover la autorregulación del organismo. La disminución del dolor y la tensión miofascial, junto con la mejora de la circulación y la movilidad de la columna, no son los objetivos primarios del tratamiento, sino que más bien son el resultado de la simpaticólisis y la restauración de la autorregulación, facilitados por el efecto en el arco reflejo simpático.

Las inyecciones en la zona paravertebral, además del efecto en el nervio espinal, influyen directamente en las ramas meníngeas, las estructuras vasculares y el tejido conectivo de la zona.

Es particularmente relevante la convergencia e interacción de las aferencias nerviosas entre los dos o tres segmentos cervicales superiores y el núcleo espinal del nervio trigémino, conocido como *complejo trigeminocervical*. Esta interconexión sugiere una continuidad funcional entre la columna cervical superior y el núcleo trigeminal, destacando la importancia de esta región en la comprensión de diversas afecciones del dolor, especialmente aquellas que afectan a la cabeza y el cuello.

Sugerencias

A continuación, se explican las sugerencias generales y específicas de las indicaciones terapéuticas en el columna vertebral.

Sugerencias generales

Destacan:

- Dolor en la columna, de origen vertebral, miofascial, cutáneo, inflamatorio, infeccioso, tumoral, etc.
- Lesiones de columna, traumatismos, fracturas.
- Hernia o protrusión discal, síndrome de compresión radicular, estenosis de canal espinal.
- Restricción dolorosa del movimiento en la columna, por cualquier motivo.
- Enfermedades degenerativas de la columna, espondiloartrosis, espondilitis.
- Espondilolistesis.
- Espondilodiscitis.
- Disfunciones viscerales reflejas y segmentarias que se representan en segmentos medulares específicos.
- Sospecha de campo interferente en la zona de la columna.

Sugerencias específicas

Las inyecciones en la **zona cervical** pueden estar indicadas además en los casos de cefaleas, dolor orofacial, dolores o inflamaciones de la extremidad superior y la cintura escapular, la neuralgia de Arnold (C2 y C3), así como en irritaciones radiculares de los plexos cervical y braquial.

En la **zona torácica**, en casos de fractura de costilla, neuralgia intercostal, herpes zóster y como tratamiento de puntos reflejos de los órganos toracoabdominales (**Tabla 43-2**; v. **Tabla 31-1**).

Tabla 43-2. Distribución segmentaria del sistema nervioso simpático, mostrando las conexiones neurológicas entre los segmentos torácicos y lumbares de la médula espinal con las diferentes regiones del cuerpo

Segmento simpático	Área de relación neurológica
T1-T4	Cabeza y tórax
T5-T9	Ganglio celíaco
T10-T11	Ganglio mesentérico superior
T12-L2	Ganglio mesentérico inferior
T2-T8	Brazos
T12-L2	Piernas

Y en la **zona lumbar**, en dolores o inflamaciones de la extremidad inferior, cintura pélvica o zona lumbar, irritaciones radiculares del plexo lumbar, dolor inguinal, neuralgia del nervio obturador y como tratamiento de puntos reflejos de afecciones orgánicas abdominales o pélvicas.

MATERIAL

Consta de:

- Aguja: en función de la técnica a utilizar y del paciente, las agujas empleadas serán de 27 G de 20 a 40 mm y, ocasionalmente, de 23 G de 60 mm.
- Jeringa de 3 o 5 mL.
- Procaína al 0,5 %.

TÉCNICAS DE INYECCIÓN

En terapia neural, el nivel vertebral para la inyección se determina principalmente a través de la exploración física. Una zona con cambio de temperatura o con un pliegue cutáneo con mayor densidad, adherencia, tensión, hiperalgesia y dolor, incluso con dermografismo cutáneo, es un reflejo cutáneo de una desregulación autonómica (v. **Cap. 24**). La palpación superficial con presión permite localizar zonas de sensibilidad, hiperalgesia o tensión en las apófisis espinosas, los ligamentos interespinosos y supraespinosos, y la musculatura paraespinal. La palpación profunda paravertebral permite explorar cerca de las articulaciones facetarias y costotransversas. En la zona de la columna, estas alteraciones de la palpación, junto con el pinzado rodado en las paredes torácica y abdominal, pueden indicar el nivel vertebral de los estímulos nociceptores y simpáticos asociados a la patología subyacente (**Vídeo 43-3**).

Las técnicas que se explican a continuación deben aplicarse en el contexto de palpación de toda la columna, de manera que las inyecciones específicas en nervios, ligamentos o articulaciones, además de incluir siempre la administración de procaína desde la piel hasta el punto objetivo, liberando el anestésico local en los diferentes tejidos por los que se avanza, se complementan con inyecciones en los puntos de tensión miofascial, fundamentalmente a lo largo de la columna, como se explica en los capítulos 24 y 30.

Las apófisis espinosas de la columna vertebral son puntos de referencia durante la exploración física, por lo que es importante saber a qué vértebra corresponde cada una. Además, existen otras estructuras en la zona dorsal del tronco que se utilizan como referencias adicionales para identificar el nivel vertebral (**Fig. 43-6**). Estas referencias son:

- **Apófisis espinosa de C7**: situada en la transición hacia la columna torácica, es generalmente la más prominente.
- **Apófisis espinosa de T3**: se encuentra aproximadamente a la altura de la línea que une las espinas de las escápulas.
- **Apófisis espinosa T7**: coincide con el nivel de los ángulos inferiores de las escápulas.
- **Apófisis espinosa T12**: localizada ligeramente por debajo del inicio de la última costilla.

- **Apófisis espinosa de L4**: situada a la altura de una línea imaginaria que une los puntos más altos de las crestas ilíacas.

En la columna torácica, las apófisis espinosas tienden a inclinarse hacia abajo, de manera que la apófisis de T5 se alinea aproximadamente con el cuerpo de T6.

Puntos de tensión miofascial y puntos gatillo

La definición, importancia y técnica de las inyecciones miofasciales y en los puntos gatillo se explican en detalle en el capítulo sobre inyecciones básicas (v. Cap. 30). En este apartado se quiere recordar que a lo largo de la musculatura paravertebral es habitual encontrar zonas de tensión miofascial y puntos gatillo, los cuales pueden identificarse fácilmente mediante la palpación y el pinzado rodado.

Apófisis espinosas y ligamentos interespinosos

Las apófisis espinosas, al constituir las únicas estructuras óseas en la región vertebral que pueden palparse de manera fiable, sirven como una guía precisa para la realización de inyecciones. Para una mejor palpación, el paciente debe doblar el tronco ligeramente hacia delante.

Los ligamentos interespinosos se encuentran inervados por la rama medial del ramo posterior y pueden ser origen de dolor o concentración de tensión. La elección del sitio de inyección, ya sea en la apófisis espinosa o en el ligamento interespinoso, se determina mediante palpación. Se buscan puntos específicos en los que se perciba sensibilidad, tensión o dolor, donde se inyectarán de 0,5 a 1 mL de procaína. En el caso de la **apófisis espinosa**, se administran a nivel dérmico y subdérmico por encima y a los lados de las apófisis. Para el **ligamento interespinoso**, la aguja se inserta de manera perpendicular entre dos apófisis espinosas, liberando la procaína en los niveles dérmico, subcutáneo e intraligamentoso hasta una profundidad de 1 a 2 cm, en función de la capa grasa del paciente, para reorientar la aguja 60° hacia craneal y avanzar otros 0,5 cm (v. Fig. 43-2).

Zona de las articulaciones facetarias

Debido a la dificultad en la inyección de las articulaciones facetarias sin una guía radiológica o ecográfica, y al objetivo principal en terapia neural de incidir mayoritariamente en la inervación y vascularización de los tejidos que componen una articulación, más que en la propia articulación, la técnica en terapia neural consiste en realizar una **inyección perineural en el ramo medial de la rama dorsal del nervio espinal**, la cual inerva las articulaciones facetarias y su entorno miofascial.

Debido a que la articulación facetaria está inervada por dos niveles sensoriales (el ramo medial de la rama dorsal del nervio espinal correspondiente y la del nivel superior), se recomienda inyectar en dos o tres niveles, en función de la palpación.

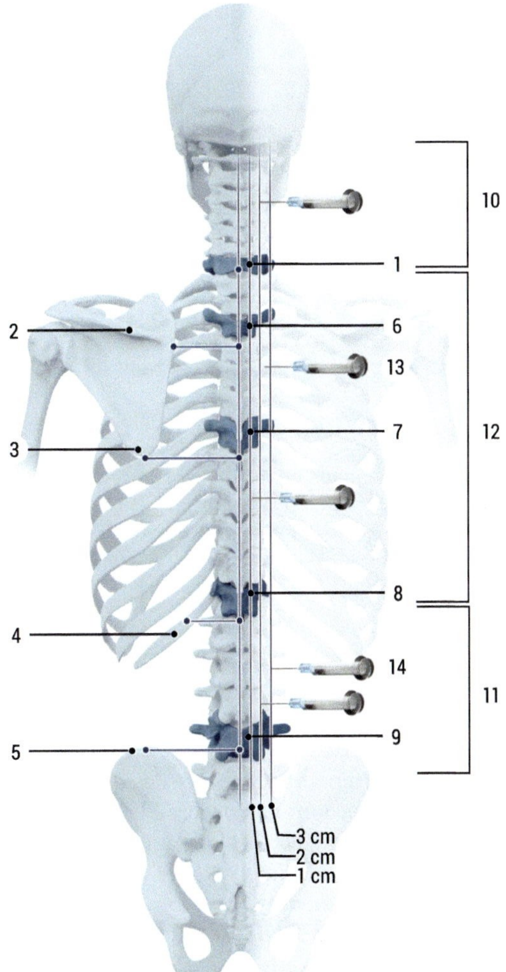

Figura 43-6. Proyección de las referencias óseas en el dorso. Partiendo de puntos de referencia óseos fácilmente palpables, como la vértebra prominente (1), la espina (2), el ángulo inferior de la escápula (3), la costilla XII (4) y la cresta ilíaca (5), se pueden ubicar las apófisis espinosas de C7 (1), T3 (6), T7 (7), T12 (8) y L4 (9), a partir de las cuales se pueden localizar las demás. A la derecha de la imagen se representan las inyecciones facetarias y paravertebrales a diferentes niveles. En la zona cervical (10) y lumbar (11) la inyección facetaria se realiza a 2 cm de la línea media, a nivel de las apófisis espinosas y en la zona torácica (12) a 1,5 cm de la línea interespinosa. Las inyecciones parvertebrales en la zona torácica (13) se realizan a 2,5 cm y en la lumbar (14) a 3 cm de las apófisis espinosas.

El **lugar de inyección** se encuentra a 2 cm lateral a la línea media en la columna cervical y lumbar, y a 1,5 cm en la torácica. En las zonas cervical, torácica baja y lumbar la inyección se realiza a la altura de la propia apófisis espinosa, mientras que en la zona dorsal se efectúa a la altura del espacio interespinoso. La aguja se introduce con una **dirección** perpendicular hasta establecer contacto óseo con la lámina vertebral (para confirmar que no se entró en el espacio epidural) a una **profundidad** de 2,5 a 4 cm (Fig. 43-7). Después de una doble aspiración negativa (sin sangre ni líquido cefalorraquídeo), se libera lentamente de 1 mL de procaína en la zona cervical a 3 mL en las zonas torácica y lumbar. Esta liberación permite que la procaína se difunda desde la lámina hacia el ramo medial descrito, pudiendo alcanzar ocasionalmente la propia articulación facetaria.

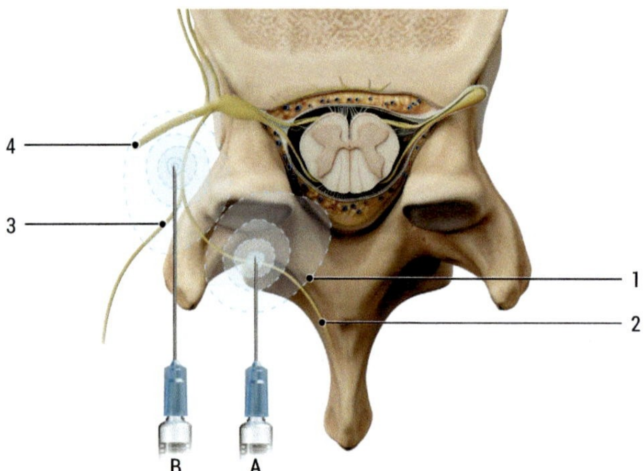

Figura 43-7. Inyecciones en la zona vertebral. La inyección del anestésico local en la lámina vertebral **(A)** se realiza a 2 cm de la línea media (1,5 en la zona torácica) y baña la faceta (1) y el ramo medial de la rama dorsal (2). La inyección paravertebral **(B)** se realiza 1 cm más lateral, y pasa entre 2 procesos transversos para que el anestésico local alcance el ramo lateral (3) de la rama posterior, incluso el nervio espinal (4) y resto de estructuras de la zona.

Espacio paravertebral y nervios espinales

El espacio paravertebral tiene forma de cuña y está ubicado a ambos lados de la columna vertebral. La base está formada por el cuerpo vertebral, el disco y el agujero intervertebrales con su contenido, y el límite posterior lo forman el proceso transverso y los ligamentos entre los procesos transversos contiguos, mientras que el límite anterolateral está formado por la pleura parietal a nivel torácico y el músculo psoas mayor a nivel lumbar. A diferencia del espacio paravertebral torácico, que contiene tejido adiposo, el lumbar está ocupado principalmente por el músculo psoas mayor. En este espacio se encuentran el nervio espinal, la rama dorsal, los vasos intercostales y las ramas comunicantes, y anteriormente, la cadena simpática. El nervio espinal torácico corresponde al **nervio intercostal**, mientras que, en la zona lumbar, los nervios espinales forman parte del **plexo lumbar**.

Los espacios paravertebrales a cada lado de la vértebra se comunican entre sí a través del espacio epidural y prevertebral. El espacio paravertebral torácico también se comunica caudalmente a través de los ligamentos arqueados medial y lateral con el espacio retroperitoneal detrás de la fascia *transversalis*, donde se encuentran los nervios espinales lumbares. A nivel lumbar, una serie de arcos tendinosos que se extienden a través de los cuerpos vertebrales pueden proporcionar una vía para la propagación del anestésico local hacia la superficie anterolateral del cuerpo vertebral, el espacio prevertebral y el lado contralateral, y pueden ser la vía a través de la cual puede alcanzarse hasta la cadena simpática lumbar ipsilateral.

> La inyección en el **espacio paravertebral** alcanza el territorio de los ramos de la rama dorsal del nervio espinal, que da inervación motora, sensorial y vegetativa a los grupos musculares, fascia, piel y vasos del área, además de alcanzar la red vascular y las fascias de la zona.

El paciente se puede situar en decúbito prono o sentado con una ligera flexión de la región de la columna para identificar las apófisis espinosas. En posición prono, puede apoyar la frente en la camilla para la inyección cervical, o colocar una almohada debajo del tórax o del abdomen para la inyección torácica o lumbar. En posición sentada, se realiza una ligera flexión de la cabeza para la zona cervical, o se inclina ligeramente hacia delante con los codos apoyados en las rodillas para la zona lumbar.

Posteriormente, se palpan los procesos espinosos para identificar cuál está sensible o doloroso, o bien puede realizarse el pliegue rodado para identificar qué nivel metamérico está más hipersensible, tenso y doloroso.

En la **región cervical**, debido a las características anatómicas de la zona, especialmente la presencia de las arterias vertebrales y el riesgo de penetrar en el canal medular en esa zona, se recomienda depositar 1-2 mL de anestésico local en la lámina vertebral, como se describe en la técnica de la zona de la articulación facetaria, para asegurar que alcance los ramos de la rama dorsal del nervio espinal cervical.

En la zona **torácica**, debido a la pronunciada angulación hacia abajo de las apófisis espinosas en los niveles torácicos, la aguja insertada a la altura de la apófisis espinosa entra en contacto con la apófisis transversa que pertenece a la vértebra debajo de ella. El punto de inyección es a 2,5 cm lateral al centro de la apófisis espinosa (v. **Fig. 43-7**). Se introduce perpendicularmente la aguja de 27 G de 40 mm, realizando inicialmente una inyección dérmica, y se infiltran progresivamente 1-2 mL de procaína mientras se avanza la aguja a través del plano miofascial, manteniendo una orientación perpendicular y llegando al espacio paravertebral a 4 cm de profundidad, donde se inyectan, después de aspirar, otros 2 mL. Si se hace contacto óseo a los 3-4 cm de profundidad, significa que se está tocando el proceso transverso. En este caso se debe reorientar la aguja hacia una dirección craneal o caudal y continuar hasta alcanzar una profundidad de 4 cm.

En la zona **lumbar** el punto de inyección es a 3 cm de la línea media (v. **Fig. 43-7**) y el procedimiento es idéntico al de la zona torácica; sin embargo, excepto en personas muy delgadas, debe realizarse con una aguja de 60 mm debido a que el proceso transverso se encuentra a unos 4-6 cm de profundidad. El volumen de procaína inyectado en esta zona es de 3-4 mL.

Nervios intercostales

La inyección del nervio intercostal se realiza comúnmente en el ángulo costal, 6-8 cm lateral a las apófisis espinosas, donde la costilla es superficial y más fácil de palpar, y el surco subcostal es amplio. El nervio transcurre sin vaina endoneural, ubicado debajo de la arteria, y esta, a su vez, bajo la vena intercostal, rodeados de tejido adiposo entre los músculos intercostales internos e íntimos. No se aconseja inyectar medialmente al ángulo costal debido a la profundidad de los nervios y la dificultad para palpar las costillas.

La inyección puede efectuarse con el paciente en posición prona, sentada o lateral. En posición prona, se coloca una almohada bajo el abdomen superior y los brazos colgando a los lados. Sentado, el paciente debe inclinarse hacia delante, abrazando una almohada. En cualquiera de las posiciones el brazo se extiende hacia delante para desplazar lateralmente la escápula y mejorar el acceso a los ángulos costales por encima de T7.

La aguja se inserta unos milímetros por debajo del borde inferior de la costilla, con el bisel hacia arriba y en un ángulo de 20° hacia la cabeza, hasta llegar al músculo intercostal externo en surco subcostal, a una profundidad de 1-1,5 cm. La aparición de parestesias indicaría que se ha alcanzado el nervio, por lo que se retira la aguja unos milímetros. Dado que la pleura se sitúa aproximadamente a 8 mm detrás de la costilla, avanzar la aguja más allá de unos pocos milímetros aumenta el riesgo de neumotórax. Tras confirmar la aspiración negativa, se inyectan 2 mL de procaína. Se recomienda inyectar tanto los nervios intercostales cefálico como caudal para abordar la superposición de la inervación de los nervios adyacentes (**Fig. 43-8**).

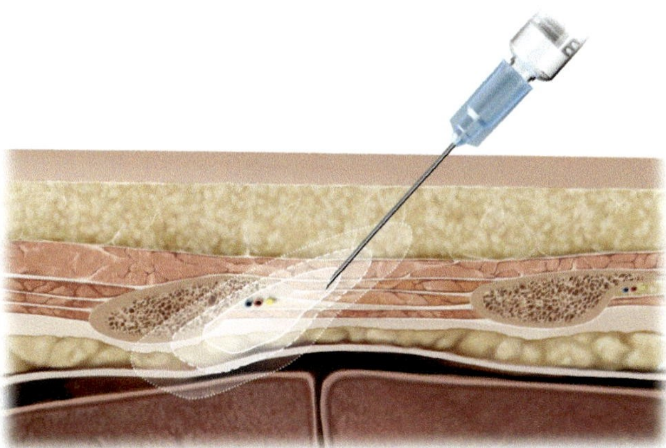

Figura 43-8. Inyección en el nervio intercostal. La aguja se introduce por debajo del borde costal en dirección craneal hasta el músculo intercostal externo, para mayor seguridad. El anestésico local liberado alcanzará el nervio y los vasos intercostales por difusión, además de bañar las fascias profundas.

CONTRAINDICACIONES, PRECAUCIONES Y PECULIARIDADES

Las técnicas explicadas en este capítulo son muy seguras debido a que se mueven en un plano miofascial. En pacientes con trastornos de coagulación se recomienda siempre proceder con precaución y seguir las pautas detalladas en el capítulo 29.

Durante la inyección, los pacientes pueden experimentar sensaciones eléctricas o corrientes. Es importante informar al paciente sobre esta posibilidad antes de la inyección para prepararlo y minimizar sorpresas o movimientos involuntarios.

En la inyección en la zona de la articulación facetaria se busca hacer contacto óseo con la lámina vertebral para asegurar que no se penetre el ligamento amarillo, evitando así el riesgo de ingresar en el canal medular. Esta técnica no se recomienda a la altura de C1, ya que la lámina es más estrecha y está muy próxima a la arteria vertebral que ha salido del foramen transverso.

En el caso de dolor persistente después de la cirugía de columna lumbar, se debe tener precaución si la técnica empleada fue una laminectomía, ya que esta libera la raíz atrapada retirando la lámina vertebral y dejando solo una cobertura muscular. Si se inyecta en la cicatriz con demasiada profundidad o se intenta actuar sobre un ramo posterior, la ausencia de lámina puede permitir la entrada en el canal medular, lo que podría conllevar riesgo de lesión, infección o fuga de líquido cefalorraquídeo.

Por otro lado, si la técnica utilizada implica una fusión con material implantado, es importante considerar que las interfases entre el material implantado y el tejido vivo son más susceptibles a las infecciones, por lo que la inyección debe realizarse con mayor precaución.

COMPLICACIONES

Además de las complicaciones propias de cualquier inyección (hematoma, dolor, infección), en las inyecciones en la zona torácica es posible la complicación con un neumotórax. Las inyecciones en esta zona deben hacerse con la máxima precaución, especialmente en las personas con enfisema pulmonar, controlando muy bien el nivel de profundidad de la aguja con un conocimiento anatómico de la zona y asegurando la correcta sujeción de la aguja en la jeringa.

La inyección accidental en las leptomeninges en la técnica del nervio espinal es extremadamente improbable, pero si se aspira líquido cefalorraquídeo, se debe retirar la aguja y posponer la punción.

HISTORIAS DE VIDA

Una paciente de 57 años acudió a la consulta con un dolor lumbar irradiado a S1 derecha y parestesias en la planta del pie derecho de 6 meses de evolución. Se diagnosticó irritación del músculo piriforme derecho, sin hallazgos relevantes en el estudio radiológico. Entre sus antecedentes destacaban infecciones urinarias recurrentes, menstruaciones irregulares, dolorosas y abundantes, y un mioma uterino. Se trató con inyecciones de procaína en puntos de tensión en la zona lumbar y abdominal, área del piriforme, muslo posterior y gemelo, perineural en el nervio tibial y en la cadena simpática L4-L5 derecha, observándose una mejora significativa.

Se repitió una sesión similar a los 10 y 30 días, inyectando en el plexo hipogástrico inferior en lugar de en la cadena simpática lumbar en la tercera sesión. El dolor desapareció completamente, permitiendo que la paciente se reincorporara a su trabajo (limpieza). Seis meses después, una agudización del dolor reveló una protrusión discal con extrusión en L4-L5 y L5-S1 con afectación sobre raíz S1 derecha, requiriendo discectomía y laminectomía. Posteriormente, coincidiendo con un período libre de dolor lumbar, la paciente sufrió metrorragias, por lo que fue intervenida de miomectomía y finalmente de histerectomía. Dos meses después, el dolor lumbar reapareció con irradiación a S1 y abarcando el pie izquierdo, refractario al tratamiento farmacológico, rehabilitación y reposo. Una resonancia magnética nuclear mostró una hernia dorsolateral izquierda en L5-S1 y otra derecha en

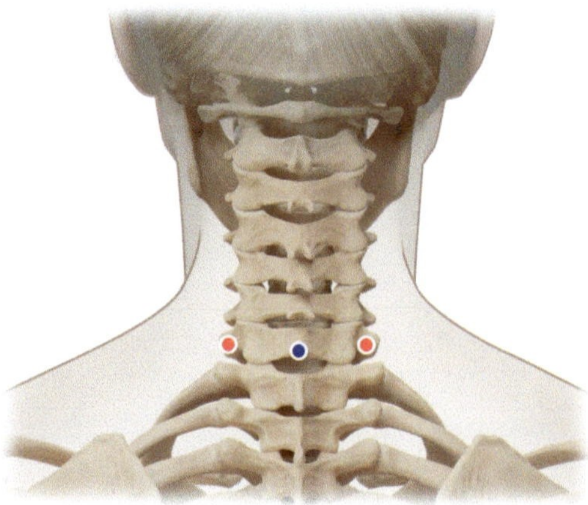

Figura 43-9. Puntos de inyección intramuscular paraespinosa de C7.

L4-L5. Se administraron inyecciones de procaína en puntos de tensión y cicatriz lumbares, hiato sacro, plexo pélvico, abdomen y paraneural en los nervios tibial y sural, evitando el troncal simpático lumbar. Tras cuatro sesiones quincenales y otras cuatro mensuales, la paciente experimentó una desaparición progresiva del dolor y permitió un descenso progresivo de la medicación (opioides, gabapentina y antiinflamatorio no esteroideo) hasta lograr la desaparición del dolor sin necesidad de medicación. En los controles a los 6 y 12 meses la paciente persistía sin dolor.

Comentarios:

- El plexo hipogástrico inferior está relacionado con los síntomas genitourinarios persistentes y recurrentes de la paciente. Las fibras de este plexo proceden de la zona lumbosacra, estableciendo una relación directa entre los síntomas lumbares y genitourinarios, la cual queda más evidente tras las intervenciones en la zona lumbar y ginecológica.
- Durante una laminectomía, se retiran las láminas posteriores de varios niveles vertebrales, aumentando el riesgo de invasión involuntaria del espacio epidural. Por ello, las inyecciones en esta zona deben ser valoradas y aplicadas con mayor precaución.
- La presencia de una hernia discal no siempre causa dolor. La paciente puede estar asintomática a pesar de tener una hernia, ya que el dolor depende de varios factores, como la irritación del plexo pélvico, que puede manifestarse en distintos momentos como dolor, disfunción orgánica o ambos.

ESTUDIO: INYECCIÓN INTRAMUSCULAR PARAESPINOSA DE C6 O C7 EN CASOS DE CEFALEA

En 2004, **Mellick** y **McIlrath** publicaron un estudio retrospectivo de 1 año en la revista *Headache*, en el que evaluaron a 417 pacientes con cefalea tratados mediante inyección intramuscular paraespinosa con bupivacaína. El 85 % de los pacientes mostraron una mejora significativa. Además de aliviar las cefaleas, los autores reportaron mejoras en el dolor orofacial y en los síntomas neurovegetativos asociados, como náuseas, vómitos, fotofobia, fonofobia y alodinia.

Gianluca Galluccio, médico de la Sociedad Italiana de Terapia Neural, adaptó esta técnica a la terapia neural, sugiriendo su uso en casos de cervicobraquialgia, sintomatología no dolorosa de la cabeza y del área orofacial con tensión o sensibilidad en la zona de C6-C7, trastornos del estado de ánimo, insomnio, alteraciones neuroendocrinas, afecciones neurológicas, distonía neurovegetativa y sospecha de campo interferente.

Técnica

El paciente se mantiene sentado con el torso erguido y la cabeza ligeramente flexionada hacia delante en un ángulo de aproximadamente 30°. La aguja de 27 G de 40 mm se introduce perpendicularmente a la piel a una distancia de 3 cm del proceso espinoso de C6 o C7 (según sensibilidad a la palpación) (**Fig. 43-9**) y, después de realizar una pápula, se avanza entre 30 y 40 mm (según las características del paciente) mientras se libera 1 mL de procaína hasta llegar al nivel paraespinoso. Después de una doble aspiración, se inyectan otros 1,5 mL de procaína. La inyección del anestésico local a lo largo del trayecto permite incidir en la dermis, diferentes capas fasciales, miofascia, ligamentos, vasos y matriz extracelular del trayecto. Esta inyección se realiza bilateralmente.

En casos de dolor de cabeza agudo, si no hay una mejora sustancial después de 15-30 minutos, se pueden repetir las dos inyecciones. Esta técnica es segura en pacientes en terapia antiagregante y/o anticoagulante.

En un estudio realizado por Gianluca se mostró que, después de un ciclo de cuatro sesiones semanales infiltrando exclusivamente los dos puntos descritos, la mayoría de los pacientes experimentaron una mejora o desaparición de la sintomatología dolorosa, de los síntomas vegetativos asociados, de la calidad de vida y del estado de ánimo durante varios meses. No obstante, casi todos los pacientes necesitaron sesiones de refuerzo para gestionar la reaparición de los síntomas.

PUNTOS CLAVE

- La columna vertebral debe concebirse no solo como una estructura mecánica, sino como un órgano axial que une cabeza, tronco y extremidades, tanto estructural como funcionalmente.
- Sirve de canal para la médula espinal y crea los espacios por los cuales transitan todas las aferencias y eferencias simpáticas, permitiendo así la comunicación entre el sistema nervioso central, las vísceras y los tejidos periféricos, y expresando el lenguaje corporal a través de la postura.
- Cualquier tensión en los ligamentos vertebrales no solo limita la movilidad y afecta a las articulaciones, sino que también influye en la tensión muscular y fascial, así como en las fibras nerviosas somatosensibles y simpáticas.
- Esta tensión puede estar relacionada con desequilibrios viscerales y experiencias emocionales.

BIBLIOGRAFÍA

Barop H. Textbook and atlas of neural therapy: diagnosis and therapy with local anesthetics. 1ª ed. Stuttgart: Thieme; 2017.

Dosch MP. Atlas of Neural Therapy. 3ª ed. Stuttgart: Thieme; 2012.

Fischer L. Neuraltherapie. Neurophysiologie, Injektiontechnik, Therapievorschläge. 5ª ed. Stuttgart: Thieme; 2019.

Mellick LB, McIlrath ST, Mellick GA. Treatment of headaches in the ED with lower cervical intramuscular bupivacaine injections: a 1-year retrospective review of 417 patients. Headache. 2006;46(9):1441-9.

Nazlikul H. Die segmentale vertebrale Dysfunktion ist ein multikausales Geschehen. Manuelle Medizin. 2014;52(5):432-6·

Nazlikul H, Babacan A. Nöralterapi ve enjeksiyonlardaki rolü. Ankara: Türkiye Klinikleri; 2019.

Potau JM, Merí À. EVA. Atlas de anatomía. 1ª ed. Madrid: Editorial Médica Panamericana; 2024.

Pró EA. Anatomía Clínica. 1ª ed. Buenos Aires: Editorial Médica Panamericana; 2012.

Vinyes D, Muñoz-Sellart M, Fischer L. Therapeutic Use of Low-Dose Local Anesthetics in Pain, Inflammation, and Other Clinical Conditions: A Systematic Scoping Review. J Clin Med. 2023;12(23):7221.

Weinschenk S. Handbuch Neuraltherapie. Therapie mit Lokalanästhetika. 2ª ed. Stuttgart: Thieme; 2020.

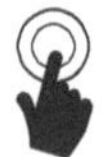

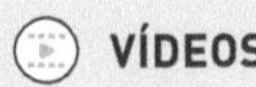

Abdomen y plexo celíaco

44

D. Vinyes y F. Córdoba Llanos†

INTRODUCCIÓN

El abdomen y sus vísceras constituyen un universo de interconexiones y relaciones funcionales. Las vísceras abdominales están intrínsecamente unidas a través de una red de tejido conectivo que forma fascias, vainas, aponeurosis, mesos, omentos, ligamentos y el peritoneo. Esta integración estructural no solo es evidente en su disposición anatómica, sino también en su origen embriológico común, lo cual refuerza la idea de una unidad funcional compleja.

Un aspecto esencial en la comprensión de esta unidad es la inervación. Las vísceras abdominales comparten una inervación vegetativa primordialmente a través del plexo celíaco. Este gran plexo simpático, junto con un mayor componente del sistema parasimpático representado por los nervios vagos, actúa como una unidad funcional en el abdomen. Su influencia se extiende más allá del abdomen, teniendo repercusiones significativas en todo el sistema nervioso autónomo y el organismo en su conjunto.

La inervación de la pared abdominal es facilitada por el plexo lumbar, que, junto con el tronco simpático lumbar, se involucra en la estructura de reflejos viscerales y cutáneos que pueden tener implicaciones diagnósticas y terapéuticas importantes.

La continuidad entre las estructuras del abdomen, el tórax y la pelvis subraya una relación funcional indisociable entre estas tres cavidades. Esta conexión se manifiesta no solo en términos mecánicos y posturales, sino también en aspectos vasculonerviosos y funcionales viscerales que deben tenerse presentes.

Finalmente, es fundamental reconocer el papel de las vísceras y otros componentes abdominales como zonas de psicosomatización frecuente, un aspecto relevante en la práctica de la terapia neural. Al inyectar anestésico local en el abdomen, no solo se aborda una región anatómica específica, sino que también se interactúa con un complejo sistema que refleja y afecta al estado general de salud y bienestar del individuo. Este enfoque holístico resulta esencial para comprender plenamente la dinámica y las interacciones que ocurren en el ser humano, y la diferencia entre tratar con inyecciones de anestésico local o con terapia neural.

ANATOMÍA

A continuación se tratan la anatomía del abdomen con especial énfasis en su neuroanatomía y el plexo celíaco.

Anatomía del abdomen

El **abdomen** es una región del cuerpo humano definida por la separación del diafragma con el tórax, su comunicación con la pelvis a través de la abertura superior pélvica y una formación de paredes abdominales caracterizada por su composición muscular con soporte estructural en las cinco vértebras lumbares y los arcos costales. Las **paredes abdominales** incluyen un conjunto de seis músculos principales: el recto del abdomen, el piramidal, el oblicuo externo del abdomen, el oblicuo interno del abdomen, el transverso del abdomen, el psoas mayor y el cuadrado lumbar (**Fig. 44-1**). Adicionalmente, en algunas personas se puede encontrar el psoas menor.

La inervación de los **músculos de la pared anterolateral del abdomen** proviene de los seis últimos nervios intercostales, así como de los nervios iliohipogástrico e ilioinguinal, que se originan en el plexo lumbar. Estos músculos trabajan de forma coordinada para facilitar una espiración máxima eficiente, al tiempo que brindan soporte, contención y protección a las vísceras abdominales. En contraste, los **músculos de la pared posterior del abdomen**, específicamente el psoas mayor y el cuadrado lumbar, reciben inervación del nervio femoral y ramas del plexo lumbar. Estos músculos protegen los órganos del espacio retroperitoneal.

Las **fascias y aponeurosis**, además de envolver y reforzar estos músculos, juegan un papel muy importante en la anatomía funcional abdominal, finalizando con la fascia endoabdominal, que se extiende como una continuación de la fascia endotorácica. Esta fascia separa y conecta de manera efectiva los músculos de las paredes abdominales del peritoneo parietal, contribuyendo a la organización anatómica del abdomen, a la vez que también tiene implicaciones funcionales significativas con los órganos internos (v. **Fig. 44-1**). En la región inguinal, estas estructuras se combinan para formar el conducto inguinal. (**Fig. 44-2**).

La **fascia profunda del músculo transverso del abdomen**, conocida como *fascia transversalis*, se extiende a lo largo de la cara profunda de este músculo. Medialmente, en su tercio inferior, cubre la cara posterior del músculo recto del abdomen por debajo de la línea arqueada. A la salida del conducto inguinal, la aponeurosis del músculo oblicuo externo forma el **anillo inguinal superficial**, por donde pasa el ligamento redondo del útero en las mujeres y el cordón espermático (que incluye el conducto deferente, vasos sanguíneos, nervios y linfáticos) en los hombres. En el anillo femoral, la fascia *transversalis* se sitúa detrás y por debajo del ligamento inguinal, acompañando

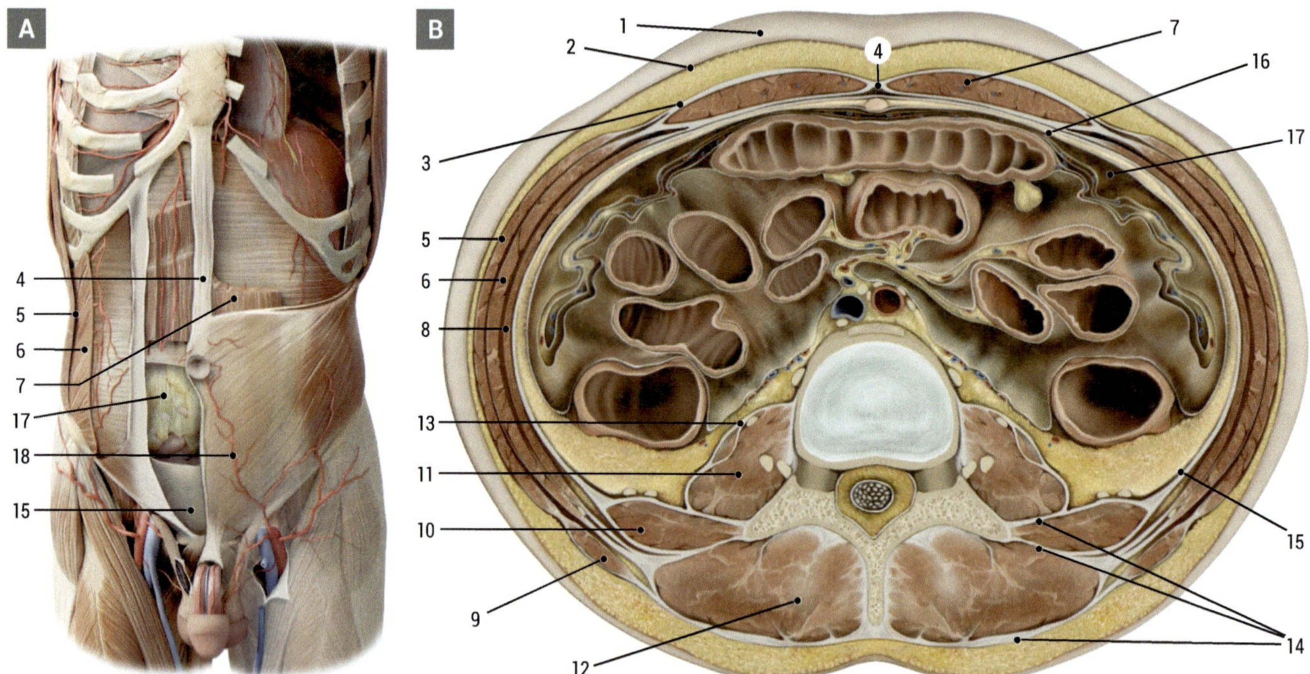

Figura 44-1. Pared abdominal. A) Vista anterior mostrando las capas de la pared anterolateral del abdomen con una disección que muestra hasta el peritoneo. Línea alba (4); músculo oblicuo externo del abdomen (5); músculo oblicuo interno del abdomen (6); músculo recto del abdomen (7); fascia *transversalis* (15); peritoneo (17); arteria epigástrica superficial (18). B) Sección axial a nivel de L3-L4. Se muestra la piel (1), el tejido subcutáneo con la fascia superficial (2), la vaina del músculo recto del abdomen (3), la línea alba (4), los músculos: oblicuos externo (5) e interno (6) del abdomen, recto del abdomen (7) y transverso del abdomen (8), dorsal ancho (9), cuadrado lumbar (10), psoas (11) y erector de la columna (12), todos ellos con sus fascias profundas, destacando la fascia iliopsoas (13) y las tres capas de la fascia toracolumbar (14). También se detallan la fascia *transversalis* (15), la fascia extraperitoneal (16) y el peritoneo (17).

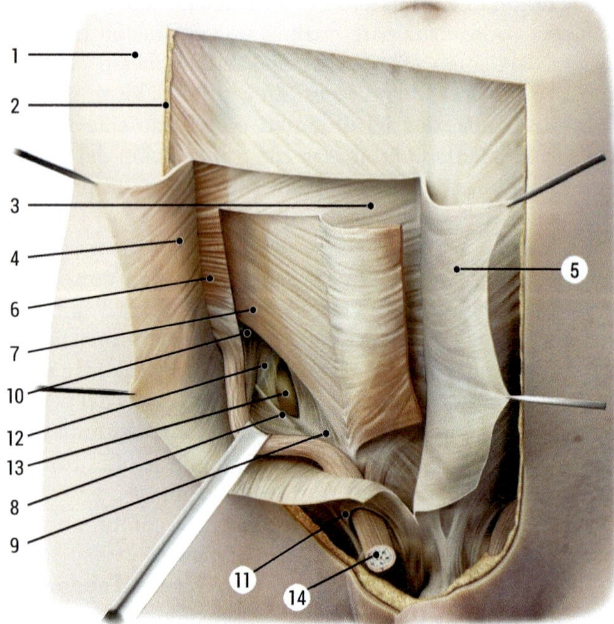

Figura 44-2. Región inguinal, visión profunda. La disección muestra las diferentes capas y estructuras de la región inguinal: piel (1), tejido subcutáneo con la fascia superficial (2), vaina del músculo recto del abdomen (3), músculo oblicuo externo del abdomen (4) y su aponeurosis (5), músculo oblicuo interno del abdomen (6), músculo transverso del abdomen (7), el ligamento inguinal (8) y el tendón conjunto (9), los anillos inguinales profundo (10) y superficial (11), los vasos epigástricos inferiores (12) y la fascia *transversalis* (13). El cordón espermático (14) se ha seccionado para mostrar la continuidad del tejido conectivo hasta su contenido.

a los vasos femorales y formando un conducto que continúa en el muslo con la vaina de los vasos femorales (v. Fig. 44-2).

La **vaina del músculo recto del abdomen** es una envoltura fibromuscular que se cierra medialmente en la línea alba. Por encima del ombligo, la aponeurosis del oblicuo externo del abdomen se fusiona con una lámina anterior del oblicuo interno, mientras que la lámina posterior de este último se une a la aponeurosis del transverso por encima de la línea arqueada. Por debajo del ombligo, las tres aponeurosis pasan por delante del músculo recto del abdomen, y la fascia *transversalis* constituye la parte posterior de la vaina. La arteria epigástrica inferior atraviesa la pared posterior de la vaina por debajo de la línea arqueada (v. Fig. 44-1). La parte lateral de la vaina de los músculos rectos del abdomen está demarcada por las raíces vasculonerviosas del músculo. El proceso de cierre del anillo umbilical comienza poco después de cortar el cordón umbilical y generalmente se completa en los primeros meses de vida, formando la **cicatriz del ombligo**, aunque el cierre completo puede tardar hasta 2 años.

Dentro del abdomen, se distinguen la cavidad peritoneal, el espacio retroperitoneal y las vísceras recubiertas por peritoneo. La **cavidad peritoneal** está delimitada por el peritoneo parietal y visceral, una membrana serosa continua que recubre las paredes abdominales y los órganos internos. El **peritoneo** incluye una capa serosa de epitelio seroso y una subserosa de tejido conectivo.

Embriológicamente, el peritoneo y la cavidad peritoneal se originan del mesodermo, con el peritoneo parietal revistiendo la cavidad abdominal primitiva y el peritoneo visceral cubriendo los órganos que se invaginan en el saco peritoneal. Órganos como el riñón, que se invaginan poco, se encuentran en el **espacio retroperitoneal**, mientras que otros como el estómago y el bazo, completamente invaginados, son intraperitoneales. El crecimiento diferencial de los órganos lleva a cambios en la disposición del intestino y sus mesenterios, con el colon descendente y ascendente inicialmente intraperitoneales volviéndose secundariamente retroperitoneales (Fig. 44-3).

Los **mesos** son láminas portadoras de vasos que conectan las vísceras con la pared abdominal, mientras que los **omentos** o **epiplones** son formaciones de doble lámina que unen dos vísceras vecinas. Los **ligamentos** son similares a los mesos, pero contienen un armazón fibroso en lugar de raíces vasculonerviosas importantes (Fig. 44-4).

Esta región abdominal alberga órganos y estructuras de varios sistemas corporales, incluyendo los **sistemas** digestivo, endocrino, vascular, nervioso y urinario. Las **vísceras** sólidas aquí presentes son el hígado, bazo, páncreas, riñones y glándulas suprarrenales, mientras que las vísceras huecas comprenden el tubo digestivo (que incluye la porción abdominal del esófago, estómago, duodeno, yeyuno, íleon y las diferentes partes del colon) y las vías de excreción urinaria.

En cuanto al **sistema vascular**, la cavidad abdominal contiene ramificaciones de la aorta abdominal, las venas que desembocan en la cava inferior y en la vena porta hepática, y los vasos linfáticos. La arteria aorta abdominal, que se extiende desde el hiato aórtico del diafragma hasta sus ramas terminales en las arterias ilíacas comunes, se sitúa prevertebralmente y se desplaza ligeramente hacia la izquierda de la columna lumbar. Paralelamente, la vena cava inferior, formada por la unión de las ilíacas comunes, asciende prevertebralmente y a la derecha, hasta llegar al diafragma.

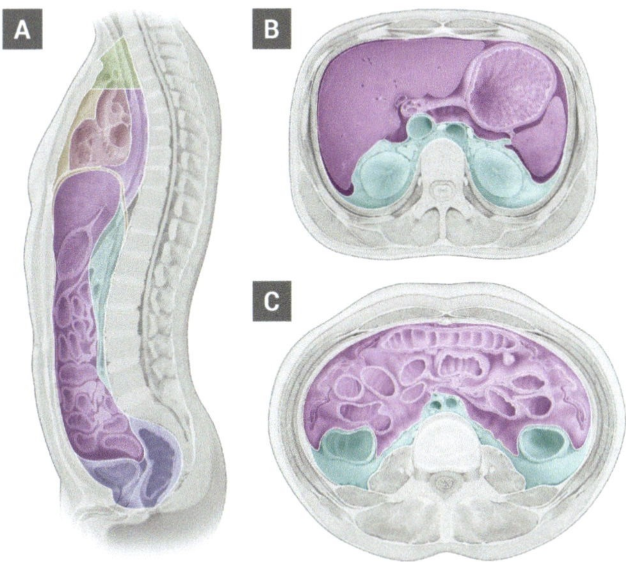

Figura 44-3. Límites y contenido de la cavidad abdominal (lila) y espacio retroperitoneal (turquesa). **A)** Sección sagital del tronco. A nivel superior se observan también los cuatro espacios mediastínicos (superior, anterior, medio y posterior), y a nivel inferior, la cavidad de la pelvis (morado). **B)** Sección axial del abdomen (T12). **C)** Sección axial del abdomen (L3-L4).

La vena porta hepática, importante para el drenaje sanguíneo del hígado, se forma detrás de la cabeza del páncreas por la confluencia de las venas esplénica y mesentérica superior. Finalmente, los troncos linfáticos provenientes de los miembros inferiores, la pelvis y el abdomen se unen detrás de la cabeza del páncreas, dando origen al **conducto torácico**, que asciende y atraviesa el diafragma por el hiato aórtico hacia el tórax.

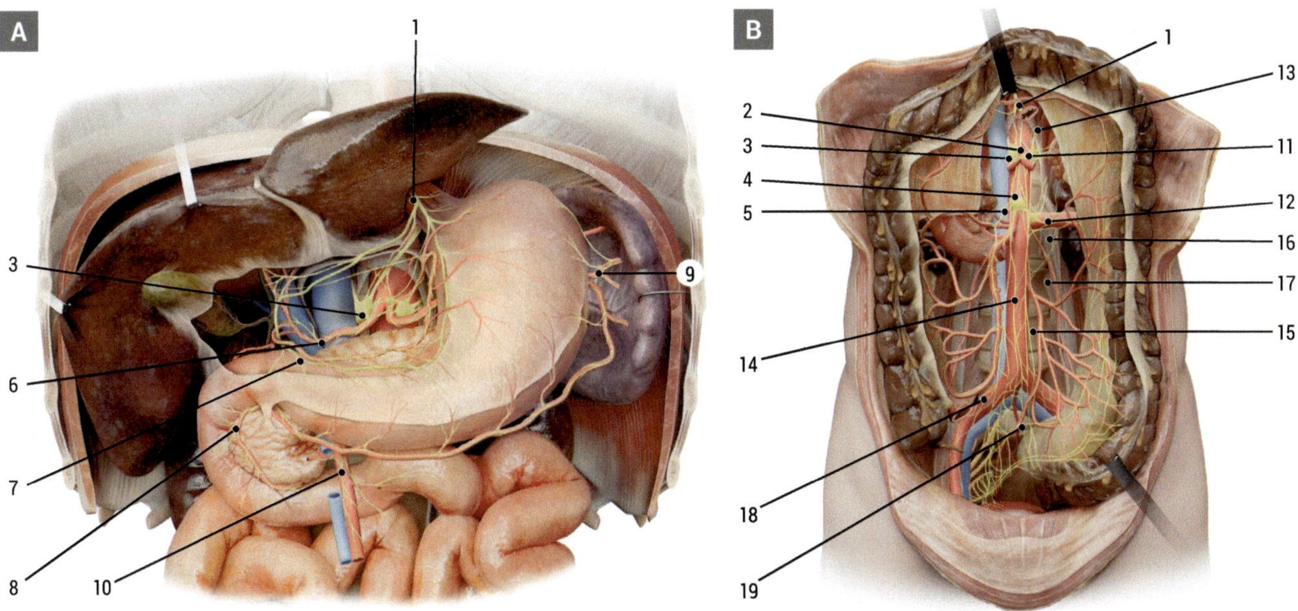

Figura 44-4. Anatomía del sistema nervioso autónomo de las vísceras del abdomen. **A)** Vista anterior superficial de las vísceras supramesocólicas. **B)** Vista anterior profunda de las vísceras inframesocólicas. Se muestra el tronco vagal anterior (1) con sus ramos, así como los diferentes componentes del plexo celíaco (2) como: ganglios celíacos (3), mesentérico superior (4) y aorticorrenales (5), plexos hepático (6), gástrico (7), pancreático (8), esplénico (9), mesentérico superior (10), suprarrenal (11), renal (12). También se observan los nervios esplácnicos mayores (13) a la entrada del plexo celíaco, y cómo este se continúa con los plexos aórtico abdominal (14) y mesentérico inferior (15). Otros plexos simpáticos que se observan son: uretral (16), ovárico o testicular (17), ilíaco (18) y rectal superior (19).

Neuroanatomía

Dentro de la intrincada red de nervios del sistema nervioso autónomo destacan dos plexos principales por su estructura y función específicas: el **plexo celíaco**, ubicado en la región infradiafragmática y centro neurálgico para la inervación de los órganos abdominales (Fig. 44-5; v. Fig. 44-4), y el **plexo hipogástrico inferior** (v. Fig. 45-4), situado en la pelvis menor y fundamental en la inervación de los órganos pélvicos.

Bajo la influencia directa del plexo celíaco se desarrollan varios plexos secundarios que desempeñan roles específicos en la inervación de diferentes órganos y regiones. Estos incluyen los **plexos renales**, para la inervación de los riñones y estructuras adyacentes, y los **plexos mesentéricos**, responsables de la inervación de los intestinos y órganos relacionados.

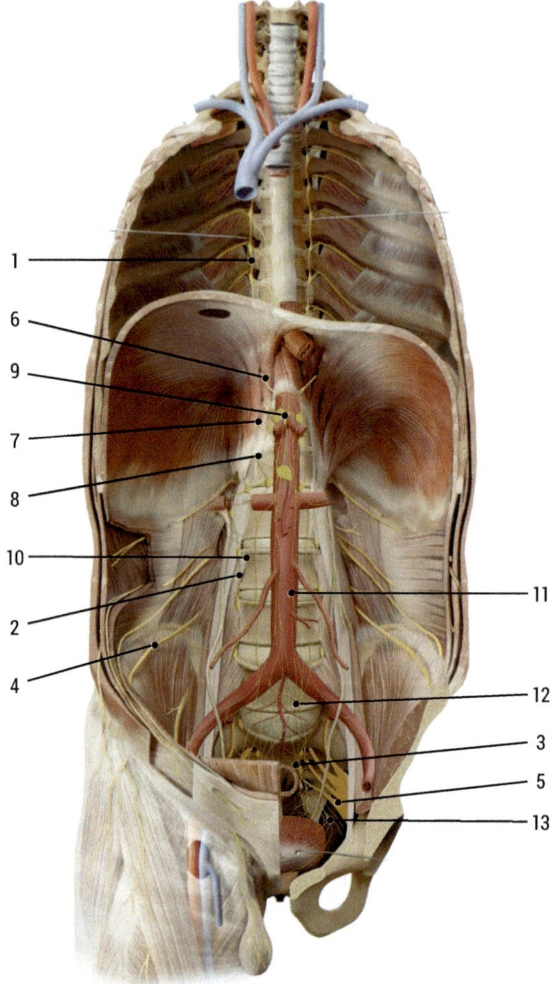

Figura 44-5. Disposición anatómica del sistema nervioso autónomo del retroperitoneo (vista anterior). Se observa la continuidad del tronco simpático torácico (1), con el lumbar (2) y sacro (3), dando origen a los plexos lumbar (4) y sacro (5) (ver detalles en la figura 43-4). La conexión entre el tronco simpático y los plexos del abdomen (detallados en la figura 44-5) se establece a través de los nervios esplácnicos mayor (6), menor (7) e inferior o imo (8), para el plexo celíaco (9), y los nervios esplácnicos lumbares (10) para los plexos mesentérico inferior (11) e hipogástricos superior (12) e inferior (13) (ver detalles en la figura 45-4).

El **plexo hipogástrico superior** es una estructura bastante autónoma que actúa como un puente entre el plexo celíaco y el hipogástrico inferior, y tiene una función integral en la coordinación de la inervación entre las regiones abdominal superior y pélvica.

Plexo celíaco

Conocido también como *plexo solar*, es una potente y compleja estructura nerviosa caracterizada por su disposición impar, mediana y paramediana que se encuentra por debajo del hiato aórtico del diafragma, justo por debajo de la inserción del pilar diafragmático, frente a la cara anterior de la aorta abdominal, por detrás del peritoneo parietal posterior, a la altura del estómago, y por encima de la arteria renal y el borde superior del páncreas, a la altura de las vértebras T12 y L1. El plexo celíaco no es puramente simpático, ya que recibe influjo parasimpático especialmente del nervio vago derecho a través del tronco vagal posterior, generando inervación al intestino delgado, colon derecho y vísceras superiores del abdomen. Este plexo incluye seis ganglios nerviosos principales, así como una red de ramos aferentes y eferentes.

Ganglios del plexo celíaco

Existen tres tipos de ganglios del plexo celíaco:

- **Ganglios celíacos**: ubicados a ambos lados del tronco celíaco, estos ganglios tienen una forma distintiva de semiluna con una concavidad dirigida hacia arriba. Se sitúan delante de las vértebras T12 y L1. El ganglio izquierdo se localiza enteramente a la izquierda de la línea media, mientras que el derecho se extiende más allá de esta línea. Estos ganglios están íntimamente asociados con la aorta y los pilares del diafragma. Además, se relacionan con la glándula suprarrenal a través de unos filetes nerviosos y de tejido conectivo laxo, y con la vena y la arteria esplénicas. El ganglio izquierdo es principalmente retropancreático.
- **Ganglios mesentéricos superiores**: situados cerca del origen de la arteria mesentérica superior, estos ganglios están conectados entre sí por detrás del páncreas y ligeramente por encima de la vena renal izquierda. Mantienen conexiones con los ganglios celíacos y los aorticorrenales.
- **Ganglios aorticorrenales**: localizados más bajos y laterales, se encuentran en la vertiente anteroinferior de las arterias renales y están unidos a los ganglios celíacos mediante filetes nerviosos cortos y gruesos.

Conexiones nerviosas

Las conexiones nerviosas del plexo celíaco son:

- **Nervios esplácnicos mayor, menor e inferior**: contienen **fibras simpáticas preganglionares** provenientes del tronco simpático torácico (de T5 a T12) que establecen sinapsis en los ganglios del plexo celíaco. El nervio esplácnico menor envía ramos tanto al ganglio mesentérico superior como al aorticorrenal, y el inferior, cuando está presente, da ramos al ganglio aorticorrenal.

- **Nervio vago derecho**: proporciona **fibras parasimpáticas** a través de un ramo constante al ganglio celíaco derecho y, de forma variable, al izquierdo, además de fibras a los **plexos mesentérico superior, esplénico y hepático** para dirigirse, junto con las fibras simpáticas, hacia el páncreas, bazo, hígado, intestino delgado, riñón y glándula suprarrenal. Forma el asa memorable de Wrisberg, junto con el ganglio celíaco y el nervio esplácnico derecho.
- **Nervio frénico derecho**: aporta una rama abdominal al ganglio celíaco derecho. La rama abdominal del nervio frénico izquierdo hacia el ganglio celíaco izquierdo es inconstante. Estas fibras son sensitivas y su destino final es el peritoneo diafragmático y hepático.
- **Fibras aferentes simpáticas**: siguen el mismo trayecto que las fibras eferentes y hacen sinapsis en los ganglios dorsales espinales y los ganglios del tronco simpático.

Plexo hipogástrico superior

Conocido también como *nervio presacro*, es un nervio único retroperitoneal situado por debajo de la división de la aorta abdominal en las dos arterias ilíacas comunes y formado por ramos preaórticos provenientes del plexo celíaco, fibras originadas del plexo mesentérico inferior y ramos viscerales que emergen de los ganglios lumbares. Adopta una orientación ligeramente oblicua hacia la derecha, se extiende y finalmente se bifurca en dos **nervios hipogástricos**, derecho e izquierdo, los cuales discurren por detrás y a los lados del recto o entre la vagina y el recto, situándose bajo el peritoneo de los canales laterorrectales para terminar en el correspondiente plexo hipogástrico inferior.

El nervio presacro aporta una significativa cantidad de fibras, predominantemente simpáticas, a los ganglios hipogástricos. Entre estas destacan numerosas fibras viscerosensitivas asociadas a los órganos genitales femeninos.

Inervación de los órganos abdominales

Si bien el plexo celíaco actúa como un nodo clave para la inervación simpática de la mayoría de los órganos abdominales, la inervación parasimpática de estos órganos a menudo proviene de otras fuentes, como los nervios vagos y el parasimpático sacro. A continuación se explora en detalle la inervación de estos órganos (v. Fig. 44-4).

La inervación vegetativa del **esófago** se lleva a cabo a través del **plexo esofágico**, formado por los ramos gástricos anteriores y posteriores de los nervios vagos, y los troncos simpáticos torácicos. Estos últimos están conformados por los nervios esplácnicos mayores, que se originan en los segmentos medulares de T5 a T9, y por los plexos periarteriales, que rodean las arterias gástrica izquierda y frénica inferior izquierdas.

La inervación simpática del **estómago** se origina en los segmentos de T5 o T6 a T9, transmite sus señales a través del plexo celíaco mediante el nervio esplácnico mayor y se distribuye formando plexos alrededor de las arterias gástricas y gastroomentales. La inervación parasimpática es proporcionada principalmente por los troncos vagales anterior y posterior. El tronco vagal anterior, derivado en su mayor parte del nervio vago izquierdo, emite ramos hepáticos y gástricos anteriores. El tronco vagal posterior, más voluminoso y proveniente en su mayoría del nervio vago derecho, emite ramos que inervan las caras anterior y posterior del estómago, un ramo celíaco hacia el plexo celíaco y ramos gástricos posteriores.

El **dolor referido** desde el estómago generalmente se percibe en el epigastrio. Las vías aferentes ascienden junto con los nervios simpáticos y pasan por el plexo celíaco y los nervios esplácnicos mayores, entrando en la médula espinal por los segmentos de T5 a T9, lo que resulta en dolor referido en los dermatomas (v. Cap. 31) en la parte inferior del tórax y las paredes abdominales.

En lo que respecta al **intestino delgado**, las fibras simpáticas presinápticas emergen de la médula espinal entre los segmentos de T8 o T9 a T10 o T11. Estas fibras alcanzan el plexo celíaco a través de los troncos simpáticos y los nervios esplácnicos mayor y menor. Tras realizar sinapsis en los ganglios celíaco y mesentérico superior, las fibras nerviosas postsinápticas se desplazan junto a las arterias hasta llegar al intestino. Las fibras aferentes desempeñan un papel fundamental en la mediación de reflejos y en la percepción del dolor. Por otro lado, las fibras parasimpáticas llegan al intestino a través del tronco vagal posterior.

La inervación vegetativa del **colon ascendente y transverso**, hasta la flexura cólica, se realiza a través de un plexo que rodea la arteria mesentérica superior. Este plexo contiene una mezcla de fibras simpáticas y parasimpáticas, originadas en los segmentos de T9 a L3. Las fibras simpáticas posganglionares provienen de los ganglios del plexo celíaco y siguen el trayecto de las arterias correspondientes a esta parte del intestino para alcanzar su destino. Por su parte, las fibras parasimpáticas son preganglionares, se originan en el tronco vagal posterior (vago derecho) y se dirigen hacia la pared intestinal a través de plexos perivasculares, donde establecen sinapsis con neuronas posganglionares ubicadas en los plexos entéricos. El **colon descendente**, el **colon sigmoide** y el **recto** están inervados por las fibras aferentes y eferentes del parasimpático sacro, con los núcleos en los segmentos S2-S4.

En cuanto al **hígado**, la **vesícula biliar** y el **conducto cístico**, su inervación simpática se realiza a través de fibras originadas en T7 a T11 que acompañan a la arteria cística desde el plexo celíaco, en particular desde el **plexo hepático**. La inervación parasimpática de estas estructuras hepáticas proviene del nervio vago. Además, hay fibras aferentes somáticas procedentes del nervio frénico derecho que contribuyen a esta inervación.

El **páncreas** recibe inervación eferente simpática y parasimpática, aferente espinal y vagal, así como inervación del sistema nervioso entérico. Las neuronas simpáticas, procedentes del núcleo intermediolateral de la médula espinal, hacen sinapsis en los ganglios celíaco y mesentérico superior antes de ingresar al páncreas, e inervan los vasos sanguíneos, los islotes y, en menor medida, el páncreas exocrino. Las fibras parasimpáticas se originan en el núcleo dorsal del vago e inervan los ganglios intrapancreáticos y los islotes. Las neuronas vagales aferentes tienen sus cuerpos celulares en el ganglio nodoso, y los nervios que inervan los islotes viajan desde allí. Los nervios sensoriales espinales, con cuerpos celulares en los ganglios de la raíz dorsal entre los segmentos T6 y T9, inervan predominantemente el páncreas exocrino. Las neuronas ganglionares intrapancreáticas reciben entradas sensoriales y autónomas, y también están inervadas por el sistema nervioso entérico.

El **plexo renal** está compuesto predominantemente por fibras simpáticas originadas a partir de filamentos del plexo y los ganglios celíacos, de los ganglios aorticorrenales, de los nervios esplácnicos menor (T10 y T11) e inferior (T12), y del tronco simpático lumbar (L1 a L3), aunque también contiene microganglios, fibras sensitivas y fibras parasimpáticas provenientes del nervio vago derecho. El plexo ingresa en los riñones en ramas arteriales para inervar a los vasos, el glomérulo renal y los túbulos con ramas al plexo uretérico. Algunos filamentos se distribuyen al plexo ovárico/testicular (v. **Figs. 44-4** y **44-5**).

El **uréter** está inervado por fibras originadas en los plexos renal, aorticoabdominal, ovárico o testicular, e hipogástrico superior e inferior, que cubren un rango que va desde L1 hasta L5. Las fibras simpáticas preganglionares emergen de la porción caudal de la columna intermediolateral de la médula espinal (de T9 a L2), mientras que las fibras posganglionares provienen de los ganglios de los plexos celíaco y pélvico. Las fibras parasimpáticas preganglionares se originan en el núcleo parasimpático sacro, y se observa la incorporación de algunas fibras del nervio vago en el plexo renal. En la pared de la porción distal del uréter se encuentran microganglios vegetativos.

La rica inervación de las **glándulas suprarrenales** proviene principalmente del plexo celíaco y los nervios esplácnicos abdominopélvicos. Esta inervación está compuesta en su mayoría por fibras simpáticas presinápticas originadas en el cuerno lateral de la médula espinal de T10 a L1, que atraviesan los ganglios paravertebrales y prevertebrales sin establecer sinapsis. Su trayecto continúa hasta alcanzar las células cromafines de la médula suprarrenal, donde estimulan y regulan la actividad de las glándulas suprarrenales, particularmente en la producción y liberación de hormonas esenciales para la respuesta del cuerpo al estrés y otras funciones metabólicas.

El **plexo ovárico/testicular** está formado por fibras autónomas vasomotoras y sensitivas. Las fibras simpáticas preganglionares de T10 a L1 hacen sinapsis en los ganglios renales del plexo celíaco con las neuronas de los nervios esplácnicos torácicos menor e inferior, y las neuronas postsinápticas que forman el plexo ovárico/testicular en torno a la arteria homónima junto con fibras del plexo hipogástrico inferior o pélvico (v. **Figs. 44-4**, **44-5** y **45-4**).

El **bazo**, relacionado con los sistemas hematopoyético, linfático e inmunológico, recibe su inervación del **plexo esplénico**, que se origina en el plexo celíaco. Este plexo incluye fibras parasimpáticas provenientes del nervio vago, aunque la ruta exacta de estas fibras hacia el bazo sigue siendo objeto de debate. Además, el bazo recibe fibras simpáticas que provienen de los segmentos de T6 a T12, que hacen sinapsis en el plexo celíaco antes de continuar hacia el bazo (v. **Figs. 44-4** y **44-5**).

INDICACIONES TERAPÉUTICAS

En los siguientes apartados se detallan generalidades y sugerencias de indicaciones terapéuticas en el abdomen y plexo celíaco.

Generalidades

Es imprescindible recordar una vez más que los órganos no funcionan de manera aislada, especialmente en contextos como el de los órganos abdominales, caracterizados por una red de interconexiones que abarcan no solo la inervación vegetativa y vasomotora comunes, sino también los sistemas de retorno venoso y linfático, así como las estructuras de tejido conectivo mencionadas previamente. Esta interrelación implica que cualquier disfunción o enfermedad que afecte a un órgano tendrá repercusiones en los demás.

Desde el punto de vista clínico, se ha observado que interrumpir de manera selectiva y temporal la estimulación anormal del sistema nervioso simpático y/o parasimpático a menudo es suficiente para promover un estado de autorregulación regional y equilibrada. Este enfoque subraya la necesidad de considerar los órganos abdominales y su compleja red neurovegetativa no solo en términos de su función individual, sino también como componentes esenciales de un sistema corporal interconectado. En este sistema, los órganos pueden comportarse también como focos neuromoduladores que distorsionan la red neurovegetativa.

Sugerencias específicas

Las diversas técnicas de inyección en el abdomen resultan indicadas para tratar un amplio espectro de afecciones, siempre después de haber descartado una situación quirúrgica:

- **Pared abdominal**: afecciones cutáneas o miofasciales, herpes, hernias inguinales o umbilicales, traumatismos, acompañamiento posquirúrgico, complicaciones quirúrgicas.
- **Esófago**: afecciones como el reflujo gastroesofágico y la acalasia.
- **Estómago**: gastritis, úlceras pépticas, náuseas o vómitos recurrentes, dolor gástrico y espasmo pilórico.
- **Páncreas**: pancreatitis y situaciones de insuficiencia pancreática.
- **Bazo**: alteraciones esplénicas relacionadas con inflamación y afecciones inmunes.
- **Hígado**: hepatitis (tanto tóxica como viral), hepatosis, síndrome hepatorrenal y preeclampsia.
- **Vesícula biliar y conductos biliares**: problemas en la secreción biliar o el metabolismo de grasas, colecistitis, colangitis, cólico biliar y síndrome poscolecistectomía.
- **Intestinos**: inflamaciones, infecciones, intolerancias alimentarias, úlceras, estreñimiento, íleo paralítico, diarrea, enfermedad de Crohn, colitis ulcerosa, diverticulitis y diverticulosis.
- **Riñones y vías urinarias**: pielonefritis aguda y crónica, litiasis renal, cólico renal, hidronefrosis, trastornos de la función renal e hipertensión, tanto nefrogénica como esencial.

- **Glándulas suprarrenales**: disfunciones adrenales.
- **Ovarios y testículos**: trastornos funcionales y dolores asociados.

Pared abdominal y vías reflejas

La sintomatología de los órganos abdominales está estrechamente ligada a su inervación aferente, que incluye fibras simpáticas, parasimpáticas y sensoriomotoras. Órganos como el hígado, la vesícula biliar, las vías biliares, el estómago y el páncreas están además influenciados por el nervio frénico.

Los **síntomas simpáticos** suelen manifestarse como dolor espontáneo, referido o reflejo, y se identifican comúnmente a través de la palpación en la pared abdominal y vertebral, fácilmente mediante el signo del pliegue rodado (v. Cap. 24). Estas fibras, que también desempeñan un papel en la regulación de la perfusión orgánica, se originan en los **segmentos T5-L1**, siguiendo un recorrido que pasa por el plexo celíaco y los subplexos relacionados.

En cuanto a los **síntomas parasimpáticos**, como malestar general, náuseas y vómitos, estos están vinculados a la activación del **nervio vago** y su relación con el **nervio trigémino**, pudiendo causar disfunción, tensión y dolor en áreas inervadas por este último, como el supraorbitario y el infraorbitario, y en los tres segmentos cervicales superiores y zona occipital.

Además, las **fibras aferentes del nervio frénico**, relacionadas con los **segmentos C3-C6**, pueden causar tensión y dolor en el cuello y el hombro, así como en la zona diafragmática.

Las afecciones del colon distal, sigmoide o recto pueden provocar síntomas en la región sacra, relacionados con sus conexiones con el sistema sensoriomotor y vegetativo sacro. Experimentalmente se ha observado que la estimulación cutánea de los **segmentos de S2 a S4** puede incrementar la actividad intestinal de un modo reflejo. También se ha observado que las inyecciones de procaína alrededor del anillo inguinal o umbilical en casos de **hernia**, puede favorecer, en ocasiones, el cierre espontáneo de estas aberturas.

Espacio intraperitoneal

La aplicación intraperitoneal de anestésico local se emplea cada vez más en la analgesia postoperatoria digestiva, como cáncer colorrectal, o de pelvis, como histerectomía o prostatectomía. A pesar de varios ensayos clínicos con resultados favorables, aún no se conoce bien si su efecto es a través de los receptores peritoneales del dolor, del nervio aferente vagal o a través del efecto antiinflamatorio del anestésico local. Además, dado que los anestésicos locales se absorben en la circulación sistémica cuando se inyectan por vía intraperitoneal, también se ha propuesto un efecto central, similar al de la infusión intravenosa. En el contexto de la terapia neural, la inyección intraperitoneal de anestésico local pretende, por un lado, una acción neuralterapéutica mediante la interrupción selectiva y temporal de la estimulación patológica de los nociceptores y fibras simpáticas y parasimpáticas que pueda alcanzar la cavidad peritoneal y el propio peritoneo visceral, y por otro, los efectos terapéuticos propios de la sustancia, ya descritos en los capítulos 15 y 17. Fundamentalmente, se pretende un efecto modulador de la función visceral, la inflamación y el dolor, y efectos antiinflamatorio, espasmolítico, vasodilatador, etc.

Espacio retroperitoneal L1. Plexo celíaco

La inyección retroperitoneal de anestésico local a nivel de L1 ofrece un enfoque terapéutico significativo para influir en el plexo celíaco y sus conexiones y, por extensión, fundamentalmente en los órganos abdominales. La terapia neural, en este contexto, busca un efecto regulador –no bloqueador ni anestésico– sobre los órganos abdominales. La aplicación de anestésico local en el espacio retroperitoneal a la altura de L1 está orientada a modular la actividad de los ganglios del plexo celíaco, mesentéricos superiores y aorticorrenales, así como los nervios esplácnicos, vagos y frénicos, y otras estructuras de esta área. Este procedimiento atenúa la función de las fibras aferentes y eferentes simpáticas y parasimpáticas, lo que puede resultar en una disminución de los trastornos inflamatorios, degenerativos y funcionales de los órganos abdominales.

Esta intervención puede influir positivamente en la función vasomotora, las secreciones interna y externa, la motilidad intestinal y la sensibilidad visceral. Asimismo, puede tener un efecto terapéutico sobre los testículos y los ovarios a través de los plexos ovárico y testicular.

Se han identificado importantes interconexiones entre estructuras y órganos de las regiones cervical, torácica y abdominal a través de vías como los pares craneales, el tronco simpático cervicococcígeo y los plexos preaórticos, entre otras. Estas conexiones podrían explicar los efectos segmentales y a distancia observados al aplicar anestésico local en el plexo celíaco.

Espacio paravertebral. Nervios espinales T12-L1

El espacio paravertebral, considerado como un espacio potencial que se extiende de forma continua desde T1 hasta L1 a ambos lados de la columna vertebral, contiene tejido adiposo, red vascular paravertebral, nervios espinales, ramas dorsales espinales, ramas comunicantes y troncos simpáticos. Este espacio establece conexión con el espacio epidural a través de los agujeros intervertebrales y se comunica con el espacio paravertebral del lado opuesto a través de los espacios prevertebrales o epidurales. Aunque principalmente se define como el área situada entre la apófisis transversa y el agujero intervertebral, es importante tener en cuenta que la inyección en este espacio puede difundirse hasta alcanzar el tronco simpático (v. Cap. 43).

Como se ha detallado en el capítulo dedicado al segmento metamérico (v. Cap. 31), el tronco simpático se conecta con los nervios espinales a través de los ramos comunicantes blancos y grises, los cuales a su vez establecen conexión con la médula espinal. Esta disposición permite la inervación tanto de estructuras viscerales como somáticas.

La inyección de anestésico local en la piel, la fascia, el músculo o cerca del nervio espinal puede generar un impulso modulador sobre los tejidos y órganos a través del reflejo segmental simpático. Para comprender anatómicamente los efectos que puede tener una inyección en el segmento de T12 y L1, desde la dermis hasta el nervio espinal, es importante recordar los diversos destinos de las neuronas preganglionares provenientes del asta intermedio lateral de la médula espinal.

En primer lugar, estas neuronas pueden salir de la médula a través de la raíz anterior del nervio espinal y, mediante el ramo comunicante blanco, hacer sinapsis con neuronas posganglionares en el ganglio simpático del mismo nivel espinal. Alternativamente, pueden hacer sinapsis con neuronas posganglionares en otros niveles medulares superiores o inferiores, ejerciendo su influencia a través del tronco simpático en órganos, vasos sanguíneos (simpático perivasal) y otras estructuras.

Otra posibilidad es que estas neuronas preganglionares atraviesen el tronco simpático sin hacer sinapsis, continuando su recorrido a través de los nervios esplácnicos para hacer sinapsis en los plexos vegetativos preaórticos (como el plexo celíaco, mesentérico superior e inferior), influyendo así en los órganos inervados por estos plexos.

Finalmente, las neuronas pueden regresar desde el ganglio simpático al nervio espinal a través del ramo comunicante gris, formando parte de los nervios somáticos que inervan las glándulas sudoríparas, los músculos piloerectores y los vasos sanguíneos de la piel, fascias y músculos.

MATERIAL

El material utilizado en las técnicas de la pared intestinal, el nervio espinal de L1 y la cavidad intraperitoneal consiste en: una jeringa de 5 mL y una aguja de 27 G de 0,4 × 40 mm. En personas obesas se puede necesitar una aguja de 60 mm para llegar al nervio espinal.

Para la inyección en el espacio retroperitoneal de L1 se utiliza una jeringa de 10 mL y agujas de 23 G de 0,6 × 60 a 100 mm, o incluso de 21 G de 0,8 × 120 mm en pacientes obesos.

Las cantidades de procaína al 0,5 o 1 % a inyectar se detallan en cada técnica.

TÉCNICAS

Para complementar el contenido de los siguientes apartados, véase el **vídeo 44-1**.

Pared abdominal

El tratamiento segmentario en la pared abdominal empieza con una exploración palpatoria para localizar puntos de tensión, dolor, hipersensibilidad, adherencias o cambios térmicos en la piel o el tejido miofascial. Estos puntos suelen ser indicativos de respuestas reflejas a irritaciones viscerales. Tras su identificación, se procede a realizar inyecciones en la dermis, avanzando suavemente la aguja y liberando anestésico local, siempre estando atentos a las reacciones o molestias del paciente (v. **Cap. 30**). La palpación proporciona una estimación inicial sobre la profundidad del punto reflejo, que puede ser superficial o más profunda dependiendo de la presencia de hiperalgesia cutánea o hipertonía muscular. Se avanza con la aguja hasta que el paciente percibe alguna sensación, pudiendo continuar hasta acercarse al peritoneo.

Aunque en algunas técnicas de terapia neural se practican múltiples inyecciones en patrones de pápulas a lo largo del abdomen y la zona paralumbar para un efecto en los órganos internos, la individualización del tratamiento mediante palpación permite identificar puntos más específicos y adaptados a cada paciente, optimizando la precisión en la localización y profundidad, y reduciendo en número de inyecciones.

El enfoque segmentario también incluye inyecciones dérmicas en las apófisis espinosas de T5-L1, que pueden alcanzar hasta L3, adaptando el nivel preciso según el órgano afectado. Esto se complementa frecuentemente con inyecciones en los nervios espinales, especialmente en T11 y T12, para influenciar en T12 y L1, pero puede variar el nivel vertebral según la exploración, para potenciar el efecto en el segmento correspondiente (v. **Fig. 39-8**).

Dadas las conexiones reflejas mencionadas, se recomienda una exploración palpatoria en áreas como el trigémino, la región cervicooccipital, la zona escapulohumeral y la lumbosacra, inyectando el anestésico local en las zonas que presenten mayor tensión o dolor.

En casos de **hernias** (inguinales o umbilicales) o **diástasis** de la pared abdominal (generalmente debido a la separación de los músculos rectos del abdomen), se recomienda inyectar alrededor del anillo herniario o a lo largo de los márgenes de la diástasis, según corresponda. Dependiendo del paciente y la profundidad de la estructura, se puede utilizar una aguja de 27 G de 20 o 40 mm (en bebés se emplea una aguja de 30 G de 12 mm), liberando entre 0,5 y 1 mL de procaína al 0,5 % en cada inyección (0,5 mL en bebés). Generalmente se requieren 3-5 inyecciones en total, dependiendo del diámetro del anillo herniario (dos inyecciones en bebés).

Cavidad intraperitoneal

La selección del punto de punción intraperitoneal varía según la sintomatología del paciente, la palpación y el objetivo específico del tratamiento. Uno de los métodos comúnmente utilizados en medicina es el utilizado para la paracentesis, que se realiza en el tercio inferior de una línea imaginaria que va desde la espina ilíaca anterosuperior izquierda (o menos comúnmente la derecha) hasta el ombligo. Otras alternativas incluyen la línea media, aproximadamente 2-3 cm por debajo del ombligo, y a lo largo del margen externo del músculo recto abdominal del lado izquierdo, a una distancia de tres dedos por debajo de la última costilla. No obstante, un punto de acceso frecuentemente elegido es a través de la cicatriz umbilical, ya que este sitio es fácil de localizar, ofrece un acceso central a la cavidad abdominal y cercano a la cavidad pélvica, facilitando el alcance a diversos órganos y estructuras, y minimiza el riesgo de lesionar estructuras internas, como grandes vasos sanguíneos o intestinos. Debe recordarse que la cicatriz umbilical también puede comportarse como un campo interferente, especialmente teniendo en cuenta los estímulos emocionales durante la etapa de gestación, parto y posparto (Fig. 44-6).

Durante el procedimiento, con el paciente en posición supina, la inyección a través de la cicatriz umbilical se realiza introduciendo perpendicularmente una aguja de 27 G hasta una profundidad aproximada de 3 cm, seguido de la administración de 3-5 mL de procaína después de verificar mediante aspiración. Para los otros puntos de acceso, la aguja se inserta de manera suave y perpendicular a la piel, liberando gradualmente el anestésico local a través de la piel, el tejido subcutáneo y el músculo, hasta llegar al peritoneo. En este punto, el paciente puede experimentar una sensación de pinchazo similar a la punción cutánea. Una vez alcanzado el peritoneo, se introduce la aguja 1 cm más y se libera la procaína.

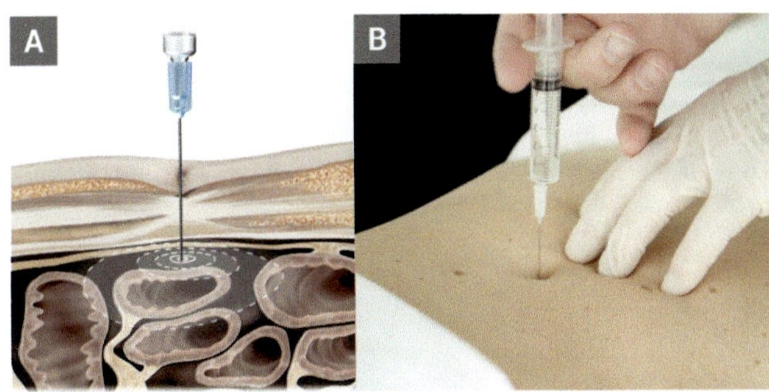

Figura 44-6. Inyección intraperitoneal a través del ombligo. **A)** Vista profunda. **B)** Vista superficial.

Espacio paravertebral T11 y T12. Zona del nervio espinal

E. Mink publicó en 1976 un libro sobre las técnicas de inyección con procaína para tener un efecto en el área ginecológica. Mink explicaba que la inyección en la profundidad músculo erector de la columna (40 mm), entre las apófisis espinosas y transversas, podía tener un efecto sobre el tronco simpático a través de la rama dorsal y de la propia raíz dorsal del nervio espinal y de sus ramos comunicantes, desde la articulación sacroilíaca hasta C3.

La inyección en el espacio paravertebral y zona de los nervios espinales se explica en el apartado dedicado al espacio paravertebral y nervios espinales del capítulo 43, en el que se detallan las particularidades del nivel T11 y T12 para alcanzar los nervios espinales de T12 y L1, y de este modo tener la posibilidad de influir también en el tronco simpático y el plexo celíaco (Figs. 44-7 y 44-8).

Con el paciente acostado en decúbito prono o sentado inclinándose ligeramente hacia delante con los codos apoya-

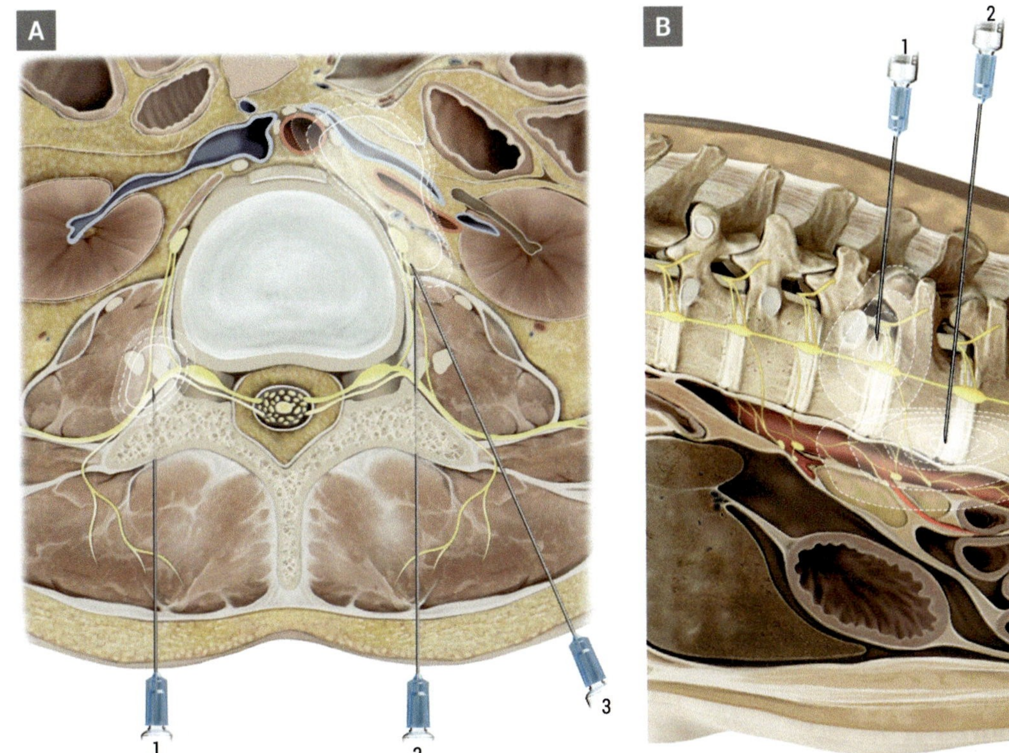

Figura 44-7. Inyecciones en los espacios paravertebral (nervio espinal) y retroperitoneal (plexo celíaco). **A)** Sección axial a nivel de L1-L2. La aguja 1 entra a 3 cm de la línea media a la altura de la línea media, hasta llegar al espacio paravertebral a los 4-6 cm de profundidad (según el paciente), pasando entre las apófisis transversas, para que el anestésico local alcance el nervio espinal y los ramos comunicantes hacia el tronco simpático. La aguja 2 muestra el mismo trayecto (técnica paralela) pero llegando al espacio retroperitoneal a 8 cm de profundidad para que el anestésico local alcance el plexo celíaco por difusión. La aguja 3 (técnica lateral-oblicua) se introduce a 5 cm de la línea media en dirección 10 a 20° hacia medial y 20° hacia craneal, pasando lateral a la apófisis transversa. **B)** Visión lateral de las técnicas 1 y 2.

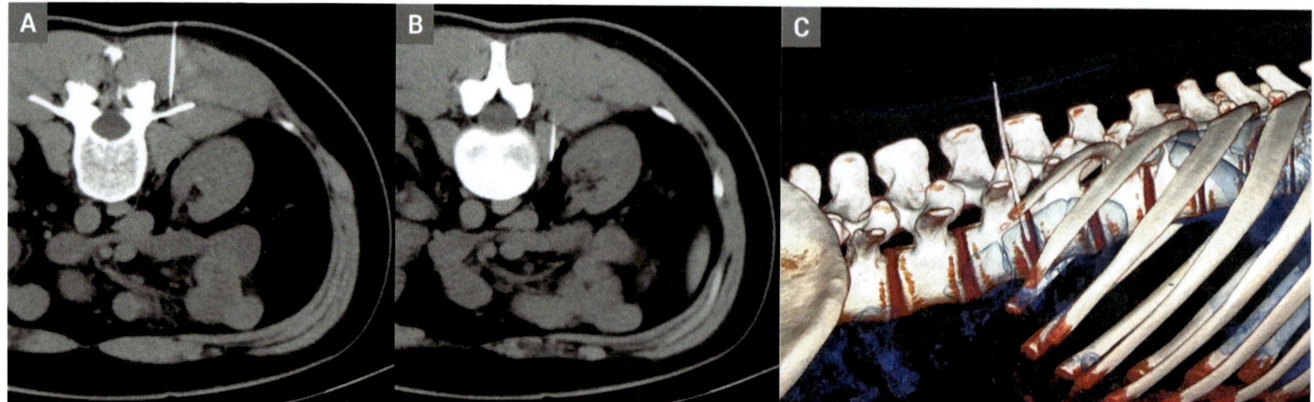

Figura 44-8. Imagen de tomografía. **A)** Inyección en el espacio paravertebral (nervio espinal). **B)** Inyección en el espacio retroperitoneal a nivel de L1 (plexo celíaco). Técnica paralela. **C)** Visión lateral de la técnica paralela del espacio retroperitoneal a nivel de L1 en imagen de reconstrucción 3D por tomografía computarizada.

dos en las rodillas, se identifica en la línea media el espacio entre las apófisis espinosas de T11 y T12. En el apartado sobre las técnicas de inyección del capítulo 43 se explica la técnica de identificación de las diferentes apófisis espinosas. En la posición en decúbito, la colocación de una almohada debajo del abdomen puede mejorar la visualización de las apófisis espinosas y el acceso.

Se coloca un dedo en el espacio interapofisario correspondiente y otro adyacente a este. En la piel justo al lado lateral de este segundo dedo (aproximadamente 3 cm de la línea media), se realiza primero una inyección dérmica o intradérmica con una aguja de 40 mm. A continuación, se infiltran progresivamente 1-2 mL de anestésico local mientras se avanza la aguja a través del plano miofascial, manteniendo una dirección paralela a la apófisis espinosa con una ligera inclinación craneal (5-10°) para acercarse a la raíz dorsal del nervio espinal, ubicándose por encima de la articulación costovertebral (o por encima de la apófisis transversa en el caso del nivel vertebral de T12 a L1). Este mismo procedimiento se repite en el lado opuesto y en el nivel T12 a L1. Si se encuentra resistencia ósea, se retira la aguja 0,5 cm y se redirige ligeramente en dirección craneal (v. **Fig. 44-7**).

Como se observa en la **figura 44-8A**, en un paciente de contextura gruesa se puede tener total seguridad al usar una aguja de 40 mm de largo. También puede observarse en la reconstrucción 3D de la tomografía (v. **Fig. 44-8C**) que, aplicando 5 cc de procaína (en azul), esta difunde varios centímetros en el tejido.

En este espacio el anestésico local tendrá un efecto también sobre la red vascular, el tejido conectivo y la rama dorsal espinal, pudiendo alcanzar por difusión los ramos comunicantes hacia el tronco simpático (v. **Figs. 44-7**, **44-8A** y **43-8B**).

Espacio retroperitoneal a la altura de L1. Zona del plexo celíaco

Esta inyección se efectúa con el paciente acostado en decúbito prono, como se ha explicado en el apartado anterior. En situaciones en las que la posición en decúbito prono no sea viable, se puede optar por posicionar al paciente en decúbito lateral o sentado, inclinándose ligeramente hacia delante. Esta alternativa, aunque práctica, puede incrementar el riesgo de movimiento involuntario del paciente durante el procedimiento, especialmente si experimenta sensaciones inesperadas como corrientes al introducir la aguja.

En primer lugar se realiza una inyección en el espacio paravertebral de L1, insertando la aguja a 3 cm de la línea media en el espacio interespinoso entre L1 y L2. El estímulo inicial con la inyección del anestésico local a nivel cutáneo y miofascial en la zona del nervio espinal favorece la relajación del área y da inicio a un efecto neuralterapéutico. Si durante la inyección se establece contacto óseo, a unos 3-4 cm, la próxima punción, que se realiza con una aguja más larga, debe realizarse desde un punto situado 1 cm hacia craneal o bien siguiendo una inclinación craneal de 5 a 10°.

A continuación, se inserta una aguja de 80 mm (100 o 120 mm en pacientes más corpulentos u obesos) por el mismo punto de entrada siguiendo la trayectoria perpendicular ya establecida (**técnica paralela**). La aguja se avanza entre 6 y 9 cm, dependiendo del grosor del cuerpo, prestando atención a las sensaciones descritas por el paciente. Una sensación de corriente dirigida hacia el abdomen, la pelvis o, más comúnmente, hacia la pierna es indicativa de que la aguja ha alcanzado el tronco simpático.

Una vez alcanzado este punto, se realiza una doble aspiración y se liberan 5 mL de procaína casi sin sentir resistencia con el émbolo, lo que indica la posición correcta de que se ha pasado la inserción del músculo diafragma a la altura de L1. En el caso de aspirar sangre, debe corregirse la posición de la aguja, reajustándola adecuadamente antes de proceder con la inyección del anestésico local. Si bien los ganglios del plexo celíaco se encuentran a 1-2 cm de la posición de la aguja, delante de la aorta abdominal, el anestésico local fluirá por el espacio retroperitoneal (v. **Figs. 44-7** y **44-8B**).

En la literatura de terapia neural consultada, la técnica recomendada implica introducir la aguja un dedo por debajo de la apófisis espinosa de L1 y 5 cm lateral a la línea media (unos tres dedos de ancho), y orientarla aproximadamente

10-20° hacia medial y 20° hacia craneal (**técnica lateral-oblicua**). Esto posiciona la punta más precisamente en la porción craneolateral anterior de L1 si se profundiza entre 7 y 10 cm; sin embargo, debido a que el anestésico local se difunde alrededor del punto de inyección, no es esencial que la aguja esté exactamente adyacente al tronco simpático. A pesar de esto, se requiere una aguja 1 cm más larga y su trayecto pasa más cerca del riñón (v. **Fig. 44-7A**).

Durante la realización de la técnica de inyección paralela, si se encuentra resistencia ósea a unos 3-4 cm, o de 4-5 cm en la técnica lateral-oblicua, indica que la aguja ha contactado con la apófisis transversa. En tal caso, es necesario retirar la aguja entre 1 y 2 cm y reintroducirla ajustando su ángulo hacia una dirección craneal para que la aguja avance entre dos procesos laterales (v. **Fig. 39-9B**). La dirección de la aguja a 10° a craneal desde el inicio de la técnica puede evitar el contacto óseo de la apófisis transversa. Si el contacto óseo sucede a los 5-6 cm (o 6-7 cm en la técnica lateral-oblicua), se debe retirar la aguja unos 2 cm después de liberar 1-2 mL de anestésico local, por la proximidad de los nervios esplácnicos, y reorientarla muy ligeramente hacia lateral para superar la cara más externa del cuerpo vertebral. En la técnica lateral-oblicua esta reorientación se realiza con un ángulo adicional de 5-10° hacia ventral. Posteriormente, la aguja se reintroduce 3 cm, es decir, 1 cm más, para alcanzar la posición deseada en el borde anterior de la vértebra.

No debe producirse dolor al avanzar la aguja ni con la infiltración. El paciente solo debe sentir sensaciones como presión en la zona de inyección o corriente, habitualmente hacia el abdomen o la espalda.

CONTRAINDICACIONES, PRECAUCIONES Y PECULIARIDADES

Las inyecciones en la pared abdominal conllevan las contraindicaciones y precauciones de cualquier inyección dérmica y miofascial.

La inyección en el nervio espinal de T12 o L1 puede presentar un riesgo de punción accidental en el riñón, especialmente en personas de constitución delgada o cuando la técnica no se realiza de forma adecuada, como en el caso de una punción excesivamente lateral; sin embargo, el uso de agujas finas, como la de 27 G de 40 mm, minimiza sus posibles consecuencias. Es importante realizar una exploración cuidadosa para identificar correctamente el punto de entrada de la aguja y adoptar la profundidad al tipo de paciente (delgados, niños, etc.).

En personas con diátesis hemorrágica o en tratamiento anticoagulante se evitará inyectar tanto en la cavidad intraperitoneal como en la retroperitoneal, dada la probabilidad de sangrado. Características anatómicas como grandes quistes renales, riñón en herradura o aneurismas en la parte superior del abdomen son contraindicaciones para las inyecciones en esta última zona. Del mismo modo, se desaconseja su aplicación en el mismo lado de un único riñón funcional para evitar complicaciones.

Para realizar una inyección en el espacio retroperitoneal se recomienda emplear una jeringa de 10 mL. Esta capacidad permite administrar el anestésico local de manera efectiva en caso de encontrar resistencia ósea o si el paciente manifiesta alguna sensación durante la inserción de la aguja, garantizando la disponibilidad de un mínimo de 5 mL de procaína al llegar al objetivo. Durante la inyección, es aconsejable que el paciente mantenga una respiración superficial, o incluso en espiración si se utiliza la técnica lateral-oblicua en dirección craneal, para evitar un descenso excesivo del diafragma.

Es recomendable verificar que la aplicación se realice entre L1 y L2, y no entre T12 y L1 (debajo del borde costal), ya que esta última ubicación conlleva un mayor riesgo de punción pulmonar.

El uso de tecnologías de imagen puede ser beneficioso en situaciones en las que la anatomía del paciente se haya alterado, como en casos de escoliosis pronunciada o cirugías previas en el área afectada. No obstante, un terapeuta neural cualificado generalmente puede realizar esta inyección sin asistencia de imagen. Cabe destacar que el uso de estas tecnologías no garantiza una reducción del riesgo en el procedimiento. De hecho, la dependencia de una pantalla o transductor puede distraer de una observación y palpación adecuadas en este caso.

En comparación con procedimientos similares como la inyección en la raíz espinal o en el tronco simpático, la inyección en el espacio retroperitoneal implica solo un mayor avance de la aguja en dirección ventral.

COMPLICACIONES

Las complicaciones de las inyecciones abdominales varían según la técnica empleada. Las inyecciones intraperitoneales tienen un bajo riesgo de perforar órganos como el intestino o la vejiga, pero generalmente no presentan mayores problemas debido a la finura de las agujas y la robustez muscular de dichos órganos.

La punción accidental de un vaso puede aumentar el riesgo de hemorragia en caso de una cavidad, pero generalmente estas inyecciones son seguras si se siguen las técnicas adecuadas. En el espacio retroperitoneal, la punción de un vaso suele ser poco problemática siempre que no existan factores que alteren la coagulación, pero se recomienda que el paciente permanezca en decúbito supino durante unos minutos para hacer presión sobre la zona.

La inyección en el espacio retroperitoneal a la altura de L1 puede causar dolor y hematuria si se perfora accidentalmente un riñón, pero el riesgo es bajo. Un riesgo más serio es el neumotórax, que puede ocurrir si la aguja atraviesa el diafragma y entra en los pulmones, requiriendo seguimiento clínico y radiográfico. La inyección accidental en las leptomeninges es extremadamente improbable, pero si se aspira líquido cefalorraquídeo, se debe retirar la aguja y posponer la punción. En general, la técnica paralela para inyecciones en este espacio es más segura y tiene menos riesgos que la técnica lateral-oblicua, aunque ambas técnicas son muy seguras si se realizan correctamente.

HISTORIA DE VIDA

A continuación, se presentan dos casos en los que se inyectó anestésico local en la zona del abdomen y plexo celíaco.

Historia 1

Una paciente de 34 años acudió a la consulta con dolor en la pared abdominal derecha y en la zona lumbar del mismo lado, que había persistido desde que tuvo un cólico nefrítico y una infección del tracto urinario en ese lado, ocurridos hace 1 año y medio, pocos meses después de comenzar un tratamiento de ortodoncia invisible. El dolor constante era leve, con episodios de dolor moderado a lo largo del día. Entre sus antecedentes destacaba una ooforectomía izquierda realizada hacía 5 años debido a un gran quiste, así como la aparición recurrente de herpes labiales en el labio inferior. La cicatriz de la ooforectomía fue tratada con inyecciones de procaína al 0,5 % 2 años después de la intervención debido a molestias persistentes en la zona, las cuales no volvieron a aparecer tras el tratamiento.

Tras una exploración general, se decidió realizar inyecciones en puntos de tensión miofascial en la pared abdominal y en la zona lumbar derecha. La paciente sintió un gran alivio y relajación en esas áreas. Luego se inyectó en puntos de tensión en la zona suboccipital, en los trapecios y en la boca, además de en la cicatriz suprapúbica, lo que produjo un alivio generalizado. Dos meses después la paciente informó que había estado sin síntomas durante 3 semanas, sintiéndose muy bien, aunque posteriormente el dolor regresó con una intensidad un 40 % menor y con menos episodios de dolor intenso. También experimentó el inicio de un herpes labial derecho, que remitió espontáneamente sin llegar a desarrollarse por completo. En la segunda sesión se realizaron inyecciones en los puntos de tensión miofascial de la pared abdominal, la zona lumbar y sacroilíaca, así como en la cabeza y el nervio mentoniano derecho. En una llamada de seguimiento realizada 1 año después, la paciente confirmó que seguía sin dolor (v. **Vídeo 44-1**).

Historia 2

Un paciente de 71 años acudió a la consulta por un dolor abdominal intenso que había comenzado el día anterior, con una leve mejora después de tomar un antiespasmódico y un antiácido. Estuvo padeciendo de estreñimiento y malestar digestivo ocasional desde que inició, un mes antes, un cambio dietético junto a un tratamiento de auriculoterapia para la pérdida de peso. En el momento de la consulta, el paciente describió el dolor como retortijante, acompañado de náuseas, distensión abdominal y malestar general.

Como antecedentes destacaban una apendicectomía a los 35 años, una colecistectomía a los 55 años y una herniorrafia supraumbilical con malla a los 65 años. Un año después de esta última intervención tuvo una hospitalización de 1 mes por diverticulitis. Recibía controles con hematología por trombocitosis mieloproliferativa esencial. En consultas anteriores se le había tratado con inyecciones de procaína cerca del ganglio estrellado y en la cicatriz de la apendicectomía cuando consultó por migrañas, así como en el plexo lumbosacro y puntos gatillo del músculo piriforme al acudir con un dolor ciático derecho, logrando mejoría de los síntomas.

Durante el examen físico se detectó un dolor abdominal intenso, principalmente en el lado derecho. Se decidió realizar inyecciones de procaína al 1 % en los puntos de tensión miofascial de la pared abdominal, en la cicatriz umbilical y en el espacio retroperitoneal a la altura de L1 en el lado derecho (zona del plexo celíaco). El paciente experimentó un rápido alivio del dolor abdominal.

Se programó una cita para el día siguiente y, debido a la notable mejoría que presentó, se optó por mantener una conducta expectante y no realizar nuevas inyecciones. El dolor desapareció por completo 2 días después, y en el control realizado 1 mes más tarde los síntomas no habían reaparecido y se había producido una mejora en su hábito intestinal.

Comentarios:

- La terapia neural puede ser de gran utilidad en casos agudos, ya que no se limita a ser un tratamiento meramente sintomático, sino que actúa sobre los circuitos neurorreguladores del sistema psiconeuroinmunoendocrino.
- Sin embargo, en estos casos es muy importante realizar un seguimiento estrecho, especialmente durante las primeras 24 horas, y monitorear de cerca la evolución en los días posteriores para descartar la posibilidad de una urgencia quirúrgica.
- En caso de que se confirme la necesidad de una intervención quirúrgica, la terapia neural puede seguir siendo una opción terapéutica valiosa, tanto en la preparación como en el acompañamiento posquirúrgico, sin limitarse al tratamiento local.
- La decisión de no realizar inyecciones al día siguiente no implica la ausencia de terapia neural. Durante la sesión se continuó explorando la historia de vida del paciente, valorando la evolución y realizando una nueva exploración. Se decidió adoptar una actitud de espera tras evaluar positivamente la respuesta a las inyecciones del día anterior. En ocasiones, esperar, manteniéndose a la expectativa, puede ser la mejor acción.
- La mejora en el hábito intestinal y el alivio del malestar digestivo observados durante el mes siguiente a la sesión de terapia neural sugieren que el tratamiento no se limitó a abordar los síntomas, sino que pudo haber facilitado, en palabras de Payán, una auto-eco-organización que llevó al paciente a un nuevo estado de equilibrio.

PUNTOS CLAVE

- La aplicación en el espacio retroperitoneal L1 (plexo celíaco) no siempre implica un mayor efecto sobre el área abdominal que las inyecciones realizadas en segmentos específicos del abdomen, en zonas de tensión fascial o cercanas al nervio espinal, basándose en puntos sensibles e individualizados, que incluyen la historia de vida del paciente.
- El ombligo es una cicatriz con conexión embrionaria con la vejiga, a través del vestigio del uraco, que también puede actuar como un campo interferente. Se ha observado que el ombligo puede estar asociado con aspectos emocionales habitualmente relacionados con la madre, la familia y eventos ocurridos durante la gestación.
- La aplicación intraabdominal debe realizarse lentamente, permitiendo que el epiplón retire las asas intestinales cercanas, lo que reduce el riesgo de complicaciones durante la inyección.
- Aunque la inervación de los órganos abdominales sirve como una guía útil para las aplicaciones cercanas al nervio espinal, cada aplicación debe individualizarse localizando los puntos de tensión o dolor paravertebrales en los segmentos correspondientes a los órganos afectados. Asimismo, deben palparse las cicatrices para identificar puntos de mayor tensión o dolor, lo cual guiará la dirección y localización de la inyección.

BIBLIOGRAFÍA

Barop H. Textbook and atlas of neural therapy: diagnosis and therapy with local anesthetics. 1ª ed. Stuttgart: Thieme; 2017.

Ding X, Chen J, Zeng W. Neuroimmune regulation in the pancreas. Fundam Res. 2022;4(2):201-5.

Dosch MP. Atlas of Neural Therapy. 3ª ed. Stuttgart: Thieme; 2012.

Fischer L. Neuraltherapie. Neurophysiologie, Injektiontechnik, Therapievorschläge. 5ª ed. Stuttgart: Thieme; 2019.

García-Porrero JA, Hurlé JM. Anatomía humana. 2ª ed. Madrid: Editorial Médica Panamericana; 2020.

MacFater WS, Xia W, Barazanchi A, Su'a B, Svirskis D, Hill AG. Intravenous Local Anaesthetic Compared with Intraperitoneal Local Anaesthetic in Abdominal Surgery: A Systematic Review. World J Surg. 2018;42(10):3112-9.

Mink E. Procaintherapie nach Huneke in der Gynäkologie. 2ª ed. Heidelberg: Karl F. Haug Verlag; 1976.

Mota CMD, Madden CJ. Neural control of the spleen as an effector of immune responses to inflammation: mechanisms and treatments. Am J Physiol Regul Integr Comp Physiol. 2022;323(4):R375-84.

Potau JM, Merí À. EVA. Atlas de anatomía. 1ª ed. Madrid: Editorial Médica Panamericana; 2024.

Pró EA. Anatomía clínica. 1ª ed. Buenos Aires: Editorial Médica Panamericana; 2012.

Urits I, Jones MR, Orhurhu V et al. A Comprehensive Review of the Celiac Plexus Block for the Management of Chronic Abdominal Pain. Curr Pain Headache Rep. 2020;24(8):42.

Vinyes D, Muñoz-Sellart M, Caballero TG. Local anesthetics as a therapeutic tool for post COVID-19 patients: A case report. Medicine (Baltimore). 2022 Jul 15;101(28). Doi: 10.1097/MD.0000000000029358.

Vinyes D, Muñoz-Sellart M, Fischer L. Therapeutic Use of Low-Dose Local Anesthetics in Pain, Inflammation, and Other Clinical Conditions: A Systematic Scoping Review. J Clin Med. 2023;12(23):7221.

Weinschenk S. Handbuch Neuraltherapie. Therapie mit Lokalanästhetika. 2ª ed. Stuttgart: Thieme; 2020.

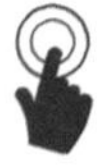
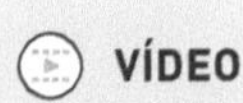

Pelvis

45

D. Vinyes, M. Rey Novoa y Á. Arranz Betegón

INTRODUCCIÓN. VISIÓN HOLÍSTICA DE LA PELVIS

La pelvis, ubicada en la parte inferior del tronco del cuerpo humano, es la región topográfica más baja de la cavidad abdominopélvica y está formada por un complejo de estructuras óseas, musculares, nerviosas, vasculares y de órganos internos que cumplen una serie de funciones vitales. En ella se disponen elementos que van a pasar hacia y desde los miembros inferiores, así como elementos que van a comunicarla con el exterior a través del periné.

En este capítulo se describen las dos regiones topográficas en las que se divide la pelvis: la **pelvis mayor** –situada por encima de la línea terminal, entre las alas de los dos iliones– y la **pelvis menor** –situada por debajo y que contiene la vejiga urinaria, los órganos **genitales internos** y la parte terminal del tubo digestivo (recto y ano)–. La región del **periné**, límite inferior de la pelvis y donde se ubican los elementos que conforman los sistemas **genitales externos**, se explica en el capítulo 47.

Una visión holística de la pelvis implica, en primer lugar, tener presente que todas sus partes constituyentes están **interrelacionadas anatómica y funcionalmente**, sobre todo, a través de una red de estructuras vasculonerviosas, de tejido conectivo y, especialmente, mediante el plexo pélvico o hipogástrico inferior –descrito en el siguiente capítulo– y los nervios sacros.

En segundo lugar, además de entender la pelvis ósea como el soporte del peso de la parte superior del cuerpo, proporcionando estabilidad, y servir de protección para las vísceras pélvicas, la considera como un núcleo fundamental de **interconexión y comunicación** del cuerpo humano. En términos mecánicos, cualquier cambio o alteración en la posición o tensión de la pelvis repercute en toda la estructura musculoesquelética del cuerpo, modificando la postura, la alineación de la columna vertebral, la mordida o la pisada, entre otras. Asimismo, una alteración en otro lugar del cuerpo puede crear tensión en la pelvis y potencialmente afectar a su función. En términos funcionales, la pelvis está inextricablemente vinculada con el sistema nervioso, fundamentalmente a través de su riqueza en plexos nerviosos vegetativos.

En tercer lugar, esta perspectiva integral reconoce que la pelvis también está **conectada con el resto del ser humano en términos psíquicos y emocionales**. Las disfunciones pélvicas pueden afectar al bienestar emocional de una persona y, de manera recíproca, el estado emocional también puede influir en la salud pélvica.

Y en cuarto lugar, la cintura pélvica desempeña un papel importante en el parto, adaptándose para permitir la progresión del bebé a través del canal del parto.

En resumen, una visión holística de la pelvis reconoce su complejidad e interconexión entre las estructuras y vísceras que la forman, con el resto del cuerpo, con la dimensión psicoemocional de la persona y con el parto, lo que nos permite entender mejor la relación y la importancia de los síntomas, los antecedentes y las manifestaciones pélvicas en el contexto de la historia de vida.

EMBRIOLOGÍA

Durante la embriogénesis, las **estructuras vasculares** generalmente se forman primero. Los vasos sanguíneos iniciales se desarrollan a partir de las células mesodérmicas, que se diferencian en células endoteliales para formar los primeros vasos, como las arterias ilíacas internas, que se originan como ramas de las arterias umbilicales embrionarias. Estos vasos primarios se expanden y ramifican mediante la angiogénesis, formando una red vascular que incluye las arterias vesicales, uterinas y rectales.

La formación de estos vasos y su inervación se produce de manera coordinada con el desarrollo de los órganos, huesos y músculos a través de una **retroalimentación recíproca**. Las neuronas emiten señales que influyen en la proliferación y el patrón de los vasos sanguíneos, mientras que las células endoteliales vasculares emiten señales que guían el crecimiento y la diferenciación neuronal. Los órganos en desarrollo también emiten señales que afectan a la formación de la vascularización y la inervación. Por ejemplo, la liberación del factor de crecimiento endotelial vascular por células mesodérmicas, miocitos, células endoteliales, células del epitelio y células de la cresta neural promueve la angiogénesis. El factor de crecimiento nervioso, segregado por células del sistema nervioso central, células de la cresta neural, fibroblastos y células epiteliales, potencia la diferenciación y el desarrollo neuronal. La presencia de vasos sanguíneos y nervios en desarrollo también influye en la maduración y organización de los órganos y tejidos conectivos. Las venas correspondientes se desarrollan en paralelo a las arterias.

A partir de la cuarta semana de gestación, las células de la **cresta neural** comienzan su migración. Estas **células migratorias** son pluripotenciales y, dependiendo de sus destinos finales, se diferencian en una amplia variedad de tipos celulares para formar neuronas, ganglios sensitivos o autónomos, tejido conectivo, huesos o piel, entre otros. La vascularización en desarrollo proporciona tanto señales químicas como un sustrato físico para la **guía axonal**, facilitando la correcta conexión entre las neuronas y sus objetivos en la pelvis. El **plexo hipogástrico inferior** (PHI) se forma en esta etapa, constituyendo una estructura fundamental para la interrelación neural y funcional de todos los órganos pélvicos, como se detallará en el próximo capítulo.

Durante la tercera semana de gestación, la **placa paraxial del mesodermo** da origen a los **somitas**, que forman las vértebras segmentadas y contribuyen a la formación del esqueleto axial, incluida la pelvis. Al final de la quinta semana, la **condrificación** y **osificación** que comienzan en los núcleos del ilion, isquion y pubis forman la cintura pélvica. Estos huesos se fusionan y se disponen para articularse axialmente con el sacro y lateralmente con los fémures, formando el acetábulo.

El **mesodermo somítico** se diferencia en miotomos, que se desplazan y fusionan para formar los músculos específicos de la pelvis, como el elevador del ano y el obturador interno. Las fascias se desarrollan a partir del **mesénquima**, derivado también del mesodermo.

Las interacciones recíprocas que se producen durante la formación de las diversas estructuras que componen la pelvis asegura un desarrollo funcional y armonioso entre ellas, y su conocimiento es de gran ayuda para el diagnóstico y tratamiento de afecciones que se manifiestan con síntomas pélvicos no solo desde la perspectiva de la terapia neural o las especialidades genitourinarias, sino de la medicina en general.

La embriología de los genitales externos se explica en el capítulo 47.

ANATOMÍA DE LA PELVIS

Comprender la anatomía de la pelvis, especialmente la neuroanatomía, resulta esencial para entender cómo la disfunción de una parte puede afectar especialmente al conjunto de la estructura pélvica, dada la intrincada red de interconexiones existentes y, a partir de ahí, al resto de la persona. Esta comprensión también es fundamental para la aplicación de las técnicas de la terapia neural.

Diferencias entre la pelvis femenina y la masculina

La pelvis es una región anatómica en la que las diferencias entre mujeres y hombres son más notables. Además de las diferencias en órganos y funciones de los aparatos genitales, internos y externos, hay diferencias importantes en la estructura de la pelvis. La pelvis femenina es considerablemente más ancha que la masculina, tanto en lo que respecta a las fosas ilíacas como a la pelvis menor, con un diámetro transverso más amplio, su inclinación es más pronunciada, hacia delante, y la sínfisis púbica se encuentra en una posición más baja. En términos de grosor óseo, los huesos de la pelvis femenina son más delgados que los de la pelvis masculina.

Límites de la pelvis

En los siguientes apartados se detallan los límites de la pelvis.

Pelvis ósea

Constituye el marco óseo de la pelvis que alberga en su interior los diferentes órganos pélvicos. La pelvis ósea se puede dividir en dos partes: la cintura pélvica y la parte inferior de la columna vertebral formada por el sacro y el cóccix (Fig. 45-1).

La **cintura pélvica** está constituida por los **dos huesos coxales** que se forman a partir de la fusión de tres huesos: el ilion, el isquion y el pubis, que se articulan entre sí en el acetábulo, cavidad en la que se articula la cabeza del fémur. Esta cintura constituye una base sólida y estable para el tronco y los órganos pélvicos, conecta los miembros inferiores al tronco y juega un papel importante en el parto. Los coxales se unen por delante en la sínfisis del pubis, una articulación cartilaginosa de los huesos púbicos, y por detrás con el sacro en la articulación sacroilíaca.

La **espina isquiática o ciática** es una proyección ósea que se encuentra en la parte posterior del isquion, por encima del tubérculo isquiático, donde se inserta el ligamento sacroespinoso y el músculo obturador interno.

La estabilidad de la articulación sacroilíaca la proporcionan fundamentalmente los ligamentos sacroilíacos anterior y posterior. Los ligamentos sacrotuberoso y sacroespinoso colaboran en la estabilidad de la articulación sacroilíaca evitando la inclinación hacia delante del promontorio.

Junto con los bordes óseos, los ligamentos sacroespinoso y sacrotuberoso limitan los agujeros ciáticos (mayor y menor), de gran importancia en la comunicación de elementos vasculonerviosos y musculares entre la pelvis y la región glútea.

Completan el cierre de la cintura pélvica los músculos piramidales (piriformes) y los obturadores internos (Tabla 45-1). En los capítulos dedicados al sacro (v. Cap. 48) y a la cadera (v. Cap. 51) se puede ampliar esta información.

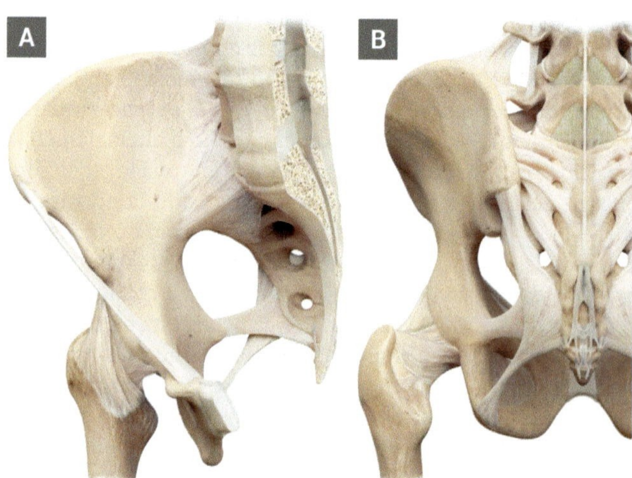

Figura 45-1. Pelvis ósea. Huesos, articulaciones, ligamentos y espacios de la pelvis. **A)** Vista oblicua anteromedial. **B)** Vista posterior.

Tabla 45-1. Músculos de las paredes de la pelvis y diafragma pélvico

Límite	Músculo			Origen	Inserción	Inervación	Función
Pared lateral	Obturador interno			Cara interna de la membrana obturatriz y contorno óseo	Fosa trocantérea	Plexo sacro	Rotación externa, aducción y abducción de la articulación de la cadera
Pared posterolateral	Piriforme			Cara anterior del sacro	Lado interno del vértice del trocánter mayor	Plexo sacro	Abducción, extensión y rotación externa de la articulación de la cadera
Suelo o diafragma pélvico	Coccígeo (isquiococcígeo)			Espina ciática	Vértebra S5 y bordes laterales del cóccix y ligamento sacroespinoso	Plexo sacro	Sostiene los contenidos viscerales de la pelvis
	Elevador del ano	Pubococcígeo	Puboperineal	Pubis, cerca de la sínfisis, y arco tendinoso del músculo elevador del ano	Centro del periné, ano, ligamento anococcígeo y cóccix	Plexo sacro (S2-S5)	Sostiene la vejiga y el recto, e interviene en el control del flujo de la orina
			Puboprostático				
			Pubovaginal				
			Puboanal				
		Puborrectal		Detrás de la flexura perineal	Fibras del músculo del lado opuesto		Soporta el peso de las vísceras abdominales
		Iliococcígeo		Espina ciática y canal obturador	Ligamento anococcígeo y borde lateral del cóccix		Asegura la posición de los órganos pélvicos e interviene en la eyaculación del hombre

Adaptada de: Pró, 2012.

Suelo de la pelvis

Es la base sobre la que descansan los órganos pélvicos. Es un sistema complejo de músculos, fascias y ligamentos dispuestos en dos capas: una superficial –diafragma urogenital o perineal– y otra profunda o superior –diafragma pélvico–. Existen unas aberturas en el suelo pélvico –dos en los varones y tres en las mujeres– que permiten la salida al exterior de las vísceras pélvicas (Fig. 45-2).

Periné

El periné es la parte de la pelvis que contiene los órganos genitales externos, la uretra y el recto-ano. Está ubicado debajo del diafragma pélvico, entre los muslos, y se extiende desde la sínfisis del pubis por delante y los pliegues glúteos por detrás.

El periné tiene forma romboidal, y los ángulos de este rombo son (v. Figs. 47-2 y 47-4):

- La sínfisis púbica por delante.
- El sacro y el cóccix por detrás.
- Las tuberosidades isquiáticas a los lados.
- El diafragma pélvico por encima y la piel perineal conforma la base.

Una línea imaginaria que une las tuberosidades isquiáticas divide el periné en dos triángulos: el urogenital anterior y el anal posterior.

El **triángulo anal** contiene el ano y las dos fosas isquiorrectales, que están ocupadas por tejido adiposo, el cual sirve de soporte al canal anal pudiendo deformarse y adaptarse a los movimientos del diafragma pélvico. Se comunican con el triángulo urogenital a través de sus recesos anteriores.

El **triángulo urogenital** está formado por dos espacios anatómicos separados por la membrana y la fascia perineales superficial (de Colles): el espacio perineal superficial y el espacio perineal profundo.

El contenido de la región perineal varía según el sexo, especialmente en el área del triángulo urogenital, que incluye los genitales externos. Entre estos triángulos se encuentra una masa de tejido conectivo, músculo esquelético y músculo liso denominada *cuerpo perineal*. Esta masa central del periné proporciona inserción a la mayoría de los músculos perineales.

La **capa superficial del periné** (v. Fig. 45-2) está formada por las raíces de los tejidos eréctiles (cuerpos cavernosos y bulbos del vestíbulo) y los siguientes músculos pares:

- **Isquiocavernoso**: se origina en la tuberosidad del isquion y rodea la porción superior de los labios mayores en la vulva o el cuerpo cavernoso en el pene. Participa en la erección del pene y el clítoris.

- **Bulbocavernoso (bulboesponjoso)**: su inserción y trayecto varían entre mujeres y hombres. En las mujeres rodea el orificio de la vagina y la uretra, mientras que en los hombres cubre el bulbo del pene. En la cara anterior envuelve la uretra y la vagina, y en la cara posterior forma el esfínter externo.
- **Transverso superficial del periné**: se extiende desde la tuberosidad isquiática hasta el núcleo fibroso del periné, donde converge con su homólogo del lado opuesto.

El **espacio perineal profundo** incluye la uretra proximal, la porción inferior del esfínter externo de la uretra y el **músculo transverso profundo del periné**. Este músculo par se origina en el isquion y se inserta en el núcleo tendinoso del periné, uniéndose con el músculo del lado opuesto. Está separado del transverso superficial del elevador del ano por aponeurosis. Es uno de los principales componentes del diafragma urogenital y parece colaborar con el esfínter uretral en el control de la micción, además de tener una función constrictora de la vagina.

Diafragma pélvico

El diafragma pélvico está compuesto por la fascia superior del diafragma pélvico en la parte superior, los músculos elevador del ano y coccígeo en el centro (recubiertos por la fascia), y la fascia inferior del diafragma pélvico en la parte inferior (v. Figs. 45-2, 47-2 y 47-4). En la tabla 45-1 se proporciona una descripción detallada de los músculos que conforman las paredes y el diafragma pélvico.

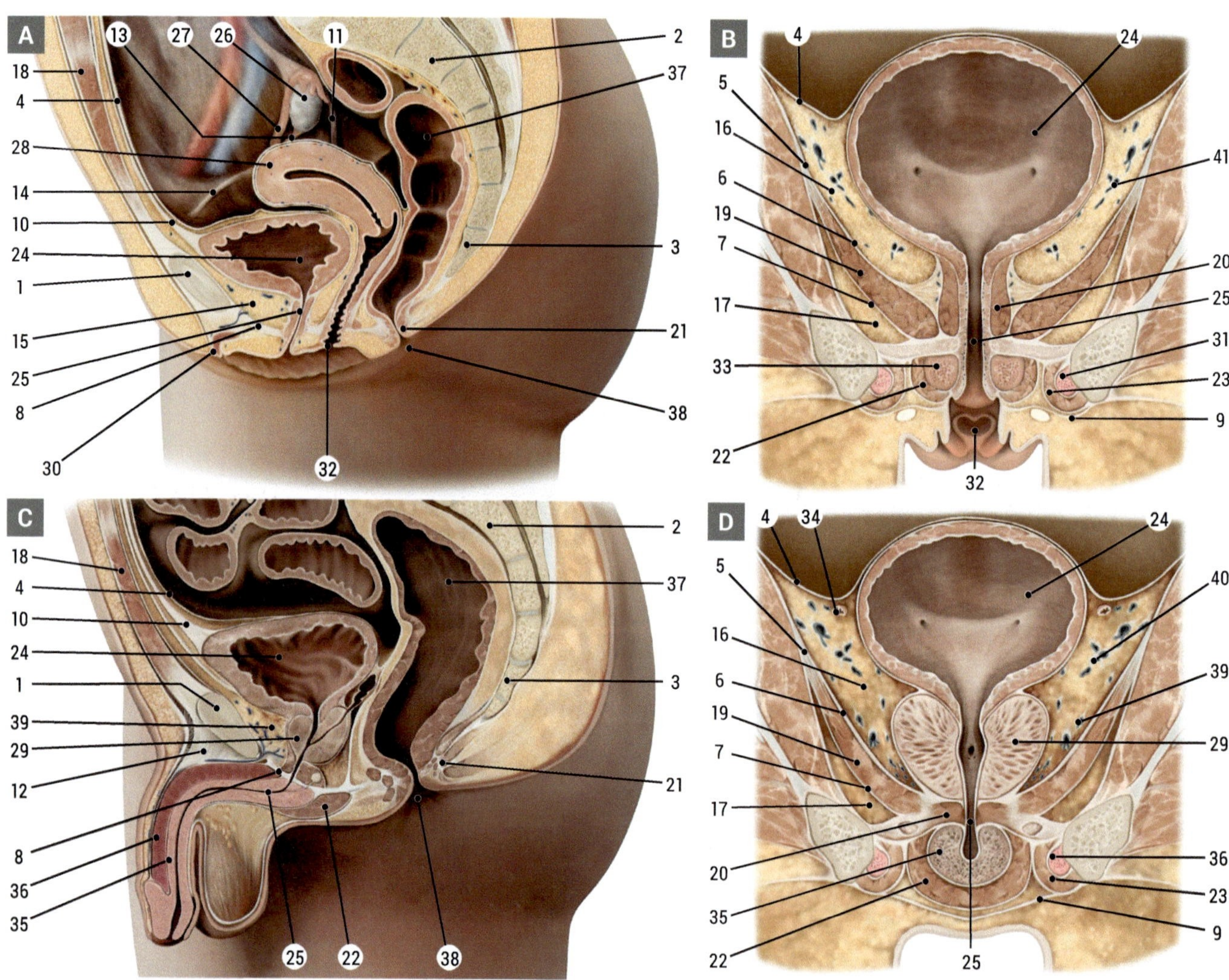

Figura 45-2. Componentes de la pelvis menor. Femenina en sección sagital **(A)** y coronal **(B)**. Masculina en sección sagital **(C)** y coronal **(D)**. Las secciones coronales son a nivel de la vejiga urinaria. Huesos: sínfisis del pubis (1), sacro (2) y cóccix (3). Fascias: peritoneo parietal (4), fascia pélvica visceral (5), fascias superior (6) e inferior (7) del diafragma pélvico, membrana perineal (8) y fascia perineal (9). Ligamento umbilical medio (10), suspensorio del ovario (11), del pene (12), uteroovárico (13) y redondo del útero (14). Espacios: retropúbico (15), extraperitoneal (16) y cuerpo adiposo de la fosa isquioanal (17). Músculos: recto del abdomen (18), elevador del ano (19), esfínter externo de la uretra (20) y del ano (21), bulboesponjoso (22), isquiocavernoso (23). Órganos: vejiga urinaria (24), uretra (25), ovario (26), trompa uterina (27), útero (28), próstata (29), clítoris (30), cuerpo cavernoso del clítoris (31), vagina (32), bulbo del vestíbulo (33), conducto deferente (34), cuerpos esponjoso (35) y cavernoso del pene (36), recto (37). Ano (38), plexos vasculares prostático (39) y vesical (40).

Fascias de la pelvis

En la **pelvis** se encuentran una fascia **parietal**, que recubre las paredes de la pelvis menor y la cara anterior del plexo sacro, y una fascia **visceral**, que rodea, sostiene y conecta las vísceras pélvicas. Merece destacar la formación del **canal pudendo** o **de Alcock** por el desdoblamiento, en la pared lateral, de la fascia que recubre el obturador interno y por el que discurren los vasos pudendos, el nervio pudendo y el nervio del obturador interno.

El perineo posterior está ocupado por la fosa isquiorrectal, en cuya pared posterior se encuentran diferentes músculos y ligamentos que proporcionan soporte y estabilidad, en la pared interna hay importantes vasos y nervios, y en su parte inferior se encuentran el ano y el canal anal (v. Fig. 45-2).

Comunicaciones de la pelvis

La pelvis menor consta de cinco **áreas de comunicación** (v. Figs. 45-1 y 51-2):

- **Estrecho superior**: comunica la pelvis menor con el abdomen (pelvis mayor).
- **Conducto obturador (subpubiano)**: comunica la pelvis menor con la parte más superior y anterior del muslo (región obturatriz). Es atravesado por el paquete vasculonervioso obturador.
- **Hendidura suprapiramidal**: parte superior del **agujero ciático mayor**. Comunica con la región glútea y da paso al paquete vasculonervioso glúteo superior.
- **Hendidura infrapiramidal**: parte inferior del agujero ciático mayor. Comunica con la región glútea y da paso a los paquetes vasculonerviosos glúteo inferior y pudendo, y a los **nervios ciático y cutáneo femoral posterior**.
- **Agujero ciático menor**: comunica con la región glútea. Es atravesado por el **paquete vasculonervioso pudendo**, que entra por aquí a la fosa isquioanal.

Peritoneo pélvico

El peritoneo pélvico es una estructura de gran importancia, ya que constituye el límite entre la cavidad peritoneal y el espacio retroperitoneal, donde se encuentran las vísceras y otras estructuras pélvicas. Este espacio está compartimentado por tabiques fibrosos (engrosamientos de la fascia endopélvica) donde se encuentran los órganos pélvicos.

El peritoneo que se desliza sobre los órganos pélvicos forma espacios, pliegues y ligamentos (v. Figs. 45-2 y 46-4C):

- Espacios: en la mujer, los espacios vesicouterino y rectouterino; y en el hombre, el espacio rectovesical (Figs. 45-3 y 45-4).
- Ligamento ancho del útero: una dependencia peritoneal en la mujer que une la pared con el ligamento redondo, la

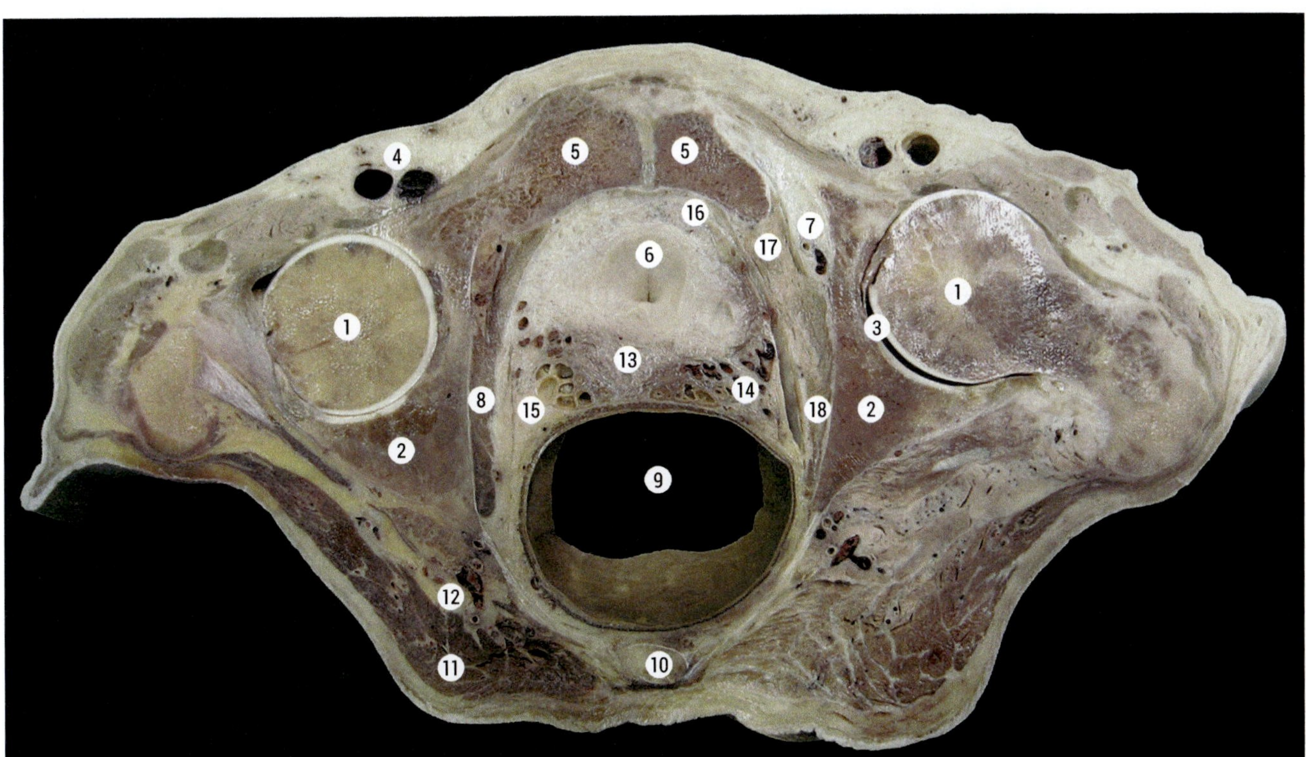

Figura 45-3. Vista transversal de una pelvis masculina. Es importante destacar la comunicación que se establece entre los subplexos, plexo vesical, prostático (o uterovaginal) y rectal a través de los espacios laterovesical y pararrectal: cabeza del fémur (1), isquion (2), acetábulo (3), arteria y vena femorales (4), pubis (5), vejiga (6), nervio y vasos obturadores (7), músculo obturador interno (8), recto (9), cóccix (10), glúteo mayor (11), vasos gluteales (12), próstata (13), plexo vascular paraprostático (14), plexo hipogástrico inferior (15), espacio prevesical de Retzius (16), espacio laterovesical (17), espacio pararrectal (18).

trompa de Falopio y el ovario. Tanto el ligamento redondo como la trompa de Falopio son estructuras intraperitoneales, es decir, están rodeadas de peritoneo; no así el ovario, que es extraperitoneal y queda unido al peritoneo por el meso del ovario (v. Fig. 46-4C).

Por debajo del peritoneo quedan delimitados los **espacios extraperitoneales**: el retropúbico (prevesical o de Retzius), el retroinguinal (o de Bogros) y el pelvisubperitoneal (por encima del suelo pélvico), por donde transcurren los órganos, vasos y nervios de los sistemas urinario y genital.

El **espacio retropúbico, prevesical** o **de Retzius** es un espacio anatómico potencial que contiene tejido adiposo y el plexo venoso prostático/periuretral, que se sitúa alrededor de la próstata en el hombre y de la uretra en la mujer. Este espacio se encuentra detrás de la sínfisis púbica y delante del peritoneo parietal y vejiga urinaria (v. Figs. 45-3 y 46-2B). Por encima está la fascia transversal, que cubre la parte interna de la cavidad abdominal; y por debajo, la cara anterior de la uretra, la fascia pubocervical adyacente (que rodea la uretra y el cuello de la vejiga) y el cuello de la vejiga. Lateralmente se encuentra el arco tendinoso de la pelvis, en la superficie interna del músculo obturador interno.

Los **espacios paravesical y pararrectal** (v. Figs. 45-3 y 46-4), que se encuentran por delante y por detrás, respectivamente, del ligamento que va de la pared pélvica lateral a

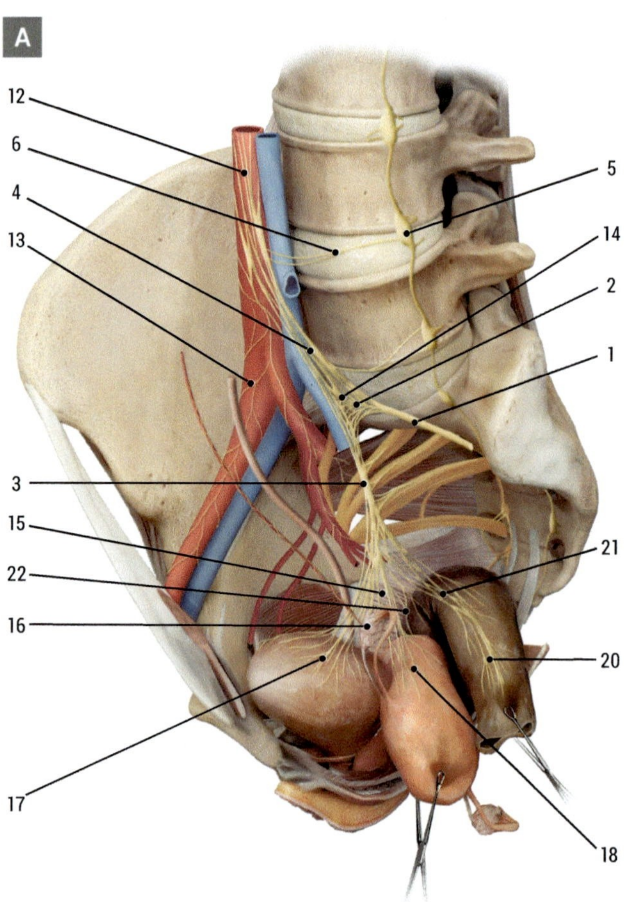

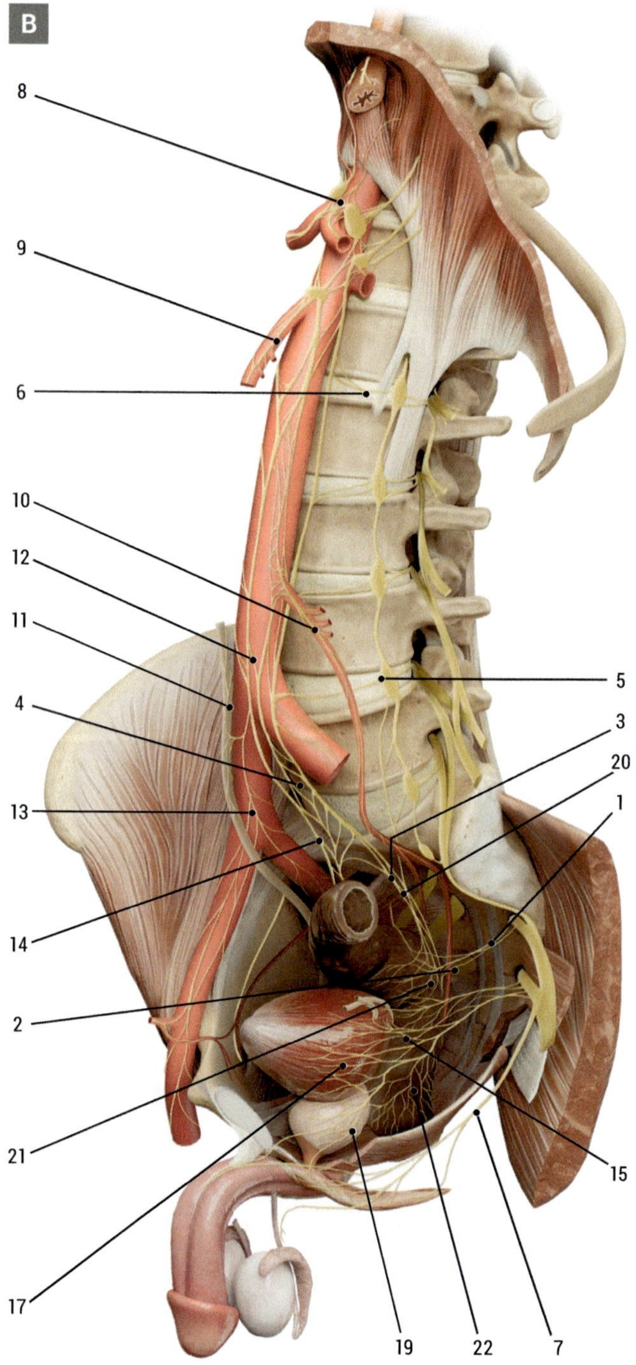

Figura 45-4. Plexo hipogástrico inferior, vista lateral. **A)** En pelvis femenina. **B)** En pelvis masculina. Las fibras aferentes parasimpáticas del plexo pélvico provienen de los nervios esplácnicos pelvicosacros (1) formados por filetes de los ramos anteriores de S2, S3 y S4. Las fibras aferentes simpáticas provienen de los ganglios S2, S3 y S4 del tronco simpático sacro (2), y de los nervios hipogástricos (3), que descienden del plexo hipogástrico superior (4) con fibras que proceden de los ganglios lumbares bajos (5) a través de los nervios esplácnicos lumbares (6). También reciben fibras del nervio pudendo (7). Las fibras eferentes abastecen las vísceras pélvicas directamente, o indirectamente a través de los plexos periarteriales. Se muestran los plexos: celíaco (8), mesentéricos superior (9) e inferior (10), uretral (11), aorticoabdominal (12), ilíaco (13), hipogástricos superior (14) e inferior (15), ovárico (16), vesical (17), uterovaginal (18), prostático (19), rectales superior (20), medio (21) e inferior (22).

la vagina y el cuello uterino, son también espacios virtuales constituidos por tejido linfograso, cuyo eje es el uréter y por los que van a discurrir estructuras vasculonerviosas importantes.

Contenido de la pelvis

Véanse las figuras 45-3 y 45-4.

Uréteres

La porción abdominal se extiende desde la pelvis renal hasta la línea terminal, apoyándose sobre la fascia del músculo psoas mayor por detrás de la cara posterior del peritoneo parietal. Por el trayecto cruza al nervio genitofemoral, los vasos ováricos o testiculares y las arterias ilíacas hasta llegar a la pelvis (porción pélvica). En la mujer, el uréter pélvico se relaciona con el ovario y el recto, entra en el ligamento ancho, cruza la arteria uterina, pasa cerca de la vagina y entra en la vejiga urinaria. En el hombre, el uréter pélvico cruza entre la pared pélvica y el recto, pasando por el paquete vasculonervioso obturador, se relaciona con las glándulas vesiculosas y cruza el conducto deferente para ingresar en la vejiga urinaria.

La **inervación** de la porción superior del uréter proviene de los plexos renal y aórtico. A medida que desciende hacia la porción sacroilíaca, se conecta con el nervio hipogástrico, y en la porción inferior recibe ramos del PHI. Cuando se produce dolor debido a la dilatación del uréter, este se transmite principalmente a través de fibras nerviosas que alcanzan niveles espinales de L2 a T11, lo cual da lugar a sensaciones dolorosas en el flanco, la región inguinal y, en el caso de los hombres, el escroto.

Vejiga urinaria

Está ubicada en la porción anterior de la pelvis menor, por debajo del peritoneo, por detrás de la sínfisis del pubis, y por encima de la próstata en el hombre, y por delante y encima del útero en la mujer. Su vértice apunta hacia arriba y se conecta con la pared abdominal anterior a través del **ligamento umbilical medio (uraco)**. Su fondo se ubica hacia abajo y hacia atrás, apoyado en el piso de la pelvis y unido al tejido conectivo subperitoneal. Los uréteres ingresan en la parte posterior de la vejiga. El cuerpo de la vejiga está en el espacio entre el vértice y el fondo, limitado por los lados. El cuello de la vejiga es la parte por donde emerge la uretra. Está inervada por nervios que provienen del PHI.

Uretra

La longitud de la uretra femenina oscila entre 2,5 y 4 cm, desde el orificio interno en la uretra hasta el orificio externo en la vulva, pasando a través del suelo del periné. La uretra masculina adulta tiene una longitud aproximada de 15 cm, presentando a lo largo de su trayecto una parte intramural, otra prostática o membranosa, y otra esponjosa. La parte anterior de la uretra está inervada por ramos del nervio pudendo, como el nervio dorsal del pene, mientras que la parte posterior recibe inervación de ramos del PHI.

Recto

El recto es la porción del intestino grueso ubicada entre el colon sigmoide y el canal anal, dentro de la pelvis menor, por delante de S3 hasta la flexura perineal, por delante del cóccix. Recibe **inervación** del plexo hipogástrico superior y el inferior, ramos del simpático sacro y ramos parasimpáticos a través de los nervios esplácnicos pélvicos. El nervio anal, ramo del nervio pudendo, atraviesa la fosa isquioanal para inervar el músculo esfínter externo del ano.

Sistema genital femenino

El aparato genital femenino consta de órganos genitales internos y externos. Los internos incluyen los ovarios, trompas uterinas, útero y vagina. En cuanto a los externos, abarcan el monte de Venus, labios mayores y menores, clítoris y glándulas adyacentes, que en conjunto constituyen la vulva. Los detalles sobre los genitales externos se explican en el capítulo 47.

Ovarios

Se ubican en la cavidad peritoneal en la pelvis menor y están rodeados por una cápsula de tejido conectivo cubierta por epitelio celómico modificado (túnica albugínea). Estructuralmente tienen un área cortical, periférica, con folículos en diferentes etapas de maduración, y otra medular, central, con vasos sanguíneos, linfáticos y nervios. Las arterias ováricas, que proceden directamente de la aorta abdominal, y las ramas de la arteria uterina son las principales fuentes de vascularización. La inervación proviene del **plexo ovárico**, formado por fibras autónomas vasomotoras y sensitivas, que provienen de los plexos aórtico abdominal y renal. Se pueden encontrar fibras nerviosas alrededor de los folículos cavitarios.

Trompas uterinas o de Falopio

Las trompas uterinas, situadas a ambos lados, reciben irrigación sanguínea de las ramas tubáricas –que se originan en la arteria ovárica– y de la rama tubárica medial –proveniente de la arteria uterina–. Su inervación **simpática** proviene del plexo uterovaginal (L1-L2), que forma parte del PHI, y del plexo ovárico. Su inervación **parasimpática** proviene de los nervios esplácnicos pélvicos (S2-S4).

Útero

El útero se estructura verticalmente en cuatro partes principales: el fondo (parte superior), el cuerpo, el istmo y, finalmente, el cuello uterino, con forma cónica. Su pared se compone, de exterior a interior, de la serosa o perimetrio (peritoneo), la subserosa (tejido conectivo), el miometrio (músculo liso grueso) y el endometrio (membrana mucosa que reviste la cavidad uterina).

La **irrigación** del útero se debe principalmente a las arterias uterinas, derivadas de las arterias ilíacas internas, y en menor medida a las arterias ováricas y la arteria del ligamento redondo, rama de la arteria epigástrica inferior. El drenaje venoso se efectúa a través del plexo venoso uterino hacia las venas ilíacas internas mediante las venas uterinas.

La inervación **simpática** del útero proviene del PHI, y la **parasimpática**, de ramos eferentes motores de S2, S3 y S4, que llegan al útero a través de los nervios pélvicos esplácnicos, también llamados *erigentes*, e ingresan en el PHI. Estos ramos forman el **plexo uterovaginal** en el parametrio, que incluye numerosos ganglios y envía ramos al útero, vagina, trompas uterinas y ovarios. Este plexo se comunica con el resto del PHI a la altura del espacio rectouterino.

Las fibras eferentes uterinas (parasimpáticas) o sensitivas transmiten estímulos nociceptivos y sexuales a los ganglios torácicos y al asta posterior de los segmentos espinales S2, S3 y S4. Además, el útero recibe algunos nervios del plexo ovárico, que acompañan a los vasos ováricos en el ligamento infundibulopélvico.

Vagina

En el extremo superior o profundo e la vagina se encuentra el **fondo de saco vaginal**, rodeando el cuello uterino. En su parte inferior o superficial se encuentra el **himen**, un pliegue cutáneo originado generalmente en la pared posterior que cierra parcialmente la entrada vaginal. Después de un parto, los residuos del himen forman las carúnculas himeneales.

Su pared está compuesta por una capa de músculo liso que, junto a fibras colágenas y elásticas, forma una red, una capa mucosa rica en glucógeno y sin glándulas, y una capa esponjosa constituida por plexos venosos en el tejido conectivo externo a la capa muscular.

Anteriormente la vagina está en contacto con la vejiga y posteriormente se relaciona, de arriba a abajo, con el recto a través del fondo de saco rectouterino y del tabique rectovaginal, el fascículo pubovaginal del músculo elevador del ano y el cuerpo perineal (v. **Figs. 45-2A**, **45-2B** y **46-7**). Lateralmente se asocia con los parametrios, los músculos elevadores del ano, los músculos transversos profundos y las estructuras eréctiles del clítoris.

La **irrigación** sanguínea de la vagina proviene de las ramas vaginales de la arteria uterina, que se comunican con las arterias vaginales y rectales inferiores, la arteria vaginal, rama de la arteria ilíaca interna, y las ramas vaginales de la arteria rectal media para la parte inferior de la vagina.

El drenaje venoso se realiza a través del plexo venoso vaginal hacia las venas ilíacas internas.

La **inervación** de la vagina proviene de los nervios esplácnicos pélvicos y de los nervios vaginales, que son ramos simpáticos del plexo uterovaginal originados en el PHI.

Sistema genital masculino

El sistema genital masculino está conformado por los testículos, el epidídimo, las vías espermáticas (conductos deferentes, glándulas vesiculosas, conductos eyaculadores, uretra), las glándulas anexas (próstata y glándulas bulbouretrales) y el pene. Los dos últimos se explican en el capítulo de los genitales externos (v. **Cap. 47**).

Testículos y epidídimos

Los **testículos** son glándulas y están envueltos por una membrana serosa (**túnica vaginal**), un remanente del proceso peritoneovaginal. Esta túnica se divide en una capa parietal externa y otra visceral interna, compuesta por tejido conectivo con células musculares lisas, situada sobre la túnica albugínea y el epidídimo. La **túnica albugínea**, una densa cápsula de tejido conectivo, envuelve el parénquima testicular, mientras que la capa vascular se sitúa por debajo de la capa visceral de la túnica vaginal.

El **epidídimo**, ubicado sobre el borde posteromedial del testículo, tiene la función de almacenar espermatozoides. Su conducto, de unos 5-6 cm, se extiende desde el extremo de la cabeza del epidídimo hasta el conducto deferente (v. **Fig. 47-3**).

La **vascularización** del testículo y el epidídimo se realiza a través de las arterias testiculares (originadas en la aorta abdominal), la arteria del conducto deferente (rama de la arteria umbilical) y la arteria cremastérica (rama de la arteria epigástrica inferior). Las venas testiculares conforman el **plexo pampiniforme** sobre el testículo, a la altura del cordón espermático.

La **inervación** de los testículos proviene de los plexos lumbares y aórticos; concretamente, en los ganglios renales se produce la sinapsis entre las neuronas de los nervios esplácnicos torácicos menor e inferior, y las neuronas postsinápticas, que forman el **plexo testicular** en torno a la arteria homónima junto con fibras del PHI y del plexo deferencial. El **complejo testículo-epidídimo** no recibe inervación parasimpática.

Conducto deferente

El conducto deferente es una extensión del conducto del epidídimo que transporta los espermatozoides hasta la uretra. En su porción pélvica, recorre la fosa ilíaca hasta situarse detrás de la vejiga urinaria, por encima y dentro de la vesícula seminal, para terminar uniéndose al conducto excretor de la vesícula seminal para formar el conducto eyaculador, que entra en la próstata (v. **Fig. 47-3**).

Recibe su **irrigación sanguínea** de la arteria del conducto deferente, rama de la arteria umbilical, y ocasionalmente de una rama de la arteria vesical inferior. La arteria del conducto deferente forma anastomosis con ramas procedentes de las arterias testicular y cremastérica. Su drenaje venoso se realiza principalmente a través de las venas testiculares o hacia la parte terminal de las venas vesicales.

Desde el punto de vista de la **inervación**, el conducto deferente es inervado por ramos provenientes del PHI, que contribuyen a formar el **plexo deferencial** (v. **Fig. 45-4**).

Vesículas seminales o glándulas vesiculosas

Los conductos excretores de las vesículas seminales, las cuales producen y almacenan el líquido seminal, confluyen con el conducto deferente para formar el conducto eyaculador. Se encuentran detrás del trígono vesical y la parte terminal del uréter, delante del recto, separados por el fondo de saco rectovesical, y encima la próstata.

Su **vascularización** proviene de la arteria del conducto deferente o de la arteria vesical inferior, y en ocasiones de alguna rama de la arteria rectal media. La **inervación** de las vesículas seminales depende de ramos mucosos, sensitivos, secretores y musculares provenientes del PHI.

A diferencia de lo que ocurre en otras glándulas del organismo, en este caso la **estimulación simpática** produce un aumento de la secreción glandular, y la contracción de la vesícula seminal y el conducto deferente para la **eyaculación**.

Próstata

La próstata es una glándula bilobular que tiende a hipertrofiarse debido a la influencia hormonal, especialmente en hombres de edad avanzada, lo que puede conllevar el estrechamiento del orificio uretral interno. En su interior alberga la uretra prostática y su mecanismo esfinteriano, los conductos eyaculadores y el utrículo prostático. Externamente, a través de la **cápsula prostática** se relaciona con el espacio retropúbico (prevesical o de Retzius, que se explica más adelante) en la parte anterior, lateralmente por la fascia pélvica parietal y el músculo elevador del ano, y se separa del recto en la parte posterior por el tabique rectovesical, parte de la fascia pélvica visceral que también rodea las vesículas seminales. La vejiga urinaria se encuentra por encima de la próstata y por debajo se asienta sobre el espacio perineal profundo.

La irrigación de la próstata proviene principalmente de las ramas prostáticas de la arteria vesical inferior, así como de las arterias pudendas internas y rectales medias. El plexo venoso prostático retropúbico, ubicado entre el parénquima y la cápsula prostática, drena hacia el sistema venoso de la vena ilíaca interna a través del plexo venoso vesical y las venas presacras. Este plexo también recibe sangre de las venas de la base de la vejiga urinaria y de la vena dorsal profunda del pene, formando así el plexo venoso prostático.

La **inervación** vegetativa de la próstata, al igual que la de la vejiga, proviene de fibras simpáticas que descienden de T12 a L2 a través del PHI y de fibras parasimpáticas que provienen del nervio esplácnico pélvico, formando el **plexo periprostático** (v. Figs. 45-3 y 45-4).

Región anal

En esta área está el **canal anal**, circundado por el músculo esfínter externo del ano, el cual se conecta al cóccix a través del ligamento anococcígeo y se extiende hacia la región urogenital, uniéndose mediante el músculo rectouretral en los hombres y el rectoperineal en las mujeres. Adyacente a esta estructura se sitúan las fosas isquioanales, donde se localizan el nervio y los vasos rectales inferiores, así como el conducto pudendo, por donde transcurren los vasos y nervios pudendos (v. Fig. 45-2).

El canal anal se extiende desde la unión anorrectal –que se sitúa bajo la punta del cóccix– hasta el ano, y contiene los esfínteres interno y externo. La **irrigación** sanguínea de esta región proviene principalmente de las arterias rectales inferior y media, y la sangre venosa se drena a través del plexo venoso perirrectal y las venas rectales inferior y media. En cuanto a la **inervación**, proviene del nervio esfinteriano medio (S3 y S4), del nervio pudendo a través del nervio esfinteriano anterior y del nervio esfinteriano posterior (S4) (v. Fig. 45-4).

Vascularización

La vascularización de la pelvis es arterial, venosa y linfática.

Arterial

La **aorta abdominal** desciende por el lado izquierdo de la columna vertebral, emitiendo ramas parietales para las paredes del abdomen y ramas viscerales que se dirigen a los órganos abdominales. Al llegar a la altura de L4, se bifurca en dos **arterias ilíacas comunes**, las cuales, a su vez, se dividen en dos ramas a la altura de las alas del sacro: la **arteria ilíaca externa**, que suministra sangre a la extremidad inferior, y la **arteria ilíaca interna**, encargada de irrigar las paredes y los órganos de la pelvis (v. Fig. 44-4B).

Arterias gonadales

La **arteria ovárica** tiene su origen en la cara anterior de la aorta abdominal, entre las arterias renales y la mesentérica inferior. Discurre caudalmente por detrás del peritoneo parietal posterior apoyándose sobre la cara anterior del músculo psoas y, después de cruzar por delante del uréter y los vasos ilíacos externos, penetra en el ligamento suspensorio del ovario, ingresando en él por su borde anterior, anastomosándose con ramas de la arteria uterina.

La arteria ovárica emite **ramas uretéricas** destinadas a la parte media del uréter, así como una **rama tubárica** que colabora en la irrigación de la trompa uterina junto con las ramas de la arteria uterina.

La **arteria testicular** comparte el mismo origen y trayecto inicial que la arteria ovárica hasta que cruza el uréter. A partir de ese punto, entra en el conducto inguinal, formando parte del cordón espermático y penetrando en el testículo por su parte posterosuperior, donde se ramifica. Además de abastecer al complejo testículo-epidídimo, la arteria testicular emite ramas uretéricas dirigidas a la parte media del uréter y contribuye a la irrigación del conducto deferente.

Ramas viscerales de la arteria ilíaca interna

Poco después de su origen en la arteria ilíaca común suele dividirse en dos troncos principales:

- El **tronco posterior**, que se encarga de suministrar **ramas parietales** para la pelvis, incluyendo las **arterias iliolumbar**, **sacra lateral** y **glúteas superior e inferior**.
- El **tronco anterior**, que emite una **rama parietal**, conocida como *arteria obturatriz* (a veces, la arteria glútea inferior también puede surgir de este tronco), y **ramas viscerales** que irrigan todos los órganos de la pelvis mediante las **arterias umbilical**, **uterina** (en ocasiones, una rama de la arteria umbilical), **vesical inferior**, **vaginal**, **rectal media** y **pudenda interna**.

Venosa

Tanto las venas ováricas como las testiculares forman un **plexo pampiniforme** alrededor de sus respectivos órganos, siguiendo el mismo trayecto que sus arterias correspondientes. Estas venas drenan hacia la vena cava inferior en el lado derecho y hacia la vena renal en el lado izquierdo.

La vena ilíaca interna sigue un recorrido similar al de la arteria homónima, pasando por fuera o por detrás de esta última. Recoge ramas parietales de las paredes de la pelvis, así como ramas viscerales que provienen de los órganos pélvicos. Por lo general, el número de venas viscerales suele ser menor que el de arterias, ya que algunas de ellas drenan sangre de varios territorios arteriales. Estas venas de origen se anastomosan alrededor de las vísceras pélvicas, formando **plexos venosos viscerales** interconectados.

En el caso de las mujeres, se pueden distinguir cuatro plexos venosos importantes: el **periuretral**, el **vesical**, el **uterovaginal** y el **rectal**. En los hombres hay tres plexos venosos principales: el **prostático**, el **vesical** y el **rectal**.

Linfática

La linfa de los órganos genitourinarios fluye hacia los ganglios linfáticos regionales ubicados en las proximidades de estos órganos, que convergen en dos grupos ganglionares principales: los **ganglios lumbares**, que rodean la aorta abdominal y la vena cava inferior, y los ganglios ilíacos.

Los **ganglios ilíacos**, tanto internos como externos, se sitúan alrededor de las venas homónimas y son responsables de recoger la linfa de las vísceras pélvicas para dirigirla a los **ganglios ilíacos comunes**, que drenan hacia los ganglios lumbares.

Además, existen grupos de ganglios regionales específicos en torno a las vísceras pélvicas, como los ganglios paravesicales, parauterinos, paravaginales y pararrectales, que dirigen la linfa recogida hacia los ganglios ilíacos internos o directamente a los ganglios ilíacos comunes.

El drenaje linfático del sistema genital se realiza en diferentes nodos:

- Ganglios linfáticos paraaórticos: fondo y parte superior del útero, así como ovarios y trompas uterinas. Testículos.
- Ganglios linfáticos ilíacos externos e internos: parte inferior del útero, cuello uterino y parte superior y media de la vagina. Conducto deferente, vesículas seminales y próstata.
- Ganglios sacros e ilíacos comunes: cuello uterino y parte inferior de la vagina. Próstata.
- Ganglios inguinales superficiales: parte del cuerpo del útero, orificio vaginal y región himeneal.
- Ganglios lumboaórticos: ovarios y testículos.

Inervación

Se distinguen dos tipos: inervación somatosensitiva e inervación autonómica.

Inervación somatosensitiva

La inervación somática y sensitiva de la pelvis involucra varios nervios y plexos nerviosos, los cuales se muestran en la tabla 45-2.

Inervación autonómica

La pelvis menor y sus órganos reciben una rica y densa inervación autonómica (v. Figs. 44-5 y 45-4). Las neuronas

Tabla 45-2. Inervación somática y sensitiva de la pelvis

Nervio	Origen	Área de inervación	Función
Pudendo	S2-S4	Genitales externos, periné	Control motor y sensibilidad de los genitales externos y periné
Ilioinguinal e iliohipogástrico	L1	Piel de la región inguinal y parte de los genitales externos	Sensibilidad en la región inguinal y genitales externos
Genitofemoral	L1-L2	Piel de la parte superior del muslo y parte de los genitales externos	Sensibilidad en la parte superior del muslo y genitales externos
Obturador	L2-L4	Músculos de la parte interna del muslo (sensibilidad limitada en esta región)	Movimiento y sensibilidad limitada de la parte interna del muslo
Glúteos superior e inferior	L4-S2	Músculos glúteos, piel sobre los glúteos y región inferior del tronco	Movimiento y sensibilidad de los glúteos y región inferior del tronco
Cutáneos cluniales	Ramas de nervios sacros	Piel sobre los glúteos	Sensibilidad en la región de los glúteos

preganglionares simpáticas tienen sus cuerpos celulares en la columna intermedio-lateral de la médula espinal, entre los segmentos T1 y L2, y sus fibras salen por las correspondientes raíces anteriores del nervio espinal en forma de fibras nerviosas mielínicas y lo abandonan por los ramos comunicantes blancos para dirigirse a la cadena simpática paravertebral, formada por los ganglios paravertebrales y los ramos interganglionares. Desde allí, las fibras pueden seguir varios caminos (v. Figs. 10-1 y 31-4):

- Ascender o descender en la cadena simpática para sinapsar en otros ganglios paravertebrales.
- Pasar a través de los ramos comunicantes grises para reingresar en los nervios espinales y distribuirse a los tejidos.
- Pasar como **nervios esplácnicos lumbares y sacros** a través de los **ganglios preaórticos**, que incluyen el mesentérico superior e inferior y los ganglios hipogástricos.

Las **fibras parasimpáticas** de la inervación visceral de la pelvis tienen su origen en los segmentos sacros de la médula espinal, de S2 a S4, conocidos como *nervios esplácnicos pélvicos* o *nervios pélvicos*. Estas fibras emergen de la médula espinal y pasan a través de los forámenes sacros anteriores para integrarse en el plexo hipogástrico superior que acompaña el curso de la aorta y, junto con las fibras simpáticas, convergen en el **PHI**, conocido también como *plexo pélvico*. Este plexo sirve como eje central de inervación para los órganos pélvicos y los genitales externos, y será abordado extensamente en el próximo capítulo.

Desde el PHI se derivan fibras posganglionares que se ramifican hacia distintos plexos pélvicos específicos para cada órgano y función. Entre estos se encuentran los **plexos rectal inferior y medial** para el recto, el **plexo prostático** para la próstata, y el **plexo deferente** para los conductos deferentes, el epidídimo y las vesículas seminales. El **plexo uterovaginal** o **de Frankenhäuser**, con su rica concentración de células ganglionares, se encarga de la inervación del útero, la vagina y, parcialmente, de las trompas de Falopio y los ovarios. Desde el plexo hipogástrico situado en la cara lateral de la vejiga y recto parten fibras nerviosas destinadas a inervar las vísceras pélvicas, el esfínter estriado de la uretra y el tejido cavernoso del pene. Por otro lado, el **plexo vesical** se focaliza en la vejiga, controlando tanto la evacuación como la función eréctil mediante los nervios cavernosos del pene y el clítoris.

Más allá de estos plexos específicos para la pelvis, las fibras simpáticas y parasimpáticas también participan en la inervación de los miembros inferiores, principalmente a través de los plexos lumbar y sacro. A diferencia de las rutas directas, estas fibras autonómicas se organizan en plexos que siguen el recorrido de las arterias, ejerciendo su influencia sobre el flujo sanguíneo y las funciones linfáticas en su camino.

En lo que respecta a los **nervios somáticos**, como el pudendo y los nervios glúteos superior e inferior, estos llevan fibras que no son autonómicas pero que se relacionan estrechamente con los tejidos glúteos y perineales. La vascularización de estas áreas sigue el trazado de las arterias homónimas, y las fibras autonómicas pueden viajar junto con estas rutas somáticas para llegar a sus destinos específicos, evidenciando la complejidad y la precisión de la red neurovascular de la pelvis, que se explica más detalladamente en los siguientes capítulos.

IMPORTANCIA DEL SISTEMA NERVIOSO AUTÓNOMO EN LA PELVIS

El sistema nervioso autónomo (SNA) juega un papel vital en la función y regulación de las funciones que se realizan a través de la pelvis, como el parto, la función sexual o la eliminación de los desechos. La delicada y precisa coordinación de las estructuras simpáticas y parasimpáticas resulta esencial para regular la perfusión sanguínea y el tono miofascial, y de este modo mantener el equilibrio y el funcionamiento adecuado de los sistemas involucrados.

Regulación de las funciones pélvicas

En los siguientes apartados se detallan la regulación de la eliminación de desechos, la regulación de la función sexual y la regulación del parto.

Regulación de la eliminación de desechos

El SNA, mediante un equilibrio de señales simpáticas y parasimpáticas, coordina las funciones de los sistemas urinario y digestivo, ambos implicados en la eliminación de desechos del cuerpo.

En cuanto a la **micción**, durante la fase de llenado de la vejiga el sistema simpático es dominante, promoviendo la retención de orina al inhibir las contracciones de la vejiga y estimular la contracción del esfínter uretral interno. Cuando la vejiga está llena, se envía una señal al cerebro, que a su vez envía señales parasimpáticas que promueven la contracción de la vejiga y la relajación del esfínter interno, lo que permite la micción.

En el proceso de **defecación**, el sistema parasimpático estimula los movimientos peristálticos del colon, facilitando el avance de las heces hacia el recto, lo que genera una señal hacia el cerebro que desencadena la sensación de urgencia para defecar. El sistema nervioso simpático tiene un efecto vasomotor, contribuye a la relajación del recto y a la contracción del esfínter interno, lo cual resulta esencial para mantener la continencia hasta que sea apropiado defecar. Durante la defecación se activa una respuesta involuntaria en la que la estimulación parasimpática provoca la contracción del intestino y la relajación del esfínter anal interno, y una fase voluntaria que implica la relajación del esfínter anal externo, un proceso controlado por el sistema nervioso somático.

Regulación de la función sexual

La función sexual no se limita únicamente a la función genital, sino que abarca la totalidad de la persona. En este apartado se detalla específicamente la influencia del SNA en la función sexual genital.

En las mujeres, el sistema parasimpático contribuye a la respuesta sexual al estimular la lubricación vaginal. Durante el orgasmo, las señales simpáticas inducen contracciones rítmicas del útero y el suelo pélvico. En los hombres, las señales parasimpáticas inducen la erección al dilatar los vasos sanguíneos del pene, mientras que las señales simpáticas son responsables de la eyaculación.

Regulación del parto

Durante el embarazo, el cuerpo y el cerebro maternos experimentan transformaciones profundas y duraderas para facilitar el parto y la maternidad. Este tema se explica detalladamente en el capítulo 21.

Interrelación de los órganos pélvicos

El SNA no solo regula las funciones de los órganos y sistemas pélvicos como elementos individuales, sino que también orquesta su interacción compleja. Esta coordinación tiene especial relevancia en contextos como el embarazo y el parto, períodos en los cuales el SNA regula de manera precisa la función de múltiples órganos, trascendiendo la esfera pélvica. Por ejemplo, durante el embarazo, el SNA adapta la circulación sanguínea para satisfacer las demandas del feto en desarrollo y gestiona la relajación del útero a fin de permitir su expansión progresiva. En la fase del parto juega un papel esencial al sincronizar las contracciones uterinas con la relajación del suelo pélvico, facilitando así el desplazamiento del bebé a través del canal de parto.

Comprender en profundidad la importancia del SNA en la pelvis resulta esencial para tratar efectivamente los trastornos pélvicos dentro de un marco holístico. Este enfoque trasciende el análisis aislado de órganos y síntomas individuales, reconociendo su interconexión y la manera en que se influyen mutuamente, así como su contribución al estado de salud global del individuo. La función y relevancia del plexo pélvico, también conocido como *hipogástrico inferior*, se explorarán con mayor detalles en el siguiente capítulo.

LA PELVIS EN EL CONTEXTO DEL ORGANISMO INTEGRAL

En los siguientes apartados se tratan la integración neuromuscular y propiocepción, y las interacciones biomecánica y neurovegetativa.

Integración neuromuscular y propiocepción

La propiocepción en la región pélvica es fundamental no solo para un movimiento coordinado, sino también para mantener la estabilidad y la capacidad de control de las funciones corporales como la continencia. La pelvis actúa como un punto central de conexión entre la parte superior y la inferior del cuerpo, con su estabilidad sostenida a través de una red sinérgica de músculos, ligamentos, fascias y nervios. Los receptores propioceptivos, que incluyen husos musculares, órganos tendinosos de Golgi, y sensores cutáneos y articulares, se encargan de transmitir los datos sensoriales al sistema nervioso central, los cuales informan sobre la posición, la tensión y el movimiento corporal.

Esta compleja red neuromuscular pélvica es responsable de una serie de reflejos y respuestas automatizadas que el sistema nervioso central emplea para procesar la información propioceptiva y generar una respuesta motora adecuada. Este proceso garantiza una ejecución de movimientos fluida y protege las estructuras pélvicas de posibles lesiones.

La pelvis requiere una colaboración armónica de sus músculos, fascias y SNA para soportar funciones como la locomoción, el mantenimiento del equilibrio y las actividades urogenitales. Dicha integración muscular está bajo la regulación precisa de las vías motoras, las cuales se recalibran continuamente en respuesta a la información propioceptiva. Por ejemplo, al elevar una pierna se inician una serie de ajustes compensatorios en la musculatura del suelo pélvico del lado opuesto para conservar la estabilidad pélvica y evitar compensaciones inadecuadas.

El adecuado funcionamiento de la propiocepción resulta necesario para asegurar la continencia urinaria y fecal, y para facilitar una experiencia sexual gratificante. Asimismo, una óptima propiocepción es clave para la prevención de lesiones, ya que permite al cuerpo adaptarse de manera eficaz a las variaciones del terreno y a cargas imprevistas durante el movimiento.

Una alteración en la función propioceptiva puede conllevar una disminución en la coordinación y estabilidad, incrementando así el riesgo de sufrir caídas, incontinencia o un dolor pélvico crónico. Los trastornos en la propiocepción pueden derivarse de daños nerviosos, fluctuaciones hormonales o ser consecuencia de procedimientos quirúrgicos.

Interacción biomecánica

La pelvis y la articulación temporomandibular reflejan una interacción sinérgica que ejemplifica la comunicación entre estructuras distantes. Por ejemplo, una maloclusión dental puede incitar una serie de ajustes compensatorios en la postura que repercuten negativamente en la alineación de la columna vertebral y la pelvis, afectando incluso a la forma en que se pisa. Estas interacciones, que pueden ser imperceptibles inicialmente, pero persistentes, tienen el potencial de inducir alteraciones biomecánicas que desencadenen dolor y disfunción en la región lumbar, la pelvis, las caderas y las extremidades inferiores, e incluso en otras partes del cuerpo.

La relación entre la oclusión dental y la postura corporal es claramente bidireccional. Cualquier modificación en la postura corporal implica una serie de ajustes dinámicos y sostenidos, siendo la pelvis un punto focal al actuar como el centro de gravedad en bipedestación.

Además, existe una cadena cinemática que interconecta los componentes del esqueleto axial, desde la pelvis hasta la articulación temporomandibular, evidenciando cómo las distorsiones pueden tener un efecto ascendente o descendente, comprometiendo la alineación y la funcionalidad de toda la estructura. De esta manera, las distorsiones que comienzan en los pies pueden propagarse hacia arriba y afectar a la pelvis, la columna vertebral, el cuello y finalmente la articulación temporomandibular. Inversamente, las disfunciones originadas en la articulación temporomandibular pueden tener un impacto descendente que altera la biomecánica de la columna y la pelvis.

Interacción neurovegetativa

La riqueza en fibras, plexos y ganglios vegetativos en las zonas estomatognática y faringoamigdalar, así como en la pelvis, sugiere que las patologías en una de ellas pueden tener un impacto significativo en el balance del SNA, afectando al organismo en su conjunto y especialmente a aquellas áreas más sensibles al equilibrio de este sistema.

Funciones como la masticación, deglución, salivación, respiración, micción, defecación, lubricación y erección dependen del equilibrio del SNA. Un incremento en el tono simpático y la inflamación, producto de un desencadenante neuromodulador de una parte de la red neurovegetativa, puede tener consecuencias en todo el sistema. En este sentido, las zonas estomatognática, faringoamigdalar y pélvica también tienen una conexión particularmente estrecha, a menudo mostrando alteraciones recurrentes o alternantes que incluyen infecciones, inflamaciones, dolores o disfunciones.

La activación del sistema nervioso simpático o parasimpático puede tener efectos notorios en funciones corporales como la micción, la función sexual, la sequedad o la salivación. Infecciones crónicas, como las de las amígdalas, pueden influir en la tensión fascial de la garganta y repercutir en la función y salud de la pelvis y el sistema genitourinario a través de los SNA, inmunitario y fascial.

La adopción de un enfoque holístico en la práctica médica es esencial, ya que permite una comprensión más profunda de los trastornos cuyas causas pueden radicar en regiones distintas a donde se manifiestan los síntomas. Un claro ejemplo de esta interconexión es la posible relación entre la tensión en las articulaciones temporomandibulares y la tensión en el suelo pélvico, o el vínculo entre infecciones urinarias, vaginales o prostáticas de repetición y trastornos como la sinusitis crónica o la periodontitis.

Para ello es fundamental que los profesionales de la salud ejerzan una escucha activa desde esta perspectiva al evaluar los síntomas del paciente, ya que los pacientes en ocasiones no asocian síntomas que afectan a distintas áreas de su cuerpo. Una aproximación holística facilita el relacionar las manifestaciones clínicas y ofrecer una atención médica integral y efectiva.

LA PELVIS Y LAS EMOCIONES

Como se exploró en profundidad en el capítulo 13, existe una relación intrínseca entre el cuerpo, la mente y las emociones. Las emociones son mucho más que meras experiencias subjetivas; ejercen una influencia física evidente. La intensidad emocional puede desencadenar respuestas fisiológicas significativas. Paralelamente, las experiencias corporales no solo afectan a nuestra fisiología, sino que también tienen un impacto en nuestra psique y estado emocional.

Esta interrelación resulta particularmente notable en la pelvis, un área con una inervación vegetativa densa en la que se manifiesta de manera destacada la conexión mente-cuerpo. Por ejemplo, se observa que la ansiedad puede incrementar la frecuencia urinaria o intestinal, o que un miedo extremo puede conducir a una relajación involuntaria de los esfínteres. Las alteraciones emocionales, por su parte, pueden derivar en disfunciones sexuales y en tensión miofascial pélvica. Sin embargo, a menudo se subestima la repercusión que ocurre en sentido contrario: trastornos pélvicos como el dolor crónico, la incontinencia, disfunciones sexuales, complicaciones en el embarazo o posparto, así como antecedentes de abuso sexual, pueden precipitar una serie de emociones adversas como miedo, ansiedad, depresión, vergüenza y baja autoestima.

Además, las infecciones urogenitales crónicas o recurrentes no solo pueden alterar el estado de ánimo, sino que a menudo este estado emocional puede ser simultáneamente causa y efecto de la manifestación física. Este fenómeno se da a través de la influencia recíproca con el SNA y la función inmunológica.

Desde la perspectiva neuralterapéutica, mitigar las tensiones e irritaciones en la pelvis puede repercutir favorablemente en el equilibrio emocional. De manera recíproca, intervenciones terapéuticas enfocadas en el bienestar emocional, como la terapia neural, pueden potenciar la funcionalidad de los órganos y tejidos pélvicos, contribuyendo así a una salud pélvica óptima.

En resumen, la relación entre la salud emocional y la salud pélvica es un vínculo poderoso que requiere atención en una visión de salud integral.

INYECCIONES EN LAS PAREDES DE LA PELVIS

La inyección de procaína en las paredes de la pelvis, ya sean puntos reflejos cutáneos o miofasciales, desencadenará un efecto reflejo en las estructuras viscerales o profundas, como las fascias y los músculos del suelo pélvico. Estas inyecciones se realizan comúnmente en la zona del pubis, cresta y fosas ilíacas, ombligo o periumbilical, iliolumbar, vertebral y ligamentoso, a nivel lumbosacro y coccígeo, y en áreas miofasciales de los glúteos, piramidales, aductores y diafragma pélvico.

Para ubicar los puntos de inyección en la zona pélvica se utilizan técnicas de palpación para detectar cambios en la piel, fascias y miofascias en las paredes de la pelvis, así como en estructuras adyacentes. Estos cambios pueden manifestarse como hiperalgesia, aumento de la densidad en el pliegue rodado, hipertonía del tejido conectivo o de los músculos (**Vídeo 45-1**). Estas técnicas básicas de inyección son muy seguras y se explican en el capítulo 30.

Es importante destacar que el tratamiento mediante puntos reflejos puede ser suficiente en algunas situaciones de síntomas y manifestaciones pélvicas; sin embargo, solo con la evolución del tratamiento se puede determinar si también se requieren inyecciones en el plexo pélvico u otras áreas específicas. A menudo, en una misma sesión se realizan diferentes técnicas de inyección en la pelvis, como el plexo pélvico, el espacio de retropúbico y puntos reflejos de la pared pélvica.

Las técnicas dirigidas a los plexos y ganglios vegetativos situados en la zona pélvica abarcan el plexo pélvico o hipogástrico inferior, con sus subplexos (v. **Cap. 46**), el plexo sacro y el ganglio impar (v. **Cap. 48**). Además, incluyen las técnicas de inyección que involucran al importante nervio pudendo (v. **Cap. 47**). Estas técnicas son abordadas en sus capítulos correspondientes.

PUNTOS CLAVE

- La pelvis, además de brindar soporte y alojar órganos de los sistemas reproductivo, urinario y digestivo, es un centro de convergencia entre lo físico, funcional, emocional y sistémico. Actúa como un puente que conecta el torso con las extremidades inferiores y desempeña un papel fundamental en la biomecánica corporal.
- Se trata de una estructura dinámica en constante comunicación con el SNA y otros sistemas del cuerpo, de modo que cualquier alteración en la pelvis puede tener un impacto sistémico significativo.
- Las emociones, tanto positivas como negativas, pueden influir en la zona pélvica, afectando así al bienestar emocional y físico de manera integral.

BIBLIOGRAFÍA

Barop H. Textbook and atlas of neural therapy: diagnosis and therapy with local anesthetics. 1ª ed. Stuttgart: Thieme; 2017.

Fischer L. Neuraltherapie. Neurophysiologie, Injektiontechnik, Therapievorschläge. 5ª ed. Stuttgart: Thieme; 2019.

Potau JM, Merí À. EVA. Atlas de anatomía. 1ª ed. Madrid: Editorial Médica Panamericana; 2024.

Pró EA. Anatomía clínica. 1ª ed. Buenos Aires: Editorial Médica Panamericana; 2012.

Standring S, editor. Gray's Anatomy: The Anatomical Basis of Clinical Practice. 40ª ed. Edimburgo: Elsevier; 2008.

Weinschenk S. Handbuch Neuraltherapie. Therapie mit Lokalanästhetika. 2ª ed. Stuttgart: Thieme; 2020.

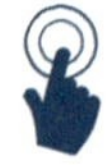

Plexo hipogástrico inferior o plexo pélvico

46

D. Vinyes y M. del Río Holgado

INTRODUCCIÓN

En el capítulo anterior se ha examinado la pelvis como un complejo de estructuras óseas, musculares, nerviosas, vasculares y órganos internos; se ha destacado cómo cualquier cambio en la pelvis influye en la estructura musculoesquelética, la postura, la alineación de la columna y viceversa, y se ha resaltado la íntima relación de la pelvis con el sistema nervioso y su conexión con aspectos psíquicos y emocionales, subrayando cómo las disfunciones pélvicas pueden repercutir en el bienestar emocional y, recíprocamente, cómo el estado emocional puede influir en la salud pélvica.

En este contexto, el sistema nervioso autónomo (SNA) juega un papel fundamental regulando la función de los órganos, la perfusión sanguínea, las secreciones glandulares, la motilidad y el tejido conectivo, así como los procesos inflamatorios. Todo ello resulta esencial para comprender la fisiopatología de la patología crónica o recurrente, una situación especialmente frecuente en los órganos de la pelvis como, por ejemplo, infecciones genitourinarias, dismenorrea, dispareunia, fisuras anales o hemorroides sin causa orgánica conocida.

En el caso de la pelvis, interesa especialmente el plexo pélvico o hipogástrico inferior (PHI), un entramado de nervios vegetativos formado por fibras simpáticas y parasimpáticas –procedentes de las zonas lumbar y sacra– que dan origen a una red compleja de pequeñas ramas que inervan las vísceras pélvicas directa o indirectamente a través de los plexos periarteriales. Estos intervienen en funciones como la defecación, la micción, el trabajo de parto, la copulación, la erección y la eyaculación, así como en la sensibilidad de las vísceras pélvicas, la regulación de su vascularización y la secreción de sus glándulas.

En este capítulo se presentarán los resultados de un estudio que indican que la coexistencia de síntomas de diferentes órganos pélvicos es muy frecuente, sugiriendo que una disfunción del PHI podría ser la causa subyacente, lo que debe considerarse en el diagnóstico y tratamiento.

En anestesiología, los abordajes comunes para el bloqueo del PHI incluyen técnicas por vía coccígea, transacral o epidural; sin embargo, como se ha explicado anteriormente en este libro, el objetivo en terapia neural no es realizar un bloqueo nervioso *per se*, que implica el uso de técnicas específicas. En terapia neural se emplean abordajes por vía suprapúbica, vaginal (en mujeres) o perianal (en hombres). Estas técnicas fueron inicialmente descritas por W. Huneke en 1952, Siegen en 1953 y Dosch en 1963. Desde entonces, se ha evolucionado significativamente en la búsqueda de una mayor seguridad y eficacia de estas. En este capítulo se explora esta evolución, proporcionando un entendimiento profundo de las técnicas modernas en terapia neural y su aplicación en el tratamiento de afecciones relacionadas con el PHI.

NEUROANATOMÍA DEL PLEXO HIPOGÁSTRICO INFERIOR

Se recomienda leer los apartados de anatomía y embriología de los capítulos 45 y 47 para una comprensión más amplia de este apartado.

El PHI es un complejo entrecruzamiento de fibras nerviosas y acúmulos de células ganglionares que forman plexos menores, y que se encuentra en el fino tejido conectivo extraperitoneal de la pared de la pelvis (**Tabla 46-1**). Existe uno a la derecha y otro a la izquierda, situados a ambos lados de la parte baja de la ampolla rectal, por encima del músculo elevador del ano (espacio pelvirrectal superior), y a ambos lados de las vísceras pélvicas (v. **Fig. 45-4**).

Tabla 46-1. Subplexos del plexo hipogástrico inferior (PHI) y órganos inervados por estos

Subplexo del PHI	Órganos inervados
Vesical	Vejiga urinaria
Uterovaginal (mujeres)	Útero, trompas, vagina (recibe los nervios vaginales), ovarios (recibe mayoritariamente inervación del plexo ovárico), clítoris (recibe los nervios de los cuerpos cavernosos del clítoris)
Deferencial (hombres)	Conducto deferente, epidídimo y vesícula seminal
Prostático (hombres)	Próstata, glándulas seminales y bulbouretrales, conducto eyaculador, uretra y pene (recibe los nervios de los cuerpos cavernosos)
Rectal medio	Suelo medio del recto
Rectal inferior	Suelo inferior del recto
Uretral	Uréter, en su porción ascendente en la pelvis

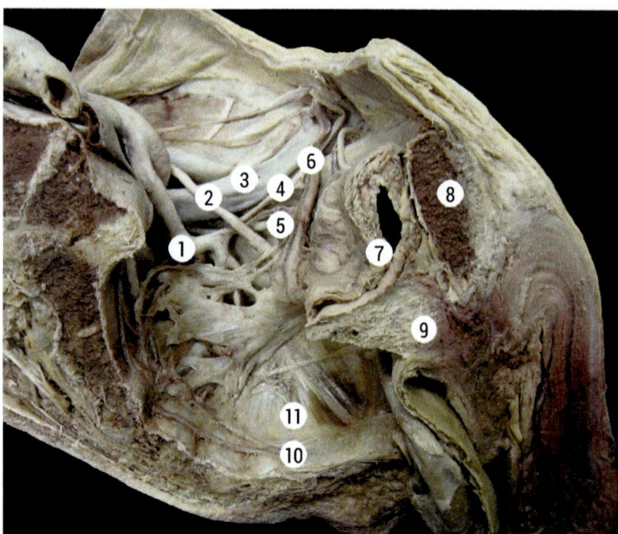

Figura 46-1. Vista medial del plexo hipogástrico inferior en pelvis masculina: arteria ilíaca interna (1), uréter (2), vena ilíaca externa (3), arteria umbilical (4), nervio obturador (5), conducto deferente (6), vejiga (7), pubis (8), próstata (9), troncos simpáticos sacros y ganglio impar (10), músculo elevador del ano (diafragma pélvico) (11).

Las fibras aferentes **parasimpáticas** provienen del plexo sacro a través de los **nervios pélvico-esplácnicos sacros**, formados por dos o tres filetes emanados de los ramos anteriores de S2, S3 y S4, que terminan en la parte posterior e inferior del plexo. Las fibras aferentes **simpáticas** provienen del segundo, tercer y cuarto ganglios del **tronco simpático sacro**, y de los **nervios hipogástricos**, que descienden del **plexo hipogástrico superior** con fibras que proceden de los ganglios lumbares bajos. También recibe fibras del **nervio pudendo**. Todo esto da origen a una compleja red de pequeñas ramas pélvicas, con funciones visceromotoras, viscerosensitivas y vasomotoras, que abastecen las vísceras pélvicas directa o indirectamente a través de los **plexos periarteriales**.

Si bien suele presentarse como un entramado de fibras con condensaciones, en ocasiones el PHI tiene forma de triángulo laminar, con una base posterior en las raíces sacras que le dan las aferencias, un margen superior que es paralelo a la arteria hipogástrica y un margen inferior que se extiende desde la raíz de S4 hasta el punto de entrada del uréter en la cara posterior del ligamento ancho (en las mujeres), siendo este punto el vértice del triángulo (Fig. 46-1).

Lateralmente se encuentran los vasos ilíacos internos y las inserciones del elevador del ano y del obturador interno. Las fibras que acompañan las ramas de la arteria ilíaca interna se extienden a ambos lados del recto, forman el **plexo rectal inferior** y dan los nervios anales superiores. La prolongación del PHI hacia la pared del recto forma el **plexo rectal medio**. Las fibras simpáticas tienen un efecto vasomotor, relajan el recto y contraen el esfínter interno, mientras que las parasimpáticas contraen el intestino y relajan el esfínter anal interno.

Por encima del PHI discurren las arterias vesical superior y umbilical obliterada. A ambos lados de la vejiga urinaria forman el **plexo vesical**, con ramas a uréter distal y vejiga urinaria, y son fundamentales en el control del mecanismo de evacuación de esta mediante las fibras parasimpáticas, encargadas de relajar el esfínter y contraer los músculos de la vejiga. El uréter es el vector para las eferencias vesicales.

En las **mujeres**, cada plexo se halla lateral al cuello uterino, fórnix vaginal y parte posterior de la vejiga, extendiéndose por el ligamento ancho de la matriz. Por delante del pliegue recto-uterino forma el **plexo uterovaginal**, muy rico en ganglios y que proporciona ramos al útero, el cérvix uterino, la vagina, la uretra, la trompa uterina, los ovarios y los cuerpos cavernosos del clítoris. El punto por el que la arteria uterina cruza el uréter en la base del ligamento ancho marca el límite superior del PHI. La arteria uterina es el vector para las eferencias vaginales, que se dirigen así a los tabiques vesicovaginal y rectovaginal (v. Fig. 45-4A).

En los **hombres**, el PHI se halla posterolateral a las vesículas seminales, la próstata y la base de la vejiga urinaria. Las fibras que provienen del plexo vesical para inervar la vesícula seminal y el conducto deferente forman el **plexo deferencial**, que sería el equivalente al uterovaginal de la mujer, pero sin tantas células ganglionares. El borde superior del PHI está situado por debajo de la bolsa rectovesical del peritoneo y está en contacto con la cara lateral de la base de la vejiga, siendo el límite superior el punto en el que el conducto deferente cruza el uréter (v. Figs. 45-4B y 46-1).

El margen anterior alcanza la cara posterior de la próstata y el límite inferior viene marcado por el trayecto del **nervio cavernoso**, que discurre hacia delante para alcanzar la cara posterolateral de la próstata, donde forma el **plexo prostático** junto con los ramos del PHI que inervan la próstata y la uretra prostática. El nervio cavernoso lleva la inervación parasimpática y simpática al pene y la uretra peneana. La uretra membranosa es inervada por el PHI junto con fibras somáticas que provienen del núcleo de Onuf, origen del **nervio pudendo** en la médula espinal sacra (S3-S4) (v. Cap. 47).

Ganglio hipogástrico o de Frankenhäuser

Si bien el PHI se observa como un complejo entrecruzamiento de fibras nerviosas y acúmulos de células ganglionares, a la altura de la cara lateral de la vejiga y del recto se observa un ganglio claramente diferenciado del resto, el **ganglio hipogástrico** o **de Frankenhäuser**. Este ganglio recibe aferencias desde el plexo lumboaórtico, desde los troncos simpáticos paravertebrales y desde el plexo sacro (pudendo), y de él parten múltiples fibras nerviosas destinadas a inervar las vísceras pélvicas, el esfínter estriado de la uretra y el tejido cavernoso del pene.

El ganglio hipogástrico y sus fibras tienen una estrecha relación de proximidad con el recto, la cara lateral y posterior de la vejiga, el uréter terminal, el surco posterolateral de la próstata, las vesículas seminales, la uretra posterior y el útero. Asimismo, el PHI está estrechamente relacionado con estructuras vasculares, observándose cómo las ramas arteriales y venosas que proceden del pedículo vesical inferior, destinadas a irrigar la vejiga y la próstata, penetran dentro del ganglio hipogástrico en su porción inferior. También cabe destacar la estrecha proximidad de algunos de los nervios eferentes de la parte anteroinferior del ganglio hipogástrico con estructuras del suelo pélvico como la fascia endopélvica, el músculo elevador del ano y el esfínter estriado de la uretra.

INDICACIONES TERAPÉUTICAS

A continuación, se detallan las indicaciones terapéuticas en la zona del PHI.

Generalidades

El PHI proporciona inervación vegetativa a los órganos pélvicos, ya sea de manera directa o indirecta, a través de anastomosis o la inervación de los *vasa vasorum*. Dado el papel regulador del SNA, cualquier disfunción en el PHI podría manifestarse como síntomas en varios de los órganos que inerva, como se sugiere de los resultados obtenidos en un estudio realizado en el Institut de Teràpia Neural i Medicina Reguladora de Sabadell (Barcelona), aún pendientes de publicación.

El objetivo del estudio fue evaluar la posible relación entre los síntomas originados a nivel de los diferentes órganos pélvicos que están inervados por el PHI. Se reclutaron 60 pacientes con al menos un síntoma afectando a los órganos pélvicos y se evaluaron todos los síntomas concomitantes. Los síntomas descritos que afectaban a zonas inervadas por el PHI incluían al plexo vesical (disuria, uretritis), uterovaginal (dismenorrea, dispareunia, dolor periovulatorio), prostático (uretritis, problemas de eyaculación y/o erección, síndrome prostático) y rectal (disquecia, hemorroides). Los resultados mostraron que el 85 % de los casos estaban afectos de ≥ 5 síntomas diferentes de origen pélvico, el 45 % ≥ 8 síntomas y el 10 % ≥ 12 síntomas, con una relación directa entre mayor cronicidad y mayor número de síntomas. Un síntoma prevalente, aparentemente no dependiente del PHI, fue la presencia de dolor lumbosacro en los 6 meses previos a la consulta en el 71 % de los participantes. Los resultados descritos nos llevan a las siguientes reflexiones: la presencia de un síntoma que afecta al área pélvica dirige la historia clínica en el descarte de otros síntomas pélvicos, dada la aparente interconexión de estos. Por otro lado, la alta incidencia tanto de cronicidad como de presencia de más de un síntoma con origen en los órganos pélvicos sugiere una posible disfunción del PHI responsable de los síntomas originados en las diferentes áreas inervadas por el mismo plexo. Una disfunción no identificada y, por tanto, no tratada, como sería en este caso el PHI, perpetúa unos síntomas que en muchas ocasiones solo son parcialmente aliviados con tratamientos dirigidos al síntoma; sin embargo, contemplar la posibilidad de una disregulación del PHI permite un enfoque terapéutico más preciso. Quedaría por resolver la etiología de esa disregulación, aunque la experiencia muestra que, aun sin conocer la causa específica, el abordaje terapéutico a la altura del PHI soluciona en muchas ocasiones la sintomatología por la que el paciente consulta de forma permanente. Y por último, la alta incidencia de dolor lumbosacro (71 %) comparado con la incidencia del 15 % de la población adulta española sugiere, por un lado, que el dolor lumbosacro puede ser consecuencia de la afectación del PHI, a través de las fibras sacras (parasimpáticas y simpáticas) y lumbares bajas (simpáticas). Y por otro, que puede tratarse de un dolor lumbar causado por un desarreglo intervertebral menor de la vértebra torácica T11-T12 o T12-L1, síndrome de la charnela toracolumbar, conocido como *síndrome de Maigne*. Las manifestaciones dolorosas coinciden con la distribución de los nervios raquídeos correspondientes (T12, L1). Al ser la manifestación más frecuente una lumbalgia baja, también puede manifestarse como dolores abdominales bajos seudoviscerales, que en ocasiones pueden llevar a errores diagnósticos y tratamientos quirúrgicos innecesarios.

Efectos de la inyección

Como ya se ha detallado, la irrigación vascular y la inervación vegetativa en la pelvis están íntimamente conectadas. Dada esta compleja red neurovascular, las alteraciones en el SNA, especialmente en su componente simpático perivasal, pueden desencadenar trastornos circulatorios y disfunciones en todos los órganos de la pelvis menor, lo que se manifiesta en síntomas que motivan al paciente a buscar atención médica.

Por lo tanto, la inyección en la zona del PHI mediante la mejora de la circulación sanguínea en los órganos y tejidos de la pelvis menor normalizaría la función de estos, y regularía la tensión miofascial y de los músculos esfinterianos. Estos efectos adquieren una función terapéutica en casos de inflamación aguda o crónica, así como en casos recurrentes. Se han descrito beneficios como el alivio del dolor, mejora en procesos infecciosos, preparación del terreno prequirúrgico –evidenciándose mejores resultados y menores complicaciones–, mejora en las funciones sexuales, regulación de la eyaculación y/o aumento de libido, y control de la micción y la defecación por efecto a nivel esfinteriano.

Sugerencias

En los siguientes apartados se detallan las sugerencias (generales y específicas) de inyección con anestésico local en el PHI.

Sugerencias generales

Cualquier afección que afecte a los órganos y estructuras pélvicas de la pelvis menor, ya sea de naturaleza inflamatoria, infecciosa, disfuncional o degenerativa, se plantea como candidata a una inyección terapéutica en la zona del PHI (por ejemplo, casos de pelvipatía, dolor pélvico o afecciones del aparato ligamentoso pélvico), así como en situaciones que involucran cicatrices o adherencias posquirúrgicas, tras infección o pos radioterapia. Esta técnica también se muestra pertinente en el contexto de alteraciones en la fertilidad, tanto en mujeres como en hombres.

En todos los casos es imprescindible realizar una historia clínica y exploración sistemática que descarte procesos degenerativos o infecciosos graves que requieran un tratamiento específico, siendo la terapia neural un tratamiento coadyuvante a considerar en estas situaciones, ya que puede aumentar la efectividad del tratamiento principal y/o disminuir posibles efectos secundarios.

Es importante tener en cuenta que clásicamente se ha considerado la pelvis menor como la segunda área del cuerpo con más campos interferentes, después de la zona del trigémino. Se debe sospechar la existencia de un campo interferente en esta zona cuando la historia de vida del paciente relata síntomas pélvicos o experiencias físicas o emocionales relacionadas con esta área.

Otras indicaciones de la inyección en el PHI incluyen trastornos craneosacrales y conflictos relacionados con la pareja o los hijos (v. Cap. 45).

Situaciones de especial sensibilidad que pueden beneficiarse de una inyección a la altura del PHI son aquellos casos con sintomatología en los órganos pélvicos y antecedentes de abusos sexuales, abortos u otras experiencias traumáticas, como la vivencia de una exploración médica realizada de forma irrespetuosa. Por lo tanto, debe tenerse en cuenta que las técnicas de inyección en la zona del PHI pueden generar una profunda sensación de vulnerabilidad tanto en las mujeres como en los hombres, especialmente cuando se utilizan las vías transvaginal y perineal. Además, pueden desencadenar reacciones emocionales y la resurgencia de memorias traumáticas, relacionadas con la relajación y el desbloqueo de una zona sumamente inervada, íntima y delicada. La sensibilidad de esta área abarca desde el control de los esfínteres vesicales y anales hasta aspectos de índole sexual, maternal o paternal.

Se recomienda consultar el capítulo 20, que trata sobre la gestión psicoemocional de estas reacciones comunes en los pacientes, y comprender la importancia del profesional en proporcionar apoyo emocional durante estos momentos. La liberación emocional, cuando se realiza con acompañamiento adecuado, puede ser una parte integral y catalizadora del proceso de mejora.

A continuación, se desglosan las diferentes áreas de la zona pélvica que pueden estar afectadas y dar lugar a sintomatología específica que podrían considerarse como tributarias de terapia neural:

- **Tracto urinario inferior**:
  - Disuria, polaquiuria, nicturia, vejiga irritable, tenesmo vesical.
  - Cistitis no infecciosa.
  - Infecciones del tracto urinario (cistitis, uretritis) agudas y especialmente recurrentes.
  - Falta de control de la micción: incontinencia, enuresis.
- **Zona colorrectal**:
  - Estreñimiento, principalmente debido a la congestión de la ampolla.
  - Prurito anal, hemorroides, fisura anal.
  - Afecciones inflamatorias del colon y recto: enfermedad de Crohn, colitis ulcerosa, proctitis.
- **Sistema genital femenino**:
  - Alteraciones de la menstruación: dismenorrea, amenorrea, menometrorragias, síndrome premenstrual, dolor lumbar o migraña relacionado con la menstruación.
  - Endometriosis, endometritis, parametritis, anexitis.
  - Quiste ovárico.
  - Afecciones relacionadas con la menopausia: disminución de la libido, atrofia vaginal, cistitis.
  - Flujo vaginal anómalo, sequedad, infecciones vaginales.
  - Afección en las relaciones sexuales: dispareunia, vaginismo, anorgasmia.
- **Sistema genital masculino**:
  - Afecciones de próstata: hiperplasia, prostatitis aguda o crónica, adenoma.
  - Afección en las relaciones sexuales: disfunción eréctil, trastornos en la eyaculación, anorgasmia, dispareunia.
- **Genitales externos**:
  - Dermatitis, prurito, herpes genital.
  - Neuralgia del pudendo, en el contexto de otros síntomas pélvicos.
- **Zona lumbosacra**:
  - Dolor en lumbares, sacro o cóccix.

Sugerencias específicas

A continuación, se explican las inyecciones retropúbica o prevesical, laterovesical, periovárica, paracervical y periprostática.

Inyección retropúbica o prevesical

La inyección retropúbica o prevesical, en el espacio de Retzius, se focaliza principalmente en la parte anterior del PHI, aunque su acción puede extenderse a otros subplexos por difusión. Sus indicaciones son: sintomatología predominante en la zona vesicouretral, pacientes con trastornos de la coagulación y en aquellos que tienen aversión a las agujas. Esta técnica ofrece la ventaja de reducir la sensación de irradiación a los genitales, que puede resultar incómoda para algunos pacientes en comparación con otros abordajes. Al reducir las inyecciones a solo una y con una aguja de menor calibre (27 G) y menor longitud (40 mm), se simplifica la técnica y es mejor tolerada, en comparación con la inyección laterovesical, que habitualmente implica dos punciones con una aguja de 23 G y una mayor profundidad (60-80 mm).

Inyección laterovesical. Abordaje suprapúbico

La inyección laterovesical por abordaje suprapúbico es la más empleada para influir en todos los subplexos del PHI, y por tanto estaría indicada en el abordaje de todas las sugerencias mencionadas anteriormente. Cuando se realiza adecuadamente, se considera una técnica segura y sencilla, además de ser cómoda para el paciente y requerir un tiempo de preparación menor que en los abordajes vaginal y perineal.

Inyección periovárica. Abordaje suprapúbico

La técnica de inyección en el plexo ovárico se emplea con menor frecuencia y generalmente se utiliza cuando se busca influir específicamente en la zona tuberoovárica. Está indicada en casos de trastornos de la fertilidad, alteraciones del ciclo menstrual y patología anexial.

Inyección paracervical. Abordaje vaginal

La técnica paracervical, aunque puede presentar más dificultades para los médicos no especialistas, incluso generar cierto rechazo por parte de las pacientes, es necesaria para realizar una exploración con visión directa de la vagina, cérvix y fórnices. Esta técnica es adecuada para casos que normalmente requerirían un abordaje suprapúbico, pero se recomienda especialmente para pacientes con lesiones cervicales, debido a que permite una exploración visual y una inyección submucosa directa, o cuando un abordaje suprapúbico no ha mostrado mejoría y se sigue sospechando del PHI como desencadenante neuromodulador. También es útil en casos de sospecha de un campo interferente endocervical, como un aborto quirúrgico con legrado (cicatriz no visible) o una histerectomía vaginal.

Este abordaje debe tenerse en cuenta también en casos de sospecha de irritación en las **espinas isquiáticas** o en los **ligamentos sacroespinosos**, especialmente en mujeres que han tenido partos complicados, como aquellos con uso de instrumentos o distocia de hombros. Su efecto se añade a la proximidad de diversas estructuras vasculonerviosas y miofasciales. En el capítulo 47 se explican las técnicas de inyección vaginales, así como las sugerencias para su aplicación.

Inyección periprostática. Abordaje perineal

El abordaje perineal de la inyección en la zona prostática guarda similitudes con la técnica intravaginal utilizada en las mujeres, ya que ambas requieren la posición de litotomía y una exploración más íntima, que en este caso permite una exploración digital de la próstata. Este abordaje se recomienda especialmente cuando se sospecha una mayor irritación del plexo prostático, particularmente si no se observa mejoría después de un abordaje suprapúbico o en los casos con síntomas predominantemente en la zona perineal y/o rectoanal.

MATERIAL

El material que se necesita para la realización de las diferentes técnicas de inyección en patología que afecta al PHI incluye agujas, que varían de calibre según la técnica usada y la constitución del paciente, siendo las agujas más utilizadas las de 23 G de 0,6 × 60 mm, 23 G de 0,6 × 80 mm y 27 G de 0,4 × 40 mm. Para el abordaje vaginal se requiere de un espéculo vaginal y pinza de gasa.

La cantidad de anestésico local que se inyecta oscila entre 2,5 y 5 mL por cada lado inyectado, con la excepción de la técnica del plexo ovárico, en la que se aplican 2 mL por lado. Para las técnicas intravaginal y perineal se recomienda el uso de una jeringa de 5 o 10 mL, lo cual permite realizar la inyección bilateral de 2,5 a 5 mL en cada lado sin necesidad de recargar la jeringa, lo que acorta el tiempo de exploración vaginal o rectal.

TÉCNICAS DE INYECCIÓN

Véase el **vídeo 46-1** para complementar las técnicas de inyección en el PHI.

Generalidades

Es importante destacar que, en ninguna de las técnicas que se describen para la zona del plexo pélvico, la aguja incide directamente en el plexo en sí mismo. En su lugar, el anestésico local se distribuye a diversas partes del plexo mediante difusión. Al mismo tiempo, es relevante tener en cuenta que estas técnicas también afectan a muchas otras estructuras en la pelvis menor, especialmente los vasos y las fascias, lo que parece tener un efecto sinérgico.

Con frecuencia se realizan **inyecciones complementarias** en los tejidos pélvicos periféricos, como se describe en el capítulo anterior. La ubicación precisa de estos puntos se determina de un modo individualizado mediante palpación, y sus punciones generan un efecto reflejo en estructuras viscerales o profundas, como las fascias y los músculos del suelo pélvico. Estas inyecciones se realizan comúnmente en áreas como el pubis, la cresta y las fosas ilíacas, el ombligo o su entorno, la región iliolumbar, vertebral y ligamentosa a nivel lumbosacro, así como en áreas miofasciales de los glúteos, el músculo piramidal y los aductores.

Por lo general, es aconsejable comenzar con una palpación suave del abdomen para evaluar la receptividad del paciente. Esto implica sentir la tensión en la piel y la fascia superficial, así como en el músculo. A través de esta interacción se pueden identificar los puntos adecuados para la inyección, a veces utilizando el método del pinzado rodado si es necesario. Durante el procedimiento se establece una conexión cercana con el paciente, similar a una conversación en la que se liberan tensiones. Esto puede manifestarse a través de suspiros, una respiración más profunda y aliviada, movimientos intestinales, relajación en la zona lumbar y las extremidades inferiores, e incluso liberación emocional en forma de llanto o risa. En ocasiones, estos puntos de inyección pueden generar una sensación refleja en las vísceras pélvicas o genitales.

En función de las respuestas del paciente, a veces es apropiado esperar y evaluar la evolución antes de decidir si se requieren inyecciones en el área del PHI en la siguiente visita. En terapia neural no existe un protocolo preestablecido y el enfoque es altamente adaptable a las necesidades del momento, por lo que la toma de decisiones se realiza en consonancia con la situación individual del paciente.

En cualquier caso, si finalmente se decide inyectar en la zona del PHI durante la misma sesión, tanto el paciente en su conjunto como la pelvis en particular estarán más receptivos y relajados. En situaciones en las que la zona presenta un alto grado de inflamación, tensión o carga emocional intensa, suele ser preferible evitar realizar como primera inyección punciones suprapúbicas con agujas largas, o un abordaje vaginal o perineal, y optar por un enfoque más suave y gradual.

Inyección retropúbica o prevesical (espacio de Retzius)

A pesar de que esta técnica no incide directamente sobre el PHI, la experiencia clínica indica que sí puede influir sobre él por difusión a través del espacio de Retzius, con la ventaja de que se realiza con una punción única y en la línea media.

Con el paciente acostado en supino, un rodillo debajo de sus rodillas y la vejiga completamente vacía, se realiza presión

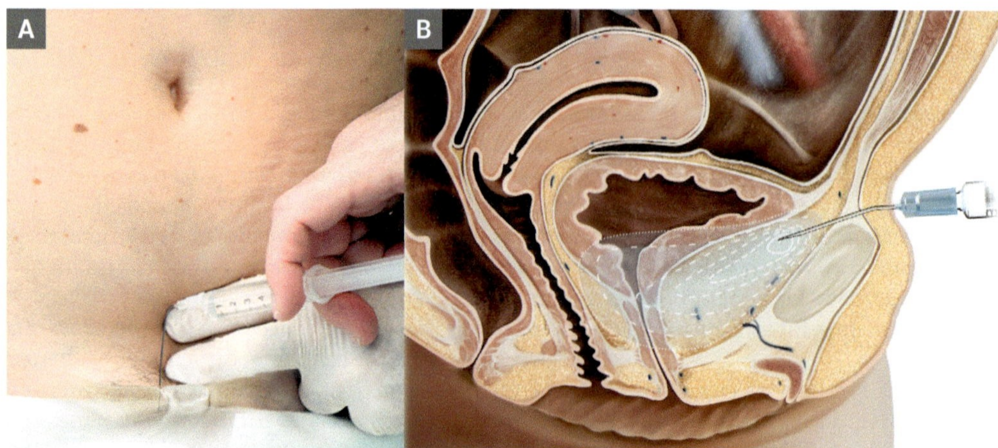

Figura 46-2. Inyección retropúbica o prevesical en pelvis femenina. **A)** Con la vejiga vacía, se deprime el abdomen por encima del pubis para introducir la aguja doblada justo por encima de la sínfisis del pubis y situarla entre esta y la vejiga. El anestésico local depositado en el espacio de Retzius baña el plexo vesical y difunde lateralmente para alcanzar la parte anterior del plexo uterovaginal. **B)** Sección sagital.

sobre el hipogastrio, justo por encima del pubis, hasta colocar la mano exploradora por detrás del pubis. En este momento se introduce la aguja de 27 G de 40 mm por detrás de la sínfisis púbica, en dirección caudal, siguiendo por la línea media con una inclinación de unos 30°, situando la aguja por detrás del pubis, sin tocar el hueso. A 3-4 cm de profundidad, según el paciente, se liberan entre 3 y 5 mL de procaína (Fig. 46-2).

Contraindicaciones, precauciones y peculiaridades

Esta es una técnica muy segura y no tiene contraindicaciones, más que las habituales de alergia al anestésico local utilizado en la inyección o de infección en los tejidos donde se introducirá la aguja. Es importante que el paciente haya vaciado completamente la vejiga antes de proceder a la inyección, aunque si ocurriera la perforación de la vejiga, dado el calibre de la aguja utilizado, la posibilidad de complicaciones es infrecuente y es una complicación que suele resolverse de forma espontánea.

Debido a las características anatómicas del espacio de Retzius, no se recomienda aspirar durante la inyección, ya que esto podría dañar las delicadas venas debido a la succión. En su lugar se aconseja avanzar la aguja con una presión continua del émbolo para desplazar el tejido conectivo y, con él, los vasos sanguíneos, alejándolos de la trayectoria de la aguja. Esta técnica parece reducir el riesgo de formación de hematomas.

Complicaciones

Aparte de la perforación accidental de la vejiga, no se conoce la posibilidad de otras complicaciones en esta técnica más allá de las que pueden suceder con cualquier inyección, como los hematomas o una infección.

Debido a su seguridad y eficacia, la inyección prevesical o retropúbica se convierte en la primera opción cuando no es posible llevar a cabo otros abordajes del PHI.

Inyección periovárica. Abordaje suprapúbico

Como se ha descrito en el capítulo anterior, los ovarios están inervados por el plexo ovárico, que consta de fibras autónomas vasomotoras y sensitivas originadas en los plexos aórtico abdominal y renal. El plexo ovárico forma una compleja red de conexiones con el PHI, que incluye tanto las fibras simpáticas del plexo uterovaginal como las fibras parasimpáticas provenientes de los nervios esplácnicos pélvicos. Esta red de inervación regula las funciones de los ovarios, las trompas de Falopio y la parte superior del útero, así como las de sus estructuras adyacentes.

En el libro de Weinschenk se describe esta técnica, confirmada por Horst Becke en varias ocasiones durante cirugías y que está indicada especialmente cuando se quiere incidir más específicamente sobre la inervación tuberoovárica. Franco Donati modificó la técnica utilizando una aguja más corta para una mayor seguridad, confirmando mediante resonancia magnética (Fig. 46-3B) que la procaína alcanza el plexo ovárico por difusión.

Se requiere una aguja de 0,4 × 40 mm, aunque para pacientes obesos debe ser de 0,60 × 60 mm, y una jeringa de 3-5 mL. Se inyectan 2-3 mL de procaína al 0,5 % por cada lado.

Con la paciente acostada en decúbito supino y con un rodillo bajo las rodillas para relajar el abdomen y la pelvis, se lleva a cabo el procedimiento desde el lado opuesto al que se va a inyectar.

Se realiza una inyección dérmica y preperióstica en el tubérculo púbico, que coincide con el borde lateral de la inserción del músculo recto anterior. Luego se introduce una aguja de 40 mm (según Donati) en dirección hacia la espina ilíaca anterosuperior, manteniendo una inclinación de 45° en sentido craneal, lateral y posterior (Fig. 46-3A), mientras se aplica presión en el émbolo de la jeringa para reducir la posibilidad de dañar una vena. Una vez alcanzada la posición, se realiza una aspiración antes de inyectar los 2 mL de procaína. Es importante aplicar una compresión adecuada en la zona después de completar la inyección.

Contraindicaciones, precauciones y peculiaridades

Se recomienda evitar el contacto óseo, especialmente la inyección en el periostio, ya que es doloroso e innecesario.

Si la aguja alcanza el peritoneo, se debe detener el avance y depositar la procaína en ese punto, motivo por el cual es fundamental avanzar la aguja de manera suave y estar atentos a las reacciones de la paciente. Si esta siente un dolor

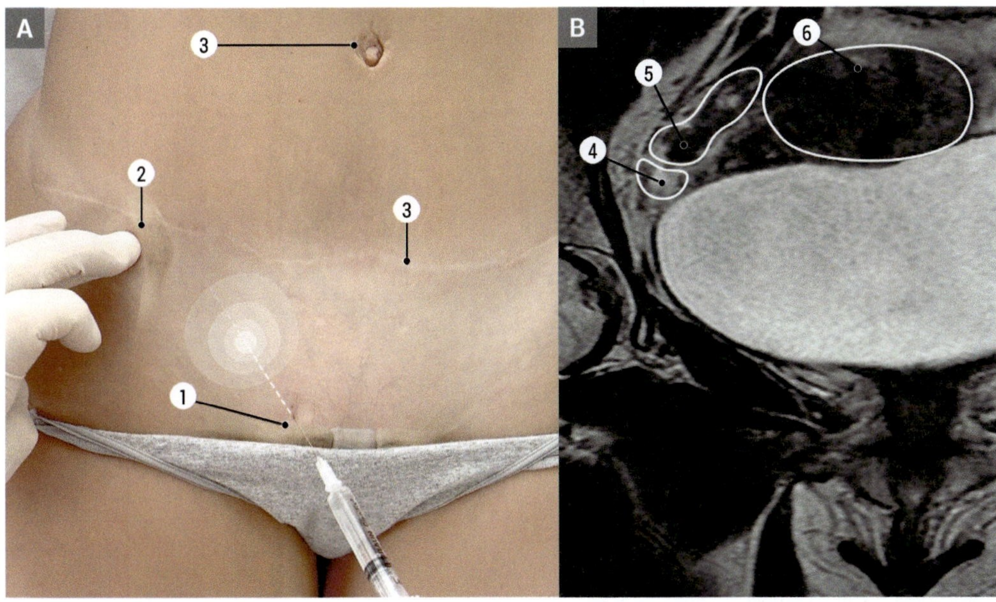

Figura 46-3. Inyección periovárica. **A)** Después de realizar una inyección dérmica y preperióstica en el tubérculo púbico (1), en el borde lateral de la inserción del músculo recto anterior, la aguja de 40 mm se introduce en dirección hacia la espina ilíaca anterosuperior (2), manteniendo una inclinación de 45° en sentido craneal, lateral y posterior. Cicatriz de abdominoplastia (3). **B)** En la resonancia magnética se observa la procaína (4) cerca del ovario derecho (5) a los 90 minutos de la aplicación de esta técnica. Útero (6).

característico, similar a un segundo pinchazo, es indicativo de que se ha tocado el peritoneo.

Esta técnica está contraindicada durante el embarazo y en pacientes con trastornos de la coagulación o en tratamiento anticoagulante, así como en casos de infecciones en la pared abdominal.

En casos de masas anexiales benignas, el uso de una aguja de 40 mm resulta más seguro, permitiendo que el anestésico local alcance la zona por difusión y evitando que la aguja alcance los quistes.

Complicaciones

Además de las posibles complicaciones asociadas a cualquier inyección, esta técnica puede ocasionar un hematoma en la pared abdominal o un sangrado tardío retropúbico, aunque esto último es muy raro. En todo caso, es recomendable aplicar una presión adecuada después de la inyección y realizar un seguimiento posterior de la paciente. El riesgo de inyección en la vejiga o en la cavidad intraperitoneal es muy bajo, a menos que no se siga correctamente la técnica.

Inyección laterovesical. Abordaje suprapúbico

Con esta técnica la inyección llega al tejido conjuntivo laxo laterovesical extraperitoneal, que contiene una densa red de ramificaciones del plexo uterovaginal en mujeres, incluido el ganglio de Frankenhäuser, o el plexo paraprostático en hombres, alcanzando también al resto de subplexos. Habitualmente se realiza de un modo bilateral (Fig. 46-4). Fue descrita por Peter Dosch en 1963, y confirmada mediante técnicas de inyección en cadáver por Giebel y Barop en 2004 y Vinyes en 2016. Wolfgang Ortner la confirmó mediante visualización directa por laparoscopia en 2005.

Para llevar a cabo esta técnica se solicita al paciente que vacíe la vejiga previamente y que se coloque en decúbito supino, con un rodillo debajo de las rodillas para relajar las zonas pélvica y lumbar. Se utiliza una aguja de 60 mm, aunque en pacientes delgados o con una cavidad abdominal que se deprime fácilmente puede ser suficiente una aguja de 40 mm, y en pacientes obesos sin un abdomen fácilmente depresible se requeriría una aguja de 80 mm. La aguja se inserta en el ángulo formado por el borde superior de la rama superior del pubis y el margen externo de la inserción púbica del músculo recto mayor del abdomen, coincidiendo con el margen lateral del tubérculo púbico. Este punto se localiza aproximadamente a dos traveses de dedo laterales de la línea media de la sínfisis púbica y a dos traveses mediales a la arteria ilíaca externa.

Es importante no realizar la inyección en una posición más lateral, ya que existe el riesgo de dañar la arteria epigástrica inferior.

Se puede comenzar opcionalmente con una punción epidérmica y subcutánea en el punto de entrada de la aguja, para marcar el lugar de la punción siguiente e inducir un efecto reflejo y anestésico, o elegir realizar la inyección de forma directa desde el punto de entrada indicado. Con la mano que no realiza la inyección, se sujeta la piel sobre el pubis. La pápula creada se coloca entre los dedos y se ejerce una ligera presión hacia abajo para fijar los planos y, al mismo tiempo, situarse por detrás del hueso púbico. Esto reduce la distancia entre el punto de inyección y el objetivo en aproximadamente 4 cm.

A continuación, se introduce la aguja en dirección de 10° medial y de 30 a 40° caudal, sin hacer contacto con el hueso, y siguiendo una línea imaginaria desde el punto de inyección hacia el ano. Con una ligera presión sobre el émbolo, se introduce la aguja suavemente hasta alcanzar una profundidad aproximada de 4-8 cm, dependiendo de las condiciones anatómicas del paciente. En este punto, se llega al tejido conjuntivo paravesical extraperitoneal, que alberga una densa red de ramificaciones del plexo uterovaginal en mujeres o del plexo paraprostático en hombres. El paciente experimenta una sensación similar a la

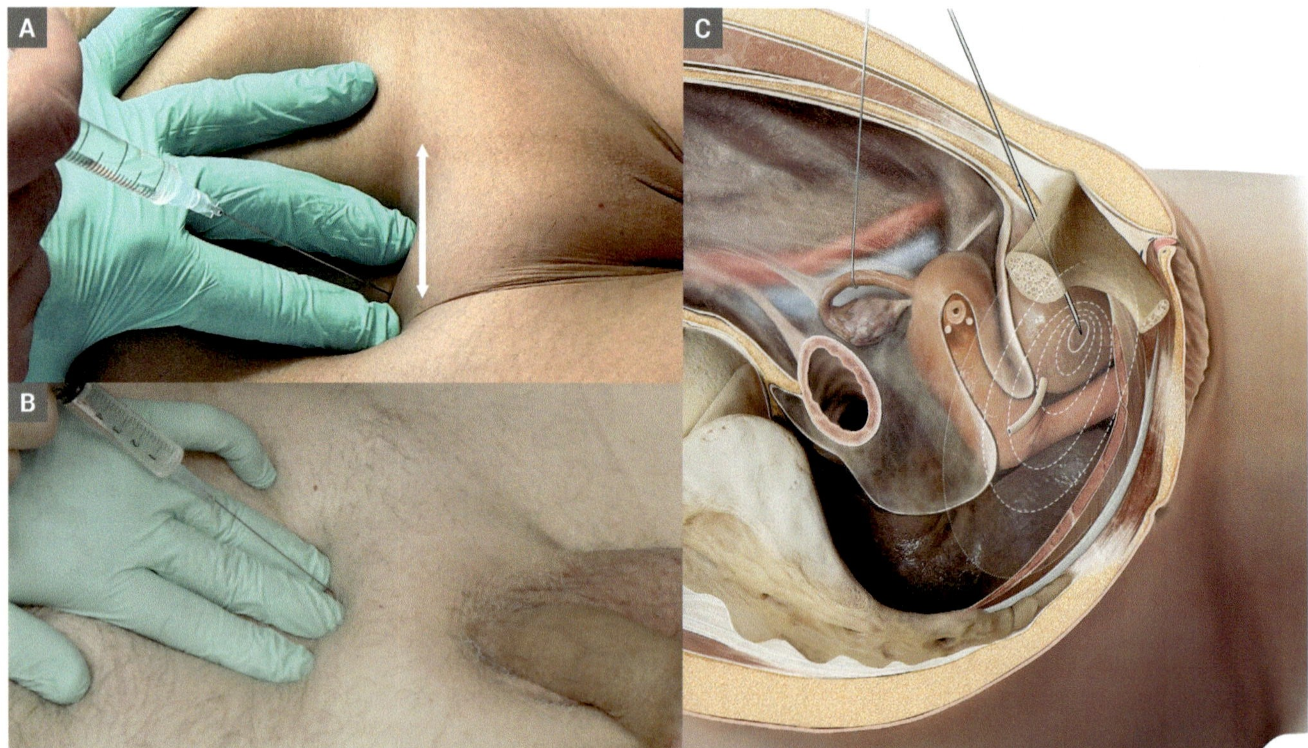

Figura 46-4. Inyección en el plexo hipogástrico inferior. Abordaje suprapúbico. La aguja entra por el margen lateral del músculo recto anterior del abdomen, justo por encima del margen del pubis en una dirección de caudal y medial, en dirección al ano. La presión ejercida con la mano sobre el pubis facilita la entrada directa de la aguja por detrás del pubis y reduce la distancia al plexo pélvico (flecha). **A)** En el lado derecho en paciente femenino. **B)** En el lado izquierdo en paciente masculino. **C)** Sección sagital en la que se indica cómo la procaína, que se inyecta en el espacio laterovesical, baña los plexos vesical, uterovaginal y rectal, también a través del espacio perirrectal.

necesidad de orinar o una corriente que se dirige hacia los genitales o el ano. Esta sensación es indicativa de que se ha alcanzado el punto deseado y de que se ha influido también sobre el nervio pudendo. Para asegurarse de la ubicación adecuada, se realiza una doble aspiración antes de inyectar entre 3 y 5 mL de procaína en la zona. Esto permite que el anestésico se difunda por la región, bañando los diferentes subplexos involucrados (Figs. 46-5 y 46-6; v. 46-4C).

Es importante introducir la aguja con suavidad para estar atentos a cualquier sensación que el paciente pueda experimentar a lo largo de su recorrido. En algunas ocasiones, el paciente podría sentir sensaciones, corrientes o dolores que se irradian hacia los genitales, el ano u otras áreas, o incluso una reacción emocional. En estos casos es aconsejable hacer una pausa y liberar un poco de procaína en ese punto, lo que puede tener un efecto terapéutico, ya que podría indicar una zona de irritación. La introducción rápida de la aguja no solo impide la detección de estas áreas sensibles, sino que también puede ser menos segura y precisa.

Contraindicaciones, precauciones y peculiaridades

La inyección suprapúbica laterovesical es, en general, una técnica relativamente sencilla, segura y con una amplia gama de indicaciones y sugerencias terapéuticas; sin embargo, existen ciertas consideraciones y precauciones importantes que deben tenerse en cuenta.

Antes de realizar la inyección es fundamental asegurarse de que el paciente haya vaciado completamente su vejiga. En casos de masas anexiales de tamaño importante que puedan modificar la anatomía de la zona afecta, se recomienda realizar una ecografía vaginal y/o abdominal para evaluar las características de la masa y su relación con los tejidos adyacentes, a la vez que se obtiene una planificación de la entrada y recorrido de la aguja con el fin de evitar la punción de la masa. En los casos que planteen una mayor dificultad se recomienda realizar una punción ecoguiada por vía abdominal.

El embarazo y las alteraciones en la coagulación sí son contraindicaciones para esta técnica, por lo que se recomienda considerar la técnica prevesical retropúbica a lo largo de la línea media, como se describe en el apartado *Inyección retropúbica o prevesical* (*espacio de Retzius*).

En el caso de que se aspire sangre, se debe reajustar ligeramente la posición de la aguja, y en caso de aspirar orina es necesario retirar tanto la aguja como la jeringa y repetir la inyección utilizando una jeringa nueva. En este caso es importante asegurarse de que la aguja entre cerca del margen posterior del pubis, mientras se presiona la vejiga con la otra mano y la aguja no apunta excesivamente en la dirección media.

Si el paciente experimenta un dolor intenso durante la inserción de la aguja, se debe interrumpir la inyección de inmediato y verificar que la técnica se esté llevando a cabo correctamente. En el caso que se sospeche una inflamación o irritación significativa en la zona, se libera una cantidad de procaína en el área afectada, se retira la aguja y se realiza un seguimiento cercano

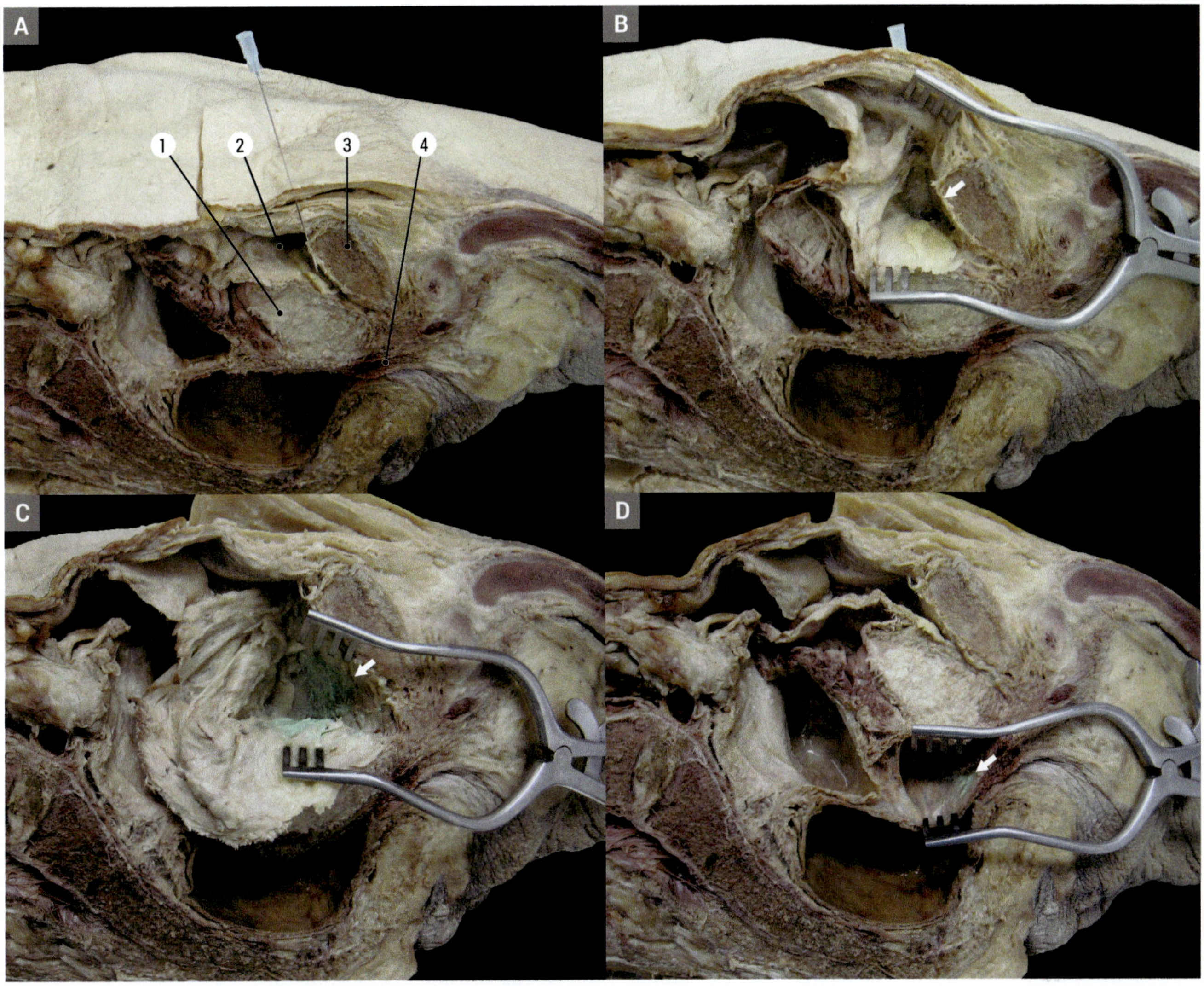

Figura 46-5. Disección de pelvis masculina. Inyección en el plexo hipogástrico inferior, abordaje suprapúbico. **A)** La aguja se introduce por el margen lateral del músculo recto anterior del abdomen, justo por encima del encima del pubis, avanzando entre este y la vejiga en dirección al ano: próstata (1), vejiga (2), pubis (3) y ano (4). **B)** Se separa la vejiga y la próstata para observar que la aguja ha alcanzado el espacio laterovesical. **C)** Tras depositar 0,5 mL de látex verde, se observa cómo este se distribuye por el espacio laterovesical impregnando el plexo pélvico vesical y prostático y los tejidos de su alrededor. **D)** A pesar de la pequeña cantidad inyectada (0,5 mL) y de la escasa difusión del látex, este alcanza la zona prerrectal, con su plexo nervioso.

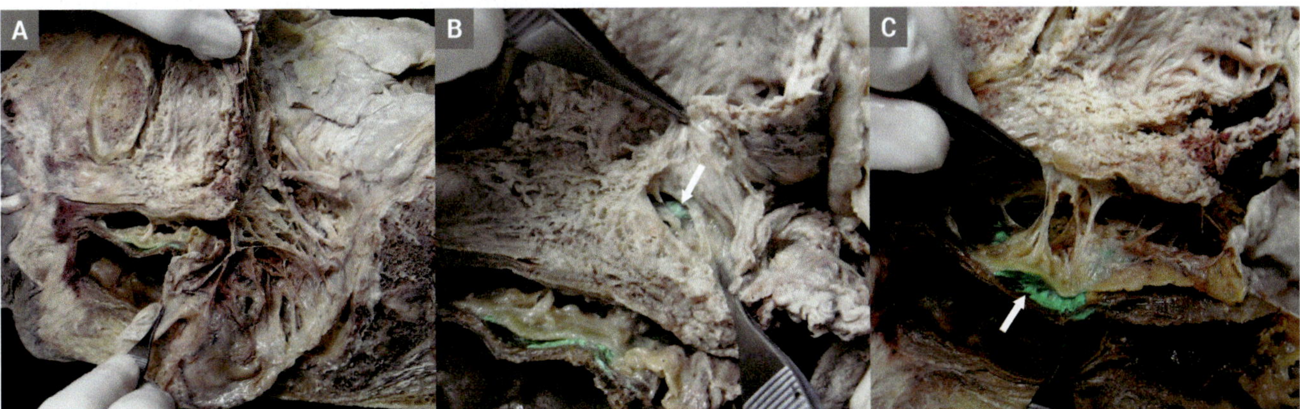

Figura 46-6. Disección de pelvis femenina. Inyección en el plexo hipogástrico inferior, abordaje suprapúbico. **A)** En el corte sagital de una pelvis femenina en la que se ha inyectado 0,5 mL de látex verde en la zona laterovesical antes de cortar la pieza, se observa cómo el látex alcanza el espacio vesicouterino **(B)** y uterorrectal **(C)**, impregnando los plexos nerviosos, el tejido conectivo y resto de estructuras del entorno.

del paciente. En muchas ocasiones, cuando se realiza la misma punción en sesiones posteriores, es probable que la zona se encuentre menos inflamada y dolorosa, lo que permitirá aplicar la técnica de manera completa si aún se considera necesario.

Complicaciones

Una punción accidental de la vejiga es muy poco frecuente, y a pesar de que suele carecer de relevancia clínica, el paciente podría experimentar hematuria en las primeras micciones o incluso durante unos días. En tales casos se recomienda aumentar la ingesta de líquidos.

Aunque muy rara, la presencia de sangre en la primera eyaculación después de la inyección puede sugerir que la punción fue intraprostática, lo cual no tiene mayor implicación médica. Es importante destacar que, tradicionalmente, algunas escuelas de terapia neural optaron por inyectar directamente en la próstata. Los autores consideran que esta práctica es innecesaria, ya que el plexo vasculonervioso se encuentra alrededor el órgano.

La punción accidental de un vaso sanguíneo durante la inyección en el espacio uterovaginal puede producir un hematoma, que en su mayoría se resolverá de forma espontánea, y generar una sensación de presión durante varios días. Si esta sensación persiste o se intensifica, y se asocian otros síntomas como síndrome febril, es necesario descartar la posibilidad de un hematoma sobreinfectado.

En otros casos, la sensación de una presión importante o disuria durante varios días puede ser resultado de un fenómeno de reacción que consiste en una reactivación de síntomas antiguos, generalmente seguida por una mejora clínica. Un seguimiento adecuado del paciente es fundamental en estos casos.

Cuando la inyección se realiza de manera demasiado lateral o craneal, existe el riesgo de que aparezca un hematoma considerable en la pared abdominal debido a la punción de las arterias o venas epigástricas superficial o inferior, que en caso de alteración en la coagulación puede causar un gran hematoma preperitoneal que puede requerir desbridamiento mediante cirugía.

Inyección paracervical. Abordaje vaginal

Esta técnica suele implicar una inyección bilateral y más centrada en el plexo nervioso parauterino y paracervical. Según el libro de Weinschenk, la técnica de inyección vaginal del plexo pélvico fue inicialmente descrita por Siegen en 1951 y Huneke en 1952, basándose en publicaciones anteriores. Durante la década de 1950 fue ampliamente aplicada e investigada por parte de los ginecólogos asociados al Hermann Goecke, en el Hospital Universitario de Mujeres de Münster. Más tarde fue detallada por Dosch en 1963. Generalmente se aplica bilateralmente.

Para llevar a cabo esta técnica se utiliza una aguja de 23 G de 0,6 × 80 mm.

La paciente debe acostarse en posición de litotomía o en decúbito supino con las piernas abiertas y dobladas, y los pies apoyados en la camilla. La vejiga debe estar vacía. Con una buena iluminación, se introduce cuidadosamente un espéculo lubricado hasta localizar el cuello uterino.

La punción se realiza de manera paracervical, al lado de la porción inferior del cuello uterino, a través del pliegue de la mucosa del arco lateral de la vagina. La aguja se coloca preferiblemente en el polo posterior, entre las 4 y las 8 h, o bien en el polo anterior, entre las 2 y las 10 h. Se pide a la paciente que tosa, momento en el cual, mientras desciende el útero y el cérvix, la aguja penetra aproximadamente 0,5 cm a través de la pared del fondo vaginal, avanzando con calma y bajo presión continua del émbolo en una dirección ligeramente oblicua hacia lateral (**Fig. 46-7**).

La inyección de 3-4 mL de procaína en cada lado alcanza principalmente el plexo uterovaginal y, de manera indirecta a través de la difusión, al resto del PHI y la estructura de la pelvis menor. En el caso de que exista una cicatriz de histerectomía vaginal, con una aguja de 60 mm de largo se pueden inyectar 2 mL de procaína a 1,5 cm lateral de los ángulos de la cicatriz en cúpula vaginal y 2 mL más en el recorrido de la cicatriz a nivel de submucosa.

Contraindicaciones, precauciones y peculiaridades

Se recomienda posponer esta inyección durante la menstruación, pero en el caso de considerarse, es preferible optar por la técnica suprapúbica. La técnica transvaginal está contraindicada en pacientes con trastornos de coagulación, y es imprescindible que la paciente haya vaciado su vejiga previamente.

La inyección en el polo anterior del cérvix conlleva un mayor riesgo de punción en la vejiga o la arteria uterina, por lo que se debe controlar muy bien la profundidad de la inyección y evitar realizarla en paralelo al cuello uterino para prevenir lesiones en el uréter o la arteria uterina.

Debe considerarse la individualidad de cada caso y evaluar si la anatomía pudiera estar alterada, como en casos de cirugía vaginal previa o conización. En estos casos, la mucosa vaginal podría estar adelgazada y la punción debe realizarse con extremo control para evitar atravesar el peritoneo y entrar en la cavidad peritoneal.

La realización de esta técnica con la aguja dentro de su capucha plástica recortada 1 cm permite asegurar que no se introducirá más de esa profundidad. Dadas las características anatómicas del área paracervical, se aconseja no aspirar, sino avanzar la aguja aplicando una presión continua en el émbolo. Inicialmente puede requerirse una alta presión del émbolo, reduciéndose notablemente la resistencia tisular tras atravesar la pared del fondo vaginal y comenzar a administrar el anestésico local en el paracérvix. Puede ocurrir una vagotonía marcada tras la inyección, manifestándose con cabeza embotada y somnolencia, por lo que es recomendable el reposo y acompañar a la paciente hasta su recuperación.

Complicaciones

La inyección accidental en la vejiga y los hematomas son poco comunes y suelen carecer de relevancia clínica. Un leve sangrado en el sitio de inyección es común y se controla fácil-

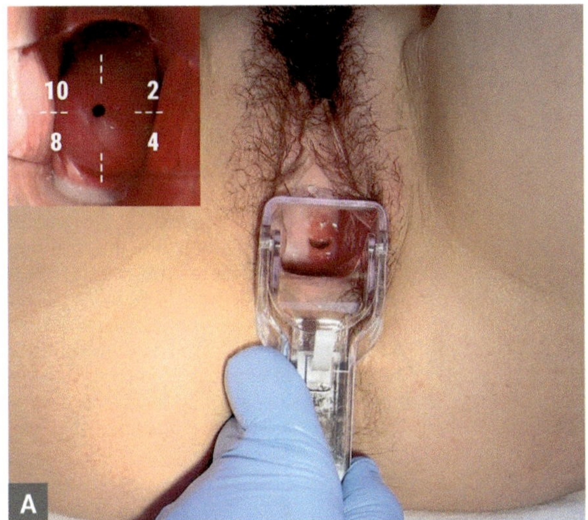

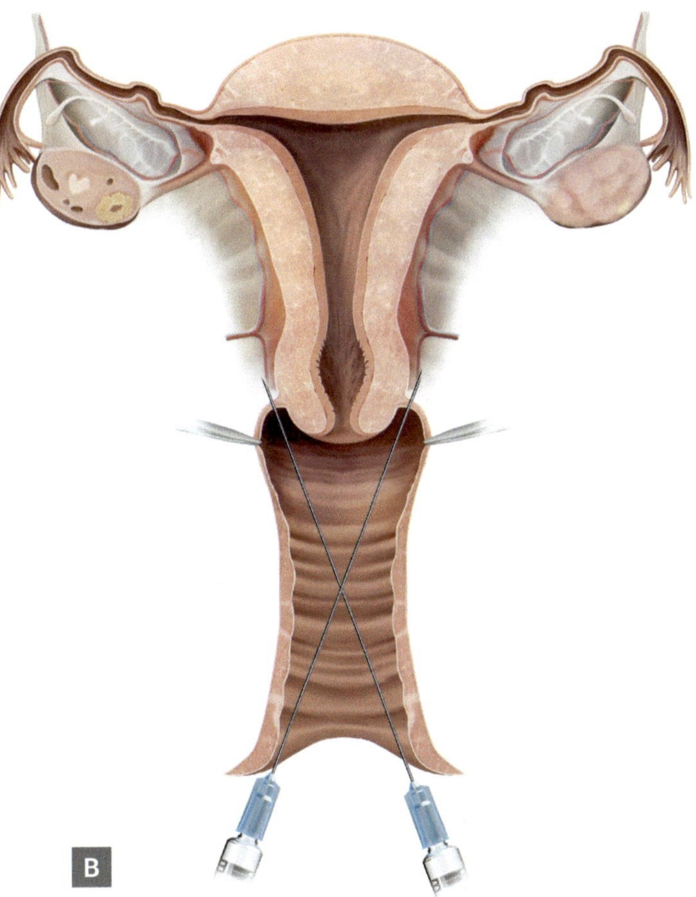

Figura 46-7. Inyección paracervical, abordaje intravaginal. **A)** Vista mediante exploración vaginal. **B)** Vista desde una sección coronal. Una vez colocado el espéculo vaginal, la punción se realiza de manera paracervical, al lado de la porción uterina, a través del pliegue de la mucosa del arco lateral de la vagina. La aguja se coloca preferiblemente en el polo posterior, entre las 4 y las 8 horas, o bien en el polo anterior, entre las 2 y las 10 horas. La aguja penetra aproximadamente 0,5 cm para atravesar la pared del fondo vaginal, avanzando bajo presión continua del émbolo en una dirección ligeramente oblicua hacia lateral. La inyección de 3-4 mL de procaína en cada lado alcanza principalmente el plexo uterovaginal y, de manera indirecta a través de la difusión, al resto del PHI y la estructura de la pelvis menor.

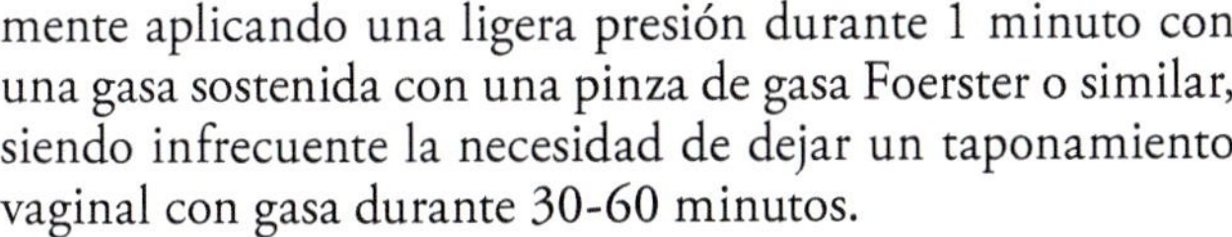
mente aplicando una ligera presión durante 1 minuto con una gasa sostenida con una pinza de gasa Foerster o similar, siendo infrecuente la necesidad de dejar un taponamiento vaginal con gasa durante 30-60 minutos.

Inyección periprostática. Abordaje perineal

Se trata de una inyección con abordaje perineal escasamente utilizado en la actualidad. Autores como Peter Dosch la describen como una técnica de uso frecuente; sin embargo, para otros autores contemporáneos como Lorenz Fischer y Hans Barop es una técnica prácticamente abandonada por tratarse de un abordaje incómodo para el paciente y no presentar ventajas en su efectividad comparado con la inyección suprapúbica. A pesar de esto último, dado que en casos concretos puede estar indicado su uso, a continuación se describe la técnica en detalle.

En este abordaje se utilizan agujas de 27 G de 40 mm o de 23 G de 60 mm.

El paciente se sitúa acostado en posición de litotomía, con las piernas abiertas y dobladas con los pies bien apoyados en la camilla, y se le pide que él mismo se sostenga el escroto hacia arriba. Después de lubricar el dedo índice enguantado de la mano libre, se palpa la próstata a través del recto y bajo control digital durante todo el proceso, se introduce la aguja aproximadamente a 1 cm de la zona media de la línea media del periné y se avanza en dirección paralela a la camilla entre 4 y 6 cm, hasta tocar la próstata pero sin entrar en ella, ya que el objetivo es «bañar» el plexo prostático junto a la cápsula prostática (Fig. 46-8).

Para llevar a cabo esta inyección de manera bilateral se puede retirar la aguja una vez que se haya completado la inyección en un lado y luego proceder de la misma manera en el otro. Alternativamente se puede introducir la aguja más cerca del rafe medio, entre el testículo y el ano. Luego se dirige la aguja de manera paralela a la camilla, inclinándola entre 5 y 10° hacia un lado, y se administran 2 mL de procaína al tocar uno de los lóbulos prostáticos. Posteriormente se retira la aguja, pero no por completo, y se vuelve a introducir cambiando la dirección hacia 5 o 10° en el sentido opuesto, de modo que se pueda realizar la inyección en el otro lóbulo de la próstata.

En los casos en los que no es necesario realizar un tacto rectal, como puede ser en pacientes ya controlados a quienes se les aplica esta técnica en varias sesiones, puede inyectarse en la zona periprostática sin realizar el tacto rectal.

Contraindicaciones, precauciones y peculiaridades

Al igual que en el abordaje vaginal, la técnica de abordaje perineal requiere una atención delicada. Es importante preparar todo el material necesario antes de iniciar el procedimiento.

En los pacientes que presenten prostatitis, especialmente en casos de inflamación aguda, el tacto rectal puede resultar muy doloroso, por lo que resulta fundamental abordar esta situación

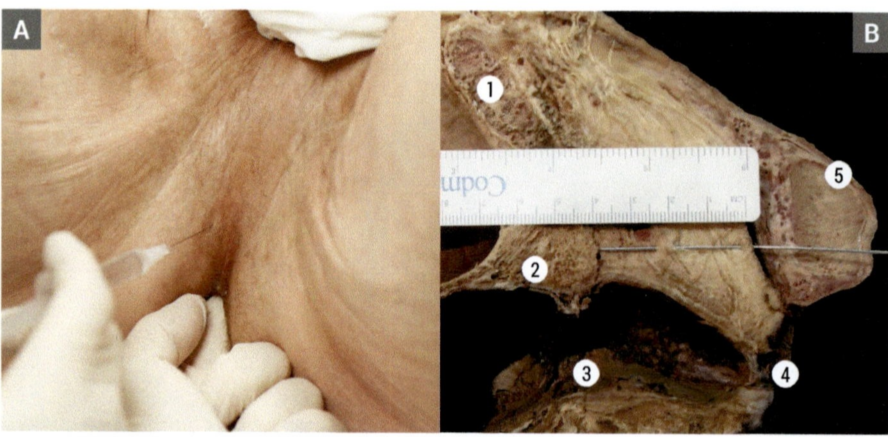

Figura 46-8. Inyección periprostática, abordaje perineal. **A)** La próstata se localiza mediante un tacto rectal. El punto de punción se encuentra a mitad de camino entre los testículos (sujetados por el paciente) y el ano. La aguja puede insertarse lateralmente al rafe de la línea media, perpendicular a la piel, dirigiéndose primero a un lóbulo y luego al otro, o bien realizar dos inyecciones paralelas a 1 cm de la línea media. **B)** En la imagen en plano sagital de una pelvis masculina, se observa cómo, al introducir la aguja a 4 cm de profundidad, se alcanza el espacio periprostático sin penetrar la próstata: pubis (1), próstata (2), recto (3), ano (4) y testículo (5).

con mayor suavidad y cuidado. En estos casos la introducción de la aguja puede realizarse de manera gradual mientras se libera la procaína para permitir que los tejidos se vayan relajando. La liberación constante pero lenta de anestésico local en la cercanía del plexo prostático, en lugar de realizar un vaciado rápido de la jeringa, puede reducir la molestia.

En situaciones donde existan fisuras anales, hemorroides congestionadas o infecciones en la zona perineal, este abordaje perineal no debe llevarse a cabo.

Complicaciones

Esta técnica se considera muy segura. Aparte de las potenciales complicaciones inherentes a cualquier procedimiento de inyección, como el riesgo de infección o reacción alérgica al anestésico local, o un hematoma superficial en el lugar de punción, en casos excepcionales podría presentarse hematuria o una pequeña cantidad de sangre en la eyaculación si se perfora la próstata durante la inyección; sin embargo, estas situaciones, si ocurrieran, no tendrán mayor repercusión clínica.

HISTORIAS DE VIDA

A continuación, se explican cuatro casos que recibieron inyección de anestésico local en el PHI.

Historia 1

Una mujer de 42 años acudió a la consulta con una constelación de síntomas, todos ellos relacionados con el área ginecológica, de años de evolución. Estos incluían dismenorrea, hipermenorrea, infecciones del tracto urinario de repetición, vulvovaginitis de repetición, hemorroides sintomáticas, disestesia a la altura de una cicatriz de cesárea y herpes genital simple de tipo I recurrente. No reportó otros síntomas o afecciones en otras partes de su cuerpo ni en su estado de ánimo. Historia ginecoobstétrica: PARA 2002, dos partos por cesárea, mioma uterino y quistes de ovario. Se planteó incidir en el PHI mediante inyección laterovesical suprapúbica bilateral, además de inyectar en la cicatriz de cesárea. Desde la primera sesión, la paciente refirió una disminución de la dismenorrea y mejoría de la sensibilidad a la altura de la cicatriz de cesárea. A medida que se realizaron el resto de las sesiones mensuales, hasta un total de cinco, la mejoría se generalizó a los diferentes síntomas referidos, los cuales disminuyeron en frecuencia e intensidad.

Sin embargo, la paciente comenzó a recordar de manera consciente y a través de sueños un trauma sufrido durante la infancia que no había compartido con nadie. Había sido víctima de abuso sexual por parte de un pariente al que veía en los encuentros familiares desde su infancia hasta los 17 años, cuando finalmente pudo enfrentarse al agresor. La paciente relató con estas palabras la experiencia terapéutica: «Pensaba que este trauma lo tenía superado y estaba olvidado. No había vuelto a pensar en él en muchos años. Es ahora cuando he podido enfrentarlo de manera consciente y acompañada, y he empezado a sanarlo».

Comentarios:

- Este caso subraya la relación que tienen entre sí los diferentes órganos pélvicos, y también con la dimensión emocional y la memoria, a través del SNA.
- Las manifestaciones en diferentes órganos y tejidos que reciben inervación vegetativa de un mismo plexo o ganglio deben hacer pensar en que existe una disfunción en dicha estructura neurovegetativa, y ello justifica la inyección en esa área.
- Se dice que «la memoria del ser humano es frágil, pero que el sistema nervioso nada olvida». El sistema nervioso puede retener recuerdos traumáticos y resurgirlos en el momento preciso.
- Como se ha desarrollado en los capítulos 13 y 20, las emociones generadas por experiencias vividas pueden manifestarse físicamente en el organismo. En este caso, parece que el trauma emocional se expresaba en el terreno ginecológico.
- Experimentalmente, en terapia neural se ha observado en múltiples ocasiones que las inyecciones con procaína en bajas dosis en las zonas de psicosomatización pueden provocar no solo un alivio, mejoría o desaparición de la manifestación somática, sino que también pueden desencadenar una mejoría anímica y mental. Este proceso implica toda la estructura del SNA, como se explica en el capítulo 13.

Historia 2

Un hombre de 68 años acudió al centro con una sintomatología compatible con un síndrome prostático, dolor leve en hipogastrio de tipo intermitente, disuria e infecciones del tracto urinario recurrentes sin aparente factor desencadenante.

Había sido diagnosticado de prostatitis crónica calcificada y había recibido múltiples tratamientos con antibióticos. Sus antecedentes médicos incluían hepatitis C crónica, dolor lumbar atribuido a hernias discales en L3-L4-L5, e intervenciones de amígdalas, esfinterotomía para tratamiento de fisura anal y lipomectomía testicular. El paciente experimentó mejora progresiva después de inyectar con procaína al 0,5 % en los polos amigdalares, puntos de tensión abdominal y lumbar, nervios espinales L1 y PHI. Esta última inyección no pudo ser realizada de forma óptima debido al dolor que despertó la introducción de la aguja en el sitio de entrada, lo que impidió su introducción a la profundidad indicada, quedándose el anestésico local en planos más superficiales. Este dolor disminuyó en la segunda sesión, y en la tercera visita la inyección laterovesical ya pudo realizarse de un modo óptimo. Tras un total de cinco sesiones realizadas aproximadamente cada 3 semanas, el paciente regresó 4 años después por síntomas prostáticos similares y molestias en la zona perineal. El urólogo sugirió una contracción de los músculos bulbocavernoso y elevador del ano como causa; sin embargo, solo hubo una ligera mejoría con la inyección suprapúbica realizada en dos ocasiones, por lo que se optó por una inyección periprostática vía perineal, que sí logró una disminución del dolor perineal y una mayor relajación de la musculatura perianal. El paciente ha requerido distintos tratamientos en varias ocasiones durante los últimos 10 años, pero refiere que la terapia neural es el tratamiento que le proporciona una mejoría más duradera en comparación con otros.

Comentarios:

- Este caso pone de manifiesto la complejidad de los mecanismos del dolor. Muchas veces se abordan detonantes secundarios que son suficientes para la mejoría parcial o total, pero que pueden reaparecer un tiempo después ante un nuevo desequilibrio. Esto debe llevar siempre a revalorar la historia de vida del paciente.
- Además de las inyecciones en el PHI, se aplicaron inyecciones en otras áreas según la historia de vida del paciente.
- La mejoría de la zona perineal posterior a la inyección periprostática pone de manifiesto que la contracción miofascial del suelo de la pelvis es más una consecuencia que la causa principal del dolor perineal; sin embargo, una vez establecida la contracción, esta sí podría estar reforzando el circuito de retroalimentación positiva del dolor.
- En este caso, en la segunda tanda del tratamiento el abordaje perineal resultó ser más efectivo que el suprapúbico, lo cual es poco común, pero recuerda que debe considerarse según el caso.
- El ritmo de frecuencia de las sesiones se adaptó a la evolución del paciente.

Historia 3

Se describe el caso de una mujer de 31 años que consultó al centro tras haber sido diagnosticada de menopausia precoz durante el estudio de una amenorrea secundaria y deseo gestacional. La sintomatología presente en el momento de la consulta fue de amenorrea secundaria, sofocos y lesiones cutáneas de tipo eccematoso, que tiene de forma intermitente desde los 15 años. Tras la instauración de la amenorrea empeoraron sus lesiones cutáneas. Se estableció diagnóstico mediante biopsia cervical de CIN III y positividad para herpes del virus del papiloma de alto grado, con recomendación de realizar una conización. Los antecedentes patológicos destacables eran: amigdalitis de repetición, adenoidectomía, otitis recurrentes, neumonía, asma, epigastralgia recurrente no filiada y cefaleas. Antecedentes ginecológicos: cistitis de repetición poscoitales, ciclos menstruales irregulares y dismenorrea. Historia odontológica: erupción de cordales con agenesia del 3.8 y varias extracciones dentales.

Se decidió inyectar procaína al 0,5 % en el PHI mediante abordaje vaginal, a nivel perilesional de las lesiones premalignas a la altura del cérvix uterino y en los pilares amigdalares. Inicialmente se realizaron tres sesiones quincenales y, posteriormente, ocho sesiones mensuales, adaptando cada tratamiento según la historia de vida de la paciente, priorizando las inyecciones en el PHI y paralesionales en el cérvix. También se realizaron cinco inyecciones de autohemoterapia (v. Cap. 30) con el objetivo de reforzar el efecto en los problemas de la piel.

Se observó una remisión de las lesiones cervicales, lo que evitó la realización de la conización. La paciente fue dada de alta de la Unidad de Patología Cervical tras la negativización del virus del papiloma humano a los 2 años de iniciar el tratamiento con terapia neural, a la vez que recuperó los ciclos menstruales, quedó gestante mediante técnicas de reproducción asistida y dio a luz a una hija sana. Otros efectos beneficiosos experimentados durante el tratamiento fueron la disminución de los brotes de dermatitis de tipo eccematoso, así como la disminución de la frecuencia de los episodios de epigastralgia, cefalea y otitis.

Comentarios:

- En los casos en que la cirugía propuesta no es urgente pueden contemplarse otros enfoques terapéuticos como la terapia neural. En este caso se pudo evitar la conización, que, a pesar de ser una cirugía menor y con pocas complicaciones, presenta ciertos efectos secundarios. Concretamente en esta paciente con deseo gestacional, el antecedente de conización condicionaría que el futuro embarazo estuviera gravado con un riesgo alto de prematuridad.
- La mejoría de los síntomas más allá del área pélvica, como las cefaleas, las otitis recurrentes o las lesiones cutáneas, aun cuando todavía no se entiendan los mecanismos de acción en su totalidad, evidencian una respuesta integral de la paciente.

Historia 4

En 2018, los autores R. M. Kronenberg, S. M. Ludin y L. Fischer publicaron un artículo a propósito de un caso en el

Case Reports in Urology, en el cual se describe el caso de un paciente de 55 años que consultó por un dolor pélvico crónico agudo de 35 años de evolución que debutó tras una celebración en un sótano con humedad, asociado a sintomatología urinaria (polaquiuria, disuria, nicturia y quemazón uretral) y sensación de peso con características de dolor a la altura de la próstata, ano y periné. El paciente padecía episodios recurrentes de picos de dolor sin factor desencadenante aparente que duraban días y no respondía a las diferentes estrategias terapéuticas, que incluyeron antibióticos, antiinflamatorios, opiáceos, antidepresivos, antiepilépticos, neuroestimulación, exéresis de las vesículas seminales y cirugía anal de extensión. Minutos después de realizar una inyección laterovesical suprapúbica de procaína al 1 %, con el fin de difundir el anestésico local a la altura del plexo vesicoprostático, el paciente refirió una mejoría casi instantánea del 90 % de su sintomatología, que aumentó y perduró con el paso de los días. Se requirieron seis nuevas inyecciones separadas en el tiempo para llegar a la remisión completa de la sintomatología y la suspensión del tratamiento farmacológico.

Comentarios:

- La inyección de procaína en el PHI interrumpió los circuitos de retroalimentación positiva que mantenían el dolor y la inflamación neurogénica, conduciendo a una reorganización de los sistemas de procesamiento del dolor y la inflamación en el cuerpo, lo que resulta en la desaparición de los síntomas del paciente.
- Es importante no desestimar ningún caso dada su cronicidad y persistencia de los síntomas. La experiencia clínica muestra la impredecible capacidad que tiene el cuerpo de reestablecer el equilibrio perdido a pesar de los cambios funcionales y/o estructurales que se hayan podido establecer por la persistencia del desequilibrio en el tiempo.
- Las infecciones del tracto urinario o inflamaciones agudas sin presencia de patógeno detectable son, con frecuencia, factores desencadenantes observados en la práctica clínica que generan un desequilibrio no restaurado que acaba dando lugar a una alteración crónica, pudiendo actuar como desencadenante neuromodulador.

PUNTOS CLAVE

- El plexo pélvico o PHI es un entramado de fibras simpáticas y parasimpáticas provenientes de la región lumbar y sacra, que inervan y conectan las vísceras pélvicas, ya sea directamente o a través de los plexos periarteriales.
- El PHI regula funciones como la defecación, la micción, el trabajo de parto, la copulación, la erección y la eyaculación, además de intervenir en la sensibilidad de las vísceras pélvicas, la regulación de su flujo sanguíneo y la secreción de sus glándulas.
- Este plexo también actúa como un nexo importante en la psicosomatización de la región pélvica y genital (*top-down*), facilitando asimismo la proyección de estímulos y experiencias de esta área hacia la esfera emocional (*bottom-up*).
- Debido a su papel central, la inyección de anestésico local en el PHI es una técnica común en terapia neural, utilizada con frecuencia tanto por los numerosos motivos de consulta en la zona pélvica, genital y lumbosacra, como por la presencia de campos interferentes, habitualmente relacionados con infecciones, cirugías o experiencias como las de abuso sexual.

BIBLIOGRAFÍA

Barop H. Textbook and atlas of neural therapy: diagnosis and therapy with local anesthetics. 1ª ed. Stuttgart: Thieme; 2017.

Dosch MP. Atlas of Neural Therapy. 3ª ed. Stuttgart: Thieme; 2012.

Fischer L. Neuraltherapie. Neurophysiologie, Injektiontechnik, Therapievorschläge. 5ª ed. Stuttgart: Thieme; 2019.

Kronenberg RM, Ludin SM, Fischer L. Severe Case of Chronic Pelvic Pain Syndrome: Recovery after Injection of Procaine into the Vesicoprostatic Plexus-Case Report and Discussion of Pathophysiology and Mechanisms of Action. Case Rep Urol. 2018;2018:9137215.

Maigne R. Low back pain of thoracolumbar origin. En: Back pain. Dordrecht: Springer Netherlands; 1990. p. 96-101.

Ortner W, Gold-Szklarski K. Neuraltherapie-Regulationsmedizin. Ganzheitsmedizin. 2005;18(2):6-12.

Potau JM, Merí À. EVA. Atlas de anatomía. 1ª ed. Madrid: Editorial Médica Panamericana; 2024.

Pró EA. Anatomía clínica. 1ª ed. Buenos Aires: Editorial Médica Panamericana; 2012.

Singh T, Kumar P. Pelvic pain in Maigne's syndrome—a multi-segmental approach. Bull Fac Phys Ther. 2022;27:4.

Standring S. Gray's Anatomy: The Anatomical Basis of Clinical Practice. 41ª ed. Nueva York: Elsevier Limited; 2016.

Vinyes D, Muñoz-Sellart M, Fischer L. Therapeutic Use of Low-Dose Local Anesthetics in Pain, Inflammation, and Other Clinical Conditions: A Systematic Scoping Review. J Clin Med. 2023;12(23):7221.

Weinschenk S. Handbuch Neuraltherapie. Therapie mit Lokalanästhetika. 2ª ed. Stuttgart: Thieme; 2020.

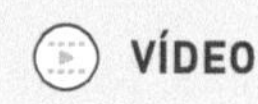

Zona genital externa

47

F. Donati, M. Matamala Cura, D. Vinyes e I. Coral Loza

INTRODUCCIÓN

En este capítulo sobre genitales externos en el contexto de la terapia neural se pretende proporcionar a médicos de cualquier especialidad las técnicas necesarias para abordar esta zona, enfatizando que su manejo no es competencia exclusiva de ginecólogos o andrólogos, del mismo modo que el de la zona del trigémino no está reservado únicamente a odontólogos, otorrinolaringólogos o neurólogos. La región de los genitales externos es un área de gran interés en una variedad de contextos patológicos.

Los trastornos genitales a menudo son multifactoriales y complejos, como ejemplifican condiciones como la vulvodinia, la neuralgia del pudendo y el dolor pélvico crónico. Estas afecciones pueden ser difíciles de medir con escalas convencionales, como la escala visual analógica, debido a su impacto multifacético, que trasciende el dolor físico. Estos trastornos afectan a actividades diarias como caminar, sentarse, la micción y la defecación, así como a las relaciones sexuales y el bienestar emocional en un nivel muy íntimo, lo cual dificulta disociar el dolor físico del impacto general en la persona.

El apartado dedicado a la neuroanatomía de los genitales externos se centra en la parte sensitiva de estos, destacando principalmente el nervio pudendo y sus ramas, así como los nervios genitofemoral e ilioinguinal. La mayor parte de la anatomía de esta zona y su inervación vegetativa ya ha sido detallada en los capítulos dedicados a la pelvis (v. **Cap. 45**) y al plexo hipogástrico inferior (v. **Cap. 46**). El objetivo de este capítulo es proporcionar una comprensión integral de esta región, destacando su relevancia en la práctica clínica desde una perspectiva holística del ser humano.

EMBRIOLOGÍA

Para una mayor comprensión de este apartado, se recomienda leer primero el apartado de embriología de la pelvis, en el capítulo 45.

Embriología general

El desarrollo de los genitales externos se inicia con la diferenciación de la **cresta urogenital** a partir del mesénquima intermedio, la cual se divide en el **cordón nefrogénico** (precursor del sistema urinario) y la **cresta gonadal** (origen de los órganos genitales y sus conductos).

A partir de la cuarta semana, el mesénquima en la membrana cloacal da origen al **tubérculo genital**, que será el clítoris o el pene. También surgen las tumefacciones labioescrotales y los pliegues urogenitales. Durante las semanas quinta y sexta de gestación, el sistema genital es indiferenciado, con dos pares de conductos: los **paramesonéfricos** (desarrollo femenino) y los **mesonéfricos** (desarrollo masculino). En la séptima semana, la **membrana cloacal** se divide en membrana urogenital y anal, estableciendo la separación de los futuros orificios urinario y genital.

Desarrollo de los genitales femeninos

Sin el gen *SRY* y con cromosomas XX, la cresta genital se diferencia en primordios ováricos en la séptima semana. Hacia la duodécima semana, el tubérculo genital se convierte en el clítoris, los pliegues urogenitales en los labios menores, y las tumefacciones labioescrotales en los labios mayores.

Los genitales internos (ovarios, trompas de Falopio, útero y parte superior de la vagina) derivan de los conductos paramesonéfricos. Bajo la influencia de los estrógenos, estos conductos se fusionan caudalmente, formando el útero y la parte superior de la vagina. La placa vaginal, formada por el seno urogenital, se canaliza para completar la formación de la vagina.

El ovario se diferencia histológicamente en la décima semana, con sus ovogonias en mitosis hasta el nacimiento. El gubernáculo facilita el descenso ovárico y forma el ligamento ovárico y el ligamento redondo del útero.

Desarrollo de los genitales masculinos

En presencia del gen *SRY* y de los cromosomas XY, la cresta urogenital da origen a los testículos. Durante la sexta y séptima semanas, las células de Leydig secretan testosterona y androstenediona, mientras que las células de Sertoli producen la hormona antimülleriana, promoviendo la regresión de los conductos paramesonéfricos y la diferenciación de los mesonéfricos en conductos genitales masculinos.

El epidídimo, conductos eferentes, conducto deferente y vesículas seminales derivan del mesonefros. En la uretra

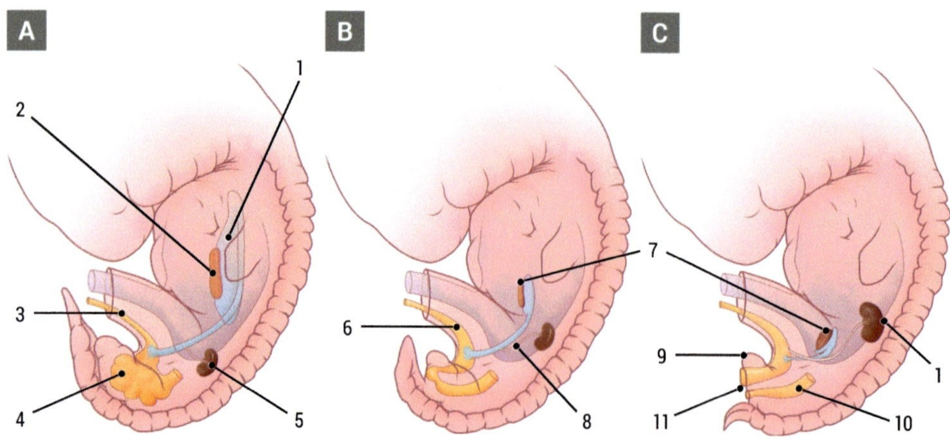

Figura 47-1. Ascenso de los riñones y descenso de las gónadas. En **A**, **B** y **C**, se observa el cambio de posición entre los sistemas mesonéfrico y metanéfrico. El sistema mesonéfrico degenera casi por completo, y solo unos pocos restos persisten en estrecho contacto con la gónada. Los riñones ascienden a la vez que las gónadas descienden desde su nivel original hasta una posición mucho más baja. Mesonefros (1), gónada (2), alantoides (3), cloaca (4), tejido metanéfrico (5), vejiga (6), gónada y restos de mesonefros (7), uréter (8), falo primitivo (9), recto (10) y seno urogenital (11).

prostática, el endodermo forma el epitelio glandular, y el mesénquima desarrolla el estroma y el músculo liso prostático.

El tubérculo genital crece para formar el pene, mientras que los pliegues urogenitales se fusionan, formando la uretra esponjosa y el cuerpo esponjoso. Las tumefacciones labioescrotales se fusionan para formar el escroto alrededor de la duodécima semana.

Los testículos inician su descenso en la vigésima sexta semana, impulsados por el gubernáculo testis y otros factores mecánicos. Alcanzan el escroto en la trigésima segunda semana, arrastrando consigo estructuras vasculares y membranas que los rodearán en la vida posnatal (Fig. 47-1).

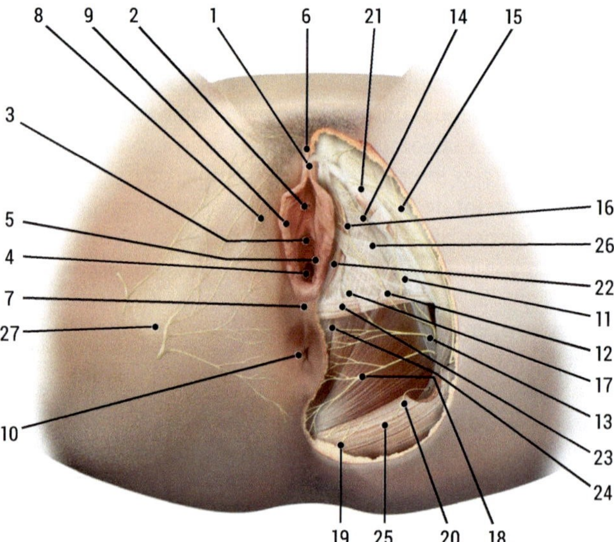

Figura 47-2. Anatomía e inervación de los órganos genitales femeninos. Vista inferior del periné. Órganos: clítoris (1), orificio externo de la uretra (2), vestíbulo de la vagina (3), orificio de la vagina (4), carúnculas himenales (5), comisura anterior (6) y posterior (7) de los labios, labio mayor (8) y menor (9) y ano (10). Nervios: cutáneo femoral posterior (11) con sus ramas perineales (12); nervio pudendo (13) con sus ramas: dorsal del clítoris (14), perineales (15), labiales posteriores (16), musculares (17) y anales (rectales) inferiores (18); anococcígeo (19) y cutáneo perforante (20). Músculos: isquiocavernoso (21), bulboesponjoso (22), transverso superficial del periné (23), elevador del ano (24) y glúteo mayor (25). Membrana perineal (26), tuberosidad isquiática (27).

ANATOMÍA DE LOS GENITALES EXTERNOS

A continuación, se detalla la anatomía de los genitales externos femeninos y masculinos.

Femeninos

La anatomía de la región vulvar incluye el monte del pubis, los labios mayores y menores, el clítoris y las glándulas anexas (Fig. 47-2).

El **monte del pubis** o de Venus se encuentra en la parte anterior y superior de la sínfisis del pubis. Los **labios mayores** se extienden desde el monte de Venus hasta el periné, con su cara lateral delimitada del muslo por el surco genitofemoral. Estos labios, que se encuentran en contacto a través de sus caras medias, están unidos en sus extremos por las comisuras anterior y posterior, formando la **hendidura vulvar**.

Los **labios menores** no tienen tejido adiposo ni vello y contienen glándulas sebáceas. Se ubican internamente respecto a los labios mayores, encuadrando el **vestíbulo de la vagina**, donde desembocan la uretra, la vagina y las glándulas vestibulares. En su extremo anterior, los labios menores forman el prepucio y el frenillo del clítoris.

El **bulbo vestibular**, situado en la raíz de los labios mayores, contiene tejido eréctil, comparable al cuerpo esponjoso del pene, y se conecta a través de puentes venosos que cruzan el bulbo vestibular por delante del clítoris.

El **clítoris**, órgano eréctil femenino, está envuelto por una fascia de tejido conectivo y se localiza en la parte anterior de los labios menores. Se forma por la unión de dos **cuerpos cavernosos** y tiene unas extensiones conocidas como *pilares del clítoris*, que se proyectan desde el cuerpo del clítoris bajo la sínfisis púbica. El glande del clítoris, su extremo terminal, está suspendido de la sínfisis púbica por el ligamento suspensorio del clítoris, y el ligamento fundiforme conecta el clítoris con la fascia abdominal. Su bien el glande mide entre 4 y 7 mm, la estructura interna del clítoris puede medir entre 60 y 120 mm.

Las **glándulas vestibulares mayores** o **de Bartolino**, ubicadas a ambos lados del extremo posterior del bulbo vestibular, tienen conductos que terminan en el vestíbulo de la vagina para secretar un líquido mucoso lubricante.

Las **glándulas vestibulares menores** o **de Skene** se hallan cerca del orificio externo de la uretra, expulsan un líquido transparente durante el orgasmo (eyaculación) y secretan una mucosidad nutritiva para el espermatozoide que puede facilitar la fecundación.

La **irrigación** de la vulva proviene de las arterias pudendas internas y externas, con el drenaje venoso a través de las venas homónimas. El **drenaje linfático** de la vulva se dirige a los ganglios linfáticos inguinales superficiales, mientras que algunos ganglios del área del clítoris drenan directamente hacia el ganglio inguinal profundo y de ahí a los ganglios ilíacos.

Finalmente, la **inervación** de la vulva es llevada a cabo principalmente por el nervio pudendo, el cual lleva la sensibilidad a través del nervio dorsal del clítoris y de los nervios labiales posteriores para los labios mayores. Las ramas genitales de los nervios ilioinguinal y genitofemoral inervan sensitivamente la piel de la parte más anterior de la vulva. Los nervios vasomotores que acompañan las arterias también irrigan las formaciones eréctiles del clítoris.

Los **nervios cavernosos del clítoris** llevan fibras vegetativas hasta los cuerpos eréctiles. La estimulación **parasimpática** produce un aumento de la secreción de las glándulas bulbouretrales y vestibulares mayores, y aumenta el tamaño del clítoris y los bulbos vestibulares.

Masculinos

El sistema genital masculino está compuesto por los testículos, el epidídimo, los conductos deferentes, las glándulas vesiculosas, los conductos eyaculadores, la uretra, la próstata, las glándulas bulbouretrales y el pene (**Fig. 47-3**). A diferencia del sistema genital femenino, una porción significativa de estos órganos en el hombre es externa. En este apartado se detalla específicamente la anatomía de las glándulas bulbouretrales, el pene y el escroto. El resto de las estructuras que forman el sistema genital masculino se describen en el capítulo 45.

Las **glándulas bulbouretrales** o de Cowper se sitúan en la base del pene y se abren en la uretra esponjosa. Estas glándulas desempeñan un papel esencial en la lubricación durante la actividad sexual y reciben su **inervación** de ramas del nervio pudendo.

El **escroto** es una bolsa cutánea que alberga los testículos y los epidídimos. La **fascia superficial del escroto**, o dartos, se entrelaza con células musculares lisas y fibras elásticas. Otras envolturas importantes incluyen la **fascia espermática externa**, ubicada entre el dartos y el cremáster; la **fascia cremastérica**, que intercala con las fibras del músculo cremáster; la **fascia espermática interna**, que se adhiere a la parte posterior del testículo y el epidídimo formando el ligamento escrotal, y la **túnica vaginal del testículo**, un vestigio del conducto peritoneovaginal, con una lámina parietal y una visceral. Entre estas dos capas se forma la **cavidad vaginal**, susceptible de desarrollar hidrocele o hematocele.

La **irrigación** del escroto proviene de las arterias pudendas externas y de la arteria cremastérica. El drenaje **venoso** sigue el trayecto de las arterias hacia la vena safena magna y las venas pudendas internas. El drenaje **linfático** se dirige a los ganglios inguinales, y la **inervación** sensitiva proviene del nervio pudendo y los nervios ilioinguinal y genitofemoral. El músculo cremáster recibe inervación del nervio ilioinguinal.

El **pene**, con su raíz adherida a la línea alba y la sínfisis del pubis mediante el ligamento suspensorio del pene, se divide en el cuerpo, el dorso, la cara uretral (inferior) y el glande. Entre el prepucio, repliegue cutáneo alrededor del glande, y el glande se extiende el **frenillo del prepucio.** Cerca de la corona del glande se hallan las **glándulas prepuciales**, que producen esmegma. Debajo de la piel del pene se encuentra el **dartos**, que se continúa con el del escroto, y más abajo, la **fascia superficial del pene**, que permite la movilidad de la piel y conduce los vasos superficiales. La **fascia profunda del pene** contiene los vasos profundos y la albugínea envuelve las formaciones eréctiles: los cuerpos cavernosos y el cuerpo esponjoso.

Los **cuerpos cavernosos** derecho e izquierdo se unen en el dorso del pene y se insertan atrás en las ramas isquiopúbicas. En el surco dorsal se encuentra la vena dorsal profunda del pene, acompañada por la arteria y los nervios. El **cuerpo esponjoso** rodea la uretra esponjosa y forma el bulbo y el glande del pene.

La **irrigación** de las envolturas del pene viene dada por las arterias pudendas externas y la arteria perineal, mientras que las formaciones eréctiles la reciben de las arterias del bulbo y dorsal del pene, ramas de las arterias pudendas internas. Las arterias profundas del pene emiten las arterias helicinas en los cuerpos cavernosos.

El **drenaje venoso** superficial se dirige a las venas del escroto y la vena dorsal superficial del pene, mientras que el profundo termina en las venas cavernosas y la vena dorsal

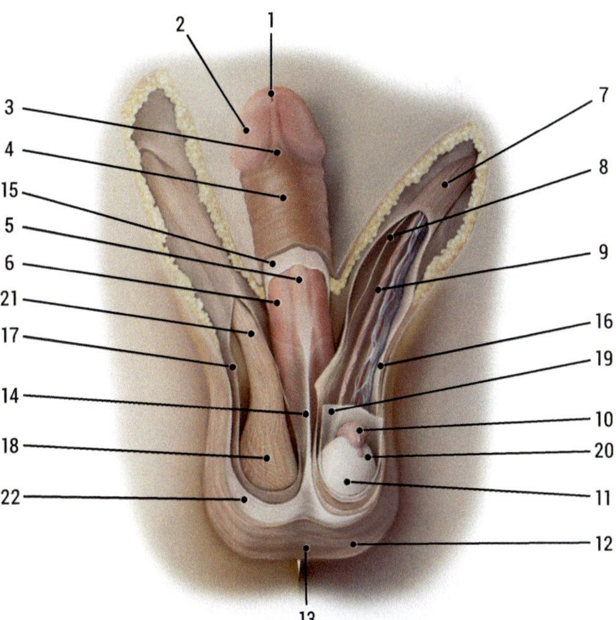

Figura 47-3. Anatomía de los órganos genitales masculinos. Vista anterior profunda del pene y del escroto. Orificio externo de la uretra (1), glande (2), frenillo prepucial (3), rafe del pene (4), cuerpo esponjoso (5), cuerpo cavernoso (6), cordón espermático (7), nervio genitofemoral (8), conducto deferente (9), epidídimo (10), testículo (11), escroto (12), rafe (13) y tabique escrotal (14). Fascias: del pene (15), espermática interna (16) y externa (17), cremastérica (18) y túnica vaginal del testículo (parietal [19] y visceral [20]). Músculos cremáster (21) y dartos (22).

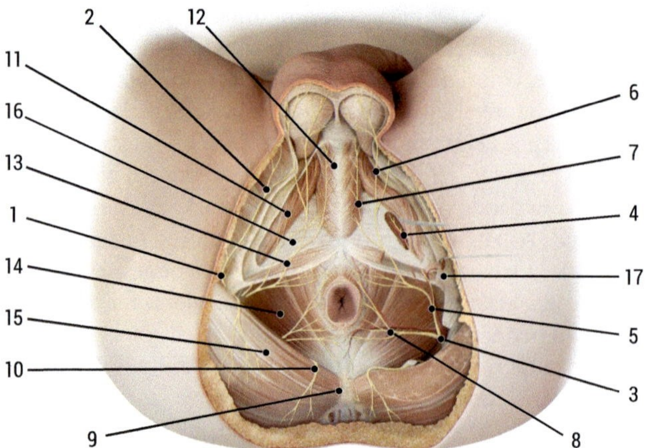

Figura 47-4. Anatomía e inervación de los órganos genitales masculinos. Vista inferior del periné. Nervios: cutáneo femoral posterior (1) con sus ramas perineales (2); nervio pudendo (3) con sus ramas: dorsal del pene (4), perineales (5), escrotales posteriores (6), musculares (7) y anales (rectales) inferiores (8); anococcígeo (9) y cutáneo perforante (10). Músculos: isquiocavernoso (11), bulboesponjoso (12), transverso superficial del periné (13), elevador del ano (14) y glúteo mayor (15). Membrana perineal (16), tuberosidad isquiática (17).

profunda. La **linfa** drena hacia los ganglios inguinales superficiales y profundos, así como los prevesicales. La **inervación** sensitiva depende de los nervios genitofemoral e ilioinguinal (v. Figs. 45-4 y 47-3). La función eréctil está regulada por **nervios cavernosos del pene**, ramos del plexo hipogástrico inferior. La estimulación **parasimpática** causa una vasodilatación de las arterias helicinas de los cuerpos eréctiles, que se llenan de sangre y producen la **erección**; además, los *shunts* arteriovenosos entre las arterias y venas helicinas se cierran para mantenerla. La contracción de los músculos isquiocavernosos y bulboesponjoso, inervados por el nervio pudendo, comprimen la raíz del pene para impedir el retorno venoso y mantener la erección.

La estimulación **simpática** contrae el músculo liso del conducto deferente, próstata, vesículas seminales y glándulas bulbouretrales para producir la **eyaculación**; esta se acompaña de espasmos clónicos de los músculos isquiocavernosos y bulboesponjoso para expulsar el semen desde la uretra esponjosa. Por lo tanto, la afección simpática provocará la abolición de la eyaculación, mientras que la afección del parasimpático causará la dificultad o incapacidad de erección.

NEUROANATOMÍA

En los siguientes apartados se describe el nervio pudendo y los nervios genitofemoral e ilioinguinal.

Nervio pudendo

El nervio pudendo es un nervio somático con funciones motoras, sensitivas y autonómicas que desempeña un papel fundamental en la inervación de los genitales externos –femeninos y masculinos–, el periné, el orificio anal y el control de los músculos del suelo pélvico. Su función es esencial en varios aspectos de la fisiología humana, incluyendo la micción, la defecación y la función sexual. También transporta fibras preganglionares parasimpáticas que participan en la regulación de la función de los vasos arteriales de la región genital, perineal y anal. Estas fibras estimulan, regulan y mantienen la vasodilatación necesaria para la erección.

El nervio pudendo resulta de la unión de las raíces nerviosas que derivan, en parte, al plexo sacro y al plexo pudendo, por lo que resulta ser una rama terminal de ambos que inerva toda el área de la pelvis (Fig. 47-4; v. Figs. 45-4 y 47-2).

Ubicados en la parte posterior de la pelvis, el plexo sacro y el nervio pudendo son las formaciones nerviosas que recogen las ramas ventrales de los nervios espinales L4 (parte), L5, S1, S2, S3 y S4. El **plexo sacro** incluye las ramas ventrales de L4 que no pertenecen al plexo lumbar (agrupación característica de neuronas de la región sacra de la médula espinal, conocido como *núcleo de Onuf*). Además de las ramas de L4 existe la unión con las ramas ventrales de L5 y S1, y parte de las ramas ventrales de S2 y S3. El **nervio pudendo** incluye las ramas ventrales de S2 y S3 que no pertenecen al plexo sacro y las ramas ventrales de S4. Estas estructuras convergen justo antes del **ligamento sacroespinoso**.

Luego, el nervio pudendo desciende y pasa entre los músculos piriforme y isquiococcígeo, para salir de la pelvis por la abertura del agujero isquiático mayor y volver a entrar a través de la escotadura ciática menor. Se sitúa debajo del músculo elevador del ano, en el **conducto pudendo** (canal de Alcock), formado por la duplicación de la fascia del músculo obturador interno. Una compresión del nervio a esta altura puede conducir a la neuralgia del pudendo (síndrome de Alcock). El canal pudendo se encuentra en la banda obturadora, por encima de la pequeña cresta denominada *espina ciática*, presente en la tuberosidad isquiática.

Dentro del canal de Alcock el nervio se ramifica, dando lugar a tres ramas. En orden de aparición, estas son: nervios anales o rectales inferiores, nervios perineales y nervio dorsal del clítoris o el pene.

Nervios anales o rectales inferiores

El nervio anal nace del nervio pudendo en el conducto pudendo, aunque en algunos individuos puede originarse directamente del plexo sacro. En su trayecto hacia la región perineal y anal, estos nervios atraviesan la fosa isquiorrectal para alcanzar el aspecto lateral del conducto anal. Son nervios mixtos que proveen sensibilidad a la piel perianal y al tercio caudal del recto (hasta la línea pectínea), y en las mujeres pueden proporcionar inervación sensitiva también a la parte inferior de la vagina. Además, suministran inervación motora al músculo elevador del ano y al esfínter anal externo, siendo esenciales para la sensación consciente asociada con la defecación (v. Figs. 47-2 y 47-4).

El plexo venoso hemorroidal interno (ubicado encima de la línea pectínea) está inervado por fibras simpáticas de L5 y parasimpáticas S2-S3-S4, mientras que el plexo hemorroidal externo (por debajo de la línea pectínea) está inervado por el nervio anal inferior.

Nervios perineales

El nervio perineal alcanza el trígono urogenital junto con la arteria perineal. Este nervio ingresa primero en el espacio perineal profundo y, al llegar al músculo transverso superficial del periné, se bifurca en dos ramificaciones: la rama superficial y la rama profunda. La **rama superficial** aporta sensibilidad al periné, la parte inferior de los labios mayores y menores, el himen y el quinto inferior del conducto vaginal, o, en los hombres, la parte posterior del escroto y la cara inferior del pene. La **rama profunda** se sitúa entre los músculos transversos del periné y da inervación motora a los músculos transversos del periné, bulboesponjoso, isquiocavernoso y esfínter uretral, e inervación sensitiva al bulbo y la membrana mucosa de la uretra. También contribuye a la inervación del músculo elevador del ano y del esfínter anal externo (v. **Figs. 47-2** y **47-4**).

Desde el punto de vista vegetativo, el nervio perineal juega un papel importante en la sensación consciente asociada con la micción, transmitiendo sensaciones desde el conducto uretral externo.

Nervio dorsal del clítoris o del pene

Considerado el ramo terminal del nervio pudendo, corresponde al único nervio sensitivo de los genitales externos. Recorre la pared lateral de la fosa isquiorrectal, alcanza el margen inferior de la sínfisis púbica, pasa por debajo del ligamento suspensorio y se extiende hacia la parte posterior del clítoris o pene, en íntima relación con los vasos dorsales del mismo nombre (v. **Figs. 47-2** y **47-4**). Aporta la sensibilidad a la piel del clítoris y labios menores en las mujeres, y en los hombres al cuerpo dorsolateral del pene, el prepucio y el glande. También inerva las estructuras eréctiles como el cuerpo cavernoso y la cruz del clítoris o pene. Su rama pubiana contribuye a la sensibilidad de la sínfisis púbica.

Nervios genitofemoral (o genitocrural) e ilioinguinal

El **nervio genitofemoral**, predominantemente sensitivo, pero también con funciones motoras, se origina en los ramos anteriores de las vértebras lumbares L1 y L2. Inicialmente atraviesa el músculo psoas mayor, situándose delante de él mientras desciende paralelo al uréter hacia el anillo inguinal profundo. En este punto se divide en dos ramas terminales (v. **Fig. 45-4**):

- **Rama genital**: ingresa en el conducto inguinal e inerva el músculo cremáster y la piel del escroto en los hombres, y la piel de los labios mayores en las mujeres. También inerva la piel de la raíz del muslo.
- **Rama femoral**: pasa detrás del ligamento inguinal, ubicándose en el triángulo femoral por delante de la arteria femoral. Proporciona sensibilidad a la piel de la parte interna y anterosuperior del muslo.

El **nervio ilioinguinal** es un nervio mixto que proviene de los ramos anteriores de L1. Emerge en el borde lateral del músculo psoas mayor y desciende oblicuamente entre el riñón y el músculo cuadrado lumbar. Cruza el músculo transverso del abdomen, cerca del extremo anterior de la cresta ilíaca, y atraviesa el músculo oblicuo interno para entrar en el conducto inguinal, proporcionando pequeños filamentos a estos músculos abdominales a lo largo de su trayecto. En su parte final aporta inervación sensitiva al monte del pubis y la piel de la raíz del muslo, además de a los labios mayores en la mujer (**nervio labial anterior**) y a la región anterior del escroto en el hombre (**nervio escrotal anterior**) (v. **Figs. 47-2** y **47-4**).

INDICACIONES TERAPÉUTICAS

A continuación, se detallan las generalidades y sugerencias de inyección de anestésico local en los genitales externos.

Generalidades

El entendimiento de la red neuroanatómica de la pelvis y la región genital externa, como se ha descrito previamente, proporciona una base para comprender las interconexiones observadas en la práctica clínica diaria. Esta comprensión no solo abarca las interrelaciones entre los distintos órganos y tejidos de la zona genital externa, como la correlación entre la tensión en la sínfisis púbica y casos de vaginitis, sino que también se extiende a la estructura completa de la pelvis. Un ejemplo es la asociación entre dolor en la zona anal y traumas previos en la región sacra.

Además, estas conexiones tienen repercusiones más allá de la pelvis, influyendo en otros aspectos del organismo, como las alteraciones en la postura corporal y en la tensión en la articulación temporomandibular, que pueden estar relacionadas con dolor en el nervio pudendo o la región hemorroidal.

En el ámbito de las indicaciones terapéuticas para afecciones de la zona genital, es importante considerar, además de los aspectos físicos, la estrecha relación con la esfera emocional.

Sugerencias generales

Las diversas técnicas de inyección en la zona genital externa, perineal o anorrectal resultan indicadas para tratar un amplio espectro de afecciones. Estas son:

- Afecciones cutáneas o mucosas: dermatitis, prurito, liquen plano, psoriasis, condilomas, papilomas.
- Inflamaciones o dolores, se encuentren o no lesiones asociadas, como: dermatitis, vaginitis, prostatitis, orquitis, neuralgias, dolores en las relaciones sexuales, dolor pélvico crónico.
- Infecciones: vaginitis, uretritis, prostatitis, herpes genital.
- Acompañamiento de cirugías o traumatismos en las zonas genital, perineal o anorrectal.
- Tratamiento de cicatrices (episiotomía, ablación, desgarros, fimosis, vasectomía, etc.).
- Disfunción de las glándulas vestibulares, sequedad vaginal.
- Disfunciones sexuales: vaginismo, disfunción eréctil, anorgasmia, eyaculación precoz, etc.

- Infertilidad.
- Hemorroides, fisuras y/o prolapso anal.
- Incontinencia urinaria y/o fecal.
- Tumores benignos o malignos en la zona de los genitales externos, periné, anorrectal y pelvis en general.
- Factores psicoemocionales.

Cualquier zona del área genital externa puede comportarse también como un campo interferente, especialmente si existen afecciones recidivantes, crónicas o vinculadas a un contexto emocional impactante.

Sugerencias específicas

Las sugerencias de inyección específicas se detallan en los siguiente apartados.

Nervio pudendo

La inyección en el nervio pudendo, abarcando todas sus ramificaciones, puede emplearse tanto para fines diagnósticos como terapéuticos en pacientes que presentan dolor pélvico agudo que se intensifica al sentarse, alteraciones de la sensibilidad en la zona que inerva, disfunciones sexuales o síntomas relacionados con la micción o la defecación.

En el contexto de la neuralgia del nervio pudendo, se identifican cuatro posibles sitios de atrapamiento del nervio, cada uno asociado con un proceso patológico específico:

- Debajo del músculo piriforme, en el agujero isquiático mayor.
- Entre los ligamentos sacroespinoso y sacrotuberoso.
- En el canal de Alcock.
- En las ramas terminales, incluyendo la rama rectal inferior, la rama perineal y el nervio sensorial dorsal del clítoris o el pene.

La **técnica de la espina isquiática** para el nervio pudendo está especialmente indicada en mujeres que han tenido partos complicados, o con uso de instrumentos o distocia de hombros. Esta técnica puede influir en el nervio pudendo y en otras estructuras cercanas, como los ligamentos sacroespinoso y sacrotuberoso, el nervio ciático, los nervios glúteos inferior y superior, el nervio cutáneo femoral posterior, los vasos pudendos internos y glúteos superior e inferior, así como los músculos elevador del ano, obturador interno y gemelo superior.

Rafe medio

La inyección en el rafe medio puede ser eficaz en casos de dolor en la zona y para la liberación de tractos anatómicos con adherencias o fibrosis cicatriciales en el área. Esta intervención puede restaurar la funcionalidad de la musculatura perineal, mejorar la inervación de los genitales, así como aumentar la elasticidad de los tejidos anales, rectales, vaginales y prostáticos. También puede ser útil para las mujeres que buscan tener un parto vaginal, especialmente después de haber padecido problemas relacionados con la elasticidad o cicatrización, y en casos de disfunción eréctil en los hombres y para una mejora general de la experiencia sexual.

Diafragma pélvico

La inyección en el diafragma urogenital o perineal puede liberar las diferentes capas del suelo pélvico, ayudando a relajarlo o tonificarlo según sea necesario. Esta técnica resulta especialmente útil para tratar problemas de hiperlaxitud, que pueden provocar la extrusión de la vejiga o el útero, y para problemas de hipertonía, comunes en bailarinas, cantantes, jinetes y gimnastas. También puede ser eficaz en casos de incontinencia urinaria, dolor durante la micción o la penetración, vulvodinia, dolor pélvico crónico, neuralgia del pudendo, disfunciones genitales, en rehabilitación del suelo pélvico y cuando esta zona actúa como campo interferente.

Región vulvar

La inyección en la región vulvar puede resultar útil en casos de cicatrices por cirugías (como episiotomía, labios o ablación), desgarros o traumatismos, infecciones (como uretritis o herpes), inflamaciones, prurito, dolor, condilomas, papilomas, liquen plano y anorgasmia.

En caso de síntomas de uretritis, para distinguir si las molestias provienen de la propia uretra o de las glándulas vestibulares menores (parauretrales), se puede presionar desde la pared vaginal anterior con un dedo en dirección superior (uretra) o lateral (glándulas). Esta aplicación también puede resultar eficaz en casos de falta de lubricación vaginal.

Comisura himenolabial

Los residuos cicatriciales del himen se localizan en la línea de Hart del vestíbulo vulvar, formada por la unión de los epitelios queratinizado y no queratinizado de la mucosa de los labios menores. Estos residuos, inervados por el nervio pudendo, pueden comportarse como cicatrices y actuar como gatillos neuromoduladores, especialmente en los casos en que la desfloración ha sido traumática. La **comisura himenolabial** podría definirse como la parte externa de las carúnculas himeneales que se fusionan con la pared interna de los labios menores.

La inyección en esta área, combinada con otras técnicas, puede estar indicada en situaciones de dolor en la zona vulvar y vaginal o en casos de temor a las relaciones sexuales, en particular a la penetración. Puede ser importante preguntar acerca de la primera experiencia sexual en la historia de vida.

Vagina

Las inyecciones en las paredes vaginales pueden estar indicadas en casos de tensión en el músculo elevador del ano u otras estructuras del diafragma pélvico, dolor en la vagina, cintura pélvica o extremidades inferiores después de un parto, especialmente si ha provocado lesiones en la zona. También son recomendadas en casos de dispareunia y sequedad vaginal.

Pene

Situaciones como dolor, inflamación, prurito, anorgasmia, enfermedad de Peyronie o disfunción eréctil pueden indicar la necesidad de una inyección en el pene.

Testículo y escroto

La inyección intratesticular puede ser de ayuda en casos de infertilidad o alteración de los espermatozoides. La inyección en el escroto puede aplicarse en casos como prurito, dolor, lesiones cutáneas, edema o vasectomía.

Nervios genitofemoral e ilioinguinal

El atrapamiento o afectación de los nervios genitofemoral e ilioinguinal puede provocar dolor agudo urente y/o punzante e hipersensibilidad cutánea en la parte medial del ligamento inguinal, en la región superior y media del muslo, y en los labios mayores (mujeres) o raíz del pene y escroto (hombres).

MATERIAL

Debido a la elevada sensibilidad de la zona genital externa, se prefieren agujas de calibre 30 G siempre que su longitud sea adecuada; sin embargo, las agujas de 27 G son las que más se utilizan. Para ciertas técnicas del nervio pudendo o del rafe medio puede ser necesario usar agujas con longitudes de 60 o 80 mm (23 G).

En todas las técnicas detalladas en este capítulo es imprescindible el uso de guantes. En las técnicas que implican la introducción de un espéculo vaginal o la realización de un tacto rectal, se requiere también el uso de lubricante.

El anestésico local que se emplea es procaína al 0,5-1 % o, en su defecto, lidocaína al 0,5 %.

TÉCNICAS

Para la mayoría de las técnicas descritas a continuación el paciente debe colocarse en posición de litotomía, que consiste en la colocación de las piernas sobre unas perneras que mantienen las articulaciones coxofemorales a 90°, provocando una rotación importante de la pelvis. También puede colocarse en decúbito supino con las piernas flexionadas y abiertas, apoyando los pies directamente en la camilla, ya que de este modo se facilita el acceso a la región genital y perineal.

Las inyecciones en las **cicatrices** en áreas como la vulva, la vagina, el clítoris (ablación), el pene (circuncisión) y el periné deben realizarse considerando las características específicas de cada caso (v. Cap. 30). Por ejemplo, las cicatrices de circuncisión o ablación se inyectan a nivel subdérmico, mientras que para inyectar en las cicatrices de episiotomía o desgarro perineal debe palparse la zona para determinar la profundidad de la cicatriz y evaluar la tensión de los tejidos circundantes (Vídeo 47-1 y Fig. 47-5).

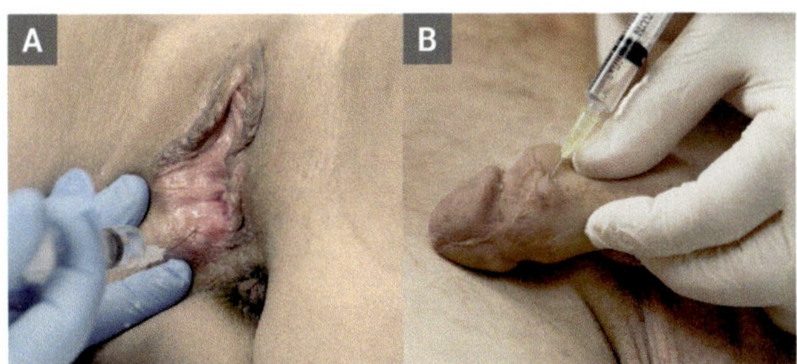

Figura 47-5. Inyección en cicatrices de genitales externos. **A)** Cicatriz de episiotomía. **B)** Cicatriz de circuncisión.

Importante: Todas las técnicas que se describen en este capítulo deben realizarse con la vejiga vacía.

Nervio pudendo

En las técnicas de inyección perineales del nervio pudendo es importante identificar tres referencias anatómicas: la tuberosidad isquiática, el ano y la horquilla vulvar posterior en la mujer.

Técnica isquiática

Con el paciente en posición de litotomía se palpa la tuberosidad isquiática a unos dos dedos lateralmente desde el punto medio de la horquilla vulvar posterior en las mujeres, o desde el rafe medio a la altura del inicio de la bolsa testicular en los hombres (Fig. 47-6). La tuberosidad isquiática puede localizarse también mediante palpación vaginal en dirección lateroinferior o palpación anal en dirección laterosuperior, lo que permite una mejor exploración de la tensión en estas zonas.

La posición en decúbito supino produce una menor rotación pélvica que la posición de litotomía, quedando la salida del nervio pudendo paralela al ano. Una vez localizada la tuberosidad isquiática, se introduce una aguja de 40 mm (60 mm en pacientes obesos) perpendicularmente en dirección al punto de más dolor cercano a la espina isquiática, o bien en dirección a la espina isquiática si no hay dolor.

La aguja se avanza lentamente, liberando una pequeña cantidad de procaína cada vez que el paciente siente molestias. Si durante el trayecto se produce un espasmo anal, significa que se ha tocado el nervio rectal inferior. Para llegar a la salida del nervio pudendo debe reorientarse la aguja 1 cm hacia craneal. Cuando se alcanza la rama principal del nervio pudendo, se puede sentir un ligero dolor. Entonces se inyectan 3-4 mL. En las figuras 47-6B y 47-6C, las imágenes de resonancia magnética muestran cómo la procaína inyectada en la tuberosidad isquiática llega hasta la zona de la rama

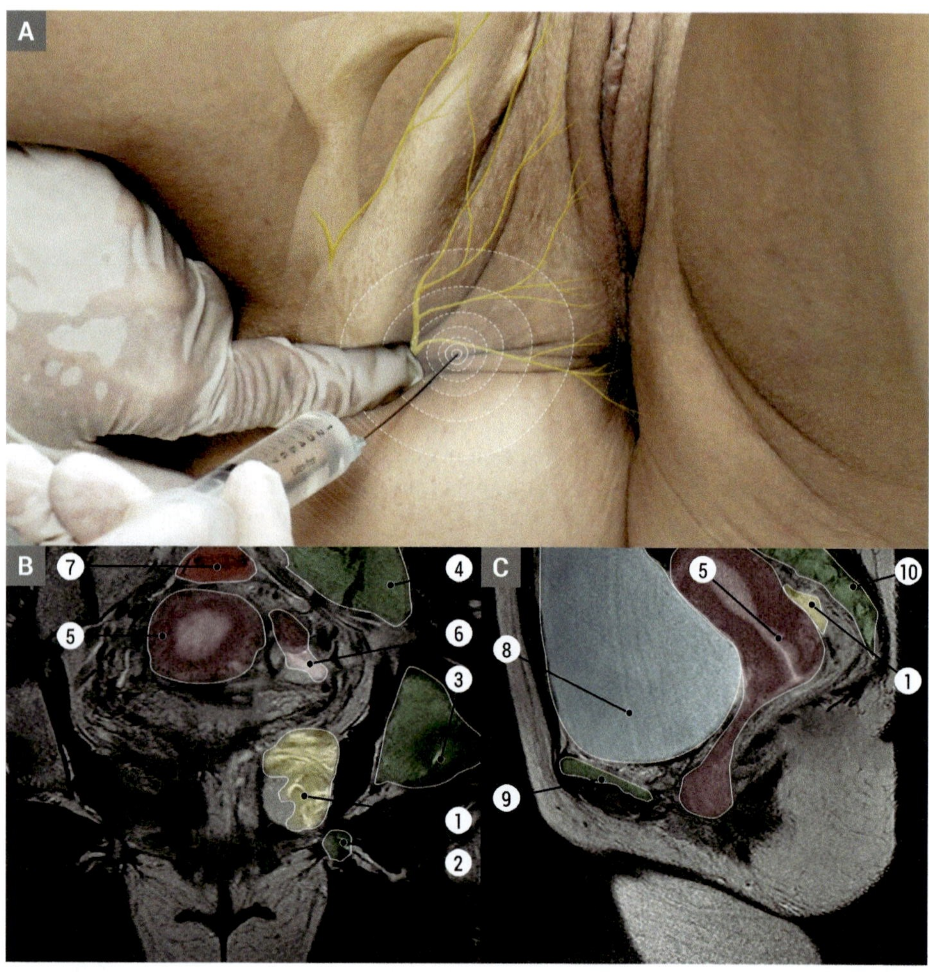

Figura 47-6. Inyección en el nervio pudendo. Técnica isquiática. **A)** Con el paciente en posición de litotomía se palpa la tuberosidad isquiática a dos dedos lateralmente desde el punto medio de la horquilla vulvar posterior. La aguja avanza lentamente en dirección hacia la tuberosidad, liberando procaína cada vez que el paciente sienta molestias, hasta llegar a la salida del nervio pudendo. **B)** Imagen de resonancia en plano sagital. La procaína (1) inyectada cerca de la tuberosidad isquiática izquierda, a los 10 minutos permanece en las proximidades de la rama principal del nervio pudendo en el perineo terminal. Isquion (2), coxofemoral (3), sacroilíaca (4), útero (5), ovario (6), recto (7). **C)** Imagen de resonancia en plano sagital. La procaína inyectada cerca de la tuberosidad isquiática, a los 30 minutos difunde hasta S2. Vejiga (8), hueso púbico (9) y sacro-cóccix.

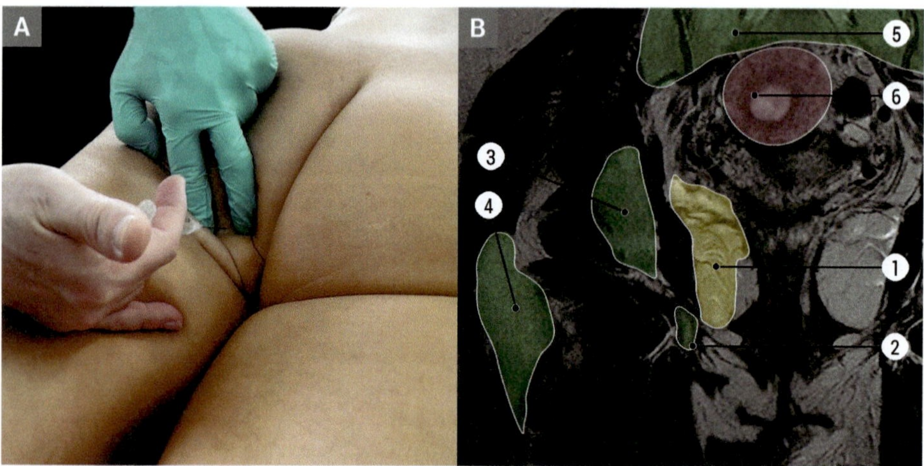

Figura 47-7. **A)** Inyección del nervio pudendo. Técnica transglútea posterior. **B)** Imagen de resonancia en plano coronal en la que se aprecia que la procaína llega a la tuberosidad isquiática: procaína (1), hueso isquion (2), hueso ilion (3), trocánter femoral (4), articulción sacroilíaca (5), útero (6).

principal del nervio pudendo y se extiende hacia las áreas correspondientes de S2 a S4.

Es recomendable que el abordaje intravaginal sea aplicado por profesionales expertos en este tipo de técnicas, como ginecólogas y matronas. En estos casos, una vez realizada la palpación a través de la pared lateral de la vagina para identificar la espina ciática, se penetra la aguja de 23 G y 60 u 80 mm en dirección a la espina. Al llegar a la tuberosidad se depositan sobre su cara interna 3-4 mL de procaína y se inyectan otros 1-3 mL mientras se retira suavemente la aguja hasta la mucosa vaginal.

Técnica transglútea o posterior

El paciente se coloca de pie con el cuerpo flexionado sobre la camilla o en decúbito prono. La tuberosidad isquiática se palpa a dos dedos lateral al ano. Sin mover la nalga, se introduce la aguja perpendicular a la piel, paralela al canal anal, a una profundidad de 4-8 cm, según la corpulencia de la persona. Se inyectan de 3 a 5 mL de procaína en el tejido graso (Fig. 47-7). La presión sobre la nalga con los dedos de la mano reduce la distancia entre la piel y la tuberosidad.

Rafe medio

El tipo de aguja a utilizar para inyectar en el rafe del periné depende de la profundidad del dolor del paciente, pudiendo variar entre 20 y 60 mm. En las mujeres se introduce la aguja por el punto medio entre la vagina y el ano. Previamente se introduce medio dedo índice en el ano para prevenir la inyección accidental en la ampolla rectal, al mismo tiempo que se empuja hacia arriba para elevar la pared anterior del recto, facilitando así la localización del lugar de punción.

En los hombres, el punto de inyección se sitúa entre el final del escroto y el ano, justo debajo del músculo bulbocavernoso. Es recomendable que el paciente sostenga el escroto con una mano para mejorar el acceso al área. Si se hace presión en la zona con un dedo, se ayuda a estabilizar el tejido y la punción es menos molesta. La aguja se introduce entre 2 y 4 cm perpendicularmente, dependiendo de la ubicación del punto de dolor. Durante la inyección puede aparecer una sensación de irradiación hacia la punta del pene.

La técnica con aguja de 60 mm puede ser necesaria en el caso de mujeres que han tenido intervenciones quirúrgicas en la pelvis y cuya zona de dolor sea más profunda. En esto casos, se introduce un espéculo lubricado en la vagina de manera invertida a su uso habitual, con el objetivo de visualizar la pared posterior de la vagina. Después se introduce el dedo índice en el ano, manteniendo así controlado el espacio entre el ano y la vagina. La aguja se avanza perpendicular y lentamente, con un leve movimiento anteroposterior para confirmar que se introduce por el tejido laxo sin tocar ninguna pared. Se inyectan 2 mL de procaína mientras se avanza la aguja y para ir relajando el tejido, y 3 mL al alcanzar la zona objetivo (Fig. 47-8). Es recomendable que la paciente permanezca sentada o acostada durante algunos minutos tras el procedimiento. Esta técnica es delicada, especialmente en las mujeres que han sido intervenidas, ya que el espacio del tabique rectovaginal puede estar reducido, por lo que es importante una evaluación cuidadosa y aconsejable que sea realizada solo por terapeutas con experiencia.

Vulva

A continuación, se detalla la inyección de anestésico local en las diferentes partes de la vulva.

Labios mayores y menores

En caso de lesiones cutáneas o heridas, se inyecta alrededor de las lesiones; en el caso de condilomas o papiloma, se inyecta justo por debajo del pedúnculo, y en el caso de vulvodinia, puede inyectarse en el mismo punto de dolor. Estas inyecciones se realizan con aguja de 30 G y en cantidades de 0,3 a 0,5 mL.

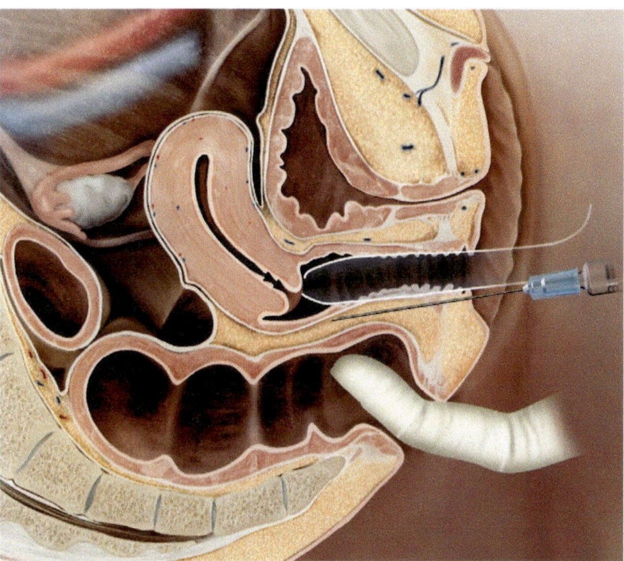

Figura 47-8. Inyección en el rafe medio en pelvis femenina. La aguja se introduce por el punto medio entre la vagina y el ano. Previamente se introduce medio dedo índice en el ano para prevenir la inyección accidental en la ampolla rectal, al mismo tiempo que se empuja hacia arriba para relajar la pared anterior del recto. La aguja avanza lentamente, paralela a las paredes vaginal y rectal, mientras se va inyectando el anestésico local.

Clítoris

La inyección en el clítoris puede hacerse con un abordaje posterolateral al mismo. Para realizar la técnica **retroclitoriniana** se sujeta el clítoris entre el dedo índice y el pulgar, y se desplaza suavemente hacia delante. Esto permite crear un espacio en su parte posterior en el que se introduce lateralmente una aguja de 30 G o 27 G para liberar lentamente entre 3 y 5 mL de procaína (Fig. 47-9A).

En la técnica **periclitoriniana** se introduce la aguja perpendicularmente a un dedo lateral al clítoris y 0,5 cm superior, hasta acercarse al hueso púbico. La inyección de 2 mL de procaína en cada lado permite bañar la parte externa del clítoris y la parte superior del diafragma urogenital.

En ambos abordajes, una vez completada la inyección, se solicita a la paciente que se realice un masaje suave en la zona para una mayor difusión del anestésico local hacia los cuerpos clitoridianos laterales.

Zona periuretral y glándulas de Skene

A medio centímetro lateral del orificio uretral, donde se localizan las glándulas, se introduce una aguja de 27 G de 20 mm. Inicialmente se inyectan 0,5 mL de procaína a nivel submucoso y seguidamente se introduce la aguja hasta una profundidad de 2 cm para depositar de 0,5 a 1 mL del anestésico local (Fig. 47-9B). La inyección puede realizarse unilateral o bilateralmente, en función de la sintomatología de la paciente. Es

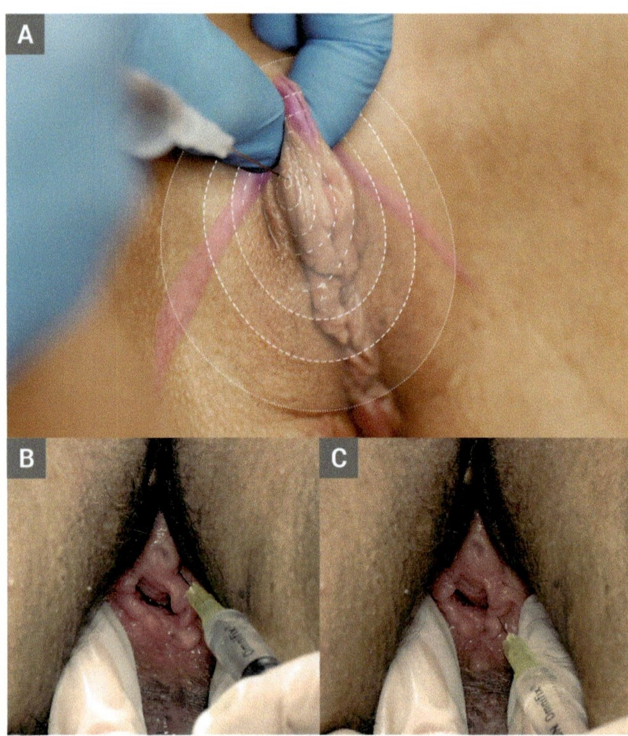

Figura 47-9. Inyecciones en la zona genital externa femenina. **A)** Inyección retroclitoriniana, que alcanza el cuerpo y el bulbo del clítoris. **B)** Inyección periuretral. **C)** Inyección en la comisura himenolabial.

recomendable realizar la inyección en dos tiempos (submucoso y a 2 cm de profundidad) para minimizar el dolor asociado a la administración de este volumen de procaína en la zona.

Glándulas de Bartolino

En caso de **bartholinitis**, con una aguja de 27 G de 40 mm se inyectan 0,3 mL de procaína en cada punción a unos 3 cm de profundidad alrededor de las glándulas inflamadas, siendo fundamental hacer también un drenaje y un lavado de toda la cavidad. Ocasionalmente puede resultar más favorable repetir las inyecciones después de uno o varios días.

Comisura himenolabial

En primer lugar, se busca la pared externa de las carúnculas del himen, que se unen con la pared interna de los labios menores, dentro de la comisura.

Con una aguja de 30 G de 12 mm se realizan inyecciones submucosas de 0,3 mL alrededor de la comisura y en los bordes cicatriciales de los residuos himeneales. Estas últimas aplicaciones son indoloras (Fig. 47-9C).

Diafragma pélvico

Esta técnica influye en las ramas superficiales y profundas de los nervios perineales y otras ramas directas del nervio sacro, pero no actúa directamente sobre la rama del nervio rectal inferior. También afecta a los músculos elevador del ano y coccígeo, así como a las diversas capas fasciales, incluyendo la fascia pélvica parietal, la fascia pélvica inferior y la fascia inferior del diafragma urogenital o membrana perineal (v. Fig. 45-2).

Una vez localizados mediante palpación los puntos de tensión o sensibilidad en el periné, se inyectan de 3 a 5 mL de procaína en cada uno de ellos utilizando una aguja de 27 G y 40 mm de longitud. La inyección se realiza liberando el anestésico local en los diferentes planos fasciales hasta alcanzar la profundidad determinada por la palpación.

Zona púbica

La zona púbica (incluyendo el monte de Venus, la sínfisis y el ligamento arqueado) se inyecta directamente utilizando una aguja de 27 G y 25 o 40 mm de longitud. En la mayoría de los casos, el monte de Venus tiene más tejido adiposo del que se supone, por lo que es importante buscar los puntos de tensión o dolor y realizar las inyecciones en forma de abanico, administrando 1 mL en cada punto. Cabe considerar que una tensión en el ligamento arqueado suele implicar una tensión en la sínfisis púbica y la articulación sacroilíaca, lo cual debe tenerse en cuenta durante la exploración.

Vagina

Las inyecciones en la vagina pueden realizarse directamente si se trata de su zona distal. En caso de que se requiera mayor profundidad o si se desea inyectar en la cúpula vaginal, se requiere el uso de un colposcopio.

Mediante la palpación de las paredes vaginales con un dedo se pueden identificar puntos de tensión, que se inyectan subcutáneamente con 1 mL y en las paredes vaginales a 1 cm de profundidad con otros 2 mL, utilizando una aguja de 27 G y 40 mm de longitud. Es importante tener en cuenta que algunas cicatrices como episiotomías u otras cirugías del suelo pélvico pueden extenderse hacia la vagina.

La inyección en la **cúpula vaginal**, indicada en casos de dispareunia o sospecha de campo interferente en la cicatriz de una histerectomía vaginal, se realiza con una aguja de 23 G y 80 mm de longitud. Se deben depositar de 2 a 3 mL de procaína mediante inyecciones submucosas de 0,5 mL.

Las aplicaciones tópicas en la vagina se explican en el capítulo 54.

Ano

El paciente puede colocarse en decúbito lateral, supino en posición de litotomía o prono. En el caso de los hombres, si se sitúan en decúbito supino, deben sostenerse los testículos con una mano. Con una aguja de 27 G de 25 mm se inyectan 2 mL de procaína en cada lado de los cojinetes hemorroidales (Fig. 47-10): en el lado derecho, en las posiciones anterolateral (2 h) y posterolateral (5 h); en el lado izquierdo, en la

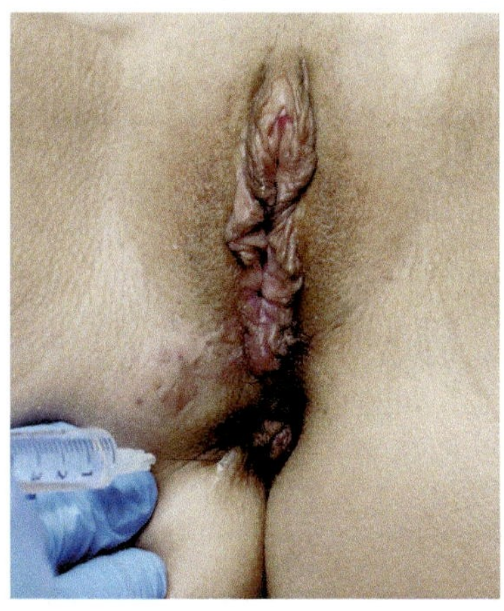

Figura 47-10. Inyección perianal al lado de los cojinetes hemorroidales.

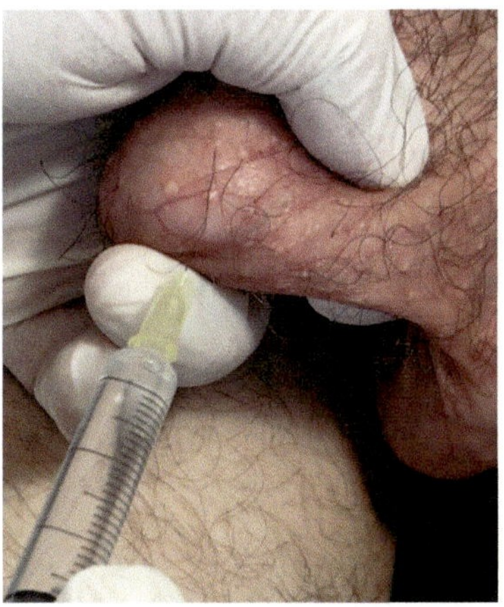

Figura 47-11. Inyección intratesticular.

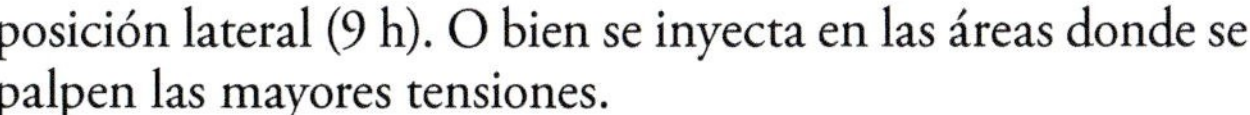

posición lateral (9 h). O bien se inyecta en las áreas donde se palpen las mayores tensiones.

En casos de hemorroides prolapsadas o trombosadas, se pueden inyectar lentamente 2 mL de procaína directamente en la hemorroide, utilizando una aguja de 30 G × 12 mm.

Pene

Las inyecciones en el pene se realizan con una aguja de 30 G de 13 mm.

La terapia neural actúa sobre las diferentes estructuras involucradas en el proceso de la erección mediante un mecanismo regulador que, entre otras cosas, mejora la vascularización. En casos de **disfunción eréctil**, se pueden inyectar de 2 a 3 mL de procaína en el tercio medio del pene, en puntos bilaterales a las 2 y 10 h, evitando así la inervación directa del pene.

Para la **enfermedad de Peyronie**, se recomienda inyectar 3 mL de procaína alrededor o debajo de cada placa. La inyección de una cantidad considerable de anestésico local en cada placa tiene como finalidad, entre otras, facilitar su despegamiento.

En ambos casos es aconsejable combinar estas técnicas con inyecciones en el plexo hipogástrico inferior (v. Cap. 46) y la arteria femoral (v. Cap. 53). En este último caso la inyección en la arteria femoral debe realizarse a mayor velocidad para asegurar que la procaína se difunda especialmente en la arteria pudenda externa.

En la zona más proximal del pene, una inyección perpendicular realizada a 0,5 cm de la línea media, a ambos lados, con 2-3 mL de procaína puede alcanzar la **uretra peneana**.

La **cicatriz de una cirugía de fimosis** puede comportarse como un desencadenante neuromodulador. Se recomienda inyectar subcutáneamente administrando 0,5 mL de procaína en cada punto de inyección hasta infiltrar todo el tejido cicatricial (v. Fig. 47-5B).

En **niños con frenillo peneano corto**, la inyección subcutánea de procaína puede realizarse antes y/o después de la cirugía. Dada la alta plasticidad del tejido, es recomendable realizar esta inyección antes de la cirugía, ya que podría mejorar la condición y, en algunos casos, evitar la necesidad de la intervención quirúrgica.

Escroto

Mientras el paciente se sujeta el pene, se inyectan subcutáneamente 0,5 mL de procaína en cada punto en la parte inferior y en la parte superior del escroto. Si existen lesiones o cicatrices en el escroto, se inyecta alrededor o en ellas, según el caso.

Testículos

Esta técnica está brevemente descrita en el libro del Dr. Dosch. Inicialmente, el terapeuta sujeta el testículo con una mano, posicionándolo entre los dedos anular y medio. Utilizando el pulgar, se guía suavemente el testículo hacia el fondo del escroto, y con el dedo índice se localiza su polo inferior y la cola del epidídimo.

Una vez asegurado el testículo con los cuatro dedos, se introduce la aguja en el polo inferior del testículo, evitando la cola del epidídimo, y se introduce una aguja de 30 G de 30 mm (o en su defecto, de 27 G de 25 mm) aproximadamente 20 mm siguiendo la orientación axial del órgano. Se administra 1 mL de procaína en el sitio de inyección y se va liberando otro mililitro mientras se retira lentamente la aguja (Fig. 47-11).

A lo largo de tres generaciones de médicos, la familia **Coral** (de Ecuador) ha constatado resultados positivos en pacientes masculinos con disminución de fertilidad. Han reportado varios casos en los que se observó un aumento notable en la cantidad y la calidad de los espermatozoides de pacientes que inicialmente mostraban oligospermia. Estos resultados se lograron tras la aplicación de la técnica de inyección testicular, aplicada semanal o quincenalmente, con un promedio de cuatro aplicaciones, y complementada con un tratamiento integral de terapia neural.

En los niños con testículos en ascensor, se propone inyectar subcutáneamente en la zona inguinal del mismo lado y en el escroto, lo cual puede relajar el tejido y facilitar su regulación.

Nervios genitofemoral o genitocrural e ilioinguinal

En posición de decúbito supino, se palpa el **anillo inguinal superficial** en el margen superior del pubis, a un dedo de la

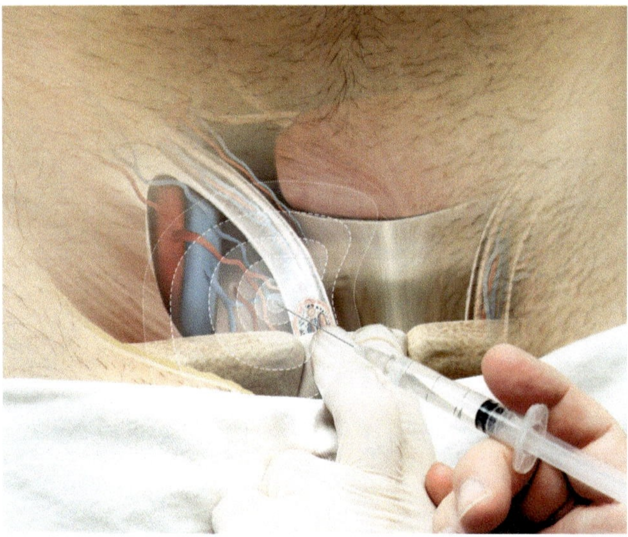

Figura 47-12. Inyección en el anillo inguinal de una pelvis masculina.

línea media. Al inyectar subcutáneamente 2 mL de procaína en este punto, sin profundizar más con la aguja, se influye sobre las ramas genitales de los nervios genitofemoral e ilioinguinal. En los hombres, esta inyección también afecta al **cordón espermático** con el ramo simpático del plexo testicular, el conducto deferente y los vasos sanguíneos y linfáticos del testículo (Fig. 47-12).

En las mujeres, la inyección retroclitoriana descrita previamente también tiene un efecto en estas mismas ramas genitales (v. Fig. 47-9A).

CONTRAINDICACIONES, PRECAUCIONES Y PECULIARIDADES

En personas con alteraciones de la coagulación se debe tener especial precaución y seguir la metodología descrita para estos casos (v. Cap. 29), estando contraindicadas las inyecciones con agujas de 23 G de 60 o 80 mm.

Ocasionalmente, puede haber una reactivación temporal de los síntomas como respuesta al estímulo realizado, que suele durar unas pocas horas y que no se debe confundir con una agudización o complicación.

En la punción periuretral en las mujeres, debe tenerse la precaución de no inyectar en la uretra.

La inyección en el anillo inguinal superficial debe ser subcutánea, sin profundizar más, para evitar dañar con la aguja las estructuras que atraviesan el anillo.

COMPLICACIONES

Además de las propias de cualquier inyección puede aparecer una anestesia o parestesia pasajera de la zona inyectada, como los labios, el clítoris, el pene, el periné o el ano.

La técnica del rafe medio con aguja larga debe hacerse con mucha precaución y ser realizada por profesionales expertos, por el riesgo de penetrar en el recto o la vagina.

HISTORIAS DE VIDA

A continuación se describen tres historias de vida de pacientes inyectados en los genitales externos.

Historia 1

A la consulta acude una paciente de 46 años, profesora de danza, con un cuadro de vulvodinia y dolor en el vestíbulo vulvar de 7 años de evolución en un contexto de depresión, por el que recibe tratamiento con amitriptilina. También refiere dolor en una cicatriz del brazo derecho, resultado de un accidente de tráfico ocurrido a los 16 años.

Durante la exploración, la paciente manifestó un dolor vestibular bilateral con una intensidad de 8/10. Además, experimentaba dolor en las nalgas, en el área entre la vagina y los labios menores, en el rafe y alrededor del ano. Se identificaron múltiples puntos de tensión en el recto anterior abdominal y el diafragma urogenital.

En la primera sesión se realizaron inyecciones en el plexo hipogástrico inferior (vía vaginal), en el rafe y en el nervio pudendo izquierdo. Una semana después, en la segunda sesión, se repitieron las mismas inyecciones y se añadió una inyección en la cicatriz del brazo derecho.

La paciente continuó con tres sesiones quincenales adicionales, durante las cuales se inyectó en el diafragma urogenital. Aunque los síntomas mostraron una mejoría progresiva, no desaparecieron por completo. Finalmente, en la última sesión, se logró una remisión completa de los síntomas tras realizar una inyección en la articulación sacroilíaca. En un control posterior 1 mes después, la paciente manifestó haber mejorado significativamente en sus relaciones sexuales, incluyendo un aumento de los orgasmos.

Comentarios:

- La terapia resultó ser eficaz en este caso, a pesar de acudir con una condición crónica y compleja.
- Aunque un dolor localizado puede parecer de causa local, siempre debe mantenerse una visión global del paciente.
- La exploración resultó determinante para localizar un dolor y una limitación en la movilidad de la articulación sacroilíaca.

Historia 2

Una mujer de 49 años acudió a la consulta presentando un dolor abdominal intenso desde hacía 16 años, con mayor tendencia a ser pélvico en los últimos 7 años. También refería disuria y polaquiuria marcadas, así como dolor lumbosacro, el cual mejoraba con la evacuación. La paciente padecía de depresión, estaba sin trabajo y no podía tener relaciones sexuales debido al dolor. Estaba en tratamiento con antiinflamatorios no esteroideos, opiáceos y antidepresivos.

Entre sus antecedentes médicos destacaban una menopausia quirúrgica a los 41 años por histerectomía y ocho cirugías en los 10 años previos debido a una pelvis congelada por endometriosis. Estas cirugías incluían una neurólisis parcial con dos estomas, una ureteroplastia con *stents*, resección intestinal y peritonización vesical extra con fístula vaginorrectal y colorrectal.

Durante la exploración se detectó una cúpula vaginal rígida, fibrosa y dolorosa. También presentaba dolor en casi toda la vagina, uretra, elevador del ano y rafe.

En la primera sesión de tratamiento se realizaron inyecciones en el plexo hipogástrico inferior (vía vaginal), cicatrices abdominales y ombligo. Tras una leve mejora, se decidió repetir las inyecciones 1 semana después, añadiendo inyecciones en la cúpula vaginal y las zonas de tensión miofascial abdominales. Tras otra ligera mejoría se decidió realizar una tercera sesión, inyectando también en el plexo tubárico-ovárico con una aguja de 40 mm. La paciente experimentó una mejoría rápida y sostenida del dolor, reduciendo su intensidad a 3/10, lo que le permitió empezar a disminuir lentamente los analgésicos.

En una cuarta sesión semanal, se observó un aumento de la mejoría al inyectar en el rafe anovaginal. Durante los siguientes controles mensuales, se constató una persistencia de la mejoría tanto física como anímica, lo que facilitó la reinserción laboral de la paciente y la recuperación de su vida sexual.

Comentarios:

- En este caso se describe el efecto beneficioso de la terapia neural en una paciente con un dolor crónico y complejo, con antecedentes quirúrgicos extensos y complicados.
- La mejoría progresiva y sostenida del dolor sugiere que la terapia neural puede ofrecer un alivio significativo a este tipo de pacientes y que no han experimentado mejoría con tratamientos previos.
- El tratamiento fue personalizado según la historia de vida de la paciente y su respuesta en cada sesión. La decisión de incluir nuevas áreas de inyección, como el plexo tubárico-ovárico y el rafe anovaginal, parece ser determinante para lograr los resultados positivos.
- Durante el tratamiento no solo se logró reducir el dolor físico de la paciente, sino que también se observó un efecto positivo en su bienestar emocional y funcional. Esta mejora está relacionada tanto con la disminución del dolor como con los efectos en el circuito del sistema psiconeuroinmunoendocrino (v. **Cap. 14**).

Historia 3

Un paciente de 54 años acudió a la consulta con enfermedad de Peyronie, que le producía dolor y curvatura dorsal significativa durante la erección (escala visual analógica de 7), lo que le causaba grandes dificultades para las relaciones sexuales, afectando también a su estado anímico. Su único antecedente médico relevante era un *tinnitus* intenso. Se observó una placa peneana de 30 × 19 × 12 mm en el tercio medio distal del pene.

En la primera sesión, tras inyectar en la placa de los cuerpos cavernosos, el paciente experimentó una desaparición casi completa de los *tinnitus* durante 3 días. Posteriormente, se realizaron seis sesiones adicionales, programadas quincenalmente. De manera progresiva, la placa se separó del bulbo cavernoso y la curvatura del pene mejoró, permitiendo reanudar sus relaciones sexuales de manera satisfactoria y sin dolor. Además, refirió una mejora del 60 % en su *tinnitus*.

Comentarios:

- Aunque en este caso el tratamiento se enfocó aparentemente en aplicaciones locales en la zona afectada por la disfunción, en realidad no es posible un tratamiento exclusivamente local debido a todas las interconexiones explicadas en los primeros capítulos de este libro.
- Los síntomas o lesiones locales son siempre una expresión del estado integral del ser humano. De este modo, si la mejora de los síntomas locales va acompañada de una mejora general, y especialmente anímica, esto indica que el tratamiento ha sido realmente integral, a pesar de haberse aplicado inyecciones en una zona específica.
- La relación cronológica entre la aparición del *tinnitus* y la enfermedad de Peyronie, así como la rápida mejoría del *tinnitus* tras las primeras inyecciones en las placas del pene, y su posterior mejora progresiva a medida que las placas disminuían, sugiere una conexión clara entre ambos procesos en este paciente. Esto refuerza la idea de que no existen procesos patológicos ni terapéuticos que sean exclusivamente locales, y subraya la importancia de mantener una perspectiva holística en el tratamiento del paciente.

PUNTOS CLAVE

- Las afecciones en las zonas genitales suelen ser multifactoriales y complejas, con un impacto que va más allá del dolor físico y afecta a múltiples dimensiones del bienestar.
- A medida que se profundiza en el conocimiento de una zona específica del organismo y en técnicas de tratamiento, surgen nuevas posibilidades terapéuticas; sin embargo, debe recordarse que cada parte está integrada en un todo, que en muchos casos va más allá de nuestra comprensión total.
- Todo médico, independientemente de su especialidad, debe incluir la zona genital externa en la historia de vida del paciente y en su evaluación cuando esté indicado. En terapia neural es igualmente importante familiarizarse con las técnicas para abordar esta región.
- Aunque las opciones terapéuticas son muchas, lo más importante es la relación que se establece entre el profesional de la salud y el paciente, así como el aprendizaje que se deriva de esta interacción.

BIBLIOGRAFÍA

Anastasi GP, Balboni, Motta. Trattato di anatomia umana. 4ª ed. Edi-Ermes; 2006.

Barop H. Textbook and atlas of neural therapy: diagnosis and therapy with local anesthetics. 1st ed. Stuttgart: Thieme; 2017.

Dosch MP. Atlas of Neural Therapy. 3rd ed. Stuttgart: Thieme; 2012.

Drake RL, Vogl AW, Mitchell AWM. Gray. Anatomía para estudiantes. 4ª ed. Barcelona: Elsevier; 2020

Fischer L. Neuraltherapie. Neurophysiologie, Injektiontechnik, Therapievorschläge. 5th ed. Stuttgart: Thieme; 2019.

Gray H, Vandyke H. Anatomy of the human body. 20th ed. Philadelphia: Lea & Febiger; 1918.

Gray-Drake. Anatomia. Fibre pregangliari parasimpatiche. Masson; 2009.

Moore K, Persaud TVN, Torchia MG. Embriología clínica. 11ª ed. España: Elsevier; 2020.

Netter FH. Atlas de anatomía humana. 7ª ed. Barcelona: Elsevier; 2019.

Prat-Pradal D, Metge L, Gagnard-Landra C, Mares P, Dauzat M, Godlewski G. Anatomical basis of transgluteal pudendal nerve block. Surg Radiol Anat. 2009 Apr;31(4):289-93.

Pro EA. Anatomía clínica. 1ª ed. Buenos Aires: Editorial Médica Panamericana; 2012.

Rifelli G, Moro PS. Sexología clínica. Vol. 3: Consejería y terapia de disfunciones sexuales. Bolonia: Clueb; 1995.

Rojas-Gómez MF, Blanco-Dávila R, Tobar Roa V, Gómez González AM, Ortiz Zablehe AM, Ortiz Azuero A. Anestesia regional guiada por ultrasonido en territorio del nervio pudendo. Revista Colombiana de Anestesiología. 2017;45(3):200-9.

Weinschenk S. Handbuck Neuraltherapie. Diagnostik und therapie mit lokanalesthetika. Elsevier Urban Fischer; 2010.

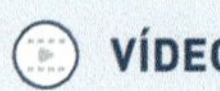

Zona sacrococcígea y ganglio impar

48

H. C. Peyer y D. Vinyes

INTRODUCCIÓN

La región sacrococcígea tiene un papel importante tanto en la anatomía humana como en la terapia neural.

Como se verá en la neuroanatomía de esta región, desde la estructura y la función del sacro y el cóccix hasta la red de fibras nerviosas del plexo sacro y el plexo coccígeo, así como la cadena simpática, el ganglio impar y las fibras parasimpáticas, la aplicación de técnicas de inyección en la zona sacrococcígea tiene una gran variedad de indicaciones que afectan no solo a las áreas lumbosacra, coccígea y pélvica, sino también a las extremidades inferiores.

Debido a la ocurrencia frecuente de traumatismos en la región sacrococcígea y a las repetidas irritaciones en la zona pélvica, esta área se puede transformar en un potencial campo interferente a considerar en la historia de vida.

En cualquier caso, resulta fundamental un conocimiento profundo de la neuroanatomía de esta zona para una correcta aplicación de las técnicas.

ZONA SACROCOCCÍGEA

A continuación, se detalla la zona sacrococcígea y se explican las diferentes técnicas de inyección en ella.

Generalidades

Las inyecciones en la región sacrococcígea buscan regular los órganos y tejidos localizados en las áreas lumbosacra, coccígea y pélvica. Por tanto, cualquier alteración en estas zonas puede ser indicativa de la aplicación de las técnicas descritas en este capítulo, ya sea de manera directa o como complemento a otras aplicaciones pélvicas.

Además, debido a su influencia en la circulación sanguínea de las extremidades inferiores, las afecciones en dichas extremidades también pueden sugerir la utilidad de estas técnicas de inyección.

Neuroanatomía

En los siguientes apartados se describe la neuroanatomía de la zona sacrococcígea.

Sacro

El sacro (v. Fig. 45-1), formado por la fusión de cinco piezas, se desarrolla a través de centros de osificación equivalentes a los de las vértebras. El cierre del foramen sacro para formar el conducto sacro se completa a los 2 años, mientras que la osificación total de todas las piezas sacras concluye alrededor de los 30 años. Su cara posterior, convexa e irregular, cuenta con la **cresta sacra media** en la línea central, representativa de las apófisis espinosas. En su extremo inferior se ubica el **hiato sacro**, una apertura angosta que apunta hacia abajo y está flanqueada por los **cuernos del sacro**, formados por las apófisis articulares de las quintas vértebras sacras. A los lados de la cresta sacra media se encuentran las crestas sacras intermedias, vestigios de las apófisis articulares, y más alejados aún están los cuatro **forámenes sacros posteriores** y las crestas sacras laterales; estas últimas representan la fusión de las apófisis transversas.

El borde superoanterior del sacro forma el **promontorio**, una prominencia que se proyecta hacia delante en la abertura superior de la pelvis. A cada lado de la base se ubica el ala del sacro, que contiene la carilla auricular en su parte superior, para articularse con el hueso coxal. El extremo inferior del sacro presenta una superficie oval y plana denominada *vértice del sacro.*

El **conducto sacro** representa la sección del conducto vertebral alojada dentro del sacro y cuyo diámetro decrece hacia abajo. Alberga elementos como la cola de caballo, el *filum terminale* de la médula espinal (anclaje del saco dural), las meninges, el espacio epidural y el final del ligamento longitudinal posterior. El **espacio epidural sacro** está formado por tejido laxo que contiene tejido adiposo, plexos venosos vertebrales internos y vasos linfáticos, y representa una capa deslizante para el saco dural, que también se desplaza cuando se mueven la cabeza y la columna vertebral. A cada lado del conducto sacro se ubican los forámenes intervertebrales, los cuales, dentro del sacro, se bifurcan en direcciones anterior y posterior, desembocando en los **forámenes sacros** correspondientes (v. Fig. 31-3).

Mientras que el extremo caudal de la médula espinal (cono medular) en los adultos llega casi a la altura de L2, el saco dural generalmente se extiende hasta la altura de S2.

Cóccix

El cóccix es una diminuta estructura ósea de forma triangular surgida de la unión de entre tres y cinco vértebras. La superficie superior del cuerpo de la primera vértebra coccígea se une al ápice del sacro. Detrás de este cuerpo se localizan dos proyecciones conocidas como *astas del cóccix*, las cuales son equivalentes a las apófisis articulares observadas en otros niveles vertebrales. Estas astas permiten la articulación del cóccix con las astas del sacro. Los cuerpos de las vértebras coccígeas restantes están fusionados y disminuyen progresivamente en tamaño, culminando en un vértice que representa el extremo inferior de la última vértebra coccígea.

Plexo sacro

El plexo sacro se encuentra en la pared posterior de la pelvis, anterior al músculo piriforme, posterior a los vasos ilíacos internos y al uréter, y detrás del colon sigmoide a la izquierda. Está formado por el tronco lumbosacro, las ramas ventrales de los nervios S1 a S3 y parte de la rama ventral de S4 (el resto de la rama ventral del nervio S4 se une al plexo coccígeo). El plexo sacro incluye las ramas ventrales de L4, las cuales no pertenecen al plexo lumbar, forman una agrupación de motoneuronas en la parte ventral de la región sacra de la médula espinal, conocida como *núcleo de Onuf*, y están involucradas en el control de la micción y la defecación. Además de las ramas de L4, el troco lumbosacro contiene las ramas ventrales de L5, aparece en el margen medial del psoas mayor y desciende por el borde pélvico anterior a la articulación sacroilíaca para unirse a S1. La mayor parte de S2 y S3 convergen en la cara inferomedial del tronco lumbosacro, en el agujero ciático mayor, para formar el nervio ciático. Justo antes de llegar al ligamento sacroespinoso, encargado de oponerse a la inclinación anterior del sacro, el ramo ventral de S3 recibe los ramos ventrales de S2 y S4 para formar la parte esencial del nervio pudendo (v. **Fig. 43-5**).

Los ramos colaterales del plexo sacro son los nervios obturador interno, piriforme, cuadrado femoral, glúteo superior, glúteo inferior, femorocutáneo posterior, cutáneo perforante, pudendo y coccígeo. El ramo terminal es el nervio ciático (v. **Caps. 51** y **52**).

Mediante sus ramos colaterales y terminales, el plexo sacro suministra la inervación sensitiva, motora, vasomotora y propioceptiva a la región glútea y al miembro inferior.

Plexo coccígeo

El plexo coccígeo es una red de fibras nerviosas conformada por una rama descendente del nervio sacro S4, la rama ventral del nervio sacro S5 y la rama coccígea (v. **Fig. 43-5**).

La rama ventral de S5 surge desde el hiato sacro y traza un camino rodeando el margen lateral del sacro, por debajo de su cuerno, atravesando el isquiococcígeo desde una posición inferior para llegar a su superficie superior pélvica. En este punto se fusiona con una rama descendente de la rama ventral de S4. Posteriormente, este pequeño tronco formado desciende por la superficie pélvica del isquiococcígeo para unirse a la diminuta rama ventral coccígea y llegar a la pelvis después de traspasar el músculo coccígeo. En su trayecto emite los nervios anococcígeos, los cuales atraviesan el ligamento sacrotuberoso para proveer inervación a la piel que recubre el cóccix.

Tronco simpático sacro

Situado en el tejido extraperitoneal, el tronco simpático sacro discurre sobre la concavidad sacra, extendiéndose hasta la primera vértebra coccígea para situarse debajo de la fascia presacra. Se ubica en una posición medial o anterior respecto a los agujeros sacros anteriores y consta de cuatro o cinco ganglios interconectados. Este tronco simpático continúa superiormente en el tronco simpático lumbar, mientras que los troncos derecho e izquierdo convergen a nivel inferior en el ganglio impar, delante del cóccix (v. **Fig. 43-5**).

El tronco simpático sacro se comunica con las raíces del plexo sacro a través de los ramos comunicantes. Sus ramos mediales se interconectan en la línea media, y los ramos viscerales de los dos primeros ganglios se unen al plexo hipogástrico inferior a través de los nervios esplácnicos sacros. Algunas ramas adicionales forman un plexo sobre la arteria sacra media.

Al igual que la mayoría de los nervios esplácnicos, los nervios esplácnicos sacros contienen neuronas simpáticas preganglionares que se originan de los cuernos laterales T10 a L2 de la médula espinal (v. **Figs. 44-5** y **45-4**). Estas neuronas descienden a través de la cadena simpática, atravesando la porción sacra del tronco simpático sin relevo. Al llegar al plexo hipogástrico inferior, algunas neuronas preganglionares podrían ascender hacia los plexos aórtico y mesentérico inferior a través de los nervios hipogástricos inferiores y el plexo hipogástrico superior. Eventualmente, inervan el intestino posterior al sinapsar en los plexos de Meissner y mientérico.

Las neuronas preganglionares que permanecen en el plexo hipogástrico inferior proporcionan inervación simpática a los vasos y órganos pélvicos de la región, complementándose con los nervios esplácnicos pélvicos parasimpáticos. Cabe destacar que los nervios esplácnicos sacros también albergan neuronas aferentes viscerales sensoriales que siguen el curso de las fibras simpáticas hacia la médula espinal.

Sistema parasimpático sacro

Las fibras preganglionares se originan en los centros sacros. Salen de la médula acompañando a los ramos comunicantes blancos y se incorporan a las ramas anteriores de los nervios sacros S2, S3 y S4, formando los nervios erectores o esplácnicos pélvicos, que se unen al plexo hipogástrico. Estos nervios actúan sobre los sistemas genital y urinario, y la porción terminal del tubo digestivo (v. **Fig. 45-4**).

Plexo sacro. Los agujeros sacros

A continuación, se explica cómo aplicar la terapia neural en el plexo sacro.

Indicaciones terapéuticas

Es importante recordar que todos los nervios espinales contienen fibras somáticas aferentes y eferentes, junto con fibras simpáticas, y que parte del sistema simpático avanza paralelamente a la vía eferente y aferente junto con los vasos. De esta forma, y teniendo en cuenta que la inyección en los nervios espinales del plexo sacro puede influir en fibras de L3 y L4, así como, por difusión, en los ramos dorsales lumbosacros, el tratamiento neuralterapéutico en esta zona puede producir un efecto simpaticolítico local y regional, y generar también una respuesta en la regiones lumbar y sacra, y en las extremidades inferiores, tanto en su parte somática como microcirculatoria, repercutiendo en todas sus estructuras tisulares.

Generalidades

Las inyecciones en la región sacrococcígea tienen como objetivo regular los órganos y tejidos en las zonas lumbosacra, coccígea y pélvica. Por lo tanto, cualquier disfunción en estas áreas puede sugerir el uso de las técnicas aquí descritas, bien de forma directa o como complemento a otras técnicas con influencia en la pelvis. Dado su impacto en la circulación de las extremidades inferiores, las afecciones en estas también podrían sugerir la utilidad de estas técnicas de inyección.

A pesar de que algunas indicaciones pueden ser determinadas por cuestiones segmentales motoras y sensitivas, la terapia neural no se basa tanto por el trayecto de un nervio espinal, sino por la información que proporciona el examen físico, en particular la palpación. Por ello, aquí no se detallan las indicaciones terapéuticas basadas en el recorrido de cada nervio y las estructuras que inerva.

Debe recordarse que la interacción constante entre los sistemas nerviosos somático y autónomo, musculoesquelético, fascial y vascular, entre otros, implica que la elección del área a inyectar debe ser una decisión individual, y no lineal.

Sugerencias

Principalmente por:

- Dolores lumbosacros (discopatías, artrosis, inflamaciones, etc.), con o sin bloqueo sacroilíaco.
- Dolor ciático, dolor radicular.
- Coccigodinia.
- Afecciones musculares en los glúteos, flexores del muslo y parte inferior de la pierna y del pie.
- Afecciones cutáneas de la zona.
- Afecciones de órganos pélvicos, pelvipatías, manifestaciones ginecológicas, urológicas o proctológicas.
- Preoperatorio y postoperatorio de la zona del sacro, órganos pélvicos o suelo de la pelvis.
- Dolor en las extremidades inferiores: articulares, tendinosos, musculares, inflamatorios, espolón calcáneo, etc.
- Afecciones nerviosas y tisulares de las extremidades inferiores: parálisis, distrofias, neuropatías, dolor fantasma, vasculopatías, edemas, úlceras, etc.
- Piernas inquietas.
- Sospecha de campo interferente, especialmente en casos de traumatismo o fractura de sacro o cóccix.

Material

Consta de:

- Agujas: 0,4 × 40 mm (27 G), 0,6 × 60 mm (23 G) o 0,6 × 80 mm (23 G).
- 2-5 mL de procaína al 0,5-1 %.

Técnicas de inyección

El paciente puede adoptar una posición en decúbito prono o estar sentado con una ligera inclinación hacia delante. Muchos pacientes se sienten más cómodos en posición acostada; además, esta postura reduce considerablemente los movimientos espontáneos que se suelen producir al realizar una punción cutánea y especialmente cuando se siente la corriente en el segmento del nervio correspondiente al tocar la raíz nerviosa.

En todas las punciones de las raíces espinales puede producirse una sensación de corriente dolorosa que confirma la posición correcta de la aguja. En este caso, después de una aspiración negativa y previa retracción de la aguja de 1 mm, se infiltran 2-3 mL de anestésico local. En el caso de que no se desencadene la corriente, se pueden liberar 5 mL para actuar más por difusión (**Vídeo 48-1**).

Raíz espinal L5

Se identifica la apófisis espinosa L4 a través de la línea de la cresta ilíaca y se palpa el proceso espinoso L5. Aproximadamente a tres dedos hacia lateral y un dedo hacia craneal del borde inferior de la apófisis espinosa L5, se puede palpar una depresión delimitada por el borde inferior de la apófisis transversa L5, el borde superior del sacro y el borde medial de la cresta ilíaca.

Después de inyectar una pápula en este punto, se inserta suavemente la aguja unos 6-8 cm con una dirección ligeramente caudal y medial (10°) (**Fig. 48-1**). Si después de introducir la aguja 6-8 cm se desencadena una corriente dolorosa en el segmento de L5, ello indica la posición correcta de la aguja. Es más difícil alcanzar el área de la raíz espinal L5 en comparación

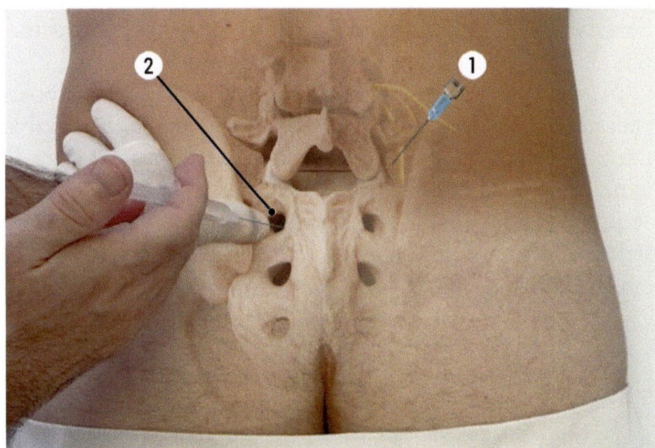

Figura 48-1. Inyección en la raíz espinal de L5 derecha (1) y en el primer agujero sacro izquierdo (2).

con otras raíces nerviosas lumbares, dado que la parte lateral del sacro se halla cerca del proceso transverso de L5.

Debido a la difusión y la formación del plexo lumbosacro, la parte proximal de L4 y las raíces distales de L3, y también debido a la cercanía de los nervios obturador y femoral lateral a lo largo del músculo psoas mayor, todas estas estructuras también se ven afectadas de un modo directo con esta inyección.

Raíz espinal S1

En primer lugar, se ubica el agujero sacro superior mediante dos métodos de exploración:

- Palpando la espina ilíaca posterosuperior, se localiza el foramen aproximadamente a dos dedos hacia medial y un dedo craneal.
- Identificando el borde inferior de la apófisis espinosa de S1, el foramen se sitúa aproximadamente a un dedo y medio lateral y ligeramente craneal.

Una vez localizado el punto de punción, se realiza una inyección dérmica y se introduce la aguja de 23 G de 60 mm en dirección 30-40° hacia caudal. A una profundidad de 5-6 cm, se alcanza la abertura ventral del foramen, por donde transcurre la rama ventral del nervio espinal S1. La sensación de corriente confirma la correcta colocación para la inyección (v. Fig. 48-1).

Raíz espinal S2 o S3

La técnica es la misma para ambas raíces, cambiando solo si se palpa la apófisis espinosa S2 o S3. Se realiza la inyección con la aguja de 0,4 × 40 mm a 1 cm craneal y casi 2 cm lateral de la apófisis espinosa correspondiente, con una inclinación de 20° hacia caudal. La abertura dorsal de estos agujeros sacros suele encontrarse a unos 2 cm de profundidad. Tras avanzar otros 0,5 cm, se alcanza la abertura ventral del foramen y se inyectan 2-3 mL de procaína después de una aspiración negativa.

Contraindicaciones, precauciones y peculiaridades

La infección local aguda, como una fístula infectada o un absceso en la zona, es una contraindicación para esta técnica. Se debe tener mayor precaución en los pacientes con trastornos de la coagulación, sin ser una contraindicación.

Si bien la sensación de corriente confirma la correcta colocación para la inyección, no es una cuestión indispensable para una buena técnica, de manera que, si se introduce la aguja siguiendo una buena técnica, la mayoría de las veces se podrá liberar el anestésico local antes de que el paciente sienta esta corriente dolorosa, disminuyendo de este modo la posibilidad de dolor y parestesias pasajeras.

Es relevante para el diagnóstico y el tratamiento terapéutico neural considerar que, en aproximadamente el 20 % de los casos, la estructura del plexo sacro puede experimentar un desplazamiento, ya sea hacia arriba (craneal) o hacia abajo (caudal), de un segmento.

Complicaciones

Con esta técnica no se conocen más complicaciones que las propias de cualquier inyección.

Historia de vida

Un hombre de 49 años acudió con dolor en el talón izquierdo de 6 meses de evolución, con una intensidad de 6/10 con protección, o de 10/10 en deambulación de unos pocos metros descalzo. Diagnosticado mediante estudio radiológico de espolón calcáneo, obtenía solo una mejoría breve y parcial con los antiinflamatorios y la rehabilitación. Como antecedentes a destacar se encontró una intervención de la rodilla izquierda por artroscopia 5 años antes y cefaleas tensionales.

El dolor se alivió levemente tras inyectar en las pequeñas cicatrices de la rodilla y mejoró hasta un 50 % después de inyectar en las zonas de tensión miofascial occipital y temporal (v. Cap. 34). Esta mejoría se acompañó de una sensación de relajación general y la cabeza despejada, junto con una respiración más profunda y un movimiento peristáltico. Después de inyectar en los puntos de tensión miofascial de ambas extremidades inferiores, el paciente refirió sentir una gran ligereza de las piernas y presentar un leve dolor de intensidad 2/10 en la deambulación. La mejoría fue completa y más allá del motivo de consulta tras una segunda sesión, en la que se siguió el mismo procedimiento.

Comentarios:

- Si bien existe una técnica de inyección directa para el espolón calcáneo, o indirecta mediante la inyección en la raíz del nervio espinal S1 (segmento metamérico), lo más importante es tener muy presente que se está tratando a la persona desde una perspectiva holística.
- Dar los primeros estímulos neuralterapéuticos en los campos interferentes sospechados (en este caso la cicatriz de artroscopia), permite la posibilidad de establecer un diagnóstico desde la perspectiva de la terapia neural y de hacer un tratamiento más causal.
- La liberación de la tensión miofascial desde los puntos de mayor tensión facilita la disminución del tono simpático y un mayor tono vagal, lo que puede contribuir a la mejoría de cualquier dolor o inflamación. La evolución del caso será determinante para decidir si posteriormente se inyecta local o metaméricamente, o se siguen buscando otros campos interferentes.

Inyección epidural sacra o caudal. El hiato sacro

La inyección epidural sacra implica la infiltración en el espacio epidural mediante el acceso a través del hiato sacro en la transición del hueso sacro al hueso coccígeo. Explicada por primera vez en 1903 por Cathelin y descrita en obstetricia en 1909 como anestesia caudal, fue llamada la *reina de las inyecciones* por F. Hopfer debido a su amplio espectro terapéutico y a su técnica relativamente sencilla. M. Wildner describió por primera vez la técnica horizontal con una aguja corta en 2010.

Indicaciones terapéuticas

A continuación, se detallan las generalidades y sugerencias de la inyección epidural sacra.

Generalidades

El espacio epidural sacro alberga los nervios de la cauda equina, que emergen del canal sacro a través de los forámenes sacros ventral y dorsal. Dada la extensa área que abastecen estos nervios somáticos y vegetativos, existen diversas aplicaciones clínicas para esta técnica. El principal enfoque en terapia neural son las fibras vegetativas amielínicas utilizando dosis y concentraciones típicas, minimizando así posibles déficits motores o sensoriales en el paciente, lo cual hace que esta inyección sea muy manejable. Además, la interrupción de las fibras vegetativas puede mejorar tanto la función somatomotora como la sensibilidad, a través de reflejos segmentarios y de la modulación de las señales dolorosas ejercida por el sistema de compuerta en el asta dorsal de la médula espinal (*gate control*). Este tipo de inyección también puede regular la función de los órganos en la pelvis menor y modificar el tono muscular de las extremidades inferiores, entre otros efectos beneficiosos.

Sugerencias

Principalmente, se sugiere en casos de:

- Dolores lumbosacros (discopatías, artrosis, inflamaciones, etc.).
- Bloqueos sacroilíacos recurrentes.
- Dolor ciático, dolor radicular, estenosis espinal.
- Coccigodinia.
- Traumatismo o fractura de sacro o cóccix.
- Afecciones de órganos pélvicos, pelvipatías, manifestaciones ginecológicas, urológicas o proctológicas.
- Afecciones cutáneas de la zona.
- Preoperatorio y postoperatorio de la zona del sacro, órganos pélvicos, suelo de la pelvis, ano, genitales, etc.
- Afecciones nerviosas y tisulares de las extremidades inferiores: parálisis, distrofias, neuropatías, dolor fantasma, vasculopatías, edemas, úlceras, etc.
- Piernas inquietas.

Material

Consta de:

- Aguja: 0,4 × 40 (27 G) o 0,4 × 25 (27 G) (técnica horizontal).
- 5-10 mL de procaína al 0,5. Las cantidades menores llegan a las fibras sacras, mientras que las cantidades mayores pueden llegar a las fibras lumbares.

Técnica de inyección

El paciente puede colocarse en diferentes posiciones:

- Posición lateral con las piernas recogidas.
- Decúbito prono con una almohada debajo de la sínfisis púbica.
- Sentado con la parte superior del cuerpo doblada y, por tanto, con los glúteos elevados.

Una vez ubicada la zona palpando los botones de los cuernos del sacro, ligeramente por debajo de la apófisis espinosa S4, se palpa la membrana elástica del ligamento sacrococcígeo superficial dorsal, que se encuentra a unos 2 cm por encima del extremo craneal del surco glúteo (v. **Vídeo 48-1**).

Técnica horizontal

Situando el dedo índice entre los cuernos sacrales, se coloca la aguja con el bisel mirando hacia arriba justo por encima del dedo y se realiza una primera inyección de 0,5 mL de procaína sobre la membrana elástica. Seguidamente se introduce perpendicularmente la aguja mientras se presiona el émbolo de la jeringa. La resistencia se reduce claramente una vez atravesado el ligamento sacrococcígeo a unos pocos milímetros de profundidad. Después de aspirar, se liberan 5 mL de anestésico local sin resistencia. En el caso de producirse un contacto óseo, se retira 1 mm la aguja antes de inyectar.

Técnica sagital

Siguiendo el mismo procedimiento inicial descrito en la técnica horizontal, una vez situada la aguja en el hiato sacral, esta se retira unos 2 mm y se reorienta unos 40° hacia craneal para que pueda seguir el curso del canal sacro (**Fig. 48-2**) un máximo de 2 cm. Después de aspirar se inyectan 5 mL de procaína.

Contraindicaciones, precauciones y peculiaridades

Debe inyectarse con precaución en personas con alteraciones de la coagulación, aunque no son una contraindicación.

Si la aguja se introduce dorsal al canal sacro en lugar de entrar en el conducto, el anestésico local se irá inyectando en la zona subcutánea, lo cual es palpable inmediatamente con la mano palpadora.

Con la aguja en la posición correcta, la procaína debe poder inyectarse casi sin resistencia; si hay dolor intenso o la resistencia a la inyección es muy alta, significa que la aguja se encuentra en el ligamento sacrococcígeo dorsal profundo o en el subperiostio, por lo que debe retirarse 1-2 mm.

La técnica sagital puede causar irritaciones desagradables. En el caso de realizar una punción a una altura superior a S2 o bien en el contexto de ciertas variantes anatómicas (en las que el saco dural puede finalizar más caudal a S2), podría existir un potencial riesgo de punción de líquido cefalorraquídeo. Si la aspiración contiene líquido, debe interrumpirse

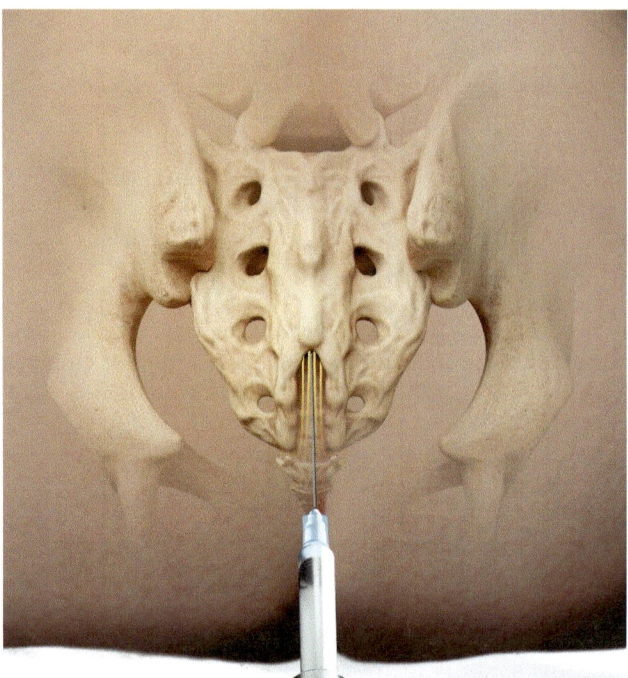

Figura 48-2. Técnica sagital. Situando el dedo índice entre los cuernos sacrales, se coloca la aguja con el bisel mirando hacia arriba, justo por encima del dedo, y se realiza una primera inyección de 0,5 mL de procaína sobre la membrana elástica. Seguidamente, se introduce la aguja entre 1 y 2 cm en dirección 40° hacia craneal para que pueda seguir el curso del canal sacro. Después de aspirar se inyectan 5 mL de procaína.

la inyección; y si hay sangre, se puede continuar tras corregir la posición de la aguja y volver a aspirar.

Complicaciones

A parte de las complicaciones propias de cualquier inyección (hematoma, dolor, infección), la principal complicación de esta técnica es la inyección intratecal, la cual debe evitarse estrictamente mediante la aspiración previa a la liberación del anestésico local.

GANGLIO IMPAR

A continuación, se describe el ganglio impar y se explican sus diferentes técnicas de inyección.

Generalidades

Desde su identificación en 1990, el bloqueo del ganglio impar ha emergido como una técnica eficaz en el tratamiento del dolor perineal simpático, alcanzando hasta un 70 % de alivio del dolor en distintos estudios.

Desde la perspectiva neuralterapéutica, el efecto de esta inyección es fundamentalmente la simpaticólisis y sus implicaciones para la respuesta aferente y eferente de toda la región sacra y perineal, así como del suelo de la pelvis y la pelvis menor.

Neuroanatomía

El ganglio impar, también conocido como *ganglio de Walter*, se identifica como una entidad singular y de tamaño variable en la anatomía retroperitoneal. Este ganglio, ubicado en la superficie ventral del sacro, delante de la articulación sacrococcígea, por encima de la fascia pélvica parietal y por detrás de la fascia peritoneal y del recto, representa el final de ambas cadenas simpáticas paravertebrales (v. **Fig. 43-5**).

Participa en la inervación simpática de diversas áreas pélvicas, genitales y perianales, como el suelo pélvico, el periné, el recto distal, el ano, la uretra terminal, la vulva, el tercio distal de la vagina y la parte dorsal de la piel de la región del cóccix.

Existe una conexión aferente con los ganglios superiores del tronco simpático y, por tanto, una conexión con los órganos pélvicos, especialmente a través del plexo pélvico (v. **Cap. 46**).

Indicaciones terapéuticas

En los siguientes apartados se indican las generalidades y sugerencias de inyección en el ganglio impar.

Generalidades

Si bien la inyección del ganglio impar se realiza en la misma región que la inyección epidural sacra, con la que comparte varias indicaciones terapéuticas, su efecto va más dirigido a los músculos del suelo pélvico, la región anal y los genitales externos. También se puede suponer que esta inyección tenga una influencia indirecta sobre los ganglios del tronco simpático superiores.

Tras traumatismos como contusiones en el cóccix, fracturas de cóccix, lesiones en el parto, operaciones en la zona del recto, etc., puede producirse una irritación patológica duradera del ganglio impar. Como consecuencia, pueden surgir especialmente molestias o disfunciones en la zona del suelo pélvico, del cóccix o la pelvis, aunque también puede comportarse como un foco irritativo simpático que esté contribuyendo a un mayor desequilibrio del sistema nervioso autónomo y, por lo tanto, facilitando la aparición de síntomas a distancia.

Sugerencias

Destacan principalmente:

- Dolor en el suelo pélvico.
- Coccigodinia.
- Afecciones anales o hemorroidales.
- Preoperatorio y postoperatorio de la zona del sacro, órganos pélvicos, suelo de la pelvis, ano y genitales externos.
- Afecciones o dolor posparto, episiotomía.
- Cóccix postraumático como campo interferente.
- Acompañamiento en dolores isquiáticos.

Material

Consta de:

- Aguja: 0,4 × 40 (27 G).
- 3 mL de procaína al 0,5-1 % en cada punción.

Técnica de inyección

La inyección presacra descrita por Pendl, que pretendía afectar a todo el plexo presacro introduciendo la aguja cranealmente desde la parte lateral del cóccix por toda la cara ventral del sacro, quedó obsoleta por los riesgos que implicaba y por la aparición de la inyección en el ganglio impar, la cual influye directamente en el último ganglio simpático. Hans Barop describe una nueva técnica de inyección del ganglio impar en la obra *Handbuch Neuraltherapie*, de S. Weinschenk. En términos de acceso, esta nueva técnica es comparable a la inyección presacra de Goebel con una aguja curva, pero presenta menos riesgos, es fácil de realizar y apenas incomoda al paciente. El anestésico local se esparce en el espacio precoccígeo y así alcanza el ganglio impar por difusión.

Para realizar esta técnica el paciente puede sentarse en el borde de la camilla, con la parte superior del cuerpo inclinada hacia delante, de modo que las nalgas queden ligeramente levantadas, o bien puede acostarse en posición prona.

Se palpa el cóccix para identificar sus limitaciones laterales y se realiza una punción cerca del extremo lateral, a la altura del centro del cóccix. Según la anatomía del paciente, la aguja puede doblarse ligeramente a 20°. Se introduce suavemente la aguja en sentido medial, lateralmente al hueso hasta situar la punta a la altura de la superficie ventral del cóccix. Esta punción se realiza bilateralmente, para inyectar 3 mL de anestésico local en cada lado y alcanzar el ganglio impar por difusión (Fig. 48-3; v. Vídeo 48-1).

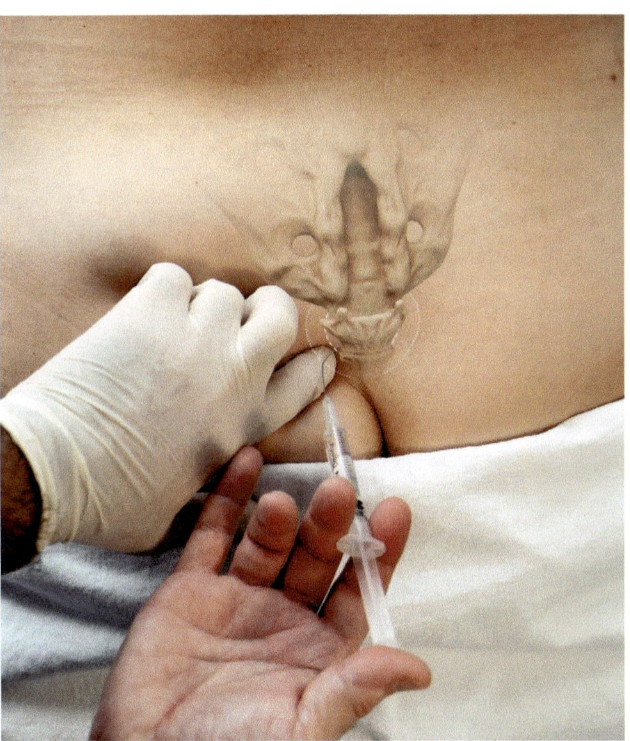

Figura 48-3. Inyección en la zona del ganglio impar. Mediante palpación se localiza la cara lateral del cóccix para introducir la aguja de 40 mm (doblada) en dirección anterior y medial, hasta situarla en la cara anterior del cóccix. La inyección de 2-3 mL de procaína en cada lado alcanza el ganglio impar y el plexo coccígeo.

Contraindicaciones, precauciones y peculiaridades

La infección local aguda, como una fístula infectada o un absceso en la zona, y los trastornos de la coagulación son contraindicaciones para esta técnica.

Dependiendo de la posición del cóccix, el ángulo de punción puede ser diferente. Si el cóccix está en anteroflexión, se puede dirigir la aguja más cranealmente.

Durante la punción puede producirse una irradiación hacia la región perineal.

Complicaciones

Además de las complicaciones propias de cualquier inyección (hematoma, dolor, infección), si la aguja avanza más de 2 cm por delante del borde anterior del cóccix puede provocar una punción en el recto, la cual no debería implicar una mayor repercusión debido al fino diámetro de la aguja y a la capa muscular del recto.

Otra complicación de esta técnica es el hematoma precoccígeo, que no debe tener mayor repercusión si hay una coagulación correcta.

PUNTOS CLAVE

- La zona sacrococcígea juega un papel importante en la conexión entre la columna axial, la pelvis y la cintura pélvica.
- La presencia de los plexos sacro y coccígeo, junto con los troncos simpáticos sacros (incluido el ganglio impar) y el sistema parasimpático sacro, convierte esta área en una zona relevante en terapia neural. Su influencia se extiende no solo localmente o a las zonas lumbar y pélvica, sino frecuentemente en áreas como los miembros inferiores, toda la columna vertebral y el sistema estomatognático.
- La zona sacrococcígea puede actuar como un campo interferente debido a factores como traumatismos antiguos (caídas), cirugías y alteraciones en las vísceras pélvicas o genitales externos.
- Además de un buen conocimiento anatómico y de las técnicas de inyección en articulaciones, ligamentos, plexos y otras estructuras nerviosas, es importante liberar las tensiones miofasciales de la zona mediante palpación guiada.

BIBLIOGRAFÍA

Barop H. Textbook and atlas of neural therapy: diagnosis and therapy with local anesthetics. 1ª ed. Stuttgart: Thieme; 2017.

Dosch MP. Atlas of Neural Therapy. 3ª ed. Stuttgart: Thieme; 2012.

Fischer L. Neuraltherapie. Neurophysiologie, Injektiontechnik, Therapievorschläge. 5ª ed. Stuttgart: Thieme; 2019.

Hoerster W, Kreuscher H, Niesel H, Zenz M. Regionalanästhesie. München: Elsevier; 1989.

Netter F. Atlas of human anatomy. Nueva Jersey: Novartis Medical Education/Ciba-Geigy Corp.; 1989.

Potau JM, Merí À. EVA. Atlas de anatomía. 1ª ed: Madrid: Editorial Médica Panamericana; 2024.

Weber K. Neuraltherapie in der Praxis. 1ª ed. Regensburg: Sonntag; 1988.

Weinschenk S. Handbuch Neuraltherapie. Therapie mit Lokalanästhetika. 2ª ed. Stuttgart: Thieme; 2020.

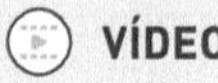

Cintura escapular

49

J. M. Pujol Abella y D. Vinyes

INTRODUCCIÓN

El miembro superior se segmenta topográficamente en cuatro regiones: cintura escapular (o escapulohumeral o pectoral), brazo, antebrazo y mano. La cintura escapular conecta el miembro superior con la parte superior del tórax y está compuesta por dos huesos: la clavícula (anterior) y la escápula (posterior). Esta cintura es esencial para ofrecer movilidad al brazo y estabilidad al tronco.

Esta conexión es facilitada por la siguiente estructura ósea: húmero, articulación glenohumeral, escápula, articulación acromioclavicular, clavícula, articulación esternoclavicular, esternón, costillas y columna vertebral (Fig. 49-1).

El hombro posee una gran amplitud de movimiento, pero a expensas de su estabilidad. Aunque a nivel óseo y ligamentoso la estabilidad puede parecer comprometida, es compensada por una potente musculatura. Los **músculos del manguito de los rotadores**, localizados en la escápula, son de especial relevancia:

- El **supraespinoso** promueve la abducción del brazo y es un fundamental estabilizador del hombro.
- El **infraespinoso** se encarga de la rotación externa del brazo y contribuye a su estabilización.
- El **redondo menor** participa en la rotación externa y la abducción del brazo.
- El **subescapular** impulsa la rotación interna del brazo.

La totalidad del rango de movimiento del hombro es producto de la acción coordinada de tres articulaciones y dos «falsas» articulaciones:

- Articulación glenohumeral, que une el miembro superior libre a la cintura escapular.
- Articulación acromioclavicular, que conecta la escápula y la clavícula.
- Articulación esternoclavicular, que vincula la cintura escapular con el tórax.
- Espacio subacromial y articulación deslizante escapulotorácica, que no se comportan como auténticas articulaciones.

Las cinco articulaciones de la cintura escapular actúan como una unidad funcional.

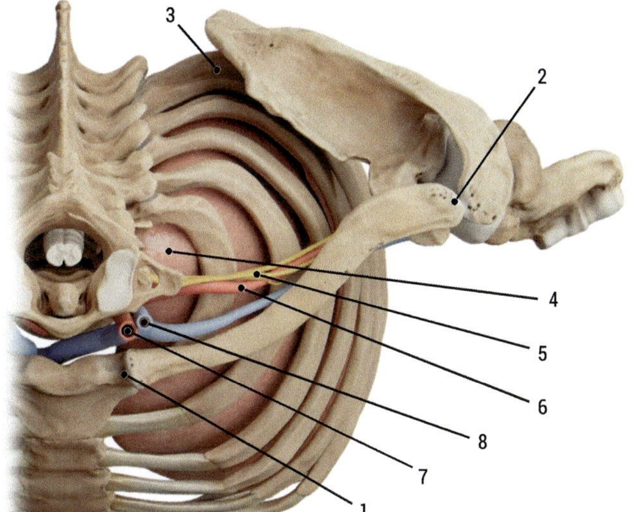

Figura 49-1. Cintura escapular, vista superior. Se observan las articulaciones de la cintura escapular: esternoclavicular (1), acromioclavicular (2) y escapulotorácica (3). También se muestra su relación con el ápex pulmonar (4), el plexo braquial (5) y los vasos subclavios (6) que proceden de la arteria carótida común (7) y la vena yugular interna (8).

Resulta fundamental reconocer que los puntos gatillo y las tensiones miofasciales en la cintura escapular pueden estar estrechamente asociados con dolor en hombros, cuello y demás zonas de la extremidad superior, por lo que deben ser evaluados cuando alguien presenta dolor o disfunción en estas áreas. Es común hallar puntos de dolor o tensión en la cintura escapular vinculados con áreas como el trigémino, el frénico o el vago, por lo que es esencial realizar una minuciosa anamnesis, adoptando un enfoque holístico, aun cuando el paciente presente síntomas localizados respaldados por diagnósticos con ecografía o resonancia magnética. Es posible que afecciones observadas como inflamación, edema o ruptura parcial de un tendón no sean la causa primaria del dolor, sino manifestaciones de una suma de factores externos al hombro que deben ser consideradas.

Algunos de los puntos gatillo más comunes en esta área se hallan en las partes superior y media del trapecio, la inserción del elevador de la escápula, el deltoides, y los músculos supraespinoso e infraespinoso.

Finalmente, cabe resaltar que la inervación del hombro se origina tanto del plexo cervical superior (nervio supraclavicular) como del plexo braquial (nervios supraescapular, axilar o circunflejo y subescapular).

ANATOMÍA

A continuación, se detalla la anatomía de la cintura escapular.

Anatomía de superficie

Desde una perspectiva **frontal**, de arriba hacia abajo, es posible identificar la clavícula en su totalidad, que se extiende lateralmente hasta el acromion. En ocasiones es factible palpar la apófisis coracoides justo por debajo del tercio lateral de la clavícula. Es evidente la prominencia muscular del pectoral mayor y, lateralmente, del músculo deltoides. Entre ellos se encuentra el surco deltopectoral, donde ocasionalmente se puede detectar la vena cefálica.

Desde un ángulo **lateral**, se observa el contorno del músculo deltoides.

Desde una perspectiva **dorsal** destacan la espina, el borde medial y el ángulo inferior de la escápula. En cuanto a la musculatura, destaca el trapecio, que se une a la espina de la escápula y cubre la fosa supraespinosa. Más arriba y hacia un lado se halla el deltoides, mientras que hacia abajo y al centro se perciben las formas del redondo mayor y del dorsal ancho.

Articulaciones

En los siguientes apartados se explican el espacio subacromial y las articulaciones acromioclavicular, esternoclavicular, escapulotorácica y glenohumeral.

Espacio subacromial

Este espacio en el hombro se sitúa entre el arco coracoacromial de la escápula y la cabeza del húmero. Alberga los tendones de los músculos escapulares que forman el manguito de los rotadores, el tendón de la porción larga del bíceps y la **bursa subacromial**. Este saco sinovial se encuentra debajo de la articulación acromioclavicular y del músculo deltoides, y sobre el manguito rotador y el húmero proximal, facilitando así la movilidad del hombro y evitando el roce de sus componentes (Fig. 49-2).

Articulación acromioclavicular

Esta articulación se conecta por medio del extremo lateral de la clavícula y el borde medial del acromion, y está fijada con potentes ligamentos al tratarse de una articulación sinovial plana: ligamentos intrínsecos (acromioclavicular) y extrínsecos (coracoclavicular y coracoacromial) (v. Fig. 49-2).

La irrigación es proporcionada por las arterias toracoacromial y supraescapular, y su inervación corresponde a los nervios pectoral lateral y supraescapular.

Articulación esternoclavicular

Esta articulación sinovial, en forma de silla de montar y que contiene un disco articular, vincula el esternón con las clavículas (v. Fig. 49-1). Está compuesta por las superficies articulares de la escotadura clavicular del manubrio esternal, una pequeña superficie articular del primer cartílago costal y las carillas del extremo medial de la clavícula.

Está inervada superficialmente por ramas del nervio supraclavicular medial (plexo cervical, C3-4) y profundamente por ramas del nervio del subclavio (plexo braquial, C5-6), e irrigada por las arterias supraescapular y torácica interna.

Articulación escapulotorácica

Pertenece al grupo de las sisarcosis, articulaciones cuyas superficies articulares están formadas por músculos, en este caso por los músculos subescapular y serrato anterior, permi-

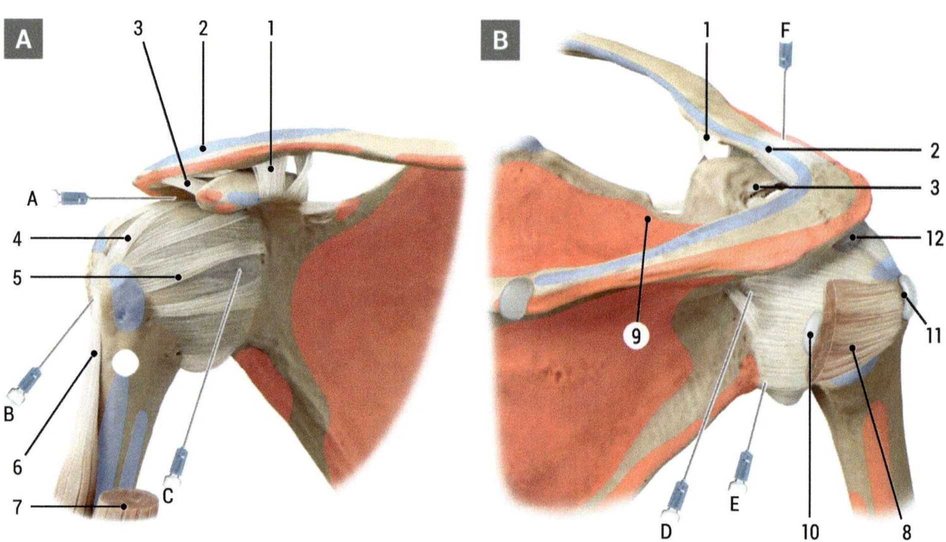

Figura 49-2. Ligamentos del hombro y técnicas de inyección. **A)** Vista anterior. **B)** Vista posterior. Ligamentos: coracoclavicular (1), acromioclavicular (2), coracoacromial (3), coracohumeral (4), glenohumerales (5). Músculos: bíceps braquial (cabeza larga [6] y corta [7]) e infraespinoso (8). Bolsas: subtendinosas de los músculos trapecio (9), infraespinoso (10) y deltoides (11) y subacromial (12). Se muestran las inyecciones en: espacio subacromial (aguja A), espacio intertubercular (aguja B), articulación glenohumeral en abordaje anterior (aguja C) y posterior (aguja D), nervio axilar y arteria circunfleja humeral posterior (aguja E), articulación acromioclavicular (aguja F).

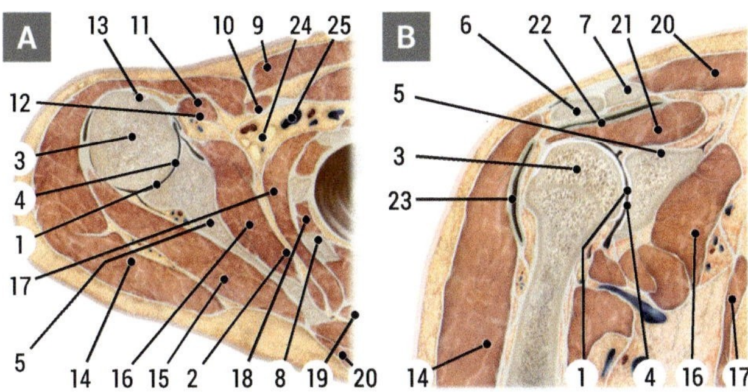

Figura 49-3. Articulación glenohumeral. Se muestra la relación entre las diferentes estructuras. **A)** Corte transversal a nivel de la articulación glenohumeral (1) y escapulotorácica (2). **B)** Corte frontal. Huesos: cabeza del húmero (3), cavidad glenoidea (4), escápula (5), acromion (6), clavícula (7), costillas (8). Músculos: pectoral mayor (9) y menor (10), bíceps braquial (11) y coracobraquial (12), bíceps braquial (cabeza larga) (13), deltoides (14), infraespinoso (15), subescapular (16), serrato anterior (17), intercostales (18), romboides (19), trapecio (20), supraespinoso (21). Bolsa subacromial (22) y subdeltoidea (23). Ramas del plexo braquial (24), vasos axilares (25).

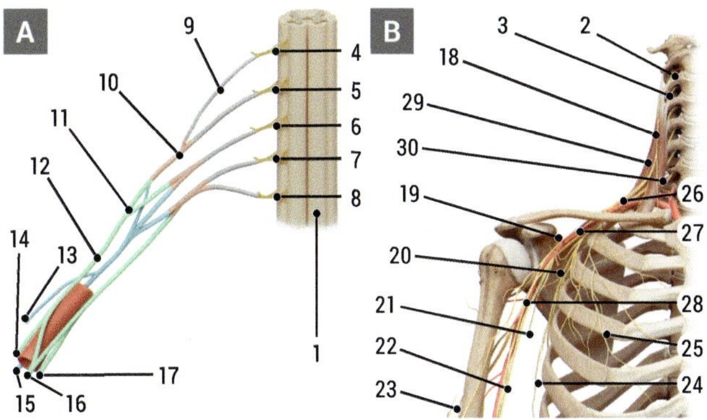

Figura 49-4. Plexo braquial. **A)** Esquema con los componentes. Médula espinal (1), C3 (2), C4 (3), C5 (4), C6 (5), C7 (6), C8 (7), T1 (8), raíz anterior (9), troncos (10), divisiones (11), fascículos (12). Nervios: axilar (13), musculocutáneo (14), radial (15), mediano (16), cubital (17). **B)** Vista anterior. Nervios: frénico (18), supraescapular (19), subescapular (20), cutáneo braquial medial (21), cutáneo antebraquial medial (22) y lateral (23), torácicos (24) y pectorales (25). Arterias: subclavia (26), axilar (27) y braquial (28). Músculos: escalenos medio (29) y anterior (30).

tiendo que la escápula deslice sobre la pared torácica gracias a los espacios toracoserrático y serratoescapular (Fig. 49-3; v. Fig. 49-1).

Articulación glenohumeral (escapulohumeral o del hombro)

Esta articulación sinovial esferoidea une la cintura escapular con la extremidad superior al juntar la cavidad glenoidea de la escápula con la cabeza del húmero (v. Figs. 49-2 y 49-3).

Está vascularizada por las arterias circunflejas humerales anterior y posterior, que forman un círculo arterial alrededor del cuello humeral, junto a algunas ramas posteriores provenientes de la arteria supraescapular.

La **inervación sensitiva** de la articulación glenohumeral proviene del nervio subescapular, y la de la cápsula articular, del nervio supraescapular en su parte posterosuperior y del nervio axilar en su parte anteroinferior (Figs. 49-4 y 49-5).

Esta articulación se relaciona con los diferentes músculos que se insertan a su alrededor y que se pueden considerar ligamentos activos. En dirección anterior está relacionada con el músculo subescapular; en posterior, con los músculos redondo menor e infraespinoso, y en superior, con el músculo supraespinoso (v. Fig. 49-3). La **inervación motora** procede, por lo tanto, de los nervios subescapulares superior e inferior, axilar y supraescapular (v. Figs. 49-4 y 49-5).

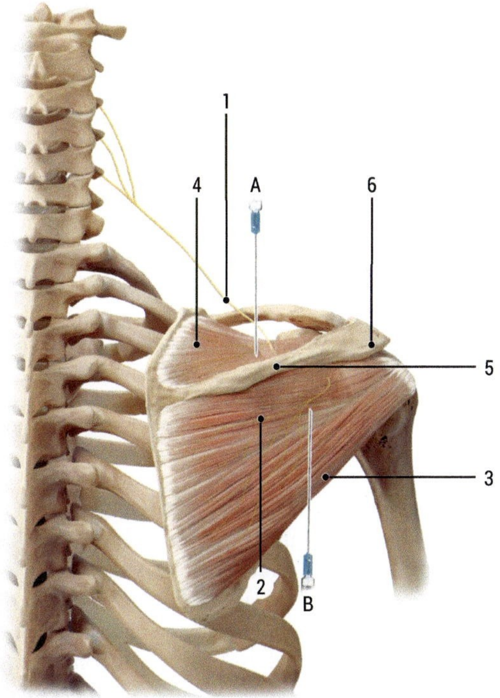

Figura 49-5. Técnicas de inyección de la cintura escapulohumeral, vista posterior. Aguja A: inyección perineural del nervio supraescapular (1). Aguja B: inyección en los músculos infraespinoso (2) y redondo menor (3). Músculo supraescapular (4), espina de la escápula (5), acromion (6).

Vascularización

La región del hombro recibe su vascularización principalmente de la **arteria subclavia**. Esta arteria, que nace de la aorta, cruza el espacio supraclavicular, en el borde posterior de la clavícula, y se transforma en la **arteria axilar**, adentrándose en la región axilar hasta el borde inferior del músculo pectoral mayor, donde se convierte en **arteria braquial** (Fig. 49-6; v. Fig. 49-1). De la arteria axilar se desprenden varias ramificaciones:

- La **arteria toracoacromial** se bifurca en una rama pectoral, dirigida hacia los músculos pectorales y la glándula mamaria, y una rama acromial, encargada de la irrigación del músculo deltoides, así como de las articulaciones acromioclavicular y del hombro.

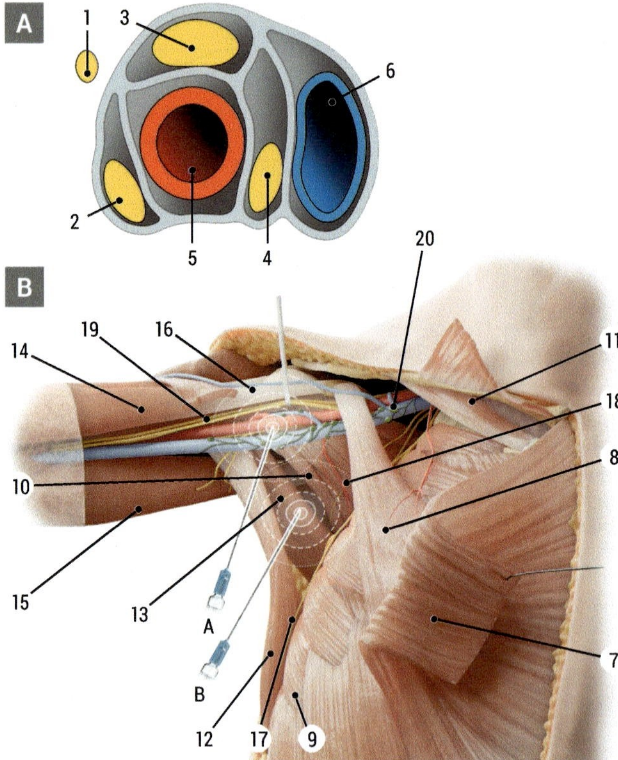

Figura 49-6. Inyecciones en la región axilar. **A)** Corte transversal de la axila con el nervio musculocutáneo (1), nervio radial (2), nervio mediano (3), nervio cubital (4), arteria axilar (5) y vena axilar (6). **B)** Se ha seccionado y separado el músculo pectoral mayor (7) para poder ver las estructuras profundas. Músculos: pectoral menor (8), serrato anterior (9), subescapular (10), subclavio (11), dorsal ancho (12), redondo mayor (13), bíceps braquial (14) y tríceps braquial (15). Tendón de los músculos coracobraquial y bíceps braquial, cabeza corta (16). Nervios torácico largo (17), subescapular (18) y musculocutáneo (19). Nodos linfáticos (20). Se muestra la inyección en la zona periarterial de la arteria axilar (aguja A), para alcanzar los nervios que la rodean, y en la zona linfática (aguja B).

- La **arteria torácica lateral**, también conocida como *mamaria externa*, suministra sangre a los músculos pectorales, intercostales y serrato anterior, y también a la glándula mamaria y la piel de la región.
- La **arteria subescapular** se divide en arteria toracodorsal –que irriga los músculos dorsal ancho y redondo mayor– y arteria circunfleja escapular –destinada al músculo subescapular–.
- Las **arterias circunflejas humerales**, tanto anterior como posterior, rodean la cabeza del húmero, llevando el flujo sanguíneo a la articulación del hombro y al músculo deltoides.

Musculatura

Los músculos que se insertan a nivel de la cintura escapular son los músculos pectorales mayor y menor, subclavio, serrato anterior, deltoides, supraespinoso, infraespinoso, redondo mayor, redondo menor, subescapular, dorsal ancho, trapecio, elevador de la escápula, romboides mayor y romboides menor (v. **Figs. 49-2** y **49-3**).

Neuroanatomía

A continuación, se detalla la neuroanatomía de la cintura escapular.

Plexo cervical. Nervios supraclaviculares

El plexo cervical se explica al detalle en el capítulo 41.

Los nervios supraclaviculares son ramos del **plexo cervical**. Se originan de los ramos anteriores de C3 y C4, convergiendo en un tronco común que discurre profundamente a lo largo de la fascia cervical profunda y emergiendo en el punto de Erb, ubicado en el borde posterior del músculo esternocleidomastoideo (v. **Fig. 41-4**). Luego se subdividen en:

- **Nervios mediales**: inervan la piel del cuello y tórax hasta el ángulo del esternón, así como la articulación esternoclavicular.
- **Nervios intermedios**: recorren por debajo del platisma y pasan por delante del tercio medio de la clavícula, inervando la piel hasta la cuarta costilla.
- **Nervios laterales**: son responsables de la inervación de la piel de la región del acromion, región deltoidea y articulación acromioclavicular.

Plexo braquial

El plexo braquial (v. **Fig. 49-4**) es una red nerviosa formada por la intercomunicación de las ramas ventrales de los nervios C5-T1. El plexo braquial es el origen de todos los nervios periféricos que inervan el miembro superior y el hombro (**Vídeo 49-1**).

Porción supraclavicular

A nivel supraclavicular, los troncos del plexo braquial se sitúan entre los músculos escaleno anterior y medio, con la arteria subclavia anteriormente:

- **Nervio dorsal de la escápula**: proviene de C5 e inerva los músculos elevador de la escápula y romboides.
- **Nervio torácico largo**: nace de C5 a C7, inervando el músculo serrato anterior. Su compromiso produce la llamada *escápula alada*.
- **Nervio subclavio**: se origina de la unión del tronco superior con fibras de C4 a C6, inervando el músculo subclavio. A veces emite un ramo para el nervio frénico.
- **Nervio supraescapular**: originado en la cara posterior del tronco superior, este nervio tiene fibras provenientes de C5 y C6. Desde el triángulo posterior del cuello, entra en la escotadura de la escápula por debajo del ligamento transverso superior de la escápula y después se dirige hacia lateral para penetrar en la fosa infraespinosa por debajo del ligamento transverso inferior de la escápula. Inerva los músculos supraespinoso e infraespinoso (v. **Fig. 49-5**). Además, inerva a varias articulaciones del hombro. Su

compresión puede causar dolor y debilidad, siendo un síntoma común en deportistas que ejecutan movimientos repetidos por encima de la altura del hombro.

Porción infraclavicular

A medida que los troncos del plexo braquial discurren detrás de la clavícula hacia la fosa axilar, se dividen y forman fascículos (v. Figs. 49-4, 49-6 y 50-1):

- **Fascículo posterior**: da origen a los nervios axilar y radial.
- **Fascículo lateral**: origina el nervio musculocutáneo y la raíz lateral del nervio mediano.
- **Fascículo medial**: produce la raíz medial del nervio mediano y los nervios cubital, cutáneo antebraquial medial y cutáneo braquial medial.

Dentro de la porción infraclavicular, referente a la inervación de la cintura escapular se encuentran:

- **Nervios subescapulares**: son dos o tres nervios originados del fascículo posterior (de C4 a C6) que inervan los músculos subescapular y redondo mayor, y están involucrados en la rotación interna y aducción del hombro, así como en la articulación del hombro.
- **Nervio toracodorsal**: formado por fibras del fascículo posterior (de C6 a C8), recorre el borde lateral de la escápula para inervar los músculos dorsal ancho y redondo mayor.
- **Nervios pectorales**: los nervios **pectoral medio** (C8 y T1) y **pectoral lateral** (de C5 a C8) forman el asa de los pectorales, ubicada por delante de la arteria axilar, para inervar los músculos pectorales mayor y menor.
- **Nervio axilar**: es un nervio motor y sensitivo originado por fibras del fascículo posterior del plexo braquial (C5 y C6), ubicado inicialmente por detrás de la arteria axilar y por delante del músculo subescapular. Acompaña en su recorrido a la arteria circunfleja humeral posterior, con la que atraviesa el espacio axilar lateral y rodea el cuello del húmero para inervar los músculos redondo menor y deltoides, y emitir el **nervio cutáneo braquial lateral superior**, para la piel que cubre la región del músculo deltoides. Su afectación motora se manifiesta como una debilidad o incapacidad de elevar el brazo en abducción. Inerva la articulación glenohumeral.

Inervación superficial del hombro

La región anterior está inervada principalmente por el nervio supraclavicular lateral y el nervio cutáneo braquial lateral superior, mientras que la cara posterior está predominantemente inervada por el último (v. Fig. 31-5).

Inervación simpática

El sistema nervioso simpático inerva todas las estructuras articulares del hombro, con la excepción del cartílago articular.

Las neuronas simpáticas **eferentes**, localizadas en los segmentos vertebrales C8 y T5, establecen conexiones parciales con la segunda neurona en el **ganglio estrellado** y transcurren junto al sistema arterial mediante **fibras perivasculares** para regular la perfusión de las estructuras anatómicas.

Por otro lado, las fibras simpáticas **aferentes**, que complementan la inervación somatosensorial, realizan un recorrido junto a los **nervios somatosensoriales** hasta los ganglios espinales de los segmentos de C5 a T5. En este punto, algunas de estas fibras siguen el trayecto de los vasos sanguíneos hacia los ganglios del tronco simpático situados entre T1 y T5, mientras que otras continúan hacia el ganglio estrellado (v. Cap. 39).

Surco intertubercular

El surco intertubercular, también conocido como *corredera bicipital*, se encuentra entre los tubérculos mayor y menor del húmero (v. Fig. 49-2). Aloja el tendón de la cabeza larga del bíceps y una rama ascendente de la arteria circunfleja anterior del húmero. Los tendones de los músculos pectoral mayor, redondo mayor y dorsal ancho se insertan en los bordes del surco. En el tubérculo mayor se unen los músculos supraespinoso, infraespinoso y redondo menor, mientras que en el tubérculo menor lo hacen el músculo subescapular y el ligamento humeral transverso. Estos forman parte del manguito de los rotadores, implicados en la abducción y rotación externa e interna del hombro.

Fosa axilar

La axila es una región con forma piramidal ubicada entre la parte superior del tórax y el brazo. Su base está constituida por la piel axilar, y su vértice se halla entre la primera costilla, el borde superior de la escápula y la clavícula.

Dentro del tejido graso de la axila, protegidos por la vaina axilar, se encuentran: la arteria axilar y sus ramas, la vena axilar y sus tributarias, las ramas del plexo braquial y los ganglios linfáticos axilares. La vena axilar es el principal drenaje venoso del brazo superior, formado por las venas cefálica y basílica.

Los **ganglios linfáticos axilares** filtran la linfa procedente del brazo y la zona pectoral, incluyendo la mama, y se reúnen en cinco grupos, que finalmente drenan hacia los ganglios apicales:

- Grupo anterior o pectoral: drena la pared abdominal anterolateral y los cuadrantes laterales de la mama.
- Grupo posterior o subescapular: se encarga de las capas superficiales de la espalda.
- Grupo lateral: es responsable del drenaje de la extremidad superior.
- Grupo central: recoge la linfa de los grupos anterior, posterior y lateral, y la conduce al grupo apical o subclavicular en el vértice de la axila. Desde el apical, la linfa sigue al tronco linfático subclavio y posteriormente al conducto

torácico en el lado izquierdo o al tronco linfático derecho en el lado derecho.
- Grupo infraclavicular o deltoideo (externo a la axila): drena las capas superficiales del miembro superior.

INDICACIONES TERAPÉUTICAS

En los siguientes apartados se detallan las generalidades y sugerencias de inyección en la cintura escapular.

Generalidades

La inervación simpática al hombro desempeña funciones aferentes, complementando así la inervación somatosensorial, y eferentes, responsables de regular la perfusión en las estructuras articulares. Las neuronas eferentes simpáticas tienen su origen en las regiones nucleares de los segmentos C8 y T5, y en parte están conectadas a la segunda neurona presente en el ganglio estrellado.

Por su parte, las fibras aferentes simpáticas recorren junto a los nervios somatosensoriales hasta los ganglios espinales situados en los segmentos C5-T5, donde se interconectan. Algunas de estas fibras continúan su trayectoria junto a los vasos sanguíneos hacia los ganglios del tronco simpático T1-T5 y hacia el ganglio estrellado. Por lo tanto, los puntos óptimos para inyecciones neuralterapéuticas tendrán muy en cuenta la disposición anatómica del sistema nervioso simpático.

La importancia del ganglio estrellado en la inervación simpática de las estructuras del hombro resalta la necesidad de considerar la inyección en este sitio para casos con trastornos en la cintura escapulohumeral y en toda la extremidad superior.

Sugerencias

A partir de lo expuesto anteriormente, se espera que las inyecciones de anestésico local en las diversas estructuras de la cintura escapular produzcan un efecto terapéutico en el dolor y la inflamación, ya sea en procesos agudos o crónicos, así como en afecciones que presenten principalmente síntomas relacionados con alteraciones neurovasculares.

A modo general, las diferentes técnicas de inyección suelen realizarse en las siguientes situaciones:

- Lesiones recientes o antiguas en la articulación del hombro.
- Dolor e inflamación posterior a trauma o cirugía en la cintura escapular.
- Condiciones inflamatorias y degenerativas que afectan a articulaciones, ligamentos, cápsula, tendones y bolsas de la región.
- Afecciones cutáneas de la zona. Pueden estar relacionadas con compromisos vasculares o nerviosos en el área.
- Tensiones y dolores miofasciales en la cintura escapulohumeral, extremidad superior y áreas cervicocraneales.
- Lesiones en nervios periféricos de la región.
- Dolor radicular o seudorradicular irradiando desde el área cervical.
- Síndrome de salida torácica (*thoracic outlet syndrome*): compresión vascular o nerviosa entre clavícula y primera costilla.
- Problemas circulatorios arteriales y venosos en la extremidad superior.
- Afecciones neurovegetativas en la extremidad superior, como la enfermedad de Raynaud o la distrofia simpática refleja.
- Condiciones en extremidades superiores distales, incluyendo síndrome del túnel carpiano, gangliones, tendinitis, fibrosis, enfermedad de Dupuytren, entre otros.
- Dolor de hombro relacionado con afecciones en órganos torácicos o abdominales superiores, mediado por irritaciones en las aferencias autónomas nociceptivas a lo largo del nervio frénico que pueden afectar a los segmentos C3, C4 y C5.
- Los campos de interferencia comunes asociados a dolor en el hombro suelen ubicarse en áreas del trigémino, como dientes, amígdalas y senos paranasales, o en cicatrices, particularmente aquellas en la misma zona, como las producidas por vacunas o artroscopias.
- Hay que considerar que la cintura escapular puede actuar como campo de interferencia, especialmente tras lesiones o inflamaciones crónicas.

MATERIAL

Consta de:

- Agujas: 0,4 × 40 o 25 mm (27 G) y 0,3 × 12 mm (30 G).
- Procaína al 0,5-1 %:
  - 0,5-1 mL en las punciones dérmicas.
  - 1 mL en las articulaciones acromioclavicular y esternoclavicular.
  - 2-3 mL en el resto de técnicas.
  - 3-5 mL en el espacio subacromial.

TÉCNICAS DE INYECCIÓN

Véase el **vídeo 49-2** para complementar los siguientes apartados sobre las técnicas de inyección en la cintura escapular.

Inyecciones dérmicas y miofasciales

Se identifican mediante una palpación de los diferentes planos los puntos de tensión y dolor, ya sean cutáneos o miofasciales, en toda la zona de la cintura escapulohumeral, incluida la fosa axilar y sus paredes, y se inyectan siguiendo las indicaciones del capítulo dedicado a las inyecciones básicas (v. **Cap. 30**). Estas inyecciones, tanto sencillas como seguras, actúan mediante vías neurovegetativas y somatosensitivas no solo en las zonas de dolor y tensión local y de su metámera, sino también en procesos proyectados a través del reflejo simpático viscerocutáneo. Tras estas inyecciones, es común experimentar una relajación inmediata y una mejora, ya sea parcial o total, de la zona afectada. Dependiendo de la historia clínica y la evolución del paciente, se puede considerar inyectar en otras áreas de la cintura escapular o de otras partes del cuerpo.

Espacio subacromial

Con el paciente sentado y el brazo relajado, se introduce una aguja de 40 mm en el espacio palpable entre la parte inferior del borde lateral del acromion y la cabeza del húmero. La aguja se inserta entre 3 y 4 cm en una dirección estrictamente medial y con una inclinación craneal de 5°, atravesando el músculo deltoides. Si se siente un contacto óseo con la cabeza del húmero, la aguja se retrae ligeramente y se redirige en un ángulo más ascendente. Después de aspirar, se administran de 3 a 5 mL de procaína. Esta inyección cubre el tejido adiposo periescapular, la porción superior de la cápsula articular, los tendones del manguito de los rotadores y la bursa subacromial (v. **Fig. 49-2A**).

Articulación acromioclavicular

La articulación acromioclavicular es fácilmente identificable a una distancia de dos dedos transversales hacia el interior desde el borde lateral del acromion. Con el paciente sentado, se puede palpar un pequeño hueco en el espacio articular creado por el disco articular a través del ligamento acromioclavicular. En este punto, se administra 1 mL de procaína subcutáneamente utilizando una aguja de 12 mm. Esta inyección también alcanza los ligamentos coracoclaviculares, ubicados a dos dedos transversales más hacia el interior, que a menudo se lesionan por compresión del hombro (v. **Fig. 49-2B**).

Articulación esternoclavicular

La articulación esternoclavicular es claramente visible a un dedo de distancia de la vena yugular. Con el paciente en posición supina o sentado, se palpa el pequeño espacio formado por el manubrio del esternón y el extremo proximal de la clavícula, que se percibe como una ligera prominencia. Es aquí donde se realiza la inyección de 1 mL con una aguja de 12 mm, inclinando ligeramente hacia abajo y lateralmente. La aguja se introduce a una profundidad máxima de 1 cm para liberar la procaína a nivel pericapsular, evitando áreas intracapsulares o intraarticulares.

Articulación glenohumeral o del hombro

Existen dos enfoques de abordaje, siendo el posterior el más común:

- **Abordaje anterior**: con el paciente sentado y el brazo relajado sobre el muslo en rotación externa, se localiza la apófisis coracoides debajo del extremo distal de la clavícula. A unos 0,5 cm lateral a esta apófisis, se realiza un habón con una aguja de 40 mm. Luego, se avanza la aguja entre 2 y 3 cm perpendicular a la piel y se inyectan 2 mL de procaína, cubriendo la cápsula articular (v. **Fig. 49-2A**).
- **Abordaje posterior**: con el paciente en la misma posición que en el abordaje anterior, y una vez identificado el borde dorsal del acromion, se introduce la aguja de 40 o 60 mm aproximadamente a un dedo por debajo y dos dedos medial al margen lateral del acromion. Tras crear un habón, la aguja se inserta perpendicularmente en dirección a la apófisis coracoides, avanzando hasta una profundidad de 4 cm, pasando por los músculos deltoides e infraespinoso hasta llegar a la articulación, donde se inyectan 2-3 mL de procaína (v. **Fig. 49-2B**).

Surco intertubercular

Con el paciente sentado y una ligera rotación externa del brazo, se facilita la identificación de las tuberosidades mayor y menor del húmero. Una vez detectada la zona de máxima presión, situada bajo el tubérculo mayor, se efectúa un habón con agujas de 12 o 25 mm. La aguja se inserta perpendicularmente entre 1 y 2,5 cm o en un ángulo oblicuo, dependiendo de las áreas de mayor dolor al palpar, y se inyectan 2-3 mL de procaína (v. **Fig. 49-2A**). Si se siente resistencia al inyectar, es probable que la aguja haya penetrado en el tendón, lo que puede causar molestias, que no es necesario. En ese caso, se debe retraer ligeramente la aguja.

Nervio supraescapular

Esta inyección está indicada en afectaciones de la articulación glenohumeral, especialmente de la cápsula.

Con el paciente en posición sentada, brazos relajados colgando y manos sobre los muslos, se identifican la espina de la escápula y el acromion. Siguiendo la técnica propuesta por Dangoisse, se administra el anestésico local introduciendo una aguja de 40 mm en el fondo de la fosa supraescapular. Esta inyección se realiza aproximadamente 2 cm por encima del punto medio de la espina de la escápula, manteniéndose paralela a su borde. Se avanza la aguja hasta una profundidad de unos 3-4 cm, pudiendo llegar a contactar suavemente el hueso, lo que corresponde a la fosa supraespinosa (v. **Fig. 49-5**). Este método minimiza el riesgo de neumotórax y reduce la probabilidad de lesionar tanto los vasos sanguíneos como el propio nervio supraescapular.

Durante o después del procedimiento el paciente puede experimentar sensaciones anormales (parestesias) en la región posterior del hombro, así como contracciones musculares en los músculos supraespinoso e infraespinoso.

Inserción de los músculos infraespinoso y redondo menor

Con el paciente en posición sentada y el brazo en reposo, se localiza la transición entre los bordes dorsal y lateral del acromion. El punto de inserción se encuentra a dos dedos en dirección caudal desde esta transición. Se introduce perpendicularmente la aguja de 40 mm hasta una profundidad de unos 2-3 cm, donde se posiciona cerca del tendón del músculo infraespinoso y de la cápsula articular dorsal, a la altura del tubérculo mayor. Tras realizar una aspiración, se administran entre 2 y 3 mL de procaína (v. Fig. 49-5).

Nervio axilar y arteria circunfleja humeral posterior

Esta inyección está indicada sobre todo en atrapamientos del nervio en su salida por el espacio axilar lateral por traumatismo o sobreesfuerzos. Clínicamente se caracteriza por dolor en la cara lateral del hombro y debilidad del deltoides.

Con el paciente sentado y el brazo relajado, se localiza un punto aproximadamente tres traveses de dedo por debajo del extremo lateral del acromion y dos dedos hacia medial. En esta ubicación, se introduce suavemente la aguja y se avanza entre 3 y 4 cm en dirección sagital (anteroposterior), posicionándose cerca del nervio axilar, de la arteria circunfleja humeral posterior y de la fascia del músculo redondo mayor, todos localizados a la altura del cuello quirúrgico del húmero. Tras una aspiración, se administran entre 2 y 3 mL de procaína (v. Fig. 49-2B). Es común que el paciente experimente una sensación cálida en el hombro. Una disminución en la fuerza de los músculos abductores es poco frecuente, dada la dosis de anestésico local utilizada y la compensación parcial proporcionada por otros músculos.

Arteria axilar y plexo braquial

El paciente se coloca en posición supina, con el brazo en abducción a 90°, rotación externa y con el codo flexionado a 90°. Es recomendable que el paciente se incline ligeramente hacia el lado donde se efectuará la inyección, facilitando así la relajación del músculo pectoral, que se encuentra por encima de la arteria que será localizada. En esta postura, se utilizan dos dedos para identificar el pulso de la arteria axilar en el hueco axilar. Se inserta la aguja de 20 a 40 mm de manera perpendicular hacia el área pulsátil, situada entre nuestros dedos, hasta percibir una resistencia fascial y la pulsación en la propia aguja a una profundidad de 2-3 cm. En ese momento, la aguja se encuentra en el conjunto vasculonervioso. Tras obtener una aspiración positiva, se administran de 2 a 3 mL de procaína o lidocaína directamente en la arteria. A continuación, se retrae la aguja unos milímetros hasta conseguir una aspiración negativa y se depositan otros 2 mL, con el objetivo de cubrir tanto las fibras simpáticas alrededor de la arteria como los tres fascículos del plexo braquial (v. Fig. 49-6). Véase el capítulo 53, sobre inyecciones intravasculares, para más información sobre las inyecciones intraarteriales.

Es posible que el paciente experimente una breve sensación de dolor a lo largo del trayecto del nervio radial o cubital, que describe como un ligero destello. Si esto ocurre, se debe retraer un poco la aguja. La inyección no debería causar dolor. Si el paciente siente calor en el brazo, esto indica que la inyección se ha realizado correctamente.

Al efectuar la inyección periarterial en este punto, no solo se alcanzan las fibras simpáticas adyacentes a la arteria y los tres fascículos del plexo braquial, sino también la rama articular del nervio subescapular, el nervio musculocutáneo y el nervio axilar, así como las fascias que las interconectan.

Zona linfática axilar

La inyección de anestésico local alrededor de los nodos linfáticos de la axila puede promover el drenaje de la linfa proveniente de la extremidad superior, la mama, la zona pectoral, la espalda y la pared lateral del abdomen.

Con el paciente en la misma posición que para la inyección de la arteria axilar, se palpan los nodos linfáticos. Utilizando una aguja de 20 a 40 mm, se administran unos 2 mL alrededor de cada grupo nodular para influir en la inervación simpática de los nodos.

CONTRAINDICACIONES, PRECAUCIONES Y PECULIARIDADES

Estas inyecciones son en general seguras y se aplican en zonas con pocas estructuras de riesgo, por lo que no presentan contraindicaciones particulares; sin embargo, en pacientes con trastornos de la coagulación es necesario ser cauteloso al realizar técnicas musculares profundas, vasculares o perivasculares. A pesar del delgado calibre de la aguja de 40 mm, en estos casos se debe aplicar una firme presión después del procedimiento.

Si al administrar el anestésico local se percibe una resistencia notoria y una molestia, es probable que la aguja se halle en un tendón. En tal situación, se debe retraer ligeramente la aguja hasta que la resistencia desaparezca y, a continuación, liberar la procaína para que bañe el tendón y su fascia.

Es común que, tras la inyección, el paciente experimente una sensación de calor en el hombro o brazo. Este es un indicativo de que la técnica se ha realizado adecuadamente.

COMPLICACIONES

Las complicaciones potenciales son las de cualquier inyección: dolor en el área de inyección (que puede minimizarse aplicando presión con el dedo de la mano libre), aparición de hematomas e infección.

Un error en la aplicación, ya sea en la dirección de la aguja o en su profundidad, puede resultar en un neumotórax, en particular durante la inyección en el nervio supraescapular.

En ocasiones el paciente puede sentir un breve destello de dolor a lo largo de un nervio. Si esto sucede, es recomendable retraer la aguja ligeramente y administrar una pequeña cantidad de procaína para bañar el área perineural. Esta sensación es transitoria y no representa una complicación seria.

HISTORIAS DE VIDA

A continuación, se presentan dos casos particulares en los que se inyectó en la zona de la cintura escapular, un estudio realizado en Turquía y un reporte de casos de Estados Unidos.

Historia 1

Una mujer de 82 años se presentó en la consulta con dolor en el hombro derecho de intensidad 8/10 e incapacidad funcional, diagnosticado como hombro congelado y que persistía por más de 3 meses a pesar del tratamiento farmacológico. Entre sus antecedentes destacaban: hipertensión arterial, hipotiroidismo, amigdalitis recurrentes durante su infancia y ocho partos vaginales con episiotomía. Fue intervenida de amigdalectomía, apendicectomía y fractura en el húmero derecho hacía 10 años.

En la primera sesión se aplicaron pápulas en los puntos de dolor del hombro derecho y se inyectó en las cicatrices de la apendicectomía y del húmero derecho. No se observó mejoría durante las 2 semanas siguientes, por lo que se decidió inyectar en puntos dolorosos del hombro y escápula derechos según palpación, y en la cicatriz de las episiotomías. En el control realizado 1 mes después, la paciente manifestó haber sentido una clara mejoría en la movilidad y el grado de dolor (2/10). En la tercera sesión se repitió el procedimiento. Seis meses después la paciente se encontraba completamente recuperada y sin síntomas.

Comentarios:

- En ocasiones, la búsqueda de puntos individuales mediante la palpación puede precisar más los puntos específicos de inyección.
- Aunque la afección apunte hacia una zona específica, en este caso el hombro y el brazo derechos, así como la cicatriz en el húmero derecho, es importante considerar la posibilidad de campos interferentes.
- Si la paciente muestra una mejora significativa y no aparecen nuevos síntomas, sería adecuado continuar con el mismo tratamiento en la próxima sesión. Si el estado de la paciente sigue siendo positivo a largo plazo, no se requieren controles adicionales.

Historia 2

Un paciente de 58 años presenta desde hace 3 meses un dolor agudo en el hombro derecho, acompañado de una notable reducción de su movilidad funcional. Entre sus antecedentes médicos destacan: apendicectomía, artroscopia del menisco interno de la rodilla izquierda, dos episodios de bronconeumonía en la infancia y, recientemente, cuatro infecciones urinarias en un período de 5 meses, tratadas con antibióticos. En el ámbito dental, la paciente ha llevado ortodoncia y ha tenido extirpación de sus cuatro muelas del juicio. Una resonancia magnética revela tendinitis en la porción larga del bíceps derecho.

Tras recibir dos sesiones en 1 mes de inyecciones de procaína en la corredera bicipital, puntos de tensión en los trapecios y en la boca, y en la zona del ganglio estrellado derecho, la paciente mostró una mejoría progresiva. En la tercera sesión la paciente refirió haber tenido durante unos días una reaparición de molestias al orinar, parecidas a las que ya había padecido, aunque con esta vez con una analítica negativa. Después de inyectar a nivel paravesical en el plexo pélvico mediante un abordaje suprapúbico, la paciente manifestó una desaparición del dolor del hombro y una recuperación completa de la movilidad.

Estudio

Desde el Departamento de Medicina Física y Rehabilitación de la Universidad de Mersin (Turquía), Bashan y Ozturk publicaron en marzo de 2022 un estudio con 70 pacientes con dolor y restricciones funcionales en el hombro por más de 3 meses, diagnosticados con tendinitis del supraespinoso mediante examen físico y resonancia magnética, y refractarios a los tratamientos con analgésicos, antiinflamatorios y antimuscarínicos locales, intramusculares u orales.

Se administraron tres sesiones de terapia neural en intervalos semanales. En la primera se aplicaron inyecciones de 0,5 cc de procaína al 1 % cutáneas en áreas dolorosas alrededor del hombro y en profundidad en puntos gatillo segmentarios identificados por palpación. Y en la segunda y tercera sesión, se replicó el protocolo inicial y se añadió la inyección de procaína al 1 % en segmentos cutáneos de C5-T1, que inervan el hombro.

Postratamiento, se registró un aumento significativo en el rango de movilidad del hombro en todos los movimientos (extensión, flexión, abducción, aducción, rotación interna y externa). Además, hubo una reducción notable del dolor, con una disminución media del 73,6 % en la puntuación de la escala analógica visual y del 59,95 % en la escala de disfunción del hombro Q-DASH.

Reporte de caso

En el hospital Saint Elizabeth's Medical Center de Boston (EE. UU.), en el Departamento de Anestesiología, Dolor y Cuidados Intensivos se reportó el caso de una mujer de 59 años que se sometió a una pancreaticoduodenectomía abierta. A pesar de que la anestesia epidural torácica logró aliviar satisfactoriamente el dolor de la incisión quirúrgica, la paciente presentó un agudo e intenso dolor en su hombro izquierdo (escala analógica visual de 10/10). Este dolor resistió los tratamientos convencionales, incluyendo paracetamol, ketorolaco, parche transdérmico de lidocaína, oxicodona e hidromorfona. Considerando la eficacia previamente demostrada del bloqueo del ganglio esfenopalatino en ciertas condiciones dolorosas, se decidió proceder con un bloqueo tópico de este ganglio utilizando un aplicador de punta de algodón. Tras el procedimiento, el dolor en el hombro de la paciente desapareció completamente y no volvió a manifestarse, incluso después de que los efectos del anestésico desaparecieran.

PUNTOS CLAVE

- El dolor y la disfunción en la cintura escapular son motivos frecuentes de consulta. Por ejemplo, el manguito de los rotadores frecuentemente se asocia con el dolor de hombro, originado por inflamación de sus tendones, de la bursa que los envuelve o por el atrapamiento de estos. Sin embargo, para determinar el sitio de aplicación del anestésico local debe considerarse la historia de vida del paciente, sus síntomas y, especialmente, realizar una escucha palpatoria, prestando especial atención a la cabeza (sobre todo la cavidad bucal), la región cervical, el diafragma y el miembro superior.
- Se recomienda no inyectar inicialmente y de forma directa en los puntos de inflamación y dolor, sino considerar la historia de vida del paciente y realizar una liberación de la tensión miofascial mediante las inyecciones del anestésico local guiadas por palpación. La inyección en los puntos inflamados y dolorosos debe reservarse para el final, si el dolor persiste.
- Complementar las inyecciones en la zona escapulohumeral con la aplicación en la zona del ganglio estrellado puede potenciar el efecto. Y en caso de inyectar en áreas cercanas a nervios, es aconsejable hacerlo lentamente a nivel perineural, evitando el contacto directo con el nervio.
- Las técnicas de inyección en la cintura escapular son por lo general muy seguras; sin embargo, en la zona del tórax es muy importante evitar la punción pleural.

BIBLIOGRAFÍA

Barop H. Textbook and atlas of neural therapy: diagnosis and therapy with local anesthetics. 1ª ed. Stuttgart: Thieme; 2017.

Bashan I, Ozturk GY. Effect of Neural Therapy on shoulder dysfunction and pain in supraspinatus tendinopathy. Pak J Med Sci. 2022;38(3Part-I): 565-9.

Dosch MP. Atlas of Neural Therapy. 3ª ed. Stuttgart: Thieme; 2012.

Fischer L. Neuraltherapie. Neurophysiologie, Injektiontechnik, Therapievorschläge. 5ª ed. Stuttgart: Thieme; 2019.

Levin D, Acquadro M, Cerasuolo J, Gerges F. Sphenopalatine ganglion block for ipsilateral shoulder pain following open pancreaticoduodenectomy. BMJ Case Rep. 2022;15(1):e243746.

Potau JM, Merí À. EVA. Atlas de anatomía. 1ª ed. Madrid: Editorial Médica Panamericana; 2024.

Pró EA. Anatomía clínica. 1ª ed. Buenos Aires: Editorial Médica Panamericana; 2012.

Standring S, ed. Gray's Anatomy: The Anatomical Basis of Clinical Practice. 40ª ed. Edimburgo: Elsevier; 2008.

Vinyes D, Muñoz-Sellart M, Fischer L. Therapeutic Use of Low-Dose Local Anesthetics in Pain, Inflammation, and Other Clinical Conditions: A Systematic Scoping Review. J Clin Med. 2023;12(23):7221.

Weinschenk S. Handbuch Neuraltherapie. Therapie mit Lokalanästhetika. 2ª ed. Stuttgart: Thieme; 2020.

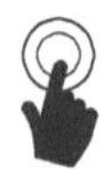

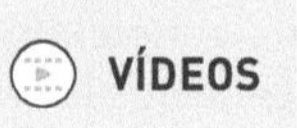

Miembro superior

50

M. Pérez Abendaño

INTRODUCCIÓN

El miembro superior se divide topográficamente en cuatro regiones principales: cintura pectoral (o escapulohumeral), brazo, antebrazo y mano. La cintura pectoral, compuesta por la clavícula y la escápula, se ha descrito en el capítulo anterior junto con la axila. Este capítulo se centra en el tratamiento neuralterapéutico de las regiones del brazo, antebrazo y mano, siguiendo un enfoque topográfico para identificar las estructuras palpables y susceptibles de infiltración en cada área.

Las estructuras consideradas para la inyección incluyen:

- Articulaciones y cápsulas articulares.
- Entesis (puntos de inserción de tendones o ligamentos en huesos).
- Músculos.
- Tendones.
- Nervios periféricos.
- Arterias y venas.
- Linfáticos.

VÍAS DE CONDUCCIÓN DEL BRAZO

Las principales rutas de conducción en el brazo incluyen la arteria braquial, acompañada medial y lateralmente por las venas braquiales, y los nervios musculocutáneo, mediano, cubital y radial. Estos nervios atraviesan diversas regiones del brazo, extendiéndose hacia el antebrazo. El nervio axilar o circunflejo inerva la articulación del hombro y los músculos redondo menor y deltoides, por lo que se ha explicado en el capítulo anterior.

Arteria braquial

La arteria braquial, que emerge como continuación de la **arteria axilar**, se extiende en línea recta desde el borde inferior del músculo pectoral mayor hasta la parte medial de la fosa cubital (v. Fig. 49-6). En este punto, se bifurca en sus dos ramas terminales: la **arteria radial** y la **arteria cubital**. A lo largo de su recorrido emite varias ramas colaterales musculares para la región, incluyendo la arteria nutricia del húmero.

La rama colateral más significativa es la **arteria braquial profunda**, que sigue junto al nervio radial a través del espacio axilar inferior para suministrar sangre al músculo tríceps braquial. Posteriormente, cerca de la región supracondílea lateral, se divide en las **arterias colaterales radial y media**, contribuyendo así a formar la red vascular del codo.

Por otro lado, las **arterias colaterales cubitales superior y posterior** se anastomosan en la parte posterior del brazo. La **arteria colateral cubital inferior**, que surge cerca de la fosa cubital, también aporta a la irrigación sanguínea de esta área.

Linfáticos

En el brazo, los vasos linfáticos se agrupan principalmente en la región anteromedial, donde se encuentran tanto vasos como ganglios linfáticos superficiales y profundos. Los **ganglios linfáticos superficiales** incluyen los ganglios supratrocleares, que generalmente consisten en uno o dos ganglios situados medialmente respecto a la vena basílica y por encima del epicóndilo medial del húmero. Los **ganglios linfáticos profundos** comprenden los ganglios braquiales, distribuidos a lo largo de los vasos braquiales, y los ganglios cubitales, localizados a lo largo de la arteria cubital en la fosa cubital.

Todos estos ganglios linfáticos drenan la linfa del miembro superior hacia los ganglios linfáticos axilares.

Nervios

En la tabla 50-1 se detalla la inervación muscular, articular y trófica del miembro superior, y en la figura 50-1 se muestra el trayecto de los principales nervios del miembro superior desde su origen en el plexo braquial, el cual se define en la figura 49-4. La **inervación sensitiva** se detalla en la figura 50-2.

Nervio mediano (raíces de C6 a T1)

El nervio mediano tiene su origen en las raíces de C6 a T1, que forman parte del plexo braquial, el cual tiene una primera división en tres troncos: superior, medio e inferior. Cada uno de estos tres troncos se bifurca en divisiones anteriores y posteriores. La división anterior de los troncos superior y medio da lugar al fascículo lateral, mientras que el tronco inferior configura el fascículo medial. La convergencia de

Tabla 50-1. Inervación muscular, articular y trófica del miembro superior, detallando los nervios, su origen, las estructuras que inervan y la función de estas estructuras

Nervio	Origen	Inervación	Función
Nervio axilar	C5-C6	**Muscular**: deltoides y redondo menor	Abducción y rotación del brazo
Nervio radial	C5-T1	**Muscular**: tríceps braquial, extensores de la muñeca y los dedos **Articular**: humerorradial, humerocubital, radiocubitales proximal y distal, y radiocarpiana	Extensión del codo, muñeca y dedos
Nervio musculocutáneo	C5-C7	**Muscular**: bíceps braquial, braquial, coracobraquial **Articular**: codo **Trófica**: húmero, codo y vasomotricidad de los vasos braquiales	Flexión del codo y supinación del antebrazo
Nervio mediano	C5-T1	**Muscular**: flexores de la muñeca y algunos músculos de la mano **Articular**: humerocubital, humerorradial, radiocubitales proximal y distal, y todas las de la muñeca y la mano **Trófica**: vasomotricidad de arterias del brazo, antebrazo y mano	Flexión de la muñeca, oposición y flexión de los dedos
Nervio cubital	C8-T1	**Muscular**: flexor ulnar del carpo, parte del flexor profundo de los dedos e intrínsecos de la mano **Articular**: cubitocarpiana y todas las de la mano, salvo la interfalángica del pulgar **Trófica**: los músculos que inerva y vasomotricidad de la arteria cubital	Flexión y aducción de la muñeca, flexión de los dedos, movimientos finos de la mano

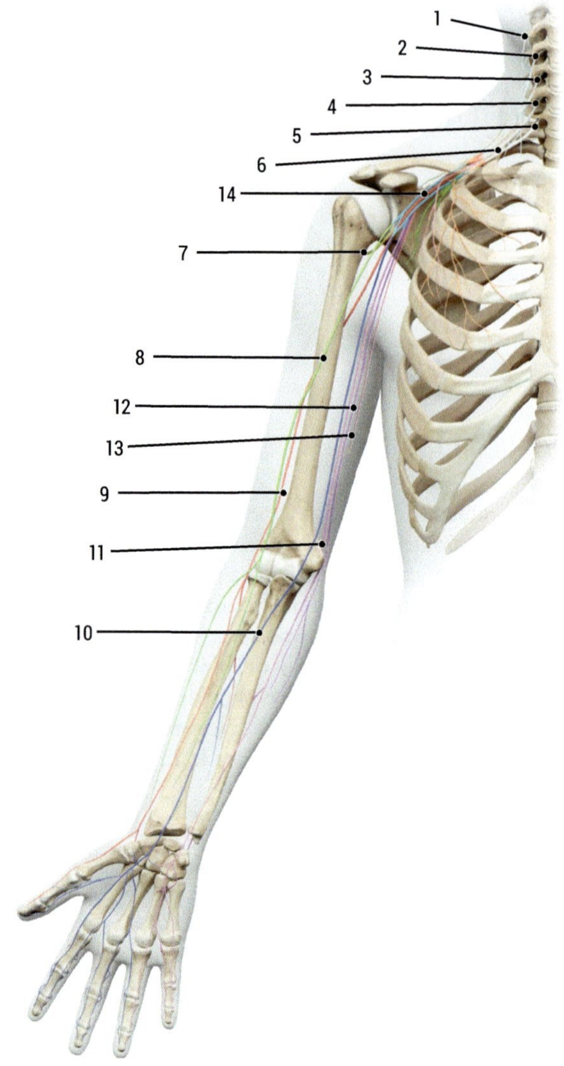

Figura 50-1. Nervios del plexo braquial, vista anterior. Se muestra el trayecto de los nervios principales que inervan el miembro superior a partir de la raíz anterior de los nervios raquídeos C5 (1), C6 (2), C7 (3), C8 (4) y T1 (5), formando inicialmente un tronco superior, medio e inferior del plexo braquial (6). Nervios: axilar (7), musculocutáneo (8), radial (9), mediano (10), cubital (11), cutáneo antebraquial medial (12) y cutáneo braquial medial (13). Arteria axilar (14).

ambos fascículos forma una estructura conocida como la *M del mediano*, a partir de la cual emerge el nervio mediano.

En la **fosa axilar** se posiciona anterior a la arteria axilar, entre el nervio musculocutáneo (lateralmente) y los nervios cubital, cutáneo antebraquial y braquial medial (medialmente) (v. Fig. 49-6). A lo largo del **brazo** discurre junto al conducto braquial, ubicado medialmente al músculo bíceps y paralelo a la arteria braquial.

En la flexura del codo, situado medialmente respecto al tendón del bíceps braquial, el nervio mediano atraviesa por debajo del *lacertus fibrosus* (aponeurosis bicipital), posicionándose entre las dos cabezas musculares del pronador redondo. Discurre acompañado de la arteria radial, de la que se separa al pasar entre las cabezas humeral y cubital del pronador redondo (Fig. 50-3).

Posteriormente, se extiende hasta el antebrazo, donde se sitúa entre los músculos flexores superficial y profundo de los

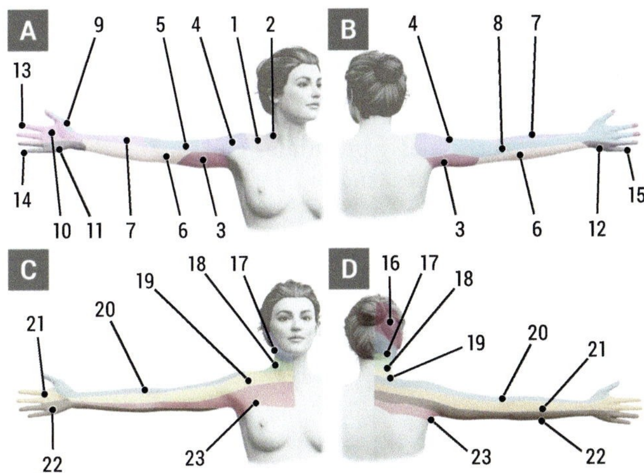

Figura 50-2. Inervación sensitiva del miembro superior. Por los nervios del plexo braquial: vista anterior **(A)** y posterior **(B)**. Por los dermatomas espinales: vista anterior **(C)** y posterior **(D)**. Nervios: supraclavicular (1), transverso del cuello (2), cutáneos braquiales medial (3) y lateral superior (4) e inferior (5), cutáneos antebraquiales medial (6), lateral (7) y posterior (8), superficial del radial (9), palmar del mediano (10) y del cubital (11), dorsal del cubital (12), digitales palmares del mediano (13) y del cubital (14) y digitales dorsales del cubital (15). Dermatomas: C2 (16), C3 (17), C4 (18), C5 (19), C6 (20), C7 (21), C8 (22), T1 (23).

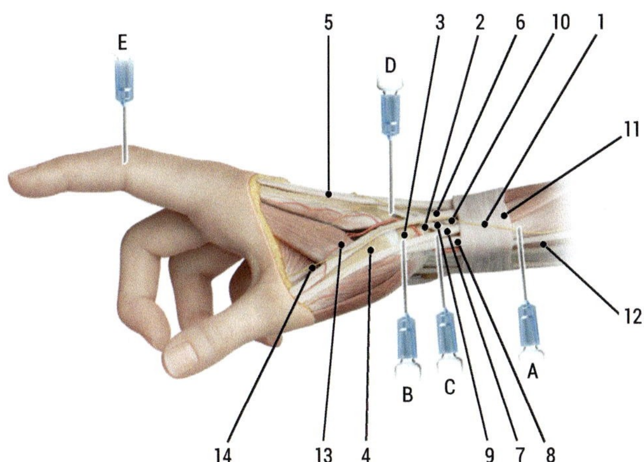

Figura 50-4. Inyecciones en la zona lateral del carpo. En el nervio radial (1) (aguja A), en la articulación trapecio metacarpiana o tabaquera anatómica (aguja B), en la tenosinovitis de De Quervain (aguja C), en la articulación metacarpofalángica (aguja D), en la articulación interfalángica (aguja E). Huesos: escafoides (2), trapecio (3), primer metatarsiano (4). Tendones de los músculos: extensor del índice (5), extensor largo (6) y corto (7) del pulgar, abductor largo del pulgar (8), extensor radial largo (9) y corto (10) del carpo. Retináculo extensor (11), arterias radial (12) y metacarpianas dorsales (13), nervios digitales dorsales (14).

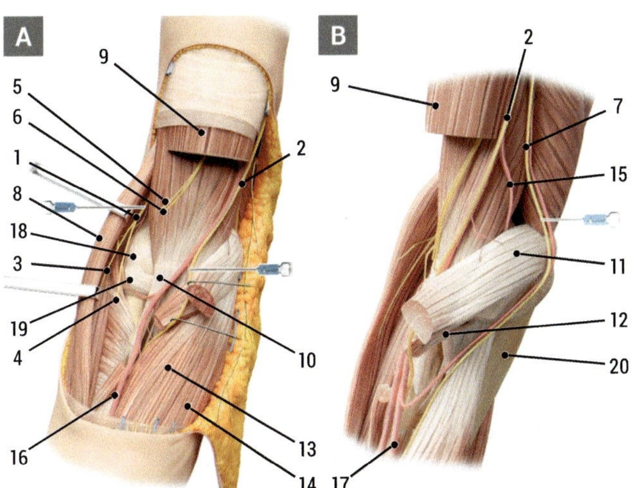

Figura 50-3. Anatomía y técnicas de inyección en el codo. **A)** Visión anterior. **B)** Visión lateral. Nervios: radial (1), mediano (2), radial superficial (3) y profundo (4), cutáneo antebraquial lateral (5) y medial (6), nervio cubital (7). Músculos: braquiorradial (8), bíceps braquial (9) y tendón (10), pronador redondo (cabeza humeral [11] y cubital [12]), flexor radial del carpo (13), palmar largo (14). Arterias: braquial (15), radial (16) y cubital (17). Epicóndilo lateral del húmero (18), ligamento anular del radio (19) y hueso cúbito (20).

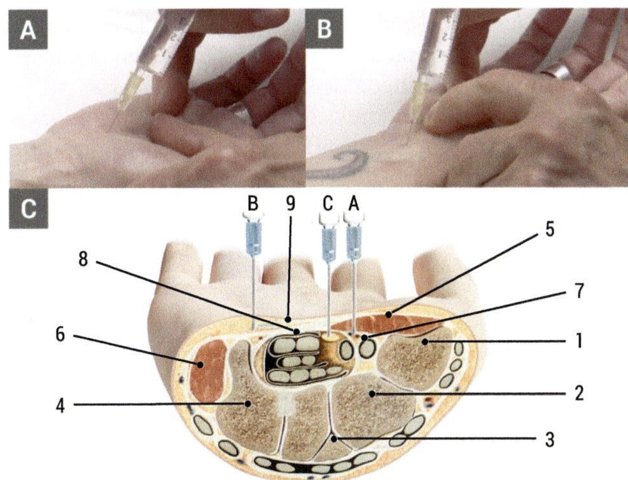

Figura 50-5. Inyecciones en la zona ventral del carpo. **A)** Canal del carpo. **B)** Nervio mediano. **C)** Sección transversa a nivel del túnel carpiano. Inyecciones a nivel periarterial en arteria radial (aguja A), a nivel perineural en nervio cubital (aguja B), y a nivel perineural en nervio mediano (aguja C). Huesos: trapecio (1), escafoides (2), grande (3), ganchoso (4). Músculos de la eminencia tenar (5) e hipotenar (6). Tendones de los músculos: flexor radial del carpo (7), flexor superficial de los dedos (8). Ligamento transverso del carpo (retináculo flexor) (9).

dedos. Finalmente atraviesa el **conducto carpiano**, pasando por debajo del retináculo flexor y entre los tendones del flexor superficial de los dedos y del flexor largo del pulgar, antes de llegar a la **mano** (**Figs. 50-4** y **50-5**).

A lo largo de su trayectoria el nervio mediano proporciona **ramos motores** que facilitan la flexión de la muñeca, la oposición y la flexión de los dedos.

Inerva los músculos del grupo anterior del antebrazo, excepto el cubital anterior y los dos haces internos del flexor común profundo de los dedos, y en la mano inerva los músculos separador corto del pulgar, oponente del pulgar, el haz superficial del flexor corto del pulgar y los dos lumbricales externos. Una afectación motora en este nervio se manifiesta en la conocida *mano de predicador*, donde al intentar cerrar el puño solo se logra cerrar los dedos cubitales.

Además, el nervio mediano emite **ramos articulares** para el codo (articulaciones humerocubital y humerorradial), las articulaciones radiocubitales proximal y distal, y todas las articulaciones de la muñeca y mano.

En términos de **inervación trófica**, proporciona ramos a la arteria braquial, regulando la vasomotricidad de las arterias del brazo, antebrazo y mano.

Nervio radial (raíces de C5 a T1)

El nervio radial es un nervio mixto sensitivo motor que se origina de las divisiones posteriores de los tres troncos del plexo braquial (superior, medio e inferior) y se ubica detrás de la arteria axilar. En la **fosa axilar** se sitúa delante del músculo subescapular y los tendones del redondo mayor y dorsal ancho, y se dirige hacia la región posterior del brazo, acompañando a la arteria braquial profunda, atravesando ambos la hendidura tricipital configurada por arriba por el redondo mayor (v. Fig. 49-6). En el **brazo** se localiza entre las cabezas lateral y medial del tríceps, y perfora anteriormente el tabique intermuscular lateral, descendiendo por el surco del húmero hasta situarse entre los músculos braquial y braquiorradial. En su trayecto por el brazo proporciona **inervación motora** a los músculos tríceps, ancóneo, braquiorradial y los extensores radiales del carpo. A nivel del **codo** se ubica en el surco bicipital lateral, donde se divide en un ramo superficial, principalmente sensitivo, y un ramo profundo, mayormente motor (v. Fig. 50-3).

El **ramo profundo** atraviesa el denominado *canal supinador* entre las porciones superficial y profunda del músculo supinador, y después se dirige a la muñeca con la denominación de *nervio interóseo posterior*. Inerva los músculos extensores del antebrazo, a excepción del extensor radial largo del carpo (v. Fig. 50-3).

El nervio radial juega un papel esencial en la extensión del codo, la muñeca y los dedos.

Su compromiso motor puede manifestarse como una mano caída, caracterizada por la incapacidad de levantar el dorso de la mano.

Además emite **ramos articulares** para las articulaciones humerorradial y humerocubital, las radiocubitales proximal y distal, y la radiocarpiana.

Nervio cubital (raíces de C8 a T1)

El nervio cubital, originario del fascículo medial del plexo braquial (tronco inferior, división anterior) sigue un recorrido medial respecto a la arteria axilar (v. Fig. 49-6). En el **brazo** se sitúa detrás del tabique intermuscular medial y delante de la cabeza medial del tríceps, sin emitir ramos en este segmento. A la altura del **codo** se posiciona detrás del epicóndilo medial, cruzando el canal epitrócleo-olecraneano y las inserciones proximales del flexor cubital del carpo (v. Fig. 50-3).

En el **antebrazo** transcurre entre el flexor cubital del carpo y el flexor superficial de los dedos, acompañando a los vasos cubitales (v. Fig. 50-5). Funcionalmente inerva el flexor cubital del carpo y la parte cubital del flexor profundo de los dedos en el antebrazo. A la altura de la **muñeca** pasa por el canal de Guyon, junto a los vasos cubitales, y se divide en ramos superficiales y profundos en la mano. El **ramo profundo**, de naturaleza motora, inerva los músculos hipotenares, interóseos, los dos lumbricales cubitales, el aductor del pulgar y la cabeza profunda del flexor corto del pulgar.

El nervio cubital es esencial para la flexión y aducción de la muñeca, la flexión de los dedos y los movimientos finos de la mano.

Su afectación motora puede resultar en una deformidad conocida como *mano en garra*, caracterizada por dedos en garra y el hundimiento de los espacios intermetacarpianos debido a la atrofia de los músculos interóseos.

En términos de **inervación articular**, inerva las articulaciones cubitocarpiana y todas las articulaciones de la mano, con excepción de la interfalángica del pulgar. Además, proporciona **inervación trófica** a los músculos que inerva y emite ramos que regulan la vasomotricidad de la arteria cubital.

Nervio musculocutáneo (raíces de C5 a C7)

El nervio musculocutáneo es un nervio mixto, con funciones motoras y sensitivas, que se deriva del fascículo lateral del plexo braquial (tronco superior, división anterior). Este nervio sigue un trayecto lateral hasta posicionarse en la parte anterior del **brazo** entre los músculos bíceps y braquial después de atravesar el músculo coracobraquial. Emite **ramas musculares** que inervan los músculos coracobraquial, bíceps y braquial, asegurando la flexión anterior del brazo. Al acercarse a la **fosa cubital**, se vuelve superficial y da origen al **nervio cutáneo lateral del antebrazo**, el cual proporciona sensibilidad a la parte lateral del antebrazo. Da **inervación vasomotora y trófica** al húmero, los vasos braquiales y la articulación del codo (v. Fig. 50-3).

ANATOMÍA ARTICULAR

A continuación, se detalla la anatomía articular de los miembros superiores.

Codo

En los siguientes apartados se explica la anatomía y fisiología articulares básicas, los puntos de referencia anatómicos relevantes, y la vascularización e inervación del codo.

Anatomía y fisiología articulares básicas

El codo es una compleja articulación triple formada por el húmero, el cúbito y el radio, que incluye:

- **Articulación humerocubital**: tipo troclear, ubicada entre la tróclea humeral y la cavidad sigmoidea mayor del cúbito. Permite movimientos de flexión y extensión.
- **Articulación humerorradial**: tipo condíleo, formada entre el cóndilo humeral y la cabeza del radio. Facilita movimientos de flexión y extensión, así como de pronación y supinación.
- **Articulación radiocubital proximal**: tipo trocoide, entre la cúpula radial y la cavidad sigmoidea menor del cúbito, permitiendo la rotación del radio sobre el cúbito.

Estas tres articulaciones están envueltas por una única cápsula articular.

Para reforzar la estabilidad de la articulación del codo existen varios ligamentos que fortalecen la cápsula articular. Estos son:

- **Ligamento colateral lateral o externo**: con tres fascículos, se extiende desde el epicóndilo lateral al radio y la apófisis coronoides del cúbito por delante, y al olécranon por detrás, fusionándose con el ligamento anular del radio.
- **Ligamento colateral medial o interno**: también con tres fascículos, conecta el epicóndilo medial con el cúbito, en la apófisis coronoides por delante y el olécranon por detrás.
- **Ligamento anterior**: estabiliza la parte frontal de la articulación.
- **Ligamento posterior**: refuerza la parte trasera de la articulación.
- **Ligamento anular del radio**: circunda y sujeta la cabeza del radio contra el cúbito, insertándose en la cápsula articular tanto por delante como por detrás.

Puntos de referencia anatómicos relevantes

Para procedimientos de inyección en la región del codo es fundamental identificar las siguientes referencias anatómicas clave (v. **Fig. 50-3**):

- **Apófisis**: incluyen el epicóndilo lateral, el epicóndilo medial (o epitróclea) y el olécranon.
- **Cresta supracondílea lateral**: localizada en el extremo distal de la cara lateral del húmero, justo sobre el epicóndilo lateral. Este sitio es importante como punto de inserción de los músculos braquiorradial y extensor radial largo del carpo.
- **Surco epitrócleo-olecraneano**: situado entre el epicóndilo medial y el olécranon, es un paso para el nervio cubital.
- **Tendón distal del bíceps braquial**: este tendón divide la fosa del codo en dos surcos bicipitales. El surco bicipital medial alberga el nervio mediano y la arteria humeral, mientras que el surco bicipital lateral es la ubicación del nervio radial.

Vascularización e inervación

La vascularización y, consecuentemente, la inervación simpática de la articulación y la cápsula articular, dependen de una red arterial formada por las arterias colaterales cubital y radial, junto con las arterias recurrentes radial y cubital, y la arteria recurrente interósea. En cuanto a la inervación sensorial de la articulación, los nervios radial y cubital proporcionan sensibilidad en la zona extensora, mientras que el nervio mediano se encarga del lado flexor, junto con los nervios articulares cubitales y radiales en sus respectivos lados (v. **Fig. 50-3**).

Además, fibras del sistema nervioso simpático acompañan a estos nervios somatosensitivos, asegurando así la irrigación tanto de las articulaciones como de las cápsulas articulares.

Muñeca

A continuación, se detalla la anatomía y fisiología articulares básicas, los puntos de referencia anatómicos relevantes, y la vascularización e inervación de la muñeca.

Anatomía y fisiología articulares básicas

La muñeca, desde una perspectiva anatómica pura, alberga tres articulaciones principales; sin embargo, en el contexto neuralterapéutico la atención se centra en la **articulación radiocarpiana**. Esta articulación condílea se forma entre el radio y una superficie compuesta por el escafoides y el semilunar, así como indirectamente (a través del disco articular o ligamento triangular) por el piramidal. Rodeada por una cápsula articular, esta articulación facilita movimientos de flexión, extensión, abducción y aducción, que en conjunto permiten la circunducción, pero no rotaciones.

La **articulación cubitocarpiana** es especial, ya que entre las estructuras óseas se interpone el complejo del fibrocartílago triangular. Este complejo, de naturaleza fibrosa y cartilaginosa, incluye siete componentes distintos: el fibrocartílago triangular, el menisco homólogo, los ligamentos radiocubitales distales palmar y dorsal, los ligamentos ulnolunar y ulnotriquetral, el suelo de la vaina del tendón del cubital posterior y la cápsula articular cubitocarpiana reforzada por los ligamentos cubitocarpianos. Su función principal es soportar el margen cubital del carpo y facilitar la coaptación entre el radio y el cúbito durante los movimientos de pronosupinación.

Los **ligamentos** que estabilizan la muñeca incluyen:

- El **ligamento colateral externo o radial**, que conecta la apófisis estiloides del radio con el tubérculo del escafoides.
- El **ligamento colateral interno o ulnar**, desde la apófisis estiloides del cúbito hasta el piramidal y el pisiforme.
- El **ligamento anterior**, con haces radiocarpianos y cubitocarpianos, que une las apófisis estiloides de ambos huesos con el piramidal, semilunar y el grande del carpo.
- El **ligamento posterior o radiocarpiano dorsal**, que va desde el tubérculo radial dorsal hasta el hueso piramidal y los ligamentos interóseos del carpo.

En el carpo, las articulaciones entre los huesos son artrodias, permitiendo un deslizamiento limitado. Estas están aseguradas por varios ligamentos intercarpianos palmares y dorsales, contribuyendo a la estabilidad y función coordinada de la muñeca.

Puntos de referencia anatómicos relevantes

Para la aplicación de técnicas como la terapia neural en la muñeca es fundamental identificar las siguientes referencias anatómicas (v. Figs. 50-4 y 50-5):

- **Apófisis estiloides del cúbito y el radio**: son sitios clave para la inserción de ligamentos y tendones.
- **Fosita radial (tabaquera anatómica)**: ubicada en el margen radial del carpo, delimitada por los tendones de los extensores corto y largo del pulgar y la apófisis estiloides del radio. Aloja los tendones extensores radiales del carpo, los huesos escafoides y trapecio, y la arteria radial.
- **Complejo del fibrocartílago triangular**: descrito arriba.
- **Tendones de músculos flexores**: incluyen el flexor cubital del carpo, palmar largo y flexor radial del carpo, palpables en el extremo volar del antebrazo y útiles para identificar:
  - El canal del pulso radial.
  - El paso del nervio mediano cerca del túnel carpiano.
  - La ubicación del nervio y la arteria cubitales cerca del conducto cubital.
- **Prominencias óseas en el carpo palmar**: incluyen el hueso pisiforme, en el borde cubital, y el tubérculo del escafoides, en el radial. Son esenciales para la inserción del retináculo flexor (o ligamento transverso del carpo, o ligamento anular anterior), que forma la cubierta del túnel carpiano.
- **Canal o túnel carpiano**: un canal osteofibroso en la cara palmar de la mano, formado por los huesos del carpo y cerrado por el retináculo flexor, que alberga 10 tendones flexores con vainas sinoviales y el nervio mediano.
- **Conducto cubital (canal de Guyon)**: situado sobre el túnel carpiano en su parte más medial, por donde transcurre el nervio y los vasos cubitales.
- **Cara dorsal**: el retináculo extensor o ligamento anular posterior del carpo es un engrosamiento de la fascia dorsal del antebrazo que se inserta lateralmente en la epífisis del radio y medialmente en la apófisis estiloides del cúbito y el hueso pisiforme. Situado entre el cúbito y el radio, forma seis compartimentos para el paso de los tendones extensores hacia la mano, los cuales disponen a esta altura de vainas sinoviales que los envuelven (de forma individual o agrupada, según el caso) y que sobrepasan los límites del retináculo extensor.
- **Radio distal (cara dorsal)**: presenta el **tubérculo dorsal del radio o de Lister**, que hace de polea del tendón del músculo extensor largo del pulgar y es referencia para abordar la articulación radiocarpiana.

Vascularización e inervación

La **irrigación arterial** de la muñeca y sus componentes estabilizadores y móviles proviene de las arterias radial y cubital (v. Fig. 50-5). A lo largo de estas arterias el **sistema nervioso simpático perivasal** se extiende hasta el lecho capilar terminal, regulando el flujo sanguíneo a todas las estructuras tisulares.

La inervación somática de la muñeca y la mano está a cargo de los nervios cubital, mediano y radial. Estos nervios también contienen **fibras simpáticas** aferentes y eferentes, que son esenciales para funciones como las secreciones sebáceas y sudoríparas, los músculos piloerectores y la sensibilidad protopática.

Las zonas centrales eferentes se localizan entre C8 y T6, y en parte se interconectan con la segunda neurona del **ganglio estrellado**.

Mano

En los siguientes apartados se explica la anatomía y fisiología articulares básicas, y la vascularización e inervación de la mano.

Anatomía y fisiología articulares básicas

Las articulaciones de la mano presentan una estructura y función complejas:

- **Articulaciones carpometacarpianas**: son principalmente artrodias con un rango de movimiento limitado, excepto la primera, que es de tipo sellar y permite flexión, extensión, abducción, aducción y circunducción, pero sin rotación.
- **Articulaciones metacarpofalángicas**: de naturaleza condílea, permiten flexión, extensión, abducción, aducción, oposición y circunducción, pero sin rotación.
- **Articulaciones interfalángicas**: trocleares, permiten únicamente movimientos de flexión y extensión.

Los huesos del carpo y del metacarpo están unidos por una serie de ligamentos carpometacarpianos, tanto palmares como dorsales. Además, los huesos metacarpianos están interconectados por ligamentos metacarpianos palmares y dorsales. El **ligamento metacarpiano transversal profundo** es una banda fibrosa que conecta las cabezas de los huesos metacarpianos del segundo al quinto en la superficie palmar. Los **ligamentos colaterales** (laterales y mediales) refuerzan las cápsulas articulares de las articulaciones metacarpofalángicas e interfalángicas.

En los dedos, la organización tendinosa y ligamentosa es detallada (v. Fig. 50-4):

- **En la cara palmar**: los tendones de los flexores profundo y superficial de los dedos se alojan dentro de una vaina tendinosa sinovial común. Esta vaina está reforzada exteriormente por ligamentos anulares y cruciformes (u oblicuos), que además fijan la estructura a la superficie palmar de los dedos.
- **En la cara dorsal**: los dedos están revestidos por la aponeurosis dorsal o extensora, una placa fibrosa que incluye los tendones de los músculos extensores, lumbricales e interóseos. Esta red de tejido conectivo está unida a las falanges.
- **A nivel de la palma**: se encuentra la aponeurosis palmar, una estructura de tejido conectivo denso que refuerza la fascia muscular, cubriendo y dando protección a las estructuras blandas de la palma de la mano.

Vascularización e inervación

La **irrigación arterial** de la mano y los dedos se origina de las arterias radial y cubital, que forman una red de circulación colateral extensa en la región palmar a través del arco palmar superficial y profundo. En el apartado de la **inervación simpática** de la muñeca puede encontrarse también la que hace referencia a la mano.

En cuanto a la **inervación**, los dedos están recorridos longitudinalmente por dos nervios digitales palmares y dos dorsales a cada lado, que son ramas terminales de los nervios mediano o cubital.

INDICACIONES TERAPÉUTICAS

A continuación, se detallan las generalidades y sugerencias de inyección neuralterapéutica en los miembros superiores.

Generalidades

Salvo que se apunte específicamente lo contrario, la indicación para la aplicación de inyecciones en las estructuras descritas, como músculos, tendones, articulaciones, nervios y vasos, es de carácter general. Esta indicación se aplica a una amplia gama de manifestaciones patológicas, como dolor, inflamación, edema, infecciones, congelaciones, quemaduras, distrofias y otros trastornos, tanto en su forma aguda como crónica, en el nivel correspondiente.

Antes de inyectar en áreas articulares es importante llevar a cabo una palpación miofascial tanto proximal como distal a la articulación sintomática, extendiéndose a lo largo de toda la extremidad, incluyendo la cintura escapular y las regiones cervical, suboccipital e intraoral (v. **Caps. 34**, **36**, **41** y **49**, respectivamente).

Tal y como se explica en los capítulos de inyecciones básicas y de observación y palpación (v. **Caps. 24** y **30**, respectivamente), los síntomas presentes, ya sean dolor, inflamación o rigidez, deben interpretarse como indicadores que guían hacia un enfoque terapéutico más causal. Si se observa una mejora sin necesidad de inyectar directamente en la zona afectada, esto sugiere que el tratamiento está abordando efectivamente una causa relacionada con el problema.

Para realizar una **inyección intramuscular** se deben palpar los músculos preferentemente de manera transversal, siguiendo las pautas mencionadas en el capítulo 30. El objetivo es identificar la presencia de puntos gatillo en el tejido muscular, así como puntos de dolor o tensión, incluso si no se ajustan a la definición clásica de punto gatillo miofascial. Una vez localizados estos puntos, y con el músculo adecuadamente inmovilizado por la mano libre, se procederá a inyectar utilizando una aguja de calibre 27 G, con una longitud que permita atravesar completamente el grosor del músculo. En casos de aparición de espasmos musculares, se recomienda realizar una técnica de infiltración en abanico, continuando hasta que cesen dichos espasmos.

Aunque no se describen en este capítulo, para un tratamiento efectivo del miembro superior es imprescindible conocer:

- **Inyecciones intradérmicas (pápulas) y subcutáneas**: estas técnicas son de gran utilidad en las articulaciones y otras zonas. Su importancia radica en el efecto reflejo vegetativo inespecífico que generan.
- **Ganglio estrellado o cervical inferior**: es primordial en la inervación simpática de la extremidad superior.
- **Plexo braquial**: es el origen de los nervios periféricos que recorren la extremidad superior.

Sugerencias terapéuticas

En cualquier elemento de la extremidad (músculos, tendones, articulaciones, nervios y vaso):

- Lesiones recientes y antiguas.
- Dolor agudo o crónico.
- Tensión miofascial.
- Inflamaciones agudas y crónicas.
- Gangliones.
- Afecciones postraumáticas.
- Precirugía y poscirugía.
- Síndromes por compresión nerviosa.
- Congelaciones.
- Quemaduras.
- Distrofias.
- Vasculopatías.
- Afecciones linfáticas.
- Enfermedades degenerativas.
- Sospecha de campo interferente de cualquier elemento de la extremidad después de una enfermedad o lesión.

MATERIAL

Consta de:

- Agujas: en la mayoría de los casos las agujas necesarias para tratar el miembro superior son agujas de calibre 27 G, con longitudes adecuadas desde 20 hasta 40 mm, para alcanzar el punto deseado, o incluso de 30 G de 12 mm para estructuras más superficiales.
- El anestésico local empleado será prioritariamente la procaína al 0,5-1 % en cantidades de 1 a 3 mL.

TÉCNICAS

Véase el **vídeo 50-1** para complementar las técnicas de inyección detalladas en los siguientes apartados.

Brazo

A continuación, se detallan las técnicas de inyección en el brazo.

Músculos

En esta región anatómica los músculos se organizan con fibras de disposición longitudinal y se clasifican en tres grupos: un grupo anterior que actúa como flexor del codo y del hombro (el bíceps braquial, el coracobraquial y el braquial anterior), un grupo posterior que funciona como extensor del codo y hombro (el tríceps braquial), y un grupo lateral que, aunque configura la forma del hombro, facilita la abducción del brazo (el deltoides).

Para el tratamiento mediante inyección en estos músculos se realizará una palpación preferentemente transversal, siguiendo las directrices mencionadas en el capítulo de inyecciones básicas. El objetivo es identificar la presencia de puntos gatillo en el tejido muscular, así como puntos de dolor o tensión, incluso si no cumplen con la definición clásica de puntos gatillo. Una vez detectados estos puntos, se procederá a inyectar el anestésico local con una aguja de 27 G, cuya longitud debe ser adecuada para alcanzar completamente el grosor del músculo.

Tuberosidad deltoidea

Ubicada en el borde lateral del tercio proximal del húmero se encuentra la inserción común del músculo deltoides (v. **Fig. 49-4B**). Las entesopatías en este punto pueden ser abordadas con una aguja de 27 G de 40 mm. La técnica consiste en penetrar la piel de manera perpendicular en el área más dolorosa a la palpación, hasta llegar al punto de inserción del músculo. Una vez alcanzado este punto se retrae ligeramente la aguja para administrar aproximadamente 3 mL de anestésico local, asegurando así que se baña toda la zona.

Codo

En los siguientes apartados se explican las diferentes técnicas de inyección en el codo, dependiendo de la zona específica que se desee tratar.

Intraarticular-cápsula articular

La inyección intraarticular en el codo se dificulta debido al espacio articular reducido y estrecho. Un método efectivo es administrar el anestésico local en la fosa olecraneana desde el lado lateral del tendón común del tríceps. Se recomienda colocar al paciente en decúbito contralateral, con el codo flexionado y la palma apoyada en la camilla. Utilizando una aguja de 27 G se inyecta oblicuamente desde 2-3 cm por encima del epicóndilo lateral, atravesando la cabeza lateral del tríceps braquial hacia la fosa olecraneana, y depositando 2-3 mL de anestésico local.

Epicóndilo lateral

Lugar de inserción de musculatura extensora de codo, muñeca y mano, y supinadora de antebrazo. En este punto se aborda la **epicondilitis lateral** o **codo de tenista**.

La técnica consiste en localizar el punto de mayor dolor, preferentemente con el codo ligeramente flexionado, el antebrazo pronado y el brazo en rotación interna. Se utiliza una aguja de 27 o 30 G para penetrar perpendicularmente la piel hasta rozar el periostio (en palabras de Payán, «besar el periostio») y luego se retira ligeramente, distribuyendo 2-3 mL de anestésico local en abanico para abarcar todos los puntos dolorosos en la inserción tenoperióstica y sobre el **tendón común de los extensores**. Para finalizar, se realiza un masaje circular para extender el anestésico.

Cabeza de radio y ligamento anular

Se procede de manera similar al punto anterior, identificando cuidadosamente los puntos dolorosos en la estructura ósea, ligeramente distal al epicóndilo lateral. Para una localización más precisa se puede pedir al paciente que realice movimientos de pronosupinación del antebrazo mientras se ejerce una palpación continua con la mano libre.

Epicóndilo medial

Lugar de inserción de musculatura pronadora de antebrazo y flexora de muñeca y mano. En este punto se aborda la **epicondilitis medial** o **epitrocleítis**. El paciente puede estar en decúbito supino con la extremidad extendida y apoyada en la camilla por el dorso de la mano a la altura de la cabeza, o bien sentado colocando la mano de la extremidad a tratar en la espalda. Con la mano libre se fija la zona a inyectar y se localiza el punto más doloroso por palpación, utilizando una aguja de 27 o 30 G para penetrar hasta el contacto óseo y luego retirarla ligeramente para distribuir 2-3 mL de anestésico local en abanico, tratando de alcanzar todos los puntos dolorosos en la zona de inserción tenoperióstica.

Tuberosidad bicipital del radio

Es el sitio de inserción del tendón distal del bíceps en el radio. Con el codo extendido o ligeramente flexionado y el antebrazo supinado, se separa la musculatura supinadora con la mano exploradora y se profundiza hasta el plano óseo. Manteniendo fijado de este modo el punto de inyección, se entra perpendicularmente a la piel con una aguja de 27 G y se depositan 2-3 mL de anestésico local. Se debe tener cuidado con el nervio radial y avisar al paciente para evitar movimientos inesperados en caso de parestesias. De ser así, se retirará ligeramente la aguja para redirigirla al punto adecuado.

Olécranon

En la parte superior del olécranon, donde se inserta el tendón común del tríceps braquial, se buscan puntos dolorosos para infiltrar. No es necesario inyectar dentro del tendón; basta con dejar el anestésico local sobre él y masajear para extenderlo ampliamente por la estructura.

Músculos

El **músculo ancóneo** es uno de los que puede generar dolor en la zona del codo. Se extiende del epicóndilo lateral al olécranon lateral y se identifica fácilmente mediante palpación transversa. Colocando un dedo sobre el olécranon y otro sobre el epicóndilo, se genera una distancia entre ambos dedos que, si se desplaza desde olécranon hacia el borde lateral de cubito, se obtiene el punto de infiltración.

Por otra parte, es importante recordar las principales inserciones musculares para identificar potenciales puntos de inyección en el caso de palpación dolorosa coincidente con la sintomatología del paciente. En particular, sobre la cresta supracondílea, justo por encima del epicóndilo lateral, se inserta el **extensor radial largo del carpo** e, inmediatamente proximal a este, se inserta el braquiorradial (o **supinador largo**). La inyección se realiza en el lugar de dolor a la palpación.

Nervios

La inyección en los nervios mediano, radial y cubital requiere de unas técnicas específicas, que se detallan a continuación.

Nervio mediano

Se halla medial a la arteria braquial, localizable por palpación, en el surco bicipital medial de la fosa del codo. Con el codo extendido, se penetra perpendicularmente con una aguja de 27 G hasta provocar parestesias, informando de ello previamente al paciente. Después de retirar la aguja 2 mm, se inyectan 2-3 mL de anestésico local a la altura perineural (v. Fig. 50-3A).

Además de las indicaciones genéricas de inyección cerca de nervios, este abordaje es preferible al de la muñeca en casos de **síndrome del pronador redondo** o del **nervio interóseo anterior**, tras un adecuado diagnóstico diferencial con el síndrome del túnel carpiano.

Nervio radial

Se encuentra en el surco bicipital lateral, aproximadamente 1 cm lateral al tendón del bíceps y medial al músculo braquiorradial, a la altura del epicóndilo lateral (v. Fig. 50-3A). La inyección se realiza con el codo extendido, introduciendo una aguja de 27 G hasta causar parestesias en su zona de inervación. Después de retirar la aguja 2 mm, se inyectan 2-3 mL de anestésico local a nivel perineural.

Nervio cubital o ulnar

El paciente se sitúa en decúbito supino, con el codo en flexión y el hombro en abducción, y lleva la mano a la altura de la cabeza con el antebrazo supinado, apoyando el dorso de la mano en la camilla. En el surco entre la epitróclea y el epicóndilo medial se introduce la aguja perpendicularmente entre 1 y 2 cm hasta provocar parestesias, inyectando 2-3 mL de anestésico local (v. Fig. 50-3B). Este abordaje puede usarse para tratar el síndrome del túnel cubital y la lesión del nervio por atrapamiento a este nivel.

Arteria braquial o humeral

Esta inyección, que puede ser beneficiosa en casos de trastornos circulatorios o vegetativos como flemones, abscesos, causalgias, congelaciones, quemaduras o distrofia simpática refleja (Sudeck) en el antebrazo y la mano, se explica en el capítulo de inyecciones intraarteriales (v. Cap. 53) (v. Fig. 53-3).

Antebrazo

En esta zona, los músculos se organizan en fibras longitudinales, agrupándose en tres grupos según su función y ubicación (v. Tabla 50-1):

- **Grupo anterior**: incluye músculos que realizan la pronación del antebrazo, y flexión de la muñeca y dedos de la mano.
- **Grupo posterior**: compuesto por músculos extensores de la muñeca y el abductor del primer dedo.
- **Grupo lateral**: agrupa músculos supinadores y extensores de la muñeca, además de flexores del codo.

De estos tres grupos musculares, destacan por su potencial relevancia patogénica:

- **Braquiorradial (supinador largo)**: es un músculo superficial situado en cara lateral del antebrazo y fácilmente localizable si se divide la distancia entre el epicóndilo lateral y estiloides radial en tres partes. El músculo braquiorradial se sitúa en el primer tercio. Para su tratamiento, el codo debe estar flexionado a 90°, con el antebrazo en posición neutra (a medio camino entre la supinación y la pronación), y la mano perpendicular al suelo y contrayendo la musculatura, como si se intentara flexionar el codo. Este músculo es esencial para la correcta supinación y flexión del brazo.
- **Pronador redondo**: es importante en el **síndrome del pronador redondo**, ya que puede comprimir el nervio mediano en su interior. La inyección muscular, además de la inyección en la zona del nervio como se ha explicado previamente, junto con medidas médicas y fisioterapéuticas adicionales, puede ser de gran ayuda.
- **Supinador corto**: este músculo es un sitio potencial de irritación del nervio radial. Su tratamiento es relevante en casos de dolor en esta área, especialmente si los síntomas se extienden al territorio inervado por el nervio radial. La técnica y la localización son similares a las descritas para el nervio radial, ya que este atraviesa el canal supinador, donde puede sufrir un atrapamiento conocido como *síndrome interóseo posterior, del canal supinador* o *de la arcada de Frohse*.

La **membrana interósea** del antebrazo es un elemento importante en la movilidad, fuerza y estabilidad del antebrazo y la mano.

Proporciona inserción a varios músculos y a algunos extensores y flexores de los dedos, distribuye las fuerzas mecánicas que se generan en el antebrazo y transmite las fuerzas desde la muñeca hacia el codo y el húmero (v. Fig. 50-5B).

La inyección en esta zona puede ser de ayuda en casos de acumulación de tensión miofascial en el antebrazo, especialmente tras cirugías o traumatismos importantes en la mano, muñeca o el propio antebrazo. Una vez identificados los puntos de máxima tensión mediante palpación en el espacio entre el radio y el cúbito, se introduce una aguja de 27 G y 40 mm de forma perpendicular hasta alcanzar el espacio interóseo. Durante el procedimiento se administra el anestésico local, comenzando en la dermis y la fascia superficial, y luego se avanza por los planos miofasciales hasta llegar a la membrana interósea.

Muñeca

En los siguientes apartados se explican las diferentes técnicas de inyección en la muñeca según el punto específico que se desee tratar.

Intraarticular-cápsula articular (acceso dorsorradial)

Para acceder a la articulación radiocarpiana desde su cara dorsal se requiere que la muñeca esté pronada y ligeramente flexionada. Se realiza una penetración perpendicular a la piel, alcanzando una profundidad de 1-2 cm, en un punto localizado justo distal al tubérculo dorsal del radio y medial al tendón del extensor largo del pulgar. Esta zona depresible, ubicada entre el radio, el semilunar y el escafoides, es ideal para la inyección. Utilizando una aguja de 27 G, se inyectan 2-3 mL de anestésico local intraarticularmente. Al retirar la aguja, se aplican adicionalmente 1-2 mL en la zona de la cápsula articular, extendiéndolos posteriormente con un masaje circular suave.

Complejo del fibrocartílago triangular (acceso a la articulación de la muñeca dorsoulnar)

Este complejo es fundamental en casos de dolor cubital en la muñeca. Con el paciente en decúbito prono y una almohada bajo el antebrazo, se deja la muñeca colgando en ligera abducción, lo que suele agravar los síntomas por compresión. Una vez localizada la apófisis estiloides cubital, en sentido dorsal y radial a esta, se palpa la depresión del espacio articular. La inyección se realiza perpendicularmente a 1 cm de profundidad con una aguja de 30 G, aunque en muñecas más grandes se puede optar por una de 27 G. Se depositan 1-2 mL de anestésico local sobre el complejo, que luego se distribuye mediante un masaje circular. La palpación detenida sobre los puntos de inserción ligamentosa, tanto en el pisiforme como en el estiloides cubital, facilita identificar el lugar óptimo de inyección.

Articulación trapeciometacarpiana

El acceso a esta articulación se realiza fácilmente desde la tabaquera anatómica. Se localiza la línea articular en la base del primer metacarpiano a través de palpación mientras se pide al paciente que realice abducción del pulgar. Se emplea una aguja de 27 o 30 G para inyectar 1 mL de anestésico local. También se puede infiltrar en la cara palmar de la articulación, detectándola por palpación en la base del primer metacarpiano. Para facilitar el acceso, el paciente puede sostener el pulgar con los dedos segundo y tercero, lo que provoca una pequeña basculación que expone mejor la línea articular. Aquí también se aplica 1 ml de anestésico local, seguido de un masaje suave para distribuirlo (v. **Fig. 50-4**). Este abordaje puede resultar eficaz para tratar diversas artropatías trapeciometacarpianas, incluyendo la **rizartrosis**.

Estiloides radial

En este punto se abordan las entesopatías del tendón del braquiorradial (supinador largo), que se inserta en el estiloides del radio. Con la mano pronada y la palma apoyada, y el primer dedo ligeramente abducido, se identifica el tendón del extensor corto del pulgar. Inmediatamente lateral a este tendón se introduce la aguja perpendicularmente a la piel hasta el contacto óseo. Después de retirar ligeramente la aguja, se inyecta 1 mL de anestésico local.

Estiloides cubital

Localizando por palpación el punto más doloroso, se emplea una aguja de 30 o 27 G para penetrar perpendicularmente a la piel hasta el contacto óseo. Tras una ligera retracción de la aguja, se administra 1 mL de anestésico local.

Tenosinovitis de los extensores

Para la **tenosinovitis de De Quervain**, que afecta a la vaina común de los tendones del extensor corto y del abductor largo del pulgar a su paso sobre la estiloides radial en la primera corredera extensora, se realiza una inyección subcutánea, depositando 2-3 mL de anestésico local a lo largo de los tendones afectados, seguido de un masaje circular para distribuirlo (v. **Fig. 50-4**).

La **tenosinovitis del extensor largo del pulgar** se aborda de manera similar. Se localiza el área afectada mientras el paciente realiza una extensión activa del primer dedo, lo que habitualmente produce crepitación local. Se aplica una cantidad de 3-5 mL de anestésico local en varios puntos a lo largo del tendón y se distribuye con masaje circular.

Se sigue el mismo procedimiento en el caso de **tenosinovitis de los extensores de los dedos** en la muñeca dorsal.

En el apartado *Estudio con pacientes con tenosinotivis de De Quervain* de este capítulo se describe un estudio realizado en pacientes con tenosinovitis de De Quervain.

Gangliones

Los gangliones son tumefacciones quísticas que surgen de una cápsula articular o una vaina tendinosa, tienen revestimiento sinovial y contienen un líquido espeso y gelatinoso de color claro. Pueden presentarse tanto en la cara palmar como en la dorsal. En casos de dolor, se puede ofrecer alivio mediante inyecciones de anestésico local aplicadas sobre la cápsula del ganglión, sin penetrar en él, y extendiéndolo con un masaje suave.

Nervios

Las técnicas de inyección en los nervios de la muñeca se describen a continuación.

Nervio mediano y túnel carpiano

Además de las indicaciones genéricas de inyección cerca de cualquier nervio, esta técnica se indica de forma específica para el tratamiento del **síndrome del túnel carpiano**. Se localiza el nervio mediano entre los tendones del músculo palmar largo y el del flexor radial del carpo. Para una mejor localización de las estructuras de referencia, el paciente flexiona los dedos contra resistencia con la muñeca extendida y la mano apoyada dorsalmente sobre una superficie firme. Identificando el tendón del palmar largo, se inyecta perpendicularmente a la piel junto a su borde lateral, entre el citado músculo y el flexor radial del carpo, y se atraviesa la fascia profunda unos 2 cm por encima de la muñeca. Finalmente se administra 1 mL de anestésico local, advirtiendo al paciente sobre la posible aparición de parestesias y evitar así movimientos reflejos, y aconsejándole que, en caso de producirse estos, la dirección del movimiento sea contra el plano de apoyo de la mano (v. **Fig. 50-5**).

Adicionalmente, puede realizarse la inyección **directa en el propio túnel carpiano**, en el punto medio entre el pisiforme y el tubérculo del escafoides, usando una aguja de 30 G y no inyectando más de 0,5 mL de anestésico local.

Nervio cubital

La indicación específica de este abordaje sería el **síndrome del canal cubital o de Guyon**. Se localiza el nervio cubital inmediato a la cara radial del tendón del músculo flexor cubital del carpo, a la altura de la apófisis estiloides del cúbito. Se penetra perpendicularmente la piel con una aguja de 30 G hasta atravesar la fascia profunda y se inyecta 1 mL de anestésico local, alertando al paciente sobre la posible aparición de parestesias (v. **Fig. 50-5C**).

Nervio radial

A esta altura el nervio radial cumple una función exclusivamente sensitiva. Se ubica en la fascia superficial de la muñeca, cerca de donde se dividen sus ramas terminales, que pueden ser alcanzadas mediante una inyección subcutánea amplia, algo por encima de la tabaquera anatómica (v. **Fig. 50-4**).

Mano

En los siguientes apartados se detallan las técnicas de inyección en la mano.

Articulaciones

Cualquier afección en las articulaciones metacarpofalángicas e interfalángicas puede beneficiarse del tratamiento neuralterapéutico. Se inyecta en las caras laterales y mediales de cada articulación, aplicando 0,3-0,5 mL de anestésico local con una aguja de 30 o 27 G y realizando inmediatamente un suave masaje circular (v. **Fig. 50-4**). En casos de nódulos de Heberden o de Bouchard, la inyección subcutánea directamente sobre los nódulos con una aguja de 30 G y un masaje posterior pueden resultar efectivos.

Dedos

Las patologías inflamatorias, infecciosas, vasculares u otras vegetativas de los dedos pueden tratarse inyectando en los nervios digitales palmares y dorsales. Con la mano pronada y sujeta con la mano libre del terapeuta, se introduce la aguja de 27 o 30 G perpendicularmente en la base de la primera falange en la comisura interdigital, se inyectan aproximadamente 0,3-0,5 mL en la cercanía del nervio digital dorsal y se profundiza un poco más para dejar la misma cantidad de anestésico local en la zona del nervio digital palmar. El procedimiento se realiza a ambos lados del dedo (**Fig. 50-6**).

Dedo en resorte o en gatillo

El **dedo en resorte** o **en gatillo** es una tenosinovitis estenosante de los tendones flexores de los dedos a la altura de la polea metacarpofalángica que puede llegar a formar un nódulo fibroso que se «engatilla» al intentar pasar por dicha polea, lo que causa dificultad y dolor al flexionar el dedo.

Para tratarlo se inyecta directamente sobre la polea inflamada o el nódulo fibroso, usando una aguja de 30 G y depositando 0,5-1 mL de anestésico local, mientras se sujeta el dedo o la mano del paciente y se le advierte de posible dolor durante la inyección.

Músculos

Los músculos de las eminencias tenar e hipotenar son accesibles para inyecciones. Se aplica 1-2 mL de anestésico local

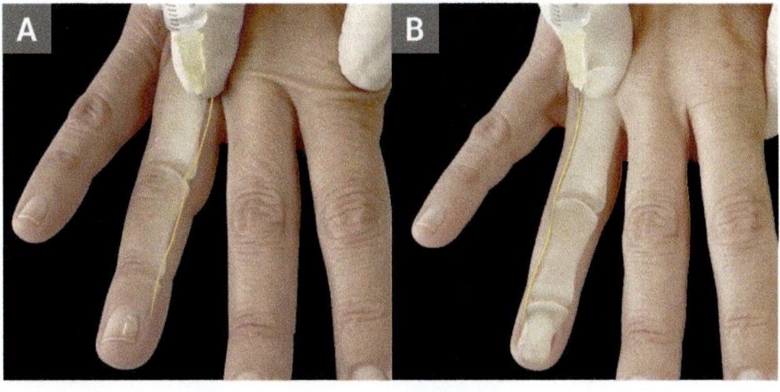

Figura 50-6. Inyección en nervios digitales del cuarto dedo de la mano. **A)** Mediales. **B)** Laterales.

con una aguja de 30 o 27 G tras una cuidadosa palpación y advertencia de posible dolor al paciente.

Enfermedad o contractura de Dupuytren

Se caracteriza por la retracción progresiva de la aponeurosis palmar debido a un proceso de fibrosis. Esta afección lleva a que, con el tiempo, los dedos afectados permanezcan en una posición de flexión permanente. La técnica de inyección es similar a la utilizada para el dedo en resorte, aplicando el anestésico local directamente sobre los cordones fibrosos, que son visibles y palpables. Es importante informar al paciente del dolor que puede sentir durante la inyección.

CONTRAINDICACIONES, PRECAUCIONES Y PECULIARIDADES

Las inyecciones en la extremidad superior son en general muy seguras, ya que se aplican en zonas sin estructuras de riesgo, por lo que no presentan contraindicaciones particulares; sin embargo, en pacientes con trastornos de la coagulación es necesario ser cauteloso al realizar técnicas musculares profundas, vasculares o perivasculares. A pesar del delgado calibre de la aguja de 30 o 40 mm, en estos casos se debe aplicar una firme presión después de la inyección y seguir el procedimiento aconsejado en estos casos descrito en el capítulo 29.

Si al administrar el anestésico local se percibe resistencia y molestia, es probable que la aguja se halle en un tendón o en el periostio. En tal situación, se debe retraer ligeramente la aguja hasta que la resistencia desaparezca y, a continuación, liberar el anestésico para que bañe el tendón o el periostio y su fascia.

Es habitual que, tras la inyección, el paciente experimente una sensación de calor en toda la extremidad o en una parte de esta, probablemente debido a la vasodilatación y relajación miofascial. Este es un indicativo de que la técnica se ha realizado adecuadamente.

COMPLICACIONES

Las potenciales complicaciones de las inyecciones en la extremidad superior son las mismas que las de cualquier inyección: dolor en el área de punción (que puede minimizarse aplicando presión con el dedo de la mano libre), aparición de hematomas e infección.

En ocasiones el paciente puede sentir un breve destello de dolor a lo largo de un nervio. Si esto sucede, es recomendable retraer la aguja ligeramente y administrar una pequeña cantidad de procaína para bañar el área perineural. Esta sensación es transitoria y no representa una complicación seria.

ESTUDIOS

A continuación, se detallan los resultados obtenidos en un estudio realizado en pacientes con tenosinovitis de De Quervain y en otro con pacientes con epicondilitis lateral crónica.

Estudio con pacientes con tenosinovitis de De Quervain

En 2021, Bölük Şenlikci *et al.* realizaron un estudio en el Departamento de Medicina Física y Rehabilitación del Hospital Universitario de Başkent (Ankara, Turquía). En este estudio, de carácter prospectivo, aleatorizado y controlado, se investigó la efectividad de la terapia neural en el alivio del dolor y la mejora de la función de la mano en 41 casos de tenosinovitis de De Quervain.

Los pacientes fueron divididos en dos grupos, todos recibieron tratamiento con férula de espiga para el pulgar y se les recomendó reposo. El grupo sometido a terapia neural recibió intervenciones dos veces por semana durante 2 semanas con agujas de 27 G y 20 mL de procaína al 1 %. El procedimiento incluyó:

- Inyección local en el área de máxima sensibilidad del primer compartimento extensor y luego proximalmente hacia la estiloides radial.
- Inyecciones en puntos gatillo detectados en los músculos del antebrazo mediante palpación.
- Inyecciones segmentarias desde C5 hasta T8 aplicadas intradérmicamente en cada apófisis espinosa y a 0,5-2 cm lateralmente en el lado afectado.
- Inyección en la zona del ganglio estrellado entrando por la apófisis transversa de C6 del lado afectado.

Los pacientes fueron evaluados al inicio del tratamiento y luego a 1 y 12 meses después de finalizarlo, utilizando la escala analógica visual (EVA) y el *Duruöz Hand Index* (DHI). Los resultados mostraron que el éxito del tratamiento en el grupo de terapia neural fue del 88 y 83 % en los controles de seguimiento a 1 y 12 meses. Por otro lado, el grupo de control registró tasas de éxito del tratamiento del 55 y 44 %, respectivamente.

Estudio con pacientes con epicondilitis lateral crónica

En un estudio aleatorizado, controlado y prospectivo realizado por Fatma Gülçin *et al.*, de la Facultad de Medicina de la Universidad Ankara Yıldırım Beyazıt (Turquía), se evaluaron los efectos de la terapia neural en 42 pacientes con espondilitis lateral crónica. Se utilizaron herramientas de evaluación como la EVA, el algómetro para medir el umbral del dolor a la presión y el DHI.

El grupo de control recibió un tratamiento convencional que incluyó reposo, administración de antiinflamatorios no esteroideos, uso de una férula estática para la muñeca y ejercicios de estiramiento. Por su parte, el grupo sometido a terapia neural recibió inyecciones con un total de 16 mL de lidocaína al 0,5 % en cada sesión, que consistieron en:

- Inyecciones locales en seis puntos alrededor de la zona sensible.
- Inyecciones segmentarias en cada apófisis espinosa desde C4 hasta T8 y a 0,5-2 cm lateralmente en el lado afectado.

La terapia neural se aplicó dos veces por semana durante 4 semanas. Los resultados mostraron que los cambios porcentuales en la EVA (92,7 frente a 45,7 %), el DHI (354 frente a 113 %) y el umbral del dolor a la presión (83,2 frente a 43,6 %) fueron significativamente mayores en el grupo de terapia neural en comparación con el grupo de control.

En este estudio la terapia neural mostró ser un método de tratamiento eficaz para el dolor y la funcionalidad en pacientes con espondilitis lateral. Además, se destacó que la terapia neural es una modalidad de tratamiento fácil de aplicar, segura y coste-efectiva para trastornos musculoesqueléticos dolorosos.

Comentarios:

- Aunque los rigurosos diseños metodológicos de los estudios científicos se apartan del enfoque individualizado en el paciente, proporcionan una base esencial para el análisis y la comprensión científica.
- En la práctica de la terapia neural, además de considerar estos conocimientos científicos, se enfatiza en la importancia de la historia de vida del paciente, lo que implica que, en lugar de inyectar el anestésico local directamente en el punto de dolor o inflamación desde el inicio, se prefiere explorar otros posibles focos más causales de la afección o incluso desencadenantes neuromoduladores. Esta visión más holística puede revelar factores subyacentes detrás de la sintomatología del paciente.
- La inyección de anestésico local en puntos de tensión, como la zona intraoral, la articulación temporomandibular, la región suboccipital y la cervical, la cintura pectoral o a lo largo de la extremidad superior, a menudo puede proporcionar un significativo alivio del dolor o mejoras funcionales en afecciones como el síndrome del túnel carpiano, epicondilitis, tenosinovitis de De Quervain y rizartrosis, entre otras.

PUNTOS CLAVE

- Por motivos didácticos las técnicas de exploración e inyección descritas se han limitado a los diferentes elementos del miembro superior; sin embargo, en la práctica clínica deben considerarse siempre las circunstancias concretas vitales de la persona que se trata, lo que puede llevar al profesional a actuar en otras regiones diferentes del organismo en función de los antecedentes y de la detenida exploración realizada.
- Si bien la terapia neural constituye un abordaje terapéutico con un alto espectro de indicaciones y eficacia en la patología que afecta al miembro superior, en la práctica médica integrativa es preciso considerar, especialmente en los casos de origen traumático o mecánico, técnicas de medicina manual, fisioterapéutica, osteopatía u otras.
- Para ejercer una influencia terapéutica a nivel segmental sobre las distintas estructuras tisulares del bazo, el antebrazo, la muñeca, la mano y los dedos, además de la inyección local de anestésico local sobre la estructura afectada o lesionada, debe tenerse en cuenta la inyección en los vasos (intravascular y perivascular), los nervios periféricos (perineural) y en la cadena simpática cervical inferior (zona del ganglio estrellado).
- En este capítulo se ofrece solo un elenco orientativo de las posibilidades terapéuticas en el miembro superior, siendo importante el conocimiento del terapeuta en anatomía y fisiología, su habilidad en la exploración y el arte de la terapia neural, así como el recorrido vital del paciente.

BIBLIOGRAFÍA

Bölük Şenlikci H, Odabaşı ÖS, Ural Nazlıkul FG, Nazlıkul H. Effects of local anaesthetics (neural therapy) on pain and hand functions in patients with De Quervain tenosynovitis: A prospective randomized controlled study. Int J Clin Pract. 2021;75(10):e14581.

Potau JM, Merí À. EVA. Atlas de anatomía. 1ª ed. Madrid: Editorial Médica Panamericana; 2024.

Pró EA. Anatomía clínica. 1ª ed. Buenos Aires: Editorial Médica Panamericana; 2012.

Schünke M, Schulte E, Schumacher U. Prometheus, texto y atlas de anatomía. Madrid: Editorial Médica Panamericana; 2021.

Scott B. Técnicas de anestesia regional. Madrid: Editorial Médica Panamericana; 2001.

Ural FG, Öztürk GT, Hüseyin Nazlıkul H. Evaluation of Neural Therapy Effects in Patients with Lateral Epicondylitis: A Randomized Controlled Trial. Ankara Med J. 2017;(4):260-6.

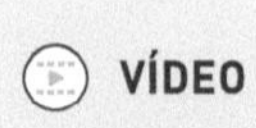

Cintura pélvica y cadera

51

D. Vinyes y E. Aroca Briones

INTRODUCCIÓN

La cintura pélvica es una estructura musculoesquelética que conecta la columna vertebral con las extremidades inferiores, mientras que la cadera, o articulación coxofemoral, une la pelvis con el fémur. Esta interacción entre la cintura pélvica y la cadera no solo subraya una relación anatómica, sino también una sinergia funcional esencial para el equilibrio, movilidad y transmisión de cargas a través del esqueleto axial hacia las extremidades inferiores.

La estrecha relación entre estas áreas resalta la importancia de un visión diagnóstica y terapéutica holística, ya que cualquier disfunción en una puede influir significativamente en la biomecánica y funcionalidad de la otra, manifestándose en un amplio espectro de síntomas y alteraciones. Por ejemplo, desajustes en la alineación de la cintura pélvica pueden alterar la dinámica de la articulación de la cadera, incrementando el estrés sobre estas estructuras y potencialmente desencadenando dolor y disfunción. Esta interconexión es importante no solo por las patologías inherentes a esta región, sino también por su repercusión en el resto del cuerpo, especialmente si se considera la alta frecuencia de cirugías realizadas en esta área, motivadas por condiciones degenerativas como la artrosis o por fracturas de cadera.

Las técnicas de inyección que se detallan en este capítulo, alineadas con el enfoque holístico de la terapia neural, trascienden el alivio y la recuperación locales.

ANATOMÍA

La **cintura pélvica** está formada por los dos huesos coxales que están unidos entre sí a la altura de la sínfisis del pubis y que, junto al sacro, conforman la pelvis ósea (v. Fig. 45-1). Las **articulaciones de la cintura pélvica** son: la articulación sacroilíaca (ASI) y la sínfisis del pubis. Las **paredes de la pelvis** están formadas por la unión de varios huesos: los dos coxales (laterales), el sacro y el cóccix (posterior), y el pubis (anterior), junto con los ligamentos sacroespinoso y sacrotuberoso (que unen los coxales al saco y al cóccix), los músculos piramidal y obturador interno, y sus fascias correspondientes. En los capítulos dedicados a la pelvis y al sacro se puede ampliar esta información (v. Caps. 45 y 48, respectivamente).

Estructura ósea

A continuación, se detalla la anatomía de la estructura ósea de la cintura pélvica y la cadera.

Coxal

El hueso coxal, también conocido como *hueso de la cadera*, es un hueso plano con una cara lateral y una cara medial que se forma a partir de la fusión del ilion, el isquion y el pubis. Estos huesos se unen mediante una sinostosis (unión ósea directa) que se completa entre los 14 y 16 años.

El **acetábulo**, situado en la cara lateral del hueso coxal, es la cavidad articular de la articulación de la cadera, y se compone igualmente del ilion, el pubis y el isquion. Alberga la **fosa acetabular**, circundada por la cara semilunar, una superficie articular recubierta por cartílago articular, proporcionando un encaje para la cabeza del fémur.

Por otro lado, el **foramen obturado** es una abertura oval en el hueso coxal cerrada por la membrana obturatriz. La rama isquiopubiana forma su borde semicircular inferior. La **membrana obturatriz** es un tejido fibroso diverso que sella casi completamente el **foramen obturado**, dejando solamente el espacio para el conducto obturador, por donde pasan los vasos y el nervio obturadores. Está revestida por los músculos obturadores interno y externo.

Ilion

En la superficie medial del ilion se encuentra la **línea arqueada**, la cual demarca por encima la fosa ilíaca y por debajo la pared de la pelvis menor. El extremo inferior del cuerpo del ilion participa en la formación del acetábulo.

La **cresta ilíaca** constituye el borde superior del hueso y es el sitio de inserción de los músculos oblicuos externo e interno y el transverso del abdomen. Además, esta cresta presenta prominencias óseas o espinas que sirven como referencias anatómicas. La **espina ilíaca anterosuperior** es el punto de inserción del músculo sartorio y del ligamento inguinal, mientras que la **espina ilíaca anteroinferior** acoge la inserción del músculo recto femoral. Las **espinas ilíacas posteriores superior e inferior** también son palpables, con la última ubicada en el extremo superior de la escotadura ciática mayor.

Los músculos glúteos se insertan en la cara externa del **ala del ilion**. La cara interna del ala del ilion, con su concavidad, forma la fosa ilíaca.

La superficie del ilion orientada hacia el sacro presenta una cara auricular cubierta por cartílago para la articulación con el sacro. Por detrás y por encima de esta área se localiza la **tuberosidad ilíaca**, un punto de inserción para los ligamentos sacroilíacos.

Isquion

El isquion también forma parte del acetábulo. Su rama, situada debajo del foramen obturado, conecta en su extremo anterior con la rama inferior del pubis, y en su extremo posterior con la prominente tuberosidad isquiática.

La **espina ciática** o **isquiática** es una proyección ósea significativa situada entre las escotaduras ciáticas mayor y menor, por encima de la tuberosidad isquiática. Esta espina resulta especialmente relevante en el contexto anatómico de las mujeres embarazadas, ya que contribuye al ensanchamiento de la salida pélvica, un aspecto crucial durante el proceso del parto, permitiendo el paso del bebé.

La **escotadura ciática mayor** es una estructura que facilita el tránsito de los vasos sanguíneos y el nervio ciático desde la pelvis hacia la parte posterior del muslo. La **escotadura ciática menor** se ubica entre la espina y la tuberosidad isquiáticas.

Pubis

El pubis también contribuye en la formación del acetábulo y define los bordes anterior e inferior del foramen obturado. Los huesos púbicos se articulan entre sí a través de la **sínfisis del pubis**. La espina púbica, o **tubérculo púbico**, se localiza anterolateralmente a esta sínfisis. Sobre la cresta que se extiende entre el tubérculo y la sínfisis se inserta el músculo recto del abdomen.

La rama superior del pubis, que se encuentra por encima del foramen obturado, contiene la eminencia iliopúbica o iliopectínea. La línea pectínea, continuación de la línea arqueada, es el sitio de inserción del músculo pectíneo. El ligamento pubofemoral se inserta en el borde inferior de esta rama superior.

Articulaciones de la cintura pélvica

Las articulaciones de la cintura pélvica son la sínfisis del pubis, la articulación sacroilíaca y la articulación coxofemoral.

Sínfisis del pubis

La sínfisis del pubis une los huesos púbicos en la línea media mediante una articulación que contiene un disco fibrocartilaginoso (Fig. 51-1; v. Fig. 45-3). La estabilidad de la articulación se ve reforzada por los ligamentos superiores e inferiores del pubis.

Por delante de la sínfisis púbica se encuentra el tejido subcutáneo de la región púbica, y anteroinferiormente se halla el clítoris en las mujeres y la raíz del pene en los hombres. El espacio retropúbico y su contenido se ubican en la parte posterosuperior, mientras que posteroinferiormente se encuentra la membrana perineal, atravesada por la uretra.

Articulación sacroilíaca

La articulación sacroilíaca, situada entre el sacro y el hueso coxal, permite la transmisión de la carga desde la columna vertebral hacia las extremidades inferiores. Es una articulación sinovial plana, envuelta por una cápsula articular reforzada por una serie de ligamentos robustos. Los **ligamentos sacroilíacos anteriores** conectan la superficie frontal del sacro y las primeras vértebras sacras con el ilion. Los **ligamentos sacroilíacos posteriores** establecen una unión entre la cresta ilíaca y las crestas y tuberosidad sacras mediante unas fibras cortas –que se extienden desde la parte trasera de la cresta ilíaca hasta las crestas sacras– y unas fibras largas –que descienden desde la espina ilíaca posterior superior hacia la cresta sacra lateral–. Los **ligamentos sacroilíacos interóseos**, ubicados más profundos, dan mayor consistencia a la parte posterior de la articulación conectando las tuberosidades sacra e ilíaca. El **ligamento iliolumbar** conecta las apófisis transversas de L4 y L5 con la cresta ilíaca dorsal; el **ligamento sacrotuberoso** se encuentra entre el sacro y la tuberosidad isquiática, y el **ligamento sacroespinoso**, entre el sacro, el cóccix y la espina ciática (v. Fig. 45-1).

La articulación sacroilíaca se relaciona por delante con el músculo psoas mayor y los vasos ilíacos comunes, que se bifurcan por delante de ella y por detrás con los músculos erector de la columna y glúteo mayor. Por debajo se encuentra el foramen ciático mayor.

Su **vascularización** proviene de las ramas sacras laterales, glúteas superiores e iliolumbares, todas ellas derivadas de la arteria ilíaca interna. La **inervación** se obtiene principalmente a través de ramos del plexo sacro, especialmente de las raíces de S1 y S2, aunque también reciben contribuciones de ramos del plexo lumbosacro, en particular de L4 y L5, así como de los nervios dorsales de las vértebras lumbares y sacras. La inervación simpática discurre junto con las fibras aferentes somáticas y los vasos.

Articulación coxofemoral

Es una articulación sinovial esferoidea que enlaza el miembro inferior con la cintura pélvica, permitiendo un amplio rango de movimiento (v. Figs. 45-3 y 51-1). La **cabeza del fémur**, redondeada y lisa, se encuentra con el **acetábulo** del hueso coxal, que es semiesférico y ahuecado, y con la central no articular (fosa acetabular).

El **lábrum acetabular** es un anillo fibrocartilaginoso que rodea y expande la superficie del acetábulo para dar estabilidad a la articulación, dejando un pasaje para arterias y venas. La **interlínea articular**, que refleja la forma de la cabeza femoral, es visible en radiografías como un espacio estrecho entre los huesos. La articulación está envuelta en una **cápsula articular** (v. Fig. 45-1), fortalecida por **ligamentos** como el **iliofemoral** –un fuerte ligamento que se extiende desde la espina ilíaca anteroinferior hasta la línea intertrocantérea–, el **isquiofemoral** –que se extiende desde el isquion hasta el cuello del fémur– y el **pubofemoral** –que se extiende desde el pubis hasta el fémur–.

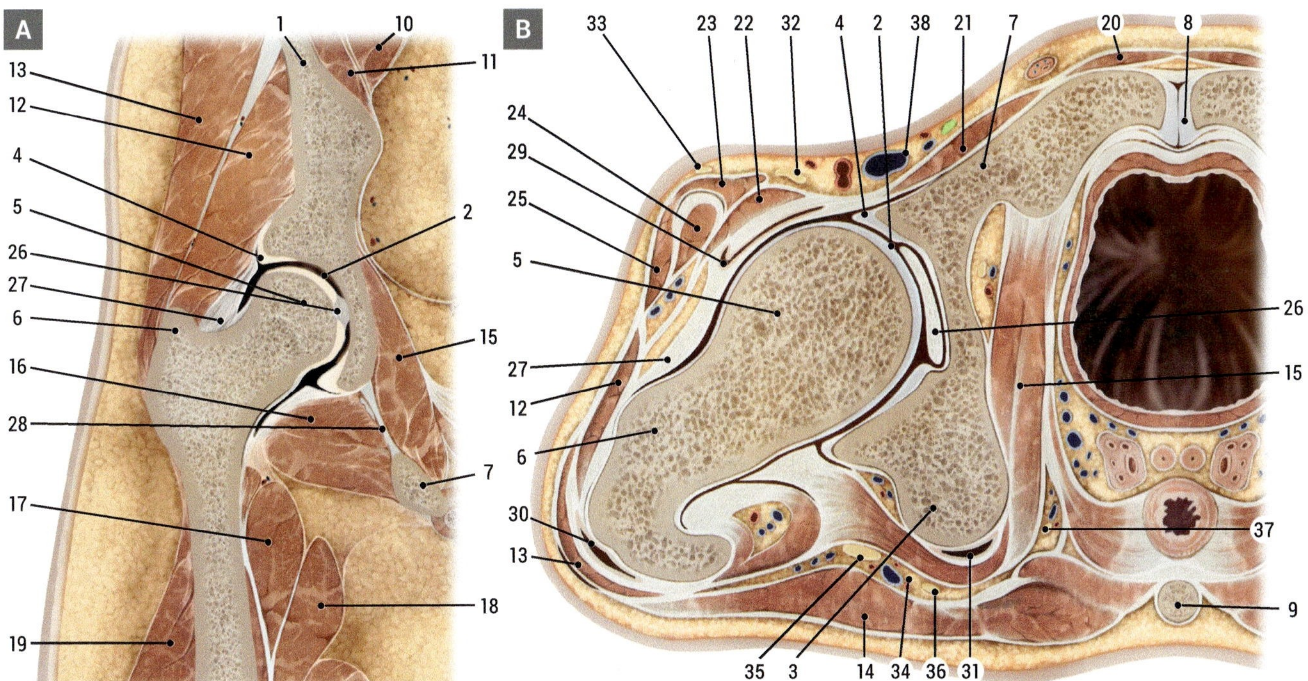

Figura 51-1. Anatomía seccional de la cadera. **A)** Frontal. **B)** Transversal. Huesos: ilion (ala [1], acetábulo [2], tuberosidad [3]), *labrum* acetabular (4), fémur (cabeza [5] y trocánter mayor [6]), pubis (cuerpo [7] y sínfisis [8]), cóccix (9). Músculos: psoas mayor (10), ilíaco (11), glúteos menor (12), medio (13) y mayor (14), obturador interno (15) y externo (16), aductor corto (17) y largo (18), vasto lateral (19), recto anterior del abdomen (20), pectíneo (21), iliopsoas (22), sartorio (23), recto femoral (24) y tensor de la fascia lata (25). Ligamento de la cabeza del fémur (26). Membrana sinovial (27) y obturatriz (28). Bolsas: iliopectínea (29), trocantéreas (30) e isquiática del músculo obturador interno (31). Nervios: femoral (32), cutáneo femoral lateral (33) y cutáneo femoral posterior (34), ciático (35), glúteo inferior (36) y pudendo (37). Vasos femorales (38).

También contiene el ligamento **de la cabeza del fémur** (o ligamento redondo), que es intraarticular, realizando su trayecto junto a la arteria del fémur, rama nutricia de la cabeza del fémur.

La **sinovial** que reviste la cápsula articular se refleja sobre el lábrum acetabular y el hueso hasta el cartílago articular de la cabeza del fémur, formando pliegues sinoviales. Ocasionalmente, la cavidad articular sinovial se comunica con la **bolsa sinovial** ubicada debajo del músculo iliopsoas.

En cuanto a las **relaciones**, la articulación coxofemoral está en contacto anteriormente con el triángulo femoral y músculos que lo delimitan, en dirección medial está separada de la cavidad pelviana mediante la pared ósea de la fosa acetabular, y lateralmente se encuentra el trocánter mayor y los músculos que se insertan en él. En dirección inferior está en contacto con el tendón del músculo obturador externo, mientras que posteriormente se relaciona en profundidad con los músculos piriforme, gemelos, obturadores y cuadrado femoral, y en superficie con el glúteo (v. **Figs. 45-3** y **51-1**).

La **vascularización** de la articulación proviene de las arterias circunflejas medial y lateral, originadas de la arteria femoral, que se anastomosan con los vasos glúteos inferiores. La rama acetabular de la arteria obturatriz pasa por la escotadura acetabular, para irrigar la fosa acetabular y el ligamento de la cabeza del fémur, que a menudo ya no está presente en los adultos. La **inervación** procede de ramos nerviosos anteriores de los nervios femoral y obturador, originados de las ramas anteriores de L2 a L4, y ramos posteriores de los nervios ciático, cutáneo femoral posterior, y de la rama articular del músculo cuadrado femoral, que se origina del plexo sacro (v. **Fig. 43-5**). Por tanto, recibe inervación de los segmentos espinales de L2 a S3. Estos nervios aferentes somáticos se extienden junto con las fibras simpáticas eferentes que controlan la función de la membrana sinovial, así como con las fibras aferentes responsables de la conducción protopática del dolor.

Forámenes ciáticos

Los forámenes ciáticos permiten el tránsito de diversas estructuras entre la pelvis, la región glútea y la fosa isquioanal. Estos forámenes se originan de la disposición especial de los ligamentos sacrotuberoso y sacroespinoso, que dividen la zona posterior del hueso coxal, donde se encuentran las escotaduras ciáticas mayor y menor (**Fig. 51-2**; v. **Figs. 45-1** y **52-2**).

El **foramen ciático** o **isquiático mayor** es una abertura anatómica que comunica la pelvis con la región glútea, delimitada lateralmente por la escotadura ciática mayor del ilion, y medialmente por el sacro y los ligamentos sacroespinoso y sacrotuberoso. Este foramen es atravesado por el músculo piriforme, que divide el espacio en:

- **Foramen suprapiriforme**: es el camino para la arteria, las venas y el nervio glúteos superiores.
- **Foramen infrapiriforme**: alberga los vasos glúteos inferiores y pudendos internos, los nervios ciático, cutáneo femoral posterior, pudendo, del obturador interno y del cuadrado femoral, que salen de la pelvis para descender hacia el muslo y la extremidad inferior.

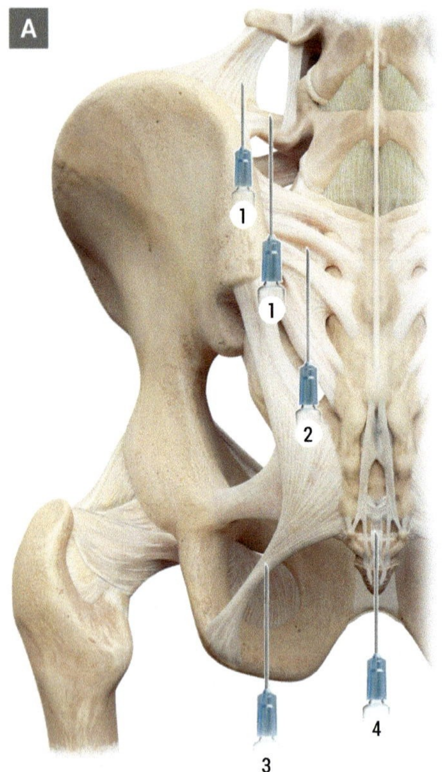

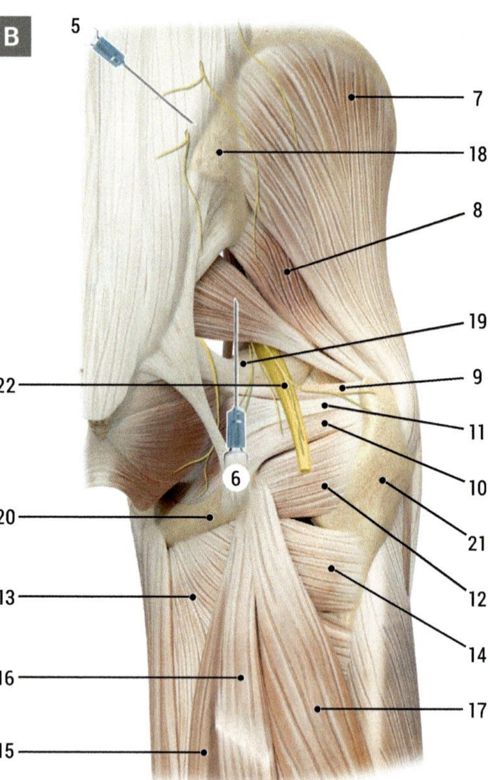

Figura 51-2. Inyecciones en la cintura pélvica, visión posterior. **A)** En los ligamentos iliolumbares (1), sacroilíacos (2) y sacrotuberoso (3); en la articulación sacrococcígea (4). **B)** En la articulación sacroilíaca (5) y en el músculo piriforme (6). Músculos: glúteos medio (7) y menor (8), gemelos superior (9) e inferior (10), obturador interno (11), cuadrado femoral (12), aductor mayor (13) y mínimo (14), semimembranoso (15), semitendinoso (16) y bíceps femoral (17). Huesos: espina ilíaca posterosuperior (18), espina (19) y tuberosidad (20) isquiáticas y trocánter mayor (21). Nervio ciático (22).

El **foramen ciático menor** se encuentra delimitado por la escotadura ciática menor del ilion y los ligamentos sacrotuberoso y sacroespinoso. Comunica la región glútea con la porción lateral de la fosa isquioanal, y es atravesado por los vasos pudendos internos, el nervio pudendo y el músculo obturador interno.

Bolsas sinoviales

Las **bolsas sinoviales** facilitan el deslizamiento de los músculos adyacentes, ubicándose en diferentes direcciones alrededor de la articulación coxofemoral (v. Fig. 51-1B) como:

- En dirección anterior se encuentra la **bolsa iliopectínea** o **del iliopsoas**, entre el músculo iliopsoas y los ligamentos iliofemorales. Es la bursa más grande del cuerpo.
- En dirección lateral, las **bolsas trocantéricas** de los músculos glúteos menor, medio y mayor, entre estos últimos y el trocánter mayor.
- Y en dirección posterior, la **bolsa isquiática** entre el músculo obturador interno y el hueso coxal adyacente a la escotadura ciática menor, la **bolsa serosa del obturador externo** entre este y la cara posterior del cuello del fémur, y la **bolsa serosa del cuadrado femoral** entre este último y el trocánter menor.

Músculos

Los músculos de la cintura pélvica producen los movimientos de la articulación de la cadera, siendo su ubicación con respecto al centro del acetábulo lo que determina el tipo de acción de cada uno. Pueden verse en las figuras 51-1 y 51-2, y su inervación se detalla en la tabla 51-1.

Vasos

Las arterias de la cintura pélvica y la cadera se originan de la arteria ilíaca interna. La **arteria glútea superior** atraviesa el foramen ciático mayor por encima del músculo piriforme y se dirige a la región glútea, donde se divide en varias ramas para irrigar los músculos glúteos y el tensor de la fascia lata.

Tabla 51-1. Inervación de los músculos de la cintura pélvica

Músculos	Inervación
Iliopsoas (ilíaco)	Nervio femoral y ramos del plexo lumbar
Psoas mayor	Nervio femoral y ramos directos del plexo lumbar
Glúteo mayor	Nervio glúteo inferior (plexo sacro)
Tensor de la fascia lata, glúteo medio, glúteo menor	Nervio glúteo superior (plexo sacro)
Obturador externo	Nervio obturador (plexo lumbar)
Psoas menor	Plexo lumbar
Piriforme, obturador interno, gemelo superior, gemelo inferior, cuadrado femoral	Plexo sacro

Por su parte, la **arteria glútea inferior** atraviesa el foramen ciático mayor por debajo del piriforme, irrigando la región glútea y anastomosándose con las arterias glútea superior, obturatriz y circunflejas femorales. Una de sus ramas es la arteria satélite del nervio ciático. La **arteria obturatriz** atraviesa el foramen obturado y suministra sangre a los músculos aductores, emitiendo una rama púbica y otra acetabular en su trayecto, además de dar origen a la arteria del ligamento de la cabeza femoral. Finalmente, la **arteria pudenda interna**, tras atravesar los forámenes ciáticos mayor y menor, irriga estructuras en la fosa isquioanal y en la región perineal a través de sus ramas rectal inferior, perineal, labiales posteriores (en las mujeres) o escrotales (en los hombres).

En cuanto a las **venas**, las glúteas superiores e inferiores drenan la sangre de la región glútea hacia la vena ilíaca interna, atravesando el foramen ciático mayor. Las venas obturatrices drenan los músculos aductores y terminan generalmente en las venas ilíacas interna o común. La vena pudenda interna acompaña a su arteria homónima, drenando la sangre de la región perineal y de la fosa isquioanal hacia la vena ilíaca interna.

Los vasos femorales se explican en el capítulo dedicado a la extremidad inferior (v. Cap. 52).

Ganglios linfáticos del triángulo femoral

Los ganglios superficiales, entre 10 y 12, se ubican en el tejido subcutáneo del triángulo femoral y se organizan en tres grupos según su posición respecto al arco de la safena magna: superomediales, que drenan la pared abdominal anterior, genitales externos y región perineal superficial; superolaterales, paralelos al ligamento inguinal, drenando la región glútea y la pared abdominal anterior; e inferiores, recibiendo linfa de la extremidad inferior. Los ganglios profundos, localizados en profundidad a la fascia cribosa cerca del hiato safeno y medialmente a la vena femoral, drenan los vasos linfáticos profundos de la extremidad inferior y reciben linfa de los ganglios superficiales, conduciéndola hacia los ganglios ilíacos externos (Fig. 51-3).

Los **vasos linfáticos** que acompañan a los vasos obturadores y glúteos inferiores y superiores drenan la linfa de la región glútea hacia los ganglios pelvianos.

Nervios

Para una mejor comprensión de este apartado pueden verse los capítulos 43 (dedicado a la columna), 48 (específico del sacro) y 52 (sobre la extremidad inferior).

El **plexo sacro** está formado por el tronco lumbosacro (L4, L5 y S1) y los ramos anteriores de los tres primeros nervios sacros. El **tronco simpático** envía ramos comunicantes para las raíces del plexo sacro, aportando la inervación sensitiva, motora, vasomotora y propioceptiva de la región glútea y del miembro inferior a través de sus ramos colaterales: obturador interno, piriforme, cuadrado femoral, glúteo superior, glúteo inferior, femorocutáneo posterior, cutáneo perforante, pudendo y coccígeo. El ramo terminal es el nervio ciático (v. Fig. 43-5).

El **nervio ciático**, el más grueso y largo del cuerpo, se forma de los ramos anteriores de L4-S3 del plexo sacro

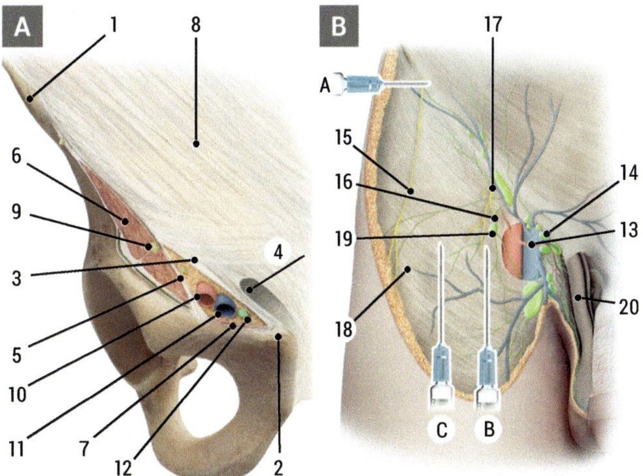

Figura 51-3. Inyecciones en la región inguinal y en el triángulo femoral, vista anterior. **A)** Límites y contenido de la región inguinal: espina ilíaca anterosuperior (1), tubérculo del pubis (2), ligamento inguinal (3), anillo inguinal superficial (4), arco iliopectíneo (5), músculos iliopsoas (6) y pectíneo (7), aponeurosis del músculo oblicuo externo del abdomen (8). Nervio (9), arteria (10) y vena (11) femorales, ganglio linfático lagunar medial (12). **B)** Se ha realizado una abertura en la fascia cribiforme para poder ver los vasos femorales con sus ramas pudendas externas (13) y los ganglios linfáticos profundos (14). Inyección perineural en el nervio cutáneo femoral lateral (15) (aguja A) y en el nervio femoral (16) (aguja B). Inyección en la articulación coxofemoral, abordaje anterior (aguja C). Nervio genitofemoral (17), fascia lata (18), ganglios linfáticos superficiales (19), cordón espermático (20).

(v. Fig. 52-1). Sale de la pelvis a través del foramen ciático mayor, pasa por debajo del músculo piriforme y se ubica lateralmente a la tuberosidad isquiática. Desciende por la parte posterior del muslo, junto a la cabeza larga del bíceps femoral, y se divide en la fosa poplítea en los **nervios tibial** y **peroneo común**. En aproximadamente el 15 % de los casos el nervio ciático pasa a través del músculo piriforme, lo que puede provocar un atrapamiento de dicho nervio (v. Fig. 51-2).

El **nervio glúteo superior**, originado de L4-S1, sale de la pelvis por encima del piriforme e inerva los músculos glúteo medio y menor, y el tensor de la fascia lata. El **nervio glúteo inferior**, de L5-S2, también sale por el foramen ciático mayor y por debajo del piriforme, inervando el glúteo mayor.

El **nervio cutáneo femoral posterior**, que viene de S1-S3, sale de la pelvis por debajo del piriforme e inerva la piel de la parte posterior del muslo y la porción proximal de la pierna.

La **inervación superficial** de la piel de la cintura pélvica anterior varía: el tercio medial por el **nervio ilioinguinal**, el medio por el **genitofemoral** y el lateral por el **cutáneo femoral lateral**. En la región glútea la inervación se distribuye de la siguiente manera: lateral superior por el **nervio iliohipogástrico**, lateral y media inferiores por el **cutáneo femoral posterior**, media y medial superior por ramos lumbares, y medial inferior por ramos sacros y del plexo coccígeo (v. Fig. 52-2).

SUGERENCIAS

A continuación, se describen las generalidades e indicaciones específicas de terapia neural en la cintura pélvica y cadera.

Generalidades

La inervación de los ligamentos y articulaciones en la cintura pélvica y la cadera incluye tanto fibras aferentes somáticas como fibras simpáticas. Estas últimas acompañan a las fibras somáticas desde L2 hasta S3, así como a los vasos sanguíneos que suministran sangre a músculos, fascias, cápsulas articulares, ligamentos, membranas sinoviales y, en consecuencia, también al cartílago articular de manera indirecta. La interrupción temporal de estas fibras, tanto somáticas como simpáticas, mediante anestésico local puede reducir la transmisión de impulsos a nivel reflexivo-segmentario de la columna vertebral. Además, esto puede favorecer un aumento de la perfusión en las estructuras de la zona, lo cual tiene un efecto beneficioso sobre la inflamación, el dolor y la regeneración de los tejidos.

Las inyecciones en las estructuras ligamentosas y miofasciales pueden ser más efectivas que las inyecciones directas en la articulación debido a su papel en la estabilización de la pelvis y la columna vertebral inferior. Al reducir la tensión, el dolor y la inflamación mediante la inyección de anestésico local en los ligamentos o en los puntos de tensión miofascial, se puede mejorar significativamente la movilidad y la función articular.

Cualquier área de la cintura pélvica y la cadera puede actuar como un campo interferente, particularmente a raíz de cirugías, aunque también debido a traumatismos, fracturas o infecciones.

Indicaciones específicas

En los siguientes apartados se detallan las indicaciones específicas neuralterapéuticas en la cintura pélvica y la zona de la articulación de la cadera y del trocánter mayor.

Cintura pélvica

Destacan principalmente:

- Lesiones osteomusculares con inflamaciones o dolores, recientes o antiguos, en los huesos y estructuras de la cintura pélvica y la zona lumbosacra, debido a traumas, partos traumáticos, cirugías o actividades deportivas.
- Dolor ciático y radiculopatía.
- Afecciones cutáneas de la zona, incluyendo úlcera, que pueden estar relacionadas con compromisos vasculares o nerviosos en el área.
- Condiciones degenerativas e inflamatorias que afectan a las articulaciones, ligamentos, músculos, tendones, fascias, vasos y nervios de la región.
- Síndrome regional complejo (distrofia simpática refleja).
- Síndrome piramidal o del piriforme: irritación o compresión del nervio ciático por el músculo piriforme, que puede causar dolor y síntomas neurológicos en la región glútea y a lo largo del nervio ciático.
- Meralgia parestésica: lesión del **nervio cutáneo femoral lateral** con entumecimiento, hormigueo y dolor en la parte externa de un muslo, causado por compresión o atrapamiento en su origen (plexo lumbar), recorrido intraabdominal o, más frecuentemente, en su salida de la pelvis a través del ligamento inguinal.
- Lesiones en la membrana del **foramen obturado**: pueden causar alteración del nervio obturador, resultando en dolor, hipertonía de la zona de los aductores, pérdida de sensibilidad en la cara medial del muslo, debilidad muscular y alteraciones en la marcha. Pueden presentarse por traumatismos, compresión por tumoraciones, cirugías, parto, osteoartritis, infecciones, etc.
- Disfunción crónica de la articulación sacroilíaca.

Zona de la articulación de la cadera y zona del trocánter mayor

Las principales indicaciones son:

- Dolor o inflamación articular, debido a lesiones recientes o antiguas, causadas por traumatismos, cirugía o condiciones degenerativas. Esto incluye afecciones como artrosis, artritis, necrosis ósea avascular, así como problemas en tejidos adyacentes como tendones o músculos.
- Infecciones en la cadera, activas o crónicas.
- Displasia de cadera.
- Enfermedad de Paget.
- Presencia de tumoraciones.

MATERIALES

Para realizar técnicas de inyección en la cintura pélvica y la cadera se requiere una variedad de agujas, adaptándolas a la especificidad y profundidad de la zona a tratar. Se utilizan agujas desde 27 G de 20 a 40 mm hasta 23 G de 60 a 80 mm, especialmente para acceder a áreas como la articulación coxofemoral o el nervio ciático. En pacientes obesos puede ser necesario emplear agujas de mayor longitud. Asimismo, si bien la mayoría de los puntos de tensión y puntos gatillo pueden tratarse con una aguja de 4 cm, debido a la anatomía y en función de la tipología del paciente pueden encontrarse a profundidades de hasta 6-8 cm.

Las cantidades de administración de procaína al 0,5 % varían según el objetivo del tratamiento. Para los puntos de tensión o puntos gatillo, las cantidades oscilan entre 0,5 y 2 mL, infiltrando desde la capa dérmica hasta la profundidad requerida. Cerca de los nervios se suelen liberar entre 2 y 3 mL de procaína, mientras que a nivel periarticular se aplican de 3 a 4 mL.

TÉCNICAS DE INYECCIÓN

A continuación, se detallan las técnicas de inyección aplicables a la cintura pélvica y la cadera estructuradas según su abordaje: anterior, lateral o posterior. Estas técnicas abarcan inyecciones dérmicas, miofasciales y alrededor de tendones, ligamentos, nervios, vasos sanguíneos, ganglios linfáticos y articulares. Se excluyen las inyecciones intraarticulares por su mayor riesgo y complejidad sin que ofrezcan claramente una mayor eficacia. A excepción de las inyecciones intravasculares, cada procedimiento comienza con una inyección dérmica, que puede o no formar una pápula, seguido de la progresión de la aguja hacia el tejido objetivo, administrando anestésico local en el trayecto (Vídeo 51-1).

Es importante realizar una exploración detallada antes de proceder con cualquier técnica de inyección para poder identificar con precisión las referencias anatómicas para determinar el sitio de inserción de la aguja. La palpación consciente permitirá detectar puntos de tensión miofascial, especialmente relevantes en la región de la cintura pélvica y la cadera.

Existen diversas pruebas de exploración que permiten valorar la movilidad de la ASI y la funcionalidad de sus músculos y ligamentos.

Zonas de tensión miofascial y puntos gatillo

Si bien una **zona de tensión miofascial** puede ser reflejo de un proceso con componentes estructurales, viscerales y emocionales, y a su vez puede repercutir en otras áreas próximas o distales, un **punto gatillo** localizado dentro de una banda tensa de fibras musculares es capaz de generar un patrón característico de dolor referido tanto espontáneamente (punto gatillo activo) como en respuesta a la presión o estímulo (punto gatillo latente) (v. Cap. 30).

La presencia de puntos gatillo y el dolor referido pueden variar de una persona a otra, por lo que resulta imprescindible una buena palpación para identificarlos, a pesar de que existen unas zonas de mayor frecuencia. Es fundamental realizar un diagnóstico adecuado también desde la perspectiva de la terapia neural para abordar las causas subyacentes del dolor en la cintura pélvica y la cadera.

Tendinopatías

Las tendinopatías se caracterizan por un dolor a la palpación o al movimiento de la extremidad o articulación afectadas, con limitación en la función, leve inflamación y enrojecimiento, y una sobrecarga palpable en la musculatura circundante. Estas afecciones se observan con frecuencia en el músculo piriforme, el iliopsoas, alrededor del trocánter menor, así como en los puntos de anclaje de los músculos aductores y en la región de la pata de ganso (*pes anserinus*).

Una afección en un ligamento o en un tendón, así como una tensión miofascial, puede tener un origen estructural. Por ejemplo, se sabe que un bloqueo en la ASI o en la articulación costotransversa de T12 puede producir una hipertonía en el músculo cuadrado lumbar y, consecuentemente, una tensión constante del ligamento iliolumbar. Por otro lado, ese bloqueo articular puede ser, a su vez, respuesta a una lesión visceral y recibir influencia de una tensión psicosomática.

La inyección en casos de tendinopatía se inicia con la identificación del punto afectado mediante una palpación suave y precisa, evitando una presión brusca que podría causar un dolor agudo innecesario. Se utiliza una aguja de calibre 27 G de 25 mm para realizar inicialmente una inyección dérmica, seguida por el avance de la aguja hacia la proximidad del tendón afectado, donde se libera un volumen adicional de 1 mL de anestésico local. Este proceso se complementa con inyecciones en los puntos de tensión miofascial del músculo implicado y aquellos en áreas circundantes.

Bolsas sinoviales

La inflamación de una bolsa sinovial se conoce como *bursitis*. La inflamación de la bursa trocantérea (trocanteritis) es la bursitis más frecuente y causa dolor en la región lateral de la cadera hacia el muslo, el cual aumenta con los movimientos de rotación y abducción, como extender el muslo, sentarse o caminar, y también al acostarse sobre el lado afecto. La bursitis del iliopsoas provoca un dolor en la zona de la ingle. Estas inflamaciones se localizan mediante el dolor provocado por la presión digital del trocánter mayor o de la zona inguinal. Se aplican inyecciones alrededor de la bolsa con una aguja de 27 G de 20 o 40 mm (según el paciente) infiltrando el anestésico local desde la zona dérmica hasta el área de la bolsa. Estas inyecciones se complementan con otras inyecciones en puntos de tensión miofascial de la cadera, de los glúteos, aductores y lumbares, recordando que una tensión en la cadera provoca una tensión en todo el cuerpo.

Sínfisis púbica

La sínfisis se palpa con el paciente acostado en supino. Se realiza una primera inyección dérmica con una aguja de 27 G en el medio de la sínfisis a una profundidad de 1-2 cm. Infiltrar 1 mL de anestésico. Se puede realizar también una inyección en los ligamentos superior e inferior o arqueado del pubis, palpando sus márgenes superior e inferior, respectivamente, e introduciendo perpendicularmente la aguja para inyectar de 1 a 2 mL de procaína a unos 2-3 cm de profundidad.

Nervio femoral cutáneo lateral

Este nervio sensitivo, procedente de las raíces de L2-L3, inerva la piel de la parte lateral del muslo y su inyección está especialmente indicada en el caso de **meralgia parestésica**.

Con el paciente en decúbito supino, se localiza el punto de punción a un dedo caudal y otro dedo medial a la espina ilíaca anterosuperior (v. Fig. 51-3). Después de realizar una punción dérmica con una aguja de 27 G de 40 mm, se dirige en un ángulo de 45° hacia la espina ilíaca hasta una profundidad aproximada de 3 cm, pudiendo aparecer una sensación de corriente o dolor en la ingle y en la parte lateral proximal del muslo. Después de infiltrar 1 mL de procaína al 0,5 % por el trayecto, se liberan otros 2 mL en la zona cercana al nervio. Es habitual que el paciente sienta calor, parestesia o anestesia en la región lateral del muslo, o incluso debilidad muscular durante unos minutos.

Nervio femoral

Los **ramos motores** del nervio femoral inervan a los flexores de la cadera (pectíneo, ilíaco y sartorio) y el muslo anterior (cuádriceps femoral). Los **ramos sensitivos** son los nervios cutáneos femorales medial e intermedio del muslo y el nervio safeno, e inervan la piel de la cara anteromedial del muslo y la cara medial de la rodilla, la pierna y el pie.

Con el paciente acostado en posición supina, el lugar de inyección se determina palpando la arteria femoral, que se localiza justo debajo del ligamento inguinal y dentro de la vaina femoral, aproximadamente a dos dedos de distancia lateral del tubérculo púbico. El nervio femoral se encuentra justo lateral a la arteria (v. Fig. 51-3). Con una aguja de 27 G de 20 a 40 mm, en función del paciente, se realiza una inyección dérmica y se avanza la aguja en dirección lateral a la palpación del latido de la arteria femoral hasta una profundidad de 2-3 cm mientras se comprime la zona con la mano que no sostiene la jeringa para reducir la distancia del nervio. Cuando se alcanza el punto, se inyectan de 1 a 2 mL de procaína cerca del nervio. Si se produce un ligero dolor o corriente en el muslo anterior, se retira la aguja 1 mm antes de liberar el anestésico local en la zona perineural. Puede aparecer una sensación de calor, parestesia o anestesia en el muslo anterior, o incluso debilidad muscular durante unos minutos.

Arteria femoral

Véase el capítulo 53 sobre las inyecciones intravasculares.

Ganglios linfáticos del triángulo femoral

Para influir en el drenaje linfático de los ganglios y vasos ubicados en el triángulo femoral, se identifica la arteria en esta área y se realiza una inyección subcutánea lateral de 1 mL de anestésico local y otra medial de 2 mL respecto a la arteria para alcanzar los ganglios linfáticos profundos que se encuentran mediales a la vena femoral. Dado que alrededor de la vena safena magna se hallan más ganglios profundos, puede realizarse una inyección complementaria de otros 2 mL a dos traveses de dedo hacia caudal (v. Fig. 51-3).

Nervio obturador

Para la inyección en el nervio obturador, el paciente se posiciona en decúbito supino, realizando una rotación externa y una ligera abducción del muslo. Con una aguja de 27 G de 25 mm se empieza con una inyección perpendicular a 1,5 cm lateral y 1,5 cm por debajo de la sínfisis púbica, depositando 1 mL de anestésico local cerca del hueso del pubis.

A continuación, se introduce una aguja de 23 G de 60 mm (en personas delgadas y de pelvis estrecha puede ser suficiente una aguja de 27 G de 40 mm), pasando por debajo de la rama horizontal del pubis para avanzar horizontalmente en dirección lateral con ligera tendencia dorsal, hasta llegar a la proximidad del nervio obturador, a la altura del agujero obturador, a unos 6-7 cm de profundidad (menos en personas muy delgadas). La correcta colocación de la aguja se indica por una sensación de corriente o dolor que el paciente puede sentir en la ingle y en la región mediodorsal de la rodilla. Si se confirma esta sensación, se retira la aguja 1 mm y se infiltran 2 mL de procaína. En caso de no percibirse dicha corriente o dolor, se infiltran 4 mL de procaína. La cercanía a la arteria acompañante permite alcanzar una simpaticólisis terapéutica adicional en el plexo simpático periarterial.

Ligamento iliolumbar

Con el paciente en posición sentada o en decúbito prono, se localiza la apófisis espinosa L4 y se realiza una punción dérmica aproximadamente 4-5 cm lateralmente respecto a ella. Se inserta perpendicularmente una aguja de 4 o 6 cm, dependiendo de las características del paciente, mientras se infiltra el anestésico local en la piel y durante el trayecto hasta una profundidad de 4-6 cm, momento en el cual se encuentra con la resistencia ofrecida por el ligamento y se inyectan de 2 a 3 mL de procaína (v. Fig. 51-2A).

Síndrome piriforme

Con el paciente en posición de decúbito prono, se procede a identificar uno o dos puntos de dolor máximo en el músculo piriforme, localizado entre el sacro y el trocánter mayor. Dada la ubicación profunda del músculo, por debajo del glúteo mayor, se debe realizar una palpación más intensa. Una vez identificado el punto, se inserta perpendicularmente una aguja de 23 G de 60 o 80 mm, infiltrando el anestésico local hasta llegar al músculo piriforme (v. Fig. 51-2B). La correcta ubicación suele confirmarse por una sacudida del músculo. En ese momento, se administran entre 3 y 4 mL de procaína al 0,5 % para alcanzar el área perineural del nervio ciático. Si el paciente siente una sensación similar a una corriente eléctrica, sugiere una proximidad excesiva al nervio ciático, por lo que se debe retirar ligeramente la aguja antes de inyectar el anestésico local.

Articulación sacroilíaca

La inyección en la zona articular sacroilíaca está destinada especialmente a alcanzar los ligamentos que le dan estabilidad, y puede abordarse desde una perspectiva superior o inferior. En ambos casos el paciente puede colocarse sentado con la espalda ligeramente inclinada hacia delante o bien en de decúbito prono.

Para alcanzar la **sección superior**, se aconseja realizar una técnica combinada propuesta por **Huseyin Nazlikul** que infiltra tanto el ligamento iliolumbar como la porción superior de la ASI, teniendo en cuenta que en más del 60 % de los problemas de la ASI el ligamento iliolumbar también está afectado. En primer lugar, se coloca un dedo en la espina ilíaca posterosuperior y otro en el medio entre la apófisis espinosa L4 y L5. En el punto medio entre ambos dedos se introduce perpendicularmente una aguja de 6 cm (8 cm en pacientes obesos). Tras unos 3-4 cm se llega al **ligamento iliolumbar**, donde se liberan 2 mL de procaína. Seguidamente se retroceden 2-3 cm para redirigir la aguja hacia 45° lateral, ventral y caudal mientras se mantiene una presión en el émbolo hasta que se sienta una resistencia firme pero ligera, que indica que se halla en la cápsula. Allí se inyectan 3 mL de procaína (v. Fig. 51-2B).

Para alcanzar la **sección inferior**, el punto de entrada se encuentra aproximadamente 1 cm por debajo y 0,5 cm medial a la espina ilíaca posterosuperior. Aquí se palpa la zona de los ligamentos ilíacos dorsales, que presentan una elasticidad característica. En el punto de máxima sensibilidad y dolor, se realiza una punción dérmica y posteriormente se inserta en el mismo punto una aguja de 40 a 60 mm en dirección ligeramente craneal y 45° lateral para inyectar 4 mL de procaína a unos 3-6 cm de profundidad, dependiendo del grosor del tejido graso, donde se encuentran los **ligamentos sacroilíacos interóseos**.

La inyección en los **ligamentos sacrotuberales** también tienen efecto en la ASI. La técnica consiste en realizar inyecciones de 1-2 mL de procaína en los puntos de tensión entre el borde del sacro y la tuberosidad isquiática a 2-4 cm de profundidad, según el paciente (v. Fig. 51-2A).

Articulación sacrococcígea

Esta inyección llega a la articulación entre el sacro y el coxis, así como a los ligamentos sacrococcígeos dorsal y lateral.

Con el paciente sentado muy inclinado hacia delante, en decúbito lateral con las extremidades inferiores dobladas o en decúbito prono, se palpa el punto entre las astas del sacro y, en la línea media, se inserta la aguja de 27 G perpendicular a la piel. Después de una primera inyección dérmica, se avanza la aguja perpendicularmente 1 cm hasta llegar a la cercanía del hueso, y allí se liberan de 1 a 2 mL de anestésico local. La inyección debe realizarse sin encontrar una fuerte resistencia y evitando la irritación del periostio (v. Fig. 51-2A).

Articulación coxofemoral

La técnica de inyección en la articulación de la cadera se puede llevar a cabo mediante un abordaje anterior o lateral. En ambos casos el objetivo es administrar el anestésico local a las estructuras periarticulares, como la cápsula, ligamentos, fascias, músculos, tendones, periostio, así como a los vasos y fibras vegetativas, en particular a las simpáticas perivasales.

Para ambos abordajes se empieza con una inyección dérmica utilizando una aguja de 27 G. Luego se introduce una aguja de 23 G, de 60 o 80 mm, en dirección perpendicular hacia la articulación. A medida que se avanza la aguja, se infiltra el anestésico local de manera lenta y constante, alcanzando una profundidad de 6 a 8 cm cerca de la articulación y liberando un total de 5 mL de anestésico.

En el **abordaje anterior**, el paciente se posiciona en decúbito supino, con una leve abducción de la cadera en la extremidad afectada. Se localiza la arteria femoral y, a dos anchos de dedo lateralmente a la arteria (aproximadamente 3 cm), que suele corresponder con un punto doloroso de la cadera, se realiza una punción con una aguja de 27 G de 40 mm o de 23 G de 60 mm, según el paciente. Esta técnica estaría más indicada en el caso de pacientes con un mayor dolor en la cara ventral de la cadera (v. Fig. 51-3).

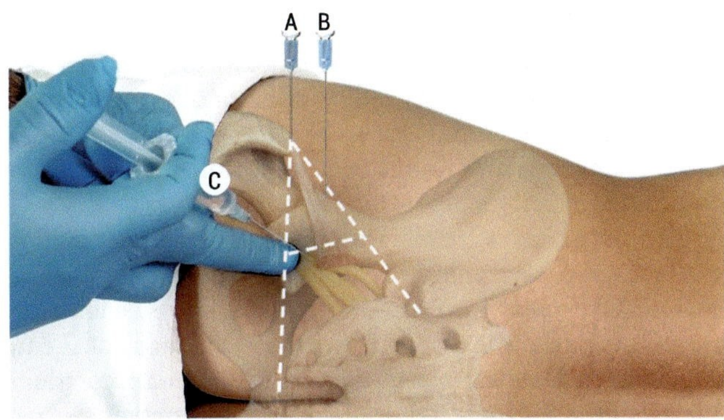

Figura 51-4. Inyecciones en la cintura pélvica. Abordaje lateral. **A)** Trocánter mayor. **B)** Articulación coxofemoral: la aguja de 60 a 80 mm entra perpendicularmente a tres dedos del trocánter mayor. **C)** Desde el punto medio del trocánter mayor se traza una línea hacia la espina ilíaca posterosuperior y otra hacia el cóccix. Del punto medio de la primera línea, se prolonga otra perpendicular hasta que cruza con la segunda línea. En el punto de inserción se introduce la aguja de 80 mm en dirección a la sínfisis púbica mientras se presiona con la mano para disminuir la distancia al nervio. La infiltración de anestésico local a lo largo del trayecto hasta una profundidad aproximada de 7 cm, donde se ubica el nervio ciático en su paso por la escotadura ciática mayor, permite alcanzar también los nervios pudendo y ciático menor.

En el **abordaje lateral**, el paciente se acuesta sobre la cadera contraria a la que se va a tratar, manteniendo la extremidad a tratar ligeramente flexionada en cadera y rodilla. Se inserta una aguja de 23 G de 80 mm en el margen superior del trocánter mayor, aproximadamente a tres anchos de dedo por encima del punto más prominente del trocánter. La aguja avanza a través de los músculos glúteos hasta llegar a la cápsula articular en transición del cuello con la cabeza femorales. Este abordaje influye más en el suministro vascular de la articulación a través del sistema simpático perivascular de las arterias circunflejas medial y lateral (Fig. 51-4).

Trocánter mayor

El paciente se coloca en posición lateral, recostado sobre la cadera opuesta a la que se va a tratar. Utilizando una aguja de calibre 27 G y 40 mm de longitud, se inyecta en los puntos de mayor sensibilidad, tensión o dolor que se localicen alrededor o sobre el trocánter a 2-3 cm de profundidad. Se empieza inyectando anestésico local a nivel dérmico y se continúa administrando mientras se avanza con la aguja hacia la zona cercana al trocánter. Cada inyección libera alrededor de 2 mL de anestésico local a lo largo del trayecto (v. Fig. 51-4).

Nervio ciático

El paciente se coloca en decúbito lateral con el lado que se va a tratar hacia arriba, el muslo flexionado sobre el tronco con un ángulo de 130°, la rodilla doblada a 90° y el talón situado sobre la rodilla de la extremidad opuesta, lo que permite una alineación adecuada con la espina ilíaca posterosuperior.

Desde el punto medio del trocánter mayor se traza una línea que une la espina ilíaca posterosuperior con el punto medio del trocánter mayor y otra que une el punto medio del trocánter mayor con la punta del cóccix. Del punto medio de la primera línea, se prolonga otra perpendicular hasta que cruza con la segunda línea, determinando así el punto de inserción de la aguja. Después de realizar una punción dérmica con una aguja de 27 G, se introduce perpendicularmente una aguja de 23 G de 80 mm en dirección a la sínfisis púbica mientras se presiona con la mano para disminuir la distancia al nervio. La aguja se avanza suavemente mientras se van infiltrando de 1 a 2 mL de anestésico local hasta una profundidad aproximada de 7 cm, donde se ubica el nervio ciático en su paso por la escotadura ciática mayor. La aparición de una parestesia referida hacia el pie indica que se ha alcanzado la zona. Previa aspiración negativa para sangre, se inyectan otros 3 mL de anestésico local en la zona (v. **Fig. 51-4**). La ventaja de este abordaje sobre la vía anterior es que con el anestésico local se alcanzan también los nervios pudendo y ciático menor.

CONTRAINDICACIONES, PRECAUCIONES Y PECULIARIDADES

La infección local es una contraindicación para cualquier inyección directa. Se debe tener mayor precaución en pacientes con trastornos de la coagulación, sin ser estos una contraindicación, y utilizar el procedimiento aconsejado en estos casos descrito en el capítulo 29.

COMPLICACIONES

Además de las potenciales complicaciones asociadas con cualquier inyección, como hematomas, dolor e infección, en ciertas técnicas aplicadas en la zona pélvica y de la cadera el paciente podría experimentar adormecimiento en la zona tratada o incluso en parte de la extremidad inferior. Estos efectos son temporales y no representan un riesgo para el paciente.

En situaciones en las que haya afectación directa del anestésico local en el nervio ciático, nervio peroneo común u otros nervios relevantes, podría ocurrir una debilidad o parálisis muscular de carácter transitorio. Aunque este fenómeno es poco común y de duración breve, debe tenerse en cuenta debido a que podría provocar una caída del paciente en el momento de levantarse de la camilla.

HISTORIAS DE VIDA

En los siguientes apartados se describen dos historias de vida, un reporte de caso y un estudio de pacientes tratados neuralterapéuticamente en la cintura pélvica y cadera.

Historia 1

Una mujer de 67 años consultó al Servicio de Reumatología por presentar un síndrome piriforme derecho agudo, con una intensidad del dolor de 9/10, irradiado hacia el glúteo y la extremidad inferior, y que le dificultaba caminar. En su historial resaltaba una artritis reumatoide de 12 años de evolución, diagnosticada en un período de separación con su pareja, y que se trataba con corticoides, metotrexato, antiinflamatorios y pregabalina. Durante el examen físico se observó un deterioro significativo en su salud dental y la presencia de amalgamas. Había tenido cuatro partos vaginales, todos con episiotomía.

En la sesión inicial se administraron inyecciones en la zona del ganglio estrellado, en varias piezas dentales, en los polos amigdalares, en cicatrices de la infancia y en áreas de tensión miofascial, incluyendo el músculo piriforme. Diez días después la paciente acudió refiriendo una mejora sustancial, la intensidad del dolor se había reducido a 1/10 y también hubo un alivio de los síntomas de su artritis reumatoide. Esto le permitió retomar sus actividades diarias con mínima molestia y reducir la medicación. Se inyectó de nuevo en la zona del ganglio estrellado y los puntos de tensión miofascial de las extremidades superiores. Posteriormente se llevó a cabo un tratamiento de rehabilitación dental que incluyó la eliminación de las amalgamas. En controles realizados a los 3 y 6 meses, la paciente seguía sin dolor en el músculo piriforme y con una mejoría significativa de la artritis reumatoide.

Comentarios:

- La inyección en el músculo piramidal contribuyó a la recuperación de la movilidad y la disminución del dolor; sin embargo, este procedimiento fue parte de un enfoque neuralterapéutico holístico, por lo que no se puede establecer una correlación directa entre cada inyección y la mejora de cada síntoma.
- Los problemas dentales pueden actuar como desencadenantes y factores de perpetuación de la inflamación crónica en casos de artritis reumatoide. Los estímulos breves y de baja intensidad realizados con anestésico local pueden resultar diagnósticos al interrumpir temporalmente el ciclo vicioso de interferencia en el sistema nervioso autónomo causado por un foco neuromodulador.
- En pacientes con enfermedades autoinmunes, la inyección en el tronco simpático cervical inferior puede resultar beneficiosa debido a su efecto sobre el ganglio estrellado y el nervio vago, ambos clave en la regulación de la inflamación y en la interacción neuroinmune en general.

Reporte de caso

Breebaart *et al.*, del Departamento de Reumatología e Inmunología Clínica de la Universidad de Utrecht (Países Bajos), documentaron un caso de remisión de artritis reumatoide de 16 años de evolución en un paciente masculino de 34 años. Esta remisión ocurrió tras la extracción de cuatro dientes que, a simple vista, parecían estar en buen estado y habían recibido un tratamiento endodóncico adecuado. La única indicación de que estos dientes estaban influyendo en la patología de la artritis reumatoide era que la aplicación de presión intensa y prolongada sobre ellos por parte del paciente desencadenaba ataques agudos de artritis que duraban varias horas. A pesar de que los exámenes clínicos y radiográficos no revelaban anomalías, el paciente insistió en la extracción dental. Al extraer uno de los dientes, se descubrió una capa de pus en el ápice de este. Tras un inicial empeoramiento de los síntomas de la artritis reumatoide, especialmente en sus focos articulares habituales de las manos y las muñecas, el paciente experimentó una significativa mejora que se prolongó por varios meses, hasta que la presión sobre los tres dientes restantes provocó nuevamente una exacerbación de los síntomas. Este patrón se repitió con la extracción de cada uno de los dientes, culminando con la remoción de los cuatro. Posteriormente, el factor reumatoide del paciente se negativizó y permaneció asintomático durante los 16 años siguientes, período durante el cual se le realizaron seguimientos regulares.

Comentarios:

- Este caso, publicado en la revista *Clinical and Experimental Rheumatology* en 2002, es muy ilustrativo de cómo una infección en un diente puede desencadenar una enfermedad sistémica, en este caso catalogada como autoinmune.
- El empeoramiento inicial seguido de una mejoría duradera después de cada extracción, junto al retorno de la clínica de la artritis reumatoide unos meses después, hasta la retirada de las cuatro piezas endodonciadas y con pus en su ápice, muestra de un modo muy didáctico que puede haber varios focos neuromoduladores.
- Con la tecnología actual, la infección de las cuatro piezas hubiera sido detectada con una *cone beam* (v. Cap. 26). A pesar de eso, la exploración clínica es siempre determinante.
- Los autores no conocían la terapia neural. La inyección de un anestésico local en los dientes afectados podría haber sido útil para el diagnóstico.
- En este caso se hace evidente que lo más importante no es la acción terapéutica mediante la inyección de un anestésico local, sino la eliminación del foco que perturba al organismo.

Historia 2

Un paciente masculino de 50 años, conductor de camión, acudió a la Consulta de Reumatología por un dolor en la cadera derecha desde hacía 1 mes, limitando su capacidad de movilidad y requiriendo la ayuda de un bastón para caminar. Como antecedentes destacaba una fractura en la cadera, la tibia y el peroné izquierdos debido a una caída desde una altura de 3 m ocurrida hacía 6 meses. Se le implantó una prótesis y se encontraba en un difícil proceso de rehabilitación debido al dolor agudo en la cadera derecha. Entre sus antecedentes médicos destacaban una apendicectomía a los 14 años y una colecistectomía a los 43, además de enolismo y conflictos familiares.

Durante la primera consulta se inyectó en las cicatrices de las cirugías, notándose que las cicatrices de la cadera estaban inflamadas y dolorosas. La exploración física reveló la presencia de bursitis trocantérica derecha; probablemente, la presión ejercida al dormir sobre ese lado de manera constante fue un factor desencadenante. Se administraron inyecciones de procaína al 0,5 % alrededor de la bolsa sinovial y en los puntos de tensión miofascial de la cintura pélvica y cadera. Complementariamente, se administró un tratamiento intravenoso mediante infusión de 10 mL de procaína al 2 % (200 mg) y 20 mL de bicarbonato de sodio al 8 %. Una semana después de este tratamiento, el paciente mostró una notable mejoría, evidenciando la desaparición del dolor y la inflamación en la bolsa trocantérea derecha, además de una significativa mejoría en la cadera izquierda.

Comentarios:

- La administración de anestésico local en cicatrices después de la intervención quirúrgica puede resultar en una mejora significativa tanto del dolor postoperatorio como de la recuperación local y general del paciente.
- Factores mecánicos, como dormir siempre del mismo lado, pueden desencadenar la inflamación de la bursa trocantérea. En este caso, la mejora observada fue significativa, permitiendo al paciente una rápida y sostenida recuperación del dolor, lo cual facilitó la continuación de su rehabilitación y le permitió retomar su actividad laboral.
- El tratamiento complementario con infusión intravenosa de procaína pudo contribuir a una recuperación más rápida y efectiva de la inflamación y la funcionalidad de la zona afectada.

Estudio

Nazlikul *et al.*, del Departamento de Medicina Física y Rehabilitación de la Universidad Yıldırım Beyazıt (Ankara, Turquía), llevaron a cabo un estudio prospectivo, aleatorizado y controlado con 102 pacientes con dolor lumbar asociado al síndrome del piriforme. Los participantes se dividieron aleatoriamente en dos grupos: terapia neural y control. Todos los pacientes practicaron ejercicios de estiramiento específicos para el músculo piriforme. Adicionalmente, el grupo de terapia neural fue sometido a seis sesiones de terapia neural (dos por semana), que incluyeron tratamiento segmental mediante inyecciones subcutáneas a 2 cm lateralmente de las apófisis espinosas desde T11 hasta S2, administrando 0,25 mL de lidocaína al 2 % por sitio, inyecciones directas en los puntos dolorosos y en las inserciones del músculo piriforme usando una aguja de 4 a 6 cm (según el paciente), y 5 mL de anestésico local en la región del hiato sacral, sumando un total de 24 mL de lidocaína al 2 %. Se observó una mejora en la escala visual analógica y en el índice de discapacidad de Oswestry en ambos grupos, destacándose una mejora más notable en el dolor y en la funcionalidad en el grupo de terapia neural. No se reportaron efectos adversos.

Comentarios:

- Este estudio sigue un protocolo prediseñado de tratamiento segmental con terapia neural, empleando volúmenes y concentraciones de lidocaína superiores a los comúnmente utilizados.
- Aunque el estudio tampoco adoptó la visión individualizada de la terapia neural, basada en la historia de vida del paciente, los resultados obtenidos subrayan, siguiendo el método científico, la eficacia potencial de la terapia neural en el tratamiento del síndrome del piriforme.

PUNTOS CLAVE

- La constante interacción directa entre la cintura pélvica (que conecta la columna con los miembros inferiores) y la cadera (que une la pelvis con el fémur) transmite una sinergia funcional para el equilibrio, movilidad y transmisión de cargas de un modo bidireccional entre el esqueleto axial y las extremidades inferiores.
- El dolor y la disfunción en la cintura pélvica y la cadera son motivos frecuentes de consulta. Para determinar el sitio de aplicación del anestésico local, debe considerarse la historia de vida del paciente, sus síntomas y, especialmente, realizar una escucha palpatoria, prestando especial atención a la pelvis, incluyendo los genitales externos, como la cicatriz de episiotomía, la región lumbar, el diafragma, el abdomen y el miembro inferior.
- Se recomienda no inyectar inicialmente y de forma directa en los puntos de inflamación y dolor, sino considerar la historia de vida del paciente y realizar una liberación de la tensión miofascial mediante las inyecciones del anestésico local guiadas por palpación. La inyección en los puntos inflamados y dolorosos debe reservarse para el final, si el dolor persiste.
- Al infiltrar en áreas cercanas a nervios, es aconsejable hacerlo lentamente a nivel perineural; si el paciente refiere una sensación de corriente eléctrica, debe retirarse ligeramente la aguja para evitar el contacto directo con el nervio.

BIBLIOGRAFÍA

Barop H. Textbook and atlas of neural therapy: diagnosis and therapy with local anesthetics. 1ª ed. Stuttgart: Thieme; 2017.

Carbonell-Abelló J. Monografías SER: semiología de las enfermedades reumáticas. 1ª ed. Madrid: Sociedad Española de Reumatología; 2006.

Dosch MP. Atlas of Neural Therapy. 3ª ed. Stuttgart: Thieme; 2012.

Fischer L. Neuraltherapie. Neurophysiologie, Injektiontechnik, Therapievorschläge. 5ª ed. Stuttgart: Thieme; 2019.

Potau JM, Merí À. EVA. Atlas de anatomía. 1ª ed: Madrid: Editorial Médica Panamericana; 2024.

Pró EA. Anatomía clínica. 1ª ed. Buenos Aires: Editorial Médica Panamericana; 2012.

Weber K. Neuraltherapie in der Praxis. 1ª ed. Regensburg: Sonntag; 1988.

Weinschenk S. Handbuch Neuraltherapie. Therapie mit Lokalanästhetika. 2ª ed. Stuttgart: Thieme; 2020.

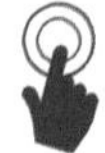

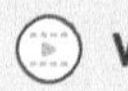

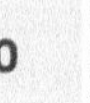

VÍDEO

Miembro inferior

52

R. Claret Arimany y C. Unyó Sallent

INTRODUCCIÓN

Cada extremidad inferior se compone de dos partes fundamentales: la cintura pélvica, que la conecta con el tronco, y la porción libre (miembro inferior), integrada por las regiones del muslo (o femoral), rodilla, pierna (o crural) y pie. Si bien la función principal de estas extremidades es soportar el peso corporal en posición erguida y facilitar la locomoción, deben considerarse más allá de las manifestaciones de dolor, inflamación, disfunción o cualquier otra afección específica de la zona. Desde una perspectiva más amplia que incluye las vías neurales, vasculares, fasciales y posturales, las diferentes partes del miembro inferior mantienen una influencia recíproca no solo entre ellas, sino también en el resto del cuerpo.

En el ámbito de la terapia neural, por ejemplo, es posible observar cómo la resolución de un dolor plantar puede derivarse de la inyección en puntos de tensión miofascial (PTM) en la pierna.

Un dolor lumbar puede aliviarse después de inyectar en una cicatriz en la rodilla, y cambios en la oclusión dental pueden repercutir en la distribución del apoyo de los pies. Este enfoque integrador subraya la importancia de considerar la extremidad inferior como un componente importante en la dinámica global del movimiento y la postura de todo cuerpo, y una zona en la que también se proyectan las emociones.

La **cintura pélvica** se ha descrito en el capítulo anterior (v. Cap. 51), junto con la articulación coxofemoral o de la cadera.

Este capítulo se centra en el abordaje neuralterapéutico desde las regiones del muslo, pierna y pie, siguiendo un enfoque topográfico para identificar las estructuras palpables y susceptibles de inyección en cada área.

Las estructuras consideradas para la inyección incluyen:

- Articulaciones y cápsulas articulares.
- Entesis (puntos de inserción de tendones o ligamentos en huesos).
- Músculos.
- Tendones.
- Nervios periféricos.
- Arterias y venas.
- Ganglios linfáticos.

ANATOMÍA DE LAS VÍAS DE CONDUCCIÓN DEL MIEMBRO INFERIOR

En los siguientes apartados se detalla la anatomía de la arteria y vena femorales, ganglios linfáticos y nervios femoral, ciático y sural.

Arteria femoral

El aporte sanguíneo de la extremidad inferior depende de la arteria femoral (v. Fig. 44-5), que proviene de la arteria ilíaca externa, emerge de la pelvis a partir del ligamento inguinal, descendiendo por el triángulo femoral de Scarpa hasta el conducto aductor, y continúa con la arteria poplítea. En su trayecto por el triángulo femoral discurre por debajo de la fascia cribosa entre los músculos sartorio (por detrás) y aductor largo (por dentro), y emite como ramas:

- La **arteria epigástrica superficial**, que asciende para irrigar los planos superficiales de la pared abdominal inferior.
- La **arteria circunfleja ilíaca superficial** para la zona cutánea de la espina ilíaca anterosuperior.
- La **arteria pudenda externa superficial** para irrigar los tegumentos del pubis, los labios de la mujer y el escroto del hombre.
- La **arteria descendente de la rodilla**, que da una rama safena, que acompaña al nervio safeno hasta la pierna, y una rama articular.
- La **arteria femoral profunda**, que se dirige hacia la región de los aductores para nutrir el muslo a través de ramas colaterales y terminales.

Vena femoral

El retorno venoso se produce a través de la **vena femoral**, continuación de la **vena poplítea**, que sigue el mismo recorrido que la arteria a lo largo del triángulo femoral, ubicándose medial a ella y extendiéndose desde el hiato de los aductores hasta el ligamento inguinal. Por medio de las **venas pudendas externas** recibe la sangre venosa procedente de los genitales externos. La **vena safena magna** constituye la prolongación de la **vena dorsal medial** y asciende verticalmente

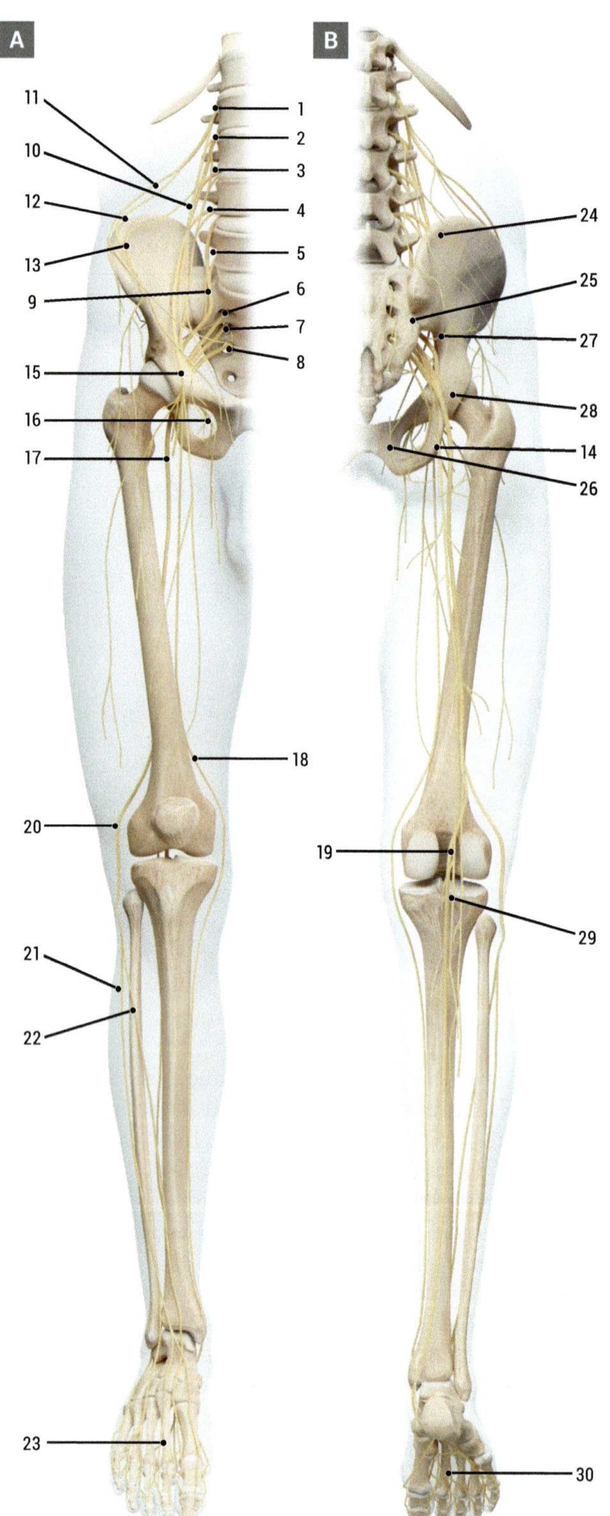

Figura 52-1. Nervios del miembro inferior. **A)** Vista anterior. **B)** Vista posterior. Los nervios del miembro inferior proceden del plexo lumbar (v. Fig. 43-5). Nervios: L1 (1), L2 (2), L3 (3), L4 (4), L5 (5), S1 (6), S2 (7), S3 (8), tronco lumbosacro (9), genitofemoral (10), iliohipogástrico (11), ilioinguinal (12), cutáneo femoral lateral (13) y posterior (14), femoral (15), obturador (16), ciático (17), safeno (18), tibial (19), peroneos común (20), superficial (21) y profundo (22), digitales dorsales de los pies (23), clúneos superiores (24), medios (25) e inferior (26), glúteos superior (27) e inferior (28), cutáneo sural medial (29) y plantares medial y lateral (30).

por la cara interna de la pierna y la rodilla, junto al nervio safeno. En el muslo se sitúa en el compartimento superficial del triángulo femoral y atraviesa la fascia cribosa por el hiato safeno, desembocando en la vena femoral.

Ganglios linfáticos

Los ganglios linfáticos están situados a nivel inguinal. No se detallan aquí porque ya se han explicado en el capítulo anterior (v. Cap. 51).

Nervios

En las figuras 43-5 y 52-1 se puede observar una visión más completa de los nervios de los miembros inferiores.

Nervio femoral

El **nervio femoral** o **crural** se origina de las raíces de L2 a L4 del plexo lumbar. A la altura de la apófisis transversa de L5 emerge por el borde lateral del músculo psoas mayor y desciende hasta entrar en el triángulo femoral por debajo del ligamento inguinal y lateral a la arteria femoral, dando allí sus **ramos colaterales** para el músculo iliopsoas y la arteria femoral, y también sus ramas terminales, que inervan los músculos sartorio, pectíneo y cuádriceps femoral, y proporciona **ramos cutáneos** para la parte anterior del muslo, medial y lateralmente. El ramo medial inerva la piel de la cara interna del muslo, mientras que el ramo lateral desciende hacia la cara anteromedial del muslo hasta la rodilla. El **nervio safeno**, puramente sensitivo, recorre la cara medial del muslo y la pierna, emitiendo ramos hacia la piel por debajo de la rodilla y a lo largo de la pierna. Su **rama infrapatelar del nervio safeno** inerva la cara anteroinferior de la cápsula articular de la rodilla. Por otro lado, el **nervio obturador**, que es motor y sensitivo, se origina de las raíces de L2 a L4 y se dirige hacia los músculos aductores y la piel de la parte superior y medial del muslo. Tiene ramos terminales que inervan estos músculos y la piel relacionada. La piel de la cara anterior del muslo recibe inervación del **nervio genitofemoral** y del femoral; la lateral, del **nervio cutáneo femoral lateral**; la medial, del nervio obturador, y la posterior, del **nervio cutáneo femoral posterior** (Fig. 52-2).

Nervio ciático

El **nervio ciático**, derivado de los ramos anteriores de L4-S3 del plexo sacro, discurre por el dorso del muslo, paralelo a la cabeza larga del bíceps femoral, bifurcándose en la fosa poplítea en los nervios tibial y peroneo común. El **nervio tibial** inerva la región posterior de la pierna y la planta del pie, y el **nervio peroneo común**, las áreas anterior y lateral de la pierna, y el dorso del pie. Ambos dan origen a los **nervios geniculados** que aportan sensibilidad a la parte anterior de la cápsula articular de la rodilla. Puede verse más información del nervio ciático en el capítulo dedicado a la cadera (v. Cap. 51).

Nervio peroneo común

El **nervio peroneo común**, o **ciático poplíteo externo**, se encarga de la inervación muscular del compartimento anterior de la pierna y es responsable de la flexión dorsal del pie y los dedos, además de proporcionar sensibilidad al lado externo de la pierna y al dorso del pie. Rodea la cabeza del peroné y baja por la cara anterior de la pierna, entre el peroné y el músculo peroneo lateral largo, donde termina en la pierna en las **ramas peroneas profunda y superficial**. El nervio peroneo profundo rodea el maléolo peroneal y se localiza lateral a la arteria pedia. La lesión del nervio peroneo común suele ser por compresión en la cabeza del peroné, resultando en debilidad en la extensión de los dedos y en la extensión y eversión del pie, así como en parestesias en las regiones correspondientes.

Nervio tibial

El **nervio tibial**, o **ciático poplíteo interno**, inerva los músculos del compartimento posterior de la pierna, facilitando la flexión plantar del pie y aportando sensibilidad a la planta del pie y la pantorrilla. Desde la fosa poplítea hasta el tobillo y el retináculo flexor cerca del maléolo interno, corre junto a la arteria y vena tibial posterior, y los tendones del músculo tibial posterior y el flexor largo del *hallux*, dividiéndose en sus ramas terminales dentro del canal del tarso: **nervio plantar medial**, **nervio plantar lateral** y **nervio medial del calcáneo**. La compresión del nervio a esta altura se conoce como *síndrome del canal del tarso*. En la planta del pie da las ramas plantares y finalmente los nervios digitales.

Nervio sural

El nervio sural, puramente sensitivo, suministra inervación al borde posterolateral de la pierna y al dorso lateral del pie. Se origina de la confluencia del nervio sural medial, una rama del nervio tibial, y la rama comunicante peronea del nervio peroneo común. El nervio sural atraviesa la fascia cerca de la unión miotendinosa de los músculos gemelos, discurre lateralmente al tendón de Aquiles y desciende detrás del maléolo lateral hasta la apófisis estiloides del quinto metatarsiano.

ANATOMÍA ARTICULAR

La anatomía articular del miembro inferior comprende la rodilla, el tobillo y el pie.

Rodilla

En los siguientes apartados se detalla la anatomía articular básica de la rodilla, los puntos anatómicos de referencia más relevantes, la vascularización y la inervación.

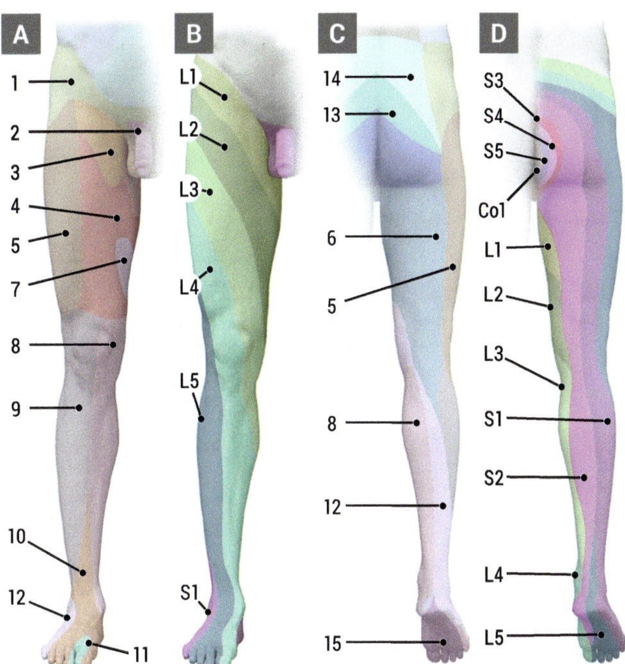

Figura 52-2. Inervación sensitiva del miembro inferior. Vista anterior: por los nervios del plexo lumbosacro **(A)** y por los dermatomas espinales **(B)**. Vista posterior: por los nervios del plexo lumbosacro **(C)** y por los dermatomas espinales **(D)**. Nervios: iliohipogástrico (1), ilioinguinal (2), genitofemoral (3), cutáneo femoral anterior (4), lateral (5) y posterior (6), obturador (7), safeno (8), peroneo común (9), superficial (10) y profundo (11), tibial (12), clúneos medios (13) y superiores (14), y plantares (tibial) (15).

Anatomía articular básica

La rodilla es la articulación más grande del cuerpo humano (Fig. 52-3). Es una articulación sinovial compuesta por la extremidad distal del fémur –que se acopla con el extremo proximal de la tibia– y la rótula, situada en su parte anterior. Los cóndilos del fémur y la tibia conforman una **articulación bicondílea**, mientras que la **rótula** se articula con el fémur en forma de tróclea, quedando suspendida en la cara anterior mediante el **tendón cuadricipital** en el polo superior y el **tendón rotuliano** en el polo inferior. Lateralmente a la tibia se encuentra la cabeza del peroné.

Dentro de la articulación, los **meniscos interno y externo** son estructuras fibrocartilaginosas muy importantes para la función de soporte de carga de la rodilla. Las superficies articulares están unidas por una **cápsula articular** y reforzada por ligamentos que le confieren estabilidad. El **ligamento colateral tibial**, o **lateral interno**, se extiende desde el cóndilo femoral medial hacia la tibia; y el **ligamento colateral femoral**, o **lateral externo**, conecta el cóndilo femoral lateral con la cabeza del peroné. Internamente, la estabilidad de la rodilla es proporcionada por el **ligamento cruzado anterior**, que va desde la cara posteromedial del cóndilo femoral externo en un trayecto oblicuo hacia delante hasta la parte anterior de la espina tibial, y por el **ligamento cruzado posterior**, que se extiende desde la cara lateral del cóndilo femoral interno hasta la cara posterior de la tibia, entre los dos platillos tibiales.

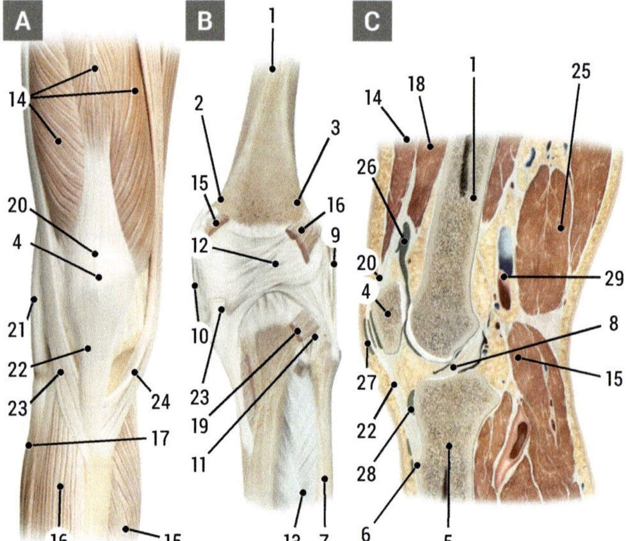

Figura 52-3. Anatomía de la articulación de la rodilla. **A)** Visión frontal. **B)** Visión posterior con la cápsula articular. **C)** Sección sagital. Huesos: fémur (1), con sus epicóndilos medial (2) y lateral (3), rótula (4), tibia (5), con su tuberosidad (6), y peroné (7). Ligamentos: cruzado anterior (8), colateral peroneo (9) y tibial (10), de la cabeza del peroné (11) y poplíteos (12). Membrana interósea de la pierna (13). Músculos: cuádriceps (14), gastrocnemio medial (15), plantar (16), peroneo largo (17), articular de la rodilla (18), poplíteo (19). Tendones: cuádriceps (20), bíceps femoral (21), rotuliano (22), tracto iliotibial (23), sartorio, grácil y semitendinoso (24), semimembranoso (25). Bolsas: suprarrotuliana (26), prerrotulianas (27), infrarrotulianas (28). Arteria y vena poplíteas (29). En **C** se observan también la fascia superficial y las diferentes fascias musculares profundas, que se continúan con los tendones, ligamentos, cuerpos adiposos, periostio y vasos.

Puntos de referencia anatómicos relevantes

En la rodilla es posible identificar por palpación ciertas prominencias óseas como los cóndilos femorales, tanto el externo como el interno, así como la rótula, la cabeza del peroné y la tuberosidad tibial anterior, ubicada en la porción anterosuperior central de la tibia.

Cuando la rodilla se encuentra flexionada, se pueden palpar las interlíneas articulares tanto interna como externa, además de los ligamentos colaterales interno y externo. El tubérculo de Gerdy, punto de inserción de la cintilla iliotibial en la meseta tibial lateral, se puede palpar con la rodilla extendida entre la rótula y la cabeza del peroné.

Justo detrás del tendón rotuliano y bajo la rótula se encuentra el cuerpo adiposo infrapatelar de Hoffa, el cual puede presentar inflamación o hipertrofia en ciertas patologías. En el aspecto anteromedial de la tibia se insertan tres tendones conocidos colectivamente como *pata de ganso* –el sartorio, el grácil y el semitendinoso– punto que a menudo es sensible a la palpación. Por otro lado, los tendones isquiotibiales, como el semimembranoso y el semitendinoso en la parte interna, y el bíceps femoral en la cabeza del peroné, son palpables en la cara posterior de la rodilla.

En la región posterior de la rodilla se encuentra el **hueco poplíteo**, que en condiciones normales es blando al tacto, pero que en ocasiones puede presentar una consistencia indurada debido a la presencia de un quiste de Baker, una acumulación de líquido que proviene de la articulación.

Vascularización e inervación

La **arteria poplítea**, que procede de la arteria femoral y emerge a través del hiato aductor, suministra sangre a la rodilla. En su curso se acompaña de la vena poplítea y el nervio tibial, situándose como el elemento más profundo y medial. Además, mantiene relación con los **ganglios linfáticos poplíteos** y el tejido adiposo. Desde ella se originan varias ramas que contribuyen a formar la **red articular de la rodilla** y la **red rotuliana**, que garantizan la seguridad circulatoria, que persiste incluso con diferentes niveles de tensión en los tejidos blandos durante el movimiento y la carga de la articulación, y va acompañada de la correspondiente compresión de las arterias. La arteria poplítea también emite las **arterias surales** para el músculo gastrocnemio y el tendón del bíceps femoral. Con este plexo arterial, el **sistema nervioso simpático** se extiende a través de los vasos terminales para regular el flujo sanguíneo a la rodilla y sus estructuras del ligamento capsular hasta la membrana sinovial.

El drenaje venoso se realiza a través de la **vena poplítea**, formada por la confluencia de las venas tibiales anterior y posterior, que asciende hacia el hiato aductor para convertirse en la vena femoral.

La **inervación sensitiva** de la cara anterior de la rodilla y de su cápsula articular es realizada por el nervio femoral y los nervios geniculados. La zona posterior recibe inervación del nervio cutáneo femoral posterior. El área posterolateral obtiene su sensibilidad de los ramos del nervio cutáneo femoral lateral en la parte superior, y de los nervios peroneo común y cutáneo sural lateral en la parte inferior. La inervación de la cara posteromedial proviene de ramos sensitivos del nervio obturador (v. Fig. 52-2).

La **inervación somática** de los **músculos extensores** de la rodilla proviene del nervio femoral, que suministra a los cuatro músculos que componen el grupo del cuádriceps femoral: los vastos lateral, medial e intermedio, y el recto femoral. Los **músculos flexores** están fundamentalmente inervados por el nervio tibial (bíceps femoral, semitendinoso, semimembranoso y gastrocnemio), aunque también contribuyen el nervio peroneo común (cabeza corta del bíceps femoral) y el nervio obturador (sartorio y grácil). Estos nervios somáticos también transportan **fibras simpáticas**, que son responsables de la sensibilidad protopática (v. Fig. 52-1).

Tobillo y pie

Del tobillo y el pie, a continuación se detalla su anatomía articular básica, los puntos anatómicos de referencia más relevantes, la vascularización y la inervación.

Anatomía articular básica

La articulación del tobillo (Fig. 52-4), también conocida como *talocrural* o *tibioperoneoastragalina*, es una articulación sinovial compuesta por arriba por las superficies articulares de la tibia y los maléolos peroneo y tibial, y en su parte inferior por la superficie superior del **astrágalo.** Los maléolos forman una pinza (mortaja) para la tróclea del astrágalo, cuya superficie está cubierta de cartílago hialino. La **cápsula articular** se encuentra reforzada por los ligamentos laterales interno o deltoideo y externo.

El **ligamento lateral interno,** de estructura triangular y robusta, se extiende desde la cara medial del maléolo tibial hasta el astrágalo y el hueso navicular o escafoides, y se divide en cuatro partes:

- Tibionavicular.
- Tibiocalcánea.
- Tibioastragalina anterior.
- Tibioastragalina posterior.

El ligamento lateral externo es el más susceptible a lesiones durante los esguinces de tobillo, especialmente cuando el pie sufre una inversión y flexión plantar, y a su vez suele estar implicado en lesiones del pie. Este ligamento se compone de tres fascículos:

- Ligamento peroneoastragalino anterior, que suele ser el primero en romperse.
- Ligamento peroneoastragalino posterior.
- Ligamento peroneocalcáneo.

El **hueso calcáneo** forma la prominencia del talón, se encuentra situado bajo el astrágalo y ambos huesos se unen en la **articulación subastragalina** o subtalar, la cual posibilita los movimientos de inversión y eversión del pie. El **tendón calcáneo** o **de Aquiles,** que es la continuación tendinosa de los músculos gastrocnemio, sóleo y plantar delgado, se ancla en la tuberosidad posterior del calcáneo.

El *sustentaculum tali* se halla en la cara medial del calcáneo, aproximadamente a 2,5 cm distal del maléolo medial, brindando soporte al astrágalo y sirviendo de punto de inserción para parte del ligamento deltoideo. El **hueso navicular** o **escafoides** se une proximalmente con el astrágalo y distalmente con las tres **cuñas,** contribuyendo a los movimientos de inversión y eversión del pie en conjunto con la articulación subastragalina. Por su parte, el **hueso cuboides** se localiza en la parte lateral del pie y articula con el calcáneo y con los cuartos y quintos metatarsianos. Así, en el medio pie se pueden definir dos articulaciones principales:

- Articulación mediotarsiana o de Chopart, formada por las articulaciones calcaneocuboidea (lateral) y talocalcaneonavicular (medial).
- Articulación tarsometatarsiana o de Lisfranc, formada por la articulación de la base de los metatarsianos con las cuñas y el cuboides.

En la cara lateral del tobillo, anterior al maléolo peroneal, se encuentra el **seno del tarso,** un canal osteoligamentario que constituye un espacio anatómico situado entre las articulaciones astragalocalcánea anterior y posterior. Este compartimento se localiza en la superficie inferior del astrágalo y en la superior del calcáneo, situándose anterior a la articulación subtalar.

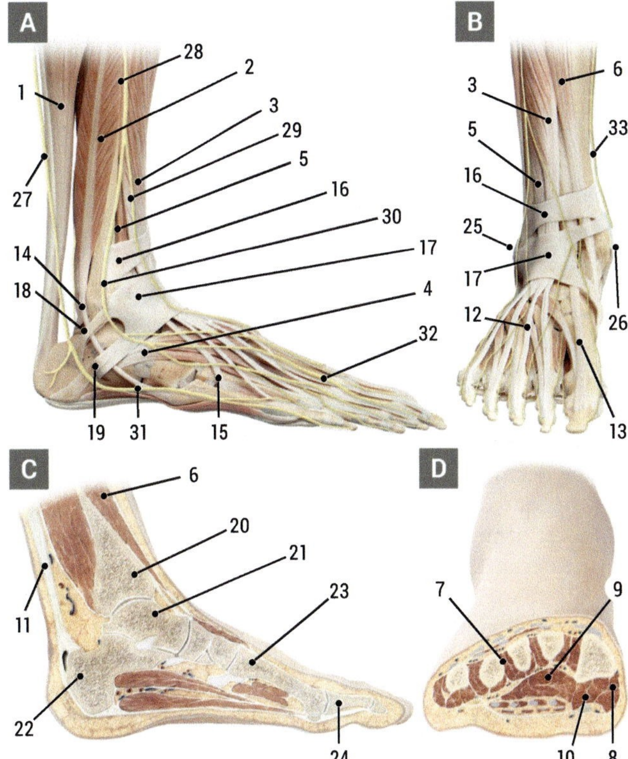

Figura 52-4. Anatomía del tobillo y del pie. **A)** Vista lateral. **B)** Vista anterior. **C)** Sección sagital. **D)** Sección frontal del pie. Músculos: sóleo (1), peroneo largo (2), extensores largo (3) y cortos (4) de los dedos, tercer peroneo (5), tibial anterior (6), interóseos (7), abductor (8), aductor (9) y flexores (10) del dedo gordo. Tendones: calcáneo (11), extensores largos (12), extensor largo del dedo gordo (13), peroneo largo (14), tercer peroneo (15). Retináculos: superior (16) e inferior (17) de los músculos extensores, superior (18) e inferior (19) de los músculos peroneos. Huesos: tibia (20), astrágalo (21), calcáneo (22), metatarsiano I (23), falange (24), maléolos lateral (25) y medial (26). Nervios: sural (27), peroneo superficial (28), cutáneo dorsal medial (29), intermedio (30) y lateral (31), digitales dorsales del pie (32) y safeno (33).

El primer dedo del pie, conocido como *hallux,* posee dos falanges, a diferencia de los demás dedos del pie, que tienen tres. Los dedos participan en las articulaciones metatarsofalángicas e interfalángicas proximal y distal.

Dentro de las estructuras conectivas que confieren estabilidad a la pierna, tobillo y pie, es relevante mencionar, por un lado, la **membrana interósea de la pierna,** compuesta por tejido fibroso (v. Fig. 52-3). Esta membrana se despliega a lo largo del espacio entre los márgenes interóseos de la tibia y el peroné, proporcionando un punto de inserción para varios músculos de la pierna y contribuyendo a la estabilidad de la mortaja tibioperoneal. Por otro lado, la **fascia** o **aponeurosis plantar** se origina en la tuberosidad del calcáneo y se extiende hasta los ligamentos plantares de las articulaciones metatarsofalángicas, recubriendo los músculos en la región central de la planta del pie.

Similar a la anatomía de la mano, el pie contiene una variedad de bolsas sinoviales y vainas tendinosas que juegan un papel importante en su movilidad y en su arquitectura ósea. Así, el tono y la funcionalidad de los músculos de la pantorrilla y los músculos intrínsecos del pie influyen en la conformación estructural del pie.

Puntos de referencia anatómicos relevantes

Al realizar una palpación en la región del tobillo y el pie, se identifican varios puntos de referencia anatómicos significativos. Lateralmente se distinguen los maléolos: el maléolo tibial en la parte interna y el maléolo peroneal en la externa. Y anterior al maléolo peroneal se encuentra el seno del tarso.

Por debajo de los maléolos se pueden palpar los ligamentos laterales interno y externo. En la cara medial anterior, el tendón del músculo tibial anterior se hace notable al pedir al paciente que realice una dorsiflexión del tobillo.

Posteriormente es palpable el tendón de Aquiles. En la parte externa del pie se ubica la base del quinto metatarsiano, un relieve óseo prominente, y justo por encima de este se puede sentir el hueso cuboides.

El tubérculo del escafoides se localiza en el arco interno del pie, ligeramente por debajo del maléolo interno. La articulación metatarsofalángica del primer dedo se identifica siguiendo la diáfisis del primer metatarsiano. Por último, la inserción de la fascia plantar se palpa en la parte inferior e interna del calcáneo.

Vascularización e inervación

La **circulación arterial** al tobillo y pie se origina en las **arterias tibiales anterior y posterior**, así como en la **arteria peronea**, todas ellas ramas de la arteria poplítea. Estas arterias se ramifican y forman un plexo que envuelve los maléolos y se extiende a través del calcáneo y el tarso hasta alcanzar la región metatarsiana. A lo largo de su trayecto se bifurcan en las arterias plantares medial y lateral, que proveen sangre a los lados dorsales y plantares de los dedos del pie, asegurando así una irrigación eficiente mediante múltiples ramas colaterales.

El **retorno venoso** de la pierna y el pie se efectúa por las venas tibiales anterior y posterior y las venas peroneas, que drenan también la sangre de la red venosa profunda del pie, y ascienden para confluir en la vena poplítea (**Vídeo 52-1**).

La **inervación** tanto **sensitiva** como **somática** del tobillo y el pie procede de los nervios peroneo común y tibial (v. **Figs. 52-1** y **52-2**):

El nervio peroneo común se ramifica en:

- Nervio peroneo superficial: inerva los músculos peroneos laterales largo y corto, responsables de la eversión del pie.
- Nervio peroneo profundo (o tibial anterior): inerva los músculos tibial anterior, extensor largo del dedo gordo, extensor largo de los dedos y peroneo anterior, que controlan la dorsiflexión del tobillo y la extensión de los dedos del pie.

El nervio tibial inerva los músculos gemelos, plantar, soleo y los tres músculos flexores profundos, incluyendo el tibial posterior, que facilitan la flexión plantar del tobillo, la inversión del pie y la flexión de los dedos del pie. También da origen a los nervios plantares medial y lateral, que inervan los músculos de la planta del pie y proporcionan sensibilidad a parte de la planta del pie. El nervio safeno proporciona sensibilidad a la parte interna de la pierna y puede llegar hasta el tobillo y la cara medial del pie. El nervio sural aporta sensibilidad a la parte lateral del talón y la cara dorsal del quinto dedo.

La inervación simpática procede, por un lado, a través de las fibras que acompañan la red arterial y, por otro, mediante fibras que se distribuyen junto con los nervios somáticos sensoriales, responsables de la sensibilidad protopática (**Vídeo 52-2**).

ANATOMÍA MUSCULAR

En el **vídeo 52-3** se muestra la anatomía muscular del miembro inferior.

INDICACIONES TERAPÉUTICAS

En los siguientes apartados se especifican las generalidades y sugerencias de inyecciones neuralterapéuticas en los miembros inferiores.

Generalidades

Es importante considerar que, así como una disfunción en el pie o tobillo puede afectar a la integridad de toda la extremidad inferior, la pelvis, la columna vertebral y el resto del cuerpo en aspectos articulares y miofasciales, de igual manera factores como una mala oclusión dental, tensión en el diafragma o inflamación pélvica pueden tener un impacto significativo en el miembro inferior. Estos pueden desencadenar dolor, inflamación o debilidad en distintas áreas de este. En el caso concreto de dolor en la rodilla, estos pueden ser referidos u originados frecuentemente por afecciones en la columna lumbar, la articulación sacroilíaca, la cadera o debido a condiciones en las estructuras musculoesqueléticas y viscerales de la pelvis.

Por todo ello, es importante realizar una investigación en la historia de vida del paciente para determinar los sitios de inyección, tomando en cuenta posibles factores causales y utilizando la palpación como método para localizar los PTM relacionados con las diversas patologías que pueden afectar al miembro inferior.

Las inyecciones de anestésico local en los tejidos que estabilizan o movilizan las articulaciones, así como en los vasos y nervios asociados, tienen un efecto en las fibras simpáticas que regulan el flujo de nutrientes y, en consecuencia, la función tisular de toda el área.

Una disfunción muscular, tanto en los músculos que mueven como en los que estabilizan una articulación, puede resultar en una carga biomecánica alterada con implicaciones clínicas. Cargas anormales, como tensiones en varo o valgo, pueden presentarse en las articulaciones de la rodilla o el tobillo debido a la hipertensión en un grupo miofascial específico. Esto puede provocar, a largo plazo, daños en los componentes mediales o laterales de la articulación, así como en la estructura de los ligamentos capsulares.

Todos los tejidos son susceptibles de actuar como focos neuromoduladores, y en las estructuras del miembro inferior estos suelen estar asociados con lesiones traumáticas o cirugías previas.

En la extremidad inferior es habitual identificar tanto PTM como puntos gatillo o bandas musculares tensas. Estas condiciones pueden reducir la capacidad de estiramiento muscular. Por ello se aconseja que, después de la aplicación del anestésico local, se realicen estiramientos del músculo implicado para ayudarle a reprogramar su imagen motora.

Antes de inyectar en las zonas articulares de la pierna es importante realizar una liberación miofascial de la extremidad inferior.

Debido a que un dolor o disfunción en una zona de la extremidad puede ser un síntoma producto de un campo interferente, es importante realizar la historia de vida y la inyección de anestésico local en los posibles focos neuromoduladores previo a inyectar directamente en la zona de dolor.

Sugerencias

A continuación, se enumeran algunos de los motivos más frecuentes de consulta en la extremidad inferior:

- Lesiones o dolor articular por patología degenerativa, traumática o posquirúrgica.
- Roturas fibrilares musculares, siendo las más frecuentes las del cuádriceps (habitualmente el recto anterior, por traumatismo directo), de los isquiotibiales (se suelen localizar en la unión miotendinosa, entre 2 y 5 cm por debajo de la inserción isquiática) y del gemelo interno (en la unión miotendinosa). Menos común es la rotura fibrilar del soleo, que se localiza en un plano más profundo.
- Inflamaciones o roturas fibrilares de ligamentos o tendones.
- Osteocondrosis en niños, como la enfermedad de Osgood Schlatter, en edad de crecimiento, con dolor en la tuberosidad anterior de la tibia, o la enfermedad de Köhler, en el astrágalo; o en adultos, como la enfermedad de Haglund, en la zona de inserción del tendón de Aquiles, en la cara posterosuperior del calcáneo.
- Calambres nocturnos en pantorrillas.
- Afectación del nervio peroneo común por compresión o postraumática, especialmente cuando rodea la cabeza de peroné.
- Síndrome del seno del tarso o atrapamiento del nervio tibial posterior: los esguinces de repetición pueden generar dolor residual a este nivel.
- Síndrome de dolor regional complejo.
- Enfermedad de Sever o inflamación de la placa de crecimiento posterior del calcáneo, en la apofisitis del calcáneo: es la causa más común de dolor en el talón en adolescentes deportistas.
- Alteraciones dinámicas en el apoyo del pie (pie plano, cavo, insuficiencia del tibial posterior).
- Fascitis plantar.
- Metatarsalgias.
- Neuroma de Morton.

MATERIAL

Consta de:

- Agujas de calibre 27 G, con longitudes de 25 o 40 mm, o de 30 G y una longitud de 12 mm.
- Jeringa de 3 o 5 mL.
- Procaína del 0,5 al 1 %.

TÉCNICAS

Véase el **vídeo 52-4** para complementar las técnicas de inyección en las diferentes zonas del miembro inferior.

Generalidades

Las técnicas de inyección para el miembro inferior se organizan según la zona anatómica: muslo, rodilla, pierna, tobillo y pie. Incluyen inyecciones dérmicas, miofasciales, peritendinosas, periligamentosas, pericapsulares, perineurales, intraarticulares e intraarteriales. Cada técnica se inicia con una inyección dérmica, formando o no una pápula, seguida de la introducción de la aguja al tejido específico y liberando el anestésico local a lo largo del camino.

Una zona de **tensión miofascial** puede estar relacionada con factores estructurales, viscerales y emocionales, y es posible que influya en otras áreas del cuerpo, ya sean cercanas o lejanas. Los **puntos gatillo**, situados en bandas tensas de músculo, pueden desencadenar un dolor referido. La detección de estos puntos gatillo y su dolor asociado requiere una palpación precisa, aunque su localización tiende a ser en zonas predecibles. La inyección en los PTM y los puntos gatillo debe realizarse siempre desde la perspectiva de la terapia neural.

Para saber si hay afectación en un **tendón** o **inserción**, se solicita al paciente que ejerza fuerza contra la resistencia de la mano del terapeuta.

No debe inyectarse directamente el tendón, la inserción o el ligamento, sino en la dermis o subcutáneamente los puntos más sensibles a la palpación, y en profundidad alrededor de la zona, para que el anestésico local pueda tener efecto en los nociceptores y vasos sanguíneos de la zona.

En terapia neural, el tratamiento no se enfoca de manera aislada en una tendinitis o tendinopatía, sino que se considera dentro del contexto integral del paciente.

Antes de inyectar en la zona inflamada o dolorida es recomendable realizar una liberación de la tensión miofascial

Tabla 52-1. Inervación muscular, articular y trófica del miembro inferior, detallando los nervios, su origen, las estructuras que inervan y la función de estas estructuras

Nervio	Origen	Inervación	Función principal
Nervio femoral	L2-L4	**Muscular**: cuádriceps femoral, sartorio, pectíneo **Articular**: cadera, rodilla **Trófica**: piel del muslo anterior, vasomotricidad de los vasos femorales	Flexión de la cadera, extensión de la rodilla (sartorio: flexión, rotación externa y abducción de cadera)
Nervio obturador	L2-L4	**Muscular**: aductores del muslo (aductor largo, corto, mayor), grácil, obturador externo **Articular**: cadera, rodilla	Aducción del muslo, estabilización de la cadera
Nervio ciático	L4-S3	**Muscular**: isquiotibiales (bíceps femoral, semitendinoso, semimembranoso) **Articular**: cadera, rodilla **Trófica**: piel del muslo posterior, vasomotricidad	Flexión de la rodilla y extensión de la cadera (bíceps: rotación externa de rodilla; semitendinoso y semimembranoso: rotación interna de rodilla)
Nervio tibial	L4-S3	**Muscular**: músculos de la pantorrilla (gastrocnemio, sóleo, tibial posterior, flexores de los dedos) **Articular**: tobillo, articulaciones intertarsianas	Flexión plantar del pie, flexión de los dedos (tibial posterior: inversión del pie)
Nervio peroneo común	L4-S2	**Muscular**: tibial anterior, peroneo largo y corto, extensores de los dedos **Articular**: tobillo, articulaciones del pie	Dorsiflexión del pie (tibial anterior: inversión del pie; peroneos: eversión del pie), extensión de los dedos
Nervio glúteo superior	L4-S1	**Muscular**: glúteo medio, glúteo menor, tensor de la fascia lata **Articular**: cadera	Abducción (tensor de la fascia lata: abducción y rotación interna de cadera), estabilización de la pelvis
Nervio glúteo inferior	L5-S2	**Muscular**: glúteo mayor **Articular**: cadera	Extensión y rotación externa de la cadera
Nervio safeno	L3-L4	**Articular**: rodilla **Trófica**: piel de la parte medial de la pierna y pie, vasomotricidad	Sensibilidad en la cara medial de pierna y pie

tanto en la región proximal como en la distal del área afectada. Esta intervención puede mejorar significativamente la zona sintomática, lo que indica que el malestar original podía estar vinculado a dicha tensión miofascial. En el caso de persistencia de la molestia, el punto de máxima tensión o dolor se localiza mediante palpación para, posteriormente, inyectar en la zona, ya sea dérmica o subcutáneamente, y avanzar la aguja gradualmente hasta llegar cerca del tejido afectado mientras se administra 0,5 mL de anestésico local por el trayecto y 1 mL en el destino.

El conocimiento anatómico resulta fundamental para reconocer y localizar los puntos de inserción.

Pueden encontrarse más detalles sobre estas técnicas en el capítulo dedicado a las inyecciones básicas (v. Cap. 30). Las técnicas de inyección intravascular se explican en el capítulo 53.

Músculos del muslo

En la tabla 52-1 se detalla el origen, la inserción, la función y la inervación de los músculos del muslo, mientras que en la figura 52-1 se muestra el trayecto de los principales nervios del miembro inferior desde su origen en el plexo lumbar.

Rodilla

Respecto a la inyección en la rodilla, existen diferentes técnicas dependiendo de si se inyecta en la articulación articular femorotibial, zonas de tendones, inserciones y ligamentos, y nervios.

Inyección intraarticular femorotibial

Si bien las inyecciones intraarticulares no son habituales en terapia neural, puede resultar útil en pacientes con alteración en el cartílago articular, los meniscos o los ligamentos cruzados. Se utiliza una aguja de 27 G de 40 mm. Existen varias formas de realizar una infiltración intraarticular. A continuación, se describen dos accesos:

- **Vía inferolateral**: el paciente se posiciona sentado al borde de la camilla, con la pierna colgando y la rodilla flexionada a 90°. Tomando como referencias el borde inferolateral de la rótula y el tendón rotuliano, se palpa la articulación femorotibial; entre el tendón y la articulación se palpa un pequeño espacio blando, por donde se introduce perpendicularmente la aguja y en dirección medial hasta acceder a la articulación a una profundidad aproximada de 3 cm (Fig. 52-5A).

- **Vía femoropatelar externa**: con el paciente en posición supina y la rodilla ligeramente flexionada con una almohada debajo, se bascula lateralmente la rótula para facilitar el acceso de la aguja por el tercio superior y externo de la patela, hasta acceder a la articulación a una profundidad aproximada de 3 cm (Fig. 52-5B).

Zonas de tendones, inserciones y ligamentos

La **entesitis en la pata de ganso** está frecuentemente asociada a gonartrosis, y suele ser muy sensible a la palpación en la porción proximal e interna de la tibia (Fig. 52-6A).

La inserción del bíceps femoral se palpa en la parte posterior de la cabeza del peroné. Debido a la superficialidad del nervio peroneo común cuando rodea el peroné, si al inyectar la zona aparece dolor o corriente, debe retirarse la aguja 2 mm antes de liberar el anestésico local.

Las inserciones de los ligamentos colaterales de la rodilla suelen ser muy sensibles en los trastornos de la rodilla y fáciles de localizar. La inserción femoral del **ligamento lateral externo** se palpa en el epicóndilo femoral lateral, un dedo por encima del espacio articular y con la rodilla ligeramente flexionada. La inserción peroneal de este ligamento se puede palpar en la cabeza proximal del peroné. En el epicóndilo medial se insertan el músculo aductor mayor y el **ligamento lateral interno**, el cual tiene su inserción tibial un dedo por debajo del espacio articular en la cabeza de la tibia. Se inyectan 0,5 mL de procaína subcutánea en los puntos de máximo dolor.

La **inserción del cuádriceps** se palpa en el polo superior de la rótula, y el **tendón rotuliano** suele inflamarse en su parte proximal, en el polo inferior de la rótula (rodilla del saltador). Para inyectar en estos puntos debe fijarse primero el hueso con la otra mano y después realizar una inyección subcutánea de 0,5-1 mL de procaína para alcanzar el entorno del tendón.

Una tumefacción y dolor en ambos lados del tendón rotuliano puede deberse a la afectación de la **grasa de Hoffa**. Estos puntos pueden inyectarse directamente con anestésico local.

El refuerzo ligamentoso de la **articulación tibioperonea** se encuentra en el **ligamento anterior de la cabeza del peroné**. Para alcanzar esta estructura se inserta la aguja en el surco entre la cabeza del peroné y la meseta tibial, y se introduce de forma perpendicular a una profundidad de 1-1,5 cm. En esta posición se administra de manera periligamentosa y periarticular 1 mL de procaína.

Nervios

La técnica de inyección también varía dependiendo del nervio que se deba tratar.

Rama infrapatelar del nervio safeno

La rama infrapatelar del nervio safeno inerva la cara anteroinferior de la cápsula articular de la rodilla, por lo que puede ser de ayuda en casos de dolor del compartimento interno de la rodilla. Se inyecta de forma subcutánea a la altura del cóndilo medial del fémur o de la tibia.

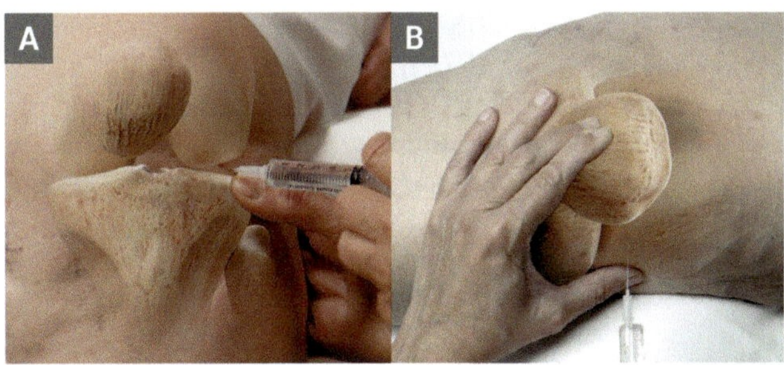

Figura 52-5. Inyección intraarticular de la rodilla. **A)** Vía inferolateral. **B)** Vía femoropatelar externa.

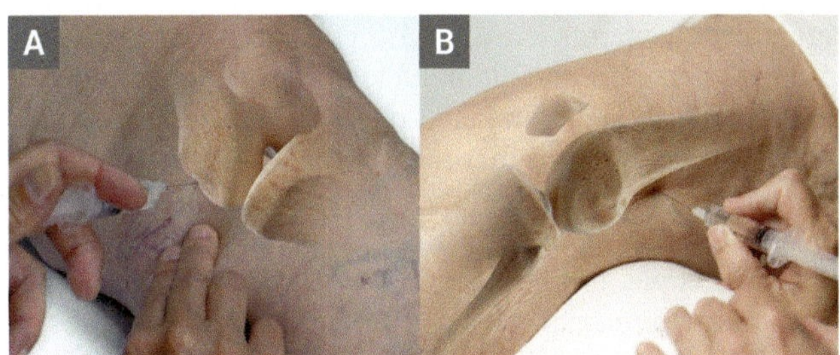

Figura 52-6. Inyecciones en la zona de la rodilla. **A)** Pata de ganso (rodilla). **B)** Nervio geniculado medial lateral.

Nervio peroneo común

Justo por debajo de la cabeza del peroné se inserta la aguja perpendicular a la piel, y después de una inyección dérmica se realiza una inyección perineural de 2 mL a 1 cm de profundidad para alcanzar la bifurcación del nervio peroneo común, con el inicio de sus ramas superficial y profunda. Este es el lugar en el que la rama superficial puede resultar dañada por presión externa, como puede ser la colocación de un yeso o por contusión.

Nervios geniculados

En pacientes con gonartrosis de rodilla o prótesis de rodilla dolorosas puede ser de ayuda la inyección en los nervios geniculados. Con el paciente acostado en supino y la rodilla en flexión de 20°, y con una almohada bajo el hueco poplíteo, se localiza el **nervio geniculado lateral** en la confluencia de la diáfisis femoral con el cóndilo femoral lateral (Fig. 52-6B), el **nervio geniculado superior medial** en la confluencia de la diáfisis con el cóndilo medial, en el tubérculo del aductor que suele ser sensible a la palpación, y el **nervio geniculado inferior medial** en la confluencia de la diáfisis tibial con el cóndilo interno de la tibia. La inyección se realiza perpendicular a la piel a unos 2-3 cm de profundidad, dependiendo del grosor del muslo del paciente. El contacto suave con el cóndilo femoral o tibial confirma la profundidad.

Pierna

En la pierna fundamentalmente se inyecta en PTM y puntos gatillo. En la tabla 52-1 se detalla el origen, la inserción, la función y la inervación de los músculos de la pierna, mientras que en la figura 52-1 se muestra el trayecto de los principales nervios del miembro inferior.

En los casos de dolor en la **tuberosidad anterior de la tibia**, especialmente en niños y adolescentes deportistas, se puede inyectar en la zona de máximo dolor a la palpación, pero siempre después de tener en cuenta las consideraciones generales.

En casos de alteraciones en la cara posterolateral del tercio distal de la pierna, cara lateral del pie y talón puede ser de ayuda la inyección perineural en el nervio sural. El punto de entrada de la aguja se encuentra por detrás del borde posterior del peroné, a cuatro dedos por encima de la punta del maléolo lateral. Después de una inyección dérmica, la aguja debe penetrar entre 1 y 1,5 cm. En el caso de que el paciente sienta un destello hacia los dedos pequeños del pie, se retirará la aguja 2 mm antes de liberar el anestésico local.

La inyección en la **membrana interósea** puede ser de ayuda en casos de acumulación de tensión miofascial en la pierna, especialmente tras cirugías, traumatismos importantes en el pie, tobillo o la pierna, así como en situaciones de sobrecarga muscular. Una vez identificados los puntos de máxima tensión mediante palpación en el espacio entre la tibia y el peroné, se introduce una aguja de 27 G y 40 mm de forma perpendicular hasta alcanzar el espacio interóseo (Fig. 52-7A). Durante el procedimiento se administra el anestésico local, comenzando en la dermis y la fascia superficial, y luego avanzando por los planos miofasciales hasta llegar a la membrana interósea. Esta estructura proporciona inserción a varios músculos de la pierna y juega un papel fundamental en la estabilidad de la mortaja tibioperoneal.

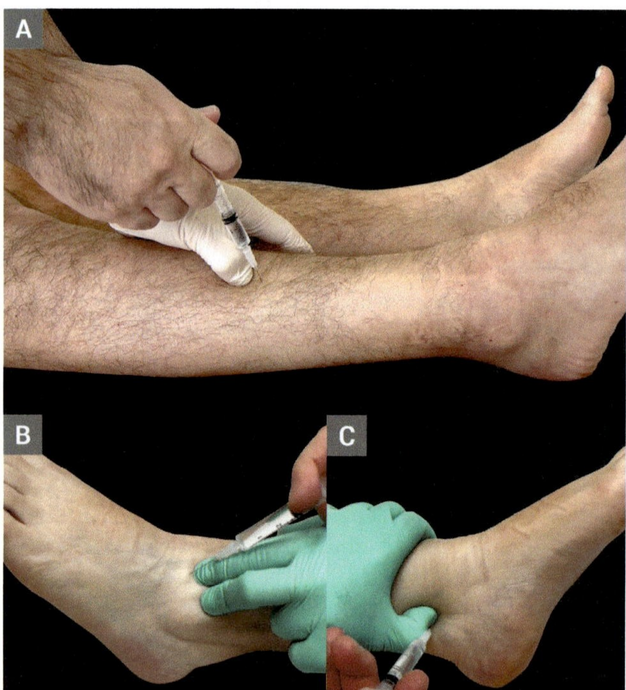

Figura 52-7. Inyecciones en la zona de la pierna y el tobillo. **A)** Inyección en punto de tensión miofascial hasta llegar a la membrana interósea de la pierna. **B)** Perineural en el nervio peroneo profundo. Lateral a la arteria pedia y medial al tendón del extensor largo del dedo gordo. **C)** Perineural en el nervio tibial. En el borde posterior del maléolo medial, tiene un efecto periarterial en la arteria tibial posterior.

Tobillo

Para el área del tobillo también existen diferentes técnicas de inyección según la zona que se quiera tratar.

Inyección articular tibioperoneoastragalina

La inyección periarticular o intraarticular tibioperoneoastragalina puede realizarse mediante dos abordajes:

- **Vía anteromedial**: es el abordaje más empleado. Entre el maléolo tibial y el tendón del músculo tibial anterior se palpa un espacio más blando. La aguja se introduce perpendicular a la piel por este espacio, en dirección anteroposterior y ligeramente medial, por debajo del tendón, a 2 cm de profundidad.
- **Vía anterolateral**: una vez identificados el maléolo peroneal y el tendón extensor común de los dedos, se localiza el nervio peroneo superficial, el cual se hace visible al forzar el pie en extensión e inversión. La aguja se inserta entre el nervio y el tendón, en dirección medial, a unos 2 cm de profundidad.

Zonas de inyecciones en tendones, inserciones y ligamentos

La inyección en la **inserción del tendón de Aquiles** se realiza con el paciente en decúbito prono y con los pies fuera de la camilla, o con una almohada o rodillo debajo de los tobillos. Una vez localizada la zona de dolor, se inyecta desde medial y/o lateral de forma transversal, por delante de la superficie anterior del tendón.

El punto de máximo dolor de la **inserción de los músculos peroneos** se localiza a nivel retromaleolar externo, mientras que el de los **ligamentos laterales** suele ser el ligamento peroneoastragalino anterior.

El punto de **inserción del músculo tibial anterior** se encuentra sobre la primera cuña, y la **inserción del músculo tibial posterior** es en la cara anterointerna a nivel del tubérculo del escafoides.

Un dedo por debajo del maléolo tibial se encuentra la **estructura ligamentosa del maléolo interno** y de la **arteria subastragalina**. La inyección de 1,5 mL de procaína en este punto alcanza el **ligamento deltoideo**.

A dos dedos por debajo del maléolo medial se encuentra la **estructura ligamentosa capsular medial**, y la inyección pericapsular puede realizarse a 1,5 cm de profundidad.

Después de un traumatismo o un esguince del **ligamento lateral externo** puede aparecer un tejido inflamatorio o fibroso en el **seno del tarso**, que se localiza a un dedo por debajo del maléolo peroneal y uno por delante del peroné. Una vez ubicado el punto, se inserta la aguja 1 cm en dirección medial y posterior para inyectar 1 mL de procaína con efecto **periarticular** entre los huesos astrágalo y calcáneo (Fig. 52-8A).

Nervios

La técnica de inyección en los nervios del tobillo también varía dependiendo del nervio que se desee inyectar.

Nervio peroneo profundo

Por debajo de la articulación del tobillo, en el dorso del pie, y lateral a la arteria pedia, entre esta y el tendón del extensor largo del *hallux* se inserta la aguja perpendicular al pie a 1-2 cm de profundidad (**Fig. 52-7B**).

Nervio peroneo superficial

Entre la cara anterior del tobillo y el maléolo lateral se realiza una punción subcutánea de 1 mL de procaína.

Nervio tibial

El atrapamiento del nervio tibial, conocido como *síndrome del canal tarsiano*, suele manifestarse con sensación de hormigueo o calor en los dedos, y dolor en el talón y la planta del pie, por lo que puede confundirse con una fascitis plantar. El nervio se encuentra equidistante entre el maléolo tibial y el tendón de Aquiles, por detrás de la arteria y la vena tibiales. Si se realiza una presión mantenida en el nervio, aparece dolor (test de Valleix positivo). La inyección de 1-2 mL subcutáneos de procaína en el borde posterior del maléolo medial, justo por debajo del retináculo de los flexores, tiene un efecto periarterial al bañar las fibras simpáticas de la **arteria tibial posterior**, que es palpable, y perineural en el **nervio tibial**, que se encuentra a unos milímetros dorsalmente de la arteria (**Fig. 52-7C**).

Las guías de sociedades científicas profesionales incluyen la electroestimulación a modo de neuromodulación del nervio tibial posterior en problemas de vejiga hiperactiva causante de urgencia urinaria, con o sin incontinencia urinaria, debido a los buenos resultados observados en diferentes estudios. En la misma línea, dado el efecto de regulación nerviosa de los anestésicos locales, la inyección perineural de este nervio podría constituir una nueva línea de investigación.

Pie

Las inyecciones **periarticulares** más habituales en el pie se realizan subcutáneamente en los puntos más sensibles alrededor de las articulaciones **subastragalina** y **metatarsofalángica del *hallux***.

Las inyecciones **musculares** en el pie se realizan en la **musculatura intrínseca superficial del pie**, ya que esta puede ser la responsables del dolor en el dorso del pie después de una entorsis de tobillo. Se inyectan 0,5 mL de procaína en el punto de máximo dolor.

La inyección **perineural** más habitual en el pie se realiza en el **tercer nervio plantar** para el **neuroma de Morton**, una degeneración del nervio interdigital plantar que se localiza con frecuencia en el tercer espacio intermetatarsal. Se diferencia de las metatarsalgias en que empeora al comprimir el antepié, porque disminuye el espacio interdigital. Se inyecta 1 mL de procaína entrando la aguja por vía dorsal, perpendicular a la piel, a 3 cm de la base de los dedos y a 2 cm de profundidad (**Fig. 52-8B**).

En el caso de la **fascitis plantar**, el paciente refiere dolor en la inserción medial de la fascia plantar en el calcáneo cuando se levanta por la mañana y da los primeros pasos, mejorando a lo largo del día y empeorando nuevamente al final de este. Se inyecta desde la cara medial en el punto de máximo dolor a la palpación hasta la cercanía del hueso.

Las patologías de los **dedos** pueden tratarse inyectando en los nervios digitales plantares y dorsales. Sujetando firmemente el pie con la mano libre, se introduce una aguja de 27 o 30 G perpendicularmente en la base del dedo por la comisura interdigital y se inyectan de 0,5 a 1 mL de anestésico local en la cercanía de los nervios digitales dorsal y plantar. El procedimiento se realiza a ambos lados del dedo (**Fig. 52-8C**).

CONTRAINDICACIONES, PRECAUCIONES Y PECULIARIDADES

Las inyecciones en la extremidad inferior son muy seguras, ya que se aplican en zonas sin estructuras de riesgo, por lo que no se presentan contraindicaciones particulares; sin embargo, en pacientes con trastornos de la coagulación es necesario ser

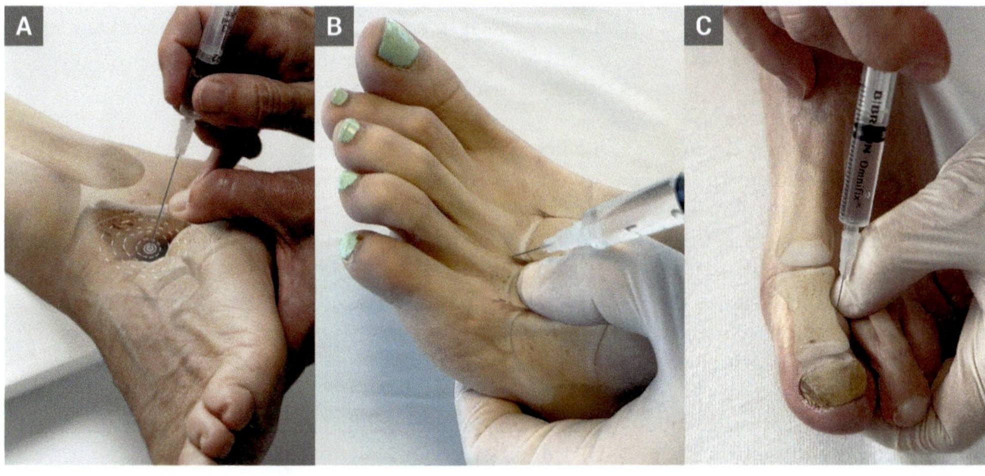

Figura 52-8. Inyecciones en tarso y pie. **A)** Seno del tarso. **B)** Tercer nervio plantar en paciente con neuroma de Morton con dolor. **C)** Nervio digital en el primer dedo del pie, con micosis ungueal.

cauteloso al realizar técnicas musculares profundas, vasculares o perivasculares. A pesar del delgado calibre de la aguja, en estos casos se debe aplicar una firme presión después del procedimiento y seguir el procedimiento aconsejado en estos casos descrito en el capítulo 29.

Si al administrar el anestésico local se percibe una resistencia y una molestia, es probable que la aguja se halle en un tendón o en el periostio. En tal situación, se debe retraer ligeramente la aguja hasta que la resistencia desaparezca y, a continuación, liberar el anestésico para que bañe el tendón o el periostio y su fascia.

Es habitual que, tras la inyección, el paciente experimente una sensación de calor en toda la extremidad o en una parte de esta, probablemente debido a la vasodilatación y relajación miofascial. Este signo es indicativo de que la técnica se ha realizado adecuadamente.

COMPLICACIONES

Las potenciales complicaciones de las inyecciones en el miembro inferior son las de cualquier inyección: dolor en el área de inyección (que puede minimizarse aplicando presión con el dedo de la mano libre), aparición de hematomas e infección.

En ocasiones, el paciente puede sentir un breve destello de dolor a lo largo de un nervio. Si esto sucede, es recomendable retraer la aguja ligeramente y administrar una pequeña cantidad de procaína para bañar el área perineural. Muy raramente puede quedar una sensación de parestesias que puede durar unos días o incluso varias semanas, hasta que el nervio se recupera, sin representar una complicación seria. También puede ocurrir debilidad muscular transitoria al inyectar cerca de un nervio.

HISTORIAS DE VIDA

A continuación, se detallan dos casos en los que se aplicó terapia neural en la zona del miembro inferior.

Historia 1

Una mujer de 48 años consultó al Servicio de Medicina Física y Rehabilitación por dolor crónico en su rodilla derecha, de características mecánicas, que empeoraba al bajar escaleras y cuando se levantaba después de una postura prolongada en sedestación. Refería meniscectomía interna total de la misma rodilla a los 36 años. En su historia de vida destacaba un nivel de estrés laboral importante en el manejo de su propia empresa. Tuvo dos partos eutócicos y tres interrupciones voluntarias de embarazo. Refirió haber sufrido abusos sexuales a los 15 años. En la exploración física destacó un dolor a la palpación en la interlínea interna de la rodilla y la rótula, y limitación a la movilización femorotibial. En una sesión inicial se inyectó procaína en PTM, sobre todo en la zona precordial, en el plexo pélvico mediante abordaje suprapúbico y en la cicatriz de la rodilla. Un mes después la paciente regresó a la consulta manifestando haber sentido una mejoría importante del dolor en rodilla, aunque persistía el estrés y el mal descanso nocturno. Se inyectó de nuevo en los mismos puntos. Otro mes más tarde el dolor prácticamente había desaparecido y la paciente empezó a sentir una mejoría en el estrés y el descanso nocturno.

Comentario:

- Tratar los distintos PTM según su historia de vida global, más allá de la rodilla, puede proporcionar un alivio del nivel de estrés y de los síntomas en general, independientemente del diagnóstico clínico de artrosis con limitación de la movilidad de la rodilla.

Historia 2

Una paciente de 53 años consultó por dolor en la rodilla derecha de 3 meses de evolución, diagnosticada con tendinitis de la pata de ganso. El intenso dolor e inflamación impedían llevar a cabo el tratamiento fisioterápico. La paciente estaba atravesando un período de alta ansiedad tras el fallecimiento de su madre y el ingreso de su padre en un centro psiquiátrico. Como antecedentes destacaban dos partos naturales, un aborto inducido y varias cirugías: amigdalectomía, colecistectomía, histerectomía y gastroplastia. También presentaba obesidad mórbida a pesar de haber perdido 30 kg. En la primera sesión experimentó un rápido alivio en el dolor de rodilla y una relajación general inmediata después de inyectar procaína en PTM en las regiones temporal, suboccipital, preesternal y diafragmática. Una inyección en un punto de tensión en la cara anterior del tobillo provocó un incremento en la mejoría de la rodilla y una relajación de toda la extremidad inferior, tras desatar un llanto. Regresó 2 meses después informando mejoría en el dolor, aunque una resonancia magnética llevó al traumatólogo a recomendar una prótesis de rodilla debido a gonartrosis. Se inyectó de nuevo en los PTM, además de en las cicatrices abdominales, proporcionando nuevamente alivio y relajación de la rodilla y general. Tres meses después volvió a la consulta cojeando y con dolor intenso en la rodilla, solicitando alivio durante los meses de espera hasta la cirugía. Había olvidado mencionar una hemorroidectomía realizada 8 meses atrás. El tratamiento en el plexo pélvico mediante un abordaje suprapúbico alivió de inmediato la tensión en la extremidad y el dolor de la rodilla. Las inyecciones siguientes en la zona sacrococcígea y en PTM general reafirmaron la mejora.

Comentarios:

- La liberación de la tensión emocional puede proporcionar un alivio inmediato de diversas afecciones.
- El dolor de rodilla puede tener factores causales más allá de la propia articulación, vinculadas a estructuras anatómicas próximas o distales y a la inervación que se extiende desde la zona lumbrosacra hasta el pie, entre otras.
- La recomendación de una prótesis de rodilla suele basarse en el dolor persistente y su impacto en la calidad de vida del paciente. Una disminución significativa del dolor y una mejora en la funcionalidad podría replantear la necesidad de una intervención quirúrgica.

PUNTOS CLAVE

- El dolor en los miembros inferiores es un motivo frecuente de consulta. La historia de vida del paciente, sus síntomas y, especialmente, la palpación son fundamentales para guiar el tratamiento y determinar el sitio en el que aplicar el anestésico local.
- En las extremidades inferiores es habitual encontrar cicatrices de heridas o quirúrgicas que pueden actuar como campos interferentes, tal como describieron los hermanos Huneke en los inicios de la terapia neural.
- Se recomienda no inyectar inicialmente y de forma directa en los puntos de inflamación y dolor, sino considerar primero la historia de vida del paciente y seguidamente realizar una liberación de la tensión miofascial mediante inyecciones de anestésico local guiadas por palpación. La inyección en los puntos inflamados y dolorosos debe reservarse para el final, si el dolor persiste.
- Al infiltrar en áreas cercanas a nervios, es aconsejable hacerlo lentamente a nivel perineural; si el paciente refiere una sensación de corriente eléctrica, debe retirarse ligeramente la aguja para evitar el contacto directo con el nervio.

BIBLIOGRAFÍA

Aliaga Font L, de León Casasola Ó, Nebreda Clavo CL, Vallejo Salamanca R. Técnicas intervencionistas para el tratamiento del dolor crónico. Barcelona: Editorial Glosa, S.L.; 2011.

Bhide AA, Tailor V, Fernando R et al. Posterior tibial nerve stimulation for overactive bladder-tecniques and efficacy. Int Urogynecol J. 2020;31:865-70.

Biel A. Guía topográfica del cuerpo humano. Editorial Barcelona: Paidotribo; 2015.

Choi WJ, Hwang SJ, Song JG. Radiofrequency treatment relieves chronic knee osteoarthritis pain: A double-blind randomized controlled trial. Pain. 2011;152(3):481-7.

II Curso Internacional. OrtoBioMsk DEBA Course. Terapias biológicas e intervencionismo ecoguiado. 9-11 de abril de 2023. Sevilla.

Ortigosa Solórzano E, Matic M. Ecografía en el tratamiento del dolor crónico. Madrid: Aeflor Editores; 2017.

Pérez Moreno JC, Nájera Losada DC, Herrero Trujillano M et al. Radiofrecuencia de los nervios geniculados para el tratamiento del dolor crónico en la osteoartrosis de rodilla. Rev Soc Esp Dol. 2021;28(3):157-68.

Pró EA. Anatomía clínica. Buenos Aires: Editorial Médica Panamericana; 2014.

Simons DG, Travell JG, Simons LS. Dolor y disfunción miofascial. Madrid: Editorial Médica Panamericana; 1999.

Tran J, Peng PWH, Chan VWS et al. Overview of Innervation of knee joint. Phys Med Rehabil Clin N Am. 2021;32(4):767-78.

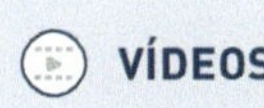

Inyecciones intravasculares e infusión intravenosa

53

J. M. Marín Mesa y D. Vinyes

INTRODUCCIÓN

La administración **intravascular** permite la introducción rápida y generalizada de medicamentos al organismo. Cuando se inyecta un fármaco en las venas o arterias, se logra una concentración elevada de este, con distribución ya sea sistémica (**intravenosa**) o focalizada al territorio tributario (**intraarterial**). Muchas terapias frecuentemente se suministran como **bolo** o dosis única, aunque también se pueden administrar mediante infusión prolongada o por goteo.

La combinación de la administración sistémica y las propiedades no anestésicas de los anestésicos locales crea una innovadora ventana terapéutica, especialmente con la procaína. Este capítulo se centra en las aplicaciones intravasculares de la procaína, tanto de forma independiente como en combinación con la terapia neural.

Gracias a sus **propiedades vasodilatadoras** a nivel capilar, la procaína puede penetrar e influir de manera efectiva en tejidos con escasa vascularización. Sin embargo, en zonas inflamadas, aunque bien vascularizadas, la acidez del entorno puede reducir la eficacia y la difusión de la procaína, ya que esta tiende a permanecer en su forma ionizada, lo que dificulta su capacidad para atravesar las membranas celulares. Otras ventajas de la procaína son su trazabilidad, baja toxicidad, capacidad de impermeabilizar capilares, reducción de la inflamación y propiedades antioxidantes (v. Caps. 15 y 17).

En el **ámbito oncológico**, anestésicos locales como la procaína o la lidocaína intravenosas han mostrado prometedores efectos antitumorales. Además de reducir los efectos secundarios de la radioterapia, potencian los resultados de la quimioterapia. En varios estudios *in vitro* se ha revelado que la procaína interfiere en diversas vías moleculares anticancerígenas (inhibición del crecimiento de células cancerosas por bloqueo parcial de la ADN-metilasa, disminución de la 5-metilcitosina en el ADN, inhibición de la metilación del ADN, etc.), posicionándola como un coadyuvante potencial en tratamientos oncológicos (v. Cap. 17).

La procaína también **influye en la cascada de señalización MAPK** (una cadena de proteínas en la célula que transmite una señal desde un receptor en la superficie de la célula al ADN en el núcleo de la célula), regulando de este modo la expresión de citocinas como la interleucina 6 y la replicación de varios virus ARN, como los virus de la gripe, hanta, virus respiratorio sincitial o el coronavirus 2 del síndrome respiratorio agudo grave y virus de la influenza A, y el moho *Aspergillus niger*.

Asimismo, **actúa sobre el sistema nervioso central**, activando específicamente estructuras del sistema límbico (v. Cap. 17). Esta activación es consecuencia de la inhibición cortical que produce el fármaco. Al administrarse en dosis de 1,84 mg/kg por vía intravenosa a individuos saludables, se han observado experiencias emocionales intensas que varían desde la euforia hasta la disforia. Además, se presentan percepciones sensoriales amplificadas, manifestándose en forma de ilusiones o alucinaciones tanto visuales como auditivas y olfativas. Estos efectos están correlacionados con un aumento en el flujo sanguíneo cerebral, específicamente en la región paralímbica anterior.

En diversos estudios se ha identificado la influencia de la procaína en sistemas bioquímicos como la dopamina, norepinefrina, serotonina y glutamato (v. Cap. 17). Debido a esta amplia gama de acciones, la procaína intravenosa mediante infusión se está empleando en el tratamiento de varias condiciones, como se verá más adelante.

Mediante la **administración arterial**, la procaína actúa en la vascularización de los tejidos, siendo útil en el tratamiento de heridas de evolución tórpida, úlceras de las extremidades, trastornos tróficos y síndromes dolorosos.

HISTORIA DE LA APLICACIÓN INTRAVASCULAR

La toxicidad sistémica asociada con el uso anestésico de la cocaína impulsó la búsqueda de alternativas más seguras. A partir de la síntesis de la procaína en 1904 por el químico alemán Alfred Einhorn, esta empezó a utilizarse de un modo generalizado. No obstante, debido a las altas dosis empleadas en aquel entonces y su efecto vasodilatador, causaba una notable disminución de la presión arterial y otras complicaciones, que llevaron a la adición de adrenalina para mejorar su perfil de seguridad; sin embargo, la adrenalina posee su propia toxicidad y puede incrementar la toxicidad de la procaína de dos a tres veces. Es importante destacar que en terapia neural y en la administración intravenosa los anestésicos locales se utilizan sin mezclar con adrenalina y con unas dosis mucho menores y más seguras.

A principios del siglo XX se comenzó a promover el uso de inyecciones de procaína en diversas vías, como la intramuscular, intraperitoneal, intraósea e intratraqueal, tanto para fines anestésicos como para el tratamiento del dolor. También se empezó a administrar en la arteria femoral, donde se observó que la procaína presentaba un buen perfil de seguridad.

En 1929, **M. I. Astvatsaturov** podría haber sido uno de los primeros en emplear la procaína con fines terapéuticos al utilizar inyecciones intradérmicas para tratar la ciatalgia, lo que tuvo una amplia aceptación como modalidad de tratamiento. Desde entonces, por su demostrado nivel de seguridad, se ha empleado históricamente en el tratamiento de diversas enfermedades como la endarteritis obliterante, enfermedades vasculares periféricas, aliviar el prurito asociado a la ictericia, para aliviar el dolor en quemaduras graves, etc.

Leriche y **Fontaine** emplearon la inyección intraarterial de procaína para tratar la endarteritis obliterante en 1935, y **Barany** y **Lewy** la emplearon para el *tinnitus*. El equipo del **Instituto de Medicina Experimental de Sverdlovsk** (Rusia) implementó la procaína intravenosa para combatir la fiebre tifoidea. Posteriormente, varios autores publicaron su efecto favorable en enfermedades vasculares periféricas, prurito asociado a la ictericia y el dolor de quemaduras graves. Incluso **Organe** y **Scurr** describieron en 1948 que el uso de procaína en las transfusiones ayudaba a mejorar la velocidad del flujo al relajar la vasoconstricción venosa. Poco a poco se fue identificando también su uso en la enfermedad del suero, traumas en tejidos blandos, huesos y articulaciones, en la prevención y tratamiento de arritmias cardíacas durante cirugías intratorácicas, dolor osteoartrítico, dolor postoperatorio, analgesia y anestesia obstétrica.

Su versatilidad también ha sido aprovechada en casos de hipertensión, broncoespasmo, miositis, arritmias cardíacas, angina, úlcera péptica, estatus epiléptico y senilidad.

El uso intraarterial de la procaína surgió tras observar sus beneficios en arteriografías para casos de endarteritis. De nuevo, Leriche y Fontaine describieron en detalle cómo la inyección de procaína en la arteria femoral trató con éxito úlceras en las extremidades inferiores. Su uso se extendió luego para tratar afecciones tan diversas como las complicaciones inflamatorias de las heridas, la neuralgia del trigémino, estatus epiléptico, síndrome de miembro fantasma, quemaduras, congelaciones, angina de pecho, hipertensión, asma y trastornos tróficos, y síndromes dolorosos.

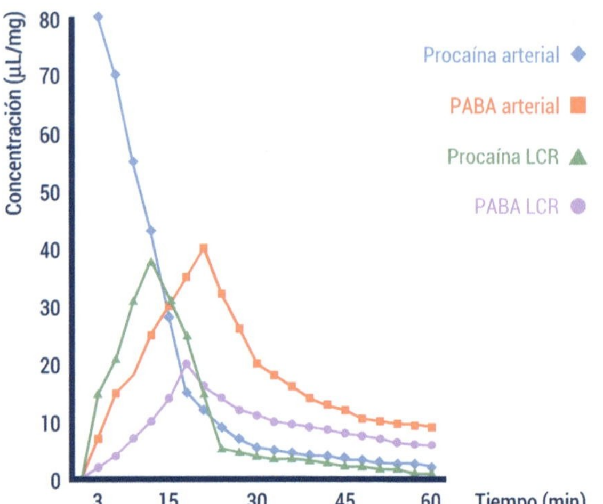

Figura 53-1. Concentración de procaína y su metabolito PABA (ácido p-aminobenzoico) en sangre arterial y líquido cefalorraquídeo (LCR) tras la inyección intravenosa de 50 mg/kg en modelo canino. Se observa un rápido descenso de la procaína en sangre arterial, con una metabolización significativa en los primeros 15 minutos, mientras que su metabolito PABA presenta un pico más tardío y una eliminación más lenta. En el LCR, la concentración de procaína es menor que en sangre arterial, pero sigue una tendencia similar (Usubiaga, 1967).

TOXICIDAD Y FARMACODINAMIA

Más información en el capítulo 15.

Toxicidad

La procaína tiene una vida media corta y es el anestésico local con menor toxicidad, lo que aumenta su seguridad para el uso intravascular; sin embargo, debe respetarse la **dosis máxima recomendada por sesión de 10 mg/kg** (4 mg/kg para la lidocaína) de peso corporal para evitar efectos tóxicos por sobredosificación (dosis tóxica de 14 mg/kg; 7 mg/kg para la lidocaína).

La administración intravenosa rápida o la sobredosificación pueden provocar convulsiones, hipotensión, depresión respiratoria y muerte. Sobre el corazón, puede alterar el patrón del electrocardiograma, con efectos como aplanamiento o desaparición de las ondas T, depresión del segmento S-T y ocasionalmente un aumento en la amplitud de las ondas P. Los cambios en el electroencefalograma incluyen la desaparición de ondas alfa y la aparición de actividad lenta con ondas theta y delta, indicando una supresión de la actividad cortical similar a la observada durante el sueño.

Farmacodinamia

La procaína tiene la capacidad de cruzar la barrera hematoencefálica con facilidad, detectándose su presencia en el líquido cefalorraquídeo en solo unos minutos. Los niveles de procaína en el líquido cefalorraquídeo alcanzan su máximo a los 10 minutos y luego disminuyen rápidamente. Su metabolito, el ácido paraaminobenzoico, aparece posteriormente, alcanzando un pico a los 25 minutos (**Fig. 53-1**).

USO DE PROCAÍNA INTRAVENOSA

En la **tabla 15-2** pueden verse las propiedades farmacológicas y los efectos de la procaína.

Bolo único

Históricamente, la procaína intravenosa ha sido un componente frecuente en la terapia del dolor. Desde Huneke, un bolo intravenoso de 1-2 mL de procaína al 1 % es un elemento común en la terapia neural, considerando que los efectos neurobiológicos de la procaína intravenosa pueden jugar un papel importante en la eficacia de la terapia.

Algunas escuelas de terapia neural consideran beneficioso aplicar un bolo de procaína antes de iniciar el tratamiento para potenciar la respuesta terapéutica; otras prefieren administrarlo al final de la sesión, y también hay quien prefiere un enfoque individualizado en el que la aplicación del bolo se reserva para situaciones específicas, como cuando el paciente presenta un alto nivel de ansiedad o hipersensibilidad a las inyecciones, o en casos de inflamación, dolor generalizado o agudo. Esta variedad de opciones subraya la importancia de adaptar la terapia a las necesidades y circunstancias individuales de cada paciente.

Se recomienda que la primera vez que un paciente entre en contacto con un anestésico local se realice previamente una prueba de alergia mediante una inyección dérmica o intradérmica de 0,5 mL. El bolo intravenoso no puede ser nunca la primera inyección a un paciente al que nunca se la ha inyectado ese anestésico local.

Infusión

En los siguientes apartados se detalla minuciosamente la infusión de procaína.

Definición

La infusión intravenosa de procaína implica su administración deliberada y prolongada en el sistema venoso, ya sea durante minutos u horas, para fines diagnósticos o terapéuticos. La infusión de procaína se diluye en una solución base, típicamente cloruro de sodio al 0,9 %, y puede combinarse con bicarbonato de sodio para determinadas indicaciones.

Indicaciones

Aunque la procaína tiene el potencial de ser utilizada en una amplia variedad de tratamientos médicos debido a sus efectos terapéuticos (v. **Tabla 15-2**), las indicaciones más comunes para su infusión intravenosa son:

- Dolor agudo: por ejemplo, síndrome radicular/seudorradicular agudo, migrañas, dolor postoperatorio.
- Dolor crónico: por ejemplo, artralgias, síndrome radicular/seudorradicular crónico, fibromialgia.
- Trastornos metabólicos: como obesidad, diabetes, hipertensión y ateroesclerosis.
- Enfermedades neuropsiquiátricas: incluyendo depresión, ansiedad, *burnout*, trastorno de estrés postraumático y trastorno por somatización.
- Epilepsia.
- Neuroinflamación y envejecimiento acelerado.
- Enfermedades inflamatorias y trastornos inmunitarios: lupus eritematoso, artritis reumatoide, artritis psoriásica, esclerodermia, neurodermatitis, esclerosis múltiple, enfermedad de Crohn, colitis ulcerosa, polimialgia reumática, síndrome poscovid-19 y posvacunación de la covid-19.
- Coadyuvante en terapia oncológica.
- Desequilibrios vegetativos.
- Infecciones agudas y crónicas.
- Trastornos circulatorios.
- Fatiga crónica.

Contraindicaciones

Existen pocas contraindicaciones en la práctica clínica, la mayoría de ellas relacionadas con la propia procaína (v. **Cap. 15**). Destacan las siguientes:

- Hipotensión o hipertensión aguda.
- Cardiológicas: insuficiencia cardíaca aguda, bloqueos auriculoventriculares de grado II y III, bradicardias, arritmias no aclaradas.
- Miastenia grave.
- Déficit de colinesterasas.
- Medicación con inhibidores de la colinesterasa plasmática.
- Alergia a la procaína.
- Cuadro psicótico.

Combinación de procaína y bicarbonato

La primera mención de la combinación de procaína con sales alcalinas data de 1930. En 1997 se publicó un estudio pionero, titulado *Terapia de infusión neural*, en el que se buscaba integrar la eficacia de la infusión alcalina pura con las propiedades pleiotrópicas de la procaína. En este estudio se mostraron resultados prometedores en pacientes con dolor crónico, evidenciando el efecto vasodilatador de la mezcla de procaína con una base alcalina, como se observó en modelos animales. Se notó un incremento acelerado en la acción inicial y un aumento de la concentración intracelular de procaína, potenciado por la adición del bicarbonato sódico.

El propósito de incluir bicarbonato sódico, un tampón-base natural, es influir en la degradación plasmática de la procaína por la acción de la esterasa sérica. Todos los anestésico locales tienen la característica común de acumulación general y ionización, esencial para su efecto sobre los canales de sodio dependientes de voltaje.

La molécula de procaína no cargada (procaína-base) puede atravesar membranas, mientras que la forma cargada, procaína H+ (forma ionizada), se une al receptor del canal de sodio, bloqueando la transmisión del impulso nervioso y generando así el efecto anestésico. Modificando el pH de la solución y el terreno, se puede influir en la proporción de procaína ionizada y no ionizada (**Fig. 53-2**).

El retraso en la degradación de la procaína se debe al cambio en sus propiedades lipofílicas al modificar el pH. Una mayor proporción de la forma base libre incrementa su capacidad de penetrar en los tejidos y disminuye su disponibilidad para el metabolismo por la esterasa sérica.

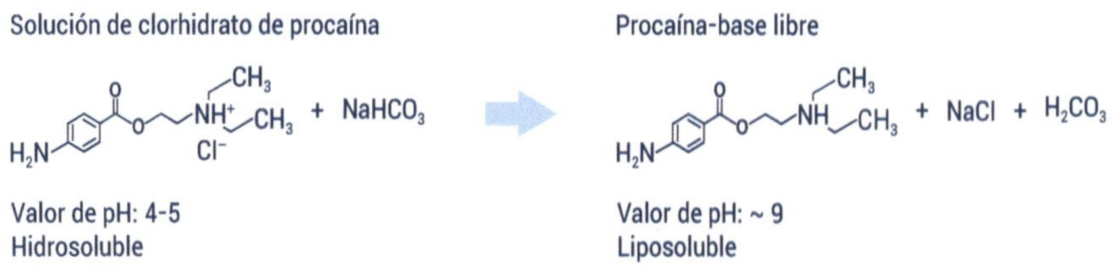

Solución de clorhidrato de procaína

H_2N–C₆H₄–CO–O–CH₂CH₂–$NH^+(CH_3)_2$ Cl^- + $NaHCO_3$

Valor de pH: 4-5
Hidrosoluble

Procaína-base libre

H_2N–C₆H₄–CO–O–CH₂CH₂–$N(CH_3)_2$ + NaCl + H_2CO_3

Valor de pH: ~ 9
Liposoluble

Figura 53-2. Principio de cambio de la solubilidad y la capacidad de penetración en función del pH (Oettmaier, 2019).

Tabla 53-1. Ajuste de la cantidad de bicarbonato en la infusión con relación al nivel de exceso de bases presentes en la sangre

Exceso de bases (mmol/L)	Bicarbonato (mmol/L)	Bicarbonato al 8,4 %
> 0	> 25	20 mL
– 1 a 0	22 a 25	40 mL
– 2 a – 1	19 a 22	60 mL
< – 2	< 19	80 mL

Según el nivel de exceso de bases presentes en la sangre, se sugiere ajustar la cantidad de bicarbonato en la infusión según se muestra en la **tabla 53-1**.

Efectos secundarios de la administración intravenosa de bicarbonato sódico al 8,4 %

Debe tenerse en cuenta que la administración intravenosa de bicarbonato sódico puede producir los siguientes efectos secundarios:

- Hipernatremia.
- Hiperosmolaridad.
- Tromboflebitis local.
- La extravasación de bicarbonato de sodio al 8,4 % puede producir desde ulceración hasta necrosis del tejido circundante.

Contraindicaciones para la administración intravenosa de bicarbonato

En función de los efectos secundarios descritos en el apartado anterior, las contraindicaciones para la administración intravenosa de bicarbonato son:

- Alcalosis metabólica y respiratoria.
- Hipernatremia, hipopotasemia, hipocalcemia.
- Pacientes con riesgo de alcalosis hipoclorémica inducida por diuréticos.
- Acidosis respiratoria con retención primaria de CO_2.
- Edemas.
- Insuficiencia renal.

Metodología de las infusiones de procaína

En ausencia de datos sobre la tolerancia previa a la procaína, se aconseja realizar una prueba de alergia mediante una inyección intraepidérmica o dérmica (v. **Caps. 19**, **29** y **30**). Es importante utilizar procaína libre de conservantes.

Material necesario

Principalmente consta de:

- Para la limpieza de la piel: alcohol, clorhexidina, povidona yodada.
- Guantes desechables, no estériles.
- Torniquete, también conocido como *compresor* o *tortor*.
- Suero o solución, en botella (preferible) o bolsa.
- Sistema de infusión.
- Regulador de flujo o *dial-a-flow* (opcional, pero muy útil y económico).
- Catéter intravenoso de calibre 18 o 20 G para adultos, y 22 o 24 G en lactantes y niños pequeños.
- Ampollas de procaína al 1 o 2 %.
- Ampollas de bicarbonato sódico 1M (8,4 %), si se considera de elección.

Se recomienda iniciar la infusión con una dosis de 100 mg de procaína diluidos en 250 mL de solución isotónica de cloruro sódico. La duración de la infusión debe ser de 45 a 60 minutos. La dosis se incrementa progresivamente, añadiendo 50 mg de procaína hasta alcanzar el efecto terapéutico deseado. Llegados a los 250 mg de procaína, la dilución se realiza en 500 mL de la solución isotónica para pasar en 60 a 90 minutos, según el peso y la tolerancia del paciente. Para una persona de 70 kg de peso, la dosis habitual es de 300-400 mg de procaína (**Tabla 53-2**) y 20 mL de bicarbonato sódico 1M (8,4 %) (v. apartado *Combinación de procaína y bicarbonato*, en este mismo capítulo).

En caso de añadir bicarbonato, es importante recordar que la mezcla con la procaína debe realizarse dentro de las 2 horas anteriores a su preparación, debido a su degradación progresiva (v. **Tabla 53-1**).

Lugar de inyección

Para la inyección intravenosa se debe elegir el catéter de calibre más adecuado según la vena seleccionada y la anatomía del paciente. Las venas periféricas comúnmente recomendadas son las dorsales metacarpianas, la basílica y las cefálicas, y en neonatos, las epicraneales. Es importante seleccionar aquellas venas sin signos de punciones previas o lesiones cutáneas.

Frecuencia

La pauta de administración debe ser individualizada. En patologías agudas, se pueden realizar entre una y tres sesiones

Tabla 53-2. Dosificación usando procaína al 1 o 2 %, con la dosis máxima de bicarbonato sódico 1M al 8,4 % y la ampolla de suero fisiológico recomendada

Procaína al 1 %	Procaína al 2 %	Dosis máxima de $NaHCO_3$	NaCl al 0,9 %
100 mg = 10 mL	100 mg = 5 mL	20 mL	250 mL
200 mg = 20 mL	200 mg = 10 mL	40 mL	250 mL
300 mg = 30 mL	300 mg = 15 mL	60 mL	500 mL
400 mg = 40 mL	400 mg = 20 mL	80 mL	500 mL

NaCl: cloruro de sodio; $NaHCO_3$: bicarbonato sódico.

por semana, extendiendo el intervalo entre sesiones a medida que el paciente mejora. En casos de patologías crónicas, se recomienda la administración de una infusión intravenosa semanalmente o cada 15 días, siguiendo un ciclo de 10 infusiones.

Algunos pacientes sienten mejoría tras la primera aplicación, mientras que otros la expresan en las últimas sesiones. Es frecuente que, a lo largo de las sesiones, el paciente vaya relatando cambios característicos de un mayor equilibrio funcional del sistema nervioso autónomo: mejoría de los dolores y la inflamación, en su ánimo, en el dormir, en las digestiones y en su estado general.

Los marcadores sanguíneos estándar de inflamación, como la velocidad de sedimentación globular y la proteína C-reactiva, suelen mostrar mejoría tras completar un ciclo de infusiones.

Si se observa una respuesta positiva al tratamiento, lo cual ocurre en aproximadamente el 80 % de los casos, según Oettmaier, se recomienda continuar con aplicaciones de la infusión intravenosa a largo plazo, especialmente en afecciones de larga evolución, con una frecuencia de una o dos veces al mes, y espaciar después según la mejoría para optimizar los resultados y mantener los beneficios a largo plazo.

Efectos secundarios, riesgos y complicaciones potenciales

La infusión intravenosa de procaína puede causar los siguientes **efectos secundarios** durante su administración:

- Mareos.
- Cefaleas.
- Palpitaciones.
- Hipotensión arterial.
- Hipertensión arterial.

Es importante destacar que todos estos efectos secundarios son reversibles y pueden ser controlados reduciendo la velocidad de la infusión o deteniéndola temporalmente hasta que los síntomas desaparezcan.

Las **potenciales complicaciones** asociadas con las infusiones intravenosas de procaína se deberían a una sobredosificación del anestésico local o a una velocidad de perfusión demasiado elevada.

También puede haber **complicaciones relacionadas con la canalización** de una vía periférica:

- Infección local y tromboflebitis venosa.
- Extravasación de líquidos hacia los tejidos circundantes.
- Punción arterial accidental.
- Formación de hematomas o sangrado en el sitio de punción.
- Daño a la vena utilizada.
- Lesión nerviosa.
- Embolia gaseosa.

Las **complicaciones derivadas del uso de bicarbonato sódico** pueden ser:

- Hipernatremia.
- Hiperosmolaridad.
- Alteraciones en el equilibrio ácido-base, especialmente alcalosis metabólica debido al uso de bicarbonato.
- **Relacionadas con la extravasación de bicarbonato sódico**:
  - Debido a su alta alcalinidad, puede causar irritación significativa en los tejidos subcutáneos, resultando en dolor, enrojecimiento e inflamación en el sitio de inyección.
  - En caso de altas concentraciones de bicarbonato, puede llegar a causar daño tisular o necrosis debido a la irritación química y la alteración del equilibrio ácido-base local.

Recomendaciones

Con el objetivo de minimizar los efectos secundarios y las posibles complicaciones, pueden considerarse las siguientes recomendaciones:

- Evitar el acceso venoso en las extremidades inferiores por el riesgo aumentado de trombosis.
- Evitar en extremidades que hayan sufrido extirpación ganglionar o linfadenectomía, así como en áreas con fístulas arteriovenosas, quemaduras, lesiones cutáneas, zonas esclerosadas y dolorosas, o en venas varicosas o trombosadas.
- Después del tratamiento, se aconseja mantener al paciente bajo observación durante 15-30 minutos y evitar que conduzca vehículos hasta que no se sienta recuperado.
- En pacientes con riesgo cardiovascular, se recomienda un monitoreo adicional (tensión arterial, electrocardiograma, oximetría), especialmente para dosis de procaína-HCl de 300 mg o superiores.

Contraindicaciones

Las contraindicaciones específicas de los sueros de anestésico local son muy pocas:

- Alergia al anestésico local específico.
- Insuficiencia cardíaca congestiva.
- Miastenia grave.
- Déficit congénito de colinesterasas, en el caso de ésteres como la procaína.
- Bloqueo AV III, en el caso de amidas como la lidocaína.
- Insuficiencia hepática o renal, en el caso de amidas como la lidocaína.

Experiencias

A continuación, se explican diversas experiencias con la infusión de procaína y bicarbonato, un estudio y un caso particular.

Experiencias con la infusión de procaína con bicarbonato

Según **Oettmaier** y **Reuter** (2017), tras más de 500.000 aplicaciones terapéuticas de infusiones de procaína con bicarbonato siguiendo el procedimiento descrito, no se reportó ni un solo caso con efectos secundarios graves o a largo plazo; sin embargo, se observó que pacientes en tratamiento con nitrocompuestos (algunos antineoplásicos y antiparasitarios), antagonistas del calcio y betabloqueantes tienden a presentar una mayor susceptibilidad a efectos secundarios. Alrededor del 6 % de los pacientes experimentan una reducción transitoria de la presión sanguínea y episodios de síncope vasovagal durante la infusión, manifestándose en síntomas como náuseas, sensación que el estómago asciende hacia la garganta, efectos sobre la cabeza (palpitaciones, hormigueo, calor, dolor de cabeza) o sensaciones en las extremidades (hormigueo, palpitaciones, adormecimiento, dolor, constricción, debilidad). Otros efectos subjetivos reportados incluyen somnolencia, confusión, entumecimiento, alteraciones visuales, sensación de frío, nudo en la garganta, pesadez en el pecho, euforia, desorientación, sudoración y sensación de espasmos en extremidades o diafragma. Todos estos síntomas desaparecen en pocos minutos tras disminuir la velocidad de infusión.

Algunos pacientes reportan trastornos del sueño (5 %) y una sensación general de hiperactividad que persiste hasta 1 día después de la infusión, sin afectar a su capacidad física de trabajo. Un 4,5 % de los pacientes mencionan dolores de cabeza temporales y vértigos leves.

Se ha reportado alcalosis metabólica en casos de infusiones diarias de procaína con bicarbonato, por lo que deben evitarse estas pautas de frecuencia. Pacientes en condiciones como sobrecarga proteica, estadios avanzados de cáncer, debilidad hepática y disbiosis intestinal a menudo pueden encontrarse con alcalosis metabólica basal o reducida capacidad compensatoria en el equilibrio ácido-base. El uso de antiácidos, polvos alcalinos y diuréticos de asa puede favorecer el desplazamiento hacia la alcalosis. También puede presentarse en casos de hiponatremia, hipopotasemia y aumento de niveles de amoníaco.

En pacientes con inflamaciones, disfunciones cardíacas y renales, enfermedades reumáticas y relacionadas con el dolor, es común detectar una acidosis metabólica, lo que indica una mayor necesidad de una base tampón.

Historia de vida

Una mujer de 35 años llegó a la consulta con un historial de bulimia nerviosa y anorexia, que en su momento más crítico la llevó a pesar 39 kg. Aunque estaba bajo control psiquiátrico y había logrado aumentar 10 kg gracias al tratamiento con mirtazapina, tras quedarse embarazada detuvo la medicación y sufrió de vómitos persistentes a lo largo de los 9 meses. Tras un parto eutócico hace 3 años y medio, disfrutó de un breve período de estabilidad antes de recaer 1 año y medio después, volviendo a ser tratada con mirtazapina. Tuvo un intento de autólisis 1 año más tarde, lo que llevó a su ingreso en un hospital psiquiátrico. A pesar de la medicación, tenía recaídas frecuentes, exacerbadas por un trastorno obsesivo-compulsivo que la impulsaba a ducharse y provocarse el vómito repetidamente a lo largo del día. En las últimas semanas, su estado había empeorado, perdiendo peso hasta alcanzar los 51 kg.

Su concepción fue resultado de una violación a su madre cuando esta tenía solo 16 años. Ingirió esencia de trementina accidentalmente a los 3 años. La paciente refería sentir un agudo dolor abdominal y vómitos cada vez que consumía alcohol, desde los 16 hasta los 22 años, período tras el cual sus crisis de dolor abdominal se asociaron más con episodios de ansiedad. A los 20 años se sometió a una cirugía de implante mamario y tuvo un aborto provocado a los 18 años, seguido de tres abortos espontáneos, uno de los cuales requirió un legrado. En su historia dental destacaba una fractura de premolar 1.4 a los 33 años, que resultó en la colocación de un implante, y endodoncia en los premolares 3.4 y 4.4. Se observaba una reabsorción de las encías de los incisivos inferiores.

Su tratamiento incluyó inyecciones en puntos de tensión miofacial de las zonas de la cabeza, suboccipital, torácica, diafragmática y en la cicatriz del ombligo, lo que le proporcionó una profunda sensación de relajación y alivio del dolor epigástrico. Posteriormente, se le administraron 10 infusiones intravenosas semanales de procaína, comenzando con 150 mg y aumentando en 50 mg por sesión hasta llegar a 300 mg. En cada sesión se inyectó en puntos de tensión miofascial guiados por la evolución y la palpación. Refirió una mejoría progresiva en su capacidad para manejar situaciones, concentración, reducción del trastorno obsesivo-compulsivo, vómitos, náuseas, y dolor epigástrico. Experimentó una mejora general en su bienestar, ciclo menstrual y calidad del sueño. Después de la quinta infusión, expresó su deseo de embarazarse nuevamente y planificar su futuro. Pudo reducir su medicación bajo supervisión psiquiátrica y, tras siete sesiones adicionales espaciadas cada 3 semanas, decidió que se sentía lo suficientemente bien como para concluir el tratamiento.

Estudio

En 2019, **Hahn-Godeffroy** publicó un estudio observacional multicéntrico en el que investigó el efecto de las infusiones intravenosas de procaína en el bienestar somático y psicovegetativo de 56 pacientes en tres centros médicos de Alemania. Las dosis de procaína variaron de 100 a 300 mg en 250 mL de cloruro de sodio por sesión, administradas una o dos veces por semana, con intervalos de 1-2 semanas por sesión de tratamiento. Conforme avanzaba el tratamiento y/o mejoraban los síntomas, se reducía el número de sesiones. Se utilizó un cuestionario de 21 preguntas, validado para medir el estado de ánimo, que los pacientes completaron al inicio del tratamiento y posteriormente a los 1, 2, 4 y 6 meses. Durante el estudio se mantuvo la medicación habitual de los pacientes, sin permitir otras intervenciones terapéuticas.

Tras 4-6 meses de tratamiento, los resultados fueron significativos. El 75 % de los pacientes (42 en total) mostraron mejoras en aspectos positivos como alegría, sentirse feliz, relajación interior, concentración, bienestar mental y sueño. Además, el 62,5 % (35 pacientes) experimentaron mejoras en aspectos negativos como estrés, falta de energía, insatisfacción y ansiedad. Estas mejoras fueron estadísticamente significativas desde el comienzo hasta los 2, 4 y 6 meses de tratamiento.

Durante el estudio, ninguna de las más de 1.000 infusiones tuvo que ser interrumpida debido a efectos secundarios o intolerancia.

En conclusión, las infusiones de procaína se presentan como una opción terapéutica segura y con pocos efectos secundarios para mejorar trastornos somáticos y psicovegetativos. El efecto central de la procaína, presumiblemente sistémico, debe considerarse independientemente de su acción anestésica local. Estos hallazgos justifican una mayor investigación a través de estudios aleatorizados y doble ciego.

INYECCIÓN INTRAARTERIAL

En los siguientes apartados se describe en qué consiste, sus indicaciones y contraindicaciones, la metodología de uso, los riesgos y complicaciones, y el caso de un paciente tratado estas inyecciones debido a un dolor crónico en la rodilla derecha.

Definición

La inyección intraarterial de procaína implica su administración deliberada en una arteria con fines diagnósticos o terapéuticos.

Indicaciones

La administración intraarterial de procaína pretende básicamente actuar sobre el tono del esfínter precapilar en casos de déficit de **perfusión tisular**. Se busca un efecto local, periférico y selectivo en una extremidad o parte de esta, tratando afecciones como úlceras, congelaciones, trastornos tróficos, heridas crónicas, endarteritis y neuralgias.

Ketter *et al.* publicaron un estudio en *Archives of General Psychiatry* en el que analizaron el efecto agudo en el flujo circulatorio cerebral de la administración intravenosa de procaína en relación con procesos clínicos. La procaína puede inducir respuestas emocionales, autonómicas y endocrinas similares a la estimulación eléctrica directa de la amígdala mediante una **influencia en el sistema central**, específicamente en el sistema límbico. Una dosis de 1,84 mg/kg alcanza su efecto máximo en aproximadamente 2 minutos, con una duración corta de alrededor de 5 minutos.

Contraindicaciones

La punción intraarterial está contraindicada si el pulso no es palpable o si existe alguna enfermedad arterial como ateroesclerosis, inflamación o sospecha de aneurisma. Condiciones como coagulopatías o tratamientos con anticoagulantes o antiagregantes plasmáticos representan un riesgo significativo.

También debe evitarse la punción intraarterial en áreas de la piel con irritaciones o infecciones, como celulitis, erupciones crónicas o zonas quemadas. Si estas condiciones están presentes en el lugar previsto para la punción, se debe seleccionar un sitio alternativo.

En el caso de la **arteria radial**, se debe realizar previamente la **prueba de Allen**. La irrigación sanguínea de la mano normalmente proviene de dos arterias: la arteria radial y la arteria cubital, que se anastomosan entre sí para formar los arcos palmares profundos y superficial que garantizan la buena circulación de la mano, incluso en el caso de obstrucción de una de las arterias. La prueba de Allen sirve para verificar si ambas arterias están abiertas y su anastomosis funciona correctamente.

¿Cómo se hace? Se apoya la mano en una mesa o toalla y se cierra el puño. El profesional aplica presión en ambas arterias de la muñeca, cubital y radial, durante 10-15 segundos. Se recomienda abrir y cerrar la mano varias veces. La presión detendrá la irrigación de sangre a la mano, y la mano se enfriará y palidecerá. Luego se deja de hacer presión en una de las arterias, lo que permite que la sangre fluya a través de la otra, devolviendo el color y la temperatura a toda la mano, lo que garantiza la existencia de anastomosis normofuncionantes, por lo que puede administrarse la inyección en la arteria que se ha dejado de presionar. Se recomienda evaluar las dos arterias. Si al dejar de hacer presión no se recuperan el color y la temperatura de la mano completa, la circulación es anómala y no se recomienda administración o canalización de dichas arterias por riesgo de necrosis en la mano.

Metodología

La selección de la arteria se determina en función de diversos criterios, entre ellos la patología a tratar, la historia de vida del paciente, posibles campos de interferencia y los objetivos terapéuticos planteados. Las arterias que se suelen utilizar con mayor frecuencia son:

- Axilar.
- Braquial.
- Radial.
- Cubital.
- Femoral.
- Poplítea.
- Tibial posterior.
- Dorsal del pie.

Material

Consta de:

- Procaína al 1 %.
- Jeringa de 3, 5 o 10 mL.
- Aguja de 30, 27, 25 o 23 G.

La selección adecuada de la longitud de la aguja se basa en la profundidad del vaso sanguíneo objetivo. Para punciones intravasculares, se prefieren agujas de mayor calibre, ya que facilitan la aspiración y mejoran la visualización del flujo sanguíneo, asegurando así la correcta colocación de la aguja en el vaso. Sin embargo, para minimizar el dolor en punciones específicas, como en las arterias radial o cubital, se recomienda utilizar agujas de menor calibre. En estos casos, una aguja de 30 G × 12 mm puede ser adecuada, equilibrando eficacia y bienestar del paciente.

Técnicas de inyección

Véase el **vídeo 53-1** para completar la información sobre las técnicas de inyección.

Axilar

El paciente se coloca en decúbito supino con el brazo abducido a 90°, el codo flexionado y una rotación externa también de 90°. En esta postura, se explora el hueco axilar con los dedos para detectar el pulso de la arteria axilar. Una vez identificada la arteria mediante la palpación del pulso, se inserta una aguja de 27 o 25 G formando un ángulo de 45 o 60° en el sitio donde se palpó el pulso (**Fig. 53-3A**). Tras confirmar la correcta posición mediante una aspiración positiva, se administran 2-3 mL de procaína al 1 %. Al retirar la aguja, se puede optar por inyectar otro mililitro de procaína en el tejido periarterial.

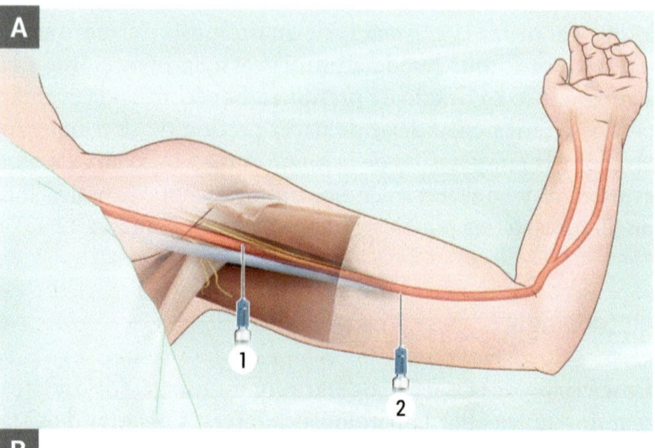

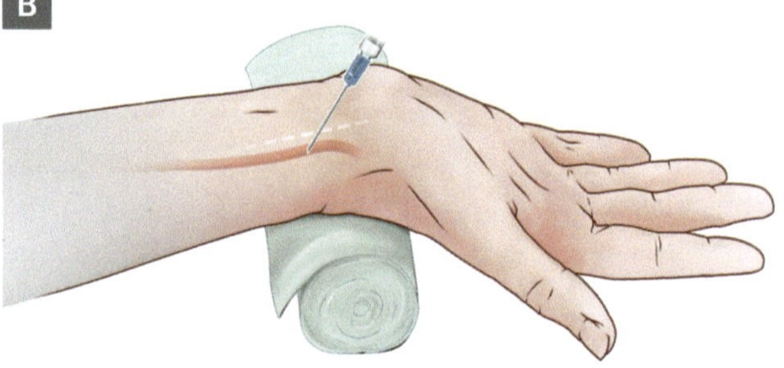

Figura 53-3. Inyección intraarterial en el miembro superior. **A)** Arteria axilar (1) y arteria braquial (2). **B)** Arteria radial.

Historia de vida

Una señora de 65 años acudió por un dolor intenso e incapacitante tras sufrir una caída que resultó en una fractura de húmero y escápula derechos, por la cual había sido sometida a cirugía. Presentaba una mano derecha fría y morada, y una grave limitación funcional, teniendo dificultades incluso para sujetar un papel.

Entre sus antecedentes destacaban amigdalitis recurrente en su infancia, la colocación de un *stent* debido a un infarto agudo de miocardio, dos partos por cesárea y una prótesis dental removible en las piezas superiores. En la primera sesión se le inyectó con procaína al 0,5 % en la cicatriz del hombro, en los polos amigdalares y en puntos de tensión del fondo vestibular posterior de la boca. Sorprendentemente, la paciente abandonó la consulta casi sin dolor.

En su segunda visita, se repitieron las inyecciones en la cicatriz del hombro, en la arteria axilar y en puntos de tensión del trapecio y el músculo infraespinoso. Reportó una mejora considerable tanto en el dolor como en la movilidad, y tras la aplicación en la arteria axilar sintió calor a lo largo de todo el brazo.

Durante las dos sesiones siguientes continuó mejorando notablemente en términos de dolor, limitación funcional y en la coloración y temperatura de su brazo y mano. Se realizaron sesiones cada 2 meses mientras se siguiera evidenciando mejoría.

Braquial

La arteria braquial, principal vía de irrigación de la extremidad superior, se origina como continuación de la arteria axilar. Su acceso suele realizarse unos centímetros por encima de la fosa antecubital. Para facilitar la intervención, se coloca el brazo en abducción y rotación externa, con el lado cubital orientado hacia arriba. En este punto, la arteria braquial es fácilmente palpable y la porción distal del húmero se ubica en la parte posterior, sirviendo como referencia para aplicar compresión tras finalizar el procedimiento (v. **Fig. 53-3A**).

Acceder a la porción distal de la arteria braquial presenta menor riesgo de formación de hematomas y compresión nerviosa subsiguiente en comparación con una punción más proximal, en la que puede producirse una compresión del nervio mediano en la vaina braquial.

Arteria radial

Con el paciente en decúbito supino, se recomienda colocar un rulo debajo de la muñeca para extenderla ligeramente. Se palpa la arteria radial, justo por debajo de la piel, en la parte interna del antebrazo cerca de la muñeca. Con el dedo índice de una mano se palpa el pulso, no hace falta presionar mucho;

esta es la referencia para la inyección. Con la otra mano se inyecta la aguja de 30 o 27 G a 0,5 cm de la referencia del pulso en línea recta y a unos 45° de inclinación. Si se aspira sangre, es indicativo de punción intraarterial. Como referencia puede usarse un ultrasonido (Fig. 53-3B).

Cubital

En caso de dificultad para canalizar la arteria radial, puede ser útil acceder al territorio de la mano desde la arteria cubital, paralela a la arteria radial, en el borde cubital del antebrazo y muñeca.

Femoral

La técnica de inyección intrafemoral es una estrategia terapéutica recomendada para tratar una variedad de trastornos circulatorios vasculares e inflamatorios que afectan al miembro inferior y la pelvis menor, abarcando tanto condiciones agudas como crónicas. Esta técnica puede ser eficaz en el tratamiento de afecciones arterioescleróticas, angiopatías diabéticas, flebitis, úlceras en las piernas, síndrome de dolor regional complejo, calambres y en la recuperación postoperatoria de cirugías de la extremidad inferior, así como en lesiones por congelación y quemaduras.

Para realizar la inyección, el paciente se coloca en posición supina. Localizando la arteria femoral aproximadamente dos dedos lateralmente al tubérculo púbico y por debajo del ligamento inguinal, dentro de la vaina femoral, acompañada lateralmente por el nervio femoral y medialmente por la vena femoral. Una vez palpado el pulso, la punción se efectúa 1 cm por debajo de este con una inclinación de 60° y una profundidad ajustable entre 2 y 4 cm, dependiendo de la anatomía del paciente. La punción se puede realizar también situando el pulso arterial entre los dedos índice y medio, e insertando la aguja perpendicularmente a 1,5 a 3 cm de profundidad en dirección al pulso palpado.

Se avanza la aguja hasta observar la aparición de sangre en la jeringa y se inyectan 2-4 mL de procaína al 1 %, realizando una aspiración intermedia para asegurar que la aguja se mantiene en el espacio intravascular. Al retirar la aguja, se administra 1 mL adicional de procaína en el tejido perivascular (Fig. 53-4A).

En casos de afectación circulatoria o distrofia del miembro inferior, la inyección intrafemoral suele complementarse con inyecciones en el tronco simpático lumbar para aumentar el efecto terapéutico.

Poplítea

Con el paciente en posición prona o lateral y con la rodilla ligeramente flexionada, se localiza la arteria poplítea, situada ligeramente medial a la línea media de la fosa poplítea. Utilizando una jeringa de 5 mL con una aguja de 4-6 cm –la longitud depende de la anatomía del paciente–, se inserta la aguja a un ángulo de 60°.

Tras realizar una inyección subcutánea, se avanza la aguja suavemente hasta penetrar aproximadamente 3-4 cm de profundidad en la arteria poplítea, donde se inyectan 2-3 mL de procaína. Posteriormente, se retira ligeramente la aguja para administrar otro mililitro adicional en la zona periférica para alcanzar los nervios vasculares circundantes, la vena poplítea y el nervio tibial (Fig. 53-4B).

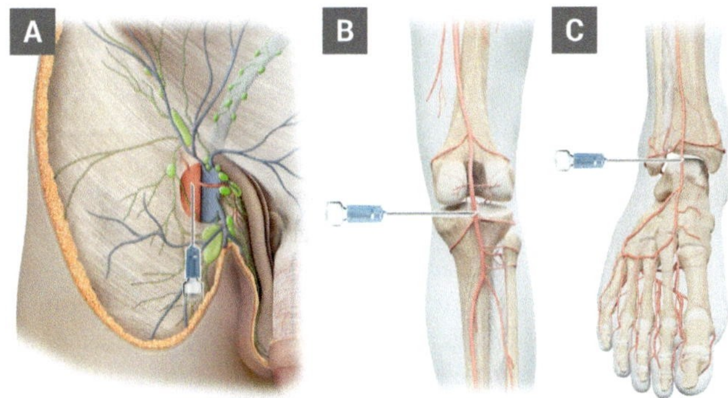

Figura 53-4. Inyección intraarterial en el miembro inferior. **A)** Arteria femoral. **B)** Arteria poplítea. **C)** Arteria dorsal del pie.

Arteria dorsal del pie

La **arteria dorsal del pie**, rama de la arteria tibial anterior, es el vaso más grande y accesible para el abordaje arterial en el pie. Se palpa por vía subcutánea en la línea media del dorso del pie a uno o dos dedos del pliegue ventral del tobillo. Colocando el pulso de la arteria entre los dedos índice y medio de la mano exploradora, se inserta una aguja de 30 G dentro del vaso para inyectar 1 mL de procaína y 1 mL periarterial (Fig. 53-4C).

La **arteria tibial posterior**, situada más profundamente, también es accesible, ubicándose detrás del maléolo medial. Su inyección periarterial alcanzará también el nervio tibial.

Carótida

Las referencias sobre el uso de inyecciones intraarteriales de procaína en la carótida son escasas y generalmente provienen de literatura científica rusa antigua, incluyendo reportes de casos de la primera mitad del siglo XX. Autores como O. G. Plisan (1948) y N. T. Petrov (1951) emplearon esta técnica para tratar la neuralgia del trigémino. B. V. Ognev (1952) reportó buenos resultados en el tratamiento del dolor de miembro fantasma, mientras que Pachenko (1952) observó cambios positivos en la hiperactividad del sistema nervioso. En 1951, B. A. Yusupova aplicó la técnica intracarotídea para el tratamiento de la epilepsia. En 1952, B. V. Ognev destacó los efectos tróficos positivos de esta infusión. Además, en 1957 F. N. Doronin utilizó este método para tratar la causalgia, ahora conocida como *síndrome de dolor regional complejo*.

En el *Manual de cirugía veterinaria* de M. B. Plajotin (1982), la inyección intracarotídea de procaína se utiliza para tratar infecciones como la actinomicosis, inflamaciones purulentas como abscesos, flemas, sinusitis, rinitis, estomatitis o conjuntivoqueratitis, y heridas infectadas en la cabeza y parte craneal del cuello.

Actualmente, las intervenciones en la arteria carótida se limitan principalmente a procedimientos diagnósticos y terapéuticos, como angiografías y endarterectomías carotídeas.

Frecuencia

La bibliografía existente sobre la frecuencia óptima para las inyecciones intraarteriales es escasa. La experiencia acumulada en terapia neural indica que la frecuencia de las aplicaciones debe ajustarse individualmente según la evolución de cada paciente. En situaciones graves y agudas, como congelaciones, quemaduras o complicaciones posquirúrgicas de extremidades, en las que el paciente está bajo monitorización constante, las aplicaciones intraarteriales pueden realizarse diariamente, o cada 2 días, durante los primeros días, reduciendo la frecuencia gradualmente a medida que se observa mejora en el paciente. En un entorno ambulatorio, las inyecciones pueden administrarse inicialmente de manera semanal, quincenal o mensual, ajustando la frecuencia según la respuesta y progreso del tratamiento.

Riesgos y complicaciones

Cada sitio de punción arterial implica riesgos de complicaciones, tanto mayores como menores, que pueden presentarse durante o después del procedimiento:

- **Hemorragia/hematoma**: esta es la complicación más común en cualquier tipo de punción, pero ocurre con más frecuencia en las punciones venosas debido a las características de las paredes vasculares. Utilizar agujas de menor calibre y aplicar presión en el sitio después de la punción minimiza este riesgo; sin embargo, no debe mantenerse una presión oclusiva en el sitio de punción por más de 3 minutos para evitar complicaciones adicionales.
- **Trombosis/isquemia**: la trombosis es más frecuente en la arteria radial, por lo que es importante realizar la prueba de Allen, como se describió anteriormente.

En caso de trombosis arterial, un cirujano vascular o un radiólogo intervencionista debe realizar una evaluación inmediatamente.

- **Trauma o daño a estructuras adyacentes**: el trauma directo a los nervios por la aguja o la compresión nerviosa secundaria a un gran hematoma puede causar daño neurológico. Este riesgo aumenta en pacientes con trastornos de la coagulación. Aunque la lesión neurológica suele ser reversible, la recuperación puede tardar días o incluso semanas.
- **Infección**: al igual que con cualquier procedimiento invasivo, existe un riesgo inherente de infección en el sitio de punción.

Historia de vida

Un hombre de 47 años acudió por dolor crónico en la rodilla derecha, que había persistido durante 20 años con una intensidad entre 5 y 8 sobre 10, lo cual le impedía practicar deporte o hacer senderismo. Había sufrido varias cirugías en esa rodilla, incluyendo dos operaciones por rotura de ligamentos. En su historial destacaba la enfermedad de su padre, un cáncer de laringe, y la reciente muerte de su perro, coincidiendo con un agravamiento del dolor. Presentaba sobrepeso y antecedentes de cirugía de amígdalas, apendicectomía y corrección de miopía. En su historial dental se observaba la ausencia de varias piezas dentales y la presencia de obturaciones de amalgama, habiendo llevado ortodoncia en el pasado. Su traumatólogo le sugirió la colocación de una prótesis de rodilla, opción que él quería evitar.

En la primera sesión se aplicaron inyecciones en la rodilla afectada y se infiltraron las cicatrices de las cirugías previas en la rodilla, apendicectomía y amigdalectomía. Dos meses después, el paciente volvió a la consulta reportando una mejoría en general de la rodilla, lo que le permitió reducir los analgésicos y aumentar su actividad física, aunque presentaba un nuevo dolor en la cadera derecha, especialmente al conducir. Se inyectó procaína en la región de la rodilla y de la cadera, y se realizó una inyección intraarterial en la femoral derecha.

Un año después regresó con un resurgimiento del dolor en la rodilla. Se repitió el tratamiento anterior, incluyendo inyecciones en la rodilla derecha, la cicatriz de la amigdalectomía, los fondos vestibulares posteriores y la arteria femoral derecha. Cinco años más tarde, en un encuentro casual, el paciente relató que seguía casi asintomático y que había adoptado cambios significativos en su estilo de vida, incluyendo la alimentación y la actividad física, que repercutió además en una disminución del peso.

PUNTOS CLAVE

- La aplicación intravascular de procaína ha sido una práctica bien establecida durante casi un siglo, con una historia de uso significativa y efectividad comprobada.
- Su administración intravenosa ha mostrado ofrecer efectos sistémicos diferentes de aquellos observados en la terapia neural tradicional, sugiriendo una aplicación complementaria del anestésico local según la historia de vida del paciente.
- Para garantizar la eficacia del tratamiento con infusión intravenosa de procaína es importante personalizar la terapia, y en el caso de considerar mezclar con bicarbonato, es fundamental tener en cuenta el equilibrio ácido-base del paciente y sus parámetros clínicos específicos.
- Es importante recordar que la administración intravenosa de anestésico local no reemplaza las inyecciones de terapia neural, las cuales se individualizan en función de la historia de vida del paciente, siendo esencial para tratar teniendo en cuenta la exploración y para abordar los desencadenantes neuromoduladores, conocidos como *campos interferentes*.

BIBLIOGRAFÍA

Doronin FN. Lechenie kauzalgii vvedeniem novokaina v obshchuiu sonnuiu arteriiu [Causalgy treatment by novocain injection into common carotid artery]. Vestn Khir Im I I Grek. 1957;78(3):127.

Doronin FN. [Intracarotid administration of novocain in clinical practice and in experiment]. Eksp Khirurgiia. 1960;5:53-5.

Gorbadeĭ NK, Velikanov II. Intraarterial infusion of procaine in therapeutic practice. Nueva York: Consultants Bureau, Inc.; 1960.

Gradinaru D, Ungurianu A, Margina D, Moreno-Villanueva M, Bürkle A. Procaine–The Controversial Geroprotector Candidate: New Insights Regarding Its Molecular and Cellular Effects. Oxid Med Cell Longev. 2021;2021:3617042.

Hahn-Godeffroy JD. [Procain-Reset: Ein Therapiekonzept zur Behandlung chronischer Erkrankungen]. Schweizerische Zeitschrift für Ganzheitsmedizin/Swiss Journal of Integrative Medicine. 2011;23(5):291-6.

Hahn-Godeffroy JD, Mangold S, Bernert M, Bartelt A, Herdegen T. [Langanhaltende Besserung von somatischen und psychovegetativen Störungen unter Procain-Infusionen: Eine multizentrische Anwendungsbeobachtung]. Complement Med Res. 2019;26(1):13-21.

Joshi S, Meyers PM, Ornstein E. Intracarotid delivery of drugs: the potential and the pitfalls. Anesthesiology. 2008;109(3):543-64.

Ketter TA, Andreason PJ, George MS et al. Anterior paralimbic mediation of procaine-induced emotional and psychosensory experiences. Arch Gen Psychiatry. 1996;53(1):59-69.

Oettmeier R, Reuter U, Bonilla LBP. The procaine-base-infusion: 20 years of experience of an alternative use with several therapeutical effects. Journal of Alternative, Complementary & Integrative Medicine. 2019;5(61).

Ognev BV. Trophic effects of intracarotidea injectionsn of procaine. Khirurgiia. 1952;3.

Petrov NT. Treatment of trigeminal neuralgia by intraarterial procaine infusion. Vestnik Kir. Im Grekova. 1951;71(1):13-6.

Plajotin B. Manual de cirugía veterinaria. Moscú: Ed. Mir; 1982. p. 371-8.

Reuter U, Oettmeier R, Nazlikul H. Procaine and procaine-base-infusion: a review of the safety and fields of application after twenty years of use. Clinical Research: Open Access. 2018;4(1):1-7.

Smeds MR, Soult DMC, Eidt JF. Percutaneous arterial access techniques for diagnostic or interventional procedures. UpToDate. 2022.

Usubiaga JE et al. Relationship between the passage of local anaesthetics across the blood-brain barrier and their effects on the central nervous system Brit J Anaesth. 1967;39:94.

Yusupova BA. A case of infusion of procaine into the carotid artery by Ognev's method in the combined treatment of status epilepticus. Transactions of the Uzbekistan Research Institute of Orthopedics. Traumatology and Prosthetics. 1951;3.

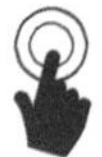

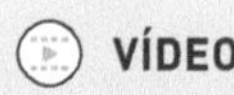

Usos tópicos de anestésico local

54

M. Matamala Cura y C. Gerascoff Azambuya

INTRODUCCIÓN

La aplicación tópica de procaína en el contexto de la terapia neural es un enfoque terapéutico diferente al propósito tradicional de la anestesia. En lugar de buscar la insensibilización local, se dirige como una vía más hacia la regulación del sistema nervioso autónomo y, con ello, hacia la neuromodulación de todo el organismo.

Como se ha explicado en los capítulos anteriores, la procaína, como otros anestésicos locales, exhibe propiedades que van más allá de su capacidad para bloquear la sensación de dolor. Sus efectos antiinflamatorio, antialérgico, analgésico y antimicrobiano, y su propiedad de actuar como estabilizador de la membrana celular, la hace especialmente indicada en una amplia gama de condiciones, promoviendo la reparación de tejidos dañados.

La aplicación tópica de un anestésico local como la procaína evita la necesidad de inyecciones, lo que la hace apropiada para niños y pacientes reacios a las agujas. Además, resulta idónea cuando se requiere impregnar una zona extensa de piel o mucosa.

En este capítulo se exploran en detalle las diversas formas de aplicación de procaína tópica, sin aditivos, en función de sus propiedades farmacocinéticas. La experiencia clínica ha revelado que estas aplicaciones tópicas ejercen un efecto rápido y regenerativo sobre las afecciones agudas, aunque es importante destacar que, debido a las características de la procaína, no pueden alcanzar capas de tejido más profundas.

Para obtener información adicional sobre los anestésicos locales y sus efectos específicos, se recomienda consultar los capítulos 15 y 17.

DIFERENCIAS EN EL USO TÓPICO DE DIFERENTES ANESTÉSICOS LOCALES

De manera similar a la aplicación de anestésico local mediante inyección, tanto la acción terapéutica como el efecto neuralterapéutico en la aplicación tópica pueden lograrse con diversos anestésicos locales. Lo fundamental es que estos se administren en lugares específicos, según la individualidad del paciente y en dosis bajas, sin finalidad anestésica. Aunque en la literatura médica la lidocaína se menciona más en los estudios, en parte debido a su amplia disponibilidad, la procaína posee menos efectos adversos, una menor vida media por su rápida metabolización plasmática y efectos adicionales proporcionados por sus metabolitos, lo que la convierte en la elección principal para su aplicación tópica. Aunque algunos de los efectos de los anestésicos locales solo se han demostrado en aplicaciones específicas y a concentraciones concretas, en este capítulo las autoras basan sus recomendaciones en esta información fundamental y en la experiencia acumulada en la terapia neural para proponer su uso en diversas aplicaciones tópicas.

Uno de los metabolitos de la procaína es el **dietilaminoetanol**, que posee propiedades beneficiosas en la circulación tisular, aumentando el flujo sanguíneo en los capilares venosos y linfáticos, la estimulación de la producción de fosfatidilcolina en las membranas celulares y la retención de ácidos grasos insaturados de cadena larga, y efectos antiinflamatorios, vasodilatadores y simpaticolíticos.

El otro metabolito es el **ácido paraaminobenzoico**, que forma parte de la familia de las vitaminas B. Este ácido contribuye a la regeneración de la piel, el cabello, las glándulas y la salud intestinal. Entre sus propiedades se encuentran la capacidad para reducir el edema, prevenir la extravasación de glóbulos rojos y blancos, actuar como antioxidante y antiinflamatorio, proteger contra el daño causado por radicales libres y radiación ultravioleta, así como tener efectos antitrombóticos –al influir en la síntesis de tromboxano y la agregación plaquetaria– y efectos fibrinolíticos, actuando como anticoagulante.

ANTECEDENTES DEL USO TÓPICO DE PROCAÍNA

En la práctica clínica de la terapia neural la procaína se utiliza mucho de forma tópica; sin embargo, existe una escasez de literatura médica al respecto, con algunas referencias que datan de mediados del siglo XX. Hay pocas referencias sobre el uso tópico de procaína en los libros de referencia de terapia neural, con excepción del *Handbuch Neuraltherapie* de Stefan Weinschenk.

En este capítulo se abordan las diversas aplicaciones de la procaína en forma tópica basándose en la experiencia de las autoras, la literatura disponible y los resultados de una encuesta realizada a varios terapeutas neurales con experiencia.

En el Congreso Mundial de Terapia Neural de 2005 (Ecuador) se presentó un estudio descriptivo sobre el uso tópico de procaína como un mecanismo alternativo en el caso de lesiones cutáneas extensas (Díaz, 2005). En este estudio se analizaron los resultados de la aplicación tópica de procaína al 1 % en forma de crema en diversas afecciones cutáneas, como quemaduras, heridas quirúrgicas y accidentales, queloides, dermatitis alérgicas, herpes y úlceras varicosas. La gran mayoría de los 85 casos tratados mostraron resultados positivos y no hubo complicaciones. El período de aplicación comprendido fue muy variable, oscilando entre 2 semanas y 3 años. En ningún caso se observaron efectos adversos destacables.

Jürgen Wolf, en el libro de terapia neural de Weinschenk, publicado en alemán en 2010 y reeditado en 2020, detalla numerosas aplicaciones tópicas de la procaína que coinciden con varias de las descritas en este capítulo.

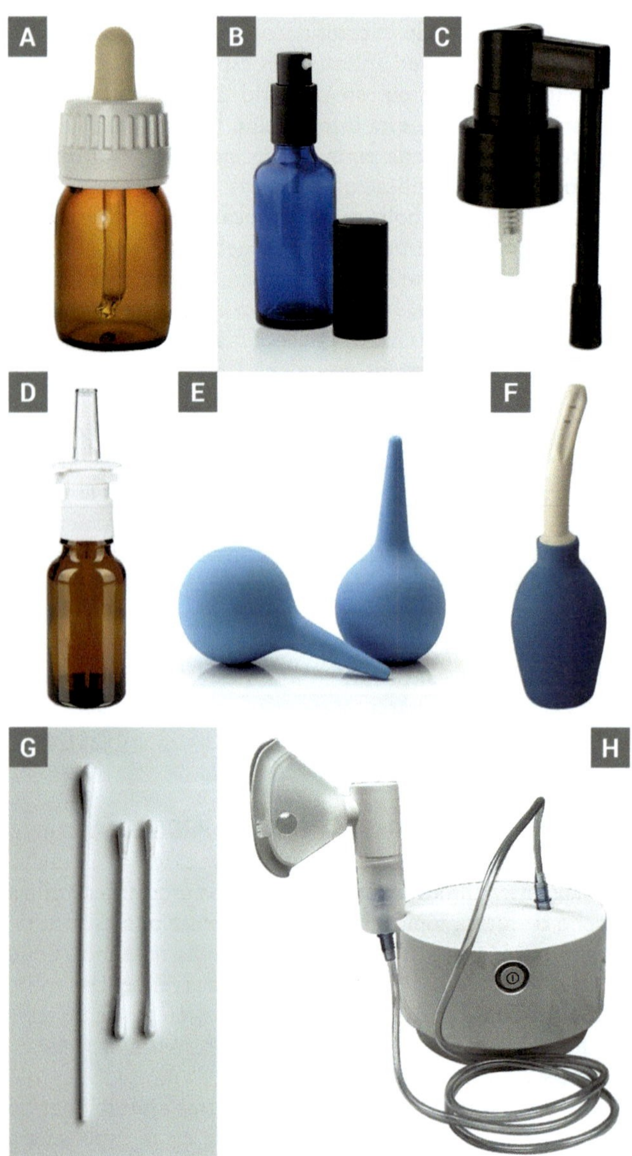

Figura 54-1. Utensilios para aplicaciones tópicas del anestésico local. **A)** Frasco cuentagotas. **B)** Espray o pulverizador. **C)** Espray faríngeo. **D)** Espray nasal. **E)** Pera de enema o irrigación anal. **F)** Pera de irrigación vaginal. **G)** Hisopos de algodón. **H)** Nebulizador.

La investigación actual sigue explorando la aplicación tópica de los anestésicos locales. Hamed *et al.* (Drozd, 2000) demostraron que el gel de lidocaína reduce la expresión del factor de necrosis tumoral α y previene la producción de citocinas proinflamatorias en la mucosa oral de conejos con heridas quirúrgicas orales, lo que resulta en una cicatrización más rápida y efectiva. Aunque la lidocaína es el anestésico local más estudiado en este contexto, se cree que otros, como la procaína, podrían tener efectos similares. Sus acciones antiinflamatorias son multifactoriales e incluyen la inhibición dependiente de dosis de células y mediadores inflamatorios, la prevención del edema y la reducción de la liberación de histamina, además de disminuir los marcadores inflamatorios en contextos perioperatorios y postoperatorios.

Finalmente, se llevó a cabo una encuesta entre 44 terapeutas neurales con el objetivo de enriquecer las experiencias clínicas relacionadas con este capítulo. El 33 % de los encuestados utilizan la procaína en aplicaciones tópicas, a veces combinada con técnicas de inyección de procaína y otras veces de manera exclusivamente tópica.

El paciente debe ser informado de que este uso de la procaína es ajeno a las vías de aplicación que constan en su ficha técnica.

APLICACIONES

En la figura 54-1 se muestran diferentes instrumentos utilizados para las aplicaciones tópicas.

Gotas

Los efectos locales de la procaína pueden resultar en una mejora de la perfusión en la zona afectada, lo que conlleva una reducción del edema, la inflamación y un efecto antihistamínico.

Para administrar procaína en forma de gotas se puede hacer directamente desde una jeringa cargada o bien se puede preparar una dilución de procaína en un frasco de vidrio con un aplicador cuentagotas, que puede conservarse durante unos 5 días en un lugar fresco o en el refrigerador, protegida de la luz y el sol, ya que la procaína es fotosensible.

Ojos

Sugerencias: afecciones agudas o crónicas que afectan fundamentalmente al ojo externo, como conjuntivitis, alergias oculares, prurito, sequedad ocular, orzuelos, lesiones oculares traumáticas o posquirúrgicas, entre otras.

Método: para su aplicación, simplemente se coloca una gota de procaína al 0,5 % en el ojo afectado. Las concentraciones más elevadas pueden provocar una breve pero innecesaria sensación de escozor. En casos agudos, como heridas oculares, prurito intenso, infecciones o alergias en sus fases iniciales, se puede aplicar una gota cada hora, reduciendo la frecuencia a medida que los síntomas mejoran. En situaciones crónicas, como sequedad ocular o alergias establecidas, puede ser adecuado aplicar una o dos gotas dos o tres veces al día.

Precauciones: en este caso, es recomendable que las gotas se almacenen en frascos de cristal o jeringas tapadas para evitar la contaminación –dentro de otro recipiente previamente esterilizado– y en el refrigerador. En caso de conjuntivitis infecciosa, si la pipeta entró en contacto con la conjuntiva durante la aplicación, se debe desechar la dilución utilizada y emplear una nueva.

Nariz

Sugerencias: trastornos en la mucosa nasal, resfriados, rinitis alérgica, coriza, picazón, dolor, pólipos, lesiones herpéticas, postoperatorias o postraumáticas, etc.

Método: se administran dos o tres gotas de procaína al 1 % en cada fosa nasal. En situaciones agudas, como resfriados o alergias en sus etapas iniciales, puede aplicarse cada hora, reduciendo la frecuencia a medida que los síntomas mejoran. Para casos crónicos, como la sequedad nasal o alergias establecidas, se puede aplicar dos o tres veces al día.

Precauciones: ante signos de deshidratación en la mucosa nasal, se recomienda reducir la frecuencia de las aplicaciones.

Oídos

Sugerencias: picazón, eccemas, heridas, otitis externa y media (aguda, crónica o recurrente), eliminación del exceso de cerumen.

Método: aplicar dos o tres gotas de procaína al 1 % a temperatura corporal en el oído afectado cada 4 horas, reduciendo la frecuencia según la mejoría clínica.

Precauciones: es esencial que las gotas estén a temperatura corporal al aplicarlas, ya que el frío podría aumentar el dolor o causar mareos. Se pueden calentar con la mano. Es muy importante verificar la integridad del tímpano, ya que las gotas óticas están contraindicadas en caso de perforación.

Boca

Se debe informar al paciente sobre su sabor amargo y se le puede indicar que tragarla no presenta contraindicaciones, e incluso podría tener efectos terapéuticos adicionales.

Mucosa

Sugerencias: inflamaciones, infecciones, heridas, úlceras como la paradontosis con bolsas periodontales, aftas, herpes, cirugías, úlceras por quimioterapia, entre otros.

Método: se aplican dos o tres gotas de procaína al 1 % directamente sobre las lesiones. En las primeras aplicaciones, se puede repetir cada 15 minutos hasta que el dolor disminuya, y luego reducir a cuatro veces al día. En el caso de las bolsas periodontales, se localizan los surcos gingivales inflamados y se aplican tres gotas de procaína en esa zona.

Dientes

Sugerencias: se puede considerar en caries, pulpitis, ocasionalmente en procesos infecciosos con conducto abierto y en situaciones de sensibilidad dentinaria. También puede ser útil en alveolitis postextracción, debido a sus propiedades antimicrobianas, antiinflamatorias y vasodilatadoras.

Método:

En los casos descritos a continuación se aplica procaína al 1 %.

- Para **caries**, se coloca una gota sobre el tejido cariado. Esto contribuye a la regulación de la placa bacteriana y la remineralización, reduciendo la cantidad de tejido que debe ser eliminado. Puede ser utilizado tanto por el paciente en el domicilio como en el consultorio durante la remoción de la caries.
- En casos de **pulpitis**, se aplica una gota sobre la pulpa dental para desinflamarla y reducir la irritación del tejido pulpar, que es rico en vasos sanguíneos y tejido nervioso. Puede ser indicado como tratamiento del dolor tanto en el domicilio como en el consultorio durante el tratamiento.
- En **procesos infecciosos intrarradiculares**, se aplican tres gotas cuatro veces al día dentro del conducto mientras esté abierto.
- Para tratar la **sensibilidad dentinaria**, se coloca una gota sobre la dentina y el cemento expuesto, y también se puede infiltrar el odontón en el área irritada.
- En casos de **alveolitis**, se aplican tres gotas en el alvéolo cuatro veces al día como parte del mantenimiento domiciliario.

Heridas

Sugerencias: pequeñas heridas, como rozaduras o picaduras de insectos.

Método: aplicar una gota de procaína al 1 % tantas veces como sea necesario. En caso de heridas en zonas extensas, se puede considerar la aplicación en forma de aerosol. El uso de gotas es especialmente adecuado para el tratamiento en el domicilio.

Lavados

Los anestésicos locales también se pueden emplear en forma de lavados, como se muestra a continuación.

Uso odontológico

Sugerencias: se emplea en la irrigación de conductos en tratamientos de endodoncia, así como en el lavado de pulpas

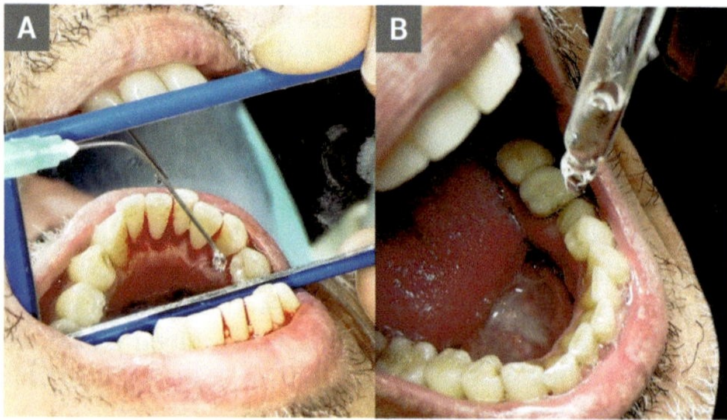

Figura 54-2. Aplicación en gotas en área odontológica. **A)** Lavado del área de un proceso inflamatorio en la cara lingual de la zona anteroinferior de la boca con jeringa y procaína al 1 %, tras realizar la remoción del tártaro gingival. **B)** Aplicación de procaína al 1 % en forma localizada con gotero, sobre el diente 4.5, en proceso de restauración odontológica.

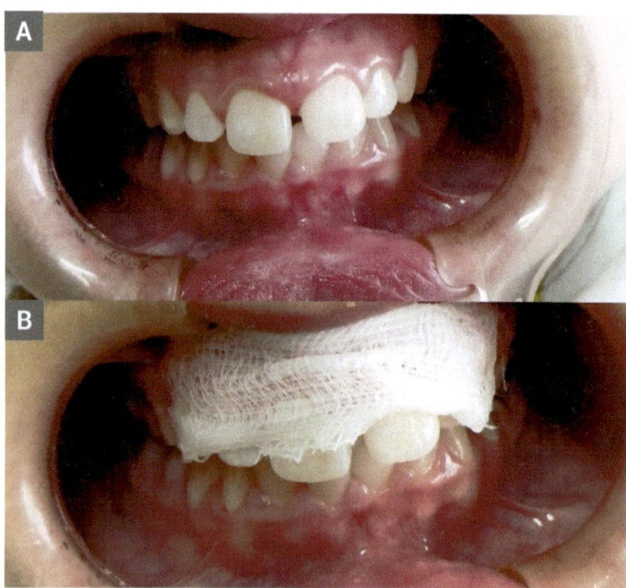

Figura 54-3. **A)** Vista vestibular de la zona bucal anterior, superior e inferior, con gingivitis aguda en adolescente con mal posición dentaria, que evidencia respiración bucal y justifica el proceso inflamatorio. **B)** Compresa de gasa embebida en procaína al 1 % sobre área de gingivitis.

inflamadas. También se utiliza para irrigar alveolitis postextracción y en procedimientos quirúrgicos dentales, como colgajos, osteotomías, extracción de dientes retenidos y eliminación de tejido necrótico.

Método: durante la cirugía, se realiza el lavado de heridas con procaína al 1 % (Fig. 54-2).

Heridas

Sugerencias: la procaína al 1 % es adecuada para tratar cualquier tipo de herida, como golpes, heridas quirúrgicas, quemaduras, llagas, escaras, úlceras, episiotomías y grietas en el pezón, entre otras.

Método: se procede a lavar las heridas con procaína al 1 % antes de realizar su curación. Además, dependiendo de la situación, se puede seguir el tratamiento con gotas, aerosol, pomada o compresas. Para personas con quemaduras extensas, los lavados con procaína o su aplicación en aerosol, tanto en la zona quemada como en las cicatrices, pueden contribuir a mejorar y acelerar el proceso de cicatrización.

Compresas

Sugerencias: en afecciones cutáneas o mucosas como prurito, eccemas, verrugas irritadas, picaduras, traumatismos, heridas, úlceras, abrasiones, liquen plano, herpes, vaginitis, mastitis, adenitis, vulvodinia, inflamaciones de las glándulas vulvovaginales, enfermedad hemorroidal, fisura anal, lesiones posquimioterapia o radioterapia, dehiscencias y cicatrices que ya puedan estar en un entorno húmedo después de la cirugía. En odontología se puede aplicar en la inflamación de las encías, lesiones de las mucosas bucales, como aftas, herpes, frenectomías o heridas traumáticas, y después de una extracción dental o cirugía.

Método: se aplica una gasa impregnada con procaína al 1 % sobre la zona afectada durante aproximadamente 10 minutos. También es posible empapar torundas de algodón en procaína al 1 %, especialmente en situaciones como pulpas inflamadas en odontopediatría o en procedimientos de endodoncia con procesos infecciosos, después de una irrigación abundante de los conductos con procaína (Fig. 54-3). La frecuencia de aplicación varía según la intensidad de la situación y la mejora de los síntomas, continuando hasta su remisión.

Precauciones: si el tejido comienza a deshidratarse, se recomienda aplicar la compresa solo una vez al día o reducir el tiempo de aplicación. En el caso de aplicar la compresa en el pecho o el pezón durante la lactancia, se debe esperar unos 10 minutos antes de ofrecer el pecho al bebé para evitar que pueda rechazarlo debido al sabor amargo de la procaína.

Pomada o gel

Las sugerencias de la pomada o gel con procaína al 1 % son las mismas que las de las compresas, con la adición de un posible mayor efecto de la pomada o el gel en situaciones de dolor, como una neuralgia postherpética o un dolor crónico en una cicatriz.

En odontología, los geles son útiles para el cuidado en el domicilio en situaciones de gingivitis, heridas, acumulación persistente de placa bacteriana y desequilibrios en la microbiota oral. También son beneficiosos en casos en los que coexisten múltiples afecciones, como caries, focos infecciosos y problemas en los tejidos de soporte. Estos geles fomentan la autorregulación en lo que respecta a la flora bucal, mejorando las condiciones fundamentales para la resolución de tratamientos y procesos dentales.

Dilución y concentración: la disponibilidad de la procaína varía según su forma de administración y concentración, dependiendo del país.

Fórmula magistral:

- Con procaína en polvo cristalino:
  - 1 %: 1 g de procaína y 100 g de gel o crema neutra de base acuosa.
  - 2 %: 2 g de procaína y 100 g de gel o crema neutra de base acuosa.
  - 15 %: 6 g de procaína y 40 g de gel o crema neutra de base acuosa.
- Con clorhidrato de procaína líquida:
  - 0,5 %: 10 mL de procaína al 1 % y 10 mL de gel o crema neutra de base acuosa.
  - 1 %: 10 mL de procaína al 2 % y 10 mL de gel o crema de base acuosa.

Método: después de limpiar la zona, se aplica la pomada o el gel dos veces al día, o según sea necesario, hasta que las lesiones hayan remitido por completo.

Precaución: en caso de que la mujer continúe con la lactancia, es importante limpiar la zona muy bien y esperar al menos 10 minutos antes de ofrecer el pecho al bebé, para que este no perciba el sabor amargo.

Enemas e irrigaciones

Los enemas e irrigaciones de anestésico local pueden ser anales, vaginales o de uso odontológico.

Anales

Además de sus efectos locales, la administración de procaína por vía rectal, tras mezclarse con los fluidos rectales, puede ser absorbida rápidamente a través de la mucosa rectal debido a la abundante vascularización de este tejido. Este proceso puede desencadenar un efecto liberador de toxinas, a pesar de que la procaína tiene una capacidad de absorción mucosa relativamente baja. Aunque no se han encontrado estudios ni literatura específica sobre este tema, la experiencia clínica sugiere su utilidad como, por ejemplo, en la preparación del terreno general previo a cirugías o incluso en la resolución de procesos periapicales agudos en odontología.

Sugerencias: a nivel local, puede ofrecer beneficios terapéuticos en condiciones como enfermedad hemorroidal, fisuras anales, dolor anorrectal, estreñimiento y proctitis, gracias a los mecanismos de acción previamente mencionados. Por otro lado, la posible absorción sistémica de la procaína a través del sistema venoso rectal podría ser beneficiosa en casos de dolor generalizado o alergias, ya sea en situaciones agudas debido a su rápida absorción o como parte de un tratamiento a largo plazo.

Método: se colocan 5 mL de procaína al 1 % junto con 5 mL de agua en una pera de enemas. Luego, se libera esta mezcla en la ampolla rectal del paciente, quien debe estar en posición de decúbito lateral izquierdo y permanecer acostado durante al menos 10 minutos. La frecuencia de aplicación debe ajustarse según la necesidad, comenzando con una vez al día durante la primera semana y luego espaciando las aplicaciones a medida que los síntomas remiten.

Precaución: esta vía de administración debe evitarse en personas con problemas de coagulación o que toman medicamentos antiagregantes plaquetarios debido al riesgo de provocar una herida al introducir la cánula rectal. Además, está contraindicada en casos de sangrado rectal o después de cirugía digestiva.

Vaginales

Sugerencias: prurito vaginal, candidiasis vaginal, eccemas, episiotomía reciente.

Método: la paciente se coloca en decúbito supino, con las piernas levantadas contra una pared, y se administra en el interior de la vagina 5 mL de procaína al 1 % utilizando una pera de irrigación vaginal o una jeringa. Debe permanecer en esta posición durante 10 minutos. Este procedimiento se lleva a cabo una vez al día, espaciándolo a medida que los síntomas mejoran.

También es posible realizar lavados vaginales siguiendo las mismas sugerencias. Para ello, la paciente debe estar sentada y, utilizando una pera vaginal o una jeringa, introduce la procaína al 1 % en la vagina. Este procedimiento se repite dos veces al día, espaciando según la mejoría experimentada.

Gargarismos y enjuagues

El uso de procaína en forma de gargarismo o enjuague oral provoca una vasodilatación tanto debido a su efecto simpaticolítico como a sus propiedades intrínsecas. Además, gracias al sellado de capilares y la estabilización de membranas celulares, se logra una normalización de la circulación en la mucosa de la cavidad bucal y la garganta. Esto resulta en una mejora en la perfusión y la reducción del edema en caso de lesiones o quemaduras en la cavidad bucal, más allá de la posible anestesia local. Cabe mencionar que la mucosa oral es altamente permeable, lo que permite que algunos fármacos se absorban de manera sublingual.

Indicaciones: molestias en la lengua, encías, garganta y amigdalitis recurrente. También se utiliza en casos de alteraciones de la mucosa oral, como inflamaciones, infecciones o úlceras, como aftas, herpes o candidiasis. Es útil tanto en cirugía oral como en el período postoperatorio, así como en procesos gingivales de diversa índole y gravedad. Además, se aplica en casos de quemaduras, escaldaduras y heridas en la boca.

Método: usar 3 mL de procaína al 1 % en la boca y mantenerla durante 5 minutos, haciendo gárgaras y asegurándose de que la procaína entre en contacto con todas las áreas afectadas, incluyendo los espacios interdentales. Luego, la solución se puede tragar o escupir. En situaciones en las que se requiera el tratamiento varias veces al día o durante varios días, es preferible preparar una solución de procaína al 1 % (1 mL de procaína al 1 % mezclada con un poco de agua).

Precauciones: informar al paciente de que la procaína tiene un sabor amargo. En casos excepcionales podría ocurrir una hipoestesia o anestesia de la laringe, lo que podría causar dificultades para tragar. En estas circunstancias se recomienda diluir la procaína al 0,5 %.

Vía oral

En la década de 1950 aparecieron varias publicaciones médicas de series de casos con trastornos digestivos como úlcera péptica o cardioespasmo tratados con procaína oral, en ocasiones mezclada con metamucil y agua para prolongar el contacto, o bien en cápsulas. Wolf y Barop explican en el libro de Weinschenk, refiriéndose a los casos de alergias alimentarias, que, de un modo similar al fenómeno de Sanarelli-Schwartzman, el enjuague oral con procaína puede impedir el estímulo en las estructuras del sistema nervioso autónomo digestivo, de modo que la información desencadenante de un alérgeno no se reconoce y, en consecuencia, no se transmite. Al enjuagar la cavidad bucal y el esófago, es posible prevenir con gran confiabilidad una reacción subsiguiente de intolerancia a los alimentos. Cuando este tratamiento se aplica de manera consistente antes de todas las comidas, no es necesario conocer previamente el agente desencadenante. Según su experiencia, después de 3-4 semanas ya no se producen reacciones de intolerancia y la memoria de reconocimiento de patrones parece estar apagada, al menos temporalmente.

Sugerencias: inflamación, infección o ulceración del esófago, estómago o duodeno, intolerancias alimentarias. También está indicada después de comida excesiva, en mal estado o con exceso de grasa, o después de un exceso de alcohol.

Método: en situaciones agudas pueden beberse 5 mL de procaína 1 %. En casos en los que se tenga que tomar varias veces al día o durante varios días, es mejor preparar una solución de procaína (1 mL de procaína al 1 % con un poco de agua).

Precauciones: véase el apartado *Gargarismos y enjuagues*.

En caso de intolerancias alimentarias, se recomienda el uso de una solución de procaína. Se enjuaga bien la boca dos veces con un sorbo de la solución antes de ingerir cualquier bebida o alimento, incluyendo caramelos o chicles, y luego se traga el líquido. Wolf explica que, según su experiencia, después de un período de tratamiento de 3-4 semanas, los síntomas alérgicos disminuyen y se puede suspender el uso sin necesidad de una reducción gradual.

La Dra. Ana Aslan, médica en el Instituto Nacional de Gerontología y Geriatría de Rumanía, consciente de las propiedades beneficiosas de la procaína, emprendió la tarea de modificar su farmacocinética con el objetivo de mejorar su estabilidad en el organismo, prolongar la duración de su acción y maximizar su potencial terapéutico. En este marco, en 1956 desarrolló y comercializó una formulación farmacéutica que contenía un 2 % de clorhidrato de procaína, 0,12 % de ácido benzoico, 0,10 % de metabisulfito de potasio y 0,01 % de fosfato disódico (actuando como excipientes y estabilizadores), resultando en un pH de 3.3. Dicha formulación, comercializada bajo el nombre de GH3, se introdujo en el mercado como un producto antienvejecimiento en forma de cápsulas orales. En 1982, la Food and Drug Administration prohibió su venta en Estados Unidos por reclamos antienvejecimiento y asociados.

Aerosol o pulverizador

Un pulverizador es un recipiente con un dispositivo en la parte superior que permite expulsar el líquido que contiene en forma de vaporización, reduciéndolo a finas gotas. Aunque se utiliza habitualmente para distribuir el líquido en las paredes de las fosas nasales, también puede aplicarse en la piel y las mucosas.

Sugerencias: para su aplicación en la nariz, piel o mucosas, las indicaciones son las mismas que para las gotas. La principal diferencia radica en que el pulverizador permite que las microgotas impregnen un área más amplia y de manera más uniforme. Con un aplicador de cánula de 2 cm, se puede alcanzar una buena impregnación en la zona del *cavum* faríngeo a través de la vía nasal y en la zona faringoamigdalar a través de la vía oral.

Método: para la aplicación nasal es más efectivo cuando el paciente está acostado en decúbito supino con la cabeza ligeramente inclinada hacia atrás y luego se mantiene así unos minutos para que la procaína se mantenga en la mucosa nasal el tiempo suficiente. Se introduce en la nariz la parte dispensadora o la cánula del pulverizador que contiene procaína al 1 % a temperatura ambiente y se presiona una o dos veces en cada una de las coanas nasales. Para el uso en el domicilio, se recomienda aplicar una o dos veces al día. Los pulverizadores y sus dispositivos son de uso individual.

Nebulizaciones

La nebulización es un proceso mediante el cual un líquido se combina con un gas a alta presión para crear una nube que mejora la dispersión del líquido en cualquier superficie a la que llegue. La nebulización permite que la procaína alcance extensas áreas de la mucosa respiratoria desde la boca y la nariz hasta los bronquios y los alvéolos. Esta amplia distribución le permite ejercer una acción farmacológica local, especialmente sus efectos antiinflamatorio y antimicrobiano, así como una acción neuralterapéutica al actuar en las fibras vegetativas presentes en estas mucosas.

Para comprender mejor el efecto terapéutico de esta aplicación, se recomienda consultar la inervación traqueobronquial y pulmonar en los capítulos dedicados al cuello y el tórax, así como el capítulo de los efectos terapéuticos de los anestésicos locales (v. **Caps. 17**, **41** y **42**, respectivamente).

La regulación de las vías respiratorias es fundamentalmente parasimpática, controlando aspectos como el tono del músculo liso, la producción de moco, la permeabilidad vascular y la vasodilatación bronquial. Los axones preganglionares vagales eferentes hacen sinapsis en pequeños ganglios dentro de las paredes del árbol traqueobronquial, lo que permite cierto control local de la función de las vías respiratorias. La inervación simpática controla los vasos sanguíneos traqueobronquiales.

Se ha observado que la lidocaína inhalada reduce la broncoconstricción inducida por histamina (Burburan, 2006) y, cuando se nebuliza, muestra propiedades antiasmáticas (Da Costa, 2007). Los efectos de la nebulización de procaína incluyen su acción antiinflamatoria y antiedematosa, la reducción del tono simpático, la mejora del flujo sanguíneo periférico en los pulmones, la estimulación del sistema inmunológico, la estabilización de las membranas celulares, el sellado de capilares, la promoción de la mucólisis y el movimiento de la mucosidad, el alivio del dolor al respirar y un efecto adicional sobre la mucosa de la nariz y los senos paranasales.

Indicaciones: la nebulización de procaína se recomienda en diversas condiciones respiratorias, incluyendo el asma bronquial en sus fases agudas o crónicas, la hiperreactividad alérgica de la mucosa respiratoria, la inflamación o infección de las vías respiratorias, la presencia de pólipos nasales, mucosidad excesiva, tos persistente y como tratamiento concomitante en casos de dificultad respiratoria, como en el enfisema pulmonar o el cáncer broncopulmonar.

Método: es necesario contar con un nebulizador, un dispositivo de fácil acceso que requiere alimentación eléctrica. Se coloca una solución de 5 mL de procaína al 1 % en el dosificador del nebulizador, reduciendo la concentración al 0,5 % en el caso de niños pequeños. El paciente, sentado o semiincorporado, se coloca la mascarilla adecuadamente sobre la boca y la nariz, enciende el nebulizador e inhala lenta y profundamente por la nariz mientras haya procaína en el dispensador. Ocasionalmente, se puede respirar por la boca si se desea impregnar la mucosa oral. Esta nebulización puede repetirse dos o tres veces al día en situaciones agudas. Otra opción es realizar nebulizaciones más cortas (1-2 minutos) pero más frecuentes.

Precaución: la administración de procaína por nebulización no debe reemplazar ni retrasar la administración de otros medicamentos por la misma vía en situaciones de urgencia, aunque puede proporcionar apoyo. Durante la aplicación, se debe evitar la hiperventilación. Dada la rápida absorción de 50 mg de procaína en una superficie tan extensa, ocasionalmente puede experimentarse una leve y poco frecuente sensación de mareo. Es importante realizar una prueba de alergia previa mediante una inyección intradérmica.

Hisopos de algodón

Un hisopo es un palillo o bastoncillo recubierto de algodón en sus puntas, de manera que permite impregnarlo con procaína para poder aplicarla por vía tópica dentro de un orificio o cavidad durante un tiempo prolongado. En terapia neural pueden usarse para aplicación tópica de la procaína en la cavidad nasal.

Mucosa de las fosas nasales

Sugerencias: afecciones de la mucosa nasosinusal, como rinitis o sinusitis, lesiones en la nariz, dificultad respiratoria, mucosidad, coriza, herpes, estornudos, prurito, secreción o congestión nasal, etc.

Método: se empapan dos bastoncillos con punta de algodón con procaína al 1 % y se introducen en los orificios nasales del paciente, colocado en decúbito supino. Se mantienen durante 10 minutos, y cada minuto se aplican una o dos gotas de procaína. Es importante que la persona respire por la nariz y mantenga la boca cerrada durante este procedimiento. La frecuencia de aplicación debe ajustarse según la necesidad, comenzando por una vez al día durante la primera semana y luego espaciando las aplicaciones a medida que los síntomas remiten.

Mucosa de la nasofaringe

Esta aplicación permite la administración de procaína en la mucosa de la nasofaringe, lo que puede tener un efecto en el *cavum* faríngeo (v. **Cap. 36**) y en el ganglio esfenopalatino (v. **Cap. 37**).

Indicaciones: afecciones de la mucosa nasosinusal, como rinitis o sinusitis, aguda o crónica, anosmia, diátesis alérgica, dificultad respiratoria nasal, pólipos nasales, cefaleas y migrañas, parálisis facial, neuralgia del trigémino, hipertensión arterial esencial, trastornos de la glándula lacrimal, polo anterior del ojo o del oído, trastornos intracraneales, sospecha de campo interferente especialmente en personas con antecedentes intensos de faringoamigdalitis, sinusitis, rinitis, focos irritativos odontológicos o tratamientos odontológicos.

Método: véase el apartado *Aplicación transnasal* del capítulo 37 (v. **Fig. 37-7**).

Tablas de aplicaciones

En las **tablas 54-1**, **54-2**, **54-3** y **54-4** se muestran resúmenes de la aplicación de procaína en la piel, odontología, nariz, ojos, oídos y pulmones, y en la zonas vaginal y anal.

CONTRAINDICACIONES, PRECAUCIONES Y PECULIARIDADES

Las aplicaciones tópicas de procaína ofrecen numerosas ventajas también en términos de seguridad; sin embargo, están contraindicadas en caso de alergia a la procaína. Las gotas óticas deben evitarse si hay una perforación del tímpano y siempre deben usarse a temperatura ambiente.

Tabla 54-1. Uso tópico de la procaína en la piel

En lesiones de la piel como dermatitis, psoriasis, heridas, quemaduras, picaduras de insecto o cirugías, la procaína tópica se puede aplicar de las siguientes maneras:

- **Gotas**: se aplican unas gotas de procaína al 1 % tantas veces como se considere necesario directamente en la zona de la piel lesionada
- **Aerosol**: se aplica del mismo modo que las gotas, pero en áreas más extensas
- **Lavado**: se realiza un lavado con procaína al 1 % directamente en la zona lesionada antes de la posterior aplicación de la compresa, pomada o gel
- **Compresa**: se aplica una compresa impregnada con procaína al 1 %, dos veces al día, durante 10 minutos y espaciar según la mejoría
- **Pomada o gel**: además de las situaciones anteriores, la pomada o el gel de procaína al 1 o 2 % se aplica dos veces al día en casos como varices, neurodistrofias o neuralgias postherpéticas, y luego espaciar según la mejoría

Tabla 54-2. Uso tópico de la procaína en odontología

Zona	Dolencia	Formato de uso	Dilución	Sugerencia de aplicación
Dientes	Caries, pulpitis, proceso infeccioso con conducto abierto, sensibilidad dentaria	Gotas	1 %	Una gota sobre la zona afectada (tres gotas si hay conducto abierto) cuatro veces al día y espaciar según la mejoría. También en el consultorio durante el tratamiento
		Gel	1-2 %	Para realizar la higiene dental en domicilio, cuatro veces al día
	Alveolitis postextracción	Gotas e irrigación	1 %	Tres gotas en el alvéolo cuatro veces al día, como mantenimiento domiciliario, e irrigaciones en limpieza durante el procedimiento odontológico
	Tratamientos quirúrgicos y de endodoncias	Irrigación y compresas	1 %	Irrigación de limpieza durante el procedimiento Aplicación posterior de compresa durante 10 minutos
Mucosas	Lesiones en la mucosa como aftas, úlceras, infecciones, paradentosis con bolsas periodontales Gingivitis, retracción gingival Placa bacteriana	Aerosol, irrigación o compresas	1 %	Aplicar cuatro veces al día y espaciar según la mejoría Si hay dolor intenso, aplicar aerosol o tres gotas sobre las lesiones cada 15 minutos y espaciar según la mejoría En surcos gingivales desprendidos con tejido inflamado, se aplica en aerosol o tres gotas de procaína Aplicar compresa en la zona afectada durante 10 minutos
	Desequilibrios en la microbiota oral	Gel	1-2 %	Para realizar la higiene dental en domicilio, cuatro veces al día Para aplicar y masajear las encías
		Gargarismo	1 %	3 mL de procaína para hacer gargarismo durante 3 minutos, las veces necesarias

Tabla 54-3. Uso tópico de la procaína en nariz, ojos, oídos y pulmones

Zona	Dolencia	Formato de uso	Dilución	Sugerencia de aplicación
Nariz	Lesiones en la mucosa nasal, dolor, rinitis, coriza, congestión nasal, prurito, pólipos, estornudos, sinusitis	Gotas	1 %	Dos o tres gotas cada 2-3 horas y espaciar según mejoría Precaución: si la mucosa nasal se deshidrata, espaciar la frecuencia de las aplicaciones
		Aerosol	1 %	Dos disparos en cada coana nasal, manteniendo la posición supina durante 10 minutos
		Hisopos de algodón	1 %	Mucosa nasal Impregnación del algodón del hisopo y colocación en el orificio nasal durante 10 minutos
	Efecto en *cavum* faríngeo, eje endocrino y ganglio esfenopalatino	Hisopos de algodón	1 %	Mucosa de la nasofaringe Impregnación del algodón del hisopo y colocación en la zona posterior de la fosa nasal durante 15 minutos
Ojos	Afecciones de la conjuntiva, córnea o párpado	Gotas	0,5 %	En situación aguda: una gota cada hora y espaciar según la mejoría En situación no aguda: una gota tres veces al día
Oídos	Afecciones cutáneas, prurito, otitis externas y medias, expulsión del exceso de cerumen	Gotas	1 %	Dos o tres gotas cada 4 horas y espaciar según la mejoría Contraindicado en perforación timpánica
Pulmones	Bronquitis Enfermedad pulmonar	Nebulizaciones	1 %	5 mL de procaína en el dosificador Uso con mascarilla o gafas nasales

Tabla 54-4. Uso tópico de la procaína en las zonas vaginal, anal y mamaria

Zona	Dolencia	Formato de uso	Dilución	Sugerencia de aplicación
Zona vaginal	Afecciones de la mucosa vaginal, prurito, dolor, vulvodinia, infecciones, heridas, traumatismos	Compresas	1 %	Aplicar dos veces al día durante 10 minutos y espaciar según la mejoría Precaución: disminuir el tiempo y la frecuencia si hay pérdida de hidratación del tejido
		Pomada o gel	1-2 %	Aplicar dos veces al día y espaciar según la mejoría
		Enemas e irrigaciones	1 %	5 mL de procaína en la vagina una vez al día y mantener la posición en decúbito supino con las piernas en alto durante 10 minutos y espaciar según la mejoría O bien dos veces al día en lavado vaginal, sentada, y espaciar según la mejoría
Zona anal	Afección de las hemorroides o la mucosa anal, prurito, dolor anorrectal, estreñimiento	Compresas	1 %	Aplicar en la zona afectada 2 veces al día, durante 10 minutos Precaución: disminuir tiempo y frecuencia si hay pérdida de hidratación de tejido
		Enemas	1-2 %	Para acción local: 5 mL de procaína al 1 % durante 10-15 minutos. Frecuencia según la necesidad Para acción sistémica, enema de 10 mL de procaína al 1-2 %
Zona mamaria	Lesiones cutáneas del pezón o la mama, perlas de lactancia, mastitis	Compresas	1 %	Aplicar en la zona afectada, dos o tres veces al día durante 5 minutos Precaución: esperar 10 minutos para dar el pecho (sabor amargo)
		Pomada o gel	1-2 %	Aplicar la pomada dos veces al día y espaciar según la mejoría Precaución: limpiar bien antes de dar el pecho

En personas que toman anticoagulantes o tienen trastornos de la coagulación, se debe tener precaución especial y realizar un mayor seguimiento. En estos casos, la aplicación de enemas anales o vaginales está contraindicada debido al riesgo, aunque mínimo, de provocar lesiones en la mucosa.

Es esencial evitar la contaminación de pipetas, jeringas o cánulas en el caso de gotas o aerosoles. También se debe controlar la temperatura y la exposición a la luz de las preparaciones con procaína, ya que esta sustancia se degrada con el calor y la exposición a la luz. Se recomienda utilizar frascos de color topacio o traslúcidos, preferiblemente de cristal.

Aunque las preparaciones se pueden conservar en el refrigerador para prolongar su vida útil, por experiencia clínica se sugiere que estén a temperatura corporal en el momento de la aplicación, porque facilita su absorción.

HISTORIAS DE VIDA

A continuación se describen los casos de tres pacientes tratados con usos tópicos de anestésico local.

Historia 1

Una mujer de 35 años acude a la consulta por pólipos nasales. Su historia de vida incluye antecedentes de amigdalitis recurrente en la infancia y un accidente de tráfico con latigazo cervical a los 18 años. En la evaluación odontológica se observó una arcada ancha con los cuatro cordales erupcionados y espacio retromolar. Además, la pieza 2.6 había sido tratada por caries a los 12 años. Comenzó a menstruar a los 12 años, y sus ciclos menstruales eran regulares y abundantes. Tuvo una infección urinaria después de sus primeras relaciones sexuales y tres partos vaginales sin problemas.

Hace 2 años, la paciente comenzó a experimentar dificultades para respirar por la nariz, junto con dolor de cabeza y malestar general, que evolucionó hacia una sinusitis. Además, tenía tendencia a sobrecargar la zona cervical y los trapecios.

El tratamiento inicial consistió en inyecciones de procaína al 0,5 % en la fosa pterigopalatina, los polos amigdalares y puntos de tensión miofascial en cervicales y trapecios. Se le enseñó a aplicarse bastoncillos impregnados con procaína al 1 % en la nariz en casa, una vez al día durante 10-12 días.

En la segunda visita, después de 12 días, la paciente informó de una mejoría en la claridad de la cabeza, y en la zona cervical y trapecios, aunque la respiración nasal no había mejorado. Además, explicó problemas de relación con su pareja y sentimientos de soledad en la crianza de sus hijos. Se administraron nuevamente inyecciones en la fosa pterigopalatina, polos amigdalares, zonas supraorbitarias e infraorbitarias y puntos de tensión miofascial en la zona púbica. Continuó utilizando los bastoncillos nasales en casa.

La tercera sesión tuvo lugar 1 año después, durante el cual la paciente utilizó los bastoncillos en casa y no tuvo que someterse a la cirugía para los pólipos nasales debido a que estos desaparecieron. Además, consultó a un logopeda y a un optometrista, y dejó de respirar por la boca. Su relación con su pareja mejoró después de lograr una mayor aceptación de sí misma. Tuvo otra infección urinaria.

Durante esta visita, se administraron inyecciones en el plexo pélvico por vía vaginal y en un cordón fibroso palpable en la pared vaginal. También se repitieron las inyecciones en la fosa pterigopalatina, puntos de tensión mucosa oral, polos amigdalares y la zona lateral a las aletas nasales. Se aconsejó a la paciente que continuara usando los bastoncillos nasales con procaína.

En la cuarta visita, 1 mes después, la paciente explica una gran mejoría en la sensación de ocupación en la nariz y la respiración. Refiere que ha sido más constante en la aplicación de los bastoncillos nasales. Se repitieron las inyecciones en el plexo pélvico vaginal, las fosas pterigopalatinas, los puntos de tensión en la boca, los polos amigdalares y la zona paranasal.

Un mes más tarde, en una visita posterior, acompañando a su hija, la paciente refiere sentirse mucho mejor. Utiliza los bastones cuando siente congestión en su mucosa nasal.

Historia 2

En un hospital, se visitó a un hombre de 72 años que presentaba quemaduras en el 20 % de su superficie corporal, con lesiones en los tobillos, manos y antebrazos. Las heridas consistían principalmente en quemaduras de tercer grado, con algunas áreas de segundo y primer grado. Se estaba evaluando la posibilidad de realizar un injerto de piel para tratar estas últimas.

En su historia de vida destacaba haber padecido cólicos nefríticos recurrentes, lo que llevó a varias litotricias y una cirugía renal izquierda debido a una obstrucción del uréter. También una neoplasia gástrica que requirió cirugía, radioterapia y quimioterapia. Además, había sido sometido a una cirugía cardíaca para reemplazo de una válvula cardíaca. Padecía diabetes tipo 2 insulinodependiente. Refería dolor en las rodillas. Durante la evaluación odontológica, se identificó la presencia de una funda de oro en la pieza dental 3.6, que no había sido sometida a endodoncia.

En el hospital se autorizó la realización de lavados de las heridas del paciente con procaína durante 2 semanas antes de proceder a realizar los tratamientos de curación de acuerdo con el protocolo hospitalario. Durante la primera semana se apreció un endurecimiento en las áreas afectadas, seguida de una mejoría significativa que sorprendió al equipo médico, sobre todo considerando su historial de diabetes, y se descartó la necesidad de injertos. Además, se observó que las áreas donde se habían producido las quemaduras apenas mostraban cicatrices, siendo la única manifestación visible su despigmentación durante el verano.

Comentario:

- Estos resultados sugieren que el uso de la procaína en forma de lavado de heridas permite el efecto conocido del anestésico local sobre la matriz extracelular, el sistema nervioso autónomo, la vascularización, la membrana celular y los efectos farmacológicos conocidos. Todo ello podría explicar la evidente mejoría en la cicatrización y la rápida recuperación observada en este caso.

Historia 3

A la consulta acude una mujer de 42 años por una reagudización de una gingivitis crónica que reaparece en picos de estrés.

En su historia de vida había enfrentado trastornos hormonales con episodios de amenorrea y tratamientos hormonales orales. Además, había sufrido abuso sexual en su adolescencia y experimentaba una considerable tensión, manifestada en bruxismo recurrente. Se autodescribía como una persona autoexigente, lo que generaba tensiones sobre todo en su cabeza, cuello y hombros. Trabajaba como investigadora universitaria y profesora de yoga, y complementaba su búsqueda de bienestar mediante técnicas de meditación y otras disciplinas.

En la primera sesión, la paciente mencionó que había dejado de menstruar durante 3 meses en un contexto de intenso estrés familiar. Presentaba encías inflamadas, de aspecto liso, enrojecidas y con tendencia a sangrar, aunque no había acumulación de placa bacteriana ni sarro. Se decidió realizar terapia neural, inyectando procaína al 0,5 % en la zona de mastoides y en puntos de tensión en el cuero cabelludo. Para el cuidado dental domiciliario, se preparó un gel al 1 % y se recomendó su uso en lugar del dentífrico habitual. También se aconsejó masajear las encías con este gel después del cepillado dental.

En la segunda sesión, 1 semana después, la paciente informó que había comenzado a menstruar al día siguiente de la terapia y que su nivel de estrés había disminuido casi completamente. Sus encías ya no presentaban inflamación, sangrado o enrojecimiento, se veían graneadas y de un tono rosa. Además, durante esa semana sintió síntomas iniciales de herpes labial, que desaparecieron en tan solo 24 horas, después de aplicar el gel de procaína por decisión propia.

La paciente se mostraba satisfecha con la capacidad de aplicarse procaína por sí misma. El tratamiento continuaría con la eliminación de tres amalgamas que tenía desde su infancia.

PUNTOS CLAVE

- La aplicación tópica de procaína puede ofrecer apoyo local eficaz tanto en combinación con inyecciones como en tratamiento único.
- Aunque su alcance sistémico no es tan pronunciado como el de las inyecciones, influye a través del sistema nervioso autónomo, la matriz extracelular y los sistemas ubiquitarios, extendiéndose sistémicamente a través de los tejidos de absorción de las áreas de aplicación.
- Más allá de su uso médico, este modo de aplicación es una buena herramienta para empoderar a los pacientes, permitiéndoles dar continuidad al tratamiento en su domicilio. En consecuencia, se convierte en un recurso de alivio, autoatención y compromiso personal en el proceso de recuperación.
- A pesar de la limitada base bibliográfica, la experiencia clínica ha revelado muy buenos resultados, lo que subraya la necesidad de una mayor investigación y exploración en esta área, especialmente en profundizar en sus mecanismos y aplicaciones terapéuticas.

BIBLIOGRAFÍA

Burburan SM, Xisto DG, Rocco PR. Anaesthetic management in asthma. Minerva Anestesiol. 2007;73(6):357-65.

Da Costa JC, Olsen PC, de Azeredo Siqueira R et al. JMF2-1, a lidocaine derivative acting on airways spasm and lung allergic inflammation in rats. J Allergy Clin Immunol. 2007;119(1):219-25.

Díaz V ME. Uso tópico de la procaína como un mecanismo alternativo en el caso de lesiones de piel de amplia superficie. Quito, Ecuador: Sociedad Médico Científica Ecuatoriana de Terapia Neural (SETENE); 2005.

Drozd NN, Makarov VA, Miftakhova NT, Kalugin SA, Stroeva OG, Akberova SI. [Antithrombotic activity of para-aminobenzoic acid]. Eksp Klin Farmakol. 2000;63(3):40-4.

Hamed RS, Naser AI, Al-Allaf LI, Taqa GA. The impact of lidocaine gel on TNF-α expression in surgically induced oral mucosal ulcers: an immunohistochemical analysis in rabbits. J Oral Med Oral Surg. 2023;29(1):8.

Weinschenk S. Handbuch Neuraltherapie. Therapie mit Lokalanästhetika. 2ª ed. Stuttgart: Thieme; 2020.

Terapia neural y sociología médica

4

Cultura, salud y enfermedad. La antropología médica y la medicina actual

55

J. M. Comelles

MEDICINA Y ANTROPOLOGÍA

Hasta principios del siglo XX la antropología formaba parte de la educación médica, puesto que tanto la etnografía como la antropología física eran, junto con la clínica, herramientas fundamentales en el conocimiento del médico práctico. Con la hegemonía de la medicina experimental y el desarrollo paralelo de la antropología profesional desde principios del siglo XX, ambas ramas divergieron. A partir de 1948, la Organización Mundial de la Salud requirió de antropólogos profesionales para responder a los desafíos del proceso de medicalización en contextos de diversidad cultural y salud mental, y estos fueron quienes desarrollaron la investigación aplicada y dieron lugar al término *antropología médica* como subcampo de la antropología social o cultural. Junto con la sociología médica, ambas son hoy esenciales para responder a las problemáticas sociosanitarias del mundo actual, pero entre su momento fundacional y el actual se ha producido una profunda evolución. En este capítulo se describen los inicios de la antropología médica, algunas aportaciones y un esbozo de la agenda actual de tal disciplina.

EL PROCESO DE MEDICALIZACIÓN Y LA ANTROPOLOGÍA MÉDICA

Desde el siglo XIX, la medicina ha tratado de excluir de su práctica tanto a la sociedad como a la cultura, cuestionando los paradigmas ambientalistas sobre la etiología de la enfermedad.

La medicina experimental y la teoría bacteriana explicaron la causa de las enfermedades infecciosas y las epidemias, y popularizaron la idea de una causalidad –externa o interna– siempre biológica.

Este modelo se ha aplicado, incluso metafóricamente, a cualquier patología y forma parte de las culturas sanitarias populares –las folkmedicinas– actuales. A pesar del activismo de la medicina social, atenta al papel de lo social y lo cultural en la salud y la enfermedad, la medicina actual es fruto de un proyecto de nosología construida a partir del aislamiento de los pacientes –el paciente hospitalario–, bajo protocolos de observación que minimizan el papel de los factores culturales y sociales, e invisibilizan la influencia de la diversidad cultural en la construcción del conocimiento clínico a escala local y los significados culturales de sanadores e instituciones, incluidos los de la propia disciplina. Las respuestas a la enfermedad basadas en el empirismo, el experimentalismo, la eficacia pragmática y el mercantilismo en el contexto de la evolución de la economía capitalista han contribuido a su hegemonía. En una primera etapa, la medicina ofrecía un modesto dispositivo técnico de seguridad colectiva para enfrentarse a epidemias, enfermedades comunes, accidentes o heridas que sería avalado por los poderes locales y más adelante por los Estados. De esas vindicaciones surgen fundaciones de establecimientos asistenciales, la contratación pública de médicos y, más recientemente, los seguros de enfermedad y las políticas públicas de salud.

Tal hegemonía no impidió espacios de diálogo entre la medicina y los saberes populares, puesto que el objetivo del proceso de medicalización era apostar por un cambio cultural incorporado por los saberes populares.

Para ello se valieron de la relación cara a cara, de la influencia en las autoridades y de libros de popularización, entre otros recursos. Este proceso se inició en la Europa medieval, se extendió mediante el colonialismo y fue política de estado en el estado-nación. Tras la Segunda Guerra Mundial adquirió una dimensión global de la mano de la Organización Mundial de la Salud, de la exportación de nuevas tecnologías diagnósticas y terapéuticas, y de un nuevo modelo de organización y formación profesional centrada en el hospital diagnóstico-terapéutico –el hospitalocentrismo–.

Si la agenda inicial del proceso de medicalización remitía solo a la enfermedad y a la atención, el énfasis en la salud es más reciente. Debe vincularse a un objetivo político, la *wealth* –felicidad–, presente en la Constitución americana. *Wealth* y *health* tienen raíces comunes que no solo remiten al bienestar económico, sino también a la ausencia de sufrimientos concebidos y que se ubica como una responsabilidad de los poderes públicos. Es el punto de partida de las políticas públicas higienicosanitarias de la modernidad, como el saneamiento urbano, las aguas potables, las mejoras en la alimentación, las vacunas, la protección de la infancia y la provisión de servicios profesionales e institucionales a la ciudadanía, que han permitido reducir la mortalidad infantil y la maternal, y casi triplicar la esperanza de vida al nacer. Los avances técnicos y farmacológicos abatieron la mortalidad por patologías infecciosas agudas. Alcanzado este objetivo, más o menos en la segunda mitad del siglo xx en Occidente, se inicia un cambio, enfatizando en la salud, con el objeto de prevenir las lacras del envejecimiento, las patologías cronicodegenerativas y la prevalencia de protocolos de *long term care.* Si el énfasis en la enfermedad infecciosa aguda permitía comprender la marginación de lo social y lo cultural, la mayor atención en la salud lo imposibilita dada la complejidad social y cultural extrema de la sociedad global actual. Y más aún porque la insistencia en la salud no solo remite a la esfera de lo biológico, sino también de la salud mental y las condiciones de vida, la *wealth.* La enfermedad puede catalogarse, como hace la Clasificación Internacional de Enfermedades, 11ª edición, aprobada por la Asamblea General de la Organización Mundial de la Salud en 2019 y vigente desde 2022, mientras que la salud vinculada a la *wealth* es un concepto cultural, solo en parte de base biológica, pero en cuya construcción participan hoy las nuevas formas y tecnologías de la información y comunicación, motivo por el cual está sometido a una infinita gama de posibilidades de definición e interpretación locales.

En torno a la enfermedad, desde la Edad Media ha habido siempre compromisos y responsabilidades colectivos para atajar epidemias o pandemias, o para disponer de establecimientos con los que atender a las poblaciones vulnerables. En cambio, el giro hacia las culturas de la salud pone en valor las responsabilidades individuales. El tránsito de la enfermedad a la salud no es una evolución natural, sino el fruto de un proceso de naturaleza ideológica, económica, política, social y cultural, y que afecta también al proceso de medicalización. Al acotarse las carteras de servicios para gestionar los riesgos de enfermedad, se dejó a los particulares como responsables individuales de tomar decisiones sobre su salud y prevención, de asumir estilos de vida teóricamente saludables. Estos propósitos han ido aparejados por su inscripción en una economía posfordiana de productos y servicios, desde la parafarmacia y la cosmética dermatológica al *fitness,* la meditación en sus diversas facetas o la alimentación. Un mercado sometido a *input* y *output* comunicacionales a una escala de naturaleza global hasta ahora desconocida.

Esta nueva fase de la medicalización no ha sustituido a la anterior, que es todavía indispensable para resolver los problemas de salud y enfermedad derivados de las desigualdades sociales, el racismo y las diferencias étnicas y culturales. Un contexto que afecta a los países occidentales por la facilidad de la circulación de las epidemias y por los problemas de gestión sanitaria ante los procesos migratorios internacionales. Todo ello ha supuesto una enorme expansión de la demanda de investigación básica y aplicada en antropología médica y otras ciencias sociosanitarias, así como de protocolos de atención a la diversidad social y cultural como la psiquiatría transcultural en la década de 1950, la *cultural competence* y otros protocolos más inclusivos como la *cultural safety* y la *structural competency.*

Este cambio de fase del proceso de medicalización rompe con su dependencia de la lógica interna de los estados nacionales. De ahí surge el concepto de *salud global,* sin fronteras. A raíz de la constatación reciente del papel de las zoonosis en la salud humana, ha sido necesario incorporar una perspectiva ecológica y medioambiental, la *one health,* la cual se ha nutrido, en parte, del concepto de *sindemia* elaborado por los antropólogos.

En síntesis, en el nuevo escenario global no existe homogeneidad cultural en los términos en que la pensaron los teóricos del estado-nación, y la demanda de salud o las respuestas a la enfermedad no pueden disociarse de las infinitas variables locales ni de la influencia de procesos globales.

A su vez, la medicina científica ha debido transformarse de la mano de los procesos de especialización, de la incorporación de nuevas tecnologías y de nuevas estrategias comunicacionales de raíces culturales, como la medicina basada en la evidencia y su contraparte, la basada en narrativas, y nuevas orientaciones teóricas o prácticas en terapéutica, como la terapia neural, o en rehabilitación. Esta complejidad exige crítica cultural, análisis comparativos de naturaleza cualitativa para contrastar diferencias y similitudes.

CAMPOS DE SABER, CONCEPTOS Y TEORÍAS

Desde su fundación, la antropología médica se ha adaptado a la evolución del proceso de medicalización. Tiene que ver con el despliegue de problemáticas que se han esbozado, pero también con el *public management* en la financiación pública y privada de la investigación, que ha conducido a restringirla a ámbitos políticamente delimitados y a formas de concertación público-privada. Esto ha supuesto el desarrollo de nuevos campos de estudio muy amplios, como la perspectiva de género y sus derivadas, los centrados en el *aging* y el *long term care,* la salud mental y la discapacidad (*disability studies*), y ha abierto la necesidad de trabajo interdisciplinario con salubristas, epidemiólogos y clínicos, y con profesionales sanitarios que no son médicos.

Con independencia de estos campos temáticos, la antropología médica ha efectuado aportaciones transversales en la conceptualización y la metodología, en el estudio de las relaciones entre la salud y las conductas, en la evaluación del trabajo terapéutico y asistencial, en la comunicación y en torno a los desafíos éticos de las nuevas tecnologías.

Medicina o medicinas: una mirada relativamente relativista

La principal aportación de la disciplina ha sido relativizar el concepto de *medicina popular* y el de la propia medicina científica. Esta debía considerarse como objeto de estudio para romper con las dicotomías «magia» frente a «medicina» o «medicina popular» frente a «científica». En una primera etapa se estudiaron medicinas de trasmisión oral o escrita, como la china o la ayurvédica. Su descripción, una reconstrucción arqueológica, interesaba inicialmente para oponerla a la cientificidad de la medicina científica, y buena parte de esta tarea la hicieron los médicos. En cambio, para la nueva antropología profesional la salud y la enfermedad eran casuísticas adecuadas para debates teóricos sin trascendencia aplicada.

Sin embargo, la evolución metodológica y técnica de la etnografía por parte de la antropología profesional condujo a un mayor rigor metodológico en los diseños de investigación, en avances en la interpretación de los datos de la mano de la teoría cultural y en el desarrollo de proyectos interdisciplinarios en el contexto de la salud global o la *one health*, que exigen un diálogo constante con epidemiólogos, salubristas y clínicos, entre otros. Esta evolución afecta al trabajo de campo (*fieldwork*) antropológico y a los estilos de la escritura etnográfica, y explica también la emergencia de narrativas etnográficas audiovisuales, o de aportaciones etnográficas de la mano de otros profesionales, tanto sanitarios como no sanitarios.

Sistemas médicos y pluralismo asistencial

Estudiar «otras» medicinas tenía que ver con la idea de que eran supervivencias arcanas y un obstáculo al proceso de medicalización. Se acuñó el concepto de *folkmedicina* y se ofreció la posibilidad de construir nosologías de base cultural al margen de la medicina científica, con cuatro objetivos: *a)* establecer los límites culturales de la medicina científica, *b)* incorporar técnicas o prácticas como la acupuntura o los alcaloides procedentes de las investigaciones etnobotánicas, *c)* ampliar la nosología científica con patologías prevalentes en áreas regionales o locales, y *d)* describir y clasificar técnicas, y comprender el significado de los sanadores locales. Esta agenda sirvió de base al trabajo sanitario aplicado a partir de la fundación de la Organización Mundial de la Salud y fue el punto de partida de la antropología médica actual.

El relativismo antropológico permitía establecer una distancia crítica sobre las prácticas locales y las prácticas científicas, y comparar sus respectivas racionalidades.

Todos los sistemas médicos –también los científicos– responden a racionalidades culturales que parten de lógicas distintas.

Esta perspectiva es la que permite distinguir y comparar sus significados, y no reducirlos únicamente a la eficacia biológica o al pragmatismo. De estas constataciones surgen los conceptos de *folkmedicina*, *etnomedicina* y *pluralismo asistencial* (*medical pluralism*) descritos en comunidades campesinas, ganaderas y pueblos originarios. Los primeros remiten a taxonomías culturales, y el último, al modo en que se articulan en la práctica.

Desde el punto de vista taxonómico, se propuso clasificar la práctica y el conocimiento médicos en tres ámbitos: el popular, el *folk* y el profesional. El primero, posteriormente denominado *autoatención*, remite a las prácticas domésticas; *folk* hace referencia a los sanadores mágicos o empíricos, y profesional, a las profesiones más o menos reguladas. La compleja oferta de recursos a disposición es lo que se denominó *pluralismo asistencial*, y correspondía inicialmente a estudios en Asia en los que coexistían etnomedicinas, la ayurvédica o la china tradicional y la medicina científica, compartiendo espacios de decisión comunes y dando lugar a folkmedicinas sincréticas. Estos estudios no surgieron desde el Estado de bienestar europeo.

En Europa no había antropología médica, con alguna excepción, pues el amplísimo desarrollo de los seguros sociales ya había desacreditado al sector popular –la automedicación considerada como mala práctica–, marginado la oferta *folk* y conferido una absoluta hegemonía de la medicina científica.

Apenas un par de décadas más tarde, el desarrollo del mercado de productos y servicios relativos a la salud irrumpiría a escala global, dado lugar a folkmedicinas locales basadas tanto en la salud como en la enfermedad a partir de mestizajes que resignifican permanentemente el sector popular, pero también el sector *folk* mediante la comercialización de la curandería tradicional de los pueblos originarios, a un mercado infinito de servicios terapéuticos o de prevención de la salud que van desde el budismo zen a las medicinas llamadas *alternativas y complementarias*, ofertas de naturaleza psicoterapéutica y nuevas formas de curandería.

Aun así, buena parte de los problemas sanitarios en muchos pueblos tienen que ver con la evolución local del proceso de medicalización: problemáticas como las enfermedades infecciosas y parasitarias, dificultades de saneamiento ambiental y de acceso a aguas, políticas de vacunaciones, resistencias culturales o respuestas a la atención de poblaciones vulnerables, como es el caso de los refugiados.

Procesos asistenciales, *self-help* y autoatención

Uno de los mayores aportes de la sociología y la antropología médicas ha sido trascender la falsa idea de que la demanda de servicios asistenciales era individual. Aunque se ha creado el concepto de *self-help*, una forma de individualismo, la investigación de las prácticas de enfermedad, salud y atención pone de relieve sus límites. Las alternativas son los modelos de búsqueda de la salud (*health seeking*), procesos de toma de decisiones que se toman en el contexto de la autoatención, esto es, en el conjunto de ideas, significados y prácticas sobre las cuales operan los individuos y sus redes sociales como una realidad indivisible. Aunque la mercantilización del pluralismo ha incorporado conceptos como *cliente* o *usuario*, el primero aplicable al negocio privado, y el segundo, en general, a quienes acuden a la sanidad pública, la *self-help* como opción aparentemente individual se inscribe en un contexto cultural específico del que derivan las cadenas de decisiones posteriores. Aunque esas cadenas son universales, la variabilidad de los caminos a seguir es infinita y está modelada por variables locales, territoriales, ideológicas o por los significados que se atribuyen a las distintas piezas que conforman el pluralismo asistencial.

La complejidad de la enfermedad

Quizás la más conocida de las aportaciones de la antropología médica fue distinguir las dimensiones biológicas de la enfermedad (*disease*), la cultural (*illness*) y la social (*sickness*). Si bien las dos primeras corresponden al contraste entre enfermo y paciente, la dimensión social y la economía política de la enfermedad han supuesto un mayor giro en la contextualización de la nosología, y más aún en las culturas de la salud, en la medida que los padecimientos y los malestares se han convertido en un tema y un problema centrales en la agenda de la sociedad actual. Esta clasificación es más operativa que el concepto de *biopsicosocial.* Este es retórico porque ignora que lo psico es también un producto cultural, y no individual, y que los modelos clásicos de enfermedad-padecimiento fruto del individualismo derivado de las metodologías clínicas y la influencia de la fenomenología no resolvían los problemas del contexto social, económico, político y ambiental en que se inscribe la enfermedad. Ignorar lo cultural ignora su papel determinante, el significado de la salud, la enfermedad y la atención en cada contexto histórico en el que se inscriben las respuestas individuales, y no permite dar más que una relevancia parcial al papel que juegan los determinantes económicos y sociales en las desigualdades de salud.

Los modelos explicativos y el cambio cultural

El concepto de *explanatory model* (modelo explicativo) describe cómo los profesionales y los profanos relatan la enfermedad, y a partir de sus experiencias compartidas generan nuevo conocimiento popular a escala de las folkmedicinas locales. Una vez incorporado condicionará la autoatención, así como las decisiones relativas al entorno de pluralismo asistencial en que se encuentra. En la fase actual del proceso de medicalización, los *explanatory models* no solo resultan de la interacción entre profesionales y ciudadanos a partir de experiencias compartidas cara a cara, sino de complejas influencias en las que los *social media* y los medios clásicos tienen un papel muy relevante.

La experiencia y el cuerpo

Otra aportación teórica influyente son los conceptos de *mindful body* y *embodiment*, y su articulación con el concepto de *biopolítica*, todo ello en una nueva perspectiva del cuerpo. El concepto de *mindful body* puso de relieve que nuestro cuerpo –no solo el físico, sino también su modificación mediante la presentación de sí mismo– es la expresión física de un modo de pensar las cosas inscrito culturalmente y que genera modelos explicativos específicos. A partir de las narrativas sobre los modelos explicativos aplicadas al cáncer y al dolor se desarrolló una amplia literatura científica sobre el dolor y su tolerancia.

El sufrimiento social

A pesar de que el objetivo de la medicina social desde el siglo XIX se ha centrado en combatir las desigualdades de salud entre las clases sociales en Occidente, la mirada occidental sobre el sufrimiento de las clases populares, de los pueblos originarios y el derivado de los procesos de descolonización no estuvo en la agenda de la antropología médica hasta casi el final del siglo XX. Algunos antropólogos médicos desarrollaron el concepto de *social suffering* como un escenario que implicaba que la tarea del antropólogo no se limitase al análisis distanciado de los hechos, sino que estuviese asociado a un compromiso social, político o humanitario. No cabe duda de que la agenda de la antropología médica del siglo XXI está fuertemente influida por ello.

¿QUÉ ANTROPOLOGÍA MÉDICA? ¿PARA QUÉ FUTURO?

La pandemia de covid-19 de 2020 ha sido la primera en la historia de la humanidad que ha coexistido con el enorme desarrollo de las ciencias sociosanitarias y de la salud pública que se venía produciendo desde la segunda mitad del siglo XX. Esta crisis ofrecía la oportunidad de realizar un *reset* a partir de la distancia crítica de los problemas más acuciantes fruto de la fase actual del proceso de medicalización. La observación etnográfica de las fases más duras de esta también puso de relieve la necesidad de repensar el conjunto del dispositivo sanitario en todos sus niveles, desde la autoatención, puesto que la conducta de los grupos sociales fue la variable necesaria para detener la expansión de la pandemia, hasta la revisión del papel de la atención primaria con la incorporación de las nuevas tecnologías, la reforma necesaria de los dispositivos de salud pública y de la propia Organización Mundial de la Salud, y la rapidísima reforma del dispositivo hospitalario, el único ámbito en el que la crisis fue un revulsivo.

No cabe duda de que los escenarios de la autoatención, de la atención primaria y de la promoción de la salud son los que exigen una profunda revisión tanto a escala de cómo se construyen las folkmedicinas locales en la pospandemia y el papel que en ellas juegan los *social media* y la teleasistencia, entre otras, más allá de las relaciones cara a cara, como del papel que debe jugar la atención primaria en el proceso.

El abordaje de todo ello es mucho más complejo que hace unas décadas, puesto que no solo involucra la incorporación permanente de nuevos conocimientos y la discusión sobre los límites éticos de otros (piénsese, por ejemplo, en las polémicas sobre los cuidados paliativos y la eutanasia, o sobre la salud reproductiva, entre otros), sino que involucra también cuáles son los límites de la propia tecnología médica, que, cuanto más avanza, más favorece las desigualdades sociales, o que está permanentemente construyendo «enfermedades» a partir de circunstancias y conflictos propios de la vida cotidiana, convertidos en objeto de diagnóstico y de propuestas de tratamiento. E involucra también el considerar cómo el pluralismo asistencial se ha convertido en un mercado de servicios y productos inmersos en la economía posfordiana a partir de una seudopatologización del cuerpo. Pero también pone en valor un argumento clásicamente retórico, pero ahora indispensable, como es cómo canalizar la participación ciudadana a partir de no considerarla un agente pasivo, sino un interlocutor activo que tiene mucho que aportar. El énfasis de la antropología médica en este escenario, necesariamente local, puede ser decisivo en estos avances.

PUNTOS CLAVE

- Hasta principios del siglo XX la antropología formó parte de la educación médica; sin embargo, en un proceso de medicalización, desde el siglo XIX, la medicina ha tratado de excluir de su práctica tanto a la sociedad como a la cultura, cuestionando los paradigmas ambientalistas y la cultura sobre la etiología de la enfermedad.
- Desde la antropología médica se han relativizado los conceptos de *medicina popular* y el de la propia *medicina científica*.
- Uno de los mayores aportes de la sociología y la antropología médicas ha sido trascender la falsa idea de que la demanda de servicios asistenciales era individual –representada por el concepto de *self-help*–, cuando en realidad es un proceso que involucra a las redes sociales de los pacientes. Se distinguen las dimensiones biológica de la enfermedad –*disease*–, la cultural –*illness*– y la social –*sickness*–.
- La pandemia de la covid-19 de 2020 ha sido la primera en la historia de la humanidad que ha coexistido con el enorme desarrollo de las ciencias sociosanitarias –de la antropología y la sociología médicas– y de la salud pública. Esto permite miradas más complejas sobre el sector salud contemporáneo.

BIBLIOGRAFÍA

Alegre-Agís E, Fernández-Garrido S. Autoetnografías, cuerpos y emociones (I). Perspectivas metodológicas en la investigación en salud. Tarragona: Publicacions URV; 2019.

Allué M. Perder la piel. Barcelona: Seix Barral; 1996 (reedición en 2015).

Allué M. El paciente inquieto. Los servicios de atención médica y la ciudadanía. Barcelona: Edicions Bellaterra; 2013.

Colección Antropología Mèdica [Internet]. Tarragona: Universitat Rovira i Virgili. Disponible en: https://llibres.urv.cat/index.php/purv/catalog/series/am.

Comelles JM, Martínez-Hernáez A. Enfermedad, cultura y sociedad. Un ensayo sobre las relaciones entre la antropología social y la medicina. Madrid: EUDEMA; 1993.

Esteban ML. Antropología del cuerpo. Género, itinerarios corporales, identidad y cambio. Barcelona: Edicions Bellaterra; 2004.

Evangelidou, S, Martínez-Hernaez A. Reset. Reflexiones antropológicas ante la pandemia de COVID-19. Tarragona: Publicacions URV; 2020.

Foster GM, Galatin Anderson B. Medical Anthropology. Nueva York: John Wiley & Sons; 1978.

González E, Comelles JM (comps.). Psiquiatría transcultural. Madrid: Asociación Española de Neuropsiquiatría; 2000.

Johnson TM, Sargent CF. Medical Anthropology. Contemporary Theory and Method. Londres: Bloomsbury; 1996.

Mallart L. Soy hijo de los evuzok. Barcelona: Ariel; 2007.

Manderson L, Cartwright E, Hardon A. The Routledge Handbook of Medical Anthropology. Nueva York: Routledge; 2012.

Martínez-Hernáez A, Masana L, Digiacomo SM. Evidencias y narrativas en la atención sanitaria. Una perspectiva antropológica. Tarragona/Porto Alegre: Publicacions URV, Associaçao Brasileira de Rede Unida; 2013.

Menéndez EL. De sujetos, saberes y estructuras. Introducción al enfoque relacional en el estudio de la salud colectiva. Buenos Aires: Lugar Editorial; 2009.

Perdiguero E, Comelles JM (comps.). Medicina y cultura. Estudios entre la Antropología y la Medicina. Barcelona: Edicions Bellaterra; 2000.

Pujadas Muñoz JJ, Comas d'Argemir D, Roca Girona J. Etnografía. Barcelona: Editorial UOC; 2010.

Romaní O. Las drogas. Sueños y razones. 2ª ed. Barcelona: Ariel; 2004.

Romaní O. Etnografía, metodologías cualitativas e investigación en salud: un debate abierto. Tarragona: Publicacions URV; 2014.

Saillant F, Genest S. Medical Anthropology. Regional perspectives and shared concerns. Malden, Massachusetts: Blackwell; 2007.

Singer M, Erickson PI, Abadía-Barrero CE. A Companion to medical anthropology. Nueva Jersey: John Wiley; 2022.

Aportes de la terapia neural a una salud pública incluyente

56

N. González Bermúdez, M. Bobatto y S. I. Payán Gómez

CONCEPCIÓN DE SALUD DESDE LA TERAPIA NEURAL

En Latinoamérica, la terapia neural ha profundizado su marco conceptual de la mano del médico colombiano **Julio César Payán**, integrando las concepciones de la escuela médica de los hermanos alemanes Huneke, las ideas fundamentales del nervismo ruso o fisiología sintética pavloviana (v. Cap. 2), junto con consideraciones científicas, filosóficas y éticas provenientes del pensamiento complejo (corriente sistémica compleja). Además, incorpora aspectos relevantes de las culturas médicas tradicionales, la salud comunitaria y la participación social.

Esta corriente se caracteriza por una **cosmovisión** y una concepción propia de la salud-enfermedad, así como un abordaje diagnóstico y terapéutico singular, aunque sigue explorando nuevas vías epistemológicas, integrando reflexiones provenientes de la biología, en diálogo con la física cuántica y otras disciplinas científicas. Desde este nuevo enfoque, el aspecto más relevante de la terapia neural ya no es la técnica, sino su estructura filosófica y la racionalidad con la que se realiza cualquier intervención terapéutica orientada por sus principios, los cuales, además del acompañamiento de los procesos de salud-enfermedad de las personas, incluyen los procesos de **auto-eco-organización** desde los diversos entornos vitales. Asimismo, se destacan los acompañamientos de **procesos comunitarios** que se desarrollan en relaciones horizontales, basadas en la concepción matrística, en el **diálogo de saberes e ignorancias**, de respeto y promoción de saberes, y prácticas locales, culturales y contextuales.

La terapia neural como un **sistema médico complejo** se basa en una manera de entender la vida y la salud propia del **paradigma cultural biocéntrico**, el cual nace del sentimiento de pertenencia a la naturaleza y se expresa en la relación respetuosa, solidaria y amorosa entre todas las formas de vida.

Desde esta perspectiva, la **salud** se concibe como: un proceso dialéctico, biológico, social, singular e interdependiente, dado por las relaciones del ser vital con el cosmos, en procesos de adaptación en una sociedad con sus relaciones culturales, políticas, económicas, de producción, vitales e históricas propias, que finalmente aparece como una sensación de bienestar en la vida, no definida únicamente por normas o modelos prefijados, masivos o estadísticos (A. Jadresick/J. C. Payán).

La salud es, por tanto, un proceso de construcción social del bienestar, lo cual implica una visión integradora del desarrollo, de la calidad de vida y de los derechos humanos y universales. Se considera la salud como una **política pública**, una responsabilidad tanto del Estado como de la ciudadanía.

Desde la mirada de la terapia neural, que se fundamenta en el reconocimiento de la existencia de una trama de conexiones con sabiduría propia y capacidad de auto-eco-organización, la salud es una sola: la salud de los ecosistemas. *Eco* significa «casa» y *sistema* implica concebir un mundo de relaciones.

En consecuencia, la salud es la salud de las relaciones de cada persona consigo misma, con las demás personas, con los seres vivos y con la naturaleza.

La salud no es un área delimitada de la existencia humana, como puede plantearse desde una habitual visión de fragmentación y desde el reduccionismo, sino que es el proceso en el cual cada cuerpo y cada comunidad son protagonistas. En este sentido, la salud está en manos de la **comunidad** y solo es posible a través de la **participación social** como un proceso permanente de búsqueda y construcción del bienestar, en el que cada persona y comunidad se vuelven más conscientes de lo que saben y de lo que pueden.

La concepción de salud de la terapia neural entra en diálogo con diversas formas de definir y sentir la salud desde la sabiduría popular y ancestral, como la **alegremia**, que significa «alegría que circula por la sangre» cuando se cuenta con lo esencial para vivir: agua, aire, amor, albergue, alimento y arte.

Esta concepción integral e integradora de la salud está presente en la cosmovisión de las comunidades porque es intrínseca a la vida y forma parte de la sabiduría filogenética del ser humano. Así, se pueden encontrar definiciones como «la salud es todo», «la salud es tener buenos caminos para trasladar nuestra producción o para que los niños puedan ir a la escuela», «la salud es cuando tenemos ganas de cantar y bailar», entre otras. Estas expresiones, desde su simplicidad, reflejan la profundidad de tal concepción.

La terapia neural nace y se nutre de estas miradas y experiencias, rompiendo con el paradigma hegemónico de salud y ofreciendo nuevos aportes desde la potencialidad de la complejidad.

Desde el complejo enfoque sistémico de la terapia neural, la salud se concibe como la interrelación de diversos procesos, trabajando por la calidad de vida, el bienestar social y el desarrollo de políticas públicas saludables que favorezcan el desarrollo de los pueblos.

La salud es un tejido de redes en relación con la educación, la cultura, el cuidado ambiental, la seguridad alimentaria y el ejercicio ciudadano de ser sujetos activos en el cuidado de su propio cuerpo y su relación dinámica con sus entornos vitales. Estas redes se desarrollan en comunidades con su propia historia, cultura y saberes.

Reivindicar la salud desde una perspectiva sistémica y compleja significa romper con la lógica hegemónica del modelo biologicista de atención a la enfermedad. Convoca proponer alternativas basadas en nuevos paradigmas que incluyan el diálogo de saberes e ignorancias, la construcción de un pensamiento crítico, alternativo y colectivo, la revalorización de la sabiduría propia de las comunidades, tejer redes sociales de apoyo y cooperación, y el fortalecimiento de diversas formas de promoción de la salud y la vida.

Esta mirada de la salud requiere ser vivida en profundidad en cada instancia educativa de la terapia neural, como cursos, congresos, charlas, libros y artículos, lo cual resulta fundamental para no quedar atrapados en la fragmentación del paradigma hegemónico y para poder incorporar el paradigma biocéntrico, desde la micropolítica hasta otros ámbitos universitarios e institucionales de salud.

Es imprescindible desaprender y volver a incorporar creativamente nuevos aprendizajes que transformen la vida cotidiana de cada persona, así como también la práctica profesional. De esta manera, la terapia neural no se reducirá a una mera técnica, sino que se mostrará con todo su potencial transformador en las personas, en las comunidades y en la sociedad.

DIÁLOGO DE SABERES E IGNORANCIAS

La terapia neural llegó a Latinoamérica desde Alemania de la mano del médico **Germán Duque Mejía**, a través de la **Hacienda Los Robles**, ubicada en **Popayán (Cauca, Colombia)**. Se expandió como una semilla por todo el continente, nutriéndose de diversas concepciones culturales y científicas. Uno de los médicos que participó en este proceso, **Julio César Payán de La Roche**, fortaleció la concepción de la terapia neural desde una nueva mirada de la salud pública y, principalmente, desde los procesos sociales y políticos que surgieron de experiencias alternativas y comunitarias que emergieron en el Cauca en respuesta a la crisis provocada por el terremoto de Popayán en 1983. Esta compleja crisis afectó a la salud, el ambiente, la economía y la política de la región.

Ante el agotamiento del modelo de salud y gestión local, la fragmentación del tejido social y la debilidad de las propuestas de desarrollo local y regional, afloraron **formas solidarias de relación**. Las propias comunidades se organizaron con una **visión integradora de la salud**, siendo las mujeres las protagonistas de los procesos de salud-género, proyectos de autoconstrucción y procesos comunitarios de desarrollo. Junto a otros actores sociales, jóvenes y líderes comunitarios, promovieron la salud y la vida, el hábitat, la seguridad alimentaria, la perspectiva de género y los derechos humanos y ambientales, trabajando hacia la construcción de territorios saludables.

Este proceso comunitario fue fortalecido con el apoyo de la **Fundación para la Comunicación Popular (FUNCOP-Cauca)** y diversas organizaciones, que se nutrieron de la corriente de pensamiento latinoamericano apoyada por el sociólogo e investigador **Orlando Fals Borda**. A través de la educación popular, la comunicación alternativa y la investigación acción participante, se permitió un aprendizaje colectivo y la generación de conciencia sociopolítica, basados en la historia, costumbres y saberes propios de las comunidades.

La terapia neural, con su concepción y práctica, acompañó estos procesos de salud comunitaria. Junto con la **Asociación de Mujeres**, se impulsó la creación del primer **centro de salud latinoamericano en terapia neural**, el **Centro de Salud La Nueva Esperanza**, el cual se convirtió en un espacio de integración, diálogo y proyección de una salud incluyente, contribuyendo así a la concepción sistémico-compleja defendida desde Latinoamérica.

A partir de estas experiencias surgieron nuevos procesos de salud articulados, como la formación de personal de salud en promotores del desarrollo, la integración con culturas médicas tradicionales y las escuelas de formación y aprendizaje colectivo, que acompañaron a líderes comunitarios, grupos de jóvenes organizados y ambientales. También se promovió la formación de médicos, tanto nacionales como internacionales, en terapia neural y pensamiento alternativo, así como la producción literaria científica y el desarrollo de un pensamiento crítico, alternativo y colectivo para contribuir al desarrollo de la región.

Fue un aprendizaje para relacionarse, oír y escuchar, y reconocer la necesidad de un cambio paradigmático en el modelo de salud, proponiendo un modelo de salud incluyente en el que las creencias, cosmovisiones étnicas, culturales y de género, así como la sabiduría y la historia de las comunidades, sean factores importantes en la construcción de territorios saludables como política pública.

La génesis de la concepción de la terapia neural desde un pensamiento sistémico-complejo es una historia espiralada de diversos procesos que surgieron alrededor del Centro de Salud La Nueva Esperanza, siendo las comunidades y organizaciones sociales las que realizaron una valiosa aportación a este proceso.

Como se puede ver, la terapia neural no renació en Latinoamérica como una mera técnica, sino como una forma de sentir la salud en la comunidad, es decir, como una propuesta social y política.

Posteriormente se entreteje con otras experiencias indígenas, afro, campesinas y populares del Cauca, Colombia y Latinoamérica. En Argentina, por ejemplo, converge con el **Movimiento Nacional y Latinoamericano de Salud Laicrimpo** y el **Programa Salud Comunitaria de Formosa**, nutriéndose de la sabiduría propia y de los diferentes movimientos sociales y populares. Este encuentro oportuno y necesario abre nuevas posibilidades, principalmente para profesionales de la atención primaria de la salud que buscaban nuevas formas de relacionarse con las personas enfermas y nuevos abordajes en la práctica profesional acordes con el paradigma biocéntrico.

El movimiento Laicrimpo surgió en 1990, en el nordeste argentino, cuando un grupo de mujeres que trabajaban en temas de salud en diversos ámbitos (centros de salud, hospitales, escuelas, barrios y poblaciones rurales e indígenas) se convocaron a un encuentro para tratar específicamente la realidad de la salud de la población más desfavorecida. Desde sus inicios se trabajó con una concepción integral, holística y no hegemónica de la salud, entendiéndola como una construcción histórica influida por aspectos económicos, sociales, políticos, culturales y ambientales.

De esta concepción de salud emergieron conceptos y reflexiones como: «pensar la salud desde la salud», «soy y somos naturaleza», «somos vida dentro de la vida» y «la salud de los ecosistemas». Estas ideas consolidaron la fuerza de la convicción de que otra salud y otro mundo son posibles si la salud está en manos de la comunidad. Este movimiento se expresa en encuentros en los que se profundizan, aprenden y enseñan prácticas y técnicas desde la concepción biocéntrica, las cuales se multiplican en las comunidades, transformando la vida de las personas, las familias y los grupos.

En el año 2005 se produjo un encuentro profundo y significativo entre personas del Laicrimpo y la terapia neural, marcando el inicio de un proceso de articulación y «**enseñaje**» (enseñanza-aprendizaje). Varias personas se formaron como terapeutas neurales, facilitadas por la coincidencia en la concepción integral e integradora de la salud.

Esta visión compartida permitió, a lo largo del tiempo, no solo el aprendizaje de la terapia neural, sino también su desarrollo e integración en el ámbito público, especialmente en el primer nivel de atención como cuidado primordial de la salud, en diversas provincias argentinas como una propuesta social y política en beneficio de las comunidades. Esta integración también abrió nuevos caminos hacia la formación en universidades nacionales públicas.

IMPULSO NEURALTERAPÉUTICO: DESDE EL INTERSOMOS Y LA AUTO-ECO-ORGANIZACIÓN

Como ha sido definida por Julio César Payán, la **terapia neural** se entiende como «un pensamiento y una práctica de tipo médico-social sanitario, contestatario y propositivo a la vez, holístico en su concepción, no hegemónico, intuitivo y científico, dialéctico, dialógico, revolucionario, humanista, singular e irrepetible que devuelve al ser humano sus potencialidades y capacidades de autocuración y ordenamiento propio en su todo, y le permite una relación más armónica en su intimidad, con su comunidad social y con el universo».

La terapia neural es una ventana hacia otro paradigma científico y cultural. El **sentipensamiento** de la terapia neural se centra en el reconocimiento del *intersomos* y la *auto-eco-organización*, conceptos que surgen del sentimiento de pertenencia a la naturaleza. A través de esta ventana, la terapia neural convoca al compromiso con la humanidad, al amor, a la vida y a la fe.

En este momento histórico urge concebir y sentir la salud, la familia, la sociedad, la política, la economía, la agricultura, la educación, la vida y la muerte de otras maneras. En todas las dimensiones de nuestra existencia, y no solo en el acto terapéutico, se percibe la necesidad y la posibilidad de vivir desde el sentimiento de ser parte de la trama vital. Esto permite relacionarse desde el respeto, la solidaridad y la libertad, y no desde la soberbia, la fragmentación y el utilitarismo que surgen de creerse por fuera de la vida.

La terapia neural, con un enfoque sistémico complejo, avanza hacia procesos sociales y políticos de promoción de la salud, procesos que las comunidades e instituciones realizan para garantizar que la vida sea posible y existan adecuadas condiciones de salud, trasladando el foco del ámbito académico y terapéutico a los espacios de participación social.

Volviendo a las palabras de Julio César Payán, «comenzamos a ver la necesidad de un **modelo médico incluyente** en el que tengan presencia real y válida las diferentes creencias y cosmovisiones étnicas y culturales, en donde mente y cuerpo, energía y materia, lo masculino y lo femenino, la salud y la enfermedad, lo público y lo privado, lo político y lo social, el observador y lo observado, el investigador y lo investigado, no se manejen con la bipolaridad excluyente y controladora de la racionalidad mecanicista de los contrarios. En lo vital, muy diferente a la visión mecánica, los procesos son indivisibles, formando un *complexus* de relaciones, un "tejido sin costuras", donde la vida no se construye con ladrillos básicos como un rompecabezas, sino que todo está relacionado y con límites borrosos para conformar un todo indivisible».

Vivir la lógica de la terapia neural en el trabajo comunitario es una invitación a ser comunidad, es decir, a reconocer la unión solidaria que impulsa el cuidado mutuo entre las personas y con todos los seres de la naturaleza.

Uno de los ámbitos de diálogo y construcción de la concepción de la terapia neural es la **salud comunitaria**, entendida como el espacio en el que se conjugan la salud integral y la educación popular. En este espacio, personas, grupos y colectividades se encuentran en ronda para compartir sus saberes y haceres para vivir en salud. La salud comunitaria es la puesta en práctica del sentimiento de pertenencia a la madre tierra, es decir, del paradigma cultural biocéntrico.

Consiste en disponer espacios y tiempos para el reconocimiento de los saberes propios y ancestrales, la recuperación de la subjetividad y la construcción de vínculos basados en el afecto, el respeto y la confianza. Se trata de generar las condiciones para el fortalecimiento de relaciones saludables basadas en la escucha, la solidaridad y la horizontalidad.

Desde la salud comunitaria, se busca superar la actitud de «ir a trabajar con o para la comunidad», que se basa en la asimetría y el control vertical del modelo médico hegemónico, para «vivir que todas y todos somos comunidad». Se reconoce que la participación se construye en el encuentro de subjetividades interdependientes con capacidades de auto-eco-organización. Similar a la terapia neural, la relación entre médico y **haciente** (en lugar de paciente, ya que nos comprendemos como sujetos protagonistas de nuestra propia salud) se entiende como un encuentro entre seres con sabidurías y poderes propios, cuyo propósito es el apoyo mutuo en el tránsito de un proceso de salud-enfermedad. Es decir, un proceso eminentemente participativo y liberador.

Desde la concepción de salud que expresa la terapia neural, las personas y los grupos participan en la medida en que reconocen, valoran y comparten sus propios saberes y haceres para cuidar la salud, y se reapropian del territorio al que pertenecen, entendiendo al cuerpo como el primer territorio. La participación social se ejerce al reconocerse las personas como sujetos activos, y no como objetos pasivos, es decir, seres participantes, y no solo víctimas, culpables o receptores pasivos de la realidad o la enfermedad.

Es fundamental, pues, que desde la terapia neural se profundice en la educación popular, la educación para la libertad, el pensamiento crítico y la conciencia del gran poder que tienen el cuerpo y la comunidad de generar cambios auto-eco-organizativos.

APORTES A LA CONSTRUCCIÓN DE POLÍTICAS PÚBLICAS SALUDABLES

En la **Declaración de Colombia**, documento generado en el Encuentro Mundial de Terapia Neural y Odontología Neurofocal realizado en Bogotá en agosto de 2003, se reafirman algunos principios fundamentales del pensamiento y la práctica de la terapia neural:

> Si la terapia neural entra a los claustros como una mera técnica más, todos habremos perdido una oportunidad. Para evitar este riesgo hay que insistir en el diálogo de saberes y de ignorancias, así que se deben dar espacios de reflexión, no de repetición como es lo usual, con comunicaciones intertransdisciplinarias en las que juegan un papel muy importante las ciencias humanas, para que volvamos a integrar al ser humano, entendiendo que, como resultado de ellos todos nos tenemos que transformar, la terapia neural debe tener rigurosidad, esto es, pensar con fundamentos, estructurarse epistemológicamente y respaldar y confirmar sus resultados desde su racionalidad, y los conocimientos ortodoxos deben integrar nuevamente al ser humano, revisar sus paradigmas y aceptar otros saberes y racionalidades. [...] El diálogo permite que los planteamientos se escuchen entre sí para que se complementen y enriquezcan mutuamente. Cuando el diálogo es sincero, aportando ideas, sin menospreciar al otro, surge la posibilidad de un resultado participativo.

La terapia neural vive diálogos vitales, esenciales para su devenir. Algunos han formado parte de su gestación y renacimientos, mientras que otros han influido en sus transformaciones históricas. Reconocer estos diálogos, tanto los ya realizados como los pendientes, ilumina el camino a seguir y contribuye al desafío de construir una salud pública incluyente.

Los aportes de la terapia neural a una salud pública incluyente se expresan claramente en la misma Declaración de Colombia:

> Es inaplazable que la terapia neural adquiera un compromiso con la salud pública y con los movimientos sociales, ya que la salud pública ortodoxa está en crisis, se evidencia un franco deterioro en sus indicadores cuantitativos incluso después de las reformas del sector salud que, como en Colombia (Ley 100 de 1993), acrecentaron la crisis de la salud pública oficial no solo por la mirada fragmentada de esta, sino por la diversidad de actores en la lucha por el mercado de la salud bajo los principios de la competencia y la rentabilidad económica.
>
> Los dirigentes políticos, los administradores de salud, los planificadores y los legisladores deben generar espacios para la reconstrucción del pensamiento integrador, holístico y humano de la salud pública.
>
> La nueva salud pública debe ser pensada como integradora de todos los planes de vida de los pueblos latinoamericanos, experiencia aprendida de nuestros hermanos indígenas del Cauca (Colombia). Sus planes de vida ubican la integralidad del ser-naturaleza en un solo camino, lo que les ha permitido un mayor crecimiento colectivo por su integración de lo socioeconómico, lo político, lo cultural y lo espiritual.
>
> La nueva salud pública debe ser la agenda pública y política para todos los ciudadanos del universo en lo futuro, por lo integradora, lo incluyente, lo libertaria y lo humana, pues la única razón para su existencia será la vida y la salud del ser humano en su relación abierta y creadora con el otro, en la formación del intersomos.
>
> Tal vez esta declaración que presentamos se pueda resumir como la necesidad de recuperar diálogos vitales y generosos entre todos los pueblos y etnias del mundo para que no perdamos las esperanzas, pues un mundo diferente es posible, ese es nuestro sueño.

Desde múltiples expresiones de la terapia neural en Latinoamérica se ha impulsado la recuperación del sentido de ciudadanía en relación con una salud pública que integra la construcción de territorios saludables. Para ello, se avanza en la relación entre salud, ciudadanía y concepto de lo público, enmarcando acciones en territorios específicos con sus singularidades, historia y simbologías particulares, que se aprecia en la cotidianidad de sus gentes, sus anhelos, esperanzas y expectativas, abriendo diálogos con administraciones públicas, la academia, movimientos sociales y organizaciones comunitarias.

Como aportes a una salud pública incluyente, la terapia neural con enfoque social hace parte de las políticas públicas saludables y del desarrollo de la promoción de salud como estrategia de concertación social, impulsando procesos vitales auto-eco-organizativos de las comunidades, cuyo enfoque sistémico-complejo de la salud integra continuamente procesos emergentes para la construcción de territorios saludables.

La terapia neural que renace en Latinoamérica exige ser parte de la revolución de la vida por la vida que ya está en marcha, sumándose al cambio de paradigma, aportando desde sus luces y milagros, lo cual solo es posible si existe una disposición al diálogo con otras propuestas.

Volviendo al texto del poeta Appollinaire citado por Julio César Payán en su libro *La desobediencia vital*, sentimos que la terapia neural nos impulsa amorosamente al abismo, donde las alas no solo se extienden, sino que también se entretejen con otras, elevándonos hacia la esperanza de otros mundos, más próximos al respeto, la ternura y el amor.

PUNTOS CLAVE

- La terapia neural es una expresión del paradigma cultural biocéntrico, que reconoce el intersomos y la auto-eco-organización de todo proceso vital.
- Lo más relevante de la terapia neural no es la técnica, sino su concepción de salud-enfermedad, basada en el pensamiento sistémico complejo.
- La concepción de la terapia neural se fortalece desde procesos sociales, políticos y culturales que se nutren de la concepción de género, la valoración de saberes propios y ancestrales, la participación comunitaria y la construcción de territorios saludables.
- La terapia neural aporta a una salud pública incluyente, en el diálogo con otros ámbitos que también desarrollan miradas integradoras de la salud, proponiendo procesos vitales de auto-eco-organización comunitaria como políticas públicas.

BIBLIOGRAFÍA

Bobatto M, Segovia G. Prácticas emancipadoras del buen vivir. 30 años del Movimiento Nacional de Salud Laicrimpo. Argentina; 2019.

Declaración de Colombia. Documento generado en el Encuentro Mundial de Terapia Neural y Odontología Neurofocal. Bogotá, agosto de 2003.

Funcop-Cauca. Popayán, un proceso social para la sostenibilidad. Fondo para la Acción Ambiental, Ecofondo; 2004.

González Bermúdez N. Salud incluyente: un aporte desde la terapia neural para la salud pública. Popayán, Colombia; 2016.

Medicina, Ecología y Sociedad: Bases críticas para un pensamiento alternativo. II Coloquio Nacional de Medicinas Alternativas y Sociedad. Funcop. Popayán, 1991.

Memorias de los Coloquios de Medicinas Alternativas y Sociedad 1992, 1996 y 1997. Popayán, Colombia.

Monsalvo J. Vivencias en atención primaria en salud. Desde el cuidado primordial de la salud de los ecosistemas hacia políticas biocéntricas. Santiago de Chile: Ediciones Coincidir; 2018.

Monsalvo J. Salud pública. Propuesta desde las vivencias. Colección Alta Alegremia, n° 11. Formosa; 2020.

Payán JC. ¿Qué es eso de la terapia neural? Colombia, Ciencia y Tecnología. 1995;13:20-4.

Payán JC. Desobediencia vital. Sabadell, Barcelona: Instituto de Terapia Neural; 2004.

Payán JC. Terapia neural y políticas de salud comunitaria. Alta Alegremia; 2012.

Payán S. Para pensarNos, para verNos, para encontrarNos. Alta Alegremia; 2009.

Payán S, Monsalvo J. Salud de los ecosistemas. Desde el sentimiento de ser naturaleza con esperanza y alegremia. Colección Alta Alegremia; 2009.

La desobediencia vital y la práctica neuralterapéutica, un enfoque desde el pensamiento complejo

57

E. Cerón Villaquirán

La vida es materia indisciplinada, capaz de escoger su propia dirección con vistas a retrasar indefinidamente el inevitable momento del equilibrio termodinámico, la muerte.
LYNN MARGULIS

INTRODUCCIÓN

La **desobediencia vital** es un concepto potente, introducido por el Dr. Julio César Payán, que expresa cómo, a pesar de las mejores explicaciones de nuestras ciencias, la vida sigue su propio curso, como lo ha hecho siempre. En otras palabras, la vida no ha cesado de reinventarse, de resolver problemas, tanto en condiciones adversas como favorables. La vida, desde su aparición en el planeta, ha desafiado constantemente el equilibrio termodinámico, cuestionando la pretensión de encasillar la salud humana dentro de parámetros fijos y protocolos inamovibles.

Para hablar de salud es preciso, ante todo, hablar de la vida, y hasta ahora no se ha logrado ir más allá de las interesantes reflexiones avanzadas de Lynn Margulis sobre lo que es realmente la vida. Margulis, en su obra homónima, describe la vida como la transmutación de la luz en biodiversidad, una alianza entre reinos. Para ella, la vida es conciencia, conocimiento, sensibilidad; es la biosfera conectada de maneras que aún no se comprenden plenamente. La vida, según Margulis, es el ingenio máximo que ha sabido aprovechar cada contingencia a la que ha sido expuesta. «La vida es también una cuestión que el universo se plantea a sí mismo en la forma de un ser humano».

En la década de 1970, cuando la NASA encargó a James Lovelock estudiar los gases atmosféricos de Marte en busca de señales de vida, él encontró una atmósfera en equilibrio químico, sin cambios significativos en la concentración ni en la actividad de sus componentes. En su colaboración con Margulis, ambos concluyeron que una atmósfera así no podría sustentar la vida tal como se conoce en la Tierra, donde todo ser vivo interactúa indispensablemente con su ambiente mediante intercambios de materia y energía, alterando dicho entorno a través de procesos metabólicos.

La atmósfera terrestre, por el contrario, desde su formación, ha estado en constante actividad química, y con la aparición de las primeras formas de vida, esta actividad se transformó en una bioquímica incesante. Hoy en día, la comunidad científica reconoce que una característica intrínseca de la vida es su capacidad autopoiética: la habilidad de mantenerse y reproducirse por sí misma. Margulis describe la vida como «materia indisciplinada» que, en su diálogo con el entorno, hace lo que sea necesario para desafiar y postergar, hasta donde le sea posible, el inevitable momento del equilibrio termodinámico, es decir, la muerte.

La investigación en terapia neural se ha venido desarrollando precisamente en esta búsqueda: comprender cómo los procesos de salud-enfermedad son expresiones de emergencias autopoiéticas que pueden asimilarse a una teleología natural, con la cual Margulis poetiza afirmando que «la vida se ama a sí misma». En su libro *Symbiotic Planet* describe el planeta como una «simbiosis vista desde el espacio: todos los organismos se tocan porque todos están bañados en el mismo aire y la misma agua que fluye».

Entre el nacimiento y la muerte, ya sea en un microorganismo o en un ser humano, la vida no hace otra cosa que intercambiar con el entorno probabilidades, átomos, moléculas, cultura, emociones, sentires. La gracia autopoiética radica en que, en ese intercambio, los seres vivos atraviesen procesos adaptativos, algunos de los cuales pueden llamarse, por ejemplo, desórdenes de su singularidad, enfermedad, resiliencia o saltos cuánticos. Estos procesos son bucles de retroalimentación, ciclos constantes de adaptación y transformación.

Julio César Payán dice que el ser humano se enferma porque puede; es decir, porque en el complejo entramado de interrelaciones y en el constante diálogo epigenético, el interior del ser a veces sufre, se sobrecarga, se desorienta y luego se reorienta. En ese proceso, el ser se enferma, se desequilibra de su orden singular para que, a través de sus mecanismos autopoiéticos –aprendidos o por aprender–, vuelva a su particular estado de equilibrio. Por ello, Payán habla de la «desobediencia vital», mientras que Lynn Margulis se refiere a la vida como «indisciplinada».

Entre el espacio intracelular y extracelular, entre el microterreno y el macroterreno, la interrelación e interdependencia son inmensas. Si se considera, por ejemplo, que cada año el 98 % de los átomos de nuestro cuerpo se renuevan, pero cada uno de nosotros sigue siendo un «yo», nuestra identidad biológica no cambia, a pesar de que todo lo demás lo haga gracias a la autopoiesis. Este fenómeno ocurre porque los sistemas autopoiéticos –como la biosfera y, dentro de ella, cada ser vivo– han aprendido, y siguen aprendiendo, a crear, modificar y adaptar sus propios componentes. Esto es lo que nos enseñaron a llamar homeostasis.

Cuando se reflexiona sobre las dinámicas y velocidades a nivel molecular en biología, es inevitable alejarse de cualquier abordaje lineal en medicina. Por más que se aísle una partícula, se le anexe un marcador atómico o un tinte especial, y se siga su trayectoria durante un tiempo o proceso, por más que se repita incesantemente en varios laboratorios del mundo, por más que se la recombine con otra sustancia y por más que se obtenga el mismo resultado esperado, lo único que se obtendrá será un trayecto determinado, fijado de manera determinista. Jamás se podrán conocer los millones de intercambios que esa partícula sigue teniendo dentro de una célula específica, en un ser específico, dentro de una especie y un entorno también específicos. Nuestra ciencia, por muy sofisticada que sea, no parece que pueda alcanzar una lectura completa de toda esa complejidad en tiempo real, al femtosegundo. La vida, indisciplinada y desobediente, parece responder únicamente a sí misma.

La física cuántica ha mostrado que, cuando se decide observar o medir ondas de probabilidades, átomos o reacciones moleculares, solo se logra conocer una característica o trayectoria. Al hacerlo, las demás posibilidades colapsan de inmediato, lo que recuerda el principio de incertidumbre, un aporte fundamental de la física a la biología cuántica (v. Cap. 8).

Se habla de que los seres vivos somos sistemas termodinámicamente abiertos, separados del entorno por membranas que pueden ser sutiles o gruesas, pero siempre permeables, en diálogo con el entorno. Somos estructuras disipativas que vivimos gracias a que vivimos alejados del equilibrio, dentro de una estructura o membrana que nos distingue con un nombre, una historia y un contexto singulares.

La autopoiesis, inherente a todo ser vivo como estructura disipativa, se manifiesta en los intercambios y relaciones que favorecen el complejo salud-enfermedad, generando nuevos órdenes o inestabilidades, bifurcaciones en el sistema. Como se sabe, el todo no es igual a la suma de las partes. Es en este todo donde surge la salud o la enfermedad, lo que sea que eso signifique para el ser en un momento determinado de su vida y entorno. Estos cambios pueden estar sucediendo en el ámbito de las probabilidades, a nivel atómico, intracelular, en un tejido específico o en una emocionalidad determinada, pero será el todo –que es más que la suma de sus partes– el encargado de generar el bucle de retroalimentación necesario para reordenarse.

Esta manera de entender la vida, la salud, la enfermedad y la muerte como dinámicas entrelazadas no es, por supuesto, una representación del confort que ofrece un protocolo sanitario, y tampoco es un conocimiento novedoso, pues ha sido intuido por saberes ancestrales, sino que se trata de un desafío maravilloso, sostenido por la biología cuántica y el pensamiento complejo.

La ciencia sigue inmersa en un paradigma hegemónico frente al cual es válida la desobediencia epistémica, es decir, la invitación a explorar nuevos paradigmas y a salir de explicaciones lineales y deterministas. La salud y la enfermedad constituyen emergencias dentro de un sistema, y responder a ellas acercándose a la complejidad que implican es una tarea que la medicina no puede seguir eludiendo. Parafraseando a McFadden y Al-Khalili (2019), la física y la biología cuánticas, o lo que está mostrando la neurología vegetal, no es extraño, pero sí diferente a lo que nos habíamos acostumbrado a conocer, y exigen un cambio en la manera de aproximarse al conocimiento, lejos de las visiones hegemónicas tradicionales.

En esta búsqueda epistemológica es donde se inscribe la terapia neural. Desde la nueva biología, abrazada por la cuántica y la complejidad, la terapia neural viene desarrollando su sustento filosófico y médico, así como su ejercicio práctico.

EL INTERSOMOS, EL TERRENO DONDE LA EPIGENÉTICA SUCEDE

Fuimos formados en una visión del cuerpo fragmentado sobre el cual se suponía que debíamos intervenir como si fuera un objeto de nuestro conocimiento, es decir, el cuerpo desnudo del consultante estaba allí, ante nosotros, para ser observado con la mayor objetividad científica posible. El cuerpo del otro, su «*ser*», se consideraba completamente aislado del profesional médico; era un cuerpo que se había desviado de la norma, y nuestra tarea era devolverlo a los parámetros de la «normalidad».

Sin embargo, cualquier ser vivo, o incluso lo que llamamos inerte, está compuesto de las mismas sustancias organizadas de manera singular. Nuestros cuerpos están formados por órganos, que a su vez están compuestos por tejidos, hechos de moléculas, que están formadas por átomos que, de suyo, se componen de partículas subatómicas que no son más que ondas de probabilidades. Excepto el hidrógeno y el helio, todos los elementos que nos componen se formaron en la explosión de una supernova. Alguna vez, esas partículas subatómicas pertenecieron a un mismo cuerpo estelar, y aunque se hayan separado en el espacio, mantienen una relación de entrelazamiento cuántico: si una de ellas se ve afectada, las demás también lo serán, sin importar la distancia.

«Creo que existe solo una forma de vida en la Tierra y que cualquier ser vivo es una parte de algo mayor. Hay vida a muchos niveles: el más bajo es la célula bacteriana y el más grande, en tamaño y volumen, es Gaia, la Tierra entera» (Lynn Margulis).

Hilando fino y desde una postura de biología teórica, todo cuanto habita el planeta, sea vivo o inerte, proviene de un mismo origen y sigue conectado. Este es un primer acercamiento al concepto de **intersomos**, el reconocimiento de que, en la sutileza de lo que nos compone, al nivel más profundo, no somos más que ondas de probabilidades interrelacionadas.

Otro acercamiento al intersomos se halla en la fractalidad dispersa por todo el universo. Las formas en espiral, por ejemplo, aparecen en galaxias, caracoles y un sinfín de seres. Este patrón universal nos lleva al trabajo de Rupert Sheldrake y su teoría de la resonancia mórfica. Sheldrake postuló que existe una memoria de la vida, una capacidad de aprendizaje que coevoluciona y preserva aquellas formas y funcionalidades que han sido más eficaces, adaptándolas a otras especies, sin importar cuán distantes estén en la escala evolutiva. Un buen ejemplo de esto es la morfogénesis de los miembros superiores, un patrón que se repite desde nuestros antepasados remotos, adaptándose a nuevas especies con expresiones singulares. Todos aquellos que tenemos miembros superiores compartimos un patrón común, adaptado a las necesidades de cada especie. Sheldrake llamó a este fenómeno *campo morfogenético*, y lo describió como una especie de conciencia e inteligencia de la naturaleza basada en el aprendizaje acumulado a través de la coevolución, incluyendo todo el universo conocido. Es la presencia constante del pasado en el presente, como se verá más adelante.

No importa cuán distantes estemos en el árbol evolutivo, todos somos conjuntos de holones dentro del tejido de la vida. Intersomos en términos morfológicos, intersomos al configurar un terreno, una forma que nos contiene y conecta.

Holón: componente de un sistema compuesto de pequeñas unidades que, siendo singulares, interdependen y se interconectan con el todo. Podría asimilarse a fractales. Cada célula de nuestro cuerpo es un holón, cada ser vivo es un holón. La biosfera es un holón con respecto al sistema solar.

Otro ejemplo maravilloso de esta interconexión se encuentra entre las plantas y los animales. Las estomas de las hojas respiran en un movimiento acompasado, inspirando CO_2 y espirando oxígeno, de manera similar a como los pulmones y alvéolos inspiran oxígeno y expulsan CO_2. Observar este «respirar» de las hojas con microscopia de alta resolución es un espectáculo hermoso y evocador, un recordatorio del paralelismo entre las plantas y nuestro propio funcionamiento.

Siguiendo la evidencia biológica que revela cómo el pasado permanece presente en nuestras vidas y destaca el papel fundamental de las bacterias primigenias, se puede utilizar como ejemplo la coevolución del ojo. Una arqueobacteria, cuyo origen se remonta a unos 4.000 millones de años, comenzó, por necesidad y diálogo epigenético, a usar la rodopsina –una proteína fotosensible– inicialmente solo para realizar fotosíntesis al captar la luz. En estudios recientes se ha demostrado que la bacteria *Erythrodinium* se comporta como una especie de ojo unicelular, operando como una lente que ha desarrollado sensibilidad a la luz. Gracias a investigaciones que han ampliado nuestra comprensión de la coevolución, Lynn Margulis demostró que la vida se ha desarrollado fundamentalmente a través de la cooperación, y no de la competencia, como nos enseñó el neodarwinismo.

Bacterias de diversas clases encontraron ventajas al digerir o incorporar a otras bacterias o algunos de sus orgánulos cuyas funciones les resultaban simbióticamente útiles. Así, se postula hoy que bacterias emparentadas con *Erythrodinium* se unieron a otras bacterias en un diálogo epigenético que, con el tiempo, dio lugar a la evolución de los ojos en organismos cada vez más complejos.

De aquí se puede concluir que intersomos: todos nos encontramos viviendo en un mismo terreno, un campo relacional que incluye lo llamado inerte, es decir, un campo epigenético y morfogénico que, en el contexto de la Tierra, se llama *naturaleza*. Intersomos porque actuamos dentro de una red de interrelaciones e interdependencias con todo lo que nos rodea, y este es precisamente el campo de la epigenética: la interacción entre el entorno natural, la sociedad, el modelo económico hegemónico adoptado, las culturas, la manera como se conoce o se impone un conocer del conocer, y todo lo que se piensa, se come y se consume. Este diálogo en el intersomos lleva a una conclusión clara: no es posible la salud humana sin salud ambiental, y viceversa. El intersomos es el terreno donde suceden las dinámicas epigenéticas.

La segunda gran inherencia tiene que ver con la aprendiencia individual y colectiva. La **aprendiencia** es el aprendizaje continuo entre los seres vivos, lo que se llama inerte y, en el caso humano, incluye también la cultura. Este diálogo constante entre los seres vivos y su entorno cambiante, esta relación epigenética, permite la aparición de mecanismos de defensa, simbiosis, adaptación y resiliencia, más allá de cualquier intento de control absoluto o de una ecuación que lo abarque todo. Tanto la desobediencia vital, que es una suerte de teleología de la vida, como la aprendiencia –ya sea del pasado remoto o del inmediato– son parte de la autopoiesis, la capacidad de la vida para producirse a sí misma. La aprendiencia implica que se está en un proceso continuo de aprendizaje, del cual emerge un saber que no solo construye, sino que se construye a sí mismo.

Para ponerlo en palabras de Samuel Butler (1835-1902), «la materia viva es mnemónica, recuerda e incorpora su propio pasado». Todo lo anterior nos ha servido también en la terapia neural para comprender que no se trata de realizar historias clínicas centradas esencialmente en antecedentes patológicos (es decir, en una medicina basada en la enfermedad), sino en crear historias de vida, que no se agotan en la primera entrevista. Cada vez que el consultante regresa, su historia ha cambiado, tanto para él como para el profesional de la salud que le acompaña. Es por esto que la terapia neural es un diálogo constante de saberes e ignorancias entre médico y consultante, interafectándose, no en una relación de objeto/sujeto, o de receptor de la sabiduría del profesional sobre «el cuerpo del consultante», sino como colaboradores que buscan construir juntos la emergencia de procesos sanadores en la que entra a jugar el sistema cuerpo-mente-sociedad-cultura-ambiente. Este es el escenario en el que la terapia neural, en un dialogo de saberes e ignorancias, busca la auto-eco-psico-socio-organización.

Más de tres cuartas partes de toda la biodiversidad planetaria está constituida por microorganismos, lo que se conoce como la ***biodiversidad oculta***, que, a pesar de su invisibilidad, constituye la biodiversidad dominante no solo en cantidad, sino también en las funciones esenciales que desempeñan en la biología de plantas y animales, incluidos los seres humanos. Estos microorganismos juegan un papel central en todos los ciclos de la biosfera.

De manera similar, una proporción semejante parece existir en el cuerpo humano, lo que ha llevado a muchos biólogos a postular que el microbioma es un tejido más del cuerpo, una parte fundamental de su terreno biológico. El microbioma se está estudiando tanto por el conjunto de bacterias que lo componen como por el número de genes que contiene. Su estudio, aunque reciente, se ha centrado principalmente en el microbioma intestinal, donde se estima que habitan cientos de especies bacterianas, expresadas en unos 3.000 millones de células y más de 9 millones de genes, con un peso estimado entre 0,5 y 2 kg del peso corporal.

Aunque el conocimiento sobre el microbioma sigue creciendo, es probable que nunca se llegue a saberlo todo, dado que es tan singular como cada individuo. Las bacterias que hacen tejido con cada órgano intercambian información a velocidades asombrosas, tanto con el cuerpo como con el medio exterior. Lo cierto es que constituyen parte de nuestro microterritorio, o mejor dicho, de nuestra singularidad. Intersomos con ellas, coevolucionamos con ellas.

PUNTOS CLAVE

- La desobediencia vital y el concepto de intersomos sitúan la vida, y por tanto los procesos de salud/enfermedad, dentro de un flujo continuo de redes interconectadas, caracterizadas por bucles emergentes y complejos. La tradición académica en las ciencias ha tendido a centrarse en objetos de estudio delimitados, lo que ha llevado a una práctica reduccionista de corte cartesiano, de la cual tampoco ha escapado la investigación clínica.
- La desobediencia vital de Payán y la vida indisciplinada de Margulis muestran que los procesos vitales no pueden regirse por algoritmos uniformes ni por tratamientos universales aplicados de manera mecánica. Cada ser es singular, con su propia complejidad, y al mismo tiempo está profundamente interconectado, epigenéticamente, con toda la biosfera y, posiblemente, con dimensiones aún más amplias.
- Desde sus inicios, la terapia neural viene caminando por los senderos del pensamiento complejo, abriéndose a todas las indagaciones, certezas e incertidumbres que plantea el desafío de la indeterminación. La certeza de que somos hilos entrelazados en una inmensa red es una invitación a caminar juntos, explorando los entrecruzamientos que tejen la compleja trama de la vida.

BIBLIOGRAFÍA

Foucault M. El nacimiento de la clínica: una arqueología de la mirada médica. México: Siglo XXI; 1986.

Lipton B, Bhaerman S. La biología de la transformación. Madrid: Gaia; 2012.

Margulis L. Symbiotic planet: a new look at evolution. Brockman, Massachusetts: Basic Books; 1998.

Margulis L, Sagan D. ¿Qué es la vida? Barcelona: Tusquets; 2005.

Mattick JS. The hidden genetic program of complex organisms. Sci Am. 2004;291:60-7.

McFadden J, Al-Khalili J. Biología al límite. Barcelona: RBA Libros; 2019.

Payán JC. Desobediencia vital. 1ª ed. Sabadell: Instituto de Terapia Neural; 2004.

Popper K. Conjeturas y refutaciones: el desarrollo del conocimiento científico. Barcelona: Paidós Ibérica; 1972.

Restrepo G, Velasco A, Álvarez R. Poligrafía social. Cuadernos de Trabajo. 2004;(8):32.

Varela F, Maturana H. De máquinas y seres vivos. Autopoiesis: la organización de lo vivo. Buenos Aires: Lumen; 2003.

Villacañas Berlanga J. Res pública: los fundamentos normativos de la política. Madrid: Akal; 1999.

La conciencia en la terapéutica

58

M. J. Roca Tugas

Un médico no es completo si solo habla del físico,
hay que hablar de conciencia.
Julio César Payán

INTRODUCCIÓN

Los profesionales de la salud deben reconocer el potencial que posee el encuentro terapéutico al servicio de quien acompañan. En este capítulo se explora el papel de la conciencia en la terapéutica mostrando cómo actúa y cómo se puede cultivar la actitud de presencia del profesional durante el diálogo de la historia de vida. Esta actitud es importante para impulsar el uso de la conciencia como una herramienta terapéutica que promueva la autorregulación consciente. Esta es la propuesta central que se desarrollará en este capítulo.

¿QUÉ ES LA CONCIENCIA?

Según el *Dicciomed*, el término *conciencia* hace referencia al conocimiento que el ser humano tiene de sí mismo, de su entorno y de todas las modificaciones que en sí mismo experimenta. La conciencia es el instrumento del conocimiento.

En el contexto de la conciencia en la terapéutica, lo que resulta relevante es el autoconocimiento de sensaciones, emociones, procesos mentales y acciones.

Aunque el ser humano es consciente de que posee conciencia, resulta muy difícil racionalizarla, medirla y localizarla, debido a su intangible e inconcreta naturaleza. Antonio Damasio propone la hipótesis de que «la conciencia sería un proceso evolutivo que se va construyendo simultáneamente a medida que aumenta la necesidad de gestionar estructuras vivas cada vez más complejas». Sin embargo, existen estudios que sostienen que nacemos con la capacidad de reconocer nuestro cuerpo, por lo que la conciencia no sería algo que aprendamos a través de la experiencia.

En el *Handbook of Clinical Neurology* se señala que «la manifestación de capacidades cognitivas avanzadas implica la presencia de conciencia, lenguaje y un repertorio emocional que surge como respuesta a imperativos evolutivos, motivados por la presión para sobrevivir y reproducirse». De este modo, al considerar la conciencia como el conocimiento progresivo de uno mismo, que emerge como una necesidad evolutiva, el autoconocimiento puede ser un instrumento en el proceso de sanación.

Por su parte, Edelman y Tononi sostienen que «son los cambios neuronales los que conducen al desarrollo del lenguaje, constituyendo la base para el surgimiento de una conciencia de orden superior. A partir de este punto, es posible construir un «yo» consciente». El lenguaje, por tanto, permite al ser humano interpretar su propio yo consciente. Este entendimiento sobre el desarrollo paralelo de la conciencia y el lenguaje invita a la neurociencia y a la psicología cognitiva a explorar más a fondo la localización y naturaleza de la conciencia.

CONSIDERACIONES SOBRE LA LOCALIZACIÓN ANATÓMICA DE LA CONCIENCIA

Existen investigaciones que han empezado a esbozar un mapa neuronal de la conciencia definiendo conceptos teóricos como los correlatos neuronales de conciencia, es decir, el número mínimo del conjunto de neuronas que debe activarse para cada experiencia consciente. Con la tomografía por emisión de positrones se ha medido la actividad de las neuronas correlacionada con el nivel de conciencia de un individuo. Los resultados indican que las experiencias conscientes podrían originarse en el córtex cerebral posterior, con el núcleo central, las áreas parietal, temporal y occipital como probables zonas de origen; sin embargo, cuando se mide la actividad neuronal de pacientes anestesiados o en coma y se compara con la de personas sanas y despiertas, se obtienen resultados que dificultan la identificación de las neuronas responsables de la conciencia.

Estos hallazgos sugieren que quizás no exista un área del cerebro exclusiva para la conciencia, sino que esta podría estar determinada por la actividad metabólica global del cerebro.

A pesar de la diversidad de investigaciones, conceptos y especulaciones sobre la conciencia y su papel en la comprensión general del ser humano, no se ha llegado a un consenso y resulta complejo construir una única narrativa al respecto. La perspectiva actual sobre la relación entre cerebro y conciencia parece insuficiente; sin embargo, aunque la conciencia no pueda entenderse racionalmente ni demostrarse científicamente, es innegable que es una cualidad que poseemos. Somos conscientes de nuestra existencia, tenemos conciencia y podemos enfocarla para observar nuestros pensamientos, emociones, sentimientos y la sensación del momento, permitiéndonos ser conscientes de nuestra propia experiencia. Esta es una visión ideográfica que valora las experiencias que tenemos como seres humanos como únicas y no replicables, tal como la experiencia de ser, del amor, de la esperanza, etc., que son inherentemente infalsificables (nadie puede negar lo que uno siente). Esta perspectiva se contrapone al enfoque nomotético utilizado por el método científico, que busca la falsabilidad, replicabilidad y generalización del objeto de estudio. La conciencia en terapéutica se basa en el enfoque ideográfico, atendiendo y valorando el relato de la historia de vida, para posteriormente examinar la influencia de la autoconciencia en las manifestaciones orgánicas y sus efectos terapéuticos.

Salvador Macip, catedrático de biología molecular y celular en la Universidad de Leicester (Reino Unido), así como en la Universitat Oberta de Catalunya (Cataluña), argumenta que el estudio de la conciencia no tiene que ser necesariamente un proceso secuencial. Aunque todavía no se haya ubicado de manera exacta dónde reside la conciencia en el cerebro, ni se tengan métodos precisos para medirla ni se entienda completamente su funcionamiento, podría existir la posibilidad de reproducirla parcialmente, e incluso de que dichas estructuras celulares fueran conscientes de su existencia. Este enfoque postula que, si la conciencia es producto de ciertos neurotransmisores e impulsos eléctricos, teóricamente podría recrearse utilizando circuitos, conexiones y programas adecuados. No obstante, en el ámbito terapéutico el interés no radica en recrear la conciencia, sino en potenciarla y ejercitarla, con el objetivo de observar y analizar los efectos derivados.

BASES CONCEPTUALES SOBRE LA CONCIENCIA EN LA TERAPÉUTICA

En el ámbito terapéutico, la conciencia se basa en la premisa de fomentar el autoconocimiento como medio para promover, mantener y restaurar la salud. Poner conciencia en el vivir, sentir y pensar en consonancia promueve la salud, mientras que la falta de conciencia en estos aspectos puede conllevar la enfermedad. La conciencia actuará dándose cuenta de los factores que han contribuido a la desconexión del sentir-pensar, que a menudo se expresa en forma de síntomas psicosomáticos (v. Cap. 13), favoreciendo con ello la integración y la autorregulación. Esta conciencia, fortalecida a su vez por técnicas psicofísicas, reconectará el sentir-pensar-vivir.

Estas herramientas complementan el tratamiento médico en el proceso de curación y promueven la sanación, entendida como una transformación subjetiva en la manera de vivir las situaciones conflictivas. Esta transformación tiene especial importancia, dado que los problemas emocionales y psicológicos están estrechamente ligados a cómo percibimos, pensamos y sentimos acerca de nosotros mismos y nuestras interacciones con el mundo.

Las personas con un alto grado de autoconciencia conocen los patrones que rigen sus sentimientos, pensamientos y comportamientos, comprenden sus propias reacciones, reconocen las debilidades y fortalezas que estas evidencian, y entienden el impacto que tienen sobre los demás. Mediante la incorporación de cambios conductuales se desarrollan nuevas estrategias basadas en la experiencia personal, que, a nivel neuronal, se reflejan en la reorganización de los circuitos neuronales asociados.

Cada individuo desarrolla adaptaciones únicas frente a situaciones adversas, lo que puede incrementar su resiliencia o, por el contrario, hacerlo más vulnerable. Por esta razón es importante fomentar la desautomatización y dar significado a la práctica de la autoconciencia. Este proceso contribuye a la reestructuración del modo de vivir, constituyendo la base de la aplicación de la conciencia en la terapéutica.

Los trastornos físicos pueden llevar intrínsecamente un componente psicosomático producido por conflictos emocionales de larga evolución sin resolver. La reiteración de los mismos conflictos puede recrear tensiones internas en el cuerpo, generando diversas crisis como ansiedad, broncoespasmos, artralgias o mialgias, entre otras. Estos episodios pueden ser atenuados o resueltos al tomar conciencia de los factores que los impulsaron e implementando los cambios necesarios.

La conciencia, como conocimiento directo, proporciona una información valiosa obtenida a través de la observación sobre los aspectos inconscientes que contribuyen a la psicosomatización. El ejercicio de la autoconciencia proporciona flexibilidad en la regulación del propio comportamiento, ya que amplía la perspectiva de los programas de memorias, creencias limitantes, pensamientos automáticos, emociones reprimidas y patrones de comportamiento disfuncionales que enturbian la realidad propia y pueden influir en la salud mental y física, y en el bienestar emocional.

La observación que cada persona realiza de sí misma facilita la reprogramación consciente, la autorregulación del conflicto psicoemocional y su impacto biológico. Con ello, los conjuntos de síntomas y signos clínicos, habiendo cumplido su función como señales de alerta, pueden mitigarse o desaparecer. Este trabajo de toma de conciencia ejerce sinergia terapéutica con la terapia neural, ya que ambas herramientas favorecen la autoorganización.

Reconociendo la influencia de la interacción mente-emoción sobre el organismo, el siguiente paso sería tomar conciencia de su impacto, constatando con ello que el factor humano tiene un efecto en la biología, tanto para enfermar como para sanar. La medicina personalizada que ejerce la conciencia en la terapéutica, además de contribuir a la restauración de la salud, representa un avance al ser predictiva y preventiva.

OBJETIVOS FUNDAMENTALES DE LA CONCIENCIA EN LA TERAPÉUTICA

El ejercicio de la conciencia como instrumento terapéutico tiene como objetivo fundamental fomentar el autoconocimiento para la autogestión de la salud, tomando conciencia de actitudes vitales y observando los comportamientos que clarifican lo que los síntomas están tratando de comunicar a través del cuerpo, y modificando los patrones de vida, pensamiento y actitud promover la autorregulación consciente. Las técnicas psicofísicas pueden ser útiles para apoyar este proceso dentro del marco de una intervención terapéutica integral.

Es también objetivo promover el autocuidado del profesional a través de la autoconciencia. Esto permite desarrollar habilidades que le permitan profundizar en el encuentro terapéutico con el fin de acompañar y apoyar, desde la escucha atenta y empática, la autoexploración de quien les consulta descubriendo dónde están las raíces de la problemática que ha contribuido a conformar los síntomas.

METODOLOGÍA DE LA CONCIENCIA COMO HERRAMIENTA TERAPÉUTICA

En los siguientes apartados se muestran diversas formas de utilizar la conciencia como una herramienta terapéutica.

Diálogo empático con atención consciente. Actitud de presencia terapéutica

La conciencia en el ámbito terapéutico se potencia a través del **diálogo empático con atención consciente**, un proceso psicoterapéutico y de autoexploración que añade profundidad al autoconocimiento. Inspirado en la idea socrática de llevar luz a la razón, este diálogo potenciador de la conciencia desvela la razón. Para establecer una comunicación empática, se requiere ejercer **escucha activa**, mostrar un **interés genuino** y lograr una verdadera **sintonización emocional** con el otro ser humano, para hacerse conocedor de lo que le afecta. Además, el paciente, al sentirse escuchado, comprendido y no juzgado, gana confianza para abrir un diálogo de calidad.

Seguramente por eso afirmaba Julio César Payán que se hace terapia neural incluso hablando.

De este modo el profesional actúa como el catalizador del proceso de conciencia de quien consulta, facilitando el surgimiento de información, y el autoconocimiento que se produce activa los recursos intrapersonales que actúan como herramienta terapéutica.

Desde la claridad de una mente serena y atenta se puede percibir la realidad del consultante sin condicionamientos, accediendo a intuiciones (ojo clínico), sobre las dificultades que enfrenta la persona y los síntomas que manifiesta, y siendo capaz de ver más allá de lo evidente al percibir desde una perspectiva más amplia, lo que se llama *en expansión*, y conectarse con el proceso de sanación del paciente.

En este proceso, el uso de preguntas guía promueve experiencias transformadoras durante la relación terapéutica. Prestar atención a la expresión verbal y no verbal en los momentos en que se establece una clara toma de conciencia de algún hecho que puede estar relacionado con los síntomas (v. Caps. 23 y 24) puede conducir a momentos resolutivos, sanadores.

Historia de vida

Una maestra de 53 años consultó por un dolor de 8 meses de evolución en la zona inguinal derecha irradiado hacia la pierna que limitaba su movilidad. No tenía antecedentes de traumatismos y el dolor persistía a pesar del tratamiento con antiinflamatorios, ultrasonidos y rehabilitación. Estaba en lista de espera para una cirugía por trocanteritis. Minimizaba sus conflictos laborales y familiares de larga duración, y no los consideraba relacionados con su afección.

La disociación entre la intensidad del dolor que describía y los resultados anodinos de las pruebas complementarias llevó a orientar el caso hacia una posible etiología emocional, con un trastorno funcional musculoesquelético como origen del dolor. Se le formuló una pregunta guía: «**¿Hay algún lugar al que preferirías no ir**?». Después de un silencio cargado de tensión, la paciente respondió con rabia: «**¡Al trabajo**!». Esta respuesta marcó el inicio de su toma de conciencia, y a lo largo del diálogo se estableció una conexión entre su situación vital y su dolor físico. Al finalizar el diálogo, refirió que el dolor había disminuido notablemente. Al liberar esa emoción, también había mejorado su dolor emocional.

Se continuó potenciando esta primera **autorregulación consciente** con terapia neural. A través de diálogos consecutivos y un trabajo sobre su actitud, la maestra fue capaz de **comprender** e **integrar** sus conflictos laborales y familiares, lo que la llevó a transformar sus conductas y su estilo de vida. A medida que avanzaba, los cambios **autorregulativos** naturales se potenciaron con los estímulos neuralterapéuticos, lo que resultó en la resolución completa de sus síntomas en 6 semanas, haciendo innecesaria la cirugía. En el momento de escribir este capítulo, 14 años después, la paciente sigue sin presentar ningún signo de la dolencia inicial.

Comentarios:

- La profesional actuó como mediadora ayudando a sacar a la superficie aspectos que permanecían en el inconsciente. La pregunta guía facilitó la conexión con uno de los orígenes del trastorno, generando una nueva perspectiva sobre los hechos. Esta nueva visión, en sí misma, dio inicio al proceso de sanación al desprogramar conflictos ocultos, lo que permitió, en conjunto con la terapia neural, una mejora progresiva de los síntomas hasta su desaparición.
- Como expresa el dicho «cuando tú me escuchas..., yo me entiendo», el acto de ser escuchado permite que la persona comprenda mejor sus dificultades y descubra recursos internos para enfrentarlas.

En palabras de Benito y Mindeguía: «El reconocimiento del mundo interno y de la interconexión y corregulación con el enfermo hacen de la presencia el fundamento de la calidad de la intervención terapéutica. [...] La vida interior del clínico determina la calidad de la presencia que aporta al lado de la cama del enfermo». Y según Kearney y Weininger: «La experiencia de la presencia terapéutica implica estar en contacto con uno mismo, abierto, receptivo e inmerso en lo conmovedor del momento».

Por todo ello, el profesional de la salud debería considerar el cultivo de la autoconciencia para potenciar su actitud de presencia en la relación terapéutica. Las técnicas psicofísicas pueden contribuir a ello.

Técnicas psicofísicas de conexión cuerpo-mente y autorregulación consciente

Según el National Center for Complementary and Integrative Health del Departamento de Salud de Estados Unidos, prácticas de salud complementaria, como la meditación, el yoga, el taichí, el *qigong*, la terapia cognitivo-conductual y las técnicas de relajación pueden producir varios efectos beneficiosos en la persona.

La evidencia científica sobre los beneficios de técnicas psicofísicas en la salud ha cobrado relevancia en los últimos años. En 2014, desde el Departamento de Psiquiatría del Hospital General de Massachusetts (EE. UU.) se publicaron los potenciales mecanismos de autorregulación del yoga y otras técnicas para la salud psíquica. Según dicho estudio, la conexión mente-cuerpo permite la estimulación de la salud mediante la sinergia entre dos redes neuronales.

La primera red, conocida como *top-down*, regula los procesos cognitivos, como el pensamiento, las emociones y el comportamiento, transmitiendo esta información al cuerpo. Por ejemplo, la concentración mental, una técnica *top-down*, puede inducir cambios fisiológicos positivos. Por otro lado, la red *bottom-up* recoge información del cuerpo y la envía al cerebro. La regulación de la respiración, considerada una técnica *bottom-up*, influye positivamente en el estado mental.

La sinergia entre estas dos redes permite que la información circule por la red interconectada del sistema nervioso, facilitando, a través de la conciencia que fomentan, la identificación y el reemplazo de respuestas emocionales, cognitivas, conductuales o fisiológicas perjudiciales por alternativas más saludables. Esto proporciona mayor autonomía e implicación en el autocuidado de la salud, y una mejor regulación de las emociones y el comportamiento.

Meditación y mindfulness

La historia de la **meditación** se remonta a miles de años, y muchas de sus técnicas comenzaron en tradiciones orientales. El término *meditación* hace referencia a una variedad de prácticas que se enfocan en la integración de la mente y el cuerpo, y se utilizan para calmar la mente y mejorar el bienestar general. Algunos tipos de meditación implican mantener el enfoque mental en una sensación particular, como la respiración, un sonido, una imagen visual o un mantra, que es una palabra o frase repetida.

El origen del ***mindfulness*** se encuentra en las antiguas tradiciones espirituales del **budismo**, específicamente en la práctica de la **atención plena** (*sati*, en pali), que se refiere a estar plenamente presente en el momento actual, con una actitud de aceptación y sin juicios.

Conceptos similares de atención plena y meditación también se encuentran en otras tradiciones filosóficas y espirituales, como el **hinduismo**, **taoísmo** y **yoga**.

El *mindfulness* moderno, tal como se conoce hoy en día en Occidente, fue adaptado y popularizado por **Jon Kabat-Zinn**, profesor de la Universidad de Massachusetts, a finales de la década de 1970, quien desarrolló el programa **Reducción de Estrés Basado en Mindfulness**. A partir de ese momento, el *mindfulness* ha sido ampliamente investigado y aplicado en el ámbito de la psicología, la medicina y la educación, entre otros.

La meditación como terapia cognitiva se basa en tomar conciencia de uno mismo. La mente es dispersa por naturaleza, y el objetivo de la concentración mental es focalizarla en un centro de atención, como la respiración o el entrecejo, para disminuir el flujo de pensamientos. Cuando la persona se concentra profundamente en la tarea que está realizando, se establece una atención enfocada, una concentración intensa, creando así un estado de flujo. En este estado la mente se sumerge completamente en la tarea presente produciéndose una fusión de conciencia y acción, dando lugar a una sensación de control y recompensa intrínseca, como la satisfacción y el bienestar.

Los programas que enseñan meditación o *mindfulness* pueden combinar estas prácticas con otras actividades. Por ejemplo, la reducción del estrés basada en la atención plena es un programa que enseña meditación consciente, pero también incluye sesiones de discusión y otras estrategias para ayudar a las personas a aplicar lo que han aprendido a situaciones estresantes. La terapia cognitiva basada en la atención plena integra las prácticas de *mindfulness* con aspectos de la terapia cognitivo-conductual.

Las prácticas de meditación y *mindfulness* pueden tener una variedad de beneficios para la salud y pueden ayudar a las personas a mejorar la calidad de sus vidas, según se ha demostrado en estudios recientes en casos de ansiedad, estrés, depresión, dolor, síntomas relacionados con la abstinencia de nicotina, alcohol u opioides, así como en el control del peso o la calidad del sueño.

Sobre el cómo pueden funcionar, algunas investigaciones que han utilizado varios métodos para medir la actividad cerebral y buscar diferencias medibles en los cerebros de personas que practican *mindfulness* sugieren que las prácticas de meditación y *mindfulness* pueden afectar al funcionamiento o la estructura del cerebro, como una mejora en la conectividad del córtex prefrontal o una disminución de la actividad funcional en la amígdala y una desactivación más temprana de esta tras la exposición a estímulos emocionales.

Yoga

El **yoga** es una práctica antigua con raíces en la filosofía india. Comenzó como una práctica espiritual; sin embargo, se ha vuelto popular como una forma de promover el bienestar físico y mental. Aunque el yoga clásico también incluye otros elementos, el yoga practicado en Occidente generalmente se enfoca en las posturas físicas (*asanas*), las técnicas de respiración (*pranayama*) y la meditación (*dyana*).

En un libro publicado en 2017 por un grupo de 60 destacados investigadores, titulado *Principles and Practice of Yoga in Health Care*, se analiza el uso del yoga como intervención terapéutica basándose en un análisis bibliométrico y en la creciente evidencia clínica sobre sus beneficios en la salud. En el estudio se aborda cómo el yoga puede ser integrado en la atención médica como una herramienta complementaria para aliviar el estrés, ayudar a manejar los síntomas de ansiedad o depresión, fomentar buenos hábitos de salud (como dejar de fumar) y mejorar la salud mental/emocional, el sueño y el equilibrio, así como la calidad de vida en personas con enfermedades crónicas. También puede aliviar varios tipos de dolor y los síntomas de la menopausia. A las personas con sobrepeso u obesidad puede ayudarles a perder peso, y puede ser un complemento útil en programas de tratamiento para trastornos por consumo de sustancias.

Terapia de respiración (pranayama)

Las técnicas de respiración consciente y controlada se utilizan en disciplinas como el yoga y otras terapias. Ejemplos de estas técnicas incluyen la **respiración diafragmática**, la **respiración alterna** (*nadi shodhana*) y la **respiración cuadrada** (*sama vritti pranayama*).

El estrés emocional, la hiperactividad mental y la falta de concentración pueden generar tensión en el diafragma y respiración superficial, lo cual lleva a diversas consecuencias fisiopatológicas típicas de la sobreexcitación simpática. Al ser la respiración una importante función regida por el sistema nervioso autónomo, que es voluntaria además de autónoma, al dirigir la atención sobre la respiración se facilita recuperar el ritmo natural y favorecer la reducción del estrés, la mejora de la concentración y la promoción del bienestar general.

En una revisión de 2019 de tres estudios, con un total de 880 participantes, se encontró evidencia preliminar que sugiere que los ejercicios de respiración diafragmática pueden ayudar a reducir el estrés, al observarse cambios positivos en las autoevaluaciones de la salud mental y en ciertas medidas físicas, como los niveles de cortisol y la presión arterial.

En una revisión de 2017 se analizaron 24 estudios, con un total de 484 participantes, sobre la retroalimentación de la variabilidad de la frecuencia cardíaca y el estrés y la ansiedad en general. La retroalimentación de la variabilidad de la frecuencia cardíaca implica recibir datos sobre su frecuencia cardíaca a través de un dispositivo y luego usar técnicas de respiración para modificar el patrón de su frecuencia cardíaca. En dicha revisión se encontró que la retroalimentación de la variabilidad de la frecuencia cardíaca es útil para reducir el estrés y la ansiedad autoinformados.

Por lo tanto, si se observa un estado emocional perturbado en la persona que consulta, al principio o durante la consulta, se le puede sugerir que regule su respiración y realice una respiración diafragmática alargando la exhalación y la inhalación, movilizando el diafragma y los músculos intercostales, con la espalda erguida, durante unos minutos.

Historia de vida

Una mujer de 44 años comenzó su consulta llorando de rabia y culpando a su marido, del cual se había separado hacía algunas semanas. Dijo: «Tengo un nudo en el estómago que no me deja respirar, y él tiene la culpa de todo lo que me está pasando».

La emoción intensa y desregulada dominaba, instaurada en el centro de atención, ofuscando las capacidades cognitivas de reflexión y autoobservación. Se le sugirió practicar la respiración diafragmática y, después de unos pocos minutos, tomó conciencia de la emoción, percibiéndola en su cuerpo. Regular su reacción emocional le permitió hablar más serenamente y orientarse hacia respuestas constructivas.

Se continuó con el diálogo, permitiendo un análisis objetivo de la situación. Al tomar distancia y obtener una nueva perspectiva, la paciente logró mayor claridad para comprender mejor su mundo interior. Reconoció que, aunque no pudiera resolver completamente el problema, entendía que sus síntomas eran resultado de no aceptar lo ocurrido. Se sintió aliviada al descubrir que poseía los recursos personales para identificar y gestionar los síntomas si volvieran a aparecer.

En estos casos, el acompañamiento con terapia neural mediante la liberación de la tensión miofascial psicosomática (v. **Caps. 20** y **24**) suele ser de gran ayuda.

Técnicas de relajación

Las técnicas de relajación son prácticas que ayudan a inducir la respuesta de relajación del cuerpo, caracterizada por una respiración más lenta, una disminución de la presión arterial y una reducción de la frecuencia cardíaca. La respuesta de relajación es lo opuesto a la respuesta al estrés. Las técnicas de relajación incluyen varias técnicas como las de respiración, visualización, autohipnosis (la persona aprende a inducir la respuesta de relajación cuando se le presenta una frase o una señal no verbal, llamada *sugestión*, que ella misma elige), o relajación asistida por *biofeedback* (a través de la retroalimentación como la frecuencia cardíaca, presión arterial o tensión muscular, en respuesta al estrés o la relajación, proporcionada por un dispositivo electrónico).

Según investigaciones, las técnicas de relajación podrían ayudar con el dolor después de una cirugía, dolores de cabeza, dolor lumbar o el dolor relacionado con la artritis o la fibromialgia.

En 2017, la Sociedad Estadounidense de Oncología Clínica respaldó las guías actualizadas en las que se recomendaban las técnicas de relajación para mejorar el estado de ánimo y la depresión. También se indicó que las técnicas de relajación podrían ayudar a reducir el estrés y la ansiedad, así como a controlar las náuseas y los vómitos durante la quimioterapia en algunas personas, y podrían ofrecerse como opción a estos pacientes.

También existen revisiones de estudios favorables en situaciones como el dolor durante el parto, la hipertensión arterial, la alteración temporomandibular, el síndrome de vejiga irritable, los síntomas de la menopausia, así como la ansiedad después de un ictus o relacionada con tratamientos quirúrgicos u odontológicos.

La **técnica de relajación progresiva (o de Jacobson)**, basada en el reconocimiento de qué músculos están tensos o hiperactivos, trabaja sobre ellos para relajarlos. En la primera fase de la aplicación de esta técnica se tensan y relajan diferentes músculos, manteniendo tanto la tensión como la relajación durante unos 10-15 segundos. En una segunda fase se revisan mentalmente todos los grupos musculares y se comprueba si realmente están relajados, intentando, si es posible, relajarlos aún más. Y finalmente, en la tercera fase, se enfoca la conciencia en el estado de calma, de relajación mental.

Técnicas somáticas

La **autoconciencia corporal** confiere la capacidad de percibir tensiones musculares y cómo estas se relacionan con nuestros estados emocionales. Los procesos psicoemocionales se anclan de manera somática, generando contracturas musculares y posturas corporales disfuncionales.

Las técnicas como el método Feldenkrais o la técnica Alexander se centran en aumentar la conciencia corporal y mejorar la postura y el movimiento, a través de la atención plena y la reeducación de patrones de movimiento. Su práctica habitual mejora la conciencia corporal mediante el movimiento y la atención consciente, explorando formas olvidadas de percepción, pensamiento, emociones y movimiento para potenciar el desarrollo individual.

Terapia cognitivo-conductual con foco en la conciencia corporal

La **terapia cognitivo-conductual** es un tipo de tratamiento psicológico que ayuda a la persona a reconocer formas de pensar que pueden ser automáticas, pero imprecisas y perjudiciales. Esta terapia implica esfuerzos para cambiar los patrones de pensamiento y, por lo general, también los patrones de comportamiento.

Algunas variantes de la terapia cognitivo-conductual incorporan un enfoque en las sensaciones corporales y cómo estas reflejan el estado emocional. Al ayudar a identificar las respuestas corporales al estrés, facilitan el desarrollo de estrategias para la autorregulación emocional.

En 2016, las guías de práctica del Colegio Americano de Médicos recomendaron firmemente el uso de la terapia cognitivo-conductual para el insomnio.

Qigong *y taichí*

El ***qigong*** y el **taichí** son prácticas antiguas de movimiento consciente (meditación en movimiento) que combinan posturas suaves, respiración y meditación para equilibrar la energía vital (*qi*). El objetivo es mejorar el equilibrio, fortalecer el cuerpo y calmar la mente. Existen múltiples estudios, incluyendo revisiones sistemáticas y metaanálisis, sobre su efectividad en diversas condiciones de salud.

PUNTOS CLAVE

- En este capítulo se describen técnicas que fomentan la toma de conciencia desde el primer momento de su práctica, promoviendo serenidad y flexibilidad, y permitiendo tomar distancia de pensamientos, emociones y situaciones. Esto facilita una mejor adaptación a los cambios.
- Estas técnicas constituyen una guía terapéutica que amplía conceptos y proporciona herramientas para abordar tanto la pérdida de la salud como su recuperación.
- También incentivan la exploración del autoconocimiento, abriendo nuevas perspectivas para la acción terapéutica, lo que puede enriquecer la práctica profesional.
- Todo esto se alinea de manera coherente con lo expuesto sobre la interacción entre la mente y el cuerpo a través del sistema nervioso autónomo, y su influencia en la interrelación de los sistemas de regulación.

BIBLIOGRAFÍA

Benito E, Mindeguía MI. La presencia: el poder terapéutico de habitar el presente en la práctica clínica. Psicooncología. 2021;18:371-85.

Damásio A. Self comes to Mind. Nueva York: Pantheon Books; 2011.

De Couck M, Caers R, Musch L, Fliegauf J, Giangreco A, Gidron Y. How breathing can help you make better decisions: Two studies on the effects of breathing patterns on heart rate variability and decision-making in business cases. Int J Psychophysiol. 2019;139:1-9.

Edelman G, Tononi G. El universo de la conciencia. Barcelona: Crítica; 2002.

Gard T, Noggle JJ, Park CL, Vago DR, Wilson A. Potential self-regulatory mechanisms of yoga for psychological health. Front Hum Neurosci. 2014; 8:770.

Gotink RA, Meijboom R, Vernooij MW, Smits M, Hunink MM. 8-week mindfulness-based stress reduction induces brain changes similar to traditional long-term meditation practice: A systematic review. Brain Cogn. 2016;108:32-41.

Harris DJ, Vine SJ, Wilson MR. Neurocognitive mechanisms of the flow state. Prog Brain Res. 2017;234:221-43.

Herrero JL, Khuvis S, Yeagle E, Cerf M, Mehta AD. Breathing above the brain stem: Volitional control and attentional modulation in humans. J Neurophysiol. 2018;119(19):145-59.

Kearney M, Weininger R. Whole person self-care: Self-care from the inside out. En: Whole Person Care. Nueva York, NY: Springer New York; 2011. p. 109-25.

Khalsa SB, Cohen L, McCall T, Telles S (editores). Principles and Practice of Yoga in Health Care. Edinburgh: Handspring Publishing; 2016.

Killingsworth MA, Gilbert DT. A wandering mind is an unhappy mind. Science. 2010;330(6006):932.

Macip S. Què ens fa humans? Barcelona: Ed. Arcadia; 2022.

National Center for Complementary and Integrative Health (NCCIH). Tai chi: what you need to know [Internet]. Bethesda (MD): NCCIH; 2019 [consulta el 14 de octubre de 2024]. Disponible en: https://www.nccih.nih.gov/health/tai-chi-what-you-need-to-know.

National Center for Complementary and Integrative Health (NCCIH). Relaxation techniques: what you need to know [Internet]. Bethesda (MD): NCCIH; 2020 [consulta el 14 de octubre de 2024]. Disponible en: https://www.nccih.nih.gov/health/relaxation-techniques-what-you-need-to-know.

National Center for Complementary and Integrative Health (NCCIH). Qigong: what you need to know [Internet]. Bethesda (MD): NCCIH; 2020 [consulta el 14 de octubre de 2024]. Disponible en: https://www.nccih.nih.gov/health/qigong-what-you-need-to-know.

National Center for Complementary and Integrative Health (NCCIH). Meditation and mindfulness: In depth [Internet]. Bethesda (MD): NCCIH; 2022 [consulta el 14 de octubre de 2024]. Disponible en: https://www.nccih.nih.gov/health/meditation-and-mindfulness-effectiveness-and-safety.

National Center for Complementary and Integrative Health (NCCIH). Yoga: In depth [Internet]. Bethesda (MD): NCCIH; 2022 [consulta el 14 de octubre de 2024]. Disponible en: https://www.nccih.nih.gov/health/yoga-effectiveness-and-safety.

Epílogo poético

Poética de la terapia neural

Inspirar es siempre un buen destino, ampliar el horizonte, conmover las propias posibilidades, conectar como un *religare* lo que ha estado roto. Esta es una de las poéticas que sugiere la terapia neural, una de sus metáforas básicas *de pertenecía*, la búsqueda de su danza viva: integrar, relacionar, mirar con ojos nuevos, esperar, resistir, volver a preguntarse...

Entendí al lado de Julio César Payán que, si la terapia neural no aspiraba a ejercitarse como una práctica artística, empobrecía su potencia, que el asombro es parte del encuentro terapéutico, el aprendizaje vital con las y los enfermos, la complicidad de sujetos participantes, o el palabreo de una «historia de vida» en la emergencia de significados sociales y culturales que también direccionan la aguja.

Y como práctica artística requiere buena técnica y sensibilidad, escucha profunda y creatividad, conocimiento y entusiasmo, ternura y riesgo.

He visto cómo la terapia neural ha logrado emocionar los consultorios, a médicas y médicos apasionados y estremecidos, estudiando, dejándose perturbar por la ciencia y el misterio, ligados al saber de sus comunidades, aprendiendo con la vida. Los he visto desprenderse de los vademécums, empinarse en la filosofía, la cibernética, la literatura, las claves que entrega la música... En el desmonte de ideologías patriarcales y coloniales, antropocéntricas, desarrollistas... jalonadas por el tren de manipulados y manipuladores.

Van preguntando, con aguja y sin ella; saben que su práctica es contra hegemónica, que no obedecen al sistema de tiempos y costos que arrincona por ahora el quehacer médico.

Vencer la tentación comercializante del oficio es una viga en el ojo propio, como la burbuja individualista de los consultorios sin contextos sociales y políticos o las inercias reduccionistas de las burocracias.

Mucho camino y caminantes tiene esa polifonía que se alza en clave de conocimiento vivo, memoria y praxis, innovación y rigor, análisis e inspiración, Tierra y Andrómeda.

Porque con un discurso vivo, la terapia neural se dota de lenguajes experienciales, cuajados en procesos, tiempos, incertidumbres, hallazgos y evidencias de quienes han emocionado sus posibilidades y revelaciones. Volverse a mirar con corazón valiente, preguntando de nuevo lo que parece tan obvio, discursos repetidos, sonsonetes impuestos, incluidos los hallazgos de la propia Terapia Neural.

Recuerdo haber asistido a ciertas conversaciones sobre la entrada de la terapia neural en la universidad, y esa doble sensación del diálogo creativo con otras disciplinas, la física, la biología, los asombros de la cibernética y las nuevas ciencias, y a la vez esa sospecha de que el sistema burocrático universitario merme la poética de su práctica y sus misterios. Estar ahí, sabiendo que tampoco es el lugar definitivo, entrar con la posibilidad de salir, colarse sin acomodarse manteniendo la ambigüedad y la incertidumbre propia de su credo.

Pertenecientes a un proceso vital, demanda esta experiencia alegría y audacia, serenidad, evitando superioridades morales, de puros y santones, los buenos y los otros, superando polarizaciones triviales, aspirando a lenguajes mayores.

Porque la desobediencia vital busca su tono en cada quien, desestructurando cánones que han empobrecido la conciencia humana: pensar que lo masculino es superior, una cultura hegemónica eurocéntrica, una piel sin disidencias, una palabra excluyente.

Y como las metáforas que relacionan sucesos imposibles, tiempos galácticos, sentidos emergentes, la terapia neural impulsa la gracia de lo creativo en el suceso humano.

Carda y teje, espera y escucha con ojos grandes, retinta el pecho.

Celebranzas a todas y todos ustedes por sostenerle. Enritmarse es una condición que aprendí por estas toldas, danzar con el universo.

Adalgiza Charria Quintero

Poeta y comunicadora social. Cali, Colombia

Índice analítico

F

G